体部磁共振成像
Body MRI

主编　周康荣　陈祖望

復旦大學 出版社

图书在版编目(CIP)数据

体部磁共振成像/周康荣,陈望祖主编. —上海:复旦大学出版社,2000.9(2017.2 重印)
ISBN 978-7-309-05970-0

Ⅰ. 体… Ⅱ.①周…②陈… Ⅲ. 磁共振成像 Ⅳ. R445.2

中国版本图书馆 CIP 数据核字(2008)第 035824 号

体部磁共振成像
周康荣 陈望祖 主编
责任编辑/阮天明

复旦大学出版社有限公司出版发行
上海市国权路 579 号 邮编:200433
网址:fupnet@ fudanpress.com http://www.fudanpress.com
门市零售:86-21-65642857 团体订购:86-21-65118853
外埠邮购:86-21-65109143
常熟市华顺印刷有限公司

开本 889×1194 1/16 印张 85.75 字数 2713 千
2017 年 2 月第 1 版第 4 次印刷
印数 5 601—6 610

ISBN 978-7-309-05970-0/R·525
定价:580.00 元

主　　编　周康荣　陈祖望

副 主 编（以姓氏笔画为序）

丁建国　王佩芬　刘士远　江　浩　杨岳松

严福华　张　蓓　罗道天　蒋亚平

编写者（按章节先后排序）

李建奇	硕士、工程师　上海第一人民医院	吴　东	博士生、主治医师　上海医科大学中山医院
邹学文	教授　华东师范大学	彭卫军	博士、副教授　上海医科大学中山医院
杨岳松	博士、副教授　上海第一人民医院	曾蒙苏	博士、副教授　上海医科大学中山医院
周康荣	教授　上海医科大学中山医院	黄鸿源	副主任医师　上海东方医院
杨　军	博士、副教授　上海医科大学中山医院	龚静山	博士生、主治医师　上海医科大学中山医院
马向阳	博士、高级研究员　美国 GE 公司	张　蓓	硕士、主治医师　上海第二医科大学瑞金医院
罗道天	教授　上海医科大学眼耳鼻喉科医院	罗明月	博士、主治医师　上海医科大学中山医院
张　骥	硕士生、主治医师　上海医科大学眼耳鼻喉科医院	笪仍容	博士生、主治医师　上海医科大学中山医院
吴卫平	主治医师　上海医科大学中山医院	丁建国	副教授　上海医科大学中山医院
王述静	副教授　上海医科大学中山医院	汪登斌	博士、主治医师　上海第二医科大学瑞金医院
刘士远	博士、副教授　第二军医大学长征医院	杨世垺	教授　上海第六人民医院
张志勇	博士、副教授　上海医科大学中山医院	江　浩	教授　上海第二医科大学瑞金医院
陈祖望	教授　上海医科大学中山医院	陆建平	博士、副教授　第二军医大学长海医院
吴　恒	硕士生　上海医科大学中山医院	陈克敏	博士、教授　上海第二医科大学瑞金医院
蒋亚平	副教授　上海医科大学中山医院	张　华	副教授　上海第二医科大学瑞金医院
张兴伟	博士、主治医师　上海医科大学中山医院	姜　前	硕士、主治医师　上海第二医科大学瑞金医院
李坤成	教授　首都医科大学宣武医院	方文强	副教授　上海第二医科大学瑞金医院
王佩芬	副教授　上海医科大学中山医院	凌华威	主治医师　上海第二医科大学瑞金医院
施裕新	博士、副教授　江苏省南通医学院附属医院	袁明远	主治医师　第二军医大学长征医院
曾维新	副教授　上海医科大学中山医院	王毅翔	博士、副教授　上海第二医科大学瑞金医院
唐光才	硕士、副教授　四川省泸州医学院附属医院	丁晓毅	硕士、主治医师　上海第二医科大学瑞金医院
时惠平	博士、副教授　中国人民解放军空军总医院	张　欢	硕士、主治医师　上海第二医科大学瑞金医院
林　江	博士、主治医师　上海医科大学中山医院	朱　桦	副教授　法国 Mulouse 医院
严福华	博士、副教授　上海医科大学中山医院	彭振军	副主任技师　武汉同济医科大学协和医院
李轫晨	工程师　上海医科大学中山医院		

序 言

　　磁共振成像(MRI)的诞生为举世公认的 20 世纪医学科学的一项伟大成就,对医学实践虽已产生巨大影响,但其无限潜力仍有待认识。新的技术序列不断发展,磁共振波谱(MRS)充满令人信服的前景;MRI 三维重建与磁共振血管造影(MRA)的结合必将替代血管造影诊断。

　　上海医科大学中山医院放射科主任周康荣教授,作为中国第一部详尽的《体部磁共振成像》的主编显然是非常合适的。20 世纪 80 年代初周康荣医生作为访问学者来到麻州大学医疗中心(UMMC)放射科,这是我本人的荣幸,那时已显露他将对中国放射界产生深远影响,他主编的这本当代《体部磁共振成像》就是一个很好的明证。该书覆盖了体部 MRI 的各个方面,并附有大量图例注释,MRA 和肝脏章节内容尤为丰富,堪称上乘之作。

美国麻州大学纪念医疗中心
放射科教授、主任
Edward H. Smith, M. D.
2000.1

PREFACE

　　Development of magnetic resonance imaging has truly been one of the great scientific medical accomplishments of the 20th century, and although it has already had a major impact on the practice of medicine, it has yet to realize its full potential. New algorithms are constantly being developed, MR spectroscopy holds incredible promise, and 3D MRI combined with magnetic resonance angiography will certainly replace conventional diagnostic angiography.

　　It is very appropriate that professor Kang-Rong Zhou, professor and chairman at the Zhong Shan Hospital, Shanghai Medical University, be the editor of this first comprehensive textbook on magnatic resonance imaging in China. I've had the pleasure of having professor Kang-Rong Zhou as visiting scholar in the Department of Radiology at the University of Massachusetts Medical Center in the early 80's, and it was apparent at that time that he would have a great impact on the field of radiology in his native China and his state of the art text on body MRI bears witness to this fact. The book covers all aspects of body MRI, is extensively illustrated, with chapters on MRA and liver imaging especially well developed. This is truly an outstanding accomplishment.

Edward H. Smith, M. D.
Professor and Chair man
Department of Radiology
Umass Memorial Health Care
January 2000

前　言

　　磁共振成像(MRI)为继 CT 之后迅速崛起的一门影像学新技术,虽然只有 20 年左右的短暂历史,但其发展速度和应用前景令世人瞩目。自 20 世纪 90 年代初开始,1.5 T 高场强磁共振仪进入临床应用以来,出现了质的变化,其图像质量不断提高,扫描速度也越来越快,一系列快速和超快速序列得到开发和应用,并在实践中不断得到完善和显示其优越性。屏息动态增强扫描对病灶的检出和定性能力远远超出常规序列扫描,已列为常规检查方法;MRA 尤其动态增强 MRA 已成为非创伤性血管成像的主要手段,在诊断领域中取代插管血管造影(或 DSA)为必然趋势;灌注、弥散、功能成像以及磁共振波谱(MRS)等新技术的开发研究亦是方兴未艾;新型 MRI 对比剂部分已进入临床试验阶段,充满发展潜力。

　　面临 MRI 日新月异的发展形势,上海医科大学中山医院放射科同道与院外众多专家不甘寂寞,收集和整理了最近 5 年多的科研和临床资料,综合国内外文献,完成了《体部磁共振成像》的编写任务。技术和原理共分 12 章,力求深入浅出,不致费解。全身各部位共 25 章的描述侧重于检查技术、MRI 表现和临床价值评估,以科学性、实用性和新颖性见长。为达到事半功倍的效果,全书配以 3 700 余幅精制随文图,可谓图文并茂。

　　无庸讳言,由于 MRI 技术的发展令人目眩,且世界上各大公司提供的机型不一,书中提供的技术参数仅供参考,某些技术也许并不成熟,有待在实践中得以证明和提高。尽管本书作者尽了很大努力,但以体部为主的 MRI 专著在国内系初次尝试,错误和不足之处在所难免,祈望热爱本书的专家、同仁及读者不吝指正。最后,对付出辛勤劳动的所有作者,上海医科大学出版社同志以及我科的李轶晨、施伟斌同志等表示诚挚感谢,对我的老师 Smith 教授为本书作序及鼓励也深表谢意。

上海医科大学中山医院

周康荣

2000 年 4 月

目　次

第一章

磁共振成像基本原理

第一节 外磁场中的核自旋

任何一种医学物理检查设备(如 X 线、CT 和 MR 等)均是利用生物组织对于特定频段的电磁波的透射和(或)吸收来探测人体(线图 1-1-1)。例如,生物组织能够部分被 X 线透射,并且不同组织对 X 线的透射率也不一样,这是常规 X 线检查和 CT 检查的基础。而磁共振成像(magnetic resonance imaging, MRI)是利用生物组织对中等波长的电磁波的吸收来成像,低能辐射的优点和核信号提供的丰富的信息使 MRI 成为一种有效的生物医学成像诊断方法。

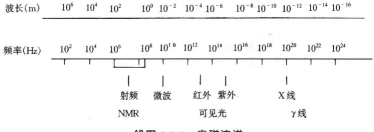

线图 1-1-1 电磁波谱

一、原子核的特性

原子是由原子核和绕着原子核运动的电子所组成,原子核又由带正电的质子和不带电的中子组成。氢原子核(^{1}H)是最简单的原子核,只有单一质子,因此氢核又被称为质子。

每个原子核都有一定的角动量(angular momentum),也就是自旋(spin)。可以这样简单地理解:原子核相当于一个小的球体,它绕着自己的中心轴不停地转动。由于核带有正电,因此就在核外空间产生具有一定强度和方向的磁场,此磁场可以用磁矩(magnetic moment)来描述。这样每个原子核就类似于一个小的条形磁体(线图 1-1-2)。

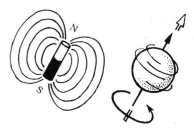

线图 1-1-2 核自旋示意图

核磁矩的强度是原子核的固有特性,它决定 MRI 的敏感性(表 1-1-1)。氢核(质子)具有最强的磁矩,并且在人体中含量也最丰富,因此成为 MRI 的首选核。

表 1-1-1 不同原子核的 MRI 特性

核	旋磁比(MHz/T)	天然丰度(%)	相对敏感度	自旋量子数
^{1}H	42.576	99.985	1	1/2
^{2}H	6.536	0.015	0.009 6	1
^{13}C	10.705	1.108	0.016	1/2
^{14}N	3.076	99.635	0.001	1
^{15}N	4.315	0.365	0.001	1/2
^{17}O	5.772	0.037	0.029	3/2
^{19}F	40.055	100	0.834	1/2
^{23}Na	11.262	100	0.093	3/2
^{31}P	17.236	100	0.066	1/2
^{33}S	3.266	0.74	0.002 3	3/2
^{39}K	1.987	93.08	0.000 5	3/2

二、磁场中的原子核

现在考虑大量质子的情形。当无外加磁场作用时,每个核磁矩都无择优取向,排列是杂乱无章的(线图 1-1-3);但是一旦处于外磁场(B_0)中时,则磁矩会沿着外磁场方向排列,这类似于条形磁体处于外磁场中(线图 1-1-4)。此时的核磁矩会有两种可能的取向:平行于 B_0 或反平行于 B_0,两种方向都有一定的布居数（populations），沿着 B_0 方向的是低能状态，而反平行于 B_0 方向的处于高能状态（线图 1-1-5）。两种状态的能级差如下：

$$\Delta E = \hbar \gamma B_0 \qquad (式\,1\text{-}1)$$

$\hbar$ 是 Planck 常数，γ 是核磁矩的强度，即旋磁比（gyromagnetic ratio），B_0 是磁场强度。必须指出的是此种情形只适用于诸如 ^1H、^{13}C、^{19}F、^{31}P 等自旋量子数（spin quantum number）为 $1/2$ 的核，而其他核，例如 ^2H、^{23}Na，由于自旋量子数超过 $1/2$，则有超过 2 个方向的取向。

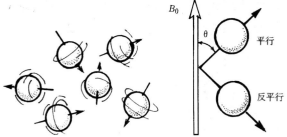

线图 1-1-3　无外磁场　　线图 1-1-4　处于外磁场

时核磁矩排列示意图　　中核磁矩排列示意图

当无外磁场时，核磁矩是　　当有外磁场作用时，核自旋择优

随机取向的。　　　　　　取向：平行或反平行于 B_0 轴。

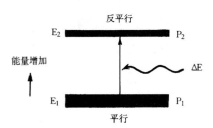

线图 1-1-5　核自旋择优取向后的能态示意图

沿着 B_0 方向的是低能状态，而反平行于的处于高能态。处于平衡时，两种能态的布居数有微小的差别。当辐射的能量正好等于能级差时，处于低能态的自旋会跃迁到高能态。

三、拉摩进动（Larmor precession）

单个自旋并不是完全平行于 B_0 或反平行于 B_0，而是与 B_0 有一角度，此会引起核自旋绕着 B_0 有一进动（线图 1-1-6）。这类似于一自旋的陀螺：由于重力作用，自旋的陀螺会绕着一轴进动。

单个自旋的进动速度可由下列简单等式来决定：

$$f = \gamma B_0 \qquad (式\,1\text{-}2)$$

式中 f 是进动频率。此等式被称为拉摩方程，因此自旋的进动又被称为拉摩进动，进动频率又被称为拉摩频率。对于质子 $\gamma = 42.57\,MHz/T$，因此

1.5 T 时共振频率为 63.855 MHz，0.5 T 时则为 21.285 MHz。

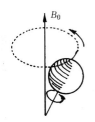

线图 1-1-6　核自旋拉摩进动

单个自旋并不是完全平行于 B_0 或反平行于 B_0，

而是与 B_0 有一角度，此会引起核自旋绕 B_0 有一进动。

由式 1-1 和式 1-2 可知道，进动频率和能级差有一定的对应关系。

三、宏观磁化矢量

也许有人会认为所有的核都应该占据低能态，这在绝对零度时是正确的。而实际上热运动则倾向于在两能级上有相同的粒子数，这两种矛盾因素使得体系最后达到热平衡状态，此时两个能级上的粒子数服从 Boltzmann 分布。例如对于自旋量子数为 $1/2$ 的核，

$$E_{-1/2} \quad n_- = (N/2)\exp(-\gamma\hbar B_0/2kT)$$

$$E_{1/2} \quad n_+ = (N/2)\exp(+\gamma\hbar B_0/2kT)$$

$$(式\,1\text{-}3)$$

因为两种状态的能级差非常小，热能引起的两种状态几乎有相等的布居数（布居比大约为 100 000 比 100 006），布居数的差别导致沿着 B_0 方向有一个宏观磁化矢量。只有这种由于布居数差别产生的磁化矢量可以被 MRI 技术探测到。

产生的宏观磁化矢量 M 近似有如下的关系：

$$M \propto N\Delta E/kT = N\gamma\hbar B_0/kT \quad (式\,1\text{-}4)$$

当然磁化矢量越大，探测到的信号也就越强，这就是为什么氢核（质子）是 MRI 的首选核，因为它具有最强的磁矩（γ 最大），并且人体中含量也很高（N 大）。通过此式也可解释为什么高场要优于低场。

下面让我们更加详细地讨论大量的自旋如何产生一个净的磁化矢量。线图 1-1-7 显示了一任何瞬间的情况模型，在这里矢量（箭头）代表单个自旋，平行于 B_0 比反平行于 B_0 方向的自旋数多，将下面圆锥的部分矢量抵消掉，只剩下上面圆锥多出来的部分。

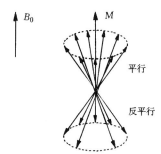

线图 1-1-7　某一瞬间的大量自旋模型

大量自旋的组合产生一沿着 B_0
方向的净宏观磁化矢量 M。

对于上面任何圆锥的矢量可以分为沿着 B_0 方向的分量和垂直于 B_0 方向的分量,很显然,对于大量随机分布于圆锥表面的自旋,垂直于 B_0 方向的分量相互抵消,而沿着 B_0 方向的分量相互叠加,则产生一沿着 B_0 方向的净的磁化矢量。

第二节　共振现象

一、射频脉冲效应——量子物理学角度

为了探测到信号,首先必须建立一共振条件,所谓"共振"是指轮换吸收和释放能量。能量吸收主要是由射频干扰引起,而能量释放是由弛豫过程引起的。

射频(radiofrequency, RF)是如何作用的呢?在这里先介绍一下电磁波的波粒二象性,射频既是一种一定频率的电磁波,又是同时带有一定能量的光子,光子的能量与频率的关系为 $\Delta E = \hbar f$。正如前面所述,磁场使得在平行于磁场和反平行于磁场的质子之间出现能级差,当作用的射频(光子)的能量正好等于两能级差(频率等于拉摩进动频率)时,则处于低能态的自旋会跃迁到高能态(线图 1-1-5)。

简而言之,当以拉摩进动频率的射频作用处于外磁场中的大量自旋时,则会引起能级跃迁,而以其他频率的 RF 能量则无效应。这是一种共振现象的微观图,即量子物理学角度。

二、射频脉冲效应——经典物理学角度

那么如何观察宏观净磁化矢量呢?像所有的电磁辐射一样,射频辐射也有一定的电场和磁场分量,我们可以将射频考虑成垂直于主磁场方向的磁场 B_1,也就是处于某一给定轴的垂直面内。在此我们先定义一个坐标系,沿着主磁场方向被称为 Z 轴或纵轴,而垂直于主磁场方向的平面被称为 XY 平面或横断面。当受到射频作用时,磁化矢量则绕 B_1 轴转动(线图 1-2-1),则净磁化矢量从 $+Z$ 轴转到 XY 平面,然后转到 $-Z$ 轴,再转到 XY 平面的另一个方向,再回到 $+Z$ 轴,如此反复下去。

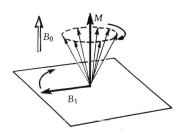

线图 1-2-1　射频脉冲效应示意图

当作用的射频正好等于自旋进动频率时,
纵向磁化矢量则绕 B_1 轴转动。

由于一旦磁化矢量偏离纵轴,主磁场的作用则会使得磁化矢量绕 B_0 轴以拉摩频率进动,因此磁化矢量倾倒过程是螺旋倾倒方式(线图 1-2-2)。物理上广泛采用的一种方法是采用旋转坐标系,即观察坐标系也是以拉摩频率转动,那么射频的作用只是使得磁化矢量绕 B_1 轴简单转动。

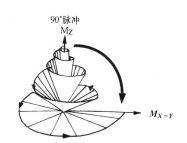

线图 1-2-2　磁化矢量的螺旋倾倒方式

如果射频只持续一很短的时间,那么净磁化矢量只离开纵向轴一个小的角度,这个角度称为倾倒角或翻转角(flip angle)。一般地,倾倒角正比于射频脉冲的作用时间和射频的幅度。在 MRI 中,90°和 180°射频脉冲有其特殊重要性。

三、自由感应衰减

考虑一下 90°脉冲作用后的情形,净磁化矢量处于 XY 平面,并且绕 B_0 进动,进动的频率也就是拉摩频率。由于这是宏观磁化矢量并且在不断改变方向,因此在线圈内可得到一感应交变电流(线图 1-2-3),该电流可用来记录磁化矢量在 XY 平面的运动情况,线图 1-2-4 则显示了这一记录。它是以拉摩频率振动的正弦函数,而且信号随时间变得越来越

小,这也被称为自由感应衰减(FID)。这里的自由是指在观察时无外加射频场,接收线圈感应到的信号是随时间衰减的,信号衰减是由于弛豫的关系。

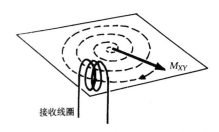

线图 1-2-3 自由感应衰减(FID)形成示意图

横向磁化矢量绕着主磁场 B_0 以拉摩频率进动。旋转的磁化矢量会在接收线圈内感应一交变电流。

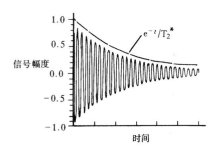

线图 1-2-4 自由感应衰减(FID):E 指数衰减正弦波形

四、弛豫概念

弛豫(relaxation)是指磁化矢量恢复到平衡态的过程。我们可以利用处于外磁场中一条形磁体这一简单的例子来帮助理解弛豫概念。对于条形磁体,它的平衡态是沿着外磁场方向,一旦平衡态建立后,如无其他干扰,它就不会改变。当条形磁体偏离平行方向时,该磁体则会倾向于重新沿着磁场方向。这种由非平衡态(偏离磁场方向)向平衡态(沿着外磁场方向)的恢复过程被称为弛豫。

对于处于外磁场中的大量自旋产生的净磁化矢量,平衡态是平行于 B_0 方向的矢量单位,将横向弛豫和纵向弛豫分开讨论更加合适。

五、横向弛豫

假设处于平衡态时,净磁化矢量是沿纵轴方向的,因此沿横断面方向的横向磁化矢量平衡态时应为零。90°射频脉冲的作用使得磁化矢量处于横断面内,此时横向磁化矢量最大。横向磁化矢量从最大幅度衰减到零的过程即横向弛豫过程。

线图 1-2-4 显示了横向磁化矢量的衰减,这种过程是指数关系,类似于放射衰减。对于放射衰减,

可以定义一个半衰期的量。指数衰减的关系是:

$$M = M_0 e^{(-t/T_2^*)} \qquad (式 1-5)$$

式中 M_0 是横向磁化矢量的初始量,M 是射频脉冲作用后在某一时间点上的横向磁化矢量,e 近似为 2.7,T_2^* 定义为衰减率,如果 $t = T_2^*$,$M(T_2^*) = M_0/e = M_0/2.7 = 0.37 M_0$,因此 T_2^* 是将磁化矢量衰减到初始值 37% 的时间量。

是什么机制导致横向磁化矢量衰减的呢?如线图 1-2-5 所示,磁化矢量有不同分量,由于进动速率是不一样的,则会在横断面内产生相位离散(dephasing);因为信号来源于所有横向分量的总和,所以相位离散则会使得信号相互抵消。

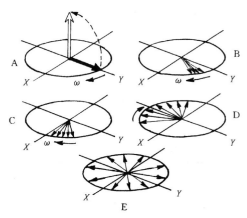

线图 1-2-5 横向磁化矢量相位离散

A:90°射频场 B_1 使得磁化矢量从纵轴倾倒到横断面。

B~E:横向磁化矢量的不同分量,由于进动速率是不一样的,则会产生相位离散。

产生这种相位离散的一个主要原因是主磁场不均匀,处于不同位置的核自旋所处的磁场不完全相同,因此进动频率也就不一样。如果主磁场完全均匀,相位离散仍会发生,但是缓慢得多。因为许多原子核和电子都有自旋,因此也就有磁矩,因此小的核自旋所处的微观局部磁环境就不完全相同,而且这种微观环境变化得非常快,磁环境的空间和时间变化则会产生进动频率的变化,也就导致缓慢的相位离散。这种缓慢的相位离散和相应的信号衰减是由于系统的物理特性,可以标注为 T_2 弛豫或自旋-自旋弛豫,而 T_2^* 是自旋-自旋弛豫和 B_0 不均匀性的共同结果。有许多理由要求记录 T_2 衰减比记录 T_2^* 衰减的信号更加重要。

六、自旋回波脉冲序列

因为完全均匀的主磁场是不可能的,因此必须

采用某种方法来实现 T_2 衰减,这种方法被称为自旋回波(spin echo, SE),这是大多数临床 MRI 的基础,而脉冲序列是一具有特定时序和幅度的射频脉冲。

线图 1-2-6 描述了这一自旋回波脉冲序列。初始的 90°脉冲产生一个按 T_2^* 衰减的 FID,然后在 90°脉冲后的 TE/2 时间点上作用一个 180°射频脉冲,180°脉冲后则会产生一个回波信号,这个回波在 TE 时间点上达到最大值,第二个回波可以通过作用另一个 180°脉冲而成,更多的回波则需作用更多的 180°脉冲,而回波衰减是按 T_2 而定。

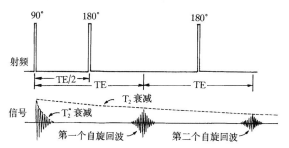

线图 1-2-6　自旋回波序列及相应的回波信号

是什么使得回波形成?主磁场不均匀性的效应又是如何消除的?自旋回波的形成机制可以用线图 1-2-7 来解释,考虑两个不同位置上的横向磁化矢量,它们的进动频率不一样,分别标记为 F(快)和 S(慢)。当 90°脉冲作用后的一刻,F 和 S 在横断面上是一致的,即相位相同,F 和 S 都开始在平面内顺时针进动;但随着时间的推移,F 和 S 由于进动速度不一样,开始一点点散开,出现 F 在前 S 在后;此时作用一个 180°射频脉冲,它的作用是使得 F 和 S 同时绕着一轴旋转 180°;F 和 S 继续进动,但 F 在后 S 在前;在 TE 时间点上,F 会赶上 S,两者处于相同相位。如果有许多不同进动频率的矢量,它们都会在 TE 时间点上回到相位重聚状态。

七、纵向弛豫

以上只讨论了横断面内的弛豫,但同时也存在纵向磁化矢量恢复到平衡态这个分离的进程。当 90°脉冲作用后的一刻,净磁化矢量处于横断面内,纵向磁化矢量为零。然后纵向磁化矢量从零向最大值恢复,这个过程被称为纵向弛豫,即自旋-晶格弛豫(spin-lattice relaxation)或 T_1 弛豫。

从微观角度看,90°脉冲使得两个能级上布居数相等,而纵向弛豫使它恢复到原来的平衡态,也就是布居数有差别的状态,它是从高能态回到低能态,同时能量释放回环境(晶格)。

纵向弛豫和横向弛豫都有一个共性,即 E 指数特性。横向弛豫是按指数衰减,从最大到零;而纵向弛豫使得磁化矢量从零到最大。纵向弛豫可以用下面一个等式来表示:

$$M = M_0(1 - e^{(-t/T_1)}) \qquad (式1-6)$$

此等式预言了纵向磁化矢量在 t 时间点上的值。T_1 是一个特征量,它对应于纵向磁化矢量从零增长到最大值 63% 的时间点。此等式也暗示,当与平衡态差别越大,则增长的速度也就更大,线图 1-2-8 可帮助了解这一过程。一般来说,对于某一特定体系,T_1 总比 T_2 大。

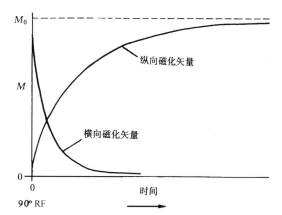

线图 1-2-8　横向磁化矢量的衰减和纵向磁化矢量的恢复

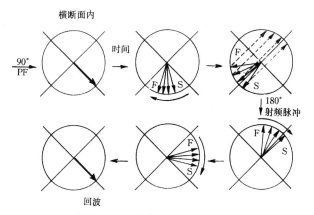

线图 1-2-7　自旋回波的形成机制

主磁场的不均匀使得横向磁化矢量进动频率不一样,从而产生磁化矢量的相位离散,而 180°射频会使其在 TE 时间点上回到相位重聚状态。

八、影响弛豫率的因素

是什么物理因素影响弛豫时间呢?一般来说,缩短 T_1 的条件也会缩短 T_2,有许多机制都可以产生 T_1 或 T_2 弛豫,可以分别标记为 a、b、c……

$$1/T_1 = 1/T_a + 1/T_b + 1/T_c + \cdots\cdots$$

（式1-7）

弛豫时间越长，则受其他因数改变的程度也就越大。对于纯水，$T_1 = T_2$，但对于人体组织，$T_1 \gg T_2$。在病理状态下，T_2 时间的改变可以有非常大的范围，因此 T_2 图像对于寻找病变更加敏感。

溶液内分子的振动速度强烈影响弛豫率，越慢的振动则产生越快的弛豫率，也就缩短弛豫时间。当质子与蛋白、核酸等大分子结合在一起时，T_2 时间非常短，以致信号在采集之前就完全衰减。在 MR 中只有运动质子才会对成像有贡献，这种运动质子以水和脂质为代表，由于脂质分子比水分子大得多，运动也就比较缓慢，因此脂质分子比水分子弛豫快得多。活体内水弛豫非常复杂，水分子有时被其他水分子所环绕，此时是自由振动，有时又结合在大分子表面，而且在自由水和结合水之间存在快速交换，因此平时观察到的弛豫时间实际上是自由水和结合水的平均弛豫作用。水分子处于结合状态的时间程度越大，则弛豫时间越短。

那么，哪些参数影响水分子处于自由和结合状态的时间比？当然组织中水的含量会有影响，事实上低含水量的组织比高水含量的组织的弛豫时间更短；组织中的化学特性也是影响自由/结合比的一个因素，对于诸如脑白质的组织由于包含更大量的大分子重脂质，水分子处于结合状态的时间更短，因为油和水是无法混合在一起的。

主磁场的强度也会影响弛豫时间，这是因为弛豫的有效与振动频率和拉摩进动频率的比有关，在低场强时，弛豫时间更短。诸如铁和顺磁性造影剂等顺磁性物质也会缩短 T_1。

第三节　成　像　原　理

上面已经知道了如何得到核磁共振信号，但是如何得到随空间位置变化的具体的解剖信息呢？这要借助于梯度场的空间编码和傅立叶变换，因此我们先介绍一下这两个概念。

一、梯度场

广义而言，磁场梯度是指磁场的强度随空间位置的变化而改变的情况，在前面我们讨论磁场不均匀性导致横向磁化矢量的相位离散就是由于主磁场随空间的不规则变化的结果。但是成像要求的梯度场的斜率、方向、时间必须受到严格控制。对于大多数情况，梯度场必须随距离线性变化，梯度场并不改变 B_0 的方向，但它会改变其处于空间不同位置时的幅度（线图1-3-1）。

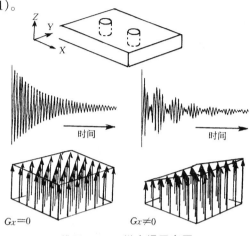

线图 1-3-1　梯度场示意图

当未加梯度场时，所有点的磁场强度是一致的；当在 X 轴方向施加一梯度场时，磁场强度沿着 X 轴方向呈线性变化。

假设现在空间某一轴存在一线性梯度，因为 $f = \gamma B_0$，质子的共振频率会沿梯度轴的位置改变，这是我们理解图像形成的关键，我们可以测量频率并且知道 B_0 的空间变换情况，因此共振质子的位置也可以通过它们的频率来确定。

综上所述，磁场梯度使得横向磁化矢量的进动频率与梯度轴的空间位置成线性变化关系，$f = \gamma(B_0 + r \cdot G_r)$，$r$ 是沿梯度轴方向的位置，梯度场的存在对纵向磁化矢量无影响。

二、傅立叶变换

完全表征一个正弦函数可以通过三个特征量：幅度、周期（频率）和相位。对于幅度，我们已经在前面的分析中得知。而相位是指一给定时间点上波形所处的位置，这对应于横断面上磁化矢量所处的位置，简单地可以用线图1-3-2来表述。而频率则是

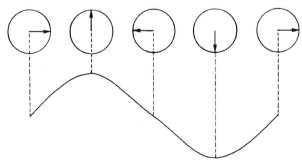

线图 1-3-2　横断面上磁化矢量所处的位置和对应的相位

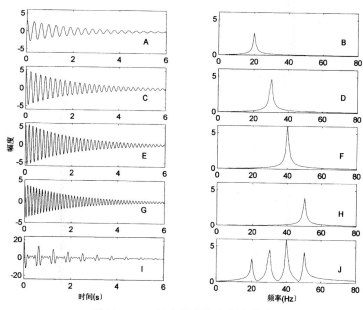

线图 1-3-3　傅立叶变换与频率信息

不同幅度、不同频率的正弦函数相加后的波形通过傅立叶变换就可以提取频率信息。左栏(A, C, E, G, I)为时间域上的 FID 波形，右栏(B, D, F, H, J)为左栏同一行对应 FID 波形傅立叶变换后在频率域上的波形。A：相对幅度为 3，频率为 20；C：相对幅度为 5，频率为 30；E：相对幅度为 6，频率为 40；G：相对幅度为 4，频率为 50；I：为 A + C + E + G。

周期的倒数，通过傅立叶变换，则可以从一个周期函数中得到频率信息，如线图 1-3-3。

三、选层梯度

在二维成像体系中，来自空间第三维的信号必须受到严格控制，这可以通过只使成像体积内被选定的层面中的组织自旋受到激发(将纵向磁化矢量转到横断面)来实现。具体而言就是在所选定的层平面的垂直轴方向上加上一个梯度场，沿该轴方向的自旋的共振频率就有一线性变化，而具有一定频率范围的射频能量只激发沿选层轴方向上的共振频率与射频场频率相一致的自旋，当射频脉冲结束后，选层梯度场也相应关闭，则来自所选层面的信号就可以被探测到。

当梯度场选定后，只要调节射频场的中心频率和带宽就可以了(线图 1-3-4)。例如，要激发位置在

S 40 mm，层厚为 10 mm 的层面，只要将中心频率置于 63.842 MHz，激发带宽为 2.1 kHz。

四、频率编码

因为我们得到的信号来自层面内所有位置矩阵元的信息总和，下一个任务是如何对被激发层面内的信息进行编码，这可采用频率编码和相位编码两种独立的过程来完成。首先讨论频率编码(frequency encoding)。

频率编码就是在回波形成时，在某个方向(如 X 方向)加上线性梯度磁场(线图 1-3-5)。由于人体内 X 轴各质子所处的位置不一样，则所受的磁场强度也就不一样，那么共振频率也就随位置线性变换，那么空间位置就可以通过频率来表征。此时采集到

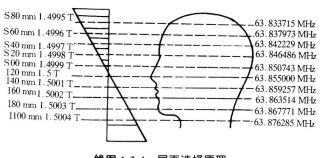

线图 1-3-4　层面选择原理

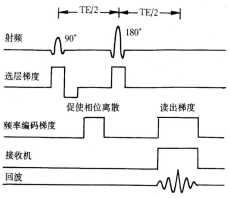

线图 1-3-5　频率编码脉冲时序图

的信号是由不同频率组合在一起的信息,通过傅立叶变换,则可以得到不同频率的信号幅度,这也就是对应于不同位置的信号幅度(线图1-3-6)。

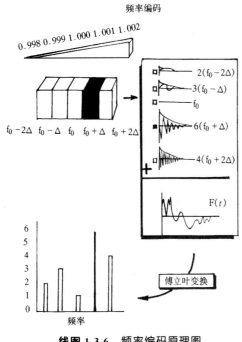

线图1-3-6 频率编码原理图

五、相位编码

线图1-3-7显示了相位编码(phase encoding)的原理图,它是在第三个方向(相位编码梯度方向)加上一梯度脉冲。

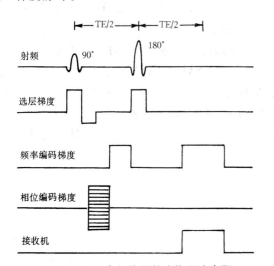

线图1-3-7 完整的两维自旋回波序列

让我们考虑一下当相位编码梯度场打开一小段时间然后再关上时横向磁化矢量的情形(线图1-3-8)。在射频作用后,梯度作用前,沿着梯度场方向三个不同位置的横向磁化矢量都以相同相位、相

同频率进动,当梯度场打开后,不同空间位置上的横向磁化矢量进动速度也就不一样;经过一段时间,不同位置的横向磁化矢量则产生一定的相位差,相位差的大小正比于梯度场的幅度和梯度场作用时间;当梯度场关闭后,所有质子的进动频率重新恢复一致,但是代表横向磁化矢量波矢的相位却不一致;由于以相同频率继续进动,相互之间的角度不会改变,相位也就被记忆下来了。

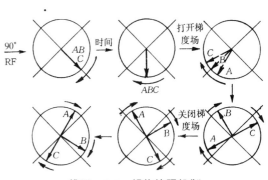

线图1-3-8 相位编码机制

实际上为了从采集到的信号中得到相位信息,必须不断改变梯度场的大小,以得到傅立叶变换所需要的数据量,这就是平常所说的相位编码次数。

六、二维傅立叶变换和K空间

具体的数据采集过程是这样的(线图1-3-9):当第一个相位编码梯度作用后,横向磁化矢量有一个相位,然后在采集数据时加上一个频率编码梯度,就可以采集到一个正弦波形。为了便于计算机处理,必须将正弦函数离散成 N_x 个数据点,这类 N_x 个数据点填充在一行线上。在第一行数据采集完成后,改变一个相位编码梯度,这又导致另外一个相位角,但是由于频率编码梯度保持恒定,采集到的信号具有相同的频率,惟一不同的是相位,这次采集到的数据点填充在第二行中……如此反复下去,每次相位编码梯度都是线性递增下去,导致一个线性递增的相位角,采集到的数据点则排列在相应的行上。当 N_y 个波形信号采集好后,我们就得到一组两维 $N_x \times N_y$ 的数据矩阵,这种原始数据采集空间就被称为K空间,K空间的每个数据点是图像上所有像素的信息组合:

$$S(t) = \iint N(x, y)\exp[(-i(k_x x + k_y y))\mathrm{d}x\mathrm{d}y$$

(式1-8)

式中 $N(x, y)$ 为每个像素的幅度值(包含质子

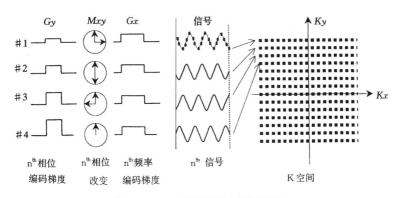

线图 1-3-9 两维傅立叶变换原理图

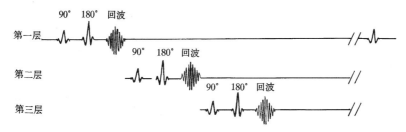

线图 1-3-10 多层采集技术

密度、T_1 和 T_2 等信息)，$k_x = \gamma G_x t$，$k_y = \gamma G_y t$，经过傅立叶变换之后，就可以得到每个像素的幅度值 $N(x, y)$。

对于 K 空间，必须记住：第一，图像的空间分辨率由 K 空间的数据点数决定；第二，K 空间的中心部分决定图像的信噪比和对比度。

七、多层采集技术

到现在为止，我们讨论了如何采集单个层面的图像信息，采集这些数据需要多少时间呢？总采集时间 = $N_y \times$ TR $\times$ NEX，TR 是恢复时间，N_y 是相位编码次数，NEX 是激励次数，之所以采用多次激励次数，是为了提高信噪比。例如 $N_y = 128$，TR = 2 000 ms，NEX = 1，那么成像一幅图像的时间就为 4.2 min。

那么如何进行多层采集呢？如果是一层采好后再采另一层，那么效率就很低。因为 TE 远比 TR 小，也就是大量的时间是用来等待纵向磁化矢量的恢复。在这段等待时间中，我们可以用来激发并采集其他层面的信息。这样采集多层则与采集一层花费同样的时间(线图 1-3-10)。

八、三维傅立叶成像

在三维傅立叶成像中，同时采集整个成像体积内的数据。此时窄的带宽选层脉冲被宽的带宽的激发脉冲所替代，以激发整个感兴趣体积。为了区分来自 Z 轴(假设成像平面为横断面)不同位置体积元(体元)内的质子，在 Z 方向也作用一个相位编码梯度，此与相位编码梯度 G_y 同时作用。与二维傅立叶变换成像一样，采集数据过程中再作用于一个频率编码梯度，这样总共就采集到 $N_y \times N_z$ 个信号，那么整个体积就包含 $N_x \times N_y \times N_z$ 体元。图像信息的提取必须借助于傅立叶变换，首先是频率编码轴(X 轴)，然后是相位编码轴(Y 和 Z)(线图 1-3-11)。

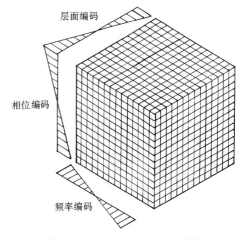

线图 1-3-11 三维 FT 容积采集

相位编码和频率编码方法与二维 FT 是一致的，第三个方向(层面方向)采用与相位编码相类似的方法。

三维傅立叶变换成像时间则为 TR $\times N_y \times N_z \times$

NEX。三维傅立叶变换成像的一个主要应用指征是薄层扫描,以避免层面之间交叉激发。另一个应用指征就是一次成像整个体积,再采用后处理得到所需层面方向的信息。

(李建奇　邬学文)

参 考 文 献

1. 高元桂,蔡幼铨,蔡祖龙,主编.磁共振成像诊断学.北京:人民军医出版社,1992

2. 裘祖文,斐奉奎.核磁共振波谱.北京:科学出版社,1989

3. Abragam A. Principles of nuclear magnetism. London:Oxford University Press, 1961

4. Cho ZH, Jones JP, Singh M. Foundations of medical imaging. New York:A Wiley-Interxcience Publication, John Wiley & Sons, Inc, 1993

5. Edelman RR, Hesselink JR, Zlatkin MB, ed. Clinical magnetic resonance lmaging. 2nd ed. Philadelphia:WB Saunders Company, 1996

6. Ernst RR, Bodenhausen G, Wokaun A. Principles of nuclear magnetic resonance in one and two dimensions. London:Oxford University Press, 1987

7. Keller PJ. Basic principles of magnetic resonance imaging. Milwaukee:GE Medical System Publication, 1991

8. Matson GB, Weiner MW, Stark DD, et al. Magnetic resonance imaging. St Louis:Mosby Year Book, Inc, 1992

9. Rinck PA, ed. Magnetic resonance in medicine:The textbook of the european magnetic resonance forum. 3rd ed. Oxford:Blackwell Scientific Publication, 1993

10. Slichter CP, Principles of magnetic resonance, 2nd ed. New York:Spinger-Verlag, 1978

第二章

常规脉冲序列

第一节　自旋回波序列

使组织之间产生足够的对比度是 MRI 诊断的关键。正常组织之间的足够对比度可以得到很好的解剖显示和定位,正常组织与病变组织之间的对比度直接决定对病变检测的敏感性。MRI 优于 CT 的一个重要方面就是具有很高的软组织对比度。磁共振图像上组织之间的对比度依赖于组织的特定参数(内在的)和操作者选择的参数(外在的)。

内在的参数主要包括质子密度 $N(H)$、纵向弛豫时间(T_1)、横向弛豫时间(T_2)、化学位移、血流和脑脊液流动、分子弥散和组织灌注特性等。对于常规序列,主要的内在参数是指 $N(H)$、T_1 和 T_2(表2-1-1,2-1-2)。而外在的参数是脉冲时序参数,主要是指重复时间(TR)、回波时间(TE)和梯度回波中的翻转角。TR 定义为两个连续脉冲序列之间的时间,而 TE 则为激发射频脉冲到回波探测之间的一段时间,下面我们结合具体的脉冲序列来讨论。

表 2-1-1　不同组织在 1.0 T 下的弛豫时间

组　织	T_1(ms)	T_2(ms)
白质	390	90
灰质	520	100
脑脊液	2 000	300
肝	270	50
肾髓质	680	140
肾皮质	360	70
骨骼肌	600	40
血液	800	180
脂肪	180	90

表 2-1-2　不同场强下组织的 T_1 对比

组　织	场　　强　　(T)				
	0.15	0.3	0.5	1	1.5
灰质	1	1.24	1.45	1.79	2.03
白质	1	1.27	1.52	1.93	2.23
心肌	1	1.28	1.55	1.99	2.30
肝	1	1.30	1.58	2.05	2.39
脾	1	1.24	1.49	1.88	2.15
肾	1	1.19	1.35	1.60	1.77
骨骼肌	1	1.34	1.66	2.22	2.63
脂肪	1	1.13	1.24	1.39	1.50

一、自旋回波时序图

自旋回波(SE)序列是 MRI 最基本的序列,也是临床 MRI 最常用的序列,时序图见线图 2-1-1。每个 TR 时间点发射一个 90°射频脉冲,在 TE/2 时间点上再发射一个 180°重聚脉冲,在 TE 时间点上则采集到一个回波。每一个新的循环,其他参数均一样,惟一不同的是相位编码梯度。

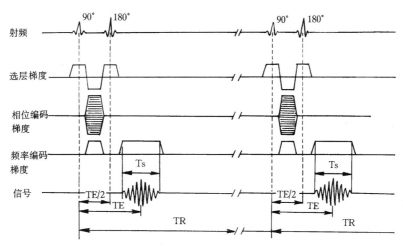

线图 2-1-1　SE 序列时序图

横坐标代表时间轴,纵轴第一条线至第五条线分别代表射频脉冲、选层梯度、相位编码梯度、频率编码梯度和信号采集。
相位编码梯度的虚线表示每次序列的重复(图中显示了两次重复),相位编码梯度的强度是变化的。

在SE序列中组织每个体元内的磁化矢量的演化方式可见线图2-1-2。在每个90°脉冲前,磁化矢量都是沿着主磁场方向(+Z轴)[磁化矢量沿着+B_0方向(+Z)的投影被称为纵向磁化矢量,而垂直于B_0方向的投影被称为横向磁化矢量]。纵向磁化矢量是无法直接测量的,而90°射频脉冲的作用是使得所有的纵向磁化矢量都翻转到XY平面,此时横向磁化矢量就绕着+Z轴方向进动,这就可以采用一特定的线圈(接收线圈)感应到一交变电流。由于磁体本身的不完善和组织之间的磁化率不一样,使得局部磁场不均匀,也就造成不同位置的自旋进动速度不一样,这种进动被称为磁化矢量的演化。随着演化时间的增长,使得磁化矢量相互散开,即相位离散(dephase),快的在前,慢的在后。在TE/2时间点上加上一个180°脉冲,将横向磁化矢量转到相反的方向,此时快的在后,慢的在前。再经过TE/2时间,即TE时间点上,快的追上慢的,从而使得矩阵元内所有小磁化矢量都沿着同一个方向,即相位重聚(rephase),此时也就是回波最高点。随着时间的进一步推移,横向磁化矢量会快速衰减到零,同时纵向磁化矢量也有部分恢复;如果TR足够长,在下一次90°脉冲作用前,纵向磁化矢量完全恢复,即恢复到平衡态。

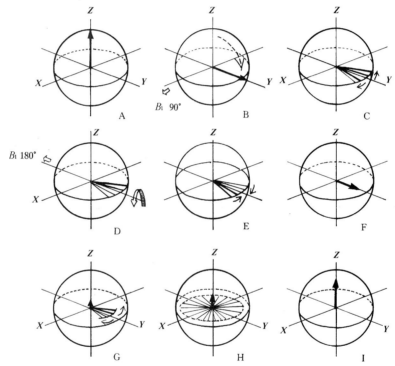

线图 2-1-2　SE序列某一体积元内磁化矢量演化图

A. 在每个90°脉冲前,磁化矢量都是沿着主磁场方向(+Z轴)。B. 90°射频脉冲的作用是使得所有的纵向磁化矢量都翻转到XY平面。C. 由于局部磁场的不均匀,磁化矢量出现相位离散。D. 180°射频脉冲将横向磁化矢量转到相反的方向。E. 180°脉冲后,反转后横向磁化矢量开始相位重聚,并开始形成回波。F. 在TE时间点上,回波形成。G. 信号测量后,横向磁化矢量又出现相位离散。H. 很长一段时间后,横向磁化矢量完全相位离散,同时纵向磁化矢量也有部分恢复。I. 在下一次90°脉冲作用前,纵向磁化矢量完全恢复。

二、信号强度与 T_1、T_2、N(H)及 TR、TE 的关系

上面所讲的180°脉冲只能重聚由于固定磁场不均匀导致的相位离散,无法重聚由于偶极-偶极相互作用导致的相位离散。这种由于偶极-偶极相互作用导致的信号衰减被称为 T_2 衰减(线图2-1-3)。这种衰减主要由组织的 T_2 和序列的 TE 决定,对于一特定的 TE,T_2 越大,信号衰减越小。而当90°射频脉冲作用后,系统处于一非平衡态:纵向磁化矢量为零,非平衡态必然会向平衡态(纵向磁化矢量最大)慢慢恢复。恢复的程度则取决于组织的 T_1 和序列的 TR,T_1 时间长的则不容易恢复,T_1 时间短的则容易恢复(线图2-1-4)。此时信号强度可以表示为下式:

$$S_{SE}(TE,TR) = \underbrace{N(H)}_{\text{自旋密度因子}} \underbrace{[1 - 2e^{-(TR-TE/2)/T_1} + e^{-TR/T_1}]}_{T_1 \text{因子}} \underbrace{e^{-TE/T_2}}_{T_2 \text{因子}}$$

(式 2-1)

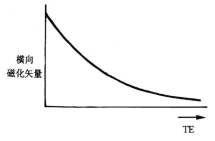

线图 2-1-3　信号随 TE 衰减

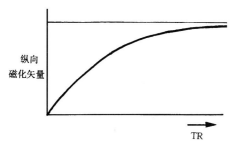

线图 2-1-4　信号随 TR 恢复

三、T_1 加权像、质子像和 T_2 加权像

下面我们考虑几种特殊的情况：

1. T_1 加权像（短 TR、短 TE）　当 TE 很短时，由于 T_2 造成的影响就可以忽略不计。而此时 TR 也很短，则组织的对比特性主要取决于 $N(H)$ 和 T_1。也就是说，对于短 T_1 的组织（如脂肪）容易恢复，则是高信号；而长 T_1 的组织（如脑脊液、尿液）不容易恢复，则是低信号（线图 2-1-5，图 2-1-1）。

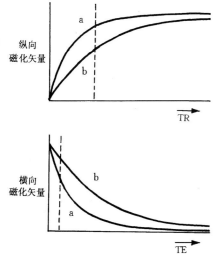

线图 2-1-5　不同弛豫特性组织在短 TR 短 TE 时
横向磁化矢量和纵向磁化矢量的行为

2. 质子像（长 TR、短 TE）　当 TR 很长、TE 很短时，所有的组织信号都能恢复，未受 T_1 影响；而且

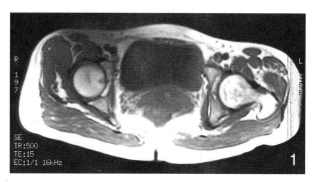

图 2-1-1　盆腔 T_1 加权像

TR = 500 ms，TE = 15 ms。

由于 TE 很短，也未受 T_2 衰减，此时信号只依赖于 $N(H)$，此时得到的图像被称为质子像（线图 2-1-6，图 2-1-2）。

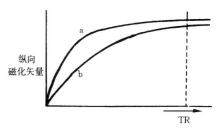

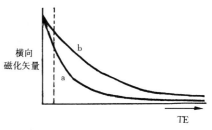

线图 2-1-6　不同弛豫特性的组织在长 TR 短 TE 时
横向磁化矢量和纵向磁化矢量的行为

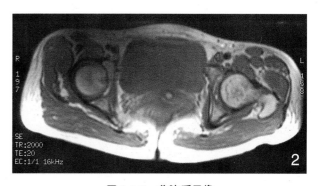

图 2-1-2　盆腔质子像

TR = 2 000 ms，TE = 20 ms。

3. T_2 加权像（长 TR、长 TE）　当 TR 很长、TE 也很长时，所有的组织信号都能恢复，未受 T_1 影响；则组织的对比特性主要取决于 $N(H)$ 和 T_2，此时得到的图像被称为 T₂ 加权像。此时尿液为高信号(线图 2-1-7,图 2-1-3)。

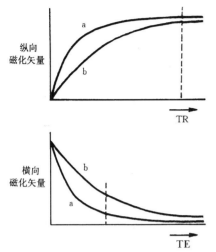

线图 2-1-7 不同弛豫特性的组织在长 TR 长 TE 时横向磁化矢量和纵向磁化矢量的行为。

四、多回波序列

多回波序列(Carr-Purcell-Meiboom-Gill 序列,

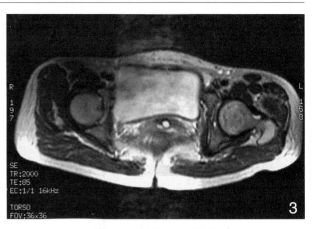

图 2-1-3 盆腔 T₂ 加权像

TR = 2 000 ms,TE = 85 ms。

CPMG 序列)是自旋回波序列的变体,首先由 Carr 和 Purcell 提出,并由 Meiboom 和 Gill 进一步改进。多回波序列(线图 2-1-8)是通过加上多个 180°脉冲,以重聚出多个回波。在成像应用中,每个回波信号都分开存储,并重建出几幅不同 TE 值的图像,由此可得到不同 T₂ 加权程度的图像(图 2-1-4)。临床上常用来测量组织的 T₂ 时间和用于某些病变的诊断。

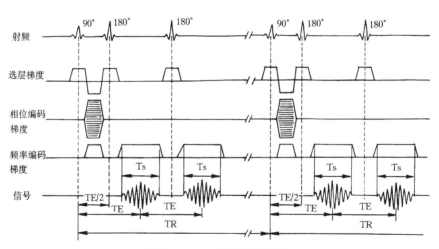

线图 2-1-8 多回波脉冲序列

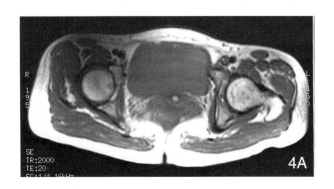

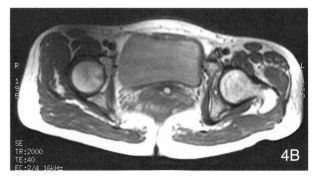

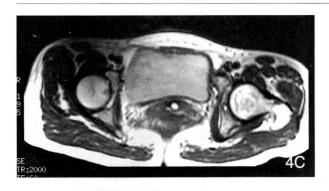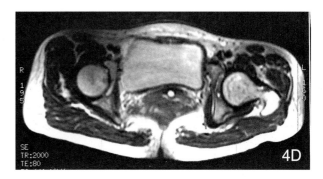

图 2-1-4　SE 多回波图像

TR = 2 000 ms。A：TE = 20 ms，类似于单回波时的质子像；B：TE = 40 ms；C：TE = 60 ms；
D：TE = 80 ms，类似于单回波时的 T_2 加权像。

第二节　反转恢复序列

一、脉冲时序图和信号强度公式

反转恢复（inversion recovery，IR）序列首先作用一个 180°反转射频脉冲，然后再作用 90°脉冲和重聚 180°脉冲，时序图如线图2-2-1。

每个特定体元内的磁化矢量的演化，见线图 2-2-2。在每个序列重复前，磁化矢量都是沿着 +Z 轴方向，也就是说只有纵向磁化矢量，没有横向磁化矢量。第一个 180°脉冲将正的纵向磁化矢量翻转为负的纵向磁化矢量，此时处于一种非平衡态，经过 TI 时间，也就是第一个 180°脉冲和 90°脉冲之间的一段时间，纵向磁化矢量必然会从 −Z 方向向 +Z 方向恢复。恢复的程度取决于 TI，如果 TI 很短，在 90°脉冲作用前，纵向磁化矢量仍为 −Z 方向；在每个特定 TI，磁化矢量正好为零；在每一个更长的 TI

的磁化矢量为 +Z 方向。其后的 90°和 180°脉冲则类似于 SE 序列。反转恢复序列的信号强度有如下的关系：

$$S_{IR}(TI,TE,TR) = \underbrace{N(H)}_{\text{自旋密度因子}} \times$$

$$\underbrace{[1 - 2e^{-TI/T_1} - 2e^{-(TR-TE/2)/T_1} + e^{-TR/T_1}]}_{T_1 因子}\underbrace{e^{-TE/T_2}}_{T_2 因子}$$

（式 2-2）

反转恢复序列的图像对比度取决于 TI、TR、TE。

二、参数选择对图像对比度的影响

在反转恢复序列中，如果 TR 很长，TE 很短，TI 也比较短（<300 ms），则信号强度与 T_1 的长短是一致的，即具有长 T_1 的组织如水为高信号；如果 TI 比较长，则组织的信号强度与 T_1 的长短相反，即具有长 T_1 的组织为低信号，此非常类似于 T_1 加权特性。

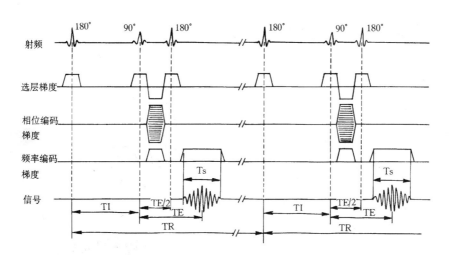

线图 2-2-1　反转恢复法脉冲序列

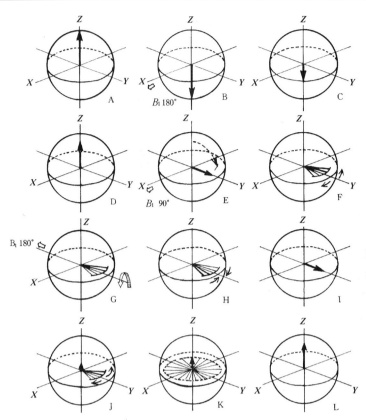

线图 2-2-2　IR 序列磁化矢量演化图

三、短恢复时间反转恢复法(STIR)和自由水抑制反转恢复法(FLAIR)

刚才讲到在一个特定的 TI,某一个组织的信号为零,这个 TI 与组织的 T_1 有如下关系,TI $= 0.7\ T_1$,此时的最大用处就是用于脂肪抑制和自由水抑制。例如在 1.5 T 场强下,脂肪 T_1 为 240 ms,水 T_1 为 3 000 ms,如果 TI $= 170$ ms,则脂肪可受到抑制,此时该序列被称为短恢复时间反转恢复法(short TI inversion recovery, STIR)(图 2-2-1);如果 TI 为 2 200 ms,则自由水受到抑制,此时被称为自由水抑制反转恢复法(fluid-attenuated inversion recovery, FLAIR)。这对于某些病变的诊断非常有用,此在后面的章节将详细讨论。

第三节　梯度回波法

在第一章已经讲到,对于 SE 序列,成像时间为 TR×相位编码次数×激励次数。由于 TR 很长,则整个成像时间也很长。为了缩短成像时间,是否可以将 TR 缩短呢?但 TR 的缩短导致磁化矢量无法完全恢复(T_1 弛豫作用)。有一种办法可以解决这种两难境地,那就是在缩短 TR 的同时采用小角度梯度回波。

一、小角度激励技术

采用小于 90°的小翻转角,只将部分磁化矢量

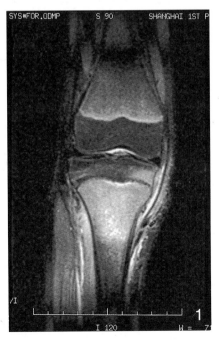

图 2-2-1　STIR 序列用于脂肪抑制

TI $= 170$ ms。

翻转到横断面内,使得部分纵向磁化矢量未受干扰,仍沿着 +Z 方向,因此只要很短的时间就可以让纵向磁化矢量完全恢复,然后再进行下一次激发(线图 2-3-1)。当然由于角度变小了,横向磁化矢量也变小,从而使得信噪比也下降。实际上,翻转角与 TR 有个最佳匹配问题,这就是 Ernst 角。

二、梯度回波法(GRE)

梯度回波序列的基本设想是采用反向梯度代替 180°相位重聚脉冲来形成回波,如线图 2-3-2。开始时负的频率编码梯度使得横向磁化矢量相位离散,而反向的梯度场使得横向磁化矢量相位重聚,并在 TE 时间点上形成回波,所有其他的梯度操作都与自旋回波一样(线图 2-3-3)。

在 SE 序列中,由于 180°脉冲消除了磁体不完善和组织磁化率造成的磁场不均匀性,使得信号只按 T_2 衰减,也就是只有偶极-偶极相互作用。在梯度回波成像中,梯度反向形成回波,无法消除磁场不均匀性造成的相位离散效应,信号衰减则依赖于 T_2 弛豫加上磁场不均匀性造成的弛豫,两者结合起来则形成新的弛豫率 T_2^*:

$$1/T_2^* = 1/T_2 + \gamma \Delta B_0 \qquad (式 2-3)$$

γ 是旋磁比,ΔB_0 表示磁场是不均匀的。对于非常均匀的磁体,并且组织内部无磁化不均匀,则 T_2^* 约等于 T_2。

三、梯度回波序列图像对比特性

一般来讲,采用梯度回波方法时,TR 都不是很长(TR < T_1)。当 TR 比组织的 T_2 大得多时,信号

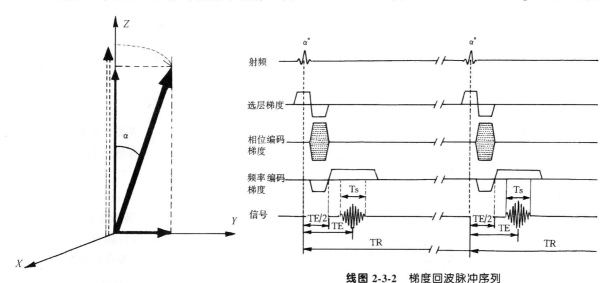

线图 2-3-1　小角度激励技术

线图 2-3-2　梯度回波脉冲序列

信号测量后未作用促使相位重聚的相位编码梯度。

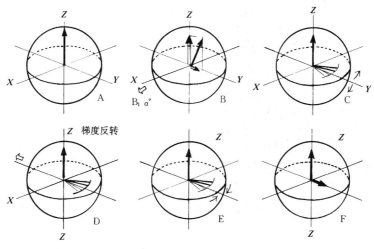

线图 2-3-3　梯度回波脉冲序列某个体积元内磁化矢量演化图

表达式为：

$$S_{GRE}(\alpha, TE, TR) =$$

$$N(H)e^{-TE/T_2^*} \cdot \frac{[1 - e^{-TR/T_1}]\sin\alpha}{[1 - e^{-TR/T_1}\cos\alpha]}$$

（式 2-4）

信号依赖于操作者所选择的三个独立参量 TR、TE 和 α。当翻转角比较小时，短 TE 产生质子像，长 TE 得到 T_2^* 加权像；当翻转角比较大时，同时 TR 不是很长时，TE 很短时，则得到 T_1 加权图像(图 2-3-1)。

对于足够短的 TR(TR < T_2)，信号测量除了TR、α、TE 外，还依赖于如何处理信号测量后的横向磁化矢量。这有两种方案，重聚(rephased)和扰动(spoiled)，如重聚则被称为 GRASS、FISP、FAST 序列，而扰动则被称为 FLASH 或 SPGR 序列。

四、稳态梯度重聚采集序列(GRASS)

GRASS（gradient recalled acquisition in the steady state）脉冲序列的主要特点是在信号测量后采用一个与原来相位编码梯度相反的相位重聚编码梯度(线图 2-3-4)，则在下一次重复脉冲之前会形成一个最大横向磁化矢量。当选择一个合适的梯度场

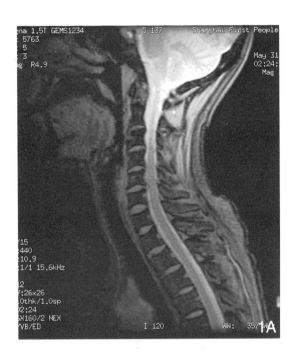

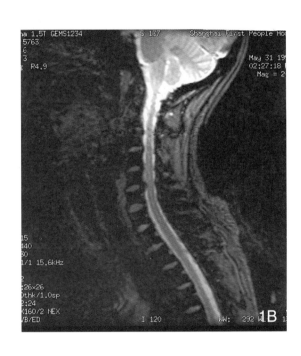

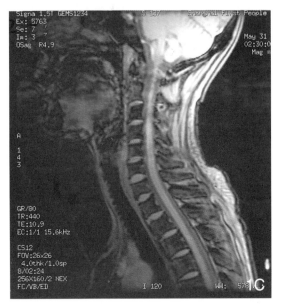

图 2-3-1　TR ≫ T_2 时的梯度回波图像

A. 质子像，TR = 440 ms，α = 15°，TE = 10.9 ms。B. T_2^* 加权像，TR = 440 ms，α = 15°，TE = 30 ms。C. 类 T_1 加权像，TR = 440 ms，α = 80°，TE = 10.9 ms。

和 TR 值,形成的横向磁化矢量就可以用来部分补充下一个脉冲前的纵向磁化矢量,从而形成一个稳态平衡。相位重聚的横向磁化矢量在 TR 内有 180°相移,因此当下一个射频脉冲发射时,部分横向磁化

矢量也会翻转到 + Z 方向,叠加在未受干扰的纵向磁化矢量上(线图 2-3-5)。这种稳态一般被称为稳态自由进动(steady state free precession, SSFP)。稳态形成后的信号具有 T_2^* 加权的成分。

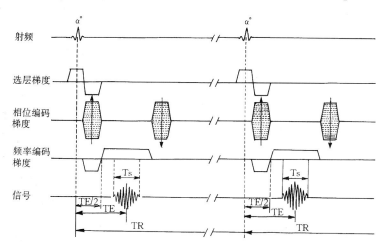

线图 2-3-4　GRASS 脉冲序列时序图

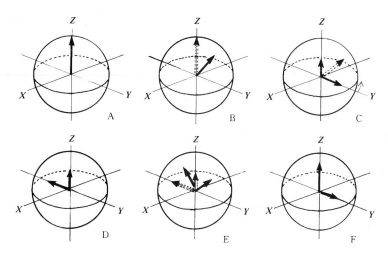

线图 2-3-5　稳态梯度回波磁化矢量演化图

横向磁化矢量反馈到纵向磁化矢量上的大小也就是稳态的程度,随着翻转角的增加而增长,直到最大为 90°。组织的 T_2 越长,稳态程度也越大。另外,稳态的形成还需要一些其他条件,如组织必须保持静止状态。

假设 TR 间隔采用 180°反向重聚横向磁化矢量来达到稳态梯度成像,那么信号表达为:

$$S_{GRASS}(\alpha, TE, TR) = N(H)e^{-TE/T_2^*} \times$$

$$\frac{[1 - e^{-TR/T_1}]\sin\alpha}{[1 - 2e^{-TR/T_1}e^{-TR/T_2} - (e^{-TR/T_1} - e^{-TR/T_2})]\cos\alpha}$$

(式 2-5)

这个关系非常复杂,信号取决于 $N(H)$、T_1、T_2、T_2^*、α。通过不同的选择组合则可以得到不同的加权像。

当 α 很小时(5°-20°),只有很小部分的纵向磁化矢量被转成横向磁化矢量,因此纵向磁化矢量受影响的程度很小,也就是受 T_1 的影响很小,而小角度意味着稳态的程度很小。当采用小 TE 时,产生的图像类似于质子加权图像。

当采用中等程度的 α 时(30°-60°),则相当一部分的纵向磁化矢量被转成横向磁化矢量,即余留纵向磁化矢量不是很大,此会导致一定程度的 T_1 饱和;而中等程度的倾倒度会引起相对于小角度更大

的稳态,但产生的图像主要是 T_1 加权。

对于大 $\alpha(75°\sim90°)$,纵向磁化矢量的大部分被转成横向磁化矢量,同时短 TR 产生非常严重的饱和效应,因此对信号的贡献很小。此时 MRI 信号的主要来源是大倾倒角度、短 TR 产生的大的稳态分量,则产生的图像主要是 T_2^* 加权。

五、扰相梯度回波(SPGR)

为了消除剩余横向磁化矢量的影响,可以有两种选择,一种选择就是使 TR 足够长,以保证横向磁化矢量在下一次脉冲序列前相位充分离散;另一个选择在保持 TR 足够短,在信号测量后采用某种方法故意使得横向磁化矢量相位离散。有许多方法已被采用来故意扰动横向磁化矢量,包括递进或随机方式的扰动梯度场和随相位递进的射频激发以避免相位相关,由此产生相应的序列 FLASH 和 SPGR(线图 2-3-6)。

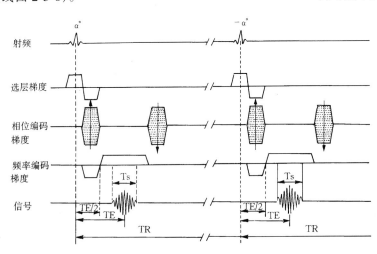

线图 2-3-6　SPGR 脉冲序列时序图

SPGR 序列与 GRASS 序列不同的是射频脉冲的相位偏置。

采用长 TR 值和扰动横向磁化矢量的方法产生的信号表达为:

$$S_{\mathrm{SPGR}}(\alpha,\mathrm{TE},\mathrm{TR}) = N(\mathrm{H})e^{-\mathrm{TE}/T_2^*} \times$$

$$\frac{[1-e^{-\mathrm{TR}/T_1}]\sin\alpha}{[1-e^{-\mathrm{TR}/T_1}\cos\alpha]} \qquad (式2\text{-}6)$$

信号值取决于内在参数 $N(\mathrm{H})$、T_1、T_2^* 和外在参数 α、TE、TR。当采用小 TR、小 TE、小角度,则得到质子像;当采用小 TR、小 TE、大角度,则得到 T_1 加权像;当增加 TE 则增加 T_2^* 加权程度。SPGR 主要用于 T_1 加权图像。

六、SSFP-FID、SSFP 回波

单量子 MR 信号一般有 3 种不同的类型:自由感应衰减(FID)、自旋回波(SE)和激励回波(stimulated echo, STE)。FID 是在单个射频脉冲后形成,SE 是在两个射频脉冲后形成(任何角度的射频脉冲均有 0°、90°、180°分量),STE 是由 3 个射频脉冲形成(线图 2-3-7)。90°射频脉冲能激发得到最大的 FID 信号,形成的 FID 是按 T_2^* 衰减的。T_2^* 不仅包含自旋-自旋弛豫时间 T_2 的作用,还包含磁场不均匀产生的作用。磁场不均匀的原因包括:外在主磁场的不完善、组织之间的磁化率不一致和化学位移等。对于 SE 序列,最大信号是在 90°激发脉冲和 180°重聚脉冲作用后的 TE 时间点上得到。与 FID 不同的是,SE 信号的幅度不受磁场不均匀的影响,信号下降是 T_2 衰减。对于 STE 信号,当 3 个脉冲同时是 90°时,则信号值最大,但它只有常规 SE 的一半。STE 信号的衰减取决于 TE 间隔的 T_2 弛豫和中间时间间隔(middle interval, TM)的 T_1 弛豫。对于 3 个射频脉冲,除了 STE 信号外,还能产生 3 个 FID 和 4 个 SE 信号。当有超过 4 个以上的射频脉冲时,则会形成多个 FID、SE、STE 信号,分别来自射频脉冲的不同组合。

对于梯度回波序列,当 TR < T_2 并采用相位重聚梯度场时,一方面,横向磁化矢量和纵向磁化矢量会形成稳态,即 SSFP;另一方面,由于 TR 很短,就相当于多个射频脉冲的作用,从而形成多个信号。整个信号可以分为 SSFP-FID 和 SSFP 回波。SSFP-FID 和 SSFP 回波的区别在于:FID 是按 T_2^* 衰减的,而回波是按 T_2 衰减的。

GRASS 利用的是 SSFP-FID 信号,SPGR 利用的是常规 FID 信号,这两种序列产生的信号随着 TE 增长按 T_2^* 指数衰减。随着 TE 的增长,它们对于磁化率伪影和化学位移伪影也更加敏感,同时磁场的不均匀也使得图像质量下降。因此它们都不适合进行 T_2 加权成像。为了得到 T_2 加权图像,我们需利用 SSFP 回波信号,即采用 CE-FAST 序列(线图 2-3-8)。

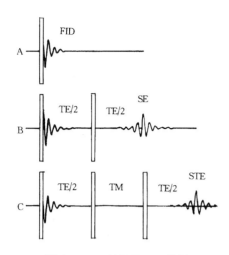

线图 2-3-7 单量子 MR 信号

A：自由感应衰减（FID）；B：自旋回波（SE）；C：激励回波。

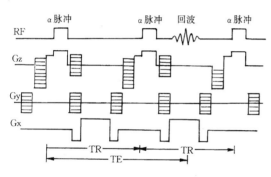

线图 2-3-8 CE-FAST 脉冲序列时序图

七、对比增强稳态傅立叶采集（CE-FAST 序列）

对于常规 SE 序列，在 0 时间点上作用一个 90°激发脉冲，在 TE/2 时间点上作用一个 180°重聚脉冲，然后在 TE 时间点上形成回波。而对于 CE-FAST 序列，激发和重聚脉冲是不确定的，每一个激发脉冲都作为前一个脉冲的重聚脉冲。也就是说，在 0 时间点上作用一个激发脉冲，在 TE 时间点上又作用一个射频脉冲，第二个脉冲重聚第一个射频脉冲激发的 FID，然后回波在 2TR 时间点上形成。而在 2TR 时间点上要作用第三个射频脉冲，无法接收前两个脉冲形成的回波。为了解决这个矛盾，可以采用梯度场将回波形成时间前移，以与第三个射

频脉冲错开一段时间。当然，此重聚梯度会使得磁化率伪影、化学位移伪影及磁场不均匀效应对该序列产生影响。但是在相同的 TE，这种效应要比对应的 FID 小得多。因为 TE≈2TR，那么产生的图像是重 T_2 加权图像。

CE-FAST 缺点：①流动和呼吸运动会破坏稳态，因此对于头颅和四肢，尽量采用矢状面或冠状面，以避免流动方向垂直层面。②长 TE 导致信噪比下降。

第四节 不同成像参数与成像质量的关系

信噪比（signal to noise ratio，SNR）和空间分辨率是决定图像质量的两个关键参数，信噪比与成像参数和硬件的关系为：

$$\mathrm{SNR} \propto \frac{D_x D_y \mathrm{NEX}^{1/2} d}{(N_f N_p BW)^{1/2}} \qquad (\text{式 2-7})$$

式中 D_x、D_y 为观察野，NEX 为激励次数，d 为层厚，N_f、N_p 分别为频率编码和相位编码次数，BW 为接收机带宽。为了增加信噪比，我们可以增加观察野，加大层厚，减少相位编码和频率编码次数，降低带宽，但是带来的副作用是降低了图像的空间分辨率。

（李建奇　杨岳松　周康荣）

参 考 文 献

1. 裘祖文,斐奉奎.核磁共振波谱.北京:科学出版社,1989
2. Bydder GM, Young IR. MR imaging: clinical use of the inversion recovery sequence. J Comput Assit Tomogr, 1985;9(4):659
3. Matson GB, Weiner MW, Stark DD, et al. Magnetic resonance imaging. St Louis: Mosby Year Book, Inc, 1992
4. Paul J, Keller. Basic principles of magnetic resonance imaging. Milwaukee: GE Medical System Publication, 1991
5. Prorok RJ. Signa applications guide (Vol 2). Milwaukee: GE Medical System Publication, 1990

第三章

快速脉冲序列

自从 MRI 应用于临床医学以来,人们就一直致力于缩短成像时间并取得了很大的成功,从最早的采集并显示一幅磁共振图像需要 24 h,到如今只需不到 1 s 的时间。缩短成像时间主要有以下几方面的要求:①减少运动伪影以增加诊断的可靠性;②在合理的成像时间内进行许多更有价值的研究(多脉冲、多层面、造影剂动态、功能研究等);③增加病人检查流量,以减少每个病人检查费用。

在介绍具体的快速脉冲序列以前,先介绍一下 K 空间的概念,这对理解快速脉冲序列非常重要。

第一节　K 空间和成像时间

在第一章第三节,我们已经引入了 K 空间的概念,本节将详细讨论 K 空间的特点。

一、K 空间概念

在 MRI 中,我们得到的断面图像是分布于一平面上的二维离散数据点,此平面有横坐标 X 轴和纵坐标 Y 轴,这样的二维空间被称为实空间。如何得到一幅磁共振图像呢? 首先必须采集到一组二维原始数据,然后再经傅立叶变换而成。原始数据也分布于一个二维平面上,这种原始数据所处的空间被称为 K 空间(线图 3-1-1),它也有两个相互垂直的

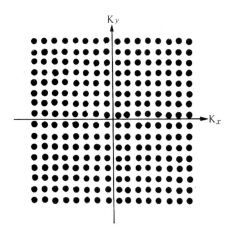

线图 3-1-1　K 空间图

轴:K_x 和 K_y。

二、K 空间特点

K 空间是一种空间,必须填满才能得到一幅图像上的所有信息,它与实空间的转换是通过傅立叶变换。K 空间的数据也就是原始数据。

K 空间与病人内部位置无直接联系,也就是说,K 空间的左边并不代表病人的左边。K 空间的每个点都对整个图像有贡献,这些数据点与作用于成像物体上的磁场条件有关。磁场条件随着所选择的相位编码和频率编码方式而变化,这些选择不仅仅是脉冲序列和采样矩阵,而且与其他成像技术有关,如分数激励次数(fractional NEX)、分数回波(fractional echo)、无相位反转(no phase wrap,NPW)、矩形观察野、相位偏置多层采集技术(phase offset multiplanar,POMP)和呼吸补偿(respiratory compensation,RC)等。

一般地,相位编码过程是连续进行的。例如,以负的最大梯度幅度开始,然后以线性步骤到负的最小梯度幅度,接着,再从正的最小梯度幅度到正的最大梯度幅度。K 空间的填充方式与所采用的相位编码的梯度幅度和极性有关,也就是说,如果相位编码是完全连续的,那么 K 空间的填充也是连续的。

一般而言,K 空间的上半部分与下半部分是对称的,这是因为两边的相位编码梯度幅度是一致的,只不过极性相反。原始数据从左到右也是对称的。虽然频率编码的幅度和极性是恒定的,但是由于 K 空间中心部位自旋相位是重聚的,因此 K 空间的中心信号比边缘要大,对对比度的影响也更大。高的空间编码幅度增加了空间分辨率,但是降低了信号,而低的幅度则产生高信号。

对于 K 空间,必须记住:①图像的空间分辨率由 K 空间的数据点数决定;②K 空间的中心部分决定图像的信噪比和对比度。

三、成像时间及快速序列技术策略

从第一章我们已经知道,成像时间是 $N_y \times TR$

×NEX,此也就是填充 K 空间的时间,因此缩短成像时间就是考虑如何缩短填充 K 空间的时间。对此有三种选择方式:第一,缩短 TR,主要是表现为梯度回波;第二,减少相位编码次数,如分数激励次数、分数观察野及"匙孔(keyhole)"技术(只填充 K 空间的中心部分)等;第三,一次 TR 同时填充 K 空间的多条线,如弛豫增强快速采集技术(rapid acquisition with relaxation enhancement,RARE)、回波平面成像(echo planar imaging,EPI)及螺旋 MRI(spiral MRI)等,而快速自旋回波和快速反转恢复序列利用的就是 RARE 技术。当然也可以将以上几种方式组合在一起。

第二节　快速自旋回波序列和快速反转恢复序列

一、快速自旋回波原理

在常规 SE 成像中,每个 TR 相位编码梯度只作用一次,即使采用多回波,每个回波都是相同的相位编码梯度,采集到的每个回波(TE 1、TE 2、TE 3、TE 4)分别贡献于不同的图像。也就是说,每个 TR 产生的 4 个回波对应于 K 空间的 4 条线,但是,每条数据线分别填充在不同图像上的 K 空间(线图 3-2-1)。例如,如果 TR = 2 000 ms,矩阵数为 256×256,TE = 15 ms,若产生 4 个回波,首先作用 90°射频脉冲,再作用一个 −128 相位编码梯度,然后作用 4 个 180°脉冲,每个 180°脉冲产生一个回波。因为一次只填充 K 空间的一条线,整个成像的时间则

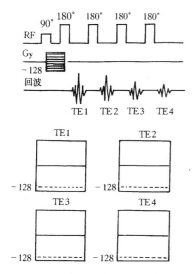

线图 3-2-1　SE 多回波序列和 K 空间的填充

为 $2\ s \times 256 \times 1 = 8.53\ min$。

但是在快速自旋回波(fast spin echo,FSE)成像中,每个回波采集前,即 180°脉冲作用前,作用一个不同的相位编码梯度,则每个 TR 同时得到 K 空间的 4 条线(线图 3-2-2),一次成像时间只需 256/4 个 TR,也就是 2.13 min,成像时间就缩短为原来的 1/4。

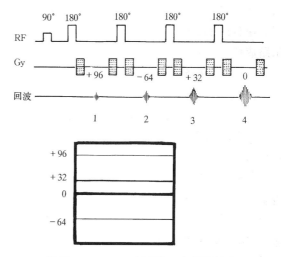

线图 3-2-2　FSE 序列和 K 空间的填充

在 FSE 序列中,初始的 90°脉冲紧跟着多个回波,回波的个数则称为回波链长度(echo train length,ETL),相邻回波的间隔时间称为回波间隔时间(echo space,ES)。

K 空间的中心线填充时间为 TE(有效 TE),此由操作者选择决定。应明白的是,K 空间的中心线对应于最高信号,因此信噪比主要由 K 空间的中心线决定,图像对比度主要决定于有效 TE 得到的 T_2 衰减。

二、FSE 参数选择与图像特点

(一)FSE 图像对比度

参数选择对图像对比度的影响与 SE 是相同的。也就是长 TR、长 TE 的图像对应于 T_2 加权图像,短 TR、短 TE 的图像对应于 T_1 加权图像,长 TR、短 TE 的图像对应于质子图像。由于所谓的短 TE 仍是几个 TE 的平均,因此短 TE 图像也有部分 T_2 加权成分,具体取决于回波链的多少。

(二)FSE 技术优点

(1)减少了成像时间,它的成像时间为相应的常规 SE 成像时间的 1/ETL。例如,对于常规 SE 序列,如 TR = 2 000 ms,256×256,NEX = 2,则成

像时间为 17.07 min,而采用 16 个回波则成像时间为 1.06 min。

(2) 可以采用屏气扫描以抑制呼吸伪影。

(3) 由于成像时间降低了,就可增加 TR。TR 增加后,可以增加 T_2 加权程度,另外可以增加信噪比,当然对于脑灰质、白质的信噪比无法增加。

(4) 通过采用超长 TR、超长 TE 来进行磁共振水成像(MR hydrography, MRH),包括磁共振胰胆管成像(cholangiopancreatography, MRCP)、磁共振尿路成像(urography, MRU)等。

(5) 进行高分辨率扫描。

（三）FSE 技术缺点

(1) FSE 会造成图像模糊。因为对于 FSE,在每个 TR 时间内,由于每个回波对应于不同的相位编码,每个相位编码回波对应于不同的 T_2 衰减(线图 3-2-3),K 空间的每条线都由不同回波延迟取得,也就意味着组织由于 T_2 衰减具有不同的横向磁化矢量。尤其当有效 TE 很短时,T_2 衰减曲线非常陡峭,则图像更加模糊,因此 FSE 不太适合于 T_1 加权扫描。当编码数增加时会降低图像模糊的程度。

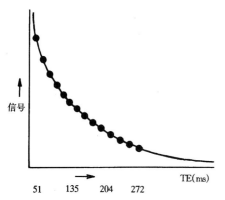

线图 3-2-3　FSE 每个回波幅度按 T_2 时间常数 E 指数衰减

(2) 增加回波链会降低所采集的层面数,因为当回波链增加时,每一层采集的时间就增加了。

(3) 脂肪特别亮。这主要是由于多回波造成的一种平均效应。此会掩盖靠近脂肪区域的一些小的病变。

(4) 由于采用长 TR、长 TE,自由水特别亮。

(5) FSE 对脑脊液流动比较敏感,对于颈椎特别明显,必须通过反转相位、频率方向以得到理想的脊髓显示。另外脑脊液流动可能会使得不同层面的 FSE 横断面图像上脑脊液信号不一样。

三、快速反转恢复序列(fast inversion recovery, FIR)

（一）FIR 时序图

FSE 是在 SE 的基础上采用多个 180°重聚脉冲,使得一次 TR 同时填充 K 空间的多条线;而 FIR 是在反转回波的基础上采用多个 180°重聚脉冲,使得一次 TR 同时填充 K 空间的多条线。换一种说法就是反转恢复(IR)和 FSE 的组合,因此有时又被称为 IRFSE。脉冲时序图如线图 3-2-4。

（二）FIR 图像特点

FIR 与 IR 一样,图像对比度也取决于 TR、TE、TI。当选择某一特定的 TI 值时,也就可将某一特定的组织抑制掉。例如在 1.5 T 时,TI = 160 ～ 170 ms 时,脂肪就被抑制掉,此时被称为 FSTIR;当 TI = 2 200 ～ 2 300 ms 时,能够将脑脊液等自由水抑制掉,此时该序列又被称为 FLAIR,这在中枢神经系统应用广泛。抑制脂肪和抑制自由水是 FIR 的两个主要应用领域。

（三）FIR 技术优、缺点

由于 FIR 是 IR 与 FSE 的组合,因此它也具有 FSE 技术的优缺点,优点包括节省时间,长 TR、长 TE,缺点是当回波链增加会出现图像模糊。

FIR 与 FSE 相比,可以克服 FSE 的某些缺点。在 FSE 中脂肪特别亮,可以通过短 TI 加以抑制,这对于许多病变的诊断特别有效。又如自由水特别亮,可以通过 FLAIR 来改善。

四、单激发快速自旋回波(SS-FSH)和单激发快速反转回波(SS-FIR)

SS-FSE 和 SS-FIR 是 FSE 和 FIR 的极端情况,它是在一次射频激发过程中完成所有的数据采集,这种超快速扫描技术使得每一层的扫描时间不到 1 s。为了得到更快的扫描速度,必须在 FSE 和 FIR

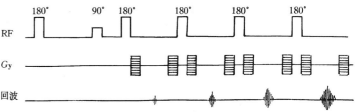

线图 3-2-4　FIR 脉冲序列时序图

的基础上进行一定的改进,主要采用部分傅立叶相位编码(分数激励次数)和更短的回波间隔时间。SS-FSE又被称为半傅立叶单激发快速自旋回波(half-Fourier single-shot turbo spin echo,HASTE)。

（一）分数激励次数

部分傅立叶相位编码是只进行部分相位编码,而余下的K空间的相位编码数据通过数字处理加

以补偿(线图3-2-5)。正如前面所述,在连续K空间的填充过程中,相位编码的上半部分和下半部分的主要差别在于所作用的梯度极性不一样,而相位编码的步骤和梯度幅度是一致的,因此上半部分的数据和下半部分的数据是对称的。对于分数激励次数,分辨率和对比度保持不变,但是由于用于平均的数据变少了,信噪比也下降。分数激励次数的主要

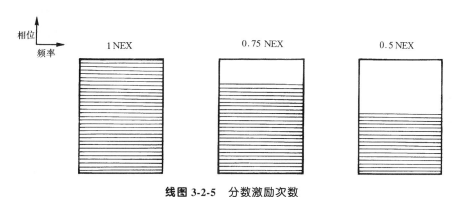

线图3-2-5　分数激励次数

作用为减少成像时间。

（二）更短回波间隔时间

回波间隔时间是指回波链中两个相邻回波之间的时间,短的回波间隔时间可以减少图像组织边缘模糊并使扫描时间更短。为了使扫描时间更短,一般将接收机带宽设置到最大±62.5 kHz。当然大的接收机带宽带来的不良作用是图像的信噪比下降。

（三）图像对比度

SS-FSE主要用于T_2加权扫描。在SE或FSE序列中,TR主要用于控制组织饱和度即T_1效应,TR越长,则T_1效应越小。如果要让所有的人体组织都完成T_1弛豫,则TR必须达到20 s。标准的FSE序列,TR一般为2 000～6 000 ms,因此对于脑脊液等长T_1的组织,仍有一定的饱和效应。而SS-FSE,一次射频激发以后可以完成所有的相位编码,因此TR相当于无穷大,也就没有T_1饱和效应。与FSE相比,SS-FSE可以得到更重的T_2加权图像。

SS-FIR与IR、FIR相类似,可以通过选择合适的TR、TE及TI,得到T_1加权图像或者得到诸如脂肪或自由水的抑制图像。

（四）应用

1. 快速扫描抑制运动伪影　可以用于胸腹部屏气扫描或无法配合的病人快速扫描

2. 水成像　可以用于磁共振胰胆管成像和磁共振尿路成像。

第三节　快速梯度回波技术

一、快速梯度回波技术原理

快速SPGR(fast SPGR,FSPGR)和快速GRASS(fast GRASS,FGRASS)与第二章所说的SPGR和GRASS的一个最大区别在于采样速度,由于TR和TE的大幅度下降,图像采集时间可以小于800 ms。为了得到如此短的TR,激发时间、相位编码时间、频率编码时间及其他时间都必须降低到最小,可以通过分数射频(fractional RF)、分数回波(fractional echo)和增加带宽来实现此项目的。

分数射频是通过减少射频脉冲的激发时间来完成。

分数回波是通过缩短初始的激发脉冲(α脉冲)和重聚脉冲之间的时间,并且在频率编码梯度之前再施加一个梯度脉冲,这样就可以促使回波更早完成。而数据采集是在回波形成以后再开始,这样就可以使得回波时间大幅度下降,相应地也就可以缩短TR。而从K空间看,它只填充了K空间的右半部分,由于左右两半部分是对称的,可以由实际采集得到的右半部分数据通过一定的计算得到左半部分数据。分数回波的主要优点是减少T_2加权程度,提高信噪比(T_2衰减下降),减少磁化率伪影和流动伪影(由于伪影发生的时间减少了)。

增加带宽类似于可变带宽(variable bandwidth,

VB），如果采用±32 kHz 接收带宽，与原来采用的±16 kHz 相比，频率编码梯度（读出梯度）的作用时间会降为原来的一半，因此也就会相应缩短 TR 和 TE。增加带宽的主要优点是加快扫描，但信噪比也就会降低 40%（线图 3-2-6）。在某些情况下，采样速度比信噪比更加重要，如显示造影剂的最初到达时间，屏气时采集多层或多个相位或成像运动关节。

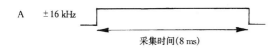

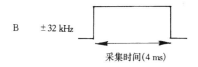

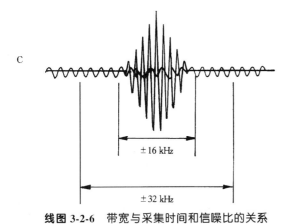

线图 3-2-6　带宽与采集时间和信噪比的关系

二、快速梯度回波的优缺点

快速梯度回波的主要优点是速度快。

但它也有几个相应的缺点，当 TR 小到 6.5～10 ms 时，信噪比会大大降低（饱和效应），因此对噪比也下降。由于短 TR，也就无法灵活改变倾倒角度以得到不同图像对比度（增加倾倒角度会产生更大的饱和效应），而增加 NEX 来提高信噪比，必然会影响速度。但是可以通过造影剂或组织准备脉冲来改善信噪比。

三、化学位移效应

由于梯度回波中 TE 非常短，故会出现一种化学位移效应。

脂肪和水在相同的外磁场中，共振频率是有差别的，这种差别被称为化学位移（chemical shift），这会影响梯度回波，也会影响自旋回波。在自旋回波成像中，化学位移会使得在频率编码方向产生空间错位，这主要出现在脂肪、水组织的分界面上，表现为高或低信号带，这种现象被称为化学位移伪影（chemical shift artifacts）。而在梯度回波成像中则表现为其他特性，化学位移效应与 TE 直接有关。

虽然水进动比脂肪快，但必定在一特定时间它们的相位相同。这类似于钟的分针和时针移动速度不一样，但有时它们是重叠的。当前述两者重合时则被称为相位重聚（inphase），其余时间是相位离散的（dephase）。相位重聚和相位离散的时间取决于磁体的磁场强度。这在同时包含脂肪和水的体元内表现更为明显。回波相位重聚时，脂肪和水相互组合或重叠的信号比相位离散时要大得多，例如，在 1.5 T 场强下脂肪和水每隔 2.1～2.3 ms 循环一次，这在 TE 小于 10 ms 时更为明显，此现象不能与自旋回波序列中化学位移相混淆。

你也许已经发现，当腹部和膝关节成像时，在有些 TE，脂肪与肌肉的对比度比较低，而有些 TE 则对比度比较高。例如，TE = 2.2 ms 的脂肪信号要比 TE = 4.4 ms 时信号低，而且在脂肪和包含水的组织之间有个低信号带，有时将此现象称为黑边界伪影。这是由于体元内同时包含脂肪和水，则会出现部分容积效应，会引起体元内的信号完全缺失。有时借此可以分辨脂肪和病理组织。该技术已成功地应用于肾上腺腺瘤与恶性肿瘤尤其是转移瘤的鉴别。而当评价某一器官边界时，该技术又变成缺点。

四、快速稳态梯度回复采集（FGRASS）组织准备

组织准备是一种有助于优化梯度回波图像组织对比度的技术，在应用快速梯度回波序列之前，对组织进行准备。首先将一射频脉冲作用于组织，然后再等待一段时间，这段等待时间被称为准备时间。在准备时间过程中，会出现组织磁化矢量的差别，最终得到一理想的对比度。当准备时间结束后，再施加一个小角度射频激发脉冲，因为每次小角度激发脉冲只完成一条相位编码线，因此必须重复多次（128 次、192 次和 256 次）。

每次扫描只施加一次准备脉冲，如果每次相位编码线作用一次（6～10 ms），会出现严重的组织饱和。每次扫描只施加一次，每次采集到的相位编码则出现不同的磁化矢量差别（T_1 和 T_2 恢复），反过

来会影响图像的对比度和锐利度。

当准备脉冲作用时,为了保证图像锐利度,必须采用另外一种相位编码技术:中心相位编码,也就是 K 空间的填充顺序是中间向外面(中间是低频,外部是高频)。例如:+1,−1,+2,−2,+3,−3,+4,−4等(线图 3-2-7),而未采用准备脉冲的快速梯度回波,相位编码方法是连续的。

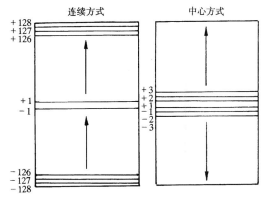

线图 3-2-7　K 空间的不同填充方法

准备脉冲选择有两种:①反转恢复法,准备脉冲为 180°射频脉冲,主要用于得到 T_1 加权图像;②驱动稳态法,准备脉冲序列为 90°/180°/90°,可得到 T_2^* 加权图像。

(一)反转恢复法(IR)准备

也许组织磁化矢量准备的一种最简单的方法就是应用一个 180°反转脉冲,在一段准备时间以后,再作用 α 脉冲。准备时间的长短则产生不同的磁化矢量(类似于常规 180°脉冲的反转脉冲)。准备时间的选择非常重要。因为:①T_1 差别增加;②具有不同 T_1 弛豫时间的组织的磁化矢量在某一特定准备时间时为零,从而可以借此来抑制某一特定组织的信号。例如,如要抑制肝信号,则准备时间为 200～400 ms,脾脏为 400～500 ms,脑脊液为 700～800 ms。

因为组织准备不是采用扰动梯度回波,那么当采用 α 射频脉冲时会出现稳态,当 TR 小于组织的 T_2 衰减时,则会出现稳态,结果是残留的横向磁化矢量会对图像的 T_2 分量图像对比度产生贡献,也就是大幅度增加准备时间并不会大幅度改变对比度。

(二)驱动稳态法(DE)准备

DE 准备用来产生重 T_2^* 加权对比度,它包含 90°、180°、90°射频脉冲。假设组织具有长 T_2,则会有如下结果:最初的 90°创建相应的横向磁化矢量,然后相位离散一部分,相位离散的程度取决于准备

时间,准备时间越长,相位离散的程度也就越大。180°脉冲的作用是使得剩余磁化矢量相位重聚,在另外一段时间延迟(准备时间)以后,则会出现另外的 T_2 衰减,而后一个 90°脉冲的作用,则将剩余磁化矢量驱动回纵轴,在后一个 90°射频脉冲结束后,立即作用一个 α 脉冲并采样,纵向磁化矢量转为横向磁化矢量程度取决于前面横向磁化矢量驱动回纵轴方向的多少,最后的横向磁化矢量取决于 T_2 相位离散效应、倾倒角度和质子密度。

当 90°、180°和最后 90°脉冲的准备时间越长,会发生 T_2 相位离散,图像的 T_2 加权程度越大。整个图像对比度取决于 FA、TE、TR 和准备时间。

五、快速梯度回波序列的应用

快速梯度回波在中枢神经系统的作用要比 FSE 小得多,但它快速扫描的能力有其独特作用:①行快速动态增强扫描,可以用来观察造影剂首次通过过程,如造影剂到达时间、造影剂到达后增强高峰值、造影剂增强结束时间等。这有助于评价不同区域和病灶的血供,但是只能作定性分析,不能作定量分析。②FSPGR 可以代替 SPGR 做头颅部 T_1 加权图像,成像速度为 SPGR 的 3 倍,同时 TE 的缩短可以降低磁化率效应。

加快扫描速度对于体部成像尤为重要,因为胸部、腹部和盆腔中的心脏、肺、血流、肠道等的运动会产生各种各样的伪影。虽然有许多技术可用来消除这些运动伪影,诸如预饱和、流动补偿、呼吸补偿、呼吸门控,但这些技术也有缺点:减少了一定时间内扫描的层面,增加了最小 TE、TR,图像加权是组合加权形式,增加成像时间。呼吸运动也许是体部成像的最大问题,因此可以利用快速梯度回波屏气扫描来抑制呼吸伪影。

快速梯度回波序列的应用还有血管成像,此包括利用快速梯度回波对静止组织的饱和效应和对血流的流动增强效应进行血管成像(TOF),注射造影剂后采用快速梯度回波的增强 MRA(CE-MRA)。

利用快速梯度回波化学位移成像可诊断含脂肪的病变。GRE 化学位移成像利用水和脂肪有不同的共振频率,通过选择不同的 TE 值可获得水和脂肪的正相位图和反相位图。前者水和脂肪信号相加,后者水和脂肪信号相抵消。该序列已用于肝脏、肾上腺和骨骼系统疾病检查,对含脂肪病变的定性很有帮助(图 3-3-1)。

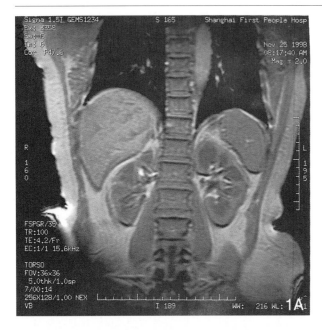

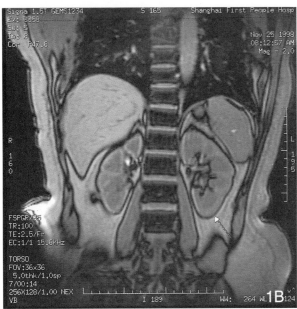

图 3-3-1　快速梯度回波化学位移成像

A. TE = 4.2 ms,正相位图。

B. TE = 2.5 ms,反相位图。

第四节　回波平面成像技术

回波平面成像(EPI)技术的概念最早由 Mansi-field 在 1977 年提出,但是直到 20 世纪 90 年代初,随着 MRI 硬件、软件技术的发展,才得以被临床应用。

一、EPI 原理

(一) EPI 脉冲时序图

EPI 技术可以简单地理解为是 FSE 和梯度回波

的结合体(线图 3-4-1)。与 FSE 类似,EPI 也是利用回波链,这样在每个 TR 内就有一组回波,K 空间的填充速度也就更快。FSE 序列是通过 180°重聚脉冲来形成回波,而 EPI 产生回波的方式类似于梯度回波,通过频率编码梯度来产生回波。但是它与 GRE 的不同点在于:①在一个 TR 内,EPI 采用的回波数超过 1 个;②EPI 采用的梯度回波是正负振荡的。

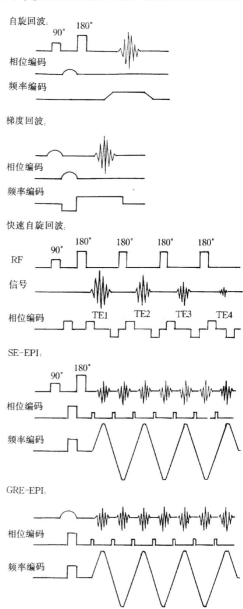

线图 3-4-1　SE、GRE、FSE、SE-EPI 和 GRE-EPI 脉冲序列时序图对比

EPI 技术的 K 空间的填充方式也不一样(线图 3-4-2)。对于常规 SE 序列,K 空间是一行一行按顺序填充的,每个 TR 填充一行,并且每一行都是从左往右;FSE 是一次 TR 填充 K 空间的多条线,每条线也是从左往右。而对于 EPI,K 空间的填充更加有效;由于采用振荡的频率编码梯度,要么正或负,相邻两条线的方向是相反的,同时梯度回波所需要的时间比射频脉冲产生的回波所需要的时间更短。

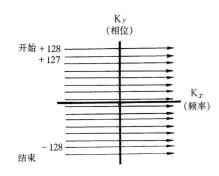

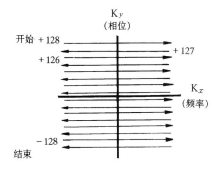

线图 3-4-2　FSE 和 EPI 脉冲序列的 K 空间填充方式对比

(二) EPI 准备脉冲

EPI 技术可以与 SE、GRE 或 IR 等不同序列的准备脉冲结合在一起,并且可以通过设置合理的扫描参数以得到不同的图像对比度。

(三) 单激发和多激发 EPI 技术

FSE 序列通过回波链长度(ETL)来决定采样速度,操作者选择 ETL,MR 系统决定要重复的 TR 次数,ETL 越长,要重复的 TR 次数则越少,扫描时间也就越短。而在 EPI 序列中,操作者选择重复的 TR 次数,即激发数,由 MR 系统决定 ETL。激发次数越少,ETL 越长,则扫描时间也就越短。

单激发 EPI(SS-EPI)意味着所有的相位编码步骤在一次 TR 内完成。它可以在极短的时间内(几十毫秒)完成一幅图像的扫描,具有非常高的时间分辨率,可进行各种功能性研究。但是该方法得到的图像信噪比低,空间解剖细节模糊,易出现磁化率伪影(magnetic susceptibility artifacts)。

(四) GRASE

EPI 技术可以与 FSE 相结合,则产生一新的序列:梯度自旋回波(gradient and spin echo,GRASE)。

它是在 FSE 的每个 180°脉冲后,采集到一组梯度回波,直到下一个 180°射频脉冲前。该技术类似于 FSE,重聚的回波信号以 T_2 衰减,而非 T_2^*。由于 T_2 衰减缓慢得多,得到的图像磁化率伪影更小。

二、EPI 图像特点

(一) 伪影

由于 EPI 技术采用一组梯度回波,故图像对于磁化率不均匀非常敏感;同时由于梯度场的快速切换引起的涡流、外在磁场不均匀、化学位移、组织之间的磁化率不均匀及流体的影响,可出现各种伪影,如 N/2 鬼影、磁化率伪影、化学位移伪影(图3-4-1)。其中最严重的是化学位移伪影,一般的解决方案是采用频率选择脂肪抑制技术:利用水和脂肪的共振频率差,只激发水自旋,而不激发脂肪自旋,这样脂肪的信号就为零。

感兴趣区的金属和空气是磁化率伪影发生的两大原因,如头颅扫描时金属假牙和窦腔内空气,腹部扫描时胃肠道内空气等。磁化率伪影主要表现为图像的变形和信号缺少。为了减少磁化率伪影,必须减少回波链采集时间。从硬件角度,必须将回波间隔时间设置到最小,这就要求爬升时间非常快的强梯度场及大的接收机带宽。从参数设置角度,采用多激发代替单激发、减少空间编码矩阵、增加 FOV、反转相位频率编码方向等,另外还可采用斜坡采集技术,即不仅在梯度场稳定时采集回波,在梯度场上升和下降过程中也采集回波,这些均有助于减少伪影。

正像常规序列一样,当生理运动存在时(流动和呼吸运动),EPI 图像也会出现不太严重的鬼影状伪影,对此可以通过预饱和和流动补偿来降低其对图像的影响。但是如果出现非常严重的鬼影状伪影,则有可能是系统硬件未完全调试好、磁场不均匀或其他问题。

(二) 信噪比

由于采用大的接收机带宽,信噪比会降低;同时类似于标准梯度回波,T_2^* 衰减意味着组织自旋更加容易相位离散。但是可以通过选择合理的表面线圈及其他诸如 FOV、TR、TE、NEX、层厚等参数来得到合适的信噪比。

(三) 对比度

EPI 图像的对比度主要取决于所选择的准备脉冲:SE、GRE 和 IR。例如 SE-EPI 图像的对比度类

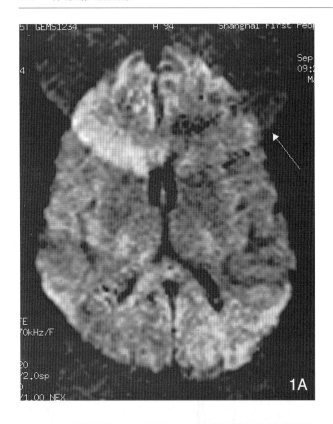

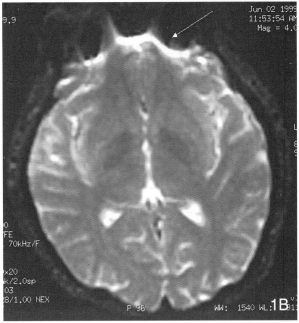

图 3-4-1　EPI 图像伪影

A. N/2 鬼影。　　B. 磁化率伪影

似于选择相同 TR、TE 的 SE 序列并加以脂肪抑制的图像，GRE-EPI 可得到 T_2^* 加权图像。

（四）EPI 优点

瞬时成像可去除运动伪影；分辨率与传统的高质量自旋回波图像类似，达毫秒级；可最有效地利用每个单位时间内的 MR 信号，即每个 TR 可得到更多的扫描层次；可任意选择图像对比度，如质子密度、T_1W、T_2W；模块结构便于同时进行功能及形态学成像，并能实时控制操作；三维数据采集及高的时间分辨率有利于动态研究；减少检查时间，可提高病人的流量。

（五）EPI 缺点

EPI 要求大梯度场快速切换，因此对梯度场系统要求很高，梯度场要很大（至少 23 mT/m），爬升时间和下降时间短，涡流效应小。EPI 容易受各种伪影的影响。由于梯度场的快速切换，可能会对肌肉和神经产生一定的刺激作用。

三、EPI 的临床应用

由于 EPI 序列扫描速度非常快，可用于胸腹部的屏气扫描（图 3-4-2）、无法配合检查病人的快速扫描、心脏成像等。

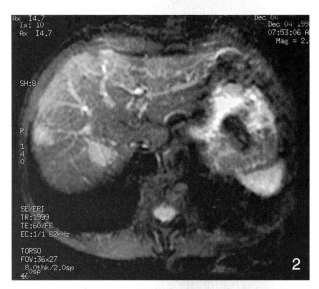

图 3-4-2　EPI 腹部屏气扫描

由于单激发 EPI 序列的时间分辨率高和特殊的图像对比度，可进行人体组织功能性方面的研究，如颅脑部的弥散成像、灌注成像、皮质功能区定位，心肌和腹部脏器的灌注成像、弥散成像、流动成像等。在此我们先介绍皮质功能区定位和流动成像，关于弥散和灌注成像将在第六章作详细介绍。

（一）皮质功能区定位(BOLD)

血液中含氧血红蛋白具有逆磁性，去氧血红蛋白具有顺磁性，由于去氧血红蛋白的顺磁性，使得血液中磁化率不均匀，致 T_2^* 下降。当有刺激活动时，被激活的皮质功能区血流量增加，而局部脑耗氧量增加不明显，使得含氧血红蛋白浓度增加，去氧血红蛋白浓度下降,磁化率不均匀性下降,T_2^* 增加。另外局部血流量增加(视觉皮质激活后血流可增加 30%),局部流入大量充分弛豫的质子产生的流入增强效应,也是使得局部信号增加的一个原因。

从理论上,只要 T_2^*-W 序列就能观察到这种变化,但实际扫描时要求考虑到时间分辨率、层数、SNR

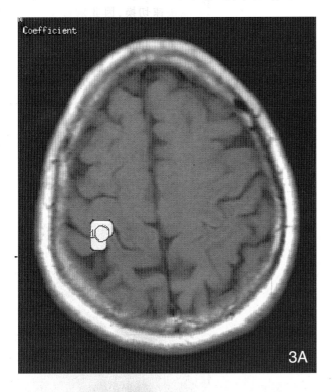

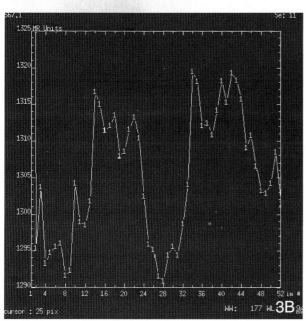

图 3-4-3　脑功能成像图

A. 与左手手指运动相关的皮质功能区(高亮区)。

B. 功能区信号变化图。

等因素。目前用得最多的是 GRE-EPI、SE-EPI、FLASH,其中 GRE-EPI 最为理想,因为 FLASH 的时间分辨率、层数都不能满足要求。

当采集到一组有刺激活动、无刺激活动交替的图像后,必须采取相关计算法将功能区标出(图3-4-3)。

功能定位的临床应用研究包括癫痫、脑卒中、肿瘤和非正常脑生理状态(physiological abnormality)。

（二）流动成像

尽管 EPI 能"冻结"所有的生理运动,但由于其相对长的采集时间及流体速率的不同使得在相位上产生很大的差别,因而对流动敏感,很容易精确观察液体中涡流的增加,也可观察慢的层流,显示脑积水病人脑脊液的层流和涡流。EPI 作为一种超快速成像方法,可用来显示门静脉、肝静脉、下腔静脉等。

第五节　螺旋 MRI

一、螺旋 MRI 原理

除了投影重建、傅立叶成像、混杂扫描、EPI,还有一类成像序列被称为螺旋 MRI,其填充 K 空间的方式是螺旋路径,它是通过两个线性增长正弦共振的梯度组成。线图 3-5-1 显示了 K 空间的螺旋路径及基于 SE 的相关序列。数据采集时采用恒定圆速度螺旋方式,也可采用矩形螺旋方式,即通过幅度或延迟时间增长的梯形矩形梯度脉冲来实现。

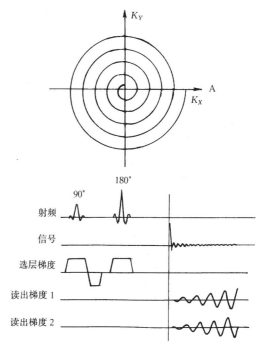

线图 3-5-1　螺旋 MRI 脉冲序列和 K 空间的填充方式

螺旋 MRI 图像的空间分辨率和成像时间正比于每幅图像螺旋轨迹线的数目。由于读出梯度和相位编码梯度都是正弦波形,因此对产生的回波进行频率编码时梯度场强度不是固定不变的,这就要求以非线性方式采集数据,并且采用一特殊的二维 FT 重建算法。

螺旋 MRI 同 EPI 技术一样,当提供足够大的梯度场时,单次激发就可以填满整个 K 空间。也可以通过多次激发来完成 K 空间的填充。

螺旋 MRI 的准备序列可以是 SE 序列,也可以是 GRE 序列。

二、RARE 螺旋序列

螺旋 MRI 与 FSE 相结合,则产生一新的序列,即 RARE 螺旋。它是在 FSE 的每个 180°脉冲后,采集到一个短的螺旋梯度回波,直到下一个 180°射频脉冲前,这样 K 空间并不是以螺旋方式,而是以环形方式填充。RARE 螺旋 MRI 类似于 FSE,重聚的回波信号以 T_2 衰减,而非 T_2^*。由于 T_2 衰减缓慢得多,单次激发就可完成扫描,而多次激发得到的图像磁化率伪影更小。

三、螺旋 MRI 图像特点

在 EPI 技术中,由于梯度场的快速切换,图像容易产生化学位移伪影,当磁化率不均匀时,图像则会严重变形。螺旋 MRI 对化学位移和其他偏共振效应也有一定的敏感性,但是由于频率编码和相位编码是同时完成的,因此只使得组织产生模糊。为了避免脂肪信号的严重模糊,一般采用频率选择脂肪抑制技术。

螺旋 MRI 的另一个优点是对流动和运动不太敏感。

四、螺旋 MRI 的应用

(一)体部快速扫描

螺旋 MRI 对流动和运动不太敏感,而且 RARE 螺旋序列磁化率伪影不太大,因此非常适合于体部屏气扫描。目前已有作者采用螺旋 MRI 用于冠状动脉成像。

(二)功能成像

由于螺旋 MRI 扫描中,偏共振效应只引起图像的模糊,而非 EPI 的严重变形,因此在功能成像中具有更大的适用性。因为在功能成像中,很重要的一点就是要求将功能图像叠加到常规解剖图像上,因此要求功能图像不能有变形。

(李建奇　杨岳松　周康荣)

参 考 文 献

1. 裘祖文,斐奉奎.核磁共振波谱.北京:科学出版社,1989
2. Alley MT, Shifrin RY, Pelc NJ, et al Ultrafast contrast-enhanced three-dimensional MR angiography: state of the art. Radiographics, 1998,18:273
3. Bandettini PA, Wong EC, Hinks RS, et al. Time course EPI of human brain function during task activation. Magn Reson Med, 1992,25,390
4. Constable RT, Smith RC, Gore JC. Signal-to-noise and contrast in fast spin echo(FSE) and inversion recovery FSE imaging, J Comput Assit Tomogr, 1992,16:41
5. Constable RT, Skudlarski, Gore JG. An ROC approach for evaluating functional brain imaging and postprocessing protocols. Magn Reson Med, 1995,34:57
6. Dulcher AS, et al. Half-fourier RARE MR cholangiopancreatography: experience in 300 subjects. Radiology, 1998,207:21
7. Feinberg DA, Oshio K. GRASE (gradient-and spin-echo) MR imaging: a new fast clinical imaging technique. Radiology, 1991, 181:597
8. Higgins CB, Hricak H, Helms CA. Magnetic imaging of the body, 3rd ed. New York:Lippincott-Raven Publishers, 1997
9. Ho VB, Prince MR. Thoracic MR aortography: imaging techniques and strategies. Radiographics, 1998,18:287
10. Jones RA, Schirmer T, Lipinski B, et al. Signal undershoots following visual stimulation: comparision of gradient and spin-echo BOLD sequences. Magn Reson Med, 1998,40:112
11. Keogan MT, Spritzer CE, Paulson EK, et al. Liver MR imaging: comparison of respiratory triggered fast spin-echo with T_2-W spin-echo and inversion. Abdom lmag, 1996,21:433
12. Matson GB, Weiner MW, Stark DD, et al. Magnetic resonance imaging. St Louis: Mosby Year Book, Inc, 1992
13. Olson EM, Bergin CJ, King MA. Fast SE MRI of the chest: parameter optimization and comparison with conventional SE imaging. J Comput Assist Tomogr, 1995,19:167
14. Petersein J, Saini S. Fast MR imaging: technical strategies. AJR, 1995,165:1 105
15. Ulmer JL, Biswal BB, Yetkin FZ, et al. Cortical activation response to acoustic echo planar scanner noise, J Comput Assist Tomogr, 1998,22:111
16. Weber DM, Schrack T. Echo planar imaging:principles and applications. Milwaukee:GE Medical System Publication, 1995

磁共振对比剂

第四章

第一节　组织对比和对比剂

一、组织对比和对比剂

磁共振(MR)检查与X线、CT检查一样,也往往借助对比剂的作用,以提高诊断能力。使用对比剂目的之一是增加组织之间、组织与病变之间的对比度。尽管MRI可以通过多种不同的序列和技术参数以提高对比度,但仍有一定限度。引入对比剂后可提高对比度和图像的信噪比,有助于病灶的检出;目的之二是通过病灶增强方式和类型的识别帮助定性。尤其是正发展中的组织和器官的特异性对比剂的应用,可明显提高病变检出和定性诊断之能力。

目前使用最多和最为普遍的MR对比剂为Gd-DTPA。它是一种细胞外间隙的非特异性对比剂,经多年的临床应用表明,是一种安全、方便、增强效果良好的对比剂,适合于全身所有器官和组织的检查。据文献统计,在美国所有接受MR检查的病例中,其使用率达30%,在上海医科大学中山医院也接近这个比例。凡其他检查发现占位或肿瘤的病例,增强检查几乎列为MR之常规。越来越多的MRA检查,由常规时间流逝法(TOF)或相位对比法(PC)过渡到增强MRA检查,可见造影增强检查在MRI、MRA中的重要性越来越受到重视,其使用的比例也在逐步提高。这一变化过程与CT领域的变化十分相似。可以预料,造影剂对比增强在MRI检查中必将起主导地位。另外,更令人鼓舞的为组织和器官的特异性MR对比剂,尽管尚未正式投入临床应用,在MR领域已取得突破性进展,部分已通过临床Ⅱ期、Ⅲ期试验,即将进入市场。本章节简单介绍MR对比剂的分类和主要产品,并重点介绍目前应用最多的细胞外间隙非特异性对比剂Gd-DTPA,包括其物理特性、药物动力学和临床应用情况,最后对一些器官和组织的特异性对比剂的实验和临床试用情况作一概述。

二、发展简史

Bloch在1948年首次描述了硝酸铁盐$[Fe(NO_3)_3]$可以增加水质子的弛豫率。Bloembergen、Sulomon等随后建立了顺磁性物质可以改变溶剂核弛豫率的理论概念。1961年Eisinger及其同事证明了顺磁性铁离子与大分子的DNA结合可以增加水质子的弛豫率,上述现象即质子弛豫增强被广泛用来研究金属催化剂的水合作用和结构。Lauterbur于1973年成功地获得了MR成像,并于1977年扩大到人体MR成像,他首次指出利用顺磁性物质提高组织分辨率的可能性。在狗实验中发现Mn^{2+}在正常心肌中较梗死区分布多,造成T_1值和信号差异,其他作者也证实了Mn^{2+}的顺磁性对比剂的作用。

人体顺磁性对比剂的成像研究早在1981年由Young等报道,他发现氯化铁可以使胃肠道显像增强。Carr是第一位采用Gd-DTPA进行人体脑肿瘤的增强显像研究(1984)。1987年Gd-DTPA作为MR对比剂正式被美国FDA批准(线图4-1-1)。以后有关各种不同性质和用途的MR对比剂的实验和临床研究不断见诸报道。

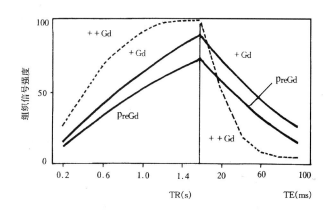

线图 4-1-1　Gd对比剂浓度对信号强度的影响

PreGd代表增强前信号强度(SI)曲线;
+Gd代表常规浓度时SI,++Gd代表高浓度时SI。

第二节　对比剂应用的原理和物理基础

影像学诊断的重要基础是组织的对比度。组织与组织之间，以及组织与病变之间的对比度越高，组织形态结构的显示越清晰，小病灶的显示率或检出率越高。如何提高组织的对比度，这是 MRI 和其他影像学技术研究的重要课题。

公式 $I = KN(H)f(V)e^{-TE/T2}(1 - e^{-TE/T1})$ 可以帮助我们理解如何改变或提高组织的对比或信号强度。I 代表 SE MRI 信号强度，K 为常数，N 为扫描层面内质子密度，$f(V)$ 为扫描层面内流动质子的函数，可以利用其流空效应或流入增强效应。由上式可知，人体组织的 MRI 信号强度取决于两大类参数，一类是代表组织固有特性的参数，如 $N(H)$、$f(V)$、T_1 和 T_2；另一类是扫描参数如 TR、TE。前者一般是不能改变的，后者是可以改变的。为了提高 MR 成像图上组织对比度，可以选择适当扫描脉冲序列和参数，主要是 T_1 和 T_2 弛豫时间，从而达到选择性增加或减少组织的信号强度的目的，以提高组织的对比度。研究表明，改变质子周围的局部磁场，T_1 和（或）T_2 弛豫时间就会发生改变。某些过渡金属离子如 Fe^{3+}、Mn^{2+}，小分子如 NO、O_2，以及稀土元素如 Gd^{3+} 具有多个不成对电子，当这些物质进入人体组织靠近共振的氢质子时，能有效地改变氢质子所处的磁场环境，从而造成 T_1 和（或）T_2 弛豫时间明显缩短。这种能引起氢质子弛豫时间缩短的离子或小分子物质称为顺磁性物质，凡引起氢质子弛豫时间延长的物质称为逆磁性物质。用于 MRI 检查的顺磁性物质称为顺磁性造影剂或对比剂（paramagnetic contrast media，PCM），反之，称为逆磁性对比剂。具体地说，质子处于剧烈变动的磁场环境中，临近的质子和不成对的电子产生的磁矩影响这种磁场环境，从而影响 T_1、T_2 弛豫时间。两个相邻质子之间相互作用称为偶极子-偶极子弛豫（dipolar-dipolar relaxation，R_{DD}），$R_{DD} = (V_1 \times V_2)/d^3$，其中 V_1 和 V_2 为相邻两个质子的磁矩，d 为它们之间的距离。由此可见相邻两个质子之间的距离对 R_{DD} 的影响极大，对氢质子距离变大时，R_{DD} 显著减弱。

成对的电子在同一个轨道呈一上一下排列，它们的自旋产生的磁矩方向相反，互相抵消，故净的磁矩量等于零。具有成对电子的物质为逆磁性的，顺磁性物质的分子具有一至数个不成对电子，单独进入相同能级的几个轨道在进行恒定的平行自旋，对临近的质子产生很强的波动性磁场。由于这些电子具有的磁矩较质子磁矩大 657^2 倍，故它们的作用也是质子的 657^2 倍。

事实上顺磁性物质参与磁场环境改变氢质子弛豫的作用是相当复杂的，可归纳为以下两种方式：① 质子-电子、偶极子-偶极子弛豫增强。② 选择性 T_2 质子弛豫增强。前者是顺磁性物质中的不成对电子与临近带正电子的质子之间的作用，其作用强弱与顺磁性物质在组织中的浓度及不成对电子的数量相关，主要是缩短组织的 T_1 值；后者加速电子的自旋相位离散，造成 T_2 缩短，其作用强弱也与顺磁性物质的中心浓度及不成对电子数相关。

第三节　磁共振对比剂的分类

磁共振对比剂类别很多，可从不同角度进行分类。例如按其对 T_1 和 T_2 的作用可以分成 T_1 加权对比剂和 T_2 加权对比剂；按其对信号强度产生的影响（增强或减弱）可以分为阳性对比剂和阴性对比剂（一般 T_1 加权对比剂为阳性对比剂，而 T_2 加权对比剂为阴性对比剂）；按物质的磁化率（magnetic susceptibility）情况可分成逆磁性对比剂、顺磁性对比剂、超顺磁性对比剂和铁磁性对比剂，目前大部分使用和开发研制的对比剂为顺磁性和超顺磁性物质；按对比剂在体内的生物分布特点，可分为非特异性和特异性两大类，前者为细胞外间隙对比剂，主要由肾脏排泄，故又称肾性对比剂，后者选择性分布于某些器官和组织，不经过肾脏或仅部分经过肾脏清除，也称非肾性对比剂。按对比剂的分布和用途又可分为：① 血池对比剂，主要用途为 MRA 成像、脑、心脏、肝脏等脏器灌注扫描；② 胃肠道口服对比剂，用于腹部和盆腔检查；③ 肝胆系统对比剂；④ 网状内皮系统对比剂，主要分布于肝、脾、淋巴结、骨髓等；⑤ 肿瘤定向对比剂。目前临床应用的顺磁性造影剂主要为 Gd-对比剂，按渗透压又可分成离子型（高渗）对比剂和非离子型（等渗或低渗）对比剂。

一、顺磁性物质的特性

自然界大部分顺磁性物质为金属螯合物，在溶液中呈离子形式，具有 1~7 个不成对电子（表4-3-1）。

表 4-3-1 顺磁性金属离子的不成对电子数和磁矩

离　　子	不成对电子数	磁矩(Bohr 磁子)
过渡金属离子		
Cu^{2+}	1	1.7~2.2
Ni^{2+}	2	2.8~4.0
Cr^{3+}	3	3.8
Fe^{2+}	4	5.1~5.5
Mn^{2+},Fe^{2+}	5	5.9
镧系(稀土)金属离子		
Pr^{3+}	2	3.5
Gd^{3+}	7	8.0
Dy^{3+}	5	10.6
Ho^{3+}	4	10.6

由表可见,磁矩(以 Bohr 磁子表示)为决定弛豫率的一个因素,其大小与不成对电子数目略成比例(过渡型金属离子和 Gd^{3+})。不成对电子对磁场的影响远大于质子,而大部分物质的电子是成对的。

按物质的磁化率情况可将其分成逆磁性、顺磁性、超顺磁性和铁磁性 4 类,其特性见表 4-3-2。

表 4-3-2 不同种类磁性的特性

磁性类别	与外磁场的净化排列	相对磁化率	代表性物质
逆磁性	反向平行	− 1	大部分有机物
顺磁性	平行	+ 10	金属螯合物
超顺磁性	平行	+ 5 000	小的铁颗粒
铁磁性	平行	+ 2 500	大的铁颗粒

二、T_1 对比剂和 T_2 对比剂

T_1 加权对比剂,也称阳性对比剂,同时增加$1/T_1$和$1/T_2$值,即缩短 T_1 和 T_2 值,因为组织自身的 T_1 远大于 T_2(横向弛豫比纵向弛豫快得多),故主要影响 T_1 加权成像,造成 T_1 信号增强;第二类对比剂为 T_2 加权对比剂或阴性对比剂,选择性增加 $1/T_2$ 即缩短 T_2 值,故造成 T_2 信号强度下降;第三类为非质子类对比剂,如过氟碳化物(perfluoro carbons,PFOB),虽然不影响弛豫率但由于不含氢,也造成信号强度下降。如作为口服对比剂,PFOB 取代胃肠道内水等内容物,不产生信号,属阴性对比剂。

表 4-3-3 列举了常用 MR 对比剂对 T_1WI 和 T_2WI 信号强度的作用。

MR 对比剂产生的信号强度与其在组织中的浓

表 4-3-3 对比剂对 MRI 信号强度的作用

对　比　剂	T_1WI	T_2WI
Gd^{3+} 螯合物		
平稳态组织浓度	+ + +	+
高浓度	+	− −
铁颗粒	+ / −	− − −
非质子类(口服)	−	− −
逆磁性物质(口服)	−	− −

注:+ 代表信号强度增加,− 代表信号强度减少。

度有非常密切的关系,如线图 4-1-1 和线图 4-3-1 所示。小分子的 Gd^{3+} 螯合物在一定浓度范围内主要是缩短 T_1 值,显著提高 T_1 信号强度,并与剂量成一定比例关系;但在高浓度时(即超过一定的浓度范围),以缩短 T_2 值为主,信号强度反而下降。铁颗粒的剂量与信号强度的关系有很大区别,剂量增大时信号消失,小的铁颗粒对 T_1 和 T_2 值作用较平衡,在重 T_2WI 上可增加信号强度,这是血池对比剂成像的基础。

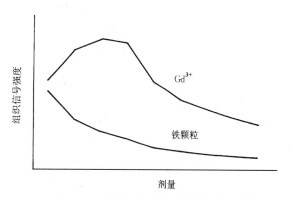

线图 4-3-1 对比剂剂量与信号强度的关系

阴性对比剂由于缩短 T_2^* 和 T_2,使信号减弱。超顺磁性对比剂属于阴性对比剂,而铁磁性物质的颗粒缩小时,也可成为超顺磁性对比剂。两者的磁敏感效应在梯度回波序列的 T_2^*W 图像上更为明显(表 4-3-4)。

三、对比剂的分布

水在人体内分布于血管、细胞外间隙和细胞三大间隔内,其分布比例分别为 5%、15% 和 80%。水溶性对比剂的分布是动态的,首先是血管内,很快离开血管进入细胞外间隙(毛细血管和细胞之间的间隙)并达到平衡状态。同时对比剂不同程度进入细胞内间隙,其方式有被动弥散以及特殊性摄入过程。可溶性对比剂在人体内分布和排泄过程见线图 4-3-2。

表 4-3-4 MR 对比剂的分类

分类	细 胞 外	细胞内或与细胞结合	胃 肠 道
阳性对比剂	低分子:Gd-DTPA,Gd-DOTA,Gd-DT-PA-BMA,Gd-HP-DO3A,Gd-DO3A-butriol,(Gd-BOPTA/dimeg,Nitroxides) 大分子-血池:白蛋白-(Gd-DTPA),右旋糖酐-(Gd-DTPA),聚赖氨酸-(Gd-DTPA),顺磁性脂质体	肝细胞性:Gd-EOB-DTPA,Mn-DPDP,Fe-HBED,Fe-EHPD 网状内皮系统性:顺磁性脂质体 肿瘤定向性:金属卟啉合成物,抗体-(Gd-DTPA)	与水混合:Gd-DTPA,柠檬酸铵铁 与水不混合:植物油乳剂,Sucrose polyesters
阴性对比剂	低分子:Dy-DTPA,Dy-DTPA-BMA 大分子-血池:USPIO,白蛋白-(Dy-DTPA)	肝细胞性:Arabinogalactan-USPIO 网状内皮系统性:SPIO,USPIO,MION,超顺磁性脂质体 淋巴结:SPIO,USPIO 抗原定向性:MION-抗体	与水混合:SPIO(如 OMP),硫酸钡混悬液,高岭土 与水不混合:产气颗粒,PFOB

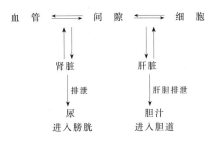

线图 4-3-2 静脉给予水溶性金属化合物（对比剂)后主要分布位置和排泄途径

化合物的分子结构决定其排泄途径,相对分子质量低的亲水化合物,不与血浆蛋白结合,非选择性地由肾脏滤过排泄;如果分子既有亲水性又有嫌水性,特别是含有芳香环类化合物,在某种程度上可与血浆蛋白尤其白蛋白结合,这样经肾脏内排泄减少,一部分由肝细胞摄取后排泄。肝胆排泄和肾脏排泄可以呈竞争性,通常为分子的亲脂性越大,经肝胆排泄越多。不管何种途径将对比剂完全清除出人体是临床所要求的。若对比剂是非常亲脂性的,可能在脂肪组织内储积或被网状内皮系统(肝、脾等)摄取,这两种情况都导致对比剂在人体内滞留,可能伴有慢性毒性作用。

(一) 细胞外间隙分布和肾排泄对比剂

这类对比剂的典型例子为 Gd-DTPA,它和含碘的 CT 对比剂的分布和排泄过程相同,极少与血浆蛋白、其他大分子或细胞膜产生交互作用。

临床意义:①了解某一组织的血流状态(灌注),要求对比剂首次通过组织时进行快速成像;②因为经肾脏排泄,有利于了解肾脏形态和功能;③了解血脑屏障情况;④特别有利于富血供的脑内肿瘤的检测,因血脑屏障致对比剂很少进入正常脑组织,而富含毛细血管的肿瘤可得到明显增强,两者对比明显;

⑤这类对比剂在全身组织的分布虽然是非特异性的,但在首次通过时,血管内和细胞外的分布尚未达到平衡前,相对富血供的肿瘤得到优先强化。在延迟期,细胞外间隙大的组织病灶强化明显。

(二) 细胞外间隙分布和肝胆排泄对比剂

这是另一大类很有发展潜能的 MR 对比剂,与非特异性和肾脏排泄对比剂不同,肝胆对比剂为了解肝细胞功能状态的一项指标,其潜在的临床意义为:①对比剂在正常肝功能组织内选择性分布和强化,有利于转移性肿瘤等小病灶的检出和定性;②了解肝功能状态并检测肝硬化之类的弥漫性病变;③胆道系统显影,分辨率明显提高。由于 CT、放射性核素扫描的肝胆对比剂其排泄途径与 MRI 类对比剂相同,如 99mTc 化合物、99mTc-IDA 等虽用于肝胆显影,但其空间分辨率很低,临床意义不大。而 CT 肝胆对比剂因毒性大未能进入临床应用。目前,MR 肝胆对比剂发展很快,部分已进入临床使用,如 Gd 的化合物 (Gd-BOPTA, Gd-EOB-DTPA)、MS 264、Mn-DPDP 等。这些化合物如何被携带和被肝细胞摄取的过程比较复杂,也不完全清楚。已知它们属负离子类化合物,与胆红素、膜蛋白等结合,相对分子质量大于 500,具有亲水和亲脂两种特性。造影剂与大分子结合的特性大大提高了其弛豫增强性能。MS 264 的摄取和弛豫增强百分比超过其他同类对比剂。

(三) 血管内分布——血池对比剂

大分子对比剂以及与血浆蛋白结合的对比剂可望较长时间停留在血管内,其主要用途为组织的灌注成像以及血管成像。存在问题:潜在的免疫反应以及较长期滞留等问题,致这类对比剂目前尚不能进入临床试用。如果对比剂与大分子的结合是可逆性的,这样既可防止对比剂过快进入血管外,又能于 MR 检查结束后完全从人体内清除。一些 Gd 螯合物与非共价(noncovalent)血浆白蛋白结合可能符合这一要求,有望很快进入临床试用。

四、肿瘤定向对比剂

可分为两大类:合成的顺磁性金属卟啉(metalloporphyrins)和标记单克隆抗体的对比剂。临床意义:①顺磁性金属卟啉合成物具有稳定性,缩短质子弛豫时间(高的弛豫率),以及肿瘤定向的特性,具有诱人的发展潜在性。至于肿瘤定向的机制尚不清楚。②在放射性核素放射显像方面的应用已有报道,因为仅需低浓度的标记物即能被检测到。但 MR 成像,被螯合的含顺磁性物质的浓度要求达到 $10 \sim 120~\mu mol/L$,这样进入肿瘤抗原内的浓度也仅达到 $0.1~\mu mol/L$ 左右,即使这些部位被顺磁性标记的抗体饱和,每个耦合体分子内的螯合物要 $100 \sim 1~000$ 个才具有显著的弛豫作用。因此,鉴于这种耦合物的抗原亲和力低以及可能的毒性作用,目前这种对比剂进入临床应用的可能性不大。

第四节 Gd-DTPA 的药物动力学

Gd-DTPA 为临床上应用最为广泛的 MR 对比剂,经大量药理和临床应用研究证明,它是一种较为理想的 MR 对比剂,基本上具备和符合以下要求:①弛豫性强,Gd^{3+} 具有 7 个不成对电子,磁矩为 10.8 波尔磁子(Bohr magneton)。在一定的浓度范围内,信号增强作用与剂量成线性关系。②细胞外间隙分布,迅速由肾脏排泄,几乎没有肾毒性,不良作用很小。血浆半衰期约为 20 min,静脉内注射后第 7 天,90% 由尿液排出,7% 由粪便排出,在体内的分布量不到 0.3%。其 LD_{50} 为 $10 \sim 20$ mmol/kg,而临床使用剂量仅为 $0.1 \sim 0.2$ mmol/kg,比含碘造影剂远为安全。较为常见的不良反应为恶心、呕吐、不适、潮红、皮疹、心率不齐等,严重过敏反应极少见,上海医科大学中山医院 5 000 余例统计,一般反应仅 10 余例,严重反应 1 例,表现为喉水肿和血压下降。目前进入市场的非离子型 Gd 对比剂如 Gd-HP-DO₃A 以及 Gd-DTPA-BMA,其 LD_{50} 为 20 ~30 mmol/kg,更为安全可靠,其渗透压明显低于离子型,不良反应更少(线图 4-4-1)。③生物相容性好,结构稳定,具有高的溶解度。因为 Gd^{3+} 螯合物

分解后,游离的 Gd^{3+} 离子和配基的毒性反应明显升高。有关 Gd-DTPA 的临床应用指征及意义详见各有关章节。

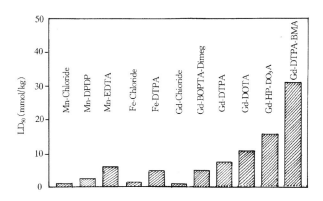

线图 4-4-1　MR 对比剂毒性比较表(由鼠 LD_{50} 表达)

第五节　器官和组织特异性 MR 对比剂

非特异性细胞外间隙肾排泄对比剂以 Gd-DTPA 为代表,其他包括 Gd-HP-DO3A、Gd-DTPA-BMA 等,这些为第一批开发的对比剂,均已广泛应用于临床。

目前正在开发、研制,或处于实验和临床试验中的器官和组织的特异性对比剂包括 6 类:肝胆对比剂、网状内皮系统对比剂、血池对比剂、抗体对比剂、受体对比剂和胃肠道对比剂,现简单介绍于下。

一、胃肠道 MR 对比剂

腹部 MRI 检查发展相对迟缓的原因主要为呼吸运动和肠道蠕动引起的运动伪影。缺乏适宜的胃肠道对比剂借以区分肠道和正常或异常结构以及显示胃肠道壁也是原因之一。理想的胃肠道对比剂应符合下列条件:①能与肠内容物充分和均匀混合;②能产生有效的信号强度改变但没有明显伪影;③不被肠道吸收;④安全,不良反应小,易耐受;⑤价廉;⑥对扫描序列和时间参数的适用范围广。表 4-5-1 所列的胃肠道对比剂均不能完全满足上述要求,必须根据临床要求进行选择,取其优点。例如,上腹部或上消化道的检查可采用水或水制剂,但不适合小肠检查,因水很快被吸收。气体易于产生相位伪影。对于小肠检查可用表中所列的顺磁性或逆磁性物质,它们多数是双相剂量效应,较低浓度时信号增强,而较高浓度时信号减弱。

表 4-5-1 胃肠道 MR 对比剂

种 类	对 比 剂	添 加 剂	口服剂量(ml)	缺 点
逆磁性	水及水制剂	混悬剂	500	小肠吸收,需快速扫描
	气体	-	400~800	磁敏感伪影
	PFOB	-	500~1 000	价格高
	乳化油	-	500	小肠吸收,T_1作用弱
	陶土等物质	+	400~900	味差,双期剂量效应
	硫酸钡(25%~85%)	混悬剂	400~900	肠道分布不均
顺磁性	枸橼酸铁铵	调味剂	500~600	双期剂量效应,相位伪影
	氯化锰	-		双期剂量效应,相位伪影
	Mn-DPDP	商售硫酸钡制剂	500	双期剂量效应,相位伪影
	Gd-DTPA	甘露醇	400~700	相位伪影
超顺磁性	DMP	粘度剂	800	磁敏感伪影
	AMI-121	混悬剂	600~900	磁敏感伪影

(1)气体包括 CO_2 和空气,不含氢质子,故在所有序列上均不产生信号。可用发泡剂产生 CO_2 或插管方法引入气体,适合于胃、十二指肠和直肠等检查,气体、肠壁交界面易产生磁敏感伪影。

(2)植物油乳剂属于脂类,T_1 加权作用强于 T_2 加权,但不及顺磁性物质,比较适中,但在肠道内可吸收。PFOB(perfluorooctyl bromide)在胃肠道通过较快,尤其适合于小肠检查,已被美国 FDA 批准使用,具有油剂的一般缺点如油味感,产生恶心、呕吐等。

(3)陶土(clay)为矿物质类,系高岭土(kaolin)与水、医用硫酸钡的混悬剂。陶土与硫酸钡均可降低 T_1、T_2 加权信号,适合于上消化道或全消化道检查,缺点为味差,易引起便秘。

(4)顺磁性金属离子或螯合物,如 Mn 和 Gd 的多种口服制剂类。优点是磁矩大,信号强度改变大,一般具双相剂量效应,提高 T_1WI 信号而降低 T_2WI 信号强度。其缺点是对比剂在肠道内通过时,水分被吸收,其浓度升高,信号强度也随之改变。如加甘露醇可更好地扩张肠腔,使得水分停留在肠腔内,不造成浓度的明显变化。加胰高血糖素可抑制肠道运动,从而减少磁敏感性与运动产生的伪影。

(5)氧化铁为超顺磁性对比剂,可显著降低 SE T_2WI 信号强度,尤其是 $GRET_2^*$。其制剂有 OMP、BMI-121 等。在胃肠道分布稳定,如与黏度剂、混悬剂和容量扩充剂合用可克服颗粒凝聚的缺点。AMI 227 为超细颗粒氧化铁制剂,弛豫性能优良,在增加 T_1WI 信号同时降低 T_2WI 信号,很快将进入临床试验阶段。

二、血池对比剂

目前灌注扫描和增强 MRA 采用的对比剂为 Gd-DTPA,在血管内停留时间短,很快进入毛细血管外,并在血管内和细胞外间隙内达到平衡状态。这样势必要求扫描和成像的速度很快。如果对比剂仅限于血管内或在血管内停留的时间延长,其应用范围将大大扩充,尤其对 MRA 检查非常有益。可不受时间限制,调整扫描参数以提高图像质量,并适用于不同机型 MRA 成像。目前正在发展和研制的血池和灌注对比剂有两大类:一类是由 Gd-DTPA 标记的顺磁性大分子,另一类是氧化铁制剂,后者开发较早,但前者可能更为理想(表 4-5-2)。

表 4-5-2 血池对比剂(原型)

类 型	化合物	n	相对分子质量	血浆半衰期(min)	剂 量(mmol/kg)
细胞外间隙	Gd-DTPA	1	500	20	0.1
大分子类	白蛋白-$(Gd-DTPA)_n$	35	92 000	250	0.03~0.1
	右旋糖酐-$(Gd-DTPA)_n$	15	75 000	43	0.01~0.05
	PL-$(Gd-DTPA)_n$	60	50 000	150	0.02~0.1
	MPEG-PL-$(Gd-DTPA)_n$	110	430 000	840	0.02~0.03
氧化铁类	AMI-227	-		120	0.01~0.03
	MION-46	-		180	0.015~0.05

注:Gd-DTPA 为细胞外间隙非血池对比剂,列于此表作为对照。n = 与大分子结合的 Gd-DTPA 的数目。

（一）顺磁性大分子类

由数十至上百组 Gd-DTPA 与大分子（macromolecule）共价结合的对比剂，其原型（prototype）目前至少有 4 种（表4-5-2）。作为骨架的大分子诸如蛋白、多糖和合成的聚合体，它们的弛豫率为 Gd 的 2～5 倍以上，其相对分子质量至少等于或大于 50 000，故足以滞缓肾脏内排泄和延长血浆半衰期。

由高达 35 组 Gd-DTPA 标记的白蛋白（白蛋白-Gd-DTPA）为最早开发的一种，曾在动物实验中进行正常、异常组织灌注和 MRA 成像研究。因考虑到白蛋白具有潜在免疫形成问题，其开发前景不大。接下来开发的为与右旋糖酐（15 组 Gd-DTPA）或多赖氨酸（polylysine, pl）结合（60 组 Gd-DTPA）的对比剂。也有厂家研究合成的聚合物与 Gd-DTPA 相结合的对比剂，在动物实验中取得了成功。

研究表明，其中的 Gd-DTPA-PL-MPEG 较为理想，因为聚乙二醇具有减弱蛋白和抗体的免疫形成能力，故比较安全。在血管成像方面甚至可显示直径 1 mm 左右的小血管，对慢血流和非线性血流血管成像特别有利。

（二）氧化铁类血池对比剂

小颗粒超顺磁性氧化铁（SPIO）除了对 T_2 的弛豫作用外，对 T_1 也具有显著的弛豫作用。其物理特性为在足够的浓度时（1～2 mgF_2/kg）其弛豫作用不受磁化率影响，提高重 T_1 加权图像信号强度，同时其血浆半衰期明显延长（以小时计）。MION-46（mono crystalline iron oxide nano compound）为用于 MRA 成像的第一个原型，其三维 DCE MRA（剂量 1.7 mg/kg）的腹部血管图像令人非常满意。另一种制剂为 AMI 227，也已进入临床试用阶段。

三、网状内皮系统对比剂

网状内皮系统对比剂包括脂质体颗粒（liposome）和氧化铁颗粒剂两大类，主要分布于肝、脾、骨髓和淋巴结等网状内皮系统器官。具体分布部位与颗粒大小、电荷和外包层（coating）有关，100 nm 以上的大颗粒制剂主要由肝、脾巨噬细胞吞噬，小的颗粒制剂不被吞噬而缓慢沉积于骨髓和淋巴结内。

（一）脂质体类 MR 对比剂

有两种形式：一种是脂质体将带磁性的金属离子或螯合物如 Gd-DTPA 溶液包裹在颗粒内，比较满意的脂质体是由 Phosphatidylcholine 和 Cholesterol 按 8:2 的摩尔比例构成的混合物，颗粒平均直径为 50 nm。第二种形式是 Gd-DTPA（螯合物）与脂质体相结合，而非包裹的形式，典型的一种脂质体配方为 Phosphatidylcholine、Cholesterol 和 Stearylaminde 按 1:1:1 的摩尔比例组成。

含 Gd-DTPA 的脂质体于血管期相当于血池对比剂，然后由肝（Kupper 细胞）、脾巨噬细胞吞噬，脂质体在溶酶体作用下降解，其内的 Gd-DTPA 被释放出来，产生弛豫作用。动物研究表明，由于肝转移瘤内不含 Kupper 细胞，静脉内注射这类对比剂后，肝组织和肿瘤病灶之间产生明显的信号差异。比较研究指出，第二种类型（结合型）的脂质体降解较慢，其血浆半衰期持续数周左右；第一种形式（外包层型）的半衰期仅数天左右。有关脂质体对比剂的文献报道不及 SPIO 类多。

（二）氧化铁 MR 对比剂

1. 物理基础　氧化铁颗粒内的铁质子在磁场内重新排列，产生的净磁矩较顺磁性分子大许多，引起颗粒周围的磁场干扰（磁化率效应），致邻近弥散的水质子（H）的相位离散增加（T_2 效应），T_2 弛豫率升高，结果在 T_2WI 尤其是 T_2^*WI 上信号丧失。

2. 结构和制剂　药用氧化铁制剂为铁氧体、三氧化铁或四氧化铁经化学处理而成，经处理后的化合物保持原来的磁性。一个或数个氧化铁结晶的聚合体构成磁心（magnetic core），外面包上一层具生物相容性的聚合体物质以保持氧化铁在水胶溶液中的稳定性。这种聚合体为合成的多糖类，包括淀粉、右旋糖酐等。外面一层（表面）物质的分子排列状况与超磁性对比剂的分子结构、电荷以及可变性有关，决定其大小、生物动力学和生物学分布特性。目前文献报道较多的已经进入临床试用阶段的制剂类型见表 4-5-3。

表 4-5-3　SPIO 制剂类型

类 型	化合物名称	外包层物质	核的平均直径（nm）	颗粒平均直径（nm）	血浆半衰期（min）
SPIO	MSM	淀粉	10	300～400	2
	AMI-25	右旋糖酐	—	50～100	10/90
USPIO	AMI-227	右旋糖酐	4～6	17～20	53/24
	SHU-555	二氧化碳	3～5	30～50	190/24
MION	MION-37	右旋糖酐	4～6	16～28	35/16
	MION-46	右旋糖酐	3.5～5.7	18～24	35/16

1986 年，显示氧化铁颗粒降低 T_2WI 上肝脏信号强度的动物实验报道首次发表，以后数年中，较多

的研究集中在以下几种制剂：氧化铁颗粒结晶包埋在淀粉基质中的磁性淀粉微球（magnetic starch microsphere，MSM），右旋糖酐作为外包层的 M4125 以及 AMI-25，以 AMI-25 的研究最为广泛，现已进入临床Ⅲ期试验。结果表明它能明显提高肿瘤与肝脏组织之间的信噪比（S/N），并能对某些肿瘤与非肿瘤病变进行鉴别（详见肝脏章节）。其不良反应较少，为 10%～15%，主要是背痛（3%～4%），其次为低血压（1%～2%）。其分子颗粒直径为 50～100 nm，血浆半衰期为双相性的（10/90 min）。

超微超顺磁性氧化铁（USPIO）的颗粒直径小于 50 nm，最早采用超过滤方法从 AMI-25 中取其 10%～15% 的最小颗粒，以后由合成方法研制，商品名为 AMI-227。AMI-227 的血浆半衰期远较 SPIO 为长，主要分布于淋巴结和骨髓，故可用作血池对比剂，也可作为淋巴结对比剂。

四、肝胆对比剂

用于肝脏检查的 MR 对比剂种类很多，最常用的为非特异性的 Gd-DTPA，另外两大类为网状内皮细胞摄取以及肝细胞摄取和胆道排泄的对比剂。本节所讨论的为最后一类即肝胆系统对比剂。

肝胆系统对比剂又分成 3 类，即含 Fe、Gd 和 Mn 的螯合物，除 Mn-DPDP 外，其余均由亲有机阴离子的传输系统进入肝脏。所有化合物均由肝细胞摄取经胆汁排泄，均为 T_1 加权阳性对比剂，在 T_1WI 上肝脏和胆道信号增强。Fe-EHPG，其衍生物 Fe-HBED 和 Fe-PGDF 这 3 种 Fe 的螯合物在动物实验中证明能使肝胆系统显影，尚未进入临床试验。含 Gd 的螯合物（肝胆对比剂）也有 3 种：Gd-BOPTA、Gd-EOB-DTPA 和 MS-264，它们为亲水的 DTPA 与亲脂的芳香环共价结合物，所以几乎一半左右经肝胆排泄，一半经肾脏排泄。当胆道梗阻或肝功能损害严重时，经肾脏内排泄的比例明显增加。

Mn-DPDP 的肝胆显影效果与上述对比剂相似，但有以下特点：当胆道梗阻时仍然可以显影，同时使胰腺显影，机制不明，具临床应用潜能。该对比剂已进入临床Ⅱ、Ⅲ期试验，结果表明它对分化良好的肝细胞癌、FNH、增生结节等有较高亲和力，至少对鉴别诊断有帮助。脸潮红、金属口味等不良反应较多见。其临床意义详见肝脏章节。

（周康荣）

参 考 文 献

1. Bellin MF, Zaim S, Auberton E, et al. Safety and efficacy of superparamagnetic iron oxide in the detection of liver metastases. Radiology, 1994,193:657

2. Bogdanov AA Jr, Weissleder R, Frank HW, et al. A new macromolecule as a contrast agent for MR angiography: preparation, properties, and animal studies. Radiology, 1993,187:701

3. Duda SH, Laniado M, Kopp AF, et al. Superparamagnetic iron oxide: detection of focal liver lesions at high-field-strength MR imaging. J Magn Reson Imaging, 1994,4:309

4. Elizondo G, Fretz CJ, Stark DD, et al. Preclinical evaluation of Mn DPDP: new paramagnetic hepatobiliary contrast agent for MR imaging. Radiology, 1991,178:73

5. Fahivil AK, Klaveness J, Stark DD. Iron oxides as MR imaging contrast agents. J Magn Reson Imaging, 1993,3:187

6. Hahn PF, Gastrointestinal contrast agents. AJR, 1991,156:252

7. Hamm B, Staks T, Taupitz M, et al. Contrast enhanced MR imaging of liver and spleen: first experience in humans with a new superparamagnetic iron oxide. J Magn Reson Imaging, 1994,4:659

8. Hamm B, Vogl TJ, Branding G, et al. Focal liver lesions: MR imaging with Mn-DPDP-initial clinical results in 40 patients. Radiology, 1992,182:167

9. Liou J, Lee JKT, Borrello JA, et al. Differentiation of hepatomas from nonhepatomatous masses: use of Mn-DPDP-enhanced MR imaging. J Magn Reson Imaging, 1994,4:71

10. Marchal G, Ni Y, Zhang X, et al. Mn-DPDP enhanced MRI in experimental bile duct obstruction. J comput Assist Tomogr, 1993, 17:290

11. Oksendal AN, Hals PA. Biodistribution and toxicity of MR imaging contrast media. J Magn Reson Imaging, 1993,3:157

12. Patten RM, Lo SK, Phillips JJ, et al. Positive bowel contrast agent for MR imaging of the abdomen: phase Ⅱ and Ⅲ clinical trials. Radiology, 1993,19:227

13. Pels Rijcken TH, Davis MA, Ros PR. Intraluminal contrast agents for MR imaging of the abdomen and pelvis. J Magn Reson Imaging, 1994,4:291

14. Rofsky NM, Weinreb JC, Bernardino ME, et al. Hepatocellular tumors: characterization with Mn-DPDP enhanced MR imaging. Radiology, 1993,188:53

15. Rogers J, Lewis J, Josephson L. Use of AMI-227 as an oral MR contrast agent. Magn Reson Imaging, 1994,4:631

16. Schuhmann-Giampieri G. Liver contrast media for magnetic resonance imaging: interrelations between pharmacokinetics and imaging. Invest Radiol, 1993,28:753

17. Unger EC, Totty WG, Neufeld DM, et al. Magnetic resonance imaging using gadolinium labeled monoclonal antibody. Invest Radiol, 1985,20:693

18. Valhos L, Gouliamos A, Athanasopoulou A, et al. A comparative study between Gd-DTPA and oral magnetic particles(OMP) as gastrointestinal(GI) contrast agents for MRI of the abdomen. Magn

Reson Imaging, 1994,12:719

19. Weissleder R, Reimer P. Superparamagnetic iron oxides for MRI. Eur J Radiol, 1993,3:198

20. Weissleder R. Liver MR imaging with iron oxides: towards consensus and clinical practice. Radiology, 1994,193:593

第五章

血液流动现象与磁共振血管成像

磁共振的临床应用越来越广泛,而其中磁共振血管造影(magnetic resonance angiography,MRA)的应用尤为引人注意,因其无损伤性,无放射性,无需依赖造影剂(常规 MRA),在血管疾病的诊断中独树一帜,已显示出其无可比拟的地位。目前,临床上应用的 MRA 技术有两种,一种是不需顺磁性造影剂的常规 MRA,另一种是需顺磁性造影剂的增强 MRA。颅内血管常规 MRA 发展最早,也最成熟,已达到和数字减影血管造影(DSA)相似的效果;而全身增强 MRA 也堪与 DSA 相媲美。

第一节 血液流动现象

MRA 的流动对比基于血液的运动。血液的血流动力学对 MRA 中血管的显示有深刻的影响。因此,在准确理解血流基本特性的基础上,才有可能选择最好的方案进行 MRA 检查。

一、血流模式

人体内血流复杂而多变,如同流体动力学,血流模式可用流线图和剖面(曲线)图来表达。血液流线型式(streamline)有两种:一种是柱流型或塞型(plug flow),另一种是层流型(laminar flow)。柱流表现为所有流动液体成分以相同速度平行向前流动,降主动脉可见这种流动形式。层流表现为血管腔中心部位血流最快,周边部血流减慢,其剖面呈抛物面(线图 5-1-1)。

层流内任一部位的流速可根据以下公式算出:

$$V(r) = V_{max}[1 - (r/R)^2]$$

$V(r)$ 是距血管腔中心 r 处的血流,R 是血管的半径,V_{max} 是最快的流速。从公式中可看出管腔中心($r=0$)血流最快,血管壁处($r=R$)的流速为零,是由于血管壁摩擦及因此产生的牵拉作用所造成。血流曲线图对 MRA 的对比有重要意义,根据曲线图(线图 5-1-1)可以理解,MRA 层流的平均速率等于中心最大速率的 50%,柱流的平均速率与最高速率相同。湍流指血流混乱而产生的旋涡及涡

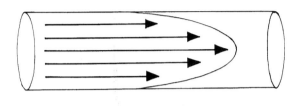
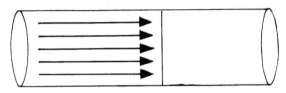

线图 5-1-1　层流和柱流示意图

层流(上)表现为血管腔内各点流速不同,从中心到血管壁缘流速逐渐减慢,中心部位流速最高,平均流速为最高流速的 50%,其流型为抛物状;柱流(下)表现为血管腔内所有点的流速相同,平均流速即最高流速。

流。湍流造成血流相位不一致,MRA 成像时信号表失。总之,不同的血流可产生不同的 MRA 结果。简单而言,TOF MRA 的信号强度是与血管内流速成比例的(线图 5-1-2)。

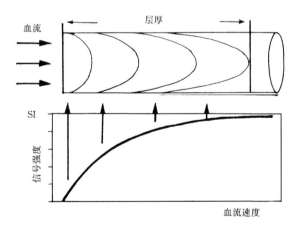

线图 5-1-2　血液信号强度与血液流速的关系

血液的信号强度随着血液流速的增加逐渐增大,当流速达一定水平,信号强度的改变不明显。

二、血管形状对血流的影响

血管形状对血流动力学的影响很大,血管形状的不同如血管扭曲、狭窄及血管分叉均能改变 MRA 的血流表现。局部血流模式常随着血管形状的改变

而变化,如 U 形的主动脉弓血流表现为螺旋形。在血管分叉的近端,发生血液分流,形成局部血流的再循环带而不再随血流主干继续前行。血液分流带由于饱和作用在 MRA 表现为暗影,这种现象在颈动脉球及狭窄血管的近端可见。

三、血管内的血流特点

大动脉的血流搏动性强,收缩期流速可达 100 cm/s 以上,而舒张期血液几乎没有流动。MRI 的血流定量分析表明收缩期升主动脉流速变化大,而柱流模式的降主动脉流速几乎没有改变。在舒张早期血液有短暂的反流,其原因之一是远端血管搏动压力的反射。血管内血流始终有阻力,主要是由于血液的粘滞性及血管的形状,尤其与血管管径有关,因为绝大多数阻力来自血管壁,管径越小阻力越大,小血管的血流阻力比大血管大。

在熟悉和掌握了血流动力学的基础上,才有可能针对不同的血流情况选择正确的 MRA 技术来最佳显示靶血管。

第二节　常　规　MRA

常规 MRA 有两种基本的成像技术:时间流逝法(time of flight, TOF)和相位对比法(phase contrast, PC)。TOF MRA 基于静止组织与流动血液的信号强度差别,即血液的流入增强效应而成像。PC MRA 则基于流动血液与梯度场相互作用,造成流动血液的相位改变,即相位改变效应而成像。

要理解常规 MRA 的基本原理,必须先了解质子磁化的特性。质子有自旋的特性,在 MRA 将静止组织中的质子称为静态自旋,血液中的质子称为流动自旋。在磁场中,这些自旋质子中的绝大多数将沿着磁场方向排列,形成组织的纵向磁化,可视为沿磁场方向排列的矢量,为纵向磁化矢量。要产生一个 MRI 信号,必须通过一种叫激励脉冲的射频脉冲形式施加能量于自旋质子,迫使纵向磁化矢量偏离平衡状态而转至横向平面。当纵向矢量倾向横向平面,横向磁化矢量增加。激励的大小,由脉冲的时间及大小控制,称之为倾倒角,指可被测出磁化矢量偏离垂直方向的程度。通常,MRA 的倾倒角为 $20° \sim 80°$。激励后,磁化矢量将回到原来的纵向平面,同时释放能量,后者可作为一个信号被测出,称之为回波。回波是 MR 成像的基础。激励后磁化方向回到原来方向的过程为

弛豫(relaxation)。分为 T_1(纵向弛豫时间)和 T_2(横向弛豫时间)。通常将激励后纵向磁化矢量回到原来的 63% 的时间称之为 T_1,横向磁化矢量缩小到 37% 的时间称之为 T_2。T_2 变小时 T_1 变大,虽然不是以同一速度变化,但两者间的这种变化关系是非常重要的。因为横向磁化矢量的大小与 MRI 信号有直接的关系。在理论上,每次激励都应该将纵向磁化矢量倾倒 $90°$,使之完全转至横向平面,这样,横向磁化矢量最大,然后等些时间,让磁化矢量完全弛豫,即让磁化矢量完全回到原来的纵向平面,这时测得的信号最强。然而 T_1 弛豫时间较长,需几秒钟,而 MRA 激励间的时间(TR)非常短($20 \sim 50$ ms),自旋质子没有足够的时间彻底弛豫,结果再次激励时纵向磁化矢量转至横向平面的磁化矢量小,产生的信号也弱,这个过程叫磁化饱和(saturation)。磁化饱和在 MRA 中起着极其重要的作用,在 PC MRA 中也有一定的作用。

一、TOF MRA

(一) TOF MRA 原理

TOF MRA 可能是所有 MRA 方法中应用最广泛的。自 1994 年 3 月,几乎所有 MR 厂商在大多数场强机中都配有 TOF 软件。TOF 的基本概念就是增加流动自旋质子的磁化量,降低静态自旋质子的磁化量;换句话说,TOF 增加了流动血液与静止组织间的对比。血液的 T_1 与肌肉相似,如果两次激励射频脉冲间的时间比 T_1 短得多($TR \ll T_1$),那么两种自旋质子均将饱和,磁化量很小,测到的信号也很少。然而,没有暴露在多次射频激励脉冲中的血液(也叫未饱和的自旋质子),不断地流入成像层面,因此,流动血液的净磁化量比静止自旋(组织)大得多,流动血液与静止组织的对比就增加了。要使 TOF MRA 具有临床应用价值,还应区分动脉血与静脉血的流动。这需在成像层面或成像容积的一侧设置预饱和层块,预饱和层块应用多个射频脉冲在短时间内激励层块内的所有组织,容积内(静止及流动)的所有自旋质子被磁化饱和。当流动自旋质子离开预饱和层块进入 2D 成像层面或 3D 容积,就不会产生 MR 信号;只有反方向的流动自旋质子进入成像层面或成像容积才不会被饱和,从而产生 MR 信号。设置预饱和带,动脉与静脉血流方向相反。TOF MRA 技术已广泛应用于临床,我们已将 TOF MRA 作为常规手段来评估颅内动脉、颈动脉和下肢血管病变。但 TOF MRA 图像因受到慢血流、扭曲血管的饱和及差的背景抑制的影响,降

低了血管的清晰度。这是由于在一定的 TR 间,慢血流流入成像层面或容积内的未饱和自旋质子少,产生的信号也就差;而 TOF MRA 在血流方向与成像层面垂直时,产生的信号最强,血管扭曲造成部分血管与成像层面不垂直或平行,产生的信号弱。差的背景抑制在短 T_1 成分如 Gd-DTPA 增强部位,以及脂肪和正铁血红蛋白存在时尤为明显,因为短 T_1 成分在射频脉冲的激励下饱和作用相对小,在血管成像时仍会产生信号。

(二) 2D TOF、3D TOF MRA 及 3D MOTSA

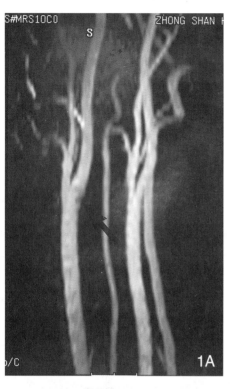

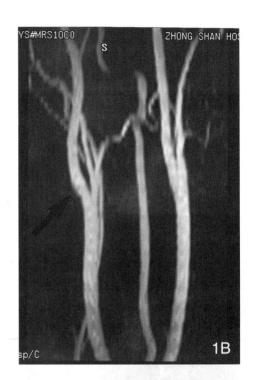

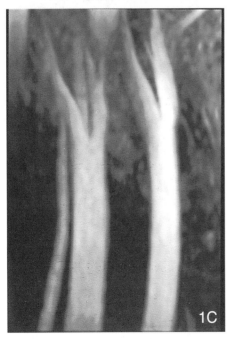

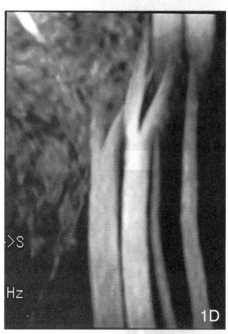

图 5-2-1 颈动脉 MRA

A、B 为 2D TOF 左、右斜位,显示颈动脉信号尚均匀,血管轮廓光整,右颈内动脉起始部信号部分缺失(箭)。

C、D 为 3D TOF 左、右斜位,显示血管信号更强,右颈内动脉起始部信号均匀,无异常发现。

TOF MRA 有 2D 及 3D 序列。2D TOF 序列是连续的单个薄层扫描，扫描层面通常与血流方向垂直，最大地利用流入增强效应。第一层扫描后，紧接着是相邻的第二层扫描，随后第三层，依此逐层连续扫描。2D TOF 与 2D 多层 SE 序列不同，SE 序列扫描时，所有层面的扫描是同时进行的。2D TOF 扫描层厚多为 2～3 mm，如此薄的层厚即使流速慢的血流在流经扫描层面时，也不易饱和，因此，2D TOF 对慢血流敏感。

3D TOF 分辨率比 2D TOF 高（图 5-2-1），扫描时，任一三维序列中，容积都被分为更小的部分——分隔（partition），这些分隔很薄（＜1 mm），连续而没有间隔。虽然分辨力提高，但血流必须进入一个较大的容积，在成像容积内经过较长的距离，而流入增强效应持续距离短，在血液流出成像容积前，血液信号减弱，血管信号降低。对慢血流血管而言，选择一种最佳 RF 脉冲是非常困难的。因此，3D TOF 适用于中等流速以上的血流。

当血液流经厚的 3D TOF 层块时，血液饱和逐渐明显，导致流进三维层块处的血流信号高，流出三维层块处信号低。这种血流信号的梯度变化（由高到低）可通过逐渐增大倾倒角来纠正。这种技术叫倾斜的最佳非选择性激励（tilted optimized nonselection excitation，TONE）。在成像容积的进入缘用较小的倾倒角可减少饱和效应，在流出缘用较大的倾倒角可以增强更远端血流信号。如 TONE 3D TOF 横断位显示 Willis 环，层块流入缘血管结构与流出缘一样亮（远端小血管）。但 TONE 并不能解决慢血流的饱和效应。加强型 3D TOF 利用可变倾倒角显示脑血管，背景抑制更好，血管信号更强（图 5-2-2）。

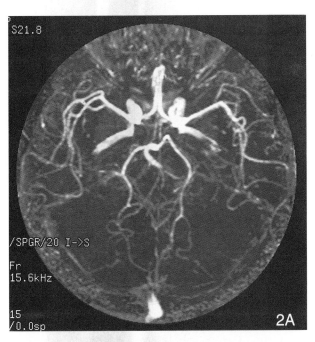
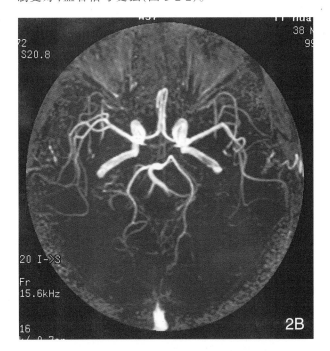
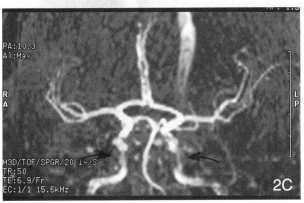
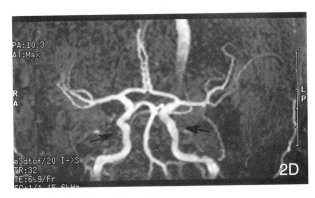

图 5-2-2　M3D TOF MT（A、C）及 E3D TOF MT（加强型）（B、D）显示脑血管

B、D 所示脑血管图像比 A、C 更为清晰，背景抑制效果更好，血管信号强，颈内动脉颅内段 D（短箭）比 C（弯箭）显示更清楚，也更可靠。

2D TOF 与 3D TOF 各有其优缺点。①2D TOF 对慢血流敏感,而 3D TOF 对慢血流的静脉、外周血管常无法检测。②2D TOF 可采用屏气扫描减少呼吸运动伪影,尤其是腹部静脉检查,可用多次屏气扫描完成检查;3D TOF 扫描时间长,无法屏气。然而,随着增强梯度的出现,TR 可缩短至 5 ms,3D TOF 亦可进行屏气扫描。③3D TOF 分辨率比 2D TOF 高。④3D TOF 体素小,受湍流的影响比 2D TOF 小。

尽管 3D TOF MRA 在分辨率上优于 2D TOF MRA,慢血流的饱和效应仍是一个重要的限制。因为三维是整个组织容积的激励而不是一个单一的薄层面,慢流动质子易受到许多射频脉冲的激励而饱和,这会导致血管远端细节的明显信号丧失。要克服这一缺陷,三维多个重叠薄层块扫描(multiple overlapping thin-slab acquisition,MOTSA)技术将容积分为几个薄层的容积即层块,明显减少了血管远端细节的信号丧失。这种薄层块的优点是质子不必穿过太大的容积,因此,慢血流的饱和也减少。3D MOTSA 目前主要用于颈动脉的检查(图 5-2-3)。

这种技术有一显著的扫描时间价值。三维容积的信号强度变化明显,中间层面比边缘层面亮。如果几个三维容积叠加在一起,将会有一些暗线通过图像,这就是所谓的百叶窗伪影(图 5-2-4)。

要解决这一问题,薄层块必须重叠 33% ~ 50% 以上。成比例增加重叠数量势必增加扫描时间。虽然扫描层面增加,但重建层面并没有增加。为了改善血管远端细节,即使扫描时间延长也是值得的,假定患者能保持不动 10 ~ 15 min。

二、PC MRA

(一) PC MRA 原理

由于 PC MRA 软件的物理原理比 TOF MRA 复杂得多,对硬件系统的要求也比较高,早期多数厂商没有提供 PC MRA 软件。PC MRA 的基本概念是流动自旋质子在梯度磁场中的移动经历了一种相位改变,这种改变与自旋质子在梯度场中时间的总量成比例。PC MRA 检查可分为 3 个阶段:①4 组成像资料的采集(分别采集参照物、前后向、左右向、头尾向流动编码方向的成像资料);②图像减影;③图像显示。

一次激励脉冲使一组自旋质子的纵向磁化倾倒至横向平面,它们立即在纵轴以相同的相位于一精

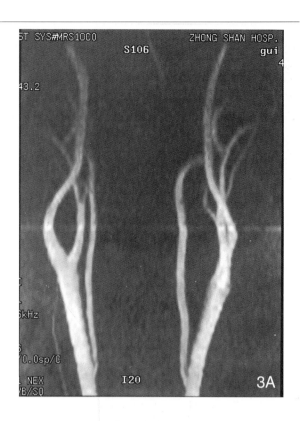

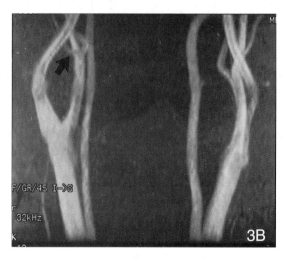

图 5-2-3 颈动脉 MRA

A 为 2D TOF 显示颈动脉分叉清晰,右颈外动脉分支血管信号较差;B 为 3D MOTSA 显示颈动脉分叉,图像分辨率高,右颈外动脉分支血管(短箭)的显示也较 2D TOF 清楚。

确的频率即 Larmor 频率开始进动。$\omega_0 = \gamma B_0$,ω_0 为 Larmor 频率,γ 为磁化系数,不同物质有不同的磁化系数,B_0 为外加静磁场强度。Larmor 方程式提示自旋质子的进动频率与场强成比例。如果应用梯度场,自旋质子的进动频率将改变;在梯度场反方向的自旋质子进动频率减慢,而沿梯度场方向的自旋质子进动频率加快。当梯度场取消,所有自旋质子以原来的频率进动,但相位不同。这种基于梯度

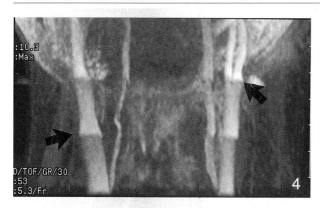

图 5-2-4　3D MOTSA 显示颈动脉呈百叶窗伪影（短箭）

扫描容积分为 3 个薄层块，每个层块厚 32 mm，

层块间重叠 7 mm，约重叠 22%。

表 5-2-1　各部位血管内血液的流速

血　　管	流速(cm/s)
大脑中动脉	
年龄 < 30 岁	70±16
30～69 岁	54±10
> 69 岁	41±7
基底动脉	51±4
颈动脉	63±4
胸主动脉	
儿童	150±30
成人	135±35
股动脉	40.7±10.9
胫后动脉	16±10
足背动脉	16.8±5.7

场的相位改变是 PC MRA 成像的基础。

在应用一个双极梯度场时，其中有静止自旋质子和流动自旋质子。两种类型的自旋质子首先在双极梯度场的正极方进动加快（得相位）。随后应用负极梯度场（大小与正极梯度场相同，方向相反），静止自旋质子进动减慢（失相位），相位变化大小相等，方向相反，实际上静止自旋质子没有净相位改变，即相位改变为零。而流动自旋质子则不一样，因为流动自旋质子不会遇到相同而又相反的梯度场，部分流动自旋质子已流出成像层面，新的流动自旋质子又流入成像层面，流速越快，流动自旋质子的净相位改变越大。一个自旋质子进入梯度场，就有可能计算出其相位改变的程度，因为相位改变与梯度场的大小、应用时间成比例。这种双极梯度场称之为流速编码（VENC）梯度场。要得到理想的图像质量，调节 VENC 梯度场，使兴趣血管内的流动质子有一个 180°的相位改变是很重要的，这将产生最大的信号强度。选择一个略大于兴趣血管内流速的 VENC 可能效果较好，因为如果选择 80 cm/s 的 VENC，则流速在 80 cm/s 左右的顺流自旋质子可得到 +180°的相位变化，信号也最高，而反方向流速在 80 cm/s 左右的流动自旋质子可得到 −180°的相位变化，信号最低。当血流为 90 cm/s 时，血流信号就不是最高，信号包绕产生伪影造成一种反流的假象。但在决定最佳 VENC 值时，可能会遇到以下一些问题：①通常不知应选择的最佳流速究竟是多少；②如果血管内流速明显大于 VENC 会产生伪影；③如果兴趣血管内的流速明显小于 VENC，信号会很小，甚至无法检测到。表 5-2-1 为各部位血管内血液的流速，可供参考，有助于决定在 PC MRA 检查时选择适当的 VENC。

VENC 选择不当或非最佳选择，一些小的病变很容易漏掉。因此，不论何时，尽可能同时采用 TOF MRA 来证实，可以减少漏掉重要病变的可能。

PC MRA 的另一要点是只有沿梯度场编码方向流动的自旋质子（如前后向）才会经历一个相位改变，而与梯度场方向垂直的流动自旋质子则没有相位改变。因此，必须要获得 3 个互相垂直平面中每个平面的 VENC 图像，才能完成 PC MRA 成像，参照图像也必不可少，是完成减影过程不可缺少的部分。总之，要完成 PC MRA 图像需要大量的资料，与 TOF MRA 相比，需要更多的时间。

（二）PC MRA 图像减影和显示

要产生 PC MRA 图像，减影是必不可少的。减影就是将没有相位变化的静止组织中的自旋质子去掉，只留下流动自旋质子（血液）的图像。这就是 PC MRA 比 TOF MRA 背景信号少的原因，也是 PC MRA 的一个主要优点，而且短 T_1 成分不干扰兴趣血管的清晰度。

PC MRA 可以产生两种类型图像：速度图像和流动图像。速度图像有基于流速的像素强度而没有任何方向性资料。流动图像（或相位）显示与流速成比例的像素强度，同时有方向性资料。流动图像中，如沿某一方向运动的自旋质子是亮的，则沿反方向运动的自旋质子是暗的；像素亮度或暗度与每个像素中自旋质子的流速有关。不运动的自旋质子表现为中等灰色。大多数常规 PC MRA 表现为速度图像，所有定量流动研究为流动图像。

（三）2D PC MRA 及 3D PC MRA

2D PC 扫描快，可得到血管的投影像，提供血流的快速评估数据。2D PC 层厚多为 2～10 cm。较厚的层厚会产生部分容积效应,空间分辨率也非最佳,更为重要的是当两条血管在成像层面内交叉,所得相位是两者之和,会产生相位伪影,层厚越厚,伪影越明显。2D PC利用心电门控技术可减少搏动伪影。目前,我们多用2D PC采集定位片。

3D PC就像3D TOF,得到的容积资料可以重建,最大密度重建(MIP)图像可在任一方向显示,分辨率高,但3D PC必须在3个互相垂直的平面沿流动编码方向重复扫描,时间长,而且无法利用心电门控技术。3D PC主要应用于颅内血管、肾动脉及其他内脏血管的检查。

(四)电影PC MRA(cine PC MRA)

在cine PC MRA中,平面中需要单个厚层面(10~40 mm),最好包括血管的长度范围(矢状位:颈动脉;横断位:肾动脉等),随后进行的扫描依赖于病人的心率,心动周期被分为几个相等的部分称之为心脏相位,一幅图像需要一个心脏相位。

cine PC MRA扫描可以同时得到速度及流动图像。当像电影一样显示时,这些图像可提供一个极佳的心动周期间血流的功能性评估。评估肾门时,cine PC MRA可帮助除外肾动脉近端狭窄。在区别主动脉夹层真、假腔时,cine PC MRA也很有帮助(图5-2-5)。

在主动脉的横断位速度图像中,不管顺流或逆流,所有流动的自旋质子都是亮的。而流动图像维持流动的征象。当流动图像像电影一样显示时,主动脉腔内的信号强度从暗到亮的变化,反映了心动周期的功能变化。

(五)定量流动测定

流动图像包含流动方向和大小的资料。如果根据心动周期的像素强度制成图表,就可能判定流速的大小(cm/s)。如果包含像素信号强度以及血管横断面,就可计算出单位时间内血液的容积(ml/s)。这种有关流速和流量测定的额外资料,只有相位对比技术可以提供,成为临床研究的重要领域,明显扩大了临床用途。

(六)PC MRA的优点和临床应用

PC MRA具有以下优点:①背景组织包括脂肪成分抑制良好,故图像信噪比高,易于显示较小血管;②对慢血流敏感,故适合动脉瘤、血管狭窄的检查;③可作血液流量测定。基于以上优点,PC MRA横断扫描(20 cm/s流速编码)用来评估门静脉具有实用价值。判定肾动脉近端有否狭窄,结合2D

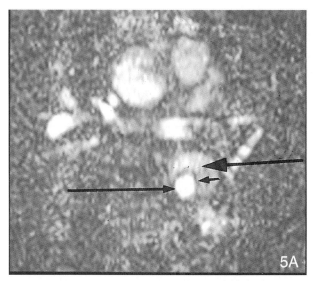

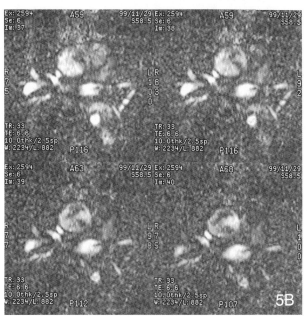

图 5-2-5 主动脉夹层动脉瘤 cine PC MRA
A.横断位 cine PC 显示降主动脉夹层,清晰显示主动脉夹层撕裂之内膜瓣片(短箭)、真腔(长细箭)、假腔(长粗箭)。B.为同一层面 cine PC 于心动周期动态表现的四幅连续图像(共16幅图像),显示假腔内信号逐渐变弱、消失,真腔内信号改变同升主动脉,由强渐弱。

TOF或增强MRA,3D PC MRA也很有价值。

在有后凹综合征的病人,冠状位3D PC MRA扫描可用来评估椎基底动脉,可以30 cm/s的流速编码来完成。多个重叠薄层块扫描(MOTSA)3D TOF序列可用来作为3D PC MRA检查椎基底动脉的补充。此外,3D PC MRA也适合评估动脉瘤、巨大海绵状血管瘤等。然而,必须注意所用流速编码,应进行适当的调整。由于PC MRA对非常慢的血流敏感,可以用来研究硬脊(脑)膜窦除外硬膜窦栓子,此时可用有预饱和层块及 20 cm/s 流速编码的多个 2D PC MRA 冠状位扫描。这种 2D 技术的利用是因为动脉血流可能在一定程度上逐渐变慢,而且 2D 比 3D 技术有更多的时间效率。随着 PC MRA 软件的改进,PC MRA 和定量流动测定技术将会在常规 MRA 的研究中变得越来越重要。

(七) PC MRA 的缺陷

PC MRA 序列的图像重建时间比 TOF MRA 要长得多。这是因为要完成图像重建、减影及显示需要复杂的数学运算。每一次 MRA 成像都要选择一个可靠的速度敏感性可能比较困难,如果没有一个相关的 TOF MRA 作比较,在评估 PC MRA 结果时要仔细利用速度敏感性。当患者活动时,PC MRA 的相位敏感性容易产生因系统湍流、磁易感效应所致的错误和伪影;PC MRA 的这种物理现象很复杂,如熟悉 PC MRA 的原理,就能正确运用 PC MRA 技术,充分发挥其优势。

(八) TOF MRA 和 PC MRA 的比较

TOF MRA 和 PC MRA 的成像原理不同,各自存在一定的优缺点,PC MRA 的优点往往是 TOF MRA 的缺点,反之亦然。PC MRA 对磁化矢量的相位改变敏感,但这必须要有横向磁化才能产生 MRI 信号。而 TOF MRA,如果自旋质子饱和,将不会产生 MRI 信号。因此,慢血流的饱和对于 PC 及 TOF MRA 都应同样注意。在 PC MRA,接近饱和(带)的质子仍将有一个可测得到的 MRI 信号,因为扫描对横向磁化及信号的相位都敏感,这就是为何预饱和技术在 TOF MRA 可抑制动脉或静脉,而在 PC MRA 无效的原因(图 5-2-6)。

三、MRA 方案设计

(一) MRA 的选择

在任何 MRA 扫描实施前,都应有一个清晰的概念,那就是什么样的资料是临床需要的。适当的计划是确保 MRA 扫描成功的重要因素。在选择 MRA 方式时,必须注意血管的走行,血管内血流的搏动性,靶血管覆盖的长度范围,所检查的病变类型等。如血管内血流与扫描层面垂直,则 2D TOF MRA 是最佳选择;反之,如血管扭曲,3D 方法则可能产生较好的结果。如果是夹层动脉瘤,则 cine PC MRA 是必需的,可以区别真、假腔。如果有明显的搏动,而血流的搏动又产生伪影,则即使扫描时间增加,也应考虑用心电门控 MRA。在实际应用中,应

针对不同情况采用不同的 MRA 技术。

(二) MRA 后处理

运用多种 MRA 序列扫描,有可能积累 100 多幅原始图像,从如此多独立的原始图像中分析资料是困难的。因此需进行图像重建,最常用的方法为 MIP 技术。即在 MRA 资料中沿某一特定方向的所有层面中取最大密度的像素进行投影,形成血管造影图像。

(三) MRA 技术参数的选择及其重要性

1. 重复时间(repetition time,TR):与倾倒角一起,决定静止组织的饱和量。TOF 中,TR 越短,背景抑制就越好,但 TR 太短,成像层面内流动自旋质子已饱和,流入成像层面内的未饱和的流动自旋质子太少,产生的信号减弱。此外,TR 在决定扫描时间中也起着主要作用,TR 越短,扫描时间也越短,故应尽可能利用扫描系统设备所能提供的最短 TR,同时也应兼顾到成像层面内血液尽可能被未饱和的流动自旋质子所替代。最佳的 TR 选择也与血流速度和扫描范围有关。如果评估颈动脉的快速血流,TR 则应尽可能短;如果血流较慢,如颈静脉,增加 TR 则有助于避免 TOF MRA 中慢速流动质子的饱和。

2. 回波时间(echo time,TE)及流动补偿(flow compensation,FC):TE 在 MRA 的图像质量上起着重要作用。通常应尽可能用短的 TE。如果激励与回波间的时间太长,体素内失相位导致明显的信号丧失。来自血管内血流不同部位的血液有不同的特性,称之为流动相位。就像一个池塘,如果扔两块石头进去,两次溅击形成的涟漪或水波(相位)将会相互影响,当这些水波(相位)互相作用时,会产生复杂的变化,从而歪曲了水波的对称;血管中有不同相位的血流,也会产生类似的效应。MRA 中采用短的 TE 是控制这些复杂相位作用的最好办法。

对 PC MRA 及 TOF MRA 来说都是如此。然而,在 TOF MRA 应用时,有一个重要的提示,脂肪的 T_1 大约是 250 ms,比血液及静止组织的 T_1 都短,这就意味着仅靠 TR 及倾倒角很难饱和脂肪。因为水和脂肪的进动频率不同,在一些特定的 TE 内,脂肪信号会明显降低。如 1.5 T MR 机,约 7 ms 的 TE 能最好抑制包括脂肪在内的静止组织;而 1.0 T 和 0.5 T MR 机,最佳的 TE 为 11 ms 和 13 ms。

流动补偿可用最短的 TE 来维持 TE 内静止组织及流动质子的相位一致。速度补偿(velocity com-

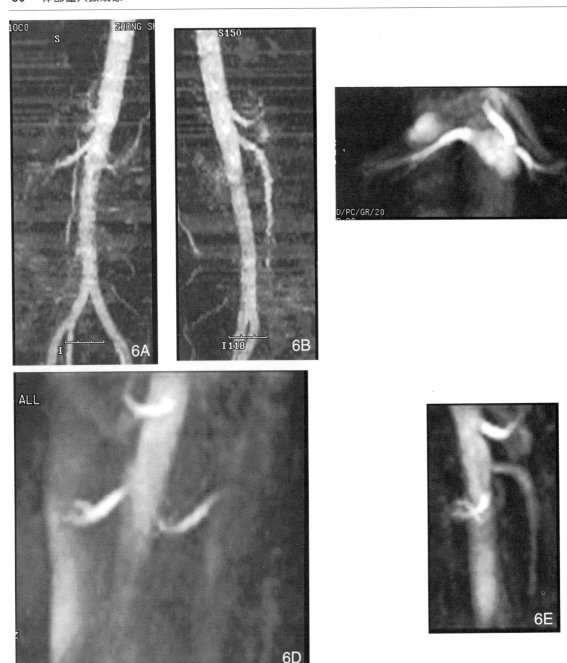

图 5-2-6　腹主动脉及其主要分支 MRA

A、B 为 2D TOF,腹主动脉、腹腔动脉、肠系膜上动脉及右肾动脉显示,但信号欠均匀,轮廓欠光整,左肾动脉显示不清。
C、D、E 为不同轴向 3D PC,上述血管均清晰显示,信号强,轮廓光整,下腔静脉也显示(C、D)。

pensation, VC)也叫第一级流动补偿(first-order flow compensation),至少需要 3 个梯度场,更复杂运动如加速运动,第一级流动补偿无法维持其相位一致,但可通过短的 TE 来补偿。TOF MRA 通常采用短 TE 及带 VC 的梯度回波序列。

3.倾倒角(flip angle,FA):倾倒角决定纵向磁化矢量转向横向平面的程度。倾倒角越大则越多的静止组织被抑制,对慢速流动的质子来说,由于长时间停留在成像层面内(或 3D 容积内),则需大的倾

倒角来产生饱和。2D TOF MRA 动脉扫描采用 30°～70°的倾倒角。倾倒角很小的变化可能会对 MRA 质量带来戏剧性的效果。在 3D 容积扫描时,通常采用更小的倾倒角来控制 3D 容积内质子的饱和效果。对于大多数的 3D 扫描,TOF 及 PC MRA 均采用 20°～30°的倾倒角,倾倒角也取决于血流速度和扫描范围。

4.梯度场强度与分辨率及回波时间的关系:当梯度场固定时,TE 及影响图像分辨率的参数(视

野、层厚、矩阵大小)和信噪比(signal-noise radio, SNR;S/N)是相互制约的。总的来说,用较短的TE,必须牺牲视野及矩阵大小,这会导致分辨率降低。欲显示小血管细节时,分辨率是最为重要的,应采用 3D 扫描,因为 3D 扫描可同时提高分辨率和缩短 TE。梯度场强可提高分辨率及缩短 TE 时间。

5. 视野(field of view, FOV):FOV 的大小会影响 MRA 的图像质量(大部分 SNR 及分辨率)。在计划 MRA 方案时,首先要认识体素(voxel)大小的概念。体素 = $(FOV/M_{frequence}) \times (FOV/M_{phase}) \times$ 层厚。$M_{frequence}$ 指频率编码级数,M_{phase} 指相位编码的数目。

体素越大,部分容积效应也越明显,背景中小血管的细节显示也越差。因此,体素大小应比兴趣血管要小。换句话说,体素大小应适合兴趣血管,小的体素可减少体素内相位失散的数量,信号的丧失少,特别有利于小血管的显示,同时可获得足够的SNR。而 3D 序列通常可提供比 2D 序列小的体素,因此 3D 序列显示小血管比 2D 序列好。然而体素越小 SNR 越低,但由于改善了远端小血管的细节,图像的对比可能会因此改善。

6. 层厚(slice thickness):2D TOF MRA 成像时,当血液能尽可能快地通过成像平面时不被饱和,则能显示最佳的流入效应。当扫描层面或容积与血流平面垂直时流入效应最佳。如果血管内血液在扫描层面内流动很慢或与之平行时,流动的自旋质子受多个射频脉冲的影响,趋于饱和,称之为层面内饱和,这样血管信号明显减弱。如产生层面内饱和,3D 扫描可以纠正因层面内饱和所致的伪影,因为3D 序列可分隔成宽度 < 1 mm 的分隔区,血流在这么小的分隔区内信号丧失少。

7. 层面重叠(slice overlap):2D TOF 及 2D PC MRA 成像时,层面应至少有 33% 的重叠。颈动脉的 2D TOF MRA 用 3 mm 的层厚,重叠应为 1 mm,而导致的 MRA 实际层厚为 2 mm。偶尔,当需要覆盖范围更广时,重叠部分可以减少,从而保持一个合理的扫描时间。例如,主动脉采用 5 mm 层厚,用1 mm(20%)的重叠。必要的重叠可减少因层面间的信号丢失所造成的伪影。

8. 固定(fixed)和跟踪(walking)预饱和层块:预饱和层块是用一系列层选射频脉冲来饱和层块内的所有质子。预饱和层块的位置由 MRA 检测的血流是动脉或静脉所决定。预饱和层块可置于与层面平行的位置,随着 2D 层面或 3D 容积的移动而移动,这种叫跟踪预饱和层块。预饱和层块也可固定在一个位置上,不随 2D 层面的移动而移动,这在主动脉弓成像时非常重要,此时,必须饱和颈静脉、无名静脉及部分上腔静脉的血流,用来评估弓部近端的大血管。

9. 心脏同步 MRA(cardiac synchronized MRA):要最佳地成像有搏动的血管必须利用心脏同步技术,即心电门控技术。心脏同步 MRA 的典型机制为包含一个触发延迟和一个预定的扫描窗,扫描窗通常建立在收缩期的中部或收缩期末。在评估胸主动脉时可能会有问题,此时流量很大,湍流信号丧失明显。要保持连续的图像对比,只有在预定扫描窗取样,利用系统分光仪保持连续的激励周期。

心脏同步(即心电门控)MRA 有一个显著的扫描时间补偿(对于 TOF MRA 及 PC MRA 而言)。因为资料仅是在心动周期的部分时间内获得的。总的扫描时间取决于病人的心率。最佳的扫描窗可依兴趣血管与心脏距离的远近而有很大的不同。表5-2-2 推荐的扫描窗可供参考。

表 5-2-2　心脏同步 MRA 的扫描窗

动　　　　脉	扫描窗(%)
升主动脉、主动脉弓及降主动脉近端	30
腹主动脉	45~50
肾动脉	60
髂总动脉及髂股动脉分叉	70~80
腘动脉	85

利用心电门控技术可以明显提高 MRA 图像质量,使血管信号增强,伪影明显减少,尤其是外周血管(图 5-2-7)。

10. 磁化传递(magnetization transfer, MT):磁化传递技术在 TOF MRA 中可以增加对静止组织的抑制。在 MRI 中,有两种截然不同的水质子:自由水质子和与大分子结合在一起的结合水质子。自由水质子有一个窄的磁共振波谱(长 T_2 弛豫时间),就是这些质子产生 MRI 信号。结合水质子有一个宽的磁共振波谱(非常短的 T_2 弛豫时间),正常情况下,对 MR 图像没有作用。组织中含有两种水质子池,经穿过空间或偶极-偶极相互作用,不停地进行磁化交换,这些池间的质子磁化保持一种平衡状态。如果其中一个池中的磁化被饱和,另一池中的磁化也会有反应,这种一个池中的磁化改变影响另一个池的过程就称为 MT。在 MRA 应用中,受 MT 影响的兴趣组织是肌肉、灰质、白质及静止的血液。脑脊液、骨髓及流动的血液则没有 MT 效应。

灰、白质都有 MT 效应,如果结合水池中的质子易受饱和脉冲的影响,这种 MT 效应将导致自由水池中的质子磁化的部分饱和,使自由水质子磁化减少,产生信号强度的净丢失。如果将 MT 技术与 2D 或 3D TOF MRA 相结合,脑灰、白质由于 MT 效应将产生较少的信号。由于脑组织背景信号受抑制而变暗,而血液的信号强度很少受到影响,流动质子与静止组织间的对比会更大,结果改善了 MRA 图像中小血管的对比(图 5-2-8)。

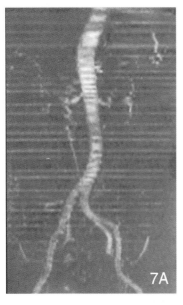

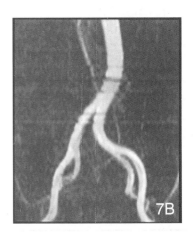

图 5-2-7 外周血管 MRA

A.常规 2D TOF MRA 显示腹主动脉下段及两侧髂动脉,背景抑制欠佳,血管轮廓欠光整。

B.心电门控 2D TOF MRA 显示同一段血管,信噪比高,血管轮廓光整。

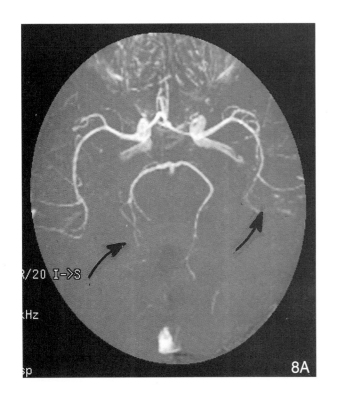

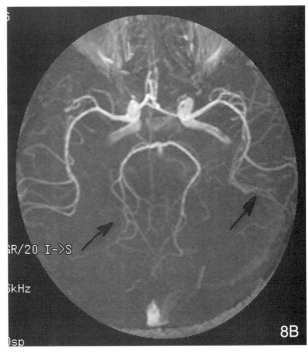

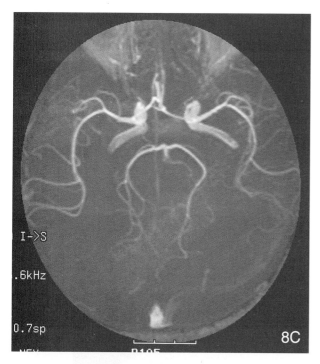

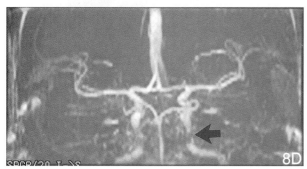

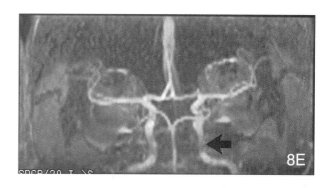

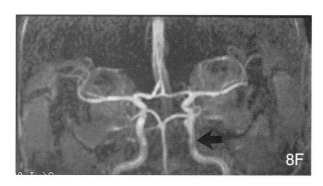

图 5-2-8　脑血管 MRA

A、D.3D TOF 示 Willis 环,小血管较少(弯箭),颈内动脉(宽短箭)显
示较差,局部信号缺失。B、E.3D TOF MT 示小血管(箭)明显增多,
颈内动脉信号缺失少(宽短箭)。C、F.加强型 3D TOF 示背景抑制更
好,小血管显示清晰,颈内动脉信号均匀,轮廓光整(宽短箭)。

当应用 MT 技术时,扫描时间会延长。因增加 MT 脉冲,扫描时的 TR 会增加 $10 \sim 20$ ms。注意,由于脂肪组织和骨髓没有 MT 效应,因此,在下肢 MRA 或颈动脉 MRA 中,MT 很少起到背景抑制的作用。

总之,在具体选择 MRA 技术时,必须充分理解每种技术的原理、优点及限度,然后根据临床要求、靶血管及血流的特点进行综合考虑,表 5-2-3 MRA 的应用可供参考。

第三节　动态增强 MRA

以上所述各种 MRA 技术,均是以血液流动增强效应及相位改变效应为基础,检查时间长,对扭曲血管存在层面内饱和现象,因湍流、涡流等造成相位失散而致信号丧失,对慢血流或多或少产生部分信号丧失。这些缺点虽然可以通过多层重叠薄层采集(MOTSA)及磁化传递(MT)等技术得以改善,但无法完全避免。因此,近年来,国内外学者提出一种全新的 MRA 技术,即动态增强 MRA(dynamic contrast-enhanced MRA, DCE MRA)。其原理与上述技术完全不同,不是利用血液的流动增强效应及相位改变效应,而是经静脉注射顺磁性造影剂,从而明显缩短血液的 T_1 时间(比脂肪 T_1 的 250 ms 还要短),利用梯度回波快速扫描,显示 T_1 明显缩短的血

表 5-2-3　MRA 的应用

方　法	应　用
2D TOF(常规 GE)	颈动脉及颈静脉血流
2D TOF(预饱和 GE)	颈动脉及腘动脉以下的下肢动脉
2D TOF(心电门控)	胸主动脉(固定预饱和层块),腹主动脉(跟踪预饱和带),髂-股动脉
3D TOF(MOTSA)	颈动脉及颈动脉狭窄的最佳显示,与 PC MRA 结合显示颅内动脉瘤
3D TOF(MOTSA) + MT	脑动脉
2D PC MRA	硬膜窦栓子(<20 cm/s)(预饱和带)
3D PC MRA	椎基底动脉(30 cm/s),大的动脉瘤,颈动脉(30～60 cm/s),门静脉(20 cm/s),肾动脉(30 cm/s)

液,形成血管造影图像。该技术还涉及图像后处理重建技术。检查时间明显缩短,也避免了扭曲血管、湍流及慢血流等所致的信号丧失,得以真实反映血管的病变。

一、顺磁性造影剂和注射方案

(一)造影剂的作用、浓度和扫描时间

临床上所用顺磁性造影剂大多是 Gd-螯合物。其名为钆喷葡胺注射液(Meglumine Gadopentetate,商品名为磁显葡胺或马根维显,Magnevist),其成分都是 Gd-DTPA。在 1.5 T MR 机,Gd-DTPA 缩短血液 T_1 弛豫时间可根据以下公式求得:

$$1/T_1 = 1/1\ 200\ ms + R1\ (Gd)$$

式中 R1 为 Gd-DTPA 的 T_1 弛豫率,(Gd)为血液中的 Gd-DTPA 浓度。

由于血液的 T_1 时间明显缩短,与周围组织的对比增加,因此,DCE MRA 利用的只是血液与周围组织的 T_1 时间不同来显示血管,而不是靠血液的流动增强效应或相位改变效应,这是两种技术成像原理的根本不同之处。

要获得足够的图像对比度及信噪比(SNR),就必须注射足够的 Gd-DTPA 以降低血液的 T_1,使之明显小于周围组织的 T_1。周围组织中,脂肪的 T_1 最短(1.5 T MR 机,250 ms)。因此,血液的 T_1 应该明显低于 250 ms。由于目前提供的 Gd-DTPA T_1 弛豫率即 R1 约为每秒 4.5/mmol,动脉血的 Gd-DTPA 浓度要 >1 mmol/L 才能获得 <250 ms 的 T_1。要决定适当的 Gd-DTPA 剂量和注射速度,必须要了解有哪些因素会影响动脉血 Gd-DTPA 浓度。动脉血 Gd-DTPA 浓度与静脉注射速度成正比而与心搏出量成反比。即:动脉血 Gd-DTPA 浓度 = 注射速度/心搏出量。动脉血 Gd-DTPA 浓度的升高,可通过增加注射速度,亦可降低心搏出量而获得。通常,平静时心搏出量为 3~6 L/min,过分地降低心搏出量是不可取的,但在进行 DCE MRA 检查前,让病人尽可能放松休息 30 min,是比较理想的做法。检查前病人不应吃得过饱或运动后即刻检查。如果病人对检查很紧张或有恐惧幽闭症,使用适量的镇静剂可以缓解其紧张情绪。

Gd-DTPA 的注射总量取决于注射速度及注射时间,注射时间与扫描时间大致是相同的。Prince 的研究表明,当病人心搏出量处于正常的平静状态时,不屏气的扫描时间为 3~4 min,注射速度至少 0.2 ml/s(12 ml/min),血液的 T_1 才能降到要求的 150 ms,从而得到足够的 SNR,故 Gd-DTPA 的用量至少为 36 ml。

缩短 TR 时间从而使扫描时间缩短,从正反两方面影响到所需造影剂的量。TR 缩短 4 倍,则扫描时间也缩短 4 倍,注射时间也只需原来的 1/4。在 2 次脉冲隙,要使纵向磁化矢量恢复到原来的量,注射速度要增加 4 倍。这样一来,Gd-DTPA 的量没有改变,而 SNR 也保持不变。然而,较短的 TR,背景抑制较好,因此增加了对比噪声比(contrast-to-noise ratio,CNR)。因为在 3D DCE MRA 中,血管的可视性是由 SNR 及 CNR 决定的,缩短 TR,在造影剂剂量不变的情况下可提高 SNR 及 CNR,从而提高血管的可视性,若保持原来的血管可视性,造影剂剂量可适当减少。

缩短 TR 从而缩短扫描时间,可通过增加频带宽度的方法来实施,但这种效应相当复杂。若保持所有其他因素不变,频带宽度增加 1 倍,SNR 降低 $\sqrt{2}$,要补偿这种 SNR 的损失,除了需要缩短 TR 外,注射速度必须增加 $\sqrt{2}$。因此,增加频带宽度不是缩短扫描时间的最具对比效率的方法。但当增加频带宽度使扫描时间短到足够让病人屏气的话,还是非常有用的。

另一方面,如果相位编码级数降低 1/2,扫描时间可缩短 2 倍,分辨率不变,SNR 仅减少了 $\frac{1}{\sqrt{2}}$ 而 TR 没有任何变化。扫描时间减少 2 倍,注射速度仅增加 $\sqrt{2}$ 倍即可保证 SNR 不变。因而,减少相位编码级数是减少扫描时间,保持分辨率不变最有效的方法。实际上,当相位编码级数减少时,体素大小有增加的倾向,这样一来导致 SNR 的增加而空间分辨率降低。有一种方法可以减少相位编码级数而不影响图像分辨率,就是用部分傅立叶成像,即部分 NEX 扫描。

(二)造影剂团注和扫描延迟时间

精确地计划造影剂的团注时间和扫描时间(采集时间)是非常重要的。资料的采集与 Gd-DTPA 在血管内循环是同时进行的。利用 MRI 资料的傅立叶性质的优点,就可能避免在扫描全程注射造影剂。傅立叶采样一般称之为 K 空间(K-space)采样,限定了图像的特征。高空间频率采样,作为 K 空间的周边,决定图像的细节;低空间频率采样,作为 K

空间的中心,决定图像的对比。通过合理注射造影剂,使动脉血 Gd-DTPA 的浓度达峰值时进行 K 空间中心采样,就有可能获得 Gd-DTPA 的最佳对比效果,而注射时间仅为扫描时间的 $1/2 \sim 2/3$,这样可减少所需造影剂的总量。如果在已缩短的注射时间($1/2 \sim 2/3$ 扫描时间)内注射同等剂量的 Gd-DTPA,可得到更高的 SNR 及 CNR,图像质量得以改善。

1.推算方法:经静脉(一般为肘静脉)注射造影剂,造影剂到达兴趣血管的时间因人而异,有时相差很多。在超过 60 s 的慢速扫描中,计算造影剂的团注延迟时间相对容易,较小的误差与长的扫描时间相比影响不大。计算团注时间以保证兴趣血管内出现造影剂时落在扫描的中间阶段,这一点非常重要。因此,对于较慢速扫描,在扫描启动后几秒钟开始注射造影剂,维持到扫描一半后的 $10 \sim 15$ s 比较适当。一旦造影剂注射完毕,应马上用生理盐水冲洗注射器和皮管内的剩余造影剂。扫描到 $1/2$ 时,造影剂在兴趣血管内的浓度达峰值,为兴趣血管的动脉期。在收集中心 K 空间资料期间,要注意造影剂浓度不能变化太快,否则会产生严重的伪影。因为这个原因,造影剂团注至少应覆盖扫描时间的 $1/2$ 或 $2/3$。对于少于 60 s 的较快扫描,造影剂团注延迟时间的设定更为重要,也更具挑战性。可以通过下列公式推算:

扫描延迟时间 = 造影剂到达兴趣血管时间 + 注射时间 $/2$ − 扫描时间 $/2$。如果注射时间与扫描时间相等,扫描延迟时间就等于造影剂到达兴趣血管的时间;如果注射时间比扫描时间短,扫描延迟时间就比造影剂到达兴趣血管的时间少;如果是中心 K 空间采样时间,扫描延迟时间应该等于造影剂到达兴趣血管时间加额外的 $4 \sim 5$ s。这样一来,资料的收集就不是在造影剂团的前缘开始,关键之点取决于造影剂从肘正中静脉开始注射到兴趣血管时间的确定。为了这个目的,可采取几种不同的策略。行之有效的简易方法是,根据靶血管与心脏的距离及临床经验来决定,后者包括患者的年龄和病史(心脏状况)。靶血管与心脏的距离较大,估计的可靠性随之下降,如腘动脉以下的下肢血管则较难判断。而准确判断造影剂到达靶血管的时间是十分重要的。因为当 3D DCE MRA 扫描启动时,造影剂注射过早,会导致静脉结构早期强化。注射造影剂后的早期成像会有严重的伪影,以致检查没有价值。如造影剂

注射过晚,则动脉期血管内造影剂浓度过低,也影响图像质量。除了根据靶血管与心脏之间的距离结合临床试验判断外,试验性团注技术及智能软件自动触发技术也是有益的选择。

2.试验性团注技术:在 3D DCE MRA 检查前,用少量的 Gd-DTPA($2 \sim 4$ ml)团注作时间预测扫描。这种试验性团注需要用足够的生理盐水冲洗,将造影剂全部冲入上腔静脉。通过兴趣血管,每隔 $1 \sim 2$ s 行快速 GRE 扫描,整个过程约 40 s。造影剂到达兴趣血管的时间可根据肉眼观察来决定,或可根据在靶血管内连续测得的信号强度的变化来确定。为避免在心动周期不同相位的流入信号的改变,应在矢状位或斜矢状位平面采用厚的层厚($15 \sim 20$ mm)通过主动脉平面。通过这种方法,就有可能做到正好在中心 K 空间填充资料时,兴趣血管内肯定有造影剂。

如果用非选择性预备反转脉冲来消除血液信号(TI = 100 ms),试验性团注的剂量还可以减少;用这种预备脉冲,试验性团注甚至可以在横断面进行,而不必担心流入效应。这种方法的缺点是利用预备脉冲需要额外的时间,这会降低图像更换的速度,由此方法测得的造影剂到达兴趣血管的时间比实际时间略微延迟。

3.自动触发:用智能软件(脉冲序列)可自动检测出造影剂到达靶血管的时间。以主动脉为例,操作者选择一个主动脉的区域(ROI),以 20 ms 的间隔取样。当造影剂到达主动脉,样本区的信号强度增加数倍,通常以信号增加 20% 为触发阈值,可以测出造影剂团的前缘,患者就有时间在扫描开始前深呼吸屏气,在 K 空间中心开始扫描,例如,中心编码使中心 K 空间资料的收集与团注动脉期同步进行。GE 1.5 T Horizon MR 机所配置的这种脉冲序列谓之"Smartprep"。

(三)造影剂剂量

造影剂剂量究竟该多少?单从图像质量的观点来看,似乎越多越好。当然,要考虑到安全性、实际性及费用。在一些研究中心,剂量用到 0.5 mmol/kg,但较小的剂量已证明可带来极好的图像质量。Prince 在最近的肾动脉屏气 3D DCE MRA 的研究中,比较了 4 种剂量:0.05、0.1、0.2、0.3 mmol/kg。肾动脉近端及远端 SNR 的定量研究显示出图像清晰度与造影剂剂量有直接关系,从 0.05 mmol/kg 到 0.2 mmol/kg,图像质量持续提高。剂量再增至 0.3

mmol/kg,与 0.2 mmol/L 相比,两者的图像质量没有统计学意义。然而,必须指出的是,有心血管疾病的病人可能需要比正常人更高剂量的造影剂,才能最清楚显示血管病变。

以上研究及我们的经验表明,0.2 mmol/kg 的剂量比较适宜,但应根据不同情况适当调整。如要求较高的分辨率,或显示较小的血管,尤其是与扫描层面平行的血管,就需要较高的剂量。今后,如采用更快的扫描序列,扫描时间更加缩短,或在使用血池造影剂时,也许可以减少造影剂剂量。

(四)造影剂注射速率

何为最佳的造影剂注射速度?当中心 K 空间资料收集时,外周静脉造影剂注射应调整到能保证造影剂同步存在于动脉系统。当造影剂从肘静脉经过心、肺到达动脉血管系统,应保持其连续性和团块状。为达到此要求,对多数个体来说,2～3 ml/s 的团注速度是比较理想的。但要注意造影剂注射完后,应以同样的速度用生理盐水冲洗。利用高压注射器注射对速率的控制比较准确,优于手法推注。

目前所用的 Gd-DTPA 有较好的安全性,实际上是最安全的造影剂之一,严重的特异性反应罕见,发生率大约为 1/20 000。文献中仅有 1 例报道。Gd-DTPA 没有临床可测的肾毒性,对肾功能衰竭病人用较大剂量也较安全。因此,对那些肾功能不全或碘过敏的病人可酌情使用 Gd-DTPA 检查。

二、快速扫描序列(3D SPGR)

除动态增强 MRA 外,还有一种增强 MRA 技术,它是在 3D TOF MRA 及 3D PC MRA 的基础上,进行造影增强检查。由于顺磁性造影剂可以明显缩短血液的 T_1 时间,减少了血液的饱和作用,血管的 SNR 明显提高,对慢血流的显示比 3D TOF MRA 及 3D PC MRA 要好。只是该技术扫描时间太长,无论是否采用预饱和带,动静脉均同时显示,在一定程度上影响血管病变的评估。因此,该技术在临床上没有得到广泛应用。

动态增强 MRA 多采用 3D SPGR 序列,扫描时间明显缩短,可以在动脉期完成扫描,从而避免静脉结构的干扰,清楚显示动脉血管的结构及病变。与 CT 相比,一组 3D 资料由多个快速连续收集的 2D 层面所组成。MRI 资料收集的傅立叶特性包括任何单个部分重建前收集整个 3D 资料。扫描时间可由公式算出:

$$扫描时间 = TR \times Y\text{-res} \times Z\text{-res} \times NEX$$

式中 TR 为重复时间,Y-res 为 Y 轴相位编码级数,Z-res 为 Z 轴的空间编码即 3D 容积内层面数,NEX 为平均激励次数。

不像 2D 扫描,病人的突然活动将导致一个层面无法成像。在 3D MRI,这些伪影被分散到整个 3D 资料中,只要伪影不是太多,而且不是发生在中心 K 空间(多在 K 空间的后期),这些伪影会被平均掉,对整个容积图像资料仅有轻微影响。但是,单个层面不会在剩余的资料中成比例地反映出。

3D GRE 成像对图像资料容积提供了高分辨率,即使病人有很小的活动,每个体素也会与相对邻近体素适当排列。这就保证了应用工作站可在任一投影面上进行精确的图像后处理。3D MR 扫描的特性即每个体素的资料收集都在整个扫描过程完成,与 2D 成像相比,同样的层厚,SNR 提高;此外,与 2D 成像相比,3D 成像在相同层厚,降低了对梯度场的要求,而且可使用更短的 RF 脉冲。这些特点允许 3D 成像用更短的 TR 及更薄的层厚,层厚可减到 1 mm 以下而有足够的 SNR。缩短的 TR 及 TE 使 3D 资料容积收集在 20～30 s 内完成变为可能。

SPGR 被认为是一种可增加 T_1 对比的很好方法。在用 T_1 弛豫药物如 Gd-DTPA 时很有用。SP-GR 帮助抑制背景信号,而不增加扫描时间,通过脂肪饱和脉冲或反转脉冲来抑制背景信号,代价是要增加扫描时间。脂肪抑制的另一种方法是调整频带宽度和回波部分得到一个可使脂肪及水都没有相位的 TE,这需额外的脉冲,也就要额外的时间。

三、扫描参数对图像质量的影响

TE 应短到足够消除去相位伪影和使 T_2^* 信号衰减最小,这需要 TE < 3 ms。使用 1.5 T MR 机,2～2.6 ms TE 可以使脂肪及水都处于去相位状态,从而可抑制背景信号。进一步降低 TE 会缩短 TR,且可能减少流动和易感伪影,在肺部检查时尤有帮助,极短的 TE 可以抑制气体交界面的易感伪影,可以进行肺灌注成像。

缩短 TR 也就缩短了扫描时间,3D DCE MRA 采用屏气扫描,要求扫描时间不能过长,尽可能不超过 30 s。因此,在不影响图像质量的前提下,尽可能用最短的 TR。

倾倒角(FA),在 3D DCE MRA 不是关键的参数。实验表明倾倒角30°~60°范围都是适当的。我们的经验与Prince等的意见一致,45°~60°倾倒角较好。对动脉期,倾倒角降到30°,对静脉期或平衡期已降低的T_1弛豫给予补偿。此时,造影剂在经过毛细血管床时已稀释。

频带宽度也是3D DCE MRA扫描的一项重要参数。接受器的频带宽度是操作TR和TE的主要机制之一,固定矩阵大小,更大的频带宽度缩短了接受回波信号的时间。增加频带宽度也增加了噪声的数量,这就产生较低的SNR。要避免降低SNR,频带宽度应尽可能窄,但不会造成TE>2.5 ms。在实际操作中,频带宽度多为16~32 kHz。

合理应用这些参数可得到最佳的扫描。如果TR已经是最小值,可设置更宽的频带宽度,虽然造成SNR降低,但扫描时间可以更短,足以让病人屏气完成扫描;也可降低扫描分辨率或扫描范围,以缩短扫描时间。

下面介绍一些降低所需空间分辨率的方案及通过改善重建分辨率对所需分辨率损失补偿的方法。首先,可沿任一或全部三个空间方向缩小矩阵大小。例如,沿层面方向减少空间范围或降低分辨率,可以减少所需层面数;同样,在相位编码方向降低分辨率,可以减少相位编码级数;最终,频率编码方向的分辨率也可降低,因为在频率编码方向已减少的矩阵(大小)会因梯度场产生更短的TR,以及接受器样本时间效应。然而这种效应很小,一般不考虑。

降低空间分辨率缩短扫描时间的方法并不始终可取或必需的。因此,最好考虑保留一个或多个扫描方向的分辨率。首先,应用四方形或不对称的FOV,例如:36×36 FOV,用7 ms TR,30 s得到扫描矩阵为256×192×32;用36×28 FOV,23 s得到。如果出现包绕伪影,仍将被接受(认可)。因为兴趣血管总是靠近中线,而包绕伪影损害的是图像的周边。

减少扫描时间的另一方法是采用部分傅立叶方法(也叫部分NEX),使图像资料的3D容积得以重建,而不要全套的傅立叶图像资料。例如0.5 NEX可减少扫描时间约1/2。

四、屏气扫描

胸、腹部血管病变的检查,由于呼吸伪影的影响,降低了3D DCE MRA的图像质量。克服这种伪影的唯一方法就是屏气扫描。扫描时间依病人屏气时间而定。因此,首先要确定病人屏气能持续多久。在病人检查前,先让病人放松,测试深呼吸后屏气时间及平静呼吸时即刻屏气时间,来确定扫描参数。此外,Prince认为可根据呼吸门控来预测病人屏气时间,如呼吸频率每分钟<18次的病人,呼吸间隔较长,检查中能轻易屏气30~40 s;如果呼吸频率每分钟>25次,呼吸间没有明显的停顿,屏气就困难;如果每分钟>30次,则病人根本无法屏气。多数病人发现最大深呼吸后屏气是最容易的。经鼻导管供氧可能会增加病人屏气的能力。我们以氧气袋做过试验,几位志愿者屏气时间没有明显延长,考虑可能因为氧气袋压力不够所致。因条件限制,氧气瓶无法进入检查室,实际工作中,给病人提供氧气比较困难。

五、后处理技术

1. 零填充(zero-filling)技术:图像重建后空间分辨率可通过几种内插技术得以改善,其中最常用的技术就是零填充。所谓"零填充"技术是在傅立叶转换前,用零来填充部分傅立叶资料,再重建图像。如果原来的矩阵为128,零填充可用来重建额外的中间像素,这样一来图像以256的像素重建。如沿3D DCE MRA层面方向进行,这技术特别有帮助。例如32层2.5 mm层厚扫描,采用零填充技术可用来重建64层2.5 mm层厚和1.25 mm重叠的图像,增加了单位时间内的层数。

2. 最大强度投影(multiple intensity projection,MIP)及部分容积MIP重建技术:3D DCE MRA扫描所得的全部资料转到工作站,独立进行图像的3D重建。MIP是将沿某一投射方向的最大信号强度的像素投影而成,它不是像素强度的叠加,而是只显示强度最大的像素。MIP图像与常规血管造影相似。由于静脉可能会显影,与动脉部分重叠,影响了动脉的评估。这可以利用部分容积MIP(sub volume MIP)技术避开静脉的影响。部分容积MIP技术不是利用全部资料来重建,而是用其中部分连续独立的资料重建,所得的图像不是3D DCE MRA的全貌,在评估血管病变时,还应与MIP图像结合(图5-3-1A、B)。

3. 多平面投影重建(multiplannar projection reconstruction,MPR)技术:MPR重建图像可以同时得到横断面、矢状面及冠状面图像(图5-3-1D)。对于临床医生来说,MPR图像没有MIP图像容易理

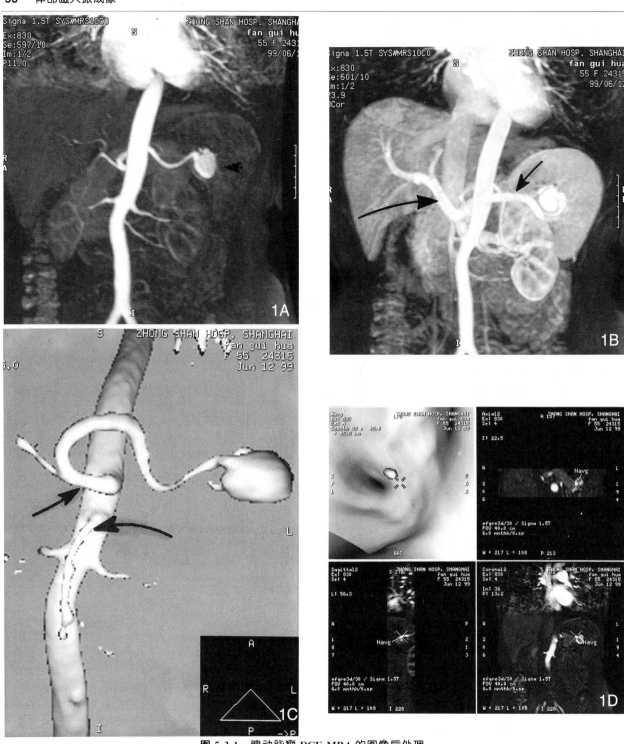

图 5-3-1 脾动脉瘤 DCE MRA 的图像后处理

A.部分容积 MIP 重建图像清晰显示腹主动脉、腹腔动脉、肝动脉、两侧肾动脉和脾动脉及脾动脉末端的动脉瘤(箭头)。
B.全容积 MIP 重建,扫描容积内的所有血管均显示,包括门静脉主干(长箭)及左右分支、肠系膜上静脉及脾静脉(短
箭),由于静脉显影的干扰,脾动脉部分被遮盖。C.SSD 重建显示血管同 A,但立体感较 MIP 强(短箭为腹腔动脉,长箭
为肠系膜上动脉)。D.左上为 VIE 显示脾动脉瘤内部结构,其余 3 幅为 MPR 重建图像(为 VIE 的定位相),从横断位、
矢状位及冠状位显示瘤体层面内的血管与瘤体的关系。

解,但是,这种技术可以消除静脉重叠的影响,扭曲
血管的行程也被展开,血管病变不易漏掉,是 MIP
重要的辅助手段。

4. 表面重建(surface shade display,SSD):图像
可用射线投照算法来表达。血管壁通过阈值技术来
显示。对于血管外观,有时又叫容积表达,图像提供

了更加形象的 3D 动脉解剖(图 5-3-1C)。这种技术的诊断价值仅限于血管外壁的病变及血管形态的显示。对于血管内壁的病变仅提供很少的资料。

5.“内镜”技术:这种新技术需要一个后处理软件,叫仿真血管内镜(virtual intravascular endoscopy, VIE),可得到 3D 的血管腔表面观(图 5-3-1D)。血管壁从内部显示,阈值可随意设置,不需要图像资料的预处理。

(杨 军 周康荣)

参 考 文 献

1. Bass JC, Prince MR, Londy FJ, et al. Effect of gadolinium on phase-contrast MR angiography of the renal arteries. AJR, 1997, 168:261

2. Boos M, Lentschig M, Scheffler-K, et al. Contrast-enhanced magnetic resonance angiography of peripheral vessels. Different contrast agent applications and sequence strategies: a review. Invest Radiol, 1998, 33:538

3. Chung JM, Park JH, Kim HC, et al. Entry tears of thoracic aortic dissections: MR appearance on gated SE imaging. JCAT, 1994, 18:250

4. Cloft HJ, Murphy KJ, Prince-MR, et al. 3D gadolinium-enhanced MR angiography of the carotid arteries. J Magn Reson Imaging, 1996, 14:593

5. Debatin JF, Hany TF. MR-based assessment of vascular morphology and function. Eur Radiol, 1998, 8:528

6. Douek PC, Reval D, Chazel S, et al. Fast MR angiography of the aortoiliac arteries and arteries of low extremity: value of bolus enhanced whole-volume substraction technique. AJR, 1995, 165:431

7. Elliott LP. Cardiac imaging in infants: children and adults. Philadelphia: JB Lippincott Co, 1991. 310~336

8. Engelbrecht MR, Scaeed-M, Wendland-MF, et al. Contrast-enhanced 3D-TOF MRA of peripheral vessels: intravascular versus extracellular MR contrast media. J Magn Reson Imaging, 1998, 16:616

9. Gaa J, Georgi M. Non-invasive imaging of abdominal vascular pathologies. Eur Radiol, 1998, 8:507

10. Hany TF, Leung DA, Pfammatter T, et al. Contrast-enhanced magnetic resonance angiography of the renal arteries. Original investigation. Invest Radiol, 1998, 33:653

11. Hany TF, Schmidt M, Hilfiker PR, et al. Optimization of contrast dosage for gadolinium-enhanced 3D MRA of the pulmonary and renal arteries. J Magn Reson Imaging. 1998, 16:901

12. Hany TF, Schmidt M, Davis CP, et al. Diagnostic impact of post-processing techniques in evaluating contrast-enhanced three-dimensional MR angiography. AJR. 1998, 170:907

13. Hany TF, Schmidt M, Schoenenberger AW, et al. Contrast-enhanced three-dimensional magnetic resonance angiography of the splanchnic vasculature before and after caloric stimulation. Original investigation. Invest Radiol, 1998, 33:682

14. Hartnell GG, Finn JP, Zenni M, et al. MR imaging of the thoracic aorta: comparison of spin-echo; angiographic and breath-hold technique. Radiology, 1994, 191: 697

15. HeissD. Magnetic resonance angiography of mesenteric arteries. Invest Radiol, 1998, 33: 670

16. Higgins CB, Hricak H, Helms CA. Magnetic resonance imaging of the body. 2nd ed. New York: Reven Press, 1992. 635~653

17. Kopka L, Vosshenrich R, Rodenwaldt J, et al. Differences in injection rates on contrast-enhanced breath-hold three-dimensional MR angiography. AJR, 1998, 170: 345

18. Lentschig MG, Reimer P, Rausch Lentschig UL, et al. Breath-hold gadolinium-enhanced MR angiography of the major vessels at 1.0 T: dose-response findings and angiographic correlation. Radiology, 1998, 208: 353

19. Leung DA, Pelkonen P, Hany TF, et al. Value of image subtraction in 3D gadolinium-enhanced MR angiography of the renal arteries. J Magn Reson Imaging, 1998, 16: 598

20. Maki JH, Chenevert TL, Prince MR. Contrast-enhanced MR angiography. Abdom Imaging, 1998, 23:469

21. McCauley TR, Monib A, Dickey KW, et al. Peripheral vascular occlusive disease: accuracy and reliability of time-of-flight MR angiography. Radiology, 1994, 192:351

22. Michiel WDH, Marc K, Guillaume RP, et al. Renovascular disease in patients with hypertension: detection with systolic and diastolic gating in three-dimensional; phase contrast MR angiography. Radiology, 1996, 198: 449

23. Napel S, Marks MP, Rubin GD, et al. CT angiography with spiral CT and maximum intensity projection. Radiology, 1992, 185: 607

24. Nelson KL, Gifford LM, Lauber Huber C, et al. Clinical safety of gadopentetate dimeglumine. Radiology, 1995, 196: 439

25. Prince MR, Yucel EK, Kaufman JA, et al. Dynamic gadolinium-enhanced three-dimensional abdominal MR arteriography. JMRI, 1993, 3: 877

26. Prince MR. Gadolinium-enhanced MR aortography. Radiology, 1994, 191: 155

27. Prince MR, Narasimhan DL, Stanley JC, et al. Gadolinium-enhanced magnetic resonance angiography of abdominal aortic aneurysm. J Vasc Surg, 1995, 21: 656

28. Prince MR, Narasimham DL, Stanley JC, et al. Breath-hold gadolinium-enhanced MR angiography of the abdominal aorta and its major branches. Radiology, 1995, 197: 785

29. Reimer P, Landwehr P. Non-invasive vascular imaging of peripheral vessels. Eur Radiol, 1998, 8:858

30. Rubin GD, Dake MD, Napel S, et al. Spiral CT of renal artery stenosis: comparison of three-dimensional rendering techniques. Radiology, 1994, 190: 181

31. Saloner D. Determinants of image appearance in contrast-enhanced magnetic resonance angiography. Invest Radiol, 1998, 33: 488

32. Scott Sheppard MS. Basic concepts magnetic resonance angiography. RCNA, 1995, 33: 91

33. Shetty AN, Bis KG, Vrachliotis TG, et al. Contrast-enhanced 3D

MRA with centric ordering in k space: a preliminary clinical experience in imaging the abdominal aorta and renal and peripheral arterial vasculature. J Magn Reson Imaging, 1998, 16: 603

34. Shetty AN, Shirkhoda A, Bis KG, et al. 3D breath-hold contrast-enhanced MRA: a preliminary experience in aorta and iliac vascular disease. J Comput Assist Tomogr, 1998, 22: 179

35. Snidow JJ, Johnson AM, Harris VJ, et al. Iliac artery MR angiography: comparison of three-dimensional gadolinium-enhanced and two -dimensional time -of- flight techniques. Radiology, 1995, 196: 371

36. Snidow JJ, Johnson MS, Harrison VJ, et al. Three-dimensional gadolinium-enhanced MR angiography for aortoiliac inflow assessment plus renal artery screening in a single breath-hold. Radiology, 1996, 198: 371

37. Solomon SL, Brown JJ, Glazer HS, et al. Thoracic aortic dissections: pitfalls and artifacts in MR imaging. Radiology, 1990, 177: 223

38. Vosshenrich R, Kopka L, Castillo E, et al. Electrocardiograph-triggered two-dimensional time-of-flight versus optimized contrast-enhanced three-dimensional MR angiography of the peripheral arteries. J Magn Reson Imaging, 1998, 16: 887

39. Westenberg JJ, Wasser MN, van der Geest RJ, et al. Scan optimization of gadolinium contrast-enhanced three dimensional MRA of peripheral arteries with multiple bolus injections and *in vitro* validation of stenosis quantification. J Magn Reson Imaging, 1999, 17: 47

40. Willing DS, Turski PA, Frayne R, et al. Contrast-enhanced 3D MR DSA of the carotid artery bifurcation: preliminary study of comparision with unenhanced 2D and 3D time-of-flight MR angiography. Radiology, 1998, 208: 447

41. Wilman AH, Riederer SJ, Huston J, et al. Arterial phase carotid and vertebral artery imaging in 3D contrast-enhanced MR angiography by combing fluoroscopic triggering with an elliptical centric acquisition order. J Magn Reson Med, 1998, 16:24

第六章

MR 弥散成像和灌注成像

磁共振成像不仅能提供清晰的组织对比图像和形态学诊断信息,而且可以对组织器官功能参数进行测量和成像。从临床角度来看,其中的两个重要功能参数就是分子弥散(diffusion)和组织灌注(perfusion)。在概念上弥散和灌注具有一些共同点,因此常将两者放在一起讨论。但是两者是不同的物理现象:分子弥散是由于分子的随机热运动(即布朗运动),而灌注则反映组织的血供。

因为分子弥散能够反映分子的平移运动(弛豫时间 T_1 和 T_2 反映分子的振动特性),因此测量分子弥散能够得到某些组织的特性和功能参数。MRI作为目前惟一可以提供活体测量弥散的技术,现已逐步应用于临床。

灌注测量原来主要采用非 MR 方法,包括造影剂增强 CT、SPECT 和 PET 等。部分 MR 灌注测量方法与上述常规方法原理上是相同的,只不过利用MRI 作为探测手段;而另外一些方法是利用 MRI对于质子自旋运动的敏感性。MR 灌注测量的优点在于:时间分辨率、空间分辨率和安全性(非离子辐射)均很高等。本章主要介绍弥散和灌注的概念,MR 弥散和灌注成像的原理、技术和体部临床应用。

第一节　分子弥散现象

一、布朗运动、Fick 法则和 Einstein 方程

分子弥散是由于分子的布朗运动,这是分子的一种微观、随机的平移运动。布朗运动是由于热能激发而使得分子不断地移动并相互碰撞。分子弥散可以在许多稳态但非平衡态系统观察到,例如在细胞中,当两部分之间存在浓度梯度时,则会出现粒子弥散流动,这种弥散运动遵从 Fick 法则:

$$J = -D \nabla C \qquad (式 6-1)$$

J 是流量,D 是弥散系数,∇C 是三维浓度梯度(线图6-1-1)。如果采用物理或化学方法测量到物质在不同时间的浓度,那么利用上式可得出弥散系数。

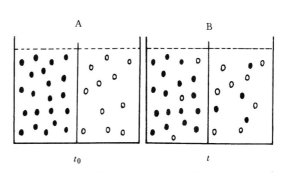

线图 6-1-1　Fick 法则

A. 一容器被一薄膜隔成两部分,两边充以不同类型分子。B. 在某一时间点 t_0 移去隔膜,过了一段时间 t 后,分子会由于弥散运动混合在一起,通过观察分子浓度的变化,可得出弥散系数。

一旦平衡态建立后(粒子浓度是均匀稳定的),弥散的宏观演化就无法观察到,必须采用其他方法来测量弥散系数。一种方法就是在系统中引入标记物,通过化学或放射技术来观察介质中标记物的浓度,这样弥散就可以通过标记物的运动而观察到,测量可达到毫米量级。这种方法已成功运用于生物器官,例如动物脑的研究,但是这种技术无法运用在人类活体研究。

另一种方法是观察弥散过程本身,这种方法要么基于单个分子,要么利用宏观统计方法。对于单个特定分子来说,这种随机运动过程最终产生一个净的移位;对于大量分子来说,移位的方向和距离是随机分布的,而在某一时间间隔 t 内移动了某一距离 r 的分子布居数可计算得到。例如,对于简单液体,布居数满足高斯分布。因为沿着某一方向运动的分子布居数与相反方向的分子布居数应该是相同的,所以整个矢量和为零,而距离的绝对值应满足 Einstein 方程:

$$r^2 = 2Dt（对三维来说是 6Dt） \qquad (式 6-2)$$

也就是说,分子移位距离 r(弥散距离)与时间的平方根成正比。这个方程比 Fick 法则更加适合于 MRI 对弥散的观察。但是对于复杂的生物体系,分子运动会受到阻碍,因此分子移位的分布与高斯模型有所区别。

二、受限制的弥散

当分子受边界约束在一个有限的介质内,其弥散受到限制,也就是当分子到达边界时,会被反射回介质内。随着弥散时间的增加,自由弥散的弥散距离可以无限增加,而受限制的弥散(restrictive diffusion)则会在某一个距离内出现饱和(线图6-1-2)。从理论上讲,通过对比饱和的弥散值与自由弥散系数(当测量时间很短时,则分子弥散未受限制),可用来评价介质尺寸。但实际上这种情况非常复杂,因为得出的测量值强烈依赖于介质形状(圆柱体、球体等),而这种形状一般是不可知的;而且由于限制也可能不完全,水分子在一定程度上可穿透细胞膜而出现泄漏,因此弥散测量还可用来评价壁的通透性。

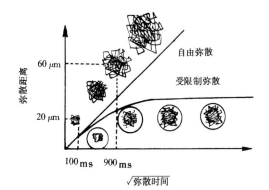

线图6-1-2 自由弥散和受限制弥散

对于自由弥散,弥散距离$(r^2)^{1/2}$会随着弥散时间的平方根线性增长;而对于受限制弥散(分子被限制在某一封闭空间内),当弥散时间很短时,类似于自由弥散,但当弥散距离增长到某一距离时,则会出现饱和。

三、各向异性弥散和弥散张量

弥散是一个三维过程,各个方向的分子运动不一定是均匀的。这种各向异性(anisotropic)是介质的物理排列(液晶)或者是限制弥散运动的阻碍物不对称分布所致。在数学上通常用张量(tensor)来表示弥散:

$$\begin{vmatrix} D_{xx} & D_{xy} & D_{xz} \\ D_{yx} & D_{yy} & D_{yz} \\ D_{zx} & D_{zy} & D_{zz} \end{vmatrix}$$

对角量D_{xx}、D_{yy}、D_{zz}代表X、Y、Z三个方向的分子运动,而非对角量D_{xy}、D_{xz}、D_{yz}则表示某一个方向的弥散与垂直方向分子移位的相关性。

第二节 弥散对于MR信号的影响

一、运动、磁场梯度和MR信号

1. 磁场梯度:磁场梯度是在主磁场B_0的基础上再叠加一个方向与主磁场方向一致而大小随空间位置变化的磁场。这样在空间不同位置质子所感受到的有效磁场不一样。例如,在Z轴上加了一个梯度场,那么沿着Z轴的不同位置的有效磁场为:

$$B = B_0 + G_z Z \qquad (式6-3)$$

则相应地拉摩进动频率为:

$$\omega = \gamma B = \gamma(B_0 + G_z Z) \qquad (式6-4)$$

式中γ是旋磁比,而梯度场单位为mT/m。那么不同位置的横向磁化矢量的进动角Φ(相位)一定时间间隔下会出现差别:

$$\Phi = \int_0^t \omega \mathrm{d}t = \int_0^t (\gamma B_0 + \gamma G \cdot r)\mathrm{d}t$$
$$= \Phi_0 + \gamma \int_0^t (G \cdot r)\mathrm{d}t \qquad (式6-5)$$

式中Φ_0是指$r=0$位置上的自旋累积相位。

2. 运动和MR信号:当存在梯度磁场时,运动质子自旋的相位与静止质子之间会出现差别。这是由于自旋在梯度场方向的平移使得其所受到的磁场不断改变,相应的共振频率也不断改变所致。如果假设$r = vt$,则相移为:

$$\Phi = \gamma \int_0^t v(t) \times G(t) t \mathrm{d}t \qquad (式6-6)$$

如果速度为零(无运动)或$G = 0$(无梯度场),或运动方向与梯度场方向垂直时,则相位不会出现离散。而对于实际体元,情况更加复杂,因为质子运动速度不一样而且方向是不相关的,例子之一就是分子弥散;如果相移出现分布并相互干扰,将最终导致信号无法重聚,从而使得信号强度在T_1、T_2效应基础上出现更大衰减。

二、单回波和恒定梯度

分子弥散对于自旋回波的影响在磁共振发展的早期人们就研究过。因为弥散移位的布居数分布具有高斯波形,因此自旋回波的衰减满足E指数关系:

$$A = \exp(-bD) \qquad (式6-7)$$

式中 D 是弥散系数,而 b 是依赖于磁场梯度的因子数。在自旋回波序列中,如果在整个 TE 范围采用一恒定梯度 G,则有:

$$b = \gamma^2 G^2 TE^3/12 \qquad (式 6\text{-}8)$$

而回波信号强度将有如下关系:

$$S = S_0(N, T_1)\exp(-TE/T_2)$$
$$\exp(-\gamma^2 G^2 TE^3 D/12) \qquad (式 6\text{-}9)$$

式中 N 是自旋质子密度。虽然 b 与 G 的平方和 TE 的三次方成正比,但是生物组织的 D 值很小,所以弥散只有在强梯度场和(或)长弥散时间内才能观察到。例如对于纯水,当 G 高达 4 mT/m 并且 TE 长达 100 ms,弥散导致的信号衰减为 20%,而组织中水的弥散率比纯水中低得多,因此信号的衰减程度更小。

三、多回波和恒定梯度

在磁共振发展的早期,由于磁体不完善导致主磁场非常不均匀,使弥散导致的信号衰减也很大。为了克服这个问题,Carr 和 Purcell 建议采用多回波链来代替单个回波。由于每个回波的重聚作用,那么弥散测量时间就被分成一系列与回波间隔延迟时间相等的弥散时间,从而弥散效应就会减弱,梯度因子 b 则为:

$$b = \gamma^2 G^2 TE^3/12 n^2 \qquad (式 6\text{-}10)$$

式中 n 是回波数,TE 为第 n 个回波的有效回波时间,也就是说,$TE = nTE'$,TE' 为回波间隔时间。因为有了因子数 n^2,弥散相关的回波衰减则在多回波序列中变弱。这就是为什么在测量 T_2 时应该采用多回波序列,否则会导致 T_2 的过度估测;而弥散运动测量一般采用单回波方法,因为单回波对弥散运动更加敏感。

四、脉冲梯度和 Stejskal-Tanner 序列

采用单回波方法测量弥散的一个重大改进是由 Stejskal 和 Tanner 引进的。他们把短的强梯度脉冲(持续几毫秒,高达几千 mT/m)施加在自旋回波序列 180°脉冲的两边(线图 6-2-1),以达到测量弥散运动的目的。此时 b 值为:

$$b = \gamma^2 G^2 \delta^2(\Delta - \delta/3) \qquad (式 6\text{-}11)$$

式中 δ 是指每个脉冲梯度的作用时间,而 Δ 是两个梯度脉冲之间的间隔时间。此序列有如下优点:当 $\delta \ll \Delta$ 时,弥散效应作用时间就可以完全知道,并且不依赖于 TE。在此序列中,弥散测量时间是可变的,为 $\Delta - \delta/3$。这对于研究受限制的弥散尤其有用,因为此时弥散时间是个非常关键的参数。但是当 MRI 系统能提供的梯度功率不可能那么高时,为了保证一定量的信号衰减,则 δ 也不可能那么短,这样弥散时间的物理意义也就不明显。事实上,弥散移位对于 MR 信号衰减的效应在序列过程中是不均匀的,在靠近 180°射频脉冲序列中间部分的效应要更强一点。

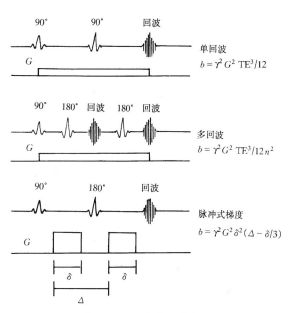

线图 6-2-1　自旋回波序列
弥散梯度不同作用方式及相应的 b 因子

另一方面,在采集回波信号过程中,最好避免强的梯度场作用。因为强梯度场会增加频带宽度,从而降低信噪比。在 Stejskal-Tanner 序列中,回波信号采样过程中没有梯度场,如果出于成像目的必须采用梯度回波时,那么这个梯度回波必须不依赖于弥散敏感梯度。

第三节　MR 弥散成像原理

一、梯度因子 b 和弥散图像

弥散图像是指将每个像素的弥散系数显示在图像上,它可以通过采集两幅以上的其他参数均相同(T_1 和 T_2 加权)而弥散加权不一样的图像计算得到。对于常规 2D FT 自旋回波序列,虽包含多个梯度脉冲,但是梯度幅度却很小,因此 b 值也很低(小

于 1 s/mm²），那么弥散效应可以忽略不计。为了增加成像脉冲对于弥散的敏感性，必须在序列中搀和其他梯度脉冲（线图 6-3-1）。从原理上讲，梯度可以设置在任何轴（选层、相位编码和频率编码）上。

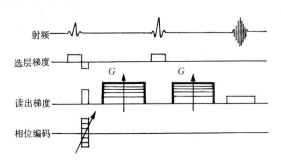

线图 6-3-1　2D FT 弥散加权自旋回波序列

通过另外插入梯度脉冲来得到弥散敏感性。这里梯度脉冲是作用在频率编码方向（读出梯度轴方向），但是它们也可以作用在其他轴方向或几个轴组合作用。通过改变梯度幅度 G，可以得到不同的弥散加权图像。由两幅以上的弥散加权图像就可以得到弥散系数图。

因为在成像序列中采用多个梯度脉冲，因此 b 值的表示必须重新计算，必须将成像序列中所有的梯度脉冲都考虑进去，一般的表示是：

$$b = \int_0^{TE} |k(t)|^2 dt \qquad (式 6\text{-}12a)$$

而

$$k(t) = \gamma^2 \int_0^t G(t') dt' \qquad (式 6\text{-}12b)$$

在 180°脉冲后，即 TE/2 时间后，采用 -G(t') 代替 G(t')。例如，采集两幅不同的梯度因子 b_1、b_0 的弥散加权图像 S_1 和 S_0，则通过式 6-7 可计算得到：

$$D(x,y,z) = \ln[A(x,y,z)]/(b_1 - b_0)$$
$$(式 6\text{-}13a)$$

而

$$A(x,y,z) = S_0(x,y,z)/S_1(x,y,z)$$
$$(式 6\text{-}13b)$$

如果采集多幅不同 b 值的图像，并且采用式6-7来拟合信号衰减，则计算更加精确。

二、确定梯度因子 b 的困难

1. 各向异性：如果弥散是各向同性（isotropic）的，垂直轴上的梯度脉冲的交叉项就可以相互抵消掉，则 3 个方向 X、Y、Z 的贡献 b_x、b_y、b_z 可以相加，即 $b = b_x + b_y + b_z$。但是如果弥散是各向异性的，则必须分开处理不同方向的分量。如果只考虑弥散张量的对角量，则信号衰减为：

$$S/S_0 = \exp\left(-\sum_{i=x,y,z} b_i \cdot D_{ii}\right)$$
$$(式 6\text{-}14)$$

不同的弥散分量与相应的 b 因子匹配。但是当存在非对角量时，以上的方程就不正确，必须采用其他方法重新计算。

2. 交叉项：当成像和弥散梯度轮换作用在相同轴上时，则会产生交叉项。这种交叉项的大小取决于梯度场的组合作用方式，不能忽略不计。必须通过求解式 6-12 即数字积分来精确得出 b 值，或者通过特别设计脉冲序列以消除交叉项。当存在交叉项时，式 6-11 就不严格，会导致弥散系数的过度计算，而且正负弥散梯度作用不一样，最后是弥散时间的概念变得难以把握。

三、自旋回波的变体

1. 梯度脉冲类型：一系列技术可以用来增加 MR 序列对弥散的敏感性。对于自旋回波体系，可以通过改变弥散敏感梯度的强度、作用时间或者梯度方向以增强各向异性效应。正如前面所述，在活体弥散测量中受限制的弥散是最受关注的现象之一。从物理上讲，受限制的弥散意味着测量到的弥散系数依赖于分子弥散时间。当进行弥散系数测量时，用于计算弥散图像的弥散时间保持恒定，即排除那些梯度脉冲间隔时间和持续时间变化的方法，因此改变梯度幅度成为测量弥散系数的唯一正确方法。

但是改变弥散时间来观察受限制弥散也已引起广泛兴趣，此时用于计算弥散的新的一组数据点的弥散时间必须保持恒定。当考虑到各向异性弥散时，则要求用于计算弥散系数的梯度脉冲必须作用在给定的轴，而不能几个轴混合在一起。将弥散梯度脉冲设置成另一方向，再重复测量可以评价弥散的各向异性。

2. 其他用于测量弥散系数的序列：这些序列包括激励回波序列、稳态自由进动技术的变体及最近广泛采用的 EPI 技术。这些序列优于自旋回波方法，但原理都是相同的。下面主要介绍激励回波序列。

激励回波序列包含 3 个射频脉冲，时间间隔分别为 τ_1 和 τ_2（线图 6-3-2）。3 个射频脉冲的组合可以形成多个回波，每个回波都有不同来源。最令人感兴趣的是激励回波，它产生在第 3 个射频脉冲后

τ_1 时间点上。

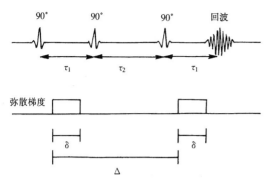

线图 6-3-2　激励回波序列

它包含 3 个 90°脉冲,时间间隔分别为 τ_1 和 τ_2。3 个射频脉冲的组合,可以形成多个回波,在第 3 个射频脉冲后 τ_1 时间点上形成的回波被称为激励回波。

激励回波的显著特点为第 2 个和第 3 个射频脉冲的时间间隔 τ_2 的磁化矢量的演化。在第二个射频脉冲作用结束时,部分横向磁化矢量就储存为纵向磁化矢量(如果采用 90°脉冲,则正好为一半)。在 τ_2 时间间隔内,横向磁化矢量经受的是 T_1 弛豫而非 T_2 弛豫。因为在生物组织中 T_1 一般比 T_2 大得多,所以与自旋回波的 T_2 衰减相比,可以有更长的演化时间。

当 3 个射频脉冲都是 90°时,激励回波的幅度为:

$$S = S(N, T_1)/2 \cdot \exp(-\tau_2/T_1) \cdot \exp(-\tau_1/T_2)$$
$$（式 6-15）$$

这个特点对于弥散测量非常有用,因为弥散测量要求有长的弥散时间。弥散梯度脉冲可以置于激励回波序列的第 1 个时间间隔内(第 1 个 90°射频脉冲与第 2 个 90°射频脉冲之间)与第 3 个时间间隔内(第 3 个 90°射频脉冲与激励回波之间)。弥散时间包括 τ_2,因此比自旋回波的弥散时间更长。Stejskal-Tanner 关系(式 6-11)仍适用,τ_2 时间包含在 Δ 中。长的弥散时间可以用来研究非常缓慢的弥散率或补偿小的梯度场。但是与自旋回波相比,由于在 τ_1 时间结束时,只有一半磁化矢量产生并形成回波,因此信号强度会降低一半。由于信噪比的原因,这个序列主要适用于短 T_2 或自旋回波无法采用时。当采用常规自旋回波来研究短 T_2 的组织时,只能采用短的 TE 时间以得到合理的信噪比,但是短 TE 不能产生足够的弥散效应,除非采用大的梯度场。

第四节　MR 快速弥散成像

前面所述的弥散成像方法,当与常规 2D FT 技术结合在一起时的主要缺点是采样时间很长。采用常规梯度线圈,为了得到足够的弥散效应,必须采用长的 TE 时间,一般在 100～160 ms,这样 T_2 效应会大大降低图像信噪比。为了增加信噪比,一般采用多次累加平均或长 TR 时间以降低 T_1 饱和效应,这样扫描时间就长达 5～10 min。此时由于只能采集很少一组不同弥散敏感性的图像,扫描时间过长也使得病人容易移动(弥散成像对于运动非常敏感),因而限制了弥散测量的精确性。因此快速成像方法成为解决上述弥散成像不足的一个关键。

一、梯度回波序列

1. 稳态自由进动(SSFP):当另外附加梯度场时,基于梯度回波和小倾倒角的稳态自由进动快速梯度回波序列对弥散就比较敏感。但是理论分析弥散效应却比较复杂,因为此时弥散和 T_1、T_2 效应会耦合在一起,而对于自旋回波,弥散和 T_1、T_2 对信号的衰减作用是分立的,可以采用乘法运算。

最适合弥散成像的 SSFP 体系是对比增强序列(CE-FAST)。这个序列是利用下一个射频脉冲前的回波信号,得到的图像是重 T_2 加权图像,可以与自旋回波对比。CE-FAST 序列的有效 TE 大约是 TR 的 2 倍。通过在读出梯度(频率编码梯度)前加上一梯度脉冲来得到弥散敏感性(线图 6-4-1)。CE-FAST 的弥散效应比对应的自旋回波大得多,因

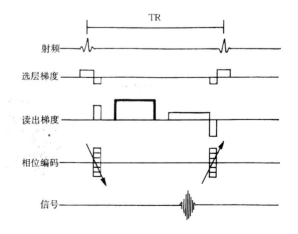

线图 6-4-1　弥散加权的 CE-FAST 序列

稳态自由进动由小倾倒角的梯度回波形成,通过在读出梯度脉冲前插入一梯度脉冲来得到弥散敏感性。

为多个回波对信号产生贡献,例如激励回波。T_1 和 T_2 对弥散效应的影响通过采用大的梯度磁场来得到限制。但是采用大的梯度场,信号衰减明显,图像信噪比受到很大影响。尽管 SSFP 有速度上的优势,但是此序列对运动非常敏感,因此 SSFP 在弥散成像中的优势仍未得到证明。

2. 快速序列(turbo-FLASH, turbo-STEAM):

弥散成像也可采用其他快速梯度回波技术,其采集时间可缩短到 300 ms。它通过在梯度回波链前加上一准备梯度脉冲序列来得到弥散敏感性(线图 6-4-2)。这个准备序列包含一个弥散加权的自旋

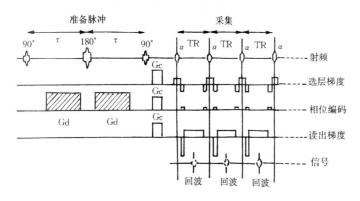

线图 6-4-2　弥散加权 FLASH 序列,弥散的敏感性通过一准备序列来完成。

回波,随后在回波的顶点再加上一个 90°脉冲,其作用将快速衰减的横向磁化矢量转化成纵向磁化矢量,并成为 turbo-FLASH 回波链的起点。由于采用了很短的采集时间,此序列对运动伪影的敏感性大大降低,因此此序列可作为快速弥散成像的一个很好的选择。

为了补偿 Turbo-FLASH 准备阶段中的梯度脉冲的不完善,必须采用相位循环方法,即采集 4 次并且每次采集时 90°和 180°射频脉冲的相位呈循环变化。在准备阶段而且更主要是在回波链采集过程中(几百毫秒),对于短 T_1 的组织,由于受 T_1 效应影响,其纵向磁化矢量快速恢复,在准备阶段结束时容易失去弥散效应。这可通过采用 K 空间分段或 K 空间重排序来得以改善。有人建议将 3 个 90°脉冲序列分成 n 个更小翻转角的射频脉冲以加速激励回波体系,这样每个射频脉冲都可以用于以成像为目的的梯度回波(turbo-STEAM)。

二、回波平面成像

当采用回波平面成像(EPI)技术时,用于形成图像的所有回波在单次采集间隔内完成(单激发),采集一幅图像的时间可以短至 25～100 ms。为了实现这个目标,信号形成被分成一列梯度回波链(典型值为 64、128、256),由快速切换强梯度场来完成。对于生理运动,由于扫描时间非常快,不会产生数据点的不连续性,也就不会产生运动鬼影。

最适合弥散成像的 EPI 技术是模量消除回波平面单脉冲技术(modulus blipped echoplanar single pulse technique, MBEST)。在梯度快速切换和数据采集前加上一对很强的补偿梯度以得到弥散敏感性(线图 6-4-3)。相位重聚是通过简单反转梯度回波的极性或给予一个 180°射频脉冲来完成。EPI 采用的是单次激发记录一整幅图像的技术,EPI 可以和所有的序列体系相匹配,如自旋回波和梯度回波。EPI 切换读出梯度所产生的弥散衰减可以忽略不计。

采用 EPI 的最大优点就是,运动伪影大大降低和所测弥散系数精确性很高。由于采集时间非常短(<100 ms),可以采集多幅不同弥散敏感性的图像,弥散系数可以通过拟合所有图像数据而获得。因此 EPI 技术应该是弥散成像的首选技术。但是 EPI 图像信噪比不高;易受磁化率伪影影响,造成图像变形或信号缺失;为了抑制化学位移伪影,必须采用有效的脂肪抑制技术。EPI 弥散成像已成功运用于人脑的水分子弥散测量,在体部也进行了一定的尝试。

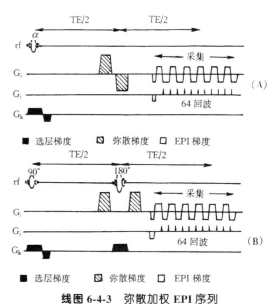

线图 6-4-3　弥散加权 EPI 序列

A. 梯度回波模式。B. 自旋回波模式,弥散敏感梯度脉冲的作用方式有所不同。

第五节 MR 灌注成像原理

MR 灌注成像方法较多,但成像原理主要有以下两种:

一、自由弥散标记

血流灌注测量都是基于 Fick 原理(不要与分子弥散测量中的 Fick 法则相混淆):某一器官单位时间内从灌注的血流中吸收的物质量 $Q_o(t)$ 等于相同单位时间内动脉血流带给该器官的物质量 $Q_a(t)$ 减去静脉血流带走的物质量 $Q_v(t)$:

$$dQ_o(t)/dt = dQ_a(t)/dt - dQ_v(t)/dt$$
$$= BF[C_a(t) - C_v(t)]$$

(式 6-16)

式中 C_a 和 C_v 分别为动脉和静脉瞬时浓度,并假设动脉流进速度 = 静脉流出速度 = 血流速度(BF)。为了能使血流量标准化并与器官大小无关(大的器官要求更多的血流),有时采用器官单位质量的血流。假设所有血流都是被器官均匀输送并采用,那么:

$$d[Q_o(t)/M]/dt = (BF/M)[C_a(t) - C_v(t)]$$

(式 6-17)

式中 BF/M 被称为容积血流(每 100 g 组织中 ml/min),对应于生理血流率和灌注(脑内 CBF)。假设组织密度是均匀的,那么可以将质量转变为组织容积,因此用瞬时浓度 $C_o(t)$ 来替代 Q_o/M。

另一个常用的重要假设是所有时间内标记物在静脉内的浓度正比于组织浓度,即假设静脉血流能很快地与组织达到平衡:$C_o(t) = \lambda C_v(t)$,λ 被称为分数因子,那么:

$$dC_o(t) = -(BF/\lambda M)[C_o(t) - \lambda C_a(t)]$$

(式 6-18)

如果知道分数因子和动脉内浓度时间过程,血流量(BF/M)可以从组织浓度-时间曲线上的斜率得出。此可以通过观察标记物灌入组织的饱和过程和观察流出组织的去饱和过程,或等待稳态的出现(尤其当血液和组织的交换比较缓慢时),并利用式 6-18 的积分来完成。实际计算时还必须考虑到流入浓度的改变、标记物再循环、被其他器官代谢以及

多于两类的标记物同时存在等因素。

最早采用的标记物是二氧化氮(N_2O),此方法可以作全身测量。后来主要采用放射标记物作局部测量,如 ^{24}Na(非自由弥散标记物)、^{133}Xe 和 Kr(惰性气体)。通过吸入此类气体可以使检查减少损伤性。

从技术角度看,许多种成像设备可用来监视组织标记物浓度,如 ^{133}Xe-SPECT 或 Xe-CT。另外可以采用 ^{201}Tl 来观察局部心肌灌注。但是迄今为止,PET 仍是最好的技术,因为它可以定位放射性物质的来源并可以降低背景噪声造成的失误。$H_2^{15}O$ 也是一常见的标记物。磁共振成像由于在空间和时间分辨率、安全性和检查价格上具有的优势,也已成为一种很有潜力的灌注成像方法。

二、非弥散标记物

非弥散标记物也可以用来估算灌注,如碘造影剂与 CT 动态扫描结合运用。此类标记物不进入组织,因此不能采用前面的公式,但质量守恒原理可以采用中心容积定理(central volume theorem)来表达,即绝对血流量可以表示为:

$$BF = Vd/MTT$$

(式 6-19)

Vd 是标定物的分布容积,MTT 是平均通过时间。此公式可同时应用于弥散和非弥散标记方法,但更适用于非弥散标记方法。Vd 与器官容积无关,可以是血浆、全血、细胞外水分等。对于自由弥散水标记物,Vd 是组织容积(包括它自己的血液);如果标记物纯粹是血管内的,则代表血浆和血容积。MTT 代表标记物分子或粒子通过组织的平均时间。

理想情况下,BF 定义为标记物通过感兴趣组织的绝对容量流率(ml/min)。有时为了具有可对比性,而采用 BF/M(每 100 g 组织 ml/min),但这与弥散标记物是有区别的。在理想情况下进行计算测量时,标记物必须以快速团注方式进入血管,并且假设可忽略掉再循环效应,则平均通过时间可以通过组织浓度曲线(时间函数)下面积除以它的初始值(最大值)计算得到。但实际上注射不是瞬时的,初始值或最大浓度不易估算,因此 MTT 也难以得知。

血流灌注功能参数的测量较为困难,首先是因为在注射部位和测量部位之间具有一定距离,在注射时间和标记物到达组织时间之间有一个延迟,这

个延迟时间具体取决于解剖因素和生理因素(血液流速)。其次是因为标记分子到达组织的延迟时间存在差异,并且穿过组织的时间也不一样,因此浓度曲线是分散的而非一个尖峰。如果注射不是瞬时的,则偏差会更大。从理论上讲,将组织浓度时间曲线除以动脉输入函数即可得出 MTT,但是因为纯血管内标记物通过时间很短(几秒钟),数据采集必须要有很高的时间分辨率。如果不知道动脉输入函数,组织标记浓度时间曲线下面积只代表局部血容量。虽然这不是灌注,但是在一定条件下如脑受外界刺激,则血流和血容量有相同变化。遗憾的是,在诸如脑缺血的病理情况并不是如此。

第六节　MR 灌注成像方法

　　MR 灌注成像方法之一是采用外来标记物注入动物和病人体内,MR 只是作为一种探测手段。这些方法都是通过测量非质子核的 MR 信号,如^{19}F 化合物中的^{19}F、$D_2O(^2H_2O)$中的^2H核或$H_2^{17}O$中的^{17}O。分析方法与常规弥散标记方法相类似,但此类技术中信噪比较低。

　　其他 MR 灌注成像技术,是让标记物停留在血流中,而不弥散到组织中,至少不进入正常脑组织(因为有血脑屏障)。其中最常用的一种方法就是在注射顺磁性造影剂 Gd-DTPA 的同时进行质子(^1H) MR 快速扫描,此类技术在一定程度上等价于非弥散标记物方法。由于平均通过时间难以精确确定,此类方法只能用于决定血容量,难以用来评价血流量。考虑到血液和组织有几秒钟的水交换,因此某种程度上又类似于弥散标记物方法。此类方法的最大优点是,顺磁性物质已广泛运用于临床,而且质子 MRI 方法有很高的信噪比。

　　另外有几种方法无需外加标记物,而利用 MR 信号对于质子自旋运动的自然敏感性,如利用 TOF 效应或相位效应,把流动血液作为一内在的标记物,因此这类方法完全是无损伤性的。假设血液和组织之间的水交换时间相对于测量时间(几十毫秒)是缓慢的(这一假设在颅内非常合理),这类方法在某些方面与采用纯的血管内标记物类似。此类方法包括也可用于测量弥散系数的体内非相关运动(IVIM)方法、利用相位信息来探测体元内相关运动(IVCM)的方法及动脉内自旋标记法。这些无损伤性技术已初步应用于临床。

一、注射顺磁性造影剂首过成像方法

　　1. 概述:如果非弥散性 MR 造影剂以团注方式快速注入血流,那么可以通过观察血流导致的质子磁性改变(时间函数)来研究血液通过器官的灌注情况,这种改变包括弛豫率或磁化率。血液中的顺磁性造影剂使得血液的弛豫时间 T_1 和 T_2 下降。血液中造影剂的高磁化率也会产生一局部磁场梯度,这会导致 T_2^* 的下降。弛豫率和磁化率效应可以同时发生,具体取决于所采用的脉冲序列和造影剂类型。

　　与非弥散标记方法一样,如果造影剂是散布的并且知道血容量(颅内是脑血容量)和 MTT,血流可以由中心容积定理来分析。但 MTT 是难以评价的,而且造影剂输送到组织的动力学和隔室化效应(compartmentalization),以及这些因素如何影响 MR 图像信号强度都较难确定。如果造影剂采用团注方式,由于第一循环持续时间很短,MRI 技术必须足够快才能观察到灌注效应的时间过程。一般要求时间分辨率达到 1 s 以下。采用 EPI 和快速梯度回波技术的造影剂首过法已得到成功运用。

　　2. 利用弛豫率的方法:顺磁性镧系元素如钆,可以通过顺磁性离子的大小、自由电子自旋与质子自旋的偶极-偶极相互作用而增强邻近质子的弛豫率。弛豫增强能同时影响 T_1 和 T_2,但是对于 T_1 更加显著。因为一般来说,T_1 都比 T_2 长,因此造影剂增强主要采用 T_1 加权成像。Gd-DTPA 就是此种类型的造影剂,现已广泛应用于临床。

　　在一定浓度范围内,弛豫率增强 $\Delta(1/T_1)$ 与造影剂浓度[Gd]呈线性关系:

$$\Delta(1/T_1) = k[Gd] \qquad (式 6\text{-}20)$$

　　式中的常数 k 取决于造影剂、组织的变化和磁场强度。这种模型假设水质子与造影剂有快速交换(与 T_1 时间相比)。这种假设对于血液中水分子是合理的,但有时并不正确。例如,由于血脑屏障,顺磁性螯合物正常情况下不能穿透脑组织,脑组织水分子与血液中水的交换就比较缓慢,只有很少一部分水分子受到影响;当血脑屏障受到破坏时,导致水交换加快,或者造影剂能够穿透组织,则这种效应加大。

　　对于病变组织,即使没有明显灌注,也能在注射 Gd-DTPA 后的 T_1 加权图像上有增强效应,当然这也是造影剂通过毛细血管网到达病变组织的结果。

对脑组织来说,血脑屏障的破坏是产生造影剂增强效应的主要原因之一。该现象对于灌注测量来说是个不利因素:首先,当造影剂只存在于血管中时,信号强度只有很小的改变;当血脑屏障受到破坏后,灌注测量也受到很大影响。假设可采用高时间分辨率成像来观察造影剂的泄漏,那么应用造影剂进行血脑屏障通透性的评价更加合适。

还有一种方法是让造影剂以恒定浓度在血液中停留比较长的时间,以建立稳态。这样缓慢交换的组织水分子可以有足够的时间与血液水分子建立平衡。此类造影剂包括 Gd-DTPA 白蛋白和 Gd-多赖氨酸(Gd-polylysine)。由于该方法是基于对弥散的水分子进行观察,所以接近弥散标记方法。当采用这种方法来评价组织灌注时,必须首先进行血流动力学评价以及建立组织增强与造影剂浓度的关系。

3. 利用磁化率的方法:当存在外加磁场时,组织就会被磁化;在一定外磁场下,组织的磁化强度可以用它的磁化率来标定。当顺磁性造影剂(Gd 或 Dy)或更加有效的超顺磁性(铁磁性)造影剂进入到血流中后,则会产生很强的磁化率效应。在一定的体元内,组织和含有造影剂的血液磁化率可以相差很大;这种磁化率的差异,使得体元内的磁化出现各向异性分布,从而形成一内在的微观磁场梯度,可使得自旋相位离散。这种相位离散可经自旋回波的 180°射频脉冲作用得到重聚,但对于梯度回波序列,则不存在这种相位重聚。

磁化率效应是梯度回波序列信号下降的一个主要原因,尤其在高场强的情况下。但是如果自旋遇到内在动态振荡梯度,或者它们沿着梯度方向移动时,则射频脉冲无法重聚它们,此时自旋回波和梯度回波都会受到影响。这些动力学改变之所以都会存在与下述原因有关:第一,本身不均匀的血液(红细胞)处于运动状态;第二,水分子在梯度场附近自由弥散。当以更多时间来让振荡发生时(长 TE),这种效应更加显著。

利用磁化率效应的灌注成像相对于弛豫率方法更加有用,因为内在磁场梯度的作用可以超出血管壁,当造影剂通过时,更多的水分子受到影响,导致更大的效应。这种 MR 效应(T_2^*)与造影剂浓度的关系非常复杂,是分析灌注测量结果的关键,现在有好几种理论模型。对于顺磁性造影剂诸如 Gd 或 Dy,目前普遍接受的模型认为这种关系是线性的,至少在目前临床应用的浓度范围内已被实验证实:

$$\Delta(1/T_2^*) = k[Gd] \qquad (式6\text{-}21)$$

不同的组织常数 k 不一样,正常脑组织的常数 k 已经实验测得。

4. 组织"灌注"的应用:为了利用此类方法得到血流图像,必须设法得出造影剂的分布容量(Vd)和 MTT,以便通过式6-19来计算血流量。在颅内,血液和组织存在水分子交换,尤其当血脑屏障受到破坏时,则难以建立一理论模型。但对某些理想的病例,可作出一些假设,以得到脑血容量图。

首先假设通过 MR 信号的改变可获得造影剂浓度分布。对于正常脑组织,假设造影剂完全处于血管内,则组织内造影剂浓度也就是该组织血管内含量。此可通过式6-21得出。此时当造影剂通过时,造影剂浓度可以通过造影剂到达前后的浓度差来得出:

$$Gd_{组织}(t) = -\ln[S(t)/S_0]/kTE$$

$$(式6\text{-}22)$$

由于 k 一般是不知道的,所以只能获得某个像素或感兴趣区的相对浓度。迄今,这种技术只能提供局部脑血容量的半定量图(图6-6-1),一个潜在的应用就是通过脑高空间分辨率图像来观察皮质对于外在刺激的反应,例如光刺激。

二、动脉自旋标记法

血液水分子也可以作为一内在的弥散标记物。通过磁化标记动脉血液内水分子,然后观察当它弥散进入组织时的效应。此技术最简单的方式是:采用射频反转脉冲,将所有进入断层内的动脉血中水分子的自旋反转;当反转的动脉水自旋扩散进入细胞外空间,并与未受干扰的组织自旋相作用,组织净磁化矢量就变小,从而导致信号下降 1%~2%。为了从这样小的信号差别中得到组织的灌注信息,必须知道相对于组织的血液中水含量稳态分割系数(equilibrium partition coefficient)、血液及相关组织的 T_1 值。前者可以从有关文献中得到,而 T_1 值也可以测量到。动脉自旋标记方法(arterial spin label-ing)的优点在于,无需外在的造影剂,并且可以得到定量灌注值。

动脉自旋标记技术可以粗略地分为两大类:连续式和脉冲式动脉自旋标记法。

1. 连续式:可分为两种:一种是射频脉冲重复作用,然后在短时间内采集信号;另一种方法是在不

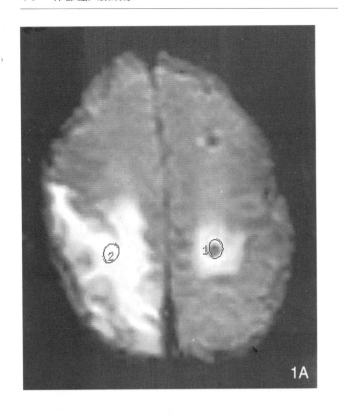

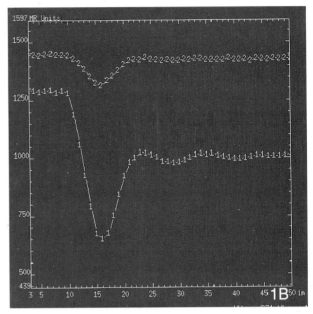

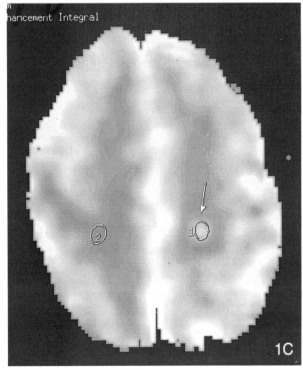

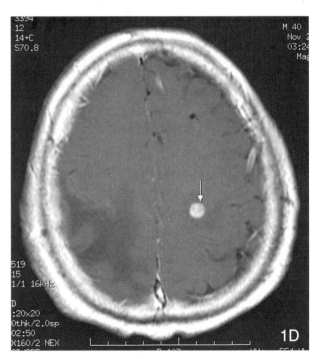

图 6-6-1 Gd -DTPA 时间过程图

A.灌注加权图像(GRE-EPI,TR = 1 800 ms, TE = 80 ms)。 B.注射造影剂后的信号时间曲线,
信号下降代表造影剂团通过毛细血管网。 C.局部脑血容量图。 D.注射造影剂后 SE T₁ W 图像。

采集图像数据的时间间隔内连续给予射频脉冲。自旋可以被饱和或反转,反转可得到双倍的观察效果,因此反转技术目前是较为理想的灌注成像方法。但是必须采用一系列技术来补偿灌注定量测量的不完善性,其中包括:修正磁化传递对比(magnetization transfer contrast MTC)效应,抑制宏观血管效应,准确估算动脉血反转的程度。

连续标记法的一种实现方式是"绝热快速通过方法(adiabatic fast passage)"(线图 6-6-1)。首先给予一恒定梯度场,同时利用与中心频率一致的连续射频辐射来实现自旋的反转。只有处于梯度场为零的物理位置的自旋才能发生共振现象。也就是说,当自旋接近于梯度中心时,则发生反转。这种方法的优点为在限定的弛豫时间范围内绝热反转对自旋流速相对不敏感。采用这种技术使得动脉自旋的反转率可达 90%。

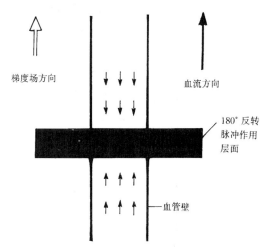

线图 6-6-1　绝热快速通过方法示意图

沿血流方向施加一个梯度磁场,同时在垂直血流方向再施加一个一定频带选层射频脉冲。当血流自旋流入 180°反转脉冲作用层面之前,自旋与 B_0 方向一致;流出后,自旋与 B_0 方向相反。

采用连续式动脉标记方法,MTC 非常大,必须严格控制。当采用梯度场时,对于正常的血液分子,只有某一断层的血液受到 180°射频脉冲作用;而对于大分子,由于共振频带很宽,整个成像区域的大分子都得到 180°射频脉冲作用,再通过 MTC 效应对脑组织产生反转作用。连续标记脉冲的 MTC 效应导致的信号衰减可达 15%甚至更大,如果不加以修正,就无法显示出小得多的灌注效应(1% ~2%)。目前采用的 MTC 补偿方法是:在感兴趣区断层的远端,也就是动脉自旋标记断层的另一侧,作用一个控制射频标记脉冲,然后采集第二幅图像。第二幅图像不引起动脉自旋标记,但是可镜像 MTC 效应,由此可用来修正 MTC 效应。

上述补偿 MTC 效应的方法使得它们只能应用于单层扫描。为了进行多层采集,可以采用"幅度调制射频辐射法(amplitude-modulated RF irradiation)"来补偿 MTC 效应(线图 6-6-2)。

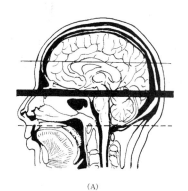

(A)

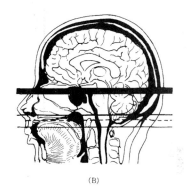

(B)

线图 6-6-2　动脉血自旋标记灌注成像中磁化传递效应补偿方法

为了补偿 MTC 效应,必须采集一控制图像。(A)单层采集方法,在采集控制图像之前,在成像层面(粗实线)的远端与标记层面(细虚线)相对称的位置(细实线)作用一个 180°反转脉冲。(B)多层采集技术,在靠近标记层面位置作用一幅度调制射频脉冲,从而产生两个反转层面(细实线),由于血流经过两个层面,反转两次,静效应就无反转。

通过比较被标记组织的自旋灌注图像和合适地控制图像,就可以探测到组织中被反转的自旋。为了能定量计算,另外还需采集一组代表表观 T_1(apparent T_1)的图像,并采用下列等式计算:

$$f = \frac{\lambda}{T_{1app}} \quad \frac{M_b^0 - M_b^{ss}}{2\alpha M_b^0} \quad (\text{式 6-23})$$

式中 f 为血流量,M_b 是每克组织中的纵向磁化矢量,上标 0 表示完全弛豫,SS 代表稳态,λ 为血液分割系数,T_{1app} 是表观 T_1,α 是反转的程度。公式右边的每个参数都可经测量得到或由假设得到,那么基于每个体元的 f 就可计算得出。由于测量到的效应只有百分之几的数量级,故所有的参数都必须加以优化,如反转自旋需接近感兴趣区,并采用高磁场且均匀度要高,并要控制病人的运动。

2. 脉冲式:包括将回波平面成像和交变射频标定信号方法结合在一起的技术(echo-planar imaging and signal targeting with alternating radiofrequency,

EPISTAR)、流动敏感交变反转恢复技术(flow-sensitive alternating inversion recovery，FAIR)以及其他变体。脉冲式动脉自旋标记可以用来观察组织对于短暂反转动脉自旋的动态反应。虽然灌注的测量难以定量化，但是它们无需修正 MTC 效应。对于高场强来讲，由于必须限制射频脉冲以减少组织的能量消耗，这种方法变得更加有效。

三、体元内非相关运动

当存在磁场梯度时，分子移动会使得相位离散，从而导致信号下降。其中一个例子就是前面介绍的分子弥散运动。水分子自旋在不同的毛细血管段内循环，也会使得体元内横向磁化矢量相位离散，从而使得信号幅度衰减，幅度衰减的程度可以反映移位的非相关程度。因此灌注可因类似于分子弥散的体元内非相关运动(intravoxel incoherent motion，IVIM)而被观察到，也可因体元内相关运动方式(IVCM)而被观察到。

已有好几种模式用来分析评价微循环对信号衰减的贡献。其中一种模式认为：因毛细血管网弯弯曲曲，水分子路径可以分解为一系列不同角度的直段(线图 6-6-3)；在测量过程中，毛细血管网中的水分子经常改变方向，因此从宏观角度上看，微循环使得水分子处于一随机平移运动状态，非常类似于分子弥散过程。在这种理想模式下，当采用弥散成像脉冲序列测量时，则信号衰减可以表示成：

$$A = \exp[-bD^*] \qquad (式 6\text{-}24)$$

式中 D^* 是用以表征微循环状态的假弥散系数。由于典型的毛细血管内血流速度大于 1 mm/s，这样会导致比分子弥散运动更大的分子移位，因此 D^* 也比真实分子弥散系数 D 大得多。

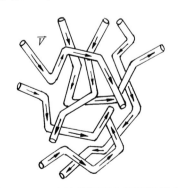

线图 6-6-3 血液微循环的假弥散模式图

如果进一步假设体元由流动血液和只有弥散的

静态自由水两部分组成，并且在测量过程中，水分子交换可以忽略不计，同时假设血液和组织有相类似的 T_2 值和水自弥散系数，在这种严格条件下，信号衰减可以表示成双指数形式：

$$A = (1-f)\exp(-bD) + f\exp[-b(D^* + D)]$$
$$(式 6\text{-}25)$$

因为 D^* 比 D 大，信号衰减曲线后面的持续点(对应于大的 b 值)则几乎全部代表弥散，因为灌注效应已经被强梯度场取消掉了，而起始点则同时包含弥散和微循环效应。仔细分析曲线的初始部分，就可以得出灌注效应。根据上面的模型，渐进线(asymptote)的差别直接反映灌注分量 f；初始斜率给出 fD^*，跟血流量成正比。计算此斜率时，一般采用两个小 b 值，例如 $b_0 = 0$ 和 $b_1 = 100 \text{ s/mm}^2$。

但是 IVIM 方法的数据分析存在一定的困难。首先是其他因素也有可能导致信号衰减呈双指数曲线。例如脑脊液本身的弥散系数很大，脑脊液流动使得 ADC 更大；由于部分容积效应，某一体元内可能同时包含灰质和脑脊液，该体元的信号衰减也呈双指数曲线。其次，体元内含血管很少，f 大约为 5%，来自血液的信号只是总信号的一小部分，这更增加了分析的难度。为了解决上述困难，可以采用反转脉冲以抑制脑脊液信号，并注射 Gd-DTPA 以减少血液的 T_1 效应，从而增加血液信号在总信号中的比例。

即使如此，从临床角度 IVIM 方法还存在其他困难，如双分量模型可能过于简单，图像信噪比太低和磁化率伪影会使得数据分析结果误差较大，IVIM 得出的血流量和血容量并不能完全代表灌注状态，进一步的分析需要建立更加复杂的理论模型等。但是 IVIM 成像得出的参数可以带来微循环新的生理信息，例如可以确定是流速还是毛细血管容积导致生理和病理状态的血流改变，还有在理解正常和病变组织功能上能提供更多有价值的信息。

(李建奇　杨岳松)

第七节　弥散成像和灌注成像的临床应用

弥散和灌注成像作为磁共振功能成像的重要组成部分，目前主要应用在中枢神经系统疾病的诊断和随访上，近年来也有应用于体部的报道，本节仅就弥散和灌注加权成像在体部的临床应用作一简介。

一、弥散成像在体部的应用

体部 MR 弥散加权成像比较困难。原因之一是体部器官的大体运动容易造成伪影,因而需要超快速扫描序列进行成像;另一困难是体部器官组织 T_2 值相当短,因此需要应用比中枢神经系统更短的 TE 值,以保证图像拥有足够的信噪比。总之,在体部进行弥散加权成像,需要更短的成像时间和更大的梯度场幅度,以产生可识别的弥散效应。现在的高分辨弥散加权成像,最大梯度场强度可达 45 mT/m,b 值可达 2 200 s/mm^2,甚至有达 5 000～6 000 s/mm^2 的,这将有利于进行体部弥散加权成像。

目前有许多研究在尝试体部弥散加权成像。肾脏是进行弥散加权回波平面成像较多的体部器官,经测定肾脏表观弥散系数(ADC)较高。动物实验证明肾动脉栓塞后所致肾缺血,可见到肾脏 ADC 值即刻明显下降,因而测量 ADC 值可以提供肾脏灌注方

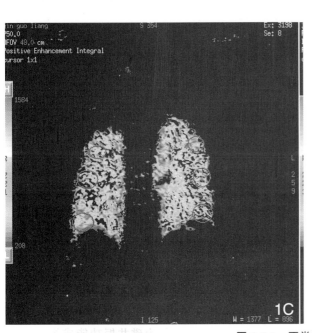
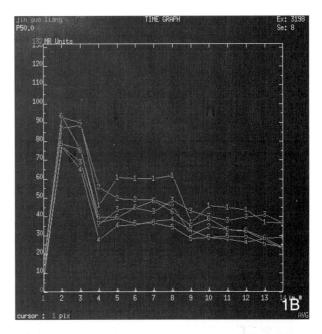
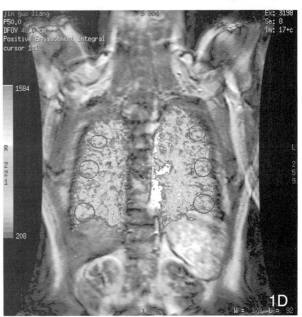

图 6-7-1　正常肺实质灌注图像

采用造影剂团注运用超快速梯度回波技术获取。　A. 肺实质灌注曲线测量定位图。　B. 肺实质灌注时间信号曲线。

C、D. 图像工作站处理后肺血流灌注伪彩图像,颜色的深浅代表血流灌注状况。

面的功能信息。其他腹部脏器如脾脏和肝脏的弥散加权成像也有报道，其中脾脏血窦丰富，其 ADC 测量值较低。有作者对肝脏较大局灶性病变如肝囊肿、肝血管瘤和肝癌进行 ADC 值测量发现，三者之间存在显著差异，以肝囊肿的 ADC 值为最大。由于受呼吸运动伪影和空间分辨率有限的影响，目前对肝脏较小的局限性病灶的 ADC 值测量不准确，不能作为鉴别诊断的依据。心脏的弥散加权成像，由于心脏搏动和呼吸运动的双重影响，成像颇为困难，但

也有报道提示心肌内弥散各向异性可能与心肌纤维的方向有关。

二、灌注成像在体部的应用

组织灌注目前是 MRI 研究中的一个热门课题，其方法有多种，目前有采用造影剂团注首次通过法、动脉血自旋标记和体元内非相关运动测定等技术，其中以造影剂团注首次通过法应用最为广泛。所用成像序列为回波平面成像(EPI)或快速梯度回波技

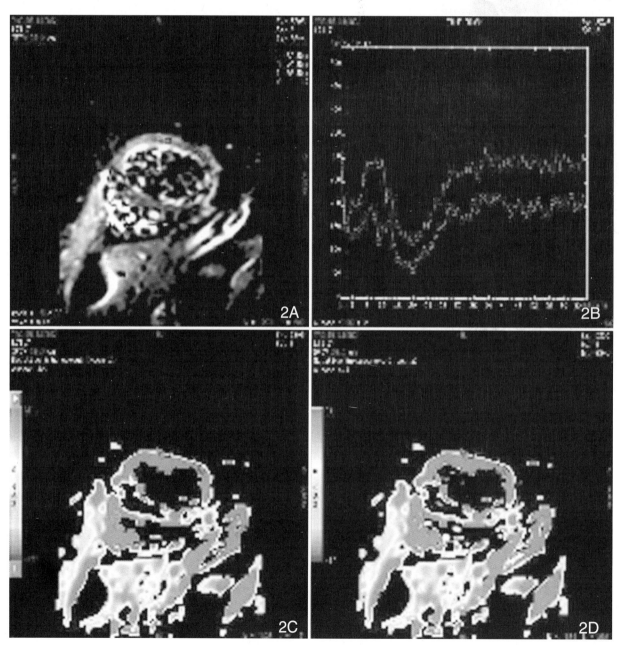

图 6-7-2 正常心肌灌注图像

A. 心肌灌注曲线测量定位图。B. 心肌灌注时间信号曲线。
C、D. 图像工作站处理后伪彩图像，颜色深浅代表心肌血流灌注状况。

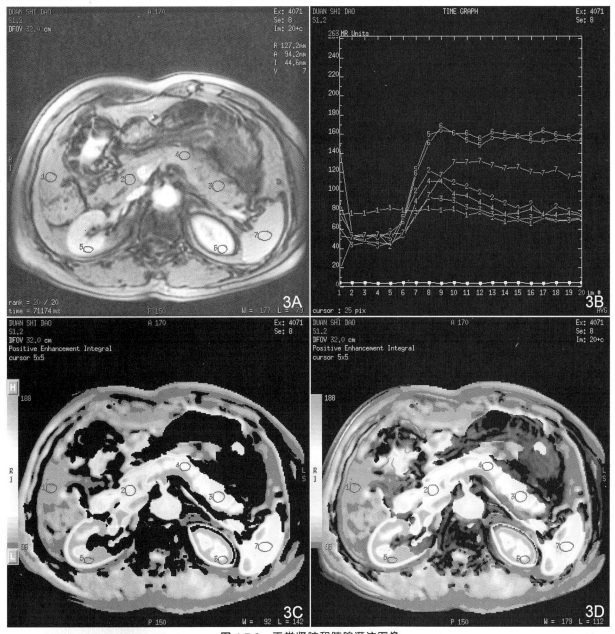

图 6-7-3　正常肾脏和胰腺灌注图像

采用造影剂团注运用超快速梯度回波技术获取。A. 测量定位图。B. 肾脏和胰腺灌注时间信号曲线图。
C、D. 经工作站处理后伪彩图像,颜色深浅代表组织血流灌注状况。

术(FSPGR 或 FGRE),图像可以是利用造影剂内不成对电子的 T_1 增强特性的 T_1W 像,也可以是利用造影剂和周围组织间磁化率差别的 T_2 或 T_2^* 增强特性的图像。采用此方法可以得到造影剂通过正常或异常组织时的时间信号曲线,并可推算局部组织的相对血容量。但由于对造影剂平均通过组织时间和对动脉输入函数(artery input function)的精确估测有困难,因而目前的团注跟踪法大多是定性作用,定量测定尚在进一步研究之中。

肺组织灌注 MR 成像可以通过团注造影剂(Gd-DTPA)方法实现,也可采用把碱性金属粉末如铷或 ^{129}Xe、^3He 等惰性气体的混合物适当吹入肺组织而实现。作者采用较大剂量 Gd-DTPA(30～40 ml 马根维显)对 24 例正常志愿者或胸部无疾病患者以 4～5 ml/s 速度团注入肘前正中静脉的方法,采用 FSPGR 得到满意肺实质灌注图像(图 6-7-1)。目前国外有采用此种方法对肺栓塞进行诊断的报道。国内上海市第一人民医院首先将此方法用于中央型肺癌的 MRI 研究发现,中央型肺癌肿块以远肺实质灌注减少,其峰值时间延迟到(19.55±5.07)s,

肿块峰值时间达(24.24 ± 5.13)s,与降主动脉峰值期相吻合,提示癌块为支气管动脉供血。

心肌灌注由于搏动原因,采用造影剂团注快速梯度回波技术包括 IR-prep FGRE 和 DE-prep FGRE,其时间分辨率相对 EPI 为差,运动伪影较多,因而目前采用 EPI 进行心肌灌注成像的报道增多(图6-7-2)。采用造影剂 T_1(阳性增强)效应团注首次通过法发现,正常心肌灌注的信号强度变化与缺血心肌灌注的变化趋势明显不同,特别是在双嘧达莫(潘生丁)药物负荷实验状态下,缺血心肌的时间信号曲线,其强化上升坡度较为平整,强化时间延迟,强化峰值变小。EPI 心肌灌注成像方法包括梯度回波 EPI、反转恢复 EPI 和自旋回波 EPI,梯度回波 EPI 比较适合于进行 T_2^* 加权的心肌灌注研究。有资料表明采用自旋回波 EPI 团注首次通过法较梯度回波 EPI T_2^*WI 能更好显示正常心肌和缺血心肌差别,其时间和空间分辨率可较好区分左室壁心内膜下、中部及心外膜下区的灌注类型。也有作者认为采用 T_1 增强造影剂的反转恢复 EPI 判断缺血心肌的效果较其他技术要好。近年来还有研究表明采用 EPI 技术,以 Gd 或 Dy 为造影剂,可区分存活或非存活心肌。在对心肌再灌注模型进行动态研究时也发现,采用 EPI 心肌灌注成像方法可以区分可逆转和不可逆转的心肌再灌注损伤,鉴别有无闭塞或再通的心肌梗死。

肾脏和胰腺的微循环灌注 MR 成像同心肌灌注一样有多种方法,可采取利用造影剂团注阴性增强首次通过法的 EPI 技术,也可采用造影剂团注阳性增强首次通过法的快速梯度回波技术,其所得信号时间曲线与肾脏放射性核素显像灌注扫描近似(图6-7-3),其中肾脏的 MR 灌注扫描比较具有临床意义。作者对正常肾脏和移植肾进行冠状面 2D FSPGR 造影剂(Gd-DTPA)团注首次通过法比较研究发现,肾脏功能良好的移植肾的时间信号灌注曲线与正常肾脏所示相似,肾脏功能降低者的时间信号灌注曲线波峰延迟。胰腺由于接受多重血管供血,其时间信号灌注曲线的临床意义有待进一步研究。

(杨岳松　李建奇)

参 考 文 献

1. Alsop DC, Detre JA. Multisection cerebral blood flow MR imaging with continuous arterial spin labeling. Radiology, 1998,208:410

2. Amundsen T, Kvaetness J, Jones RA, et al. Pulmonary embolism:

detection with MR perfusion imaging of lung — a feasibility study. Radiology, 1997,203:181

3. Aronen HJ, Gazit IE, Louis DN, et al. Cerebral blood volume maps of gliomas: comparison with tumor grade and histologic findings. Radiology, 1994,191:41

4. Baer Fm, Voth P, Theissen P, et al. Coronary artery disease: findings with GRE MR imaging and ^{99m}Tc-methoxybutyl-isonitrile SPECT during simultaneous dobutamine stress. Radiology, 1994, 193:203

5. Beauchamp NJ, Ulug AM, Passe TJ, et al. MR diffusion imaging stroke: review and controversies. Radio Graphics, 1998,18:1269

6. Berthezene Y, Croisille P, Wiart M, et al. Prospective comparison of MR lung perfusion and lung scintigraphy. JMRI, 1999,9:61

7. Detre JA, Leigh JS, Williams DS, et al. Perfusion imaging. Magn Reson Med, 1992,23:37

8. Doran SJ, Jakob P, Decorps M. Rapid repetition of the "burst" sequence: the role of diffusion and consequences for imaging, Magn Reson Med, 1996,35:547

9. Edelman RR, Gaa J, Wedeen VJ, et al. In vivo measurement of water diffusion in the human heart. Magn Reson Med, 1994,32: 423

10. Edelman RR, Li W. Contrast-enhanced echo-planar imaging of myocardial perfusion: preliminary study in humans. Radiology, 1994, 190:771

11. Gudbjartsson H, Maier SE, Jolesz FA. Double line scan diffusion imaging. Magn Reson Med, 1997,38:101

12. Hartnell G, Cerel A, Kamalish M, et al. Detction of myocardial ischemia: value of combined myocardial perfusion and cine angiographic MR imaging. AJR, 1994,163:1061

13. Helpern JA, Huang N. Diffusion-weighted imaging in epilepsy. Magn Reson Imaging, 1995,13:1227

14. Higgins CB, Sakuma H. Heart disease: functional evaluation with MR imaging. Radiology, 1996,199:307

15. Jezzard P. Advances in perfusion MR imaging. Radiology, 1998, 208:296

16. Kim YJ, Chang KH, Song IC, et al. Brain abscess and necrotic or cystic brain tumor: discrimination with signal intensity on diffusion weighted MR imaging. AJR, 1998,171:1 487

17. Liu GY, Gelderen P, Duyn J, et al. Single-shot diffusion MRI of human brain on a conventional clinical instrument. Magn Reson Med, 1996,35:671

18. Mai VM, Berr SS. MR perfusion imaging of pulmonary parenchyma using pulsed arterial spin labeling techniques: FAIRER and FAIR. JMRI, 1999,9:483

19. Marier CF, Paran Y, Bendel P, et al. Quantitative diffusion imaging in implanted human breast tumors. Magn Reson Med, 1997, 37:576

20. Muller MF, Prasad PV, Siewert B, et al. Abdominal diffusion-mapping using a whole body echo planar system. Radiology, 1994, 190:475

21. Rempp KA, Brix G, Wenz F, et al. Quantification of regional

cerebral blood flow and volume with dynamic susceptibility contrast-enhanced MR Imaging. Radiology, 1994,193:637

22. Robson MD, Anderson AW, Gore JC. Diffusion-weighted multiple shot echo planar imaging of humans with navigation. Magn Reson Med, 1997,38:82

23. Saeed M, Wendland MF, Sakuma H, et al. Coronary artery stenosis: detection with contrast-enhanced MR imaging in dogs. Radiology, 1995,196:79

24. Schwitter J, Saeed M, Wendland MF, et al. Assessment of myocardial function and perfusion in a canine model of non-occlusive coronary artery stenosis using fast magnetic resonance imaging. JMRI, 1999,9:101

25. Stock KW, Chen Q, Levin D, et al. Demonstration of gravity-dependent lung perfusion with contrast-enhanced magnetic resonance imaging. JMRI, 1999,9:557

26. Sugahara T, Korogi Y, Kochi M,et al. Correlation of MR imaging-determined cerebral blood volume maps with histologic and angiographic determination of vascularity of gliomas. AJR, 1998,171:1479

27. Szolar DH, Saeed M, Wendland MF, et al. MRI characterization of postischemic myocardial dysfunction ("stunned myocardium"): relationship between functional and perfusion abnormalities. JMRI, 1996,6:615

28. van Gelderen P, de Vleeschouwer MHM, Despres D, et al. Water diffusion and acute stroke. Magn Reson Med, 1994,31:154

29. van Rugge FP, van der Wall EE, de Roos A, et al. Dobutamine stress magnetic resonance imaging for detection of coronary artery disease. J Am Coll Cardiol, 1993,22:43

30. Zur Y, Bosak E, Kaplan N. A new diffusion SSFP imaging technique, Magn Reson Med, 1997,37:716

第七章

磁共振波谱学

磁共振波谱(magnetic resonance spectroscopy, MRS)是目前惟一能无损伤探测活体组织化学特性的方法,其意义不言而喻。在许多疾病过程中,代谢改变先于病理形态改变,而 MRS 对这种代谢改变的潜在敏感性很高,故能提供信息以早期检测病变。随着 MRI 技术在临床诊断上的迅速普及,MRS 也逐渐走向临床。

虽然 MRI 和 MRS 都是基于相同的基本原理,但是两者之间还是存在许多差别。对于临床来说,最大的差别就是:MRI 得到的是解剖图像,MRS 提供的是定量化学信息,一般以数值或图谱来表达。磁共振波谱成像(MR spectroscopic imaging, MRSI)则是以图像形式提供代谢信息。从物理学角度来看,MRI 要求高梯度场,而 MRS 则要求磁场均匀性非常好。

第一节 基 本 原 理

一、化学位移

磁共振信号的共振频率由两个因素决定:①旋磁比(gyromagnetic ratio)γ,即原子核的内在特性;②核所处位置的磁场强度。

核所受的磁场主要由主磁体提供的外在主磁场 B_0 来决定,但是核所受的磁场强度也与核外电子云及近邻原子的电子云有关。电子云的作用会屏蔽主磁场的作用,使得核所受的磁场强度小于外加主磁场。这种由于电子云的作用产生的磁场差别被称为化学位移。因此,对于给定的外磁场,不同核所处的化学环境不一样,从而产生共振频率的微小差别,导致磁共振谱峰的差别。例如,乙醇在低分辨磁共振波谱仪中出现 3 个峰,面积分别为 3∶2∶1,它们依次为 CH_3、CH_2、OH 基团中的质子峰(线图 7-1-1)。

这种化学位移特性使得波谱学家能够探测给定蛋白质中的不同质子、来自 ATP 中不同磷的 MR 信号或代谢中间产物碳的信号。另外一种作用是自旋耦合(spin-spin coupling)特性也会造成谱线分裂,由

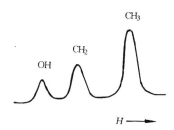

线图 7-1-1 低分辨率时的乙醇 ^{1}H-NMR 谱

于比较复杂,这里不加叙述。

为了能够利用化学位移提供的磁共振频率上的微小差别信息,外磁场的均匀性非常关键,因为外磁场均匀性略差或不完善都会造成样品内同一种化学物质的频率偏差,这会导致 MRS 共振峰的谱线变宽,从而不同化学物质的谱线无法分开。

MRS 要求的磁场均匀性与 MRI 要求的磁场梯度技术产生矛盾,因为当梯度场关闭之后,由于梯度场切换导致的涡流会破坏主磁场的均匀性。虽然存在这个困难,但仍有必要将 MRI 提供的空间信息与 MRS 提供的化学信息组合在一起。

二、磁共振谱特性

跟所有现代 MR 实验一样,MRS 要求短的射频脉冲以激发核,然后再进行一段时间的信号采集。采集的信号是自由感应衰减(FID),FID 经过傅立叶变换(FT)就可以得到谱的信息。对于溶液中的化学物质,谱包含一系列相对比较窄的峰,峰的面积对应于所探测到的核的数量(这里必须假设实验是缓慢的重复,这样才有足够的时间(TR)来让磁化矢量完全恢复)。谱的横轴(横坐标)代表共振频率。可以采用不同的场强来得到 MRS 谱,因此采用百万分率(ppm)来标定横坐标,它是频率范围除以共振频率所得的值。

谱线的锐利度也称为谱线的宽度,主要由以下几个因素决定:①外磁场的均匀度。磁场均匀度越差,MR 谱线越宽,因此优化样品体积内的场均匀度即匀场非常必要。②样品内在的因素,磁化率的不均匀会破坏场均匀度。③横向弛豫时间 T_2,T_2 越

长,谱线越窄。有许多因素可导致 T_2 的缩短,如与大分子的作用、环境的粘滞性和顺磁性物质的存在等。

一般来讲,MRS 探测到的信号要比质子 MRI 探测到的信号弱得多,因此 MRS 实验要求多次重复,然后在计算机内存内相加,以得到 MRS 所要求的信噪比。采集一个 MRS 谱至少要几分钟,得到的数据是整个采样时间段的信号平均。每个射频脉冲的作用都会干扰核自旋系统,因此每次激发后,都必须有一个短暂的时间来让自旋恢复到平衡态。恢复到平衡态的过程是一个 E 指数过程,取决于 T_1 常数,从几百毫秒到几秒。如果射频间隔非常小,则会出现部分饱和现象,降低信号强度。

三、MR 谱分析

MR 谱分析一般要计算以下几个特性:①谱线的共振频率中心,一般指相对于一中心频率保持不变的内标或外标;②谱峰高;③半高宽,用来表示谱峰的锐利性;④谱面积,如果 TR 时间足够长,则谱面积正比于物质量;⑤谱线形状,是洛伦兹型(Lorentzian)、高斯型(Gaussian)或是两者组合,分别代表谱线是对称的还是反对称的;⑥谱线分裂,代表自旋-自旋耦合。

显示 MR 谱的一些惯例和术语简介如下:

1. 高场(upfield):是横坐标的右边,代表低频。
2. 低场(downfield):是横坐标的左边,代表高频。
3. 高场共振:即被屏蔽的。
4. 低场共振:即未被屏蔽的。
5. 化学位移 δ:以 ppm 表示,向左是正;δ 的零点(参考点)是某一特定化合物的共振频率。质子核的标定物一般是甲烷(TMS),水的质子共振频率相对于 TMS 为 4.8 ppm,碳谱的标定物一般也是甲烷,^{31}P 谱一般采用磷肌酸(phosphocreatine)作为标定物。

第二节　磁共振波谱设备

与 MRI 一样,MRS 也需要磁体、RF 合成器、放大器、RF 接收器及计算机系统。MRS 和 MRI 设备有如下几个差别:①MRS 要求磁场均匀度更高,否则会造成化学位移信息的丢失。对于典型 MRS 实验,感兴趣区 B_0 的均匀度必须小于 0.1 ppm。②MRI 要求磁场梯度来完成空间定位,而 MRS 无需梯度场。③MRS 要求宽带激发,以激发具有不同频率的各种核。④MRS 不要求以图像形式显示,但要求显示谱、对化学位移频率和谱面积进行测量计算以及对其他数据进行处理。

第三节　磁共振波谱定位技术

如果将产生 MR 信号的组织控制在一个很小的范围内,那么 MRS 结果的解释就非常容易。否则,就会造成困难。例如,在研究肝 MRS 谱时,谱就很容易受周围肌肉的干扰。将信号来源限定在一理想的体积内被称为定位(localization)。MRS 的定位可以通过在 B_0 方向(跟 MRI 一样)或在射频场 B_1 方向叠加一个梯度场实现。但是须注意到 MRS 的定位与 MRI 的定位是不同的,MRI 是在存在梯度场(频率编码梯度场)时采集信号,而 MRS 要求信号接收时磁场非常均匀,而且 MRS 中用于定位的 B_0 梯度场不适当会导致涡流(梯度场切换时,可在磁体导体产生电流),使得 B_0 场产生短暂的不均匀,当然这可以通过梯度场的自屏蔽来解决。

除了采用 B_0 梯度场,也可以采用 B_1 梯度场来进行容积定位,其优点是可以避免梯度场的快速切换导致的涡流问题,但是采用 B_1 梯度场也会带来其他相关问题。因为表面线圈产生的射频场本身就存在内在的梯度(不均匀),故大多 B_1 梯度定位技术采用表面线圈。另外也有采用组合梯度技术来达到定位目的的。

一、表面线圈

采用表面线圈可以提供粗略的定位,靠近表面线圈的组织代谢探测敏感性很高,而远离线圈的代谢就无法探测到。早在 1980 年,Ackerman 等报道了采用表面线圈监测老鼠骨骼肌肉和头颅的代谢情况。实验证明,采用表面线圈可以得到高分辨率和敏感性高的图像。由表面线圈提供的空间定位主要依赖于线圈尺寸。

当采用表面线圈发射射频时,不同区域的组织感受到不同强度的射频场(B_1),靠近表面线圈的组织所受的 B_1 场大,远离表面线圈的组织所受 B_1 场小,而组织内磁化矢量的倾倒角正比于射频场强度(B_1 场)和射频场作用时间。当射频场作用一段时间后,不同区域的组织内磁化矢量有不同的倾倒角,有可能某一特定区域内组织磁化矢量倾倒角为90°，其他区域组织磁化矢量倾倒角大于90°或小于90°。因此可以通过简单改变脉冲长度或脉冲功率来完成定位，相对短的脉冲（或小的功率）探测到的是靠近表面线圈的样品，当脉冲长度增加时，更深的部位能被探测到。

采用表面线圈可以消除来自组织表面的信号，而保留来自深层组织的信号。多种方法可以达到此目的，早期采用的是带电导线网格来破坏靠近网格的外磁场均匀度，其他还有采用静止铁氧体或顺磁性液体在表面组织内产生强的局部场梯度。这些技术可以抑制靠近组织表面的信号，而收集来自组织深部的信号。

二、表面线圈 B_1 梯度场方法

（一）深度脉冲（depth pulses）技术

深度脉冲技术，首先由 Bendall 所倡导，它包含一组由表面线圈激发的相位循环脉冲序列。特定强度的射频场可以探测来自不同深度的体元，采用相位循环和多次采样来选择所需的样品区域。一个简单的深度脉冲图包含 4 个分立的实验，每次 180°脉冲的射频场方向沿着旋转坐标系的不同坐标轴，即每次相位是循环的，时序图见线图 7-3-1。只有射频脉冲产生的倾倒角正好是 90°和 180°区域内组织的 MR 信号才被探测到，其他区域信号通过相位循环相互抵消掉了。

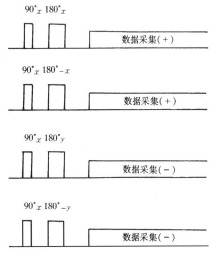

线图 7-3-1　简单深度脉冲方法时序图
第二个射频脉冲（180°）沿着旋转坐标系的 4 个不同的轴，即相位是循环的，并且采集到的数据具有不同的运算符号。

（二）表面线圈旋转坐标系（surface coil rotating experiments, SCRF）技术

旋转坐标系技术主要是采用 B_1 梯度场来成像，无需采用 B_0 梯度场。它也能够定位波谱，但可避免梯度场的切换导致的涡流效应。表面线圈产生的不均匀 B_1 场可以用来进行一维旋转坐标系实验。早期的目的主要是降低 T_1 效应以加快数据采集速度。

SCRF 技术可以得到一组数据文件，每一个文件对应于不同强度的脉冲（强度是步进的），步进脉冲产生不同幅度的信号，具体取决于信号的空间位置。二维傅立叶变换后则产生一维代谢谱，不同的谱代表离开表面线圈的距离，每个谱对应于表面线圈产生的 B_1 等高图。SCRF 方法的优点就是能够产生对应于不同位置的一组谱，而非单个区域。现有不同的变体 SCRF 方法，有些方法具有很高的敏感度。

采用 B_1 梯度方法的最大困难也许是表面线圈产生的 B_1 等高曲线难以确定，因此也就无法避免感兴趣区外组织的信号干扰。可以采用多线圈构型来解决这个问题，但是采用多线圈时去耦合技术要好，某一线圈中产生的电流不能感应邻近线圈。

三、B_0 梯度场方法

Damadiand 等开发了用于成像的 Fonar 技术，它产生一静态磁场，能在很小的体积内有很高的磁场均匀度。这种磁场只记载来自磁场均匀度好的区域内组织信号，而周围区域的信号由于场均匀度不好而无法观察到，通过一点一点重新定位就可以产生图像。

牛津研究小组开发了一种类似的方法，被称为局部磁共振（topical magnetic resonance，TMR）。TMR 方法采用特殊的匀场线圈来修正主磁场以产生一个很小区域的高均匀度磁场。与 Fonar 方法不同的是，TMR 方法可以控制均匀体积的范围。虽然采用 TMR 方法已获得了人类脑和肝的 ^{31}P 谱，但技术上还有不少困难，应用方面也比较局限。

四、层面选择 B_0 梯度场方法

本节所讲的层面选择梯度方法是指：在采用 B_0 梯度场时，再施加一个频率选择射频脉冲。梯度场使得样品内产生一定的 MR 频率分布，通过激发一限定频率范围内的自旋，频率选择射频脉冲只激发一层样品。这种原理也被常规 MRI 所采用。线图 7-3-2 显示了层选定位的基本思路，大的立方体代表

样品,而3个相互垂直层面的作用则定义出一个感兴趣容积(volume of interest,VOI)。

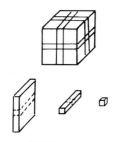

线图 7-3-2 感兴趣区容积(VOI)定位图

依次激发3个相互垂直的层面,通过3个层面的交叉来定出 VOI。

(一) DRESS 技术

深度分辨表面波谱(depth-resolved surface spectroscopy,DRESS)技术由 Bottomley 开发,是一种有效的一维定位方法,当梯度场快速切换时,残存的涡流很小。由于通过存在梯度磁场时的频率选择90°脉冲来完成定位,在采集 FID 之前必须再施加一个梯度重聚脉冲(线图 7-3-3)。如果重聚脉冲的长度和残存涡流的时间常数与所要信号的 T_2 相比不是足够短的话,信号就会丢失,敏感性也就会下降。DRESS 技术可以通过表面线圈来完成,也可以像多层技术一样来得到代谢物的一维波谱图。

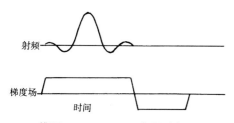

线图 7-3-3 DRESS 序列时序图

梯度场和频率选择射频脉冲的同时作用可激发某一层面,随后反方向梯度场是为了重聚受激发的自旋,在梯度场作用完毕开始采集信号。

(二) ISIS 技术

活体内图像选择波谱(image-selected in vivo spectroscopy,ISIS)技术也是在梯度场存在时采用频率选择脉冲。ISIS 技术中应用的射频选择脉冲是反转射频脉冲(180°),在反转脉冲后再施加一个采样射频脉冲(90°),得到的信号同时来源于周围区域和感兴趣区容积;采集8次得到一组图像,每次反转脉冲的作用方式即相位不同,通过对采集到的信号加上合适的运算符号(+或-)来完成定位。线图 7-3-4 显示了 ISIS 脉冲时序图、反转脉冲相位与采样符号的组合。

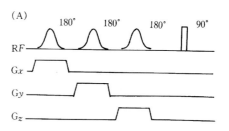

(B)

180x	180y	180z	数据采集
关	关	关	+
开	开	开	-
开	开	关	+
开	关	关	-
关	开	开	+
关	开	关	-
开	关	开	+
关	关	开	-

线图 7-3-4 ISIS 方法

首先在梯度场存在时作用180°反转射频脉冲,然后再作用一个90°采集脉冲,通过脉冲序列作用和采集到数据的运算符号(+或-)的组合来完成定位。

因为要有一组信号才能完成实验,ISIS 对运动伪影比其他技术更加敏感。但是另一方面,ISIS 技术不依赖于重聚脉冲或回波形成,信号不会因 T_2 弛豫而变小,所以 ISIS 技术可更成功地应用于 T_2 时间比较短的核,如 ^{31}P。新的 ISIS 技术通过改善反转脉冲而增加敏感性,但不受 B_1 不均匀性的干扰。

(三) STEAM 技术

激励回波采样模式(stimulated echo acquisition mode,STEAM)定位技术已成功地应用于质子波谱,并也用于其他核。STEAM 序列包含3个90°选层脉冲,每个90°脉冲都是在梯度场存在时应用。3个连续的梯度场方向是相互垂直的,这样就可以产生一个激励回波,它来源于由3个选层相互交叉而确定的容积(线图 7-3-2)。虽然这种方法简单直接,但是 STEAM 产生的激励回波只得到感兴趣区容积信号的一半(激励回波的效率是50%)。最后须指出的是,由于 STEAM 是一种回波方法,所以不适合于观察 T_2 值短的核,如 ^{31}P。一般说来,质子的 T_2 值要比 ^{31}P 的 T_2 值长得多,因此 STEAM 主要应用于定位质子 MR 波谱。

(四) PRESS 技术

点分辨波谱(point-resolved spectroscopy,PRESS)定位技术原理上非常简单,它包含 90°-180°-180°脉

冲,每个射频脉冲都是层选脉冲,而且梯度场作用在3个垂直的方向。与 STEAM 不同的是,PRESS 能得到完整的信号,但是 PRESS 的困难是,180°脉冲必须同时具有层选和重聚两个功能。尽管存在这个困难,PRESS 已成功地应用于人体定位质子 MRS。

五、组合方法

组合方法也有可能得到定位容积内的波谱,DRESS 就是一组合方法。其可探测到的组织区域由接收表面线圈的激发区域来限定。而二维 IRIS 在感兴趣区准备了一栏磁化矢量(通过两个正交层面的交叉),栏是平行于表面线圈的轴。SCRF 方法可以得到一个代谢物图,以显示来自最初准备栏连续层面的代谢物。其他例子包括"容积外抑制脉冲(outer volume suppression pulses)"以改善 IRIS 的定位。其他组合方法有可能同时采用 B_0 和 B_1 梯度场。

六、相位编码波谱成像技术

波谱成像(spectroscopy imaging,SI)是指通过切换 B_0 梯度场得到空间信息(空间编码),并通过数据处理得到基于特定化学位移或化学位移范围内的 MR 信号的图像。例如,可以得到反映所有磷分布的图像,也可以得到某一特定代谢物(如磷酸肌酸)的图像。与常规 MRI 一样,空间编码采用 B_0 梯度场,但是 MRI 一般是一维编码而波谱成像往往是二维甚至是三维编码。

为了保留化学位移信息,SI 在数据采集时是不施加梯度场(读出梯度场)的,而 MRI 在数据采集时必须施加梯度场以得出某一维的空间信息。相位编码梯度可以与单脉冲结合在一起,也可以与自旋-回波脉冲相结合。而 MRI 则可以采用频率编码梯度形成脂肪和水分离的图像,此被称为化学位移成像(chemical shift imaging,CSI)。

由于组织内代谢物的含量要比组织中水质子的含量低 2~3 个数量级,所以采用与 MRI 相匹配的空间分辨率来作 MRSI 是不现实的。虽然某些非质子核,如钠离子(^{23}Na),在人体中含量非常高,但非质子核的 MR 敏感性要比质子低得多。因此 MRSI 的体元实际上要比 MRI 大得多。MRI 体元一般小于 5 μl,而 MRS 则是直径几毫米甚至更大。现在已经成功地得到组织内 ^{31}P 化合物的分布。

SI 对于人体潜在的临床价值首先在人体肝一维 ^{31}P SI 实验中得以证实。与采用 SCRF 方法得到的代谢物图相类似,一维 SI 技术得出的是一组谱,分别代表肝内不同深度的代谢物。人脑内 ^{31}P 和质子 SI 的多维谱也已获得。这些实验数据可以图像格式显示,图像上的强度可反映在某一层面特定代谢物的空间分布。

SI 方法具有如下的优点:①与单容积方法相比,SI 的数据收集有效得多,在采用单个容积方法的时间间隔内可得到多个容积的数据;②数据可以图像格式显示,也可采用谱结构显示;③在扫描之前,无需确定感兴趣区。尽管有这些优点,但仍存在一些困难:SI 的容积无法像单容积方法那样精确定出(边缘不锐利),因此无法定量分析代谢物的量。但毫无疑问的是临床医生越来越多地采用 SI 来研究人体内的代谢物水平。

最后,采用 B_0 梯度脉冲来编码空间信息,并不是 SI 的最关键特性,例如,旋转坐标系方法可以认为是 SI 方法的一维运用,而且可以通过频率选定射频脉冲来编码纵轴的空间信息。SI 方法的灵活性和更多的信息内容使得此方法随着临床 MRS 的成熟变得更加重要。

七、其他方法

对于定位波谱学来讲,还有其他实验方法,上面介绍的是 MRS 技术中最常用和最实用的技术。限于篇幅,这里未加介绍的方法包括快速切换梯度场技术或许在将来人类 MRS 测量中更加重要,但目前看来这些方法的敏感性尚不理想,在组织样品实验中有些仍未得到验证。

(李建奇　杨岳松　周康荣)

第四节　体部磁共振波谱和波谱成像临床应用

MRS 作为运用磁场和射频能量以探测动物或人体组织化学构成的技术,目前在常规 MRI 扫描仪中也能实现。单体元技术(single voxel techniques)可对某感兴趣区进行单个 MRS 测量,而 MRSI 则可经相位编码在某一确定的观察野范围内获取多个区域的 MRS 数据信息。运用 MRSI 数据还有可能对观察野内任意区域的 MRS 进行重建,从而可以获得所能探测到的任何化学成分的波谱图像。本节主要介绍 MRS 和 MRSI 在体部的临床应用现状。

一、心脏的 MRS 分析

最近十余年来,由于已知 MRS 可以无创伤性地评价组织器官的代谢过程,因此,将 MRS 用于心血管疾病诊断的报道不少,但目前尚未作为常规技术用于临床诊断,主要原因是受到一些技术方面的限制,尽管如此,其临床应用趋势仍在增长。到目前为止,MRS 在心血管疾病诊断方面的临床应用大多集中在含 ^{31}P 化合物的探测及分析上,这些 ^{31}P 化合物包括 ATP、PCr 和 Pi,其中 ATP 和 PCr 具有重要临床意义,因为心脏能量供应状况可以经这些代谢产物的变化反映出来。由于对这些代谢产物的精确定量存在困难,而且其变化对疾病的诊断缺乏特异性,这便构成了心脏 MRS 临床应用的最大限制。

(一)技术方面

MRS 在心血管系统疾病诊断和治疗随访的应用障碍,一方面是心脏搏动和呼吸运动伪影的影响,这些伪影导致图像时间和空间分辨率下降;另外,又因心脏体积相对较小,且距体表有一定距离,使得表面线圈的敏感性和图像空间定位难以兼顾,具有相互冲突之处,因而心脏代谢的研究大多限于局部心室肌壁,主要是心脏前壁;最后,整个心脏代谢过程的研究还受到胸壁和心室腔内血液的影响。心脏和呼吸门控虽可改善图像空间分辨率,但是其检查时间会延长很多。

由于 ^{31}P MRS 的信噪比直接与磁场强度的 3/2 次方成正比,采用高场强的磁体可提高空间分辨率而无需增加成像时间。在 4 T 磁场强度下采用三维 MRSI 或傅立叶视窗技术(Fourier series window approach)可以获得 8 cm^3 体素大小的左室游离壁、间隔壁和心尖区的空间定位波谱。为了提高信号敏感性,几乎所有的临床研究均采用表面线圈。Hardy 等设计的相阵控线圈可使观察野内组织波谱信号增加约 2.5 倍,与单一表面线圈相比较,可探测到较表面线圈更深 2 cm 的区域,而且成像时间和信噪比均不受影响。近来更新的脉冲序列也正被用来去除感兴趣区以外的信号干扰,例如组织 pH 值可通过测量 Pi 与 PCr 峰值的化学位移来确定,但如果空间定位较差的话,左室腔内血液的磷酸单脂(phosphomonoesters)可干扰心肌的 Pi 信号,从而使 pH 值测量的准确性降低。Zahler 和 Gober 等所设计的序列可以去除心腔内血液信号

的影响,因而能获取位置精确的 Pi 峰值波谱。

(二)临床应用

1. 冠心病和心肌缺血:早期动物实验研究表明心肌高能磷酸盐(high-energy phosphater,HEP)和急性冠状动脉灌注减少之间存在密切关系,因而在冠状动脉血液流动受限时,由于工作负荷增加导致的暂时性缺血可引起 HEP 的短暂变化。Yabe 等比较了抓手运动(hand-grip exercise)时 HEP 的 MRS 测量与标准静息和负荷试验下 ^{201}Tl 灌注成像的结果,在有固定局限缺损(对应于心肌灌注缺损区域)的患者,PCr/ATP 比值降低,而在抓手运动时无变化;在有可逆转缺损(对应于血流受损,但可存活心肌区域)的患者,PCr/ATP 值在静息状态时接近正常,而在运动状态下则明显减低;对照组在静息和运动状态下 PCr/ATP 值均正常,如图示 7-4-1。

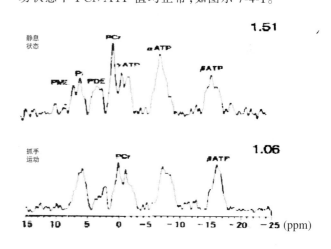

图 7-4-1 心脏的 MRS 分析

静息状态下 ^{201}Tl 可逆转左室前壁缺损 ^{31}P MRS
波谱和抓手运动时 ^{31}P MRS 波谱,PCr/ATP 值从 1.51 降到 1.06。

心脏 MRS 最有前途的应用之一是鉴别存活与非存活心肌组织。区分存活与非存活心肌组织之所以重要是因为它决定了是否有必要采用外科血管重建(surgical revascularization)。目前有许多技术包括 ^{201}Tl 成像和 PET 均有鉴别存活与非存活心肌组织的应用报道,但 ^{201}Tl 技术敏感性差,而 PET 费用太昂贵,且图像空间分辨率低。早期动物实验和人体研究表明 ^{31}P MRS 可区分梗死或存活心肌。Bottomley 等报道人体 Pi/PCr 比值增高可证明梗死心肌组织存在。Rehr 等采用心包外表面线圈对狗心肌缺血的 Pi/PCr 值进行 MRS 测定表明,早到心肌缺血 6 h,最晚到 54 h 后便可明确是存活或非存活心肌。由于 PCr 和 ATP 含量在非存活心肌组织中

降低,因而 PCr/ATP 比值也并不完全是一个很恰当的心肌存活性判断指标。Yabe 等研究表明有 [201]Tl再分布缺损的心肌节段(即心肌存活,但可能有缺血者),其 PCr/ATP 值正常,ATP 含量正常,但与正常和非缺血心肌相比较,则显示有中等程度的 PCr 含量减低,但该项研究的最大缺陷是不能测定后壁、下壁和间隔壁的代谢产物。近来的动物实验研究表明,在慢性心肌缺血其 PCr 和 ATP 含量可能正常,因而 Yabe 等观察到的 PCr 含量降低区可能是存活和梗死心肌的不均质区域。

2. 其他应用:MRS 可探测到心脏同种移植排异反应所导致的代谢异常,但是这些改变并不具有特异性,敏感性也差。早期报道扩张型心肌病的 Pi/ATP 值增高,目前看来更可能是由于心室腔内血液 PME 造成的 Pi 信号失真所致(在扩张型心肌病,室壁普遍变薄情况下,此效应更为明显)。有关左室肥厚和肥厚型心肌病的 PCr/ATP 或 PCr/Pi 比值变化的报道结果不一致,而且目前看来,对这些代谢产物的测定并不能提供什么有用的临床信息。

(三) 将来的发展

碳底物代谢在离体灌注心脏和活体狗心脏研究中是较受关注的对象,由于水和脂肪质子信号的干扰,在搏动心脏进行[1]H MRS 检查比较困难,在将来通过信号干扰抑制技术和波谱编辑技术的改进,有可能进行[1]H MRS 的临床研究。应用[1]H MRS 空间定位技术测量肌红蛋白和去氧血红蛋白,可以潜在地确定心肌组织氧饱和度。近来还有作者在人体心肌内无创性地成功得到脂类(lipids)、三甲胺(trimethylamine)和磷酸肌酸的定位[1]H 波谱。

总之,MRS 目前仅是心脏生理学家的一种重要研究工具,还不能常规用作临床心血管疾病的诊断工具。应用 MRS 鉴别存活与非存活心肌是很有前途的,对冠心病进行 MRS 诊断具有可行性,但由于在较小感兴趣区进行测量存在困难,其敏感性和特异性还有限,在不远的将来尚难以普及。运用 MRS 探测心脏同种移植排异反应和用于弥漫性心肌病变诊断不太会有重大成果,因为所测代谢产物的变化在这些疾病状态缺乏特异性和敏感性。无创性的[1]H MRS 目前变得可行,在将来可能会受到更多的重视。

二、人体骨骼肌的 MRS 分析

MRS 可用来研究在各种类型运动下的肌肉能量代谢变化,除了可在活检时用于测试代谢调节模型外,MRS 也可用来研究肌肉疲乏和疾病对肌肉功能的影响。由于它是非创伤性工具,因而非常适合人体肌肉代谢的研究。更为重要的是,^{31}P MRS 可用来监测细胞液内 PCr、Pi 和 ATP 浓度,细胞内 pH 值和二磷酸腺苷(ADP)也可从磷波谱中计算出来。运用 MRS 所测定的细胞内代谢产物浓度与活检技术所测得的浓度值相关性良好。

(一) 肌肉能量动力学(muscle energetics)

早期 MRS 对人体骨骼肌的研究集中于高能磷酸盐(包括 PCr、Pi 和 ATP)在"稳态"运动模式下的代谢反应,这里"稳态"的定义是氧的传输和可利用代谢底物对氧化磷酸化作用不予限制,而经肌酸激酶作用,从而使 Pi/PCr 的比值能被用来估计细胞液的 ADP 浓度。通过运用稳态模式,逐渐增加肌肉工作负荷,则工作负荷和 Pi/PCr(或[ADP])之间的关系遵循 Michaelis-Menten 双曲线规律。该观察结果表明:在稳态方式下,[ADP]是氧化磷酸化作用速率的主要控制者。图 7-4-2 为踝屈肌等长运动时能量代谢分析实例,在运动早期即稳态模式下,运动用力和 Pi/PCr 比值之间呈线性关系,随着运动用力的增加,线粒体内氧化磷酸化作用最终不足以与 ATP 的需求同步,从而造成稳态丧失,此时它们之间的关系不再是线性的,而糖酵解成为重要的能量来源。

许多运用腕屈肌、背屈肌、跖屈肌和四头肌群进

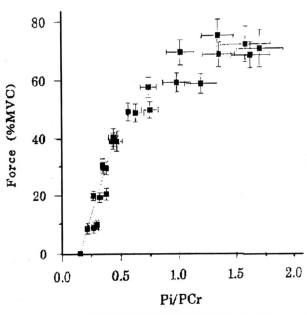

图 7-4-2　踝屈肌等长运动时能量代谢分析实例

在运动早期即稳态模式下,运动用力和 Pi/PCr 比值之间呈线性关系。MVC 为最大自动收缩力。

行等长和动态运动的研究表明，工作负荷和能量消耗之间的关系在线粒体肌病、心力衰竭、周围血管病变以及老年人中发生变化，其比值下降；而在运动员与非运动员之间，其比值升高。因此，这种类型的稳态模式为不同个体氧代谢能力的比较提供了一种方法。

中等强度运动后测量 PCr 的恢复速率可能是研究骨骼肌氧代谢能力最为简单的方法。PCr 再合成的速率取决于氧化磷酸化作用的快慢，而且可由单一指数描述。通过对指数进行拟合，可以算出 PCr 恢复到一半的时间（$t_{1/2}$）（half-time of recovery），从而可进一步推算 PCr 的恢复速率。由于不需要测定肌肉的能量，此模式相对容易实施，但是必须满足两个重要条件：一是 PCr 须耗至其起始浓度的 50%，二是肌肉不能处于酸中毒状态。如果要对两组 PCr 恢复速率进行比较，在运动末期，两组的 PCr 和 pH 值应当近似。目前此方法已广泛用于临床和实验室的肌肉氧代谢能力评估。

MRS 的一大用途是非创伤性地评估运动训练对骨骼肌代谢能力的影响。无论是采用进行性稳态模式还是采用 PCr 恢复速率进行评估，所有的研究均表明经过运动耐力训练，肌肉氧代谢能力都会显著改善。由于运用 MRS 可非创伤地评价肌肉氧代谢能力，以前使用活检以评定运动训练效果的方法已大为减少。

肌肉疲乏的定义是肌肉产生最大力量的能力下降。在人类，肌肉疲乏可以因激励失败或收缩过程的代谢抑制所致，它通常是以肌肉最大自动收缩力的下降（maximum voluntary contraction, MVC）来定量的，并与所采用的运动类型有关。在高强度运动中，疲乏的产生与某些代谢物的积聚有关，而这之中很多可由 MRS 测定。有研究表明，肌肉疲乏与 $[H_2PO_4^-]$ 之间的关系要比与 pH 值或 $[Pi]$ 之间的联系要密切，而且同代谢物的积聚，特别是 $[H_2PO_4^-]$ 有关。

（二）临床研究

MRS 已证明在以下临床工作中有益：一是可用作某些代谢性肌病的辅助诊断工具，二是可以确定各种疾病继发的代谢变化，三是可以对治疗干预措施的效果及肌肉代谢方面的改善进行定量。

1. 代谢性肌病：早期 MRS 临床应用研究表明，McArdle 病患者在运动时其肌肉的 pH 值无下降，这与缺乏糖原磷酸化酶有关；在缺血性运动中也即防

止氧化磷酸化产生能量的同时，McArdle 患者的 PCr 值较正常对照组要明显下降，表明此类患者缺乏非氧化作用产生能量的能力。在磷酸果糖激酶缺乏患者也观察到无酶化情况，其 MRS 波谱的 PME 区域呈 50 倍增加，提示糖酵解过程中磷酸化中介物的浓度增加。

采用 ^{31}P MRS 研究表明线粒体肌病患者静息状态下 Pi/PCr 比值升高，运动后比值下降明显，PCr 和 pH 值恢复变慢。尽管上述表现对某些类型线粒体肌病的诊断并不具有特异性，但在临床工作中对线粒体肌病这类病变的诊断仍有价值。

2. 其他疾病继发的肌肉代谢研究：研究表明心力衰竭患者运动时，其肌肉的 Pi/PCr 比值和 pH 值较健康人有较大变化，提示心衰时肌肉代谢能力受损。由于血流并没有受到影响，因此心力衰竭患者容易疲乏和运动耐受性差是因肌肉内代谢异常，而不是由于灌注减少和氧传输障碍所致。

一些神经和神经肌肉疾病患者的骨骼肌 Pi/PCr 比值和 pH 值在静息和运动时也有较明显变化。Duchenne 肌萎缩和强直性肌萎缩患者在静息状态时便发现有肌肉代谢方面的异常。多发性硬化患者受到电刺激运动时，其肌强直力量下降和 PCr 减少，提示在伴有代谢能力缺陷的情况下，肌肉更易疲劳。多发性硬化、脊髓灰质炎后和肌萎缩性侧索硬化（amyotrophic lateral sclerosis）患者随意运动时，PCr 和 pH 值的下降不如所预计的因为力量减少而导致的下降那样大，这也提示此类患者肌肉疲劳的重要起因是在随意运动时的激励失败（activation failure），而非代谢抑制。

3. 治疗干预效果的评价：无创性 MRS 非常适合于治疗过程中肌肉代谢变化的研究。同健康个体一样，心力衰竭患者进行运动训练也有助于改善其 Pi/PCr 比值和工作负荷之间的关系。周围性血管病变患者运动时，其 PCr 和 pH 值有较大的下降，运动后 PCr 和 pH 值的恢复也较慢，在采用外科手术对跛行纠正后，上述代谢异常可以逆转。MRS 还可用来监测代谢性肌病患者在注入所缺乏的酶和维生素之后的肌肉代谢变化，研究表明用药后其肌肉代谢异常往往有显著改善。

三、肝脏的 MRS 分析

MRS 早在 20 世纪 80 年代末便有应用于肝脏病变动物模型和人体的报道，自 1991 年以来，临床

运用^{31}P 和^{13}C MRS 对肝脏疾病进行研究的报道逐渐增多。这里仅就 MRS 在正常肝脏和弥漫性肝脏病变的研究作一简述。

1. 正常肝脏的 MRS：正常肝脏的^{31}P MRS 波谱可显示出三磷酸核苷酸（主要是 ATP）、Pi、PME 和 PDE 的共振情况。PDE 共振波是由几个在 1～4 ppm 之间的未吸收共振波所构成的，体外相关研究表明这些共振波主要是由 3-磷酸甘油氨乙醇（glyceryl-3-phosphorylethanolamine，GPE）和 3-磷酸甘油胆碱（glyceryl-3-phosphorylcholine，GPC）组成。PME 波峰的主要成分是磷酸胆碱（phosphorylcholine，PC）和磷酸氨乙醇（phosphorylethanolamine，PE），接着是糖磷酸（sugar phosphates）如 1-磷酸果糖和 3-磷酸甘油。在正常人肝脏中 PME 波可由多达 10 种化合物组成。α-ATP 的共振波 20% 约由烟酰胺腺嘌呤二核苷酸（nicotinamide adenine dinucleotides，NAD/NADH）和它们的磷酸盐构成。自由 ADP 共振在波谱图中观察不到，主要是因为其浓度较低，以及线粒体分隔和（或）与僵蛋白（rigid protein）结合可能造成其波峰线性增宽所致。肝脏与脑组织和肌肉组织不一样，由于它缺乏肌酸激酶，因而无 PCr 峰。由此也可推断，如果在 δ = 0（0 ppm）上无 PCr 峰值，表明对肝脏组织的采样其空间定位良好。

根据 Pi 的化学位移计算而来的正常肝脏组织细胞内的 pH 值在 7.2～7.4 之间。根据 α-ATP 和 β-ATP 共振的化学位移估测出的细胞内 $[mg^{2+}]$ 约为 0.06 mmol。在 1.5～2.0 T 磁场强度下所测正常人体肝脏的^{31}P 代谢物弛像时间（T_1），PME 为 0.8～3 s，PDE 为 1.4～6 s，ATP 为 0.3～0.4 s，Pi 大约为 1 s。在活体波谱中上述这些数值可以被用来计算肝脏代谢物的摩尔浓度，这些计算均假定在所选定的感兴趣容积范围内的代谢物浓度分布是均匀一致的，而且所得之值为采样容积内的平均值而非细胞内浓度。按每公斤湿重测得的代谢物量（mmol）为：ATP 2.0 ± 0.1，Pi 2.2 ± 0.4，PME 0.8 ± 0.4 和 PDE 5.3 ± 1.9（n = 8）。上述早期 MRS 所测值与近年所测浓度值基本一致，在 6 例体外肝脏测量中 PME 浓度为（0.5 ± 0.2）mmol/kg 湿重，PDE 浓度为（5.2 ± 0.6）mmol/kg，与活体测量值相关性良好。ATP 和 Pi 浓度值要比冷冻人体肝脏测量值要低，这是因为 MRS 只探测自由振荡分子，而不能探测结合在大分子、细胞膜，或者定位于线粒体

的代谢物。肝活检数据由于冷冻前水解作用，也会过高估计 Pi 的含量。

^{13}C MRS 也可用来观察在人体口服和静脉注射葡萄糖以后肝糖原的形成过程。尽管注入富含^{13}C 的葡萄糖可增加^{13}C 波谱的信噪比，有资料表明不标记的葡萄糖也可用来测量禁食状态下志愿者的平均肝糖原浓度。

2. 弥漫性肝脏疾病：^{31}P MRS 在各种弥漫性肝病中的应用均有报道，但每组报道的病例很少，常常是个例或数例报道。在 Caroli 综合征中^{31}P MRS 显示 PME 值高，特别是在门静脉周围胆管系统增厚的区域。其他临床研究包括 Budd-Chiari 综合征、硬化性胆管炎所致阻塞性黄疸、肝硬化、对乙酰氨基酚中毒、珠蛋白生成障碍性贫血（地中海贫血）、肝脏铁过度沉积、甲型和乙型肝炎患者，在乙型肝炎中代谢物浓度除 PME 很高外，其他均正常。在上述弥漫性肝病中 PME 较高可能是由于 PE 和（或）PC 浓度较高所致，PE 和 PC 均为涉及到磷脂生物合成的化合物，因此，高 PME 值并不是某种肝脏疾病的特异指标，而是代表了细胞结构受损这样一种普遍征象。

在一例肝糖原累积病，即葡糖-6-磷酸酯酶缺乏的^{31}P MRS 检查中，Pi 和 ATP 水平显示有下降。由于糖磷酸的作用在 PME 波谱区有较高共振波谱，这表明高糖磷酸波谱的存在提示有代谢性疾病，反过来也表明，确定单个化合物在 PME 共振波中构成比例的重要性。Meyerhoff 等对酒精性肝病运用^{31}P ISIS 定量研究表明：正常对照组、酒精性肝炎（n = 10）和酒精性肝硬化组（n = 9）所测代谢物比率彼此间无统计学上意义。但酒精性肝硬化患者 PC 对 PME 共振波谱的构成相对较高，而酒精性肝炎患者 PME 波谱中糖磷酸构成较高，而且无论是酒精性肝炎还是其所致的肝硬化，计算出来的肝脏磷代谢物浓度均有较明显下降，但两者之间并无统计学差异。对活检组织的立体分析（stereoanalysis）表明：在严重酒精性肝损害患者，其存活肝组织明显减少。因而上述^{31}P MRS 所见，最可能的原因就是由于坏死造成肝组织细胞丧失，以及肝组织细胞较弥漫地被脂肪或胶原组织代替。肝脏 pH 值测定表明：酒精性肝炎患者较正常对照组 pH 值高，而肝硬化患者的 pH 值（pH = 7.3）较对照组（pH = 7.4）低。

^{31}P MRS 技术（ATP 浓度和细胞内 pH 值）可以区分正常抑或病变肝组织，而且也可以无创性鉴别

是酒精性肝炎还是酒精性肝硬化。另外由于乙型肝炎 PME 升高,而细胞内 pH 值正常,定量 ^{31}P MRS 也可用于病毒性和酒精性肝炎的鉴别。由于肝硬化造成整个代谢物浓度的降低,肝脏 ^{31}P MRS 测定的代谢物比率对肝硬化的诊断评价价值不大。

四、其他体部脏器的 MRS 分析

1. 肾脏的 MRS:^{31}P MRS 可用来评价人体肾移植手术实施前的肾可接受性(renal liability)。如果存在 ATP,则表明肾脏功能良好,这也为移植术后肾脏功能的评价提供了一种较其他技术更佳的方法。^{31}P MRS 也可以用来评价排异反应对移植肾的影响。在有排异反应的移植肾中,PDE/PME 和 Pi/ATP 的比值与无排异反应时的比率是有差异的。PDE/PME 和 Pi/ATP 比值升高,对预测排异反应具有很高的敏感性和特异性。

2. 前列腺和睾丸的 MRS:^{1}H MRS 可以测定前列腺组织中枸橼酸盐水平。正常前列腺组织和前列腺增生组织中的枸橼酸盐水平较高,而前列腺癌组织中的含量降低。^{31}P MRS 显示前列腺 PME 波谱区增加,^{13}C MRS 也成功地用于探测前列腺的枸橼酸盐含量。人体睾丸 ^{31}P MRS 显示 PME/ATP 和 PME/PDE 比值在原发睾丸功能不全患者均有减低,在输精管切除术后无精子症患者,其甘油磷酸胆碱(glycerol-phosphoryl-choline,GPC)和总磷酸盐比值与正常对照组有显著不同,提示精液很重要的一部分 GPC 是来自附睾的分泌。

(杨岳松　李建奇　周康荣)

参 考 文 献

1. 裘祖文,斐奉奎.核磁共振波谱.北京:科学出版社,1989

2. Beckmann N, Fried R, Turkalj I, et al. Noninvasive observation of hepatic glycogen formation in man by ^{13}C MRS after oral and intravenous glucose administration. Magn Reson Med, 1993,29:583

3. Bottomley PA. MR spectroscopy of the human heart: the status and the challenges. Radiology, 1994,191:593

4. Cho ZH, Jones JP, Singh M. Foundations of medical imaging. New York: A Wiley-Interxcience Publication, John Wiley & Sons Inc, 1993

5. Coggan AR, Abduljalil AM, Swanson SC, et al. Muscle metabolism during exercise in young and older untrained and endurance-trained men. J Appl Physiol, 1993,75:2125

6. Cousins JP. Clinical MR spectroscopy: fundamentals, current applications, and future potential. AJR, 1995, 164: 1337

7. den Hollander JA, Evanochko WT, Pohost GM. Observation of cardiac lipids in humans by localized ^{1}H magnetic resonance spectroscopic imaging. Magn Reson Med, 1994,32:175

8. Dixon RM, Styles P, al-Refaie FN, et al. Assessment of hepatic iron overload in thalassemic patients by magnetic resonance spectroscopy. Hepatology, 1994,19:904

9. Ernst R R, Bodenhausen G, Wokaun A. Principles of nuclear magnetic resonance in one and two dimensions. London: Oxford University Press, 1987

10. Frohlich O, Wallert MA. Methods of measuring intracellular pH in the heart. Cardiovasc Res, 1995,29:194

11. Greyson C, Garcia J, Mayr M, et al. Effects of inotropic stimulation on energy metabolism and systolic function of ischemic right ventricle. Am J Physiol, 1995,268:1821

12. Hardy CJ, Bottomley PA, Rohling KW, et al. An NMR phased array for human cardiac ^{31}P spectroscopy. Magn Reson Med, 1992,28:54

13. Hetherington HP, Luney DJ, Vaughan JT, et al. ^{3}D ^{31}P spectroscopic imaging of the human heart at 4.1 T. Magn Reson Med, 1995,33:427

14. Kent-Braun JA, Miller RG, Weiner MW. Phases of metabolism during progressive exercise to fatigue in human skeletal muscle. J Appl Physiol, 1993,75:573

15. Kent-Braun JA, Sharma KR, Miller RG, et al. Postexercise phosphocreatine resynthesis is slowed in multiple sclerosis. Muscle Nerve 1994,17:835

16. Kent-Braun JA, Sharma KR, Weiner MW, et al. Effects of exercise on muscle activation and metabolism in multiple sclerosis. Muscle Nerve, 1994,17:1162

17. Matson GB, Weiner MW, Stark DD, et al. Magnetic resonance imaging. St Louis: Mosby Year Book Inc, 1992

18. Matthews PM, Allaire C, Karpati G, et al. *In vivo* muscle magnetic resonance spectroscopy in the clinical investigation of mitochondrial disease. Neurology, 1991,41:114

19. McCully KK, Fielding RA, Evans WJ, et al. Relationships between *in vivo* and *in vitro* measurements of metabolism in young and old human calf muscles. J Appl Physiol, 1993,75:813

20. Miller RG, Boska MD, Moussavi RS, et al. ^{31}P NMR studies of high-energy phosphates and pH in human muscle fatigue: comparison of aerobic and anaerobic exercise. J Clin Invest, 1988,81:1190

21. Rehr RB, Fuhs BE, Lee F, et al. Differentiation of reperfused-viable(stunned) from reperfused-infarcted myocardium at 1 to 3 days postreperfusion by in vivo phosphorus-31 nuclear magnetic resonance spectroscopy. Am Heart J, 1991,122:1571

22. Schiebler ML, Miyamoto KK, White M. *In vitro* high resolution ^{1}H-spectroscopy of the human prostate: benign prostatic hyperplasia, normal peripheral zone and adenocarcinoma. Magn Reson Imaging, 1993,29:285

23. Schlemmer HP, Bachert P, Semmler W, et al. Drug monitoring of 5-fluorouracil: *in vivo* ^{19}F NMR study during 5-FU chemotherapy in patients with metastases of colorectal adenocarcinoma. Magn Reson Imaging, 1994,12:497

24. Sharma KR, Kent-Braun JA, Majumdar S, et al. Physiology of fatigue in amyotrophic lateral sclerosis. Neurology, 1995, 45:733

25. Sharma KR, Kent-Braun JA, Mynhier MA, et al. Evidence of an abnormal intramuscular component of fatigue in multiple sclerosis. Muscle Nerve, 1995, 18:1403

26. Sijens PE, van Dijk P, Dagnelie PC, et al. Non-Tl-weighted ^{31}P chemical shift imaging of the human liver. Magn Reson Imaging, 1995, 13:621

27. Soher BJ, Hurd RE, Sailasuta N, et al, Quantitation of automated single-voxel proton MRS using cerebral water as an internal reference. Magn Reson Med, 1996, 36:335

28. Sullivan MJ, Saltin B, Negro-Vilar R, et al. Skeletal muscle pH assesed by biochemical and ^{31}P-MRS methods during exercise and recovery in men. J Appl Physiol, 1994, 2194

29. Taylor DJ, Kemp GJ, Woods CG, et al. Skeletal muscle bioenergetics in myotonic dystrophy. J Neurol Sci, 1993, 116:193

30. Thomas MA, Narayan P, Kurhanewicz P, et al. Detection of phosphorus metabolites in human prostates with a transrectal ^{31}P NMR probe. J Magn Reson, 1992, 99:377

31. Yabe T, Mitsunami K, Inubushi T, et al. Quantitative measurements of cardiac phosphorus metabolites in coronary artery disease by ^{31}P magnetic resonance spectroscopy. Circulation, 1995, 92:15

32. Yabe T, Mitsunami K, Okada M, et al. Detection of myocardial ischemia by ^{31}P magnetic resonance spectroscopy during handgrip exercise. Circulation, 1994, 89:1706

33. Yamane Y, Umeda M, Ouchi T, et al. Phosphorus-31 nuclear magnetic resonance *in vivo* spectroscopy of human liver during hepatitis A virus infection. Dig Dis Sci, 1994, 39:33

第八章

其他特殊成像技术

由于磁共振成像内在参数繁多,其技术的发展也日新月异,一些特殊的成像技术将会更多地应用于临床实践。本章介绍目前临床上 MRI 常用的几种特殊成像技术,包括心电图门控、呼吸补偿及门控、脂肪抑制技术和水成像技术等。

第一节 心电图门控技术

一、概述

心电图门控(cardiac electrical gating),也称心电触发技术(cardiac electrical triggering),其原理是把 MRI 的数据采集同反映心脏时间的心电信号,通常是心电图(ECG) QRS 波群的 R 波结合起来,通过恰当选择心电触发信号和激励脉冲之间的延迟时间以获得心动周期不同时相的图像。

心电图门控技术是目前运用最为广泛的技术之一,其作用主要有两大方面。一是去除心脏运动伪影,因为心脏运动的周期很短,对收缩期时相而言,如果采集时间超过 50 ms 以上就会有心脏运动伪影产生,即使是在舒张期时相采样,其持续时间也仅为 200～300 ms,因此采用常规序列成像时,由于相位编码采样成像时间长达数分钟,如果不采用心电门控技术,以使数据采集与心电触发同步,则会在相位编码方向上产生"鬼影"(ghost artifact);二是通过应用心电门控,可以采集到心脏大血管功能活动和血流信息图像,使心脏 MRI 检查早期仅限于形态学诊断的功用大为延伸,促进了心脏 MRI 功能成像的发展。

心脏门控技术曾采用多种方法,与机械信号同步的技术如体积描记法(plethysmograph)和多普勒测速法(Doppler velocimetry),由于内在延迟(指心肌和捕获信号装置之间的时间距离)太长,常达 200～400 ms,不能获取心动周期前 1/3 时间内的图像而被舍弃。对于周围血管搏动和脑脊液搏动所致伪影,可以采用周围门控方式(peripheral gating)去除。

目前的心电同步系统可探测并确定 QRS 波群,而且允许经 5～20 ms 后由脉冲发生器产生激励脉冲。由于 QRS 波群和收缩射血期之间存在 100 ms 间期,相当于电机械潜伏和等容收缩期,5～20 ms 为一可接受和容许的时间延迟。

二、ECG 与心动周期(线图 8-1-1)

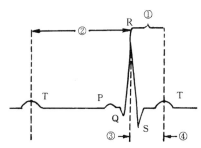

线图 8-1-1 ECG 与心动周期

通过调节触发延迟时间,可以得到舒张末期
(R 波顶峰)和收缩末期(T 波之尾部)时相图像。

1. 心室收缩期:心室收缩开始与 ECG 波形上 R 波顶峰相一致,包括等容收缩期和射血期。前者是房室瓣和半月瓣均呈关闭状态,心室容量恒定。后者是起始于半月瓣开放,并分为快速射血和缓慢射血两个阶段,快速射血发生在 ECG 波形 T 波起始处。

2. 心室舒张期:包括等容舒张期和心室充盈期,前者是指收缩期末半月瓣关闭和舒张期开始房室瓣开放之间的时期,在 ECG 波形上它始于 T 波之尾部。心室充盈期首先是快速主动性充盈亚期,然后是继发于心房收缩的被动性充盈亚期,心房收缩对心室充盈并非十分必要,当心率较慢时,其作用是较弱小的。ECG 波形上心室舒张末发生在 Q 波正前方。

心脏磁共振检查的舒张末期对应于 ECG 波形的 QRS 波群,即发生在 R 波的顶峰,实际上大约是在 QRS 波群开始之后 50～70 ms,与等容收缩期起始相对应;收缩末期与 ECG 波形上 T 波之尾相对应。心脏 MRI 检查舒张期是指 T 波之末尾到下次 R 波顶峰之间的时期;收缩期是指 R 波峰到 T 波结束之间的时间。临床实践中,RT 间期随心率不同而变化,心率 70 次/分时 RT 间期大约是 300 ms。

三、磁动力效应

磁动力效应(magnetohydrodynamic effect)(线图 8-1-2)是指导体在静磁场中运动而引起的电势能变化。按电磁诱导原理,其大小(V)与静磁场强度(B)、导体直径(d)和与磁场相垂直的导体运动速度($v_\perp$)有关,即 $V = v_\perp \cdot B \cdot d$。当患者进入磁体中心时,心脏和血管树内流动血液会诱导电势产生(即磁动力效应)。该效应在心脏处于收缩中晚期,血液流经主动脉弓时最为明显;另外其大小也与患者心脏轴向有关,一般说来,当心脏呈水平轴向时此效应较明显,还有在心脏舒缩较快患者,此效应也较显著。

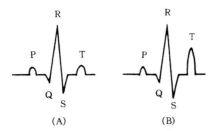

线图 8-1-2　磁动力效应
图 A 为患者进入磁体前的 ECG 波形;
图 B 为患者进入磁体后的 ECG 波形,示 T 波升高。

人体进入磁体后受磁动力效应的影响,所记录到的 ECG 波形实际上由两部分组成,一是由心脏本身电生理活动引起的波形(正常 ECG),二是磁动力效应的叠加作用。有时磁动力效应显著,造成 T 波过度高耸,可能引起心电门控失灵。

四、ECG 门控实施方法和注意事项

1. ECG 门控电极和导线的放置:心电门控要取得成功,首先要得到稳定的 ECG 波形,而这又与心电门控电极的放置密切相关,其放置主要根据患者本身心电活动模式而定,并要注意减少磁动力效应的负面影响。能否得到稳定的 ECG 波形受以下几种因素的影响:①心脏在胸腔本身的方位(orientation in the chest);②心脏受损及病变情况;③患者年龄和体格大小;④胸腔和肺部病变情况,如有无胸腔积液和肺气肿等。

ECG 电极一般有 4 个,其上均有颜色标记,计有 RA、RL、LA 和 LL,分别代表右上肢、右下肢、左上肢和左下肢。其放置方法如线图 8-1-3 所示,可尝试多种不同的电极放置方法,以得到最佳的 ECG 门控信号。放置电极需要清除局部皮屑及油污,对

皮肤干燥者必要时可给电极涂上耦合剂,以保证有更好的电极接触,防止假性触发和具有足够心电信号强度。

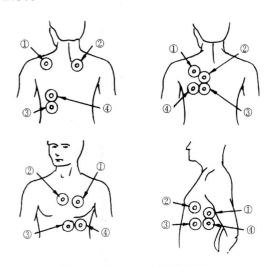

线图 8-1-3　ECG 电极放置方法

电极的放置要准确,其导线的排列须平行紧贴,而不应像一个磁线圈,这样 ECG 干扰失真可以减少,所有导线然后接入生理信号采集控制仪内(physiologic acquisition controller, PAC),后者主要功能是收集来自呼吸、心跳或光脉冲感应器的信息,最后送回到系统以进行射频脉冲触发。

2. ECG 门控放置注意事项

(1)由于磁场的生理效应,患者一旦进入磁体中心,ECG 波形上 T 波会增高,此时须调整电极放置位置或采用先放置足侧电极的办法,以减少此效应,防止射频(RF)的误触发。

(2)尽可能多地减少噪声来源,如电极导线的活动和患者的不经意移动,在把导线放在患者腹部时尚需控制其呼吸运动,以减少伪影。

(3)在序列菜单选择前,应事先完成门控的放置,以减少因心率增加而造成所获层面减少的机会。

(4)不要使用过期电极或干电极,因为接触不良会造成间断触发,影响图像质量。也不要过度按压中心点,以免压扁导电胶体,造成接触不良。

(5)电极不要放置在骨骼处如肩胛骨或肱骨上,以免造成返回到系统中的心电信号不足。

(6)电极放置可能因人而异,以取得良好波形为原则。

(7)对极其危重患者,ECG 门控波形不能作为生理监测依据。

3. 周围门控的放置及应用:周围门控是采用光

脉冲感应器,根据流经全身的血液搏动来触发 MR 数据采集。它主要是用在中枢神经系统,与 T_2W 脉冲序列结合以减少头部、颈椎和胸椎的脑脊液搏动伪影,也可与 cine PC 结合使用,以进行脑脊液流动分析及四肢外周血管血流信息分析。周围门控光脉冲感应器由一光纤电缆和接触患者指趾的探测器构成。放置时须注意不要将感应器和电缆放到欲成像区域,须保证感应器所放置解剖部位干燥清洁,并始终让患者保持感应器恒定,且不让电缆绕成圈。

4. ECG 门控参数的设置和意义

(1) 心电触发水平(cardiac trigger level):触发水平表达为 QRS 波群的百分比。通过比较 ECG 波形中 R 波和 T 波的幅度,输入一定大小的数值,系统可以调节根据 ECG 波形而确立下来的 RF 触发水平或阈值。调整此值有助于 RF 的正确触发。

(2) R 波波幅测定:有的机器可以提供 ECG 波形上 R 波波幅的最大值,以 mV 表示。如果此值 <0.5 mV,心脏 MR 扫描因梯度噪声的影响而不能取得最佳效果,需要重新调整电极位置。

采用心电门控技术,如果是应用前瞻性门控方法(prospective gating),则 TR 是由 R—R 间期确定的。TR 可以是单个 R—R 间期或其倍数,这主要根据扫描所需要最大层面数和图像所要求权重来确定。要得到 3 000~4 000 ms 有效 TR 值,可能需采用 5~6 倍的 R—R 间期时间。

(3) 心电触发类型(trigger type)和心率校正(update BPM):心电触发类型包括 ECG 的 Ⅰ、Ⅱ 和 Ⅲ 导联,一般采用自动(auto)档,以得到最佳触发为宜。开始扫描前进行心率校正更新,也有助于取得最佳触发效果。

(4) 触发窗宽(trigger window, TW):指系统停止数据采集,等待到下次 R 波触发之间的时间停顿。多数患者采用 15% TW 便可,对于心率变化波动较大者可能需要 20%~30% TW 值,其目的主要是避免因心律不齐而导致的 RF 误触发。TW 值超过 30% 会减少可成像时间(available imaging time, AIT)值,从而减少可允许成像层数。触发窗宽选择的一个原则是有效 TR 同 TW 值相乘应该小于 1,如 TR 是 4 倍 R—R 间期,TW 则应小于 25%。

(5) 触发延迟时间(trigger delay):指 R 波被探测到至成像开始时的时间间隔。选择触发延迟时间,其主要目的是让图像能够在所需要的心脏舒缩

时相上获取,如触发延迟达 300 ms,则可获得舒张期时相图像。触发延迟时间增加,造成可成像时间减少,不仅使可成像层面数减少,而且也不利于判断处于心动周期前面部分的心脏功能。

(6) 序列间最短时间的设置:AIT =〔有效 R—R 间期 −(TW)−(梯度闭锁时间)〕,最大层数为:AIT/最短序列间延迟时间,见线图 8-1-4。

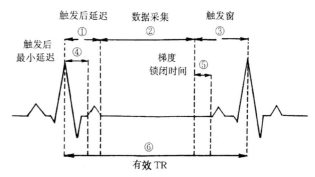

线图 8-1-4 AIT 与最短序列间延迟时间关系示意图

通过调节 TW 的值,可有效控制 AIT 和最大层数。

(7) 单时相和多时相心电门控(single phase or multiple phase gating):单时相心电门控用于获取多层面心脏 MRI 图像,其中每一层面均处于同一心动周期不同时相;多时相心电门控可允许获取单层面或多层面的心脏 MRI 图像,其中每一层面具有多个不同的心脏舒张收缩时相。前者通常与自旋回波技术结合,用于形态学诊断,后者常与梯度回波技术结合,用于心脏功能分析。

五、自旋回波技术中的 ECG 门控

自旋回波技术(SE)应用 ECG 门控,TE 常取 15~30 ms,TR 由 R—R 间期确定,多为 85% 左右的 R—R 间期。在单时相多层面 SE 技术中,某解剖平面大约经 ±100 ms 移到相邻层面,故每层图像实际上为心动周期中不同时相的影像。由于血液流空效应,正常心腔及大血管内无信号,但在舒张末期或收缩早期,左室心尖、室间隔和下壁缘处常可见到腔内信号,左房在舒张时也可见到腔内信号,特别是心率较慢者,腔内信号更为明显。上述腔内高信号皆因血流缓慢所致,但在血流与管腔或房室壁边缘则常会形成薄线状信号丧失,这是因为局部自旋相位离散所致(应力效应,shear effect)。

多相多层 SE 技术,也称旋转门控(rotating gating),虽可用于心脏功能分析,但由于耗时太长,且同一心动周期内所获时相数有限,现已较少运用。

其优点是采用此种技术,室壁边缘通常较梯度回波图像容易勾画。在自旋回波心血管成像中,刚开始的几层图像,特别是第一层图像,由于流入效应(entry phenomenon),心脏大血管腔内也可见到较高信号影。另外,在高场强 1.5 T SE 图像中,心脏运动伪影较在中低场强下成像要明显,须加以注意。

六、梯度回波技术中的 ECG 门控

梯度回波技术与 ECG 门控结合主要有两种方式。一种是采用前瞻性门控,TR 由 R—R 间期确定,倾倒角(FA)取较小角度如 20°～30°,TE 一般为5～13 ms,成像序列可用 SPGR 或 GRE,所获时相数受 R—R 间期限制,一般可达 16～20 时相/每心动周期,根据作者的体会,其心腔内血流信号与腔壁的对比较好;另一种是采用回顾性门控方式(retrospective gating),TR 可短达 15～20 ms,TE 一般达5～8 ms,FA 一般取 20°～30°,所用序列也为 SPGR 或 GRE,与前者不同的是,其数据采集是连续进行的,并不与心动周期某时相同步,但 ECG 波形信号却同时收集,在图像重建时,将所获连续数据内插到某特定时相,使之相一致,从而得到心动周期不同时相的图像,此方法也就是日常临床 MRI 所称的电影磁共振扫描(cine scan)。

电影磁共振扫描通常用于心脏功能分析。可以是单层面多时相采集,也可以多时相多层面采集,后者的有效 TR 跟层数与激励之间的时间呈函数关系。例如单层面多时相成像,TR 为 20 ms;但双层面多时相成像时,TR 则高达 40 ms,图像时间分辨率下降。梯度回波应用 ECG 门控是采用 SPGR 还是 GRE,取决于检查者要获得何种权重的图像,如果要得到 T_1W 的电影磁共振扫描图像以选 SPGR 为宜,TE 可用最短,FA 还可加大。在应用 GRE 时如果 FA 超过 30°时,则 T_1 权重也会加大。采用电影磁共振扫描一般所获时相为 16～32 个/每心动周期,时间分辨力可达 25 ms/幅。

七、心电触发分节段快速梯度回波采集技术(Fastcard)

1. Fastcard 技术的原理:Fastcard 技术是 fast gradient-recalled-echo sequence with cardiac-triggered segmented acquisition 的简写,其本身就是快速梯度回波技术与心电触发相结合的产物,关键之一在于其分节段数据采集方法(segmented data acquisition)

上。常规自旋回波或梯度回波技术中的相位编码的完成,是靠反复的 RF 发射,多次地进行编码完成的(每次 RF 发射只完成 K 空间内一条相位编码线),而 Fastcard 中每次 RF 发射后完成多条相位编码线。在心脏 MRI 中,通常是采集心动周期某时相的一组数据或一组相位编码线,这被称之为每节段采集野(views per segment,VPS)(线图 8-1-5)。通常是每次心跳采集 8～16 条编码线,这样成像速度就大为提高,通常可以在一次屏气情况下完成图像数据采集。

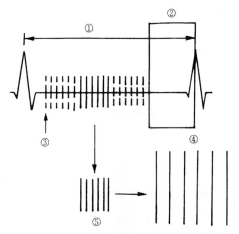

线图 8-1-5 Fastcard 每节段采集野(VPS)示意图

由于在一个 R—R 间期可完成多条相位
编码线的采集,因而成像速度大为提高。

2. Fastcard 技术的实施方法及应用:Fastcard 技术有两种采集方式,一种是连续性的,它可以在同一位置水平使用连续 RF 激励以采集前瞻性门控所得数据,其 TR/TE 较常规电影磁共振扫描要短,TE 不到 5 ms,TR 可少于 14 ms,每次心电触发可采集 2～98 个采集野。另一种是非连续性方式,它获取的数据来自不同的层面位置,其有效 TR 实际上为一个 R—R 间期,其时间流逝(TOF)效应是取决于 R—R 间期,而不像连续性方式那样是取决于 TR。它与常规电影磁共振扫描不同的是非连续性 Fastcard 是把几个连续的 TR 构成组群以组成一个节段,该方法对流动非常缓慢的血液及层面内血流敏感。除了可对血管血流横截面进行采集外,也可以对其长轴层面内血流进行数据采集。

Fastcard 连续性采集方式应用领域有:①屏气心脏大血管成像。②结合采用多个 NEX(激励次数),用于儿童心血管检查以去除伪影。③结合脂肪抑制 Fatcart 技术进行冠状动脉成像(图 8-1-1、2)。④可对整个 R—R 间期成像,以得到心脏舒张末期

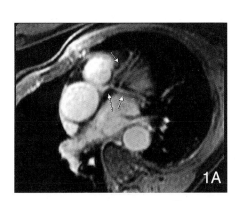
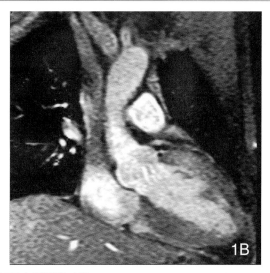

图 8-1-1　Fastcard 屏气技术显示左侧冠状动脉

A. 斜面图像,见左冠状动脉主干、前降支及左回旋支显示清楚。B. 冠状面图像。

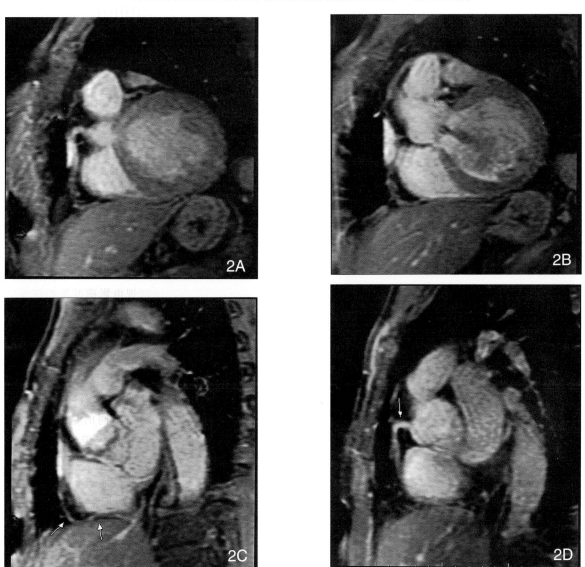

图 8-1-2　Fastcard 连续性采集多斜面技术显示右侧冠状动脉

A、B、C 和 D 为不同角度的成像平面清楚显示右侧冠状动脉。

时相图像。⑤本技术适宜于对心脏大血管进行截面研究。Fastcard 非连续性采集方式主要用于颈胸部、外周血管及其腹部血管成像，另外，也可以在较大感兴趣区内获得大量连续的薄层层面。Fastcard 技术采集的心脏时相数受到患者心率和每节段采集野的限制。

八、血管成像技术中的 ECG 门控

磁共振血管成像（MRA）也可以与 ECG 门控技术相结合，以减少血管搏动伪影，从而获得高清晰度的血管重建图像。

方法之一是前面谈到的 Fastcard 技术，采用二维时间流逝方法与 ECG 或周围门控结合，可以得到较好的心脏大血管、颈胸部、腹部及外周血管图像。根据作者的体会，对于不能屏气的小儿，不失为一种良好的心脏大血管病变的检查方法。

方法之二是二维相位对比技术（PC）与 ECG 门控结合，其中有采用前瞻性门控方法，也有采用回顾性门控技术者，两者均可以得到同一心动周期内多个不同时相的血流信息。由于采用的是二维方式，血流信息可以是前/后、左/右及上/下方向。运用该技术事先须设置编码流速（VENC），一般取欲成像血管内血流所可能达到的最高流速为宜，也有作者认为 VENC 应超过最高流速的 25%。一般说来，具体的 VENC 如下：心脏瓣膜平面或升主动脉近端，VENC 为 500 cm/s；其他部位主动脉，VENC 为 150 cm/s；肺动脉水平，VENC 为 100 cm/s；腔静脉水平，VENC 为 60 cm/s；肺静脉水平，VENC 为 40 cm/s；内乳动脉或静脉搭桥，VENC 为 60 cm/s。cine-PC 图像中，信号强度与心动周期内每时相的血流速度成正比，采用流动分析（flow analysis）软件可直接测得血流速度和流量等血流动力学指标。

第二节　呼吸补偿和呼吸门控技术

一、概述

体部 MRI 成像中呼吸运动伪影也是造成 MRI 图像质量不佳的主要原因之一。虽然采用屏气快速扫描技术可解决许多呼吸运动伪影所致图像质量下降的问题，但对危重患者及儿童来说，屏气难度很大，采用屏气快速扫描技术显然不适用，而运用呼吸补偿和呼吸门控技术则可在相当大程度上减轻胸腹部呼吸所造成的不良影响，具有较大的临床实用价值。

呼吸运动所产生的伪影，同心脏搏动伪影一样，也主要发生在相位编码方向上，因此采用呼吸补偿技术主要是在采样成像过程中通过呼吸波形的监测，经过相位编码重排而达到去除伪影之目的。呼吸门控技术理论上同心电门控技术相似，通过放在病人胸腹部上的压力传感器记录呼吸波形周期，将其中的一部分用作序列重复时间。该技术目前主要是应用在磁共振 T_2 加权图像上呼吸伪影的去除，因为呼吸周期较长，不适宜进行 T_1 加权图像的成像，在 T_1 加权图像的成像中，现在多采用呼吸补偿技术。

二、呼吸补偿技术

1. 原理：呼吸补偿技术（respiratory compensation, RC）曾有多种方式，如 K 空间中央编排相位编码（centrally ordered phase encoding, COPE）和 EXOCIST 等。目前较常采用的是呼吸相位编码重排技术（respiratory ordered phase encoding, ROPE），其原理是通过压力传感器将提示患者吸气状态下的信号融进 MR 成像系统，也就是只有在相似吸气状态下，具有相似相位编码强度的编码步骤才被采集。其结果便是：由于呼吸运动所引起的额外相位改变，其发生是较为“系统的”而非“随机的”；又由于沿相位编码方向的“鬼影”在所测到的信号中具有高频随机成分，经过上述相位编码的重新排列去除随机波动的频率成分，从而可将“鬼影”推到图像观察野的边缘而达到抑制伪影的目的。

2. 呼吸补偿的类型及其实施注意事项（线图 8-2-1,2）：目前的呼吸补偿技术分为两类：一是相位低排方式（low sort，采用 1 个激励次数），其相位重排是通过在一个呼吸周期内采集彼此相邻近的相位编码步骤，从而达到减少伪影的目的；二是相位高排方式（high sort，采用 2 个或 4 个激励次数），通过在相位编码方向上加大观察野（FOV），并相应加大相位编码步骤数以保证图像的空间分辨率，但相应减少所选择的激励次数，以保持扫描时间恒定，图像重建时伪影位于获取观察野（acquisition FOV）的边缘，而非显示观察野（display FOV）内，从而将伪影去除。

在实施呼吸补偿过程中，保持恒定匀速的呼吸频率非常重要，这可从监示屏上呼吸波形的显示中反映出来，如果患者不能保持稳定呼吸状态，可采用屏气快速扫描方法。对于呼吸较深患者采用相位高

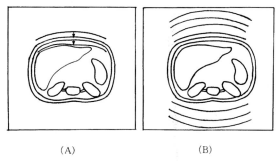

（A） （B）

线图 8-2-1 相位低排呼吸补偿技术

通过在一个呼吸周期内采集彼此相邻近的相位
编码步骤，以减少呼吸伪影。（A）为应用相位低排
呼吸补偿。（B）为未应用相位低排呼吸补偿。

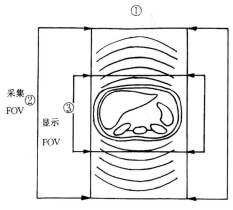

线图 8-2-2 相位高排呼吸补偿技术

通过在相位编码方向上加大 FOV，图像重建时伪影位于
获取 FOV 的边缘而非显示 FOV 内，从而将伪影去除。

排方式较相位低排方式更有利于去除伪影。实施过
程中，须将压力传感器放置在感兴趣区呼吸运动最
大的区域，对较深呼吸者可在腹部垫上几层折叠起
来的床单或硬泡沫，并靠近肋骨边缘，但不要放在压
力传感器上，将有助于患者保持平稳呼吸。

三、呼吸触发技术

呼吸触发（respiratory triggering）（线图 8-2-3）
是呼吸门控（respiratory gating）技术之一，其原理和
心电图门控技术类似，最为简便的实施方法为图像
数据采集在临近呼气末或在吸气期进行。由于成像
时间直接与呼吸周期中需要去除的那部分时间有
关，因而采用此技术会导致成像时间呈 2～3 倍的增
加，但对于目前的中高场强 MR 成像仪来说，由于
快速自旋回波技术的进展，回波链（ETL）数目的进
一步增加（可达 128 个），两者结合在一起应用，一方
面可减少呼吸运动伪影，另一方面又能使检查成像
时间不至于太长。呼吸触发技术还可用作 MRI 功

能成像研究，即把它与梯度回波 EPI 和多时相成像
选择相结合在一起进行。

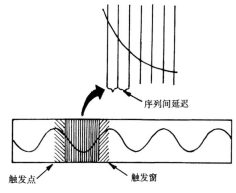

线图 8-2-3 呼吸触发示意图

通过调节触发窗宽的大小，以确定有效 TR，
与心电图门控类似。

呼吸触发技术中有效 TR 由呼吸周期确定，其
可供成像层面数是依据呼吸周期减去触发窗宽的值
来进行估测的。一般说来，呼吸触发点的范围在
10%～50%周期内，类似心电图门控的触发延迟，但
并不影响可利用的成像时间（AIT）。增加触发窗
宽，与心电图门控一样会减少所能获取的层面数目。
呼吸触发技术最好跟 TR 能达到呼吸周期或长于呼
吸周期的脉冲序列合并使用。一般健康成年人的呼
吸周期大约是 5 s，而在危重患者则可以小于 1 s。应
用该技术减轻了病人屏气检查时要求良好的呼吸配
合，采用呼吸补偿技术时要求患者保持呼吸节律平
稳的负担。

四、导航回波技术

导航回波技术（navigator echo technique）也是呼
吸门控技术之一，但它不使用任何额外的压力传感
装置，而是运用 MR 本身的技术来达到压力传感装
置的作用。其基本原理是采用一种快速预脉冲序列
（prepulse sequence），在图像数据采集前预先测定运
动器官如横膈的位置，对患者的呼吸状态进行实时
监测，并将它与图像数据采集相结合，从而达到去除
呼吸运动伪影的目的。

预脉冲序列一般首先对与运动脏器相垂直的较
窄小区域如横膈的竖直区域进行采样成像，一般来
说，运动脏器的界面对比应比较明显，以便能较为方
便地自动勾画出其界面轮廓。一旦完成整个成像扫
描序列，界面的位置会被自动记录下来，而且只有那
些界面位置处于预设值范围内的才能被系统接受，

并被用于图像重建,因此导航回波技术较常规应用额外压力传感装置的呼吸门控和相位重排技术,具有更高的准确性和更为简便的特点,优势较为明显。

导航回波技术临床应用指征之一是冠状动脉 MR 血管成像,该方法将三维采集与导航回波技术相结合,根据每个心动周期横膈的位置,先把原始数据门控在呼气末期,并让至少 95% 的 K 空间均采样在此门控范围内,然后通过对较小范围门控窗(gated window)内的每条相位编码线实施最大的平均激励次数,以便得到最佳的血管信号。该技术已被证明优于采用信号平均方法来去除伪影的三维冠状动脉 MR 血管成像。

第三节 脂肪抑制技术

一、概述

脂肪组织的 T_1 值很短,T_2 值较长,因而在磁共振 T_1WI 及 T_2WI 上均呈较高信号,尽管在 T_2WI 信号有所衰减,但与其他组织相比较,信号强度仍然较高,产生的后果之一就是对其邻近组织病变的显示造成干扰,容易掩盖病变,特别是对一些具有较高信号的病变如出血的显示造成困难。另外,在顺磁性造影剂如 Gd-DTPA 广泛应用于临床以来,由于 Gd-DTPA 使病变组织局部磁场发生变化,造成病变组织 T_1 和 T_2 值缩短,导致在 T_1WI 上病变组织信号增高,即通常所说的强化,如果邻近存在脂肪组织,则会影响强化的观察,这也使得抑制脂肪组织信号变得十分必要。

一般说来,脂肪抑制至少有三方面的益处:一是在临床 MRI 应用中可增加病变显示的机会,从而提高诊断敏感性;二是可以提高含脂肪组织较多区域中的肿瘤显示;三是在运动和磁化率伪影的抑制上有较好效果,如 EPI 技术常规应用脂肪抑制,原因之一就在于去除磁化率伪影。基于上述几点原因,脂肪抑制技术目前在眼眶、腹部、心脏 MRI 检查,特别是肌肉骨骼系统中的骨与骨髓病变的鉴别诊断中发挥着重要作用,成为临床 MRI 检查中重要技术之一(图 8-3-1, 2)。

脂肪抑制可以通过多种途径实现,如临床常用的短 TI 的反转恢复序列和频率选择预饱和技术(化学位移饱和),还有观察野内空间预饱和技术、Chopper-Dixon 技术、经典的多回波多层面技术(classic MEMP)和利用磁化率效应的技术等等。以

下将对其中一些常用技术进行介绍。

二、短 TI 的反转恢复序列

短 TI 的反转恢复序列(STIR)法是最简单方便的脂肪抑制技术,可达到 100% 的脂肪抑制效果。它的原理是利用脂肪组织较短的自旋-晶格弛像时间(T_1)而非化学位移现象。其基本脉冲序列为反转恢复序列(IR),即首先采用一个 180° 射频脉冲将纵向磁化矢量从 $+Z$ 轴方向反转到 $-Z$ 轴方向,当激发脉冲去除掉后,纵向磁化矢量就沿 Z 轴方向朝平衡态恢复($+Z$ 轴方向),当到达在某一时间点上,纵向磁化矢量正好从 $-Z$ 轴方向转到 $+Z$ 轴方向,此时纵向磁化矢量为零,这一时间临界点通常被称为零点值(null point)。由于对其后的 90° 脉冲来说,因没有纵向磁化矢量倾倒到横向平面,这就意味着无横向磁化矢量产生,因而不可能采集到信号。由于不同的组织有不同的零点值,如果反转时间(TI)的选择正好是某一组织的零点值时,则这种组织在图像上的信号强度为零。

依上所述,可以看出通过选择不同的 TI 值,IR 序列可达到抑制任何组织的目的,但须注意到,由于两种组织的 TI 值可能类似,因而可能同时抑制掉两种组织的信号,造成图像对比较差。

零点 TI 值的选择主要依赖于组织的 T_1 和脉冲序列的重复时间(TR),当 TR 足够长($TR>3T_1$)时,零点 TI 值与组织的 T_1 有如下的关系:零点 TI 值大约是组织 T_1 值的 0.69。而组织 T_1 值则依赖于主磁场强度,当场强增加时,组织 T_1 值也增加。脂肪组织有非常短的 T_1 时间(在 1.5 T 时大约是 250 ms),则脂肪的零点 TI 值在 1.5 T 时为 160~170 ms(250×0.69),因此要抑制脂肪,则 TI 应为 160~170 ms,由于 TI 值相对说来比较短,所以被称为短 TI 的反转恢复法,即 STIR。对于 1.0 T 和 0.5 T MR 成像仪,脂肪的零点 TI 值更短,分别为 130~140 ms 和 80~120 ms,因此在不同场强 MR 成像仪采用 STIR 技术进行脂肪抑制,其参数设置有所不同。

STIR 技术优点在于:STIR 在不同场强 MR 成像仪都可被用来抑制脂肪信号;对主磁场均匀度的要求不是很高;其图像对比是 T_1 和 T_2 加权共同作用的结果(TE↑,$T_1W→T_2W$);与 IR 对比,无需更多的射频照射量。STIR 技术用于脂肪抑制也有一些缺点,主要表现在:TR 时间较长,因此检查成像

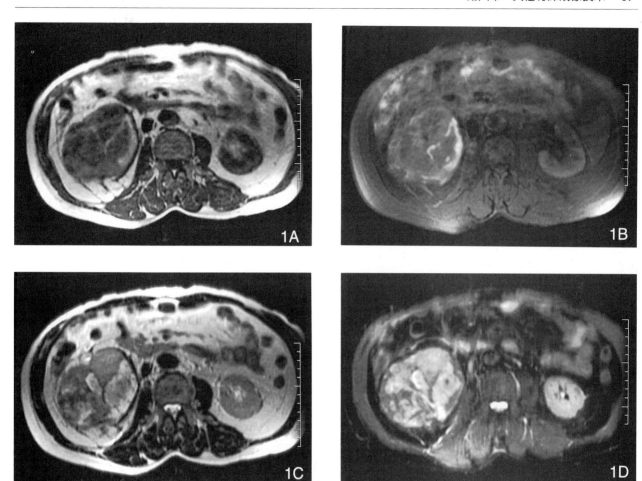

图 8-3-1　右肾癌

A. SE T_1WI。B. SE T_1WI 应用抑脂肪,图 B 病灶和正常左侧肾脏皮髓质分界的显示较图 A 要好。

C. FSE T_2WI。D. 为 FSE 短 TI 反转恢复序列,图 D 对病灶的显示也较图 C 要清楚。

时间相对较长;一般无法与其他技术同时运用;可能同时抑制其他短 T_1 的组织,如血肿和顺磁性物质等;还有 TR 相同时,其可供扫描成像的层数比常规 SE 序列要少。

三、频率选择预饱和法

频率选择预饱和法(chemical saturation)为另一种常用的脂肪抑制方法。它是在无梯度场情况下采用窄带脉冲,即频率选择预饱和脉冲优先激发脂肪,紧接着加上额外的梯度场使其相位离散,将脂肪饱和掉,然后再采用所选择的成像脉冲序列。脂肪组织中质子共振频率比水中质子共振频率低,为 $3.5 \times 10^{-6} \times \gamma \times B_0$($\gamma$ 为旋磁比,B_0 为主磁场强度),对于 1.5 T 机器共振频率差异为 220 Hz,在 0.5 T 机器为 76 Hz,这种质子共振频率存在差异的特性,被称为化学位移。通过中心频率和饱和脉冲带宽的调节,利用这种特性就可以采用窄带宽有选择地激发脂肪信号,并将其抑制掉。

对于 GE 公司 1.5 T MR 成像仪,可以针对脂肪组织的频率,在 16 ms 内发射一个具有 4 个零点的同步脉冲,其有效激发频带的中心频率为 180 Hz,可以将脂肪抑制掉。对于不同场强的磁体,脉冲持续时间及零点交叉的间隔有所区别,以取得同样的效果。使用该技术的具体步骤是:在激发脉冲前,先施加一个针对脂肪组织频率的预饱和脉冲以消除脂肪组织的纵向磁化,继之发射激发脉冲,因脂肪组织尚未弛豫,所以就没有或仅有少量的磁化矢量被倾斜到横断面上,因而无脂肪组织信号产生。在常规 SE 序列的每一层面选择脉冲前,均可以使用该脉冲序列,操作者无需改变数据,也无需做任何图像后处理工作,便可达到去除脂肪信号的目的。

频率选择预饱和法抑脂肪技术(chemsat)的优点在于:与 SE 序列结合可以有多种图像成像选择,如可以应用短 TR、短 TE 获得 T_1W 图像,应用长

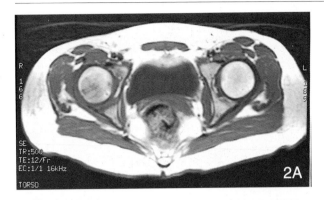

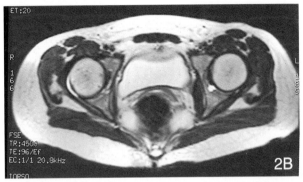

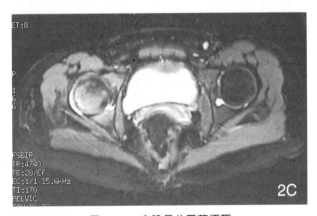

图 8-3-2　右股骨头无菌坏死

A. SE T₁WI。B. FSE T₂WI。C. FSE 短 TI 的反转恢复序列图像，图 C 对病灶的显示较图 A 和图 B 均清楚。

TR、短 TE 获得 PDW 图像，应用长 TR、长 TE 获得 T₂W 图像；另外，运用 Chemsat 也能区分开具有相同 T₁ 值的组织，顺磁性物质不抑制，因此该技术多与 SE 或 SPGR T₁WI 相结合，并同时运用 Gd-DTPA，以更好观察病变组织强化情况；只抑制脂肪组织，不影响图像其他组织信号。Chemsat 的缺点是：患者射频照射量高；需预处理，使可成像层面数减少；因为谱线无法分开，在低场强运用效果差；要求主磁场均匀性高，否则脂肪抑制不均匀，经采用较小观察野，可以取得较好效果。

四、Dixon 和 Chopper 方法

脂肪抑制技术除了前面谈到的 STIR 和 Chem-sat 外，还有多种能将水和脂肪组织分离成像的方法。Dixon 首先描述了一种简单的化学位移成像技术，称为 Dixon 方法，该方法能够区分脂肪和水信号。这种方法是先产生两种相位敏感图像，一种是常规图像（同相位图像），一种是脂肪和水质子相位差异达 180° 的反相图像，将这两种图像经过叠加或减影则得到要末是脂肪图像，要末是水图像。应用 Dixon 方法要求生成两组独立的图像数据。Chopper 方法是由 MR 生产厂家设计的，为 Dixon 方法的软件修改，它可对成对的激发脉冲进行处理，以校正图像数据采集过程中的不完善之处，因此采用 Chopper 方法，图像数据处理可以在图像采集时自动进行，无需进行图像后处理，这样也可减少由于病人移动产生的错位伪影。Chopper 方法优点：无需后处理；无化学位移错位伪影，但要求磁场均匀度高。

五、混杂法

混杂技术是 Szumowki 开发而成的自旋回波模式的混合脂肪抑制技术，它将两种独立的脂肪抑制技术结合在一起，即频率选择预饱和抑制法和 Chopper 相位敏感方法，利用两者的优点而形成的一种双激发脉冲序列。

具体来说，混杂法是使用一种称之为 1—3—3—1 的频率选择脉冲，再加上失相位和同相位的数据采集方法。所谓的 1—3—3—1 脉冲是一系列以相等间隔，按 1:3:3:1 比例发射的宽频带短脉冲，即"硬"脉冲，在无外加梯度场的条件下，作用于含水和脂肪的样本时，或激发水，或激发脂肪。把它用于混杂脉冲序列时，脂肪受激发后很快发生相位离散，部分恢复的脂肪纵向磁化矢量又通过 Dixon 方法抑制掉，便产生只有水质子的图像，这样产生的水图像使得脂肪信号抑制得更加完全也更加均匀。该技术由于把频率选择预饱和法和 Chopper 相位敏感方法组合在一起，因此比上述任何一种方法单独使用时效果要好。与需两次激发的自旋回波相比，该技术优良的脂肪组织抑制效果并不伴有成像时间的明显延长，也无需增加图像采集时间和图像的后处理过程，因而优势明显。但此项技术要求观察野内主磁场的均匀性要超出水和脂肪质子的化学位移差异，即观察野内的磁场均匀性须非常好，否则脂肪组织抑制效果不理想，因而目前只适用于高场强机器。对于中场强机器，如果磁场均匀性很好也可应用。

第四节 水成像技术

一、概述

MR 水成像是近年发展起来的一种图像对比强烈的 MR 技术,图像中静态或缓慢流动的液体为很高信号而周围背景组织为低信号。所形成的图像为充满液体的结构,即由管道和囊腔等组成,表现为低信号背景上的高信号影,而结石等在高信号的液体中呈现充盈缺损改变,能较方便地加以鉴别。当以透明法(ray-sum method)、最大信号强度投影法(MIP)或表面遮盖法(SSD)重建后,则所显示的图像类似于通过直接注射造影剂所获得的图像或排泄性尿路造影图像。而且采用此技术无须使用造影剂,因为 MR 水成像其对比来源于重 T_2 加权,这样含有长 T_2 弛豫时间液体的结构就会重点突出而显示出来。

MR 水成像是 MR 临床成像技术发展的一个新里程碑,其意义正像采用外源性造影剂和 MR 血管造影技术(增强 MRA)一样。本节将详细介绍 MR 水成像的物理原理和目前正在开发使用的技术,并对其临床应用作一简介,详细的临床应用包括 MR 胰胆管、尿路、迷路、涎管、输卵管和脊髓成像将在有关章节叙述。

二、物理原理和类型

(一)MR 水成像技术的发展和原理

从原理上看,MR 显示体内静态液体(脑脊液、胆汁、尿液和滑液等)是非常直观的。首先可以通过重 T_2 加权来区分静态液体和周围软组织。这种成像方法之所以特别适用于 MR 水成像,是因为静态液体是简单的水性溶液,它的横向弛豫时间 T_2 很长,约等于体内其他固态软组织的 20 倍。其次这些液体基本上是静止不动的,即使流动也非常缓慢或具有间歇性特点,因此不会对成像过程造成干扰。尽管有上面这些成像优点,但是在临床实践中应用 MR 水成像技术的发展过程相对来说是较慢的。

传统 T_2 加权 MR 成像序列,即常规 SE 序列,显然不适合用作临床 MR 水成像技术,这主要有以下几个方面的原因:一是从数据采集角度来看,常规 SE 序列不是非常有效,往往需要非常长的扫描时间才能对较大解剖范围进行成像和取得足够的图像空间分辨率;二是长 TE 的 SE 序列容易产生运动伪影

和信号丧失;三是磁场不均匀和分子自弥散(self-diffusion)会使得静态液体信号强度下降和丧失,从而使得图像的信噪比降低。上述常规 SE T_2 加权的缺陷由于 MR 水成像技术要求 TE 特别长而变得更为突出。MR 水成像技术的发展关键就是要寻找到一种替代方法,它既能增加 T_2 加权的程度而又能克服常规 SE T_2 加权图像的缺点。

临床 MR 水成像技术的开发成功可追溯到两种关键技术的出现:基于自旋回波的快速采集弛豫增强序列(RARE)和基于梯度回波的稳态技术(如稳态自由进动,即 SSFP)。目前临床 MR 水成像主要采用 RARE 技术的现代变型,它优于梯度回波稳态技术(尤其是在腹部检查时),因此目前大部分都采用 RARE 技术进行 MR 水成像检查。

(二)MR 水成像参数选择和类型

1. MR 水成像扫描参数选择:为了确定 MR 水成像控制对比度的参数 TR、TE、FA 的值或范围,有必要了解一下常规 SE 序列是在怎样条件下产生最大的水对比(maximum hydrographic contrast,MHC)的,这将具有指导意义。因为 MHC 由重 T_2 加权而形成,所以,首要条件是常规 SE 序列的 TR 必须非常长,一般应大于组织中最长 T_1 值的 4 倍(对于静态液体来说大约是 16 s),以求得到水质子最大信号强度;其次,FA 为 90°,以保证纵向磁化矢量的完全恢复,这也是为了获得最大信号强度;第三,非常长的 TE 可以使来自软组织的信号强度衰减到背景噪声水平,这样静态液体和软组织的信号强度差别最大。

定量确定达到最大水成像对比度的 TE 范围,可以通过计算机模型模拟 T_2 信号衰减以及静态液体和软组织的对比度来实现,但这须假定组织具有相同的质子密度、使用 90° RF 脉冲后质子全部激发和静态液体质子纵向磁化矢量(T_1)完全恢复(TR 大于 16 s)。对于某些横向弛豫时间很长的静态液体($T_{2a}=2$ s)和具有非常短的横向弛豫时间的软组织($T_{2b}=T_{2a}/20=100$ ms),经计算机模型模拟计算的结果如下:在 TE 为 $250\sim400$ ms 时有非常高的 MHC,水信号强度超过 RF 激发后质子信号最大值的 80%;而当 TE = 320 ms 时,软组织信号强度为 RF 激发后质子信号最大值的 5%,基本上可以认为与背景噪声信号水平相当,因而此时 MHC 最大;当 TE = 1.4 s 时,水信号强度仍超过最大值的 50%,因此用于 MR 水成像的 TE 一般应为 250 ms~1.4 s。

从上可知,采用重 T_2 加权进行 MR 水成像的前提条件是应用 90°的 FA,TR = 16 s,TE = 250～400 ms。此条件对于常规 SE 序列是不现实的,因为常规 SE T_2 加权序列运用上述参数成像,在图像数据采集方面效率太低,而且运动伪影太多,造成图像质量太差,无法用于临床诊断。

2. 对比增强稳态快速采集技术:即采用短 TR、短 TE 和长 TE_{eff} 等成像参数的稳态梯度回波技术。梯度回波产生的图像是通过采集梯度回复空间编码(gradient-recalled spatially encoded)的自由感应衰减信号(FID)来形成的,它的衰减速度比自旋回波快得多。当 TR < T_2 时,由于每次在信号完全衰减前再次给予射频脉冲,则会建立一种信号平衡态或稳态,这样在两个不同的时间点上产生两个自由进动信号,一个处于射频脉冲后,一个处于射频脉冲前。射频脉冲后的信号是梯度回波信号,对于 MR 水成像来讲并不重要,因为此信号产生的图像对比是 T_1、T_2、PD 和 FA 的函数。但是从另一方面来看,下一个射频脉冲作用前的重聚信号具有更大的自旋回波对比特性,因为此信号是由两个连续 RF 脉冲产生的。基于这种稳态信号产生的图像可以得到更好的水成像对比度,因为此时,TE_{eff} = 2TR - TE,当 TE 很小时,TE_{eff} 近似 2 倍 TR,可以满足 MR 水成像重 T_2 加权的需要,因此可用来获取水成像所需图像对比,被称为对比增强稳态快速采集技术。例如,有作者报道采用此技术进行 3D 胆管成像,取得较好效果,其成像参数如下:TR = 23 ms,TE_{eff} = 38 ms,FA = 90°。

从临床实践上看,在 RARE 出现以后,采用这种稳态序列进行水成像的报道大为减少,因为 RARE 更可靠、成像速度更快、对磁场不均匀性不敏感,而且对缓慢流动液体和分子自弥散也不敏感,还有从物理机制上看,RARE 类似于常规自旋回波序列,对其图像特征易于理解。

3. RARE 及其衍生序列:包括经典的 RARE、FSE、Turbo-SE 和 SSFSE 等。此类脉冲序列是在发射一个 90° RF 激励脉冲后,紧随着是应用一组读取梯度(readout),将产生的多个不同相位编码的自旋回波信号一次性采集,也就是同时采集 K 空间中的多条编码线。

RARE 是常规 SE 序列的加速版本,由于它可以在每个 RF 脉冲激励后采集多条 K 空间编码线,在常规 SE 相应的不进行数据采集的时间段上也采集图像数据,因此成像速度远较常规 SE 快。这个序列有不同种类,具体取决于回波链长度(ETL)、回波间隔时间(ES)、TE_{eff}(用以决定 T_2 加权的程度)。TE_{eff} 定义为填补 K 空间零相位或接近于零相位编码时的采集时间点,也就是 K 空间的中心线,此时因相位编码梯度造成的相位离散程度最小,而且包含组织最大的信号强度,因此是确定图像对比的主要成分。正因为如此,TE_{eff} 决定整个图像的 T_2 加权程度,而 K 空间外围产生的 MR 信号强度相对比较弱,主要确定图像的细节,即图像的锐利程度。在 T_1 加权 RARE 时,T_1 加权程度主要取决于 T_1 和 FA,在这一点上与常规 SE 序列是相类似的。

在实现 RARE 的方法中,不同的厂商设定了不同的采集顺序,这个采集顺序是指 TE_{eff} 的变化机制,并决定了 T_2 加权程度的灵活性。最简单的方法是采用线性顺序,也就是从开始到结束,相应的相位编码梯度是呈线性增长的,由于中心 K 线处于读取梯度的中心,TE_{eff} 将时间段分为两个相同部分,TE_{eff} = [(ETL + 1)/2]ES。线性顺序特别适用于快速 T_2 和重 T_2 加权图像,此时要求 ES 最小,ETL 最大。采用大 ETL 的 RARE 序列的最大特点是对于 T_2 时间短于梯度读出时间的细小组织结构,在相位编码梯度方向出现图像模糊,甚至使得这些结构消失,这主要是由于原始图像数据 T_2 加权的不均匀性所致。幸运的是这种负面效应在水成像时不是特别明显,因为静态液体的 T_2 时间很长。MR 水成像最重要的是采用尽可能短的 ES,因为这可提高采集效率,并减少图像模糊、降低磁化率伪影及避免弥散运动造成的信号强度降低。

对于某些特殊临床应用,最小 ES 随空间分辨率增加而增大,两者间呈函数关系,并最终受硬件设计控制。为了进一步减少成像扫描时间,RARE 可以与半傅立叶成像技术结合应用,这样在保证具有相同的空间分辨率和解剖成像范围的前提下,由于只采集一部分数据,成像扫描时间大为减少。但是须注意到,由于采用了半傅立叶成像技术,图像的 SNR 将下降 40%。该技术尤其适用于腹部 MR 水成像,它可以采用单激发方法获取多个薄层或单个厚层水成像图像,往往一次屏气便可完成。采用半傅立叶技术的单激发 RARE,得到一幅胆管投影图像仅需 1 s,而且与全傅立叶成像相比,不仅可减少图像模糊,并且可以产生边缘增强效果。

三、MR 水成像体部临床应用简介

1. 磁共振胰胆管成像:胆囊、胆管、胰管主要是充满液体(胆汁和胰液)的结构,周围是实质性或脂肪组织,能够得到很好的管道-背景对比度。结石表现为高信号液体中的充盈缺损影,可资鉴别。取得此类图像的过程,不管是单层还是重建后投影图像,都被定义为 MR 胰胆管成像(MR cholangiopancreatography, MRCP)(图 8-4-1)。值得注意的是管腔内空气、血块、碎片都可能会出现类似结石的假象,必须仔细分辨,并结合临床。由于 MRCP 只能得到管道图像,不能得到肝和胰腺实质图像,因此常

需结合腹部 T_1 和 T_2 加权图像以得到更多的诊断信息。例如 MRCP 可以显示胰腺癌时的胰管梗阻,但同时必须取得解剖图像以找出癌灶并对肿瘤进行分期。

MRCP 的成像脉冲序列有多种,最先大量采用 RARE 技术进行 MRCP 的是 Takehara 小组,他们采用冠状面 2D FSE 和表面线圈来评价胰管,取得满意结果。目前 2D FSE 已成为胆管和胰管成像最基本的方法,成像线圈多采用体线圈或 Torso 相阵控线圈。其他方法包括 3D FSE、单个厚层或多个薄层 SSFSE 和 SSFP 等。获取高质量 MRCP 必须满足 3 个条件:良好的液体-背景对比度、较高的空间分辨

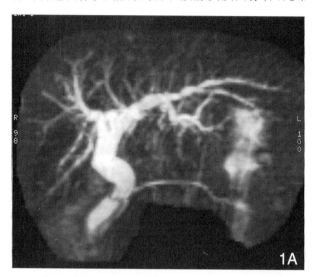

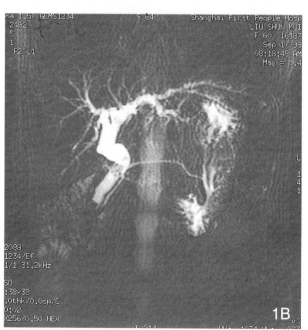

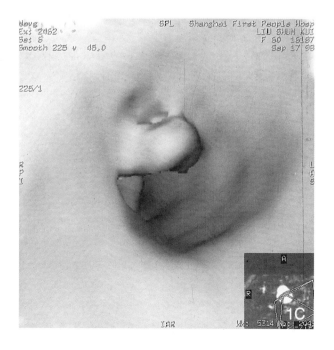

图 8-4-1　胆总管结石

A. FSE MRCP 图像。B. SSFSE 厚层屏气 MRCP 图像。
C. MR 虚拟内镜图像。图 B 和 C 对胆总管结石的显示较图 A 要清楚。

率和优良的呼吸运动伪影抑制。根据作者的经验，检查前训练患者保持平稳呼吸对于成功进行 2D、3D FSE MRCP 检查非常重要；另外在进行 2D FSE MRCP 检查时，同时应用脂肪抑制技术如 Chemsat 有助于呼吸运动伪影的抑制；2D FSE 薄层 MRCP 图像获取后常规采用 MPVR 和 SSD 进行重建，有时采用虚拟内镜（MR endoscopy）可能有助于腔道内充盈缺损如肿瘤和结石的鉴别；还有对于胆总管下端或十二指肠壶腹部的肿瘤性病变，采用低张大量服水使胃和十二指肠充盈以后，再进行多角度 SS-FSE MRCP 检查将有助于病变的显示；对于胰管的显示，SSFSE 较 2D FSE MRCP 效果要佳。国外有学者报道，MRCP 检查前经静脉注射促胰液素使胰管扩张，将有助于胰管及其分支的显示。

2. MR 尿路水成像（MR urography，MRU）：MRU 所采用脉冲序列与 MRCP 类似，也以 2D FSE 和 SSFSE 重 T_2 加权技术为主，作者采用 SE EPI 重 T_2 加权技术也得到较好效果。MRU 检查前应尽量想办法使肾盂、肾盏和输尿管扩张。方法之一是检查前饮水，但由于肠道重叠，影响观察；较好的方法是检查前注射呋塞米（速尿），但检查成像时间不能太长，否则患者因憋不住尿液而影响检查质量。国外有报道采用静脉团注液体同时运用呋塞米以扩张尿路的，效果很好。同 MRCP 一样，获取高质量 MRU 必须满足 3 个条件，即良好的液体-背景对比度、较高的空间分辨率和优良的呼吸运动伪影抑制。MRU 也常结合脂肪抑制技术，以减少运动伪影。

MRU 及其多种图像后处理技术对小儿先天性泌尿系统畸形的显示较好（图 8-4-2），对泌尿系统梗阻性病变的部位、程度和范围的显示具有价值，且可显示由于梗阻后压力过高所导致的尿液外渗、肾周水肿和输尿管周围水肿，对梗阻原因的判断须结合常规 T_1 和 T_2 加权图像。正是由于 MRU 对泌尿道扩张的诊断特异性差，如不能鉴别是膀胱输尿管返流、巨输尿管、感染后输尿管失弛缓还是阻塞后输尿管扩张，对结石的诊断敏感性也并不比腹部平片和非增强 CT 高，因此目前不宜把 MRU 作为泌尿系统常规检查项目，而应有选择性地进行。

3. MR 胃、结肠水成像（MR Gastrography，MRG；MR co- lonography MRC）：由于胃、结肠本身具有蠕动，加上腹部呼吸运动伪影的影响，MR 胃和全结肠水成像相对比较困难，但通过胃肠道认真准备，且应用低张方法，胃大量服水，结肠内大量灌水，

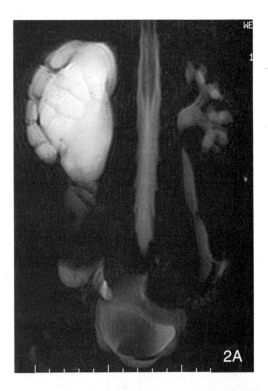

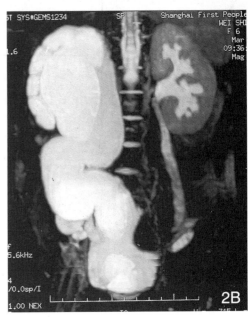

图 8-4-2　右侧巨输尿管畸形

A. SSFSE 尿路水成像图像。B. FSE 尿路水成像图像。
图 B 显示右侧巨输尿管改变较图 A 要好。

并注重多种体位变化，采用类似 MRCP 的 MR 成像技术，可以得到较好的胃以及结肠水成像图像。在全结肠水成像图像中以直肠和乙状结肠的显示最好，结合应用 MR 仿真内镜和三维重建技术，可较好地显示结肠内隆起性病变，特别是癌的内表面和肠壁受侵犯情况（图 8-4-3）。

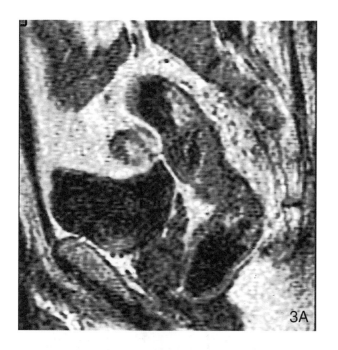
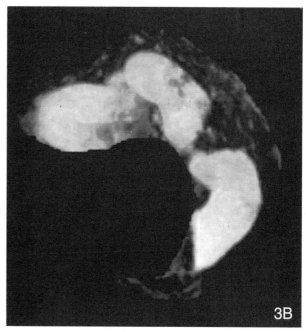
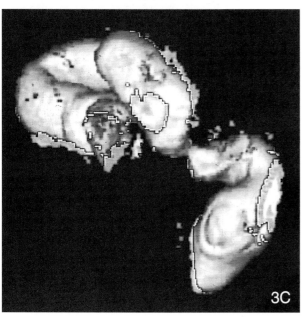
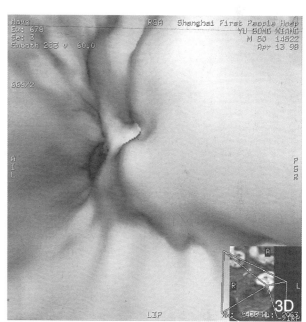

图 8-4-3 直肠癌

A. SE T$_1$WI 显示直肠中段肠腔狭窄,肠壁不规则增厚。B. FSE 结肠水成像 MPVR 重建图像。C. SSD 重建图像。
D. MR 仿真内镜图像。图 B、C 和 D 更直观显示直肠中段狭窄和隆起性肿块病灶。

（杨岳松 李建奇 周康荣）

参 考 文 献

1. Dimick RN, Hedlund LW, Herfkens RJ, et al. Optimizing electrocardiograph electrode placement for cardiac-gated magnetic resonance imaging. Invest Radiol, 1987, 22:17

2. Frija G, Schouman-Claeys E. Heart. In: Vanel D, McNamara MT. MRI of the body. Paris: Springer, 1989, 119～129

3. GE Signa. 1.5 T Horizon LX 8.x: operator manual, GE company, 1998, 704～712, 891～977.

4. Hernandez RJ, Aisen AM, Foo TKF, et al. Thoracic cardiovascular anomalies in children: evaluation with a fast gradient-recalled-echo sequence with cardiac-triggered segmented acquisition. Radiology, 1993, 188:775

5. Higgins CB, Sakuma H. Heart disease: functional evaluation with MR imaging. Radiology, 1996, 199:307

6. Holzknecht N, Gauger J, Sackmann M, et al. Breath-hold MR cholangiography with snapshot tecniques: prospective comparison with endoscopic retrograde cholangiography. Radiology, 1998,

206：657

7. Irie H, Honda H, Kuroiwa T, et al. Optimal MR cholangiopancreatographic and its clinical application. Radiology, 1998, 206：379

8. Jara H, Barish MA, Yucel EK, et al. MR hydrography：theory and practice of static fluid imaging. AJR, 1998, 170：873

9. Matos C, Deviere J, Nicaise N, et al. pancreatic duct：morphologic and functional evaluation with dynamic MR pancreatography after secretion stimulation. Radiology, 1997, 203：435

10. Outwater EK, Gordon Sj. Imaging the pancreatic and biliary ducts with MR. Radiology, 1994, 192：19

11. Pettigrew RI. Cardiovascular imaging techniques. In：Stark DD, Bradley Jr WG, eds：Magnetic resonance imaging. 2 ed. St Louis：Mosby Year Book Inc, 1992, 1 563

12. Reinhold C. MR cholangiopancreatography：comparision between twodimensional fast spin-echo and three-dimensional gradient-echo pulse sequences. JMRI, 1995,4：379

13. Prorok RJ. Fat/water suppression techniques. In：GE Signa application guide. vol Ⅱ. GE Medical Systems, 1990. 21

14. Rinck PA. Magnetic resonance in medicine. 3rd ed. Oxford：Blackwell Scientific Publications, 1993. 143

15. Rogers WJ Jr, Shapiro EP. Effect of R-R interval variation on image quality in gated, two -dimensional, fourier MR imaging. Radiology, 1993, 186：883

16. Wedeen VJ, Wendt RE Ⅲ, Jerosch-Herold M. Motion phase artifacts in fourier transform MRI. MRM, 1989, 11：114

17. Woodard PK, Li D, Haacke EM, et al. Detection of coronary stenoses on source and projection images using three-dimensional MR angiography with retrospective respiratory gating：preliminary experience. AJR, 1998, 170：883

第九章

MRI 设备基本构造和发展

在前面的有关章节,我们已经介绍了 MRI 的基本原理和相关技术,本章主要介绍 MRI 设备基本构造和发展。

一般用于产生人体质子图像的 MRI 设备主要包括四大部分:

(1) 磁体系统:在成像区域内产生均匀、稳定的强磁场,用来产生磁化矢量 M,同时要求有足够大孔径以容纳人体。

(2) 梯度场系统:产生静态磁场梯度,以满足层面选择及层面内磁化矢量的频率编码和相位编码。

(3) 射频发射/接收系统:产生射频脉冲来倾倒磁化矢量及探测磁化矢量进动产生的 MR 信号。

(4) 计算机系统:管理磁体、发射/接收器、梯度场系统;处理并存储 MR 信号;重建、存储及显示图像;人机对话等。

第一节　磁　体　系　统

一、磁场产生原理

运动电荷(电流)在其周围产生磁场。产生的磁场强度和均匀度取决于电流的强度和通过的路径,磁场稳定度取决于电流的稳定度。强度、均匀度和稳定度是 MRI 中磁体的三大特性。表征磁场强度的单位是特斯拉(T),$1\ T = 10^4\ Gs$,用于影像诊断的 MRI 的磁场强度一般为 0.02 T 到 1.5 T。作为对比,一根通以 1 A 电流的直导线在距离导线1 cm 附近产生的磁场大约为 $0.2 \times 10^{-4}\ T(0.2\ Gs)$,地球表面地磁的平均强度为 $0.5 \times 10^{-4}\ T(0.5\ Gs)$。

在此补充一点,如果交变的电流则产生交变的磁场,这是射频场形成原理;交变的磁场则产生交变的电流,这是线圈能够感应进动磁化矢量并产生 MR 信号的原理。

二、磁体类型

用于 MRI 的磁体有四大类型:永久磁体、电阻型磁体、混合型磁体和超导磁体(线图 9-1-1)。

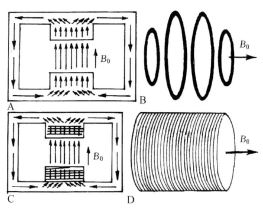

线图 9-1-1　用于 MRI 的四大类型磁体

A. 永久磁体。B. 电阻型磁体。C. 混合型磁体。D. 超导磁体

(一) 永久磁体

永久磁体是产生磁场的最简单方法,它是将永久磁性材料排列在一起使之在成像范围内产生一均匀的磁场。这种磁体的主要优点是磁体外磁场的泄漏较小,因为组成磁体的两极都是通过磁性材料相互连接在一起,提供了磁力线的回路,使得磁力线无法逃出磁体;另一个优点就是可以制成病人容易接受的开放结构,以减少病人的幽闭恐怖反应。

早期的磁体由于技术上的原因,一般存在三大缺点:体积太大、热稳定性差和磁场均匀性差。例如要能容纳人体、磁场强度达 0.2 T 且均匀性比较理想的话,磁体重量则达 $23 \times 10^3\ kg$。而目前采用新型轻质合金就可大大降低磁体的重量,例如采用钕合金制成的磁场为 0.2 T 的大孔径磁体,只需 400 kg 左右。并且可采用匀场线圈来大大改善场均匀度,并可降低热效应。

(二) 电阻型磁体

电阻型磁体,又被称为常导型磁体,是最早应用于 MRI 的电磁体,它是在电导性很高但仍有一定电阻的线圈内(一般采用铜导线)通以电流。为了得到均匀并且具有一定强度的磁场,必须将线圈绕成多匝成球型并通以稳定强电流。例如要产生 0.15 T 的磁场,必须采用约 1 500 匝线圈并通以 200 A 的电流。由于仍存在一定的电阻,因此功率消耗很大,对于上面的例子功率达 50 kW。产生的热量必须通过水交换将它带走。对于 0.15 T 或更低的磁场，功率和水冷是比较容易满足的。但是功率与电流的平方成正比，因此要产生强磁场，功率和水冷则难以达到。

（三）混合型磁体

混合型磁体是将永久磁体和电阻型磁体组合在一起，在永久磁体的磁极上绕以铜线圈并且在线圈内通以电流，线圈产生的磁场与永久磁体产生的磁场方向相同，这样就增加了磁场强度。也可以通过加匀场线圈来改善场均匀度。

（四）超导磁体

1. 超导电性：金属之所以能够导电，是由于电子的自由运动，但是由于随机运动的电子受到晶格正离子的散射则产生电阻。当温度下降时，散射作用下降，则电阻变小。有一部分金属(Hg 等)和合金(Nb/Ti、Nb$_3$Sn、V$_3$Ga 等)，当温度下降到某一临界温度时，则出现导带电子，不再受任何正离子的散射，电阻就为零，即处于超导状态。这个临界温度被称为超导温度(T_c)。当处于超导临界温度下的线圈通以电流后，就不再有功率消耗。

2. 超导磁体组成(线图 9-1-2)：MRI 超导磁体的线圈大多由 Nb/Ti 合金组成，当无外磁场时，它的临界温度为 10 K 左右。为了让线圈处于临界温度以下，一般将超导线圈浸泡在液氦中(液氦的挥发温度为 4.2 K)。为了减少液氦的挥发，液氦容器必须保持一定的低温。早期的办法是在液氦的容器外面布以液氮，因此必须定期补充液氦和液氮，这就是早期磁体维护困难的一个方面。而随着技术的发展，现在普遍采用的方法是通过制冷设备即冷头

(cold head)，将装有液氦的容器壁降到比液氦还要低的温度(约 20 K)，这样就无需每个星期都补充液氦，同时液氦的挥发也大为降低，一般半年甚至几年才补充一次，这样运行费用就比较低。但用户必须保持冷头的良好运行状态。

3. 磁场强度、均匀度和稳定度：当处于超导临界温度下的线圈通以电流后，就不再有功率消耗，因此电流可以很强，那么产生的磁场强度可以很高。目前用于超导 MR 频谱仪的磁场可达 14 T，MRI 仪的磁场也可达 4 T。对于超导磁体，可以通过匀场得到很高均匀度的磁场。一旦立磁后，电流和磁场就非常稳定，只有很小的漂移[$< 1 \times 10^{-7}$ T/h (0.001 Gs/h)]，这主要是由于导线接头处不完善造成的。

4. 失超(quench)：超导磁体比较容易失超，这是因为线圈中导线的微小运动都会产生摩擦热能，当热量大到一定程度时，线圈中的某一部分的温度超过临界温度，则此部分会失去超导状态，具有一定的电阻；因为线圈中通以强电流，那么电阻会迅速发热，使得更大部分的线圈处于临界温度以上，即失去超导状态，从而使得线圈能量快速丧失，产生的热能又会传向液氦，使得液氦迅速挥发，如爆炸一般。磁通跳跃也有可能发生失超，线圈中的某一部分的磁场会使得另外部分产生感应电流，感应电流与主电流相反，从而产生热阻。摩擦和磁通跳跃发热往往发生在立磁过程中，解决的方法之一为，将超导线圈置于铜基上，因为铜是高电导和高热导的，从而减少磁通量跳跃并能降低温度。另外在高场立磁过程中，逐步立磁。

如果液氦量低于一定量，使得露出液氦面的线圈高出临界温度，也有可能发生失超现象。而人为去磁过程就是将线圈中某一段加热使其高于临界温度而失超。

三、磁场均匀度和匀场

（一）磁场均匀度(magnetic homogeneity)

为了产生足够的均匀度，首先磁体结构即线圈绕法就必须有一定的要求。例如在超导线圈尾部要绕得更密并且半径要小。即使如此，主磁场仍无法达到诊断所要求的均匀度，这主要是因为：①不可能得到一个完全理想的线圈；②线圈中的电流强度有可能会产生微小的变化；③环境中存在的金属等会破坏磁场的均匀度。

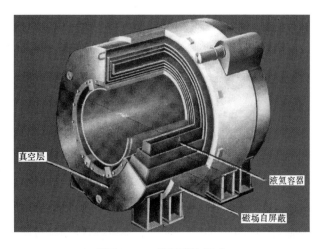

真空层
液氦容器
磁场自屏蔽

线图 9-1-2　超导磁体组成

（二）匀场

必须采用一定的方法来改善磁场的均匀度,这就是匀场(shimming)。匀场的方式可以分为两种:无源匀场和有源匀场。

1. 无源匀场(被动匀场):无源匀场是在磁体的内壁放置许多小的铁条、铁片或铁点。当它们处于磁场中时则会受到磁化,产生的磁场来改善主磁场的均匀度。

2. 有源匀场(主动匀场):有源匀场不是采用铁磁性材料,而是采用一组小的匀场线圈,在匀场线圈中通以适当的电流使其产生的磁场来匀场。匀场线圈可以置于液氦内也可以置于常温下。

匀场一般是通过计算机模拟匀场环境并指导匀场小铁皮的位置和大小或匀场线圈中电流的大小。一般来讲,一次匀场完成后,只要环境不改变,就不需要再匀场。但MR频谱对场均匀度要求非常严格,当病人置于磁体中后,必须要重新匀场。

（三）场均匀度对图像和频谱质量影响

磁场均匀度的表征是:某一给定直径的球体范围内的磁场的最大偏差。它是通过测量感兴趣体积内一组点上的磁场强度并找出最大值和最小值。

MRI中空间编码是通过梯度磁场来完成的,而磁场不均匀就会扰乱梯度场的线性,使得图像中的像素错位,从而使得图像产生模糊。

磁场不均匀性对梯度回波的影响比对自旋回波的影响大得多,当磁场均匀度不是很好时,自旋回波仍能得到很好的图像,但梯度回波产生的图像就很差。这是因为自旋回波中180°脉冲可以抵消场不均匀造成的影响,而梯度回波无重聚脉冲,使得SNR下降。即使非常均匀的磁体,梯度回波图像也比自旋回波差,因为人体中不同组织的磁化率不均匀导致人体内部的场不均匀。

磁场均匀度对MR频谱分析的影响更大,磁场强度的不均匀会使得共振谱线变宽,导致相邻谱线无法分开。

四、小结

现在的倾向是使用高场强超导磁体,因为随着技术的发展,原来认为超导磁体的缺点正在不断得到改善:超导磁体设计更加紧凑,体积更小、重量更轻;液氦的挥发更少,维护更加容易;可以通过呼吸门控、呼吸补偿、屏气来克服呼吸伪影;可以通过脂肪抑制技术来消除化学位移伪影;而高场强的图像质量高,检查速度快,病人流量大,扫描更快;可以进行某些功能方面的研究;频谱技术的发展也只有在高场强上完成。

但电阻型磁体和永久磁体仍有一定的市场,主要因为其价格低廉、可设计成开放式结构和对场地的要求低等优点,同时由于图像质量的改善和成像功能的增加等因素。

第二节　梯度场系统

一、功能和特性

梯度场子系统包含3组线圈,通过特定时段的开和关以满足选层、相位编码和频率编码之要求。对于典型的SE序列,选层梯度作用时间是3 ms,相位编码梯度是4 ms,而频率编码梯度是8 ms,这就要求梯度打开后能迅速上升到最大功率,而关闭后能迅速衰退到零。因此梯度线圈、梯度功率电源和梯度放大器必须达到一定要求;另外必须考虑到梯度线圈发热、梯度线圈在切换时所受到的磁场力。

二、梯度线圈和梯度场特性

对于常规螺线管型磁体,3组梯度线圈是紧贴在常温的磁体孔径内,它们产生了沿着 X、Y、Z 方向的梯度场,具体的结构如线图9-2-1。梯度场的陡峭度直接决定层厚和最小观察野,如果射频带宽恒定,则梯度场越大,层厚越小。

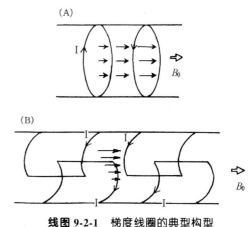

线图9-2-1　梯度线圈的典型构型
A. 磁场梯度方向与主磁场方向平行。
B. 磁场梯度方向与主磁场方向垂直。

梯度场的其他特性包括线性度、爬升时间和下降时间。线性度是指沿着距离保持常数斜率。如果梯度场是非线性的,那么图像区域内磁场强度跟频率和相位编码方向的距离就不呈线性关系,图像就会变形,例如在观察野边缘的解剖被压缩,尤其对于大观察野。从制造角度上讲不可能得到完全理想线性度的梯度场。一般的方法是根据实验测量数据点或由梯度线圈的构型通过理论计算值来进行修正。

三、涡流和涡流补偿

快速切换梯度场会使得磁体线圈周围的金属结构内产生涡流,这可以用法拉第感应原理来解释:任何变化的磁场会在导体中感应一电流,感应电流产生的磁场与变化的磁场相反。这里的变化磁场是梯度场的快速打开和关闭。感应磁场非常复杂,跟磁体系统和成像序列有关。它的衰减时间常数可以从几百毫秒到几毫秒,长时间常数的涡流会严重破坏主磁场的均匀度,而短时间常数的涡流则会扭曲梯度波形(线图9-2-2)。

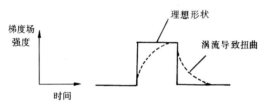

线图 9-2-2　梯度脉冲形状
理想的梯度脉冲形状为矩形(实线),
但由于涡流影响使得形状扭曲(虚线)。

涡流补偿的一种方法是软件补偿,即预修正技术:在打开梯度场时过量加大场强使得产生矩形上升,而下降时加上一个反向极性的梯度场;也可以在放大之前采用高通滤波器来调整梯度波形。

另一种更加满意的处理方法是采用屏蔽梯度线圈将梯度场限制在梯度孔径内。实现方法之一是在梯度线圈附近建立一线圈网并通以合适的电流使其产生的磁场抵消梯度线圈产生的磁场。这种方法的缺点是线圈内的梯度场也下降大约40%。这种有源屏蔽梯度方法应用越来越普遍,尤其是在基于梯度回波的快扫技术和频谱中采用梯度定位系统中。

第三节　射频系统

一、功能和特性

射频系统(RF system)的主要功能是产生并收集 MR 信号,整个过程如下:MR 信号的产生由于横向磁化矢量的自由感应:特定频率和幅度的射频场使得磁化矢量从 B_0 方向倾倒在横断面内,进动的磁化矢量会在线圈中产生感应电压(MR 信号)。整个射频系统是一个完整的计算机控制的发射器/接收器。MR 信号非常弱,单个体元内磁化矢量产生的电压值大约为 $0.1\ \mu\mathrm{V}$,而发生器的输出电压则高达几百伏。与射频系统相关联的是静态磁场 B_0、射频场 B_1 与进动磁化矢量的相对方向,B_1 发射线圈产生的交变磁场必须垂直 B_0,而接收器导体平面也必须垂直进动磁化矢量,这样的考虑会严重限制发射线圈和接收线圈的构型。

二、线圈构型、表面线圈和相阵控线圈

对于螺线管磁体,发射线圈和接收线圈一般是马鞍形,它产生的 B_1 在线圈线性部分有很强的均匀度而尾部则均匀度较差。另一种构型是鸟笼形线圈,B_1 均匀度好并且敏感性高。其他还有槽形。而对于 B_1 方向与人体中轴垂直的永久磁体或电磁体则采用螺线管形,B_1 均匀度非常好。

线图 9-3-1 显示体线圈的构型。它能容纳整个人体,但是由于射频噪声随内径增加而变大,因此体线圈不太适合头部和四肢,因此开发了更小尺寸的头线圈和四肢线圈,另外还有其他容积线圈能紧贴身体并且 B_1 均匀度好。

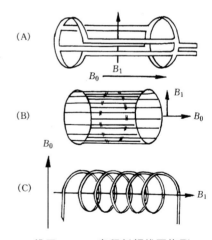

线图 9-3-1　容积射频线圈构型
A. 鞍形线圈。　B. 鸟笼形线圈。　C. 螺线管形线圈。

以上的线圈既发射又接收,另外还有一种只接收局部信号的表面线圈,均匀度很不好,但局部信噪比很高,并能降低运动伪影,例如锥体线圈、肩线圈等。这类线圈只能成像一个很小的观察野,如要成像大的范围必须重新放置线圈,比较耗时。

为了克服表面线圈成像范围小的缺点,现在广

泛采用的是相阵控线圈（phased-array coil）（线图 9-3-2）。它是将多个小线圈排列在一起，每个小线圈都有各自独立的接收通道，MR 信号同时从所有线圈中收集到，将所有通道的数据组合重建成一幅完整的观察野，它具有小线圈的高信噪比但具有大观察野；采用相阵控线圈也可以改善接收的均匀度，如 Torso 线圈。但它必须建立多个接收机通道。

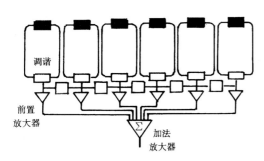

线图 9-3-2　相阵控线圈原理图

多个小线圈排列在一起，每个小线圈都有各自独立的接收通道，MR 信号同时从所有线圈中收集到，将所有通道的数据组合重建成一幅完整的观察野。

三、噪声、信噪比、主磁场和射频线圈

可以通过合理设计 MRI 系统和构型来克服许多噪声源对系统的影响，但是来自线圈和病人内在的噪声则是无法克服的。接收机内在的噪声是由于导体内电子的热运动产生的随机电压，这与线圈的内在电阻有关，随着线圈的尺寸的增加而增加；而病人体内的噪声源是细胞和流体中的高电解质含量，这种高离子含量使得人体组织具有相当高的电导性，当射频作用时，则会产生涡电流。

这种涡流会消耗功率并增加线圈的电阻，导致组织内的"回流"电动力（electromotive force，EMF）。在低频时（低场强 B_0），线圈电阻和组织电阻比较接近。但是高频时（高 B_0），组织电阻比线圈电阻高。这是因为感应电动力随频率线性增加，而线圈电阻随频率增加很少。因此即使信号强度是频率的平方，但信噪比只与频率成线性关系。

根据以上的考虑，为了降低噪声，最好采用局部线圈作为接收器。如果线圈能接收整个激发容积的信号，那也必然接收整个容积的噪声，因此对图像上每个像素都产生影响。而表面线圈或相阵控线圈只接收小范围的噪声，因此接收到的信号则不会受大容积的噪声影响。而此时的射频发射一般采用体线圈或其他容积线圈，因为它们的 B_1 均匀度好。

四、线圈质量

线图 9-3-3 是典型单调谐射频线圈的电路图。对于一理想调谐的共振电路，电感 L 存储磁能量，电容 C 存储电能量，当存储的能量被传递时，部分能量被线圈电阻 r 消耗掉。

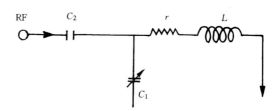

线图 9-3-3　典型单调谐射频线圈的电路图

一个理想的射频线圈存储或接收的磁能量必须比线圈电阻损失的能量大得多。线圈的这种特性可以用品质因子 Q 来表示：

$$Q = \frac{最大存储能量}{平均消耗能量} \qquad (式 9-1)$$

一般要求线圈的 Q 值要高，这样作为发生器能有效地将能量传递到组织的磁化矢量，而作为接收器时又能得到较高的信号强度，Q 值与线圈的参数可以表示为：

$$Q = \frac{1}{r\omega C} \qquad (式 9-2)$$

这里 r 是电阻，C 是电容，ω 是圆频率，等于 $1/\sqrt{LC}$（L 是电感）。这个等式提供了线圈设计要点和操作方面的限制。

由公式 9-2 可知，高 Q 值线圈的电阻（r）必须比较小。当线圈中安置病人时，由于病人增加了线圈的电阻，所以 Q 值要比未安置病人时要小。事实上，当共振频率比较高时（$B_0 > 0.5$ T），安置病人的高质量线圈的电阻主要由病人电阻决定。如果病人具有高电解质含量的话，则会对图像信噪比产生比较大的影响。

高频的高 Q 值线圈制造比较困难。高频线圈要求电感和电容都比较低，而线圈的电感与绕的匝数成正比，为了降低 L，最简单的方法就是减少线圈的匝数，但此会使得 B_1 的均匀度大大降低。因此对于高频线圈（$>10\sim15$ MHz），一般采用宽的薄片状导体，因为它的表面电流强度和电感都很低。

五、发射器和接收器

射频线圈可以用于单发射、单接收或既发射又

接收。当射频线圈既发射又接收时,被称为发射接收器(transceiver),它先发射 B_1 磁场,在一合适的延迟之后再接收 FID 信号。比较合适的方法是既发射又接收,因为理想的发射线圈一般也是理想的接收线圈。在发射接收器操作过程中,由于射频发射时电压很高,必须采用大电阻(交叉二极管)来保护接收电路。当激发脉冲关闭后,线圈能量能迅速衰减掉,并回到平衡态,以接收来自横向磁化矢量的信号。

一般而言,头部成像主要采用头线圈,头线圈是既发射又接收;大部分的体部成像由体线圈完成,体线圈也是既发射又接收。为了改善信噪比,有时对其他部位采用表面线圈接收,此时采用高 B_1 均匀度的体线圈发射,表面线圈 B_1 的不均匀性会引起图像小的变形,但不会对诊断造成影响。当采用表面线圈时,必须防止表面线圈与大功率发射器线圈发生耦合作用,否则会导致接收线圈损坏或饱和接收机,使得表面线圈无法接收信号,同时使得 B_1 磁场变形。根据人体不同部位的不同形状,可以有各种各样的表面线圈,因此成像时应选择合适的线圈并尽可能让表面线圈靠近要成像的区域。为了增加观察野,可以采用相阵控线圈。

六、完整的发射器系统

线图 9-3-4 是发射器系统的简单流程图。发射器必须满足:①产生一稳定的射频(RF);②合适的波形;③通过开/关来定时发射 RF 脉冲。

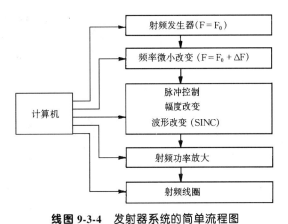

线图 9-3-4　发射器系统的简单流程图

(一) 发射器频带

当梯度场确定后,选层位置和层厚由中心频率和频带来确定。为了得到频域上的矩形波,在时域上采用高斯波形或 SINC 波形。

(二) 发射器线性

MRI 系统质量的一个关键因素就是发射器的线性:输出功率必须正比于输入功率。线性的重要性是由于脉冲序列是由不同倾倒角的脉冲组成。对于线性系统,180°脉冲的幅度应是 90°脉冲的 1 倍(功率是 4 倍),但由于许多放大器在射频功率范围内是非线性的,180°脉冲是 90°脉冲功率的 5 倍,因此必须根据经验来设置 90°、180°的放大器的倍数。同样对于梯度回波,发射放大器的线性也很重要,因为翻转角是不断变化的。为了得到发射放大器的线性,可以采用"包络线负反馈(envelope feedback)"来调整 RF 波形。对比输入波形和输出波形,采用负反馈方法将输入波形补偿到与输出波形一致。

(三) 正交激发(quadrature excitation)和正交线圈(quadrature coil)

一线性交变射频场 B_1,可以等价于两个以相同频率旋转但方向相反的射频场 B_1 的合成。与进动磁矩方向相同的射频场将磁化矢量从纵轴倾倒到 XY 平面,而相反方向的射频场由于无法保持与进动磁矩相同的相位,则对磁化矢量无影响,因此后一种模式的功率就被浪费掉了。采用一种双线圈,构型和电路都是正交的,但共振频率是一致的,这种线圈被称为正交线圈,有时又被称为圆形极性线圈(circularly polarized coil)。它可以提高信噪比 1.4 倍,并降低一半功率。

七、接收机系统

线图 9-3-5 显示了射频接收机系统的框图。

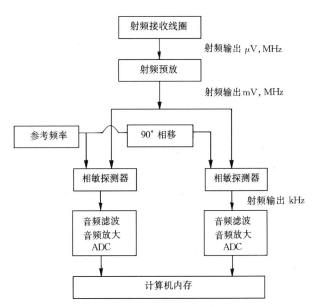

线图 9-3-5　射频接收机系统的框图

MR 接收机的一个关键特性是最终的信号输出是低频音频范围(kHz),而发射器输出和接收机最初收集到的信号度都是高频信号(MHz)。音频信号的处理比较方便,可以灵活地过滤系统噪声,并且可以采用相对于信号频率更高的速率来数字化信号。而频率为几十兆赫的信号噪声过滤则比较困难,并且要以比信号频率更快的速率数字化也不太现实。音频信号的探测也是可能的,因为虽然质子自旋的激发频率为拉摩频率,并且带宽足够覆盖所选层面内的所有质子的进动频率,但接收时只需监测频率编码梯度决定的带宽范围内的幅度和相位,例如,对于主磁场强度为 1 T,观察野为 15 cm,而频率编码梯度为 5 mT/m(0.5 Gs/cm),频率范围则为 $0 \sim 32$ kHz,而非 42 570 kHz～42 602 kHz。

在 MRI 系统中,这是通过相敏探测器(phase sensitive detector, PSD)的混频来完成,参考频率则是 B_1 的发射频率 γ_0,相敏探测器的输出波形为 $\cos(2\pi[\gamma_i - \gamma_0]t + \Phi)$,$\gamma_i - \gamma_0$ 是射频信号与参考信号的频率差,Φ 是两种信号的相位差。音频信号然后被放大、数字化,并存储在计算机内。

(一) 正交探测

在 MRI 系统中,一般采用相位差为 90°的相敏探测器。与单个相敏探测器通道相比,正交探测器则使信噪比提高 1.4 倍。一个通道得到的波形是 $\cos(2\pi[\gamma_i - \gamma_0]t + \Phi)$,另一个通道得到的波形为 $\sin(2\pi[\gamma_i - \gamma_0]t + \Phi)$,这两种信号独立放大并数字化,然后在计算机内产生图像。因为两个通道的信号是相关的,而噪声是随机的,信噪比则提高 1.4 倍。

正交探测的另一个优点是可以采用比较低的接收带宽,由于余弦函数无法区分 $\gamma_i - \gamma_0$ 正负[$\cos(x) = \cos(-x)$],因此单个相敏探测器无法区别 γ_i 比 γ_0 高还是比 γ_0 低。而正交探测能同时得到余弦函数和正弦函数,因此可以区分正负,可以将参考频率置于探测到的信号中心,这样可以允许有更小的探测器带宽。

(二) 数字采样率

MRI 系统的主要组成单元都是模拟设备,用于产生连续信号和被连续信号触发。但是计算机只能处理数字信号,因此要求对模拟信号和数字信号进行转换,此由快速、精确的模数转换器(analog-to-digital converters, ADC)或数模转换器(digital-to-analog converters, DAC)来完成。模数转换器和数模转换器的特性有速度(数据转换率)及分辨率(数据位数),MR 成像中速率尤其重要,因为音频信号的采样速率必须是最高频率的 2 倍,即采集每位数据(bit)要 1 μs,则 16 bit 要 16 μs,那么采样速率为 60 kHz,最大音频信号频率只能为 30 kHz。

(三) 带宽

频率编码梯度(Hz/cm)×观察野(cm)=接收机带宽(Hz),而带宽决定采样时间,当带宽增加时,采样时间下降,信噪比下降。

第四节　计算机和辅助系统

计算机及其附件是 MRI 系统的指令和控制中心,不仅进行诸如数据采集、处理、存储、恢复及多幅显示等功能,而且选择观察野、建立射频脉冲波形和时序图、打开和关闭梯度场、控制接收和收集数据及提供 MRI 系统单元的状态诊断数据,简单的框图见线图 9-4-1。除了主计算机外,还必须具有用于高速计算的阵列处理机和数据存储的磁盘。为了适应目前不断发展的快扫技术,要求计算机晶振高、内存大、硬盘大,以处理图像数据;而阵列处理机主要用于快速傅立叶变换,现在要求每秒钟能处理几十幅图像。

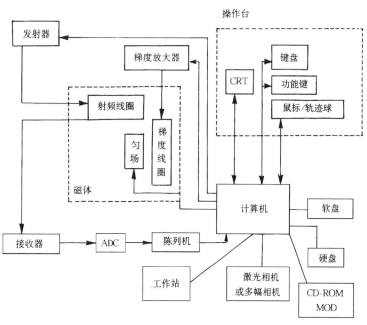

线图 9-4-1　MRI 系统的简单框图

计算机另外一个发展方向就是网络化,即图像存档和通讯系统(picture archiving and communication system,PACS),主要功能包括图像数据的数字化、资料共享、大容量存储(短期和长期)、远程会诊等。为了让 MRI 设备顺利接入 PACS,必须具备 DICOM 标准接口。

另外建立工作站以帮助主机进行各种图像后处理。目前主要的图像后处理功能包括:最大信号强度投影(maximum intensity projection,MIP)、表面重建(shaded surface display,SSD)、仿真内镜(navigator)、三维重建(3D)、流动分析软件(flow analysis)、心血管分析软件、神经功能分析软件等。

(李建奇　杨岳松　周康荣)

参 考 文 献

1. 张其瑞主编.高温超导电性.杭州:浙江大学出版社,1992
2. 裘祖文,斐奉奎.核磁共振波谱.北京:科学出版社,1989
3. Lou SL, Huang HK, Arenson RL. Workstation design:image manipulation, image set handling and display. Radiol Clin North Am, 1996,34:525
4. Matson GB, Weiner MW, Stark DD, et al. Magnetic resonance Imaging. St. Louis: Mosby Year Book, Inc, 1992
5. Patton JA. MR imaging instrumentation and image artifacts, Radiographics, 1994, 14:1 083
6. Samrasekera S, Udupa JK, Miki Y, et al. New computer-assisted method for the quantification of enhancing lesion in multiple sclerosis. J Comput Assist Tomogr, 1997,21:145

第十章

伪影的产生和防止方法

在 MRI 中,伪影是指图像中与实际解剖结构不符合的部分,主要表现为图像信息的变形、模糊、叠加或缺失。伪影会使得图像质量下降,无法对图像作定量分析。有的伪影会模仿或掩盖病变,引起图像解释上的偏差。一部分伪影产生的原因是由于系统故障,必须加以辨认,尽快由维修人员解决;而大多数的伪影是由于技术内在的原因,无法完全消除,但是可以通过选择合理的成像技术来消除或降低对诊断的影响。作为从事影像诊断的工作人员,必须熟悉和认识常见伪影的形态表现、产生原因和物理机制,并尽可能予以克服和消除,以提高图像诊断质量。

本章主要介绍 MRI 中常见伪影的产生原因及其防止方法。

第一节 运动伪影

运动是产生伪影的一常见原因,尤其影响胸腹部的图像质量。

运动可以是随机运动,包括胃肠蠕动和吞咽运动;也可以是周期性运动,包括心脏搏动。运动可以表现为宏观水平,例如心脏搏动或呼吸运动;也可以是一种微观水平,例如流动。

一、运动伪影表现和特点

(一)运动伪影表现

宏观运动对于 MRI 有不同的效应,具体取决于运动周期性的程度:随机运动产生图像模糊(图 10-1-1)。周期运动产生伪影(ghost artifacts),即运动组织在可预言但不准确位置的复制。完全正弦运动则会产生搏动结构的单个复制,它与正常组织的距离正比于搏动速率,搏动越快则距离越大。复杂运动可以分解为不同频率的正弦运动,因此产生搏动组织的多个复制。

对于流动质子或微观运动,质子在 MR 回波产生过程中处于运动状态,则会产生两种结果:由于相

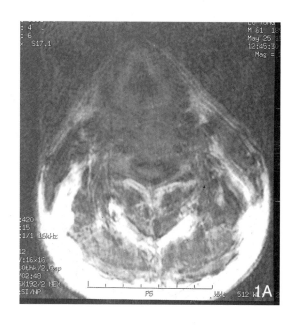

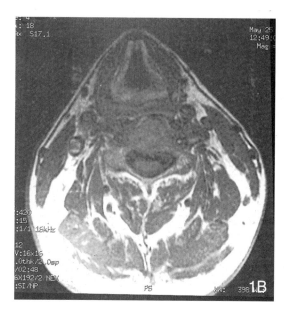

图 10-1-1 随机运动伪影表现

颈椎横断面 SE T_1 加权图像。A. 由于随机吞咽运动,使得图像模糊。B. 未有吞咽运动,图像清晰。

位离散造成的信号缺失和由于相位偏差导致的空间错位。

(二)运动伪影特点

1. 伪影复制的数目、位置、亮度取决于每个基

本正弦运动的相对强度;其强度越大,相对伪影的效应也就越强。影响伪影位置的因素还有重复时间、信号平均数和观察野大小。

2. 伪影也可能产生折叠,因此观察野外的组织也会移到图像内。

3. 伪影的亮度取决于运动结构的亮度,越亮的组织,伪影也就越大。例如 T_1 加权图像上的脂肪(因此脂肪抑制技术也是减少伪影的一种有效方法)和 T_2 加权图像上充满液体的胃肠道,这也是运动组织增强后容易出现伪影的原因。

4. 运动伪影主要在相位编码方向出现,即使运动是在其他方向。但搏动组织会在所有方向都产生模糊。

二、消除运动伪影的技术和方法

有一系列技术可用来抑制运动伪影,可将其分为无监控抑制法和有监控抑制法两类。

(一)无监控抑制法

无监控抑制法具体可以分为 10 类:

1. 物理压制:可以通过固定带、胶带或其他装置来限制病人的运动,但容易引起病人的不适。

2. 屏气法:通过采用快速扫描序列,如 FSE、SS-FSE、梯度回波或 EPI 等,不到 30 s 可以采集一组图像,因此可以通过屏气来消除伪影(图 10-1-2),此尤其适用于胸腹部成像。可以通过吸氧来帮助屏气,眼球运动、吞咽运动等可以通过训练病人来加以控制。

3. 信号平均:信号平均是另一个有效的运动伪影抑制技术。这种技术是基于这样一种事实:噪声是随机的而 MR 信号不是随机的。随机噪声在多次累加后相互抵消,而非随机信号(MR 回波信号)则幅度增加,因此信号平均能衰减运动组织产生的信号而增加静态组织的信号。

信号平均主要适用于 T_1 加权图像。对于 T_2 加权图像,由于 TR 时间很长,信号平均就不太适用。

4. 脂肪抑制技术:伪影的强度取决于运动组织的信号强度,因此可以通过减低引起伪影的运动组织的信号强度来减少伪影(图 10-1-3)。对于腹部成像,可以通过频率选择饱和技术或短反转时间反转恢复法(STIR)来抑制脂肪信号。

5. 空间预饱和技术(spatial presaturation,SAT):预饱和技术一般是在常规脉冲序列前插入特殊的射频脉冲来激发某一板块,从而使得受激发的

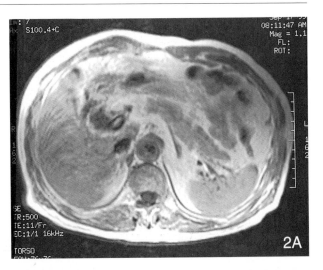

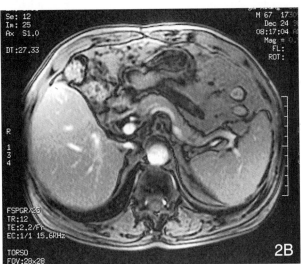

图 10-1-2 屏气扫描抑制呼吸伪影

注射造影剂(Gd-DTPA)后,腹部 T_1 加权扫描。A. SE 序列呼吸伪影严重,组织分辨不清。B. 采用 FSPGR 序列,屏气扫描,图像清晰。

板块内组织产生饱和效应。即使要饱和的板块很厚,也可以通过精确设计的脉冲来得到非常严格的矩形层面形状。任何方向的梯度场都可以用来定义预饱和带。

预饱和技术也可以衰减来自不需要的运动组织的信号,因此可以用来消除由于吞咽、呼吸及血管搏动产生的伪影(图 10-1-4)。

6. 流动补偿技术(flow compensation,FC):由于流动使得自旋产生相位偏移,为了消除这种相位偏移,可以将读出梯度形状重新设计(线图 10-1-1),这种技术被称为流动补偿技术或梯度动量消除技术(gradient moment nulling,GMN)。如线图 10-1-1 所示,在 TE 时间点上,静态和运动质子的相位角都为零(此只适应于匀速运动)。利用流动补偿技术可

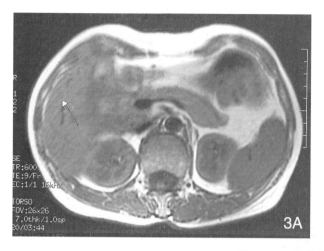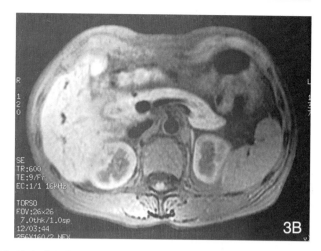

图 10-1-3　脂肪抑制技术减少伪影

腹部横断面 SE T_1 加权扫描。　A. 呼吸运动使得伪影严重。

B. 采用频率选择脂肪抑制技术,伪影明显减少。

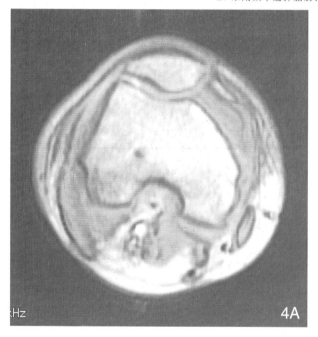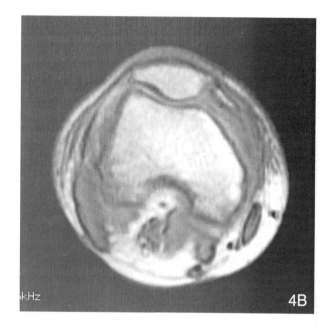

图 10-1-4　空间预饱和消除血流搏动伪影

A. 膝关节横断面梯度回波扫描,由于动脉血流搏动伪影,图像质量下降。　B. 空间预饱和很好地抑制搏动伪影。

以很好地抑制缓慢流动造成的伪影。

　　7. 反转相位-频率编码方向:运动伪影一般出现在相位编码方向,可以通过合理选择相位、频率编码方向来减轻伪影对诊断的影响(图 10-1-5)。

　　8. 超快速技术:超快速技术,例如 EPI 成像,可以在小于 100 ms 的时间内采集图像,实际上可以消除所有运动伪影,当然也包括心脏搏动,但是图像信噪比很低。

　　9. 合理设置 TR 和 NEX:通过合理设置 TR 和 NEX,以便与呼吸频率同步(假门控),也就可像门控技术一样来降低鬼影状伪影。但是 TR 和 NEX

的设置非常严格,同时 TR 值又要满足图像对比度的要求。

　　10. 通过肌肉注射胰高血糖素等药物来降低肠道蠕动。

　　(二) 有监控抑制法

　　1. 心电门控:心脏搏动效应可以通过图像采集和心动周期同步来减少(图 10-1-6)。心电门控的原理类似于动态镜(stroboscopic),每幅图像都在心动周期相同的延迟时间点上采集,因此解剖结构无搏动伪影;不同的图像在心动周期不同时间点上采集,因此有一部分图像是在收缩期,另一部分图像是在

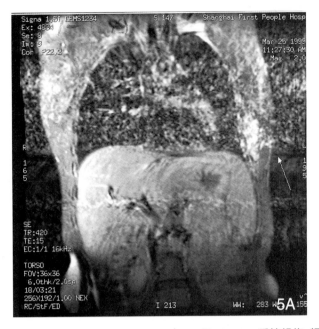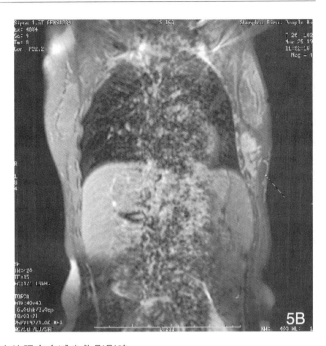

图 10-1-5　反转相位-频率编码方向减少伪影影响

背部冠状面 SE T_1 扫描。A.心脏搏动伪影使得背部病变不清。

B.反转相位-频率编码方向将伪影转到另一个方向,对病变区干扰减少。

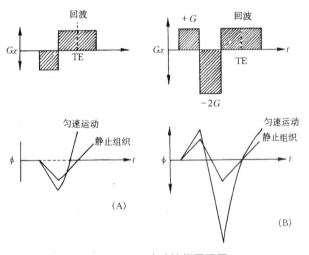

线图 10-1-1　流动补偿原理图

A. 非流动补偿时读出梯度形状和相位图。

B. 流动补偿时读出梯度形状和相位图。

舒张期。为了保持同步,必须在某一时间段上停止采集数据,因此心电门控延长了成像时间;另外由于最短 TR 由 R—R 间期决定,因此常无法得到很好的 T_1 对比。

2. 呼吸门控:呼吸门控或呼吸触发(respiratory trigger,RT)可以同时减少运动伪影和图像模糊(图 10-1-7)。由于它只在呼吸循环中的某一时间段内采集回波,因而它是一种有益但不是一种有效的呼吸伪影抑制方法。

3. 呼吸补偿技术(respiratory compensation,RC):更有效的呼吸伪影抑制方法是相位编码重排序技术,又被称为呼吸补偿技术(图 10-1-8)。常规的相位编码顺序是从 K 空间的一边到另一边,而呼吸补偿技术则重新排列相位编码顺序以与呼吸循环相匹配。这样由于呼吸引起的周期运动就变成缓慢、逐渐变化的运动。与呼吸门控不同的是呼吸补偿不增加扫描时间。

(三) 运动伪影抑制法组合运用

前面列举了运动伪影的主要抑制方法。它们都是根据伪影形成的机制,从不同角度加以抑制,因此每种方法都有一定的有效性,但也存在一定的局限性。而实际使用时,往往是几种方法组合运用。如何组合,则取决于解剖部位、脉冲序列及特殊的硬件,但也有一些一般性的规律(表 10-1-1)。

表 10-1-1　运动伪影抑制法组合运用

解剖部位	梯度回波(GRE)	SE T_1-W	SE T_2-W
血管系统	FC	SAT	SAT
胸部	FC 和(或)SAT	SAT, RC	SAT, ECG-T
腹部	FC 和(或)SAT	SAT, RC	SAT, RT
四肢	FC 和 RES	SAT, RES	SAT 和 RES
头部和脊髓	FC	SAT	FC 和 SAT

FC:流动补偿;SAT:预饱和;RES:物理压制;RC:呼吸补偿;RT:呼吸门控;ECG-T:心电门控

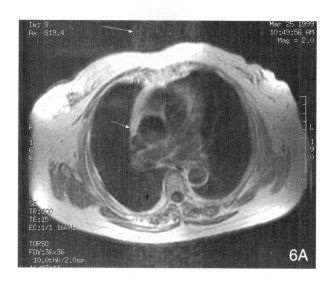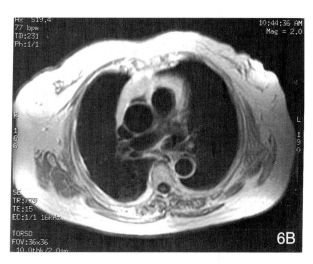

图 10-1-6　心电门控抑制心脏搏动伪影

心脏横断面 SE T_1 加权扫描。A. 由于心脏运动导致搏动伪影,同时管腔边界模糊。

B. 采用心电门控技术,搏动伪影明显减少,并且管腔边界清晰。

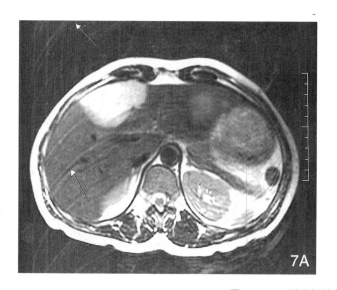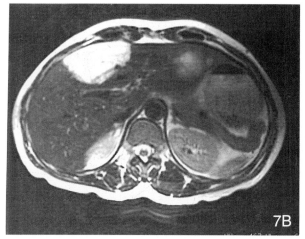

图 10-1-7　呼吸门控抑制呼吸运动伪影

腹部横断面 FSE T_2 加权扫描。A. 未采用呼吸门控技术,鬼影状伪影严重。

B. 采用呼吸门控技术,伪影明显减少。

　　流动补偿主要用于梯度回波成像中抑制流动伪影,预饱和技术也适用于梯度回波成像中抑制流动伪影,并且可以与流动补偿结合使用以增加其有效性。流动补偿有时也应用于 TE 特别短时。

　　对于短 TR 短 TE 自旋回波序列,预饱和可用来减少流动伪影。对于胸腹部可以采用呼吸补偿来减少腹壁脂肪高信号造成的伪影。流动补偿不适用在短 TR/短 TE 自旋回波序列,因为短 TE 时器

官运动引起的相移比较小,流动补偿反而会增加流动伪影,会使得血管壁的轮廓模糊。

　　对于长 TR/长 TE 自旋回波序列,预饱和同样可以用来减少流动伪影。流动补偿可以减少中枢神经系统脑脊液搏动伪影,在腹部可以减少器官内部运动造成的伪影,但流动补偿不太适合纵隔扫描或其他要显示血管形状的自旋回波序列。

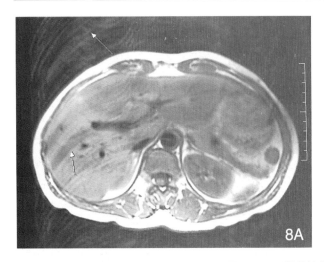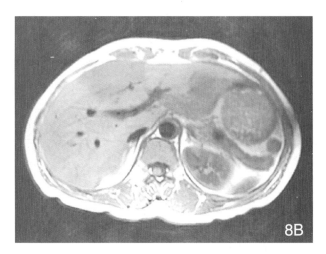

图 10-1-8　呼吸补偿技术抑制呼吸伪影

腹部横断面 SE T_1 加权扫描。A. 未采用呼吸补偿技术,鬼影状伪影使得图像质量差,伪影主要是由于腹壁脂肪(在 T_1 加权图像上是信号)周期运动而成,并且伪影出现在相位编码方向(前后方向)。　B. 采用呼吸补偿技术伪影得到很好控制。

第二节　装　备　伪　影

装备伪影(equipment artifacts)是指与 MRI 系统设备有关的伪影,产生的原因主要是由于系统硬件(如静态主磁场、梯度场、射频发射接收器等)故障或受干扰、MRI 技术内在缺陷、参数选择不合理等。装备伪影主要包括:折叠伪影、截断伪影、化学位移伪影、黑边界伪影、中心状伪影、数据出错伪影等。

一、折叠伪影(反转伪影、包裹伪影)

1. 表现:当观察野未完全包括成像断面上所有的解剖组织时,则会出现折叠伪影。未包含在观察野内的解剖组织则折叠到图像的另一边(图10-2-1A,图 10-2-2A)。折叠伪影一般来讲比较容易确认,大多数情况下不会对诊断产生影响,但有时也会类似病灶。

折叠也有可能出现在三维成像中,此时板块外

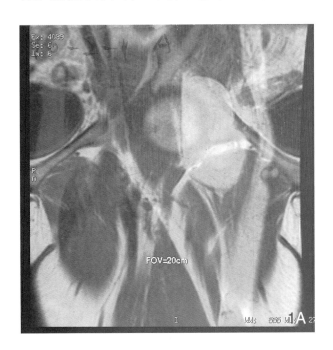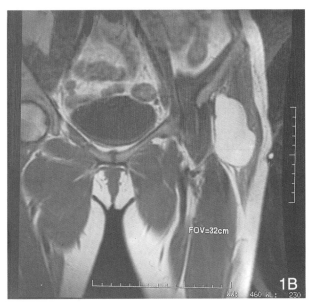

图 10-2-1　加大观察野消除折叠伪影

臀部冠状面 SE T_1 扫描。A. 由于观察野太小(FOV＝20 cm)产生折叠伪影,观察野外组织即右臀部折叠到图像内的左边。B. 加大观察野(FOV＝32 cm),折叠伪影被消除。

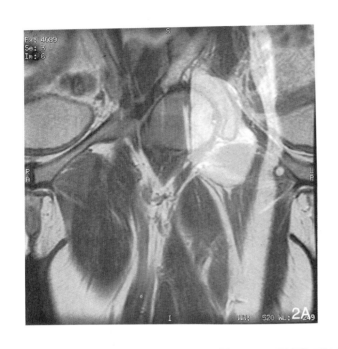
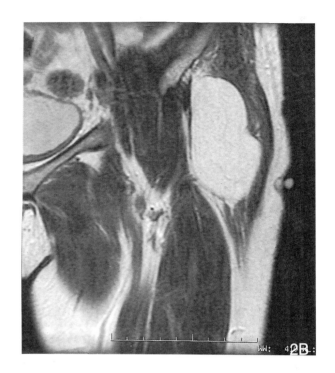

图 10-2-2　无相位反转技术(NPW)消除折叠伪影

臀部冠状面 FSE T$_2$W 扫描。A. 由于观察野太小(FOV = 20 cm)产生折叠伪影,观察野外组织即
右臀部折叠到图像内的左边。　B. 采用 NPW 技术,折叠伪影被消除。

的组织则折叠到图像上(图 10-2-3)。这主要是由于选择激发脉冲不理想造成的。

　　斑马状伪影也是三维折叠的一个例子,是由于折叠图像的相互干扰所致。斑马状条纹主要出现在磁场不均匀时而同时又是采用诸如梯度回波等无磁场不均匀性补偿的序列。

　　2. 产生机制:在一幅 MR 图像上,每个矩阵的亮度正比于接收到的电磁信号的幅度,而坐标则正比于信号的频率和相位。

　　图像的相位和频率具有一定的范围,范围大小由观察野和接收机带宽共同决定。将落在设定范围外的频率和相位转换到设定范围内,就将观察野外面的组织移到图像内。在时域上,折叠是由于 MR 信号的采样数不够,采样数不够主要发生在采样率低于信号带宽的 2 倍。最小采样率,即 Nyquist 采样率,等于信号带宽的 2 倍。

　　线图 10-2-1 可直观了解采样-模拟信号的概念,图像处理器接收到信号的离散值而非整个波形。当有两种以上的波形适合离散值时,则会产生不明确性。在这个例子中同时有高频和低频正弦函数适合采样点。因为高频信号对应于观察野外的结构,图像处理器应该可以去除高频振荡,否则图像外的

高频振荡就会转移到图像内。在频率域上,折叠是由于采样不够而造成的谱变形。

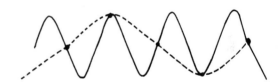

**线图 10-2-1　由于采样率不足,同时
有两种频率的正弦波与数据点吻合**

　　3. 消除方法

　　(1) 折叠伪影可以通过加大观察野来消除(图 10-2-1),但此会降低图像的分辨率。

　　(2) 相位编码方向的折叠可以通过增加观察野外的采样来消除,也就是过度采样技术或无相位反转(no phase wrap, NPW)(图 10-2-2)。增加采样点不会增加成像时间,由于另外的相位编码步骤改善了信噪比,因此激励次数可以相应降低而不损失图像质量。相类似的技术也可以应用于频率编码方向。

　　(3) 可以应用预饱和技术来消除不需要的结构。

　　(4) 另外也可以通过表面线圈的敏感特性来衰减掉不需要的结构信号。

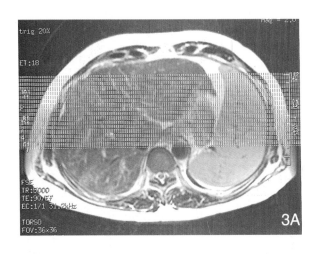

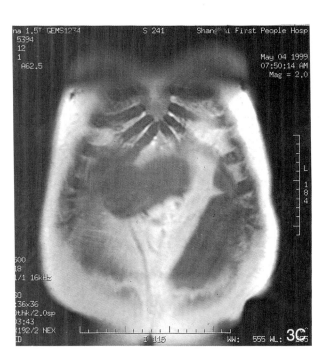

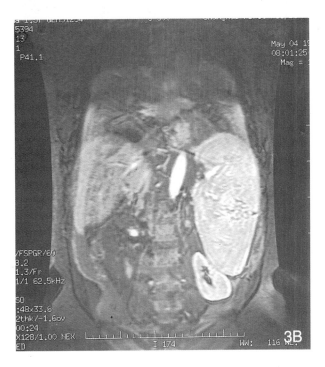

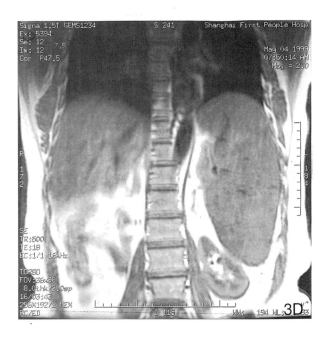

图 10-2-3 三维折叠伪影

A. 三维腹部冠状面梯度回波扫描板块定位图。B. 三维腹部冠状面梯度回波扫描的最后一层(对应于 D 图像位置),板块外的组织(对应于 C 图像位置)折叠到该层面图像上。C. SE T₁W 冠状面扫描,位置处于三维梯度扫描板块外。D. SE T₁W 冠状面扫描,位置处于三维梯度扫描板块最后一层。

二、截断伪影

1. 表现:截断伪影又称为环状伪影或边缘环,一般表现为分布于整个图像上的同心圆低信号强度弧形线。它一般在下面两种条件下出现:①由于数据内插(零填充)不当,当小的采样矩阵(如 256 ×

128)内插成大的显示矩阵(如 256 × 256)。②沿组织交界面上,出现反差很大的两种信号强度(跳跃式),例如在亮的头皮脂肪和黑的骨皮质之间。

截断伪影可类似运动伪影、脊髓空洞症或膝关节图像上的半月板撕裂。

2. 形成机制:数字图像是模拟图像的近似,因为它们是由有限数目的像素组成。而每个像素又具有有限的亮度,因此具体图像细节是有限制的。

　　数字图像的方块是由不同的谱分量组成,谱分量的数目由相位编码数来确定。如果要图像完全没有变形,则采集的谱分量必须是无限的。但实际上谱分量数目是有限的。重建的图像只是真实解剖细节的近似。原图与重建图像的差别是截断偏差。

　　线图 10-2-2 显示了一个极端情况。只采一个谱分量,此时模拟的方波信号实际上是正弦波形,如采用 3 个谱分量,则给出的波形稍近似于方波,5 个谱分量则更近似于方波,要完全近似于方波则谱分量必须是无限的。而实际上,交叉亮黑带会出现在锐利跳跃边缘。

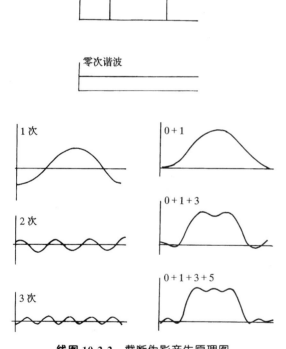

线图 10-2-2　截断伪影产生原理图

　　边缘振荡的周期正比于矩阵大小,也就是谱分量数。采用大的矩阵数,使得振荡看到少一点但仍无法消除它。

　　Gibb 现象描述的是某一函数的不连续点,经傅立叶变换(FT)后,则图像上原来点就会变大或变小。但 Gibb 现象可以通过去除函数的不连续性,也就是平滑图像来消除。

　　截断伪影在相位编码和频率编码方向都可能出现,但更容易出现在相位编码方向,因为为了节省时间,相位编码数比较少。

　　3. 消除方法:当采用更多的相位编码步骤(例如 256 次代替 128 次),那么环形的间隔就会缩小,但幅度未减少,尽管这种方法有一定的局限性,但仍是最为实用和有效的方法,因为环形线的间隔变小后会减少伪影的明显性(图 10-2-4)。

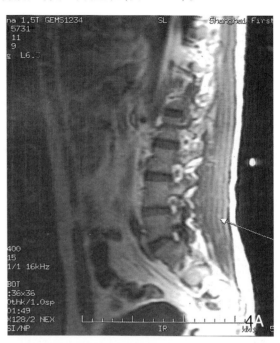

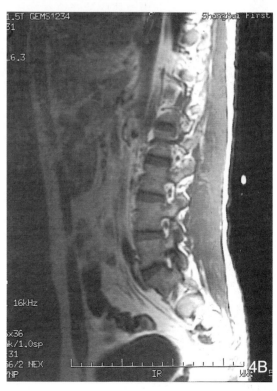

图 10-2-4　截断伪影表现

腰椎矢状面 SE T_1 扫描。A. 截断伪影表现为低信号强度弧线,此时编码矩阵为 256 × 128。B. 加大相位编码矩阵后(256 × 256),伪影变得不明显。

有人尝试采用外推法来估算傅立叶变换所缺少的数据以消除截断伪影,但是由于实际 MR 图像信噪比不高,这种技术未能应用于临床。

三、化学位移伪影

1. 产生机制:质子进动频率与磁场强度成正比,具体是取决于拉摩方程:$\omega = \gamma B$,ω 是进动频率,B 是磁场强度,γ 是旋磁比。γ 是物质的物理特性,对于质子 $\gamma = 42.57$ MHz/T,在 1.5 T 场强时氢质子进动频率近似为 63.9 MHz。

当质子处于相同的解剖位置但处于不同的原子环境时,则所受的磁场强度也不一样。例如,某一解剖位置上脂质分子的质子感受到的磁场强度就比同一位置中的水分子中质子低,对于 1.5 T 外磁场,进动频率差为 200 Hz,而硅进动频率比脂肪低 100 Hz。这种由于原子核所处的化学环境不一样而导致的磁共振频率差被称为化学位移。

正如前面所描述的,进动频率决定重建图像上频率编码方向上的位置,对于空间同一位置上的组织,来自不同化学成分的信号,由于化学位移的作用则在图像上的位置不一样。

例如在盆腔中,充满液体的膀胱被盆腔周围脂肪所包绕,在 MR 图像上的一边,由于脂肪和水信号重叠,两种信号的总和导致出现一明显高信号;而另一边,脂肪和水信号分开则出现一黑色的低信号边(图 10-2-5)。当伪影存在时,就很难用来评价膀胱壁的完整性。化学位移伪影也可以类似夹层动脉瘤(假性主动脉夹层)。

当采集图像采用窄带宽时,化学位移伪影更加严重。而这种窄带宽技术主要应用于长 TE 序列,目的为了增加信噪比而不增加成像时间。在窄带宽成像中采集和显示的频率范围越小,相同的频率间隔在图像上的范围就越大,这种概念类似于改变图像的比例尺寸。

窄带宽技术是通过改变频率编码的梯度场来实现的,梯度场越弱,则带宽越窄。在可变带宽成像中,信噪比反比于带宽,当带宽是原来的一半时,则噪声降低为原来的 0.7。

3. 降低伪影方法:很显然,化学位移伪影可以通过增加接收机带宽来降低。但此会引起信噪比降低。化学位移伪影与场强成正比,因此在低场强时要弱得多。

与截断伪影的消除方式类似,可以通过转换相位频率编码方向而将化学伪影转到不同的方向,当频率编码方向平行于图像上组织长轴时,伪影也会降低。

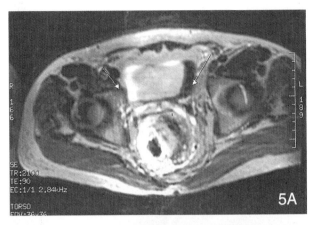

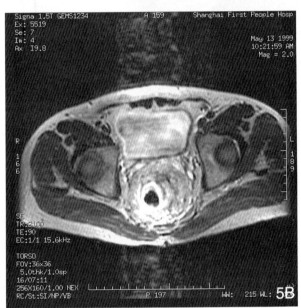

图 10-2-5 化学位移伪影

盆腔横断面 SE T_2 扫描。A. 由于采用窄带宽,化学位移伪影非常严重(箭)。B. 加大接收机带宽,伪影明显减少。

四、黑边界伪影

所谓黑边界伪影是一种勾画出组织区域的轮廓线,从某种角度看,它可以非常清楚地区分两种相邻的组织结构,有利于诊断,但是由于黑边界掩盖了相应的组织结构,又是不利的。引起黑边界主要有 3 种原因:选定某个特定反转时间 TI 的反转恢复法、某个特定回波时间 TE 的梯度回波(图 10-2-6)及切应力边界。

对于 IR 序列,第一个 180°脉冲将所有组织的纵向磁化矢量反转到 $-Z$ 轴,然后纵向磁化矢量开

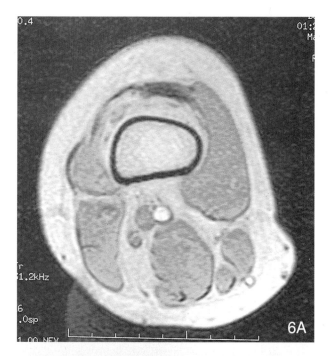

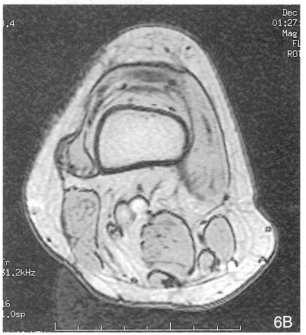

**图 10-2-6　某个特定回波时间 TE 的梯度回波
导致的黑边界伪影**

下肢横断面 FGRE 扫描。A. TE＝4.2 ms，未产生黑边界伪影。
B. TE＝2.1 ms，黑边界伪影将组织(肌肉)勾画清楚。

始从 − Z 轴向 ＋ Z 轴恢复。当选定一特定反转时间
(TI)时，对于 $T_1＝1.44$ TI 的组织，则此时的纵向磁
化矢量正好为零，该组织就在图像上表现为零信号。
对于 T_1 小于这个临界时间(1.44 TI)的组织，则会
恢复到一个正的纵向磁化矢量，在图像上表现为高
信号；对于 T_1 比临界时间(1.44 TI)长的组织，仍保

持为负的纵向磁化矢量，在图像上应该表现为负信
号，但是由于 MR 一般采用模重建(magnitude re-
construction)方式，因此该组织也表现为高信号。而
对于上述两种组织的交界面上的像素，由于同时包
含两种组织，正负信号相互抵消，则表现为低信号黑
边界伪影。如果采用实数重建(real reconstruction)，
就不会出现这种黑边界伪影。

由于化学位移效应，脂肪内质子共振频率比水
中质子共振频率低 3.5(ppm)，当采用梯度回波序
列成像时，随着 TE 的不同，两种质子有时处于同相
位，有时处于反相位。当 TE 的选择使得两种质子
处于反相位时，则在富含脂肪的组织和富含水的组
织交界面上，由于部分容积效应，信号相互抵消，从
而产生一黑边界。有时借此可以分辨脂肪和病理组
织，该技术已成功地应用于肾上腺腺瘤与恶性肿瘤
尤其转移瘤的鉴别。而当评价某一器官边界时，该
技术又变成缺点。通过合理选择 TE 可以使得此种
黑边界伪影消失。

黑边界伪影也有可能出现在切应力界面。在
TE 时间，即使小的运动也会产生非常大的相位偏
移。当两种邻近组织具有很明显的运动切应力时，
交界处的像素会出现相位离散效应，从而产生黑边
界伪影。流动补偿技术可以消除这种黑边界伪影。

五、中心线状伪影

有好几种伪影会出现在图像的中心线上，但原
因有多种。如图 10-2-7 出现在相位编码方向并穿
越整个图像中心带的伪影，是由于射频泄漏造成的。
在采集信号数据时，用于激发自旋的射频发生器如
果未完全关闭，则会产生射频泄漏，从而导致在图像
中心频率处的一条射频线。这种中心线状的伪影非
常类似于来自电台的单个噪声，但是，射频噪声会出
现在任何方向，而射频泄漏只出现在图像的中心。
如果射频泄漏在所有的相位编码过程中都存在，则
伪影会出现在图像中心的一个点上。射频泄漏可以
通过将射频激发相位转换 180°并重复采集来消除。

另一种中心线状伪影出现在频率编码方向，呈
亮黑交替强度线(锯齿线)，这种伪影与激励回波有
关。当多层面和多回波成像中一个序列中包含了超
过 3 个的射频激发脉冲，那么就有可能形成激励回
波。3 个射频脉冲有可能是双回波序列中 3 个不完
全的 90°、180°、180°或来自邻近层面的射频脉冲。
在成像脉冲序列中，如果相位编码出现在第二个和

第三个射频脉冲之间,即自旋出现纵向分量时,激励回波的分量就无法进行相位编码,那么当回波形成时,则会出现频率方向的锯齿状伪影。

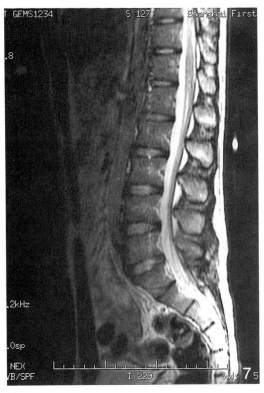

图 10-2-7 射频泄漏导致的中心线状伪影

锯齿状伪影可以通过合理选择扰动梯度场来消除,有效扰动梯度场的实际标准是保证从每次数据采集的间隔中去除掉激励回波,这种激励梯度在现代 MRI 装置上都是常规安装的。但是当采用快速序列时,多个射频脉冲快速连续作用,则扰动梯度的程度就会不够,一种替代的方法是在连续的相位编码时,采用循环激发相位使得锯齿状伪影移到图像的边缘,从而可以被忽略掉。

当层面激发的外形是理想的矩形时,那么所有的锯齿状伪影都可以得到消除。非理想的层面形状也会导致层面之间的相互干扰,并影响相应的图像对比度。有许多方法可以用来设计更为理想的射频激发脉冲。

当采用非扰动梯度回波序列时,也有可能出现频率编码方向的中心线状伪影,非扰动梯度回波序列一般利用横向磁化矢量来建立一种稳态自由进动(SSFP)。这样就可以产生一种 T_2 加权类型图像。如果每个 TR 间隔时间相位编码梯度未反转,那么离开图像中心某一距离的稳态条件就被相位编码梯度破坏,从而使得图像中心是 T_2 加权对比,而图像

其他部分对比度被破坏。这种伪影可以通过充分扰动梯度回波(使横向磁化矢量相位离散)或者反绕相位编码序列来消除。在三维容积采集时也有可能表现为两层面信号强度的改变,此时可以通过射频激发的相位循环来加以克服。

六、数据出错伪影

一般来讲,数据出错主要是由于硬件故障,因此不太适合作为伪影来讨论。但是,有些 MR 会经常出现数据记录出错,必须归为伪影一类。

条纹状伪影是由于单个数据点出错,这种条纹可以出现在任何方向和任何位置。当原始数据由于某种原因,某个离散的数据点信号特别大或特别小时,经过傅立叶变换后,就会产生这种条纹状伪影(图 10-2-8)。如果是几个数据点出错时,则会出现"人"字形伪影。而造成这种数据出错的最常见原因是:在北方干燥的冬季,病人着装容易产生静电。故可以通过增加扫描室的湿度来加以解决。另外也可以通过计算机软件加以解决,即通过计算机软件编程发现此数据点,将其删除并代之以周围数据点的平均值。

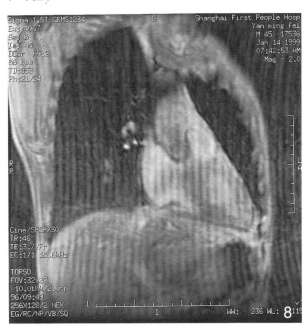

图 10-2-8 单个数据点出错导致的斜条纹伪影

图 10-2-9 是另一类数据出错造成的伪影,图像仍保持原来的分辨率,但是对比度受到扭曲,成为一种褪色的晕斑。这种伪影是由于被记录的回波信号值超过了模数转换器的动态范围,这种数据溢出可以通过数据的不连续性而确认。增加接收机衰减倍

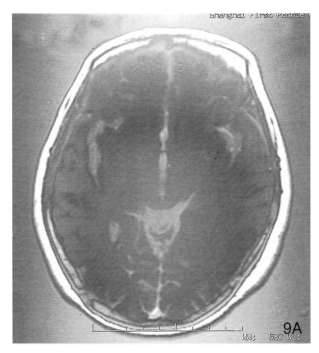

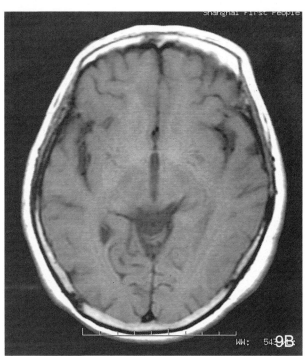

图 10-2-9 数据出错伪影

头部横断面 SE T_1 扫描。A. 由于接收机增益太大，
使得数据溢出。B. 增加接收机衰减倍数，图像正常。

数并重新扫描，或者回顾性的修正数据点可以消除
这种伪影。在三维扫描过程中，回波的中心部分和
高频部分（边缘）的数据范围有可能会超过模数转换
器的动态范围，因此当采集的回波超过模数转换的
范围时，必须慎重以避免这种定量噪声进入图像。
当然，也可以通过数据的修正加以解决。

以上这两种伪影都是由于数据出错造成的，可
以通过软件加以修正，但是大多数 MRI 设备生产厂
商还不能提供这种软件。

第三节 磁化率伪影和金属异物伪影

磁化率伪影可以看成是化学位移伪影的一种极
端情形。当局部磁场残缺（变形），则会引起图像的
变形，从而导致空间错位。

一、磁化率概念

磁化率是物质的一种物理特性，当处于外磁场
中，物质就会被磁化，磁矩与外加磁场是成比例的，
比例常数就是磁化率。磁化矢量可以与外磁场方向
相同，也可以相反。对于第一种情形，磁化率为正，
增加了实际的磁场强度，此类物质被称为顺磁性物
质；而对于第二种情况，磁化率为负，减少了磁场强
度，此类物质被称为逆磁性物质；有非常强的正磁化
率物质则被称为超顺磁性物质即铁磁性。空气的磁
化率为零。

当处于 1.5 T（15 000 Gs）的强磁场下，水（逆磁
性物质）产生的磁场大小为 -0.15×10^{-5} T
（-0.015 Gs），Gd-DTPA（顺磁性物质）产生的磁场
大小为 1.5×10^{-2} T（150 Gs），而铁合金（铁磁性物
质）产生的局部磁场达 150 T。

二、磁化率伪影特点

1. 磁化率伪影不会引起图像解释上的严重失

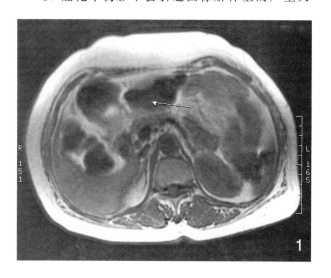

图 10-3-1 胃肠道空气导致的磁化率伪影（箭）

误,但磁场的变形则会由于空间错位使得某一区域内信号缺少或产生高信号(图 10-3-1)。

2. 磁化率往往会出现在具有不同磁化率的物质界面,诸如空气-组织、骨-组织界面。假牙、关节复合物、血管内夹、外科手术线、矫正用具是产生严重磁化率伪影的原因。

3. 磁化率伪影在由频率选择技术的脂肪抑制

图像上可能会模仿病变,因为此时对场不均匀性更加敏感。有时眼眶内高信号是由于邻近鼻旁窦磁化率效应所致,不要误以为是眼眶内病变;磁化率伪影也会在蝶窦和鞍底交界处附近的垂体内出现类似出血性病灶。

4. 磁化率伪影表现与成像参数选择有关。磁化率伪影会在长 TE 图像上更加严重,因为即使进

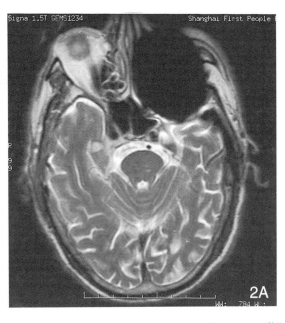 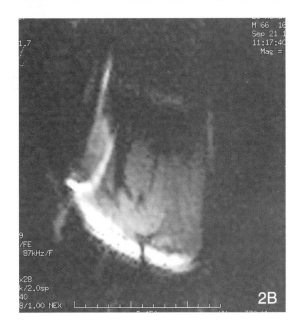

图 10-3-2 磁化率伪影与脉冲序列关系

A. FSE T$_2$WI,假牙磁化率伪影不太大。 B. 假牙使得 EPI 图像严重变形。

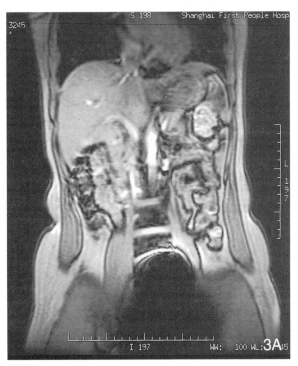 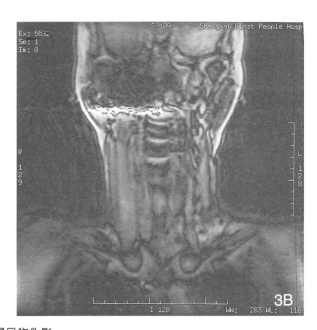

图 10-3-3 金属异物伪影

A. 节育环。 B. 假牙。

动频率小的差别,当 TE 时间长时则会导致更大的相位偏差,进动频率差正比于磁场变形程度,因此在受干扰的区域内伪影更大。而在梯度回波图像上,由于缺少 180°脉冲的回聚,伪影更加严重。而 EPI 技术需要强梯度场的快速切换并且一次需采集一组梯度回波,因此小的磁化率变化就会导致很大范围的信号缺失,而假牙等金属则会导致图像的严重变形(图 10-3-2)。

5. 由于磁化率伪影,在梯度回波成像中会出现一种开花效应,即明显的骨组织增大。这种效应是椎管 MRI 中的读片陷阱,椎管狭窄的过度估计程度可达 27%,如有运动时还要大。这主要是由于邻近骨表面的增大效应使得神经孔似乎有狭窄存在,但在相应的 T_1 加权图像上,神经孔管则显示正常。

6. 铁磁性金属会引起图像的严重变形(图 10-3-3)。

参考文献

1. Choe KA, Smith RC, Wilkens K, et al. Motion artifact in T_2-weighted fast spin-echo images of the liver: effect on image contrast and reduction of artifact using respiratory triggering in normal volunteer. JMRI, 1997,7:298

2. Edelman RR, Hesselink JR, Zlatkin MB. Clinical magnetic resonance imaging. Philadelphia: W. B. Saunders Company, 1996

3. Frank LR, Brossmann J, Buxton RB. MR imaging truncation artifacts can create a false laminar appearance in cartilage. AJR, 1997, 168:547

三、消除方法

1. 胃肠道造影剂:通过采用胃肠道专用造影剂(氟化碳乳胶)或低剂量顺磁性造影剂来减少胃肠道的磁化率伪影。

2. 选择合适的脉冲序列和参数

(1)采用短回波间隔时间快速自旋回波序列可以大大减低磁化率伪影。

(2)采用强的频率编码梯度。

(3)采用高的编码矩阵以提高空间分辨率。

(4)采用短 TE 时间。

(5)采用薄层扫描。

(6)采用 3D 梯度回波代替 2D 梯度回波。

(李建奇 杨岳松 周康荣)

4. Marti B, Graells M, Rochera-Oms CL. Reduction of peristaltic artifacts on magnetic resonance imaging of the abdomen: comparative evaluation of the three drugs. Abdom lmaging, 1996,21:309

5. Luigi Arena, Helen T, Morehouse. MR imaging artifacts that simulate disease: how to recognize and eliminate them. Radiographics, 1995,15:1373

6. Matson GB, Weiner MW, Stark DD. Magnetic resonance imaging. St Louis:Mosby Year Book, Inc, 1992

7. Mirowitz SA. Diagnostic pitfalls and artifacts in abdominal MR imaging: a review. Radiology, 1998,208:577

8. Patton JA. MR imaging instrumentation and image artifacts. Radiographics. 1994,14, 1083

第十一章

磁共振生物效应和安全性

医学上任何一种新的诊断或治疗技术都需要进行仔细评价以确定其有无不良反应。尽管迄今为止,临床上进行 MRI 检查对患者和检查者均是安全可靠的,但在进行 MRI 检查时,由于患者受到静磁场、梯度磁场和射频磁场的作用,仍须注意这些磁场所可能引起的生物效应以及对医疗物品、医疗器械的影响,以便采取相应的安全措施,以确保患者和工作人员的身心健康,使之真正造福于人类社会。

第一节 磁共振的生物效应

一、静磁场生物效应

1. 一般效应:有关高强度静磁场对人体影响的文献资料很少。有作者对永磁环境下(磁场强度 0.001 5~0.35 T)的工作人员进行过研究,工作人员出现的不适包括头痛、胸闷、疲乏、眩晕、食欲不振及失眠等非特征性症状,但由于缺乏对照组,上述症状也可能为其他有害环境因素(如室温过高、室内灰尘及金属尘)所引起。而且许多研究并不支持上述研究结果,并且有磁场起治疗作用的报道。目前资料表明静磁场对人体的影响甚微。

2. 温度效应:现有的有关静磁场对人体和哺乳动物皮温的影响的研究报道有不一致之处。曾有研究表明根据机体在静磁场里的方向,组织温度可以升高或降低,其机制尚不清楚。也有许多研究否认静磁场对人体及哺乳动物皮温的影响。有作者采用一种特制的荧光温度测量仪(fluoroptic thermometry)进行的研究表明,在高达 1.5 T 磁场强度下,静磁场对人体皮肤和组织器官温度不造成任何影响。

3. 电诱导效应:电诱导效应是由血液(导电液)流经磁场而产生的电磁现象,表现为 T 波幅度加大及 ECG 上其他非特异性的波形变化,T 波加大的幅度直接与静磁场强度有关,场强越高,波幅增加越明显。造成 T 波改变最显著的效应是在血液流经胸主动脉时产生,当 T 波增大到一定幅度可误触发心电门控,导致 MRI 检查时 RF 的不恰当激发,从而

造成图像质量下降。静磁场所致 ECG 其他部分的改变可通过记录电极的精心放置以去除其影响。一旦患者不再处于静磁场内,ECG 上的异常波形变化便恢复正常,而且由于不伴有患者循环功能的改变,在 2.0 T 静磁场下也不会有生物危害发生。

4. 神经效应:从理论上看神经组织的电脉冲传导会受到静磁场的影响,然而此领域的研究结果并不完全一致,目前认为,在 2.0 T 静磁场对人体神经生物电特性不会造成什么影响。

总而言之,在 2.0 T 静磁场下短期暴露于磁场作用,不会引起肯定的不可逆转或有害的生物效应。3.0 T 到 4.0 T 的全身 MRI 仪对人体的影响仍在研究,一方面须对其产生的生物效应机制进行研究,另一方面须进行相应的防治方法研究。

二、梯度磁场的生物效应

1. 一般效应:MRI 检查过程中人体受到快速切换的梯度场作用,生物组织和梯度磁场之间的相互作用受多种因素影响,主要取决于基础场频率、最大磁通量密度、平均磁通量密度、谐振频率、信号的波形特征及极性、体内电流的分布、细胞膜的电特性和敏感性等因素。对于人体和动物来说,诱导电流与生物组织传导性和磁通量密度成正比。从理论上讲最大电流密度产生在周围组织,其传导路径受组织类型的影响,如低传导的脂肪和骨骼将改变诱导电流传导方式。

诱导电流的生物效应可以是其能量(即热效应)或其直接作用(即非热效应)所致。由于在 MRI 检查时由梯度场变换所致的热效应可以忽略不计,因而在临床上并无多大意义。非热效应可能会引起神经或肌肉细胞刺激,诱发室颤、血脑屏障通透性增加,导致癫痫潜能和视觉闪烁刺激,且对骨骼愈合具有影响。当然要引发出神经刺激和室颤,其阈值电流要比日常 MRI 检查所估测到的电流密度高很多,因此日常 MRI 检查不会因为诱导电流的非热效应而产生不良后果。

早在九十年前便被观察到的磁性假光觉被认为是人体受到梯度磁场作用后最为敏感的生理反应之一。当阈值场强变化为 2～5 T/s 时就可能发生磁性假光觉,目前认为它是视网膜受到电刺激而产生的反应,并且完全是可逆的,不伴有不良反应发生。在 1.95 T 以下进行 MRI 检查时未见有磁性假光觉发生的报道,在 4.0 T 场强下进行 MRI 检查时可有磁性假光觉发生,并有金属味觉和眩晕症状产生的报道,但对人眼和神经系统不造成任何损伤。

2. 神经刺激和回波平面成像系统:随着回波平面成像(EPI)技术的发展,梯度磁场性能的提高,临床科研应用型 MRI 的梯度场强已由 10～15 mT/m 提高到 23～27 mT/m(有的高达 45 mT/m),梯度上升时间也从 300～500 μs 提高到小于 100 μs,因此在进行 EPI 检查时诱导电流的强度有所增加。目前在 dB/dt 值为 60 T/s 以上的 MRI 成像仪行 EPI 时,已有周围肌肉直接受刺激后导致的不随意骨骼肌收缩或跳动的报道,这些生物效应包括沿脊背部爬行样感觉或沿鼻侧缘跳动等刺激感觉。当然患者的体位对引发神经刺激及其程度也有影响。另外值得指出的是,在梯度场 dB/dt 值为 60 T/s 以下时对麻醉兔进行 MRI EPI 检查时,麻醉兔的心肺功能不受任何影响。已有的研究资料表明:平均心脏刺激阈值为 3 600 T/s,平均呼吸刺激阈值为 900 T/s,平均痛觉神经刺激阈值达 90 T/s,平均周围神经刺激阈值也达 60 T/s,而 GE Signa 1.5 T MR 系统工作范围＜45 T/s,因而日常 MRI 检查不致引起神经刺激症状。

三、射频磁场效应

1. 一般效应:射频脉冲在 MR 检查中主要用作核的激励,经受射频作用后,组织主要的生物效应与电磁场的致热特性有关,当然也可有非致热性效应,即由磁场所导致的生物体特异性变化。美国环境保护署的一份报告指出:现阶段已有证据表明,反复经受低强度水平的电磁场辐射作用与癌症的发生有一定的关系,但对于此观点仍存在争议。一般说来所给 RF 磁场频率越高,其产生热量越多,如果组织生化环境的离子化状况越重,更多的 RF 能量将以热量方式沉积。

射频辐射量通常由特殊吸收率(specific absorption rate, SAR)确定,其单位为 W/kg,这将有助于确定组织 RF 的热效应。SAR 随磁场强度、射频功率及持续时间、发射线圈类型和身体大小的变化而改变,在高或超高场强 MR 成像仪上,某些多回波和多层面脉冲序列也可造成更高的 SAR(可能超过厂家的推荐值)。射频能量的有效性和吸收方式受到组织物体形状与所用 RF 波长的函数关系的制约,组织大小跟波长相比要大很多,因此 RF 能量主要在组织表面吸收;如果组织大小跟波长相比是小许多,则几乎没有 RF 能量的吸收。

2. MRI 检查和 RF 辐射:在 MRI 检查用于临床以前,几乎没有有关人体经受射频辐射后温度调节功能是如何反应的资料。MRI 检查时组织致热效应主要来自磁诱导,电力场的作用可忽略不计,因而阻抗发热在人体表面最大,而在中心区域接近于零。采用不受电磁场影响的荧光温度测量探针进行检测的实验表明:在 SAR 水平高达 4.0 W/kg(为 FDA 推荐水平的 10 倍)进行人体 MRI 检查时,其体温和皮温增加在统计学上不具有足以引起任何临床危害的情况发生。

3. RF 辐射、温度敏感器官和"热点":某些人体器官如睾丸和眼睛的散热能力较差,特别容易受到体温升高的影响。实验室研究表明,如果阴囊或睾丸组织温度高达 42 ℃,睾丸功能会受损,如精子产生能力减弱、精子活动性降低和输精管发生退变。人体志愿者实验中未发现温度升高所导致的睾丸功能受损。即使在高场强下,局部人体温度也不会升高超过 1 ℃,最高的皮温增加也只有 2.1 ℃,而此时所记录到的阴囊皮温为 34.2 ℃,远远低于已知的造成睾丸功能损害的温度变化。

由于人体眼球缺乏血管,其散热是一个缓慢且无效率的过程。Saccks 及其同事应用远远超过常规 MRI 检查时的 RF 辐射量观察对鼠眼的影响,并未发现可察觉的变化。在 RF 辐射诱发白内障的动物模型中,其温度阈值在 41～55 ℃ 之间,而在局部 SAR 高达 3.1 W/kg 时,运用头线圈检查所测得的患者角膜温度最高也只有 34.4 ℃,最大的角膜温度变化为 1.8 ℃,因而临床 MRI 检查不会引起眼球损害。

理论上由 RF 功率不均匀分布所致的射频辐射热点,可以在局部传导受阻时由于射频能量的积聚而产生。据认为 RF 辐射热点在某些情形的 MRI 检查时可以形成致热热点,然而许多研究表明人体体表并不存在这样的热点,这是由于温度调节系统的作用致使体表温度呈"涂摸"效应所致。尽管人体内部器官不太可能存在致热热点,但为了避免或减少这种理论上有可能存在的热点效应,应当尽可能使用最低水平的 RF 辐射频率和功率。

四、MR 检查和听觉噪声

MRI 检查时的听觉噪声是由引起梯度线圈振荡的电流不断开启和关闭而形成的。此单调重复的噪声可因更高的梯度负载周期和更快的脉冲转换而加剧,这也就是说,听觉噪声随层厚的减少、观察野的减少、重复时间及回波时间的降低而加重,对患者听觉具有潜在危害性。商用 MRI 梯度场变换所致的噪声水平据测量达 65～95 dB,仍在 FDA 所建议的安全范围内。有报道说听觉噪声可激惹部分患者,干扰患者与检查者之间的口头交流,在不塞耳塞等保护装置时可发生能逆转的听力丧失。

最安全和花费最小的防止听觉噪声的方法是 MRI 检查时佩戴耳塞,此方法可有效地防止临床 MRI 检查时潜在的暂时性听力丧失。与 MRI 相匹配的头戴式耳机也可有效降低听觉噪声的影响。另一种减少噪声的方式是采用"抗噪声"技术,该方法对 MRI 仪所产生的噪声进行实时傅立叶分析,然后给予一个与噪声具有相同物理特性但相位相反的信号,从而将噪声中和掉,这样有利于患者同检查人员的口头交流,临床研究证明该方法行之有效,且不会降低 MRI 图像质量。当然 MRI 设备生产厂家也在试验于梯度线圈外面加上防噪层的方法,以从根本上减少噪声的产生。

第二节　磁共振成像的安全性

MRI 检查在国内逐渐开始普及,与之相关的安全性问题也越显重要。目前说来,MRI 检查对患者及检查者均是安全可靠的,但随着 MRI 技术的发展,静磁场和梯度磁场性能的提高,特别是静磁场强度的增高,造成其边缘场效应加大,从低场覆盖半径不到 1 m 到目前的 15～20 m,尽管磁屏蔽设施得到较大改善,但仍需意识到 MRI 检查时始终有较大静磁场存在,因而必须注意采取有关安全措施,以避免一些急性危害发生。

一、致冷剂安全性及失磁

超导 MRI 采用液氦和液氮作为冷冻剂,在发生失超时,气体溢出磁体,正常情况下应该通过管道而不进入磁体室,如果发生意外,致冷剂气体释放到磁体室,则有两种潜在危险:一是冻伤,因为液氦、液氮气体很冷;二是氮气对人体的直接危害,而氦气并不认为有直接毒性作用。一旦发生失超,所有人员必须立即离开磁体室,并且在经过恰当通气后才允许返回。把报警用的氧气监测器装在磁体室内恰当的高度水平,可作为有效安全预防措施之一。

二、抛射物作用

对患者和检查者最紧急的情况便是铁磁性物体如剃刀、剪刀、钉子等受强磁场作用而呈抛射样运动,可造成人员损伤。为防止此类事故发生,患者及工作人员进入磁体室前使用金属探测器进行筛检,可防止误带金属物体进入。平时应加强对医院各类人员的教育,以让他们明白磁场的危害性,而且除了检查操作者及放射学家等工作人员外,一般工作人员应禁止进入,以避免意外发生。

三、体内植入物

中枢神经系统的止血夹或动脉瘤夹由于磁场作用可造成其移位而有发生出血的危险,因而此类患者应禁止进行 MRI 检查。身体其他部位的金属夹由于愈合后,纤维化组织将其包裹,即使受到磁场作用,发生移位的可能性很小,可以进行 MRI 检查,但图像局部可产生金属伪影。另外须注意,标记为不锈钢字样者不一定就是非铁磁性钢所制造,也应注意其有无危害。还有像磁性括约肌、孔栓、假牙等应在 MRI 检查前去除,以避免受到磁场作用发生去磁而失去功效。

四、心脏起搏器

静磁场和射频场对心脏起搏器的影响是肯定的,可以使它转换到不同步模式,并且磁力的作用还可引起盒内起搏器的运动以及使导线移动,因此装有心脏起搏器的患者不应做 MRI 检查,并应避免进入 MR 成像仪附近。Pavlick 等报道启动心脏起搏器不同步模式的磁场阈值约 17×10^{-4} T,大多数国家及厂家规定的磁场安全线阈值为 5×10^{-4} T,并且建议在 5×10^{-4} T 线处竖立警告牌。

心脏起搏器的导线和心电图电线在梯度场和射频场作用下可诱发电流而导致颤动和烧伤。检查前应去除,以免引起危险。当然装有心脏起搏器的患者也不应接受 MRI 检查。

其他电子激发装置如颈动脉窦起搏器和体内胰岛素泵在磁场的作用下，没有观察到不良反应发生，但是对电子耳蜗植入物有干扰。人工心脏瓣膜在中低场强下检查没有危险，但在高场强下如果临床怀疑人工瓣膜开裂，则不应进行 MRI 检查。

五、宫内节育环

现今通用的宫内节育环在磁场作用下不引起移位，盆腔 MRI 检查时也无致热作用，伪影的影响虽存在但不显著（老式节育环例外），因此带有塑料或铜制金属环的患者可以安全进行 MRI 检查。

六、人工关节和假肢

一般说来，这些假体无危险性，但是可产生较大伪影，如果可能的话，MRI 检查前应去除假体。

七、异物

眼眶内有铁磁性异物者不应进行 MRI 检查，患者病史有助于排除金属异物存在可能，如果病史不明确，可以在 MRI 检查前先拍常规 X 线片以排除金属异物存在。研究表明采用标准平片可探测到 $0.1\,mm \times 0.1\,mm \times 0.1\,mm$ 的金属异物影，而且如此小的金属异物在高达 2.0 T MRI 检查时会发生移动。动物实验表明 $3.0\,mm \times 1.0\,mm \times 1.0\,mm$ 大小的异物会在眼球内发生旋转。另外，也可采用薄层 CT 扫描除外金属异物存在。眼部铁磁性化妆物在 MRI 检查前应去除，因为一方面可引起图像伪影，另外，由于磁力牵拉还可引起激惹。

八、监测装置及呼吸机

依赖生理监测仪、机械呼吸和电子输液泵的患者进行 MRI 检查比较困难，因为目前多数生理监测装置不适宜于在磁体室里使用，近年来随着无磁材料的发展，适合在磁体室使用的生理监测装置，甚至呼吸机均已诞生，因而为需要生理监测的患者如昏迷、需麻醉和危重患者的 MRI 检查提供了方便。由于 MRI 检查时始终有梯度场及射频磁场的干扰，监测仪器的导线应注意不要绕成圈状或环状，并对此类专用监测仪器应有专人操作监管。

九、磁共振造影剂的安全性

顺磁性、超顺磁性和铁磁性磁共振造影剂在注入人体后，与临床上所应用的其他创伤性方法一样，可能存在一定的危险性。自从 1988 年在世界范围内开始应用静脉 MR 造影剂以来，大量临床经验表明基于钆的顺磁性造影剂是很安全的，而且患者的耐受性良好，仅有几例较严重的过敏性反应和会厌水肿的病例报道。尽管如此，对于注射造影剂患者，须配备抢救药品，以免意外发生。肾功能不全者使用 MR 造影剂的安全性还未肯定，目前的几篇文献报道认为患者耐受性良好。

十、幽闭恐怖

在 MRI 检查中发生幽闭恐怖和其他精神反应如焦虑、恐慌等的患者约占 5%，这些反应主要源自扫描孔径大小受限、检查持续时间较长、梯度场所致噪声等。当然这些精神反应通常是暂时的，在检查前对患者简述 MRI 检查过程包括噪声的程度、孔径大小及需持续多长时间，让患者家属亲友留在检查室内，使用 MR 专用音响设备如头戴耳机、检查时进行口头交流，甚至采用俯卧位检查等均有助减少患者发生幽闭恐怖的机会，有时采用肌注苯巴比妥或地西泮也有助于去除焦虑，便于检查顺利进行。目前开放式 MR 成像仪对这类幽闭恐怖患者比较适合。

十一、孕妊

尽管 MRI 检查被认为对胎儿或胚胎无损害，作为安全预防措施之一，目前还是建议对怀孕 3 个月内的孕妇不宜进行 MRI 检查。根据磁共振学会安全委员会的建议，如果其他非创伤性方法不能提供足够的诊断资料而需要采取 X 线或 CT 检查时，可以优先考虑施行 MRI 检查。上述原则同样也适用于 MR 部门工作人员怀有身孕者。

钆喷葡胺（马根维显，magnevist）可以透过胎盘，在注入造影剂后不久便可达到胎儿膀胱，其他 MR 造影剂据认为也可较容易经过胎盘血流屏障，对胎儿的影响尚不明确。由于目前尚没有资料能肯定 MR 造影剂在孕妇中可安全使用，因此不少作者建议对孕妇进行 MRI 检查时一般不采用 MR 造影剂，除非采用造影剂增强所获益处要高于其对胎儿产生的潜在危害。

（杨岳松　周康荣）

参 考 文 献

1. Ball WJ, Nadel S, Zimmerman R, et al. Phase Ⅲ multicenter clin-

ical investigation to determine the safety and efficacy of gadoteridol in children suspected of having neurologic disease. Radiology, 1993,186:769

2. Barber BJ, Schaefer DJ, Gordon CJ, et al. Thermal effects of MR imaging: worst-case studies in sleep. AJR, 1990,155:1 105

3. Bore PJ, Galloway GJ, Styles P, et al. Are quenches dangerous. Magn Reson Imaging, 1986,3:112

4. Bourland JD, Nyenhuis JA, Mouchawar GA, et al. Physiologic indicators of high MRI gradient-induced fields. In: Book of Abstracts. Berkeley, CA: Society of Magnetic Resonance in Medicine, 1990,1 276

5. Brummett RE, Talbot JM, Charuhas P. Potential hearing loss resulting from MR imaging. Radiology, 1988,169:539

6. Budinger TF, Fischer H, Hentschel D, et al. Physiological effects of fast oscillating magnetic field gradients. J Comput Assist Tomogr, 1991,15:909

7. Chang C. Magnetic resonance imaging contrast agents: design and physiochemical properties of gadodiamide. Invest Radiol, 1993,28 (suppl 1):S21

8. Cohen MS, Weisskoff R, Rzedzian R, et al. Sensory stimulation by time varying magnetic fields. Magn Reson Med, 1990,14:409

9. Garber HJ, Oldendorf WH, Braun LD, et al. MRI gradient fields increase brain mannitol space. Magn Reson Imaging, 1989,7:605

10. Granet RB, Gelber LJ. Claustrophobia during MR imaging. N J Med, 1990,87:479

11. Harpur E, Worah D, Hals P, et al. Preclinical safety assessment and pharmacokinetics of gadodiamide injection: a new magnetic resonance imaging contrast agent. Invest Radiol, 1993,28 (suppl): S280

12. Hassler M, Le Bas JF, et al. Effects of magnetic fields used in MRI on 15 prosthetic heart valves. J Radiol, 1986,67:661

13. Hathout G, Lufkin RB, Jabour B, et al. MR-guided aspiration cytology in the head and neck at high field strength. J Magn Reson Imaging, 1992,2:93

14. Haustein J, Niendorf H, Krestin G, et al. Renal tolerance of gadolinium-DTPA/dimeglumine in patients with chronic renal failure. Invest Radiol, 1992, 27:153

15. Kanal E, Shellock FG. Patient monitoring during clinical MR imaging. Radiology, 1992,185:623

16. Kelly WM, Pagle PG, Pearson A, et al. Ferromagnetism of intraocular foreign body causes unilateral blindness after MR study. Am J Neuroradiol, 1986,7:243

17. Keltner JR, Roos MS, Brakeman PR, et al. Magnetohydrodynamics of blood flow. Magn Reson Med, 1990,16:139

18. Marshall MW, Teitelbaum GP, Kim HS, et al. Ferromagnetism and magnetic resonance artifacts of platinum embolization microcoils. Cardiovasc Intervent Radiol, 1991,14:163

19. Mclachlan S, Eaton S, DeSimone D. Pharmacokinetic behavior of gadoteridol injection. Invest Radiol, 1992,27(suppl 1):S12

20. Muhler A, Saeed M, Brasch R, et al. Hemodynamic effects of bolus injection of gadodiamide injection and gadopentetate dimeglumine as contrast media at MR imaging in rats. Radiology, 1992, 183: 523

21. Oksendal A, Hals P. Biodistribution and toxicity of MR imaging contrast media. J Magn Reson Imaging, 1993,3:157

22. Pavlicek W, Geisinger M, Castle L, et al. The effects of nuclear magnetic resonance of patients with cardiac pacemakers. Radiology, 1983,147:149

23. Rocklage SM, Watson AD, Carvlin MJ. Contrast agents in magnetic resonance imaging. In: Stark DD, Bradley WG, eds. Magnetic resonance imaging. 2nd ed. St Louis: Mosby Year Book Inc, 1992,372

24. Rofsky N, Weinreb J, Litt A. Quantitative analysis of gadopentetate dimeglumine excreted in breast milk. J Magn Reson Imaging, 1993,3:131

25. Romner B, Olsson M, Ljunggren B, et al. Magnetic resonance imaging and aneurysm clips. J Neurosurg, 1989,70:426

26. Roschmann P. Human auditory system response to pulsed radiofrequency energy in RF coils for magnetic resonance at 2. 4 to 170 MHz. Magn Reson Med, 1991,21:197

27. Sacks E, Worgul BV, Merriam GR, et al. The effects of nuclear magnetic resonance imaging on ocular tissues. Arch Ophthalmol, 1986,104:890

28. Shellock FG, Kanal E. Policies, guidelines, and recommendations for MR imaging safety and patient management. SMRI Safety Committee. J Magn Reson Imaging, 1991,1:97

29. Shellock FG, Meeks T. Ex vivo evaluation of ferromagnetism and artifacts for implantable vascular access ports exposed to a 1. 5 T MR scanner. J Magn Reson Imaging, 1991,1:243

30. Shellock FG, Mink JH, Curtin S, et al. MRI and orthopedic implants used for anterior cruciate ligament reconstruction: assessment of ferromagnetism and artifacts. J Magn Reson Imaging, 1992, 2:225

31. Shellock FG, Myers SM, Kimble K. Monitoring heart rate and oxygen saturation during MRI with a fiberoptic pulse oximeter. AJR, 1992,158:663

32. Shellock FG, Myers SM, Schatz CJ. Ex vivo evaluation of ferromagnetism determined for metallic scleral "buckles" exposed to a 1. 5 T MR scanner. Radiology, 1992,185:288

33. Shellock FG, Schatz CJ. High-field strength MRI and otologic implants. Am J Neuroradiol, 1991,12:279

34. Shellock FR, Curtis JS. MR imaging and biomedical implants, material, and devices: an updated review. Radiology, 1991,180:541

35. von Kiltzing L. A new encephalomagnetic effect in human brain generated by static magnetic fields. Brain Res, 1991,540:295

36. Weiss J, Herrick RC, Taber KH, et al. Bio-effects of high magnetic fields: a study using a simple animal model. Magn Reson Imaging, 1990,8:166

37. Yamagata H, Kuhara S, Eso Y, et al. Evaluation of dB/dt thresholds for nerve stimulation elicited by trapezoidal and sinusoidal gradient fields in echo-planar imaging. In: Book of Abstracts. Berkeley, CA: Society of Magnetic Resonance in Medicine, 1991,1 277

38. Yuh WTC, Hanigan MT, Nerad JA, et al. Extrusion of a magnetic eye implant after MR examination: a potential hazard to the enucleated eye. J Magn Reson Imaging, 1991,1:711

第十二章

磁共振成像技术发展及其趋势

在过去的二十几年时间里,医学影像领域的新技术层出不穷,如超高速 CT、正电子发射体层摄影(PET)和磁共振成像(MRI)。但是最新和也许是最重要的发展是在 MRI 领域。目前临床应用型 MRI 可以实现血管成像和生理功能成像,前者已相当成熟(冠状动脉成像例外),后者已成为当今研究之热点,而这在以前只有分别由 X 线血管造影以及核医学成像实现。当然,MRI 的发展需要物理学家、临床医生、生化学家和计算机专家通力合作,目前已广泛认同 MRI 为一种多维成像技术,其内在成像参数如自旋密度、T_1、T_2、化学位移、流动、弥散、灌注、磁化率和磁化传递等,均可用于临床 MRI 检查,另外时间和空间也在 MRI 中起着重要作用。随着 MR 显微成像技术、MR 实时成像和 MRI 介入技术、MR 波谱和波谱成像技术、MR 功能成像以及其他新技术不断开发和应用于临床实践,必将在医学影像领域取得更大的进展。本章将对 MRI 技术的发展简史、新进展及其趋势作一简单回顾和介绍。

第一节 磁共振成像发展简史

MRI 发展的历史可追溯到 1924 年,在这一年 Pauli 等人从理论上认定有核磁共振(NMR)吸收现象存在,1936 年 Gorter 试图观测锂(Li)核的共振吸收现象,由于使用的样品太纯和样品弛豫时间太长而未能成功。1939 年 Rabi 和同事观察到分子束的共振现象。直到 1946 年,美国 Stanford 大学的 Bloch 和 Harvard 大学的 Purcell 同时独立地观察到 NMR 现象,并且因此而得到 1952 年的诺贝尔物理学奖。1951 年左右,Procter、虞福春等发现了化学位移和 J 耦合现象,因此在 1951～1972 年间,NMR 主要被物理学家和化学家用来研究分子结构,主要兴趣是根据化学环境中的化学位移,即某一原子核处于不同的化合物时,其共振频率会有微小而特异的变化,据此作出化合物结构分析。在此期间的 1967 年,Jasper Jackson 首先获得了活体组织 NMR 信号。

1971 年 Damadian 注意到肿瘤组织和正常组织间磁共振特性差异较大,从而引起临床医学家的重视。1973 年英国学者 Lauterbur 得到了 2 个水试管的第一幅 NMR 图像。1974 年 Lauterbur 和 Hutchicon 又获得了活鼠的 NMR 图像,Lauterbur 所采用的 NMR 图像重建法类似于 CT 的反投影法。1974～1978 年,英国诺丁汉大学和阿伯丁大学的物理学家们在 NMR 系统设备研制上取得较大进展,并在 1978 年 5 月 28 日得到了第一幅人体头部的 NMR 图像,而在之前 Damadian 获得了人体胸部 NMR 图像。1980 年 Ackerman 等首先使用 NMR 表面线圈进行成像。1981 年 Technicare 公司向 Gerald Pohost 建议成立医学磁共振学会(SMRM),并于 1982 年正式成立,促进了 NMR 在医学中的发展。

到 1982 年底,世界上许多大医院和研究中心陆续将此项新技术应用到临床诊断和其他医学研究领域,例如,在 1982 年 Bydder 等报道了 140 例头部 NMR 成像诊断经验。20 世纪 80 年代中期左右,为了突出 NMR 无电离辐射的优点,并避免因"核"而造成"核辐射"的误解,临床医生建议将 NMR 成像改为 MR 成像,并在世界范围内迅速得到认可。1984 年 Schorher 和 Carr 等首先在临床上应用 MR 造影剂 Gd-DTPA。1986 年 Hasse 等开始应用快速 MRI 技术。在此之后的十余年间,超快速成像技术如 EPI、螺旋 MRI 和 MR 透视技术也得到飞速发展,使 MRI 从单纯形态诊断向功能成像和介入 MRI 方面迈进,并得到持续发展。

第二节 磁共振显微成像

磁共振显微成像(MR microscopy, MRM)是利用磁共振现象以产生显微镜观察水平上的 MR 信号图像的一种专门技术。在正常观测距离(如 30 cm),人眼能分辨间隔为 0.3 mm 的物体,假如某个断层面体素各边之比率为 1:1:4,可以被称为显微镜水平的最大体素容积,约为 0.10 mm³。

MRI 中的空间编码可把某特定组织体素的信号标记到某像素上。临床体部 MR 图像在其观察野(FOV)为 35 cm、矩阵为 256×256 时的空间分辨率约为 1.4 mm×1.4 mm,在层厚为 10 mm 时体素容积约为20 mm³;与之相反,MRM 的各向同性分辨率(isotropic resolution)可达 0.006 mm×0.006 mm×0.006 mm,也即体素容积可小到 $2×10^{-7}$ mm³,因而临床 MRI 和 MRM 所观察的体素容积差别达 8 个数量级之多。由于 MR 图像信号强度直接与体素容积呈线性相关,MR 图像自临床观察水平到显微镜水平,其空间分辨率的增加,一定伴随有信号强度及信噪比的下降,下降幅度可达 200 到 10^8 倍。因此,MRM 的许多努力是直接针对信噪比的改善,其方法包括在高场强下进行 MR 检查(静磁场强度可高达 12 T),使用更为敏感的射频线圈(如表面线圈或高温超导线圈),采用更为有效的脉冲序列(如三维成像)。进行 MRM 检查的时间明显要超过常规 MRI,因为前者需要对较大范围的容积数据进行编码,另一方面也是需多次累加以提高信噪比。

MRM 较临床 MRI 系统空间分辨率更高,部分原因是由于使用了更高的梯度磁场。供 MRM 使用的梯度场范围通常可达 200～10 000 mT/m。由于

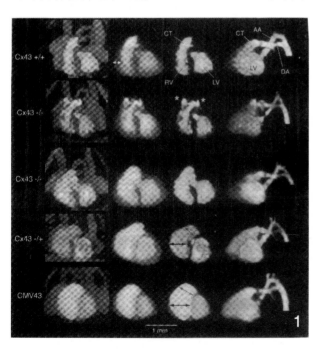

图 12-2-1　转基因鼠复杂先心病模型

MR 显微成像清楚显示畸形改变。CT—共干,DA—动脉导管,LV—左心室,RV—右心室。(本图片由上海医科大学儿科医院黄国英博士提供)

MRM 需要采用很强的梯度场,其图像对比与临床 MRI 相比较有很大不同。例如,因为采用如此之高的梯度场系统,大多数成像序列形成的图像均有较明显的弥散加权成分;由于运用更高的磁场,磁化率效应的影响加大,对图像对比的形成更具有实质意义。

活体内 MRM 的应用很广泛(图 12-2-1),包括对小动物的基础生理学和病理生理学研究,也可用于药物的筛检和毒理学研究,MRM 在植物生理、病理以及材料科学中的应用也较广泛。通过与组织标本的对照,磁共振组织学成像(MR histology)的一些应用新领域正在不断拓展。

第三节　磁共振实时成像和磁共振介入技术

MR 实时成像(real-time MR imaging)是在 MR 快速和超快速成像技术基础上发展而来的,其发展适应了当今微创外科的要求,使得 MR 介入成为可能。本节就当前 MR 实时成像技术及其在 MR 介入中的应用作一综合介绍。

一、MR 实时成像

MR 实时成像,有的称为 MR 透视(MR fluoroscopy),也有的把它归为动态 MR 扫描技术(dynamic MR),无论采用何种名称,其关键在于超快速成像,这可以通过超快速梯度回波技术、回波平面成像(EPI)、单激发快速自旋回波技术和螺旋扫描技术实现。要成功实施超快速成像,对设备的要求是必须具有很强的梯度场,并且其切换要快。采用超快速梯度回波成像,TR 可短到 3～4 ms,TE 可低达 0.9～1.2 ms,对采样相位编码线为 128 时,每层成像时间可小于 500 ms;而采用 EPI 技术,成像时间分辨率可达 50～100 ms。

MR 实时成像中"实时"的定义是一种"相对"的时间概念,它是根据 MR 要检查监测的物理或生理变化的时间常量而确定的。对于心脏机械运动而言,实时成像的时间分辨率要求是亚秒(subsecond);对于弥散、造影剂团注或温度的变化而言,其时间分辨率要求是秒,而对于激光或冷冻治疗所致的动态温度变化的监测,MR 实时成像的时间分辨率要求可长达数秒或以分钟计。MR 实时成像与标准 MR 成像不同之处在于前者可快速连续地获得

大量的图像数据,并且持续更新或重新获取,因此,对计算机图像处理能力也是一大挑战。

MR 实时成像主要分为两种类型:

1. 非适应式(nonadaptive):主要包括以下 4 种方法,目的都是为了增加 MRI 的时间分辨率。首选是采用快速脉冲序列(fast pulse sequence);第二种方法是减少 K 空间的采样成像时间,而不使用以前的数据;第三种方法是减少 K 空间采样并使用以前的数据;最后是减少 K 空间采样但使用基于模型的重建技术。

采用快速成像技术是为了在尽可能短的时间内通过梯度场和射频脉冲的变换以采集尽可能多的空间编码信息。尽管快速成像对自旋质子不同物理特性如 T_1 弛豫、T_2 弛豫、磁化率效应、弥散和化学位移均敏感,但采用快速成像会使图像不同组织之间的对比、空间分辨率和信噪比有所下降。

减少 K 空间采样成像时间的方法包括傅立叶编码匙孔成像(Fourier-encoded keyhole imaging)、螺旋扫描和随机 K 空间采样等。在傅立叶匙孔成像中,K 空间高频数据只从基线图中一次性获取,观察野改变时,只对 K 空间低频数据进行动态采集,从而达到减少 K 空间采样成像时间的目的。但这是基于以下假定,即由高频数据构成的图像形态学部分没有发生太大变化。经典的 MR 透视技术则采用专门的图像重建硬件设备,将快速成像脉冲序列和数据采集技术结合起来,也能取得类似匙孔成像的效果。但值得注意的是,运用减少 K 空间采样成像时间的 MR 技术,可能会使图像空间分辨率下降,不同组织之间的对比变差和图像伪影增加,还可能使图像采集仅仅局限于较小的观察野范围内。

目前正在开发的减少 K 空间采样的 MRI 技术是优先使用以前采集的数据,以便更有效地进行数据采集。此种技术需要事先对显示同一解剖结构的几组图像进行"培训处理"(training),另外也有应用以前的数据资料,采用基于超高分辨率技术的限定重建方法(constrained reconstruction method)的报道。尽管在非适应式实时成像技术设计上有所进展,但是在对数据采集中如何减少不必要的重复数据等方法设计上的进展却只处于起步阶段。由于采用快速非适应式成像技术时,其最大 MR 信号数据采集率已趋于饱和,因而采用减少数据采集中重复数据重获的动态适应式成像技术变得更加重要,而且它可提供介入 MRI 等实时成像所需要的空间和时间分辨率。

2. 适应式(adaptive):适应式 MRI 实时成像技术与那些数据采集时根据最近所获图像,然后进行修正的方法有所不同。从严格意义上讲,目前所用 MRI 技术尚称不上适应式 MRI 方法,但目前确有几种技术在试图获取通常导致图像伪影的运动信息,然后在图像的后处理中进行校正,以达到实时成像的目的,如呼吸相位重排技术(ROPE)就是根据以前的呼吸模式,对序列中的相位编码数据进行重排,但此方法的临床应用价值有限。

适应式 MRI 实时成像可通过修正观察野的空间编码和修正序列实施时空间编码排列的算法实现。当空间编码优化到现存观察野最佳估计值时,在获取每幅图像前还需要进行额外的计算。如果是对序列实施时的空间编码排序算法进行动态修正,则须在采样后对一组或多组所获数据立即进行分析。适应式 MRI 实时成像目前有 3 种方法:第一种是子波变换式编码 MRI(wavelet transform-encoded MRI),第二种是单值分解式编码 MRI(singular value decomposition-encoded MRI),第三种是适应式傅立叶变换编码 MRI(adaptive Fourier transform-encoded MRI)。前两种方法与标准傅立叶变换 MRI 有根本不同,这是由于它们以交替的正交基础模式(alternative orthogonal basis set),采用选择性射频激励对数据进行空间编码。在这两种方法中,数据采样均利用以前的图像信息以减少重复数据的采集。子波变换式编码数据具有多分辨率结构,可以相适应地对图像中位置发生变化的部分进行定位。单值分解式编码 MRI 可提供接近最优化的图像空间分辨率,而且可适合多分辨率成像和匙孔更新成像方法,类似匙孔傅立叶 MRI 所运用的方法。适应式傅立叶变换编码 MRI 与标准傅立叶 MRI 不同,其在 K 空间内重获数据是否必要是动态确定的,从而使过多数据采样最小化。

二、介入 MRI

介入 MRI(interventional MRI)是近年来发展起来、应用 MRI 引导器械以达到诊断或治疗作用的新技术,其特征主要包括以下几方面:一是实时或接近实时图像显示,二是容积成像,三是交互式容积图像数据处理和显示,四是在手术容积内自由导航(freedom of navigation within the operational volume),五是成像与治疗相结合。

MRI 用作介入治疗导向工具,具有其他影像学方法无法比拟的优势。其组织对比优良,空间分辨率已达亚毫米级,对病变定位及其介入引导均有益,更重要的是 MRI 具有多平面和三维容积重建的能力,可以全面评价介入靶灶与周围的重要解剖关系。与 MRI 介入导向相比较,其他影像学方法的优缺点为:直接观察包括摄像和内镜下介入,仅能检查到所暴露的表面;X 线透视虽可实时监测,但其软组织分辨率有限;CT 介入对软组织分辨率高,且可三维定位,但只限于单层面(经常是横断面)成像;目前进入临床应用的多层螺旋 CT 也能实时成像(即 CT 透视),使 CT 介入导向能力进一步得到提高,但都不能监测组织功能及其温度的变化,更重要的是,X 线透视和 CT 均具有电离辐射,连续监测受限制,对患者和工作人员有害;超声虽可实时成像,且可跟踪介入路径,但其组织区分能力和监测控制能量沉积的能力有限。随着 MRI 和计算机技术进一步发展如仿真内镜的实用化,MR 介入和在外科领域的应用将会更加扩大。

介入 MRI 的应用还有待于进一步研究开发,其潜在应用领域主要有以下几方面:一是应用 MRI 的良好软组织对比和在线(online)多层成像优势,对一些复杂活检操作提供引导;二是对热消融外科手术进行控制,因为 MRI 是唯一对程度较轻组织温度变化敏感的影像学显示技术,在此种程度的温度变化下,蛋白质变性和组织破坏尚未发生;三是可以引导内镜操作,直接观察所进入管腔的周围区域;四是引导经腔道或经皮腔介入治疗,其优势是综合运用形态学和流动灌注信息,并可与血管内线圈结合使用,以便使介入治疗取得最佳效果,而且可对治疗进行即时随访。

(一)介入 MRI 系统磁体设计

越容易接触到患者的系统,其介入性能也越好,即给操作者带来很大方便。目前有各种各样的开放式系统,以满足临床介入 MRI 的需要。Picker 和 Siemens 公司的开放系统为"马蹄"形垂直式磁体,GE 公司的介入 MRI 磁体呈双"面包圈"样,为国际上迄今最为开放的磁体设计,即在两个线圈之间留有一较大间隙,可以允许 270°垂直式接触患者,而且患者可以在坐位状态下成像,特别适合于脑和会阴部的介入 MRI 操作(图 12-3-1)。超短或较短的磁体(Philips 和 Picker 公司制造),甚至是标准磁体,也有用做介入 MRI 的,其最大缺陷是与病人接触差,优势在于其磁体磁场强度较高,有利于实时成像技术的实施。

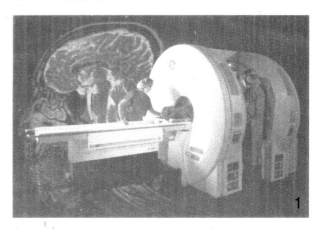

图 12-3-1　GE 公司的介入 MRI 系统

(二)介入器械的可视化

介入器械的可视化(instrument visualization)是介入 MRI 的关键问题之一。如果常规介入放射工具和外科器件是由塑料制成的,则在 MRI 中观察不到;如果是由金属制作的,则会导致严重的甚至是无法接受的金属伪影,造成 MRI 图像质量严重受损。目前使介入器械在 MRI 上可视化的努力主要有以下几方面:

1. 被动性可视:使用较微弱的顺磁性穿刺针或附带有稀有金属(rare earths)的工具,介入器械是通过磁化率效应所产生的微小金属伪影来识别的。该方法的优点是简单方便,缺点是伪影大小不易控制,与所采用成像序列有关,介入器械的显示较实际尺寸要宽大,而且位置可能有轻微偏离。

2. 仿真内镜(virtual reality visualization)显示:涉及到光学三角系统,通过识别固定在支架上的发光二极管实施。当其长度已知时,可以推断出装在支架上的直体工具方向和顶角。此方法优势较为明显,主要缺点是对弯曲器械示踪困难,即使是穿刺针弯曲也会造成示踪不当。

3. MR 示踪技术:在介入器械顶部或其周缘安装一个或多个微小的 MR 接收线圈,由于它能对线圈附近的自旋质子成像,从而可以明确介入器械的位置。此方法可由非常简单的梯度回波序列完成,仅使用 4 个 α 脉冲,因而是一种实时定位技术。该技术的优点在于它可用在任何介入器械上(包括导丝的顶端),能实时进行位置监测,并且可将导管位置以数字方式贮存在计算机内存里,因而可自动跟踪介入器械的顶端,缺点在于此种介入器械的制作相对复杂。

4．天线示踪技术：这是一种优良的示踪方法，又称"MR profiling"。它采用直环天线作为信号接收装置，对诸如导丝这样很薄的结构也能清楚显示。其图像重建时间要比 MR 示踪法长，但由于已知是对一线性结构成像，这也将有助于减少成像时间。

5．外科辅助设备：除了介入操作时在成像观察野内所运用的工具外，还有许多辅助设备须在此种环境下顺利工作。首先是患者麻醉和监测设备，其他工具如射频切除装置、激光加热源、内镜设备等均须在磁场下正常工作。

（三）介入 MRI 临床应用

到目前为止，介入 MRI 基本上处于研究阶段，要将它与其他成熟影像学技术引导下的介入（如立体定位脑外科技术）比较尚为时太早。下面以 MR 引导下热消融治疗（MR-guided thermal therapy）为例，以对其临床应用价值有一初步认识。

1．MR 引导下热消融治疗的概念：影像引导是一个普遍的概念，适用于各种介入手术治疗，并可使治疗领域发生革命性变化。到目前为止，采用交互式破坏性能量沉积对肿瘤进行治疗，其能量控制还是一个尚未解决的问题，这在热消融治疗如间质激光治疗外科（interstitial laser therapy）、冷冻治疗和超声聚焦等疗法上更是如此。以前对组织温度的直接测量或标记需采用多个探针，即在组织中许多点上有创地置入对温度敏感的光纤装置，由于所置探针数目有限，通常不足以精确监测空间和时间上的热分布状况。

MRI 可以为热消融治疗方法的设计、监测和控制提供必要的信息，从而保证热消融作为将来介入 MRI 的重要治疗工具（图 12-3-2）。目前影像技术中只有 MRI 能对组织温度和温度所引起的组织变

化进行适当监测，而这对于保证热消融治疗的安全性，控制能量发射沉积和有效实施热消融治疗是非常必要的。

在热消融外科治疗中 MRI 有两方面作用：一是通过显示周围正常组织温度的短暂性升高，以将能量集中沉积在靶组织内；二是指出靶容积内组织发生不可逆损伤的时相（即细胞坏死）。MRI 因为能确定组织内可逆转变化和肿瘤组织内不可逆转变化的时相，所以可用来控制（即继续还是终止）能量沉积，这也就是 MRI 热消融介入治疗反馈控制的基础。

2．MR 介入治疗的几种方法：介入 MRI 热消融治疗目前仍处于研究阶段，大致可分为以下 4 种方法：

1）高温（hyperthermia）：高温疗法是根据轻微的温度升高（大约是 41 ℃）进行治疗。这需要完整的三维温度标记，以对实质性肿瘤取得较为均匀一致的治疗效果，对温度敏感的 MRI 脉冲序列可满足这一要求。T_1、弥散和化学位移等 MR 参数对温度均敏感，可用来探测某范围内温度的变化。

2）高温外科（thermal surgery）：与上述高温疗法不一样，高温外科所使用温度通常要高于 56～60 ℃。在此温度下，蛋白质发生变性，所引起的热凝固造成组织不可逆损伤。采用恰当的 MRI 脉冲序列可显示围绕靶灶的正常边缘，温度升高使此边缘在 MRI 上可见，在此温度下，还不足以有组织坏死发生。但值得注意的是当温度超过 50 ℃以上时，MRI 则不可能对它进行精确标记，这是因为组织在此温度水平将发生严重代谢性、生理性和结构上的变化。

3）间质性激光治疗外科（interstitial laser surgery）：是一种较为常用的高温热消融治疗技术。该方法可以作为活检的继续，因为光纤能够经穿刺针引导到靶灶。在此方面进行的实验和临床研究表明，采用 MRI 可连续监测能量传输过程中的热效应变化，从而可对激光治疗进行评价。目前欧洲已有采用 MRI 导向介入对脑组织和肝脏肿瘤进行激光治疗的报道。

4）冷冻疗法（cryotherapy）：是将冷冻探针引入到肿瘤组织的一种介入治疗方法，在置入冷冻针（freezing probe）之前先采取活检靶灶定位技术。冷冻组织在 MRI 上显示为无信号区，因为组织水在冷冻过程中变为固态冰晶体，而冰晶体在 MRI 上并无可测信号显示，因而采用冷冻疗法时冷冻区域的扩

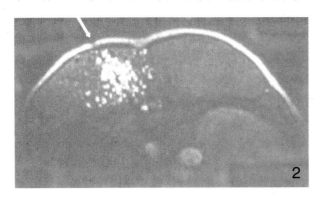

图 12-3-2　动物背部肌肉热消融 MR 介入
箭头所指区域为 MR 所示激光引起的温度变化范围。

大,可由 MRI 上无信号区的增加表现出来。

5）超声聚焦加热技术（focused ultrasound heating）：是最具潜力的高温热消融技术,与间质性激光外科和冷冻疗法不同,超声聚焦加热技术不涉及使用创伤性探针。聚焦超声波束通过体外放置探头实现,并且可在体内某局灶产生组织致死性能量,而对周围组织不造成任何损害。该技术不需要进行皮肤切割,其空间定位控制可通过探头移动实现。在目前可供使用的影像引导系统中,MRI 是惟一能为超声聚焦加热疗法提供温度敏感性监测的技术。

第四节　磁共振功能成像和超高场强磁共振成像

磁共振功能成像（FMRI）是相对于形态学诊断而言的,因而具有较广泛的含义,包括弥散、灌注加权成像、皮质功能定位及 MR 波谱成像等。其中脑FMRI 研究是目前开发应用最广泛的领域之一,肺实质、心脏、肝脏、肾脏以及乳腺的 FMRI 研究也在逐步开展。本节主要介绍脑 FMRI 和与之相关的超高场强 MRI 技术进展。

一、脑 FMRI

脑 FMRI 方法学至少可以分为以下两类：

1. 与刺激激励有关的功能神经成像技术：主要是血氧水平依赖（blood oxygen level dependent, BOLD）对比增强成像技术。最早应用 MRI 研究大脑功能的是 AT&T Bell 实验室的 Seiji Ogawa,他们的工作大约在 1988 年完成,论文发表在 1990 年的MRM 第 14 卷上。在 1991～1992 年有多位学者对MR 脑标记技术进行了报道。其基本原理如下：血液中氧合血红蛋白是逆磁性物质,而脱氧血红蛋白是顺磁性物质,并具有 4 个不成对电子,当人脑受到视听觉、运动刺激以及进行认知活动时,相应皮质功能区血液的流速、流量及脱氧程度将发生变化,从而引起局部磁化率的改变,通过利用对磁化率敏感的快速高分辨率梯度回波或 EPI 技术就可以检测并显示此种变化的空间分布及其动态过程。一般认为,脑皮质的激活增加脑血流而不增加氧耗量,含大量氧合血红蛋白的血液流入静脉床,引起其 T_2^* 值的延长,因而在 EPI 或梯度回波 T_2^*W 图像上呈现皮质功能区信号增高改变。

目前脑 FMRI 主要在以下几方面展开：一是与

PET 比较,定性观察视听觉、运动刺激和认知活动时大脑皮质功能区域,许多研究表明其结果与 PET具可比性,且图像空间分辨率比 PET 高两个数量级;二是探索 MRI 参数本身对图像质量的影响,如体素大小、回波时间、磁场强度等与功能成像信号强度变化的关系;三是利用功能成像了解人脑疾病存在的部位和程度等,期望对脑瘤、中风、癫痫、老年性痴呆等疾病作出早期诊断;四是运用选择性化学位移快速梯度回波成像或 EPI 与定位 MR 波谱相结合,研究在视听觉刺激、运动感知和病变治疗前后脑皮质功能区代谢产物的变化,以揭示皮质功能区的代谢机制;五是帮助制定神经外科手术计划,因为明确脑皮质功能解剖是评价手术可切除率和制定安全手术路径的关键,在微创手术如质子刀治疗中具有重要作用;六是认知方面神经功能实验,现已开始对注意力、记忆、渴求、幻觉、决策制定、视觉及运动觉过程所涉及的脑组织区域进行功能探索研究,这将对构语障碍、Alzheimer 病、强迫性观念及行为障碍、精神分裂症、药物滥用、癫痫和其他脑部病变的诊断以及治疗产生较大影响。尽管有研究表明以毫米计的高分辨率 FMRI 同以毫秒计的脑电图、脑磁图结合可得到非创伤性的脑功能活动空间—时间图,但到目前为止尚不能获得各神经网络内部及其分布在它们之间的皮质活动区域时序图。

2. 弥散和灌注加权成像技术：弥散和灌注加权成像在体部的临床应用见第六章有关部分。中枢神经系统的弥散加权 MRI 的应用主要集中在急性脑缺血的早期检出上。由于弥散加权 MRI（DWI）可显示急性脑缺血早期细胞毒性水肿所引起的细胞去极化导致的局部水分子弥散障碍,并且可以表观弥散系数（ADC）定量,因而可监测从急性脑缺血到亚急性、慢性梗死等连续过程中的脑组织损伤变化,如细胞能量衰竭、脑水肿和细胞坏死等。目前该技术已成为区分急性"可逆转"脑缺血灶和较为陈旧的慢性脑缺血灶的主要工具。

DWI 的另外一大优势在于其显示脑髓鞘发育分化的能力。目前有关脑发育的动物实验和人体研究均表明：DWI 上显示脑白质纤维弥散的各向异性要早于常规 SE 序列的 T_1W/T_2W 图像,甚至比神经纤维髓鞘染色还早。在进行新生儿和婴幼儿脑发育研究时,须同时进行左右、上下和前后方向的弥散加权成像,以观察白质纤维走行和计算ADC 值,并可作出 ADC 标记图（图 12-4-1）。最新

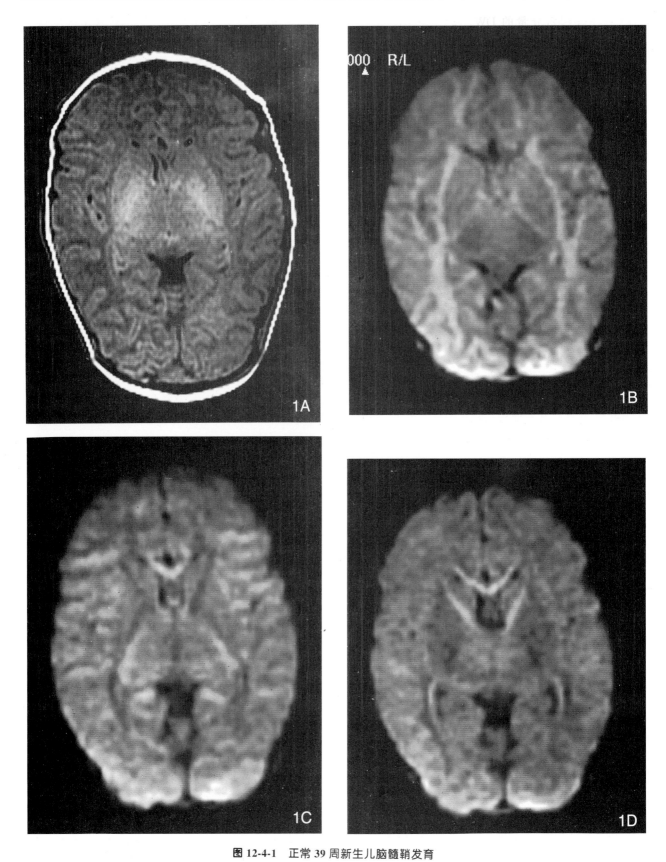

图 12-4-1   正常 39 周新生儿脑髓鞘发育

A. SE T₁WI 仅内、外囊见到髓鞘形成所致较高信号影。B、C 和 D 分别为 b = 1 000 s/mm² 的 R/L、A/P 和 S/I 方向
的 DWI,见到髓鞘已在内、外囊,视放射,胼胝体,枕叶及部分额叶白质区形成,较图 A 所示范围大。

的研究是采用六分量的 DWI 以计算出各向异性（diffusion tensor）D 值，这在理论上较 ADC 值测量要更为准确，且不受头位不正的影响。

灌注加权成像技术中最常采用的技术是顺磁性造影剂团注首次通过法，它基于含钆或镝等造影剂的磁化率效应，采用阳性增强或阴性增强的快速梯度回波（FSPGR 或 FGRE）或 EPI（SE EPI 或 GRE EPI）序列进行成像。在脑部主要是利用磁化率效应所致 T_2^* 值的缩短，运用 GRE EPI 进行首次通过方法来评价。由于它是基于毛细血管水平上的成像，因此灌注加权成像技术可提供常规 MRI 增强和 MRA 技术所不能获取的血流动力学信息，具有重要的临床意义。

灌注加权成像技术可提供脑组织局部灌注的相对脑血容量和平均通过时间。在急性脑缺血中灌注加权成像可以证实 DWI 上 ADC 值的变化并对其发展作出预测，而且 DWI 上所示病灶大小与灌注加权成像上所示脑缺血灌注缺失区的不一致，即显示有缺血半影区的存在，为临床早期进行干预治疗提供了可能。因此弥散和灌注加权成像技术的结合反映了脑卒中（中风）的不同方面，为脑缺血卒中头几个小时内是进行细胞保护还是溶栓治疗提供了新的判断方法。对鼠脑进行灌注加权成像研究表明，如果脑灰质灌注速率在每分钟 15 ml/100 g 以下便会产生不可逆梗死。

灌注加权成像还可用来判断肿瘤的良、恶性程度，鉴别是复发还是放疗后组织坏死（图 12-4-2）。近年来的研究表明肿瘤生长呈现为两个阶段。起始为血管前期，此时期肿瘤细胞生长缓慢；但当肿瘤达数毫米时，由于血管增生，其生长速度明显加快，恶性征象显现，这就是肿瘤的血管期，在此期间血供的增加要早于代谢的变化如葡萄糖耗损增加（受血供的限制）等，而灌注加权成像完全可以反映这种血供的变化，从而为肿瘤的早期诊断和鉴别肿瘤复发提供了新的诊断技术。在一组脑肿瘤病例的 T_1 和 T_2 灌注加权成像中，所测得的肿瘤组织相对脑血流量和时间信号曲线均能较好反映脑肿瘤的分化程度，并可判断有无肿瘤复发。作者对一组脑肿瘤术后 MRI 随访病例（$n = 12$）采用 GRE EPI 序列进行马根维显（magnevist）团注首次通过法研究，在判断有无肿瘤复发上所得到的结果与上述报道类似，这都表明灌注加权成像在脑部 MRI 检查中具有重要临床价值。作者还发现在脑部进行灌注加权 MRI 时，造影剂团注剂量和速度对时间信号曲线的影响不如在体部如肺实质进行灌注加权成像时来得明显。另外也有报道，灌注加权 MRI 可以用来探测癫痫发作期同癫痫灶有关的过多血管。

二、超高场强 MRI

超高场强 MRI，其磁体静磁场强度一般都超过 2 T，多数在 3～4 T 范围内，也有高达 8～9 T 的。在 20 世纪 80 年代末期，几乎所有主要 MRI 设备生产厂家均有 4 T 以上的 MRI 系统，作为该公司 MRI 制造技术成熟的一种标志，而对其临床应用并没有太多的考虑。近年来随着 FMRI 的发展，高场强 MRI 系统开始受到关注。但目前主要还是装备在实验室供研究用。

超高场强 MRI 的最大优势在于可探测到较轻微的信号变化，并可增加图像信噪比。随着信号强度的增加，质子的化学位移与磁场强度呈线性增加，这样使得 MR 波谱成像中的波谱分辨力增加，也即不同代谢底物的波峰更为分开，有利于图像分析。另外由于梯度回波成像中磁化率效应的变化，即磁化率的改变也与主磁场强度呈线性关系，因此基于 BOLD 对比的 FMRI 信噪比会增加，而且其 BOLD 对比效应会更为明显，更利于皮质功能区的定位。运用 4.0 T MRI 仪进行视觉皮质功能定位研究发现，其视觉皮质功能激活时的信号变化可高达 20%，远较常规 1.5 T MRI 仪信号变化为 3%～4% 要明显。Ogawa 等在 7.0～8.4 T MRI 仪上运用高分辨率梯度回波技术观察鼠脑皮质缺氧时还发现，皮质显示出正常情况下不能见到的低信号小血管影，并证实是小血管内脱氧血红蛋白增加所致。另外，超高场强 MRI 也可用来观察皮质功能区激活后血流变化较小的皮质中枢。

尽管超高场强 MRI 具有不少优势，但技术上也有一些缺点和限制。由于 MR 图像的对比总是由组织的几种内在参数所决定的，如在标准场强下 MR 图像对比主要由自旋密度和弛豫时间确定。在高场强状态下，由于脑组织纵向弛豫时间的增加，高场强的优势需要通过应用较长重复时间以避免饱和所致信号丧失来体现，因而成像时间延长。高场强 MRI 的另一个限制是组织的射频能量沉积增加。在气体和组织之间的磁化率的差异会造成磁场不均匀，这种磁场不均匀会导致 MR 图像的空间变形和 MR 波谱中的线性增宽。超高场强梯度回波技术对磁化率效应更为敏感，这意味着伪影的增加，其中

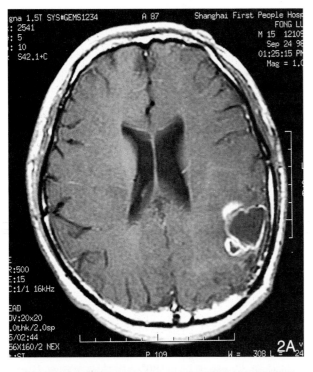
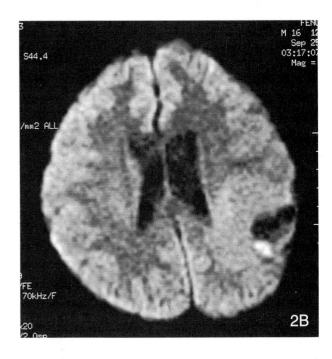
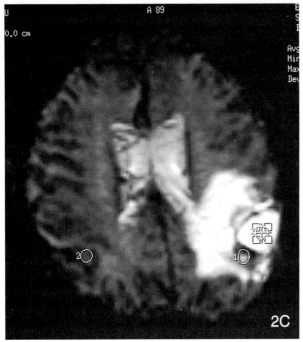
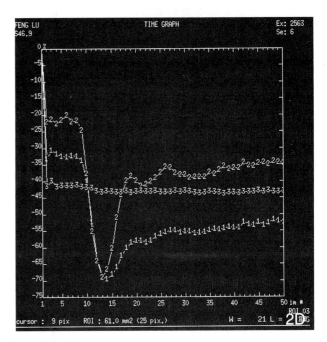

图 12-4-2   脑胶质瘤术后复发病例

A. 增强 SE T_1 WI 示手术区周边较弥散不规则强化,但难以区分为术后放疗改变抑或有复发结节。   B. DWI。
C. EPI 灌注加权图像。   D. 灌注加权曲线。图 B、C 显示复发病灶,DWI 呈高信号影,图 D 显示病灶的血流灌
注较对侧相应区域明显增加,表现为灌注曲线上升部分变平缓。

MR 图像中脂肪和水的化学位移伪影会更明显。更
重要的是,超高场强 MRI 对人体的生物学效应尚有
待于进一步研究,这也是超高场强 MRI 主要用于实
验室研究而非临床应用研究的重要原因。

第五节   磁共振成像其他
方面的进展

MRI 的发展为临床医学开拓了更为广阔的领

域,其进展除了表现在显微成像、实时成像和 MR 介入、功能成像及超高场强 MRI 之外,还包括其他许多新技术,并且还在继续不断涌现,因而不可能一一加以叙述,这里只简单介绍一些未来数年内临床应用可能有所突破的进展:

一、脑磁图

脑磁图(magnetoencephalography,MEG)是通过测定脑血流所产生的磁场变化用以标测皮质脑功能状态的新技术。MEG 所探测到的颅外磁场,其主要成分是皮质锥体细胞长尖树突的传导电流。锥体神经元约占新皮质神经元(neocortical neurons)的 70% 左右,锥体神经元细胞主要与它们的长尖树突平行,而与脑皮质垂直,每平方毫米的皮质大约有 100 000 个此类细胞。偶极电流(dipolar currents)在这些树突中的运动将产生随时间变化,并与树突方向垂直的磁场。只有那些与颅骨表面平行的细胞才会产生可延伸到颅外的磁场。这些外在磁场的排列方式可用来确定源电偶的部位、方向和强度。

MEG 评价脑功能可达毫秒级的时间分辨率和毫米级的空间分辨率,但缺乏详细的解剖形态学信息,因此常与 MRI 结合起来,两者融为一体的技术称为磁源 MR 成像(magnetic source imaging,MSI)(图 12-5-1)。MEG 所记录的生物磁信号与脑电图相似,而且可以是自发性的或与某些刺激(视听觉、触觉、振动和电等)有关。MEG 可以用来探索正常脑功能,也可在对肿瘤及癫痫灶进行外科手术或放射治疗之前,用于探测和评价病灶邻近脑功能状况,还可用于脑卒中、创伤后的功能恢复监测和神经药物疗效的评价。

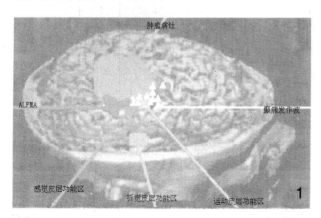

图 12-5-1 顶叶肿瘤磁源 MR 成像图

经过三维重建处理,病灶与感觉、运动和听觉皮质功能区的关系显示清楚。ALFMA:低频磁活动异常。

二、磁共振淋巴造影

磁共振淋巴造影(MR lymphography)是通过皮下注射超顺磁性造影剂,以产生阴性对比的新技术。造影剂在淋巴结的存积可以显示淋巴结链。目前该技术未被广泛采用,可能是因为现代断层影像技术能够恰当地显示淋巴结的缘故。

三、磁共振氧测量技术

磁共振氧测量(MR oximetry)是运用 MRI 方法测定氧张力和与氧合作用相关参数的新技术。到目前为止,大多数 MR 技术均是对脱氧血红蛋白所致磁场不均匀度进行测定以获得脱氧血红蛋白浓度,从而推算出其氧合状态。

水分子随机通过脱氧血红蛋白造成不均匀磁场时,会引起 T_2 弛豫缩短。研究表明血液的 T_2 只与血红蛋白的氧饱和度(%HbO_2)有关,未能完全氧合的血液 T_2 值,将取决于 180° 射频脉冲的重聚率,这种关系也取决于血细胞比容和血液的其他特性。用来测定血红蛋白氧饱和度的一种技术就是先测量感兴趣区的血液 T_2 值:首先运用一个去除血液流动效应(如流动相关增强)的脉冲序列,然后对样本血进行信号采集,测量不同水平血红蛋白氧饱和度下样本血的 T_2 值,然后在同一个体中应用此校正曲线把活体测得的 T_2 值转换为血红蛋白的氧饱和度。该技术用于血氧饱和度的测定,所测血管直径应足够大,足以对区域内 100% 的血容积进行 T_2 值测量。另外,目前在尝试不需要进行血样校正的新技术。

BOLD 技术也可用于氧饱和度的测定,通常是采用长 TE 的快速梯度回波序列,根据 T_2^* 加权图像上 MR 信号变化程度来进行测量,这是由于组织氧饱和度的增加会造成 T_2^* 值的延长,从而引起 MR 信号的增加。运用 BOLD 技术对氧饱和度进行测量的困难之一为信号和 T_2^* 值同氧含量之间的相互依赖关系复杂,它还取决于血细胞比容和血容量等其他因素。另外,从单一的氧化状态测量值中取出氧含量数据更加困难。不管怎样,该技术用于实质组织的氧含量测定较有潜力,目前正在尝试对脑、心脏、肾脏和肿瘤组织等进行氧含量测定。

还有一些其他的技术可用于测量血氧依赖效应。一种是通过测定依赖于血红蛋白氧合状态的局部磁场强度来实现。目前普遍应用的技术为场强标记方法(field mapping methods),可用于测量血管内氧含量。在肌肉系统,运用 MR 波谱可以对脱氧血红蛋白浓度进行测定以监测肌肉组织氧合状态。还有一种技术是根据超氟造影剂(perfluorinated contrast medium, PFC)T_1 弛豫率,即 R_1(relaxation rate, 为 $1/T_1$)对氧含量的线性依赖性来进行测量的。首先是 PFC 被送到欲成像采样的组织,然后运用 ^{19}F MRI 以测定组织的 R_1 值,从而推算出组织氧含量。采用电子自旋共振(ESR)植入探针技术也可进行组织氧含量测定,但该技术具有创伤性,且需要特殊设备。

四、心脏和血管成像

MRI 对胸、腹主动脉和周围性血管病变的诊断和治疗起着重要作用。在不久的将来 MRI 在缺血性心脏病的诊断和治疗中也将发挥重要作用。心脏 MRI 检查的进展主要有成像检查时间的缩短及造影剂同快速成像序列联合运用。对比增强快速成像如电影和电影相位对比技术能提供高度准确的功能信息。近来研究证明对比增强三维快速电影技术的应用使药物和生理负荷下的高分辨率容积成像成为可能。心脏专用 MRI 系统的设计和制造也是 MRI 的重要进展之一,其数据采集速度和交互性参数调节功能可提供实时定位,还可用于引导心脏介入手术,其他应用还包括在负荷状态下存活心肌的恢复和注入造影剂后心肌灌注功能的评价等。延迟高分辨率扫描可以得到梗死心肌的确切大小,新型造影剂的运用也可特异显示梗死心肌。MR 冠状动脉成像的一些技术难点,包括冠状动脉图像模糊、空间分辨率有限、不恰当流动对比和连续屏气采集所致图像数据不一等正在得以克服,如采用呼吸门控技术中的导航回波或屏气三维扫描以改善采集时图像数据不一的问题,应用造影剂以改善流动对比等。相信不久的将来,冠状动脉 MR 血管成像的临床应用将成为现实。

MR 血管成像最初是应用流动血液的内在对比。1993 年 Prince 提出造影剂增强三维扫描成像技术,目前已能在单次屏气时完成感兴趣区血管成像,成像时间与造影剂到达感兴趣区的血循环时间相吻合。二维或三维 MR 数字减影血管成像可降低造影剂在血管内循环的精确时间要求,能区分血管内造影剂通过感兴趣区的时间差异,较以前的 MRA 技术具有更好的时间和空间分辨率。MRA 特异性造影剂的研究也有重要进展,已有数种在首次通过时能使血管信号强度增加的造影剂以及血池造影剂问世,并在进行临床试验。随着投影重建和快速自旋回波技术的改进,已能在活体获得高分辨率图像,这将有助于动脉硬化斑块的显示,并可对其稳定性作出准确评价。

五、磁共振弹性成像

由于绝大多数恶性肿瘤与周围正常组织的机械特性(mechanical properties)不同,因此人们期望通过 MR 方法测定组织机械特性如弹性,以达到早期诊断肿瘤的目的。最近报道的 MR 弹性成像(MR elastography)就是一种较为理想的显示组织机械弹性的技术,该技术是采用相位对比 MR 成像序列,运用环状运动编码梯度对某物体内不断传播的听力内剪波的空间分布进行成像,其波幅可低至 100 nm,这些内剪波的传导速度和波长取决于组织的弹性系数,因此根据这些图像原则上可以得出组织弹性定量图。其他基于 MR 的使用半静态机械压力而非剪力波来定性评价组织弹性的成像方法也在研究之中。初步研究结果表明,MR 弹性成像可用来评价人体骨骼肌的机械特性,也可非创伤性地评价人脑灰、白质的弹性系数。当然,基于 MRI 的"影像触诊"技术(即 MR 弹性成像)能否在临床实践中成为组织定性和肿瘤探测的工具尚有待进一步研究。

六、超极化气体 MR 成像

超极化气体 MR 成像(hyperpolarized gas MR imaging)是指通过吸入碱性金属粉末与惰性气体的混合物如铷和 ^3He 或 ^{129}Xe 以显著地增加磁化,即达到超极化状态,然后进行 MRI 检查的新技术。由于超极化气体 T_1 值很长,达 10～30 s,因而可在保持较高磁化状态的同时进行传输、吸入、混合以及弥散。极性的显著增加可以用来对肺实质进行成像,并且具有很高的敏感性。1994 年首先获得第一幅鼠肺的超极化气体 ^{129}Xe MR 图像,此后不久又得到超极化气体 ^3He 的 MR 图像,2 年之后首次得到人体肺实质的超极化气体 MR 图像。

早期研究表明单一的超极化气体 ^3He 的密度图像对显示慢性阻塞性肺部疾患(COPD)特别有效。如果采用减少肺容积的方法对治疗肺气肿有效的话,那么超极化气体 MRI 可用来帮助制定治疗计划,并监测治疗结果。另外超极化气体的吸入及弥散成像可用来测定肺灌注状况,近来对肺组织 T_2^* 值和弥散的测量表明,该方法可能检测出早期呼吸系统疾病的微细肺结构变化。还有利用超极化气体作为血管造影与弥散成像信号源的报道。资料表明 ^{129}Xe 非常适于用来进行功能性血管成像,因为其气态与溶解态之间信号具有相当大的化学位移(~ 200 ppm)。尽管超极化气体具有较高溶解度,但由于 ^{129}Xe 的 T_1 弛豫时间在血液内会减少到 $10\,s$,在到达脑组织时又难以保持适当的极化状态,因而在脑灌注和皮质功能激励方面的应用尚有待进一步研究。

七、预极化 MRI(prepolarized MRI)

常规 MRI 成像系统目前多采用高场强(如 $1.0 \sim 1.5\,T$)均匀磁场(1 ppm)设计,磁体必须保证氢质子恰当极化。尽管超导磁体是目前最为经济的磁体设计模式,但价格仍占整个成像系统价格的 $1/2 \sim 1/3$ 左右。与超导磁体比较,小口径阻抗式均匀磁体(0.1 T)价格虽然非常便宜,但通常情况下所能提供的图像信噪比很差,如果自旋极化在瞬间可达到较高值,则可在低场强磁体上实现高场强所具备的图像信噪比。这种双磁体概念便是预极化MRI,由于磁体不需要很均匀,因而可采用便宜的电磁体。这在某种意义上与超极化 MRI 仪类似,自旋极化和读出功能分离。目前看来,预极化MRI 系统最适合于较小身体部位的成像,如头、四肢、腕部或乳腺成像。目前有几个小组在研究此成像系统,早期研究表明,应用预极化技术 MR 成像系统制造成本少于 5 万美元。但在临床应用之前,仍有包括低频接收、高场强脉冲以及低费用整机化等技术难题需要加以克服。但不管怎样,这种费用低廉的 MRI 仪的开发将为临床提供新的应用领域,必将为 MRI 的进一步普及作出贡献。

最后为便于读者了解不同厂商技术名称,将不同厂商技术名称对比列于表 12-1-1。

表 12-1-1　不同厂商技术名称对比

技　　术	GE	Philips	Simens	Picker	Elscint	Hitachi	Shimudzu
相关梯度回波	GRE/GRASS	FFE	FISP	FAST	F-SHORT	GFEC	SSFP
非相关梯度回波							
射频扰相	SPGR	T_1-FFE		射频扰相 FAST			STAGE T_1W
梯度扰相			FLASH		SHORT	GRE	STAGE
稳态自由进动	SSFP	T_2-FFE	PSIF	CE-FAST	E-SHORT	GFEC	STERF
快速梯度回波	FGRASS	TFE	Turbo-FLASH	RAMFAST			SMASH
	FSPGR		3D MP-RAGE				
快速自旋回波	FSE	TSE	TSE	FSE	FSE		
短反转时间反转恢复法	STIR	SPIR	STIR	STIR	STIR	STIR	STIR
预饱和	SAT	REST	SAT	Pre-SAT	空间预饱和	SAT	SAT
流动补偿	FC	FLAG	GMR	MAST	STILL	GR	SMART
呼吸补偿	RC	PEAR					
呼吸门控	RT						
信号平均	NEX	NSA	AC	NSA		NSA	
部分平均	分数 NEX	半扫描	半傅立叶	相位联合对称	单边编码	半傅立叶	
分数回波	分数回波	部分回波		读出联合对称	单边显示		
无相位反转	NPW	折叠抑制	过度采样	过度采样	去除折叠	去除反转	

（杨岳松　周康荣　马向阳　李建奇）

参 考 文 献

1. Albert MS, Cates GD, Driehuys B, et al. Biological magnetic resonance imaging using laser-polarized ^{129}Xe. Nature, 1994, 370:199

2. Anzai Y, Prince MR, Chenevert TL, et al. MR angiography with an ultrasmall superparamagnetic iron oxide blood pool agent. JMRI, 1997, 7:209

3. Belliveau JW, Kennedy DJ, McKinstry RC, et al. Functional mapping of the human visual cortex by magnetic resonance imaging. Science, 1991, 254:716

4. Cline HE, Hynynen K, Watkins RD, et al. Focused US system for MR imaging-guided tumor ablation. Radiology, 1995, 194:731

5. Detre J, Leigh J, Williams D, Koretsky A. Perfusion imaging. Magn Reson Med, 1992, 23:37

6. Ebersole JS. Magnetoencephalography/magnetic source imaging in the assessment of patients with epilepsy. Epilesia, 1997, 38(suppl 4):SI

7. George JS, Aine CJ, Mosher JC, et al. Mapping function in the human brain with magnetoencephalography, anatomical magnetic resonance imaging, and functional magnetic resonance imaging. J Clin Neurophysiol, 1995,12:406

8. Hangiandreou NJ, Debbins JP, Rossman PJ, et al. Interactive selection of optimal section orientations using real-time MRI. Magn Reson Med, 1995,34:114

9. Hillman BJ. Medical imaging in the 21st century. Lancet, 1997, 350:731

10. Hill RA, Chiappa KH, Huang-Hellinger F, et al. EEG during MR imaging: differentiation of movement artifact from paroxysmal cortical activity. Neurology, 1995,45:1 942

11. Hynynen K, Freund W, Cline H, et al. A clinical non-invasive MR imaging-monitored ultrasonic surgery method. Radiographics, 1996,16:185

12. Jack Cr Jr, Thomspon RM, Butts RK, et al. Sensory motor cortex: correlation of presurgical mapping with functional MR imaging and invasive cortical mapping. Radiology, 1994,190:85

13. Johnson GA, Cates G, Chen XJ, et al. Dynamics of magnetization in hyperpolarized gas MRI of the lung. Magn Reson Med, 1997, 38:66

14. Jolesz FA. Imare-guided procedures and the operating room of the future. Radiology, 1997,204:601

15. Judd RM, Lugo-Olivieri CH, Arai M, et al. Physiological basis of myocardial contrast enhancement in fast magnetic resonance images of 2-day-old reperfused canine infarcts. Circulation, 1995,92:1902

16. Korosec FR, Frayne R, Grist TM, et al. Time-resolved contrast-enhanced 3D MR angiography. Magn Reson Med, 1996,36:345

17. MacFall JR, Charles HC, Black RD, et al. Human lung air spaces: potential for MR imaging with hyperpolarized He-3. Radiology, 1996,200:553

18. Macovski A, Conolly S. Novel approaches to low-cost MRI. Magn Reson Med, 1993,30:221

19. McVeigh ER, MRI of myocardial function: motion tracking techniques. Magn Reson Imaging, 1996,14:137

20. Menon V, Ford J, Lim K, et al. Combined event-related FMRI and EEG evidence for temporal-parietal cortex activation during target detection. Neuroreport, 1997,8:3029

21. Meyer CH, Hu BS, Nishimura DG, et al. Fast spiral coronary artery imaging. Magn Reson Med, 1992,28:202

22. Middleton H, Black RD, Saam B, et al. NMR of laser-polarized ^{3}He gas. Magn Reson Med, 1995,33:271

23. Morgan P, Conolly S, Scott G, et al. A readout magnet for prepolarized MRI. Magn Reson Med, 1996,36:527

24. Mugler JP, Driehuys B, Brookeman JR, et al. MR imaging and spectroscopy using hyperpolarized ^{129}Xe gas: preliminary human results. Magn Reson Med, 1997,37:809

25. Muthupillai R, Lomas DJ, Rossman PJ, et al. Magnetic resonance elastography by direct visualization of propagating acoustic strain waves. Science, 1995,269:1854

26. Muthupillai R, Rossman PJ, Lomas DJ, et al. Magnetic resonance imaging of transverse acoustic strain waves. Magn Reson Med, 1996,36:266

27. Panych LP, Oesterle C, Zientara GP, et al. Implementation of a fast gradient-echo SVD encoding technique for dynamic imaging. Magn Reson Med, 1996,35:554

28. Plewes DB, Betty I, Urchuk SN, et al. Visualizing tissue compliance with MR imaging. JMRI, 1995,5:733

29. Prince MR, Yucel EK, Kaufman JA, et al. Dynamic Gadolinium-enhanced three-dimensional abdominal MR arteriography. JMRI, 1993,3:877

30. Riederer SJ, Wright RC, Ehman RL, et al. Real-time interactive color flow MR imaging. Radiology, 1991,181:33

31. Rubin GD, Beaulieu CF, Argior V, et al. Perspective volume rendering of CT and MR images: applications for endoscopic viewing. Radiology, 1996,199:321

32. Schenck JF, Jolesz FA, Roemer PB, et al. Superconducting open-configuration MR imaging system for image-guided therapy. Radiology, 1995,195:805

33. Toussaint JF, LaMuraglia GM, Southern JF, et al. Magnetic resonance images lipid, fibrous, calcified, hemorrhagic, and thrombotic components of human atherosclerosis with a 1.5-T imaging system. JMRI, 1997,3:399

34. van Zijl PC, Eleff SM, Ulatowski JA, et al. Quantitative assessment of blood flow, blood volume and blood oxygenation effects in functional magnetic resonance imaging. Nature Med, 1998, 4:159

35. Vogl TJ, Muller PK, Hammerstingl R, et al. Malignant liver tumors treated with MR imaging-guided laser-induced thermotherapy: technique and prospective results. Radiology, 1995,196:257

36. Wang Y, Rossman PJ, Grimm RC, et al. Navigator-echo-based realtime respiratory gating and triggering for reduction of respiration effects in three-dimensional coronary MR angiography. Radiology, 1996,198:55

37. Warach S, Gaa J, Siewert B, et al. Acute human stroke studied by whole brain echo planar diffusion-weighted magnetic resonance imaging. Ann Neurol, 1995,37:231

38. Wildermuth S, Debatin JF, Leung DA, et al. MR imaging-guided intravascular procedures: initial demonstration in a pig model. Radiology, 1997,202:578

39. Wilke N, Jerosch-Herold M, Stillman AE, et al. Concepts of myocardial perfusion imaging in magnetic resonance imaging. Magn Reson Med, 1994,10:249

第十三章

眼 和 眼 眶

眼部包括眼球、眼附属器和眼眶。除眶骨外大部分属软组织,结构细小精致。MRI对软组织分辨力和组织特性显示较好,不受骨质干扰,且可多轴位成像,对眼部检查具有突出优点。可着重应用于下述几方面:

1. 能区别眼球内积液性质和鉴别肿瘤类型,故MRI常列为成人眼内占位性病变的重要检查方法。

2. 直接显示骨管内视神经和视交叉,能较好发现和鉴别视神经病变类型,从多轴层面识别眶内肿瘤与视神经的关系,故MRI为检查视神经病变的主要方法。

3. MRI可较清楚显示眶内病变的边缘和内部结构,提供较多的鉴别资料,尤其是对眶尖病变的显示更为清楚细致。

4. 对蝶鞍、海绵窦、脑膜和脑内病变累及视神经与有关脑神经,MRI显示较CT清楚,对颅内病变是常用的首选检查方法。

基于MRI不能显示眼眶骨折,对金属异物也有禁忌,为此在眼部MRI应用上,本章将略去外伤骨折部分。

第一节 检查技术

眼部结构细致,病变复杂,又难以获得病理活组织进行检查,用MRI检查为获得高质量的图像应避免眼睑和眼球活动造成伪影,除了严格固定头位和眼球外,应由0.5~1.5 T设备并配用表面线圈检查以保证图像分辨率。表面线圈可提高信噪比,缩短成像时间,一般常用头颅线圈以包入双侧眼眶和颅面部。亦可采用小线圈检查单侧眼部,最适用于单侧眼球病变(图13-1-1)。常规应用SE序列检查,其他脉冲序列亦可选用,如反转恢复、梯度回波序列等。STIR序列可提供高对比,但分辨率较差,仅适用于炎症和转移癌检查。

SE序列检查眼部一般应用3~5 mm层厚扫描,间隔以20%~50%层厚计。可先行矢状面

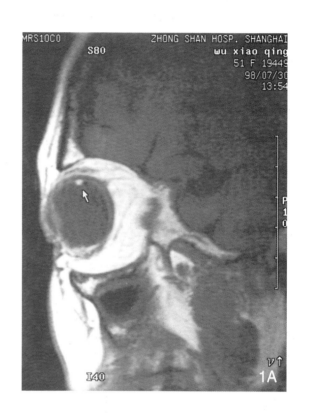

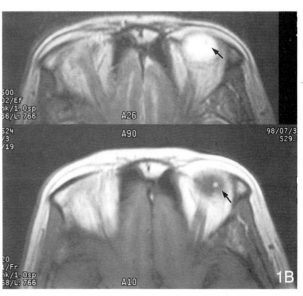

图 13-1-1 采用小号表面线圈检查

A. 矢状面 T_1WI。 B. 横断面 T_2WI、T_1WI 显示左眼球顶壁细小黑痣(箭)。

T_1WI检查获得定位图像后,再划定横断面的扫描范围。通常由横断面行 T_1WI 和 T_2WI 检查提供基

本图像,显示形态与信号比较,继后可加冠状面、矢状面或斜矢面成像以助观察。横断面可较全面显示眼睑、眼球、眼眶和颅面结构。冠状面对眶顶、眶底、眶尖和蝶鞍区结构显示较清楚,可帮助病变的象限定位。矢状面对眼球和蝶鞍观察较好。斜矢面平行于视神经,对观察视神经病变更有帮助。眼眶内富有脂肪组织,造影剂增强 T_1WI 检查应配合采用脂肪抑制扫描,以降低脂肪的信号强度,更好地突出强化效果。造影剂增强一般采用 Gd-DTPA 制剂,以 0.1 mmol/kg 计量,于静脉注射后立即扫描。造影剂可增强有血供病变信号的强度,估计血供程度,较

好发现囊变、坏死、渗出水肿以及纤维化等病理特点,有助于定性诊断。为了获得较好图像质量,检查时应力求头位双侧对称以便比较观察。扫描后观察应调节适当的窗宽和窗位,避免眼眶脂肪的高信号掩盖浸润性或细小病变,以使病变影像显示清楚。

第二节　正常解剖和 MRI 表现

眼眶内含脂肪包绕着眼球、视神经、眼外肌、血管神经和泪腺(线图 13-2-1),表面有眼睑,周围与鼻窦和颅脑相邻。本节就其解剖的 MRI 表现分述于下:

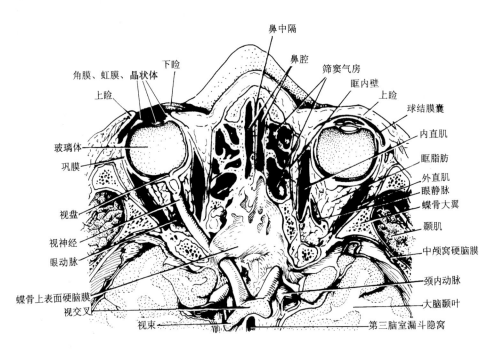

线图 13-2-1　眼眶横断面解剖示意图

一、眶骨

眼眶骨窝为一底向前开放的四棱锥形,眶尖朝向后内。顶壁大部分为额骨水平板和后部由蝶骨小翼组成,参与构成前颅窝底。内侧壁大部分为筛骨外侧壁,其前、后方有泪骨和蝶骨体结合组成,与筛窦分隔。底壁即上颌窦顶壁,大部分由上颌骨,外侧由颧突,后方由腭骨参与组成。眶外侧壁大部分为蝶骨大翼,前与颧骨额突和额骨眶突,后与蝶骨小翼下部结合形成,是为颞窝的界壁。在 MRI 上,眶内侧壁和眶顶壁薄骨板呈现黑色线状,由邻近软组织衬托显示。眶上额骨和眶外壁前段骨质厚,内有髓质含脂肪成分,可呈高信号,以 T_1WI 信号较 T_2WI 为高,骨皮质仍呈黑色。

视神经管位于眶尖,在眶顶与内侧壁交界处,与颅中窝底相通,管内有视神经、眼动脉和交感神经通过。在 MRI 上视神经管骨壁不能显示,因无骨质掩盖,故可直接显示视神经管内段和颅内段,以横断面和斜矢状面(单侧)显示最为清楚。

眶上裂为眶尖与中颅窝交通的裂隙,位于眶外侧壁的后内端、视神经管外下方,通过动眼、滑车和外展神经以及上眼静脉,在高分辨图像上于眶尖脂肪内可隐见较低信号的小点状。

眶下裂位于眶后部的眶外侧壁与眶底壁之间,其上通眶上裂,外接颧颌裂,下连翼腭窝,内有三叉神经上颌支、颌内动脉的眶下动脉支和眶下静脉(与翼静脉丛相连),在一般图像上可见脂肪层,如颌面深部病变累及眶下裂时,常可见此脂肪裂隙闭塞。

二、眶脂肪

眼眶内充填着大量脂肪,在 MRI 上具有高信号,与眼球、眼外肌、视神经和血管有明显对比,有利于识别解剖结构。脂肪组织一般在 T_1WI 上信号较 T_2WI 为高,可与其他高信号情况相区别。脂肪的高信号有时也可掩盖眶内结构和细小病变显示,一般可适当调节窗宽和窗位以改善显示,但有时仍感不足,尤其是造影剂增强后病变信号增高,不易与高信号的脂肪相区别。为此常规都应结合脂肪抑制检查为妥。

三、眼球

眼球居于眼眶前中部,前半段突出于眶外缘前 $12\sim20$ mm,可因人而异,但一般双侧对称。常人眼球前后径为 24 mm,横径为 23.5 mm。近视眼者前后径较长,有的后壁可较膨隆。

眼球(线图 13-2-2)前段有角膜,其后球壁由三层组成,自内向外为视网膜、葡萄膜(包括虹膜、睫状体和脉络膜)和巩膜,球外壁包有筋膜囊(潜在间隙)。角膜在 MRI 上呈中等略低信号,角膜和球结膜表面有泪液附着,在 T_2WI 上呈较高信号。视网膜与脉络膜紧贴,视网膜不能单独显示,脉络膜富有血管和黑色素,在 T_1WI 上为较高信号,在球内壁呈弧线影,增强后可更清楚。巩膜为致密纤维组织,呈中等偏低信号,故在 T_1WI 上可较好显示视网膜/脉络膜层,但在 T_2WI 上则为玻璃体的高信号掩盖。

眼球内前段有晶状体、虹膜和睫状体,将眼内分为前房和后房(玻璃体腔)。晶状体含水量少,在 T_1WI 上呈中等信号,T_2WI 为低信号,皮质与核内含水量常有差异,核内信号可较低。前房内含水 99%,玻璃体由 65% 水和 35% 蛋白质组成,在 T_1WI 上呈低信号,T_2WI 为高信号。故此常可由眼球内信号变化以识别 T_1WI 和 T_2WI(图 13-2-1)。

四、视神经

视神经长为 $35\sim50$ mm,可分为球内段、眶段、管段和颅内段。球内段在眼底形成视乳头,位于眼底后极内侧 $3\sim4$ mm 处,直径为 $1.5\sim2$ mm,不能为 MRI 显示。眶内段视神经在眶脂肪对比下显示,居于肌锥内中央,行径有些弯曲。管内段视神经(长 $5\sim7$ mm)在 CT 上不能显示,MRI 上骨壁不显影,可直接显示管内视神经,位于筛蝶窦外上壁和前床突(其内髓质骨为高信号,皮质骨为低信号)之内下方。视神经颅内段(长 $11\sim16$ mm)亦以 MRI 显示较清楚,其前上与大脑前动脉、前交通动脉及额叶底相邻,外上方有颈内动脉海绵窦升段,外下靠近后筛窦和蝶窦。视神经外包脑膜,视神经鞘膜内有蛛网膜下腔与颅内相通。视神经信号与脑白质相仿,呈中等信号,前段直径为 3.2 mm,后段直径为 2.6 mm。视神经鞘膜内有约 0.5 mm 腔隙,内含脑脊液,在 T_1WI 上为低信号,T_2WI 上为高信号,与颅内脑脊液信号一致,围绕在视神经边缘,视神经鞘前段直径为 5.2 mm,后段直径为 3.9 mm。

颅内视神经在鞍上池形成视交叉,厚为 $3\sim5$ mm,横径约12 mm,前后径约8 mm,呈扁块状,与

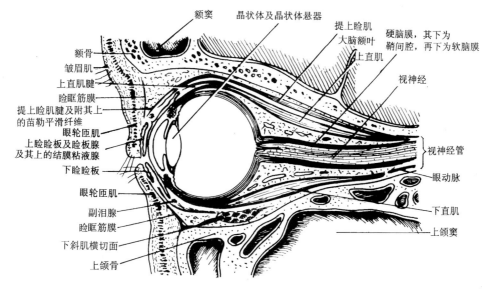

线图 13-2-2 眼球和视神经矢状面解剖图

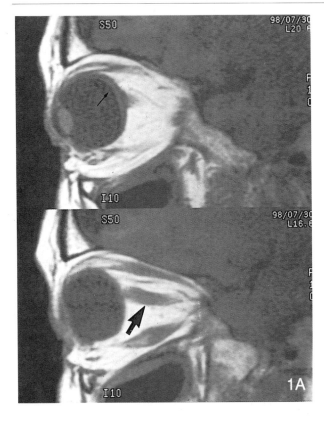

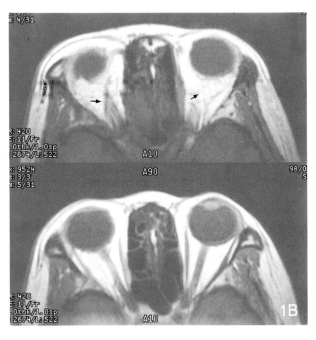

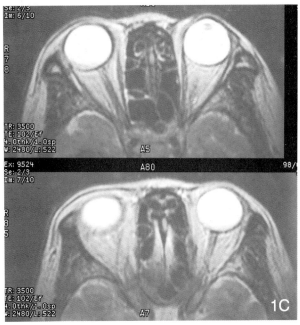

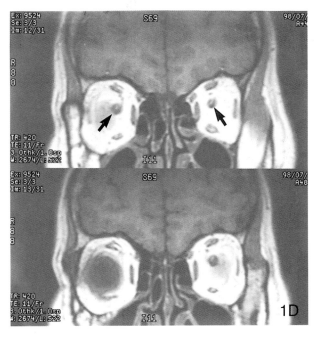

图 13-2-1　正常眼球和眼眶结构

A. 矢状面 T_1WI 示眼球前段晶状体、后壁脉络膜、眶段视神经(大箭)和上直肌、下直肌。　B. 横断面 T_1WI,眼球内玻璃体低信号,眶脂肪高信号,眶顶有血管(箭),中央层面见视神经和内、外直肌。　C. 横断面 T_2WI 玻璃体高信号,眶脂肪信号减低。　D. 冠状面 T_1WI 示眼外肌和视神经(箭)断面。

脑信号相同。以 T_1WI 显示较清楚,其位于第三脑室前下方,下近垂体柄,与脑垂体上缘间距 5～10 mm。

　　从视网膜发出的神经纤维会集于视神经内,其

排列位置是对应一致的。但两侧视神经至视交叉时,来自视网膜内(鼻)侧的神经纤维在视交叉内发生交叉,而来自视网膜外侧的神经纤维则不交叉。在视交叉后视神经纤维组成视束,延伸至外侧膝状

体,每束都由两侧视网膜纤维组成。这种解剖基础可为临床检查视野以推测病变部位。

五、眼外肌和脑神经

　　眼球外附着上、下、内、外四条直肌和上、下两条斜肌(线图13-2-3),除下直肌外,诸肌后端都起自眶尖肌环(围绕视神经,附着于眶上裂眶面),前段分别附着于眼球赤道前方球外壁。4条眼外直肌分布在4个方向,其间有纤维隔相连,将眼眶内脂肪间隙分为肌锥内间隙和肌锥外间隙,对病变定位具有重要意义。上斜肌在眶内上壁行于内直肌上方,前段于滑车窝转折向后外。下斜肌起自眶底内段,在下直肌下行于眶底。此外,上睑提肌起自眶深部肌环外,在眶顶下、上直肌上方向前行,止于眼睑穹隆。眼外肌在MRI上呈中等信号,其最大径面与眶壁平行,双侧行径和大小对称。横断面和矢状面可分别显示眼外肌全长,冠状面可见全部肌肉断面与视神经等的位置关系(线图13-2-4)(图13-2-1)。

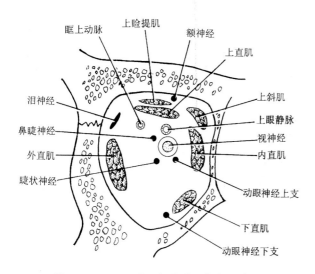

线图13-2-3 眼眶后部冠状面解剖示意图

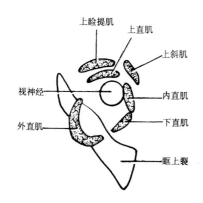

线图13-2-4 眶尖肌环解剖示意图

　　眼外肌运动由脑神经支配,这些脑神经通过海绵窦和眶上裂进入眼眶,动眼神经分为上、下两支,上支支配上睑提肌和上直肌,下支支配内直、下直肌及下斜肌;外展神经支配外直肌,滑车神经支配上斜肌。

　　眼部感觉神经为三叉神经第一支(眼支),其起自颅内半月神经节,经眶上裂入眶,分出泪腺、鼻睫和额(眶上)三支。鼻睫神经在眶内分出睫状神经参与构成睫状神经节(位于眶深部外直肌下和视神经外上方之间),其内有来自颈部交感神经纤维和来自动眼神经的副交感纤维,共同支配虹膜和睫状体分别司理瞳孔扩大和收缩。

六、眼眶血管

　　眼动脉由颈内动脉颅内段分出,通过视神经管下部进入眼眶内,绕越视神经鞘后分出许多分支,包括网膜中央动脉和睫状、泪腺、后筛动脉等,在MRI上眼动脉绕视神经节段和部分分支可显示,呈现为流空的低信号线段。

　　眼眶静脉前方与额面静脉相连,后方经眶裂与海绵窦交通。其中以上眼静脉为主,其在眶顶下内半部呈弓形弯曲走行,呈流空低信号线条,正常人直径约2 mm;下眼静脉和侧支静脉较细小,多难显示。

七、泪腺和泪道

　　泪腺呈扁块状,位于眶顶外侧泪腺窝内,附着于眼球外上方,大部分居于眶内称为眶叶,小部分可突出于眶缘称为睑叶。在MRI上泪腺为中等信号,T_2WI呈较高信号。泪道系统还有泪小管,泪囊和鼻泪管通入下鼻道前端。正常人常可见鼻泪管粘膜在横断面上呈环形,于T_2WI上信号较高故易见及。

八、眼睑

　　眼睑内以睑板为支架,睑板两端通过内、外韧带固着于眶面骨质,上缘有纤维筋膜(称为眶隔)附着于眶缘骨膜。睑板内有腺体,表面附着眼轮匝肌,由面神经司其运动,睑板上附着上睑提肌则由动眼神经支配。睑板前面覆以皮肤和皮下脂肪较为疏松,睑板后为结合膜。眼睑脂肪在MRI上呈高信号,睑板和眶隔则为低信号。眼睑血供很丰富,由眼动脉(颈内动脉分支)和颌面动脉(颈外动脉分支)吻合成网状。眼睑淋巴管引流为:上睑引流至耳前淋巴结,下睑则注入颌下淋巴结。

九、蝶鞍与海绵窦

蝶鞍与海绵窦位于中颅窝底,与眼眶和颅底关系密切,故在此加以述及。蝶鞍位于蝶窦上方,内藏脑垂体,其上方为蛛网膜形成的鞍上池,内有垂体柄和视交叉。正常人垂体高径为 3～9 mm,平均为 5 mm,上缘略凹,但青年人其上缘也可稍隆起,垂体柄居中,直径 ≤ 4 mm。MRI 上可清楚显示垂体,其前叶信号与脑白质相仿,后叶因含神经分泌成份在 T_1WI 上可呈高信号。鞍上池信号随脑脊液变化。

海绵窦居蝶鞍两侧,自眶上裂至破裂孔前,由两层硬脑膜包围静脉窦形成,内壁硬膜即骨膜,外壁硬膜与颞叶内侧分隔。海绵窦内有脑神经和血管(线图 13-2-5)。Ⅲ、Ⅳ、V_1、V_2 脑神经在颈内动脉外侧,自上而下排列并通过眶上裂进入眼眶内,V_2(三叉神经上颌支)在窦下部通过圆孔。一般以冠状面较横断面显示较为清楚,在 MRI 上正常流动的血液呈负信号,颈内动脉管呈环状或管状,脑神经在静脉窦内可隐见点状断面,窦外壁硬膜呈直的或略凹线状低信号。在后部切层上还可见三叉神经节窝。

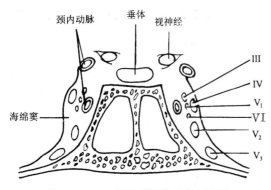

线图 13-2-5 海绵窦区脑神经示意图

第三节　先天性病变

眼球于胚胎第三周开始发育,至第六周形成主要结构。眼与中枢神经系统发育关系密切,胚胎早期外胚叶形成神经管,其头端膨大形成原始脑,两侧凹陷出现视窝,并由神经外胚层形成囊状视泡。继后在外胚层分化来的晶体板推压下,使视泡凹陷变为视杯。由于各部分生长不一,视杯下方停止生长,凹陷形成胚胎裂,成为视神经引入脑和中胚层组织至眼球内形成玻璃体血管的通路。待胚裂闭合后形成胚眼,以后渐分化形成视网膜、葡萄膜和巩膜。故此眼由外胚层、神经外胚层和中胚层三部分组成,其中以神经外胚层最为重要。

一、眼球发育异常

胚胎早期视窝、视泡和视杯发育障碍都可导致眼球发育异常。视窝未形成脏器可致先天无眼球,极为少见。较为常见的异常为先天性小眼球和眼球缺裂(coloboma)。小眼球(图 13-3-1)可为单独发生。有的可形成囊样眼球或伴囊肿,囊肿大小不一,大囊肿可包围眼球,囊内为蛋白质液体,在 MRI 上 T_1WI 信号高,T_2WI 信号更高。眼球缺裂为视杯闭合不全所致,常为双侧性,表现为眼球后壁锥形或漏斗状膨出变形(图 13-3-2)。

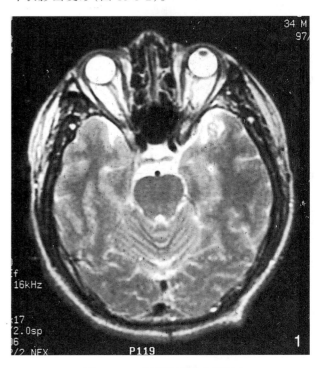

图 13-3-1 双侧先天性小眼球

横断面 T_2WI 显示。

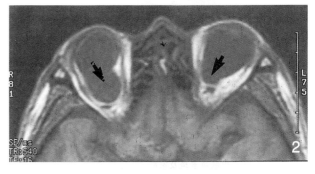

图 13-3-2 先天性双眼球后壁缺裂

横断面 T_1WI 以箭表示。

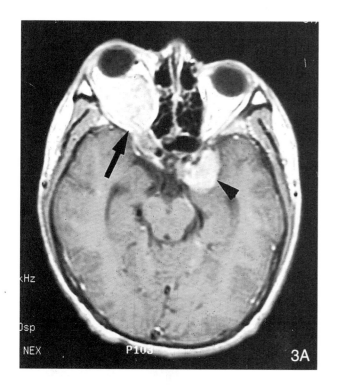
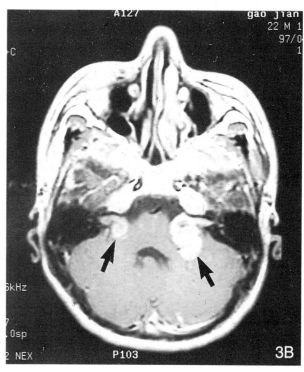
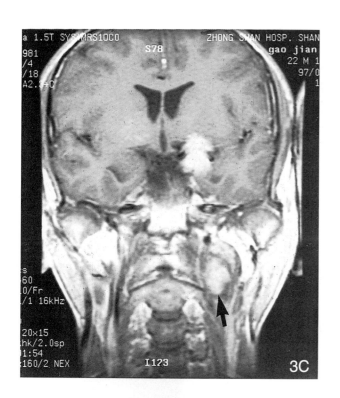
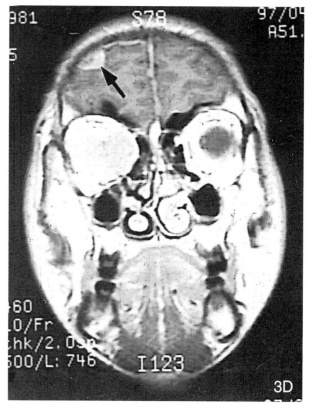

图 13-3-3　多发神经纤维瘤病

男,22岁,有皮肤色素斑及家族史。增强 T_1WI 头颅部分发现 6 处病变。　A. 右视神经鞘脑膜瘤(箭)及左鞍旁区脑膜瘤(箭)。
B. 双侧听神经瘤(箭)。　C. 左侧颈动脉鞘神经鞘瘤(箭)。　D. 右额叶表面脑膜瘤(箭)。

二、视神经发育不良

视神经轴突或神经节细胞发育不良,多致视神经较小,视力差,可为单侧或双侧。约半数可伴脑中线结构发育不良,称之为透明隔视神经发育不良(septooptic dysplasia),为前脑发育异常,MRI上常见视神经细小,透明隔可部分或完全缺失,第三脑室和侧脑室前角可扩大,胼胝体变薄,视交叉和视束亦较小。鞍上池增大,垂体功能异常。

三、原始玻璃体增生症

原始玻璃体增生症(persistent hyperplastic primary vitrous,PHPV)系先天性玻璃体发育异常引起的眼内病变。病变为胚胎原始玻璃体动脉(供应晶状体和视网膜)退化不全。由残留血管和结缔组织增生组成的膜状结构自视乳头下内方开始向前延伸至晶状体后,有的可仅前段或后段残留。前段组织增生可致晶状体后囊膜缺损形成白内障,睫状突延伸至小晶状体周围,在晶状体后形成肿块。后段组织可附着于视乳头,常致视网膜剥离和眼内出血。临床上见于幼儿,大多为单侧发生,以白瞳孔引起注意,常与视网膜母细胞瘤等混淆。一般都需要CT检查,常见病侧眼球较小,眼内密度增高而无钙化,可与视网膜母细胞瘤鉴别。MRI较CT分辨率为高。在T_1WI上常见玻璃体内信号增高,其内有管状或三角形条带状软组织增生,在晶状体后至眼底后极之间完全或不完全联结,以增强后显示较清楚。眼球多较小,高蛋白渗出液或出血可致T_1WI上见玻璃体内信号增高或出现液平分层现象。晶状体较小和不规则,前房存在。有的视神经亦可较小。偶见可为双眼视网膜发育不良病变,见于Norrie病和Wanburg综合征。

四、神经纤维瘤病

神经纤维瘤病为外胚层和中胚层发育异常,累及皮肤、骨骼和中枢神经系统的病变,具有遗传倾向。可将其分为两类型。NF1型较为常见,与染色体17有关,可见视神经胶质瘤、脑胶质病。NF2型与染色体22异常有关,常见于多发神经纤维瘤和脑膜瘤(图13-3-3)。据统计约有1/4发生于眼部,可表现为神经纤维瘤、视神经胶质瘤和视神经脑膜瘤等。丛状神经纤维瘤为周围神经组织异常增生,常见于额颞和眼眶广泛网条状组成团块样软组织增生,边界不清,可浸润眼外肌,常伴有眶骨缺损,扩展至中颅窝,眼眶和眼球常扩大。增生组织多含有类脂肪组织以致信号不均质。

五、与眼部血管异常有关的综合征

本组疾病属神经皮肤综合征,类型有多种,血管瘤样病变有下述类型:

1. Sturge-Weber综合征:又称脑面或脑三叉神经血管瘤病,以三叉神经分布区皮肤毛细血管痣为特点,常伴同侧软脑膜血管瘤和眼内脉络膜血管瘤,在MRI上表现为病变皮肤或皮下增厚,眼底有渗出性视网膜剥离,造影剂增强显示眼底增厚或脑表面血管增强(图13-3-4)。

2. von Hippel综合征:为视网膜血管母细胞瘤在眼底形成肿块或增厚。可为多发或双侧,常见渗出性或出血性视网膜剥离,少数伴有小脑血管母细胞瘤(图13-3-5),称之为von Hippel-Lindau综合征,有的可伴肾癌和腹部囊肿。

3. Wybun-Maron综合征:为视网膜动静脉畸形,多见于后极部眼底,有的伴中脑、额叶或后颅窝动静脉畸形,病变常可自发出血。

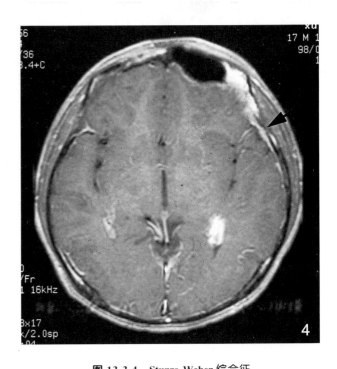

图 13-3-4　Sturge-Weber 综合征

左面部血管痣及左青光眼,增强横断面 T_1WI 示左额、颞脑表面脑膜片状增强(箭),左侧脑室脉络膜丛较大。

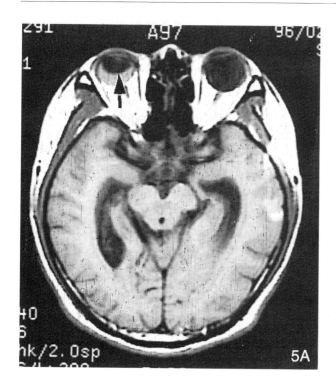

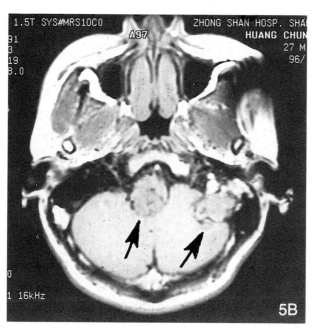

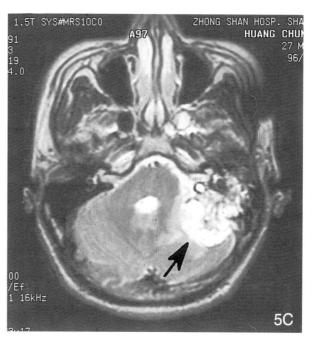

图 13-3-5 眼内和小脑延髓血管瘤病

　A. 横断面 T_1WI 示右眼底新月形中等信号病变(箭)。

　B. 横断面 T_1WI 示左小脑(箭)和延髓(箭)内不规则肿块。

　C. 横断面 T_2WI 示左小脑肿块不均质(箭),内有血管流空征。

第四节　眼眶炎症

　　眼眶炎症可分为感染性和非感染性两大类。前者常见为化脓性蜂窝织炎和脓肿,后者包括炎性假瘤和内分泌性凸眼,为临床最常见眼眶炎症和眼球凸出的原因。

一、眼眶蜂窝织炎和脓肿

　　眼眶急性细菌性炎症可由眼睑或鼻窦炎扩展所致,少数亦可由外伤、异物等引起,偶可由败血症导发。蜂窝织炎可限于眶隔前,或在眶隔后眶内。眶隔前炎症仅表现为眼睑肿胀,多无鼻窦炎症,一般无需影像学检查。眼眶蜂窝织炎大多继发于鼻窦炎,常见眶内侧肌锥外肿胀增厚,继后可形成眶骨膜下脓肿。在 MRI 上炎症部位在 T_1WI 上眶脂肪的信号减低,T_2WI 上信号显著增高,可为造影剂增强。炎症常致眶骨膜增厚(图 13-4-1)。眶骨膜下形成脓肿常表现为紧贴眶壁局部块状隆起,邻近眼外肌常被推移和增大。积脓坏死区在 T_1WI 上信号更低,在 T_2WI

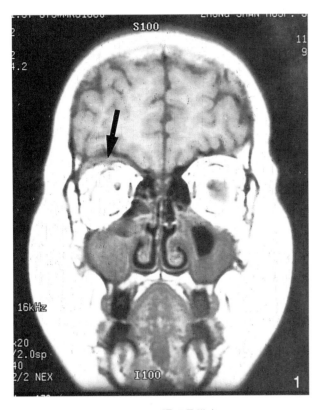

图 13-4-1　眶顶骨膜炎

冠状面 T_1WI 示右眶顶骨膜增厚(箭),中等信号,双侧上颌窦炎。

上信号可更高,但不能被造影剂增强。如眶蜂窝织炎弥漫浸润肌锥内外,可致眼外肌肿大和眼球凸出,增强后可较易显示脓肿。偶有眼眶或鼻窦炎症可由静脉炎症蔓延扩展至海绵窦,导致多发脑神经麻痹,眼球固定。MRI 显示上眼静脉和海绵窦增大,T_1WI 和 T_2WI 上都见信号增高,且可为造影剂增强。

二、炎性假瘤

眼眶炎性假瘤(orbital pseudotumor)或称非特异性眼眶炎症综合征,为尚无确定局部或系统性病因的非肉芽肿性炎症病变,是眼眶常见炎症病变,可发生于任何年龄,大多为单侧,少数可为双侧发病。

【病理】　病变可分为急性、亚急性和慢性三种类型。急性病变为多形性炎性细胞浸润,组织充血水肿,亚急性和慢性病变有不同程度纤维血管增生,以致组织变形。病变部位可局限,常为多部位发生,侵犯范围和程度各异,可包括肌炎、泪腺炎、巩膜周围炎、视神经鞘炎,多伴有脂肪炎性浸润,有的还可发生葡萄膜炎、海绵窦炎。

【临床表现】　急性型表现为突发眼痛,结膜充血,眼睑肿胀,伴有复视和视力下降,可致眼球运动障碍或眼球凸出。一般对激素治疗有良好效应。亚急性型发病较轻缓,可持续数周。慢性型为隐蔽、缓慢进展,常致眼球凸出,可伴复视及视力减退,常持续数月,亦可反复发作,对激素反应差。

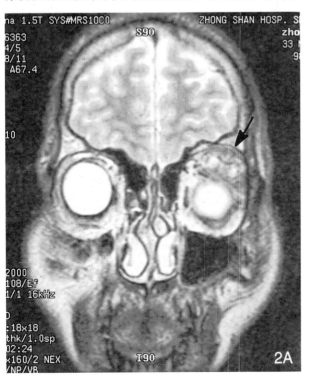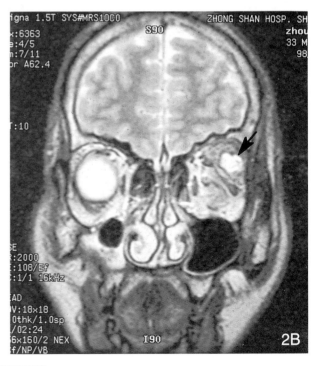

图 13-4-2　泪腺炎症

冠状面 T_2WI　A. 左眶顶下不均质软组织肿块(箭),致眼球凸出和下移。　B. 左泪腺内有囊性病灶(箭)。

【MRI 表现】 炎性假瘤病变一般在 T_1WI 上信号较低，T_2WI 上信号可较高或较低，与病变纤维化程度有关，大多可为造影剂明显增强。结合脂肪抑制检查显示更为清楚。

1. 泪腺炎：较常见，表现为泪腺弥漫性增大，常累及睑部泪腺而凸出于眶缘，外形仍保持扁长形轮廓，边缘可欠清晰，邻近外直肌亦可增厚，急性期病变信号增强很显著。慢性期信号常不均质，内可有小囊状积液病灶（图 13-4-2）。

2. 眼外肌增大：可为单肌或多肌侵犯，常累及肌腱以致肌束呈管状增粗，外形模糊或欠规则（图 13-4-3）。

3. 巩膜周围炎：表现为眼球外壁增厚，有时可伴眼球内脉络膜炎性增厚。

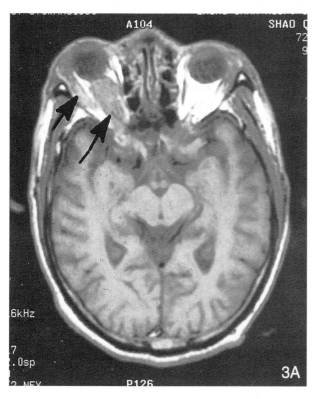

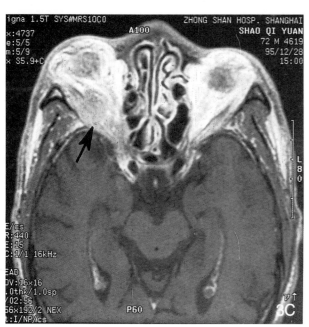

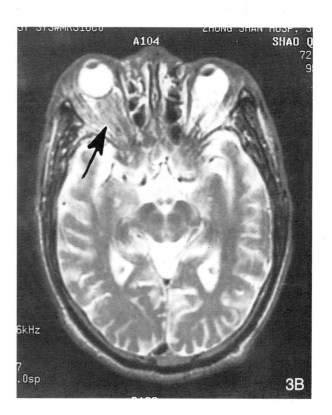

图 13-4-3 眼眶炎性假瘤

右凸眼及反复红肿 2 年。A.，B. 横断面 T_1WI 和 T_2WI 示右眼外直肌和视神经周围软组织增生（箭），中等信号。 C. 增强后示病变有轻度强化，边界不清（箭）。

4. 视神经鞘炎：视神经鞘膜不同程度增厚，外表欠规则，中央视神经多不增粗，在 T_2WI 上或增强 T_1WI 上可呈轨征。

5. 眶内脂肪浸润：常伴有不同程度组织增生，外形不规则或欠清晰，有的病变可弥漫增生，致肌锥内、外结构闭塞。

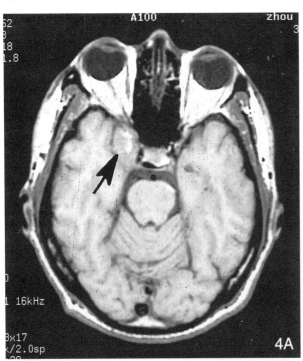

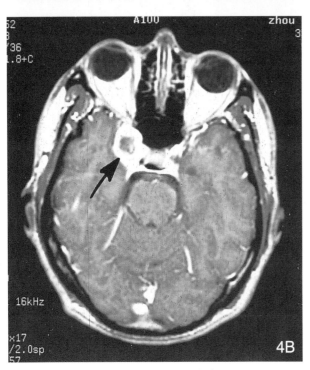

图 13-4-4　痛性眼肌麻痹

横断面。A. T_1WI 示右海绵窦肿块（箭）内有高信号出血灶。
B. 增强 T_1WI 见环周围显著强化（箭）。

6. 海绵窦炎性增大：可单独发生，亦可与眶内或眶尖病变伴存，表现为海绵窦增大，以增强后更为明显（图 13-4-4），少数还可见上眼静脉增粗或阻塞，亦可见颈内动脉海绵窦节段狭窄。

【鉴别诊断】　炎性假瘤一般可由临床和影像学表现作出诊断，应用激素等治疗可证实诊断，但有少数影像学和临床表现不典型，应考虑与下述病变鉴别。

1. 内分泌性凸眼：单或多眼外肌增大，尤在双侧发生时应与甲状腺眶肌病变鉴别。后者以肌腹肥大为著，边缘清楚、光滑，肌腱多不增厚，结合甲状腺生化检查和临床表现可予鉴别。2. 泪腺淋巴瘤：泪腺增大如激素治疗无反应时应与淋巴瘤或淋巴增生病变（lymphoproliferative disorders）鉴别。泪腺淋巴瘤常包附眼球外壁，T_2WI 信号较低，增强不及炎症明显。但有时难以区别，应靠穿刺活检病理确定。

3. 视神经脑膜瘤：炎性假瘤所致视神经鞘不规则增生，多伴有泪腺、巩膜和眶脂肪炎症浸润或增生病变，与视神经脑膜瘤单一肿块伴有钙化灶不同，且后者病变信号较低。

4. 肉芽肿病变：眶内软组织弥漫增生致眶内结构闭塞，且对激素治疗无效时，应与霉菌病、结节病、Wegener 肉芽肿、血管炎性系统病变鉴别。霉菌病浸润多致病变纤维硬化，信号较低（图 13-4-5），常见鼻窦霉菌病变且多伴有骨质破坏。结节病约有 1/4 侵犯眼部，以葡萄膜炎为多见，泪腺可增大，视神经和眶内肉芽肿少见，一般都有纵隔、肺门淋巴结增大，或伴有脑神经侵犯、脑膜增厚等表现。Mickulicz-Sjogren 综合征可见双侧泪腺慢性增大（图 13-4-6）。Wegener 肉芽肿为血管炎伴有坏死性肉芽肿病变，多有呼吸道及肾脏侵犯，眼眶病变常为双侧性。血管性病变如动脉结节性周围炎等均需由病理活检确定。

三、甲状腺眶病

甲状腺性眼眶病变（thyroid orbitopathy）又称为内分泌性凸眼或 Graves 病，为引起眼球凸出的最常见病变，其发病机制欠明，与甲状腺内分泌紊乱或自身免疫功能异常有关。可发生于甲状腺功能失常或其前后任何时期，实验室检查常见 T_3、T_4 和 TSH 异常。病变内含粘多糖以致组织水肿，有淋巴细胞和浆细胞浸润，引起眶脂肪体积增加和眼外肌肥厚。患者以女性居多，常表现为眼球凸出和复视，病变显著还可损害视力。

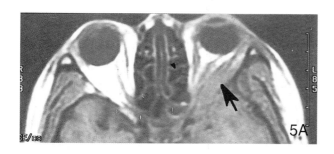

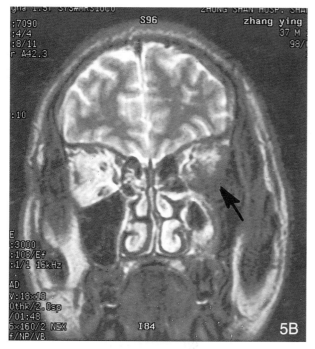

图 13-4-5 上颌窦曲菌病变侵犯眼眶

A. 横断面 T_1WI 示左眶外壁软组织增生(箭)。 B. 冠状面 T_2WI 见眶内弥漫软组织增生(箭),均属中等信号,左上颌窦术后粘膜增厚。

【MRI 表现】 临床症状轻者可无明显影像学异常。一般常见为眼睑肿胀,眼球不同程度凸出,主

要为眼外肌肥厚增大,常为多肌侵犯(图 13-4-7),少数可仅单肌肥大,以下直肌最常见(图 13-4-8)。早期可仅一侧眼眶发生。典型表现为双侧眼眶多根眼外肌肥厚,以肌腹梭形肥大和眶尖肌环增厚为显著。附着眼球的肌腱常无增厚。肥厚肌束边缘光滑、清楚,在 T_1WI 上信号较低,T_2WI 信号较高。眶脂肪增加常致眶隔前突,视神经被拉直,有的还可见眶脂肪向后膨出于眶上裂。眶尖病变挤压视神经可致视力减退。

【眼外肌增大的病因】

1. 甲状腺性肌病。

2. 肌炎——非特异性炎性假瘤,细菌性炎症。

3. 血管充血——动静脉瘘或畸形,上眼静脉或海绵窦栓塞。

4. 恶性肿瘤——转移癌,恶性肿瘤侵犯。

5. 外伤——出血,水肿。

6. 肢端肥大症。

四、视神经炎

视神经炎可为炎症、血管病变和多发硬化脱髓鞘病变所致,临床上主要表现为急性视力丧失,多伴有眼球运动疼痛,瞳孔无光反射。影像学检查着重帮助排除其他病变,发现血管病变和多发硬化,并可了解病变部位和节段,以 MRI 较好。

【MRI 表现】 在 MRI 上,视神经炎(图 13-4-9)可见视神经广泛增粗,肿胀也可涉及视交叉,边缘光滑。主要表现为 T_2WI 上视神经内信号增高或 T_1WI 上为造影剂增强。文献报道以短 TI 的反转恢复序列(STIR)或频率特选部分恢复序列(SPIR)

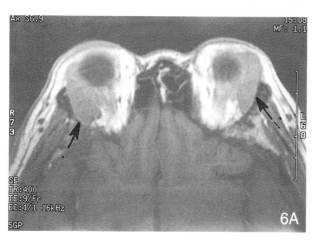

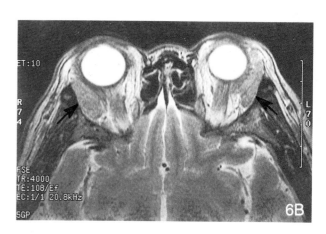

图 13-4-6 Mickulicz 综合征

双侧泪腺肿块(箭)。 A. 横断面 T_1WI 示信号中等。 B. 横断面 T_2WI 示肿块信号与脑相仿。

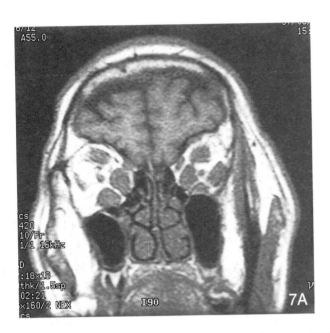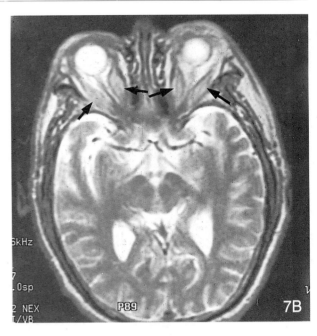

图 13-4-7 甲状腺性眶肌病变

A. 冠状面 T₂WI 示双侧眼外肌都肥大。 B. 横断面 T₂WI 示眼外肌梭形肥大(箭),信号稍高。

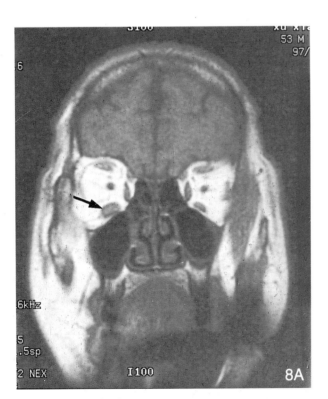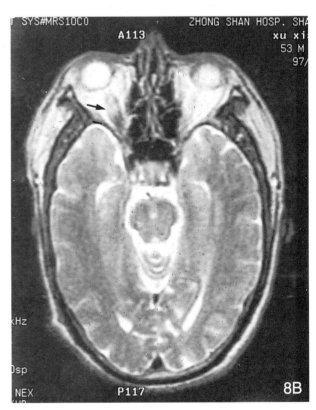

图 13-4-8 甲状腺性眶肌病

A. 冠状面 T₁WI 示右下直肌单肌肥厚(箭)。 B. 横断面 T₂WI 示下直肌肌腹梭形肥大(箭)。

可改善 T₂WI 敏感性,抑制脑脊液和脂肪信号可更清楚显示视神经异常。此外,MRI 还可发现脑白质动脉缺血或硬化性病灶,在 T₂WI 呈高信号斑片。文献报道红斑狼疮、风湿病、血管炎、结节病等亦可

见视神经—视交叉增大或为造影剂增强。

视神经普遍增粗可见于多种病变,其边缘不规则者常见于视神经脑膜瘤、炎性假瘤、淋巴瘤等,视神经增粗边缘光滑者可见于视神经胶质瘤、外伤后

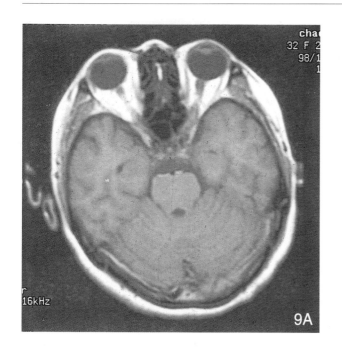

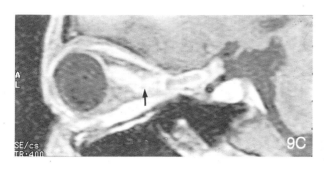

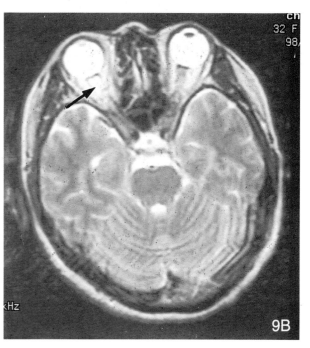

图 13-4-9 视神经炎

A. 横断面 T_1WI 示双视神经增粗,左侧为著。 B. 横断面 T_2WI 示左视神经信号稍高,右视神经鞘少量积液(箭)。 C. 增强 T_1WI 矢状面,示视神经鞘不规则增强(箭)。

水肿、内分泌凸眼、眶尖压迫者颅内压增高、视网膜中央静脉阻塞者,应结合其他影像学检查和临床给予鉴别。

第五节 眼球病变与肿瘤

眼球内有许多病变可以由不同方式引起眼内改变,在眼间质透明时临床多可查见,但病变深层难以了解,尤其是眼间质不透明时更难查见。临床上应用 B 超和 CT 可帮助显示病变,但对软组织分辨力有限,现今常用 MRI 可较清楚区别积液类型和显示软组织病变形态,对眼内病变和肿瘤诊断很有帮助。本节将首先讨论眼球内膜剥离常见表现,再就眼内肿瘤和有关病变分述于下:

一、眼球内膜剥离

眼球壁由视网膜、脉络膜和巩膜三层组成,层壁间有三个潜在间隙:①玻璃体后间膜:位于后玻璃体膜与视网膜(内层)感觉层之间。②网膜下间隙:为视网膜感觉层(内层)与色素上皮层(外层)之间。③脉络膜上间隙:即脉络膜与巩膜之间(线图 13-5-1)。这些潜在间隙可为积液或出血引起层间剥离。

(1)后玻璃体剥离:为玻璃体后间隙积液所致,

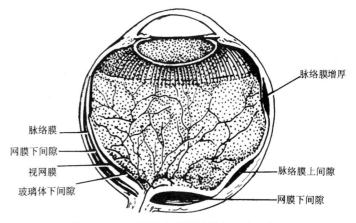

线图 13-5-1 眼球内膜和其潜在间隙示意图

脉络膜增厚

脉络膜
网膜下间隙
视网膜
玻璃体下间隙
脉络膜上间隙
网膜下间隙

可见于儿童原始玻璃体增生症和老年人玻璃体液化者。后玻璃体膜很薄,不能为 MRI 显示,但玻璃体后间隙积液或出血则可致此间隙增宽,借助液体显示之,此间隙积液常达视乳头和黄斑部分,液体可随头位侧转而变动。其与玻璃体内出血表现不同,后者出血与玻璃体液混合,不能显示分层现象。

(2)网膜剥离:为视网膜感觉层与色素上皮层分离,可分为撕裂和非撕裂两类。前者较常见,多由视网膜病变引起玻璃体变性和收缩,造成视网膜穿孔和玻璃体液漏入,常见于成人和老年性黄斑变性等病变者。后者则为视网膜下积液所致,可见于渗出性视网膜炎、晶状体后纤维增生症等,亦可见于脉络膜新生物。视网膜菲薄难以直接显示,一般可由其下积液与玻璃体间对比界面反映,积液可为局限隆起,表面光滑。如积液量大,可致视网膜完全剥离,表面呈"V"形,其尖在视乳头处,两侧分叶呈半球形隆起,前界达睫状体后,甚至两叶顶部可紧贴占据整个玻璃体腔。视网膜下积液亦可随头位迅速变

动,与后玻璃体间隙积液不能区分。

(3)脉络膜剥离:为脉络膜上间隙积液或出血引起,可见于外伤、手术或眼内炎症,临床常有低眼压,眼底见棕色脉络膜,积液广泛分布呈新月形或环状增厚,液体变动缓慢或不变,血肿常呈晶状体形隆起。脉络膜呈弧线状,以增强后显示更清楚,不达视乳头部位。脉络膜炎症一般较为广泛,常涉及视网膜和巩膜,球壁增厚和增强更显著。

【MRI 表现】 眼球内许多病变和肿瘤可因渗出或出血引起眼球内膜层间剥离。病变或新生物与积液所致剥离伴存,影像学检查时应予区分,CT 从密度上常难区别,MRI 可较好分辨不同类型积液和新生物。眼内渗出液大多含蛋白质浓度较高,在 T_1WI 和 T_2WI 上都为高信号。与玻璃体信号比较,以 T_1WI 显示较鲜明。眼内出血因出血存在时间长短与环境不同,血红蛋白脱氧和分解变化影响铁质的磁性,可有复杂信号变化,需要辨别(表13-5-1,2)。一般出血后数天血红蛋白经脱氧变为正铁血红蛋

表 13-5-1　各种血肿的鉴别

鉴别	超急性	急　性	亚急性	亚急性-慢性	慢　性
时间	数小时	1~3 d	3~7 d	7 d~数周	数月至数年
类型	新鲜血	早期凝固	细胞溶解前	细胞溶解后	机化
内容	氧合血红蛋白	去氧血红蛋白	细胞内	细胞外	血肿/含铁
			正铁血红蛋白	正铁血红蛋白	血黄素瘢痕
T_1WI	低信号	低—等信号	高信号	高信号	低信号
T_2WI	高信号	低信号	低信号	高信号	低信号

表 13-5-2　T_1WI 高信号病变的鉴别

	病　　变	高信号原因
新生物	色素性黑色素瘤	黑色素、出血、坏死
	网膜母细胞瘤	出血、钙化中含铁、坏死
	脉络膜转移癌	出血、含粘液、坏死
	毛细血管瘤	出血
剥离	Coats 病	脂蛋白物质
	原始玻璃体增生症	伴有出血
	创伤	出血
	伴有新生物	出血
	撕裂	高蛋白质内容或出血
炎症	眼内炎	出血
退行变	眼球萎缩	钙化中含铁、陈旧性出血
医源性	玻璃体内硅油	类脂质

白,具有顺磁性,在 T_1WI 上呈高信号,T_2WI 上为低信号,继后血细胞分解,T_2WI 信号随之增高。通常由于溶血从外周向中央扩展,血肿呈现周围信号高而中央信号低的混杂表现,故此出血在急性和亚急性期信号表现可与具顺磁性的黑色素瘤相似,应予

仔细鉴别。通常积液或出血引起眼内膜剥离,基底较宽,表面光滑。眼球内肿瘤一般呈结节状,局部隆起,表面可欠规则,T_1WI 上为中等信号,T_2WI 为较高或高信号,在增强 T_1WI 上瘤体多可被造影剂强化。恶性黑色素瘤因含有顺磁性色素,在 T_1WI 上为高信号,T_2WI 为低信号。转移癌和视网膜细胞瘤因细胞丰富,在 T_1WI 上为中等信号,而 T_2WI 上信号低,与一般肿瘤表现不同,在 MRI 上可予区别。由上所述可见,MRI 检查从 T_1WI、T_2WI 和增强后信号变化规律,结合病变形态表现,可较好区分肿瘤与继发改变,鉴别肿瘤类型。

二、视网膜母细胞瘤

视网膜母细胞瘤(retinoblastoma)为幼儿眼内最常见的恶性肿瘤。此瘤起源于胚胎视网膜细胞,多属未分化髓上皮肿瘤。由于肿瘤缺乏胶原基质,故易向玻璃体腔内和视网膜下间隙生长。导致玻璃体

内肿瘤种植呈结节状,视网膜下渗出致视网膜剥离。瘤内常发生坏死和钙化(占95%)。少数肿瘤可弥漫性浸润生长呈斑块状。肿瘤易浸润球壁和视神经,向眶内及颅内扩展,可侵入脉络膜血管出现血行远处转移,也可以经脑脊液扩散种植于脊髓等处。

患者多见于5岁以下幼儿,以白瞳孔(黄光反射)或斜视引起注意,早期病例可由眼底镜查见眼内肿块,常见为视网膜剥离或玻璃体混浊,可由超声波发现眼内肿块。晚期可表现为眼球增大、充血或溃烂。大多为单侧散发,少数有家族遗传史,常为双侧发生,偶可与松果体或鞍上区肿瘤伴存。

影像学检查主要是证实诊断和鉴别相似病变,还可显示肿瘤大小、扩展及转移情况。由于此瘤大多有钙化,一般应用CT显示最为敏感。视网膜母细胞瘤者90%以上可由CT显示钙化,此征象对3岁以下幼儿诊断此瘤是有力依据。少数病例可无钙化显示,以广泛浸润型视网膜母细胞瘤为常见,应行MRI检查。MRI可较清楚显示眼球内肿块和区别相似病变,对肿瘤扩展显示更好。在MRI上,视网膜母细胞瘤(图13-5-1)一般在T_1WI表现为较玻璃体稍高或中等信号,在T_2WI和质子加权像(PDW)表现为明显低或中等信号。小于5mm肿块较难发现,可行Gd-DTPA造影剂增强以利显示,此瘤一般为中等强化。对于侵犯视神经、扩展至颅内或蛛网膜下腔者,增强后结合脂肪抑制T_1WI检查显示可更清楚。

【鉴别诊断】 视网膜母细胞瘤须与下列疾病鉴别:原始玻璃体增生症,渗出性视网膜炎,早产儿视网膜病变,弓蛔虫病,视网膜剥离,机化性视网膜下出血,机化玻璃体,眼内炎,视网膜发育不良,视网膜胶质瘤,视网膜胶质增生,有髓鞘神经纤维,脉络膜血管瘤,眼球缺裂,牵牛花样异常,先天性白内障,脉络膜骨瘤,视乳头隐结。

三、渗出性视网膜炎(Coats病)

此病为视网膜毛细血管增生和小动脉瘤样扩张引起视网膜内和视网膜下间隙广泛渗出和视网膜剥离的眼内病变。早期病变可由临床检查眼底发现,多在颞侧赤道或周边视网膜见到毛细血管增生和扩张,继后病变产生脂蛋白样渗出液,积聚于视网膜和视网膜下,导致视网膜广泛剥离。晚期可出现新生血管和出血,在黄斑下产生纤维化结节,可钙化或骨化。

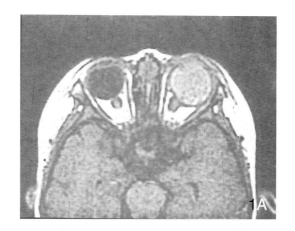

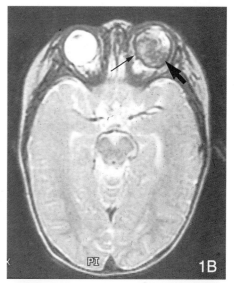

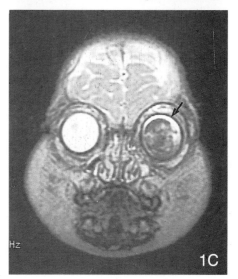

图13-5-1 视网膜母细胞瘤
A. 横断面T_1WI,左眼球内信号增高,眼球稍大、球壁完好。
B(横断面T_2WI)和C(冠状面T_2WI)示眼球内大部分
为不均质低信号肿块(箭)占据。

渗出性视网膜炎多见于6~8岁儿童,男性较常见,单眼发生,在临床上表现为白瞳孔、斜视、青光眼等,可与视网膜母细胞瘤、原始玻璃体增生、未成熟视网膜病变等相混淆,尤以后期病变较难区别。一般常用 CT 检查,常见表现为渗出性视网膜剥离,无眼内肿块或钙化。MRI 检查也很有帮助,一般在 T_1WI 和 T_2WI 上均可见视网膜下高信号,其表面呈"V"形,为分叶漏斗状视网膜剥离,以 T_1WI 更为清楚(图13-5-2)。少数病变因有出血、纤维化或机化可致信号较低或欠均质,应用造影剂增强,可见渗出液与残存玻璃体之间有增厚视网膜呈线状强化,无眼内增强肿块,可与眼内肿瘤鉴别。此外,晶状体形态和眼球大小无异常,也可与原始玻璃体增生病变区别。

四、晶状体后纤维增生症

晶状体后纤维增生症又称早产儿视网膜病变。发生于吸氧的早产儿,为高浓度氧中毒致视网膜周围血管闭塞,产生渗出诱发血管新生和继后玻璃体内纤维组织增生,于晶状体后形成膜状结构和导致视网膜剥离。一般为双眼发病,在 MRI 上表现为双眼球内玻璃体信号增高,伴有晶状体后杂乱增生带,久后可致眼球内钙化和眼球萎缩变小。

五、葡萄膜恶性黑色素瘤

葡萄膜分为虹膜、睫状体和脉络膜,胚胎期由中胚层和神经外胚层分化而成。其内有脉络膜黑色素细胞和视网膜色素上皮细胞,可为黑色素瘤发生来源。组织学上通常可分为梭形细胞、上皮细胞和混合型,以上皮细胞型预后较差。肿瘤直径 10 mm 以下为小型,超过 15 mm 为大型,与预后有关。

恶性黑色素瘤为成人眼球内最常见恶性肿瘤,大多发生于脉络膜,少数发生于虹膜或睫状体。有

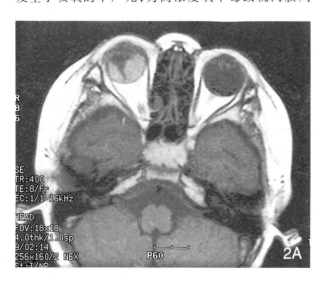

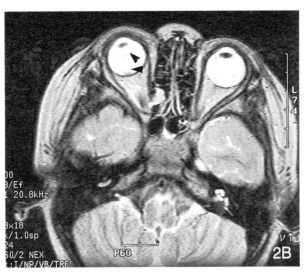

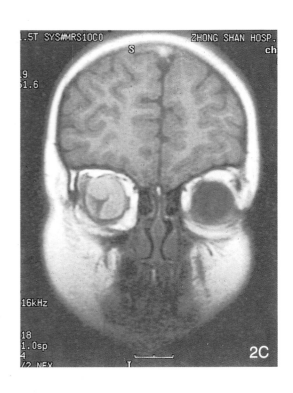

图 13-5-2　渗出性视网膜炎

A. 横断面 T_1WI,右眼球内有双叶半球形隆起,其内渗液呈高信号。　B. 横断面 T_2WI 见高信号,玻璃体内有曲线低信号,为视网膜剥离(▲)。　C. 冠状面 T_1WI 见眼内分叶状渗出液积存伴视网膜剥离。

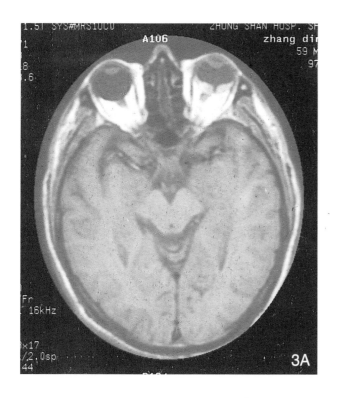

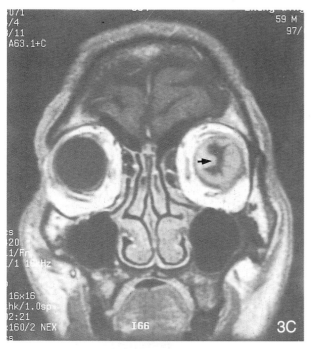

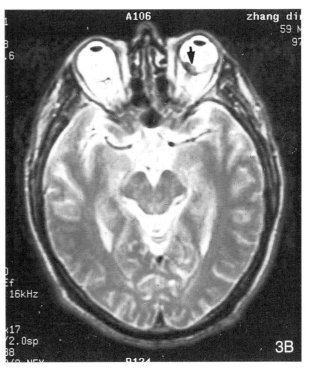

图 13-5-3　脉络膜黑色素瘤

A. 横断面 T_1WI 示左眼底视乳头两侧有梭形高信号病灶。
B. 横断面 T_2WI 见内侧结节为低信号(箭),外侧者为中等信号。　C. 增强 T_1WI 冠状面见眼球内侧结节轻度增强(箭),眼内周壁渗出性视网膜剥离。

认为此病可起源于前已存在的黑痣,随着年龄增长发生于中老年人,以白种人更常见。患者多因视力障碍或视网膜剥离引起注意。临床可直接查见眼内肿瘤,或通过眼底血管荧光造影或超声波检查提出诊断,但当眼内中间质不透明或眼底有渗出或出血时则难以见及。CT 和 MRI 为常用检查方法,以 MRI 可更清楚显示肿瘤与渗出的区别,并从信号特点提出诊断,对肿瘤扩展情况了解也较好。大多数病例可由 MRI 提出诊断,少数无色素性肿瘤或不典型表现则可与多种眼内其他病变混淆,应加鉴别。

【MRI 表现】　眼内黑色素瘤在球内壁生长,可呈斑片状或半球形小结节状,因易穿破 Bruch 基膜向玻璃体内增长,常呈钮扣状或蘑菇状结节隆起。有的可呈多个结节或分叶状。直径大于 3 mm 的肿瘤多可显示,少数肿瘤浸润性生长可呈扁平形,应与转移癌鉴别。此瘤含有黑色素,具有顺磁性,可缩短 T_1 和 T_2,在 T_1WI 上呈现高信号,T_2WI 为低信号(与玻璃体比较),与一般肿瘤表现(T_1WI 上低、中或较低信号,T_2WI 为高信号)不同,具有一定特征(图 13-5-3),可为 MRI 诊断的主要依据。随着肿瘤生长引起渗出或出血及视网膜剥离,在 MRI 上常见视网膜下积液与肿瘤伴存,应慎加识别。一般视网膜下积液引起视网膜剥离表现为新月形或梭形隆起,表面弧形。渗出液因蛋白质浓度差异在 T_1WI 上可呈中等至较高信号,T_2WI 都为高信号。如 T_1WI 上高信号病变难以区别肿瘤或视网膜剥离,可加长 TE 检查,肿瘤信号常较渗出液为低。一般都应加行增强 T_1WI 检查。黑色素瘤都可有中等至明显强化(图 13-5-4),渗出液则无信号增强。造影剂增强可较好显示小肿瘤和其扩展情况。积血则因出血时相生化变化而有复杂的信号差异,一般亚急性出血在 T_1WI 和 T_2WI 上均为高信号,黑色素瘤在 T_2WI 上为低信号(图 13-5-5),可予区别。但眼

底病变出血(以老年性黄斑变性引起出血为常见)在出血期数天内去氧血红蛋白为短 T_1 和短 T_2,在 T_1WI 上呈高信号,在 T_2WI 上呈低信号,可与黑色素瘤信号相仿,易造成混淆。通常亚急性出血期血红蛋白变性(正铁血红蛋白)自外周向中央扩展,在 MRI 上呈现外周高、中央低信号混杂存在,可与黑色素瘤不同。一般眼底出血(图 13-5-6)表现为薄层,无明显隆起,病灶边界不清,信号混杂,可结合病史和眼底检查以帮助区别。

此外,少数黑色素瘤可无或少黑色素(需经银染色或电镜检查确定),影像学表现可与一般肿瘤相似,难从形态与信号变化进行鉴别。文献报道视网膜胶质增生(星形细胞错构瘤)、髓上皮瘤等在 MRI 上难与此类恶性黑色素瘤鉴别。少数较大(直径大于 15 mm)恶性黑色素瘤可浸润巩膜和视神经,并向球外生长。在眼外肌附着处较难发现,一般应增强扫描结合脂肪抑制检查显示较清楚。有人认为 T_2WI 对球后视神经周围视网膜下腔增宽亦显示较好。

恶性黑色素瘤易侵犯血管,较常发生转移。据

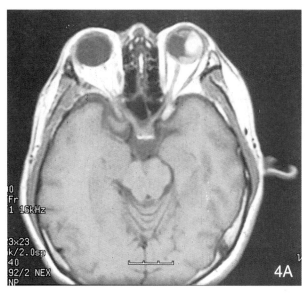

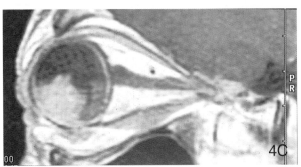

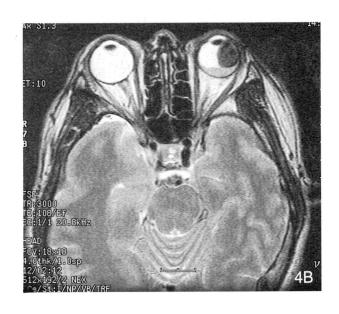

图 13-5-4 脉络膜黑色素瘤

A. 横断面 T_1WI 见左眼颞侧球内壁高信号肿块,向前侵及睫状体,眼底有中等信号渗出积液。 B. T_2WI 见肿块呈低信号。 C. 增强 T_1WI 矢状面示眼球内增强肿块不规则状,球壁尚完整。

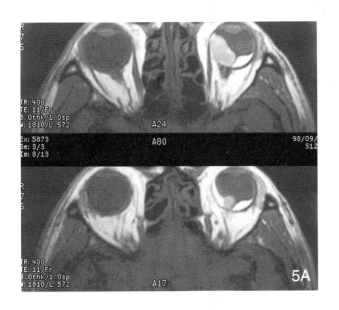

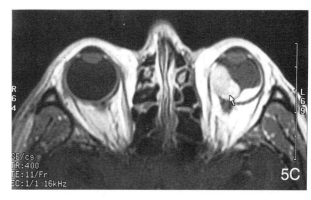

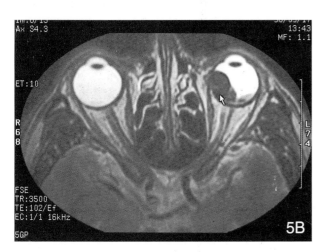

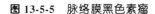

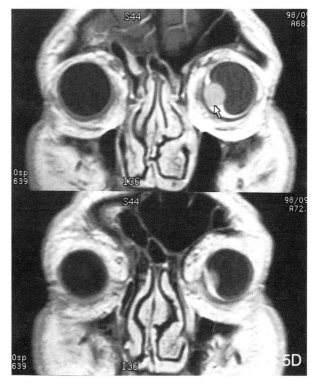

图 13-5-5 脉络膜黑色素瘤

A. 横断面 T_1WI 见左眼底鼻侧半球形、中等信号肿块,外侧视网膜下渗出为高信号。　B. 横断面 T_2WI 鼻侧肿块为低信号(箭)。　C (增强 T_1WI 横断面)和D(增强 T_1WI 冠状面)示肿块(箭)轻度强化,邻近眼底渗出积液。

Lorigan(1991)随访 110 例资料表明,62% 可在肿瘤治疗后 5 年内出现远处转移,以肝转移最多见(92%),肺与骨次之,有的也可见颈淋巴结增大等,故术后病例应密切随访复查。

【鉴别诊断】 葡萄膜恶性黑色素瘤须与下列疾病鉴别:转移癌,脉络膜剥离,脉络膜痣,脉络膜血管瘤,脉络膜囊肿,神经纤维瘤,葡萄膜神经鞘瘤,平滑肌瘤,腺瘤,髓上皮瘤,视网膜脱离,黄斑退行性变等。

六、脉络膜血管瘤

脉络膜发生的海绵状血管瘤为局限性血管增生,与视网膜发生的毛细血管瘤不同,后者为广泛病变,常为多种神经、皮肤综合性病变表现之一(参见先天性病变节中)。脉络膜血管瘤发生于赤道后眼底,常在乳头附近(图 13-5-7)或黄斑区,一般呈晶状体状或半球形肿块,在 T_1WI 上为中等信号,在 T_2WI 上信号较玻璃体为低或相仿,一般主要靠造影增强 T_1WI 检查确定,此瘤可为造影剂显著增强。由于肿瘤生长常引起视网膜下积液以致发生无裂孔的视网膜剥离。在 MRI 平扫检查时常见渗出液与肿瘤信号混存,信号差别不明显,一般应由增强 T_1WI 显示其差别,肿瘤信号显著强化,渗出液无增

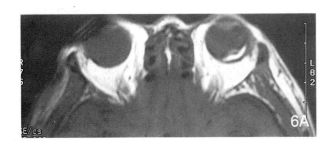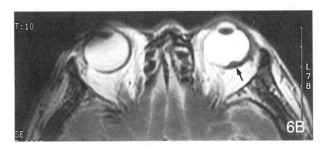

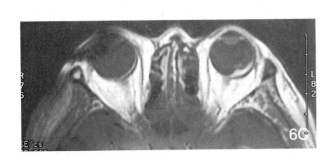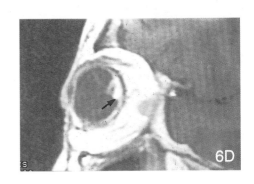

图 13-5-6 眼底出血

男,74 岁,3 个月前眼底出血。A. 横断面 T_1WI 示左眼底颞侧有弧形条状高信号,表面有中等信号线状视网膜剥离。 B. 横断面 T_2WI 见左眼底低信号小结节(箭)。 C. 增强 T_1WI 横断面未见结节病灶增强。 D. 增强 T_1WI 矢状面示眼底局部高信号,不规则增生。

强,可清楚区别之(图 13-5-8)。

七、葡萄膜转移癌

眼球内葡萄膜血管组织丰富,可为肿瘤血行转移种植部位(发生率为 4.7%～12.6%)。癌栓多经肺循环通过眼动脉转移,大多由睫短动脉种植于后极部脉络膜,颞侧较鼻侧为常见,少数也可发生于虹膜睫状体。原发癌以乳房和肺最为多见,少数可来自胃肠道、泌尿系和皮肤黑色素瘤等。一般统计肺癌转移早,乳房癌转移晚。约半数病例已有原发癌存在,但可以眼内转移为最初表现,经全身检查后多可查明原发灶。临床上常因视力模糊或眼痛就诊,检查可发现视网膜剥离、视野缺损或眼压增高,约半数可直接查见眼底肿块,呈淡红或灰黄色扁平隆起,经 B 超常可发现剥离的视网膜下有实质性病变。CT 和 MRI 可较好显示眼内病变,MRI 更为清楚。

【MRI 表现】 眼球内转移癌常见眼球后极眼底有新月形或扁平带状软组织增生,基底较广,表面粗糙不平或稍隆起,一般在 T_1WI 上呈中等信号,在 T_2WI 上为低或较低信号,表现为高信号玻璃体后

极边缘局部缺失或高低不平。造影增强 T_1WI 可见病灶中等强化。典型病例可见双眼(图 13-5-9)或多灶发生(图 13-5-10),颅内可有小结节状病变同时发现(图 13-5-11),以增强 T_1WI 显示更为清楚。少数病例眼内病变呈结节状隆起,应与恶性黑色素瘤鉴别。尤以粘液腺癌转移灶蛋白含量较高。在 T_1WI 上即可显示为高信号,颇似黑色素瘤。一般转移癌在 T_1WI 上信号常较黑色素瘤为低,前者基底较广,后者多为局限隆起,可予区别。此外,转移癌引起网膜下渗出轻,很少出血,病变发展快,亦有助鉴别。原发癌病史和同时查及肺、肝、骨等转移灶亦为诊断依据。表 13-5-3 示成人眼球内常见肿瘤和血肿MRI 鉴别要点。

表 13-5-3 成人眼球内常见肿瘤和血肿 MRI 信号区别

病 变		T_1WI	T_2WI	T_1WI 增强
黑色素瘤		高	低	中—高
转移癌		等	较低	轻—中
血管瘤		稍高	等	显著
血肿	急性	等—高	低	无
	慢性	高	高	无

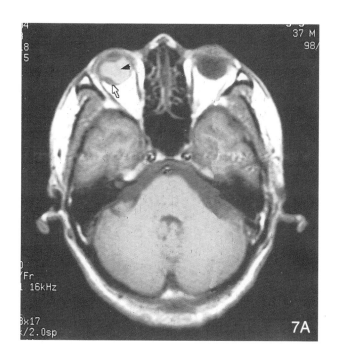
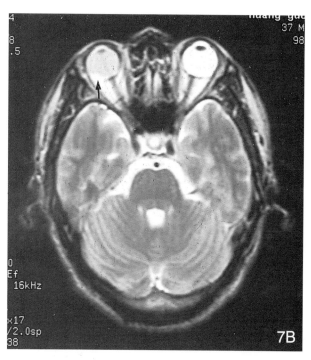
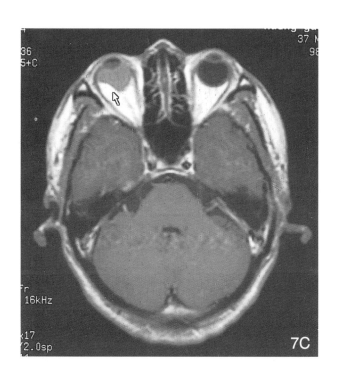
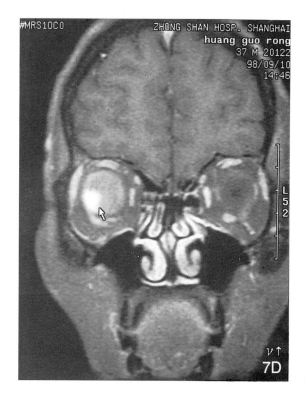

图 13-5-7　脉络膜血管瘤(局限型)

A. 横断面 T₁WI 见右眼球内渗液(高信号)和视网膜全剥离(中央较低信号线)(▲),颞侧眼底有较低信号梭形结节(箭)。　B. 横断面 T₂WI 示该眼底结节信号增高(箭)。　C. 增强 T₁WI 横断面,该结节信号增强明显(箭),但与眶脂肪高信号分辨不清。　D. 增强 T₁WI 脂肪抑制冠状面示外下象限眼内结节状高信号(富血供)肿块(箭)。

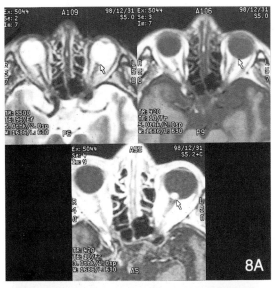

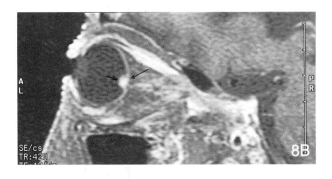

图 13-5-8 视乳头旁细小血管瘤

A. 横断面 T_2WI、T_1WI 及增强 T_1WI,示左眼底视乳头旁有直径约 2 mm 小结节(箭),增强后显示。 B. 增强 T_1WI 脂肪抑制矢状面,见小结节(箭)更清楚显示。

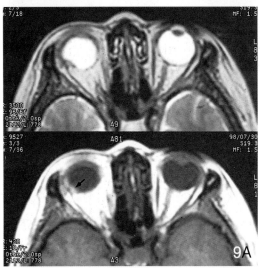

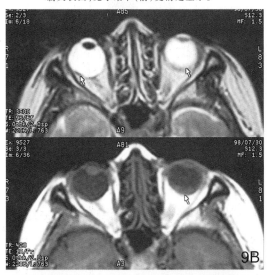

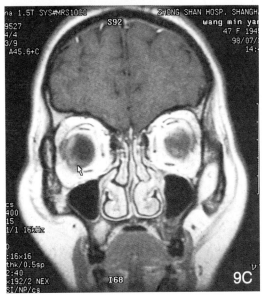

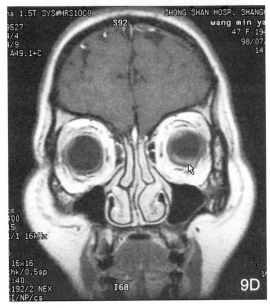

图 13-5-9 眼球内脉络膜转移癌

乳房癌术后一年半,肺及双眼底转移。A 和 B 为横断面 T_2WI(上)和 T_1WI(下),对照显示双侧眼底有薄层软组织增生(箭),T_2WI 低信号,T_1WI 等信号。 C 和 D 为增强 T_1WI 冠状面,见双侧脉络膜层轻度增强和增厚(箭)。

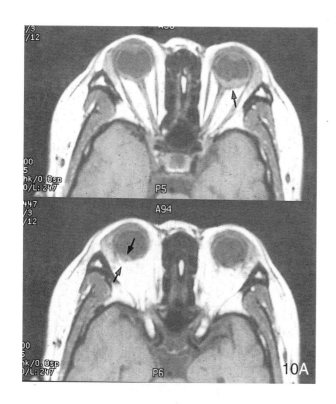

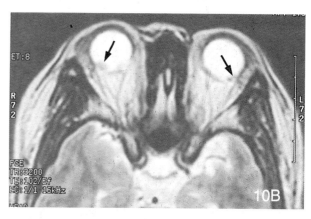

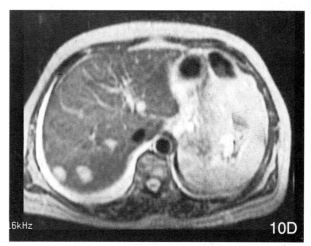

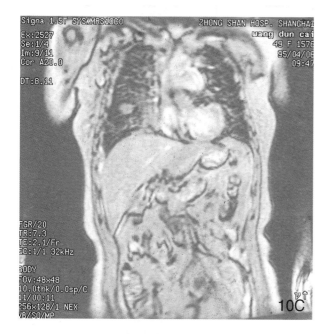

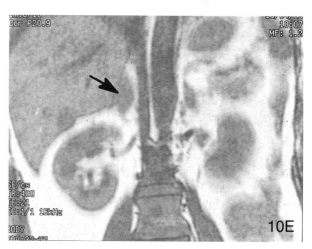

图 13-5-10　眼内脉络膜转移癌

A. 横断面 T₁WI 双眼底薄层组织增厚(箭)，信号中等，左侧较明显，表面粗糙不平。　B. 横断面 T₂WI 示眼底后壁不规则
(箭)。C. 胸部冠状面 T₁WI 见右下肺结节。　D. 腹部横断面 T₂WI 示肝内多个高信号结节。　E. 腹部冠状面 T₁WI
示右肾上腺亦有转移灶(箭)。

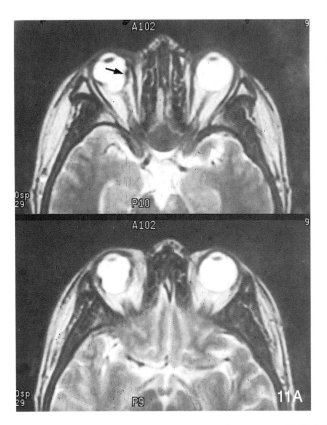
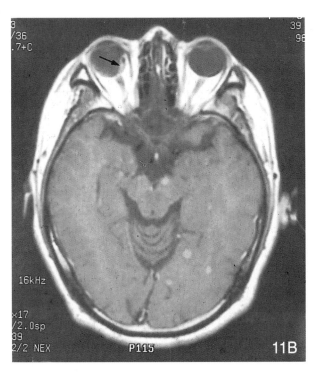

图 13-5-11 肺癌转移至右眼球内及脑部

A. 横断面 T₂WI 示右眼视网膜剥离环扎手术后变形,内侧眼底有少许软组织增生(箭),中等信号。

B. 增强 T₁WI 横断面示右眼底内侧脉络膜线状增强(箭),大脑内散布近十个增强灶。

第六节 眼 眶 肿 瘤

眼眶肿瘤为眼球凸出的重要病因,需要手术或综合治疗,现代影像学检查对提高其诊断率有突出贡献。一般病例多应用 CT 检查,MRI 除显示钙化和骨质改变不及 CT 外,对眼眶肿瘤的检查效果与 CT 比较有下述优点:①MRI 可多轴位检查,显示肿块与视神经关系和象限定位较为明确。②MRI 对软组织分辨力高,显示肿瘤边缘和结构更为清楚。③无骨质伪影干扰,MRI 显示视神经管肿瘤和颅内病变远较 CT 更好。

眼眶肿瘤的组织学种类较多,不易活检诊断,一般应依其好发部位和形态表现提出推断。解剖上病变可分为肌锥内与肌锥外和骨膜下间隙。确定肿块部位对选择手术途径有一定意义,了解肿瘤部位、范围、边缘轮廓和内部结构以及信号变化表现,对病变来源与定性颇有帮助。但影像学检查形态多无特征性,组织学检查仍为确定诊断依据。

本节将按下述分类论及下列肿瘤。①视神经肿瘤。②血管瘤。③周围神经肿瘤。④泪腺肿瘤。⑤眼眶囊肿。⑥间叶组织肿瘤。⑦转移性肿瘤。

一、视神经肿瘤

视神经原发肿瘤有视神经胶质瘤和视神经鞘脑膜瘤。

(一)视神经胶质瘤

视神经胶质瘤(optic gliomas)大多为星形细胞肿瘤,少数为少枝突胶质瘤或混合类型。组织学上分化较好,多属良性、局限性生长的错构瘤。病变常发生于眶内视神经,在鞘内沿纵轴生长,少数起自视交叉并向双侧视神经扩展。患者多为学龄前儿童,女性较多,视力损害早且显著,眼球凸出较晚出现,少数为神经纤维瘤病(NF-1 型),与双侧生长者关系密切。发生于成人者为未分化或胶质母细胞瘤,常浸润下丘脑和颞叶,属恶性。

【MRI 表现】 MRI 可较 CT 更好显示视神经和颅内视路各部分结构,应用斜矢状面可更清楚显示眶内视神经。视神经胶质瘤早期表现为增粗与扭曲状,大多呈梭形或橄榄形或梨状增大,肿块位于肌锥中央，有鞘膜包裹，边缘光滑清晰，在 T_1WI 上信号与脑相等，在 T_2WI 上信号较高，多为均质，周缘常可见蛛网膜下腔呈高信号线(图 13-6-1)。肿瘤常向后延伸，可通过扩大的视神经管侵入视交叉。视交叉肿瘤常与视神经病变伴存，也可沿视路侵入脑内。神经纤维瘤病者常为双侧发生，近半数侵及视交叉，脑内白质在 T_2WI 上可见海绵样高信号病灶。

(二) 视神经鞘脑膜瘤

视神经鞘内蛛网膜组织可发生脑膜瘤，称为视神经脑膜瘤(optic nerve sheath meningioma)，一般为单侧发生，常向外生长，边缘多不规则，病变内有钙化，少数可为神经纤维瘤病(NF-2 型)，伴有神经鞘瘤或多发脑膜瘤，具有侵袭性。此瘤好发于中青年，

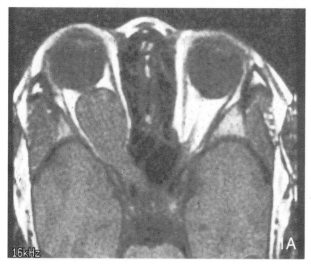

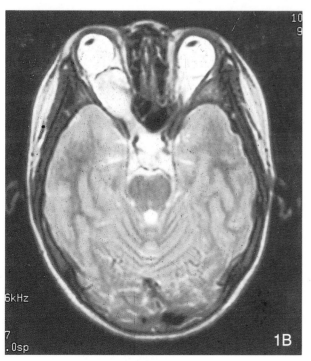

女性居多，以缓慢进展眼球凸出伴视力减退为常见临床表现。

【MRI 表现】　视神经鞘脑膜瘤常表现为不规则管状软组织增生，环绕视神经向外生长，在 MRI 上 T_1WI 为中等信号，T_2WI 多不均质，信号较低，可为造影剂显著增强，典型者可见视神经在中央大小基本正常，双边组织增强，呈路轨征或环周(冠状面)不规则增厚，以结合脂肪抑制检查显示更为清楚。少数肿瘤可发生于视神经管，邻近骨质增厚，CT 难以显示，MRI 检查则不受骨质影响，可见视神经侧缘有局限小肿块，增强明显(图 13-6-2)，病变还可侵入颅内。

神经纤维瘤病分类如表 13-6-1 所示。

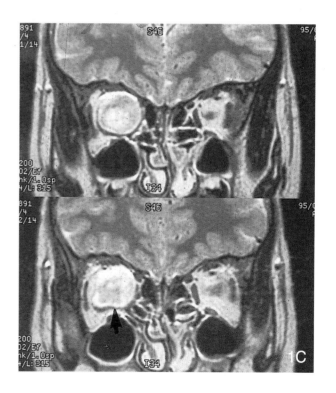

图 13-6-1　视神经胶质瘤

A. 横断面 T_1WI 见右眼眶中央肿块,相连视神经增粗达视交叉前,与脑信号相等。　B. T_2WI 示肿块信号增高。　C. 冠状面 T_2WI 示肿块在肌锥内(箭)。

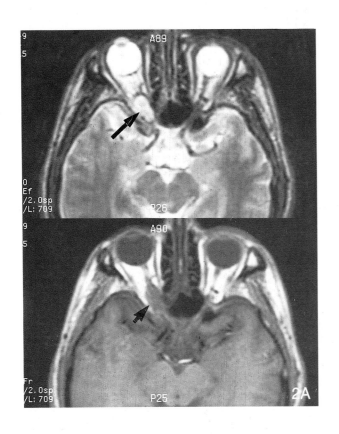

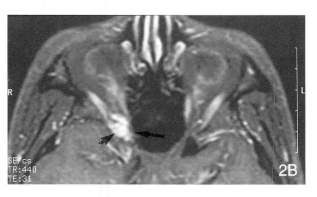

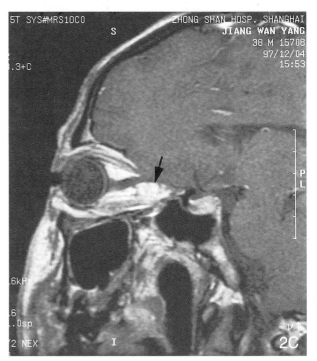

图 13-6-2　视神经鞘脑膜瘤

A. 横断面 T_2WI(上)和 T_1WI(下)见右眶尖视神经旁片状软组织增生(箭),分别为高信号和等信号。　B(增强 T_1WI 脂肪抑制横断面)和 C(增强 T_1WI 矢状面)显示眶尖视神经旁肿块强化(箭)。

表 13-6-1　神经纤维瘤病类型

特　点	NF-1 型	NF-2 型
遗传部位	染色体 17	染色体 22
表现时期	儿童和青年	成人
发生率	1/3 000	1/50 000
皮肤病变	众多	散在
骨病变	常见	少见
中枢神经病变	视神经胶质瘤,脑胶质瘤	双侧听神经瘤,脑膜瘤,神经鞘瘤

视神经增大病变

下列病变均可引起视神经增大。

1. 视神经肿瘤胶质瘤、脑膜瘤。

2. 系统性病变淋巴瘤、白血病、结节病、转移癌。

3. 视神经炎症、炎性假瘤、甲状腺性凸眼。

4. 视神经外伤水肿、血肿。

5. 颅内压增高。

二、血管瘤

组织学上血管瘤可分为多形性和单形性两大类,前者为胚胎血管各种成分组成的错构瘤,依其与动、静脉连结形式不同而有毛细血管瘤、海绵状血管瘤、淋巴血管瘤之分。血管外皮瘤等属真性肿瘤,由单形细胞增生为主,具有一定侵袭性,少数可转移。

(一)毛细血管瘤

毛细血管瘤(capillary hemangioma)由内皮细胞增殖形成毛细血管间隙组成,亦有称之为良性血管内皮瘤。常见于婴幼儿,肿瘤可局限生长,好发于眼睑和面部皮肤,以鼻上象限为常见,可向眼眶内扩展,多在肌锥外,少数可达肌锥内。肿块无包膜,边缘欠清楚或不规则,因有动脉供血,可为造影剂明显强化,一般在 MRI 的 T_1WI 上为中等信号,T_2WI 信

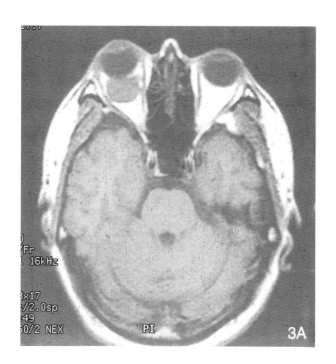
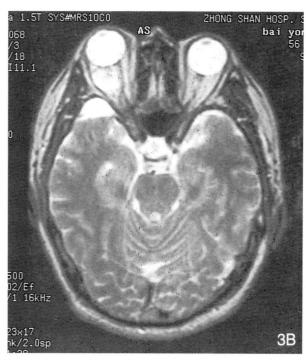
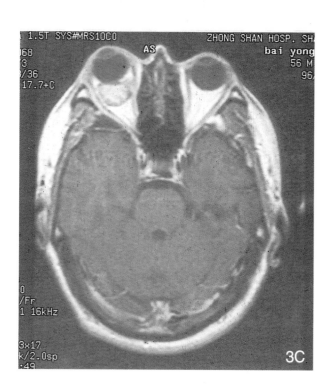
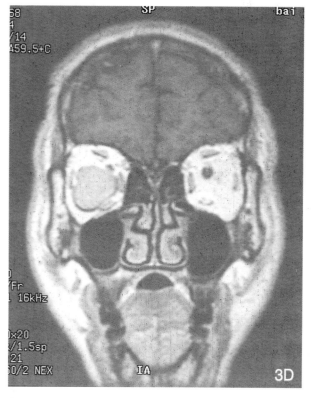

图 13-6-3　眼眶海绵状血管瘤

A. 横断面 T_1WI 见右眼眶肌锥内类圆形肿块，中等信号。　B. 横断面 T_2WI 示该肿块在视神经外侧，信号较高。

C. 增强 T_1WI 横断面见肿块强化显著，包膜不增强。　D. 冠状面增强 T_1WI 示肿块在肌锥外下象限。

号较高。

（二）海绵状血管瘤

海绵状血管瘤（cavernous hemangioma）为眼眶内最常见良性肿瘤。此瘤外被纤维包膜，内由丰富血窦组成，供血动脉细小，血流缓慢，有称之为包裹性静脉畸形（encapsulated venous malformation），偶见邻近引流静脉血栓机化形成静脉石。其好发于青壮年，生长缓慢，肿块大多位于肌锥内，常见临床表现为缓慢进展的眼球凸出和不同程度视力减退。

【MRI表现】 海绵状血管瘤一般表现为肌锥内、视神经外的类圆球肿块（图13-6-3），在眶脂肪对比下肿块轮廓很清楚，边缘有低信号薄层包膜，瘤体在 T_1WI 上信号与肌肉相等，T_2WI 为高或较高信号，可欠均质。造影剂增强 T_1WI 上常见肿瘤呈中等至明显强化，以脂肪抑制检查显示更为清楚（图13-6-4），初时瘤内血窦强化，多不均质，延迟后扫描常见整个肿块均质增强。肿块在肌锥内偏侧生长，以外侧肌锥为多见，直径大于1.5 cm肿块常致眼球凸出，视神经偏移，肿块后方眶尖多保留有脂肪间隙。较大肿块或术后复发者（图13-6-5）可见瘤体外形欠规则或为分叶状。瘤内偶有钙化或附近有静脉石，在MRI上呈低信号区。较大肿瘤或在眶尖肿块紧贴推移视神经，CT难以清楚显示，MRI可从多轴位检查较易分辨，斜矢状面可较好显示视神经（图13-6-6），冠状面对肿块象限定位有利于选择手术方位。

（三）淋巴血管瘤

淋巴血管瘤（lymphangioma）由静脉与淋巴管组成，内有海绵状细小间隙和囊状结构，各以不同比例混合形成。腔隙内有透明或棕黄色液体，或有陈旧出血产物，结缔组织中有淋巴滤泡和淋巴细胞浸润。因大多数病变与静脉连结，表面为淋巴管，深部有静脉，现今又称之为静脉性淋巴管畸形。此瘤常见于儿童，好发于眼眶和颈面部，一般为渐进性生长，在上呼吸道感染时会增大，少数可自发出血形成血囊肿，以致出现间歇性眼球凸出。病变无包膜，常呈潜入性向多部位侵犯，难以完全切除。

【MRI表现】 淋巴血管瘤可在眼睑和眼眶内生长，可位于肌锥外，但常在眶内弥漫生长，呈边界不清的片带状增厚或不规则肿块，常为纤维组织分隔，呈现大小不一管状或多囊状。病变区多为不均质，信号混杂（图13-6-7）。囊腔内信号在 T_1WI 上可低可高，与其内液体蛋白质浓度或出血变性期等因素有关。造影剂增强常见部分结构强化，以脂肪抑制检查更为清楚。除眼眶病变外，有的还可见口腔、颈面部（图13-6-8）甚至颅内亦有类似病变伴存。

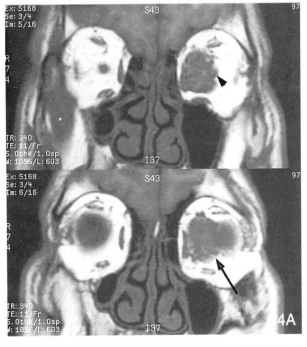
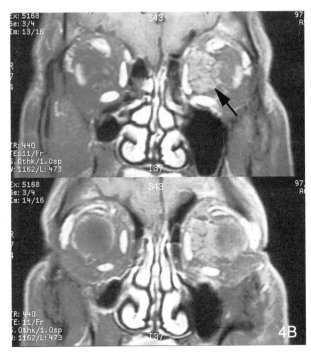

图 13-6-4 眼眶海绵状血管瘤

A. T_1WI 冠状面见左眼眶视神经（▲）内侧肌锥肿块（箭）与眶肌等信号。

B. T_1WI 增强脂肪抑制冠状面见该肿块增强（箭），结构清楚。

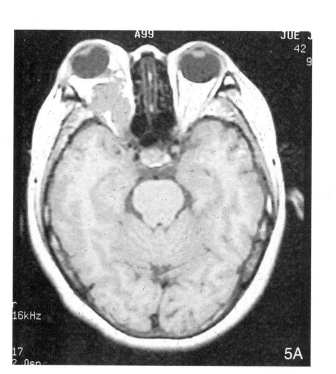

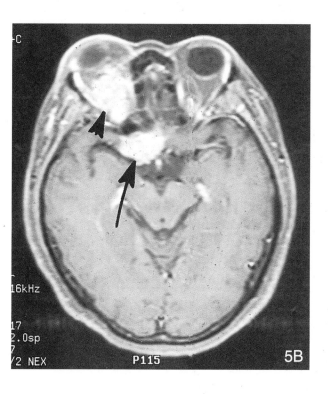

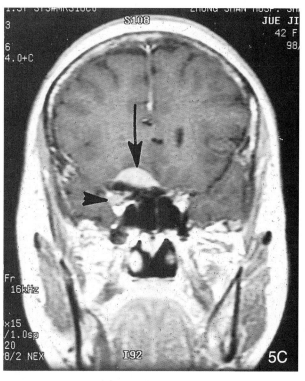

图 13-6-5 眼眶海绵状血管瘤术后复发侵入颅内

A. 横断面 T_1WI 见右眶肌锥内不规则肿块,中等信号。 B. 增强 T_1WI 脂肪抑制示眶内(▲)和鞍上区(箭)肿块强化显著。 C. 冠状面 T_1WI 增强见眶尖(▲)和蝶骨平板上方病变增强(箭)。

(四)血管外皮瘤

血管外皮瘤(hemangiopericytoma)为低度恶性肿瘤,好发于肌肉骨骼,很少发生在眼眶内。在眼眶中多位于上半部,偶可发生于泪囊、视神经和脑膜。肿块有包膜,瘤体可为纤维分隔。血管间隙周围为丰富的外皮细胞增殖。患者多为中老年人,生长缓慢,常表现为分叶状肿块,边缘欠清晰,可向邻近组织浸润,在 MRI 的 T_1WI 和 T_2WI 上信号与大脑灰质相仿。T_2WI 上信号较海绵状血管瘤为低,但少数 T_2WI 上信号亦可较高。瘤体可为造影剂明显增

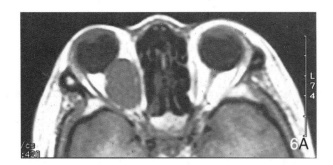

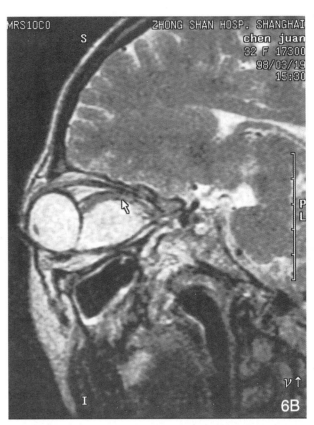

图 13-6-6　眼眶海绵状血管瘤

A. 横断面 T_1WI,右眶肌锥圆形肿块。　B. 矢状面 T_2WI 示眼球后肌锥内信号高肿块,将视神经(箭)向上推移。

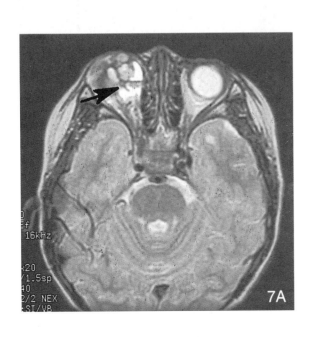

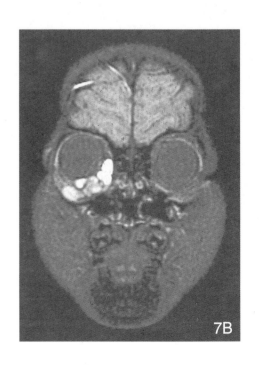

图 13-6-7　眼眶淋巴血管瘤

A. 横断面 T_1WI 见右眼眶内呈高、中等混合信号不规则肿块(箭)。

B. 冠状面 T_1WI 脂肪抑制像示眼底多囊状肿块,部分高信号为出血征象。

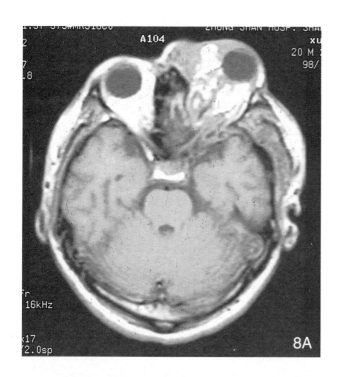

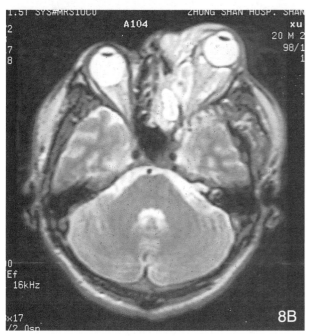

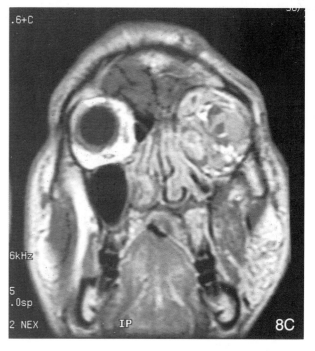

图 13-6-8 眼睑、眶、颞部广泛淋巴血管瘤

A(横断面 T_1WI)和 B(横断面 T_2WI)显示左睑眶、颞部弥漫不规则软组织增生,信号不均匀,病变侵及筛窦。 C. 增强 T_1WI 冠状面,病变呈囊状、网状增生,强化不明显。

强,常欠均质。肿瘤紧贴骨质可致骨质侵蚀破坏,较大肿瘤可向鼻窦或颅底侵犯,近半数病例可复发,且可发生转移,以肺转移为多见。

三、周围神经肿瘤

除视神经外,眼眶内有Ⅲ～Ⅳ脑神经,可发生神经纤维瘤和神经鞘瘤,大多起源于感觉神经。据统计,丛状神经纤维瘤占半数,单发神经纤维瘤和神经

鞘瘤各占 1/4。此外,眶内还有交感和副交感神经,偶亦可发生副神经节瘤(化学感受器肿瘤)。

(一) 神经纤维瘤

神经纤维瘤(neurofibroma)可分为局限型、丛状和弥漫型。以丛状神经纤维瘤较为常见,常在幼儿或儿童出现,好发于眼睑,随年龄增长可向额、颞和眶上部扩展,广泛浸润增生,无边界,在 MRI 上 T_1WI 为低信号,T_2WI 信号大部分增高,呈混杂不

均质表现,在造影剂增强后有一定程度强化。有的病变弥漫和多发,属神经纤维瘤病。多伴有眶后壁骨质发育不良或缺损。病变可向海绵窦区生长,有的还可致眼球增大。局限型神经纤维瘤多见于中青年,很少伴神经纤维瘤病,表现为无包膜肿块,呈卵圆形或梭形,好发于眶上部,可致眶壁骨质压迫变形,缓慢生长,在 MRI 上 T_1WI 为等信号,T_2WI 信号较高(图 13-6-9),如瘤内有粘液样变区,局部信号

更高,呈不均质,瘤体可为造影剂增强。

（二）神经鞘瘤

神经鞘瘤(schwannoma)为单发球形肿块,有包膜,缓慢生长,多见于中年人。临床表现与单发神经纤维瘤相似,主要依靠组织学区别。在 MRI 上肿瘤常位于肌锥内,多近眶尖或眶壁(图 13-6-10),易致眼眶受压扩大,瘤体为类圆形,边缘光滑清晰,肿瘤较小时多均质,T_1WI 为中等信号,T_2WI 为高信号,

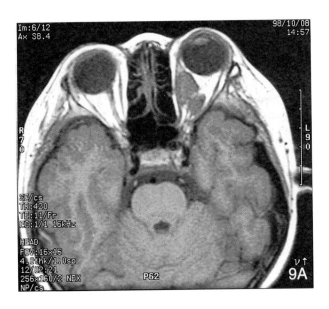

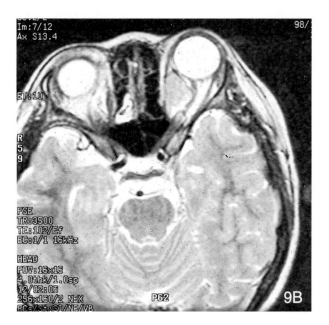

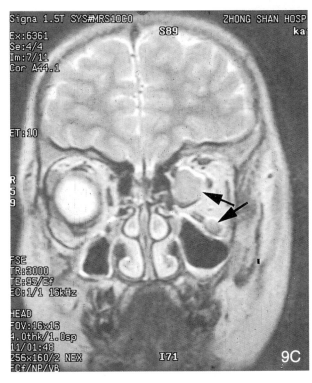

图 13-6-9　眼眶神经纤维瘤

A. 横断面 T_1WI 示左眶肌锥内两枚肿块,中等信号。

B. 横断面 T_2WI 示肿块在视神经内侧,信号较高。

C. 冠状面 T_2WI 示内侧肌锥和下直肌外侧各有一肿块(箭)。

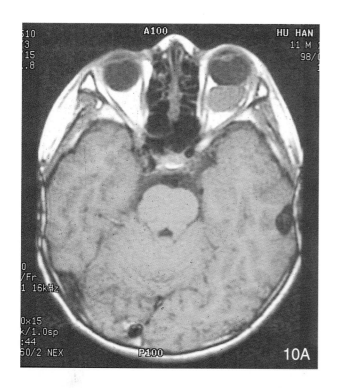

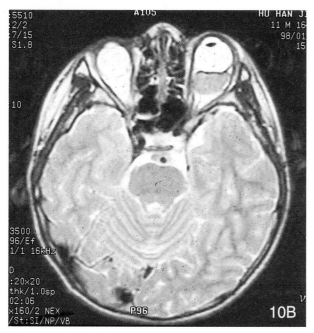

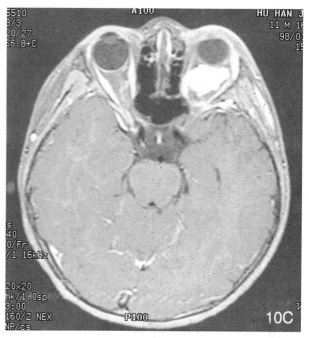

图 13-6-10　眼眶神经鞘瘤

A. 横断面 T_1WI 见左肌锥内椭圆形肿块,中等信号。

B. 横断面 T_2WI 示肿块信号与脑相仿。

C. 增强 T_1WI 横断面脂肪抑制检查示该肿块显著强化。

可为造影剂增强。肿瘤较大时,瘤体成分混杂,Antoni A 型部分细胞丰富,Antoni B 型部分有粘液样变,可致肿块不均质(图 13-6-11)。有时眶锥内神经鞘瘤影像上难与海绵状血管瘤区别(图 13-6-12)。

（三）副神经节细胞瘤

发生于眼眶内睫状神经节的化学感受器肿瘤很少见,肿瘤生长缓慢,有假包膜,富有血管,肿块形似血管瘤,在 MRI 上可见瘤内有细小流空血管(图

13-6-13)。

四、泪腺肿瘤

泪腺原发上皮肿瘤,良、恶性各占一半。良性肿瘤为多形性腺瘤(pleomorphie adenoma),由上皮和结缔组织组织构成,常称为混合瘤,较为常见,大多发生于中年;肿瘤有包膜,生长缓慢,应作完整切除,避免活检,如未彻底切除易复发,可向邻近侵犯,少

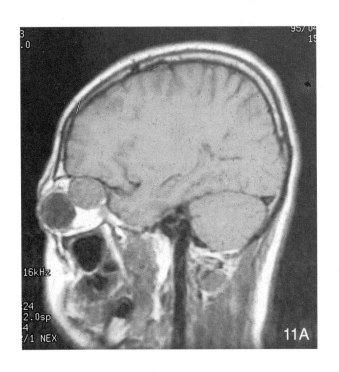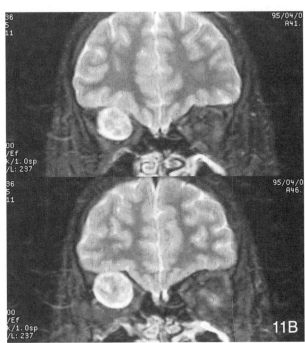

图 13-6-11　眼眶神经鞘瘤

A. 矢状面 T_1WI 见眼球后上方圆形肿块，中等信号。

B. 冠状面 T_2WI 示肿块紧贴眶顶，信号欠均质，有包膜。

数还可恶变。恶性肿瘤中以腺样囊性癌（adenocystic carcinoma）为多见，发生年龄较轻，浸润生长，常侵犯神经和血管。其他恶性肿瘤还有腺癌、鳞癌和未分化癌，发展快，易侵犯邻近结构和破坏骨质，可发生转移。

【MRI 表现】　泪腺肿瘤在眼眶外上区形成圆形或卵圆形肿块，常向眼球后上方扩展。良性肿瘤有包膜，边缘光滑、清楚（图 13-6-14），较大肿块或复发者可呈结节分叶状，常致眶壁受压凹陷变形。恶性肿瘤常无包膜，边缘欠清晰或不规则，可向眼外肌和眶脂肪浸润（图 13-6-15），破坏眶骨进而向眶周扩展，可侵犯颞窝和颅底。肿瘤在 T_1WI 上为中等信号，T_2WI 上信号较高，可不均质。少数有粘液样变者局部信号较高，偶有瘤内发生钙化（可见于恶性混合瘤）则局部信号很低。大多泪腺肿瘤可为造影剂不同程度增强。复发肿瘤可见邻近有卫星结节和侵袭性浸润。腺癌和恶性混合瘤还可发生肺等转移。

【鉴别诊断】　泪腺为肿瘤和炎症好发部位，除原发上皮肿瘤外，还有淋巴瘤，炎性假瘤，急、慢性泪腺炎症等多种非上皮病变，在临床和影像学诊断时都需要认真鉴别。淋巴瘤样病变包括淋巴组织反应增生和恶性淋巴瘤，表现为泪腺弥漫性增大，常向前侵及睑部泪腺，多呈长方形，或包附眼球形成肿块，一般不侵及眶骨，探查活检病理可予区别，但仍应密切随访观察。有的恶性淋巴瘤或系统性病变在初期可误为淋巴组织增生病变。急性泪腺炎有局部炎症表现，影像上常见泪腺增大累及睑部泪腺，多呈扁形，可为造影剂显著强化。慢性泪腺炎多为炎性假瘤表现之一，常伴有外直肌和巩膜炎性增厚。少数双侧性泪腺增大可为干燥综合征（Sjögren syndrome）或唾液腺—泪腺肥大症（Mickulicz syndrome）（图 13-4-6）、结节病等系统性病变。

五、眼眶囊肿

眼眶囊肿有发育性和后天获得性两大类。发育性囊肿最常见，大多属迷芽瘤（组织学正常，发育时异位生长），以上皮样囊肿、皮样囊肿和皮脂瘤为常见，少数为畸胎瘤、先天性小眼球伴囊肿等。后天获得性囊肿有血囊肿、植入性囊肿、寄生虫囊肿和视神经鞘脑膜膨出等。

（一）发育性囊肿

此类囊肿多见于儿童。囊肿内含有液体和实质部分。上皮样囊肿多见于眼球表面，皮脂囊肿好发于眼睑附近，临床可直接查见，一般无需影像学检查。皮样和上皮样囊肿由角化或鳞状上皮组成，皮样囊肿还含有皮肤附属成分如毛发、皮脂腺和脂肪。其常在眶缘附近(图13-6-16)，与颧额缝关系密切，可与骨膜粘连。少数囊肿位于眼眶内(图13-6-17)，以眶外侧壁为多见，生长缓慢，症状出现较晚，常见

局部眶壁骨质受压变形或破坏缺损。囊肿为类圆形肿块，外周有完整包膜，信号较低，可为造影剂强化，继发感染时包膜可变厚和增强更明显。囊肿内容不同可致信号表现不一，一般上皮样囊肿 T_1WI 为低信号，T_2WI 为高信号，均质，不被造影剂强化。皮样囊肿如含有脂类物质 T_1WI 可为高信号，T_2WI 为中等信号或较低信号，肿块常致眶内结构移位变形。有的囊肿较大可向眶尖或颞窝扩展。

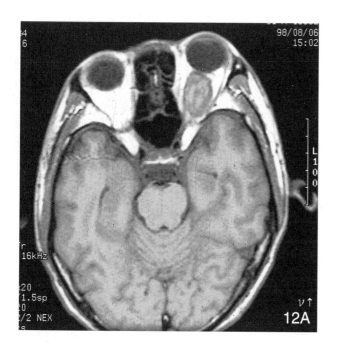

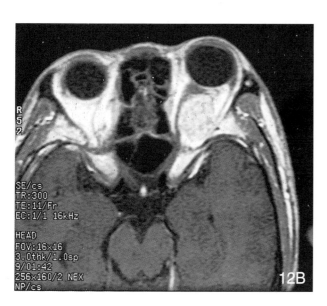

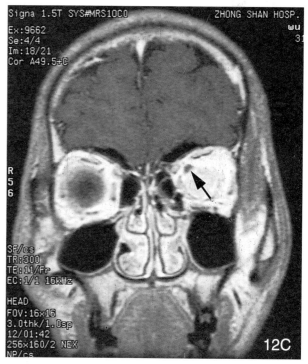

图 13-6-12　眼眶神经鞘瘤

A. 横断面 T_1WI 见左眶肌锥内椭圆形肿块，信号欠均质。
B(增强 T_1WI 横断面)和 C(增强 T_1WI 冠状面)显示肿块强化
明显，视神经向内侧推移(箭)。

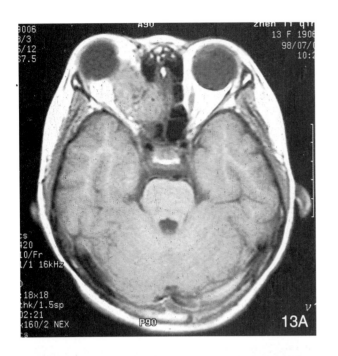

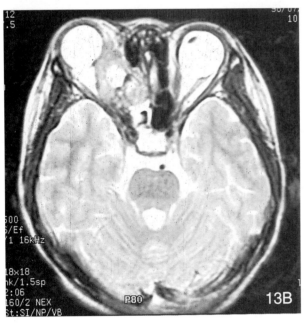

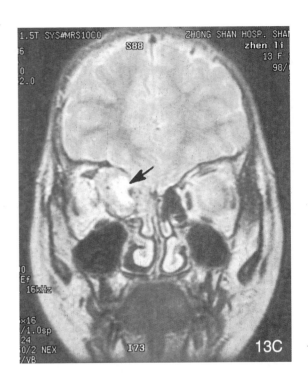

图 13-6-13　眼眶副神经节肿瘤

A. 横断面 T_1WI 见右眼眶内侧肿瘤侵入筛窦,内有点状、线状血管流空征。　B(横断面 T_2WI)和 C(冠状面 T_2WI)示不规则肿块内有囊变区(箭)。

畸胎瘤由中、外胚层分化而成。囊内有钙化或骨化成分,生长较快,常致眶骨压迫变形和破坏,其内可出血,在 MRI 上表现为不均质,囊肿可为多房状,大部分为短 T_1 长 T_2 液体,呈高信号,实质部分有钙化,信号低,包壳多较完整。

(二)后天性囊性病变

血囊肿为外伤或血液病自发出血后发生,青年人因骨膜附着疏松,故好发于骨膜下,少数亦可发生于板障内。囊肿由纤维组织形成假包膜,囊内为胆固醇结晶和肉芽组织增生,常称之为胆固醇肉芽肿

(cholesterol granuloma),在 T_1WI 和 T_2WI 上均呈高信号,可均质或不均质。

植入性囊肿为异物或穿孔伤后将上皮组织植入眼内或眶内形成的上皮样囊肿,壁薄衬以上皮,表现为边缘光滑囊性肿块,内容均质,较肌肉密度为低,T_1WI 为低信号,T_2WI 为高信号。

寄生虫囊肿为包虫或囊虫幼虫在人体内生长形成,偶有发生于眼眶,见于结膜下或眼外肌中,囊内含液体,腔内有幼虫,久后可钙化。

视神经鞘脑膜膨出为眶段视神经周围脑膜扩

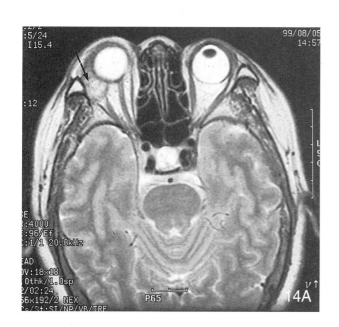
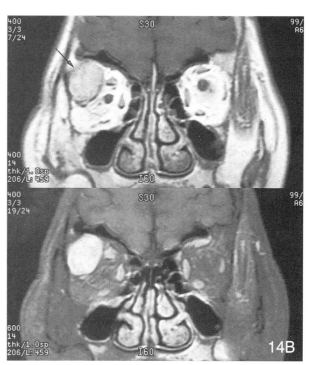

图 13-6-14 泪腺混合瘤

A. 横断面 T_2WI 示右眼眶前外方肿块(箭),信号略高。

B. 冠状面 T_1WI 增强和脂肪抑制示该肿块(箭)边缘光滑,向肌锥内扩展致视神经内下移。

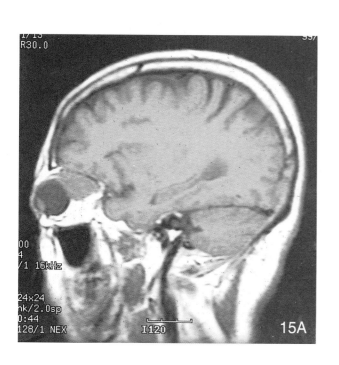
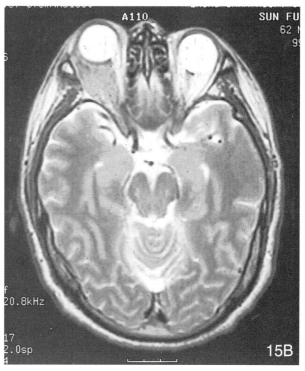

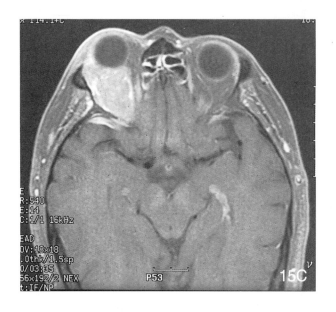

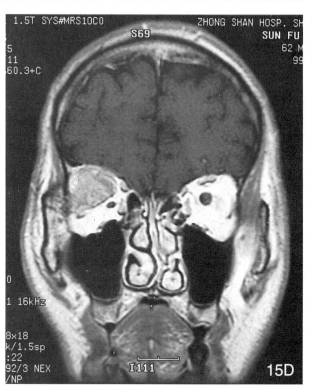

图 13-6-15　泪腺囊性腺癌

A. 矢状面 T_1WI 见眼球后上方肿块。　　B. T_2WI 横断面示右眶肿块仍为中等信号。

C. 增强 T_1WI 横断面示肿块中等强化,边界欠清。　　D. 冠状面示右眶外上方肿块侵及上直肌和推压视神经。

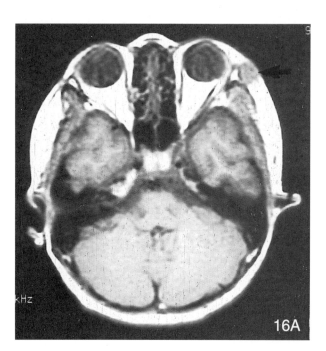

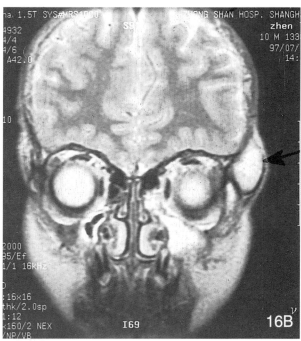

图 13-6-16　眶旁颞部皮样囊肿

A. 横断面 T_1WI 见左眶外侧颞部皮下中等信号肿块。　　B. 冠状面 T_2WI 见肿块(箭)呈高信号。

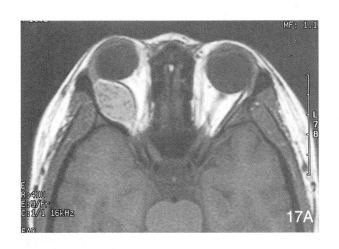
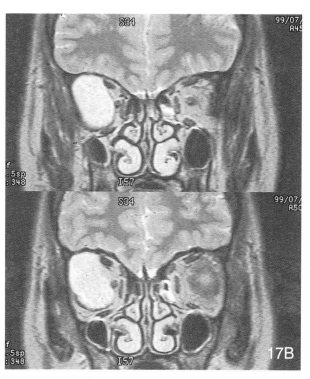

图 13-6-17　眼眶皮样囊肿
A. 横断面 T_1WI 示右眶外侧壁扁圆形软组织肿块压迫骨质,包膜清楚。
B. T_2WI 冠状面见肿块内均质高信号。

张,内充脑脊液,亦可称为视神经鞘蛛网膜囊肿或水瘤等,多见于青少年,可为原发或继发,有的与神经纤维瘤病伴存。MRI 显示为视神经鞘膜管状(图 13-6-18)或囊状(图 13-6-19)扩张,边界清楚,内容为均质液体,其信号与脑脊液一致,包膜可增强。有的可为双侧发生。

六、纤维组织肿瘤

眼眶发生的纤维组织肿瘤很少见,组织学上有纤维母细胞分化来的纤维瘤、纤维瘤样病变和纤维肉瘤,较常见的还有纤维组织细胞瘤。影像学检查多无特征表现,难以区分,主要是为了解肿瘤的部位和范围。

纤维瘤发生于青年,起自腱膜或筋膜,组织学上分化好,有包膜,生长慢,形成圆形肿块,在 MRI 上信号低,均质,可由造影剂明显增强。纤维肉瘤多发生于幼儿,生长快,肿块可浸润侵袭邻近结构,常在切除后复发,在 MRI 上信号低,可增强。纤维瘤样病变(fibromatosis)介于纤维瘤和肉瘤间,属良性而具局部侵袭性,发生于儿童和青年,生长较慢,其信号强度与细胞、纤维组成比例有关,细胞丰富者在 T_2WI 上为高信号,纤维成分多则 T_2WI 上信号低,

瘤体均可为造影剂中等强化。

纤维组织细胞瘤(fibrous histiocytoma)最为常见,多发生于中老年,肿块位于眶上和内侧部分,肿块小,边界清楚,有包膜者属良性。边缘有浸润者具有局部侵袭性,如向邻近结构侵犯,也可为恶性,切除后易复发。在 T_1WI 上为等信号,T_2WI 为高信号,可中等增强。

七、恶性淋巴瘤

眼眶淋巴瘤属非霍奇金淋巴瘤,多由 B 细胞组成,分类为弥漫型淋巴瘤,在组织学上常难与淋巴组织增生样的良性假瘤相区别,后者一般为多形细胞浸润(多为 T 细胞组成)。恶性淋巴瘤为单形性细胞增生,好发于眼睑、结膜和泪腺,常向眼眶内扩展,无包膜浸润生长。临床上表现为无痛性眼睑肿胀和轻度眼球凸出,在上眶缘扪及肿块,隐蔽进展,有的可双侧侵犯,随访中有近半数可发生眶外或系统性病变。

【MRI 表现】　常见眼睑、球结膜软组织增生向眶前部扩展(图 13-6-20),或为泪腺增大,肿块边缘尚清楚,但欠光滑,可似油泥样包附眼球外壁生长(图 13-6-21),可侵犯眼外肌和视神经,常酷似炎性

假瘤。初时病变位于肌锥外,有的可在球后肌锥内或广泛生长,一般无骨质压迫或破坏,少数可充满眼眶伴眶骨破坏,并向筛窦、鼻腔等扩展。在 T_1WI 上病变信号较低,均质,T_2WI 上信号较高或与肌肉等信号,可轻度增强。

少数儿童白血病可侵犯眼眶,有的亦可以眼眶病变为最早表现,大多属髓性白血病。粒细胞在眶骨膜

下浸润增生,形成绿色瘤,肿块附着于眶壁和眶缘。

八、横纹肌肉瘤

横纹肌肉瘤(rhabdomyosarcoma)虽较少见,其为儿童中最常见的原发恶性肿瘤,起源于眼外肌胚胎组织或未分化间叶组织,组织学上以胚胎型为多见,少数为腺泡型。患者为 16 岁以下儿童,以 7～8

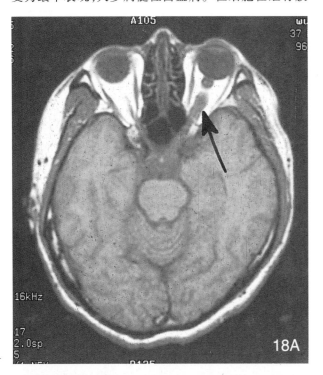

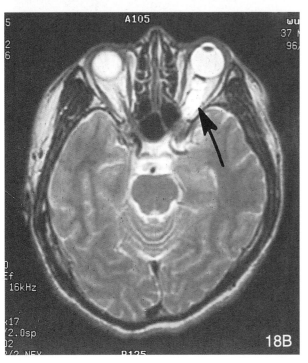

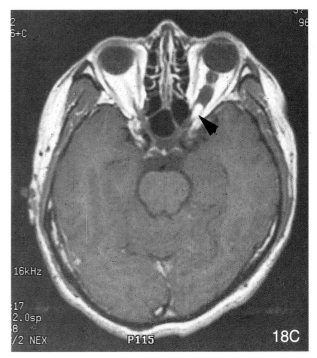

图 13-6-18　视神经鞘积水

A. 横断面 T_1WI 示左侧视神经管状增粗达视交叉前(箭),中等信号。　B. 横断面 T_2WI 见该视神经鞘内信号显著增高(箭)。　C. 增强 T_1WI 横断面,除眶尖有局限强化灶(▲)(小肿瘤不除外),视神经内无强化。

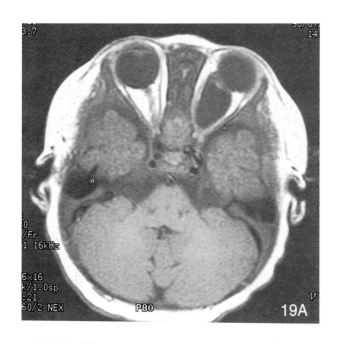

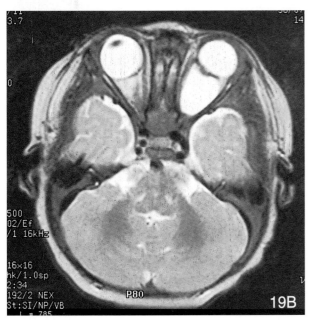

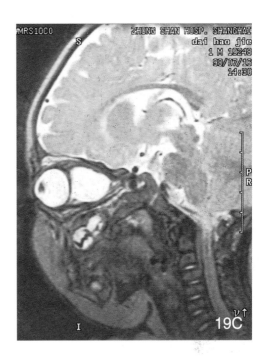

图 13-6-19　视神经鞘膜囊肿

A. 横断面 T_1WI 示左眼球后有低信号肿块与球后极相连。　B. 横断面和 C 矢状面 T_2WI 见该肿块呈高信号,与脑脊液信号一致。

岁为多。病变发展迅速,可在眶内任何部位产生肿块,以眶上部为常见。肿块边界不清,可致眼球凸出和侵犯眶内结构,也可破坏眶骨向鼻窦(图 13-6-22)和颅底扩展。在 MRI 上肿瘤属长 T_1 和长 T_2,T_1WI 为较低信号,T_2WI 信号较高,除非瘤内有出血,一般为均质,可为造影剂明显增强。

九、转移性眼眶肿瘤

　　眼部转移性肿瘤可发生于成人与儿童,大多经由肺循环血行播散,80%～85% 有肺内转移存在,少数可经椎静脉系统转移,肺内无转移。成人肿瘤转移至眼部以眼球内为多见,少数发生于眼眶,大多来自乳房癌和肺癌,少数来源于泌尿生殖系和胃肠道癌。常见单侧侵犯,少数可在眼球、眼眶多灶发生。儿童转移癌多来自肾上腺神经母细胞瘤、尤因(Ewing)骨肉瘤等,一般仅转移至眼眶,有的双侧发生。眼球内转移癌已在眼球肿瘤内述及,此处仅述及眼眶转移癌。

　　【MRI 表现】　眼眶转移癌可限于软组织或眶骨,亦可同时侵犯。MRI 对软组织转移显示较为清楚,大多侵犯眼外肌,常见单个眼外肌团块状增大(图 13-6-23),少数可侵犯视神经或泪腺,亦可在眶内较广泛浸润生长(图 13-6-24),有的可同时发现脑内转移灶。一般在 T_1WI 上与肌肉信号相仿,T_2WI 上信号常较高或与眶脂肪信号相仿,可为造影剂增强,在眶脂肪抑制后显示更为清楚。黑色素瘤、神经母细胞瘤等转移信号多较脂肪信号为低,增强显著。眶骨转移多见于前列腺癌、肾癌、甲状腺癌和神经母

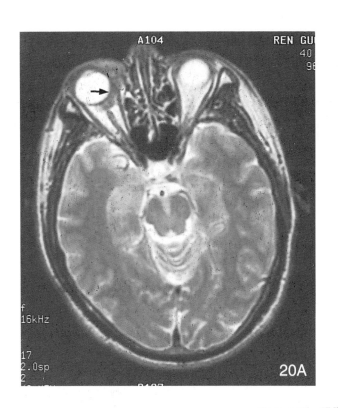
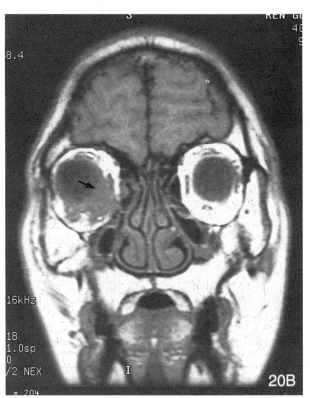

图 13-6-20   眼眶恶性淋巴瘤

A. 横断面 T_2WI 见右眼眶内侧软组织肿块包附眼球(箭),中等信号。

B. 冠状面 T_1WI 示该肿块(箭)在眼球内下方,信号仍属中等。

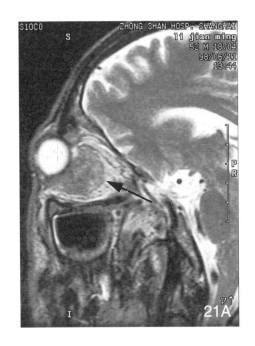
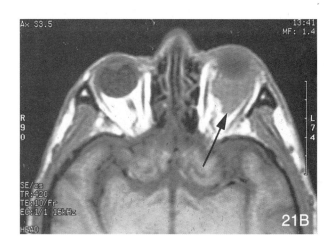

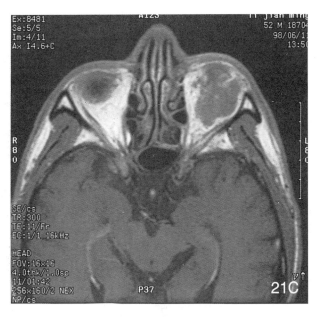

图 13-6-21 眼眶恶性淋巴瘤

A. 矢状面 T_2WI 见眼球后肌锥内软组织肿块(箭),中等信号。 B. 横断面 T_1WI 示左眼眶内肿块(箭)外形不规则。
C. 增强 T_1WI 横断面未见肿瘤强化。

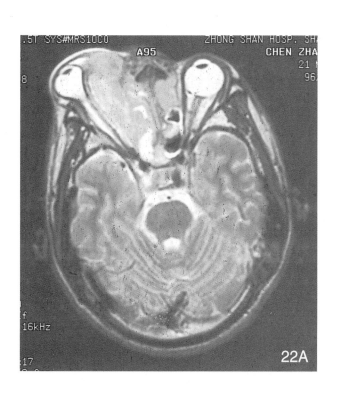

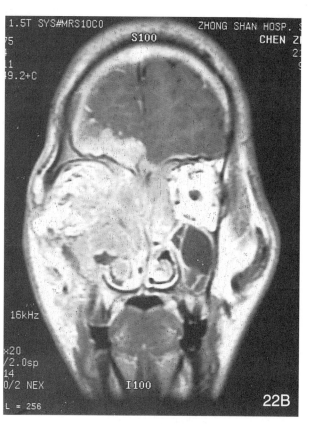

图 13-6-22 眼眶横纹肌肉瘤

A. 横断面 T_2WI 示右眼眶内侧及筛窦大肿块,致眼球和视神经受压外移,信号较肌肉为高。
B. 增强 T_1WI 冠状面显示肿块中等强化,不规则肿块侵及颅内。

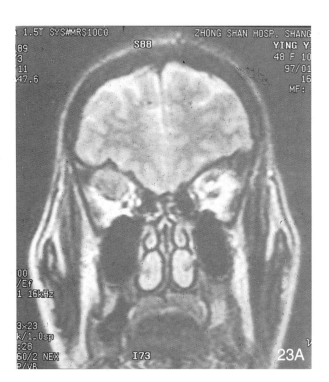
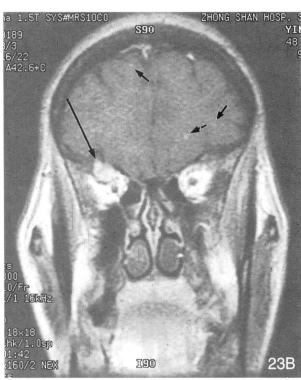

图 13-6-23　乳房癌转移至眼眶和脑内

A. 冠状面 T_2WI 示右眶顶下肿块侵及上直肌,中等信号。

B. 冠状面 T_1WI 增强示眶顶结节强化(长箭),脑内有数个散在增强小点(箭)。

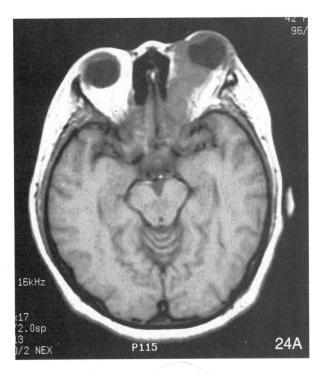
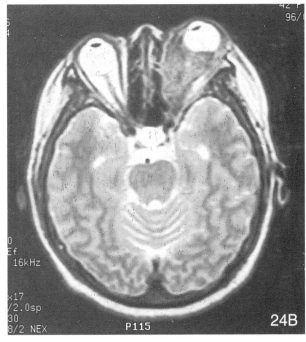

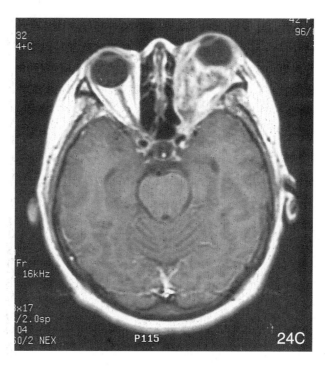

图 13-6-24 乳房癌转移至眼眶

A. 横断面 T_1WI 示左眼眶内为广泛不规则肿块侵占,中等信号。 B. 横断面 T_2WI 见肿块信号较高,与脑相仿。 C. 增强 T_1WI 横断面示肿瘤不规则强化。

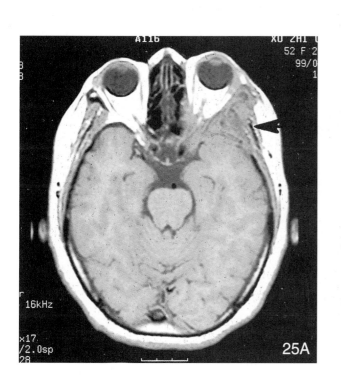

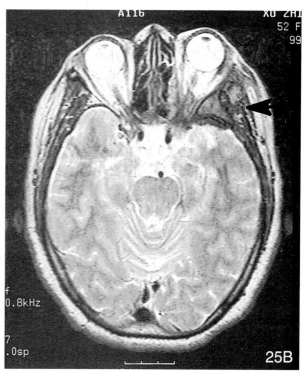

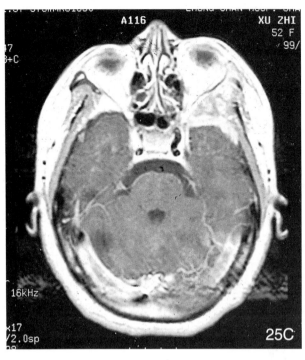
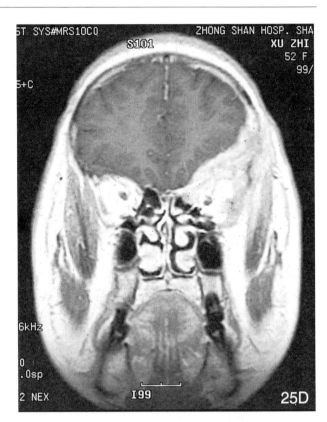

图 13-6-25　乳房癌转移至眼眶和颞部

A. 横断面 T_1WI 见左眶尖和颞部等信号为软组织肿块(箭头)。

B. 横断面 T_2WI 见病变区(箭头)信号与肌肉相仿。　C(增强

T_1WI 横断面)和 D(T_1WI 冠状面)示广泛增强病变侵及眶、颞和额叶脑膜。

细胞瘤等,常为溶骨性破坏。前列腺癌等可引起成骨性增生,一般以 CT 显示较清楚。在 MRI 上常见侵犯区骨内有软组织增生或骨髓内信号为病灶的较低信号取代,以眶上额骨为多见,破坏较广泛者常伴眶内和眶周额、颞部软组织增生(图 13-6-25)。

第七节　眼部其他病变

本节将补充叙述眼眶血管异常、眼睑和泪囊肿瘤以及影响眼神经的颅内病变。

一、眼眶血管异常

除前述血管瘤外,眼眶血管病变还有眶静脉曲张和海绵窦动静脉瘘或畸形较为常见,应予另列述及。

(一)眼眶静脉曲张

原发眼眶静脉曲张(varice)大多为先天静脉发育异常所致,很少数可为外伤引起。扩张的静脉多为眼眶和附近的分支血管,常见为单发囊状扩张,少数可为多发。临床上可见头低位眼球迅即凸出,体

位恢复后眼球又很快回复原位,常称之为间歇性或体位性眼球凸出,有特征性表现。病程长久者,眶脂肪可萎缩以致眼球陷没。如有伴发额面、口腔及躯体皮肤多个静脉曲张,可属于 Klippel-Trenaunay 综合征。

大多病例在仰卧位检查时难以显示眼球凸出和静脉扩张,一般应在俯卧位或患侧卧位时检查,以便静脉充盈扩张。病变常见为类圆形,可呈分叶状肿块(图 13-7-1),在 T_1WI 上为中等信号,T_2WI 为高信号,一般为均质,如有静脉内血栓在 T_1WI 上也可见高信号。造影剂增强后,血栓表现为低信号充盈缺损,稍延迟扫描显示更清楚。

(二)海绵窦动静脉瘘或畸形

额面静脉可通过眼静脉引流至海绵窦。但当海绵窦发生动静脉瘘或畸形时,眼静脉回流障碍或血流反向,静脉压持续升高可致上眼静脉普遍性扩张增粗,通称之为继发性静脉曲张。临床上常见眼球突出,结合膜血管扩张,视力减低和耳鸣。海绵窦动静脉瘘可分为直接瘘和间接瘘。前者大多由颅底外伤或骨折引起,少数可为动脉瘤或动脉硬化破裂后

形成,在颈内动脉与海绵窦间直接交通,瘘口大,血流量多,压力高,症状明显。间接瘘则为颈内或颈外动脉的脑膜支或小分支与海绵窦或附近硬膜静脉间形成交通,又称为硬膜动静脉瘘或畸形,多为自发性血管畸形,少数亦可为外伤引起,此型瘘口小,血流量少,压力较低,症状较轻,少数可自愈。

在 MRI 平扫时常见上眼静脉因流速快呈无信号的流空征,静脉明显扩张弯曲行于眶顶下,伴有眼球突出和眼外肌不同程度增粗。有时还可见海绵窦也有异常血管增生或团块,脑静脉亦可扩张和扭曲。应用 MRA(图 13-7-2)检查可显示上眼静脉普遍扩张增粗,海绵窦等血管团块和颅内血管异常也可同时显示,但不能显示动静脉交通瘘口,一般以颈动脉造影显示最为明确。

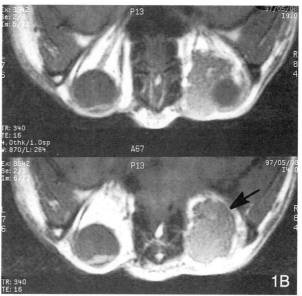

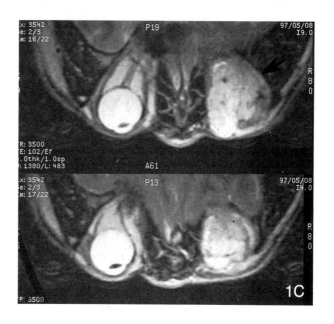

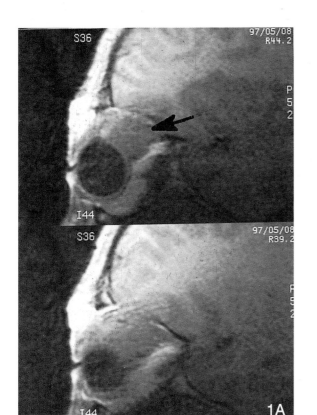

图 13-7-1　眼眶静脉曲张

A. 俯卧位矢状面 T_1WI 见眼球上后方有等信号肿块(箭)。　B. 横断面 T_1WI 示右眶内肿块(箭)边缘较清楚。　C. 横断面 T_2WI 见肿块内信号增高,有分层,欠均质。

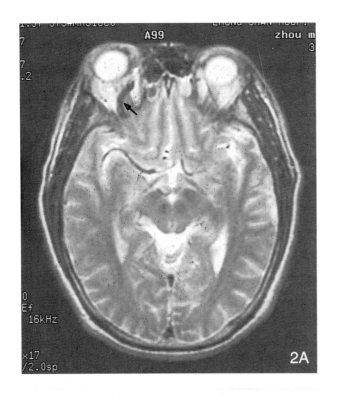

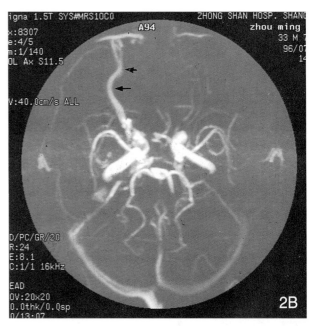

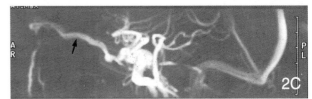

图 13-7-2　硬膜型动静脉畸形

A. 横断面 T_2WI 见右眼眶上区有弯曲管状血管流空征(箭)。　B. MRA 横断面示右上眼静脉增粗(箭)。

C. MRA 矢状面示增粗的上眼静脉(箭)行于眶顶下,海绵窦区有小片丛状异常血管增生。

二、眼部浅在肿瘤

(一)眼睑肿瘤

眼睑肿瘤较少见。良性肿瘤以皮样囊肿、血管瘤、神经纤维瘤等为常见,以儿童为多见。恶性肿瘤以皮肤癌和睑板腺癌为常见。基底细胞癌好发于下睑皮肤,常局部溃烂。睑板腺癌多见于上睑,呈质硬肿块。眼睑病变易为临床查见,CT 和 MRI 可用于了解病变侵犯深度,MRI 可从多轴位显示肿瘤对眶内侵犯,肿瘤一般在 T_2WI 上信号较高,恶性肿瘤信号常较良性肿瘤为低,黑色素瘤则 T_1WI 信号高、T_2WI 信号低为其特征。

(二)泪囊癌

泪囊肿瘤虽较少见,大多为恶性,临床主要表现为溢泪和泪囊区肿块,外表皮肤多有浸润或溃疡,且可发生耳前或颌下淋巴结转移。作者曾见多例与鼻咽癌先后发生。CT 和 MRI 可显示实质性肿块以与泪囊阻塞性炎症区别,肿块边界欠清,可为造影剂增强,不规则。肿块常向内眦和眶底区扩展,可破坏泪骨和前组筛窦,亦可沿鼻泪管蔓延侵入鼻腔(图 13-7-3)和上颌窦,癌灶在 T_1WI 为中等信号,T_2WI 信号虽较高,但与鼻腔粘膜和鼻窦炎症比较,信号仍较低,可以区别。

三、影响眼神经的颅内病变

颅内有许多病变可累及视神经和前组脑神经,出现视力、视野和眼球运动障碍,常需通过 MRI 检查以帮助查明病因、病变部位及其范围。影响眼神经的病变大多位于中颅窝,次为前颅窝。后颅窝病变则为损害脑干或由于脑脊液通路阻塞间接所致。病因众多,有血管病变、肿瘤、先天性、外伤、炎症和退行性病变等。在此简要论述颅内压增高和蝶鞍及鞍旁区病变。

(一)颅内压增高

颅内病变最常见的眼部临床表现为视神经乳头水肿。颅内肿块侵占颅腔或阻塞脑脊液循环通路可引起视乳头水肿（60％），尤以幕下肿瘤出现早且常见。绝大多数表现为双侧视乳头水肿。有的可伴视神经萎缩或眼底出血，都有视力下降及头痛症状，现今应用CT或MRI可在发现颅内压增高同时显示颅内肿块，颅内压增高常见征象为脑室增宽和蝶鞍骨质改变。颅内肿瘤以幕上居多，以胶质瘤为常见，脑膜瘤和垂体瘤次之，幕下肿瘤多在小脑或桥小脑角。儿童以颅咽管瘤和髓母细胞瘤为常见。

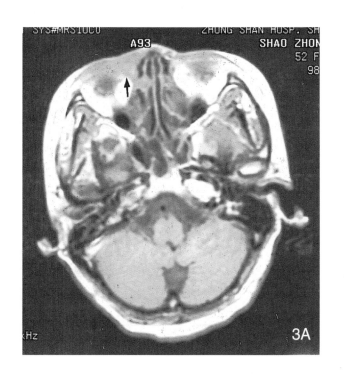

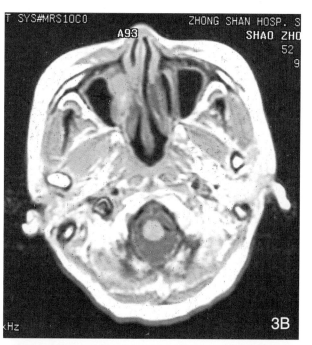

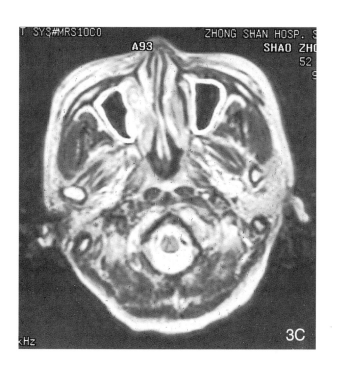

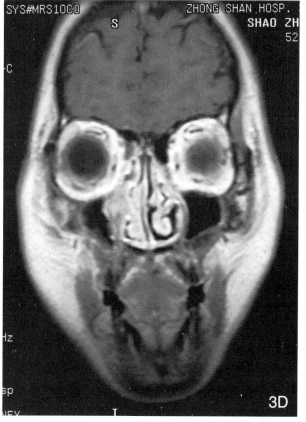

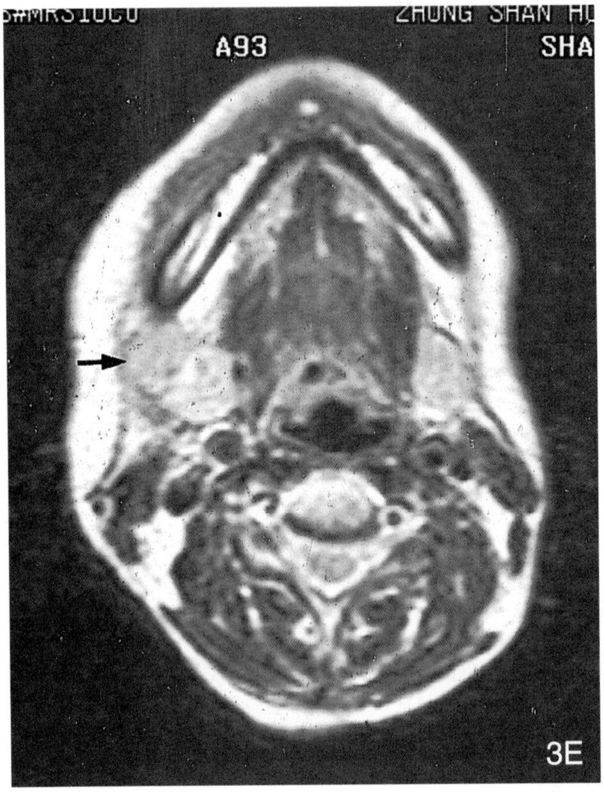

图 13-7-3 泪囊癌,颌下淋巴结转移

A. 横断面 T_1WI 见右泪囊(箭)和下睑软组织增厚,呈中等信号。 B. 较低层面见下鼻道内结节状肿块。 C. 横断面 T_2WI 示鼻道内肿块信号增高。 D. 冠状面 T_1WI 增强像示扩大的鼻泪管内软组织(箭)有中等强化。 E. 横断面 T_2WI 示颌下腺外侧淋巴结增大(箭)。

(二) 垂体瘤

垂体位于蝶鞍窝内,前叶分泌催乳激素、生长激素、促甲状腺素和促皮质激素。后叶属神经垂体,储存加压素。正常人垂体高度不超过 10 mm,但可因年龄、代谢生理和内分泌活动而有变化,发育和妊娠期垂体上缘可隆起增大。垂体后叶在 T_1WI 时常可见高信号的亮点,与加压素存在有关。

垂体瘤为蝶鞍内最常见肿瘤,可以功能和大小分类。大多数垂体瘤有内分泌功能异常,出现相应临床表现,其中以泌乳激素腺瘤最为常见,生长激素腺瘤可致儿童成巨人症,成人出现肢端肥大。促肾上腺皮质激素肿瘤见于库欣病(Cushing disease),促甲状腺素肿瘤表现为甲状腺功能亢进。现今应用MRI 可较早显示直径小于 1 cm 的微小腺瘤(图13-7-4),以冠状面 T_1WI 显示较好,于垂体内见有数毫米小圆形低信号区,T_2WI 上则呈等信号或略高信号。静脉内注射造影剂增强时,因正常垂体早期强化,可使微腺瘤低信号区更为明显,延迟扫描时腺瘤亦可强化,则较难显示。较大的垂体瘤常见垂体上缘隆起,垂体柄偏位和蝶鞍扩大。直径大于2 cm 者肿瘤常向鞍上池内扩展,可紧贴或使视交叉上移、受压变扁。大肿瘤可致鞍上池闭塞和第三脑室底受压,肿块可分叶状向鞍旁扩展(图13-7-5),侵入海绵窦,甚至包围颈内动脉,有的也可向蝶窦甚至鼻咽扩展。较大的垂体瘤多属非功能性肿瘤,常致视交叉受压而出现双颞侧偏盲,有的瘤内可囊变或出血(卒中),肿块在 T_1WI 上与脑等信号,T_2WI 上信号稍高,可为造影剂增强,囊变或出血区信号可更高。

(三) 颅咽管瘤

颅咽管瘤起源于 Rathke 囊的上皮细胞组织残余,绝大多数位于鞍上区,为最常见鞍上肿瘤。但有半数可扩展至鞍内,很少原发于鞍内。此瘤可发生于儿童或 50~70 岁组。肿瘤压迫视交叉或其前后部,常致视力损害和视野缺损。大肿块压迫阻塞侧脑室室间孔以致脑积水和颅内压增高。瘤体为囊性和实质部分混合而成(图13-7-6)。囊壁和实质部分常有钙化(儿童 90%,成人 50%)。囊内含液体,可因蛋白质浓度或出血而影响信号表现,T_1WI 信号可低或高,T_2WI 信号高,钙化部分则信号很低,囊壁和实质部分可为造影剂增强。少数病例仅为单层上皮囊肿,少有侵袭性,见于中老年女性,症状轻,囊内见粘液或浆液,少钙化,在 MRI 上囊内 T_1WI 信号低,T_2WI 信号高,较均质。

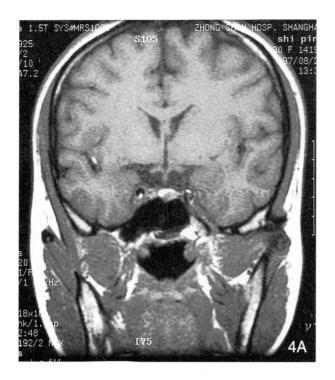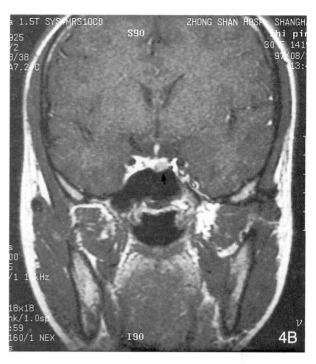

图 13-7-4　垂体微腺瘤

A. 冠状面 T_1WI 见垂体内左侧有较低信号小结节。

B. T_1WI 增强像示垂体内微腺瘤(箭)更明确。

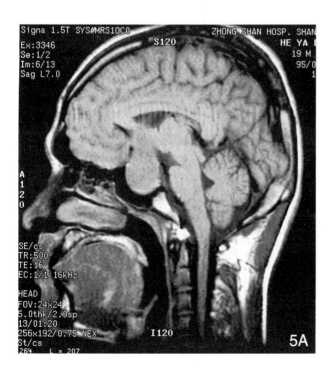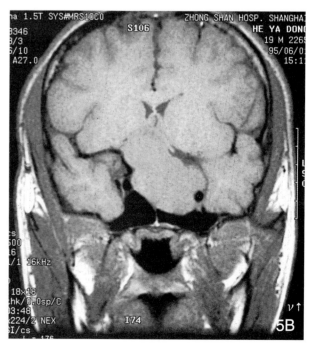

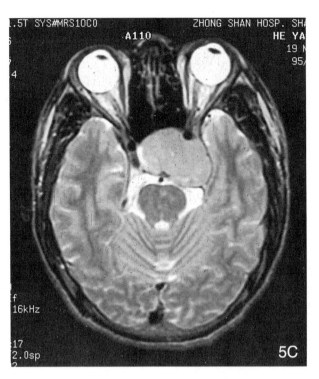

图 13-7-5　垂体瘤向鞍上和鞍旁扩展

A. 矢状面 T_1WI 见垂体肿块向上扩展至第三脑室底,与脑等信号。　B. 冠状面 T_1WI 示肿块
向鞍上池扩展,推压视交叉。　C. 横断面 T_2WI 示肿块向左鞍旁扩展,压迫颞叶内侧。

(四) 蝶骨脑膜瘤

鞍旁区为脑膜瘤好发部位,肿瘤起源部位不同,临床表现不一,发生于鞍结节—蝶骨平板脑膜瘤常见病侧视神经萎缩,对侧视神经乳头水肿,起自蝶骨嵴内侧脑膜瘤(图 13-7-7)常致视力损害和侵及海绵窦,发生于中外部分肿瘤常向眶、颅或颞部生长,常致眼球凸出,视力和眼球运动障碍。蝶骨脑膜瘤多见骨质增生,少数瘤内出现钙化,易为 CT 显示。在 MRI 上肿瘤在 T_1WI 和 T_2WI 上均属中等信号,瘤内钙化部分为无信号区,瘤体可为造影剂增强(图 13-7-8),常见脑膜强化称脑膜尾征。肿瘤扁平型者可仅见骨质表面增生而无明显隆起肿块。较大肿瘤常致邻近结构受压,脑水肿在 T_1WI 为低信号,T_2WI 为高信号,但不能为造影剂增强。

(五) 鞍旁动脉瘤

起自海绵窦或鞍上区的颈内动脉或分支动脉瘤可无症状,但可为蛛网膜下出血原因,较常见为压迫视神经和海绵窦脑神经,可致视力下降,眼球和瞳孔运动障碍。CT 可显示前床突和眶上裂破坏,瘤壁钙化,增强 CT 可使瘤腔显著增强。在 MRI 上可见瘤体信号缺失或栓塞,瘤内信号不均匀。亚急性血栓区 T_1WI 为高信号,急性出血、钙化和流空在

T_2WI 呈低信号,瘤体可为造影剂增强或为 MRA 显示。

(六) 蛛网膜囊肿

蛛网膜下腔局部积液称之为蛛网膜囊肿,常见为失天性发育异常,多位于大脑侧裂、半球间、基底池、桥小脑池和枕大池等处,以儿童青年男性居多。有的可为蛛网膜炎症、外伤出血后粘连引起。少数发生于鞍旁区或鞍上区者,可压迫视路致视力损害等症状。在 CT 上表现为低密度囊样肿块。MRI 上囊肿信号与脑脊液变化一致,T_1WI 呈低信号,T_2WI 呈均质高信号(图 13-7-9),常伴邻近脑部发育不良或受压萎缩,颅窝亦可扩大。

(七) 空蝶鞍

空蝶鞍的原因之一为蝶鞍鞍隔缺损或不完全基础上通过颅内压力升高致蛛网膜下腔向下疝入鞍窝内,可伴有垂体变扁和蝶鞍扩大。原发者垂体大小正常,无视神经压迫,继发者为垂体瘤破坏后出现,伴有蝶鞍和视神经压迫改变。空蝶鞍和部分空蝶鞍常为 CT、MRI 检查时意外发现,鞍窝内扩张的蛛网膜下腔与鞍上池相连,信号与脑脊液变化一致,偶有较大者可扩展至蝶窦(图 13-7-10)或发生脑脊液漏。

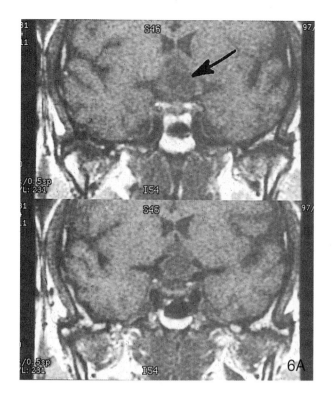

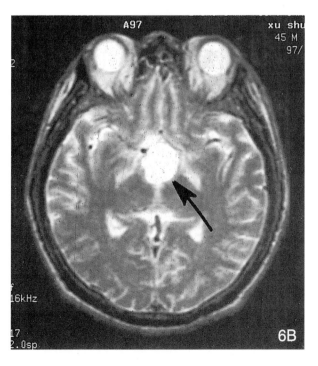

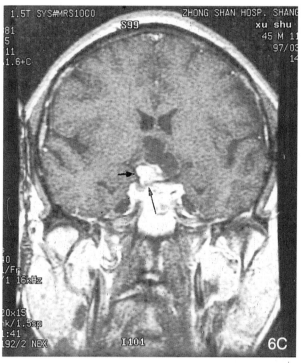

图 13-7-6 颅咽管瘤

A. 冠状面 T_1WI 见鞍上池内有低信号肿块(箭)。 B. 横断面 T_2WI 示鞍上池肿块呈均质高信号(箭)。 C. 增强 T_1WI 冠状面见鞍上肿块右下部分实质(箭)和囊壁强化。

(八)蝶鞍区肉芽肿病变

少数结节病(sarcoid)和结核病可发生于蝶鞍区,产生视力障碍、内分泌紊乱或糖尿病。结节病为一种原因不明的非坏死性肉芽肿病变,好发于胸部,少数侵犯神经系统,患者多为中年,女性为多。在视神经—视交叉或下丘—垂体柄产生慢性软脑膜炎性增生病变,T_1WI 和 T_2WI 上信号与脑灰质相仿,可为造影剂增强,呈不规则结节状。结核病亦偶见在颅底发生脑膜炎,病变侵犯垂体和鞍上池,常侵犯垂体柄与下丘,病变可弥漫增强或呈环形。

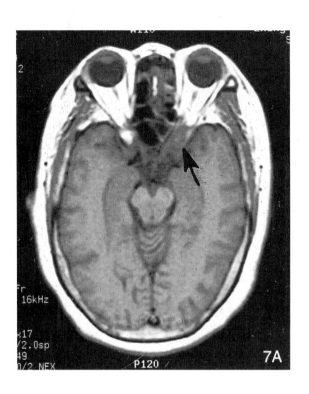

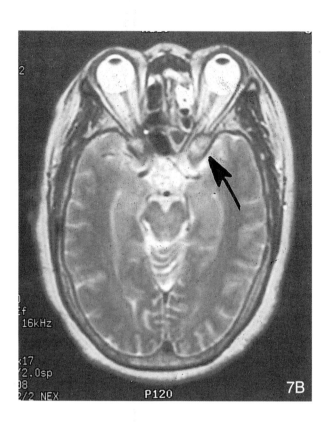

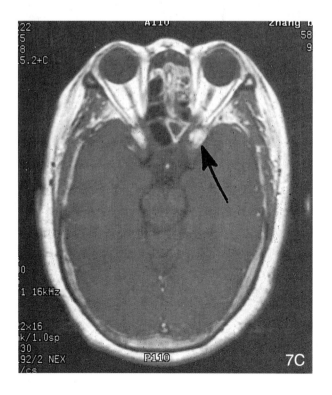

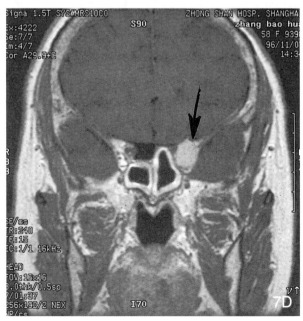

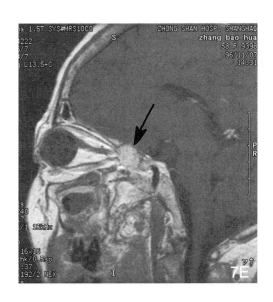

图 13-7-7 前床突脑膜瘤

A. 横断面 T_1WI 见左侧前床突髓质信号缺失(箭)。 B. 横断面 T_2WI 示左侧前床突轻度增大(箭)。

C. 增强 T_1WI 横断面示该部位可增强(箭)。 D(增强 T_1WI 冠状面)和 E(矢状面)显示左前床突增大呈结节状(箭)。

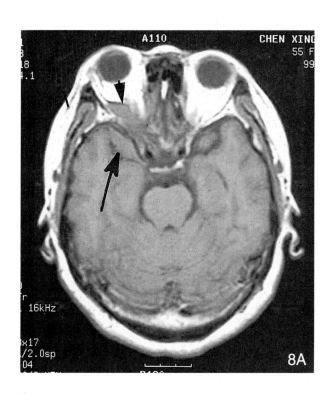

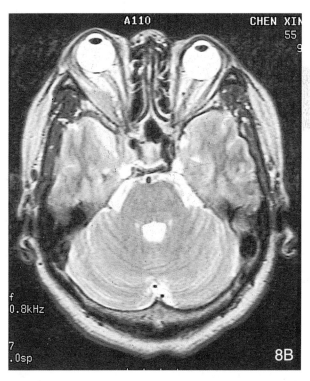

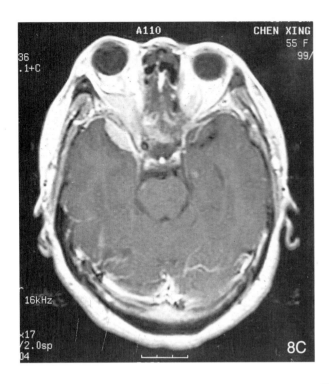
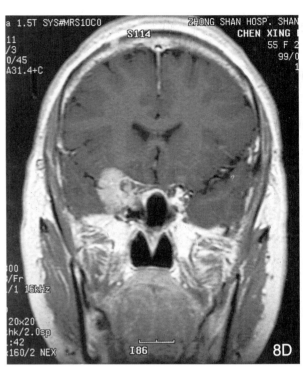

图 13-7-8 蝶骨嵴脑膜瘤

A. 横断面 T_1WI 见右蝶骨及软组织增生向眶(▲)、颅(箭)两面生长。 B. 横断面 T_2WI 示增生组织信号较肌肉为高,与脑相仿。

C. 增强 T_1WI 横断面示肿块强化明显,呈扁块状。 D. 增强 T_1WI 冠状面示右蝶骨嵴增强肿块。

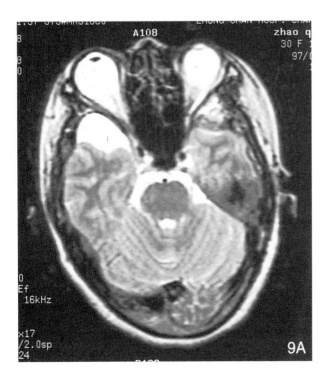
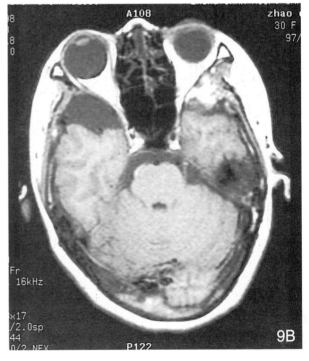

图 13-7-9 中颅窝蛛网膜囊肿

A. 横断面 T_1WI 见右颞叶前下方脑脊液样低信号。 B. 横断面 T_2WI 见病灶呈脑脊液样高信号。

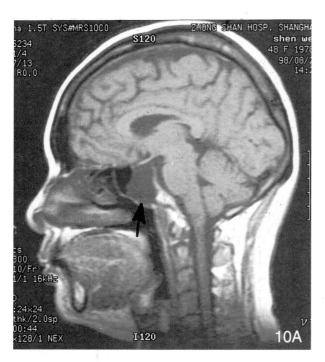
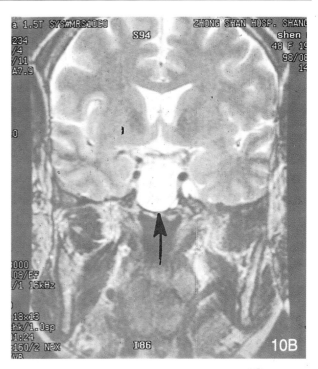

图 13-7-10 大空蝶鞍

A. 矢状面 T_1WI 见垂体消失,蝶鞍至蝶窦内低信号影(箭)达鼻咽顶粘膜下。

B. 冠状面 T_2WI 见该阴影(箭)呈高信号,与鞍上池部分相通。肿块边缘较清楚。

第八节　影像学方法比较

　　眼部影像学检查方法有多种,各有其优缺点和应用限度。传统的普通 X 线平片可显示眼眶骨结构、不透光异物和钙化病变,主要用于检查外伤、骨折和异物,对眼眶肿瘤和炎症引起骨质异常的了解也有一定帮助。但 X 线平片不能直接显示眼球及眶内软组织结构,应用效果很有限,现今多限用于外伤病例,借助定位器标记角膜缘可进行眼球不透光异物定位,仍为目前临床应用的简便方法。但对眼部多发异物、球壁边界附近异物和眼眶异物等 X 线平片定位困难,常需应用 CT 作进一步检查。过去应用气体和有机碘水剂进行眼眶造影(大多结合体层摄片)以助显示眶内肿块,因有侵入性损害,显影效果差,现已废用。眼眶动脉或静脉造影可显示血管病变和借助血管移位等表现以估计眶内肿块,因操作烦杂且有一定并发症,现亦多为 CT 和 MRI 取代。超声波为检查眼球病变的简便有效方法,但其难以检查骨质和深部病变。现今 CT 和 MRI 已为临床常用的眼部影像学检查方法。

　　CT 可直接显示眼部软组织和骨结构,对金属异物无禁忌,在临床上应用最为广泛,为眼眶外伤、

骨折、异物的必要检查方法,也较适用显示诸多钙化病变,如视网膜母细胞瘤、脉络膜骨瘤、视神经隐结、静脉石等,对于骨质病变如眼眶骨髓炎和骨病也为首选检查方法。基于眶内脂肪对比良好,CT 显示眶内软组织和肿瘤也为良好方法。

　　MRI 与 CT 比较,前者对软组织和液体成分的分辨力较好,且不受骨质影响而直接显示管内视神经,对颅底附近颅脑显示最为清楚,且可多轴位扫描,有利于病变全面观察和定位。故此,MRI 适用于检查眼球、视神经和颅内病变,可为 CT 检查后进一步检查或为首选检查方法。CT 除显示眼内钙化颇为敏感外,显示眼球内病变常欠清晰,且单凭密度难以深入鉴别病变。MRI 可显示液体成分的差别(蛋白质浓度、出血的生化变化),区别液体和肿块,显示良、恶性肿瘤的信号不同,对眼球病变的诊断较为深入细致,具有明显优势,是眼球病变影像学诊断的较好方法。对于视神经的显示 MRI 可清楚区分视神经和鞘膜及蛛网膜下腔,直接显示骨管内视神经和颅内视神经,增强后可提高对视神经炎和肿瘤的诊断,亦为 CT 所不及。对于眼眶内肿瘤的显示,MRI 可较清楚了解肿瘤包膜、血管流空征象,有助于定性诊断。眶内大肿块或眶尖肿块 CT 难以判断与视神经关系,MRI 可从多轴位检查较清楚辨认视

神经,有利于象限定位和估计病变组织来源。眼神经诸多病变与颅内解剖密切相关,MRI 显示海绵窦、垂体和颅脑结构和病变都更为清楚。MR 血管成像(MRA)也可部分取代血管造影,作为眶颅血管畸形的简便检查方法,尤其适于对碘造影剂过敏或婴幼儿检查。此外,MRI 对病变信号常可为病变性质推断提供较可信依据,如黑色素瘤与一般肿瘤信号不同,炎症假瘤纤维化与一般软组织信号不同,对定性诊断都有重要意义。故适当选用 MRI 检查已为提高眼部影像学诊断水平的重要方法。

　　基于 MRI 成像也有一定缺点,如扫描时间较长,金属异物不宜进入磁场检查,眶脂肪可能掩盖病变,对骨质和钙化显示效果差,故此 MRI 常应配合 CT 检查,一般不能完全取代 CT 检查。

(罗道天)

参 考 文 献

1. Asos C, Konogi y, Hotta A, et al. Orbital pseudotumors: value of shart inversion time inversion-recovery MR imaging. Radiology, 1997,202:55

2. Bilaniuk LT. Orbital vascular lesions: role of imaging. Radiol Clin North Am, 1999,37:169

3. Carroll GS, Haik BG, Fleming JC, et al. Peripheral nerve tumors of the oribit. Radiol Clin North Am, 1999,37:195

4. Donovan JL, Nesbit GM. Distinction of masses involving the sella and suprasellar space: specificity of imaging features. AJR, 1996, 157:597

5. Elster AD. Modern imaging of the pituitary. Radiology, 1993, 187:1

6. Ettl A, Salomonawitz E, Koornneef L, et al. High-resolution MR imaging anatomy of the orbit. Radiol Clin North Am, 1998, 36:1 021

7. Hendrix LE. MR imaging of optic nerve lesions: value of gadopentatate dimeglumine and fat-suppressions technique. AJR, 1990, 155:849

8. Hollander MD, Fitz Patrick M, O'Cennor SG, et al. Optic gliomas. Radiol Clin North Am, 1999,37:59

9. Kaste Sc, Jesse J, Jenkinstll, et al. Persistent hyperplastic primary vertneous of the eye: imaging finding with pathologic correlation.

AJR, 1994,162:437

10. Kaufman L M, Mafee MF. Retinoblastoma and simulating lesions role of CT. MR imaging and use of Gd-DTPA contrast enhancement. Radiol Clin North Am, 1998,36:1 101

11. Kaufman LM, Villablanca JP, Mafee MF. Diagnosis imaging of cystic lesions in child's orbit. Radiol Clin North Am, 1998, 36:1144

12. Korogi Y Takahashi M. Sakcimoto Y. et al. Cavernous sinus: correlation between anatomic and dynamic galdolimium-enhanced MR imaging findings. Radiology, 1991,180:235

13. Lanzieri CF. MR imaging of the Cranial nerves. AJR, 1990, 154:1 263

14. Lorigan JG, Wallce S, Mavligit GM. The prevalence and location of metastases from occular melemoma: imaging study in 110 patients. AJR, 1991,157:1279

15. Mafee MF, Linde B, Pey man GA, et al. Choroidal hematoma and effusion: evaluation with MR imaging. Radiology, 1988,168:781

16. Mafee MF, Goodwin J, Dorodi S. Optic nerve sheath meningiomas: role of MR imaging. Radiol Clin North Am, 1999,37:37

17. Mafee MF, Pai E, Philip B. Rhabdomyosarcoma of the orbit: evaluation with MR imaging. Radiol Clin North Am, 1998,38:1215

18. Mihara F, Gupta KL, Murayama S, et al. MR imaging of malignant uveal melanoma: role of pulse sequence and contrast agent. AJR, 1991,157:1087

19. Mafee MF. Uveal melanoma, chonoidal hemangioma, and simulating lesions. Radiol Clin North Am, 1998,36:1083

20. Morgan-parkes JH. Metastases: mechanisms, pathways and caecades. AJR, 1995,164:1 075

21. Provenzale JM, Mukherji S, Allen NB, et al. Orbital involvement by Wegener's granulomotosis imaging findings. AJR, 1996,166: 929

22. Seltzer S, Mark AS, Atalas SW, et al. CNS sarcoidosis: evaluation with contrast-enhanced MR imaging. AJNR, 1992,12:1227

23. Tonami H, Tamamura H, Kimizu K, et al. Intraocculen lesions in patients with systemic disease: finding on MR imaging. AJR, 1990,154:385

24. Tong KA, Osborn AG, Mamalis N, et al. Radiologic-pathologic correlation occular melenoma. AJNR, 1993,14:1359

25. Valvassori GE, Sabuis SS, Mafee RF. Imaging of orbital lymphoproliferative disorders. Radiol Clin North Am, 1999,37:135

26. Weber A1, Romo LV, Sabates NR. Pseudotumor of the orbit: clinical, pathologic and radiologic evaluation. Radiol Clin North Am, 1999,37:151

第十四章

鼻腔鼻窦

鼻腔鼻窦以骨为框架附着软组织组成,内含气体,一般可行 X 线平片检查。为了全面了解骨质和软组织形态常以 CT 为首选检查方法,适用于各种病变常规检查。但 CT 仅从密度分辨病变,常难深入鉴别诊断,故应用效果有限。MRI 虽然不能显示钙化和骨质细微改变,不适用于骨折和骨病,但其对软组织特性分辨力高,可较清楚区分炎症与肿瘤的边界和范围,可较好鉴别肿瘤复发与治疗后纤维化等改变,对眶面深部、颅内病变以及肿瘤沿神经蔓延情况的显示都有其突出优点,故 MRI 常为鼻腔鼻窦检查的重要辅助方法。

第一节　检　查　技　术

鼻腔鼻窦 MRI 检查常规应用自旋回波(SE)序列扫描,亦有主张应用快速自旋回波(FSE)序列检查,对 T_2W 成像较有帮助,通常应用头颅表面线圈以提高图像质量。一般可先行矢状面 T_1WI 扫描进行定位,进而划定扫描范围和层厚,常规行横断面和冠状面检查,可选其一主要方位作 T_1WI 和 T_2WI 扫描,以比较信号变化。横断面最常应用,显示鼻腔鼻窦前后壁和面深部结构较好。冠状面对病变上下关系反映较清楚,对颅底、眶顶、眶底和牙腭区病变显示最好。中线结构以矢状面较有帮助。检查前应去除金属饰物,特别是金属牙托,以免造成局部磁场干扰招致部分结构缺失和伪影。如有固定的金属牙填充物,扫描层面应改变角度以避免通过该部位,可减少伪影。检查时头位应力求双侧对称和严格固定,扫描时禁止吞咽。扫描采用条件可依设备而定。如遇肿瘤与炎症病变信号相仿时,T_2WI 平扫可加长 TE 以使肿瘤信号降低和炎症信号增高,以较好区别两者。为了进一步鉴别肿瘤与炎症,更清楚确定肿瘤范围和估计血供情况,较好分辨颅内病变细节,应行增强 T_1WI 检查。对于钙化、骨碎片、脱水的干性分泌物难以区别或骨质改变不明确者,也应结合 CT 检查观察。为了较好观察病变,适当调整窗宽窗位显示和照片记录,也应注意。

第二节　正常解剖和 MRI 表现

鼻腔鼻窦骨壁有薄层致密骨皮质,腔内充以空气,缺乏活动的氢质子,不产生信号,在 MRI 上呈黑色,窦壁骨质不如 CT 清楚,由于腔面衬以粘膜可形成信号,可借以显示鼻腔鼻窦腔面轮廓。

一、鼻腔

鼻腔前经鼻腔前庭向外开放,后通鼻咽腔,为呼吸道门户。鼻腔为鼻中隔分为左、右两半。鼻中隔大部分为骨板,前下部为软骨组成,表面覆以粘膜。鼻中隔上段为筛骨垂直板,其上端较厚,突出于前颅窝底称为鸡冠。此处骨内有髓质,可呈类似脂肪的高信号,其余大部分鼻中隔骨与软骨都呈低信号,可借助两侧面粘膜信号以衬托显示。鼻腔外侧壁有三片卷曲的鼻甲,以中、下鼻甲为大,鼻甲内层软骨呈中等较低信号,表面附着粘膜层较厚。粘膜在 T_1WI 信号中等,T_2WI 上信号高。鼻甲下方通气的裂隙即为相应的鼻道,与鼻中隔侧旁的总鼻道连通,气体在 MRI 上不产生信号,故鼻道仍似 CT 检查时一样呈现黑色。

据 Zinreich 等观察,鼻腔和筛窦粘膜常有周期性动态变化,在 MRI 的 T_2WI 上见一侧鼻粘膜信号增高,鼻甲增大(图 14-2-1),数小时后交替变化,于对侧出现,如以血管收缩剂滴鼻可以中止变动,故认为系鼻粘膜层血管周期性舒缩变动。为此,对于单侧鼻甲信号增高慎勿误为炎症表现。此外,鼻粘膜血管较丰富,可为造影剂明显增强,亦不易与炎症区别。

鼻腔中鼻道前段有前组鼻窦开口,上鼻道后段有后组筛窦开口(线图 14-2-1),可称之为鼻道窦口复合区。此处病变和邻近解剖变异(如鼻中隔弯曲、中甲反向、气房发育变异)可妨碍鼻窦窦口引流和通气,为鼻窦炎发生和发展的重要因素。开展鼻内镜手术前,为了解此区病变和解剖以预防并发症,一般可行 CT 冠状面检查,MRI 观察亦有一定帮助。

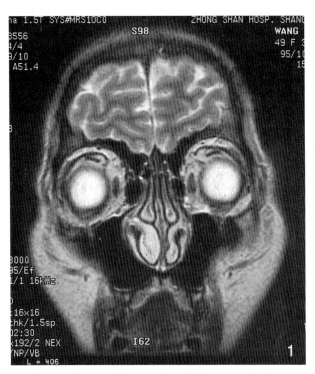

图 14-2-1　正常鼻腔鼻窦

冠状面 MRI(T_2WI)示鼻道窦口区。
右下鼻甲信号增高(周期性改变)。

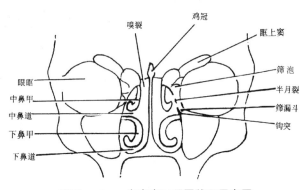

线图 14-2-1　鼻窦窦口区冠状面示意图

鼻腔上部于筛骨垂直板两侧裂隙通称为嗅裂,嗅神经末梢分布于上鼻甲上面至筛骨顶板,嗅神经纤维束通过筛板筛孔进入嗅球。嗅球位于额叶直回脑底下的嗅沟内,有时可为 MRI 显示,在冠状面呈扁平状,宽为 3～7 mm,厚为 2 mm 左右,矢状面呈带状软组织,与脑信号相仿。

鼻腔底为硬腭,前厚后薄呈楔形,前中线有门牙管,后部侧缘有腭大孔,后端为软腭附着。在硬腭骨内髓质可呈高信号,外层有低信号皮质骨,表面附着中等信号的粘膜层。门牙管内粘膜也可呈环线形。

鼻腔侧壁前份有鼻泪管,上与眼眶前区内下缘的泪囊窝相连,自上颌前内区下行至下鼻道前端,在 MRI 冠状面上常见管状粘膜,在横断面上可见环形粘膜层。

二、鼻窦

鼻窦由鼻腔粘膜突向周围骨内生长和气化后发育形成,其与鼻腔有窦口相通,解剖上可将其分为前后两组。前组鼻窦包括上颌窦、前组筛窦和额窦,窦口开放于中鼻道,后组鼻窦包括后组筛窦和蝶窦,窦口分别开口于上鼻道和蝶筛隐窝。儿童窦腔发育随年龄增长变大,一般要至 20 岁后才稳定成形。鼻腔大小和气化变化则可因人而异,有的窦腔过度气化发育向周围扩展,也可为病变发展提供解剖基础,应多方位观察以利治疗计划。

正常鼻窦内含空气,窦壁粘膜层菲薄,不足 1 mm,一般不为影像学检查显示,窦腔骨壁有薄层骨皮质包裹,在 MRI 上呈低或无信号黑线。筛窦骨间隔菲薄,只能借助粘膜高信号以反映之。窦周骨较厚处骨内含有骨髓组织,可似脂肪样呈现高信号,以颧、额骨和硬腭为明显。

鼻腔鼻窦粘膜覆以假复层纤毛上皮,粘膜腺体丰富,每天约有 2 L 粘液分泌,在粘膜表面形成粘液毯,易粘附灰尘微粒。由于鼻窦粘膜纤毛向窦口活动,每 20～30 min 可清除和更新粘液。鼻腔粘膜每 10 min 左右可更新粘液毯,分泌物以 1 cm/min 速度向后排入鼻咽。

(一) 上颌窦

上颌窦居于上颌骨内,发育最早,大多对称,成年为锥体形空腔。窦口位于内侧壁上部,经筛漏斗与筛泡和中鼻道相连(图 14-2-1)。窦腔前壁上厚下薄,其他骨壁都较薄。窦腔前上眶下管可稍向腔面突起,勿误为骨病或息肉病变。窦外侧颧突和未气化的齿槽骨内含有髓质骨可呈高信号。窦腔气化大者窦底可伸入齿槽骨或硬腭内,勿误为囊肿。有时牙根突入窦底,可为牙源性炎症通路。上颌窦后方与翼突间有翼腭窝裂隙,上颌窦外后方有颞下窝,为面深部重要结构。翼腭窝内充以脂肪组织,藏有蝶腭神经(副交感)节、三叉神经上颌支和颌内动脉,颞下窝藏翼外肌与颞肌,在上颌窦后外和肌肉间有厚层脂肪组织。肌肉为中等信号,脂肪为高信号,但肌肉和脂肪在 T_2WI 上信号较 T_1WI 为低。神经不能明确显示,血管可呈流空点和管状。翼腭窝前上通眶下裂,其内亦为脂肪充填,后上有翼管,内侧有蝶腭孔,一般不能为 MRI 显示。

（二）筛窦

筛窦位于筛骨内,一般前窄后宽,上窄下宽,内有蜂窝状气房,前部气房小而多,后部气房大而少,气房骨间隔较薄,不能显示。顶壁为前颅窝底,外侧壁即眶内侧壁,骨板虽薄,在 MRI 上都可清楚显示为低信号线,由邻近粘膜和脂肪高信号衬托显示。筛窦气房发育常有变异,可在中甲或眶下区形成气房,影响窦口鼻道区通气引流,为慢性鼻窦炎解剖基础。此外,前筛窦气房可向上延伸至额骨或向前异位至泪嵴。后组筛窦气房还可包附视神经管,筛窦手术时易损及视神经。

（三）额窦

额窦位于额骨下部中线两侧,其大小差异较常见,可单侧或双侧未气化发育,或因额中缝未闭致双窦分离。有的窦腔可向额骨垂直板或水平板(眶顶)过度伸展,甚至形成多个囊腔,不利通气引流。额窦底可经鼻额管或筛窦通至中鼻道,有时前组筛窦气房异位或过度气化也可影响额窦引流,为额窦炎症病变形成的解剖因素。额窦周围额骨板障内有髓质常呈高信号。

（四）蝶窦

蝶窦深藏于蝶骨体中,气化发育程度不一。儿童蝶枕缝较清楚。未气化发育者蝶骨体为髓质骨,

气化发育较大者可伸展至蝶骨大翼、蝶骨小翼、翼突和枕骨斜坡内。有的蝶窦骨壁可缺失或为视神经管陷入。蝶窦开口于前上壁不利于引流,CT 和 MRI 较 X 线平片更易发现蝶窦炎症等病变,对于病变的蝶窦术前还应注意其解剖变异和相邻解剖关系以避免手术损伤。蝶窦周围颅内外结构较为复杂,有诸多神经血管通过,很多病变可涉及之,MRI 可多轴位观察,较好显示病变和帮助鉴别诊断。一般蝶窦与后组筛窦仅以薄壁分隔,分界欠清。蝶窦下为鼻咽顶,蝶窦底有翼管通过(线图 14-2-2)。蝶窦前下外方有眶下裂。蝶窦前上为视交叉沟和蝶骨平板,前上外方有视神经管。前外方有眶上裂,下为圆孔。外侧有海绵窦,通过前组脑神经和颈内动脉。后外方为破裂孔和岩尖,颅内面藏有三叉神经节窝,附近有脂肪团。蝶窦上方为蝶鞍,藏有垂体和视交叉,后方为桥脑前池及基底动脉。

鼻腔顶筛蝶窦和额骨内板参与构成前颅窝底,在 MRI 冠状面上一般都可见脑(额叶)底与鼻腔鼻窦顶粘膜之间有明显的黑色线带分隔,其中包括颅骨内板皮质骨和脑膜结构。正常脑膜不能为平扫显示,病变硬膜可为造影剂增强,呈节段或连续线状信号增高,如正常黑线带中断或消失,则应疑及颅底为病变侵犯。MRI 可比 CT 更清楚显示蝶窦与中颅窝底关系,对垂体、视神经-视交叉、眶上裂和海绵窦等病变了解最有帮助。

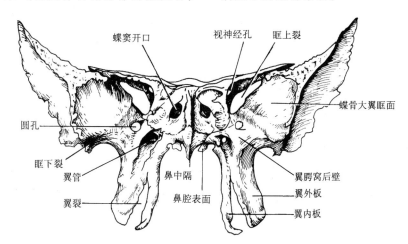

线图 14-2-2　蝶骨前面观

第三节　鼻　窦　炎

鼻窦炎为常见病。鼻窦炎通常可由临床及 X 线平片检查获得初步诊断。为了更确切显示病变形

态和范围,了解解剖变异,以适应鼻内镜开展功能性手术,此外,为了区别炎症病变类型和鉴别肿瘤,一般常首选 CT 检查,以发现钙化病变和显示骨质结构改变。MRI 显示钙化和骨质不如 CT 清楚,一般不为鼻窦炎常用检查方法,但 MRI 可较好区别软组

织特性和窦腔内积液的类型,在区别炎症与肿瘤以及鉴别纤维瘢痕与病变复发方面均有一定优势,此外 MRI 对鼻窦炎颅内并发症显示也较 CT 更为清楚,故 MRI 亦可用于鼻窦炎症检查。

鼻窦炎症可分为过敏性炎症、化脓性炎症和肉芽肿病变三大类,以化脓性炎症最为常见。过敏性炎症可单独发生,但常与化脓性炎症合并存在,有时难以区分,故一并述及。

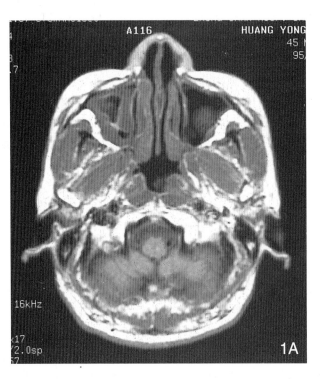

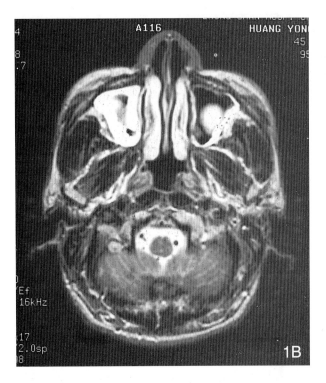
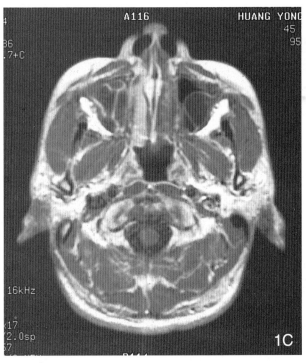

图 14-3-1　上颌窦炎

A. 横断面 T_1WI 示右上颌窦息肉样粘膜增厚,左上颌窦外下壁囊肿,呈中等信号。

B. T_2WI 示病变组织呈高信号。　C. 增强 T_1WI 上仅见水肿粘膜呈线状增强。

一、化脓性鼻窦炎

化脓性鼻窦炎为细菌性感染引起鼻窦粘膜炎症,按病程可分为急性和慢性两类。急性炎症常为上呼吸道炎症表现之一,约有 0.5% 的上呼吸道病毒感染可伴发鼻窦炎。急性炎症由于粘膜充血和炎性细胞浸润,可致粘膜肿胀增厚,分泌物增加。由于窦口阻塞或狭小故常有分泌物潴留。临床表现为鼻阻塞和流涕,常伴有局部触痛或头痛等症状。慢性炎症多由急性炎症迁延而来,常见粘膜腺增生,可形成囊肿或息肉,窦口阻塞可致分泌物滞留,骨膜和骨质反应性增生以致骨壁硬化增厚,炎症常反复发作。局部解剖因素如鼻中隔弯曲、窦口附近气房或病变阻塞以及有关炎症(如牙根炎症等)对慢性鼻窦炎的发生、发展以及临床治疗都有重要影响。

鼻窦炎可发生在单个或多个窦腔,以上颌窦和筛窦为多见。兹将鼻窦炎 MRI 一般表现叙述于下。

【MRI 表现】

1. 粘膜增厚 这是鼻窦炎的基本病理表现。MRI 对粘膜增厚的显示非常敏感,据文献报道,在无明显临床症状者中,影像学检查可显示鼻窦异常者有:X 线平片均 20%,CT 为 24%～39%,MRI 可高达 60%。3 岁以下幼儿鼻窦粘膜丰富,显示率远较成人为高,除非有临床表现,否则不应认为是炎症。此外,由于 80% 正常人鼻甲、鼻中隔及筛窦粘膜有双侧交替周期性改变。因此单侧鼻甲肿胀,筛窦粘膜增厚 1～2 mm,应视为正常鼻周期的一过性充血肿胀而并非炎性病变。为此,一般认为窦腔粘膜厚度应达到 2 mm 以上时,才能判定其为病理性的变化。如粘膜厚度未超过 5 mm,可属轻度增厚,5～10 mm 为中度增厚,超过 10 mm 则为重度增厚。在 MRI 中,粘膜在 T_1WI 上呈低信号,T_2WI 上呈高信号。增厚的粘膜一般平行于窦壁。如粘膜水肿显著,可呈波浪状,称之为息肉样肥厚(图 14-3-1)。急、慢性鼻窦炎都有粘膜增厚,CT 和 X 线平片上的窦壁骨质增厚才是慢性炎症的可靠征象。

2. 分泌物的潴留 鼻腔鼻窦粘膜具有丰富的分泌功能,在鼻窦炎时,若窦口未被完全堵塞,窦内分泌物积存可显示液气平面,以急性鼻窦炎和慢性鼻窦炎急性发作时较为常见。鼻窦分泌液为浆液性液体,95% 为水分,大分子约占 5%(主要是粘液糖蛋白)。大多数的急性鼻窦炎,鼻窦粘膜分泌物基本成分无明显改变,在 T_1WI 上呈低信号,T_2WI 上呈高信号。

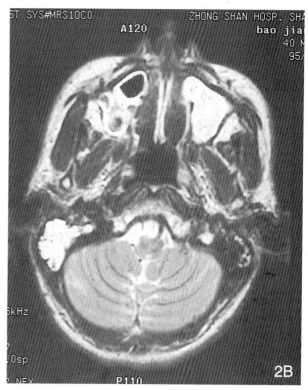

图 14-3-2 双上颌窦炎、右乳突气房积液

A. 横断面 T_1WI 示双侧上颌窦病变,右侧信号低,左侧信号中等,右侧乳突气房信号中等增高。

B. T_2WI 示双侧粘膜增厚,呈高信号,腔内分泌物信号升高。

当窦腔有慢性阻塞时,窦腔粘膜出现高柱状细胞增生,可致粘液糖蛋白分泌增多。随着时间的推移,分泌物中的水分渐被吸收,其粘稠度相应增加。分泌物的物理性状的变化可在 MRI 信号上反映出来。当分泌物中的蛋白浓度在 5% 以下时,T_1WI 呈低信号,T_2WI 呈高信号(图 14-3-2);若在 5%～25% 之间时,T_1WI 信号强度逐渐上升,T_2WI 仍呈

高信号;当蛋白浓度达到 25%～30% 时,在蛋白大分子之间产生"交互连接",潴留物粘稠度明显增加,成为糊状物,T_2WI 上信号强度直线下降,T_2WI 的信号强度也回落到较低水平;当蛋白浓度达到 35%～40% 时,潴留物中的自由水已基本消失,其蛋白质大分子之间的连接更加紧密,分泌物成为半固态或固态,T_2 弛豫时间极短,T_1WI 和 T_2WI

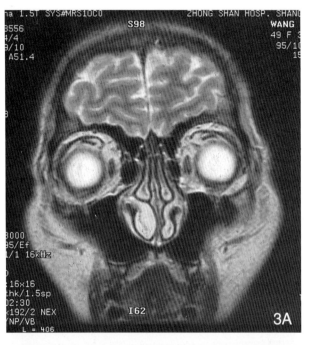

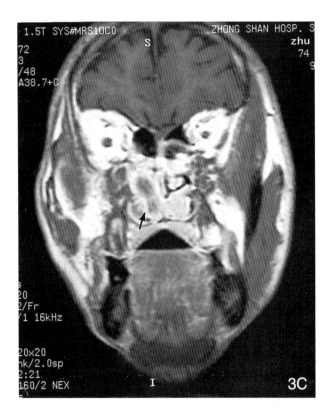

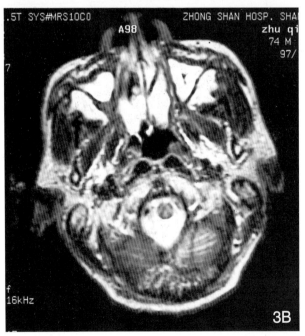

图 14-3-3　鼻窦炎、鼻息肉

A. 横断面 T_1WI 示双上颌窦粘膜增厚,右侧有积液,双侧鼻甲肥大伴右鼻息肉。　B. 横断面 T_2WI 示炎症病变呈均质高信号。　C. 增强 T_1WI 冠状面示右鼻腔、上颌窦内多个结节,粘膜强化(箭)。

上都为无信号。

由于慢性阻塞性鼻窦炎分泌物信号可随蛋白质浓度和粘度变化而异,有时可造成混淆。如窦腔内的高蛋白分泌物和亚急性出血都可在 T_1WI 及 T_2WI 上呈高信号。此外,当分泌物干涸时,不产生信号,有时难以与钙化斑块、空气泡等无信号相区别。这些都是 MRI 检查的缺点,故 MRI 一般不宜用于慢性鼻窦炎或霉菌性炎症检查,必要时应配合 CT 检查。

二、粘膜囊肿和息肉

(一) 粘膜囊肿

粘膜囊肿有时可为鼻窦炎仅有的影像征象,临床症状也可有可无。依病变发生机制可分为分泌性囊肿与非分泌性囊肿两种。

分泌性囊肿系粘液腺导管阻塞所致,又称粘液腺潴留囊肿,可发生于任何窦腔,以上颌窦内最为常见。

非分泌性囊肿为浆液或渗出液潴积于粘膜下结缔组织内形成,并非真性囊肿,常称其为粘膜下囊肿或浆液性潴留囊肿。发生于上颌窦内,有的可双侧同时存在。

【MRI 表现】　潴留囊肿可单发或多发,一般较小,呈结节状,不充满窦腔。粘膜下囊肿一般为单发,位于窦底,呈半球形,向上扩展,大者可充满窦腔。这两种囊肿一般在 T_1WI 上呈低信号,T_2WI 上呈高信号(图 14-3-1)。有的潴留囊肿在 T_1WI 上信号亦可较高,呈中等至高信号。

上颌窦底囊肿有时与不带蒂的息肉有着相似的形态表现。一般息肉在 T_1WI 上呈中等信号,T_2WI 呈高信号。两者区分常欠准确,但临床处理类同,影像学区分无重要意义。

(二) 息肉

慢性鼻窦炎由于长期粘膜水肿和肥厚,可形成息肉。临床上息肉表现有不同类型,分述于下:

【MRI 表现】

1. 鼻窦炎伴鼻息肉:此种类型最为常见。鼻腔息肉起自筛窦和上颌窦,常多发,可单侧或双侧发生。窦腔和鼻道内有不定形的结节状肿块充填(图14-3-3),鼻息肉可进入鼻前庭或后伸至鼻咽腔内。在 MRI 上,粘膜增厚、息肉和分泌物一般在 T_1WI 上呈中等信号,T_2WI 上呈高信号,但因各自含水量不同造成信号差异,结合形态表现,多可予以区别(图 14-3-4)。

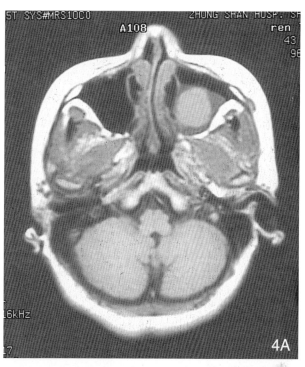

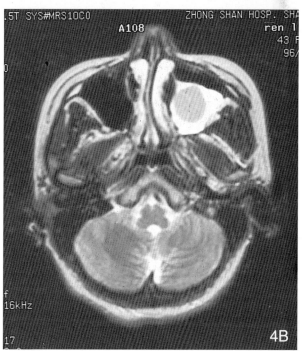

图 14-3-4　上颌窦息肉伴积液

A. 横断面 T_1WI 示左上颌窦中央较高信号类圆形肿块,周围为低信号液体。　B. T_2WI 示息肉肿块信号不变,周围积液为均质高信号。

2. 后鼻孔息肉:好发于青少年,多为单侧发生。单个息肉仅见于后鼻孔,息肉大多来自上颌窦,经自然孔相连,上颌窦腔内有同样信号的肿块影充填。在 T_1WI 上为低信号或中等信号,T_2WI 上为高信号(图 14-3-5)。偶见单个后鼻孔息肉可来自蝶窦,肿块见于鼻咽,而鼻腔中甲与鼻中隔间仍留有清晰腔隙,可予区别。

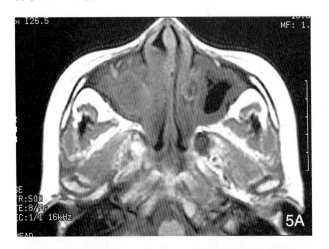

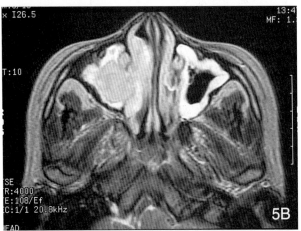

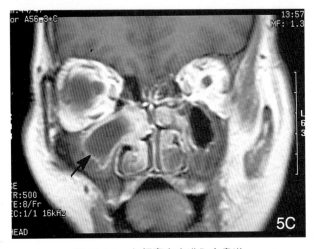

图 14-3-5　上颌窦息肉进入中鼻道

A. 横断面 T₁WI 示右上颌窦充满软组织伴鼻甲增大,左上颌窦粘膜增厚。　B. T₂MI 双上颌窦周边粘膜增厚,右上颌窦内较低信号肿块突入鼻道。　C. 增强 T₁WI 冠状面仅见息肉粘膜增强(箭),其内水肿组织不强化。

3. 出血性息肉:常发生于上颌窦,亦可见于其他窦腔,大多为单侧,常在鼻腔亦见到息肉。此类息肉内含有增生的血管,在 MRI 上可呈混合信号,在

T₁WI 上高强信号区即为出血灶,T₂WI 信号增高,可欠均质,造影剂增强检查常见病变强化,常欠均质。病变充满窦腔多致窦腔扩大。窦壁骨质常有破坏,上颌窦内侧壁骨皮质黑线中断最常见。偶见筛、蝶窦息肉还可破坏颅底进入颅腔,应与恶性肿瘤相鉴别。息肉在 MRI 上常表现为较高信号、大片不均质肿块,可呈分叶状;恶性肿瘤则信号表现多较均质且信号较低,一般可结合 CT 显示骨质压迫或破坏表现,多可鉴别。

4. 局限于鼻窦内的息肉(图 14-3-6):此类型少见,症状轻微。典型者为窦内带蒂结节状软组织增生。不典型者形态与粘膜囊肿相同。两者信号亦难区分。

三、真菌性鼻窦炎

真菌种类很多,约近百种可致人和动物发病,大多为腐物寄生菌,少数寄生于人体呼吸道、皮肤和粘膜,多属机会感染致病,与环境和宿主因素有关。近年来鼻窦真菌病报道有所增多,研究也较为深入。

鼻窦真菌病以曲菌感染最为常见,多见于温湿和农业地区。鼻窦内温暖湿润为真菌好发部位,常人发病一般以隐蔽、慢性形式存在,少数在免疫功能低下时表现为侵袭性或暴发性。毛霉菌感染较为少见,多见于糖尿病或免疫功能低下者,常以急性侵袭形式发病,可侵及颌面深部、眼眶和颅内,病情较为严重。随着激素、化疗、免疫抑制剂和抗菌药物广泛应用,病例有所增加。临床上大多数病例因鼻腔分泌物常带有血丝,或有棕绿色,或黑色粘糊状分泌物而引起注意。有的过敏性鼻炎者分泌物经显微镜发现菌丝以提示诊断。少数在鼻窦炎一般治疗无效或疑有新生物进行 CT 检查时才被发现。真菌分类需经培养才能确定,一般可在病变中查见菌丝为诊断依据。病理上表现为粘膜炎症,有异物巨细胞反应和肉芽组织形成,有的可因动脉内膜炎和血管周围炎,导致组织坏死和骨质破坏。现今认为其可分为侵袭性和非侵袭性两类,临床上则分为急性暴发型、慢性肉芽肿型、霉菌球(mycotoma)型和过敏型四种类型。

1. 急性暴发型:发生于免疫功能低下者,多为毛霉菌或烟曲霉菌所致。常因炎症致血管梗塞造成组织坏死,以鼻脑型为严重。

2. 慢性肉芽肿型:常见于免疫功能抑制者,多为曲菌引起。局限于单个或单侧窦腔发生,以上颌

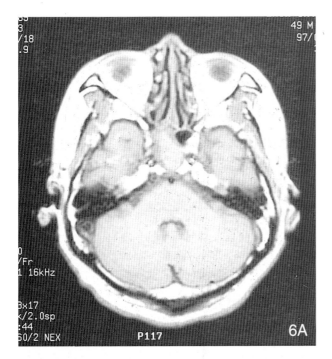

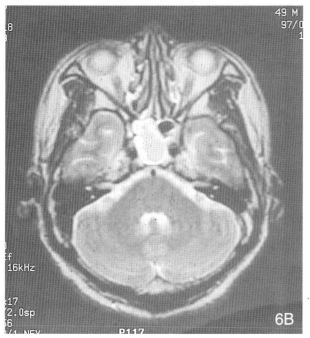

图 14-3-6　单发蝶窦慢性炎症

A. 横断面 T_1WI 示蝶窦中央信号较周围为高。　B. T_2WI
信号变成相反,中央信号不变,周围信号高。

窦最为常见,筛蝶窦也可发生,呈现慢性炎症肉芽
肿,少数可有骨质破坏,有的可向颌面深部或眼眶内
扩展。

3. 霉菌球型:见于正常宿主单个鼻窦内,为曲
菌感染引起。粘膜有轻度炎症,菌丝与分泌物粘合
成球,窦壁可硬化而无破坏。

4. 过敏型:见于年轻过敏者,多为曲菌引起,有
粘膜过敏反应,可形成息肉样增生病变。

临床上真菌性鼻窦炎一般以慢性肉芽肿型较为
常见。文献有认为过敏型最为多见,但难与过敏性
和化脓性鼻窦炎区分,需经过敏性分泌物中查见菌
丝和免疫生化(Ig E 抗体升高等)检查才能判定。
CT 检查可发现病变内钙化,显著提高诊断率,故此
CT 为常用首选检查方法。据化学分析报告,真菌
病变内钙化物中含有镁、锰、铁等金属离子,具有副
磁性,可因 T_2 缩短以致 MRI 上 T_2WI 上信号降低。
MRI 对钙化显示不及 CT 敏感,但慢性真菌病变信
号较一般炎症为低,有鉴别意义。对于窦腔外侵袭
性病变,尤以颌面深部、眼眶和颅内侵犯显示常较
CT 为清楚,故此,MRI 也常用于检查真菌病。

【MRI 表现】　真菌感染引起非侵袭性病变,常
表现为单个或单侧鼻窦慢性炎症,以上颌窦多见,少
数可单独发生于蝶窦或伴后组筛窦炎症。霉菌球或
霉菌结节表现为窦腔内有局限软组织不规则增生,
多无积液,较常见真菌性肉芽肿多呈现外形不规则
软组织团块,大多不充满窦腔,少数可缓慢充满窦
腔。一般都伴有窦腔骨壁硬化增厚,少数可有窦口
附近骨质破坏。病变在 MRI 上 T_1WI 为等信号或
低信号,T_2WI 上信号明显较低,或呈混合不均质
状。造影剂增强检查病变仅轻度强化。

侵袭性真菌病都有鼻窦病变,骨质破坏或病变
超出骨外,常向颞下窝、翼腭窝、眼眶内广泛扩展,可
致眶裂增大,常侵犯海绵窦,甚至可沿神经血管侵入
颅脑。病变软组织增生边缘不清,T_1WI 信号中等,
T_2WI 信号低,可为造影剂不同程度增强,常致眶内
结构不清,海绵窦可增宽,脑膜炎性增厚和增强检查
可强化,脑实质可发生多发梗死灶或形成脓肿,增强
检查呈现边缘环形强化灶,环周伴有大片脑水肿
(T_1WI 低信号,T_2WI 高信号,不能强化)。真菌性
炎症病变因含有副磁性物质,信号较低,是与恶性病
变鉴别要点。

过敏型真菌性鼻窦炎表现多与鼻窦炎性息肉相
似,有的在 T_1WI 上信号可中等或稍低,T_2WI 则信
号明显较低,尤以中央部分更明显。CT 则显示病
变中央为高密度,周围有低密度环带或病变内有钙
化斑,可更好支持诊断。

四、鼻窦炎并发症

由于抗菌药物广泛使用,鼻窦炎并发症已大为减
少和减轻。现今估计鼻窦炎有 1% 以下可发生并发

症,多见于儿童和免疫功能低下者,外科手术可为诱因,大多为急性炎症或慢性炎症急性发作时产生。最常见为眼眶炎症,少数可引起海绵窦和颅内并发症。

（一）鼻窦炎颅外并发症

主要有眼眶蜂窝织炎以及骨髓炎两种。

眼眶大部分为鼻窦包围,鼻窦炎症可直接通过眶壁静脉交通或破损处扩展,一般以筛窦炎引起常见,多见于儿童,少数亦可为其他鼻窦炎症扩展所致。炎症可限于眶隔前或累及整个眼眶。可为蜂窝织炎、脓肿,少数可蔓延至海绵窦,引起栓塞性静脉炎,CT 或 MRI 可显示其范围和程度,一般以 CT 显示较为清楚。

【MRI 表现】 眶隔前蜂窝织炎可见眼睑肿胀,眶隔后眼眶炎症多先侵犯肌锥外间隙。常见眶壁骨膜下肿胀,进而可形成脓肿和扩展至肌锥内或整个眼眶。蜂窝织炎一般表现为软组织增厚,眶脂肪信号强度减低。在 T_1WI 上为中等信号,T_2WI 上呈混合信号。眶内或骨膜下脓肿在 T_1WI 上可见局部信号减低而 T_2WI 上呈更高信号。炎症涉及眼外肌时,感染的眼外肌增粗。上眼静脉亦可有增粗表现,脂肪抑制技术对累及到眶尖的炎症显示较好。

骨髓炎已很少见,可发生于额骨和上颌骨。病变处除见低信号的窦壁连续性中断外,局部骨髓在 T_1WI 上信号下降,在 T_2WI 上反可为较高信号。若有死骨,则为无信号病灶。

（二）颅内并发症

较为少见,但病情较严重。可为海绵窦栓塞性静脉炎、脑膜炎、硬膜外脓肿、硬膜下脓肿、脑脓肿等。

颅内并发症常由额窦炎性病变经由导静脉蔓延至脑膜,少数可为骨壁破坏或缺裂直接播散所致,有的可为血源播散引起。MRI 显示颅内并发症常较 CT 为好,以造影剂增强后更为清楚。

【MRI 表现】 海绵窦血栓性静脉炎可为眼眶炎症或为蝶窦炎的并发症。临床常见有发热、头痛、球结膜水肿、眼球固定和眼肌麻痹等症状。MRI 上常见海绵窦增大,可为造影剂明显强化,当有静脉血栓时,窦内可见有多处不强化的病灶。

化脓性脑膜炎在 T_1WI 上可见局部脑表面模糊,信号较低,T_2WI 上信号较高,难与脑脊液区别。增强后,可见线状的脑膜强化和脑回状的强化。

硬膜外脓肿表现为颅骨内板下的梭形病灶。T_1WI 呈略低信号,T_2WI 呈高信号。

硬膜下脓肿表现在 T_1WI 上为颅骨内板下新月形低信号区,其信号强度略高于脑脊液,T_2WI 病灶信号明显增高,病灶邻近的脑皮质也因脑水肿而出现高信号。

典型的脑脓肿 T_1WI 显示中央区信号较周围水肿区为低,脓肿壁可显示为等信号的环状包壳。T_2WI 示脓肿腔为高信号,较脑水肿区为强,两者之间脓肿壁呈中或较低信号,增强后环壁显著强化,而脓肿中心不被强化。

第四节 囊样病变

鼻腔鼻窦和邻近额面骨可发生多种囊性肿块,按病因分类有脑膜脑膨出、粘液囊肿、胆固醇肉芽肿、面裂囊肿和牙源性囊肿等。

一、脑膜脑膨出

脑膜或脑膜脑通过颅骨缺损处向颅外疝出。绝大多数为先天性发育所致,很少数可为外伤或手术后引起。国外报道以枕部发生为多见,国内报道以前颅窝发生为多,通常按疝口和疝囊位置分为前顶组和颅底组两类。

前顶组脑膜脑膨出为常见,其特点为鼻额部外表有肿块隆起,前颅窝底疝口可在盲孔或筛骨顶板骨缺损,可依疝囊和外疝口部位再分为三种类型:①鼻额型:疝囊居中线,自额骨和鼻骨间向外膨出。②鼻筛型:疝囊在中线旁,通过一侧额、筛和鼻骨间,于鼻旁骨与软骨间向前下面部膨隆。③鼻眶型:疝囊在偏侧,经筛、泪骨间向眼眶内侧膨出。

颅底组较少见,疝口骨缺损在颅底,疝囊隐藏于面深部。外观无肿块,较难诊断,可误为鼻息肉或粘液囊肿,常因脑脊液漏或脑膜炎引起注意。一般可再分为四种类型:①经筛型:自筛窦顶骨缺损处颅内容疝入前组筛窦和鼻腔内,较为常见。②蝶咽型:通过蝶骨缺损处疝囊下伸至鼻咽。③蝶眶型:自蝶骨大翼骨缺损处疝入眼眶后部。④蝶颌组型:极少见,自眶上裂继经眶下裂,疝入颞下窝。

【MRI 表现】 脑膜脑膨出的疝口大小和疝囊内容可有差异,前顶组疝口常较大,多见于婴幼儿。疝口小,基蒂可闭塞,囊内仅为脑膜膨出或脑膨出。CT 可较清楚显示疝口和疝囊部位。疝口处多呈类圆形骨缺损,边缘光滑、锐利,有时还可见边缘向外翘起或呈硬化环状。疝囊呈椭圆球形软组织肿块,基底或基蒂通过骨缺损处与脑底相连。MRI 显示疝囊内容和脑底关系较 CT 清楚,囊壁硬膜呈低信号。脑膜脑膨出囊内容表现可不同。肿块内有脑和脑膜,脑组织与颅内脑实质相连,且信号一致,在 T_1WI 上脑组织较脑脊液信号为高,T_2WI 上则较脑脊液信号为低。如颅底缺损较大,有的还可见脑和

脑室下移与变形。脑膜膨出肿块内无脑组织,仅有脑膜,在临床上较为常见,颅底骨缺损小,或通过前颅底盲孔疝出,肿块基蒂较小,肿块内含脑脊液,在 T_1WI 上为低信号,T_2WI 上为高信号,与颅内脑脊液信号一致(图 14-4-1、2)。

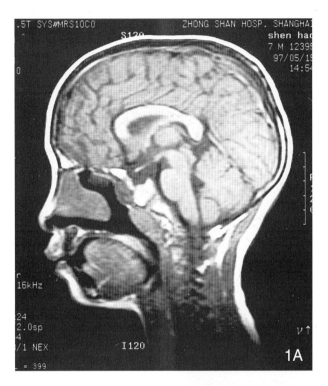

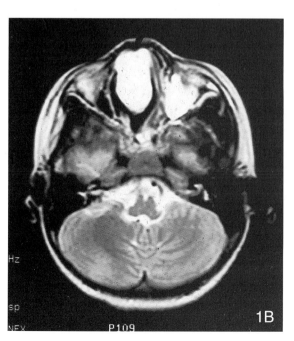 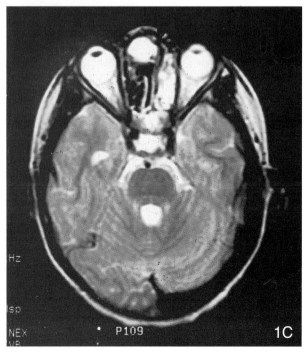

图 14-4-1　鼻内脑膜膨出

A. 矢状面 T_1WI 见前鼻腔肿块(箭)上达前颅窝底。　B. 横断面 T_2WI 见鼻内肿块呈均质高信号(箭),

左上颌窦积液。　C. 较高层面 T_2WI 示鼻内肿块基底(箭)通过前筛窦进入前颅窝内。

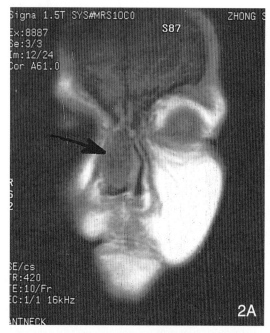

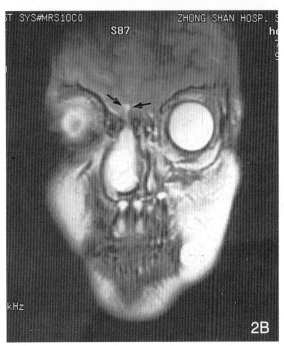

图 14-4-2　鼻内脑膜膨出

A. 冠状面 T_1WI 见鼻腔内低信号肿块(箭)，基蒂在鼻腔顶。

B. T_2WI 示该肿块呈高信号，顶部有线状裂隙通入前颅窝底(箭)。

二、鼻窦粘液囊肿

　　鼻窦粘液囊肿为鼻窦开口阻塞后，窦内粘液潴积和粘膜肥厚导致窦腔膨胀扩大。慢性炎症、外伤、手术后瘢痕闭塞或良性肿瘤都可为阻塞原因。囊壁为窦腔粘膜，但可因炎症增厚和纤维化。囊内一般为黄色粘液，感染后可成为脓液，有时可混有血液。窦内因积液压力增高渐致窦腔扩大，且伴有骨壁压

迫性破坏。

　　鼻窦粘液囊肿好发于额窦或筛窦，少数可发生于蝶窦或上颌窦。有时囊肿可向邻近窦腔扩展，形成额筛窦囊肿或筛蝶窦囊肿，甚至亦可为多个窦腔或双侧融合扩展。上颌窦粘液囊肿多为术后多年发生。粘液囊肿常侵占眼眶，引起眼球凸出和移位，可致视力减退、复视等眼部症状，有的可继发感染形成瘘窦。

　　【MRI 表现】　鼻窦粘液囊肿在影像学检查时表现为鼻窦膨胀占位性病变，一般都可由 CT 诊断，呈现为病变窦腔膨胀扩大变圆，内容为均质低密度，少数密度较高可与肌肉相仿。在 MRI 上，亦表现为类圆形膨大之肿块，其弧形边缘多较清楚，包膜薄且均匀，与囊内容比较有明显信号差异。其内容多为均质，但其信号强度与液体性状有关。一般粘液在 T_1WI 上为低信号或中信号，T_2WI 为高信号(图 14-4-3)；如蛋白质浓度增高或混有血液，则 T_1WI 和 T_2WI 都为高信号。少数还可见内容不均质，夹杂有干性分泌物处在 T_1WI 可呈较高信号，T_2WI 则呈低信号。如伴有钙化则 T_1WI 和 T_2WI 均有低信号灶。大多数病变基于膨大之外形、包膜细薄和内容均质变化可提出鼻窦粘液囊肿诊断。少数信号表现不典型者宜以 CT 诊断。为此，MRI 可加增强扫描，一般在增强 T_1WI 上，囊壁强化而囊内容不被强化，可进一步支持囊肿诊断。鼻窦粘液囊肿初时在窦腔内生长，常致窦腔普遍性膨胀扩大，但易向骨壁薄的方向扩展。可向相邻窦腔发展或侵占鼻腔、眼眶(图 14-4-4)和颅腔，以致形成两个或多个鼻窦甚至双侧病变(图 14-4-5)，如额筛窦或筛蝶窦粘液囊肿。额窦粘液囊肿可沿窦腔发育进展，向眶顶和前颅窝内扩展，筛蝶窦囊肿可侵占视神经(图 14-4-6)、眶上裂或海绵窦区。上颌窦术后囊肿常向眶底扩展，如高信号囊肿与眶脂肪信号相仿，不利于边界观察，可配合脂肪抑制检查。对眼眶或颅内侵犯 MRI 可从多轴位观察或加造影剂增强检查，较 CT 显示较为清楚。

　　【鉴别诊断】　在 MRI 检查时，鼻窦粘液囊肿应与下述病变鉴别。

　　1. 鼻窦炎症：鼻窦炎粘膜水肿增生和分泌物的信号与粘液囊肿相似，关键在于一般炎症窦腔无膨大变形，粘液囊肿则以窦腔膨大变形为诊断基础。

　　2. 鼻窦胆固醇肉芽肿：可发生于额窦和上颌窦，常致窦腔扩大，其在 T_1WI 和 T_2WI 上均呈高

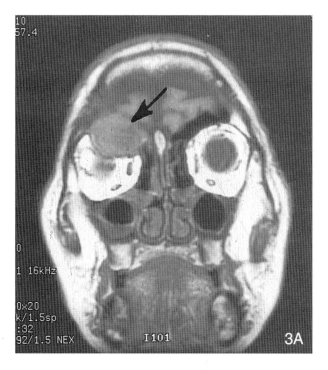
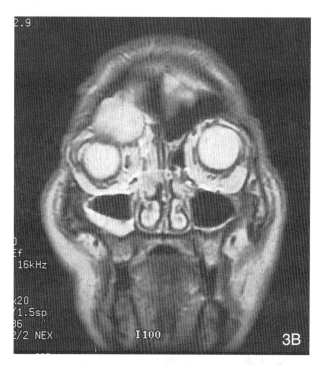

图 14-4-3 额窦粘液囊肿

A. 冠状面 T_1WI 示右眶顶区椭圆形肿块(箭),中等信号。

B. T_2WI 见肿块均质高信号,有包膜。

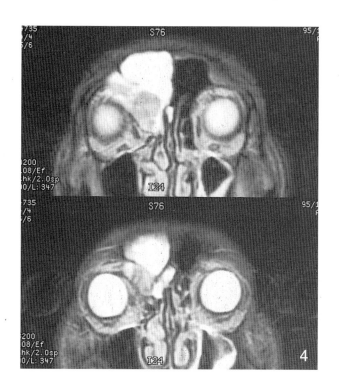
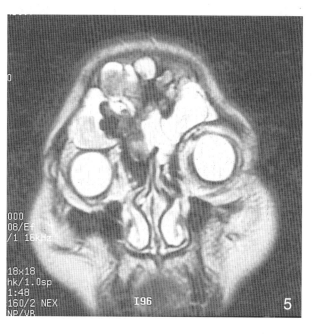

图 14-4-4 筛、额窦粘液囊肿

冠状面 T_2WI 示右筛窦中等信号病变,
额窦高信号病变均致窦腔膨胀扩大。

图 14-4-5 额窦骨瘤继发额窦粘液囊肿

冠状面 T_2WI 见额筛窦低信号分叶状肿块,双侧额窦
均有高信号病变,右侧眶顶下塌。

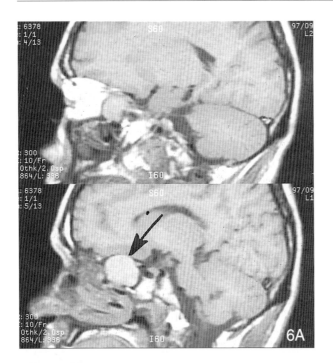

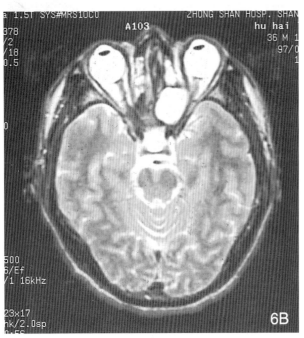

图 14-4-6　后组筛窦粘液囊肿

A. 矢状面 T_1WI 示后筛窦高信号肿块(箭)。

B. 横断面 T_2WI 见左后组筛窦高信号肿块紧贴视神经。

信号,颇似鼻窦粘液囊肿,但额窦区胆固醇肉芽肿导致额骨破坏好发于眶上额骨颧突,可超越颧额缝,无硬化边缘,有时可予区别。

　　3. 鼻窦骨化纤维瘤:少数骨化纤维瘤可致窦腔扩大伴其内囊性变,可似粘液囊肿,但其周壁骨质较厚,厚度不一,内部亦有骨化部分,可予鉴别。

　　4. 实质性肿瘤:少数神经鞘瘤、囊性腺癌、乳头

状瘤等可致窦腔扩大,瘤内含水量较丰富,T_2WI 信号高,如较均质可能误为粘液囊肿,一般肿瘤都有信号较低的实质部分,且可为造影剂强化,应可区别。

三、面裂囊肿

　　颌面骨缝接合处胚胎上皮组织残余可渐形成囊肿,称之为面裂囊肿。囊壁外被纤维组织,内衬上皮,含有橙黄色液体,如有感染可变为脓液。一般可为 CT 清晰显示囊肿与骨质和牙改变。MRI 亦可显示囊肿一般表现,大多呈类圆形肿块,边缘有环形低信号包壳,内容均质,不能为造影剂强化,常在 T_1WI 呈低信号,T_2WI 为高信号,少数形成久后或感染后在 T_1WI 和 T_2WI 均可呈高信号。一般可按发生部位分为:

　　1. 鼻前庭囊肿:位于鼻腔前庭与上颌门牙齿槽骨之间,向外生长,再现鼻翼与上唇间的球形隆起,紧贴前鼻孔致骨质受压凹陷(图 14-4-7)。

　　2. 切牙管囊肿:位于上颌切牙后的鼻腭管内,常居前腭中线并致双侧切牙分离移位,少数可在中线旁或双侧前腭发生。有的腭中线囊肿位置向后生长,可称为腭正中囊肿。

　　3. 球颌囊肿:较为少见,位于上颌侧切牙根尖和尖牙根间骨内,致牙向前、外移位,可向上颌前下部扩展。

四、牙源性囊肿

　　牙源性囊肿可包括根尖囊肿、含牙囊肿、始基囊肿和囊性牙瘤等种,与牙关系密切,且有骨质改变或钙化,一般以 CT 检查较为清楚,有时可为 MRI 显示。应与面裂囊肿等鉴别和分类,以利临床处理。

　　1. 根尖囊肿:为牙根尖周炎症发展而成,可发生于任何病牙周,上颌远较下颌为多见,上颌前牙好发。后上牙根囊肿可向上颌窦底扩展,呈类圆形(图 14-4-8),有低信号纤维包膜。

　　2. 含牙囊肿:以囊肿内含有未萌出牙为特点,好发于磨牙和上颌尖牙区,上颌磨牙区囊肿常向上颌窦内生长,在 MRI 上囊内含阻生牙呈低信号黑色影。

　　3. 始基囊肿:囊内上皮多出现角化,有侵袭性,术后复发率高,故称角化囊肿。下颌较上颌为常见,可为单房或多房性。此类囊肿在 MRI 上表现为混杂信号,有的 T_1WI 信号较高,T_2WI 信号中等,少数壁可较厚或不清晰。

4. 牙源性钙化囊肿:可发生于下颌或上颌,囊内有钙化或牙瘤样结构,可单房或多房,病理上可为造釉细胞瘤、囊性牙瘤等,有赖组织病理学诊断。

上述囊肿 MRI 上表现为不均质,T_1WI 为中等信号,T_2WI 为高信号,可表现为实质和囊性部分混合,且壁厚不规则,可呈乳头状突起。除有一般囊肿表现外,应注意囊肿与牙关系,在 MRI 上牙与钙化均呈低或无信号区,可从形状上帮助判断。参照 CT 观察颇为必要。

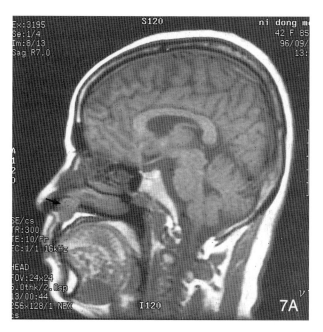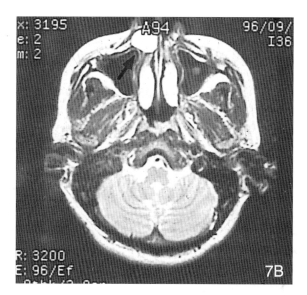

图 14-4-7 鼻前庭囊肿

A. 矢状面 T_1WI 见鼻腔前庭底有等信号肿块(箭)。 B. T_2WI 示右鼻腔前庭底部肿块(箭)呈高信号。

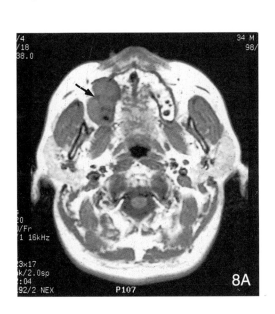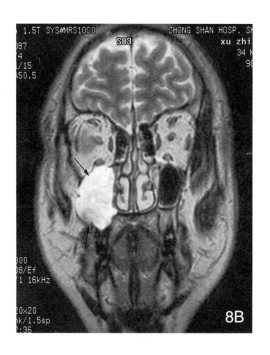

图 14-4-8 牙源性上颌窦囊肿

A. 横断面 T_1WI 见右上颌窦底有分叶状等信号肿块(箭)致齿槽骨破坏。

B. 冠状面 T_2WI 示窦腔底部混合高信号(箭),手术见囊肿下部有纤维肉芽组织增生。

第五节　良性肿瘤

鼻腔鼻窦良性肿瘤有软组织类的乳头状瘤、多形性腺瘤、血管瘤等,骨性肿瘤有骨瘤、软骨瘤、骨化纤维瘤和骨纤维异常增殖症(应属肿瘤样骨病变)等。

一、乳头状瘤

乳头状瘤由鼻腔粘膜移行上皮增生形成,男性较常见,好发于鼻腔侧壁,可向鼻咽扩展,常侵入上颌窦和筛窦,切除不彻底易复发,内翻型乳头状瘤有少数可恶变。在影像上表现为结节状软组织增生或肿块,常破坏骨质侵入鼻窦,可致窦腔扩大。在MRI上T_1WI呈中等信号,T_2WI信号较高,多伴有阻塞性炎症。在T_2WI上,一般肿瘤信号较炎症软组织增生或积液为低,可较清楚区分(图14-5-1)。肿瘤可为造影剂轻～中度增强。复发病例常侵犯多个或双侧窦腔。深在扩展亦可侵及颅底。恶性病变

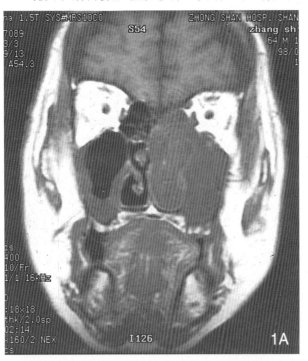

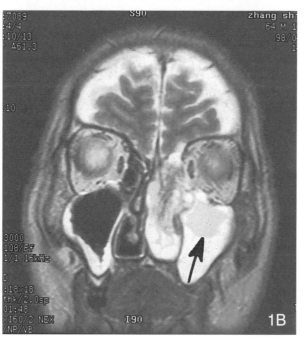

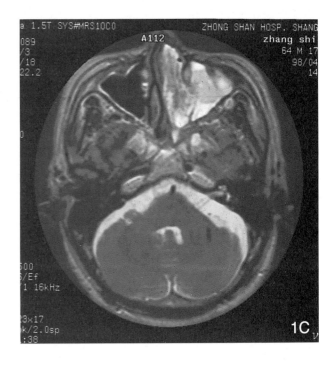

图14-5-1　鼻腔鼻窦乳头状瘤

A. 冠状面T_1W见左侧鼻腔、筛上颌窦肿块,致窦腔扩大,信号中等。　B(冠状面T_2WI)和C(横断面T_2WI)示筛上颌窦中等信号肿块(箭),伴周围高信号积液。

都有骨质破坏,也可发生淋巴结转移(图14-5-2)。鼻腔鼻窦肿瘤可与鼻腔鼻窦息肉和其他肿瘤相似,通常息肉在 T_2WI 上信号常较乳头状瘤为高,与其他肿瘤区别较为困难,应赖组织病理学诊断确定。

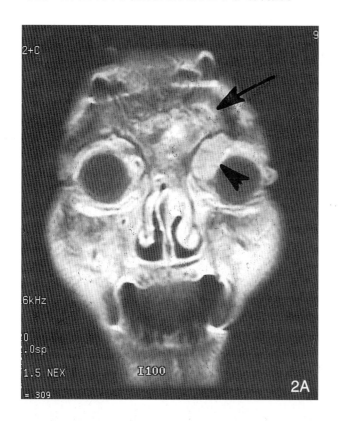

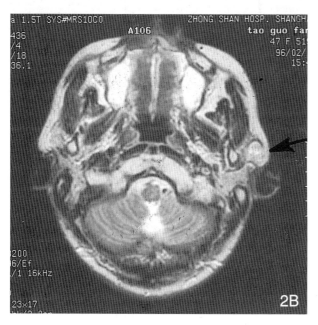

图 14-5-2　筛窦乳头状瘤恶变侵入眼眶

A. 冠状面 T_1WI 增强示左筛额窦肿块(箭)伴眶内上方肿块强化(▲),信号中等。　B. 横断面 T_2WI 示左侧耳前淋巴结增大(箭)(转移),双上颌窦炎症积液。

二、多形性腺瘤

鼻腔或腭部小唾液腺组织可发生多形性腺瘤(又称混合瘤),常见表现为类圆形肿块,多有低信号的纤维包膜。肿瘤主体在 T_1WI 为中等信号, T_2WI 信号较高。瘤内如有粘液样变则呈不均质。囊变区信号在 T_1WI 上较低, T_2WI 上为高信号,若内含蛋白质液体在 T_1WI 上亦可呈高信号,增强后肿瘤邻近炎症粘膜亦可强化,以致肿瘤边缘欠清晰或较实际肿瘤为大。肿瘤较大亦可破坏骨质侵入上颌窦或口咽侧壁。

三、神经鞘瘤

神经鞘瘤很少见,起自三叉神经或自主神经分支,可发生于鼻腔、筛窦或上颌窦,亦可起源于颞下窝,多呈单个圆或椭圆球形,肿块边界清楚,具有低信号的纤维包膜。瘤体在 T_1WI 上为中等信号, T_2WI 信号较高。瘤内可均质,或因有囊性变而欠均质,尤以 T_2WI 和增强后更明显。肿块呈膨胀性生长致窦腔扩大,可伴骨质压迫性破坏,以致向邻近扩展。

四、骨瘤

常见于额窦或筛窦内,一般可为 X 线平片或 CT 清楚显示。有时在头部 MRI 检查时意外发现,大多为均质低信号圆形块体,偶见可致窦腔阻塞和并发鼻窦粘液囊肿,一般以 CT 显示更为明显。

五、软骨瘤

软骨瘤可发生于上颌前区、鼻中隔和腭部,组织学上以 I～II 级细胞为多见,常有粘液样囊性变,III级者细胞丰富属低度恶性肉瘤,有时与 I、II 级细胞也难以区分。此瘤生长缓慢,可多次复发和向周围扩展,侵入鼻窦、颅底甚至进入颅内。一般肿块边界较清楚,可呈分叶状,瘤内常有钙化,多致骨质破坏,以 CT 显示较好。在 MRI 上肿瘤呈不规则混合信号,瘤体信号较低,但可为造影剂增强。囊变区 T_1WI 上信号可低可高, T_2WI 上信号高。

六、骨化纤维瘤

鼻腔鼻窦粘膜下纤维组织可增生和骨化形成骨化纤维瘤。好发于女性,以青年为常见。病变为单骨发生,缓慢生长,具有局部侵袭潜力,常向邻近部位扩展,由软组织和骨样组织混合构成肿块。组织学上可见板层骨构成骨小梁,其边缘分布骨母细胞,纤维组织部分可有粘液样囊性变。肿瘤的影像学表现与病变发展阶段和钙化量有关,在鼻窦和颅底发生病变骨样成分多较显著,少数可为囊样变,肿块呈膨胀性生长,边界清楚,壁层可较厚和不均称。一般以 CT 显示较清楚。在 MRI 上常为不均质,T_1WI 为中等信号,T_2WI 信号低,囊性部分在 T_1WI 上信号可高可低,T_2WI 为高信号。造影剂可中等增强实质部分(图 14-5-3),鼻窦病变可向眼眶和颅底扩展。

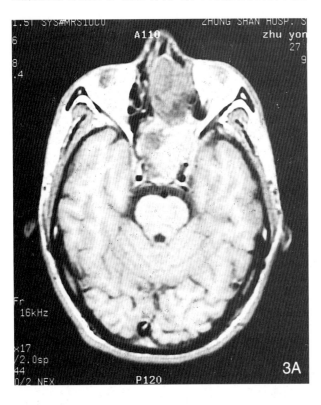

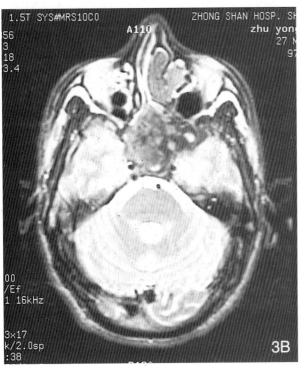

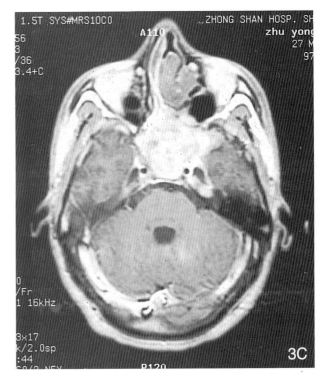

图 14-5-3　骨化纤维瘤

A. 横断面 T_1WI 示左筛蝶窦肿块,大部分为中等信号,蝶窦区部分高信号。　B. T_2WI 示肿块中等信号,内有散在点状高信号。　C. 增强 T_1WI 示蝶窦区肿块增强明显,鼻腔筛窦肿块无明显增强。

七、骨纤维异常增殖症

骨纤维异常增殖症为正常髓质骨被骨样组织病变取代的自限性骨病。大多为多骨发生,半数侵犯颅底和面骨,少数为单骨型(图14-5-4)。病变源于髓质骨内纤维组织增生,形成不成熟骨样组织,以致骨体弥漫性增大,边界不清,病变内无板层骨形成骨小梁。此类病变多见于儿童和青年。影像学检查以CT显示较好。MRI亦可显示,常见为胯骨或多骨广泛增生病变,呈杂质不均混合信号,界限欠明,骨皮质变薄,实质部分信号低,但可为造影剂强化(图14-5-5)。囊性部分信号表现不一。

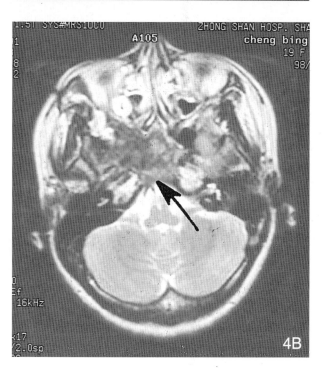

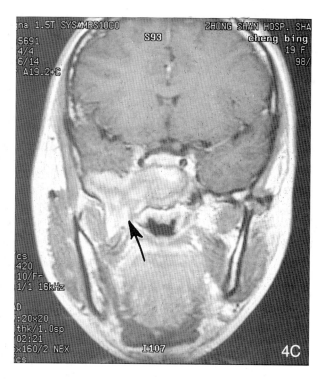

图14-5-4 骨化纤维异常增殖症(局限型)

A(横断 T_1WI)和 B(T_2WI)示右侧蝶骨体向蝶骨翼颅底区扩展生长肿块(箭),
信号与肌肉相等。 C. 增强 T_1WI 冠状面示肿块不均质强化(箭)。

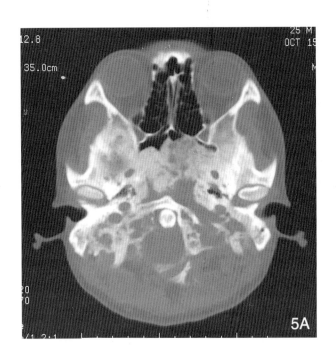

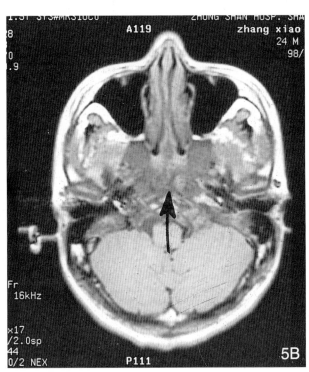

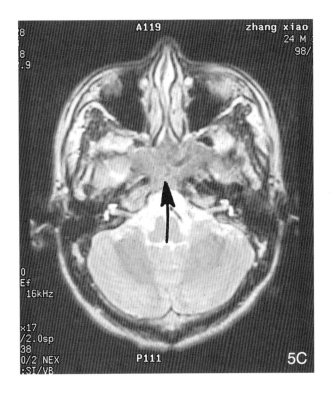

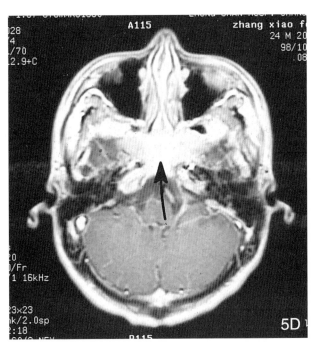

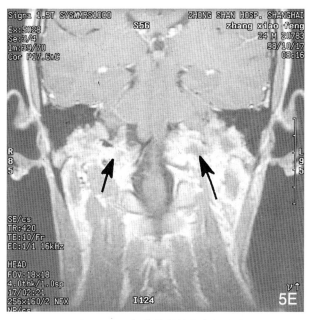

图 14-5-5 颅底骨纤维异常增殖症

A. CT 示蝶骨底、枕骨斜坡和双侧岩骨广泛骨质增生。 B(T_1WI 横断面)和 C(横断面 T_2WI)见上述骨病区(箭)信号中等。

D. 增强 T_1WI 横断面示蝶骨体病变强化显著、均质(箭)。 E. 枕骨底和附近骨质增强不均质(箭)。

第六节 恶 性 肿 瘤

鼻腔鼻窦为头颈部恶性肿瘤好发部位之一。此处肿瘤多伴鼻窦炎症,常延误诊断。一般以鼻出血或眶面、牙龈肿痛引起注意。临床检查发现鼻腔内新生物,并经活检组织病理学诊断确定。少数肿瘤部位深在,首先由影像学检查发现。影像学检查最重要的任务是查明肿瘤的侵犯部位和范围,对决定治疗方案具有重要意义。治疗后病例随访中应用影像学检查也可及时判断肿瘤复发,以利提高疗效。

【组织学分类】

1996 年 Stem SJ 将鼻腔鼻窦恶性肿瘤组织学分类如下:

(一) 上皮

1. 鳞状细胞癌 分化(好、中、差)

基底细胞癌

腺鳞癌

2. 非鳞状细胞癌

1) 腺样囊性癌

2) 粘液上皮癌

3) 腺癌

4) 神经内分泌癌

5) 玻璃样变透明细胞癌(Hyalinizing clean cell cancer)

6) 黑色素瘤

7) 嗅母细胞癌

8) 未分化癌

(二) 非上皮

1. 软骨肉瘤

2. 骨肉瘤

3. 软组织肉瘤:

1) 纤维肉瘤

2) 恶性纤维组织细胞瘤

3) 血管外皮瘤

4) 血管肉瘤

5) 卡波西(Kaposi)肉瘤

6) 横纹肌肉瘤

(三) 淋巴

1. 淋巴瘤

2. 多形网状细胞增生症

3. 浆细胞瘤

(四) 转移癌

【病理】 鼻腔鼻窦恶性肿瘤绝大多数为原发,少数为邻近肿瘤继发侵犯所致,偶见为转移性肿瘤(文献统计半数来自肾脏)。原发恶性肿瘤中 80% 为鳞状上皮癌,10% 左右为小唾腺癌,较少见还有嗅神经母细胞瘤、恶性黑色素瘤等。起源于间叶组织的肉瘤占 10% 以下,病理类型不一,以淋巴瘤、恶性纤维组织细胞瘤、纤维肉瘤、软骨肉瘤相对多见。某些组织类型肿瘤有好发部位,如嗅母细胞瘤发生于鼻腔上部和筛窦,腺癌多见于筛窦,囊性腺癌则以鼻腔下部和上颌窦为多,但大多数肿瘤难以从发生部位估计其病理类型。

鼻腔鼻窦恶性肿瘤发生部位各家统计有所差异,一般报道发生在鼻腔者占 15% ～ 30%,上颌窦占 60% 左右,筛窦为 10% ～ 25%,额窦和蝶窦很少见。鼻窦肿瘤多有鼻腔受累,少数肿瘤侵犯多个鼻窦,较难确定其原发部位。

鼻腔鼻窦恶性肿瘤浸润性生长,大多引起骨质破坏,且易向周围结构侵犯。近半数左右可扩展至眼眶或颌面结构,少数还可破坏颅底,甚至侵入颅内。有的还可沿三叉神经分支蔓延。10% ～ 15% 发生颈淋巴结转移,晚期病例还可血行转移至肺、肝和骨等处。

【分期】 (按美国肿瘤学会 1983 年规定)

T_1　癌肿限于窦内粘膜,无骨破坏

T_2　肿瘤的上部结构:无骨破坏,肿瘤的下部结构:体内或下壁破坏

T_3　肿瘤侵犯颊部皮肤、眼眶、前筛窦和翼肌

T_4　肿瘤侵犯筛板、后筛窦、蝶窦、鼻咽、翼板和颅底

CT 可清楚显示骨结构破坏,同时兼顾反映软组织改变,为鼻腔鼻窦恶性肿瘤常用检查方法。CT 显示骨质破坏为肿瘤主要征象,而肿瘤与炎症在 CT 平扫时密度上常难区别,一般应用造影剂增强可使肿瘤密度增高,有助于与炎症水肿组织或分泌物区别,但有时密度差别常不明显。此外,肿瘤侵犯颅底孔裂和颅内结构 CT 显示多欠清楚,手术和放射治疗后结构和病理改变,也难凭密度提出肿瘤复发诊断。为此,对于诊断或鉴别困难者都应强调 MRI 检查以帮助诊断。

【MRI 表现】

(一) 鼻腔鼻窦恶性肿瘤的 MRI 表现

鼻腔鼻窦癌常与炎症并存,MRI 可较清楚区别之。大多数鼻腔鼻窦癌富细胞成分,炎症间质水肿和分泌物含水量多,两类病变组织特性有一定差异。在 T_1WI 上肿瘤信号常较炎症信号稍高或相仿,差别不大,但在 T_2WI 上两者信号差别多较显著,通常肿瘤为中等信号,炎症组织或分泌物信号高,两者比较肿瘤信号常较低,可较清楚显示肿瘤的边界和确定肿瘤侵犯范围。这是肿瘤与炎症信号的基本区别。同时,肿瘤组织成分不一,可有坏死、出血、囊性变、钙化或

骨残留等,以致肿瘤内信号常不均质。如坏死灶或囊变区在 T_1WI 上信号可低可高,与病灶内含液体的蛋白质浓度有关,在 T_2WI 上则都为高信号。出血可因血红蛋白生化变化状态而有信号变动,一般在亚急性出血期在 T_1WI 和 T_2WI 上都为高信号。钙化和骨残留在 T_1WI 和 T_2WI 上都为低信号。病灶信号不均质也为肿瘤基本表现之一。一般基于肿瘤信号较炎症为低,可较好与炎症区别(图 14-6-1),但很少数肿瘤如囊性腺癌、粘液上皮癌、乳头状瘤等含水分较高,在 T_2WI 上也可为高信号,易与炎症组织混淆,可加长 TE 检查,以较清楚显示肿瘤与炎症信号差异。应用造影剂增强检查亦为常用方法,在增强 T_1WI 上肿瘤都有不同程度强化,可更好显示肿瘤内部结构和血供程度。黑色素瘤(图 14-6-2)内含有副磁性的黑色素,在 T_1WI 上信号高,而 T_2WI 上信号低,与一般肿瘤表现不同,有一定组织特性。此外,有些肿瘤(如嗅母细胞瘤)和某些肉瘤在 T_2WI 上信号更低,可能与肿瘤内富细胞成分有关,亦可借以反映其更具侵袭性倾向。

(二) 不同部分鼻腔鼻窦癌的 MRI 表现

肿瘤除上述信号特点外,一般主要基于病变形态提出诊断。大多肿瘤呈现软组织浸润性增生,形成肿块,缺乏包膜,边缘不规则,常通过骨质破坏向邻近结构侵犯(图 14-6-3),亦可沿神经路径或淋巴结转移。MRI 检查主要是为了区别炎症、确定肿瘤侵犯部位和范围,了解重要结构受累情况和鉴别肿瘤复发。现将各种部位肿瘤具体表现分述于下。

1. 鼻腔恶性肿瘤:鼻腔原发肿瘤多起自鼻腔侧壁或鼻甲,少数位于鼻中隔或鼻底。肿瘤沿粘膜浸润生长,可向鼻腔前庭或后鼻孔扩展,在局部形成不规则软组织增厚或肿块,一般在 T_1WI 上与粘膜信号相仿,在 T_2WI 上信号较低,可较好区别。T_1WI 增强后肿瘤信号增高。但有时鼻甲粘膜亦可增强或有周期性信号增高,可掩盖小肿瘤显示。鼻腔淋巴瘤和恶性肉芽肿可仅见鼻腔内软组织增厚,信号与炎症相仿,而无骨质破坏,难由 MRI 诊断,应用活检病理确定。少数(约 1/3)鼻腔肿瘤可致局部骨质破坏,常侵及邻近上颌窦、筛窦(图 14-6-4)或腭部,鼻中隔或鼻底骨破坏,有时还可向对侧鼻腔侵犯。鼻腔骨质破坏不及 CT 显示清楚,可由骨壁无信号线段被较高信号软组织取代而认识之。常见鼻腔肿瘤可致鼻道窦口区阻塞,伴有不同程度鼻窦阻塞性炎症。前鼻腔肿瘤还可发生颌下淋巴结转移。

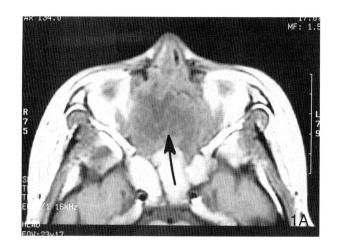

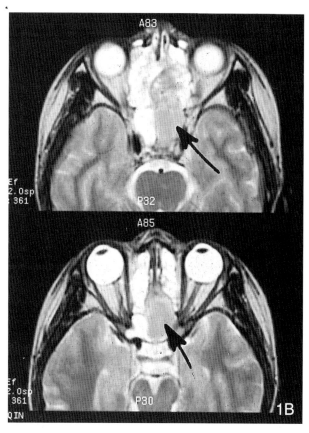

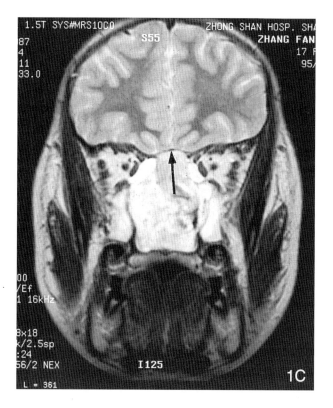

图 14-6-1 嗅神经母细胞瘤

A. 横断面 T_1WI 示双侧鼻腔筛窦肿块(箭)中等信号,蝶窦阻塞性炎症为高信号。 B. 横断面 T_2WI 见左后筛-蝶窦肿瘤(箭)
信号较邻近鼻窦炎(高)信号为低,界限可清楚区别。 C. 冠状面 T_2WI 示鼻腔鼻窦肿块上达蝶骨平板(箭),尚未进入颅内。

2. 上颌窦恶性肿瘤:为最常见鼻窦肿瘤,多数为
原发,少数可由鼻腔、龈、腭等扩展来,大多数为上皮
癌。除很少数限于窦腔内者外,绝大多数都有软组织
肿块伴有不同程度骨质破坏。在 MRI 上肿瘤多为不
均质中等信号强度,在 T_2WI 上肿瘤信号明显较炎症
或分泌物为低,外形多不规则,无包膜,常通过骨壁破
坏处向窦腔外周侵犯。横断面可见上颌窦肿瘤扩展

至鼻腔内,肿瘤向外侵入颞下窝致该处脂肪块为较低
信号肿瘤取代,向后侵入翼腭窝致该间隙被肿瘤闭
塞,与翼内、外肌附着处分界不清(图 14-6-5)。有的
还可进而扩展至咽旁间隙前区,或破坏翼突浸润鼻咽
侧壁。少数上颌窦癌可向前破坏,肿块达颌面皮下组
织内,有的可伴颌下或咽后淋巴结增大。冠状面显示
鼻腔筛上颌窦角、眶底和窦底牙腭区侵犯(图 14-6-6)

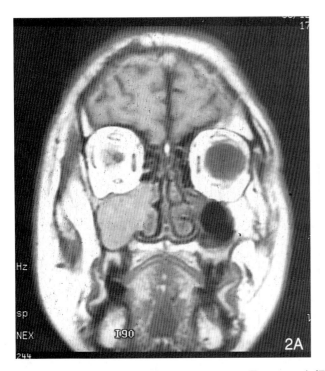
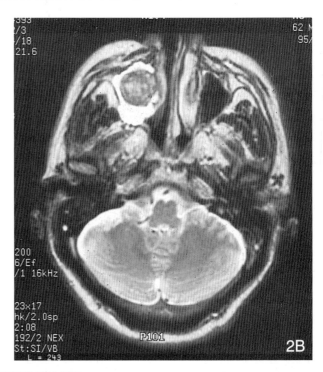

图 14-6-2　上颌窦恶性黑色素瘤

A. 冠状面 T_1WI 示右上颌窦肿块侵入鼻腔侧壁,信号较高。

B. 横断面 T_2WI 示该肿块信号低,周围积液信号高。

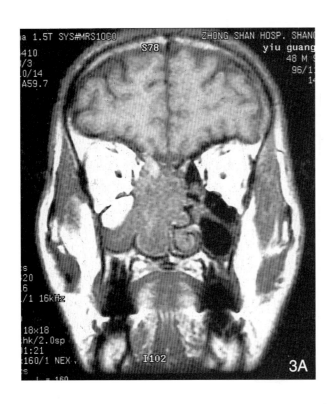
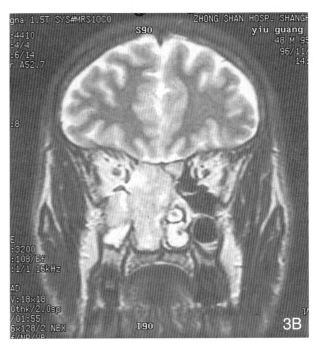

图 14-6-3　鼻腔筛上颌窦癌

A. 冠状面 T_1WI 示右鼻腔、筛上颌窦肿瘤中等信号,

上颌窦上部有高信号积液。　B. T_2WI 示肿瘤信号较高。

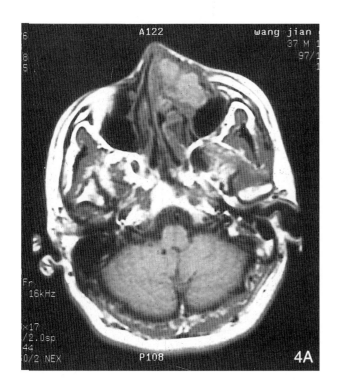
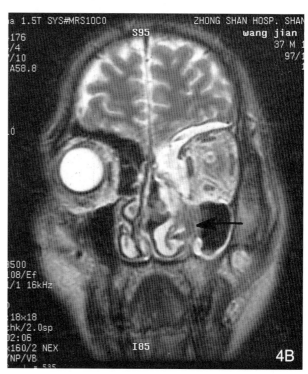

图 14-6-4 鼻腔浆细胞肉瘤

A. 横断面 T_1WI 示左前鼻腔不规则软组织肿块侵入上颌窦前内角。

B. 冠状面 T_2WI 示鼻腔侧壁肿瘤(箭)(中等信号)伴筛额窦阻塞性炎症(高信号)。

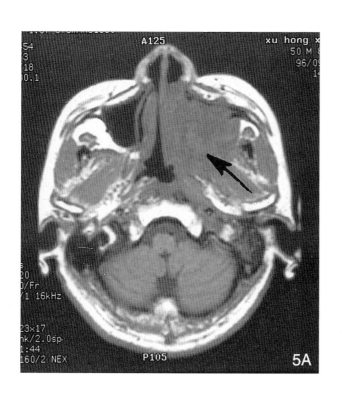
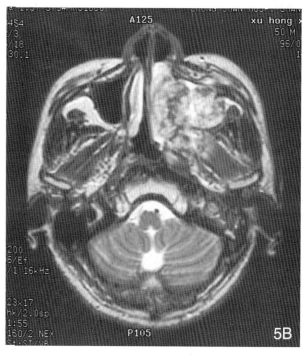

图 14-6-5 上颌窦鳞癌

A. 横断面 T_1WI 见左鼻腔-上颌窦肿瘤致周围骨质破坏,侵入翼腭窝及附近(箭)。

B. 横断面 T_2WI 示肿瘤信号不均质增高。

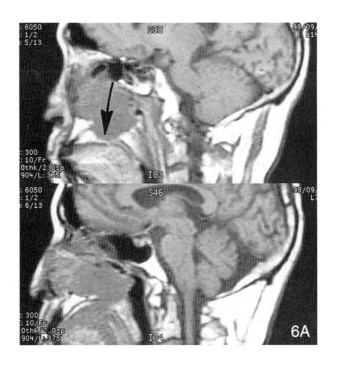

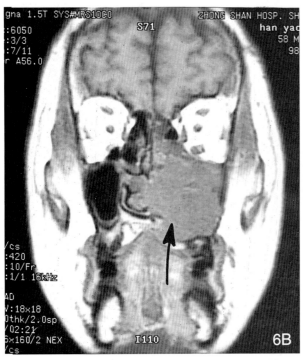

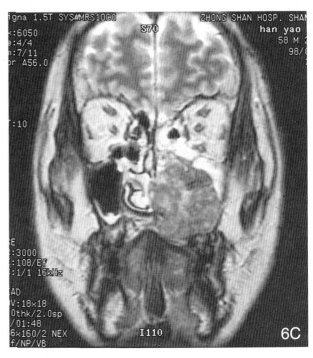

图 14-6-6 上颌窦鳞癌

A(矢状面)和 B(冠状面 T_1WI)示左鼻腔、上颌窦不规则肿块破坏内、外侧壁和硬腭(箭)。

C. 冠状面 T_2WI 见肿块信号不均质,筛窦和上颌窦顶部高信号炎症。

较明显,眶底侵犯可限于眶骨膜,仅致下直肌向上推移。如眶底软组织增厚或形成肿块,与下直肌分界不清,表明眶内侵犯。筛上颌角累及多有鼻腔顶和下部筛窦肿瘤组织增生。窦底破坏者肿瘤可扩展至龈、腭区,窦底和硬腭内高信号髓质骨被肿瘤侵占而缺失。

3. 筛窦恶性肿瘤:可为原发,亦可为鼻腔上部邻近鼻窦和眼眶肿瘤继发侵犯所致。原发上皮肿瘤中以腺癌、嗅神经母细胞瘤较多见。腺癌、嗅神经母细胞瘤和非上皮肿瘤如血管外皮瘤等常向双侧侵犯,且易侵入颅内。筛窦肿瘤一般在 T_1WI 上与肌肉信号相仿,T_2WI 信号较高,可为均质或不均质,增强后瘤体常呈中等或显著强化,多显示不均质(图14-6-7)。筛窦肿瘤可限于一侧部分筛窦,但常破坏眶内侧壁骨质,可推移内直肌或侵及眶内。少数肿瘤可破坏筛骨垂直板,以致鼻中隔上段结构缺失,肿瘤向对侧筛窦扩展(图14-6-8)。有的肿瘤可破坏筛窦顶(图14-6-9)

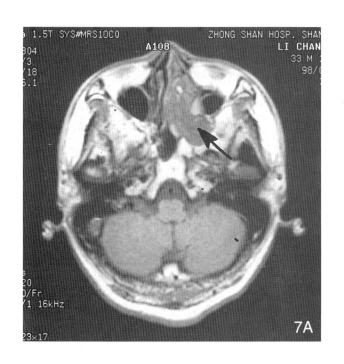

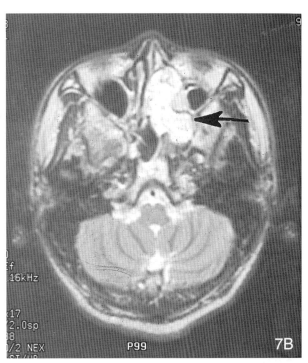

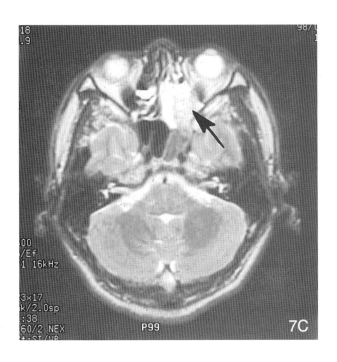

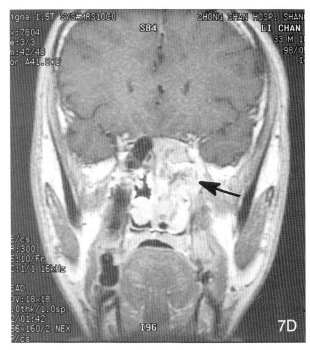

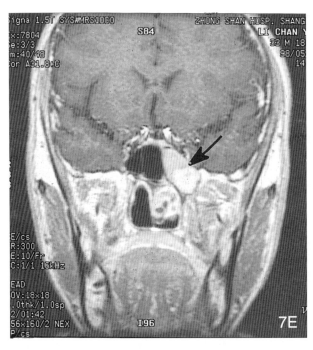

图 14-6-7 鼻腔、筛窦腺样囊性癌

A. 横断面 T_1WI 示左鼻腔肿瘤侵入翼腭窝(箭),中等信号。 B 和 C(横断面 T_2WI)示肿瘤信号为不均质高信号,
侵入筛(箭)、蝶窦。 D 和 E(增强 T_1WI 冠状面)显示左鼻腔-筛窦肿瘤(箭)侵入蝶窦(箭)。

或额窦底,进而侵入额窦和前颅窝底(图 14-6-10)。肿瘤可在脑外,进而可穿入额叶脑内,常伴有脑水肿(图 14-6-11)。在 MRI 冠状面显示最清楚,一般如 T_1WI 见额叶脑底下、颅底骨皮质形成的低信号带消

失,T_2WI 脑底蛛网膜下腔脑脊液高信号线被中断或闭塞,脑底与筛窦顶肿瘤间无分界,则表明颅底骨被侵犯。脑水肿区在 T_1WI 上为低信号,T_2WI 为高信号,边界不清,提示病变累及脑内。为了确切了解肿

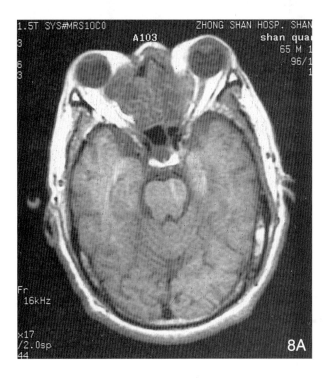

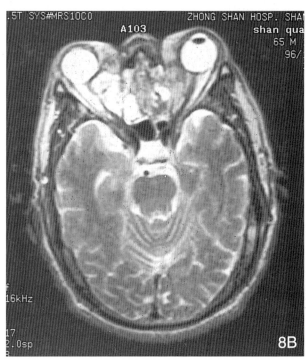

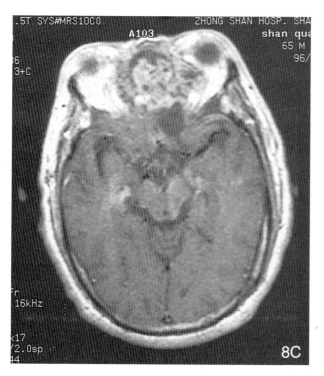
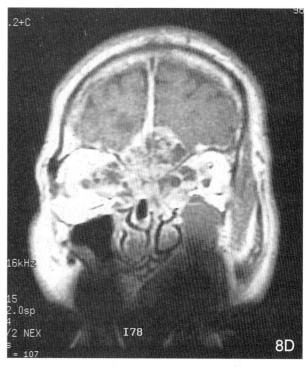

图 14-6-8 筛窦低分化腺癌侵入颅内

A. 横断面 T_1WI 示双筛窦肿瘤侵入眼眶内侧份。　B. 横断面 T_2WI 示肿瘤部分高、中混合信号。

C. 增强 T_1WI 横断面示肿瘤呈网状强化结构。　D. 增强 T_1WI 冠状面见肿瘤侵入前颅窝底。

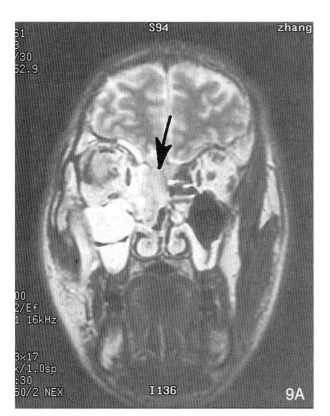
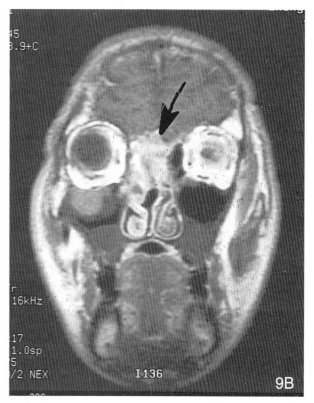

图 14-6-9 筛窦癌侵入前颅窝底

A. 冠状面 T_2WI 示右筛窦癌(箭)(中等信号)伴鼻窦炎(高信号)。

B. 增强 T_1WI 冠状面见筛窦癌增强,侵及前颅底(箭)。

瘤对颅底侵犯程度,一般都应增强检查,在增强 T_1WI 上颅底肿瘤可强化并显得更清楚。如肿块表面硬膜增强后尚清楚、规则和连续表明硬脑膜尚未侵犯,如肿瘤上表面与硬膜不能区分,或上表面间断不连续或增厚,不规则或结节状隆起,都可表明硬膜被侵犯。如脑水肿区内有增强病灶,表明脑内亦被侵及。MRI 显示颅底侵犯程度远较 CT 明确可信。有的肿瘤血供丰富,造影剂增强使信号显著强化可支持诊断(图 14-6-12)。

4. 蝶窦恶性肿瘤:原发肿瘤很少见,常与后组筛窦肿瘤合并存在(图14-6-13),一般都有窦壁骨质破坏。肿瘤可向鼻咽顶、蝶鞍和鞍旁区扩展(图14-6-14),常侵入海绵窦和视神经,以 MRI 多轴位观察可较清楚显示肿瘤侵犯范围和累及的重要结构。此外,偶见转移癌亦可侵犯蝶窦(图 14-6-15)。

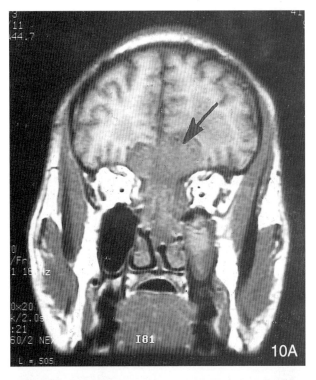

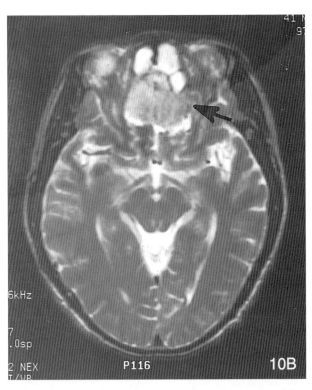

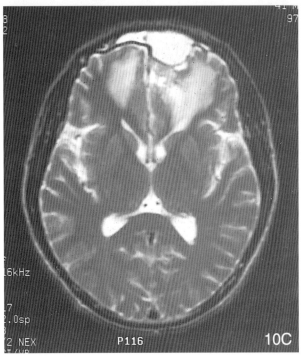

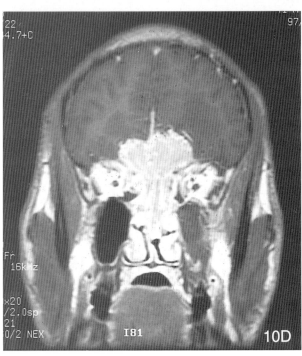

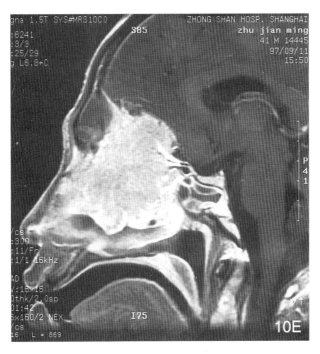

图 14-6-10　嗅神经母细胞瘤侵入颅内

A. 冠状面 T_1WI 见双筛窦肿瘤扩展至前颅窝(箭)。　　B. 横断面 T_2WI 示颅内肿块(箭)信号较脑实质为高。

C. 横断 T_2WI 示双额叶脑水肿信号高。　　D 和 E(增强 T_1WI 冠状面和矢状面)示肿瘤强化显著,侵入颅内。

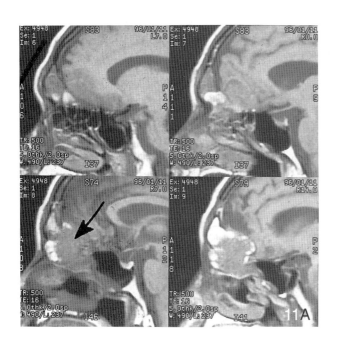

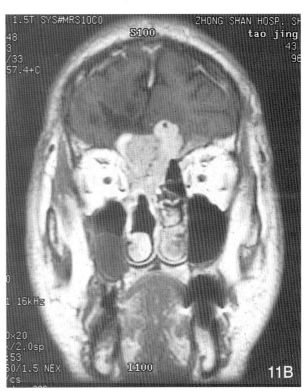

图 14-6-11　筛窦癌侵入前颅窝

A. 矢状面 T_1WI 见筛窦癌侵入前颅窝底(箭)。

B. 增强 T_1WI 冠状面显示右筛窦癌向颅内扩展。

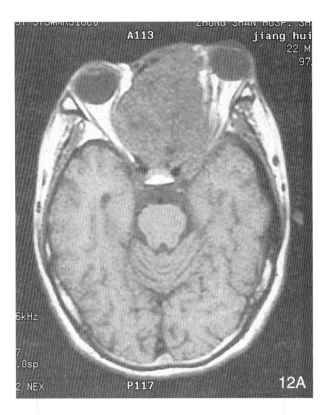

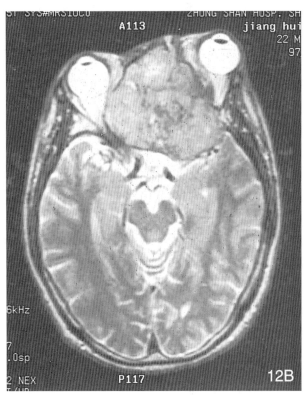

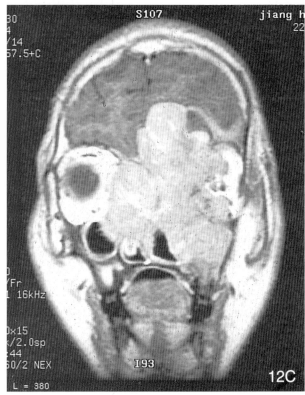

图 14-6-12　筛窦血管外皮瘤侵入颅内

A. 横断面 T_1WI 示双筛窦大肿块向双眶内侧扩展, 中等信号。　B. 横断面 T_2WI 见肿块信号较高, 欠均质。　C. 增强 T_1WI 冠状面示肿块显著增强之, 双侧鼻窦肿瘤侵入颅内。

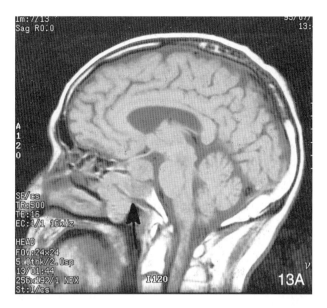

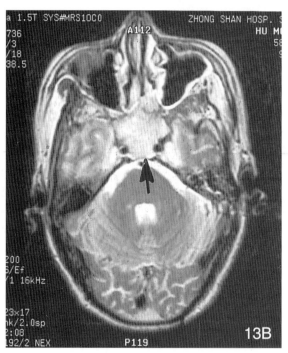

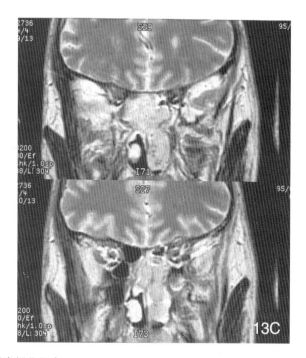

图 14-6-13 左后蝶窦低分化癌

A. 矢状面 T_1WI 见后鼻腔-蝶窦肿瘤(箭)侵入蝶鞍内。 B. 横断面 T_2WI 见蝶窦内肿瘤
(箭)高信号。 C. 冠状面 T_2WI 示鼻腔-蝶窦肿瘤相连。

5. 额窦恶性肿瘤:额窦原发肿瘤很少见(约占
1%),半数为上皮癌,半数属肉瘤。前者常见额窦内
软组织肿块,且常伴窦腔扩大;后者则以窦腔外肿块
为著,窦壁破坏可伴窦内肿块。在 T_2WI 上肿瘤信
号较低和不均质,可为造影剂增强。肿瘤常向眼眶、
筛窦和前颅窝扩展(图 14-6-16)。

(三)肿瘤转移

1. 神经转移:少数鼻腔、上颌窦癌可浸润三叉
神经分支,沿神经和其周围间隙向后或逆向蔓延,常
见于囊性腺癌,亦可见于鳞状细胞癌,为隐蔽扩散类
型。在 MRI 上表现为翼腭窝和眶下裂脂肪组织消
失,翼腭窝和蝶骨底圆孔或翼管孔扩大,内有条索状
软组织增生(图 14-6-17),常伴有海绵窦或三叉神经
节窝有异常软组织增生。有时亦可见眶底或颞下窝

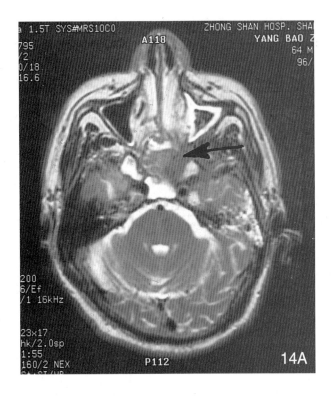
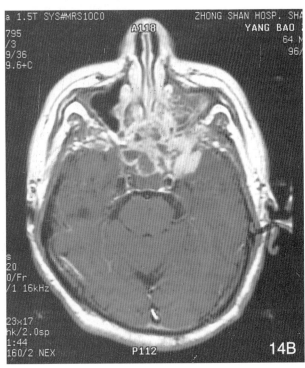
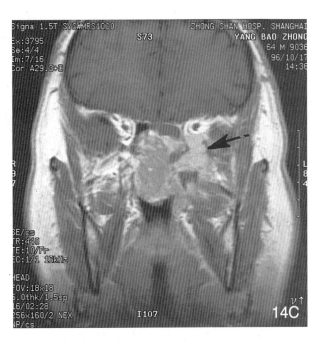
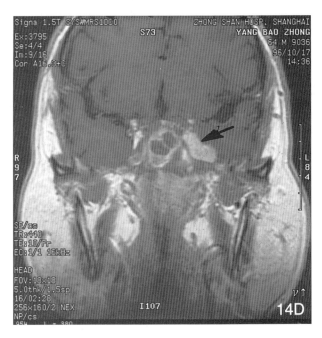

图 14-6-14　筛、蝶窦癌侵犯海绵窦

A. 横断面 T_2WI 示筛-蝶窦肿瘤(箭)侵入左翼腭窝,信号中等。　B. 增强 T_1WI 横断面见蝶窦及左海绵窦区增
强。　C. 增强冠状面 T_1WI 示鼻咽顶-蝶窦肿块侵及左眶上、下裂(箭)。　D. 肿瘤侵入左海绵窦(箭)。

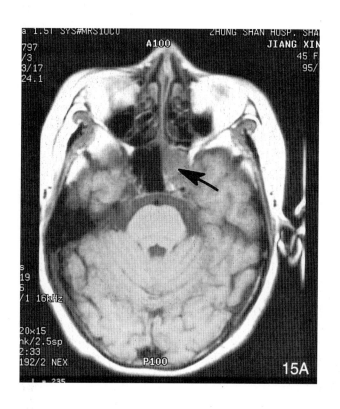

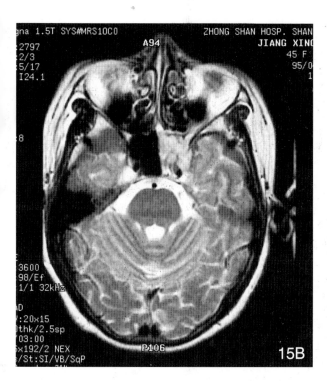

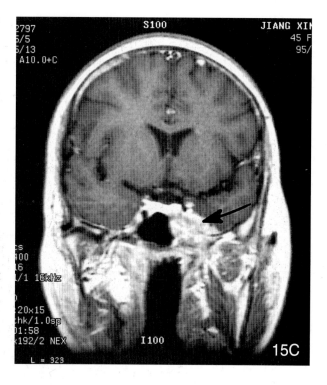

图 14-6-15 直肠腺癌转移至蝶窦-海绵窦

A. 横断面 T_1WI 见左蝶窦病变(箭),中等信号。 B. 横断面 T_2WI 示蝶窦
病变信号高。 C. 增强 T_1WI 冠状面示左蝶窦-海绵窦肿块增强(箭)。

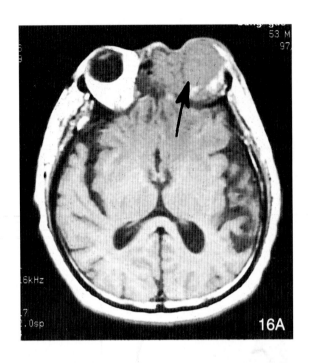
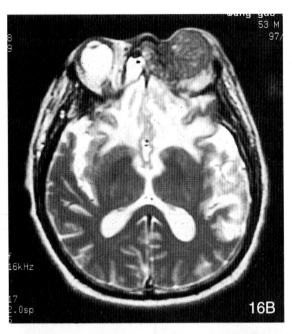
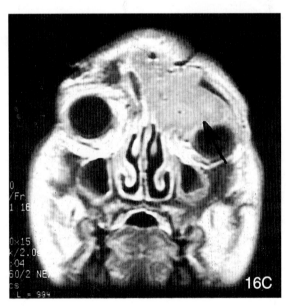
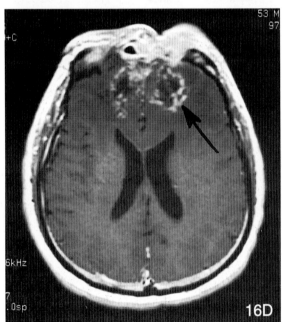

图 14-6-16　额窦癌侵犯眼眶,放疗后脑坏死

A. 横断面 T_1WI 见左额窦癌侵犯眼眶(箭)。　B. 横断面 T_2WI 示额-眶区肿瘤中等信号　额叶大片脑水肿高信号。
C. 增强 T_1WI 冠状面见左额窦大肿块侵入左眶顶(箭)。　D. 增强 T_1WI 横断面示肿瘤侵入额叶脑膜。

内有类似软组织增生。其信号与病变类型有关,一般在 T_2WI 上为中等信号,可为造影剂显著增强,如以脂肪抑制检查可更清楚显示。

2.淋巴转移:鼻腔鼻窦癌淋巴结转移率较低。前鼻腔、面部皮肤粘膜或翼肌侵犯者可出现耳前或颌下淋巴结转移(图 14-6-18)。后鼻腔鼻窦癌也可发生咽后淋巴结转移,或伴有颈淋巴结转移。对于常规 MRI 检查不能明确者,现今有用超顺磁性铁制

成阴性造影剂经静脉注射后检查。正常和反应性淋巴结有吞噬细胞,在 T_2WI 可见淋巴结信号明显减低,而转移癌之淋巴结缺乏吞噬功能,则淋巴结在 T_2WI 仍为高信号,可较好鉴别和诊断淋巴结转移。

(四) 肿瘤复发

放射治疗和手术后肿瘤可复发,且常向深部侵犯眼眶、翼腭窝附近、颅底和颅内。由于术后解剖结构改变或缺损,有修复组织和瘢痕,且多伴有炎症,

故肿瘤复发难以发现或确定诊断。一般可从随访片比较观察,如出现新的骨质破坏或软组织肿块可提示复发可能。从 CT 片密度上难以区别肿瘤复发与纤维化瘢痕,深部病变活检也有一定困难。MRI 为肿瘤复发常用检查方法,一般治疗后纤维化增生组织在 T_1WI 和 T_2WI 上都呈低信号,且不能被造影剂强化,肿瘤复发区则常在 T_2WI 上呈较高信号,且可为造影剂明显增强(有时肉芽增生病变亦可为造影剂增强)。MRI 也可显示复发区具体部位,以利针对该处行活检确定诊断。

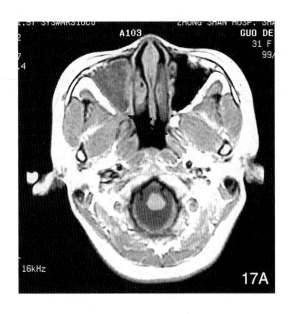

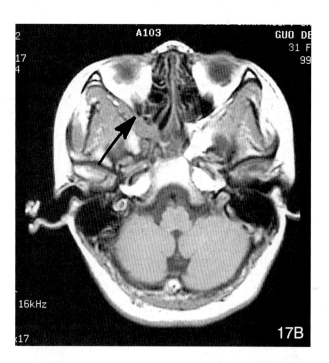

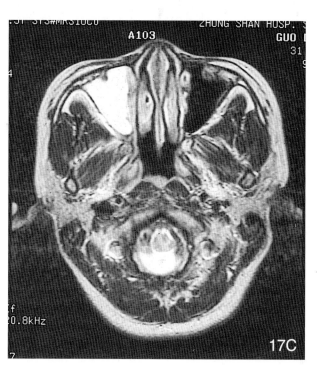

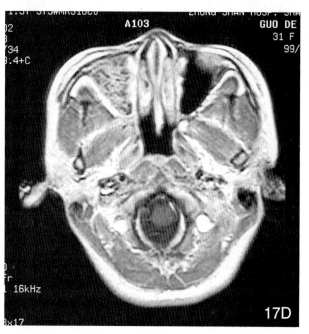

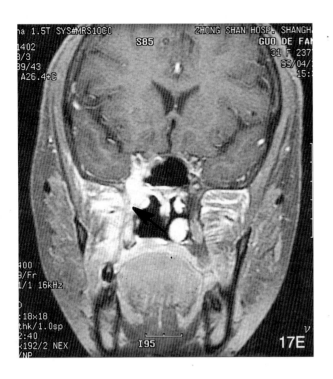
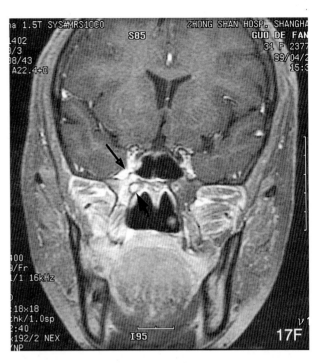

图 14-6-17 上颌窦腺样囊性癌沿三叉神经侵犯

A. 横断面 T_1WI 示右上颌窦病变信号较低,翼腭窝脂肪消失。 B. 右眶下裂脂肪亦消失(箭)。 C. T_2WI 见右上颌窦病变信号高。 D. 增强 T_1WI 横断面见上颌窦肿瘤呈网状结构强化。 E. 增强 T_1WI 脂肪抑制冠状面显示右翼腭窝和翼肌间隙不规则带状强化。 F. 肿瘤浸润致翼管孔和海绵窦增大(箭)。

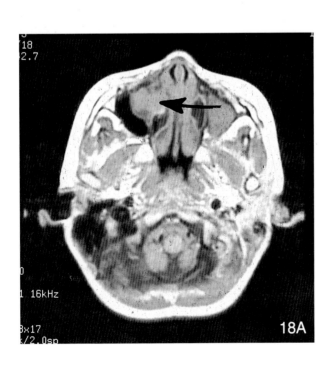
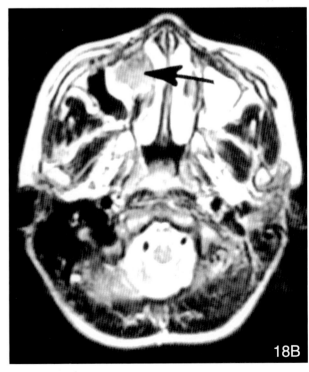

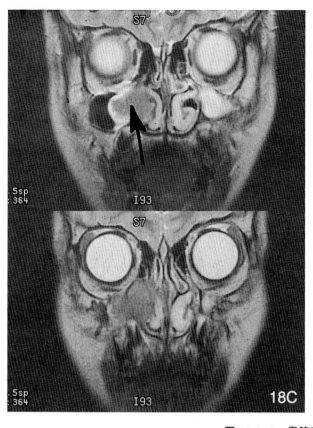

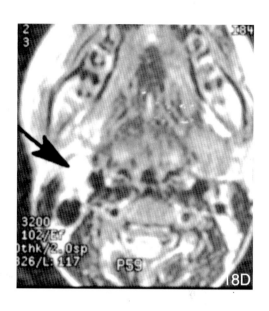

图14-6-18　鼻腔癌、颌下淋巴结转移

A. 横断面 T_1WI 见右侧鼻腔前段肿瘤侵入上颌窦(箭),左上颌窦亦有病变,均为中等信号。　B. 横断面 T_2WI 示右鼻内肿瘤(箭)信号较上颌窦炎症病变为低。　C. 冠状面 T_2WI 示右鼻内肿瘤(箭)侵入上颌窦。　D. 横断面 T_1WI 见右下颌角后、颈动脉鞘外侧淋巴结增大(箭)。

第七节　影像学方法比较

鼻腔鼻窦为颅面骨组成部分,内含空气,有良好的天然对比,普通 X 线平片即可显示骨质结构和腔道内软组织的大体形态,长期来为临床实用的简便检查方法。如注意选用适当的投照位置或角度以减少重叠,综合应用不同位置检查,多可满足一般病例要求,目前仍为外伤骨折和炎症病变常用基本检查。但由于平片投影重叠,对软组织分辨率差,且受投照技巧、质量影响,对于较复杂病变检查效果有限,现今已常选用 CT 检查。

CT 可分层显示鼻腔鼻窦和周围颅面结构,同时观察骨质和软组织结构,分辨率高,可较早期发现细小和深在病变,全面显示病变范围,敏感地显示钙化病变;对鼻窦真菌性病变诊断很有帮助;细致显示鼻窦窦口鼻道区结构病变和解剖变异,对现代鼻内镜行功能性手术的指引,可防止或减少并发症;显示病灶膨胀性或破坏性形态,对区别病变良、恶性也有

重要意义。总之,CT 直接显示病变的形态和内部结构特点,诊断能力和准确性远较 X 线平片为高,是现代广泛常用的首选检查方法。尤其对于复杂的外伤骨折、钙化和骨质病变以及肿瘤,CT 为必要的检查。如能获得充分的检查范围和合适扫描位置,配合造影剂检查与采用适当窗宽窗位显示,一般都可达到良好的诊断水平,满足临床需要。

MRI 对软组织显示和分辨率较 CT 为优,常可作为必要的补充检查,特别是对肿瘤和颅眶部并发症病例,可提供较为深入诊断资料。鼻腔鼻窦肿瘤常与炎症并存,在 CT 检查时密度上较难清楚区分肿瘤范围,即使应用造影剂增强有时差别也不显著。MRI 基于病变所含水量和结构成分不同,绝大多数肿瘤与炎症都有较明显信号差别,一般肿瘤在 T_2WI 上信号较炎症为低,可较清楚显示肿瘤边界和范围。即使有 5% 肿瘤(如内翻型乳头状瘤、小唾液腺肿瘤、淋巴瘤、神经鞘瘤等)含液体成分较多,在 T_2WI 上可呈高信号,与炎症组织信号相仿,但一般可经增强 T_1WI 扫描检查以帮助鉴别,肿瘤可明显

增强以与炎症水肿和分泌物区别。有的病变如黑色素瘤等也可有信号特点,可据以估计病变性质。对于肿瘤侵犯翼腭窝、视神经管、海绵窦等重要结构,CT 难以直接显示神经受侵情况,MRI 可不受骨质影响,清楚显示深部结构,对治疗计划与预后估计具有重要意义。鼻腔鼻窦上部肿瘤侵犯颅底和颅内,或鼻窦炎症引起颅内并发症,CT 因受骨质影响射线硬化造成伪影,较难显示。MRI 可多轴位扫描检查,显示远较 CT 清楚,对颅内病变程度了解更为深入,对临床诊断处理很有帮助。此外,对放射和手术综合治疗后肿瘤复发的鉴别与诊断,MRI 可较好分别组织特性,给予较可靠区别,也是 MRI 应用优点之一。

MRI 成像原理与 CT 不同。MRI 不能显示骨皮质、钙化、牙等硬组织,空气也不产生信号,这是其突出缺点。故 MRI 在鼻腔鼻窦一般病变中应用常有限制。此外,MRI 对鼻窦积液成分显示信号变动很敏感,液体信号与蛋白质浓度有关,出血也因不同阶段而有不同信号变化,有时也可造成认识与理解误差。故此对于慢性阻塞性炎症和外伤病例检查应用受限,如识别有困难,一般应与 CT 对照分析为好。

(罗道天　张　骥)

参 考 文 献

1. Ahmade J, Hinton DR, Segall HD, et al. Dural inversion by craniofacial and calvarial neoplasms: MR imaging and histopathologic evaluation. Radiology, 1993,188:747

2. Cartillo M. Congenital abnormalities of the nose: CT and MR findings. AJR, 1994,162:1 211

3. Chow TM, Leonetti JP, Mafee MF. Epithelial tumors of the paranosal sinuses and nasal cavity. Radiol Clin North Am, 1993,31:61

4. Dillon WP, Som PM, Fullerton GD, et al. Hypointense MR signal in chronically imepissated sinonasal secretions. Radiology, 1990, 174:73

5. Li C, Yousen DM, Doty RL, et al. Neuroimaging in patients with olfactory Dysfunction. AJR, 1994,162:411

6. Hutchins LG, Harnsberger HR, Hardin CW, et al. The radiologic assessment of trigeminal neuropathy. AJNR, 1989,10:1 031

7. Lanzien CF, Shah M, Krauss D, et al. Use of gadolinium-enhanced MR imaging for differentiating mucoceles from neoplasms in the paranosal sinuses. Radiology, 1991,178:425

8. Mafee MF. Nonepithelial tumors of the paranasal sinuses and nasal cavity: role of CT and MR imaging. Radiol Clin North Am, 1993, 31:75

9. Mcltzer CC, Fukai MB, Kanal E, et al. MR imaging of meninges Part Ⅰ: normal anatomic features and neoplastic disease. Radiology, 1996,201:297

10. Minani M, Kaneda T, Ozaula K, et al. Cystic lesions of the maxillomandibular region: MR imaging distinction of odontogenic Keratocysts and ameloblastoma from other cysts. AJR, 1996,166:943

11. Mosesson RE, Som PM. The radiographic evaluation of sinonasal tumors: an overview Otolary. Radiol Clin North Am, 1995,28: 1 097

12. Shapina MD, Som PM. MRI of the paranasal sinuses and nasal cavity. Radiol Clin North Am, 1988,27:447

13. Sigal R, Monnet O, de Baere T, et al. Adenoid cystic carcinoma of the head and neck: evaluation with MR imaging and clinical-pathologic correlation in 27 patients. Radiology, 1992,184:95

14. Som PM, Dillon WP, Sze G, et al. Benign and malignant sinonasal lesions with intracranial extension: differentiation with MR imaging. Radiology, 1989,172:763

15. Som PM, Dillon WP, Fullerton GD, et al. Chronically obstructed sinonasal secretions: observation on T_1 and T_2 shortening. Radiology, 1989,172:515

16. Som PM, Shaprio MD, Biller HF, et al. Sinonasal tumors and inflamaratory tissues: differentiation with MR imaging. Radiology, 1989,167:813

17. Yousem DM, et al. Inverted Papilloma: evaluation with MR imaging. Radiology, 1992,185:501

18. Som PM, Lawson W, Lidow MW. Simulated aggressive skull base erosion in response to benign sinonasal disease. Radiology, 1991, 180:755

19. Som PM, Brandwein MB, Maldjian C, et al. Inflammatory Pseudotumor of the maxillary sinus: CT and MR finding in six cases, AJR, 1993,163:689

20. Som PM, Curtin HD. Chronic inflammatory sinonasal diseases including fungal infections. Radiol Clin North Am, 1993,13:33

21. Tassel PV, Lee YY, Jing BS. Mucoceles of the paranosal sinuses: MR imaging with CT correlation. AJNR, 1989,10:607

22. Tessll PV, Lee YY. Gd-DTPA enhanced MR for detecting intracranial extension of sinonasal malignranties. J Comput Assiet Tomgr, 1991,15:387

23. Weissman TL, Tabor EK, Curtin HD. Sphenochoanal polyps: evaluation with CT and MR imaging. Radiology, 1991,178:145

24. Wenig B, Mafee MF, Ghosh L. Fibro-osseous, osseous, and contilaginous lesions of the orbit and paraortibtal region. Radiol Clin North Am, 1998,36:1 241

第十五章

耳 和 颞 骨

耳部结构大部分隐藏于颞骨内,结构细小,功能复杂。自从高分辨 CT 广泛应用后,已可清楚显示细小骨结构和软组织病变,显著提高中耳乳突病变和听神经瘤的诊断效果。但颞骨内隐藏着内耳迷路、面神经管、内听道和颈静脉孔等骨管,含有神经且与颅内关系密切,CT 难以显示骨管内结构,对颅内病变显示也欠清晰,应用效果有限。MRI 不受骨质干扰,近年来随着设备更新和技术改进,对颅脑显示最为清楚,也可显示管内细小肿瘤和内耳膜迷路病变,在内耳病变诊断方面取得突出进步。

本章除介绍中耳乳突炎症和肿瘤外,着重讨论面神经、位听神经和颈静脉孔区病变。

第一节　检 查 技 术

耳部结构由骨和软组织组成,结构细小复杂,病种多且病变隐蔽,需高分辨影像检查才能显示,基于 CT 和 MRI 检查各有优缺点和适用限度,一般可根据临床症状表现和功能定位,以指导影像检查方式、方法的选择。颞骨和颅底骨结构最适合 CT 检查,骨质改变应以 CT 为基本检查。MRI 避免骨质影响,通过应用表面线圈,对软组织具有更大分辨率,改善薄层成像清晰度和结合造影剂的应用,可直接清楚显示颞骨内或骨性管腔中结构,为脑神经和内耳膜迷路细小病变显示的最佳手段,对感音神经性听力障碍、眩晕与耳鸣、面瘫等病变诊断很有帮助,为首选或重要检查。此外,MRI 显示颅内病变较 CT 清楚,亦为耳部炎症引起颅内并发症,耳部肿瘤对颅底、颅内侵犯以及血管性病变检查的必要方法,可与 CT 配合应用,以利全面深入为临床提供诊断资料。

一、耳部自旋回波(SE)序列检查

常规应用头颅表面线圈或更小表面线圈,以增进信噪比,提高影像质量。头颅表面线圈可用于检查全部颅面部,小线圈仅用于检查单侧局部(耳或眼部)。常规应用 SE 序列检查,通常先以 5 mm 层面 1 mm 间距获得头面部矢状面图像,再按检查要求选定检查部位范围和扫描方向。一般为了解颅脑全貌,常规作横断面扫描,自颅底至颅顶以 5 mm 层厚行 T_1WI 和 T_2WI 检查,适当调节窗宽窗位可显示颅脑,包括桥小脑角占位病变和血管病变,也可着重观察中耳乳突或内耳内听道病变。为着重对耳和桥小脑角观察,常规可再加颞骨范围冠状面扫描,一般仅行 T_2WI 检查。有时为着重观察内耳结构,亦可在头颅横断面 T_2WI 扫描后,即行颞骨区冠状面 T_1WI 和 T_2WI 薄层(2～3 mm 层厚,连续)扫描为好。T_1WI 上基于脑脊液低信号可直接显示位听神经和面神经在桥小脑池和内听道内行径。T_2WI 上脑脊液信号高,可较好显示桥小脑池和内听道腔的轮廓和对称性。适当调节窗位也可在脑脊液高信号中显示较低信号的神经行径。对疑有内听道或颅脑病变病例,可按体重以 Gd-DTPA 制剂 0.1 mmol/kg 计经静脉注射进行增强 T_1WI 检查,可更清楚显示病变。有时为了改善图像质量,也可应用快速自旋回波(FSE)序列行 T_2WI 检查,减少磁敏性,对颅底结构分辨较好。

二、内耳三维成像

为了使位听(前庭、耳蜗)神经、面神经和内耳(包括耳蜗、前庭、半规管和前庭导水管)膜迷路等细小结构更清楚显示,以提高细小结构显示率,发现细小病变和作出鉴别诊断,现今临床上已探索开发出多种脉冲序列的 3D MRI 检查,基于设备和检查方法不同可有不同应用常规,一般都采用增强前后 T_1WI 和 3D T_2WI 组合应用。T_1WI 可由 2D SE 序列提供,只能产生 3 mm 左右层厚图像,采用梯度回波可提供 1 mm 薄层图像。T_2WI 可由 FSE 或 GE 序列提供 1 mm 或亚毫米连续图像,显著提高分辨率,且还可通过最大信号强度投影(MIP)法行 3 维重建立体图像,从不同轴位显示以利于观察膜迷路形态,结合应用小线圈(单侧或双侧)增进信噪比,改

善图像质量。梯度回波提供 T_2^*W 图像,由于耳部含有气体、液体、骨和软组织结构,局部界面间磁场不均匀,梯度回波易产生磁敏性影响信噪比,现已有缩短回波时间和减少磁敏的改进方法,一般认为 FSE 应用多个 180°RF 脉冲可降低磁敏性,应用加长 TR(4 000~5 000 ms)和长 TE(100~120 ms)适于水成像,有利于内耳膜迷路和内听道高对比显示。应用上述组合检查已可查出内耳先天畸形,脑脊液或外淋巴瘘,膜迷路炎症、纤维化和小肿瘤。

三、颅颈区 MRI 检查

1. 常规 SE 序列检查　颈静脉孔和颅底病变亦可应用 MRI 配合 CT 检查。一般以横断面和冠状面 T_1WI 和 T_2WI 常规 SE 扫描,常加造影剂增强检查。为了更清楚显示颅底和颅底下病变,通常应加脂肪抑制方法配合检查,可使脂肪部位病变显示更清楚,有利于区别脂肪与亚急性出血或含高蛋白液体。

2. MRA　颈静脉孔与颅底病变常与颈动脉、椎基动脉和侧窦等关系密切,现今已可应用 MRA 接近插管血管造影以显示颈部和颅底、颅内主要动脉,可观察动脉移位、狭窄或阻塞,亦可估计椎基动脉对桥小脑角脑神经的压迫。MRA 静脉成像也可显示颈静脉孔和侧窦情况。颅底血管成像可采用时间流逝(TOF)法或相位对比(PC)法,一般用 2D TOF MRA 作为颅底和颈部动脉及颈静脉孔静脉的初步检查。PC 法 MRA 用于血管栓塞病例。多层重叠薄块采样(3D MOTSA)TOF 法和 3D PC 法对估计不同流速的多层面血管病变,如硬膜动静脉瘘特别有价值。磁化预备快速梯度回波(MD-RAGE)3D T_1WI 和 GRASS 方法可较好显示颅底周围小动脉结构,后两方法通过多层重建也可较好确定邻近非血管结构的解剖。应注意的是含蛋白质之囊性肿块或含正铁血红蛋白的出血性病变可缩短 T_1,在 3D TOF 影像上呈高信号。

第二节　正常解剖和 MRI 表现

颞骨主要由 CT 显示,在 MRI 上对耳和乳突仅作简要介绍,本节着重叙述内耳、面神经、前庭-耳蜗神经和颈静脉孔解剖结构,这些结构与颅底、颅内关系密切,为 MRI 检查的主要项目。

一、中耳和乳突

耳部可分为外耳、中耳和内耳,包藏于颞骨内(线图 15-2-1)。耳部细小、复杂的骨结构一般要通过高分辨率薄层 CT 显示。乳突气化发育程度因人而异,双侧常不对称。正常外耳道、中耳和乳突气房内充气体,与致密的骨质均缺乏氢质子,在 MRI 上不显信号,故正常鼓室、听小骨、鼓窦和乳突气房多不能显示。外耳和外耳道有皮下脂肪存在,显示高信号,可与中等信号的皮肤和无信号骨质对比,显示其轮廓(图 15-2-1)。有时在适当的窗宽窗位下,鼓窦及气房粘膜呈中等信号可能衬托出其轮廓。

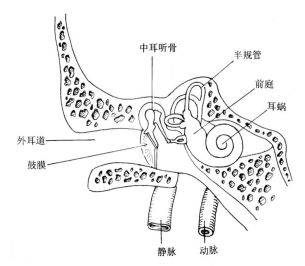

线图 15-2-1　耳部解剖示意图

未气化的岩乳突骨内含脂肪髓,可似脂肪一样呈高信号,需与炎症、出血或新生物区别。脂肪髓在 T_1WI 呈高信号,T_2WI 信号略减低。亚急性出血及高蛋白渗出液在 T_1WI、T_2WI 均为高信号。一般病变信号在 T_1WI 为低或中等信号,T_2WI 上信号可增高,应用脂肪抑制可更好鉴别。内耳骨迷路 MRI 不能显示,膜迷路内含淋巴液 T_1WI 为中等信号,T_2WI 呈高信号,耳蜗各旋、前庭和半规管均可显示,尤以 T_2WI 冠状面显示更清楚(图 15-2-1)。应用 3D FSE T_2WI 或梯度回波成像可更清楚显示膜迷路,前庭导水管和耳蜗导水管亦可在 T_2WI 显示。前庭导水管呈匙形,含内淋巴和正常细小管道,前端通至前庭内侧,后端膨大,在乙状窦的蛛网膜下腔,直径约 2 mm,大于 4 mm 属异常。

二、内耳

内耳由外包骨迷路和内含膜迷路组成,两者形

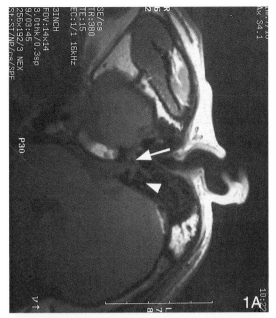

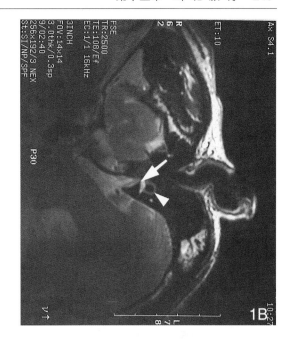

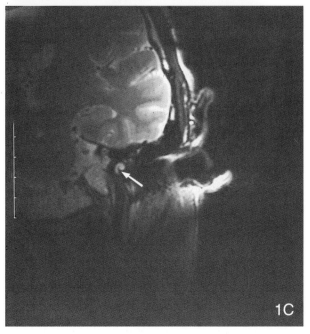

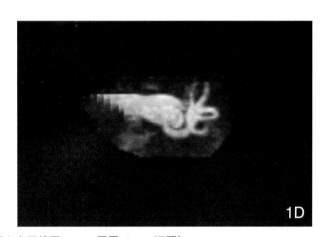

图 15-2-1 正常耳部 MRI(采用单侧小表面线圈,3 mm 层厚,3 mm 间隔)

A. T₁WI 横断面 B. T₂WI 横断面(同层面对照)。
C. T₂WI 冠状面标记:耳蜗(小箭);前庭(粗箭)。半规管(箭头) D. 内耳膜迷路三维重建像。

状相似。膜迷路内充内淋巴,膜迷路与骨迷路间充以外淋巴,两者互不相通。在 MRI 上内耳膜迷路液体于 T₁WI 呈灰色信号,T₂WI 呈高亮信号,不能区分内外淋巴。形态上,内耳迷路可分为三部分(线图 15-2-2):耳蜗为感音器官,前庭和半规管属平衡感受器官。

1. 耳蜗:似蜗牛,为尖向前外,底在后内(参与构成内听道底),由 $2\frac{1}{2}$ 圈螺旋骨管组成,其内由蜗轴伸出的螺旋板将其分为前庭阶(上)和鼓阶(下),分别通过前庭和耳蜗膜迷路。在蜗管顶端有蜗孔。蜗轴内有耳蜗神经,耳蜗高约 5 mm,底旋直径约 9 mm。

2. 前庭:位于耳蜗和半规管之间,骨腔内容椭圆囊和球囊,其后上部有半规管和五个开口,前下部较狭,通蜗管。正常前庭腔径为 5 mm × 3.5 mm。

3. 半规管:由三个弓形骨管互成直角排列,外为骨性,内为膜性管道,依排列分称为上、后、外半规

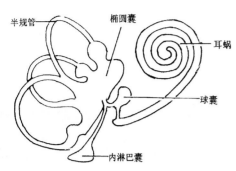

线图 15-2-2　膜迷路解剖示意图

管。每管两端开口于前庭,正常半规管弓长为 12～22 mm,平均为 15 mm,宽约 2 mm。

4. 前庭导水管:起于前庭内侧壁,呈一细窄小管,向后下行至岩骨后表面,在内听道口下与乙状窦间呈裂隙状开口。此管长 8～10 mm,宽 0.5～1.5 mm,通过内淋巴。外口附着淋巴囊(直径<4 mm),在病理性扩大时 MRI 可显示内淋巴管和囊,形似船桨或匙。

5. 耳蜗导水管:起于耳蜗底旋鼓阶内壁,行至岩骨下表面,颈静脉球窝顶内侧,长 12 mm,管径 0.1～0.4 mm,外口漏斗状,宽约 2 mm,其内通过外淋巴。CT 可显示外口,MRI 不能显示此结构。

三、面神经

面神经为运动和感觉纤维组成的混合神经,可分为颅内、颞骨内和颅外三部分。

1. 颅内段:包括脑内神经核和脑池内面神经。面神经核有三:运动核在桥脑下部,上橄榄体背外侧,第四脑室底的前外方;接受大脑皮质延髓束、锥体外束和顶盖脊髓纤维,核上大脑纤维控制双侧额部肌肉和眼眶轮匝肌,对侧大脑皮质纤维则交叉控制眼眶以下面部表情肌。上涎核在运动核下方背

侧,发出副交感纤维司泪腺、颌下腺、舌下腺和鼻、腭、喉粘膜腺分泌。孤束核位于延髓内吞咽和迷走神经核背侧,接受膝状神经节来的中枢支和发出中间神经参与三叉神经,司面深部、中、外耳感觉和舌前 2/3 味觉。由面神经运动核发出的神经纤维(占 70%)在桥脑内绕过外展神经核后,于桥脑腹侧下外缘穿出桥脑,进入桥小脑池内达内听道口。

2. 颞骨内段:又可分为内听道、迷路、鼓室和乳突段。内听道段位于上前庭神经前方和耳蜗神经上方,为脑膜包裹,长约 7～8 mm,外行至内听道底横嵴上方,穿入面神经管内。此后行径转折,自内听道底向外前行,界于前庭和耳蜗间达膝状神经节,长 3～4 mm,称为迷路段。在鼓室前内壁形成膨大的膝状神经节窝(可在冠状面 CT 上显示,直径为 2～3 mm),由此处分出岩浅大神经司泪腺、鼻粘膜分泌。自膝状神经节起转向后稍下行于鼓室内侧壁和外半规管下方,达前庭窗上方,长 8～10 mm,称为鼓室段(水平段)。继后在锥隆突上后方,后膝部再转折于鼓室后壁内乳突中下行至茎乳孔,长 15～20 mm,称为乳突段(垂直或降段),在此段分出镫骨肌支和鼓索支(司舌前 2/3 味觉)。在 MRI 上横断面 T_1WI 可见面神经呈倒"V"形,其内支为迷路段,外支为鼓室段。文献报道,正常人面神经膝状节和鼓室近段可为造影剂增强,其他节段增强很少见。

3. 颅外段:自茎乳孔出颅后,位于茎突外后侧,下行约 15 mm 进入腮腺上方,在下颌升支后方腮腺内分为颞面支和颈面支,再分支吻合成网状,支配面部肌肉活动。一般在 MRI 上于颅底下高信号脂肪内呈约 2 mm 粗细中等信号的条状结构,在腮腺内可以面神经将腮腺分为深、浅两叶,其行径位于颈外动脉和面后静脉外侧,二腹肌后腹的前外方,呈弯曲

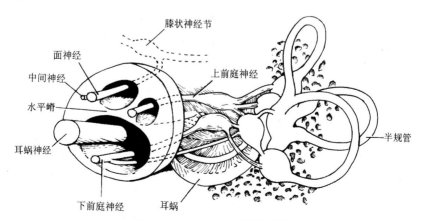

线图 15-2-3　内耳内听道示意图

线状,腺内面神经干支有时亦可见及。

四、前庭、耳蜗神经

听神经为特殊传入神经,可分为耳蜗和前庭神经(线图15-2-3)。

耳蜗神经起自耳蜗蜗轴上的螺旋神经节双极神经元,周围突分布于蜗管Corti器,中枢突在蜗轴集中后纵行至蜗底,穿过内听道底进入内听道,通过桥小脑池,于延髓与桥脑交界处背外侧进入背核和腹核,继后再有纤维上行至桥脑中央的斜方体和上橄榄核,参与构成外侧丘系,交叉至下丘核和内侧膝状体,最后发出听辐射延伸至颞横回听皮质中枢(线图15-2-4)。

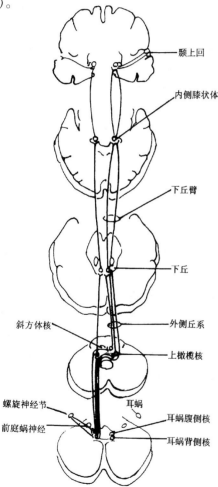

颞上回
内侧膝状体
下丘臂
下丘
外侧丘系
斜方体核
上橄榄核
螺旋神经节
耳蜗
前庭蜗神经
耳蜗腹侧核
耳蜗背侧核

线图 15-2-4 中枢听路示意图

前庭神经起自内听道底的前庭神经节双极细胞,周围支分布于半规管、椭圆囊和球囊(后两者居于前庭内),中枢突分为上、下两支,通过内听道和桥小脑池,进入桥脑和延髓内的前庭神经核群,继后与小脑、内侧纵束和脊髓有纤维联系。高分辨MRI可清楚显示内听道和桥小脑池内细小结构,一般以横

断面显示率较冠状面为高。在T_1WI上由于脑脊液呈负信号,可较好对比显示细小听、面神经通过内听道和桥小脑池,神经呈线条状,信号强度与脑相仿(图15-2-2)。在内听道上部横断层面上可见前、后

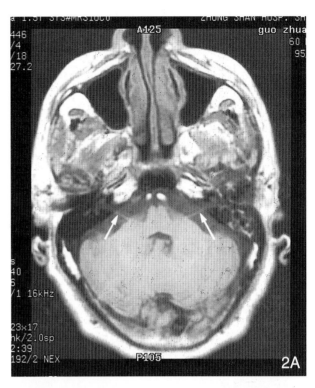

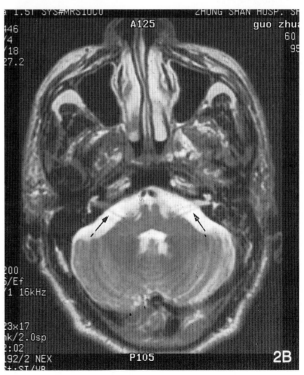

图 15-2-2 听神经

A. 横断面 T_1WI。 B. 横断面 T_2WI见
两条细线状的位听神经(箭)。

横行线条,分别为面神经和上前庭神经。在内听道下部横断层面上可见耳蜗神经和下前庭神经前后排列,在外半交叉上呈"V"形。在冠状位前面层面,可见面神经和耳蜗神经上、下排列,在后面层面上可见上、下前庭神经呈双线状,但有时较难清楚分别。T_2WI 上内听道和桥小脑池内脑脊液呈高信号,应调节至适当的窗宽窗位才可能显示呈较低信号的线状神经。在桥小脑池内,听、面神经自桥脑斜行至内听道,有时还可见基底动脉及其分支呈流空黑线状。膜迷路血供多通过前下小脑动脉,亦可有变异,偶能为 MRI 显示。脑内神经核和听路结构在 MRI 上也

可显示其所在部位,如听神经核在桥脑延髓交界层面,听神经自侧方进入脑干后,后方与小脑绒球和脉络丛紧邻,抵达第四脑室外侧突。

五、颈静脉孔

颈静脉球窝位于岩乳突骨后外底部,内藏颈静脉球及第 9～11 脑神经(线图 15-2-5)。此窝下口开放,在断面上呈孔状,双侧多不对称,常以右侧为大,少数亦可左侧较大。窝顶壁与鼓室底有骨性分隔,前与颈动脉管升段间亦有骨性分隔。少数颈静脉球窝可较大或呈高位变异,偶见骨壁菲薄或局部缺失。

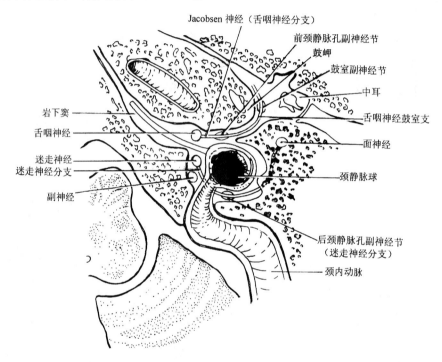

线图 15-2-5　颈静脉孔解剖示意图

颈静脉球窝内后方有枕骨髁,内有舌下神经管通过。

颈静脉孔以颈静脉棘为界分为两部分:神经部和血管部。前为神经部,通过岩下窦,其外侧有舌咽神经和迷走神经下鼓室支,后下为颈静脉球、迷走神经耳支和副神经以及颈外动脉来的脑膜支。此两神经鞘位于颈内静脉前内壁。在 MRI 上,颈内静脉呈流空状,少数在偶回波时可见缓流静脉血显示为类圆形高信号,神经信号与脑信号强度相仿,呈条状或圆点状,偶可见及。以 GRE 序列显示较为清晰。

第三节　炎 症 性 病 变

中耳炎一般常用 CT 以显示骨和软组织改变,

很少应用 MRI 检查。但 MRI 在检查鼻咽病变或外伤骨折等时常可发现中耳乳突改变,并可较好显示颅底和颅内病变,对恶性外耳道炎和中耳炎颅内并发症诊断较有帮助,为此将简要叙述。

一、中耳乳突炎

急性中耳炎由细菌感染引起,抗生素广泛应用以来发病率已明显下降。慢性中耳炎多与咽鼓管功能失常有关,发病率至今未有明显降低,继发胆脂瘤和多种并发症仍为临床关注的常见病变。

急性中耳炎可局限于鼓室,大多累及幼儿鼓窦(乳突气化发育前)或乳突气房,表现为鼓室-鼓窦和乳突气房粘膜增厚伴有积液。慢性中耳炎可发生于

气化或非气化乳突者,气化乳突的慢性炎症与急性中耳乳突炎表现相仿,亦与咽鼓管阻塞引起渗出性中耳炎表现难以区别。一般中耳乳突炎症在 MRI 上 T_1WI 表现为低或中等信号,T_2WI 则为高信号(图 15-3-1),有时可见鼓室或大气房内有液气平,气房积脓可见气房融合成腔状(图 15-3-2)。慢性或阻塞性炎症可因积液蛋白质浓度高而在 T_1WI 显示高信号。气房间隔一般不能显示,但可借助粘膜或积液对比见及网格状表现,需适当调整窗宽窗位才能显示。

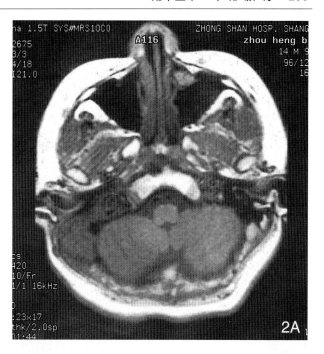

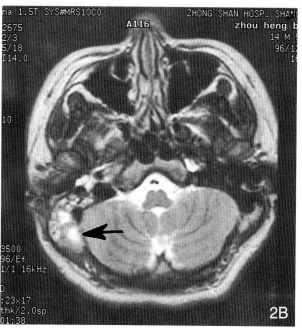

图 15-3-2 急性中耳乳突炎和积液

A. 横断面 T_1WI 示右侧中耳乳突气房信号增高为中等。

B. T_2WI 见乳突气房信号增高,有部分气房融合成 2~3 个小腔(箭)。

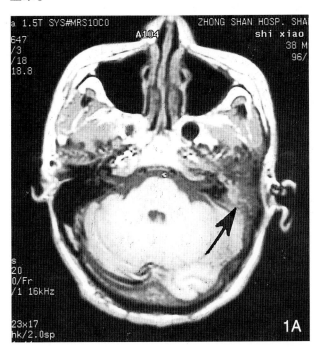

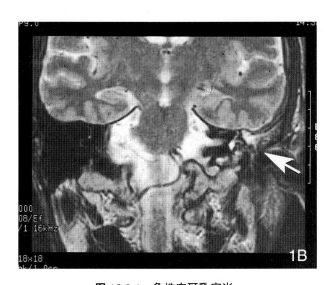

图 15-3-1 急性中耳乳突炎

A(横断面 T_1WI)和 B(冠状面 T_2WI)

显示左侧中耳乳突气房信号增高(箭)。

慢性中耳炎如发生于未气化乳突者,乳突内髓质在 MRI 上可显示高信号,以 T_1WI 更明显,慎勿误为乳突炎症。慢性中耳炎者有半数可出现骨质破坏,常为肉芽组织增生或胆脂瘤或两者伴存引起。肉芽组织可因新老程度而有不同信号表现。一般在 T_1WI 为中等信号,T_2WI 为高信号,纤维化病灶则 T_1WI 和 T_2WI 都为低信号。胆固醇肉芽肿在

T_1WI 和 T_2WI 上都为高信号。胆脂瘤内有类脂质,在 T_1WI 上信号常与脑信号相仿或稍高,T_2WI 信号较高(图 15-3-3)。肉芽组织常与胆脂瘤伴存,多不易区别,有时也难与新生物鉴别。如应用增强检查,胆脂瘤不被增强,其团块较大且边缘常较光滑,而肉芽组织可为造影剂强化,且形状不定,可助区别。

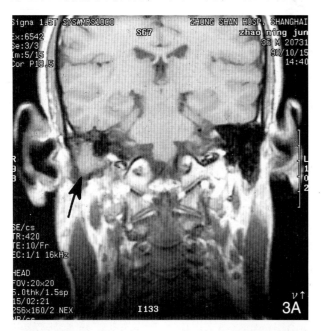

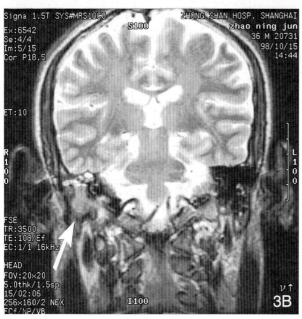

图 15-3-3　中耳乳突胆脂瘤

A(冠状面 T_1WI)和 B(T_2WI)显示右乳突内有团块状软组织(箭),
信号与脑白质相仿。

二、中耳乳突炎的并发症

急性中耳炎经治疗 2～4 周未能控制,或慢性中

耳炎急性发作,两者在已有骨质破坏基础上常可发生并发症,包括耳部和颅内并发症。

(一)耳部并发症

较为常见并发症有耳后骨膜下脓肿和迷路炎症。乳突气房积脓或胆脂瘤引起骨质破坏涉及乳突外板骨质,可形成耳后骨膜下脓肿,如乳突尖骨破坏,炎症脓肿还可下延至上颈部。MRI 可见乳突外表皮下软组织增厚,T_2WI 信号增高,脓腔内信号更高,病变与乳突病灶相连。迷路炎者有部分为半规管骨破坏所致。在 MRI 上可见鼓窦区病变与内耳迷路间无分隔,以 T_2WI 为明显,常见外半规管高信号线与鼓窦高信号直接相连接。胆脂瘤常破坏乙状窦壁(图 15-3-4)和鼓室鼓窦顶壁(图 15-3-5),为炎症向颅内扩展途径。此外,少数炎性病变还可出现面瘫或岩尖炎。上鼓室病变可破坏膝状神经节窝,鼓室段面神经管骨壁可先天缺失或为病变破坏,炎症病变累及面神经可见面神经较长节段增粗,信号增高以 T_2WI 更明显,且可为造影剂明显增强。岩尖炎很少见,临床表现为面深部头痛、复视和外展神经麻痹,有的可导致脑膜炎。MRI 可见岩骨尖气房内有积液(图 15-3-6)或骨质破坏,气房信号增高以 T_2WI 更明显,病变气房可融合成片,造影剂增强检查可见脑膜强化。

(二)颅内并发症

抗生素应用下颅内并发症已相当少见。在 CT 上中耳乳突炎症或胆脂瘤有乙状窦壁或鼓室鼓窦顶壁骨质破坏史者易有颅内扩展倾向。如有持续头痛、发热时,以 MRI 检查可较清楚显示颅内并发症。依炎症扩展部位和程度可发生侧窦血栓性静脉炎、脑膜炎、硬膜外脓肿和脑脓肿。侧窦静脉栓塞炎症在 MRI 上表现为乙状窦流空征被血栓取代,一般在数天内 T_1WI 为等信号,T_2WI 为低信号,与脱氧血红蛋白有关;第 5～15 天则在 T_1WI 和 T_2WI 都呈高信号,由正铁血红蛋白所致。此后血栓可渐呈不均质和信号逐渐消退。造影剂增强检查可见乙状窦内充盈缺损,如有血栓机化则可增强,与炎症肉芽表现相似。MR 静脉血管造影可直接显示栓塞情况。

脑膜炎较为常见,应用造影剂增强 MRI 检查,可见脑表面和脑池信号强化,有的可伴肉芽样组织增生变厚或伴有硬膜下积液。耳源性脑脓肿可发生于颞叶或小脑,急性期有脑炎致脑水肿,在 T_1WI 上为较低信号,T_2WI 为片状高信号,边缘不清。如有

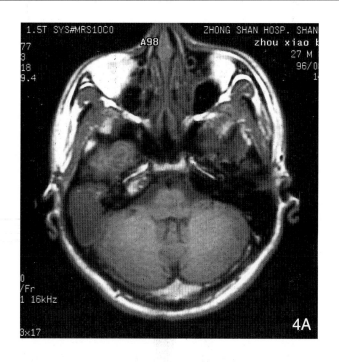

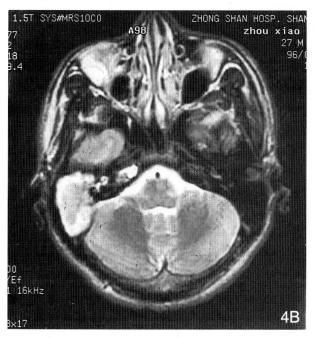
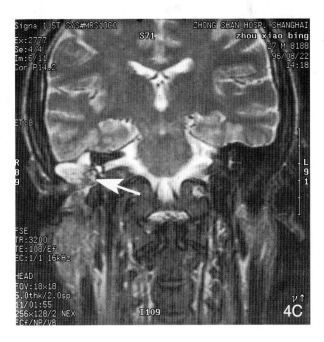

图 15-3-4 中耳乳突胆脂瘤

A. 横断面 T_1WI 示右中耳乳突有椭圆形肿块破坏乙状窦壁，中央信号低。

B(横断面 T_2WI)和 C(冠状面 T_2WI)示肿块中央信号中等，周围积脓信号高(箭)。

脓肿形成，常见脑水肿区内有中央液化灶，信号变化更显著。一般在第 10 天左右脓肿有包膜形成。壁部呈环形，在 T_1WI 上信号较低或中等，可为造影剂明显增强(图 15-3-7)，周围脑水肿渐减轻。3～4 周后腔壁可为肉芽增生。

三、恶性外耳道炎

未控制的糖尿病、血液系统恶性肿瘤或免疫功能低下者，尤以老年人，由于外耳道炎症为革兰阴性(绿脓)杆菌或多种细菌混合感染，具有抗药性，可致感染炎症迅速扩展致广泛骨质破坏。病变始于外耳道,通过潜在裂隙向周围扩散,常致外耳道、中耳乳突骨质破坏,并可很快扩展至岩尖(图 15-3-8)和邻近颅底骨,称之为颅底骨髓炎。炎症同时常向咽旁间隙、腮腺、颅内静脉窦、脑膜脑组织扩展。一般以

CT 较清楚显示骨质破坏情况,MRI 对颅底上、下颅内外软组织侵犯显示较好。此种病变表现可酷似恶性肿瘤,但以软组织弥漫增生为著,而无明确局部肿块,可助区别。

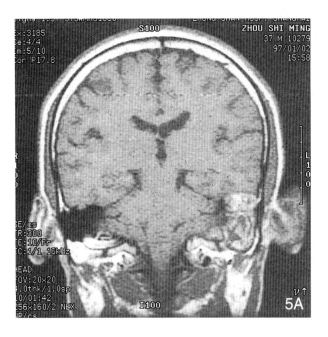
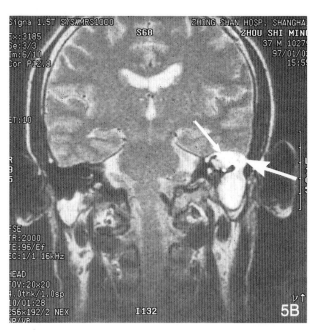

图 15-3-5 乳突胆脂瘤

A(冠状面 T₁WI)和 B(T₂WI)显示左乳突软组织团块不均质,破坏岩骨嵴扩展至颞叶底(箭)。

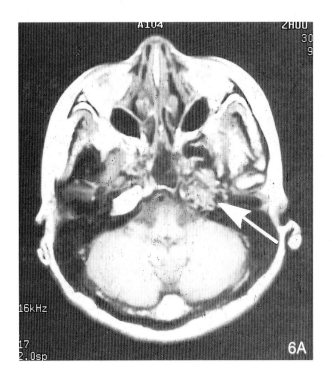
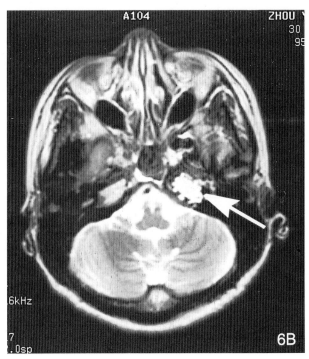

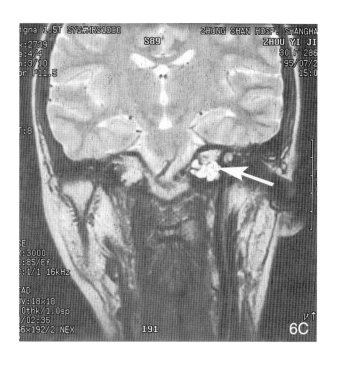

图 15-3-6　左岩尖气房积液

A. 横断面 T_1WI 见左岩骨尖气房信号增高(箭)。　　B(横断面 T_2WI)和
C(冠状面 T_2WI)显示岩尖气房内有积液(箭)。

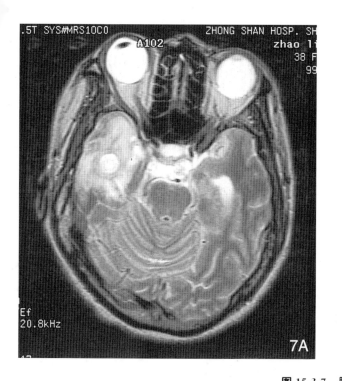

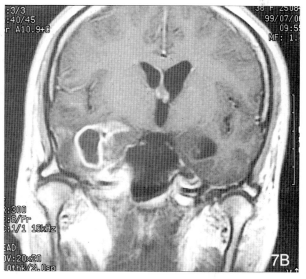

图 15-3-7　脑脓肿

A. 横断面 T_2WI 示右颞叶脑水肿中央有圆形高信号灶。

B. 增强 T_1WI 冠状面见颞叶脓肿腔壁强化。

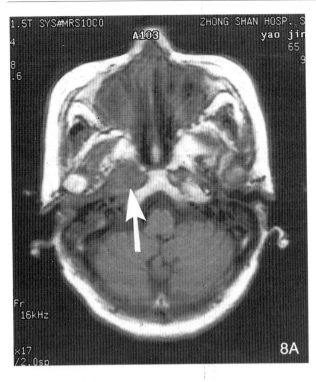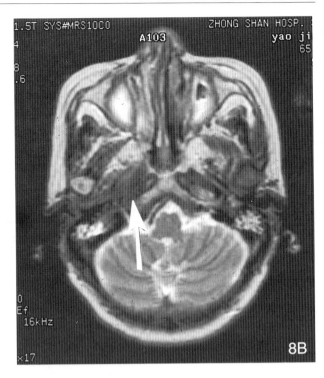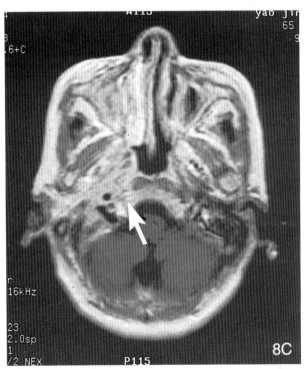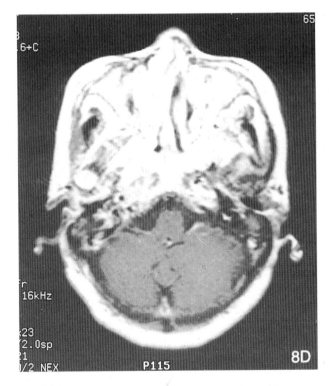

图 15-3-8 恶性外耳道炎

A(横断面 T₁WI)和 B(T₂WI)显示双侧上颌窦和中耳乳突有炎症,右侧岩尖有块状病变(箭),信号中等。

C 和 D(增强 T₁WI 横断面)显示右外耳道、岩尖和咽旁间隙均有增强病变,无肿块占位(箭)。

第四节 外耳、中耳和乳突肿瘤

外耳可发生皮脂囊肿、血管瘤、黑色素瘤、骨瘤、乳头状瘤、神经纤维瘤(图 15-4-1)等。一般可为临床发现,除非肿瘤侵犯邻近结构,可行 CT 检查。外耳道-中耳原发癌和肉瘤、乳突骨发生巨细胞瘤侵蚀破坏范围较大,常需 CT 或配合 MRI 检查。本节着重介绍这类肿瘤。

一、外耳道-中耳恶性肿瘤

外耳道-中耳鳞状上皮细胞癌在我国较为常见，可能与外耳道乳头状瘤较常见且易复发和恶变有关。这类病例多由慢性耳道流脓，新近出现出血、疼痛或面瘫等引起注意。肿瘤生长较大还可有张口困难、耳周肿胀甚至损害后组脑神经。CT常见外耳道-中耳内为软组织增生闭塞，听骨破坏，进而向乳突、颞颌关节、内耳周围颈静脉孔、颈动脉管侵犯，甚至出现中颅窝底骨质破坏，伴有软组织肿块，常可侵入颅内。MRI对肿瘤局限破坏显示不及CT，但可区别肿瘤与乳突炎症范围，对颅底破坏和颅内侵犯者显示较为清楚。肿瘤破坏乳突后可向下侵犯颈静脉孔（图15-4-2），并向后扩展至乙状窦，甚至侵入小脑。肿瘤向内可累及颈动脉管升段和水平段，软组织肿块包围颈内动脉。肿瘤向前侵犯颞颌关节或咽鼓管，进而还可扩展至咽旁间隙和中颅窝底，甚至侵入颞叶。少数肿瘤也可向下侵入腮腺。有的还可见耳前、咽后和颈淋巴结转移。

外耳道耵聍腺可发生囊性腺癌，在T_2WI上肿瘤信号属中等，易与气房炎症高信号区别（图15-4-3）。有的局部肿块不大或骨质破坏不明显时已发生肺部转移。大多骨破坏较局限，但可沿神经间隙蔓延。

涉及外耳道-中耳的肉瘤以儿童横纹肌肉瘤为常见，发现时可见较大的软组织肿块伴有颅底广泛骨破坏（图15-4-4），常侵入颅内，可伴颈淋巴结或远处转移。此外成人可发生软骨肉瘤（图15-4-5），肿块内有不同程度钙化，在岩乳突和颅底下扩展。

二、巨细胞瘤

颅面骨巨细胞瘤少见，有的可为巨细胞修复性肉芽肿。以颞骨鳞部为好发部位，有时亦可发生于乳突。CT可显示颞颌关节及其附近骨质破坏，肿块常向中颅窝底扩展，可侵入颞叶脑组织。乳突区骨破坏可见蜂房状，肿块外形不规则，T_1WI低信号和高信号混合（有出血灶），T_2WI高信号，增强T_1WI常见肿瘤明显强化（图15-4-6）。

三、内淋巴囊肿瘤

Gaffry等（1988）从临床和组织病理上研究发现颞骨内的腺样肿瘤不同于中耳发生者，并认为其起源于内耳淋巴囊，现称之为内淋巴囊肿瘤（endolymphatic sac tumor）。此类肿瘤少见，文献已有CT和MRI诊断报道，病变为乳头状腺样肿瘤，生长缓慢，具有局部侵袭性，大多单侧发生，少数可双侧发病，

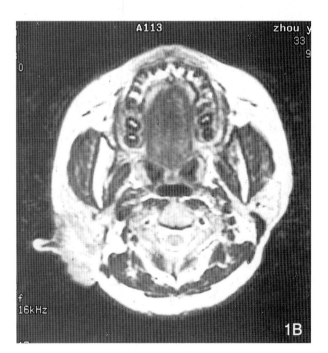

图 15-4-1　外耳神经纤维瘤

A. 冠状面 T_1WI 示右外耳软组织块状增生，边界不清（箭），中等信号。　B. 横断面 T_2WI 见该肿块信号高。

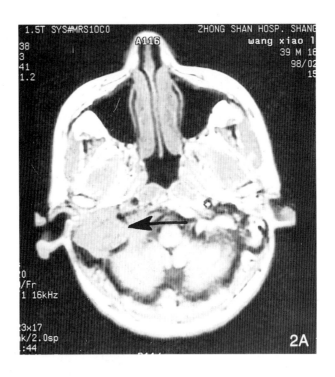

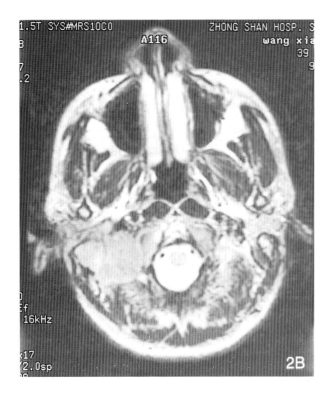

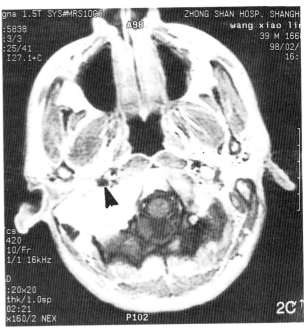

图 15-4-2 外耳道、中耳鳞癌

A. 横断面 T_1WI 见右外耳道、中耳癌向乳突和颈静脉孔区扩展（箭）。   B. T_2WI 示
肿瘤信号较肌肉为高。   C. 增强 T_1WI 见肿瘤增强显著，达颈动脉（▲）后缘。

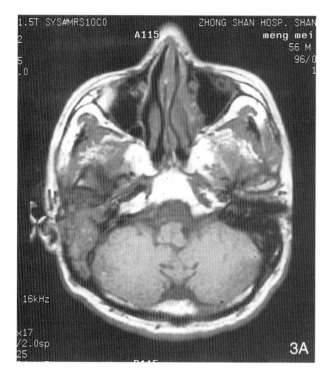

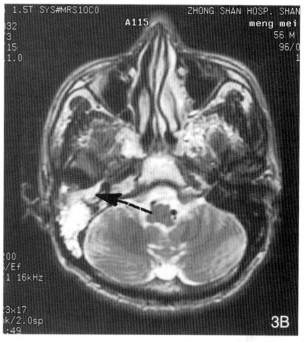

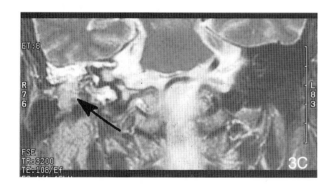

图 15-4-3 外耳道腺样囊性癌

A. 横断面 T_1WI 示右外耳道和乳突软组织病变呈中等信号。 B. 横断面 T_2WI 见外耳道肿瘤信号(箭)低于乳突积液。 C. 冠状面 T_2WI 示外耳道肿瘤侵入中耳(箭)伴乳突炎症。

伴有 von Hipple-Lindau 病。肿瘤首先破坏迷路后方岩骨后缘,呈膨胀性改变,在 CT 上常见钙化薄环,瘤内有网状骨小梁结构,直径大于 3 cm 肿块常致邻近岩乳突骨后部破坏(图 15-4-7),可累及颈静脉孔,向桥小脑角和后颅窝扩展,有的也可侵及中耳。

在 MRI 上常见肿瘤信号较高,且多不均质,与病变区内亚急性出血产物有关。病变区富有血管,大肿块内有血管流空征,可似颈静脉球瘤,大多数肿瘤可增强,呈周边强化或瘤内多灶强化(图 15-4-8)。

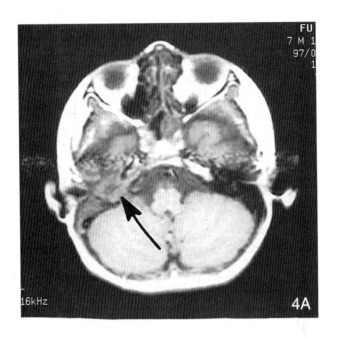

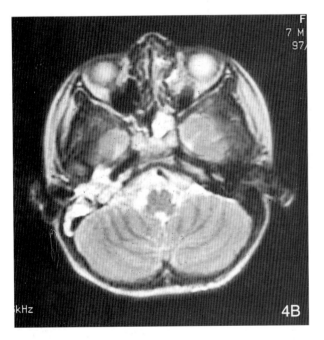

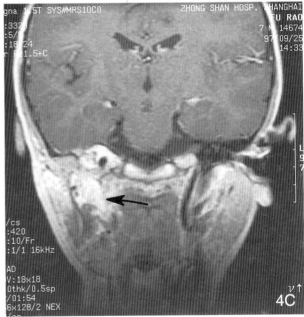

图 15-4-4 横纹肌肉瘤

A. 横断面 T_1WI 见右侧中耳乳突岩骨病变(箭)呈中等信号。   B. 横断面 T_2WI 见
病变区呈高信号。   C. 增强 T_1WI 冠状面示岩乳突和其下咽旁间隙肿块边界不清(箭)。

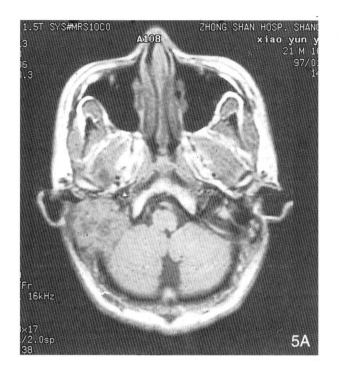
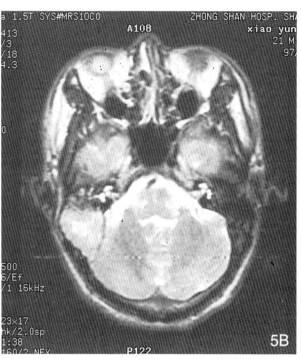
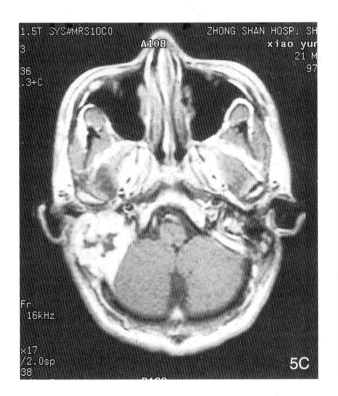
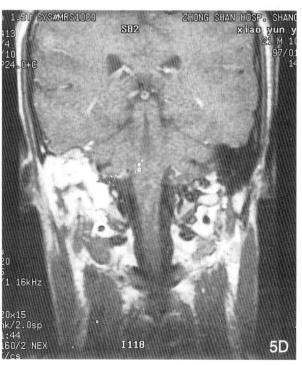

图 15-4-5　乳突软骨肉瘤

A. 横断面 T_1WI 示右乳突肿块中等信号,欠均质。　　B. 横断面 T_2WI 示肿块信号与脑相仿,

中央有高信号区。　　C(增强 T_1WI 横断面)和 D(冠状面)示肿块周围强化,中央有坏死灶。

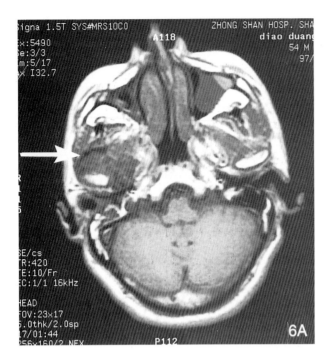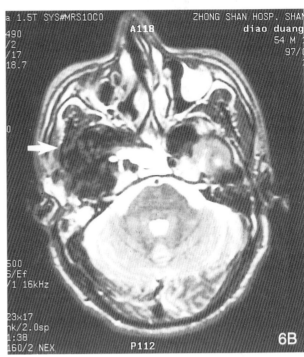

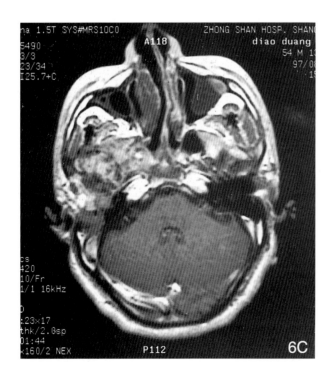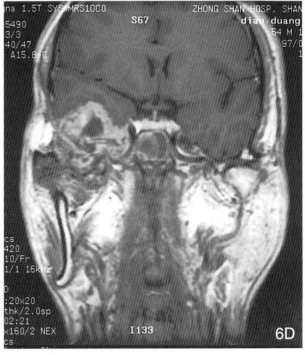

图 15-4-6 颞骨巨细胞瘤

A. 横断面 T_1WI 示右中耳乳突和中颅窝大肿块(箭),中等信号。 B. T_2WI 见右乳突和蝶窦积液高信号,中颅窝
肿块与肌肉等信号(箭)。 C. 增强 T_1WI 示右中颅窝肿瘤不均质强化。 D. 冠状面增强 T_1WI 见右中颅窝底肿
瘤向颅内和颅底下扩展。

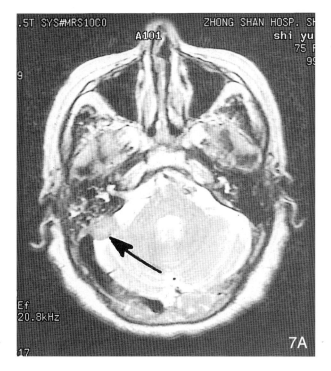
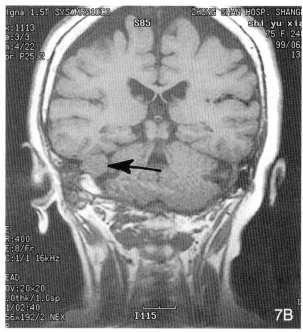
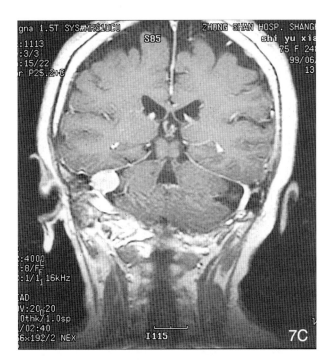
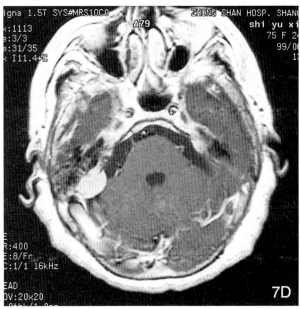

图 15-4-7 内耳淋巴囊肿瘤

A. 横断面 T_2WI 示右乳突粘膜增厚,岩乳突后缘有一 1 cm × 1.5 cm 椭圆形肿块(箭)。 B. 冠状面 T_1WI 见右岩骨后
上方肿块为等信号(箭)。 C(增强 T_1WI 冠状面)和 D(横断面)显示该肿瘤显著强化。

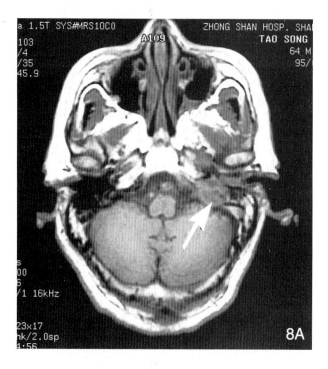
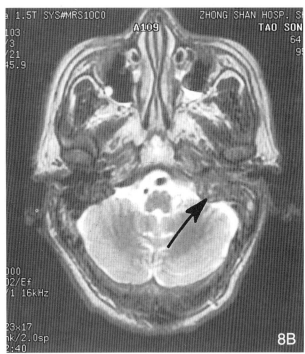

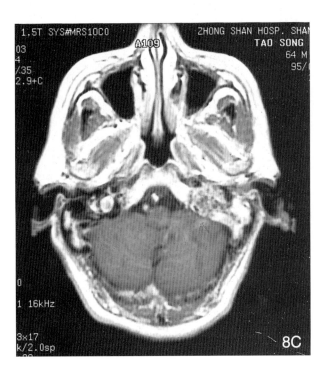
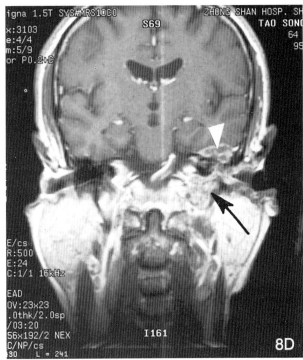

图 15-4-8　内耳淋巴囊乳头状腺癌

A(横断面 T$_1$WI)和 B(T$_2$WI)见左岩骨后方有类圆形肿块(箭),中等信号。　C. 增强 T$_1$WI 见该肿瘤强化,
有网状结构。　D. 冠状面 T$_1$WI 增强像显示该肿块侵犯颈静脉孔(箭)和岩骨后上缘(▲)。

第五节　面神经病变

面神经主要司理面肌运动,其病变可致面瘫和面肌痉挛。面神经麻痹可分为中枢性和周围性,临床表现、诊断和处理不同,本节着重讨论周围性面瘫影像学诊断。

一、中枢性面瘫

中枢性面瘫为颅脑病变引起,可分为核上型和核型两种。

（一）核上型中枢性面瘫

大脑半球或内囊病变损害运动皮质中枢或皮质延髓束,可致病变对侧下部面肌痉挛或瘫痪伴同侧偏瘫。额肌因受双侧脑皮质支配故皱额反射保存。受中间神经支配的唾腺分泌和味觉也不受影响,一般称为不完全性面瘫。此类病变多由出血或梗死引起,少数可为肿瘤所致,一般就诊于神经科。

（二）核型中枢性面瘫

病变位于桥脑内,因面神经在脑干发出前绕过展神经核,除少数多发硬化症或脑血管梗死局限可引起单发面瘫外,大多表现为完全性面瘫伴展神经麻痹,有时也可伴对侧偏瘫。此处损害可为血管性病变或肿瘤引起。

颅脑病变一般以 MRI 显示较清楚,多发硬化灶在 T_2WI 上呈高信号斑片病灶。脑腔隙梗死灶在 T_1WI 为低信号,T_2WI 为高信号。脑出血因出血时间长短而有不同信号变化(图 15-5-1)。脑肿瘤有肿块占位和周围脑水肿表现,增强后 MRI 显示更为清楚。

二、周围性面瘫

周围性面瘫病变可分为桥小脑池至内听道段、颞骨内段和颅外段。据统计大多数病变位于颞骨内段,少数在桥小脑角-内听道和颅外腮腺。病因中以 Bell 面瘫约占 40%,外伤近 25%,肿瘤、中耳炎等也占有一定比例。临床上可行面神经功能测定以判断病损平面,膝状神经节近段损害表现为完全性面瘫伴听力损害,病变累及膝状神经节可致泪腺和唾液腺分泌减少、舌前 2/3 味觉减退以及镫骨肌反射过敏引起噪声。乳突段近部损害常影响镫骨肌支,乳突段远部病变可影响司味觉的鼓索支。在鼓索支以下颅外病变则仅有面瘫。颞骨内病变常用 CT 检查。MRI 可直接显示面神经管内神经,且对颅

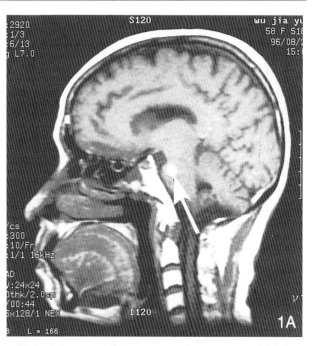

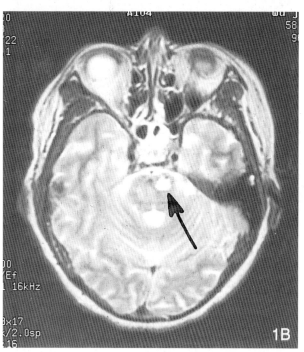

图 15-5-1　桥脑出血灶
A(矢状面 T_1WI)和 B(横断面 T_2WI)
显示桥脑有高信号病变(箭),为出血灶。

内、脑池、内听道和颅外腮腺软组织显示较清楚,故亦为常用检查方法。兹按病因分类讨论于下:

（一）Bell 面瘫

又称为特发性面瘫。最为常见,可为病毒感染、自身免疫反应性炎症或缺血性病变引起,常突然发病。病理上见面神经肿胀,炎症渗出导致面神经管或内听道底神经受压,大多可自行逐渐恢复,15%～

20%病例在3个月内未恢复者应进行影像学检查。此类面瘫常见节段性面神经增粗,信号增高以T₂WI明显(图15-5-2),可为造影剂增强,有的可达数月之久。据观察,正常人面神经给造影剂后也可有增强,以膝状节和鼓室近段为常见,这些节段增强不能作为诊断依据,但内听道桥小脑池内、迷路段面神经正常时不被增强。轻度增强多无意义,显著强化应属病理。

(二)外伤骨折

颞骨骨折可分为纵行和横断骨折。纵行骨折最常见,骨折线自颞鳞下沿通过外耳道顶壁可达面神经膝状节(图15-5-3)或乳突段,导致面瘫,出血在MRI

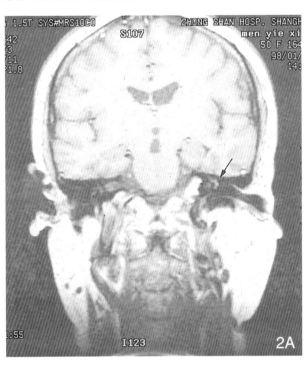

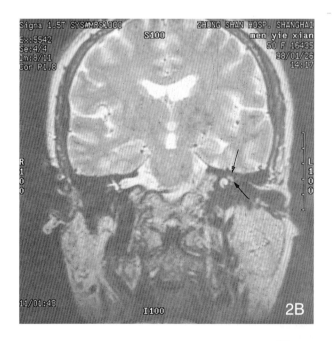
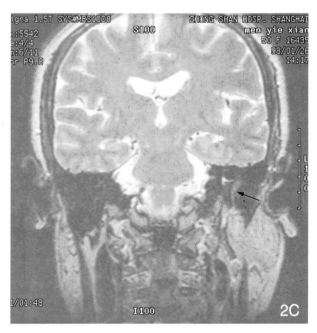

图 15-5-2 Bell 面瘫

A(冠状面 T₁WI)和 B(T₂WI)显示左侧膝状神经节区(耳蜗外上方)有短弧形线状中等信号(箭)。

C. 较后层面 T₂WI 示面神经乳突段,亦见条状信号增高(箭)。

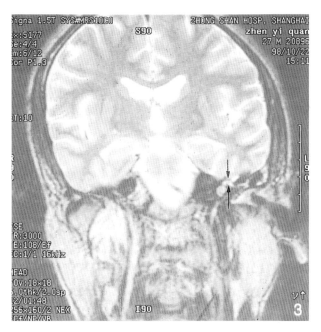

图 15-5-3 外伤后面瘫

冠状面 T_2WI 显示左侧膝状神经节区(箭)
弧形信号增高,乳突气房有少量积液。

上常见高信号。横断骨折较少见,但常有骨折线贯穿内耳区,以致面神经和听神经均受损。骨折线以 CT 显示明确,MRI 可显示面神经肿胀、出血或中断。

(三)中耳炎及胆脂瘤

正常人面神经管鼓室段常见先天性骨缺失,中耳炎时炎性肉芽组织或胆脂瘤亦可破坏面神经管,导致面瘫。CT 检查常可见骨质破坏累及膝状神经节窝或鼓室段面神经管,伴有局部软组织增生。此外,外耳道胆脂瘤亦可向后破坏损及面神经降段(垂直段)。MRI 可显示病变通过面神经部位,但不能直接见及面神经。

(四)肿瘤

面神经原发肿瘤很少见,但面神经行径可在桥小脑角、颅底和腮腺区被肿瘤压迫或侵犯,故大多伴有其他临床表现。

1. 面神经肿瘤 约占周围性面瘫病因的 5% 左右。面神经肿瘤可为神经鞘瘤或神经纤维瘤。神经鞘瘤可发生于面神经行径的任何部位,以迷路段(图 15-5-4)和乳突段(图 15-5-5)为多见,表现为软组织肿块常致面神经管腔扩大和膨胀性破坏,肿块呈椭圆形,可沿管腔扩展。神经纤维瘤可在乳突段沿管腔呈长条索状增粗。少数神经鞘瘤可发生于内听道(图 15-5-6),以面瘫为较早症状,肿块常向前上方扩展。腮腺内发生神经鞘瘤易与腮腺混合瘤相混淆,在腮腺内呈边缘光滑肿块,如有基蒂与中耳乳突相连,多可支持诊断(图 15-5-7)。在 MRI 上肿瘤信号与脑信号相等,T_2WI 信号较高,可为造影剂增强,较大肿块内可出现囊变区。

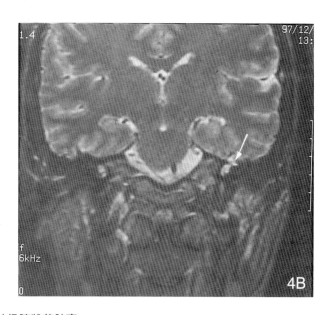

图 15-5-4 面神经膝状节肿瘤

A(横断面 T_2WI)和 B(冠状面 T_2WI)显示左侧面神经膝状节(耳蜗外上方)局限高信号(箭)。

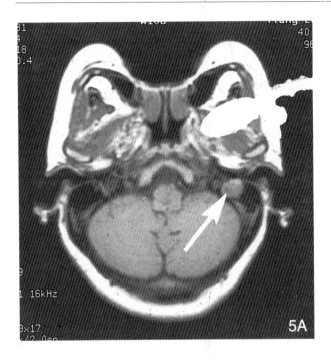
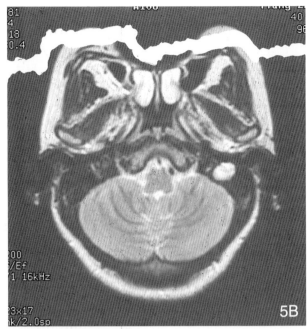
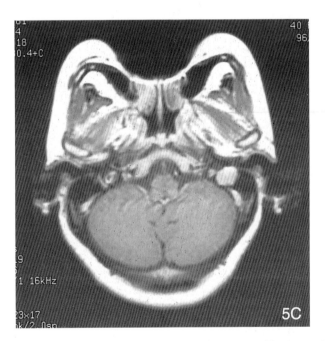
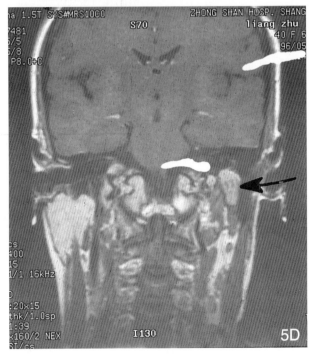

图 15-5-5 面神经鞘瘤

A. 横断面 T₁WI 示左乳突内有椭圆形肿块(箭),信号中等。 B. T₂WI 示肿块信号高。
C. T₁WI 增强示肿块强化。 D. 冠状面 T₁WI 增强示乳突(降)段梨形肿瘤(箭)。

2. 血管瘤 内听道和面神经管内可发生小型血管瘤或血管畸形,为直径 1 cm 左右不规则软组织肿块,CT 上可见管腔扩大或骨质破坏,病变内可见骨小梁或钙化。在 MRI 上肿瘤信号与脑相仿,有的瘤内出血,在 T₁WI 可呈高信号,一般多为造影剂显著增强以显示之。

3. 上皮样囊肿 发生于中耳或内耳周围的真性胆脂瘤,常致压迫破坏或继发感染引起听力损害和面瘫。在 CT 上可见内耳周围有低密度类圆形肿块,膨胀生长压迫破坏周围骨质。病变区在 MRI 表现为 T₁WI 低信号或较高信号,T₂WI 为高信号,一般为均质,除囊壁外,都不被增强,少数瘤内也可为肉芽组织增生。

4. 转移癌 腮腺癌可经茎乳孔沿面神经侵入

颞骨内,转移癌亦可侵犯内听道管内,MRI 检查时可为造影剂强化显示。

除上述肿瘤与面神经关系密切外,临床上还常见许多肿瘤可累及面神经。如约有 2% 听神经瘤可压迫侵犯面神经,颈静脉球瘤可侵犯茎乳孔附近,中耳癌亦常侵犯鼓室段面神经管,此外还有脑干胶质瘤等也可侵犯面神经颅内段。

三、面肌痉挛

一侧面肌间歇性、不自觉痉挛,一般自眼轮匝肌开始,渐向下发展,无疼痛,病因不明。应用薄层高分辨 MRI 或三维影像有的可显示在桥小脑池内的面神经根为扩张纤曲的血管交叉压迫,可为椎基动脉或后下、前下小脑动脉扩张或血管异常(动脉瘤、

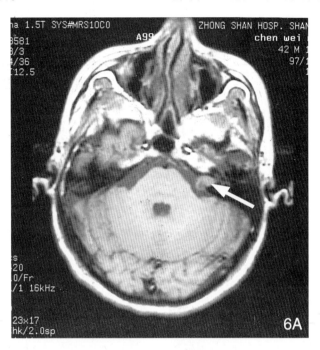

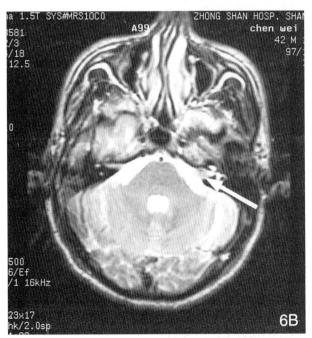
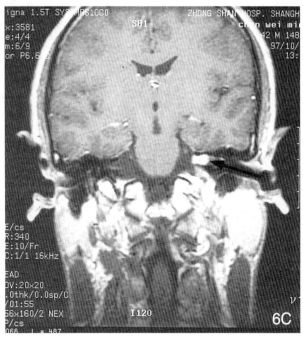

图 15-5-6　内听道面神经鞘瘤

左面瘫近 2 月,听力正常。A. 横断面 T₁WI 和 BT₂WI 见左侧内听道小肿块(箭),
中等信号。　C. 增强 T₁WI 冠状面示内听道管内肿瘤,强化显著(箭)。

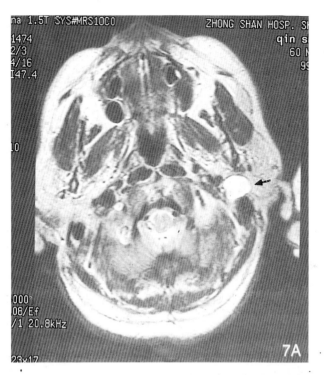

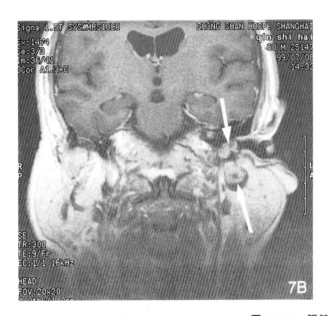

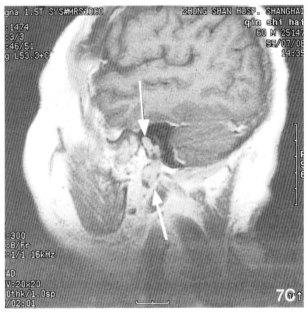

图 15-5-7 腮腺内面神经鞘瘤

A. 横断面 T_2WI 示左腮腺深叶内高信号肿块(箭)。 B(增强 T_1WI 冠状面)
和 C(增强 T_1WI 矢状面)见腮腺内上方肿块与中耳相连(箭)。

动静脉畸形)所致。有的椎基血管亦可累及三叉神
经引起相应症状。

第六节 感音神经性听力障碍

感音性(耳蜗)和神经性(耳蜗后听道)听力丧
失,俗称为感音神经性耳聋,常伴有眩晕和耳鸣,为

临床常见病变。病变可位于耳蜗、内听道和桥小脑
角以及脑干至大脑颞上回听路的任何部位。临床上
可通过听力和脑干电位等检查初步估计病变位于耳
蜗或耳蜗后听路。感音性听力丧失病变在耳蜗,影
像学检查应包括骨迷路和膜迷路。耳蜗后神经性听
力丧失的单侧病变可位于内听道、桥小脑角或脑干
神经核;双侧听力损害病变可位于核上皮质下听路,

一般不对称,以病变对侧听力丧失更明显;皮质听路病变多仅听力减弱。感音神经性听力障碍病变很多,CT 和 MRI 对诊断有重要帮助,MRI 显示膜迷路和颅脑结构及病变较 CT 为好,据文献报道对病变发现率可达 1/3 以上,前庭耳蜗神经病变和脑病变各近一半。

现按病变部位分为内耳迷路、内听道和桥小脑角以及脑部三部分叙述。

一、内耳迷路病变

内耳由骨迷路和膜迷路组成,可分为耳蜗和前庭两部分。膜迷路司感觉,耳蜗迷路为听力感受器,前庭迷路(包括壶腹、球囊和半规管)与平衡功能有关。膜迷路内充内淋巴,膜迷路外骨迷路内含外淋巴,故 MRI T_2WI 上显示膜迷路为高信号,但不能区分内外淋巴。诸多病变可损害内耳引起感音性听力障碍。临床上常应用薄层 CT 扫描以检查内耳骨迷路,以了解内耳先天畸形、耳硬化、骨折和内耳周围骨质破坏性病变,但诸多病变可限于内耳膜迷路,CT 不能显示。应用薄层 MRI 可显示内耳膜迷路。近年来应用 MR 3DFT-CLSS 等方法可以毫米或亚毫米显示内耳膜迷路,并行三维重建膜迷路 T_2W 图像,发现内耳微小病变,使内耳病变诊断更为深入。据 Casselman(1994)等报道,在有内耳症状应用 MRI 检查病例中(约有 1/4 病人存在眩晕或前庭功能异常),1/3 有阳性发现,其中内听道和后颅窝病变各近 30%,膜迷路病变达 44%。内听道病变多为听神经瘤,以增强 T_1WI 最敏感。后颅窝病变多为小脑和脑干缺血梗死性或萎缩性病变,以 T_2WI 最敏感。膜迷路则以迷路炎、先天性畸形和小神经瘤(大部分为薄层 T_2WI 重建显示)为常见。

内耳迷路病变 MRI 检查常规应包括:横断面、冠状面薄层 T_1W、T_2W 成像,再加增强 T_1W 扫描,继后可行三维重建膜迷路 T_2WI 进行立体观察。常见病理表现有:

1. T_1WI 显示膜迷路高信号:正常人内耳膜迷路 T_1WI 为低信号。如有高信号出现,可为亚急性出血或高蛋白液体,前者见于外伤或出血性血液病变,后者可见于神经鞘瘤引起外淋巴蛋白升高。

2. 增强 T_1WI 显示膜迷路增强:可见于炎症、新生物和某些系统性病变。炎症病灶多较广泛(图15-6-1),治疗后随访数月复查可渐减轻或消退。新生物多为神经鞘瘤,以往仅在尸解或手术探查中偶

然发现。肿瘤一般表现为局限增强灶,呈小结节状,边缘较为清楚,随访数月以上不能消失,可渐增大。

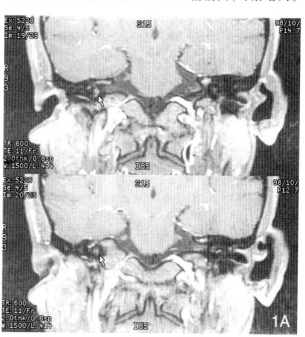

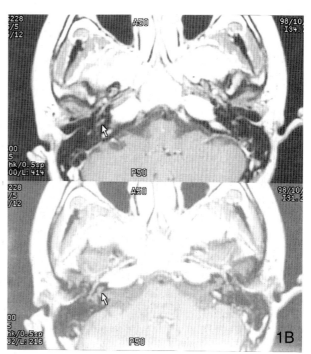

图 15-6-1 突发性耳聋

右侧突发听力丧失 3 周病例。A(增强 T_1WI 冠状面)和 B(增强 T_1WI 横断面)显示右耳蜗膜迷路信号增高(箭)。

迷路炎可由病毒、细菌和螺旋体致病,亦可为自身免疫病变引起。感染多来源于中耳炎症,少数可由外伤、脑膜炎(常为双侧性)引起,偶可为血源性感染。急性和亚急性病变弥散,在增强 T_1WI 上常见节段性增强,病变部位可与听力丧失频率分区

一致(如耳蜗底旋增强常见高频听力丧失,耳蜗尖旋增强可致低频听力丧失)。慢性期病变可纤维化,最后致骨化,病变不被增强,而 MRI T$_2$WI 上有时可见膜迷路信号降低或管腔闭塞,CT 可显示迷路骨化以提供诊断。MRI 以 T$_2$WI 三维重建图像显示最好。

迷路可为 Cogan 综合征、Wegener 肉芽肿、修复性多软骨炎等系统性病变侵犯。Cogan 综合征见于青年,为膜迷路壁层结缔组织增生变厚,可见病灶增强,患者多伴有非梅毒性间质性角膜炎。

3. T$_2$WI 膜迷路三维重建显示异常:三维重建膜迷路可立体观察迷路各部分结构,避免容积效应,较好显示细小病变或瘘管。

(1)先天性内耳发育不良:先天性耳聋病孩少有影像学异常表现,其中以内耳先天畸形为相对常见病变,可表现为前庭导水管扩大(图 15-6-2)或内耳迷路畸形。后者可分为 Mondini 型(骨和膜迷路均不完全形成,尖旋和中旋缺失,底旋可正常,有的可伴半规管异常)、Mickel 型(更为严重,耳蜗和前庭、半规管融合成一单腔,内听道底缺损,可致脑脊液耳漏(图 15-6-3))、Scheibe 型(为膜迷路发育不良)、Alexander 畸形(耳蜗底旋异常),可在 MRI T$_2$WI 三维重建像显示。

(2)先天性外淋巴瘘:为内耳和中耳间异常通路,临床表现为波动性、进行性感音性听力损害,常伴眩晕。MRI 可见前庭导水管扩大,卵圆窗瘘致中耳腔内有淋巴液积存。有报道外伤引起前庭窗或蜗窗膜破裂,导致外淋巴瘘,MRI 可显示膜迷路增强,主要在底旋,也可在前庭。

(3)迷路炎慢性期纤维化或钙化病变闭塞迷路:较为常见。一般纤维化病变不能被造影剂增强,故在常规增强 T$_1$WI 上不被显示。三维重建膜迷路 T$_2$WI 可见膜迷路的前庭、半规管、耳蜗部分或全部闭塞、变形(图 15-6-4)。此外,Cogan 综合征也可致前庭和半规管闭塞,手术或外伤可致耳蜗膜迷路闭塞。

(4)膜迷路内小神经鞘瘤:发生于膜迷路内小型神经鞘瘤侵占迷路内液体间隙,在 T$_2$WI 膜迷路高信号结构中有局部低信号,似充盈缺损,与 T$_1$WI 增强上结节状强化灶一致,可予诊断。

(5)其他:中耳乳突胆脂瘤、胆固醇肉芽肿侵犯内耳,或骨纤维异常增殖症等病变压迫或破坏迷路,也可致膜迷路闭塞或变形。

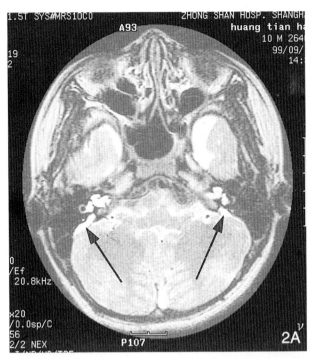

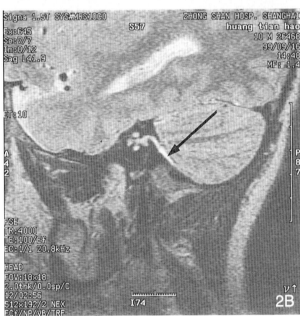

图 15-6-2　前庭导水管扩大

A. 横断面 T$_2$WI 见双侧内耳后、岩骨后缘有条片状高信号区(箭),以右侧为大。　B. 矢状面见该前庭导管扩大,呈曲棍形(箭)。

二、内听道和桥小脑角病变

听神经和面神经通过内听道和桥小脑池进入桥脑神经核,这些部位病变临床主要表现为单侧耳蜗后听力丧失,伴有耳鸣、眩晕,一般都归属于同一项目研究。常见病变可为肿瘤、缺血性和脱髓鞘病变。据统计单侧神经性耳聋者中可查见 5%~10% 为肿

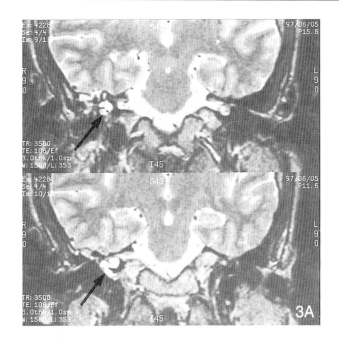

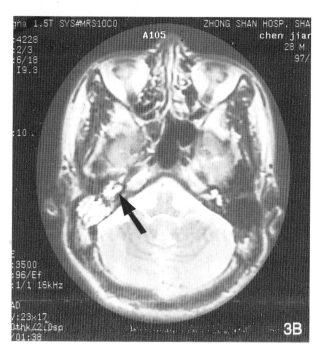

图 15-6-3　内耳先天畸形伴脑脊液漏

A（冠状面 T_2WI）和 B（横断面 T_2WI）见右侧耳蜗和
前庭腔扩大（箭），伴中耳、乳突气房积液。

瘤，占颅内肿瘤 10% 左右。内听道和桥小脑角占位
病变中，听神经瘤占 80% ～ 90%，脑膜瘤 7% ～
13%，上皮样囊肿 6% ～ 7%，原发恶性肿瘤（包括胶
质瘤、髓母细胞瘤和室管膜瘤）约 2%，转移癌 0.2% ～
2%，蛛网膜囊肿、脂肪瘤和血管瘤不到 1%。听神
经瘤大多表现为进行性单侧高频耳蜗后听力丧失，
影像学检查可帮助确定诊断。突发性听力丧失伴高

频耳鸣和眩晕常为前下小脑动脉的内听道支血管阻
塞，目前影像学检查尚难帮助诊断。MRI 可直接显
示内听道-桥小脑池内听、面神经，也可较清楚显示
脑干神经核和核上性听路的相应部位。诊断效果优
于 CT，故 MRI 为感音神经性听力丧失病例的首选
检查。从影像学角度考虑，可将此区肿块分为实性
肿块与囊性肿块两类，讨论于下（表 15-6-1）。

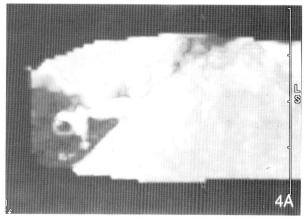

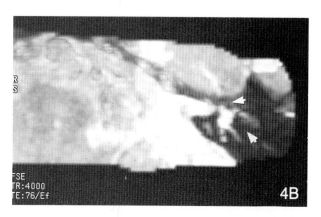

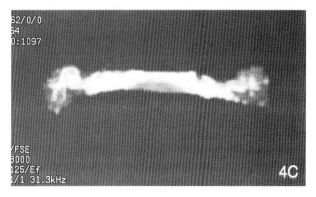

图 15-6-4　内耳膜迷路纤维化闭塞

（脑膜炎后左听力丧失病例）

A. 横断面 T_2WI 示右侧内耳正常形态。　B. 横断面 T_2WI 示左侧
耳蜗膜迷路结构（▲）不能显示。　C. 三维重建显示左侧耳蜗和
部分半规管膜迷路闭塞。

表 15-6-1　内听道和桥小脑角病变

分　类	病　变
神经鞘瘤	听神经瘤,面神经瘤,三叉神经鞘瘤
发育性病变	脂肪瘤,上皮样囊肿,蛛网膜囊肿
血管病变	动脉瘤,海绵状血管瘤,动静脉畸形,椎基动脉扩张
脑膜病变	脑膜炎,脑膜瘤,转移癌,铁质沉着症,结节病,术后增强灶,高血压病
其他肿瘤	脉络膜丛乳头状瘤,外生胶质瘤

(一)听神经瘤

听神经瘤为神经鞘膜细胞过度增殖形成的良性肿瘤,大多为单侧发生,很少数为双侧发生,见于Ⅱ型神经纤维瘤病者。此瘤多起自内听道脑胶质-鞘膜交界处,少数在桥小脑池内,绝大多数由前庭神经(以下前庭神经为多)发生,很少发生于耳蜗神经。临床表现可分为管内期、池内期和脑干压迫期。初时由于肿瘤生长缓慢,引起的前庭功能异常中枢可代偿,故眩晕并不常见,然而肿瘤可压迫耳蜗神经和血管,故常以耳鸣(高频持续性为多)为首见症状。临床上95%可查见神经性听力障碍,语言分辨率降低,提示耳蜗后听力丧失。少数听力可正常,或为暴聋,亦可为双侧不对称听力丧失。当肿瘤生长较大向内听道管外扩展进入桥小脑池内,可致平衡失调、头痛,肿瘤压迫三叉神经可致面麻,压迫面神经可致舌前2/3味觉减退。大肿瘤压迫脑干,可致颅内压增高,亦可出现后组脑神经压迫症状。

CT一般只能显示突出于内听道口外的肿块,MRI可显示管内小听神经瘤,故近年来小听神经瘤发现率大为提高。国外有文献报道可达18%～24%。一般按肿瘤大小可分为:直径1.5cm以下为小型,1.5～3cm为中型,大于3～3.5cm者为大型。据MRI观察,听神经瘤年生长速度为0～1cm,平均0.25～0.33cm,管内期平均存在4年,池内期可再生长1.5～2年,直径大于2.5cm者多有三叉神经压迫症状,大于3.5cm都有脑干压迫征。

1. 管内小听神经瘤:可为高分辨MRI显示。基于肿瘤与脑脊液间信号强度差别,在T_1WI上于脑脊液低信号背景上可显示出与脑信号相仿的软组织增生。在T_2WI上肿瘤信号有所增高,但在管内脑脊液高信号对比下,常呈现管内局部较低信号的充盈缺损区,一般均需增强T_1WI检查。肿瘤强化可呈球形小结节状,或为线段状或不规则状(图

15-6-5)。在检查时应注意勿将内听道顶壁(冠状面)骨内脂肪髓高信号误为病变。该高信号影以T_1WI较T_2WI为显著,可由脂肪抑制检查加以消除之。小听神经瘤在T_2WI时可被脑脊液高信号掩盖,应注意调节窗宽窗位以清楚显示。对于增强后T_1WI显示内听道底局限增强灶或可疑增强灶,一般应随访观察,可于6个月后复查以利判断。管内增强病灶除听神经瘤外,还应考虑鉴别下述病变。

(1)软脑膜病变:包括脑膜炎、转移癌、脑膜瘤和结节病等。脑膜炎症病变可局限,大多为双侧广泛和结节状增强,经激素治疗后可渐消失。脑膜瘤在T_2WI上信号强度较低,脑膜转移癌可为孤立结节或为广泛扁平状。

(2)神经炎症:可为条状增粗和增强。

(3)血管瘤或动静脉畸形:可为不均质增强,瘤内还可见出血。

(4)面神经鞘瘤:肿块位于内听管骨腔前上方,面瘫出现早。

2. 内听道-桥小脑角肿瘤:最为常见。大多数听神经瘤侵占桥小脑池,肿块有蒂通入内听道,较小肿块多呈圆形或卵圆形,增强前后常较均质。一般T_1WI为中等信号,T_2WI为较高信号(图15-6-6)。大肿块可呈分叶不规则外形,瘤内常欠均质,以T_2WI更明显(图15-6-7)。瘤内出血或含高蛋白液囊变区在T_1WI上可呈高信号。一般囊变区在T_1WI时为低信号,T_2WI呈高信号(图15-6-8)。肿块均可为造影剂强化,常为不均质。大肿块可致脑干不同程度压迫,瘤体与脑干间多有硬膜分隔,表明肿瘤位于脑外。分隔脑膜在T_2WI常见低信号线状。少数较大肿瘤还可致脑膜抬起,形成蛛网膜积液或囊肿伴存。肿块较大时常见邻近区有脑水肿,在T_1WI上呈低信号,T_2WI上为高信号斑片,不能为造影剂强化。冠状面显示可有助于与邻近神经鞘瘤相鉴别。

双侧听神经瘤为神经纤维瘤病。在内听道-桥小脑角肿瘤之外还可有多发神经瘤(图15-6-9)发生于颅内、外。

内听道-桥小脑角听神经瘤应与其他实性肿瘤相鉴别。

(1)脑膜瘤:肿块广基附着于岩骨表面,与岩骨呈钝角相交,肿块内有钙化和骨质增生,以致其信号(T_1WI、T_2WI均常呈等信号)较低和不均质,增强后肿块强化较为显著(图15-6-10),可不规则,常伴有

邻近脑膜增强呈脑膜尾征。内听道管腔不扩大,管内神经未见增粗,可与听神经瘤区别。此瘤引起岩骨骨质增生变厚或瘤内钙化,以 CT 显示更为明确。

（2）面神经鞘瘤:很少见面神经鞘瘤发生于内听道管或池内。一般面神经鞘瘤常向前上方扩展,均有面瘫表现,瘤体多较小。

（3）三叉神经鞘瘤:三叉神经根位于后颅窝硬膜内,与内听道顶内侧分隔。三叉神经节及其分支在海绵窦或中颅窝的硬膜外,与内听道无关。三叉神经肿瘤可分为节前、节和节后三型,以半月节发生为多见(图 15-6-11)。根型肿瘤可与听神经瘤相似,但位置较高。

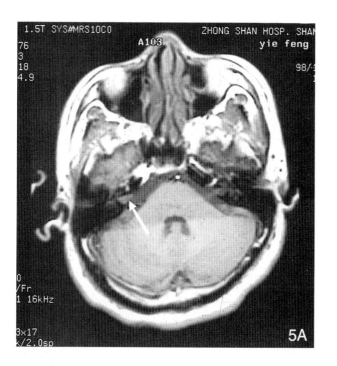

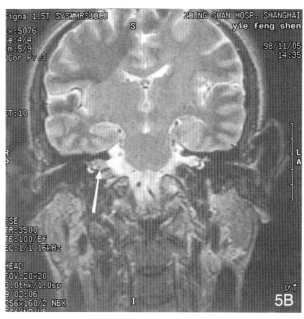

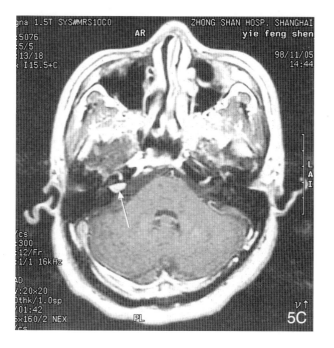

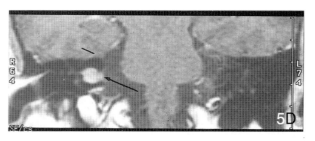

图 15-6-5　管内小听神经瘤

左侧神经性听力丧失 1 年余　A. 横断面 T_1WI 示右侧内听道管内结构轻度增粗(箭)。　B. 冠状面 T_2WI 示右内听道脑脊液(高信号)缺失(箭)。　C(增强 T_1WI 横断面)和 D(冠状面)显示管内肿瘤局部增强(箭)。

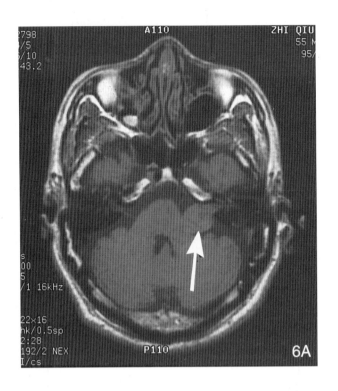

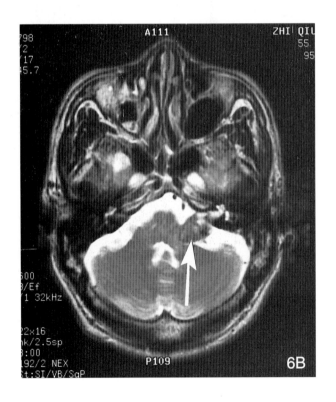 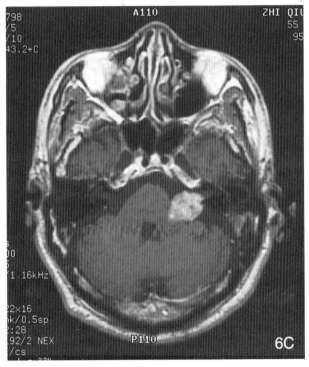

图 15-6-6　小型听神经瘤

A(T_1WI)和 B(T_2WI)显示左侧桥小脑池内有梨形肿块(箭),基蒂在内听道。

C. 增强 T_1WI 显示该肿瘤增强,欠均质,瘤体 1.7 cm × 2.2 cm。

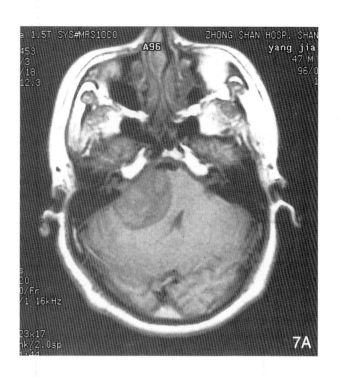

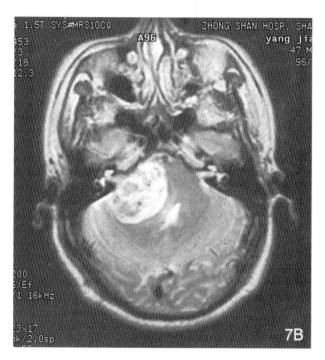

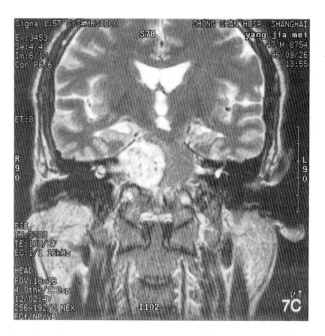

图 15-6-7 听神经瘤（大）

A. 横断面 T_1WI 见右桥小脑角椭圆形肿块压迫小脑。 B. 横断面 T_2WI 示
肿块内不均质。 C. 增强 T_1WI 冠状面示肿瘤强化，内有囊性变。

（4）颈静脉孔区神经鞘瘤：此瘤位置低，常见岩
枕裂增宽或颈静脉孔扩大，肿块较大时可向上扩展
至桥小脑角，与内听道无关。冠状面 MRI 可较好显
示正常内听道神经与其下肿块无直接关系。

（二）桥小脑角囊性肿块

1. 上皮样囊肿　又可称为真性胆脂瘤，为神经
沟裂闭合时外胚层残余组织形成。囊内为胆固醇结
晶和上皮碎屑。此囊肿好发于内耳周围岩骨内和桥
小脑角。岩骨内发生者常膨胀压迫破坏内耳周围
（图15-6-12）或岩尖骨质，形成类圆形囊腔（图

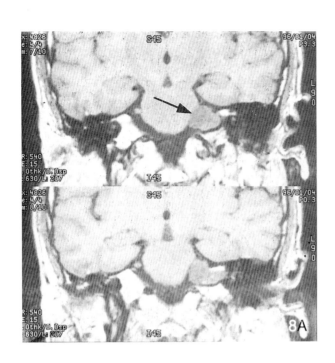
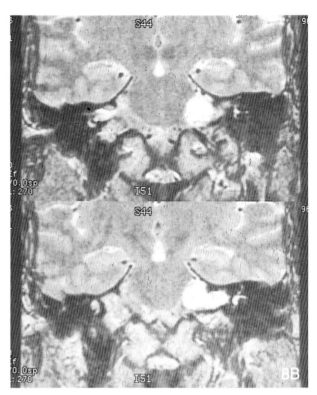
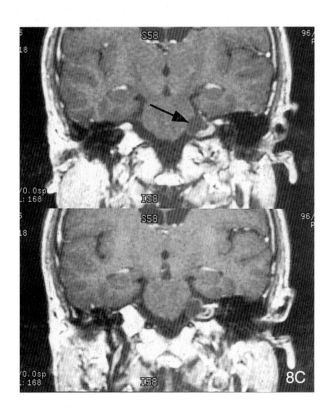
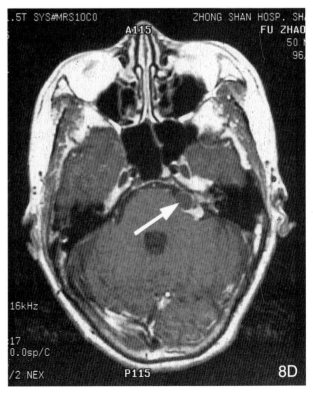

图 15-6-8 听神经瘤囊性变

A. 冠状面 T_1WI 示左内听道-桥小脑池内肿块(箭),部分信号较低。 B. T_2WI 见肿块低信号区变为高信号。
C(增强 T_1WI 冠状面)和 D(横断面)显示囊性区(箭)无强化,下后方和管内肿瘤强化显著。

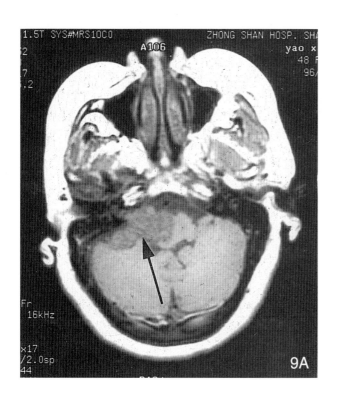
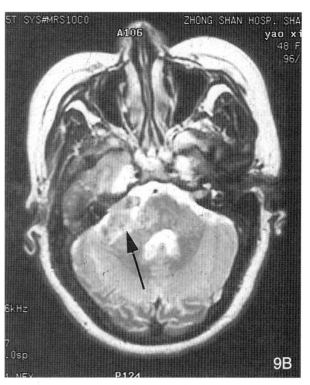
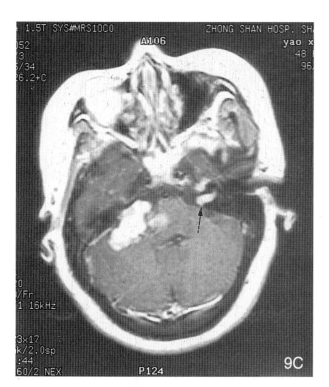
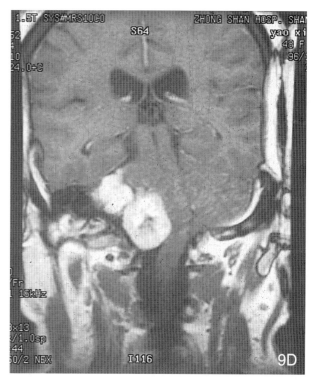

图 15-6-9　双侧听神经瘤(神经纤维瘤病Ⅱ型)

A. 横断面 T_1WI 示右桥小脑角肿块分叶状,信号略低于小脑。　B. 横断面 T_2WI 示右桥小脑池充盈缺损(箭),左内听道管内神经增大。C. 增强 T_1WI 横断面显示双侧肿瘤强化显著,左侧肿瘤(箭)限于管内。D. 冠状面 T_1WI 增强显示右听神经内下还有一脑外神经鞘瘤。

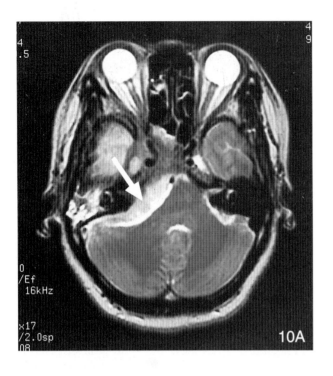
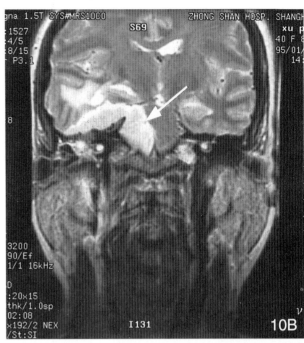

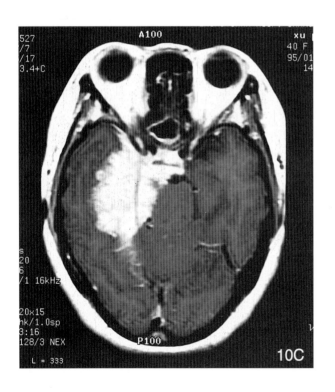
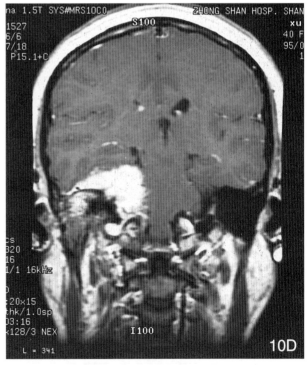

图 15-6-10 岩骨脑膜瘤

A(横断面 T₂WI)和 B(冠状面)显示右侧岩骨上、后缘扁块状增生病变(箭),信号较高,
颞叶有脑水肿。 C(增强 T₁WI 横断面)和 D(冠状面)显示肿块强化显著,边缘不规则。

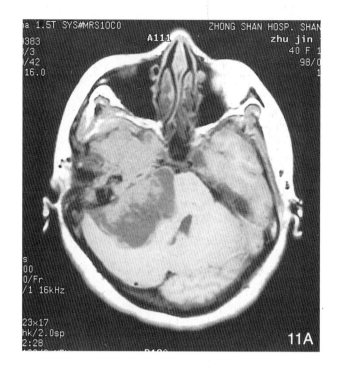
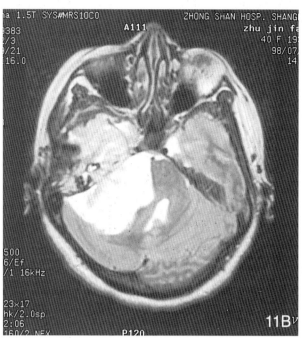
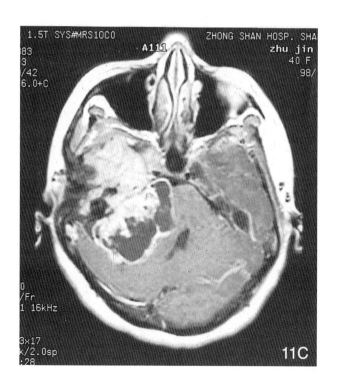
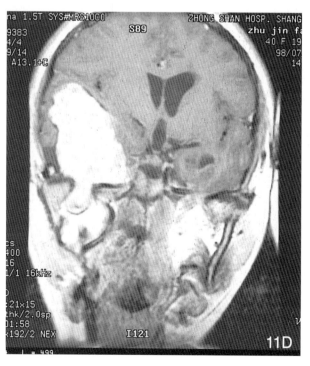

图 15-6-11　三叉神经鞘瘤

A. 横断面 T_1WI 显示右侧跨越中、后颅窝大肿块。　B. T_2WI 示肿块信号高,不均质。　C. 增强 T_1WI 见肿块大部分强化,
后部囊性变　D. 冠状面 T_1WI 增强示颅内肿块基底通过卵圆孔向颅底下咽旁间隙生长。

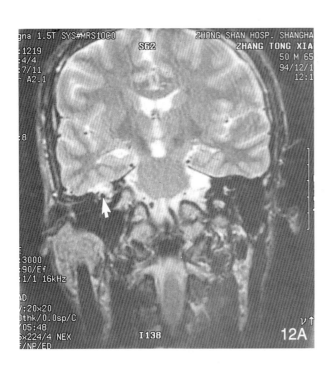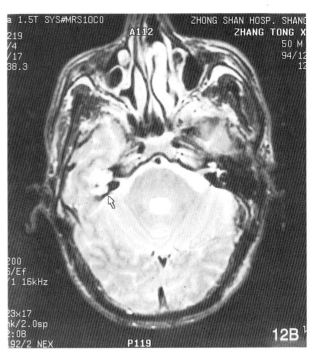

图 15-6-12　岩骨上皮样囊肿(真性胆脂瘤)

A. 冠状面 T_2WI 示右岩尖上方类圆形肿块(箭)、高信号。

B. 横断面 T_2WI 显示高信号肿块(箭)包附于内耳周围。

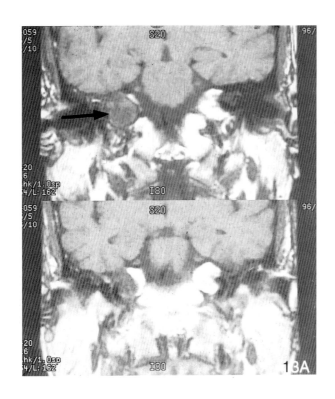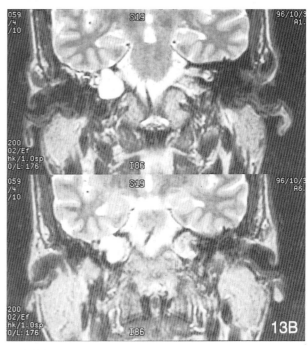

图 15-6-13　岩骨上皮样囊肿

A. 冠状面 T_1WI 见右侧内耳上方有低信号肿块(箭)。

B. 冠状面 T_2WI 见高信号病灶分叶状。

15-6-13）。发生于桥小脑角上皮样囊肿则常沿神经、血管间隙缓慢生长，呈现多房状或分叶状肿块，多欠均质，在 T_1WI 上信号稍高于脑脊液而低于脑灰质，少数可与脑脊液相等。T_2WI 上信号常与脑脊液相仿，少数可更高。病变边缘和间隔可为造影剂增强，而囊内液体不被强化（图 15-6-14）。有的囊

肿较大或有出血，可使邻近脑组织受压水肿，于 T_2WI 亦呈高信号，不被强化。

2. 蛛网膜囊肿 在桥小脑角发生者常与炎症或外伤有关，少数可为先天性。一般表现为边缘光滑的囊性肿块，偶有分叶状。囊内液信号与脑脊液相同，在 T_1WI 上为低信号，T_2WI 为高信号，其边缘

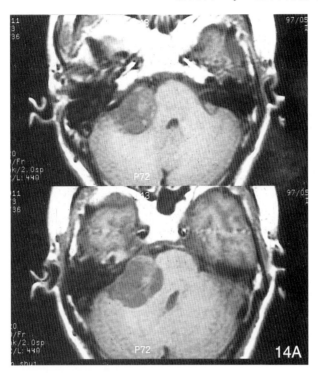

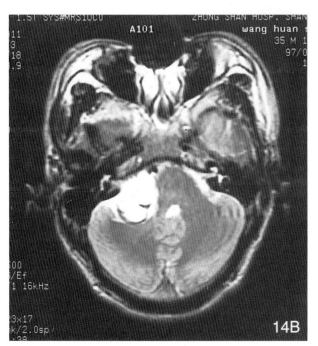

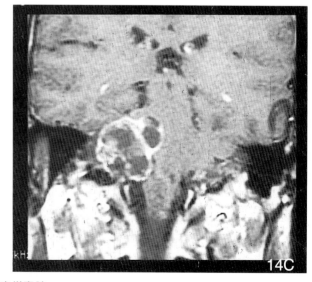

图 15-6-14 桥小脑角上皮样囊肿

A. 横断面 T_1WI 见右桥小脑角类圆形肿块，大部分为低信号，小部分信号中等。 B. 横断面 T_2WI 见该肿块为分叶状高信号。 C. 增强 T_1WI 冠状面显示囊壁及间隔线状增强，呈多房状。

和囊内都不能为造影剂强化。

3. 胆固醇肉芽肿 好发于岩骨尖,由气房内炎症慢性阻塞、肉芽组织血管反复出血后渐形成具有纤维包膜的囊肿。囊内含有胆固醇结晶的棕色胶样液,与血液成分及其异物巨细胞反应有关。小的囊肿可为影像学检查偶然发现,大者可致眶后痛、复视、听力下降或面瘫。在 MRI 上表现为类圆形肿

块,在 T_1WI 和 T_2WI 上均为高信号(图 15-6-15)。囊壁为低信号,有的囊内有陈旧出血分解物和含铁血黄素存在,在 T_2WI 上也可为高、低混合信号。

4. 岩尖粘液囊肿 很少见。可为岩尖气房炎症或外伤后发生,临床上为检查脑膜炎或面瘫原因时发现,在 CT 上表现为岩尖类圆形骨质破坏,酷似上皮样囊肿。术中仅见黄色清液。在 MRI 上,囊肿

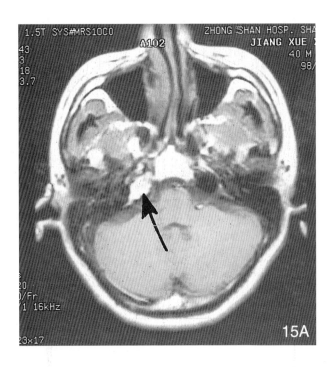

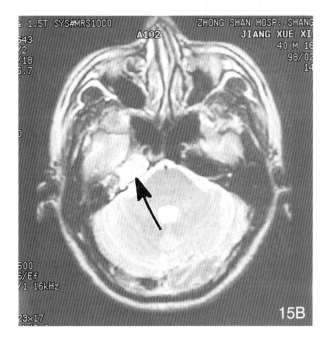
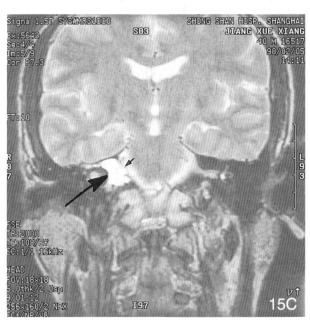

图 15-6-15 岩尖胆固醇肉芽肿

A(横断面 T_1WI)、B(横断面 T_2WI)、C(冠状面 T_2WI)都显示右岩尖片状信号增高(箭)。

如无感染,在 T_1WI 上为低信号,T_2WI 上为均质高信号(图 15-6-16)。囊肿有感染或手术后,在 T_1WI 上囊内即为高信号,增强后假包膜可强化,囊内无增强。

5. 脂肪瘤 可发生于桥小脑池内,因压迫神经产生症状,CT 上为低密度,除非较大,一般不被显示。在 MRI 上脂肪组织肿块为高信号,T_1WI 显示明显高信号,T_2WI 为略高信号,一般应用脂肪抑制

检查可以消除信号(图 15-6-17)。

三、颅脑病变

颅脑病变影响听力和前庭功能者以 MRI 显示较 CT 为敏感,最常见为缺血性病变,少数可为肿瘤和脱髓鞘病变。

脑缺血性病变多在50岁以上者出现,常见为大

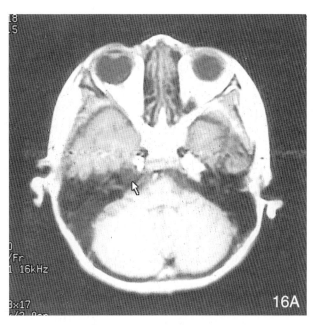

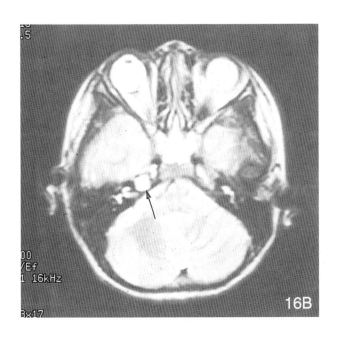

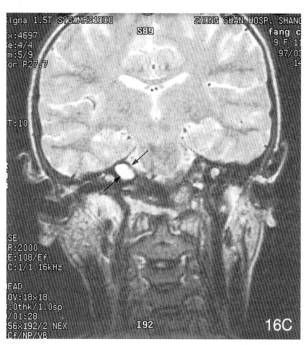

图 15-6-16 岩尖囊肿屡发脑膜炎患儿

A. 横断面 T_1WI 见右侧岩尖有类圆形低信号病变。 B(横断面 T_2WI)和
C(冠状面 T_2WI)显示该病变区呈高信号(箭)。

脑深部脑白质在 T_2WI 上呈现散在高信号小点,或有腔隙性梗死灶。在 T_1WI 为低信号,T_2WI 为高信号斑点(图 15-6-18),脑干神经核和小脑区内梗死灶可为前下或后下小脑动脉梗死表现。应用薄层 MRI、MRA 或三维影像检查可见桥小脑池内或内听道管内耳蜗、前庭神经被扩张扭曲的基底动脉或其分支接触压迫现象。

脱髓鞘病变见于多发性硬化,可见脑室周围脑

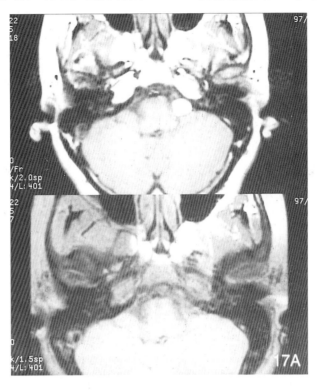

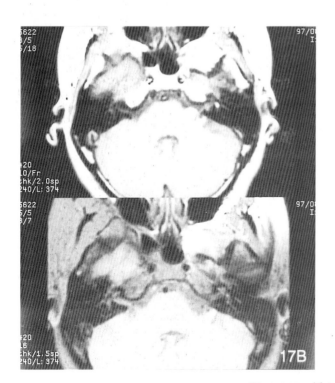
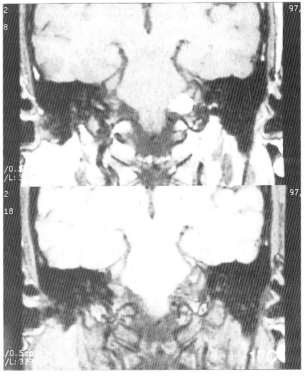

图 15-6-17　桥小脑池内脂肪瘤

A、B(横断面)和 C(冠状面)上图为 T_1W,下为脂肪抑制 T_1WI
显示左桥小脑池内高信号结节状脂肪肿块,可被脂肪抑制消除。

白质在 T_2WI 上产生高信号斑片,可为造影剂增强。

脑干肿瘤以胶质瘤为常见(图 15-6-19),常伴有脑积水,MRI 较易显示。少见转移癌亦可侵犯听神经或面神经,平扫时不易见及,增强后可发现小的和双侧病变,且常可伴脑膜侵犯。

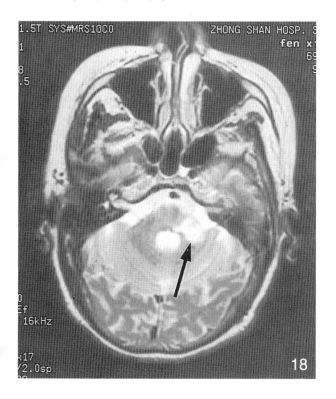

图 15-6-18 桥脑腔隙性梗死灶

69 岁妇女,有高血压史 20 年,近月来出现左面瘫和神经性耳聋。横断面 T_2WI 显示桥脑左侧有片状高信号梗死灶(箭)。

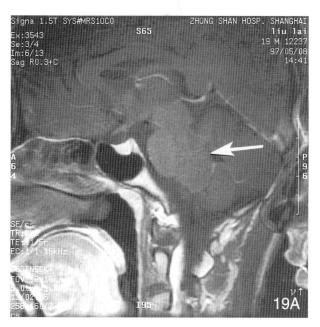

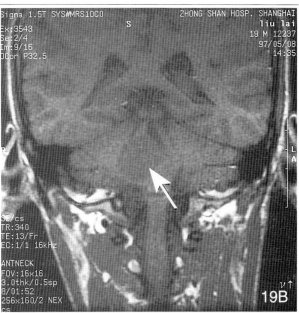

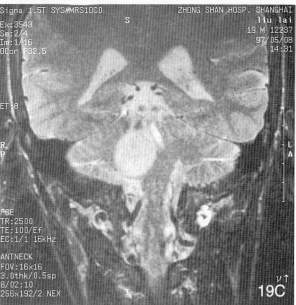

图 15-6-19 桥脑胶质瘤

A. 矢状面 T_1WI 示桥脑增大(箭)。B. 冠状面 T_1WI 示桥脑右侧有类圆形、等信号肿块(箭)。C. T_2WI 显示高信号肿块,致第四脑室向对侧偏位。

第七节 颈静脉孔病变

颈静脉孔区血管病变常有搏动性耳鸣表现,肿瘤常以后组脑神经损害引起注意。CT 和 MRI 为常用检查方法,病变常涉及颅底和其上下颅内和颈部结构,CT 显示骨质改变为好,MRI 显示颅内外软组织更清楚。

一、血管异常

搏动性耳鸣为患者自觉听到与心脏搏动一致的

节律性响声。常见病变有颈静脉球窝高位或疝、颈内动脉异位、动静脉畸形或瘘、鼓室-颈静脉球瘤等。一般认为有血管病变者可先行 CT 检查,其他病例则以 MRI 或 MRA 检查为好。

（一）颈静脉球窝高位

颈静脉球窝常不对称,一般以右侧较大,与上矢状窦常向右侧侧窦引流有关,少数亦可为左侧较大。较大的颈静脉球窝位置常较高。一般以鼓环下缘或圆窗与耳蜗下缘平面为标志,高于此层面显示者为高位变异,以 CT 显示较清楚。少数高位颈静脉球窝顶可呈室样隆起,如隆起处贴近耳蜗或内听道,或有骨壁缺损,患者可出现耳鸣,影响听力。较典型为颈静脉球窝紧贴鼓室后底壁,如有骨缺失,颈内静脉球可疝入鼓室,呈现紫色肿块。应用 MRA 静脉成像,可比较双侧颈内静脉大小和颈静脉球顶的高低位置(图 15-7-1),给临床诊断提供形态依据。在观察 MRI 影像时,常见颈内静脉血流缓慢,可呈高信号,或造影剂增强检查显示一侧较大,慎勿误为静脉阻塞或颈静脉球瘤。

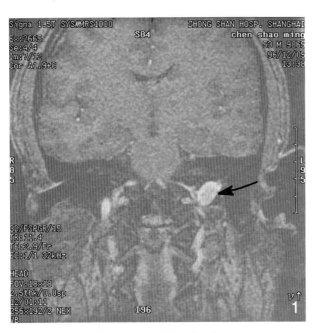

图 15-7-1 颈静脉球高位

MRV 显示左侧颈静脉球(箭)较对侧大且位置高。

（二）颈内动脉异位

为少见异常。系胚胎期颈内动脉发育不良或萎退,由颈内动脉的下鼓室动脉异常扩大,形成颈内动脉鼓室动脉,通过鼓室后骨缺损处与颈动脉管水平段相连接,成为异位颈内动脉。临床上有搏动性耳鸣和鼓膜后血管搏动,在 CT 横断层面可见颈动脉

管升段缺失,MRA 显示颈内动脉通过鼓室位于前庭外侧 1 cm 以上。

（三）硬膜动静脉瘘

为侧窦或乙状窦血栓后再通,或为外伤、手术后形成异常的动静脉交通,可与椎动脉、颈内或颈外动脉交通。MRI 可见侧窦异常血管增生伴有颞骨或枕骨破坏。

二、颈静脉球瘤

颈静脉球为位于颈静脉球顶的类似颈动脉体的化学感受器组织,由非嗜铬染色细胞与血管构成,约 0.5 mm×0.5 mm×0.25 mm 大小,沿迷走和舌咽神经分支,分布于下鼓室鼓岬。颈静脉球瘤可起源于鼓室或颈静脉球外膜,形成富有血窦的肿块,常沿颈内静脉生长,破坏鼓室和颈静脉孔周围骨质,侵犯后组脑神经,伴有搏动性耳鸣,可在鼓膜后或外耳道出现红色息肉样肿块,活检易致出血。患者以女性常见,约为男性 5 倍。少数可为多中心发生,为双侧病变或伴其他部位类似病变。

【MRI 表现】 鼓室球瘤局限于鼓室内,直径小于 5 mm,CT 和 MRI 仅见鼓室内软组织增生,可误为中耳炎或胆脂瘤。以增强后 MRI 显示肿块强化显著可以区别(图 15-7-2)。

颈静脉球瘤在 CT 上常见颈静脉孔骨棘和边缘骨质破坏,边缘不规则,软组织肿块可为造影剂明显强化。在 MRI 上软组织肿块外形欠规则,T_1WI 为中等信号,T_2WI 信号较高,直径大于 2 cm 者瘤内常见血管流空征,呈点状和小管状低信号。增强后瘤体可显著强化,血管流空征更为明显(图 15-7-3)。有报道动态增强于注射造影剂后 60～150 s 达高峰,增幅达 1.8 倍,后渐降并持续至 360 s。其表现不同于脑膜瘤或神经鞘瘤。应用 MRA 可显示肿瘤内有血管网,MRV 可示颈静脉阻塞等血管改变(图 15-7-4)。肿瘤较大常沿颈内静脉向下延伸至颅底下、上颈部,如病变较低可与迷走体上球发生的化学感受器肿瘤相混淆。较常见颈静脉球瘤还可侵入后颅窝,甚至累及脑内(图 15-7-5)。

三、颈静脉孔神经鞘瘤

颈静脉孔神经鞘瘤较少见,大多起源于迷走神经,临床主要表现为后组脑神经麻痹,以声哑为突出症状。在 CT 上常见颈静脉孔腔扩大,呈卵圆形,边缘光滑,软组织肿块可欠均质,增强不如颈静脉球瘤

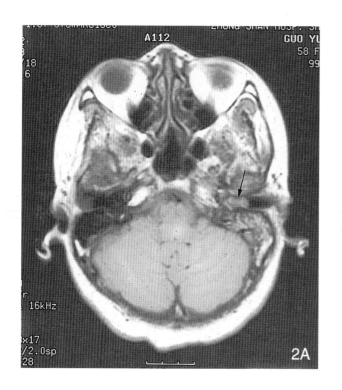
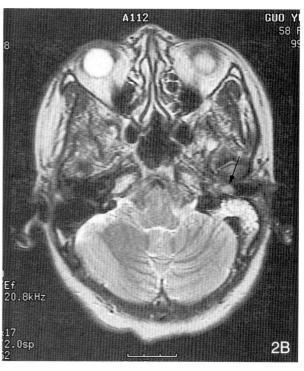
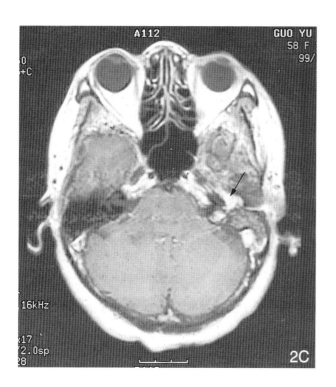
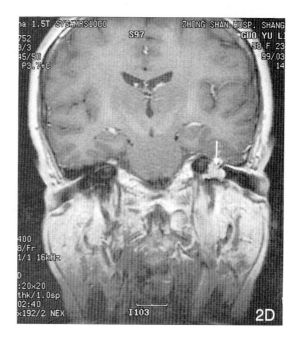

图 15-7-2 鼓室球体瘤

A(横断面 T_1WI)和 B(T_2WI)示左中耳软组织肿块(箭)伴乳突气房积液。

C(横断面增强 T_1WI 增强)和 D(冠状面)显示中耳肿块(箭),强化显著。

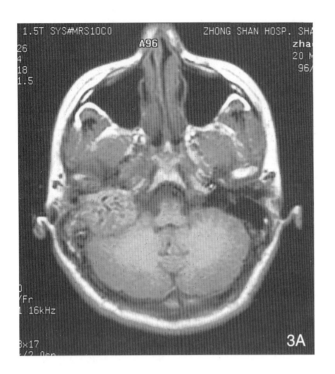
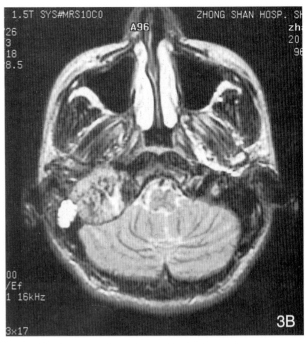
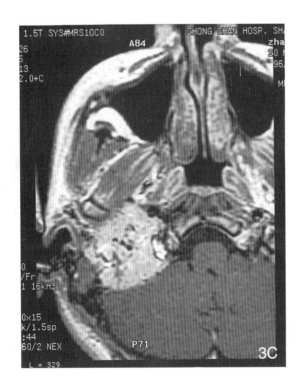
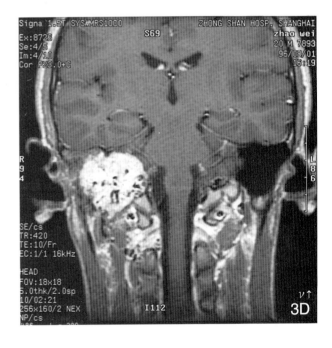

图 15-7-3　颈静脉球瘤

A. 横断面 T$_1$WI 示右颈静脉孔区有一椭圆形肿块,内有点状、管状血管流空征。　B. T$_2$WI 示肿块信号较高,

乳突伴有积液。　C(横断面增强 T$_1$WI)和 D(冠状面增强 T$_1$WI)示肿块强化。

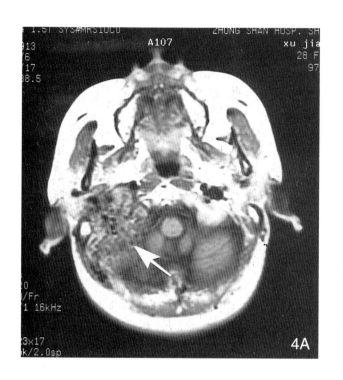

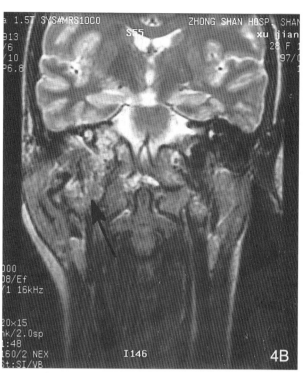

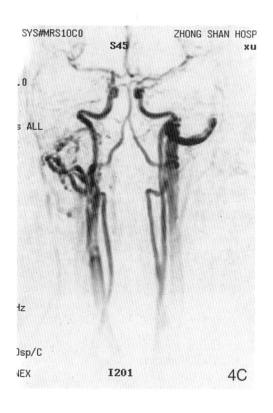

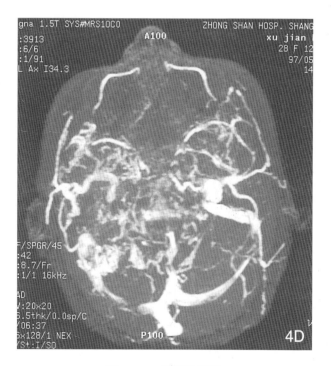

图 15-7-4　颈静脉球瘤

A(横断面 T_1WI)和 B(冠状面 T_2WI)显示右颈静脉孔区大
肿块内有血管流空征(箭)。　C. MRA 见右颈静脉孔区有
异常丰富小血管网。　DMRA 叠加投影图和 EMRA 显示
右侧窦-颈内静脉阻塞,附近有丰富血管网。

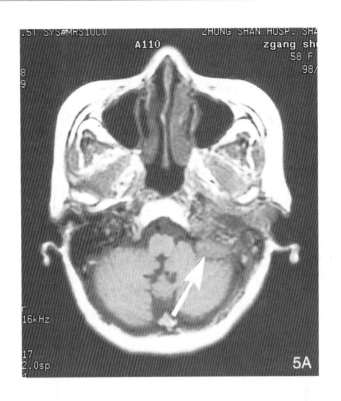

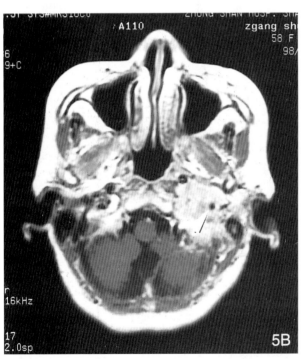
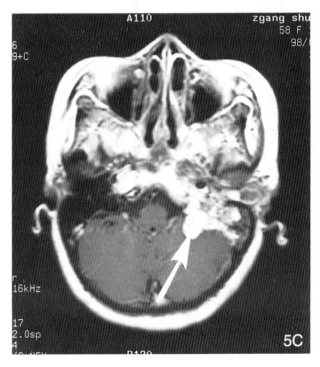

图 15-7-5 颈静脉球瘤

A. 横断面 T_1WI 见左侧颈静脉孔区肿块,内有血管流空征(箭)。 B. 增强 T_1WI 示肿瘤显著强化,
包绕颈内动脉升段(▲)。 C. 显示肿瘤侵入乙状窦和小脑(箭)。

显著。MRI 上显示肿块向颅内外生长较为清楚,一般瘤体较小时为均质,T_1WI 为中等信号,T_2WI 信号较高,增强较显著(图 15-7-6)。较大肿瘤多不均质,瘤内粘液样变性区 T_1WI 上信号较低,T_2WI 则信号较高,有时瘤内亦可出血。少数肿瘤含水量多,T_2WI 信号很高。瘤体可为造影剂不同程度增强,可见包膜和网隔状(图 15-7-7)。但无血管流空症，一般也不侵及中耳，可与颈静脉球瘤鉴别。小肿瘤可限于颈静脉孔，较大者可向颅底下颈部伸展，也可向颅内扩展，上达后颅窝或桥小脑角，以冠状面观察

可与听神经瘤区别(图 15-7-8)。颅底部分肿瘤可压迫破坏颈动脉管，颅内部分肿瘤可致脑干受压移位，或伴有脑水肿。

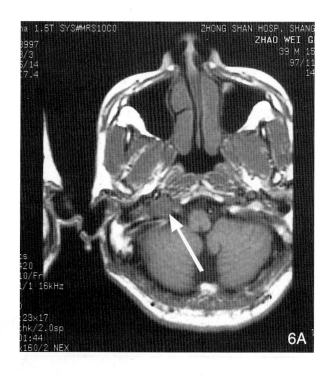
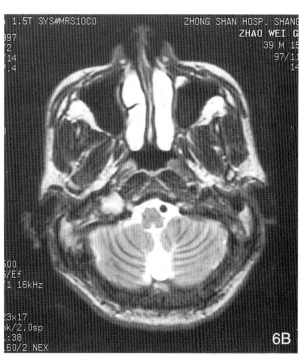
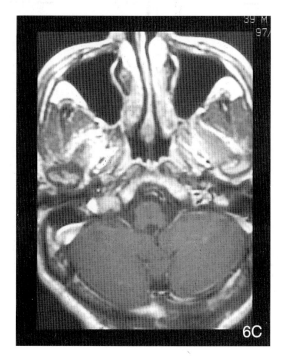
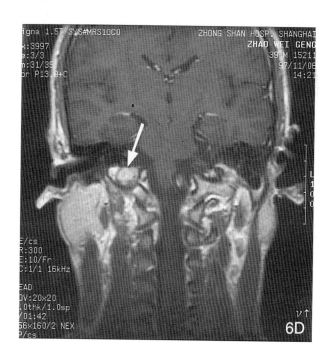

图 15-7-6 颈静脉孔区神经鞘瘤

A. 横断面 T_1WI 示右颈静脉孔内有一 1 cm 小肿块(箭)。 B. T_2WI 示肿块信号高。
C(增强 T_1WI 横断面)和 D(冠状面)见肿块(箭)有中等强化。

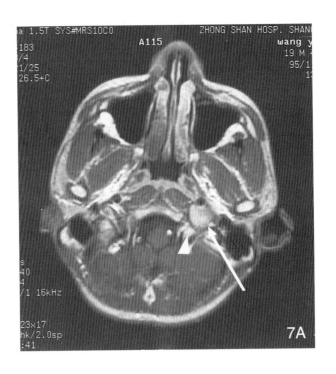

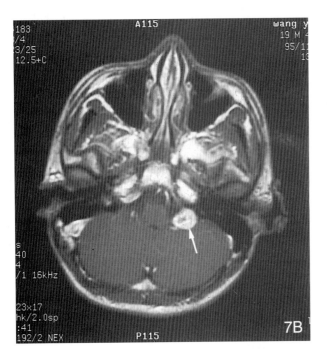
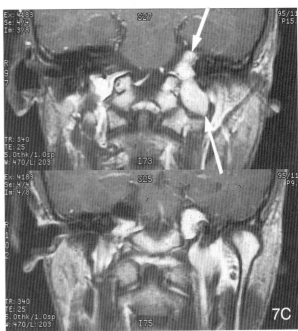

图 15-7-7　颈静脉孔区神经鞘瘤

A. 增强 T_1WI 横断面示左颈静脉孔区类圆肿块(箭),约 1.5 cm 大小,管内舌下神经增粗(▲)。

B. 横断面 T_1WI 增强见肿块(箭)进入桥小脑池内。C. 冠状面 T_1WI 增强示肿瘤(箭)

通过颈静脉孔向颅内、外扩展。

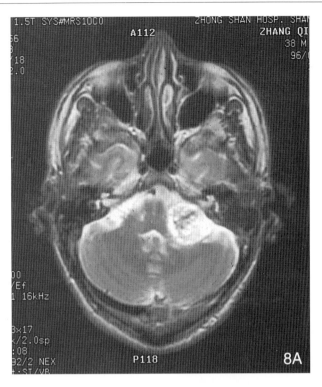

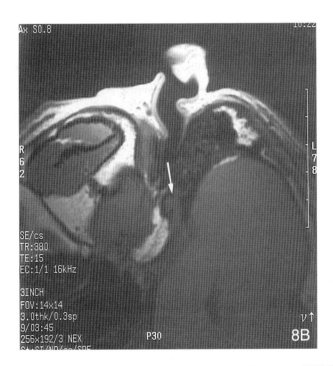

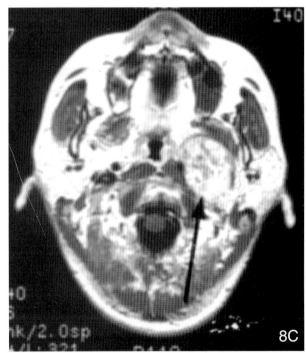

图 15-7-8　颈静脉孔区神经纤维瘤

A. 横断面 T_2WI 示左侧桥小脑角混合信号肿块。　B. 增强 T_1WI 冠状面显示长条状肿块
通过颈静脉孔向后颅窝和颅底下咽旁间隙扩展(箭)。　C. 横断面示肿块(箭)进入咽旁间隙。

第八节　影像学方法比较

在 CT 和 MRI 应用前,耳部病变检查常用普通

X 线平片和体层摄片检查。桥小脑角和颈静脉孔区肿瘤限于神经外科处理,常行气脑或脑血管造影检查。现代 CT 和 MRI 的广泛应用,促使耳科病变诊断和治疗取得显著进步。CT 和 MRI 取代侵入性神

经放射等检查方法,可早期显示耳部细小病变,促进显微手术和推动颅底外科的发展。现将目前常用各种影像学检查方法的优缺点及适用情况讨论于下:

普通 X 线平片可采用适当角度投照,从不同方向观察颞骨结构,一般常以侧斜位(如伦氏位、许氏位)和后前斜位(如斯氏位等)组合应用。可较全面显示乳突气化发育解剖变异、病变表现和并发症征象等有关骨质改变。必要时也可增加其他方位投照以补充观察。对于一般中耳炎及胆脂瘤诊断,可配合临床常用乳突手术开展需要。内听道 X 线平片投照仅对较大听神经瘤有诊断意义。体层摄片可避免重叠,对上述病变诊断可较细致,有经验者还可用以显示耳硬化及面神经管病变。但颞骨结构复杂,其内藏耳部结构细小,易于重叠,X 线平片投照需要细致技能才能准确掌握适当投影角度。单一位置投照观察有限,常需多种位置综合检查才能提高诊断能力。体层摄片也需多轨迹投照专用设备,投影仍限于显示骨结构且仍有影像模糊之弊端。为此,现今仅显示中耳乳突部分时 X 线平片仍有应用。由于医疗条件改善和显微手术要求,耳部病变需要更加细致、深入检查,现今常用 CT 取代检查。对于感音神经性耳聋、颅底肿瘤和颅内并发症者还常需 MRI 检查。

耳部结构大部分包藏于颞骨内,大量为骨质,少量为软组织结构。CT 可着重显示骨质和兼顾显示软组织,高分辨 CT 可以 1~2 mm 薄层显示细小结构,借助腔道内气体自然对比可清晰显示软组织形态,为耳部常见病变的主要检查方法,最适用于先天性耳畸形、外伤骨折、中耳乳突炎和胆脂瘤以及各种肿瘤,对感音神经性耳聋查找桥小脑角病变也有重要帮助。如结合小量气脑造影检查还可发现内听道管内病变。此外,3D CT 重建还可较形象观察颞骨与颅底骨结构病变形态和范围,颇为临床医生欢迎。但颞骨内有神经血管和液体为骨管包藏,CT 可显示骨质但不能清楚显示其内软组织结构,限制对管腔内细小病变的早期诊断,对颅内病变显示亦不及 MRI 清楚。MRI 可免除骨质干扰,直接显示软组织,且对软组织分辨率较 CT 为高,可多轴位成像,最适合于观察颅底和颅内结构。MRI 常选用于耳部病变检查有:

1. 高分辨 MRI 可直接显示前庭、耳蜗和面神经在桥小脑池及内听道管中的行径和大小形态等改变,也可显示这些脑神经核在脑干内分布和中枢神经通路,显示细小病变,并可从信号和形态区别炎症、肿瘤和梗死灶等病理类型,为神经性耳聋和不典型面瘫病例提供定位定性诊断意见,促使小听神经瘤转入耳科手术,可较好保存神经功能,减少并发症。

2. 应用高分辨 MRI 增强前后扫描和 3 维重建内耳膜迷路 T_2WI,显示内耳形态和信号异常,提高和深化内耳病变诊断,促进显微手术发展。

3. MRI 可较清楚显示颅底和颅内原发或继发性病变,为提高疗效提供帮助。

4. MRI 可较好显示血管病变,MRA 可分别对颈动脉和颈静脉进行检查,可部分取代导管插入血管造影,简化检查。

总之,MRI 可为感音神经性耳聋首选检查方法,对于颅底、颅内病变亦可配合 CT 检查,为临床诊疗提供重要贡献。

(罗道天)

参 考 文 献

1. Armington WG, Ric Harnsberger, H Smoker WRK, et al. Normal and Diseased Acoustic pathway: evaluation with MR imaging. Radiology, 1988, 167:509

2. Brogan M, Chakeaes DW, Schmalbrock P. High-resolution 3D FT MR imaging of the endolymphatic duct and soft tissues of the otic capsule. AJNR, 1991, 12:1

3. Bryan RN. MR of the temporal bone. AJNR 1991, 12:17

4. Casselman JW, Offeciess EF, Govaestspt, et al. Aplasia and hypoplasia of Vestibulocochleas nerve: diagnosis with MR imaging. Radiology, 1997, 20:273

5. Crerny C, Rant T, Gsloettner W, et al. MR imaging of the innex ear and cerebellopontine angle: comparison of three-dimensional and two-dimensional sequencer. AJR, 1998, 170:791

6. Curtin HD. Chavali R. Imaging of the skull base. Radiol Clin North Am, 1998, 36:801

7. Du C, Rarogi Y, Nagahiss S, et al. Hemifacial spasm: Three-demensional MR Imaging in the evaluation of neurovascular compression. Radiology, 1995, 197:227

8. Fagam PA, Misna SN, Doust B, et al. Facial neuroma of the cerebellopontine angle and internal auditory canal. Iaryngoscope, 1993, 103:442

9. Fukui MB, Weissman JL, Curtin HD, et al. T_2W MR characteristics of internal auditory canal masses. AJNR, 1996, 17:1 211

10. Gebarsk SS, Telian SA, Niparko JK. Enhancement along the normal facial nerve in the facial canal: MR imaging and anatomic correlation. Radiology, 1992, 183:391

11. Grandis JR, Curtin HD, Yu VL. Necrotizing (malignant) external otitis: A perspective comparison of CT and MRI in diagnosis and

follow-up. Radiology, 1995,196:499

12. Hainres AB, Zimmerman RD, Morgello S, et al. MR imaging of brain abscesses. AJNR, 1989,10:279

13. Holliday RA, Reade DL. MRI of mastoid and middle ear disease. Radiol Clin North Am, 1989,27:283

14. Lo WMM, Damiels DL, Chakeres DW, et al. The endolymphatic duct and Sac. AJNR,1997,18:889

15. Mafee MF, et al. CT and MR imaging of intralabyrithine schwanroma: repeat of two cases and review of the literatine. Radiology, 1990,174:395

16. Mafee MF, Charletta D, Kumar A, et al. Large vestibule aqueduct and congenital sensarineural hearing loss. AJNR, 1992,13:805

17. Mafee MF. MRI and CT in the evaluation of acquired and congential cholesteatoma of the temporal bone. J Otolary, 1993,22:239

18. Mark As, Seltzer S, Harnsberger HR. Sensorineural hearing loss: more than meets the eye. AJNR, 1993,14:37

19. Martin N, Sterkers O, Mompoint D, et al. Cholesterol granulomas of the middle ear cavities: MR imaging. Radiology, 1989,172:521

20. Meyers SP, Hirach WL, Curtin HD,et al. chondrusaicomas of the skull base: MR imaging features. Radiology, 1992, 184:103

21. Mukheyi SK, Tart R, et al. Evaluation of first branchial anomalies by CT and MR. Comput Assist Tomogr, 1993,17:576

22. Mulkens TH, Parizel PM, Martin LJ, et al. Acoustic schceannoma: MR findings in 84 tumors. AJR, 1993,160:395

23. Rallmes DF, et al. Typical and atypical MR imaging features of intracranical epidemoid tumors. AJR, 1997,169:883

24. Seltzer S, Mark AS, Contrast enhancement of the labyrinth on MR seans in patients with sudden hearing loss and vertigo: evidence of labyrinthine disease. AJNR, 1991,12:13

25. Swartz JD, Daniels DL, Harnsberger, et al, Hearing Ⅱ: the netrocochlear auditory pathway. AJNR,1996,17:1 479

26. Thedinger BA, Nadol JB, Montgomery WW, et al. Radiographic diagnosis surgical treatment and long-term follow-up of cholesterol granulomas of the petrous apex. Laryagoscope, 1989,99:896

27. Tien R, Dillon WP, Jackler RK, et al. Contrast-enhanced MR imaging of the facial nerve in 11 patients with Bell's palsy. AJR, 1990,155:573

28. Tien RD, Wilkins RH. MRA delineation of the vertebral-basilan system in patients with hemifacial spam and trigeminal neuralgia. AJNR, 1993,14:34

29. Vogl J, Juergens M, Balzer JOT, et al. Glomus tumors of the skull base: Combined use of MR augiography and spin-echo imaging. Radiology, 1994,192:103

30. Vogl TJ, Mack MG, Juegens M, et al. Skull base tumors: gadodiamide injection-enhanced MR imaging-drop out effect in the early enhancement pattern of paragonglioma versus different tumors. Radiology, 1993,188:339

31. Yuh WTC, Mayr-yuh NA, Koc TM, et al. Metastatic lesions invalving the cerebellopontine angle. AJR, 1993,14:99

第十六章

咽 和 喉

咽喉为上呼吸消化道的重要器官,它是炎症和肿瘤的好发部位。临床上咽喉病变可由内镜检查发现,病理活组织检查较易获得,但病变常向深层结构和周围组织侵犯,都需要 CT 和 MRI 检查。咽喉居于颈部中央,大部分为软组织构成,除颅底骨质以 CT 检查较好外,多适于 MRI 检查。MRI 对软组织显示较 CT 为好,无需造影剂增强即可区别血管和淋巴结,利用多轴位检查,对咽喉和与颅底有关的颅内病变显示更清楚,故此在咽喉部应用有一定长处。在解剖上咽部可分为鼻咽、口咽和喉咽,鼻咽和口咽属舌骨上颈部,喉和喉咽属舌骨下颈部。本章将按解剖部位分述之。

第一节 检 查 技 术

咽部大部分在舌骨上颈部,仅喉咽和喉部居于舌骨下颈部。MRI 检查常规应用表面线圈以增进信噪比和缩短扫描时间,舌骨上颈部可应用头颅线圈,舌骨下颈部则需采用颈部线圈检查。通常可先行矢状面 T_1WI,然后在此图像上划定检查范围和层厚,鼻咽和口咽检查常规应包括蝶鞍至下颌一段结构,喉和喉咽应包括颌下舌骨上至声门下区,特殊病变可调整检查范围。一般以横断层面为基础,完成 SE 序列 T_1WI 和 T_2WI,辅以冠状面 T_2WI 或 T_1WI,肿瘤病例常需加 Gd-DTPA 静脉内注射增强 T_1WI 两个方向层面检查。为了消除颈部脂肪干扰,增强 T_1WI 多应结合脂肪抑制扫描,以使病变显示更为清晰。有时对于纵向发展病变可以冠状面检查为主,中线病变也可以矢状面显示更清楚。常用扫描为 $4\sim5$ mm 层厚和 $1\sim2$ mm 间隔。对细小病变可在局部以 $2\sim3$ mm 薄层和无间隔扫描检查。

咽喉结构易随呼吸或吞咽活动影响图像质量,检查前应嘱患者配合,并尽可能缩短扫描时间,T_2WI 以 FSE 序列检查为好。为了减少血管运动伪影干扰,可采用空间饱和带抑制流动相关信号,或在横断扫描时将相位编码梯度置于前后方向,冠状面

扫描时相位编码置于上下方向,以免血管搏动伪影妨碍喉部观察。此外也有应用梯度磁矩冲消法或门控等方法以减少伪影。为使双侧图像对称,有利于比较,检查时应力求头颈位置端正,以免偏斜造成显影差异,尤其是喉部检查时,扫描层面还应力求与喉室或声带平行,如喉室不可见,层面可与舌骨或椎间隙平行为妥,以减少横断面上区分真、假声带困难。

第二节 正常解剖和 MRI 表现

咽部前壁分别向鼻腔、口腔和喉开放,为此可将咽部分为鼻咽、口咽和喉咽。通常以软腭为界,将颅底下的上部咽腔称为鼻咽,舌骨或会厌上缘为中、下咽腔分界标记,分别称为口咽和喉咽。

一、鼻咽

鼻咽居颅底之下,软腭水平以上的咽腔,前界经后鼻孔通向鼻腔,下界与口咽相连,咽壁由薄层咽括约肌和咽颅底筋膜构成,附着于中颅窝底,外侧与咽旁间隙和嚼肌间隙为邻,后壁紧贴椎前肌和上颈椎(线图 16-2-1)。

鼻咽腔面附着粘膜,两侧壁有咽鼓管隆突向腔面隆起,其前下有咽鼓管咽口,后上方有咽侧隐窝,在咽侧壁常见低信号线状咽颅底筋膜,其内、外有细薄的腭提肌和腭张肌附着自颅底下部至软腭。正常人腔面结构和深筋膜结构双侧对称,但儿童鼻咽增殖体常增厚,成人鼻咽顶厚度大多不超过 1 cm。有些成人鼻咽粘膜淋巴组织增生,可致咽侧隐窝狭小或口闭塞,但都不穿过咽颅底筋膜,也不影响深层结构对称性。鼻咽后壁粘膜下有头长肌与颈长肌,可统称为椎前肌,双侧肌间有高信号脂肪团分隔。在 MRI 上咽部粘膜和淋巴组织信号较肌肉为高,以 T_2WI 差别更明显(图 16-2-1)。

咽颅底筋膜前端附着于翼内板,翼内、外肌前端则分别附着于翼外板的内、外面,翼内肌向外下行至下颌升支内面,翼外肌水平后行至下颌髁状突,故翼

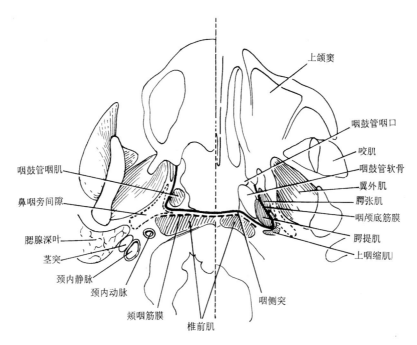

线图 16-2-1　鼻咽横断面解剖示意图

外肌位置较高,翼内肌位置较低。在翼肌与咽缩肌间有较大脂肪间隙,称为咽旁间隙。在 MRI 上呈类似长三角形高信号区,有时其内还可见咽升动脉和咽静脉丛血管流空线状影。在咽旁间隙后部、椎前肌外侧为颈动脉鞘,有颈内动脉和静脉呈流空无信号环形,偶见老年人静脉血流缓慢,可在偶回波时见颈内静脉为高信号,慎勿误为病症。在下颌骨升支后方腮腺深叶可伸入咽旁间隙后外方。乳突尖如未气化,其内髓质骨可呈高信号,乳突尖内侧二腹肌后腹为前后向排列,通过二腹肌沟。

　　鼻咽顶为颅底骨,中央前区为蝶骨体,内含蝶窦,后区为枕骨斜坡,蝶骨和枕骨斜坡骨皮质不产生信号,未气化的髓质骨为脂肪样呈高信号,蝶骨体颅内面有垂体,两侧为海绵窦,有颈动脉流空管道通过。中线旁两侧为蝶骨大翼和岩骨尖,岩尖前份为颈动脉管水平段,后份多为髓质骨,亦可见高信号。岩尖前内有破裂孔,外侧颅内含有脂肪块,近三叉神经节窝(Meckel 窝)所在。岩骨中段有内耳和内听道,外侧有中耳和乳突,气化乳突充气不产生信号为黑色,未气化乳突内髓质呈高信号。

　　枕骨斜坡内骨髓的信号强度与年龄有关,1 岁以下尚少髓质,T_1WI 呈低信号,3～4 岁以后髓内脂肪渐增加,10 岁以后多可见脂肪信号,成人颅底骨髓质在 T_1WI 信号高,在 T_2WI 信号降低,少数人可为造影剂强化。

二、口咽

　　口咽上界为软腭(由舌腭肌、腭张肌和腭提肌参与构成),两侧壁为腭扁桃体和前、后腭弓(内为舌腭肌和咽腭肌),下为舌根轮廓乳头至会厌溪(中线有舌会厌皱襞,两侧为咽会厌皱襞),咽后壁上、下延续,附着于椎前肌和颈椎。口咽浅层为粘膜和咽括约肌,粘膜内有淋巴组织。脏层筋膜分隔咽括约肌与深层肌肉,两侧肌间有咽旁间隙(线图 16-2-2),后壁有潜在咽后间隙和椎前间隙(线图 16-2-3),此两间隙仅以菲薄的翼筋膜分隔,椎前间隙自颅底下延至横膈,又称之为危险间隙,咽部炎症可沿此间隙扩散至后纵隔。

　　在 MRI 上于横断面鼻咽-口咽交界处呈方形腔,前缘为软腭和悬雍垂,软腭内有疏松结缔组织,信号较高。口咽两侧壁厚度多在 1 cm 内,但可因扁桃体大小而有差异,大多基本对称,腭扁桃体增大可向腔面隆起,见图 16-2-1。正中矢状面上咽后壁厚度成人不超过 4 mm,儿童常较厚。咽后间隙一般不能显示(除非水肿时可隐现线状裂隙),双侧咽旁间隙对称,咽侧壁与舌根间有舌腭沟,其与颌下腺相邻。

三、喉咽

　　喉咽为自会厌上缘(或舌骨)至环状软骨一段的

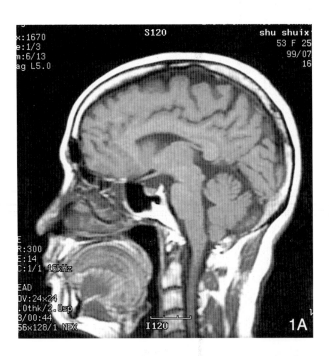

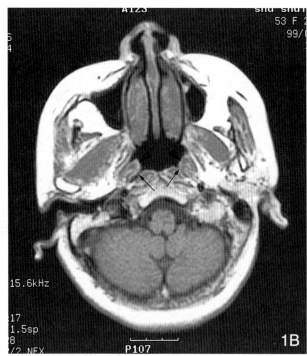

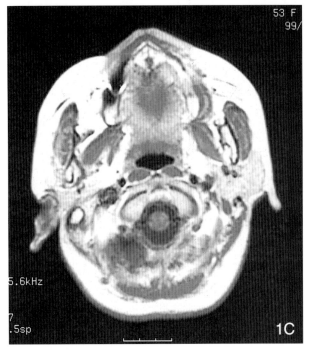

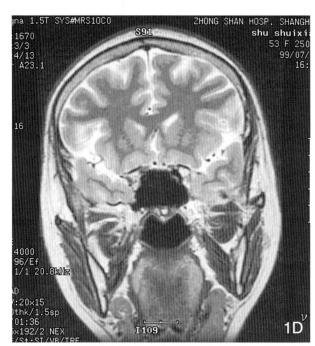

图 16-2-1　正常咽部 MRI

A(矢状面 T_1WI)和 B(横断面 T_1WI)示鼻咽、双侧咽隐窝(箭)、
咽鼓管隆突(▲)对称。　C. 口咽。　D. 冠状面 T_2WI。

咽腔,又称为下咽,其前开放成喉入口,其下在环状软骨下后方,与食管相通。解剖上分成两侧梨状窝、环后区和咽后壁。梨状窝居于喉的两侧,呈尖向下类似窦状腔隙,后方直接与环后区相连通。梨状窝上界以咽会厌皱襞为标志。梨状窝内侧壁即为会厌

披裂皱襞和披裂外侧面。外侧壁紧贴于甲状软骨板内面,在甲状软骨上缘与舌骨间有舌甲膜。环后区在披裂和环状软骨背面,平时为闭合裂隙,仅在吞咽时由于披裂向前上提形成开放管腔。咽喉后壁与口咽后壁延续,厚度一致。食管口由附着于环状软骨

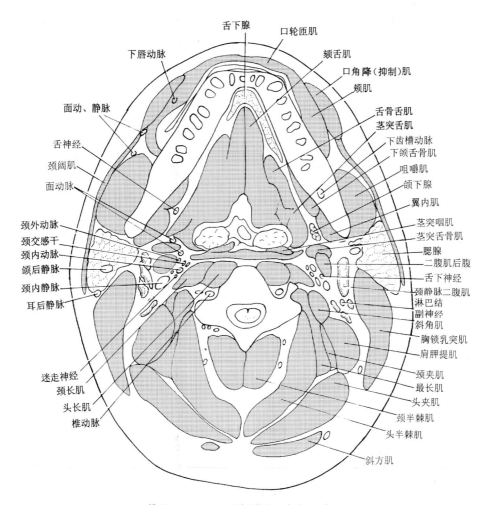

线图 16-2-2　口咽部横断面解剖示意图

(通过下牙-第三颈椎的水平切面,眶下-耳线下 8 cm)

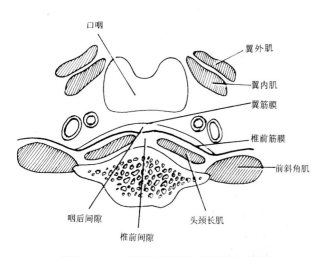

线图 16-2-3　咽后间隙和椎前间隙示意图

的环咽肌组成,平时关闭,吞咽时协调开放。喉咽腔面为粘膜,粘膜下肌层较薄,管腔大小随活动状态变化。喉咽结构形态可由 MRI 和 CT 显示,活动状态以钡餐透视和点片检查为好。梨状窝可由 MRI 横

断面和冠状面观察,环后和咽后壁以矢状面观察为好。大多数人梨状窝双侧基本对称,少数人可因喉体偏歪以致不对称,慎勿误为病症。

四、喉部

喉位于舌骨下颈部前区,上与咽腔相邻,下与气管相通,为呼吸和发声器官。成人喉位于第五颈椎体水平,幼儿和女性位置稍高,可随发声和吞咽升高。颈部侧转时喉体可偏移,少数人可因肌力双侧不对称以致喉体偏歪,影响双侧比较观察。青春期后喉体性别差异显著,男性甲状软骨前角突出形成喉结,喉软骨钙化分布也较广泛。

喉以软骨为支架,由肌肉、韧带附着粘膜组成(线图 16-2-4)。甲状软骨为最大软骨,由两侧翼板在前中线接合,构成喉中部侧壁;甲状软骨上缘与舌骨间以舌甲膜相连,在甲状软骨前上方有“V”形凹缺称为甲状软骨上切迹;甲状软骨板后上和后下分

别向上、下突出,称为甲状软骨上角和下角,前者与舌骨间有韧带连结,下角则与环状软骨板外侧面形成环甲关节。环状软骨在喉下部,为完整软骨环,由前弓和后板构成,上缘由前向后上倾斜,与甲状软骨下缘间以环甲膜封闭。杓状软骨又称披裂软骨,左右各一,位于环状软骨板上方,两者间形成环杓(披)关节。此软骨前下部为声带后端附着,后外面为喉外肌附着,顶部还有小角软骨和楔状软骨,为粘膜附着,形似圆锥体。甲状软骨、环状软骨和披裂声带突为透明软骨,成人后逐渐钙化。男性成人钙化时自后向前扩展,常在甲状软骨前角后有部分未骨化,勿误为骨破坏。女性喉软骨钙化时局限于后部,可较致密。老年人可出现小囊样变。在 MRI 上未钙化喉软骨为中等或较低信号,钙化部分软骨的外表骨皮质不显信号,内中髓质含脂质,T_1WI 为高信号,T_2WI 信号中等。

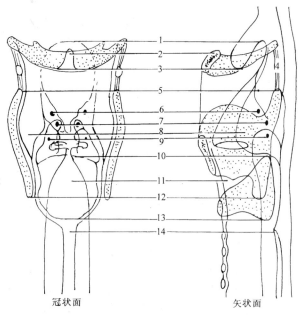

线图 16-2-4　喉部解剖示意图

①会厌上缘;②舌骨上缘;③会厌谷下缘;④Triticeal 软骨;⑤甲状软骨上角;⑥楔状软骨;⑦小角软骨;⑧梨状窝;⑨披裂软骨;⑩环状软骨后顶上缘;⑪声门下区;⑫甲状软骨下角下端;⑬环状软骨板下缘;⑭食管口

喉腔内面由纤维筋膜附着连结,喉上部方形膜自会厌软骨两侧缘向下伸展至披裂,其下缘在甲状软骨前角至杓状软骨内缘间形成室韧带。喉下部由弹力膜自甲状软骨下部延伸至环状软骨下缘,在甲状软骨前角下部至披裂声带突间形成声韧带。上述弹力膜还在喉腔深面形成会厌前间隙和声门(喉)旁间隙,这些间隙内以脂肪组织充填,可在 MRI 上显

示 T_1WI 高信号,T_2WI 信号中等。会厌前间隙位于舌骨下、会厌前,于会厌溪下呈三角形脂肪间隙,前界为舌甲膜和甲状软骨板,以矢状面较横断面观察为好。喉旁间隙为室带(假声带)和声带外侧脂肪裂隙,前界与会厌前间隙相通。喉腔表面附着粘膜,基于上述软骨和纤维支架构成喉腔各部分(线图16-2-4),一般喉腔双侧结构对称,声带(图 16-2-2)与室带(假声带)在喉腔两侧壁形成前后斜行带状结构,两带间有侧凹间隙,称之为喉室,乃为喉上部与喉下部接合处。基于喉发生和解剖特点,可将喉腔分为声带(声门)、声门上和声门下三区。声门上区包括喉室和其上室带、会厌、披裂和会厌披裂皱襞,其包围形成的喉腔称为喉前庭。声带部位称为声门区,声带以下至环状软骨一段称为声门下区。与发声活动有关的喉内诸肌,除环甲肌为喉上神经外支控制外,大部分为喉返神经司理。喉外病变侵犯迷走神经可影响声门运动。

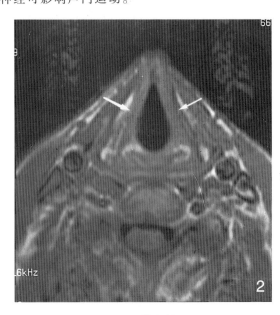

图 16-2-2　正常喉部 MRI

横断面 T_1WI 示声带(箭)。

正常人喉腔粘膜表面光滑,T_1WI 为低至中等信号,T_2WI 为中等信号,可为造影剂增强。双侧室带和声带基本对称,前连合厚仅 1~2 mm。声带主要为甲杓肌,其信号中等。室带内疏松组织信号较声带为高。室带与声带间的喉室及喉室小囊横断面不易显示,而以冠状面显示最清楚。在横断面上喉室小囊因容积均化可致室带前段呈现光滑凹陷状,勿误为异常。有时喉体或喉内结构不对称,以致厚度不等,慎勿误为病理。声门下区以环状软骨为标

志,其内面粘膜层厚仅 1 mm。

喉部淋巴引流大致有三个方向:①主要向头端,由喉上淋巴管通过环甲膜向颈前三角引流至颈内静脉淋巴结。②喉中下段后壁和声门下背侧淋巴管在环状软骨下外侧引流至气管旁淋巴结,进而与颈内静脉下段淋巴结相连,可进入纵隔。③声门下前区淋巴管向腹侧穿过环甲膜进入喉前淋巴结,终止于下颈静脉淋巴结。正常人上述淋巴结多不显示,其直径仅在 5 mm 左右。

第三节 炎 症

咽喉为上呼吸道炎症的好发部位,大多可由临床检查直接见及。影像学检查常用以了解炎症范围、程度和并发症,一般以颈侧位为最简便检查。CT 和 MRI 可用于显示颈深部脓肿,以 CT 较常用,但 MRI 显示慢性炎症较为清楚。

一、咽部急性炎症

咽部急性炎症常为上呼吸道炎症表现之一,由病毒和细菌引起。儿童病例可见腭扁桃体和咽增殖体肿大,幼儿还可发生咽后淋巴结炎,若炎症未及时控制,可蔓延至咽后壁和侧壁,在邻近颈部产生蜂窝织炎,数天后可形成脓肿。成人咽部急性炎症多由异物、外伤和牙源性炎症引起。如炎症向咽旁和食管周围扩展,可导致颈部或纵隔脓肿。在 MRI 上,增殖体肥大表现为鼻咽顶壁软组织增厚以致鼻咽腔狭小(图 16-3-1),腭扁桃体炎性增大表现为口咽侧壁增厚和向腔内隆起(图 16-3-2)。周围组织肿胀可致边界模糊不清,软腭和咽后壁亦增厚。咽后壁或咽侧壁蜂窝织炎主要表现为软组织弥漫性肿胀增厚,一般在 T_1WI 上信号较低,T_2WI 上信号显著增高,且可为造影剂增强。咽后壁炎症涉及咽后和椎前间隙,可沿筋膜间隙纵向下延至颈段食管周围和后纵隔。牙源性炎症常致咀嚼肌间隙软组织肿胀,可伴发颌骨骨髓炎。咽侧炎症可扩展至颈动脉鞘。如肿胀软组织内信号不均质,夹杂着无信号的气体或见液体局部积聚(有时还可见液平),则表明已有脓肿形成。

二、咽部慢性炎症

成人因上呼吸道反复感染或长期理化因素刺激可致慢性咽炎,临床上常见咽腔粘膜增厚,淋巴组织

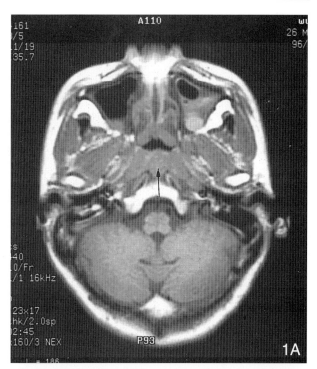

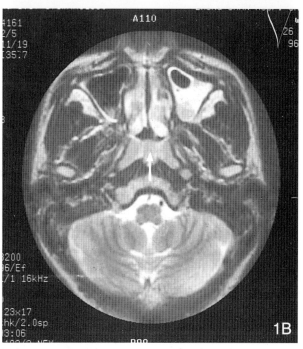

图 16-3-1 鼻咽增殖体肥厚

A. 横断面 T_1WI 示鼻咽增生组织(箭)信号中等,伴有右上颌窦炎。 B. 横断面 T_2WI 见鼻咽组织信号高(箭)。

增生和上皮角化。在 MRI 上常见鼻咽顶、后壁粘膜表面不规则,组织轻度增厚,或闭塞咽隐窝窝口部,可误为鼻咽癌。亦可在舌根表面呈现不规则软组织增生(图 16-3-3),延伸至会厌溪,造成咽部异物感。上述咽粘膜淋巴组织增生限于浅部,不累及筋膜外肌层,在 T_1WI 信号与粘膜相仿,T_2WI 上信号较高,

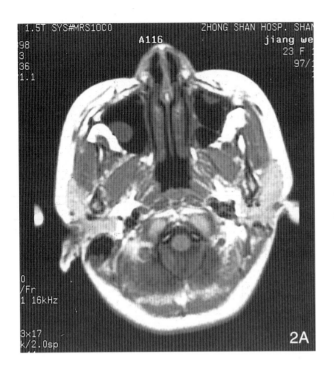
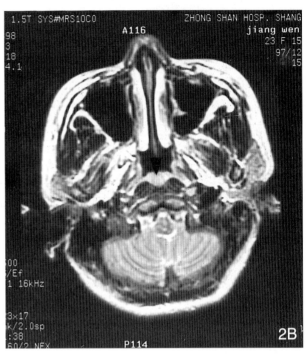
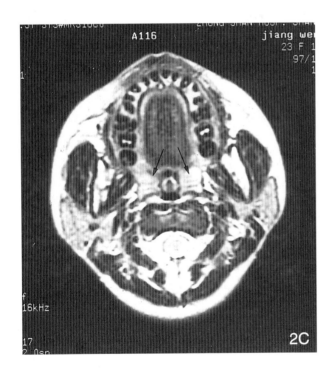
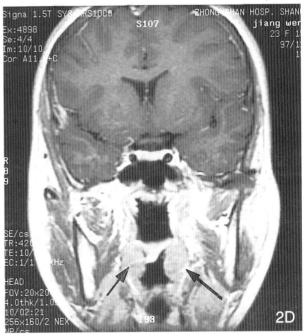

图 16-3-2　咽部慢性炎症

A. 横断面 T_1WI 示鼻咽后壁软组织轻度增厚,中等信号。　B. T_2WI 示增生组织(▲)信号增高,双侧鼻咽侧隐窝狭小。　C. T_2WI 示双侧腭扁桃体(箭)对称增大。　D. 冠状面 T_1WI 增强见鼻咽顶、左侧壁和双腭扁桃体(箭)均有组织增厚,咽旁间隙未见异常。

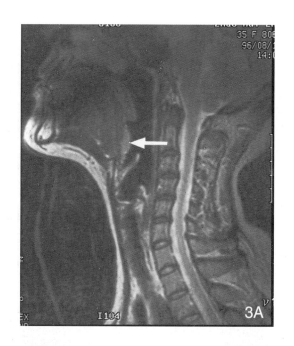

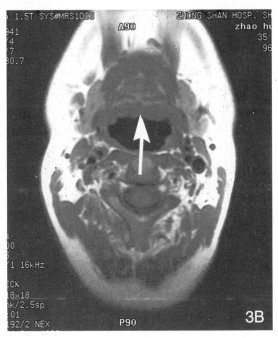

图 16-3-3 舌根淋巴组织增生

A. 矢状面 T_2WI 示舌根表面组织增厚(箭),高信号。 B. 横断面 T_1WI 见舌根带状组织增厚(箭)呈略高信号。

可为造影剂增强。如区别有困难可行活组织检查,随访复查时形态多无改变。

儿童或成人慢性咽炎也可表现为腭扁桃体增生肥大,可有急性炎症多次反复发作,有部分为纤维化,或在隐窝内有钙化小结石。在 MRI 常表现为口咽侧壁增厚或隆起,多为双侧性,较对称,但以单侧为著,从信号上难与肿瘤区别(图 16-3-4)。

咽后壁粘膜反复慢性溃疡也可致咽后壁软组织普遍增厚,溃疡局部表面可不规则,附着分泌物。有的炎症也可浸润深达椎前肌,可致椎前筋膜增厚。咽壁不规则浸润性增生为非特征性病变,亦可见于癌和恶性肉芽肿(图 16-3-5)等,需经病理检查确定。

咽部结核可来源于粘膜或颈椎结核,都可在咽后或椎前间隙形成冷脓肿,症状轻微,在 MRI 上粘膜结核可见粘膜轻度增厚,表面欠规则,在粘膜下冷脓肿可在偏侧咽后或椎前间隙呈现纵长形肿块,T_1WI 为信号较低或较高,侧缘边界光滑,可与囊肿等肿块相似,但上下界则欠清楚(图 16-3-6)。颈椎结核大多为韧带下类型,也可有类似表现,常伴有颈椎前缘或颈椎体破坏。颈椎骨中央型结核极少见,以颈椎破坏或椎间隙融合伴周围脓肿为突出表现,较易诊断。

三、喉部炎症

喉部急性炎症可为喉炎、会厌炎和声门下区喉炎,一般可由颈侧位 X 线平片检查,因呼吸不畅难以接受 MRI 检查。喉部慢性炎症临床上可见声带或室带肥厚、声带息肉、声门运动障碍等。如病变以单侧为著,可能误为声带肿瘤,一般可由临床行喉镜检查和活检病理明确诊断。少数慢性喉炎可致喉部软组织广泛增生肥厚或肉芽肿样病变,常破坏喉内结构和向声门下区扩展。病变可为结核、硬结病、梅毒、结节病等,有时诊断较为困难。MRI 和 CT 表现也多无特征,一般可见双侧喉内结构不同程度增厚、变形,病变信号依肉芽肿新、老时期不同而有差异,病变很少破坏钙化软骨。喉和气管还可为多种系统性病变侵犯,主要表现为软组织广泛增生致气道狭窄。病变可为恶性肉芽肿、复发性多软骨炎、淀粉样变性等。复发性多软骨炎(relapsing poly-chondritis)为原因不明软骨炎症,常见耳郭肿痛后变硬,外鼻塌陷,喉和颈段气管腔壁软组织增厚,以致管腔狭窄变形,但腔面尚光滑。恶性肉芽肿常伴鼻部或口腔溃疡和增生性病变,多有发热、衰弱等症状,呈现喉和声门下气管软组织弥漫增厚,表面可不规则,MRI 上似亚急性炎症表现,多无特征。淀粉样变性常为粘膜和粘膜下组织广泛增厚,以声门下区后壁等局部增厚隆起为著,病变内有些钙化,MRI 上多呈慢性炎症表现,病变区信号较低。

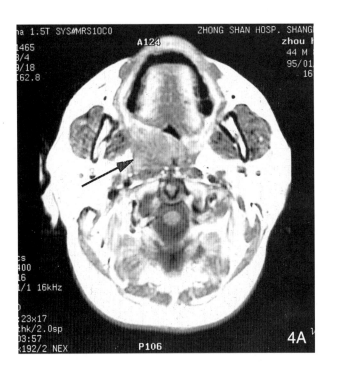

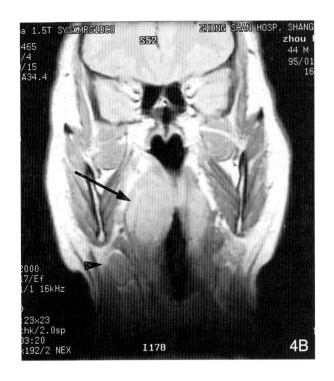

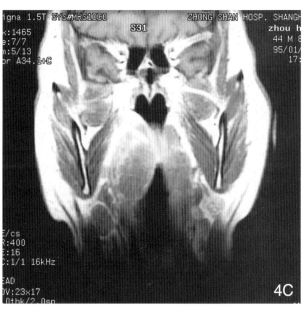

图 16-3-4　扁桃体炎

A. 横断面 T_1WI 显示右侧扁桃体增大(箭)。　B. 冠状
面质子加权像见右扁桃体肿块(箭)信号增高,伴颌下淋巴结增大(▲)。
C. 冠状面增强 T_1WI 见增大扁桃体未强化。

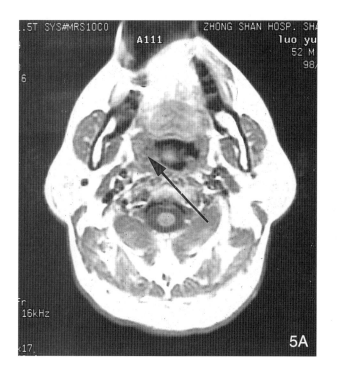
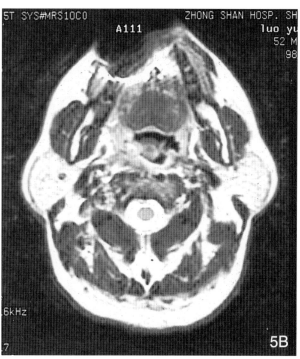
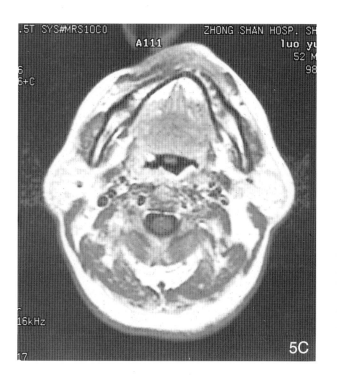
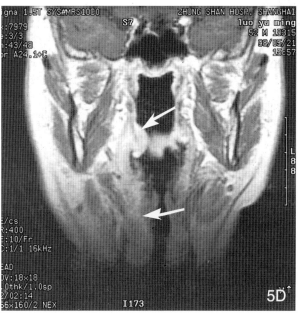

图 16-3-5 咽部恶性肉芽肿

A. 横断面 T_1WI 见右口咽侧壁、后壁软组织不规则增生(箭)。　B. T_2WI 示病变信号增高,表面不平涉及咽后壁。　C(增强 T_1WI 横断面)和 D(冠状面)见病变(箭)强化明显。

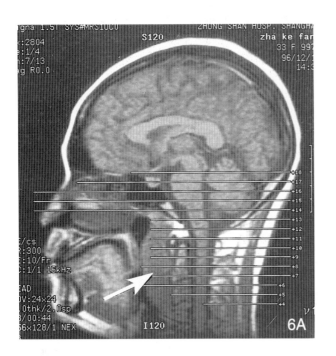
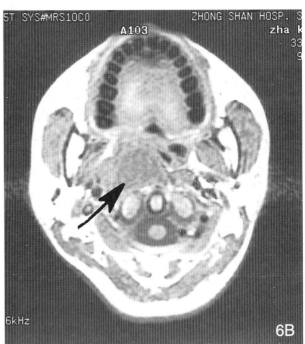
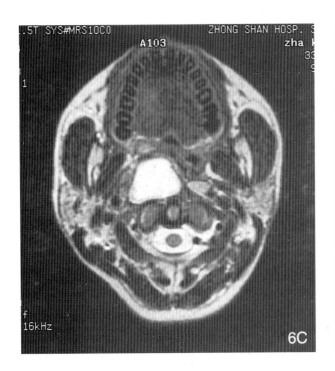
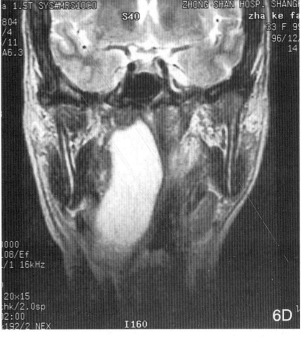

图 16-3-6 咽后间隙结核性脓肿

A. 矢状面 T_1WI 见咽后壁弥漫性肿胀隆起(箭),以口咽为著。 B. 横断面 T_1WI 示右口咽侧壁粘膜下肿块(箭),
信号中等。 C. 横断面 T_2WI 示该肿块信号高,均质,边缘规则。 D. 冠状面见右咽后壁纵长肿块,上下界不清。

第四节 咽喉部良性肿瘤

一、鼻咽血管纤维瘤

鼻咽血管纤维瘤为男性青少年发生的良性肿瘤,组织学上由纤维组织和丰富的扩张血管组成,血管壁缺乏平滑肌层,无弹性,易出血。此瘤起源于后鼻孔或鼻咽侧顶壁颅底筋膜,在后鼻腔-鼻咽部生长,肿瘤常沿邻近孔裂向咽外扩展,压迫性破坏骨质,侵入翼腭窝、颞下窝、鼻窦、咽旁间隙,甚至向颅底、眼眶和颅内发展。不易完全切除,常复发和不断增大扩展。临床上除鼻阻塞外,以反复鼻出血为主要症状,常伴有明显贫血、咽鼓管阻塞、颊面隆起、凸眼等表现。鼻咽镜检可发现鼻咽腔内红色肿块,因易出血不宜活检。CT 为常用检查方法,可显示鼻咽及邻近肿块伴有咽鼓管和鼻窦阻塞性炎症,肿瘤为造影剂显著增强,与肌肉和炎症病变有明显区别,CT 可清楚显示骨质压迫性破坏和孔裂扩大以及肿瘤向咽外结构不同程度扩展。MRI 可显示瘤内血管流空征,对咽外扩展,特别是对颅底颅内侵犯显示较 CT 更为清楚。

在 MRI 上,肿瘤早期位于一侧后鼻孔-鼻咽腔内,基底紧贴翼内板或鼻咽顶,瘤体多为椭圆形,信号较肌肉为高,以 T_2WI 更明显,小肿块内血管流空现象可不明显,但瘤体均可为造影剂显著增强,易与鼻咽增殖体区分。生长较大或复发肿瘤(图 16-4-1)常通过翼腭窝向颞下窝扩展,致上颌窦后壁受压前移使窦腔变小。肿瘤也常向咽旁间隙扩展,瘤体取代脂肪组织,侵及翼肌。咽外扩展肿块常分叶状,瘤内富有血管,呈管状或小环状血管流空征,以增强和脂肪抑制检查显示更为清楚。颞下窝肿瘤有时可沿上颌窦后延伸至颊龈间隙致侧面隆起。后鼻腔肿瘤可向上侵犯筛窦和蝶窦。肿块常通过眶下裂-眶上裂侵入眼眶。蝶窦和眶裂肿瘤还可侵入海绵窦和中颅窝,甚至侵入颞叶脑内。一般肿块 T_1WI 信号中等,T_2WI 信号较高,大肿块血管流空征明显,瘤体信号较低。有的肿瘤较大或供血动脉栓塞后可发生局部坏死,呈现部分 T_1WI 低信号和 T_2WI 高信号,不被造影剂强化。除肿瘤表现外,MRI 还常见中耳乳突有积液,鼻腔鼻窦有炎症,T_1WI 上信号较低,T_2WI 为高信号,不为造影剂增强,可较好判别肿瘤侵犯范围。

二、其他良性肿瘤

除鼻咽血管纤维瘤外,咽喉部发生的良性肿瘤很少见,除粘膜来源外,喉部还有软骨瘤发生。这些肿瘤一般可经颈侧位 X 线平片显示,常以 CT 进一步检查,较少应用 MRI,仅择要叙述于下:

(一)乳头状瘤

乳头状瘤可发生于咽部,于扁桃体、软腭和咽后壁见及,较常见发生于喉部。病变与病毒有关。常为单发,亦可多发,可呈带蒂蕈状或为结节状增生。小病变不易为影像学检查查见。喉内病变多在声门区,常侵犯声门下,偶见多发病变累及气管。

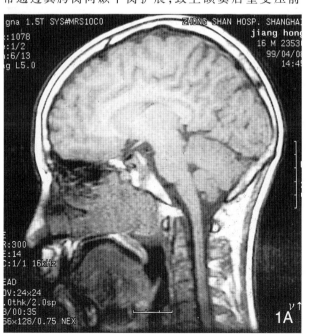

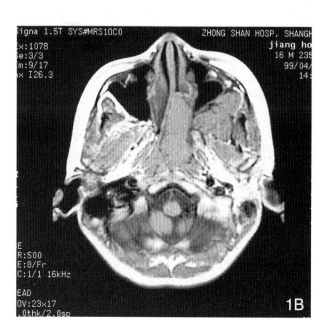

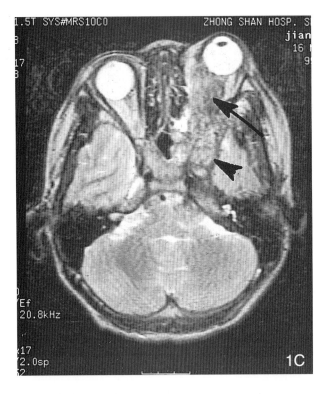
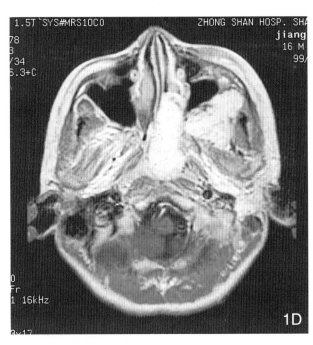
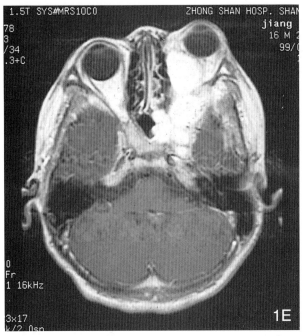
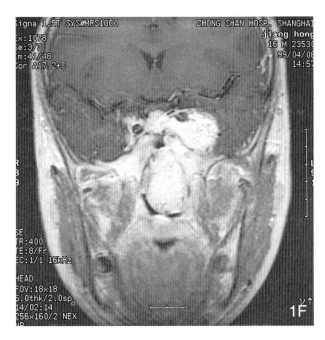

图 16-4-1 鼻咽血管纤维瘤

A. 矢状面 T_1WI 见后鼻腔-鼻咽大肿块,信号中等。 B. 横断面 T_1WI 示左鼻腔-鼻咽肿块,通过扩大的翼腭窝进入颞下窝内。 C. 横断面 T_2WI 见左侧海绵窦(▲)和眼眶内(箭)均有肿块。 D 和 E(增强 T_1WI 横断面)示肿块显著增强,向咽腔外扩展。 F. 冠状面 T_1WI 示鼻咽与左海绵窦肿块增强。

(二) 血管瘤

咽部血管瘤以海绵状血管瘤为常见,可发生于口咽和喉咽的任何部位,临床可查见紫红色肿块。X线平片和CT常可见肿块或附近有钙化静脉石。

MRI也可显示肿块基底和范围,增强后明显强化为其特点,较大肿块偶见瘤内血管流空征或血窦,瘤体常有低信号纤维包膜。

喉部血管瘤很少见,婴幼儿血管瘤好发于声门下,可呈环形增强,亦可为偏侧生长。

（三）混合瘤

咽部粘膜小唾腺可发生多形性腺瘤(少数可恶变)和腺样囊性癌,形态上常难以区分,见于鼻咽和口咽,呈结节状肿块,具有包膜。在 MRI 上 T_1WI 呈中等信号,T_2WI 信号较高,外形可光滑或呈分叶状,边缘有低信号包膜(图 16-4-2)。瘤体内可有粘

液样变,在 T_2WI 上呈更高信号灶(图 16-4-3)。

（四）鼻咽囊肿

为先天性病变,可为鼻咽脊索残余形成 Thornwaldt囊肿,位于中线,向上伸入蝶枕颅底骨,囊内 T_1WI 为高信号或等信号,T_2WI 为均质高信号,显示为边缘光滑、清晰的肿块。此外婴幼儿也可发生皮样或表皮样囊肿,如囊内混有软骨、毛发等中胚层

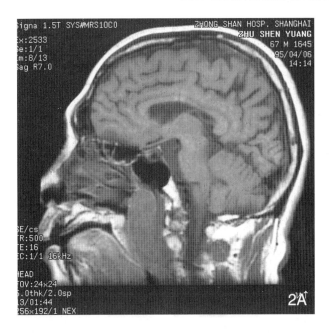

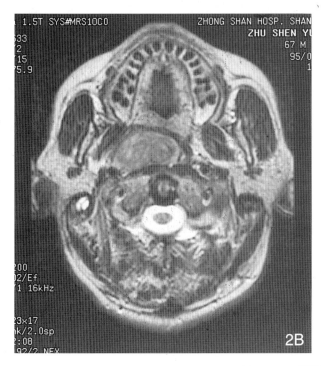
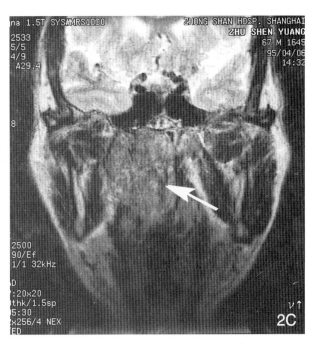

图 16-4-2　咽部小唾腺囊性腺癌

A. T_1WI 矢状面显示鼻咽、口咽广基肿块,中等信号。　B. 横断面 T_2WI 示右口咽
侧壁粘膜下椭圆形肿块。　C. 冠状面 T_2WI 示该肿块(箭)信号较低,与脑相仿。

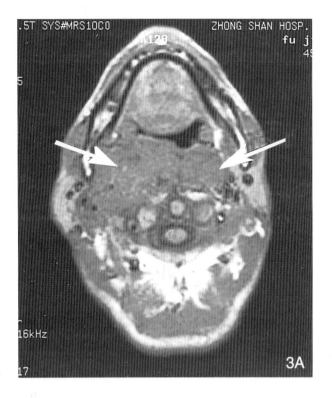 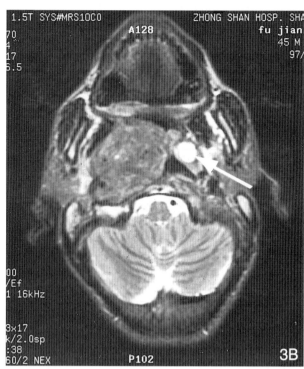

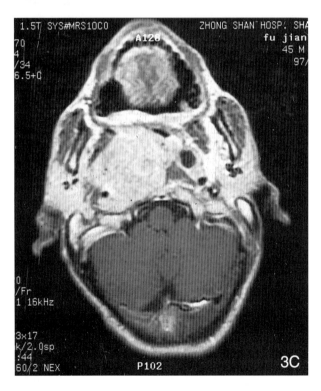 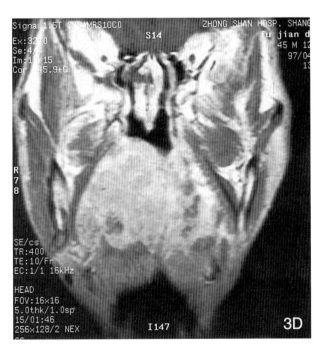

图 16-4-3　双侧咽混合瘤恶变

A. 横断面 T_1WI 示双咽侧壁肿块(箭),以右侧为大。　B. 横断面 T_2WI 示右肿块信号中等,左肿块内有高信号囊变区(箭)。

C. 增强 T_1WI 示肿块强化显著,囊变区不强化。　D. 增强 T_1WI 冠状面示双口咽侧肿块主要向腔内隆起,致咽腔闭塞。

组织,信号可不均匀。

（五）喉部软骨瘤

喉软骨瘤可分为外生型和内生型,外生型多由甲状软骨和环状软骨发生,有广基附着肿块,内有钙化,易为 CT 显示。内生型还可起源于非软骨组织,常呈结节或肿块,向腔内隆起致管腔狭小,有的可伴见钙化和粘液样变性区。

第五节　鼻咽、口咽恶性肿瘤

鼻咽和口咽都在舌骨上颈部,肿瘤常相互牵连,都能为 MRI 查见,可归在本节叙述。鼻咽为恶性肿瘤好发部位,鼻咽癌是我国最常见恶性肿瘤之一,将单列叙述。此外,鼻咽粘膜上皮外组织起源的某些恶性肿瘤也可在鼻咽发现,对其病理和影像学表现亦另列论及。

一、鼻咽癌

鼻咽恶性肿瘤绝大多数起源于粘膜上皮,大多为低分化或未分化癌,少数为鳞癌,很少数为起源于粘膜腺的腺癌。此外还有淋巴瘤等非上皮肿瘤。鼻咽癌为我国南方常见恶性肿瘤,好发于鼻咽侧后壁,少数可起于顶后壁。常见鼻咽侧隐窝及附近,可因咽鼓管咽口狭小或阻塞以致中耳乳突产生渗出性炎症。肿瘤浸润性生长,造成腔壁增厚和管腔变小,可出现鼻塞和回缩涕中带血。肿瘤向腔周扩展可通过颅底孔裂或造成颅底骨质破坏,出现头痛和脑神经损害(以外展神经麻痹为常见,可出现海绵窦或颈静脉孔神经侵犯)。鼻咽淋巴组织丰富,早期发生淋巴结转移亦为其重要特点,常以颈侧肿块引起注意。临床上多可由鼻咽镜或内镜检发现鼻咽粘膜不规则增生和糜烂,经活检病理明确诊断。少数可为 CT 或 MRI 检查发现,提示活检部位。一般病例常规可行静脉内注射造影剂后增强 CT 检查,可清晰显示颅底骨质细小破坏或硬化增生,也可显示肿瘤侵犯部位、范围和颈淋巴结转移。MRI 对软组织显示较 CT 为清楚:①可从信号差别较好区分肿瘤与炎症,确定肿瘤侵犯范围。②借助血管流空征,无需造影剂增强即可较好区别淋巴结转移。③从多轴位检查可较好了解肿瘤侵犯范围,尤其是颅内侵犯或放疗后改变。④平扫结合增强可较好鉴别放疗后改变或肿瘤复发。故 MRI 对鼻咽肿瘤诊断有重要意义。

【MRI 表现】　在 MRI 上鼻咽癌常见表现有下述几方面:

(一)鼻咽肿块及邻近颅外结构侵犯

鼻咽癌早期局限于一处腔壁粘膜常致双侧不对称,病侧鼻咽侧隐窝狭小或闭塞,腔面粘膜增厚和表面不规则,咽鼓管隆突增大,咽鼓管咽口狭小,常伴病侧中耳乳突气房积液(图 16-5-1)。此类病例可与鼻咽淋巴组织增生混淆。一般淋巴组织增生在 T_2WI 上信号较高,常见于顶、后壁,少数可延及鼻咽侧隐窝,多限于浅部闭塞,而底部尚可留有气体腔隙。有时鼻咽软组织可因炎症或淋巴组织显著增生以致普遍增厚,但均限于咽颅底筋膜界面内,不向外侵及深层组织,双侧咽旁间隙尚对称。

较典型病例,由于肿瘤浸润性生长,可在一壁呈块状隆起,边缘欠清晰,肿瘤在 T_1WI 上为中等信号,T_2WI 上信号较肌肉为高。肿块常致病侧高信号的咽旁间隙内侧份被侵占和变形,双侧不对称或病侧咽旁间隙明显变小或闭塞,咽颅底筋膜界面(低信号线影)常消失,以致肿瘤与腭张肌、翼外肌分界不清。如肿瘤侵犯相邻腔壁,亦可见双侧不对称和腔径明显变小(图 16-5-2)。

鼻咽癌可沿粘膜和粘膜下层向后鼻腔、椎前肌或口咽侧壁浸润致增厚,较大肿块可致咽旁间隙闭塞。通过翼板破坏可侵犯翼腭窝和上颌窦,少数可累及翼肌,侵入颞下窝,甚至通过眶裂进入眶尖和海绵窦。有的也可沿后鼻腔扩展至后组筛窦。

(二)颅底和颅内侵犯

鼻咽癌可直接破坏颅底骨质或通过颅底孔裂向颅内扩展。破裂孔和岩尖位于咽颅底筋膜界限内,且距离鼻咽侧隐窝仅约 1 cm,鼻咽癌较早期即可致破裂孔边缘和岩尖骨质破坏,且可累及枕骨斜坡侧缘和蝶窦后壁。鼻咽顶肿瘤易破坏蝶窦底,可见软组织增生或伴有炎症。侧壁肿瘤常致蝶窦侧壁和蝶骨大翼区破坏,并侵入蝶窦内。顶后壁肿瘤都侵蚀枕骨斜坡,在 MRI 上表现为中等信号软组织取代斜坡内髓质,以致高信号区呈缺损状(图16-5-3)。

鼻咽癌可经破裂孔和颈动脉管侵入海绵窦,咽旁间隙肿瘤可浸润三叉神经下颌支致卵圆孔扩大。此外蝶窦底外侧有翼管通向破裂孔,圆孔位于眶上裂下之蝶骨大翼中,亦可为肿瘤浸润扩散通路。海绵窦区肿瘤侵犯以增强后冠状面显示较早发现,初时仅见下部软组织增生或硬膜增厚,较大者可致海绵窦增大和被造影剂增强(图 16-5-4),如其外壁硬膜消失,肿瘤还可向颞叶侵犯;脑内肿块较大者常伴有脑水肿,T_1WI 为低信号,T_2WI 为高信号,于 T_2WI 上见病变范围较大,应以 T_1WI 增强后显示病变侵犯范围较为明确。

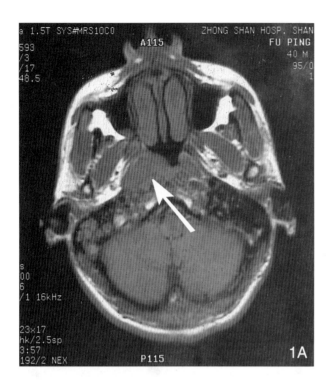

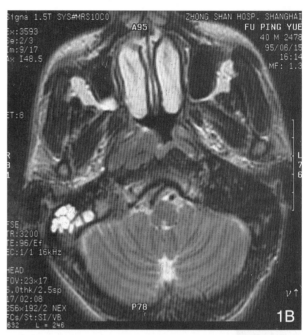

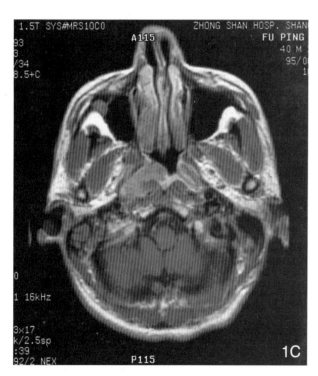

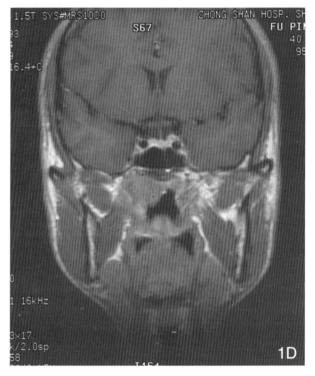

图 16-5-1 鼻咽低分化鳞癌

A. 横断面 T_1WI 见右侧鼻咽侧隐窝闭塞,咽鼓管软骨段增厚(箭),信号中等。 B. T_2WI 示鼻咽病变信号
与脑相仿,高于肌肉,乳突气房内积液呈高信号。 C(增强 T_1WI 横断面)和 D(冠状面)示肿瘤轻度增强。

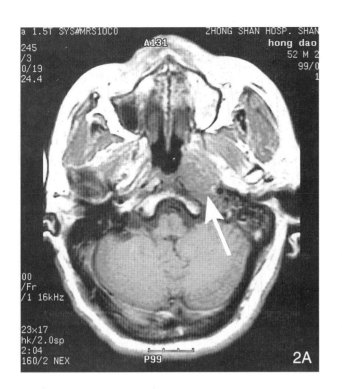
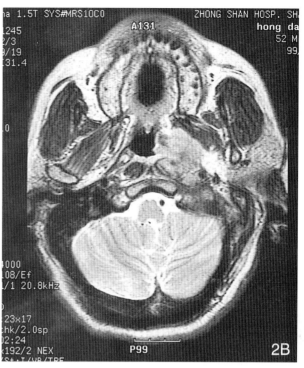

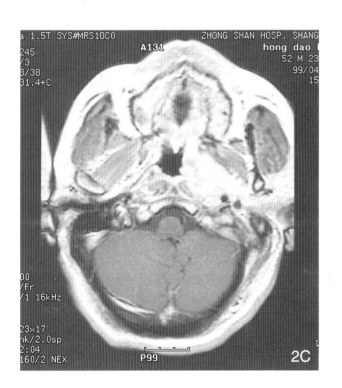
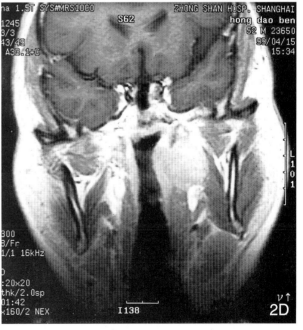

图 16-5-2　鼻咽低分化鳞癌

A. 横断面 T_1WI 见左鼻咽侧壁块状软组织增生(箭)，侵占咽旁间隙内份。　B. T_2WI 见肿块信号较高。

C(增强 T_1WI 横断面)和 D(冠状面)示左鼻咽侧壁和咽旁间隙肿块，强化明显。

（三）颈淋巴结转移

鼻咽癌半数以上可见颈淋巴结转移,有时鼻咽原发病灶很小即可出现颈淋巴结转移(图 16-5-5),以颈部肿块为就诊最早表现,可与颈淋巴结核混淆。常以咽后淋巴结增大为较早表现,其位于椎前肌与颈动脉鞘之间,呈椭圆形肿块,以鼻咽下部和口咽部较清楚(图 16-5-6),如与鼻咽原发肿瘤相融合则显示欠清楚。

鼻咽癌大多数转移至颈深上淋巴结,其位于颈内静脉前、后和外侧,颈内静脉后淋巴结常难与脊副淋巴结划分。一般以直径大于 1 cm 为病理依据。较常见转移癌淋巴结有中央液化坏死,在 T_2WI 上呈现更高信号灶,也可为造影剂增强呈边缘环形强化。多个淋巴结增大可呈串状,一般淋巴结转移自上向下发展,有的可达颈下部(图 16-5-7)或相互融合成较大团块(直径大于 3 cm)。较大淋巴结如边缘不清或不规则则为结外浸润征象,预后较差。为使颈淋巴结显示更清楚,应加脂肪抑制检查。

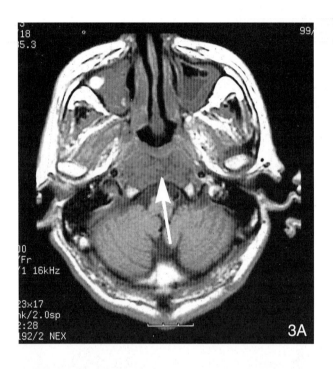

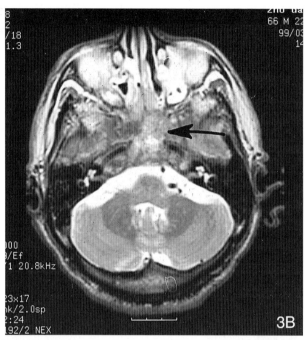

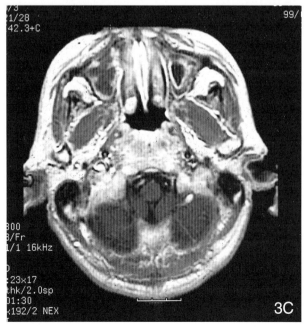

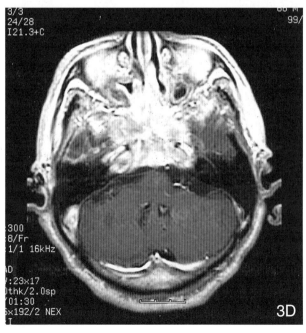

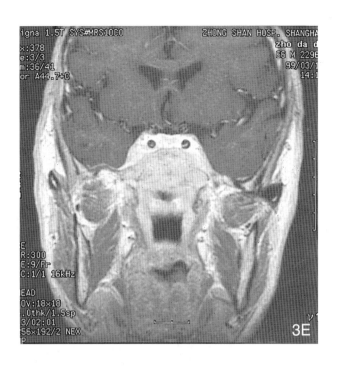

图 16-5-3　鼻咽癌

A. 横断面 T_1WI 见鼻咽后壁肿块侵犯椎前肌和斜坡(箭),伴上颌窦炎症。　B. T_2WI 见肿瘤侵入蝶窦(箭)和后鼻孔。　C. 和 D. 增强 T_1WI 横断面示鼻咽、蝶窦、枕骨斜坡弥漫浸润性病变,增强明显。　E. 增强 T_1WI 冠状面见鼻咽顶肿瘤侵入蝶骨和双侧海绵窦。

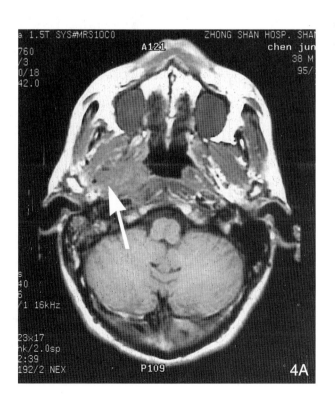

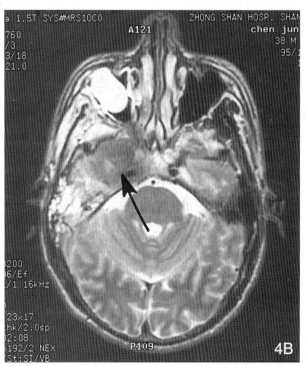

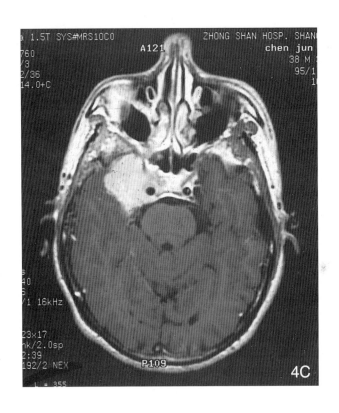

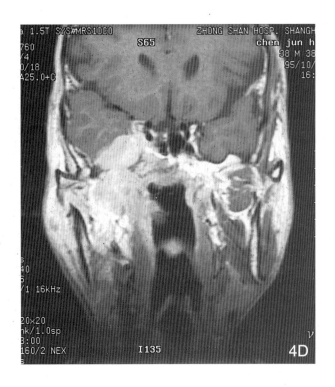
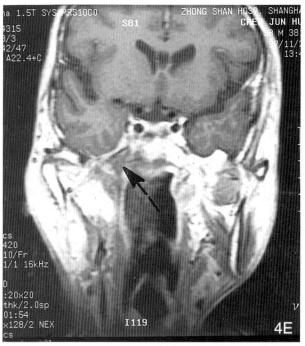

图 16-5-4　鼻咽癌

A. 横断面 T_1WI 见鼻咽右侧壁肿瘤侵入咽旁间隙(箭)。　B. T_2WI 示肿瘤侵入右海绵窦伴颞叶肿块(低信号)(箭),乳突积液(高信号)。　C. 增强 T_1WI 横断面示右海绵窦及颞叶内侧肿块强化明显。　D. 增强 T_1WI 冠状面示右鼻咽肿瘤侵入咽旁间隙和海绵窦。　E. 放疗后,冠状面示鼻咽纤维化(低信号),海绵窦肿块已消失(箭)。

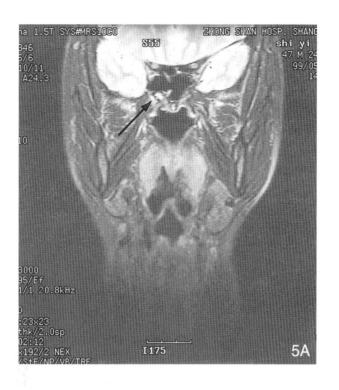

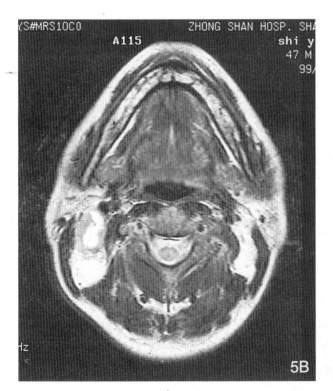

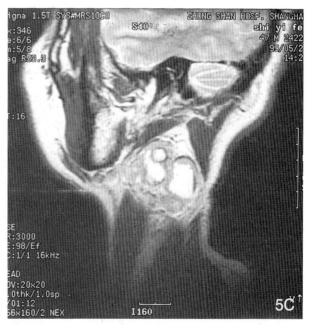

图 16-5-5 鼻咽癌

A. 冠状面 T_2WI 示右鼻咽顶局限高信号病灶,双腭扁桃体对称增大。

B(T_2WI 横断面)和 C(矢状面)显示右颈侧淋巴结增大、坏死和融合。

（四）伴存炎症

1. 鼻咽癌侵犯咽鼓管常伴有中耳、乳突气房渗

出性积液,一般在 T_1WI 为中等信号,T_2WI 呈高信号,少数咽鼓管慢性阻塞致蛋白质浓度高也可在

T_1WI呈高信号。偶见肿瘤沿咽鼓管侵入中耳至外耳道。

2．鼻咽癌常伴有鼻窦炎症，尤以放疗后鼻窦炎更常见，且为慢性长存，一般不伴骨质破坏。蝶窦常为肿瘤侵及，对蝶窦病变应谨慎鉴别。一般窦腔内炎性粘膜增厚较为均匀，伴有积液；如组织增厚不规则，伴有骨质破坏或与邻近肿块相连，应属肿瘤累及。此外，放疗后牙病较常见，可累及上颌窦。

（五）肿瘤复发

鼻咽肿瘤放疗后大多可得到控制或治愈，一般在3～6个月后复查肿块消退且较稳定。少数肿瘤范围较大肿块退缩较差，应密切定期复查。大多数肿瘤复发都位于深部，腔面可较光滑，单凭CT片上密度差异难以判断放疗后瘢痕或肿瘤复发。颈部放疗后淋巴结少有复发。一般可由随访比较发现肿块增大或新出现骨破坏以估计复发。由于复发部位多在颅底骨破坏区或鼻咽周围深在结构中，不少还可向颅内侵犯，以海绵窦为多见，少数亦可侵入后颅窝。病变因与炎症、纤维瘢痕混合，经鼻咽活检难以取得恰当的病理组织，临床上诊断常感困难。MRI对软组织成分分辨较好，不受颅底骨干扰，且可多轴位观察，为区别放疗后纤维化和判断肿瘤复发的较有效方法。一般纤维化病灶在T_1WI和T_2WI均为低信号，且不能为造影剂增强（图16-5-8）。肿瘤复发部位在T_1WI上信号较纤维瘢痕为高，T_2WI上信号更高（一般仍低于炎症病变），可以初步估计为复发，进而以造影剂增强检查，肿瘤区均被强化（图16-5-9），可以支持诊断。对颅底和颅外病变，增强后结合脂肪抑制检查可消除脂肪高信号干扰，更清楚显示肿瘤形态。对于有些病变信号不均质，间杂有网条状或斑点状结构，可能与炎症内肉芽肿混淆，如不能取得活检，应采取短期随访复查以利判断。

颅底肿瘤复发常侵入颅内，对治疗至关重要。一般鼻咽癌颅内侵犯多为直接扩展，很少为血行转移至颅内。对颅底复发病例应比较增强前后T_1WI，从两个方向向层面观察为好。海绵窦早期侵犯常以冠状面较为清楚。海绵窦区复发最为常见，可由蝶窦或岩尖复发病变蔓延所致。岩尖复发肿瘤可向中、后颅窝扩展（图16-5-10）。后颅窝肿瘤还可为斜坡、颈静脉孔复发病变累及。除软组织肿块外，还可伴有脑膜增强。颅内肿瘤如较大或侵入脑内都可伴邻近部位脑水肿（T_1WI低信号，T_2WI片状高信号，不能为造影剂增强）。

（六）放射治疗后脑部损害

鼻咽癌放疗对颈和颞部放射剂量较大，可引起头颈部血管损害，少数人可出现脑缺血或脱髓鞘改变，在MRI上可见脑白质在T_2WI上有高信号的腔隙灶。有的迟发反应隐蔽进展可致脑水肿和脑坏

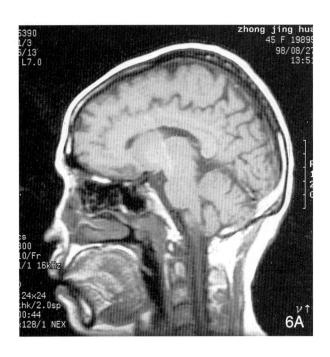

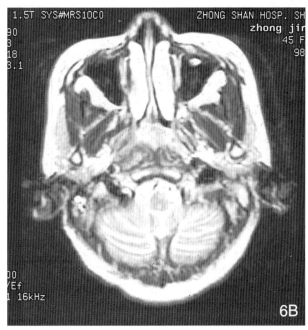

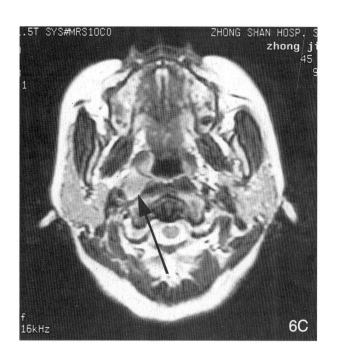

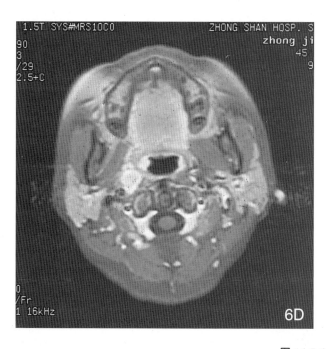

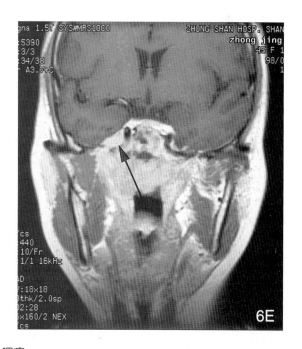

图 16-5-6　鼻咽癌

A. 矢状面 T_1WI 示鼻咽顶不规则软组织增生。　B. 横断面 T_2WI 见鼻咽腔内高信号增生病变。　C. 横断面 T_2WI 示右口咽水平见咽后淋巴结增大(箭)。　D. 增强 T_1WI 横断面(脂肪抑制)示咽后淋巴结环形强化。　E. 冠状面示鼻咽肿瘤侵犯右海绵窦(箭)。

死,为毛细血管内皮不可逆损害和血管周围炎,破坏血脑屏障,可产生脑水肿、出血和坏死,常持续数年。以再次放疗后病例为常见,一般发现于放疗后4月~3年,可单侧或双侧发生,常发生于颞叶(图16-5-11),亦可见于脑干(图16-5-12)。在 MRI 上表现为脑白质区有脑软化灶,初时为脑水肿, T_1WI 低信

号, T_2WI 高信号,边缘不清,有轻度占位效应,致侧脑室受压和略偏位,多伴有脑室周围在 T_2WI 上显示高信号灶,与脑缺血程度平行。继后脑水肿区可出现坏死灶,其内有积液或有炎性肉芽增生。在 MRI 上表现为信号不均,后者可在造影剂增强时出现局部强化,颇似肿瘤。久后病变可纤维化和脑萎缩。

二、鼻咽其他恶性肿瘤

鼻咽粘膜上皮外来源的恶性肿瘤常向鼻咽生长,可与鼻咽癌混淆,应加鉴别。其中以发生于颅底中线的脊索瘤和软骨肉瘤较难为临床诊断,肿块在粘膜下,不易得到恰当病理组织,MRI 和 CT 可较好显示病变并与鼻咽癌区别。此外鼻咽还可发生淋巴瘤、横纹肌肉瘤、纤维组织细胞瘤等恶性肿瘤,MRI

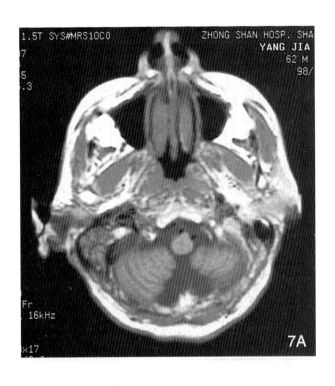

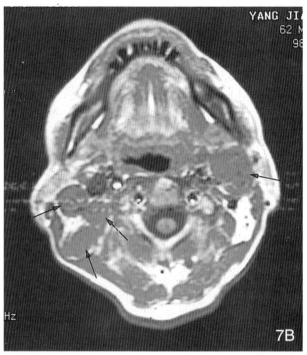

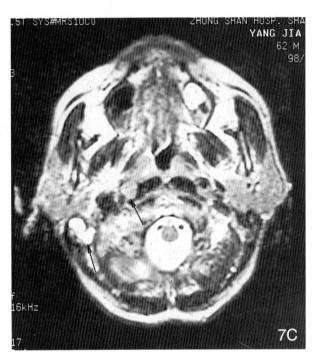

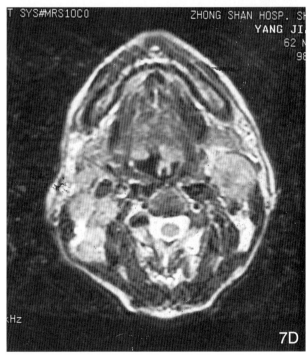

图 16-5-7　鼻咽癌双颈淋巴结转移

A. 横断面 T_1WI 示鼻咽腔壁软组织普遍轻度增厚,伴右乳突积液。　B. 横断面 T_1WI 示右颈侧有 3 枚淋巴结(箭)增大,左颈侧 1 枚大淋巴结(箭)增大。　C. 横断面 T_2WI 示口咽水平右咽后淋巴结增大(箭)及脊副淋巴结坏死(箭)。　D. T_2WI 示双颈侧淋巴结增大,信号增高。

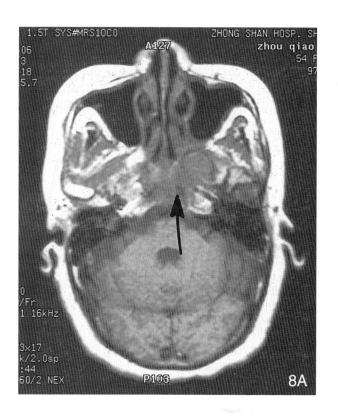

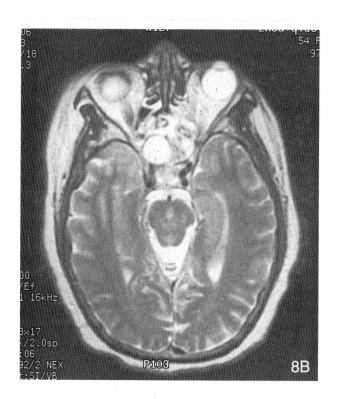

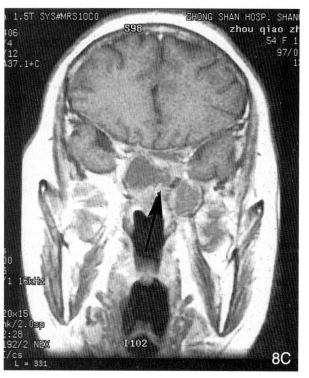

图 16-5-8 鼻咽癌放疗 2 年余后改变

A. 横断面 T_1WI 见颅底中线蝶-枕区有病变(箭)。 B. T_2WI 示蝶窦内部分为高信号积液,间杂有中等信号病变。 C. 增强 T_1WI 冠状面
见鼻咽顶粘膜光滑,匀称,鼻咽顶粘膜下纤维组织(中等信号)及窦腔内积液(较低信号)均未能增强(箭)。

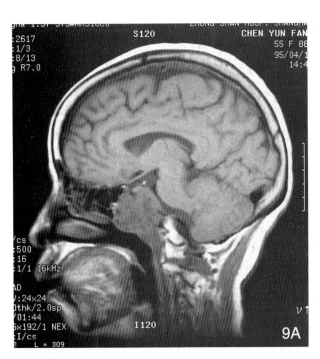
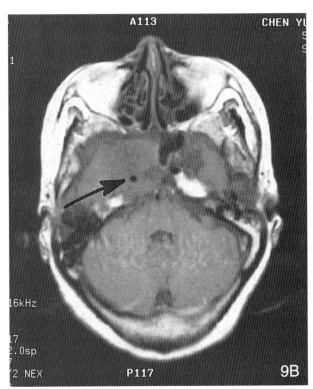
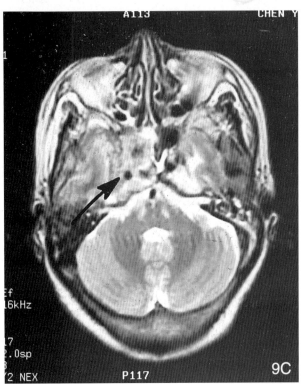
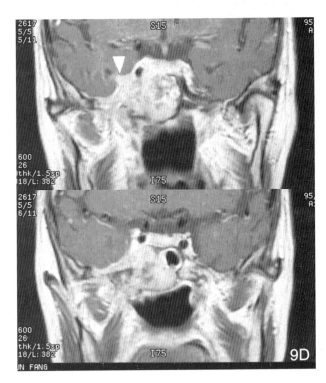

图 16-5-9　鼻咽癌放疗(2 年半)肿瘤复发

A. 矢状面 T₁WI 示鼻咽、蝶窦区肿块,枕骨斜坡脂肪髓消失。　B. 横断面 T₁WI 示右侧蝶窦区等信号病变包围颈内动脉(箭)。　C. 横断面 T₂WI 见该病变区(箭)不均质信号增高。　D. 增强 T₁WI 冠状面示鼻咽粘膜下蝶窦和海绵窦大肿块,为造影剂强化,局部穿破硬膜侵及脑表面(箭)。

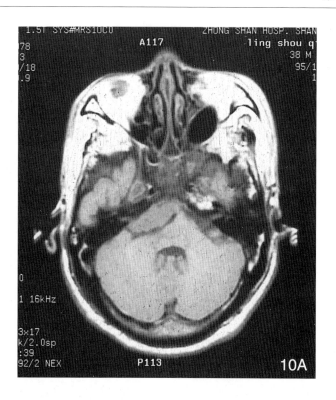

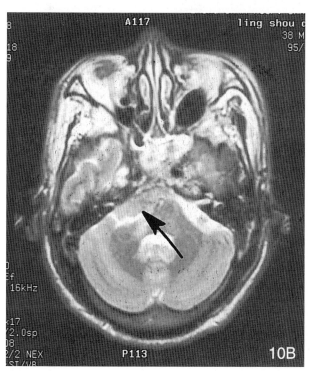

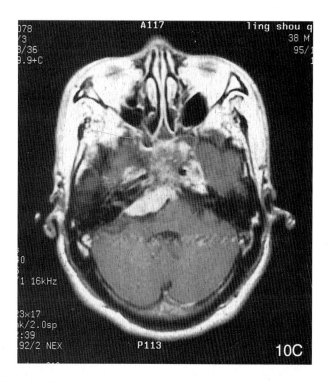

图 16-5-10 鼻咽癌放射治疗后复发侵犯右侧桥池

A. 横断面 T_1WI。 B. 横断面 T_2WI(箭)。

C. 增强横断面 T_1WI 见肿块强化明显。

可帮助显示肿瘤范围和某些特点,但均应由组织病理学确定具体类型。

（一）脊索瘤

起自蝶枕缝脊索残余组织来源的脊索瘤(chordoma)可发生于任何年龄,一般以青壮年为多。此瘤生长缓慢,具有局部侵袭性,组织学上属低度恶性,常向颅内侵犯,与颅底血管神经关系密切,难以完全切除,可发生转移。病理上瘤内含有粘液样空泡细胞,周围为粘液样的物质包围,且常见出血坏死灶,少数可产生钙化。有的瘤内伴有软骨样组织,称之为软骨瘤样脊索瘤,经免疫生化研究认为其属脊索瘤的变型,预后较好。

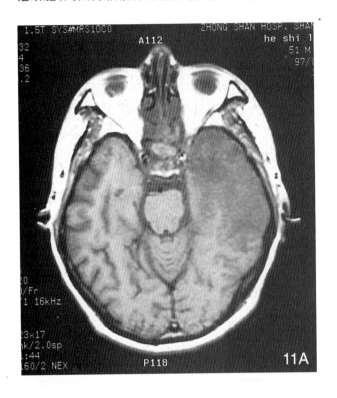 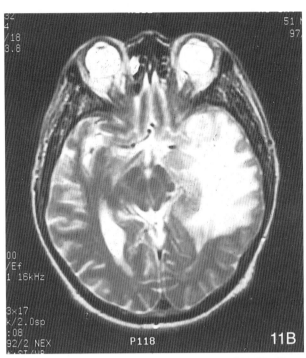

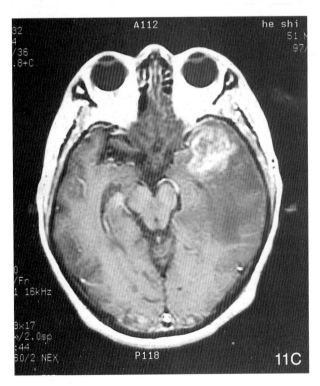 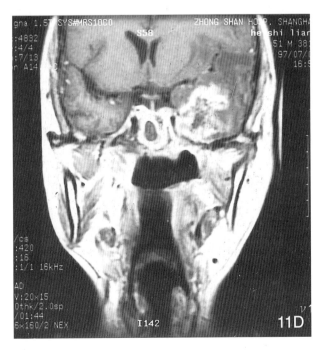

图 16-5-11　鼻咽癌两次放疗后半年脑软化

A. 横断面 T_1WI 见左侧颞叶信号减低,脑回消失。　B. T_2WI 见左颞叶脑白质大片脑水肿致信号增高,边缘呈指状。

C(增强后 T_1WI 横断面)和 D(冠状面)示颞叶前内有不规则强化,大部分脑水肿区不增强。

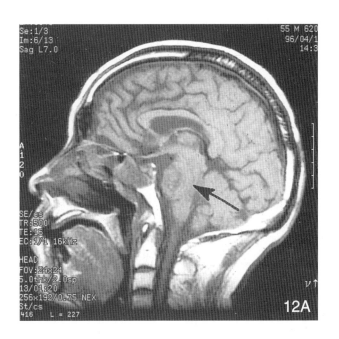

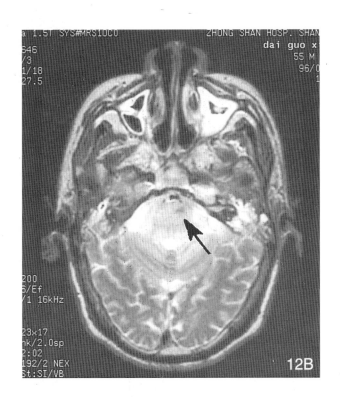
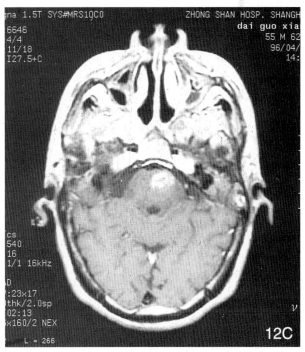

图 16-5-12　鼻咽癌放疗后脑干坏死灶

A. 矢状面 T_1WI 见桥脑增大,内有低信号区(箭)。　B. 横断面 T_2WI 见桥脑信号稍增高,内有低信号区(箭)。

C. 增强 T_1WI 横断面示桥脑内有不规则强化灶。

此类肿瘤一般应以 CT 和 MRI 同时检查。CT 可较清楚显示颅底中线蝶-枕区骨质破坏,瘤内有少量钙化。MRI 显示肿瘤侵犯边缘和内部结构较清楚。肿瘤主体为长 T_1 和长 T_2,一般在 T_1WI 上呈等信号或低信号,T_2WI 为中等至高信号,可均质或不均质,瘤内纤维间隔、钙化或出血产物为低信号,粘液样病灶可为高信号,增强后常呈不均质,有中等至明显强化部分(图 16-5-13)。肿瘤常破坏枕骨斜坡,向鼻咽和颅内扩展,侵犯海绵窦鞍上区和脑干,以矢状面像显示较好。肿瘤较大可侧向侵入咽旁间隙或向上侵犯鼻窦,偶见向后侵犯上颈椎。肿瘤有时与鼻窦粘液相混,一般肿瘤在 T_1WI 上信号较粘液为高,T_2WI 上信号与粘液相仿或较低。脊索瘤与软骨瘤样脊索瘤常难区别,有认为后者倾向偏侧生长,瘤内钙化较明显可助区别。此外,有时与不典型脑膜瘤或鼻咽癌表现难以鉴别。

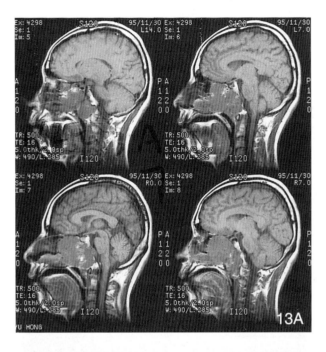

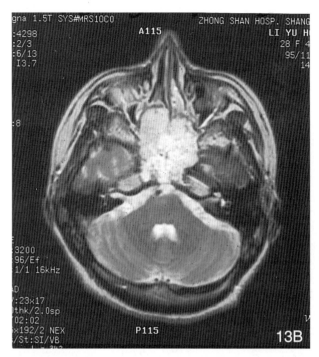

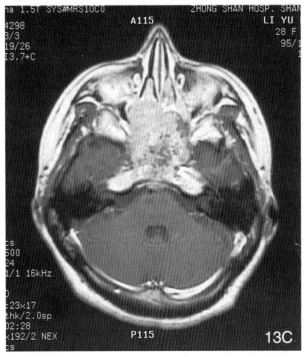

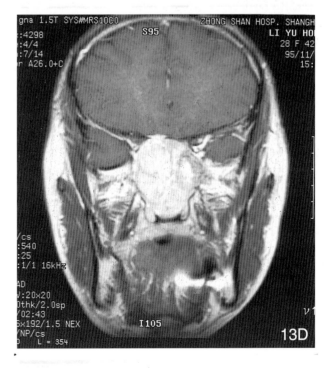

图 16-5-13 鼻咽-颅底脊索瘤

A. 矢状面 T_1WI 示鼻咽-蝶枕区大肿块,内有斑点状高信号灶。　B. 横断面 T_2WI 示双侧筛蝶窦不均质肿块。　C(增强 T_1WI 横断面)和 D(冠状面)示肿块不均质增强。

（二）软骨肉瘤

颅面部发生软骨肿瘤较为少见。发生于颅底的软骨肿瘤可来自犁骨、蝶筛窦和岩枕缝，肿瘤可起源于软骨、软骨内化骨或中胚层组织，组织学上可分为四级，大多为肉瘤，少数属软骨瘤。病变内多有钙化、骨化和粘液样改变。粘液样软骨瘤常难与脊索瘤的软骨瘤型鉴别。软骨肉瘤具有侵袭性，颅底病变易侵及神经和血管。一般以 CT 显示骨和钙化最清楚，MRI 对软组织和颅底结构侵犯显示较好。在MRI 上，软骨肿瘤都为混杂不均质肿块，其表现与恶性程度有一定关系。一般在 T_1WI 上为低至中信号，T_2WI 为较高信号，夹杂有钙化和骨碎片所致的低信号，粘液样病灶区信号更高，有时瘤内还可有出血或坏死灶。瘤内大部分可为造影剂增强，如侵犯颅底下咽旁间隙，可加脂肪抑制检查以使肿块边缘显示更为清楚。颅底肿瘤多位于中线旁的岩枕裂，趋于偏侧生长，可呈分叶状破坏颅底，侵犯颅底上、下结构（图 16-5-14）。

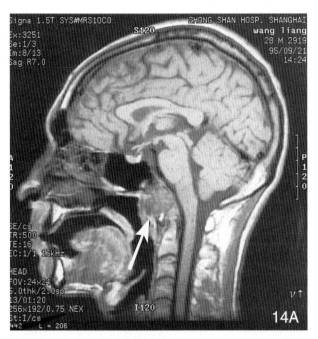

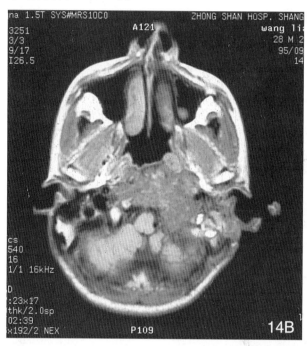

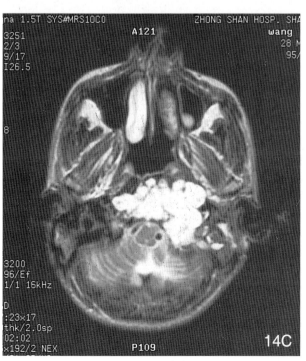

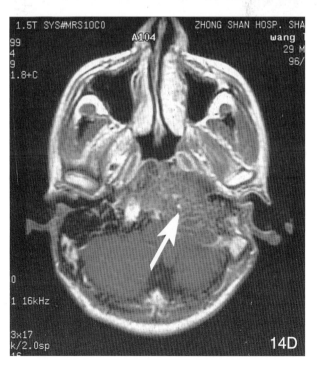

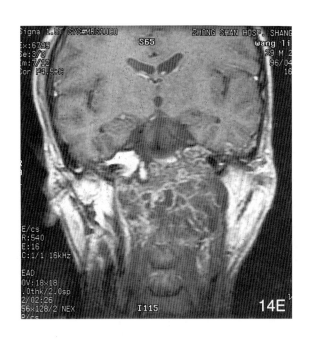

图 16-5-14　鼻咽软骨瘤样脊索瘤

A. 矢状面 T_1WI 示鼻咽、斜坡区肿块（箭）。　B. 横断面 T_1WI 见该肿块在鼻咽粘膜下自枕骨斜坡后向左侧生长为著，信号中等。　C. 横断面 T_2WI 示该肿块分叶状潜入性生长，信号高。　D（增强 T_1WI 横断面）和 E（冠状面）见肿块间隔呈网状轻度增强（箭）。

（三）淋巴瘤

鼻咽为结外淋巴瘤好发部位（仅次于胃肠道），多属非霍奇金淋巴瘤。一般表现为较大软组织肿块，可似增殖体肥大，颅底骨质少有侵犯。肿块为均质，在 T_1WI 上信号与脑信号相仿，可为造影剂轻中度强化（图 16-5-15）。有的病变可侵犯颅底，可见脑膜增强。病变亦可侵犯鼻窦，T_2WI 上信号较炎症病变为低。MRI 表现多无特性，一般应由活检病理确定诊断。

（四）横纹肌肉瘤

为儿童中头颈部最常见肉瘤，少数亦可见于青年，以眼眶和鼻咽部为常见，鼻咽肿瘤可向乳突侵犯，主要破坏颅底骨质，易侵犯脑膜和颅内，进展快，预后差。MRI 检查肿块在 T_1WI 上与肌肉呈等信号或稍高信号，T_2WI 为高信号，可为造影剂增强。

（五）纤维组织细胞瘤

纤维组织细胞瘤（fibrous histiocytoma）为纤维组织肿瘤中较常见类型，可发生于颅面深部，组织学上有良、恶性之分。侵犯颅底病变多属恶性，无包膜，具有侵袭性，可浸润软组织和破坏骨质。在 MRI 上表现为边缘不清肿块，侵犯范围较大，无特征性表现，瘤内不均质，可为造影剂增强（图16-5-16），有部分粘液样变性区。应与血管外皮瘤、神经纤维瘤和横纹肌肉瘤等鉴别，有赖组织病理确定。

三、口咽恶性肿瘤

口咽恶性肿瘤较为少见，以分化程度不同的鳞状上皮细胞癌为常见，各种类型淋巴瘤次之。患者常以咽部异物感或疼痛就诊，少数可以颈淋巴结增大为首见表现。临床常见一侧扁桃体增大，或口咽粘膜不规则增生、溃烂，易经活检获得诊断。CT 或 MRI 检查着重应查明深部侵犯和颈淋巴结转移，CT 应行增强扫描以利较清楚显示肿瘤侵犯边界和颈淋巴结。MRI 平扫可多轴位较清楚显示，一般以增强结合脂肪抑制检查显示更为清晰。

口咽鳞状上皮细胞癌可发生于腭扁桃体、软腭、会厌溪、舌根等结构，一般以扁桃体和舌根发生为常见。扁桃体癌浸润性生长，易伴发感染和坏死，表现为病侧口咽侧壁软组织增厚，或呈块状增生，表面不规则，边缘欠清晰（图 16-5-17）。肿瘤在 T_1WI 呈均质低信号，T_2WI 呈不均质高信号，都可为造影剂增强，大多为不均质。较大肿瘤常致咽旁间隙变小或闭塞（图 16-5-18），翼内肌界面模糊。肿瘤侵犯前腭弓可向软腭和舌外侧侵犯，侵犯后腭弓易累及咽旁间隙并伴有颈淋巴结转移。软腭癌可沿咽侧壁向下侵及舌根,亦可向上侵犯鼻咽侧壁或向前累及硬腭。舌根和会厌溪肿瘤易向舌内肌和会厌前间隙侵犯(图 16-5-19)。半数口咽鳞癌可发生颈淋巴结转移,多在同侧,少数可见对侧或双侧转移。转移可至颌下、上和中颈静脉淋巴结,亦可达咽后淋巴结。

　　口咽癌分期中,肿瘤最大径在 2 cm 以下属 T_1 期,2~4 cm 为 T_2 期,超过 4 cm 属 T_3 期,如侵犯邻近结构则属 T_4 期。影像学检查以 MRI 较 CT 为清楚,一般应着重了解向外扩展侵犯部位和程度,以利计划扩大治疗和提高疗效。扁桃体癌可侵犯磨牙后三角区,软腭癌可侵犯上颌,浸润翼内肌附着翼内板或进入翼腭窝,也可沿三叉神经分支向前、后扩散,MRI 可显示神经增粗,造影剂可增强。舌根癌侵犯

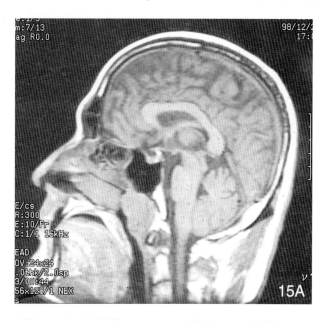

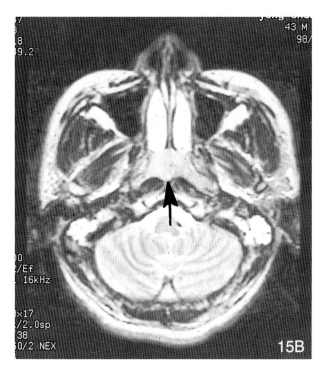

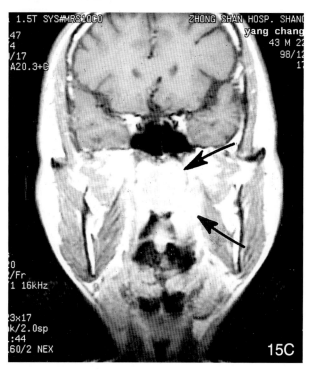

图 16-5-15　鼻咽淋巴瘤

A. 矢状面 T_1WI 示鼻咽软组织肿块。　B. 横断面 T_2WI,鼻咽腔内肿块(箭)伸入左咽侧隐窝,
信号均质较高。　C. 增强 T_1WI 冠状面,见鼻咽顶和左侧肿块(箭),均质强化。

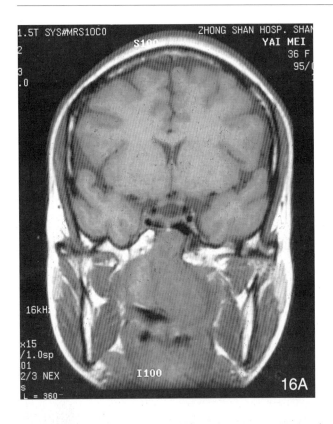

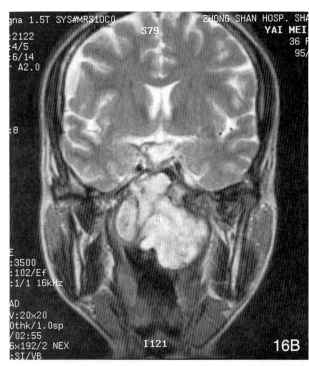

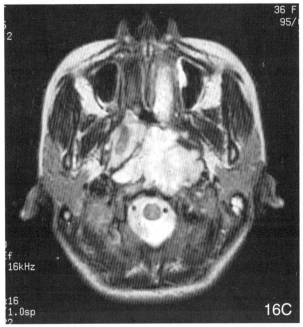

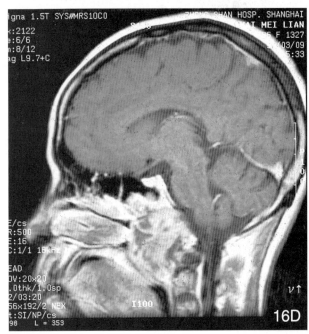

图 16-5-16　鼻咽恶性纤维组织细胞瘤

A(冠状面 T_1WI)和 B(T_2WI)示鼻咽部分叶状肿块,前者信号中等,后者信号高。

C. 横断面 T_2WI 见肿块向左侧生长为著,不规则状。　　D. 增强 T_1WI 矢状面显示肿块不均质增强。

舌内肌以 T_2WI 和增强 T_1WI 显示较清楚,可以较好估计肿瘤边缘与舌动脉、舌神经和舌咽神经(在口底舌下间隙、下颌舌骨肌表面)的距离。舌根癌对会厌前间隙侵犯以矢状面和横断面 T_1WI 显示较

清楚。

口咽部淋巴瘤大多为非霍奇金淋巴瘤,可发生于扁桃体(图 16-5-20)或舌根,软组织增生可呈块状,有时难与炎症性淋巴组织增生鉴别。如有增大

颈淋巴结伴存,或有系统性表现,多可支持诊断。有的与纵隔淋巴结伴存,则应属霍奇金淋巴瘤。

此外,口咽部还偶见横纹肌肉瘤、粘液上皮癌、小唾液腺腺癌、血管外皮瘤等发生,MRI上多无特征性表现。

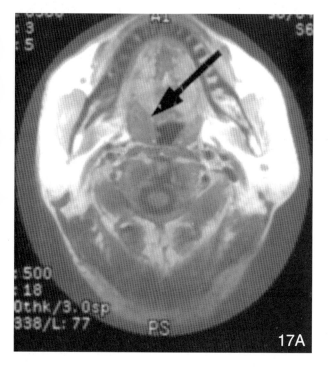
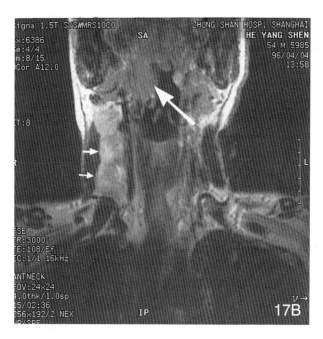

图 16-5-17 扁桃体癌

A. 横断面 T_1WI 见右侧口咽侧壁软组织增厚(箭),中等信号。

B. 冠状面 T_2WI 示右扁桃体块状增大(箭),信号较肌肉为高,伴右颈侧多个淋巴结增大(小箭)。

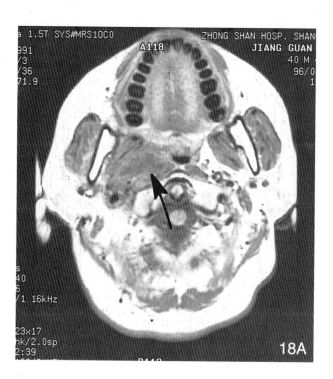
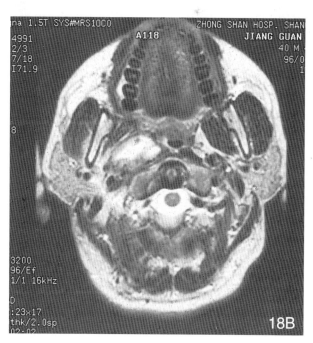

图 16-5-18 口咽侧壁鳞癌

A. 横断面 T_1WI 见右口咽侧壁肿块(箭)侵占咽旁间隙,瘤体中央信号较低。 B. T_2WI 见瘤内有高信号坏死灶。

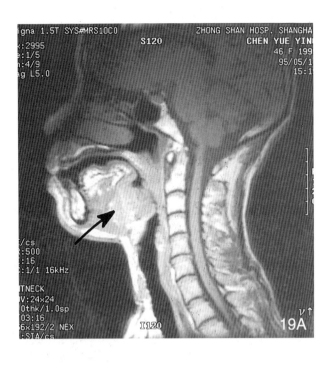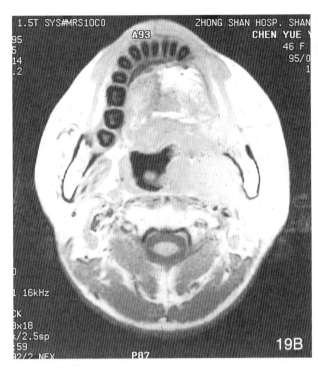

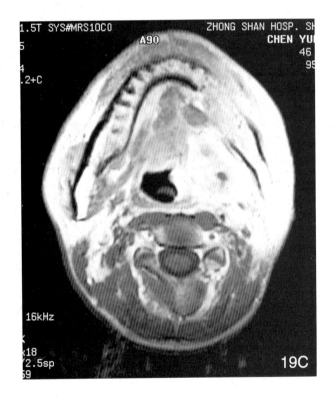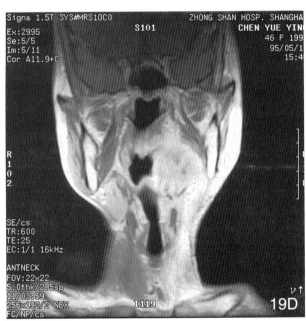

图 16-5-19　舌根鳞癌术后复发

A. 矢状面 T_1WI 见舌根肿块（箭），信号较高。　B. 横断面 T_1WI 见左口咽侧肿块侵占咽旁间隙。

C（增强 T_1WI 横断面）和 D（冠状面）示肿块强化，侵入舌根和咽侧。

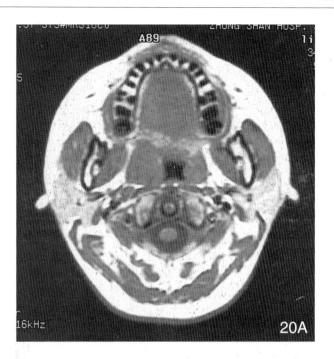

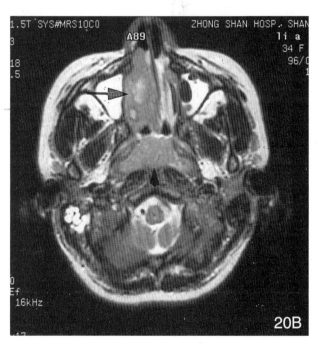

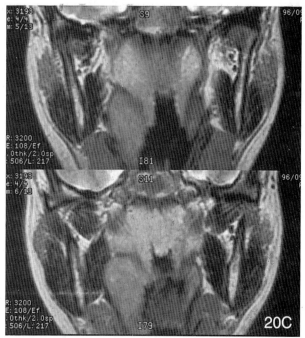

图 16-5-20 扁桃体和鼻咽淋巴瘤

A. 横断面 T_1WI 见右侧口咽侧壁肿块,等信号。 B. 横断面 T_2WI 示鼻咽(▲)、右鼻腔肿块(箭),
信号较高,伴双上颌窦炎(高信号)。 C. 冠状面 T_2WI 见鼻咽和右扁桃体块状增大,信号高。

第六节 喉癌和喉咽癌

一、喉癌

喉和喉咽两者相邻,关系密切,肿瘤可相互侵犯,恶性肿瘤绝大多数都为粘膜上皮癌,且都在舌骨下颈部,可同时检查。

喉部恶性肿瘤约占全身恶性肿瘤的 1%,绝大多数为鳞状上皮细胞癌,其他如腺癌、淋巴瘤、软骨肉瘤等均很少见。喉癌大多发生于男性(5:1),发生率有增加倾向,以女性为著,与吸烟和酒精刺激有密切关系,有少数可出现多部位原发癌。

喉癌起自局部粘膜,初时沿粘膜浸润性生长,可致粘膜表面不规则增厚,继后呈结节状或块状增生致喉腔气道变形。肿瘤常向粘膜下喉旁或会厌前间隙生长,可破坏喉软骨,扩展至喉外,且可发生区域淋巴结转移。基于解剖和病理特点,一般将喉癌分为:声门(声带)、声门上、声门下和过声门型。其中60%属声门型,30%为声门上型。通常按 TNM 系统分期(表 16-1-1)。

表 16-1-1 喉癌的 TNM 系统分期

类 型		分 期
声门型	T₁	肿瘤限于声带,可侵犯前或后连合,但运动正常
		T₁ₐ限于一侧声带,T₁ᵦ侵犯双侧声带
	T₂	肿瘤扩展至声门上或声门下,或伴单侧声带运动减弱
	T₃	肿瘤限于喉内,声带固定
	T₄	肿瘤破坏甲状软骨或扩展至喉外组织
声门上型	T₁	肿瘤限于声门上一部位,声带运动正常
	T₂	肿瘤侵犯两个以上声门上结构或声门,声带活动正常
	T₃	肿瘤限于喉内,声带固定,或侵犯环后区、梨状窝内侧壁或会厌前间隙
	T₄	肿瘤侵犯甲状软骨或扩展至喉外组织
声门下型	T₁	肿瘤限于声门下区
	T₂	肿瘤扩展至单或双侧声带,运动正常或减弱
	T₃	肿瘤限于喉内,声带固定
	T₄	肿瘤侵犯环状或甲状软骨,或扩展至喉外组织

喉具有发声和通气功能,声音嘶哑和呼吸困难常促使患者就诊。一般可经喉镜检查发现病变,易由活检确定诊断。为了保存部分发声功能和提高疗效,都需要 CT 或 MRI 检查,以了解肿瘤发生部位和侵犯范围,着重查明肿瘤向深部结构侵犯和颈淋巴结转移情况,为制定治疗方案和估计预后提供重要依据。MRI 对软组织分辨率较高;多方位成像,尤以冠状面可较清楚显示真、假声带和纵向扩展情况;无需造影剂增强即可区别血管与淋巴结;造影剂也较安全,故此对于较大肿瘤,特别是声门上型喉癌侵犯下界和甲状软骨等破坏病例检查效果较好。

【MRI 表现】 喉癌影像学检查应了解肿瘤侵犯和转移情况,着重了解声门下、声门旁、会厌前间隙、喉外、舌根、环后等侵犯及软骨破坏。

(一)喉癌扩展情况

1. 声门癌:声门癌大多发生于声带前半段,主要向前连合扩展,肿瘤病灶小,与甲杓肌信号相仿,T₁WI 难显示,T₂WI 时信号较高和增强 T₁WI 可更清楚显示,常见声带表面或边缘局部增厚或隆起。前连合侵犯表现为声带前端间软组织增厚

超过 1 mm,且致该角变钝(图 16-6-1),进而肿瘤可向声门上或声门下区扩展(图 16-6-2),亦可侵犯对侧声带,有的可通过神经血管束缺损处破坏甲状软骨下部。声带癌向侧方扩展浸润甲杓肌,侵及咽旁间隙,于横断面双侧比较,可发现声带与甲状软骨内板间线状高信号裂隙被肿瘤闭塞,进而也可向声门上、下区扩展,以声门下扩展较常见,以冠状面显示较清楚。少数声带癌可向后扩展侵犯后连合和披裂前表面,进而累及环披关节,以致声带固定。声带癌如声门下前区侵犯超过 1 cm,后区侵犯超过 5 mm 为全喉切除指征。

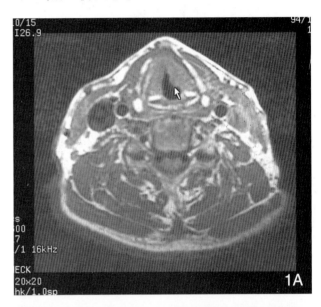

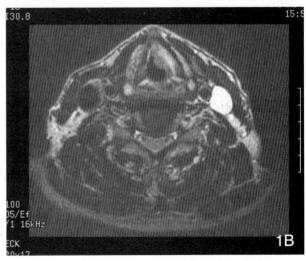

图 16-6-1 声带癌

A. 横断面 T₁WI 示左声带增宽,边缘粗糙(箭),等信号。

B. T₂WI 见左声带前段隆起,左颈内静脉缓流致信号高。

2. 声门上癌:声门上癌起自不同部位,其扩展方式不同。肿瘤好发于会厌,表现为一侧或整个会

厌增厚,表面不规则,可呈菜花样肿块,侵占喉前庭。会厌癌可沿粘膜向会厌披裂皱襞(图16-6-3)、室带扩展,舌骨下会厌癌易通过孔隙侵入会厌前间隙,以矢状面 MRI 显示为好。少数肿瘤于会厌下部,可侵犯前连合并向声门下前壁扩展,变为过声门癌。亦可穿过会厌前间隙破坏甲状软骨前角。舌骨上会厌癌也可浸润会厌溪,扩展至舌根,可与舌根淋巴组织增生混淆。在MRI上肿瘤信号较淋巴组织为低,易

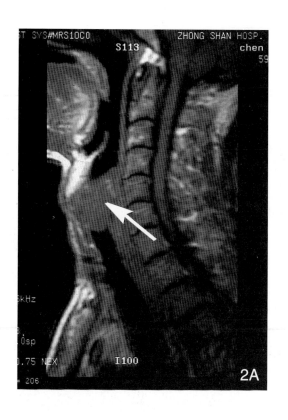

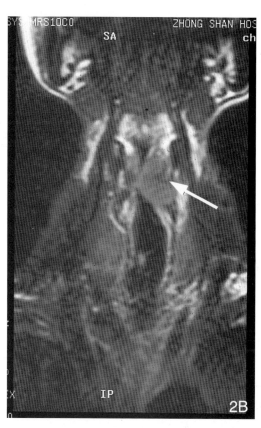

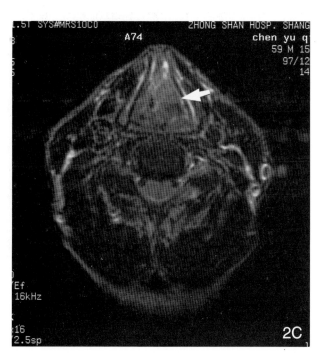

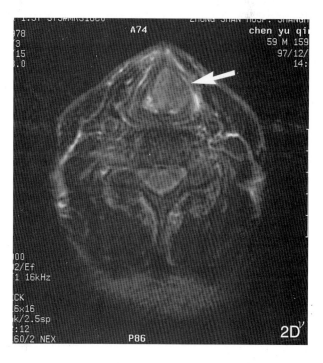

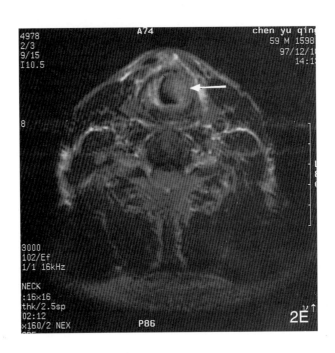

图16-6-2 声门癌

A. 矢状面 T_1WI 见喉腔内软组织肿块,等信号。 B. 冠状面 T_2WI 示左侧声带、室带软组织增生,
侵及声门下(箭)。 C、D、E(横断面 T_2WI)分别显示左室带、声带和声门下肿瘤(箭)。

于区别。晚期会厌癌还可自会厌前间隙侵犯舌甲膜累及舌骨下肌群,亦以 MRI 显示更清楚。会厌侧部和会厌披裂皱襞位于声门上区边缘,肿瘤沿粘膜可向喉腔内、外扩展,向内侵犯室带,向外侵犯梨状窝(一般不侵犯梨状窝外侧壁,可与梨状窝癌区别),可累及披裂。多半同时向会厌前间隙和喉旁间隙生长,常在粘膜下扩展发展为过声门型喉癌,表现为声门侧壁结构增宽、内移。局限于室带、喉室或披裂的原发癌少见。披裂肿瘤常见病侧增大,可影响声门运动(图16-6-4)。声门上型癌侵犯早期局限于粘膜,继后多累及环披关节致声带固定。晚期可致披裂内移,环甲关节增宽,周围颈部出现肿块,属于 T_4 期。少数披裂和披裂间癌可向环后区浸润,应属喉咽癌。

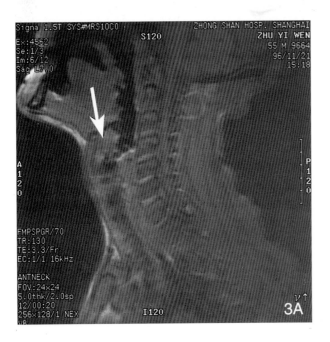

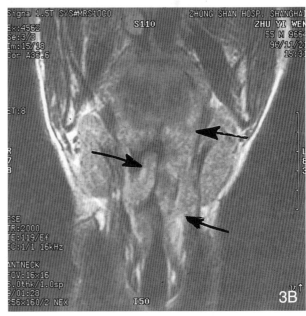

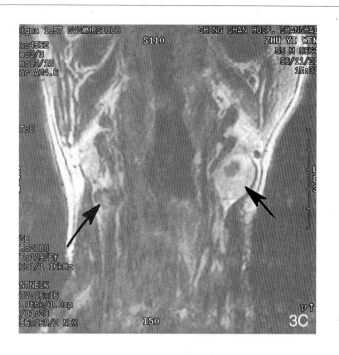

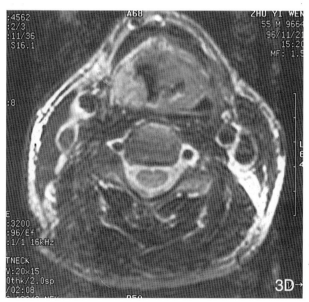

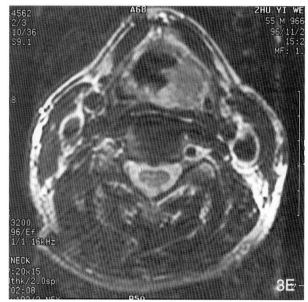

图 16-6-3　声门上型喉癌

A. 矢状面 T_1WI 见会厌不规则软组织增生(箭)。　B. 冠状面 T_2WI 见双侧会厌-披裂皱襞增厚(箭),以左侧为著。

C. 冠状面见双颈动脉鞘淋巴结增大(箭)。　D 和 E(横断面 T_2WI)示双侧会厌披裂皱襞和左披裂增大。

3. 声门下癌:原发声门下癌很少见,大多由声带癌扩展来,少数由声门上癌经前连合侵入,极少自后连合进入声门下后壁。一般由横断面已可显示,冠状面和矢状面可更清楚显示。声门下癌可穿破环甲膜,破坏环状软骨,向喉周扩展,以致喉前外侧肌肉界面不清,偶见肿瘤还可扩展至气管上段和侵犯甲状腺。

4. 过声门癌:肿瘤侵犯声门和声门上称为过声门型喉癌。此型肿瘤常在粘膜下生长,喉镜难以发

现。如起源于喉室,肿瘤在喉旁间隙纵向扩展,仅见粘膜隆起。前中线过声门癌易侵犯甲状软骨前角和环甲膜,可向喉外扩展。一般都以 MRI 显示较清楚。

喉软骨被肿瘤侵犯多见于晚期(T_4),此类病人放疗敏感性较差,肿瘤复发率较高。近年来对肿瘤侵犯软骨的认识较为深入,CT 可直接显示喉软骨硬化、吸收和破坏。MRI 主要从脂肪髓信号改变以判断之,通常当肿瘤侵犯钙化软骨时,在 T_1WI 上侵

犯区信号减低,T_2WI 上信号较高。增强 T_1WI 时见肿瘤被强化(线图 16-6-1)。但有时伴存炎症、水肿也可有相似改变,故可有一定误差。一般认为 MRI 上软骨无信号异常预示阴性率较 CT 为正确。

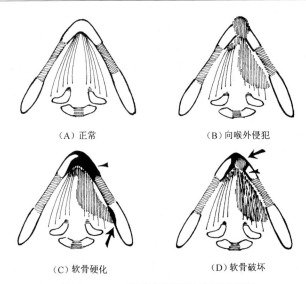

(A) 正常　　　　　(B) 向喉外侵犯

(C) 软骨硬化　　　　(D) 软骨破坏

线图 16-6-1　喉癌侵犯甲状软骨示意图

数可为双侧转移,是否出现转移,对治疗和预后都很重要。声门上癌常转移至甲状软骨以上颈淋巴结,最常见为颈静脉二腹肌淋巴结增大(图 16-6-5)。声门下癌则常向下转移至喉前和气管旁淋巴结。转移淋巴结一般直径都大于 1 cm,结内坏死则不论大小均应属阳性。有的增大淋巴结边缘不规则或周围脂肪界面闭塞,可提示有淋巴结外浸润。有的还可与颈动脉鞘、甲状腺等融合,手术多难切除。

(三)治疗后表现与肿瘤复发

喉癌手术治疗可行水平半喉、垂直半喉和喉全切除,或可加颈淋巴结廓清手术,手术后新咽腔一般多为圆或卵圆形,腔面光滑,咽腔周围脂肪层面清晰。术后随访如疑有复发可行 MRI 检查。复发病变多在局部形成肿块,侵犯粘膜或位于粘膜外,有的可侵犯气管造口或附近颈深部,常伴颈淋巴结转移,有的还可出现第二原发癌,以食管和肺为多见。

喉癌也常用放疗,放疗后数月常见皮下脂肪和颈阔肌肿胀,以致脂肪界面模糊不清,内有线状纤维间隔。喉腔及喉咽粘膜普遍性肿胀增厚以致喉腔结构不清。喉软骨骨有炎症,喉水肿可达数年。较大喉癌放疗后 3 个月内如肿块缩小不到一半,多提示有肿瘤残存。放疗后肿瘤复发大多在 2 年内,常见出现软组织增生,但难与肉芽增生和炎症区别。

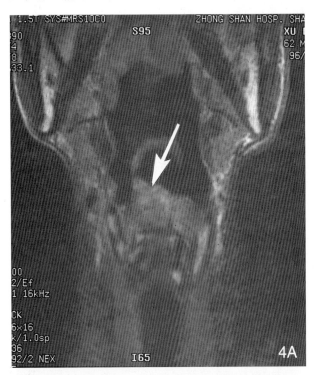

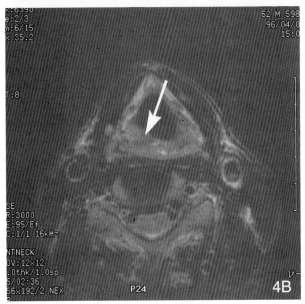

图 16-6-4　披裂鳞癌

A(冠状面)和 B(横断面)显示右披裂(箭)增大,表面不规则。

(二)喉癌的颈淋巴结转移

喉癌可较早期诊断,大半病变局限,约 25% 发生颈淋巴结转移。声带缺乏淋巴,早期少有淋巴结转移,一般统计声带癌淋巴结转移率为 5%。声门上和过声门癌淋巴结转移率高达 50% 以上,且有少

二、喉咽癌

喉咽恶性肿瘤绝大多数为鳞状上皮细胞癌,极少数为腺癌和肉瘤,其发生与烟酒长期刺激有关。肿瘤大多发生于梨状窝,少数可起自咽后壁或环状软骨后。除环后癌女性较常发生外,大多见于男性,

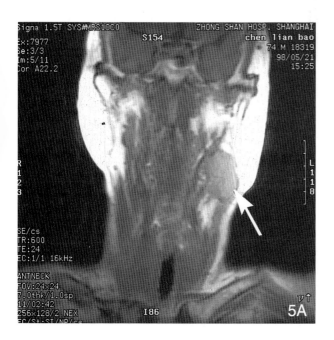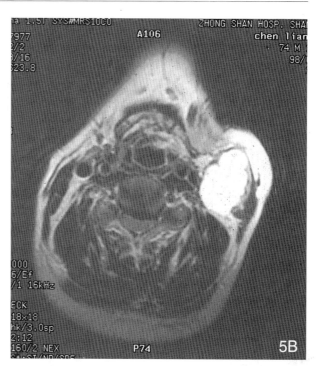

图 16-6-5　全喉切除术后颈淋巴结转移

A. 冠状面 T_1WI 见左颌下区颈动脉鞘外侧肿块。

B. 横断面 T_2WI 示肿块分叶状,信号高。

患者常以咽部异物感或吞咽困难就诊。多可经喉镜检查发现,少数环后癌较隐蔽,需经钡造影检查发现。梨状窝癌易侵犯喉腔侧壁,且颈淋巴结转移早,发生率高,环后癌则易向颈段食管扩展。

梨状窝癌常表现为沿梨状窝周壁不规则增厚,以致管腔狭小或闭塞(图 16-6-6),双侧比较易于认识,但应注意双侧位置不对称,可能造成误解。肿瘤在 T_1WI 上信号中等,T_2WI 上信号较高,但较粘膜

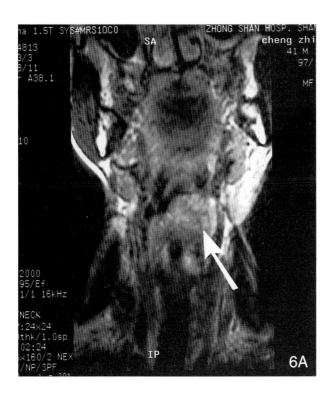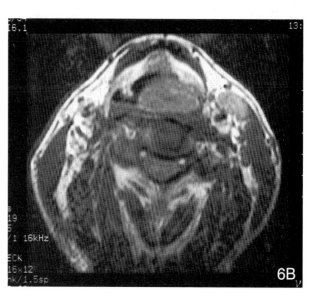

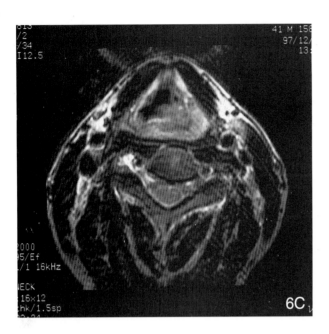

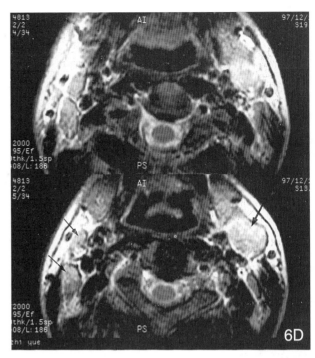

图 16-6-6　梨状窝癌
A. 冠状面 T_2WI 见左披裂-梨状窝肿块（箭），信号较高。　B. 横断面 T_1WI 示左梨状窝肿块。　C. 横断面 T_2WI
示肿块沿梨状窝壁层浸润增厚。　D. 横断面 T_2WI 示双颈侧淋巴结转移（箭）。

信号为低，可为造影剂增强。肿瘤向内可沿会厌披裂皱襞侵入喉腔侧壁，致室带甚至声带增宽，喉旁间隙脂肪信号消失。肿瘤向外常破坏甲状软骨翼板，在梨状窝尖或者沿喉旁间隙扩展至环甲关节、披裂和环后间隙，进而在甲状软骨板后侵入喉外，在喉体邻近颈部软组织形成肿块。少数梨状窝癌沿粘膜扩展至喉后壁和环后区，且常伴有区域淋巴结转移（图16-6-7）。有的喉外肿块可与局部增大的颈淋巴结融合。鳞癌转移淋巴结内常见液化坏死，有的淋巴结外浸润可与颈动脉鞘紧贴，增加治疗困难。

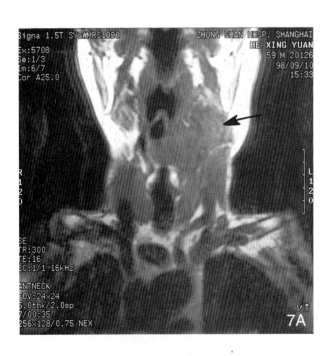

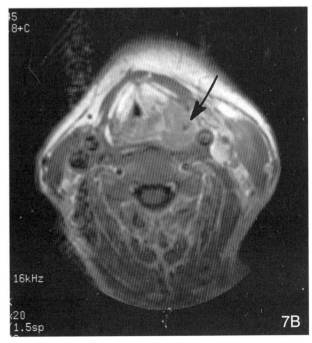

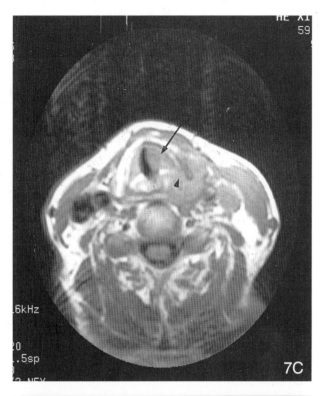
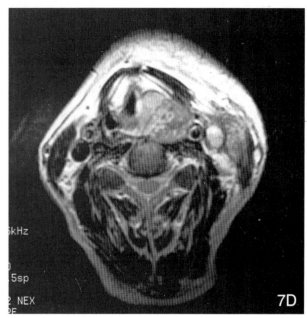
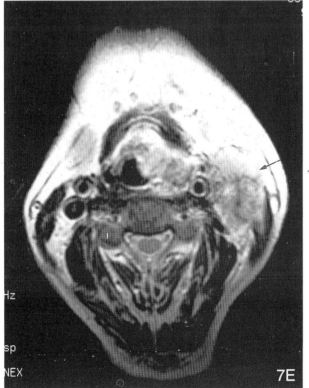
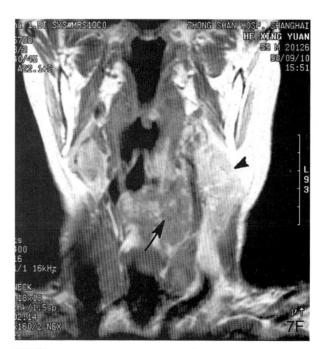

图 16-6-7 咽喉癌

A. 冠状面 T₁WI 见左梨状窝闭塞,喉咽侧壁增厚(箭)。 B. 横断面 T₁WI 示左梨状窝肿块(箭),等信号。 C. 横断面 T₁WI 示肿瘤侵及环甲关节(▲)和左声带(箭)。 D. 横断面 T₂WI 示肿块侵入会厌披裂皱襞。 E. 横断面 T₂WI 见左颈侧转移淋巴结(箭)。 F. 冠状面增强 T₁WI 示左喉咽癌(箭)与颈淋巴结转移(▲)。

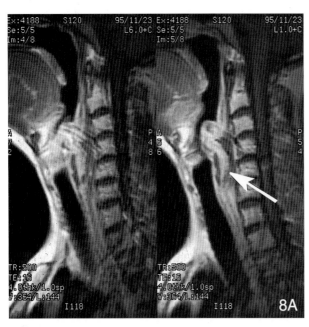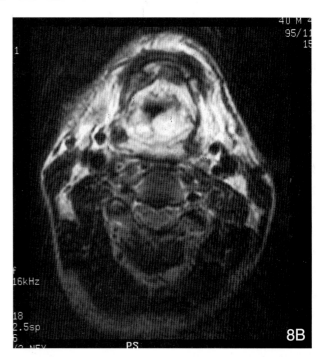

图 16-6-8　喉咽-食管癌
A. 矢状面增强 T_1WI 示披裂、咽后壁和颈段食管软组织增厚(箭)。
B. 横断面 T_2WI 示披裂及环后区软组织增生,信号高。

　　咽后壁癌主要表现为咽后壁软组织不规则增厚,向中线双向生长,呈扁块状,可向深部浸润椎前肌,较常见为向上、下蔓延侵及口咽后壁和食管口,以矢状面观察为好(图 16-6-8)。

　　环后癌较少见,表现为披裂和环状软骨后软组织增厚达 1 cm 或更厚,可不对称,自中线向双侧扩展,易向下侵犯食管口甚至颈段食管。以矢状面和冠状面定位较清楚。钡造影点片检查更有帮助。

　　梨状窝癌与声门上型喉癌相似,易有淋巴结转移,据临床统计有 60% 以上有颈淋巴结转移,10% 还可有对侧淋巴结转移。初时为颈中部颈静脉二腹肌结增大,继后可扩展至上颈深淋巴结和脊副淋巴结。

第七节　影像学方法比较

　　咽喉为上呼吸消化道的空腔脏器,腔内气体与软组织腔面有自然对比,普通 X 线检查即可显示其轮廓。为避免颈面骨重叠,一般应用颈侧 X 线平片投照,可显示咽与颈段食管、喉和颈段气管,在 CT 和 MRI 推广应用前,列为咽喉 X 线检查的基本方法。大多可从软组织形态改变估计炎症或肿瘤,有时 X 线平片还可显示异物、钙化或邻近骨质改变。

咽部病变应加钡剂造影以显示管腔周壁情况和与食管关系,喉部病变亦可加体层摄片或喉造影以较好显示喉室周围病变。普通 X 线平片投影重叠,软组织仅限于显示腔面和大致厚度或轮廓,难以反映细小病变和肿瘤向深层或周围侵犯情况,不能满足复杂病变或肿瘤病例诊断要求。但颈侧位平片简便,目前仍用于一般炎症与异物,钡造影剂亦常用于检查咽、食管病变。

　　CT 可显示软组织和骨结构,空间分辨率和密度分辨率远高于 X 线平片,可直接显示咽喉和周围颈面部细小结构,并可以颈筋膜划分解剖间隙,给予较精确的病变定位。由于 CT 扫描时间短,很少产生运动伪影,最适用于咽喉检查。鼻咽 CT 可行横断面和冠状面检查,颅底骨质应加骨窗显示,可较全面了解软组织和颅底骨结构改变。近年来应用三维重建还可较好观察颅底内外面情况。对于咽部炎症、异物,CT 显示亦较清楚,同时还可显示牙龈和面骨及颈椎骨质异常。喉部 CT 通常仅行横断面扫描,扫描层面与喉室或声带平行(侧位定位片上可显示这些结构)且双侧对称显示,在喉室附近插薄层(2 mm)扫描可较清楚显示喉部细致结构。喉部扫描常在平静呼吸时进行,可使声带外展以利前、后连合显示。CT 还可加发声相等检查,以观察喉部活动。为观察肿瘤和颈部淋巴结,通常应在静脉内注射造影剂增强下检查为妥,增强后可较早发现细小病变,较清楚显示病变侵犯范围和淋巴结转移,为肿瘤分期和病变治疗计划提供可靠依据。近年来应用3D 表面重建,可似内镜一样观察喉内腔面,对喉室和声门下区显示更为清楚。

MRI 对软组织分辨力和组织特性显示较 CT 为好,可较清楚显示咽部淋巴组织与周围结构。无需造影剂,借助血流流空效应直接显示颈部血管和颈淋巴结区别。如有脂肪高信号掩盖病变,也可加脂肪抑制检查以更好突出软组织结构异常。MRI 还可较好区别炎症、肿瘤和纤维化组织,有利于较好确定肿瘤范围,鉴别肿瘤复发。特别对鼻咽癌放射治疗后随访复查有重要帮助,可显示深部复发和颅内病变。MRI 由于扫描时间较长,易有运动伪影,影响图像质量,对于喉部病变和气管切开病人应用常受限制,但如用于较合作病人,应用快速 SE 序列检查,可从多方位观察,特别是冠状面显示喉内和声门下区病变可较清楚。MRI 难以显示骨结构细小改变和病理钙化,但对颅底斜坡、岩尖髓质骨侵犯显示较为清楚,对喉部钙化、甲状软骨和环状软骨破坏显示也较 CT 为敏感。为此,MRI 在咽喉肿瘤诊断上有相当优点,可酌情应用。

(罗道天)

参 考 文 献

1. Baker LL, Dillon WP, Hieshima GB, et al. Hemangiomas and vascular malformations of the head and neck: MR characterization. AJNR, 1993,14:307

2. Becker M, Zbänren P, Laeng H, et al. neoplastic invasion of the laryngeal cartilage: comparison of MR imaging and CT with histopathologic correlation. Radiology, 1995,194:661

3. Castelijns TA, van den Brehel MWM, Smit EMT, et al. Predictive value of MR imaging-dependent and non-MR imaging-dependent parameters for recurrence of laryngeal cancer after radiation therapy. Radiology, 1995,196:735

4. Crawfond SC, Ric Harnsbeger H, Lufkin RB, et al. The role of Gd-DTPA in evaluation of extracranial head and neck mass lesions. Radiol Clin North Am, 1989,27:219

5. Curtin HD. Imaging of the larynx. current concepts. Radiology, 1989,173:1

6. Curtin HD, Chavali R. Imaging of the skull base. Radiol Clin North Am, 1998,36:801

7. Davis Wl, Harnsberger HR, Smoker WR, et al. Retropharyngeal space: evaluation of normal anatomy and diseases with CT and MR imaging, Radiology, 1990,174:59

8. Gaensler EH, Dillon WP, Edwards MSB, et al. Radiation-induced telangiectasia in the brain similates cryptic vascular malformations at MR imaging. Radiology, 1994,193:629

9. Gianoli M, Espinola TE, Guarisco Jl, et al. Retropharyngeal space infection: changing trends. Otolary Head Neck Surg, 1991,105:92

10. Hudgins PA, Gussak GS. MR imaging in the management of extracranial malignant tumors of the head and neck. AJR, 1992,159:161

11. Kimura F, Kim KS. Friedman H, et al. MR imaging of the normal and abnormal clivus. AJR, 1990,155:1 285

12. Loevner LA, Yousem DM, Montone KT, et al. Can radiologists accurately predict preepiglottic space invasion with MR invasion. AJR, 1997,169:1 681

13. Panush D, Fulbright R, Sze G, et al. Inversion-recovery fast spinecho MR imaging: efficacy in the evaluation of head and neck lesions. Radiology, 1993,187:421

14. Stiglbauer R, Steurer M, Sehimmerl S, et al. MRI of cartilaginous tumors of the larynx. Clin Radiol, 1992,46:23

15. Vogl T, Dresel S, Bilaniuk LT, et al. Tumors of the nasopharynx and adjacent areas: MR imaging with Gd-DTPA. AJR, 1990,154:585

16. Williamis DW. Imaging of laryngeal cancer. Otolary Clin North Am, 1997,30:35

第十七章

颈 部

咽喉为颈部中央的器官,它是炎症和肿瘤的好发部位,已专章叙述。颈部还有许多重要结构,本章除将对腮腺、甲状腺和颈淋巴结分节叙述外,还将着重对咽旁间隙和颈动脉鞘病变等加以论述。

第一节 检 查 技 术

颈部结构较为复杂,一般可借助筋膜和其表面脂肪的显示以区分解剖间隙,在此基础上对病变定位和侵犯范围的理解具有重要意义。为了获得良好分辨率和高信噪比图像,MRI 检查应选用合适的表面线圈。舌骨上颈部可用头颅线圈以包围颅面和上颈部(第三颈椎或颌下以上),舌骨下颈部则应用颈部或颈前线圈,以较好检查喉、喉咽、甲状腺和周围颈部结构。甲状腺也可应用"T"形特制表面线圈,效果更好。对于颈部病变累及胸部时,也可以用体部线圈,可较好显示臂丛神经和锁骨下动脉等。

为了避免运动伪影,检查前应事先嘱咐受检病人密切合作,在检查时安静行腹式呼吸,严禁吞咽或憋气。同时,为了减少颈部大血管搏动所致影响,可将相位编码梯度方向改为前后向,亦可用饱和带抑制血流流动相关因素以改善图像质量。

检查方法和操作参数应依具体部位和要求而定,舌骨上区可先行矢状面 T_1WI 扫描,舌骨下区常先行冠状面 T_1WI 扫描以提供定位像。一般常用横断面为主要检查位置。如需观察纵向病变或纵向关系也可以冠状面检查为主。通常以 3～5 mm 层厚扫描,2 次激励即可,对腮腺、甲状腺等亦可增至 4 次激励以提高图像质量。应用 Gd-DTPA 行增强 T_1WI 检查,对肿瘤和淋巴结病变显示较好,一般应结合脂肪抑制序列检查以消除颈部脂肪所产生的高信号,更清楚显示病变。常规应用 SE 序列,有主张在 T_2WI 检查时用 FSE,以缩短扫描时间,显示信号较好。此外,也有应用三维重建成像,可较清楚确定病变与周围结构的关系。

颈部大血管可应用 MRA 检查,无创伤性显示大血管阻塞、移位和血管本身病变。

除了常用 SE 显示颈淋巴结病变外,磁化转移(magnetization transfer)成像还可区别颈淋巴结的良、恶性,肿瘤浸润淋巴结者可见磁化转移率增加。近年来还有超顺磁氧化铁造影剂用以检查淋巴结,正常或反应性淋巴结内网状内皮系统有吞噬功能,可使淋巴结内铁清除,而恶性淋巴结丧失吞噬功能,则留存铁造影剂,显示不均质信号增强,可较好区别淋巴结病变。

第二节 正常解剖和 MRI 表现

颈部位于头面和胸部之间,以颈椎为支柱,由诸多肌肉、筋膜和韧带构成支架,颈椎前藏有上呼吸道和上消化道器官,两侧有成对腮腺、甲状腺和神经、血管及淋巴系统。临床上常以肌肉为标记分为诸多三角,以利估计局部结构,CT 和 MRI 则以筋膜区划分成各种解剖间隙,便于判断病变来源。此外,颈部淋巴结分布有一定规律,与炎症和肿瘤有密切关系。本节将分别叙述颈部解剖的临床分区、筋膜间隙和颈淋巴结的正常表现。

一、颈部解剖的临床分区

颈部上界为下颌骨下缘、上项线和枕外粗隆间的连线,下界为胸骨上切迹、锁骨、肩峰至第七颈椎棘突间的连线。颈部肌肉可分为三群:浅肌群包括皮下的颈阔肌和胸锁乳突肌;中层肌群有舌骨上肌和舌骨下肌组成;颈深肌在颈椎周围,包括椎前的头长肌和颈长肌,椎体旁的前、中、后斜角肌,椎体后有斜方肌、肩岬提肌、头夹肌等颈伸肌群。一般以斜方肌前缘为界,将颈部分为前、后两部分,前部通称为颈部,后部称为项部(线图 17-2-1)。颈部可以胸锁乳突肌为界,分为颈前(内)三角和颈后(外)三角。颈前三角位于胸锁乳突肌前和下颌骨下缘之下,两侧在颈前中线接合,此三角又可以舌骨为界再分为舌骨上区和舌骨下区。舌骨上区以二腹肌前腹为界,进而再分为颏下三角和颌下三角,前者内藏少量淋巴结和面动、静脉分支,后者内有颌下腺、淋巴结和舌动、静脉及神经。舌骨下区以肩胛舌骨肌上腹为界,又可分为颈动脉三角和肌三角。颈动脉三角内藏颈总动脉及其分支、颈内静脉、迷走和交感神经及淋巴结。肌三角内藏咽喉、气管、食管、甲状腺、副甲状腺和神经、血管。颈后三角以胸锁乳突肌后缘为前界,斜方肌为后界,锁骨为下界。该三角又可以肩胛舌骨肌下腹为界,再分为(上)枕三角和(下)锁

骨上窝。前者内有脊副神经和淋巴结,后者内藏项横动、静脉,淋巴结和臂丛神经。在影像上,以下颌舌骨肌为颈部上界,与口底分隔。颈部下界可以胸骨上缘与第一胸椎上缘连线为标记,在颈下部及胸腔入口静脉居于头臂动脉表面,动脉在后,通常可以前斜角肌为界,锁骨下静脉和动脉分居其前后,外侧有膈神经,内侧有迷走神经在动脉前横过,臂丛则在动脉后方。正常人颈部肌肉双侧对称,但如头颈旋转可致不对称,但筋膜界面仍保持清晰。

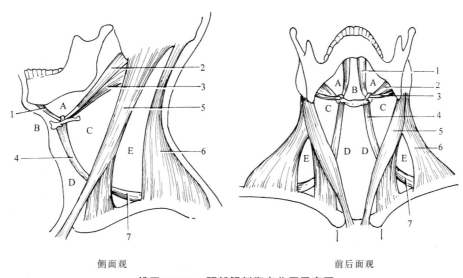

侧面观　　　　　　　　　前后面观

线图 17-2-1 颈部解剖临床分区示意图

A. 颌下三角; B. 颏下三角; C. 颈动脉三角; D. 肌三角; E. 枕三角; F. 锁骨下三角

1. 二腹肌前腹; 2. 茎突舌骨肌; 3. 二腹肌后腹; 4. 肩胛舌骨肌上段; 5. 胸锁乳突肌; 6. 斜方肌; 7. 肩胛舌骨肌下段

二、颈部筋膜和解剖间隙

颈部中央通过咽、食管、喉、气管,两侧有大血管、神经和淋巴结,都呈纵向排列。颈部的器官和肌肉可为颈部筋膜分为诸多解剖间隙,对感染和肿瘤的扩展有一定的阻隔作用,现今应用 CT 和 MRI 检查可借助筋膜和其周围脂肪组织的显示,较清楚地区分颈部各间隙,为病变的定位和鉴别诊断提供重要基础。为此应着重了解筋膜和解剖间隙结构。

颈筋膜可分为浅层和深层筋膜。颈浅筋膜在颈部皮下附着于颈阔肌表面。颈深筋膜可分为浅、中、深三层(线图17-2-2)。一般将颈深筋膜浅层称为颈封套筋膜,上方附着于下颌下缘、乳突、上项线和枕外粗隆,下缘附着于胸骨柄、锁骨和肩峰。并自颈椎棘突向前分层包绕两侧

斜方肌、胸锁乳突肌和咀嚼肌,然后于颈前中线接合,附着于舌骨。在舌骨上筋膜分层包裹颌下腺和腮腺,浅层成为腮腺咬肌筋膜附着于颧弓,深层则延

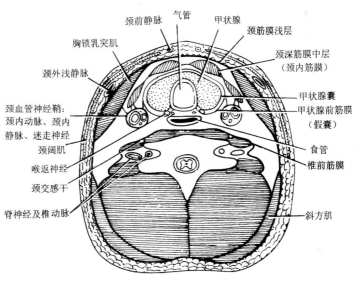

线图 17-2-2 颈筋膜示意图

续成颊咽筋膜,附着于颅底。在舌骨下筋膜包绕舌骨下肌群。颈深筋膜中层又称颈内筋膜,在舌骨下分为两层,即脏层筋膜沿舌骨下肌深面包围喉气管、甲状腺和咽食管,形成脏层间隙。壁层筋膜向外包绕颈动静脉,形成颈动脉鞘。颈深筋膜深层又称椎前筋膜,附着于椎前肌表面,两侧包绕椎旁肌群。

颈部由颈深筋膜分成诸多间隙,内脏间隙、颈动脉间隙、咽后间隙和椎前间隙贯通舌骨上、下部,舌骨上区还有咽粘膜间隙、嚼肌间隙、腮腺间隙和咽旁间隙,舌骨下区还有内脏间隙。各间隙结构分述于下:

1. 内脏间隙和咽粘膜间隙:内脏间隙由颈内筋膜壁层与脏层包裹咽食管、喉气管、甲状腺和甲状旁腺组成。咽喉部已有专章叙述过,甲状腺和甲状旁腺将在后专列述及。在横断面解剖上,咽部粘膜与咽旁关系密切,一般将咽粘膜与颈深筋膜中层的颊咽筋膜(上部又称咽颅底筋膜)之间的潜在间隙,称之为咽粘膜间隙,其结构包括咽粘膜、腺体、淋巴组织、咽缩肌、咽鼓管肌和腭提肌等。咽部病变早期限于此间隙,继后向咽旁间隙扩展。

2. 嚼肌间隙:嚼肌包括咬肌、翼内肌、翼外肌和颞肌,为颈深筋膜浅层包绕附着于下颌骨升支的内、外面,大部分行于颞下窝内,以翼内肌后缘为界,与其后之咽旁间隙分开,上延至卵圆孔内侧的颅底。此间隙内包含嚼肌、下颌骨升支及有关神经和血管。

3. 舌下间隙和颌下间隙:在口底区以下颌舌骨肌为界,将口底分为内上的舌下间隙和外下的颌下间隙(线图 17-2-3)。舌下间隙内有舌下腺,颌下腺导管,舌下神经,舌动、静脉和淋巴结。舌下腺位于下颌舌骨肌之上,呈扁长形,导管细且多,可分别或经颌下腺导管开口。颌下间隙内有颌下腺和颌下淋巴结。颌下腺呈卵圆形,位于下颌舌骨肌之下,其位置可随颈面部伸屈变动于舌骨上、下层面。颌下腺导管长,开口于舌系带旁肉阜。

4. 腮腺间隙:腮腺位于外耳道前下方,浅叶(占4/5)向前覆盖于咬肌表面和后方,导管穿过咬肌和颊肌,开口于第二磨牙相对颊部,深叶在下颌骨后窝内和胸锁乳突肌之前,后内界为二腹肌后腹。腮腺由颈深筋膜形成的鞘膜包裹,外侧筋膜较厚,下端则增厚成为茎突下颌韧带,将腮腺与颌下腺分隔开,内侧深面筋膜薄或不完整,故有部分深叶腮腺可经茎突及其韧带前方突入咽旁间隙外份(线图 17-2-4)。在 MRI 上腮腺因内含脂肪丰富程度不等而有信号差异,青年人的信号较老年人为高。在下颌骨后腮腺

内有面(颌)后静脉和颈外动脉(位于面后静脉前内侧,通过腮腺深面),呈流空圆点。面神经可作为腮腺深浅叶分界,一般面神经主干于面后静脉外侧与茎乳孔之间,MRI 上有时也可见面神经在腺内分支呈低信号网线状,但难与腺内导管及纤维间隔区别。

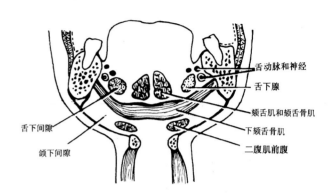

线图 17-2-3　口底冠状面解剖示意图

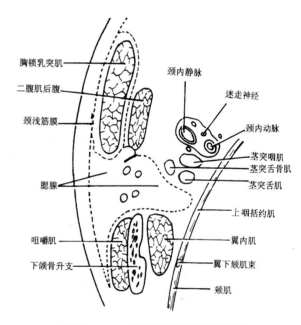

线图 17-2-4　腮腺间隙横断面示意图

5. 咽旁间隙:为自颅底下至舌骨上一段(限于舌骨上区),居于咽括约肌与翼肌之间,由颈深筋膜层反折形成的纤维脂肪间隙(线图 17-2-5),类似三角形,上宽下窄和后宽前窄,双侧对称,有咽升动脉、咽静脉丛、三叉神经分支和异位小唾液腺,隐藏于多量脂肪中,在 MRI 上呈高信号区,以 T_1WI 信号较 T_2WI 为高。一般可以茎突和其附着肌群(包括茎突咽肌、茎突舌肌和茎突舌骨肌)为界,再将咽旁间隙分为前、后两间隙。茎突后间隙实为颈动脉鞘通过,故又称为颈动脉间隙(鞘)。咽旁间隙一般限指茎突前间隙,其位于邻近间隙包围中,内侧为咽粘膜

间隙,前外为嚼肌间隙,后外为腮腺间隙,后方为颈动脉间隙,后内为咽后间隙,故此常被周围间隙病变侵占,大多可从咽旁间隙被侵占方位引起变形或结构移位以反映病变起源,同时从病变形态特点以估计组织类型。

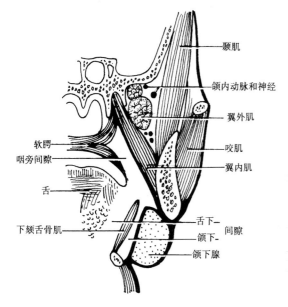

线图 17-2-5 咽旁间隙及周围冠状面示意图

6. 颈动脉间隙:即颈动脉鞘,属茎突后咽旁间隙。其上端在颅底颈动脉管和颈静脉孔,向下行通过颈部全长至上纵隔主动脉弓。它由深筋膜三层包裹颈动、静脉形成,鞘内有神经伴行(线图 17-2-6),

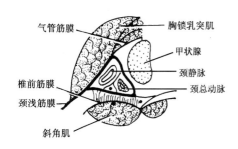

线图 17-2-6 颈动脉鞘示意图

迷走神经居颈动、静脉之间的后方,颈交感神经位于颈动脉内侧。颈总动脉一般在甲状软骨上缘水平分叉,颈外动脉行于鞘外,在颈部有分支。在舌骨上区颈动脉鞘行于椎前肌外侧、茎突内后方,颈内动脉在前内,颈内静脉在后外,颈外动脉则居颈内动脉更前方。在舌骨下区颈动脉鞘行于喉气管和甲状腺后外方,胸锁乳突肌内后方,颈内静脉多位于颈总动脉前方,一般颈内静脉较颈动脉为粗大,右侧颈内静脉常较左侧为粗大。颈内静脉周围有颈深淋巴结群。在

MRI 上血管流空征与淋巴结有鲜明对比,但老年人或血流缓慢时偶回波可显示颈内静脉高信号,勿误为病理。

7. 咽后间隙:在咽后壁,由咽缩肌后表面的颊咽筋膜与菲薄的翼筋膜间形成的潜在间隙。两侧与咽旁间隙和颈动脉鞘分隔。此间隙自颅底下延伸至第六颈椎与第四胸椎之间,其后紧贴椎前间隙,内含有咽后淋巴结,正常时此间隙和淋巴结多不能显示,咽后壁水肿时可隐见此间隙。

8. 椎前间隙:位于咽后间隙后方,界于翼筋膜和椎前肌表面的椎前筋膜之间,自颅底下延伸至横膈,为头颈感染直接扩展至后纵隔的通路,故又称为危险间隙。此间隙后为椎前肌(第三颈椎以上有头长肌,第1~3胸椎以上有颈长肌)和脊柱。双侧椎前肌在颈椎前中线有肌嵴和韧带分隔,可在 MRI 横断面上显示。

9. 椎旁间隙:位于颈动脉鞘后方,以前、中斜角肌为前、后界,此间隙通过颈部全长,以舌骨下区较清楚,在第3~5颈椎一段前斜角肌之前的筋膜深部有膈神经通过,在第五颈椎至第一胸椎水平间有脊神经臂丛及其分支。

10. 气管前间隙:在气管前和胸骨甲状肌之间,由颈内筋膜壁层与脏层形成潜在间隙,向下达前上纵隔(线图 17-2-7)。

11. 颈后间隙:与颈后三角相对应,以横断面观察为好,其位于颈之后外部分,自颅底区至锁骨上,以深筋膜与椎前和椎旁间隙分隔,胸锁乳突肌和斜方肌为其前、后界,前内与颈动脉鞘相邻。脂肪间隙内有脊副神经和脊副淋巴结结链。

三、颈淋巴结

颈部淋巴组织和淋巴管很丰富。淋巴组织在胚胎期出现,出生后才发育,一般至5岁可达成人分布状态,大多位于空腔器官的转折处。咽部淋巴环由(鼻)咽、腭(扁桃体)、两侧咽侧壁和舌根粘膜淋巴组织组成。原始淋巴管沿静脉分布,且为辅助管道,发育后淋巴管连通,并在向心行径上产生淋巴结,各有相应的引流区域。最后颈淋巴管会集成颈干,左侧注入胸导管,右侧颈干多半进入颈静脉。淋巴结内有淋巴窦,起着过滤作用和产生淋巴细胞参与免疫反应。以往应用淋巴管造影以了解淋巴管和淋巴结。现今常用 CT、MRI 直接显示淋巴结,并可对病理类型和肿瘤分型提供重要依据。

头颈部淋巴结(线图 17-2-8)分类方法尚欠一　致,传统上一般按 Rouviere(1938)意见分类。

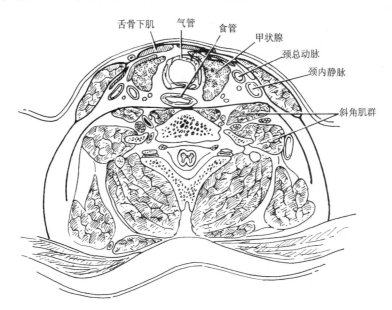

线图 17-2-7　气管周围横断层面解剖示意图

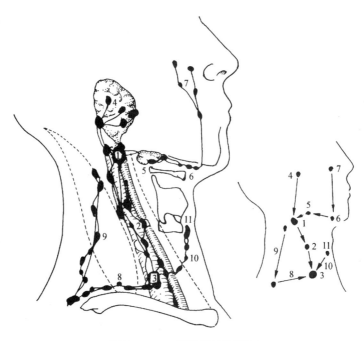

线图 17-2-8　颈淋巴结示意图

1. 颈静脉二腹肌结(最高颈深淋巴结)　2. 颈深(颈内静脉)淋巴结　3. 颈深部最下淋巴结(Virchow 结)　4. 腮腺淋巴结
5. 颌下淋巴结　6. 颏下淋巴结　7. 面淋巴结　8. 颈横淋巴结　9. 脊副淋巴结　10. 颈前淋巴结

（一）项淋巴结

位于头颈交界处,两侧分布。

1. 枕淋巴结:可分为浅表、筋膜下和肌下(深结),收集枕区淋巴引流入脊副淋巴结链。

2. 乳突淋巴结:又称耳后淋巴结,收集耳郭、颞顶区皮肤和腮腺淋巴引流至腮腺下或颈深上淋巴结。

3. 腮腺淋巴结:又称耳前、耳下淋巴结,位于腮腺浅表和腺体内,可接受耳颞头皮和颈面淋巴引流,进入颈静脉淋巴结。

4. 颌下淋巴结:分布于颌下腺及血管周围,收集下唇、颏、颊、鼻腔前份、龈腭、舌和口底腺体淋巴,引流至颈内静脉淋巴结。

5. 面淋巴结:位于皮下沿面动、静脉分布,收集唇、鼻、睑、颊淋巴,引流至颌下淋巴结。

6. 颏下淋巴结:位于二腹肌前腹间,收集颏、下唇、门牙龈部、口底前区,淋巴引流至颌下和颈内静脉淋巴结内。

7. 舌下淋巴结:位于颏舌肌与舌动脉间,一般

不能为 CT 见及。

8. 咽后淋巴结:内组居鼻咽中线,难见及,外组位于椎前肌与颈内动脉内侧之间,通过咽全长,以软腭水平更明显(图 17-2-1),收集鼻腔、鼻窦、鼻咽和口咽以及腭和中耳淋巴,引流至颈内静脉淋巴结。

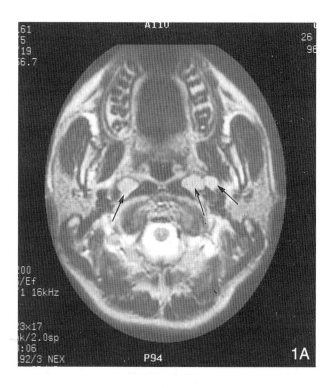
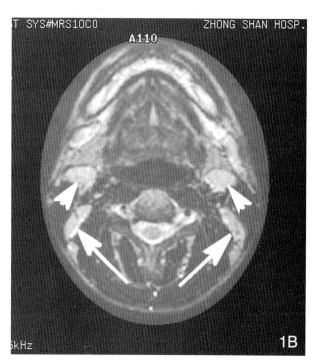
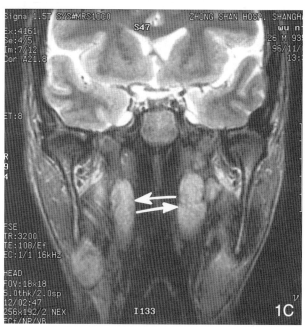
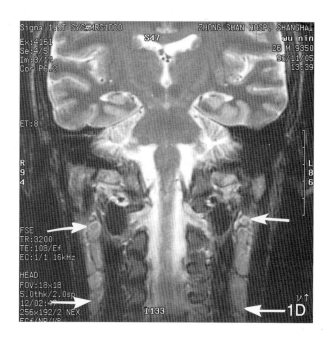

图 17-2-1 颈部淋巴结炎症反应性增大

A. 横断面 T$_2$WI 示口咽水平双侧咽后淋巴结(箭) B. 横断面 T$_2$WI 于颌下腺层面见双颌下腺后淋巴结(▲),
颌下腺后方颈内静脉前、后淋巴结(箭)。 C. 冠状面 T$_2$WI 示双侧咽后淋巴结增大(箭)。 D. 显示双颈动脉鞘外侧成串淋巴结(箭)。

（二）颈淋巴结

按颈深筋膜为界可将其分为浅、深两层。颈浅淋巴结位于颈深筋膜表面，小且少，在颈外静脉上部、胸锁乳突肌浅表和腮腺鞘表面有数个小淋巴结。颈深淋巴结收集颈部脏器淋巴引流，数量多，对临床最为重要，一般可分为：

1. 颈侧淋巴结：分为颈内静脉淋巴结，脊副淋巴结和颈横结。

（1）颈内静脉淋巴结：自颅底至肩岬舌骨肌一段，位于胸锁乳突肌深面，颈动脉鞘外侧，分布于颈内静脉的前、外和后方，见图17-2-1。一般可以二腹肌后腹（舌骨）和肩岬舌骨肌（环状软骨）为界，将其分为上、中、下三组。上组淋巴结又称颈静脉二腹肌结或扁桃体结，接受鼻、鼻咽、腭扁桃体、舌、声门上及喉咽淋巴引流。中组淋巴结又称颈内静脉-肩岬舌骨肌结，接受舌尖和颏下淋巴结引流，下组淋巴结又称锁骨上淋巴结，与锁骨下和腋窝淋巴结相连通。

（2）脊副淋巴结：位于肩岬舌骨肌下腹之上缘，胸锁乳突肌后缘和斜方肌前缘的枕三角内，上群居脊副神经上外方与颈内静脉结构相连，下群在脊副神经下内方，与颈横结相连。

（3）颈横淋巴结：在下颈侧、肩岬舌骨肌之下，为颈内静脉淋巴结和脊副淋巴结下群会合处，又称锁骨上淋巴结，其中以斜角肌结（Virchow结）为大，位于此肌前，接受多处淋巴引流，靠近胸导管与颈静脉会合处，最具重要性。

2. 颈前淋巴结：浅组在带状肌（胸骨舌骨肌）表面，沿颈前静脉分布。深部可分为喉前（舌甲膜至环甲膜上）、气管前、甲状腺前和气管旁淋巴结。收集声门下、甲状腺淋巴，左侧引流入颈内静脉结，止于胸导管或前纵隔淋巴结。右侧至颈内静脉（锁骨下）和胸内淋巴结。

正常颈淋巴结较小，显示率因部位不同，颌下或颏下淋巴结及颈内静脉上、中组淋巴结较常见及，与上呼吸消化道感染炎症引起淋巴结反应性增生有关。一般认为正常人淋巴结直径多为 0.5～1 cm，颈静脉二腹肌结可达1.5 cm，故超过 1～1.5 cm 则属异常，以恶性可能大于炎症反应。正常淋巴结为均质，与肌肉比较为等信号或稍高信号，在 T_2WI 上信号较强，增强轻微。在 MRI 上有时易被高信号脂肪组织掩盖，为此检查颈淋巴结时应加用脂肪抑制技术为妥。

为便于将颈淋巴结与颈部筋膜间隙划分相对

应，有利于手术和放射治疗应用，美国耳鼻喉-头颈外科学会（Basmajan，Slonecker，1989；Robbins 等，1991）提出将颈淋巴结分为六区带，具有一定实用意义（线图 17-2-9）。

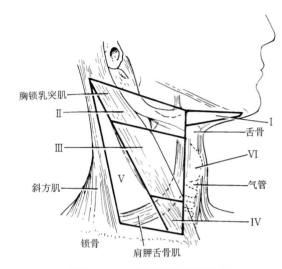

线图 17-2-9　颈淋巴结手术分区

Ⅰ区：包括颏下和颌下淋巴结，上界在下颌骨，下界为舌骨，应除外颌下腺。

Ⅱ区：颈内静脉上 1/3 周围淋巴结，自颅底向下至舌骨或颈动脉分叉处。

Ⅲ区：颈内静脉中 1/3 周围淋巴结，自舌骨至肩岬舌骨肌（环甲关节水平），前缘为胸骨舌骨（带状）肌之外（后）缘，后界在胸锁乳突肌之后缘。

Ⅳ区：下颈内静脉周围淋巴结，自环状软骨（肩岬舌骨肌）至锁骨一段。

Ⅴ区：颈后三角淋巴结，包括胸锁乳突肌之后沿脊副神经和颈横动脉分布所有淋巴结，锁骨上淋巴结也属此区内。

Ⅵ区：包括气管前和气管周围淋巴结及沿喉返神经分布淋巴结，自舌骨至胸骨上切迹颈中线结构。

上述分类未包括咽后淋巴结，因其不能为手术切除，故应行放射治疗。

第三节　先天性病变

颈部先天性病变有位于颈前中线的舌甲管囊肿和颈侧的腮裂囊肿，有的可伴发瘘窦。此外还可见淋巴管瘤和囊性水瘤。

一、舌甲管囊肿

胚胎期咽底中线形成舌甲管，自舌根盲孔起，经颈前三角下行至舌甲膜,以后萎退成为甲状腺锥叶。在舌甲管行径中上皮残余均可形成囊肿,其内可伴甲状腺组织存在。由于炎症常致囊肿增大,或产生瘘窦,有1%还可发生甲状腺乳头状腺癌。

舌甲管囊肿多发生于儿童,一般位于颈前中线,少数可略偏侧,与舌骨关系紧密。大多肿块位于舌甲膜内,常侵占会厌前间隙,少数可位于舌骨或后上,肿块多呈类圆球形。在 MRI 上可见低信号的纤维包膜,边缘光滑,囊内含均质胶样液体,大多在 T_1WI 上即为高信号,少数信号低(图 17-3-1),或因感染致信号较高。T_2WI 上信号更高。如有感染,其边缘可欠清晰或包膜增厚,可为造影剂增强囊壁,而囊内液体不被强化。如形成瘘窦,形状不规则,以瘘窦造影显示较好。

二、腮裂囊肿

胚胎期腮裂或颈窦闭合异常可在颈部形成腮裂囊肿或瘘窦,其中以第二腮裂异常最为常见。患者常为青少年,一般在下颌角后扪及肿块,少数肿块可在咽旁间隙或腮腺深部。瘘窦常向皮肤开放。第一腮裂瘘口开放于外耳道骨与软骨交界处,有的瘘窦可通过腮腺开口于下颌角。第二腮裂瘘管外口常开放于胸锁乳突肌中和下 1/3 的前缘,偶见瘘口通至扁桃体窝或梨状窝。在 MRI 上此类囊肿位于颈侧部,呈类圆形肿块,边缘光滑,囊内液体在 T_1WI 为低信号,T_2WI 为高信号,少数在 T_1WI 信号可较高。肿块常致胸锁乳突肌后移,颈动脉向后内移,少数可深在位于颈内、外动脉之间。

此外,还有某些腮裂先天异常偶有发生,如胸腺由第 3~4 咽囊发育来,后下降至前纵隔,如一侧胸腺咽管残余,可在下颈部出现瘘口,胸腺囊肿或瘘管位于颈部或纵隔内,颈总动脉或颈静脉之前。

三、淋巴管瘤

胚胎期淋巴囊未与发育期的静脉相通,异常发育可形成淋巴管瘤。组织形态可分为三类型,即毛细管型、海绵状型及囊性水瘤。有的可为混合性病变。患者多见于幼儿或儿童,75%发生于颈部,少数可发生于眶面部或口腔内,一般于上呼吸道感染时增大,可发生出血。病变常呈潜入性分叶生长和多房状,可致多间隙侵犯(图 17-3-2)。一般淋巴血管瘤在 T_1WI 上与肌肉相仿,T_2WI 上有不同程度高信号(图 17-3-3)。囊性水瘤为多房大囊腔,有的可见分层液平(图 17-3-4),造影剂增强检查可见囊壁呈网线信号增高见图 17-3-2。

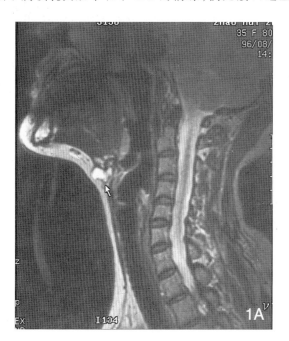
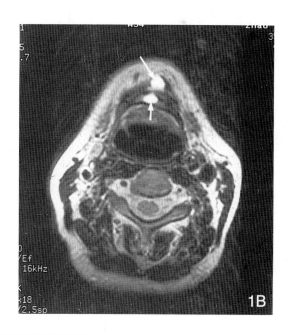

图 17-3-1 舌甲管囊肿、舌根淋巴组织增生
A. T_2WI 矢状面显示喉前皮下有高信号结节(箭)。
B. T_2WI 横断面见喉前颈部有两粒高信号病变(箭)。

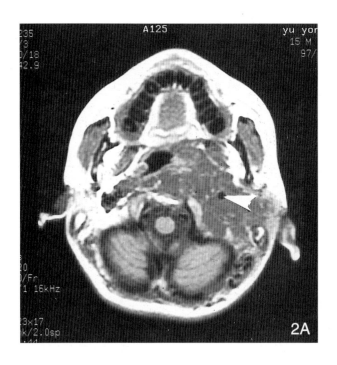

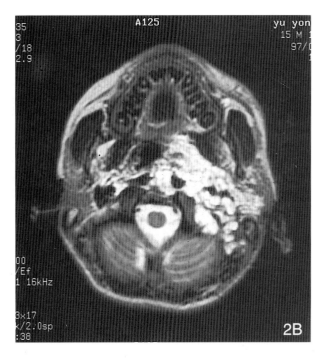

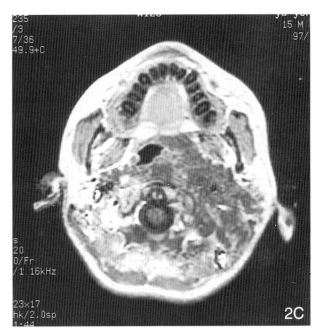

图 17-3-2　咽、颈部淋巴管瘤

A. 横断面 T_1WI 见左口咽侧、后壁至颈动脉鞘(箭)和颈后间隙弥漫性生长病变,边界不清。中等略低信号。

B. T_2WI 示网状和多囊状密集影,病变沿肌肉、筋膜跨间隙生长。　C. 增强 T_1WI 见病变仅呈网线状强化。

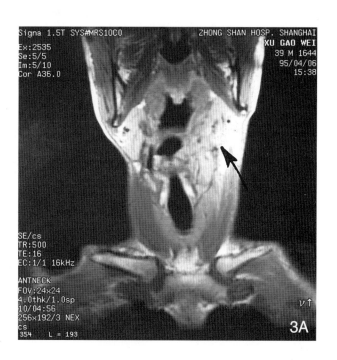

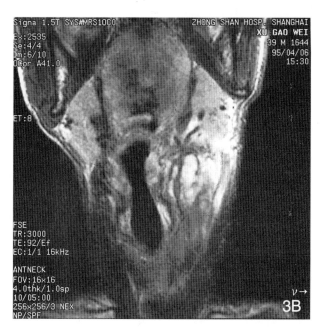

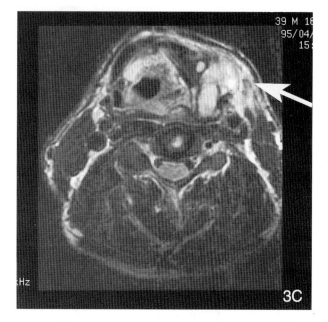

图 17-3-3　颈侧淋巴管瘤

A. 冠状面 T_1WI 示左喉旁颈侧广泛软组织增生病变(箭)。　B. 冠状面 T_2WI 示颌下腺下方颈侧病变信号增高，界限不清。　C. 横断面 T_2WI 见喉旁左颈侧病变分叶状(箭)。

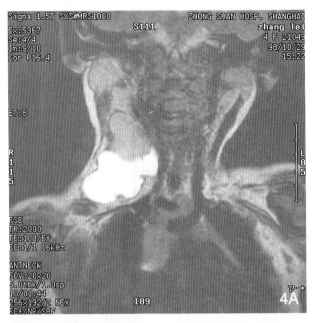

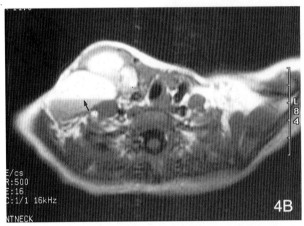
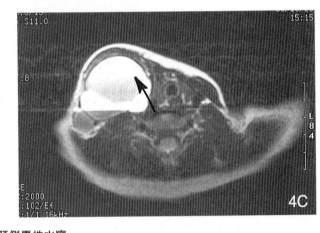

图 17-3-4　颈侧囊性水瘤

A. 冠状面 T_2WI 示右颈侧成串囊状肿块,上部为中等信号,下部高信号。

B(横断面 T_1WI)和 C(T_2WI)示多房状囊腔内有液体分层(箭)。

第四节　腮腺病变

大唾液腺包括腮腺、颌下腺和舌下腺,小唾液腺则分布于口腔、鼻腔、鼻窦、咽、喉粘膜。在大唾液腺中最常见病变为炎症,肿瘤以良性较常见,大多发生于腮腺,但在颌下腺、舌下腺及小唾液腺发生者恶性比例较高。MRI 可直接显示大唾液腺外形病理表现和病变类型,为临床诊治提供重要资料。

一、腮腺炎症

腮腺炎症有多种类型。急性炎症由病毒或细菌引起,一般表现为腺体增大和 T_2WI 信号增高。如发生脓肿,腺体内可出现坏死灶或脓腔。慢性腮腺炎一般为单发腺体增大,多有导管狭窄或在结石基础上反复发作。双侧性无痛性腮腺增大可见于营养不良、结节病和自家免疫性病变(如 Sjögren 综合征)等,有的可呈多结节状增生,常见腺体增大,信号欠均质,有的可见蜂房状多个囊性区,在 T_2WI 上见信号显著增高。

二、腮腺肿瘤

腮腺内肿块影像学诊断一般要求:①判断肿块在腺体内或腺外。②估计肿瘤良、恶性。③了解肿块与面神经关系。在 CT 和 MRI 上一般可由肿块边缘轮廓等表现,将其分为良性、低度恶性和高度恶性三类型。

（一）良性肿瘤

1. 多形性腺瘤（混合瘤）：为最常见良性肿瘤，占腮腺肿瘤 60%～80%，女性发生较多。一般为单发肿块，呈圆形或类球形，少数可分叶状，具有包膜，瘤内偶有粘液样变或钙化。肿块大多位于腮腺浅叶和尾部，可致邻近肌肉移位。深叶肿块很少见，可致茎突后移，通过茎突下颌峡向咽旁间隙内生长。在 MRI 上肿块表现边缘光滑、清楚、均质，在 T_1WI 上为中等信号，T_2WI 上信号较高（图 17-4-1）。

2. 乳头状淋巴囊腺瘤（Warthin 瘤）：又称腺淋巴瘤等，为较常见良性肿瘤，好发于 50～60 岁男性。呈现腺内或周围小圆形结节，可囊性变，常见于腮腺尾部，可双侧或多发。病变信号中等，囊变区 T_2WI 信号高，不为造影剂增强（图 17-4-2）。

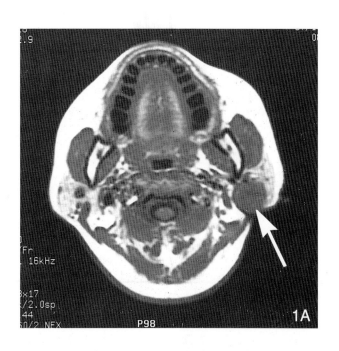

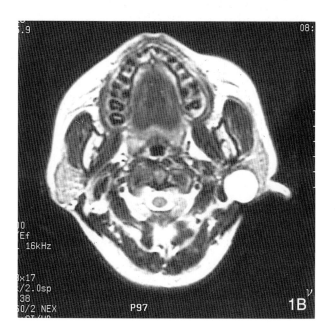

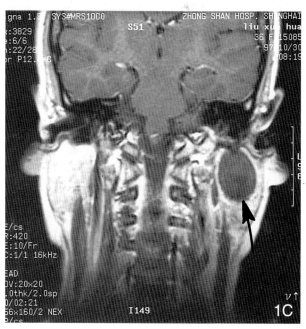

图 17-4-1　腮腺混合瘤

A. 横断面 T_1WI 示左腮腺后部圆形肿块（箭），信号中等。　B. T_2WI 见肿块信号高。

C. 冠状面增强 T_1WI 见肿块有包膜（箭），其内强化不明显。

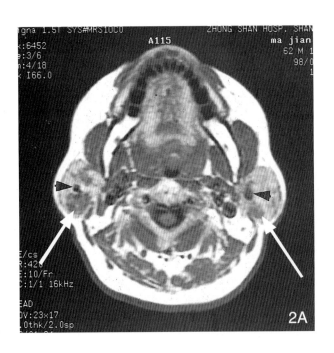

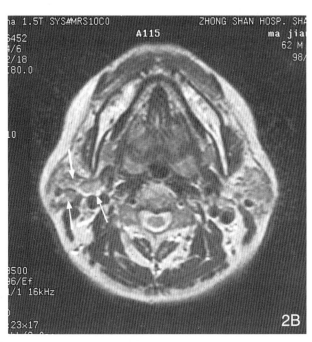

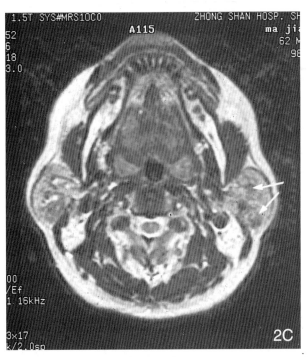

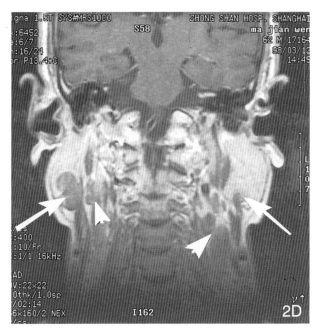

图 17-4-2 腮腺 Warthin 瘤

A. 横断面 T₁WI 见双侧腮腺面后静脉(▲)后方呈低信号病灶(箭),边缘欠清。 B. T₂WI 见右侧腮腺内部有 3 个小结节(箭)。
C. 左侧腮腺内亦有 2 个小结节(箭)。 D. 增强 T₁WI 冠状面示双侧腮腺下有一未强化结节(箭),邻近淋巴结稍大(▲)。

3. 其他良性肿瘤:儿童中以血管瘤和淋巴管瘤(图 17-4-3)为常见,成人中神经鞘瘤、脂肪瘤等偶有发生。

(二)恶性肿瘤

1. 粘液上皮癌:为最常见恶性肿瘤,其恶性程度不一,有较大差异。患者多为中老年人,肿块边缘可清晰或不规则,瘤内常有粘液囊性变,高度恶性者边缘不清晰,多伴有颈淋巴结转移,少数可远处转移。

2. 其他恶性肿瘤:包括腺癌、鳞癌、恶性混合瘤和囊性腺癌等,无包膜,具有浸润生长,常致边缘不规则,模糊不清(图17-4-4),且常向邻近肌肉侵犯。囊性腺癌还可侵犯面神经或三叉神经分支,沿神经扩散,常见颈淋巴结转移。在 MRI 上恶性肿瘤 T_2WI 高信号常较低,与瘤内细胞丰富有关。如肿瘤侵及下颌升支后,与腺体分隔消失,多表明面神经被侵犯。

3. 转移癌:睑面部、头皮、口腔、鼻腔恶性肿瘤亦可沿淋巴转移至腮腺(图17-4-5)、颌下腺及其周围淋巴结。

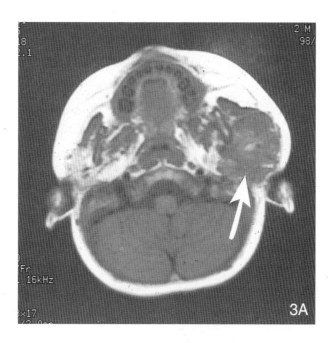

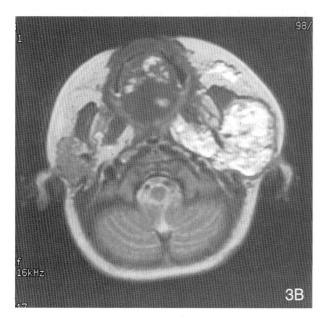

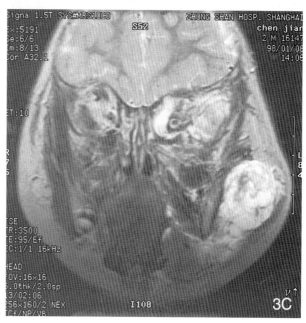

图 17-4-3 腮腺区淋巴管瘤

A. 横断面 T_1WI 见左侧腮腺区大肿块(箭),肿块内部分信号较高。 B. T_2WI 示左咽旁间隙-腮腺肿块,信号不均质,有网隔状。 C. 冠状面 T_2WI 见腮腺肿块伴有眼眶内侵犯。

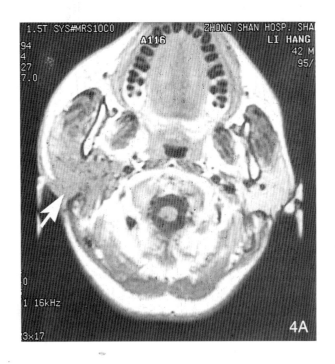
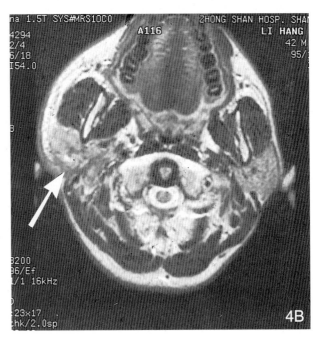
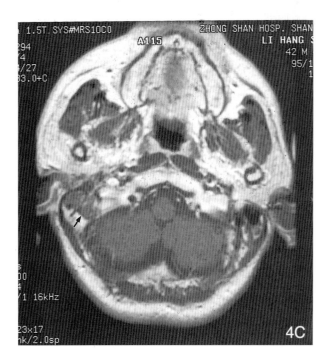
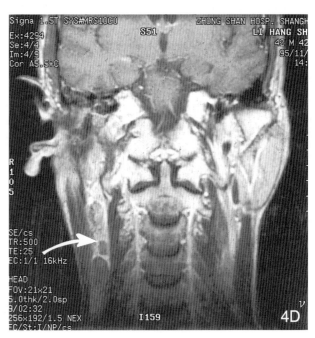

图 17-4-4 腮腺癌

A. 横断面 T₁WI 示右侧腮腺信号降低,边缘不清,肿瘤广泛浸润性生长(箭)。 B. T₂WI 见病变信号不均质,腺体增大(箭)。 C. 增强 T₁WI 见腮腺内病变无强化(箭)。 D. 冠状面示腮腺下方颈侧成串淋巴结(箭)增大。

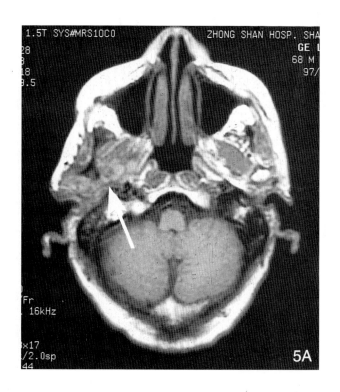
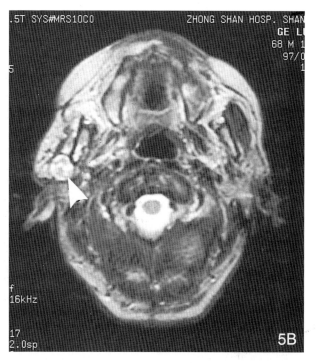
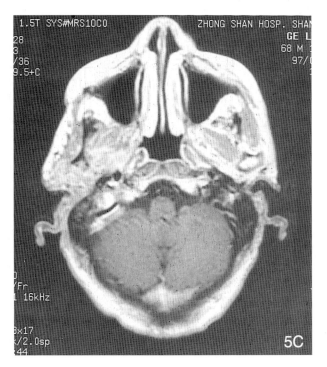
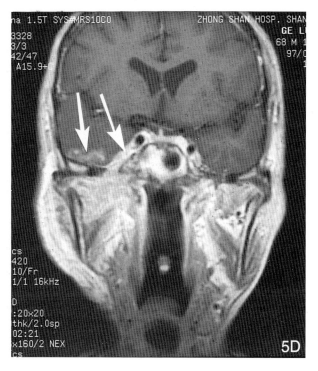

图 17-4-5　眼睑癌术后转移至腮腺

A. 横断面 T_1WI 见右腮腺信号降低（箭）。　　B. 横断面 T_2WI 示右耳前淋巴结增大（▲），信号高。

C. 增强 T_1WI 横断面示腮腺及咽旁间隙病变区强化。　　D. 增强冠状面示右海绵窦（箭）、中颅窝底（箭）有病变侵犯。

（罗道天）

第五节 甲状腺和甲状旁腺病变

对甲状腺和甲状旁腺病变的诊断,MRI 有较好的软组织对比度,可进行任选方位扫描,现已成为诊断甲状腺和甲状旁腺形态学病变的重要手段。

一、甲状腺病变

【检查技术】 一个完整的甲状腺检查应从舌骨扫描到肺尖,至少包括 SE 序列横断位 T_1WI 和 T_2WI,SE 或 FSE 序列矢状位 T_2WI,必要时加做冠状位扫描及 Gd-DTPA 增强后 T_1WI 扫描(造影剂剂量为 0.1 mmol/kg)。宜采用表面线圈,也可在颈部采用颈前线圈,在上纵隔采用体线圈。通常选择较小的显示野(20~40)和适当的层厚(3~5 mm)以尽可能提高信噪比。矩阵为 256×160 或 256×192。常规采用预饱和技术以减少血液流动所产生的伪影。采用周围门控可减轻吞咽动作所产生的伪影。在 T_2WI 及增强后 T_1WI 扫描时采用脂肪抑制技术以最大限度地显示病灶。

【正常 X 线解剖和 MRI 表现】 甲状腺位于颈部肌三角即相当于脏层间隙区域中的表浅位置。甲状腺由峡部和它所连接的两个侧叶构成,大致呈蝶形或"H"形,覆盖在喉和气管起始部的两侧。侧叶的大小约 2.5 cm×2.5 cm,峡部约 3.7 cm×1.2 cm。甲状腺外面有两层包膜,内层为甲状腺固有膜,紧贴于甲状腺体并伸入腺体内,将其分为许多小叶。甲状腺在 T_1WI 上为较周围肌肉稍高信号,在 T_2WI 上为高信号。MRI 无法显示正常甲状腺包膜。

甲状腺是人体血液供应最丰富的器官之一,其血供主要来自两侧的甲状腺上、下动脉。甲状腺表面丰富的静脉网汇成上、中、下静脉干,引流入颈内静脉。甲状腺的淋巴汇合主要流入沿颈内静脉分布的颈深淋巴结。甲状腺是人体最大的内分泌腺,其主要功能为合成甲状腺素,它对能量和物质代谢都有显著影响,其合成和分泌过程受下丘脑和垂体前叶的控制和调节(线图 17-5-1,2)。

【临床应用】 Higgings 等总结了 MRI 应用于甲状腺病变的主要指征:①显示胸内甲状腺肿的范围;②发现放射性核素扫描所显示的甲状腺单个冷

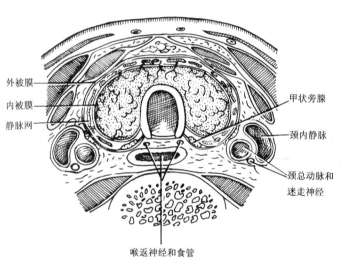

线图 17-5-1 甲状腺的横切面

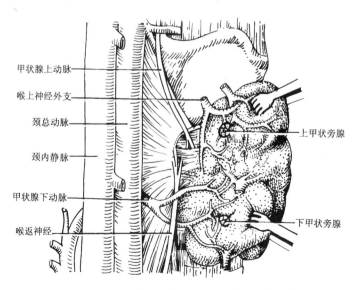

线图 17-5-2 甲状腺与气管、食管、血管、神经的关系(侧面观)

结节之外的其他结节；③评价甲状腺癌对肌肉、气管和食管等的侵犯程度；④鉴别甲状腺癌手术或放射治疗后的复发与术后瘢痕。本节按单纯性甲状腺肿、慢性淋巴细胞性甲状腺炎、原发性甲状腺功能亢进、甲状腺瘤、甲状腺癌和甲状腺囊肿及囊性变分述如下：

（一）单纯性甲状腺肿

单纯性甲状腺肿又称地方性甲状腺肿，是由碘缺乏、甲状腺激素合成或分泌障碍等所引起的甲状腺持续性肿大。可分为弥漫性和结节性，前者仍显示正常甲状腺形状，两侧对称，后者则往往以一侧增大较为显著，其结节周围有不完整包膜。如血液循环不良、结节退变，可引发囊肿形成和局部纤维化、钙化。临床上可无明显症状。MRI 显示甲状腺弥漫性或局限性增大，局部常可见结节，结节于 T_1WI 呈低信号，T_2WI 呈高信号，有时可见低信号之纤维间隔（图 17-5-1）。

另外，胸内甲状腺肿最常见于前上纵隔，其 MR 信号特征与颈部甲状腺肿相似（图 17-5-2）。

（二）慢性淋巴细胞性甲状腺炎

慢性淋巴细胞性甲状腺炎（chronic lymphocytic thyroiditis, Hashimoto thyroiditis）是一种自身免疫性疾病，甲状腺在弥漫性肿大的基础上形成增生结节，且包膜完整。此病好发于中年女性，甲状腺增大较明显，可导致压迫症状。MRI 表现为甲状腺弥漫性增大，表面呈结节状，T_1WI 呈低信号，T_2WI 呈高信号，有时可见低信号之纤维间隔。

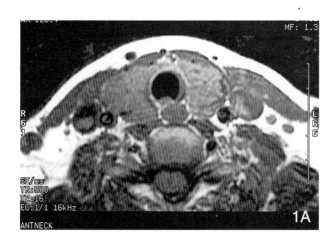

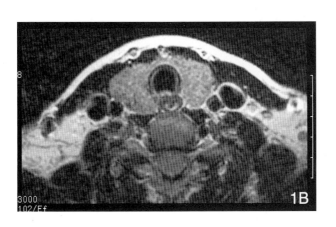

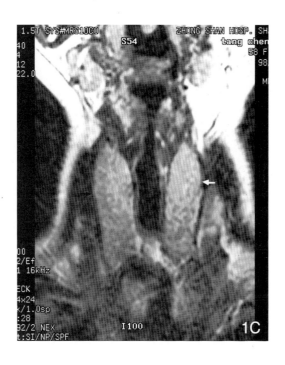

图 17-5-1 单纯性甲状腺肿，甲状腺弥漫性对称性增大

A（横断位 T_1WI）、B（横断位 T_2WI）、C（冠状位 T_2WI）示甲状腺对称性增大（箭）。

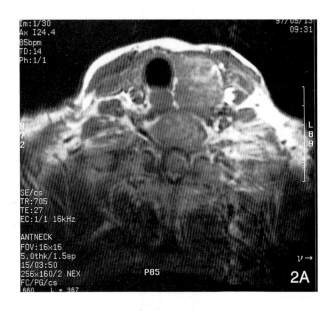

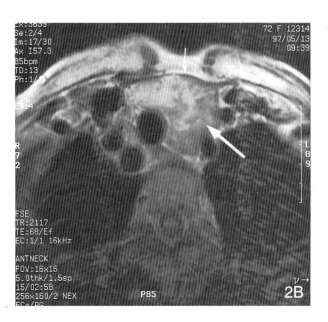
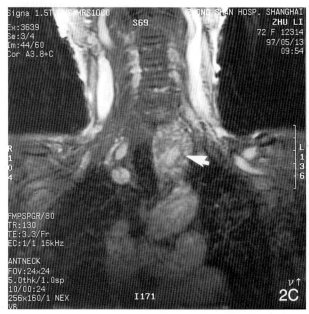

图 17-5-2　胸内甲状腺肿

A. 横断位 T_1WI 示左侧甲状腺明显增大,信号欠均。　B. 横断位 T_2WI 示左侧前上纵隔内肿块(箭),信号亦不均,气管受推移。　C. 冠状位 T_1WI(FMPSPGR)示肿块自下颈部延伸至上胸部(箭)。

（三）原发性甲状腺功能亢进

原发性甲状腺功能亢进(Grave 病)常导致甲状腺弥漫性对称性增大。它好发于青年女性,临床表现有很大差别,但大多有甲状腺肿大、高代谢征象及眼症。MRI 显示甲状腺两侧对称性增大,此时甲状腺仍维持正常形状,T_1WI、T_2WI 皆为均匀高信号(图 17-5-3),其内有时也可见到低信号之纤维间隔。

（四）甲状腺腺瘤

甲状腺腺瘤(thyroid adenoma)是甲状腺最常见的良性肿瘤,病理上可分为滤泡型腺瘤和乳头状囊性腺瘤,前者常见。两者组织分化好,包膜完整,生长缓慢。患者以青年女性居多,一般无明显的自觉症状,肿瘤较大时可出现气管压迫症状。MRI 表现为甲状腺内单个或多个结节,边界清楚。由于瘤内成分不同,其信号也不同。T_1WI 多为略低信号或等信号,T_2WI 皆为高信号(图 17-5-4)。如伴有出血 T_1WI 可为高信号,T_2WI 可为低信号。含有高蛋白液体者,T_1WI 和 T_2WI 均为高信号。

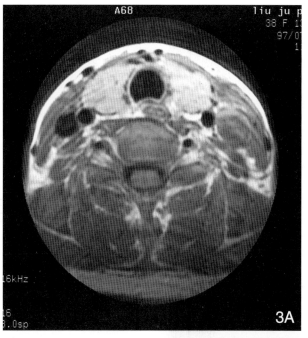

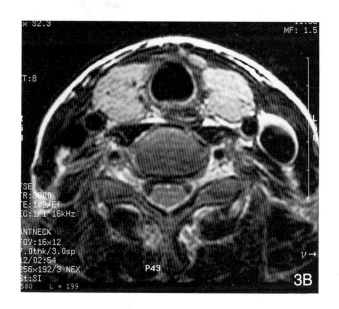

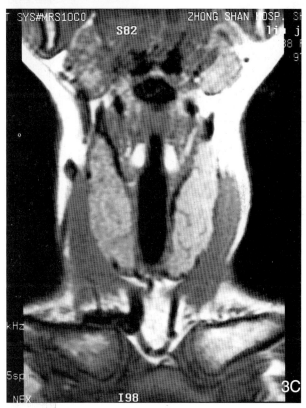

图 17-5-3 Grave 病

双侧甲状腺对称性增大,T₁WI、T₂WI 皆为高信号。

A. 横断位 T_1WI。 B. 横断位 T_2WI。 C. 冠状位 T_1WI。

（五）甲状腺癌

甲状腺癌(thyroid carcinoma)是最常见的甲状腺恶性肿瘤,组织学上分为乳头状腺癌、滤泡状腺癌、髓样癌和未分化癌。乳头状腺癌最常见,多见

于青年女性,生长缓慢,但较易发生淋巴结转移；滤泡状腺癌较少见,好发于中年女性,易侵犯邻近组织,并发生淋巴结和血行转移,其恶性程度大于乳头状腺癌；髓样癌好发于中年,女性稍多,也容

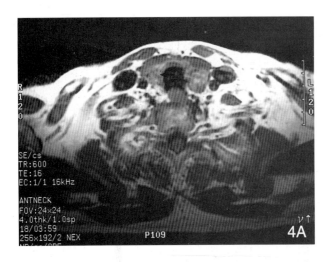
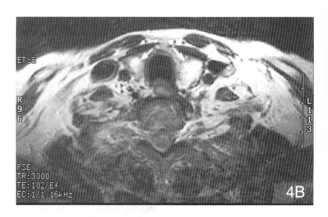
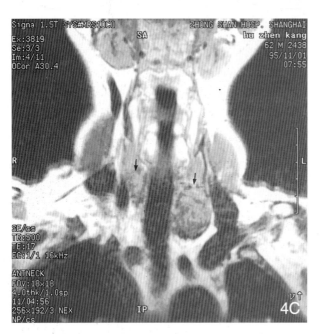
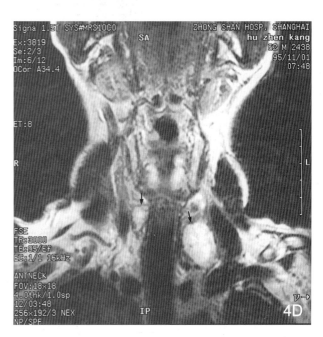

图 17-5-4 甲状腺滤泡型腺瘤

A. 横断位 T_1WI 示甲状腺双侧一大一小两个结节,呈等信号(箭)。　B. 横断位 T_2WI 示两结节均呈高信号(箭)。
C. 冠状位 T_1WI 示双侧甲状腺腺瘤呈等信号(箭)。　D. 冠状位 T_2WI 示两结节均呈高信号(箭)。

易发生局部甚至远处转移,恶性程度较高;未分化癌甚少见。

　　MRI 显示肿瘤在 T_1WI 上可为略低信号、略高信号或等信号,而在 T_2WI 上则通常为不均匀高信号(图 17-5-5)。与腺瘤相比,肿块轮廓不规则,边界不清楚,注射 Gd-DTPA 后明显强化。有时可见颈部淋巴结肿大,一般将短径大于 1 cm 的淋巴结视为有转移。当肿瘤较小尚未突破包膜和无淋巴结转移时,有时难与甲状腺腺瘤鉴别。

　　甲状腺手术后的纤维瘢痕组织的 T_2 时间比甲状腺癌短,在 T_2WI 上的信号也低,因此,如果以肌肉做标准,甲状腺手术部位的高信号视为复发,低信号视为瘢痕。

　　(六) 甲状腺囊肿或囊性变

　　甲状腺结节因缺血而发生囊变,进一步融合则形成囊肿。甲状腺囊肿或囊性变在 T_1WI 上可以呈低信号,也可以呈高信号,而在 T_2WI 上则多呈高信号,极少数因发生玻璃样变而导致低信号(图 17-5-6)。出血性囊肿以 T_1WI、T_2WI 皆呈高信号为特征,但有时在 T_2WI 上可见到由含铁血黄素沉着所产生的低信号环;胶样囊肿在 T_1WI 和 T_2WI 上也都呈高信号,但在 T_2WI 上无低信号环;非胶样囊

肿则在 T_1WI 上呈低信号,在 T_2WI 上呈高信号。

甲状舌骨导管囊肿是由于胚胎时期甲状舌骨导管退化不全所引起的,可发生在自舌根至胸骨切迹间正中线的任何位置上。患者下颈部正中可扪及囊性肿块,边界清楚,并随吞咽上下移动。通常 T_1WI 为低信号,T_2WI 为高信号,且边界清楚,信号均匀。

【影像学技术比较】

1. 超声检查:近年来随着彩色多普勒和彩色血流能量图等新技术的不断发展,超声显像对甲状腺疾病的应用不断深入,现已成为临床上影像学检查甲状腺病变的首选方法。它无创伤性,无 X 线辐射,无需应用造影剂,操作简便,可多次重复,能对甲状腺的大小、体积与血流进行定性和定量估测,对肿瘤的良、恶性进行半定性或定性判断。另外在超声引导下还能对甲状腺结节进行穿刺活检,从而获得准确的病理诊断结果。但是超声检查最大的局限性在于它不能显示气管和胸骨后的病灶,因此无法诊断纵隔内甲状腺肿。

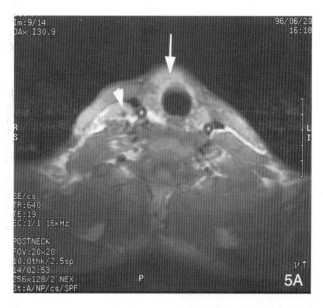

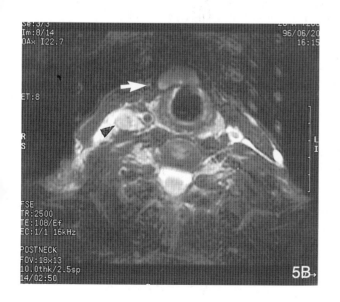

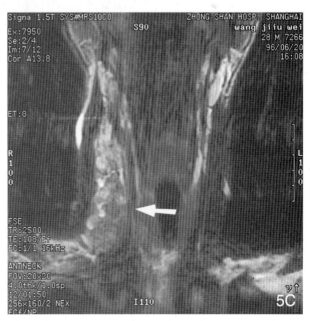

图 17-5-5 甲状腺癌伴淋巴结转移

A. 横断位 T_1WI 示甲状腺峡部一肿块,呈等信号(箭),右侧胸锁乳突肌后可见增大淋巴结(箭头)。

B. 横断位 T_2WI 示肿块及淋巴结均呈稍高信号(箭和箭头)。 C. 冠状位 T_2WI 示右颈部多个淋巴结,呈不均匀稍高信号(箭)。

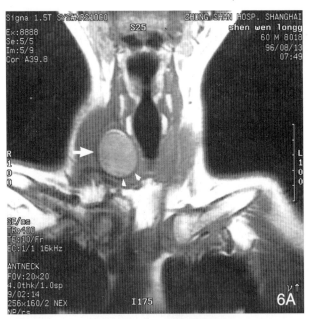

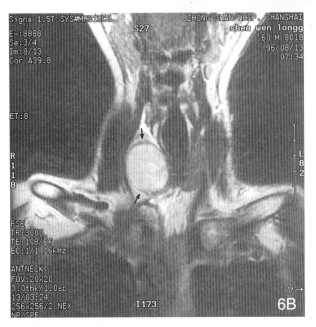
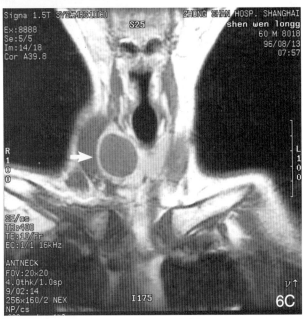

图 17-5-6　甲状腺腺瘤囊变

A. 冠状位 T_1WI 示右侧甲状腺内见一类圆形病灶,边界清晰,呈均匀稍高信号(箭),周围可见低信号包膜(箭头)。　B. 冠状位 T_2WI 示该病灶呈均匀高信号(箭),包膜亦呈低信号。　C. 增强冠状位 T_1WI 示包膜及周围正常甲状腺组织均明显强化,而囊变之腺瘤无强化。

　　2. 放射性核素显像:正常甲状腺组织具有摄取和浓聚碘离子的能力,因此可用放射性碘进行甲状腺显像。另外 ^{99m}Tc 能被甲状腺吸附,也可进行甲状腺显像。通常采用彩色扫描机或 γ 相机,后者的灵敏度和分辨率较高,且成像快,可动态照相。甲状腺显像不仅能观察甲状腺的形态、位置和大小,还能了解甲状腺的功能状态。放射性碘全身显像还可诊断异位甲状腺组织或甲状腺癌转移灶。但是它也有

不小的局限性:由于它的空间分辨率低,往往将甲状腺多发结节显示为单一结节。

　　3. CT:CT 既有较好的密度分辨率,也有较好的空间分辨率。它不仅能显示甲状腺内的病灶,还能显示胸内甲状腺肿。它的不足在于对甲状腺结节的定性缺乏特异性。如果甲状腺癌侵犯到周围结构或发生淋巴结转移,CT 则能全面显示之。

　　4. MRI:MRI 的软组织分辨率比 CT 更高,还

能进行任意轴位扫描,已越来越多地应用于包括甲状腺在内的全身各部位检查。目前绝大多数作者认为就甲状腺病变而言,MRI的主要价值在于显示胸内甲状腺肿,评价甲状腺癌对周围结构的侵犯程度以及淋巴结转移情况,发现甲状腺癌手术后的复发。对局限于甲状腺内结节的良、恶性鉴别,MRI同样缺乏特异性。

二、甲状旁腺病变

【检查技术】 扫描部位应从下颌角直到气管分叉,以免遗漏异位甲状旁腺病灶。采用同检查甲状腺相似技术:表面线圈和薄层扫描、预饱和与脂肪抑制等。具体参数也大致相仿。

【正常解剖和MRI表现】 甲状旁腺紧附于甲状腺左右两叶的背面内侧,数目常不定,具有4个的约占80%。腺体呈圆或卵圆形,较扁平,约5 mm×3 mm×1 mm,重约30~45 mg。两上甲状旁腺发生于第四鳃囊,最后与甲状腺侧叶上份紧密相连,位置相对固定,异位较少。两下甲状旁腺与胸腺一起发生于第三鳃囊,并与之一道下降,位置相对较不固定,通常位于甲状腺下极附近,但也可出现在甲状腺上极至前纵隔间的任何部位。由于正常的甲状旁腺太小,以目前的MRI技术尚难以显示。

上下甲状旁腺都有其固定动脉,分别源自甲状腺上下动脉。甲状旁腺分泌甲状旁腺素参与调节体内钙的代谢,维持钙磷平衡。甲状旁腺分泌甲状旁腺素不受脑垂体控制,而与血液钙离子浓度间存在着反馈关系。

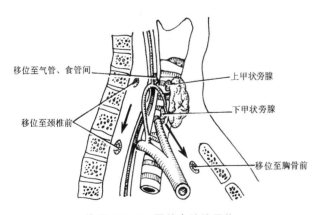

移位至气管、食管间
上甲状旁腺
下甲状旁腺
移位至颈椎前
移位至胸骨前

线图17-5-3 甲状旁腺的异位

【临床应用】 甲状旁腺病理生理紊乱可分功能亢进和功能低下两大类,亢进又可分原发性和继发性。原发性甲状旁腺功能亢进由甲状旁腺病变引起,具体包括增生、腺瘤和腺癌。腺瘤最多见,占

80%以上,可合并增生;增生次之,呈弥漫或结节性;腺癌最少见,往往包绕血管,侵犯周围组织。原发性甲状旁腺功能亢进可见于任何年龄,但以30~50岁者居多,且女性多见。此病起病缓慢,症状复杂,临床表现缺乏特异性,较常出现高血钙症群和骨骼系统症群。多数作者认为对于有症状患者,手术治疗是行之有效的方法。由于发生病变的甲状旁腺体积仍较小,又有约10%的腺体异位,手术前的准确定位显得尤为重要。对于原发性甲状旁腺功能亢进首次手术前是否必须进行定位检查国外尚有争议,而国内则基本赞同。但对于首次手术失败或术后复发而需进行两次手术者,由于局部解剖关系的紊乱,国内外一致认为必须进行术前影像学定位。

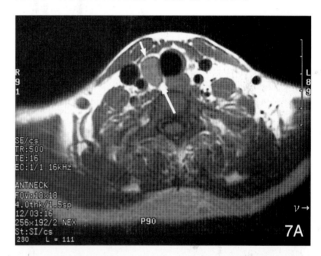

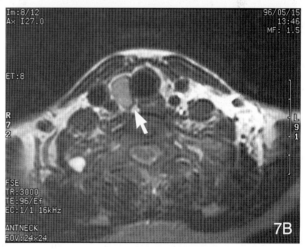

图17-5-7 甲状旁腺腺瘤

A. 横断位T_1WI示右侧甲状腺后下方颈动脉鞘内侧一肿块,呈较肌肉稍高信号(箭)。 B. 横断位T_2WI示肿瘤为高信号(箭)。

MRI显示甲状旁腺病变在T_1WI和T_2WI上信号较多样化,最常见者在T_1WI上为低到等信号,与

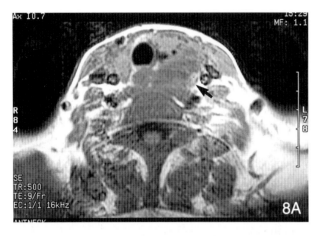
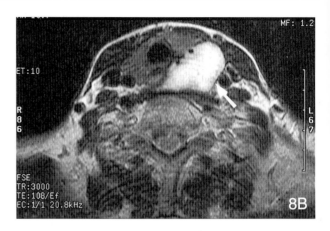
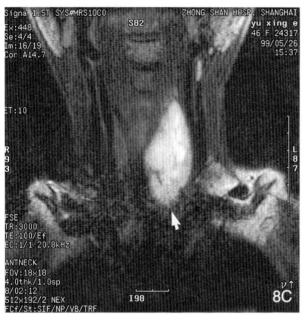
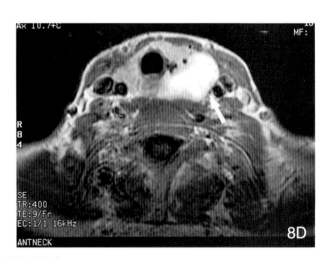

图 17-5-8 甲状旁腺腺瘤

A. 横断位 T_1WI 见左侧甲状腺后下方一甚大肿块,呈略低信号(箭)。　B. 横断位 T_2WI 示此肿块呈高信号(箭)。

C. 冠状位 T_2WI 示肿块向下伸入左上纵隔(箭)。　　D. 增强横断位 T_1WI 示肿块明显强化(箭)。

肌肉近似。T_2WI 上为高信号(图 17-5-7),近似于或等于脂肪,病理上无细胞退变。部分病变在 T_1WI、T_2WI 上均为低信号,病理上可见细胞退变、含铁血黄素沉着以及纤维化。还有部分病灶 T_1WI、T_2WI 上均为高信号,病理上可见亚急性出血而无细胞退变和纤维化。Gd-DTPA 增强后,甲状旁腺病灶大多明显强化(图 17-5-8)。至于异位的甲状旁腺病变,一般与正常位置者信号相似,常见异位于纵隔、颈动脉鞘及甲状腺内。

另外,甲状旁腺病变还应与颈部最常见的淋巴结增大相鉴别,这主要取决于两者的位置和形态。位于颈动脉鞘内侧者多为甲状旁腺病灶,位于颈动脉鞘外侧者多为增大淋巴结;甲状旁腺病灶多为椭圆形或长方形,而增大淋巴结多为球形。

【影像学技术比较】

1. 超声显像:超声检查经济,无损伤,简便易行,对于正常位置的甲状旁腺病灶比较容易检出,但对于异位的甲状旁腺,特别是气管或食管后以及纵隔内的病灶往往不能发现。另外检查结果与操作者的经验关系很大,故常作为筛检方法。

2. 放射性核素显像:甲状旁腺的显像剂很多,其中应用较广泛、公认效果较好的是[201]Tl,尤其是使用了[201]Tl/[99m]Tc 扣除显像技术,对甲状旁腺腺瘤的诊断敏感性有了很大提高。近年来将[99m]Tc-MIBI 用于甲状旁腺显像,[99m]Tc-MIBI 双时相技术不但优于以往的放射性核素方法,也优于目前应用的其他影像学检查方法。

3. CT:与超声及放射性核素显像相比,CT 具有影像直观、解剖关系清楚并能检出异位甲状旁腺病灶等优点，已较多地运用于甲状旁腺病变的诊断。常规加做增强扫描，这有助于区分血管和较小肿瘤。螺旋CT比常规CT扫描快捷，血管强化效果好，但一般并不能显示正常甲状旁腺。

4. MRI：MRI是最新的诊断甲状旁腺病变的影像学检查手段，它的运用虽没有超声和放射性核素显像或者CT普遍，但它的敏感性近似甚至可能超过其他三者。目前没有哪一种影像学检查手段绝对优于其他方法，因此有必要联合应用两种甚至两种以上手段以提高影像学检查的准确性。至于究竟采用哪种、哪几种影像学手段则因人因地而异，尚无统一标准。

（吴卫平）

第六节　咽旁间隙和颈动脉鞘肿瘤

咽旁间隙位于颅底之下、舌骨以上一段的颈侧深部筋膜间隙，此间隙在咽与下颌骨之间，因病变深在和受下颌骨限制，早期病变难以发现，常在咽侧或颈侧隆起后才引起注意。以往应用普通X线平片很少显示，腮腺造影检查效果也很有限，直至20世纪70年代应用CT后才直接显示此深在隐蔽肿块。MRI对软组织分辨率较高，且可多向检查，更清楚地显示病变形态，推断病变来源，对定位和定性诊断很有帮助。文献报道CT、MRI术前诊断率可达90%左右。

咽旁间隙可以茎突和茎突肌群为界，将其分为前、后两部分。狭义的咽旁间隙限指茎突前部分。咽旁间隙内充满脂肪和结缔组织，藏有神经、血管和异位唾液腺组织，很少发生肿瘤。但解剖上在咽旁间隙后壁的腮腺深叶和颈动脉鞘与之分隔的筋膜薄弱，故此两部分发生的肿瘤极易向阻力低的咽旁间隙扩展，造成此间隙肿块较难区分原发或继发。据文献报道，咽旁间隙肿瘤40%～50%为唾液腺肿瘤，17%～25%为神经鞘瘤，10%～15%为副神经节瘤，10%～33%为腮裂囊肿、脂肪瘤和淋巴结肿瘤等。起源于腮腺和颈动脉鞘的肿瘤较咽旁间隙原发肿瘤为多见。影像学检查判断肿块与腮腺关系，对选择手术途径有重要意义。如肿瘤来自腮腺，需经腮腺手术，可能要损及面神经。如肿块在腮腺外，一般可经颈侧

或口腔内途径切除，以避免损及面神经。

咽旁间隙位居舌骨上颈部诸间隙的中央，除上述腮腺深叶和颈动脉鞘肿瘤可从后方侵占咽旁间隙，隐蔽存在，较难诊断外，其他邻近间隙病变侵入咽旁间隙大多有原发肿瘤部位的突出表现，一般较易区别。如临床上最常见为鼻咽和口咽（内脏间隙）肿瘤穿过咽颅底筋膜或颊咽筋膜，从内侧侵入咽旁间隙，可残留有外侧份脂肪间隙。上颌窦晚期肿瘤或颞下窝肿瘤可由咀嚼肌间隙自前向后侵占咽旁间隙，常保存后部脂肪间隙。咽后淋巴结和颈内静脉淋巴结转移癌也常可自后向前侵占咽旁间隙。少数颅底肿瘤，如软骨肉瘤、骨纤维异常增殖症、神经鞘瘤、脑膜瘤等亦可从上向下扩展至咽旁间隙。此时了解咽旁间隙主要是确定病变侵犯范围。

一、唾液腺肿瘤

唾液腺肿瘤为咽旁间隙最常见肿瘤之一，其可为腮腺深叶扩展来，属腮腺内肿瘤。大多数为良性混合瘤，较少见来自异位唾腺（亦多为良性混合瘤），更少见来自粘膜下小唾液腺（大多为恶性肿瘤，如粘液上皮癌、腺样囊性癌和腺癌），后两者属腮腺外肿瘤。

在影像上，咽旁间隙唾液腺肿瘤较小时多呈卵圆形或扁块状，较大者常呈分叶或结节分叶状。肿块可自咽侧壁向腔内隆起，除非起源于粘膜腺体的肿瘤可致咽壁粘膜下脂肪界面不清外，大多咽部粘膜完整（图17-6-1）。腮腺外肿块与腮腺深叶间可保留有清楚的脂肪间隙（图17-6-2），但如肿块大于4 cm则可致肿块与腮腺深面界限不清，较难判断与腮腺之关系。一般起源于腮腺深叶的肿瘤（线图17-6-1）

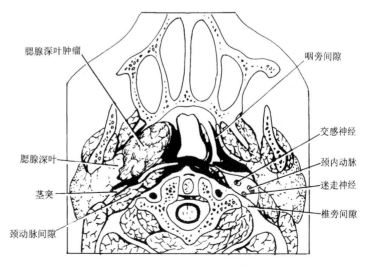

线图17-6-1　腮腺深叶肿瘤

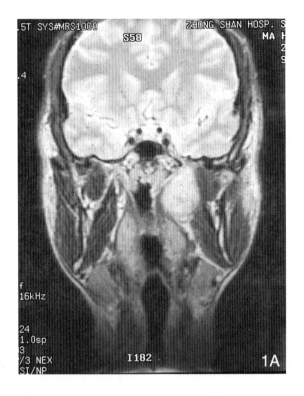

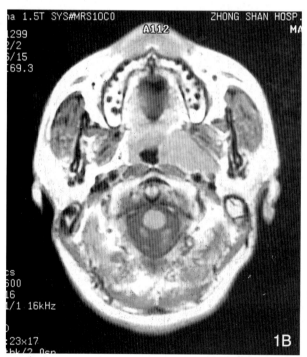

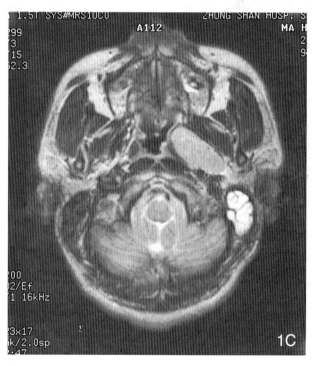

图 17-6-1　咽旁间隙多形性腺瘤

A. 冠状面 T_2WI 见左鼻咽旁间隙内类圆形肿块,界限清楚。　B. 横断面 T_1WI 示咽旁间隙肿块信号中等。

C. 横断面 T_2WI 示肿块信号较高,边缘有包膜,伴乳突气房高信号积液。

在茎突前,通过茎突-下颌峡使其间距增宽,肿块与腮腺深叶相连而无脂肪间隙。如腮腺肿块较大,常致颈动脉鞘向后移位,有的还可见腮腺向外隆起(图

17-6-3)。唾液腺肿瘤可呈均质或不均质,一般肿块在 T_1WI 为中等信号或较低信号,T_2WI 为高信号或较高信号。较大肿块多不均质,瘤内粘液样变区在

T₂WI 上局灶信号高，钙化则呈无信号，偶有出血在 T₁WI 上亦可有高信号区。良性混合瘤常见边缘清楚，光滑，有包膜，恶性肿瘤边缘多不规则，包膜不清楚，呈浸润性生长（图 17-6-4），有时难从形态判断良、恶性，应依切除后病理确定。

二、神经源性肿瘤

神经源性肿瘤为咽旁间隙较常见肿瘤，大多为神经鞘瘤，少数为神经纤维瘤（可为神经纤维瘤病表现之一）。神经鞘瘤大多数发生于颈动脉鞘周围，少

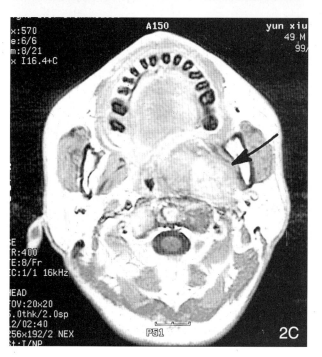
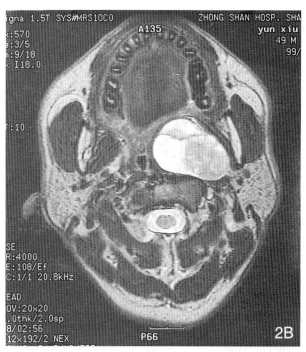
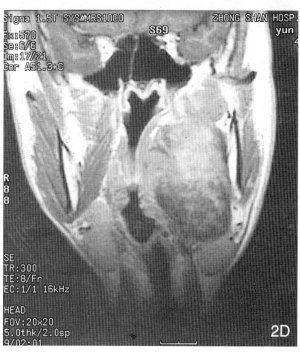

图 17-6-2　咽旁间隙混合瘤

A. 横断面 T₁WI 见左侧咽旁间隙椭圆形肿块，为低、中混合信号，与腮腺深叶间尚有界面，颈动脉鞘未见移位。　B. T₂WI 示肿块内有间隔分叶状，边缘光滑有包膜，其内为高、中混合信号。　C. 增强 T₁WI 示肿块中等强化（箭），欠均质。　D. 增强 T₁WI 冠状面显示肿块推移咽侧壁和颌下腺。

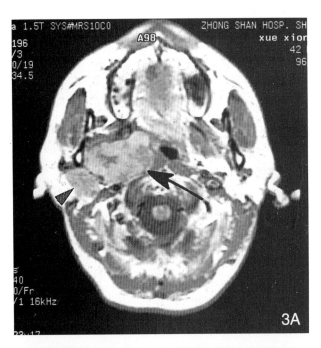
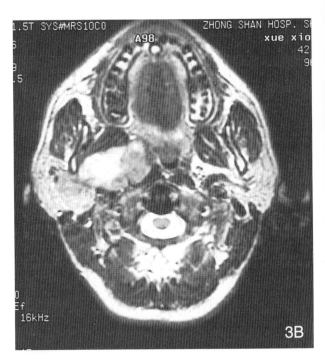
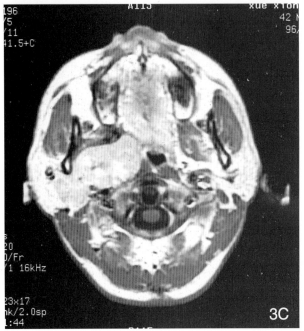
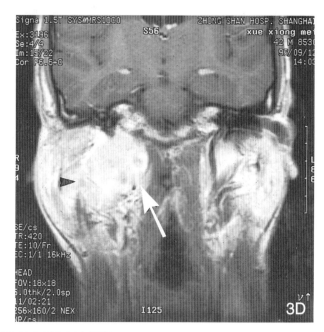

图 17-6-3　腮腺深叶唾腺肿瘤侵占咽旁间隙

A. 横断面 T_1WI 见右腮腺深叶(▲)-咽旁间隙(箭)内分叶状肿块,信号不均质。　B. T_2WI 示咽旁间隙肿块内有部分高信号。

C(增强 T_1WI 横断面)和 D(冠状面)示肿块强化显著,肿块(箭)与腮腺深叶(▲)相连。

数可发生于其他周围神经。临床上主要表现为颈侧或咽旁无痛性肿块隆起,生长缓慢,少数有神经压迫症状,术前应由 CT 或 MRI 作出诊断并与腮腺深叶肿瘤鉴别。

颈动脉鞘内附着迷走神经和交感神经,为咽旁间隙神经鞘瘤最常见起源。迷走神经位于颈动脉背侧,交感神经位于颈动脉的后内缘。此两神经发生

的神经鞘瘤常致颈内动脉向前移位(线图 17-6-2),这是与腮腺肿瘤(可致颈动脉后移)区别要点。迷走神经起源的神经鞘瘤较多见,常致颈内动脉向前内推移(图 17-6-5),交感神经来源肿瘤则致颈内动脉向前外偏移(图 17-6-6),一般多伴有颈内静脉分散移位或受压变窄。颈动脉鞘来的神经鞘瘤在咽旁间隙内生长,都呈椭圆形实质性肿块,肿瘤具有完整包

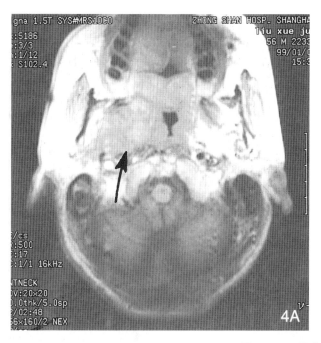
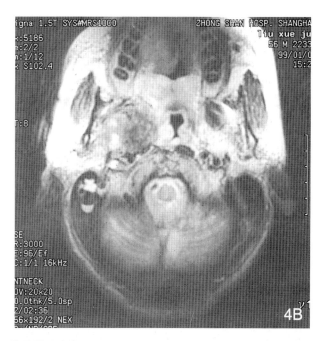

图 17-6-4 咽旁间隙恶性混合瘤

A. 横断面 T_1WI 见右咽旁间隙大肿块(箭),信号不均质。

B. 横断面 T_2WI 示肿块边界不清,包膜不完整,外侧伴有病变高信号灶。

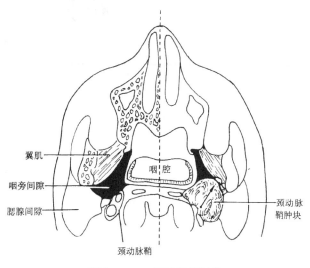

线图 17-6-2 颈动脉鞘肿瘤

膜,边界清楚光滑,常见咽旁间隙前方仍留存有小区脂肪组织,有称之为戴帽征。肿块较小者为均质,T_1WI 为中等信号,T_2WI 信号较高。大肿块内常欠均质(图 17-6-7),与瘤内细胞类型有关,Antoni A 型部分细胞丰富,Antoni B 型区则易有粘液样变,偶见钙化或出血。一般囊变区 T_1WI 上信号较低,T_2WI 上信号较高。此瘤实质部分均可为造影剂中等增强,少数增强较显著,可似副神经节瘤,以动态增强扫描可从增强曲线不同予以区别。

除颈动脉鞘神经鞘瘤外,儿童颈交感神经可发生神经母细胞瘤,颈部其他神经亦可发生神经鞘瘤或神经纤维瘤。如三叉神经下颌支神经鞘瘤可紧贴卵圆孔向颅底下咽旁间隙生长(图 17-6-8)。脊神经发生者多在颈椎旁间隙生长,常致前斜角肌和椎前肌前移,有的还可致椎间孔扩大和脊髓受压迫。神经纤维瘤内较常见有退行性变或为脂肪取代。多发神经纤维瘤可在颅外和颅内多处发生。有的神经纤维瘤还可恶变为肉瘤,呈浸润性生长,边缘不规则,富有侵袭性,可侵犯邻近结构,或发生远处转移。

三、副神经节肿瘤

颈部自主神经发生的肿瘤以副交感神经节细胞肿瘤最为常见,有称之为化学感受器肿瘤,在颈部主要有三种不同类型:颈静脉球瘤、迷走体瘤和颈动脉体瘤,其中以颈静脉球瘤发生最多见,次为颈动脉体瘤。此外副神经节瘤也可偶见于眼眶、喉部。此类肿瘤少数可多发或双侧发生,有的存在家族史。颈静脉球瘤已在耳部叙述,本段着重叙述迷走体和颈动脉体肿瘤。

(一)迷走体瘤(glomus vagale tumor)

迷走体瘤来自迷走神经结状节,此节位于颅底下,肿瘤在咽旁间隙内生长,位置较高,大多向下扩展致颈内、外动脉散开,少数较大肿瘤亦可向上延伸至颈静脉孔区,或向下延伸至颈动脉分叉。此瘤小时呈圆球形,边缘清楚和均质。大肿瘤可欠规则,一般边缘光滑,瘤内富有血管,呈点状管状混合流空信号,以 T_2WI 更明显。在 MRI 上肿瘤为中等信号,可为造影剂显著强化。肿块来自迷走神经,故常致颈内动脉向前内移位。

（罗道天）

（二）颈动脉体瘤

颈动脉体位于颈总动脉分叉处,紧贴着血管外膜,其直径为 $0.5\sim8$ mm,呈卵圆形,受舌咽神经、迷走神经和颈上神经节纤维支配,对动脉内血氧、二氧化碳、酸碱度和温度等刺激起神经反射作用。血液供应多来自颈外动脉,亦有来自颈内动脉或颈总动脉者。

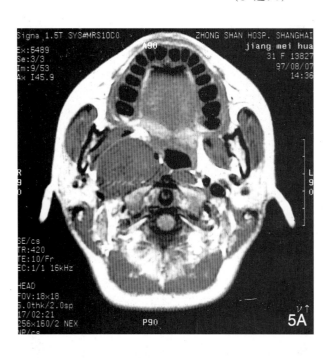
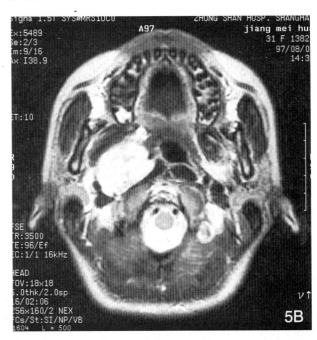
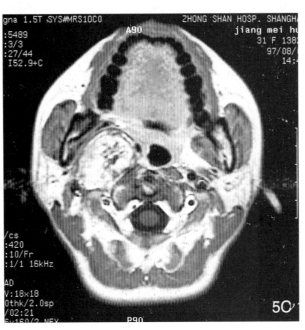
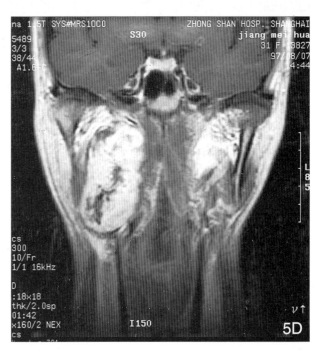

图 17-6-5　颈动脉鞘（舌骨上区）神经鞘瘤

A. 横断面 T_1WI 见右咽旁间隙椭圆形肿块,其前留有残存脂肪间隙。　B. T_2WI 见肿块信号高,不均质,颈动脉向前内移位,颈静脉向外后移位。　C. 增强 T_1WI 显示肿块强化,内有多个小囊变区。　D. 冠状面显示肿块有包膜。

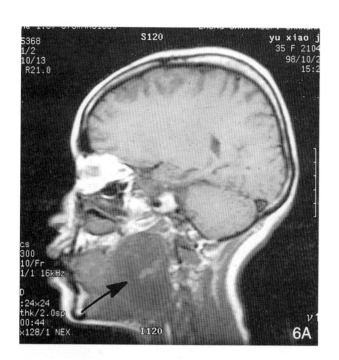

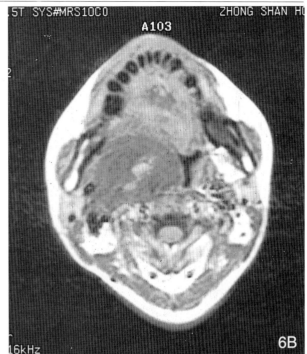

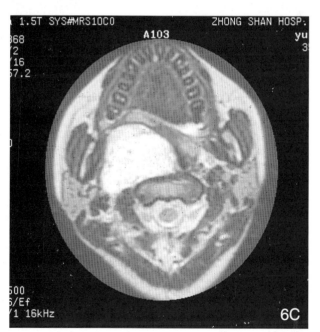

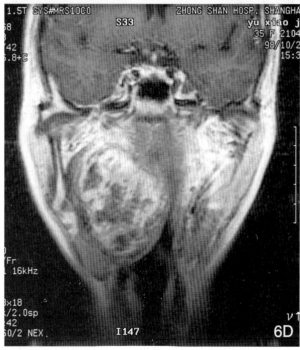

图 17-6-6 颈动脉鞘(舌骨上区)神经鞘瘤

A. 矢状面 T_1WI 示咽侧壁信号较低的大肿块(箭),内有局灶信号较高。 B. 横断面 T_1WI 示右咽旁间隙椭圆形大肿块致颈动脉鞘向外移位。 C. T_2WI 示肿块高信号,欠均质。 D. 增强 T_1WI 冠状面示瘤内有网状间隔,肿块包膜完整。

1. 病理:颈动脉体瘤(carotid body tumor)是发生在颈动脉体化学感受器的肿瘤,最常见于颈总动脉分叉处,较大时常压迫推移颈总动脉及颈内、外动脉,或将血管包绕。肿瘤也可向颅底及咽部生长,压迫舌咽、迷走和颈交感神经。肿瘤实质性,切面呈灰红或橘红色。显微镜下瘤细胞形态与正常的化学感受器细胞相似,仅体积稍大,核异形性较明显。瘤细胞排列成巢、索或片块。间质血管丰富。组织学检查很难确定良、恶性,组织学上的良、恶性与临床生物学行为及预后缺乏明确关系。恶性颈动脉体瘤的发病率文献报道差异很大,为 1.5%～50% 不等。国内资料显示一般不超过 5%。诊断恶性病变应以局部浸润或淋巴结转移,或远处器官或淋巴结转移为标准。颈动脉体瘤极少有双侧及多处发生者,双侧发生者多有家族史。

2. MRI 检查技术:SE 序列平扫包括横断、冠状及矢状位,可显示肿块的部位、大小及肿块内特有的丰富血供流空信号,并可显示肿块与颈总动脉,颈内、外动脉的关系。Gd-DTPA 增强后 T_1WI 扫描,

可显示肿块的特有强化特征。2D TOF MRA 可以从各角度显示颈总动脉及颈内、外动脉及其分叉角度,还可在分叉角内显示细小供血血管。而动态增强 MRA 能更清楚显示颈内、外动脉分叉及分叉角内的肿块血管显影染色。

3. 临床表现:颈动脉体瘤可发生在任何年龄和性别,一般多见于青壮年。患者多在无意中触及颈

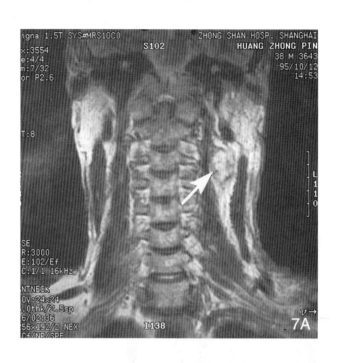

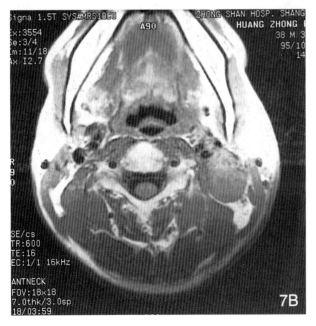
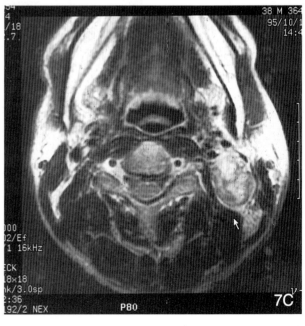

图 17-6-7　颈动脉鞘(舌骨下区)神经鞘瘤

A. 冠状面 T_2WI 见左颈侧中部有一信号不均质肿块(箭)。　B. 横断面 T_1WI 见椭圆形肿块在颈动脉鞘后方,无血管移位。　C. T_2WI 示肿块内信号不均质,外有完整包膜(箭)。

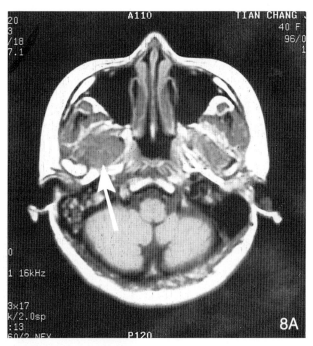

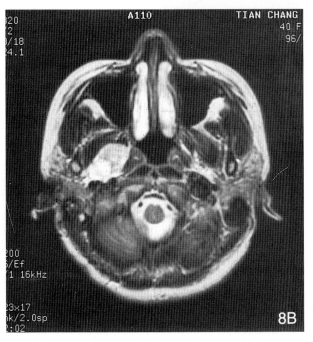

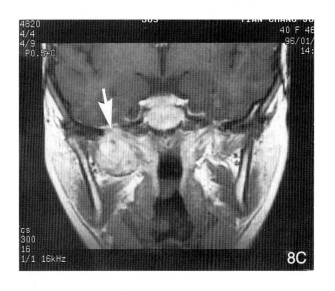

图 17-6-8 咽旁间隙神经鞘瘤

A. 横断面 T_1WI 示右咽旁间隙内椭圆形肿块(箭),信号中等。 B. T_2WI 见肿块内部分信号更高。

C. 冠状面 T_1WI 增强见肿块(箭)上端嵌于中颅窝底(卵圆孔),肿瘤来自于三叉神经下颌支。

部肿块,不痛,生长缓慢。肿块多位于下颌角的下方,质实偏软,可左右活动而不能上下活动,多无自主性搏动和血管杂音,当肿块较大压迫邻近血管时,可出现杂音。有的肿瘤颈部肿块不明显,向内可突入咽侧壁,引起咽异物感,吞咽不畅;肿瘤向上逐渐生长可压迫后组脑神经(迷走及舌咽神经)和颈交感

链,表现为饮水呛咳、声嘶、舌肌萎缩、Horner 综合征等,少数病人在压迫肿块时可发生晕厥、血压下降和心跳减慢等表现。

4. MRI 表现:颈动脉体瘤显示在颈部颈动脉鞘内颈动脉分叉水平,可见一异常信号肿块,边缘比较清楚,T_1WI 呈等或稍高于周围肌肉的信号,T_2WI

为不太均匀高信号,在 T_1WI 及 T_2WI 肿块内大多能见到细条状或细点状很低信号影,为丰富的小血管流空信号(图 17-6-9,10,11)。作者总结的 13 例共 15 个瘤体中,T_1WI 显示 11 个瘤体(占 73.33%)有此征象,T_2WI 显示 14 个(占 93.33%)瘤体有此征象。Gd-DTPA 增强后肿块强化明显,并持续时间较长(图 17-6-12)。正常时颈内外动脉间距小于 5 mm,颈动脉体瘤肿块可推移、压迫颈内、外动脉,使颈内、外动脉距离增大,部分病例尚可见肿块包绕颈内、外动脉,甚至包绕部分颈总动脉。2D TOF MRA 上可清楚显示颈内、外动脉分叉角度增大,作者一组

病例占 86.66%,呈高脚酒杯状,并可见在增大的分叉角内有细小肿瘤血管影,占 30%(图 17-6-13)。此外,横断位图像显示颈内、外动脉被肿块包绕的病例,MRA 上显示除颈内、外动脉受压移位及分叉角度增大外,且有血管壁毛糙不光滑,可提示血管与肿块粘连较紧或有侵犯,这对确定手术方式很有帮助(图 17-6-14,15)。MRI 由于可多轴面成像,对双侧颈动脉体瘤的检出,明显优于其他影像学检查方法。作者 13 例中有 2 例双侧颈动脉体瘤,一侧较大,另一侧较小,临床仅发现大的一侧,而 MRI 显示清楚(图 17-6-16)。

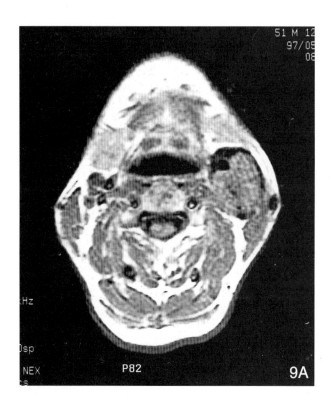

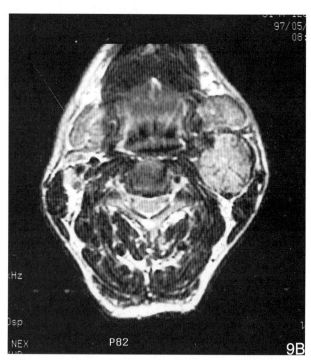

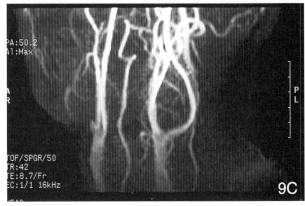

图 17-6-9　左颈动脉体瘤

A. T_1WI 横断位。　B. T_2WI 横断位。示左颈动脉分叉水平肿块,T_1WI 呈等信号,T_2WI 呈略高信号,内有少许细条点状很低信号。　C. 2D TOF MRA 示左颈动脉分叉增大。

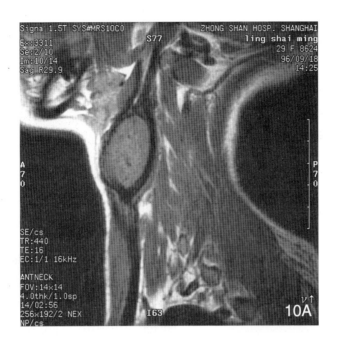

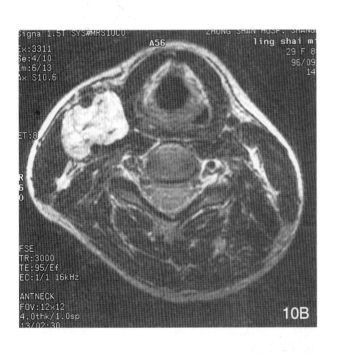

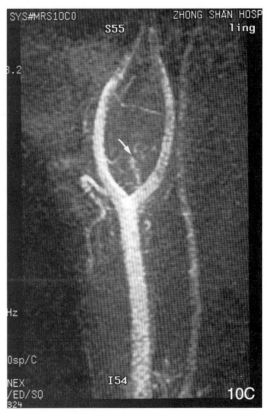

图 17-6-10　右颈动脉体瘤

A. T₁WI 矢状位。　B. T₂WI 横断位。示右颈动脉分叉内椭圆形肿块，T₁WI 呈略高信号，T₂WI
呈明显高信号，肿块内可见扭曲的流空信号，矢状位示颈内外动脉紧贴肿块。　　C. 2D TOF
MRA 示颈动脉分叉明显撑开，其内可见少许小血管影(箭)。

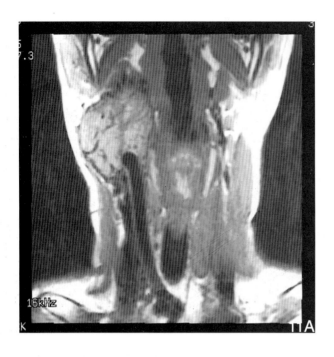

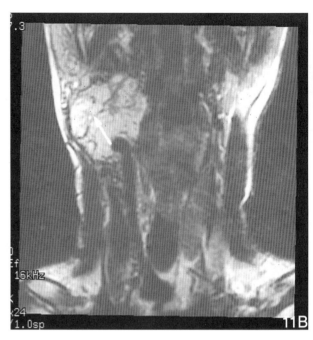

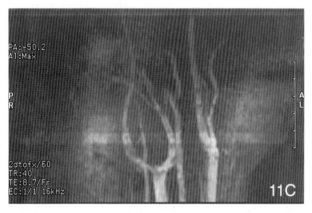

图 17-6-11　右颈动脉体瘤

冠状位平扫,A. T₁WI。　　B. T₂WI。示右下颌角水平颈动脉鞘内肿块,T₁WI 呈略高信号,T₂WI 为高信号,肿块内可见小血管流空信号(箭)。　　C. 2D TOF MRA 示右颈动脉分叉明显扩大。

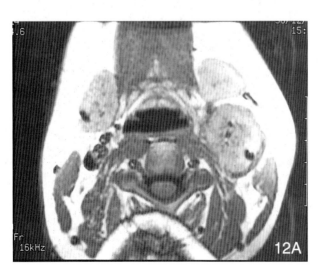

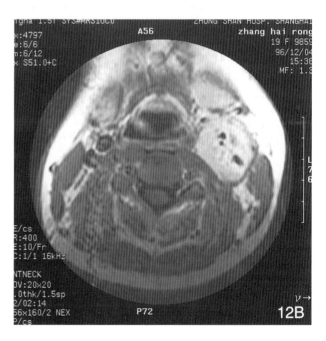

图 17-6-12　左颈动脉体瘤

A. T₁WI 横断位平扫示左颈动脉分叉处肿块呈略高于肌肉信号。　　B. T₁WI 横断位增强后,示肿块明显强化,肿块内见血管流空影。

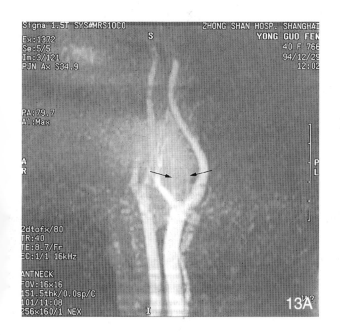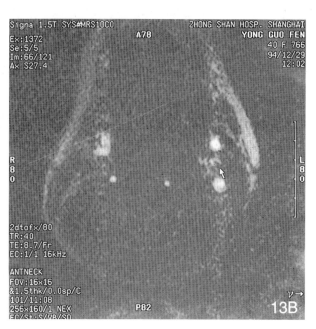

图 17-6-13　左颈动脉体瘤

A. 2D TOF MRA 示左颈动脉分叉角度增大,颈内动脉向后外移,颈外动脉向前外移,分叉角中见纡曲的肿瘤血管(箭)。

B. 为 MRA 原始图像,示颈内、外动脉间距增大,并见肿瘤血管(箭)。

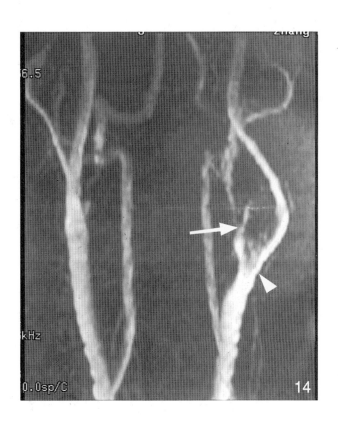

图 17-6-14　左颈动脉体瘤,血管被包绕、侵犯

与图 17-6-12 为同一病例。2D TOF MRA 示左颈动脉分叉除有扩大外,并显示左颈总动脉近分叉处略狭窄,
颈外动脉近段明显不规则狭窄(箭),颈内动脉近段略有狭窄(箭头)。

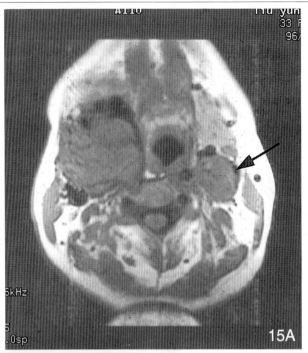

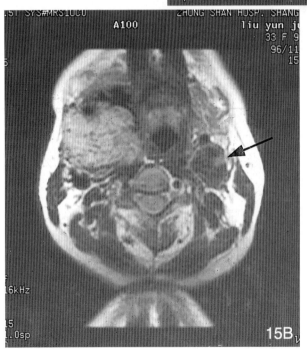

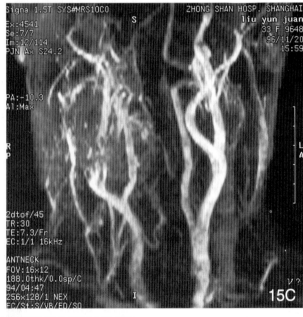

图 17-6-15　双侧颈动脉体瘤,右侧累及颈总及颈内外动脉

A. T₁WI 横断位平扫。　B. 横断位 T₂WI。示右颈动脉体瘤较大,约 4cm×4.5cm,右颈动脉分叉和颈内、外动脉部分
或全部包绕于肿块内,右颈外动脉向前外推移。左侧颈动脉分叉处 1.8cm×2cm 肿块(箭),颈内动脉向内移位,颈外动
脉向前外移位(箭)。　C. 2D TOF MRA 示右颈总动脉近分叉处,分叉,颈内、外动脉轮廓毛糙,部分缺失,分叉扩大。
左颈动脉分叉扩大,略呈杯状,血管壁光整。

5. 鉴别诊断:颈动脉体瘤需与颈动脉鞘其他占
位如淋巴结肿大、神经源性肿瘤鉴别。

颈淋巴结肿大:平扫时 T₁WI 为低信号,T₂WI
为不均匀高信号,其内无血管流空的征象。增强后
常无明显强化或仅有周边强化。较少引起颈动脉分
叉扩大(图 17-6-17)。

神经源性肿瘤:平扫 T₁WI 呈略低信号,T₂WI
呈高信号,亦无小血管流空信号,增强后强化亦不如
颈动脉体瘤明显,神经鞘瘤常呈周边环状强化,亦较
少引起颈内外动脉分叉角度增大(图 17-6-18)。

6. 影像学技术比较

(1) 常规 X 线检查:对颈动脉体瘤的诊断无意

义,瘤体较大时可显示颈部软组织肿块影及咽侧壁软组织肿块。

（2）血管造影:在 CT 及 MRI 问世前,选择性颈动脉造影尤其是 DSA 是诊断颈动脉体瘤必不可少的重要的检查手段。其特征造影表现为:颈总动脉分叉角度扩大呈杯状,一般颈外动脉向前外移位为主,颈内动脉向后、向外移。肿瘤内有丰富细小血管,肿瘤早期显影明显且持续至静脉期,并能清楚显示肿瘤供血来源。此外,根据颈动脉有否狭窄、血管壁有否毛糙也能估计肿瘤包绕压迫及侵犯血管情况。虽然血管造影对该病的诊断价值较高,但其为创伤性检查,在 CT 和 MRI 出现后,血管造影已较少采用。

（3）CT 检查:除应用常规 CT 外,动态 CT 扫描

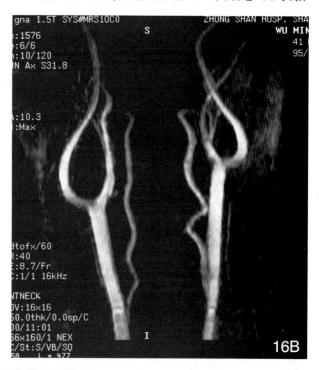

图 17-6-16　双侧颈动脉体瘤(有家族史)

A. T$_2$WI 冠状位(箭)。　B. 2D TOF MRA。示右侧颈动脉体瘤较大,约 3 cm × 4 cm,
左侧较小(箭)。临床检查仅发现右侧。

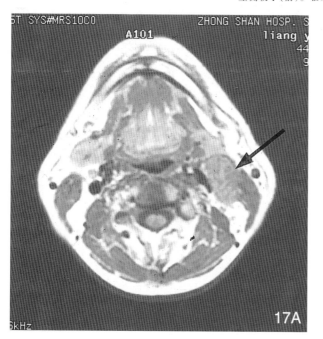

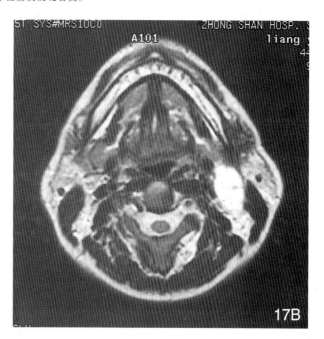

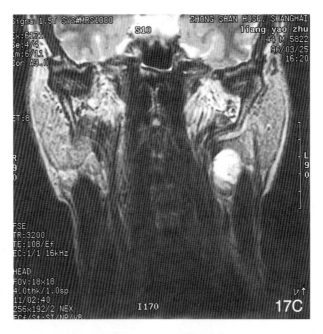

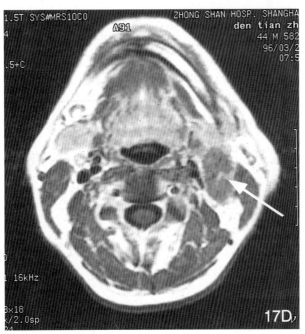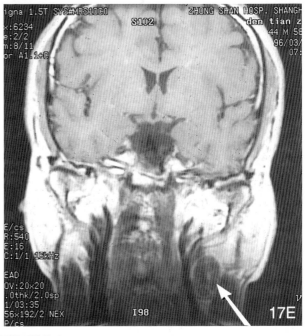

图 17-6-17　左颈部淋巴结肿大

A. T₁WI 横断位示左颈部肿块 1 cm×2 cm，较周围肌肉信号略高，在颈部动静脉之外侧（箭）。　B（T₂WI 横断位）和 C（冠状位）示肿块呈不太均匀高信号，肿块内未见小血管流空信号。　D 和 E 分别为 T₁WI 横断位及冠状位增强后图像，示肿块轻度环状强化（箭）。

特别是螺旋 CT 快速增强扫描，不仅对肿块的定位定性很有帮助，而且可以通过图像的三维重建和 CT 血管造影对颈动脉体瘤的诊断和指导手术有很大帮助。成功的 SCTA 成像可部分取代创伤性的血管造影检查。

（4）超声检查：该检查方便、迅速、无创伤，彩色 Doppler 超声检查显示肿块内血供丰富，并可见颈内、外动脉发出小分支进入肿块内，对诊断颈动脉体瘤有一定价值。

（5）MRI 检查：由于有良好的软组织对比、多轴位成像及血流的流空效应，多数颈动脉体瘤常规 SE 平扫即可明确诊断。还可以通过 MRA：①显示颈内外动脉分叉扩大。②部分还可显示分叉间有细小肿瘤血管。③显示颈动脉轮廓光滑与否，了解颈动脉有否受侵犯。④对较小的颈动脉体瘤还可通过增强检查与颈部其他肿瘤鉴别。

总之,颈动脉体瘤的影像学检查,超声可作为初步筛选,CT 或 MRI 可作为主要诊断方法,特别是 MRI 可通过 MRA,不需要注射造影剂就能显示颈部血管的形态改变。而增强 MRA 或 SCTA 可用于较特殊病例作为补充手段。血管造影检查在以上方法还不能解决问题时采用。

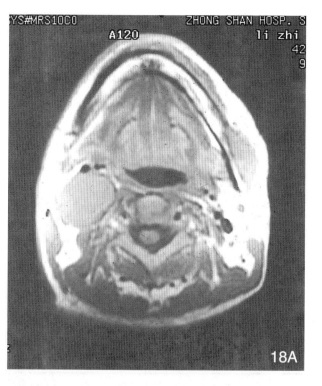

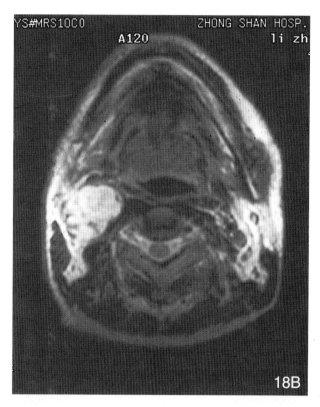

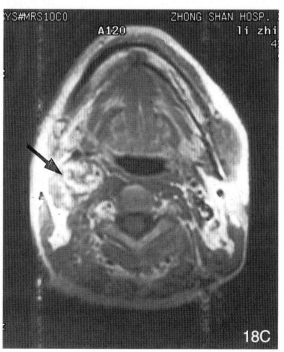

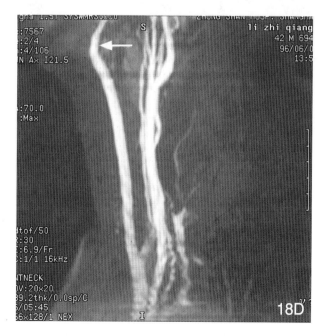

图 17-6-18　右颈部神经鞘瘤

A. T$_1$WI 横断位示右颈部肿块 2 cm × 3 cm,呈低信号,肿块内信号均匀,肿块边缘光整。　B. 为横断位 T$_2$WI 图像,示右颈部肿块为不均匀高信号。A、B 均显示右颈动脉向前稍外移位,颈内、外动脉距离无增大。　C. T$_1$WI 横断位增强后,见肿块不均匀强化(箭)。
D. 2D TOF MRA 示右颈内、外动脉分叉无扩大,被肿块推向前移(箭)。

（王述静）

第七节　颈部其他间隙病变

一、颌下和舌下间隙病变

颌下和舌下间隙后方无筋膜,可自由连通,也与咽旁间隙下端相通。舌下间隙内藏有舌下腺和导管,舌下神经,舌神经和舌动、静脉。颌下间隙内有颌下腺和淋巴结,舌动脉在腺体外缘,面总静脉在腺体后缘。

舌下间隙常为牙源性炎症侵犯,口底上皮鳞癌和其转移淋巴结都可累及此区。颌下间隙肿块可为腺体导管结石伴继发炎症,恶性肿瘤最常见为舌和口底癌所致淋巴结转移。原发唾液腺肿瘤约半数可为恶性(图17-7-1)。此外,淋巴瘤亦有发生。

二、咀嚼肌间隙病变

咀嚼肌包括翼内肌、翼外肌、咬肌和颞肌,由颈深筋膜浅层分裂包裹肌肉形成咀嚼肌间隙。其位于颞窝内,以颧弓为界将其分为颞上窝和颞下窝,分别在眼眶和上颌窦的后外,与翼腭窝和眶下裂交通,在脂肪间隙中有三叉神经下颌支和颌内动脉通过。

咀嚼肌间隙常为牙源(后磨牙区)感染蔓延。此间隙内原发肿瘤较少见,多起源于间叶组织。良性肿瘤以神经鞘瘤、血管瘤和混合瘤(图17-7-2)为常见。恶性肿瘤有纤维组织细胞瘤(图17-7-3)、横纹肌肉瘤和淋巴瘤等发生。较为常见的为继发性肿瘤,可由上颌窦、口咽或磨牙后三角肿瘤向深部浸润(图17-7-4)。三叉神经亦可为肿瘤逆向扩展至海绵窦的通路。鼻咽血管纤维瘤、颅底脑膜瘤和软骨肉瘤(图17-7-5)以及下颌骨肿瘤都可累及此间隙,此间隙肿瘤较为隐蔽,原发肿瘤较大时才产生症状,影像学表现多无特征性。继发或转移肿瘤通过影像学检查查清其来源和侵犯范围,以利治疗计划。

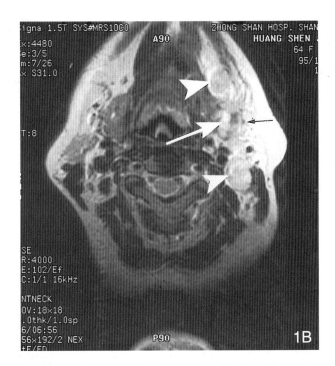

图 17-7-1　颌下腺癌
横断面:A. T_1WI见左侧颌下腺信号减低(箭),其前后有淋巴结增大(箭头)。
B. T_2WI示颌下腺肿块边缘不清(箭),颌下及颈动脉鞘淋巴结转移(箭头)。

三、颈后间隙病变

颈后(又称颈侧)间隙与颈后三角相应,以横断面显示较清楚。后界在斜方肌前缘,其前外界为胸锁乳突肌。前内有颈动脉鞘,以深筋膜与椎前间隙和椎旁间隙分隔,上自乳突和颅底向下至第一肋及锁骨,小部分在舌骨上,大部分为舌骨下颈部。此间隙含有颈内静脉、脊副及项横淋巴结,以及脊副和膈神经。可发生跨间隙肿瘤(淋巴管瘤、丛状神经纤维瘤、脂肪瘤和血管瘤等)、先天性病变(第二腮裂囊肿、淋巴管瘤和囊性水瘤),感染病变可来自皮肤和淋巴结。良性肿瘤有神经鞘瘤、丛状神经纤维瘤、脂肪瘤(图 17-7-6)、血管瘤。恶性肿瘤大多为鳞癌、转移性淋巴结,少见为脂肪肉瘤、平滑肌肉瘤、恶性纤维组织细胞瘤,表现为边缘不清肿块(图 17-7-7),具

有侵袭性,可破坏椎体。颈后间隙如肿块小,可与颈动脉鞘有脂肪界面保存,如肿块大则可致颈动脉鞘向前内移,椎前间隙向内移。此间隙中血管丛和肌肉不对称,慎勿造成误解。

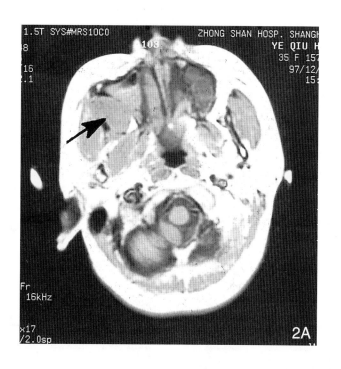

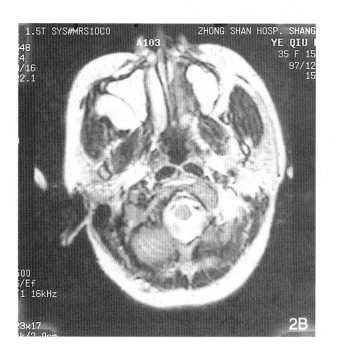
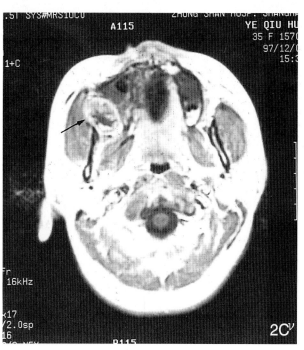

图 17-7-2 颞下窝混合瘤

横断面:A. T₁WI 见右上颌窦(有炎症)外后肿块(箭)致脂肪块消失。

B. T₂WI 见肿块均质高信号。   C. 增强后见包膜和瘤内部分强化(箭)。

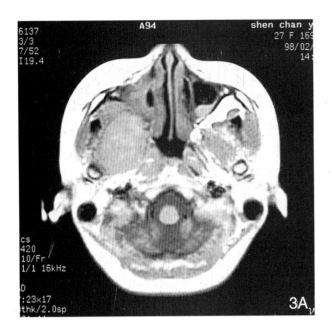
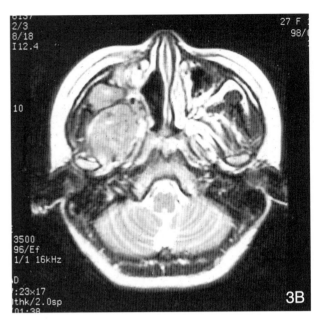
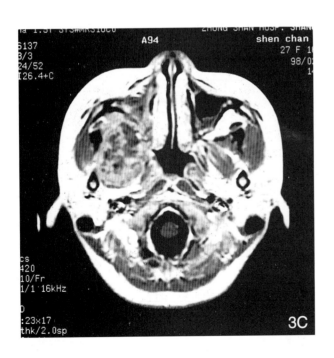
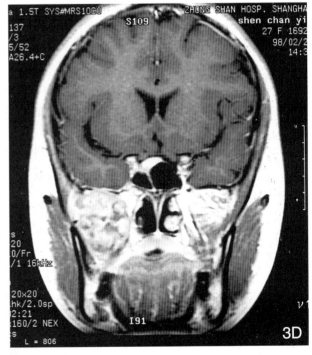

图 17-7-3　颞下窝恶性纤维组织细胞瘤

A. 横断面 T_1WI 见右颞下窝内椭圆形肿块,信号不均质(上颌窦探查术后)。　B. T_2WI 见大肿块信号较高,
前方还有一小肿块。　C(横断面)和 D(冠状面)增强 T_1WI 示瘤内强化,有多区囊性变。

附 以解剖间隙为基础的病变鉴别诊断参考

一、咽后间隙

1. 淋巴结:反应性淋巴结增大,化脓性淋巴结炎,转移性淋巴结,淋巴瘤。

2. 原发病变:水肿,蜂窝织炎,脓肿。

3. 继发病变:粘膜癌直接侵犯,血管瘤,脂肪瘤,颈动脉扭曲,椎体骨髓炎或椎间盘凸出。

二、椎前间隙

1. 椎前和椎旁肌肉:良性间叶肿瘤,恶性间叶肿瘤。

2. 椎体:骨质增生,骨髓炎,原发骨肿瘤,转移性肿瘤。

3. 椎间盘:椎间盘炎,椎间盘前凸。

4. 椎动脉:动脉瘤。

5. 继发性侵犯:鼻咽癌直接侵犯,淋巴瘤。

三、咀肌间隙

1. 咀嚼肌:间叶组织肿瘤,淋巴瘤,良性肌肉肥大,退行性肌萎缩,非特异性纤维化,转移,骨化性肌炎。

2. 三叉神经下颌支:神经瘤,神经转移。

3. 下颌骨:骨髓炎,牙源性脓肿,原发性病变,转移性肿瘤,骨髓瘤。

4. 由咀嚼肌间隙扩展来:口咽和磨牙后三角鳞癌直接侵犯,颅内或颅底肿瘤向下扩展。

四、腮腺间隙

1. 腮腺肿瘤:多形性腺瘤,粘液上皮癌,腺样囊性癌,腺癌,恶性混合瘤。

2. 非腮腺肿瘤:淋巴管瘤,血管瘤,脂肪瘤。

3. 炎症:腮腺炎,脓肿,放射性腮腺炎,淋巴上皮囊肿,第一、二腮裂囊肿。

4. 淋巴结:转移性淋巴结(皮肤癌等),非霍奇金淋巴瘤,黑色素瘤。

五、咽旁间隙

1. 面神经:神经性肿瘤,神经鞘转移癌。

2. 原发肿块:异位小唾腺肿瘤,非典型第二腮裂囊肿,脂肪瘤。

3. 继发肿块:邻近间隙恶性肿瘤向深部扩展(鼻咽癌、口咽癌、咀嚼间隙肉瘤、腮腺深叶肿瘤)。

4. 炎症与脓肿:牙源性或扁桃体来源。

六、颈动脉鞘

1. 颈动脉:扩张,动脉瘤,动脉硬化致狭窄,癌直接包围。

2. 颈内静脉:不对称性扩大,血栓,血栓性静脉炎。

3. 神经源性肿瘤:神经鞘瘤,神经纤维瘤,副神经节瘤,神经母细胞瘤,脑膜瘤。

4. 淋巴结:转移性淋巴结增大,淋巴瘤。

七、颈后间隙

1. 先天性:淋巴管瘤,血管瘤,腮裂囊肿。

2. 感染:脓肿,脊副淋巴结增大。

3. 良性肿瘤:脂肪瘤,神经鞘瘤。

4. 恶性肿瘤:脊副淋巴结增大,脂肪肉瘤。

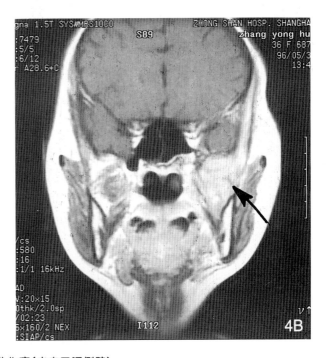

图 17-7-4 颞下窝未分化癌(来自口咽侧壁)

A. 横断面 T_2WI 见左颞下窝内病变(箭),与肌肉信号相仿(T_1WI 亦如此)。

B. 增强 T_1WI 冠状面见颞下窝内肿块(箭)强化,边界不清。

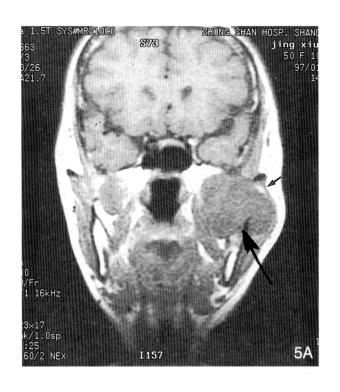

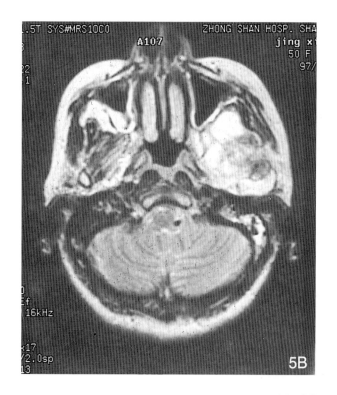

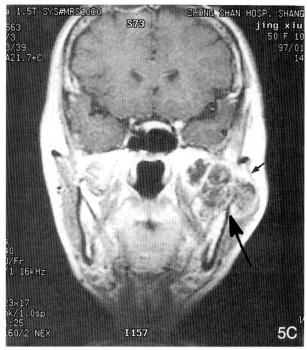

图 17-7-5 颞下窝软骨肉瘤

A. 冠状面 T_1WI 见左颞下窝大肿块(箭),信号中等。　B. T_2WI 见瘤内不均质。

C. 增强后见肿块(箭)分叶状包膜及间隔强化。

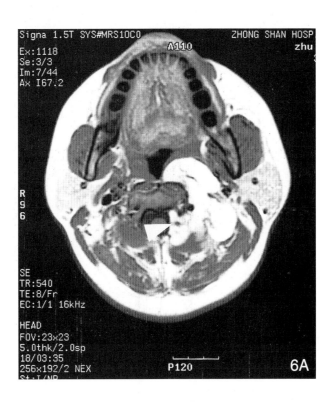

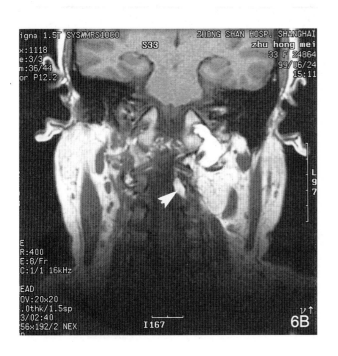

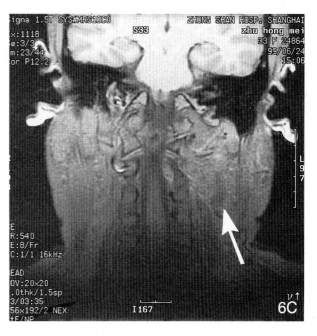

图 17-7-6 咽侧及颈侧间隙脂肪瘤

A 横断面 T_1WI 和 B 冠状面 T_1WI 示肿块高信号,病变侵入椎管内(箭头)。

C. 脂肪抑制冠状面见肿块信号降低(箭),与肌肉相仿。

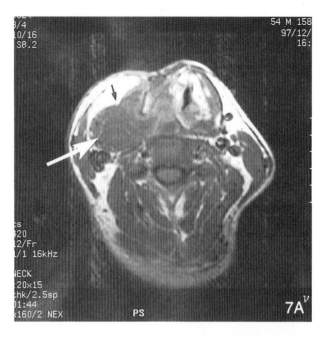

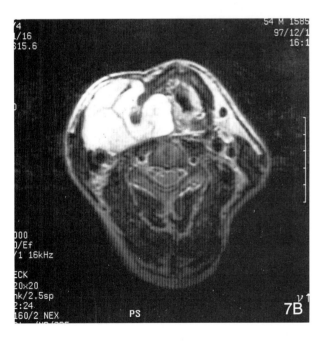

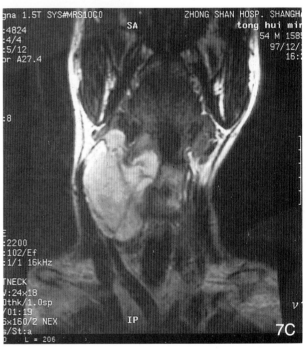

图 17-7-7　咽侧间叶瘤

A. 横断面 T_1WI 见右颈侧肿块(箭)信号中等。　B. T_2WI 见肿块高信号,分叶状扩展。
C. 冠状面 T_2WI 示高信号肿块分叶状侵入咽喉。

第八节　颈淋巴结病变

颈淋巴结增大为临床常见病征,可为炎症、淋巴瘤和转移癌表现之一。大多数颈淋巴结增大可扪及,但深在和咽后隐蔽淋巴结难由临床查见,病理性质也常难以确定。现今常用 CT 或 MRI 为主要检查手段,可清楚地显示颈淋巴结数量、大小、形态和与周围结构关系。MRI 可清楚显示血管流空,易与淋巴结区别,但常应结合脂肪抑制检查以利淋巴结显示更清楚。

正常细小颈淋巴结不易显示,但由于咽部和口腔炎症常可致颌下和颈深上淋巴结增大,一般该处淋巴结多限于直径 1.5 cm 大小,其他部位颈淋巴结大小大多限于 1 cm 以内。故常以大小为判断淋巴结增大的尺度。实际上除淋巴结大小外，淋巴结内部结构和边缘形态改变等亦为反映病理的重要征象，对病变诊断和鉴别具有重要意义。临床上，颈淋巴结转移是上呼吸、消化道癌扩展的重要表现，亦为影像学检查的重要任务，但影像学检查不能显示微小转移，也难与反应性淋巴结鉴别，故此对于淋巴结转移癌的诊断有一定限度。影像导向行穿刺活检或采用含铁造影剂增强 MRI 检查，可更好提高诊断准确性。

一、炎症性淋巴结增大

炎症病变引起颈淋巴结增大，有下述类型：

1. 非特异性炎症颈淋巴结增大：为上呼吸道、消化道反复炎症，引起区域引流淋巴结反应性增大，常见于颌下或颈部多个成串、不融合淋巴结增大，直径大多小于 1 cm，极少大于 2 cm，边界清楚，均质，无或仅轻微增强(图 17-2-1)。

2. 化脓性淋巴结炎：都有原发感染病灶，引起区域性淋巴结增大者都有局部肿痛。影像上常见增大淋巴结周围水肿，边缘模糊，可增强，淋巴结内有坏死液化灶。

3. 结核性淋巴结炎：大多有肺或上呼吸道结核病变，常致双侧较低部位颈后三角肿胀。影像上可见多个淋巴结增大，内有干酪坏死，常融合成多房状，边缘不清，可强化，偶可形成皮肤瘘窦，有的实质性淋巴结内有钙化现象。

二、恶性淋巴瘤

霍奇金淋巴瘤和非霍奇金淋巴瘤常致颈淋巴结增大。前者以 10 岁左右儿童为常见，几乎均有颈淋巴结增大，可伴纵隔淋巴结增大。后者常有结外病变，以头颈部(咽淋巴环、鼻腔、鼻窦、甲状腺等)为多，胃肠道次之，头颈病变可与鳞癌相似。一般恶性淋巴瘤所致颈淋巴结增大常为双侧，非引流部位或多部位发生，增大淋巴结常较大且均质，仅轻中度增强，即使肿块很大也无坏死(有报道化疗后偶可出现中央坏死)。

三、颈淋巴结转移癌

颈淋巴结转移是头颈部恶性肿瘤最常见而重要的扩散途径。颈淋巴结转移发生率与诸多因素(原发肿瘤部位、大小、深度、侵袭力以及宿主的免疫反应等)有关，可反映原发癌的侵袭性，对临床分期和预后有重要意义。据统计，颈淋巴结转移者其 5 年生存率降低约一半，其他部位转移发生率增加 2.5 倍，若对侧淋巴结转移或淋巴结外侵犯还可致生存率进一步降低，为此在发现原发肿瘤的同时都应着重查明和积极处理颈淋巴结转移。

颈淋巴结增大多可为临床查及，但咽后淋巴结隐蔽不能为临床查见，直径小于 1.5 cm 的淋巴结，尤其在手术和放射治疗后部位亦难扪清，一般临床扪诊发现率为 60%，特异性为 70%。现今应用 CT 和 MRI 检查诊断率可达 90% 左右，较临床检查发现率增加 20% 以上。影像学检查可了解颈淋巴结部位、范围、数量、大小、形态、增强表现和结外侵犯以及与重要结构关系，为手术或放射治疗提供必要的资料。

颈淋巴结转移癌的影像学诊断，一般以淋巴结大小和内部结构异常为衡量标准。大多认为除颌下和高位颈静脉淋巴结直径常人可达 1.5 cm 外，其他部位淋巴结均在 1 cm 以下。对于头颈部已有原发癌存在时，颈部出现大于 1 cm 淋巴结都应考虑为颈淋巴结转移。但影像上难以区别转移性或反应性淋巴结增大。仅凭淋巴结大小衡量，可出现一定数量的假阳性和假阴性，Feinmesser 谓以 1.5 cm 淋巴结为异常计，病理证实其诊断敏感性为 60%，特异性达 85%。Friedman 报道以 1.0 cm 淋巴结为异常计，诊断敏感性可达 95%，而特殊性为 77%。文献有报道小于 1 cm 淋巴结可近 1/4 病理阳性，微小转移可见于 3~6 mm 的淋巴结内。故有认为肿瘤同侧引流区域有多个小淋巴结出现，亦应高度注意转移可能性。故此以淋巴结大小衡量有一定限度。重视淋巴结内部和周缘形态改变对淋巴结性质的评估具有相当重要性。一般认为转移性淋巴结增大呈类圆形，反应性淋巴结增大多为椭圆形，长、短径比例可近 2:1。据统计头颈部鳞状上皮癌所致颈淋巴结转移中有半数可见结内坏死，在 CT 上呈现中央低密度区，在 MRI 上，坏死灶在 T_2WI 上为更高信号。故此对于肿瘤病例，区域性淋巴结内有坏死灶，不论淋巴结大小常是淋巴结转移的可靠征象。但淋巴结内坏死也并非绝对特征，有时还可见于淋巴结结核。一般可以增强检查以帮助区别：转移性淋巴结常见周缘强化呈薄环形或较均匀，炎症性淋巴结坏死常见周壁较厚且不规则状，结核性淋巴结好发于下颈部，较小即可见融合，少数还可见钙化点。为了鉴别淋巴结的性质和提高诊断率,影像导向下细针穿刺活检是较为实用方法。新近应用含铁的造影剂可从淋巴结内吞噬功能以助判断淋巴结性质,也是较好的诊断方法。此外,对于颈淋巴结边缘轮廓形态的观察也有助于估计病理变化,如增大淋巴结边缘不清和邻近脂肪间隙闭塞,可反映病变向淋巴结外浸润。有的淋巴结多个转移,可相互融合,常形成直径 3 cm 以上大肿块。如增大淋巴结与邻近大血管或重要结构紧贴,界限不清,常提示已有粘连或包围固定,对临床治疗方法选择也有一定参考价值。

上呼吸道、消化道癌约有半数可发生颈淋巴结转移,一般区域性淋巴结转移都有一定规律,大多转移至同侧淋巴结,少数可向对侧或双侧转移,以中线或过中线癌更常发生。少数病人原发病灶小或隐蔽,可以颈淋巴结转移为首见临床表现,影像学检查也可帮助追查原发癌。一般高颈部淋巴结转移可来源于鼻咽、舌根、扁桃体和梨状窝等,很少数可能来自甲状腺或锁骨下癌。颌下淋巴结转移可起自口底、唇颊、舌、扁桃体、鼻腔与泪道,常难与炎症引起淋巴结增大混淆。颈中、下部淋巴结内腺癌转移应考虑乳腺、甲状腺和胃肠道来源。据估计约有 3% 以下颈淋巴结转移的原发灶不明。除仔细检查上呼吸道、消化道和周围外,还应扩大检查范围或密切随访,多半仍可发现原发灶。

颈淋巴结转移可采用放射治疗或手术治疗,亦可两者结合并加化学抗癌药物治疗。放射治疗后大多颈淋巴结肿大可消退,少数可形成包块,颈部和咽喉部软组织反应性水肿常可持续数月至数年。颈淋巴结廓清手术有不同范围,一般术后 2~3 个月内颈筋膜界面水肿,可呈网状软组织增厚,以后可出现纤维化,约需 2 年后才可再现脂肪层面。颈内静脉结扎后,对侧颈静脉常见增粗。熟悉这些治疗后变化对估计肿瘤复发和颈淋巴结转移有一定参考。

恶性肿瘤治疗后都应定期随访,有少数可出现肿瘤复发或颈淋巴结转移。据统计,上呼吸道癌病人最初检查 TNM 分期属 N_0 者,随访中有 10%~25% 可出现颈淋巴结转移,过去有提倡预防性颈大块切除,但影响功能。现代影像学检查敏感性和准确率相当高,故多主张定期随访并加影像学检查。一般可在原发肿瘤治疗后 3~4 月行影像学检查,备供以后随访复查时比较,可较早发现复发或颈淋巴结转移,以利及时采取补救治疗以提高疗效。

第九节　影像学方法比较

咽喉周围的颈部软组织除有颈动、静脉和淋巴结外,还有腮腺、甲状腺和甲状旁腺等腺体器官,都属软组织,密度上缺乏对比,都不能为 X 线平片显示。平片偶可显示病变内钙化或积气。腮腺可用导管造影以显示导管病变和估计腮腺内、外肿块,但不能直接显示软组织病变形态。临床上常应用血管造影以显示颈部血管病变,亦可借助肿瘤血管显影或血管移位以推断占位性病变。淋巴管造影不易成功,诊断效果差,难以推广应用。

颈部病变除 CT 和 MRI 检查外,临床还常用超声波以检查甲状腺、颈淋巴结和脑血流,但对病变影像分辨力较有限。本节着重讨论 CT 和 MRI 应用的优缺点。现代应用 CT 和 MRI 后,使得颈部软组织病变诊断较为简易和准确。CT、MRI 可直接显示颈部结构,包括大血管和淋巴结,还可显示颈筋膜划分的各个间隙,为简化定位和鉴别诊断提供实用基础,基于 CT 扫描速度快,可避免呼吸、吞咽等移动,图像质量较为清晰,对骨质和钙化显示较为明确,不受口腔金属假牙干扰,且 CT 机较为普及,目前一般病例常用 CT 检查。MRI 扫描时间较长,图像质量常较 CT 为差,尤其是 T_2WI 成像,颈部血管搏动也可影响图像质量,口腔内金属填充物、气管切开术后病人检查也受限制,故此 MRI 多用于选择病例或作为补充检查。MRI 对软组织特性分辨力较 CT 为好,无需造影剂增强即可显示颈部血管流空征象,以与颈淋巴结区别。但如颈部脂肪丰富部位或有软组织水肿时,可能掩盖淋巴结和细小病变显示。为此,常应加脂肪抑制序列以消除脂肪高信号,增强病变的显示性。MRI 可多轴成像观察,对于颈部器官纵行排列,冠状面显示纵向关系有其突出优点,尤其对于颈胸交界部位病变检查,应用胸部线圈可较全面显示病变范围。此外,颈部病变常行手术或放射治疗,治疗后随访鉴别病变复发与纤维化包块。一般难由 CT 密度区别,MRI 则可较好帮助区别,纤维化病灶在 T_1WI 和 T_2WI 上均呈低信号,且不能被造影剂强化,肿瘤在 T_2WI 上信号较高,T_1WI 增强可被造影剂增强,有明显差别。但有时因术后炎症、肉芽肿病变也可有不典型表现,一般仍应结合形态和临床表现分析,尽可能应用活检病理确定为要。MRI 与 CT 一样对转移性或反应性淋巴结难以区别,对转移癌诊断有一定限度,现今除结合影像定位行穿刺活检病理诊断外,近来已有新的造影剂可用于 MRI 检查以提高鉴别定性能力。

CT 和 MRI 均可行血管成像,MRA 利用流动相关增强和相位对比方法,或 3D 动态增强 MRA 可直接显示动脉或静脉,可无损伤地检查颈部血管,部分取代侵入性 DSA 检查,以了解血管本身病变或肿块与血管移位或狭窄的相关影像,对临床也颇有意义。

(罗道天)

参考文献

1. 丁嶙山,王永贵,高贤华,等译.外科解剖学萃要.重庆:科学技术文献出版社重庆分社,1982

2. 白人驹,张云亭,吴恩惠.甲状旁腺腺瘤的 MR 检查.临床放射学杂志,1997,16:271

3. 卢世秋,等.颈动脉体瘤的诊断及外科治疗.中华耳鼻咽喉杂志,1994,29(4):240

4. 吴阶平,裘法祖.黄家驷外科学.第 5 版.北京:人民卫生出版社,1992

5. 陈星荣,沈天真,段承祥,等.全身 CT 和 MRI.上海:上海医科大学出版社,1994

6. 高 硕.原发性甲状旁腺功能亢进的影像诊断进展.中国医学影像技术,1997,13:567

7. 周康荣.胸部颈面部 CT.上海:上海医科大学出版社,1996,260

8. 邹英华,等.DSA 对颈动脉体瘤的诊断评价.实用放射学杂志,1990,6(4):190

9. 鲁树坤.现代超声诊断学.长沙:湖南科学技术出版社,1998

10. 谭天秩.临床核医学.北京:人民卫生出版社,1993

11. 谭长连,沈树斌,童石铭,等.甲状旁腺腺瘤的 CT 诊断.湖南医科大学学报,1997,22:449

12. van Gils P G, van dea Bag R. Falke TH M, et al, MR diagnosis of paraganglioma of the head and neck: value of contrast enhancement. AJR, 1994,162:147

13. Curtin HD, Ishwaran H, Dalley RW, et al. Comparison of CT and MR imaging in staging of neck metastases. Radiology, 1998,207:123

14. Charles B, Hedving H, Gyde AH. Magnetic resonance imaging of the body. Thine edition New York. Lippincoft Raven Press, 1997

15. Gasant M, Remy H, Just N. Aggressive fibromatosis of the neck: MR finding. AJNR, 1997,18:1 429

16. Harnsberger HR, Osborn AG. Differential diagnosis of head and neck lesions based on the their space of origin: the suprahyoid part of the neck. AJR, 1991,157:147

17. Higgins CB, Aufferman W. MR imaging of thyroid and parathyaoid gland: a review of current status. AJR, 1988,151:1 095

18. Hillsamer PJ, Schuller DE, Mcghee RB, et al. Improving diagnostic accuracy of cervical metastasis with computed tomography and magnetic resorance imaging. Arch Otolary Head Neck Surg, 1990,116:1 297

19. Joe VQ, Westesson PL. Tumors of the parotid gland: MR imaging characteristics of various histologic types. AJR, 1994,163:431

20. Lomas DT, Candl NR, Johnson G, et al. MR sialography. Radiology, 1996,200:129

21. Miller MB, Rao VM, Tom BM, et al. Cystic Masses of the head and neck: pitfalls in CT and MR interpretation. AJR, 1992,159:601

22. Mukherji SK, Castillo M. A simplified approach to the spaces of the suprahyoid neck. Radiol Clin North Am, 1998,36:761

23. Olsen WL, Dillon WP, Kelly WM, et al. MR imaging of paragangliomas. AJR, 1987,148:201

24. Parker GD, Havnsberger HR. Radiologic evaluation of the normal and diseased posterior cervieal space. AJR, 1991,157:161

25. Sigal R. Infrahyoid neck. Radiol Clin North Am, 1998,36:781

26. Smoker WR, Harnsberger HR. Differential diagnosis of head and neck lesions based on their space of origin: the infrahyoid portion of the neck. AJR, 1991,157:155

27. Suh IS, Abenoza P, Galloway HR, et al. Peripheral (extracranial) nerve tumors: correlation of MR imaging and histologic findings. Radiology, 1992,183:341

28. Tabor ER, Custin HD. MR of the salivary glands. Radiol Clin North Am, 1989,27:379

29. Tohnson JT. A surgeon looks at cervical lymph nodes. Radiology, 1990,175:607

30. Thibanlt F, Halimi P, Bsely N, et al. Internal architecture of the parotid gland at MR imaging: facial nerve or ductal system? Radiology, 1993,188:701

31. van den Brekel MWM, castelijns JA, Snow GB. Detection of lymph node metastases in the neck: radiologic Criteria. Radiology, 1994,192:617

32. van Gils APG, van den Berg R, Falke THM, et al. MR diagnosis of paraganglioma of the head and neck: value of contrast enhancement. AJR, 1994,162:147

33. Yousem DM, Hatabu H, Hurst RW, et al. Carotid artery invasion by head and neck masses: prediction with MR Imaging. Radiology, 1995,195:715

34. Yousem DM, Sompm Hackney DB, et al. Central nodal necrosis and extracapsular neoplastic spread in cervical lmphy nodeo: MR imaging versus CT. Radiology, 1992,182:753

35. Vivians L, Charles ES. MR imaging of abnormal paratheyroid glands. AJR, 1998,180:1097

第十八章

肺 部

第一节 检查技术及临床应用指征

一、肺部 MRI 成像技术

经过近 20 年的发展,MRI 应用已经非常广泛,它在人体各个部位疾病的诊断中都占有重要地位,尤其在中枢神经系统和骨关节系统,在腹部和盆腔的应用也取得了显著的成绩。但遗憾的是,胸部 MRI 成像由于存在以下因素的限制而落后于其他部位的应用:①肺内质子密度很低,T_1、T_2 值很短,所以信号很低。成功的 MRI 图像取决于组织中 ^1H 的浓度,水蒸气的 ^1H 浓度非常低(相当于组织中水密度的 10^{-4}),这就使得含气的肺组织通过通气的方式成像似乎行不通了(所得信号也是一般织织的 10^{-4})。②由于水与空气的磁敏感性不同,使磁场中水–气交界面的微磁场不均匀;血管肺交界面上由于两种介质磁敏感性不同易造成信号丢失。③呼吸及心脏运动也使磁场不均匀,并产生运动伪影。④胸部血管分支、走行、流速复杂,血流和弥散运动也阻碍 RF 脉冲的再次激励。所有以上因素都影响着胸部的成像质量,降低其空间分辨率。目前,X 线及 CT 仍是评价肺部解剖及形态学异常的首选方法,γ 线照相是评价肺通气灌注功能的金标准,但后者的空间分辨率使临床医生难以接受,如何能寻找一种兼顾 CT 分辨率和 γ 照相功能的成像方式将是今后肺部成像的重点方向和目标。

(一)肺实质成像

1. 常规 SE 序列:SE 序列上心血管是流空的,它是反映胸部形态学变化较为理想的序列。其缺点是成像时间较长,易受运动伪影影响(图 18-1-1)。

2. 快速序列:速度较慢的 MRI 设备扫描时间较长,难以一次屏气完成采集,容易产生呼吸运动伪影,近年来发展起来的快速扫描序列使其成为可能。一般用于体部的快速序列均可用于胸部扫描,包括:HASTE、FSE(图 18-1-2)、FLARE、TRUFISP、SPGR 等。

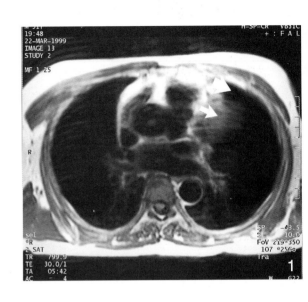

图 18-1-1 正常胸部

MR 常规 SE T_1WI,扫描时间 5 min 42 s,有明显的心跳和呼吸伪影(箭)。

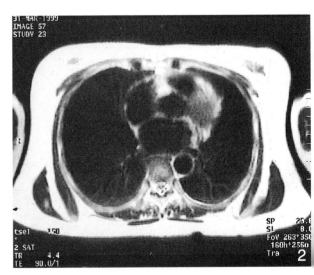

图 18-1-2 胸部屏气 FSE 序列

扫描时间 14 s,呼吸及心跳伪影都基本消除。

3. 心电门控:针对心脏跳动伪影,利用心电门控使数据采集同步到心电运动的同一时相,这样消除了心跳引起的伪影,但相对延长了扫描时间,无可避免地产生了呼吸运动伪影。

4. 肺灌注成像:MRI 成像速度的提高使肺实质灌注成像成为可能,应用快速成像增强技术进行肺部成像已有报道,但数量不多。Hatabu 应用 IR 及 Turbo-Flash 序列,静脉注射 20～40 ml 造影剂在人及动物实验中均获得了较为满意的结果。注入 20 ml 以上造影剂后,肺实质在 4～7 s 范围内强化幅度逐渐增大,最高信噪比(SNR)在 9.6～22.0 之间;应用 MRI 灌注成像获得的图像空间分辨率明显高于放射性核素扫描(分别为 0.3 cm 以下和 1 cm 以上),所以应用 MRI 灌注成像评价肺实质完全可行。而且随着技术的进一步发展,并与肺部血管造影相结合,有可能在肺部疾病尤其是肺栓塞的诊断中发挥更加重要的作用。

5. ^{129}Xe 及 ^3He 弥散成像:前面已经说过,已经不可能利用肺内的质子密度进行成像,正是这样才促使着许多致力于肺部 MRI 的学者不停地寻找肺实质成像的对比剂。Albert 等第一次应用超极化的 ^{129}Xe 进行肺部成像,为解决这一问题带来了希望。超极化气体的关键特征是原子核极大的不平衡极化状态,这种原子核的极化率可以是水质子平衡极化率的 10^4～10^6。由于信号是质子密度和极化率的表现,因此通过提高气体极化率就有可能弥补肺内质子密度低造成的信号丢失。应用不同的装置,^{129}Xe 及 ^3He 的极化率可以达到 5%～50%,有人测量了在 2.0 T 场强中极化率 30% 的 ^3He 所产生的信号强度,发现其信噪比要 10 倍于相同容积的水,由于肺内的质子密度是 0.10 g/mm^3,这就意味着应用极化的 ^3He 成像可以提高约 100 倍的信噪比;而且,由于是对肺内气体直接成像,所以可以测量肺功能。目前此类研究的中心主要集中在气体的生产运输、基本物理特性以及用于动物实验的情况。初步结果显示超极化的惰性气体在肺部成像中可能会很有潜力,但也面临着许多困难,过渡到临床常规应用恐怕还需要相当长的时间。

6. 氟化气体成像:与 ^{129}Xe 及 ^3He 相比,氟化气体在肺内停留的时间较长,其价格也较为便宜。Lizak 及 Conradi 已经成功地应用六氟乙烷(C_2F_6)MRI 检测陶器的隙缝和小孔,Lauterbur 应用四氟乙烷获得了肺部图像,Kuethe 将 C_2F_6 按 8:2 的比例混合后吸入鼠肺进行 MRI,其图像信噪比为 8 ± 3,气管及两侧通气正常的区域均明显变亮,没有 C_2F_6 的部位则为暗区。尽管数据采集耗费了近 4.3 h,为临床所不能接受,但将来此时间肯定能进一步缩短(比如采用 SF6 或其他弛豫更快的气体),而且信噪比也会进一步提高。

总之,肺部 MRI 由于诸多因素的限制,其图像质量一直难尽人意。提高肺部 MRI 的空间和时间分辨率将是今后胸部 MRI 的主要目标,我们期望着这一天的早些到来,也让我们一起努力。

(二) 肺血管成像

MRA 自 1985 年提出可能性以来,近 10 年来随着软硬件的发展,已得到了长足的进步和完善,由于它无创而且敏感性高,目前被广泛应用于头颈部和四肢疾病的诊断。但胸部由于存在以下限制而落后于其他部位的应用:一是心脏和呼吸运动伪影;二是胸部血管分支、走行、流速复杂;三是肺-血管交界面上由于两种介质磁敏感性不同易造成信号丢失。近来随着 MRI 技术的进步和对比剂的应用,胸部 MRA 也有了很大的发展。

1. 肺血管 MRA 成像技术:目前常用的非增强序列包括梯度回波脉冲序列(GRE)、TOF(2D 和 3D)以及 MRI 电影(图 18-1-3)。

GRE 因为应用梯度场取代了常规 SE 的 180° 脉冲,采用小反转角度,成像速度较 SE 大大提高,使屏气扫描成为可能,减少了呼吸运动伪影。电影 MRI 是在快速 GRE 基础上发展的,根据扫描速度的不同,一个心动周期可获得 8～40 帧图像。GRE 成像时反转角度的选择比较复杂,一般是以兴趣区血管内血液流速和方向来确定的,观察肺动脉以 15°～30° 的反转角度较为理想,而观察肺静脉则 50° 较为合适。TOF 的基础是流动相关增强现象(flow related enhancement),即成像层面内的静止组织因反复多次受激励而饱和,流入层面的血流未受激励呈非饱和状态,表现为高信号。2D-TOF 可进行单层或多层成像,其图像信噪比高,但血管不能整体连续显示;将 GRE 与 2D-TOF 结合,配以屏息技术,可缩短采集时间,提高信噪比,显示整个心动周期血管内血流信号的变化。3D-TOF 的数据采集是三维的,其采集时间及重建时间均较长,由于整个成像容积内的三维信号互相补偿中和,所以图像信噪比高,可重建连续薄层图像,不易受呼吸和心跳伪影的影响,比较适合呼吸困难的病人;但由于平均作用,图像较模糊,小血管的分辨率降低,特别在膈肌附近。

肺血管成像最理想的方法是增强 3D-TOF 快速扫描,应用 10～30 ml Gd-DTPA 肘前静脉团注,在 10～20 s 时扫描,主要心血管结构均可得到非常好的增强效果,以此方法快速扫描(FISP 或其他,扫描时间 20 s 以内)所获得的 MRA 是目前质量最好

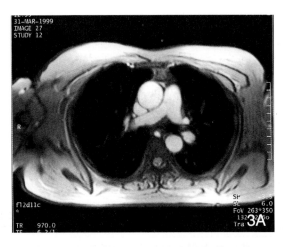

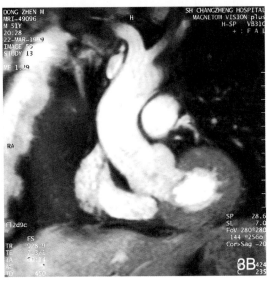

图 18-1-3　正常胸部

A. 肺动脉层面电影 MRI。　　B. 主动脉流出道冠状面
电影,示血管结构显示好,无呼吸和心跳伪影。

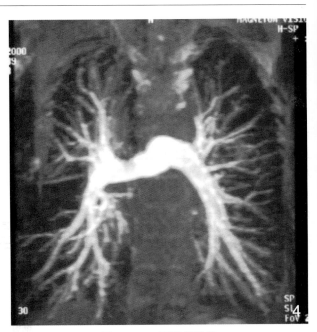

图 18-1-4　正常肺动脉

3D DEC 肺动脉 MRA,可见肺动脉
及其分支均显示清晰。

系的疾病以及一些肺动脉先天或后天的畸形,并能
提供一定的功能信息和侧支血供情况。

　　肺血管 MRA 还可用于肺血流测定。Sillver-
man 等应用流速编码电影准确测出了主、肺动脉以
及左右肺动脉的血流量,而且可以通过心动周期内
主、肺动脉和主动脉根部流速曲线的测量,计算出左
右心室的输出量。血流容积可通过左肺或右肺的绝
对血流量而获得。这一技术已经被用来评价肺
循环。

　　除此以外,胸部的各种动脉瘤、肺动脉高压、静
脉血栓以及肺隔离症等血管性异常均可通过肺血管
MRA 获得重要的诊断信息。

二、MRI 在胸部的临床应用指征

　　目前 MRI 应用于胸部的适应证主要有以下几
个方面:

　　1. 肺癌的分期:肺癌的准确分期对及时合理的
治疗和判断预后都起着至关重要的作用,影像学检
查是分期最主要的手段,尽管 X 线和 CT 结合进行
分期的准确率已相当高,但 MRI 有其独到之处,可
以与 CT 有一定的互补作用。

　　2. 肺内肿块的诊断和鉴别诊断:MRI 最初应用
于胸部的期望值过高,甚至想取代 CT。后来随着
经验的积累,发现 MRI 空间分辨率较低,加上有一
定的伪影影响,不利于肺内病灶细节的显示,尤其是

的(图 18-1-4)。

　　将来随着大分子顺磁性造影剂的研究开发,造
影剂可在血流内停留更长时间,到时增强 MRA 的
数据采集就会更从容,信噪比也会更高。相信肺血
管 MRA 的空间和时间分辨率会越来越高。

　　2. 肺血管 MRA 的临床应用:肺血管 MRA 应
用最早最多的适应证是肺栓塞(PE),放射性核素扫
描诊断肺栓塞敏感性高,但特异性低;肺动脉血管造
影是诊断肺栓塞的金标准,但技术难度大,危险性
高;MRA 诊断肺栓塞的敏感性为 85% ~ 95%,特异
性达 63% ~ 77%。

　　对于肺内肿块,MRA 可以显示血管的受压、变
形、推移以及由于近端受压所致的远端灌注缺失。

　　MRA 可以直接显示肺的动静脉畸形、动静脉
瘘、动脉瘤以及血管曲张等与肺循环有直接血管联

肺内结节或肿块(瘤)-肺交界面的显示。但是 MRI 对软组织分辨率高,在肺结节或肿块组织成分分析方面有一定优势,能为诊断和鉴别诊断提供必要的信息。

3. 区分肿块和肺不张:区分肿块和肺不张,准确判断肿块范围,对分期和制定放疗方案有着重要意义。MRI 在此方面明显优于 CT,尤其是重 T_2 加权和增强扫描。

4. 肺功能成像:肺功能成像目前多采用 γ 照相等放射性核素扫描,但其致命的弱点是空间分辨率太差。MRI 肺功能成像虽然也存在相似的问题,但其发展前景非常看好,相信不远的将来,兼顾空间分辨率和功能信息的 MRI 将会占据重要地位。

5. 其他:肺内病变在其他影像学手段定位定性发生困难时,可以考虑应用 MRI。比如胸廓入口处和膈肌附近病变的定位 MRI 就很有优势。

第二节　肺部基本病变的 **MRI** 表现

一、肺实变

肺实变指肺的含气部分被有形成分(如炎性细胞)或无形成分(如渗液)取代,根据病因、病期的不同,肺实变可为浆液性、纤维素性、化脓性或出血性。病变的早期常为浆液性渗出,细胞成分很少;如渗出液中以纤维蛋白为主,则为纤维素性;渗出液中如含有大量的白细胞则为化脓性;红细胞为主时为出血性。肺实变可以局限于腺泡,进一步扩散融合可以逐渐发展成小叶性、亚段性、段性,一直到大叶性病变。上述各种病变单位可以单独存在,也可以混合存在。根据气腔被充盈的程度不同,影像学表现也不同。当腺泡被部分充填时,病变区在 X 线或 CT 上表现为毛玻璃样阴影;此时,MRI 由于空间分辨率不高,常规扫描不一定能显示,有时可能会表现为肺组织信号升高。当腺泡气腔被完全充填时,X 线或 CT 表现为密实的阴影,边界常常较模糊,但其靠近叶间裂的部位则光滑锐利。当整个叶段实变时,病变表现为叶段的形态,边界锐利,MRI 此时基本都能显示,只是对小斑片状阴影可能会与伪影混淆,但叶段实变的显示情况与 CT 不分伯仲。T_1WI 的信号与渗出内容物有关,以浆液性渗出或细胞性渗出为主时呈中低信号,以蛋白性渗出为主或发生出血时则为偏高信号;T_2WI 一般为较高信号。与 CT 不同的是,CT 上实变组织内的血管往往看不到,而

常常可看到支气管充气征;MRI 图像上,在肺实变高信号背景的衬托下,流空的血管与含气的支气管均显示为低信号树枝状结构,因此存在两者的鉴别问题。当支气管有粘液嵌塞时,CT 上表现为树枝状低密度区,MRI 则为树枝状高信号。

二、纤维化

纤维化的原因很多,大致可分为特发性、继发性以及囊性纤维化三类;它是肺间质的纤维组织的增生,也可以是肺组织破坏后的修复反应。根据程度不同可以表现为肺泡壁、小叶间隔的增厚,支气管、血管壁的增厚,肺组织呈蜂窝状,最后形成粗大不规则的纤维条索。当纤维化较广泛时,整个肺组织变硬,称为肺硬变。由于纤维组织有收缩作用,所以病变区肺组织会收缩、变小。CT 空间分辨率较高,可以显示各种程度的纤维化;而 MRI 一方面由于纤维化与正常肺组织同样为低信号,另一方面空间分辨率较低,所以对纤维化的显示明显不如 CT,MRI 只能显示明显的、团块状纤维化。

三、钙化

肺内病灶出现钙盐沉着(钙化)的原因很多,形态也多样化。目前普遍认为不是钙化的有无而是钙化的形态对良、恶性病灶的鉴别具有诊断意义。良、恶性钙化之间有很大的重叠,需结合具体情况和其他征象综合判断。CT 是显示钙化最为理想的工具。遗憾的是,MRI 对钙化远远不如 CT 敏感,由于钙化质子密度很低甚至接近于零,在 MRI 上表现为无信号或低信号区,所以只有粗大的钙化才能被 MRI 显示,而且难与其他低信号病灶鉴别。

四、肺不张

肺不张指正常含气肺组织含气量减少,使肺体积缩小甚至完全萎陷。肺不张的原因甚多,最常见的是支气管阻塞。正确认识肺不张的表现,区分肺不张的原因对明确诊断、指导治疗有重要的临床意义。CT、MRI 显示肺不张均相当准确,MRI 的价值在于:①对于中央型肺癌的病人,区分肿块和肺不张。根据我们的研究,MRI 对 64% 的病人可以区分,而 CT 最高仅 37%。②对明确肺不张原因和肺不张肺内成分有一定帮助。③多断面成像能力使其可以从各个角度观察肺不张的形态、范围以及与周围结构的关系。④有利于发现血管周围及隐匿部位

的肺不张。动态增强 MRI 更有利于识别肺不张和肿块。

五、肺气肿

肺气肿是指呼吸性细支气管以下肺组织过度膨胀、含气量过多。高分辨率 CT 是目前诊断肺气肿最为理想的手段,它可以发现肺功能损害以前的早期肺气肿,准确评估病变范围,为临床早期诊治提供条件。MRI 空间分辨率低,常规扫描对正常肺组织都难以显示,肺气肿就更难显示。但随着 MRI 扫描技术的发展,肺实质灌注和弥散成像逐渐成熟,相信 MRI 在肺气肿的显示和肺功能评估中将会有潜在意义。

六、空洞

肺实质病变(如肿瘤或脓肿)中心发生坏死,坏死物经支气管排出以后即形成空洞。

根据洞壁厚度的不同,空洞分成厚壁(>0.3 cm)和薄壁(<0.3 cm)。根据性质不同可分为良性和恶性。良、恶性空洞病变的鉴别可以从以下几个方面着手:①最重要的是空洞外壁,恶性空洞往往有分叶、毛糙或毛刺边缘,而良性病变可以边界模糊(如肺脓肿)、光整或见到尖角;②恶性空洞内壁不规则,可见结节状突起,而良性病变内壁多光整或规则;③恶性空洞周围多无卫星病灶,良性病灶多有卫星病灶或伴随病灶,尤其是结核性空洞,其周围几乎100% 有不同程度的卫星病灶;④空洞直径 3 cm 以下的良性病变可能性大,3 cm 以上的恶性病变可能性大;⑤空洞壁在 0.4 cm 以下的良性机会大,1.5 cm 以上的恶性机会大;⑥恶性病变常常可见淋巴结肿大或支气管阻塞,而良性病变则没有;⑦空洞内出现液平的恶性病变机会少,良性病变机会多;⑧空洞位置对诊断也有一定帮助,结核性空洞好发于后上部,肺脓肿好发于后下部,而恶性肿瘤性空洞则好发于前上中部;⑨恶性病变早期临床症状不明显,良性病变常有明显的临床症状。

与 CT 相比,MRI 虽然也能显示空洞壁及内容物,尤其是含液空洞,但在显示空洞外壁细节以及卫星病灶方面略差,这主要是空间分辨率所限,在其他方面 MRI 与 CT 相当。动态增强 MRI 与动态增强 CT 显示空洞的效果也相仿。

肺囊肿多含有液体,边界光滑锐利,CT 或 MRI 均容易诊断。SE T_1WI 呈低信号,而 T_2WI 为明显高信号;若囊肿内含有蛋白成分或出血,T_1WI 也可以呈高信号。这类复杂囊肿 CT 密度较高,可能与实质性肿块混淆。肺大泡一般好发于肺气肿基础上,多见于上肺野,胸膜下多见,无确切的壁,形状不规则,MRI 不容易诊断,而 CT 诊断相当简单。支气管扩张可见扩大的支气管囊腔与支气管相通,其诊断标准可参照同级支气管,伴随血管或者将病变区与其近端相比;同样,MRI 对其诊断也远远不如 CT,甚至不能诊断。

七、结节与肿块

周围肺组织内的结节(≤ 4 cm)和肿块(> 4 cm)为肺内常见病变,影像学技术对它们的发现和良、恶性鉴别有重要价值。X 线平片是最基本的常规检查手段,但其敏感性和准确性有一定限度;CT 尤其高分辨率 CT(HRCT)敏感性和准确性均很高;MRI 在肺组织低信号背景上发现结节或肿块比较敏感,但在显示细节方面不及 HRCT。分析结节或肿块的性质应当从以下几个方面着手:①有无分叶,恶性肿瘤分叶征多见,良性肿块分叶相对较少。②瘤-肺交界面的情况,恶性病变边缘常常毛糙甚至有毛刺征,良性病变常常边界光整或有尖角及长毛刺。③从结节或肿块的内部结构看,恶性者可以均匀,也可以有空泡征、不规则的中央坏死,甚至形成空洞(鉴别见上述);良性者可内部均匀,或有支气管充气征、粗大钙化等。④恶性肿瘤注入造影剂后强化幅度多在 30 Hu 以上,良性肿瘤多在 30 Hu 以下。⑤良性者常有卫星病灶,而恶性者则多无卫星病灶。⑥恶性肿瘤可见典型的胸膜凹陷征,而良性肿块或结节多无胸膜凹陷征,即使有也不典型。⑦良性病变常常随访 2 年无明显变化或在短期内迅速变化,而恶性病变常常根据一定的倍增时间逐步增大。⑧结节或肿块的部位及数量对诊断也有一定帮助。⑨注意有无淋巴结肿大及支气管阻塞,将对诊断有很大帮助。

第三节 肺 癌

一、流行病学

20 世纪中人类癌症呈逐年上升的总趋势,尤以肺癌的变化趋势最为显著。归纳起来有以下几个特点:第一,发病率及死亡率逐年上升。据国际癌症协会 1985 年统计,全世界每年癌症新发病数为 762 万例,死亡 500 万例;其中发病率最高的是肺癌,约89.6万例,占11.8%,比1980年上升36%。就上海地区而言,20世纪70年代平均每年新发病1 800人左右,20世纪80年代迅速上升到2 800人,而1991年以后,每年平均发病数约3 200人。第二,近20年来,肺癌高发区正逐年从西方发达国家向发展中国家迁移。美国1980年肺癌死亡率为46.5/10万,到1988年下降至39.8/10万;英国同期从92.5/10万下降至71.6/10万。而此时发展中国家尤其是东南亚国家的发病率正处于迅速上升的阶段,在我国东南沿海及各大城市均出现线性增长。20世纪70年代肺癌标化死亡率北京10.2/10万,上海19.1/10万,广州13.5/10万;20世纪90年代北京35.3/10万,上海46.0/10万,广州39.8/10万,分别上升2~4倍。第三,男女性比值在下降,女性肺癌相对突出。美国1976年男女性比值为4.39,1981年为3.35,1986年为2.8;英国1973年为4.5,1982年为4.2,1988年为3.0。东方国家的男女性比值较西方低,中国上海为2.7,北京1.6,香港2.4。第四,肺癌年龄曲线出现前移。一般肺癌发病率随着年龄增长呈线性上升,但近期资料表明,凡是肺癌发病率迅猛上升的城市,其肺癌发病年龄均前移5~10岁。如北京20世纪70年代年龄曲线中40岁年龄组肺癌迅速上升,而20世纪80年代30岁年龄组就开始迅速上升;上海、广州、天津等地也有类似现象。出现这种情况的地区往往提示今后20~30年肺癌死亡率将继续上升。第五,肺癌的病理学类型在发生着潜在的变化。鳞癌和腺癌是肺癌的两个基本类型,男性鳞癌多,女性腺癌多,如北京20世纪70年代714例手术病人的病理类型为男性鳞癌47.4%,腺癌29.7%,未分化癌20.5%;而女性腺癌44.4%,鳞癌24.9%,未分化癌21.3%。但80年代无论男性或女性,其鳞癌与腺癌的比值都在下降,腺癌正逐渐增多。总之,肺癌在20世纪末至2015年将主导着全球癌症的流行趋势。我国是人口大国,也是吸烟大国,肺癌将占全部肿瘤的1/3。据中国预防医学科学院卫生信息中心公布的资料,今后30年,肺癌将成为中国居民的头号死因。因此,如何正确认识肺癌流行病学的变化,减少肺癌的发生,提高诊断及治疗效果将是医务工作者的首要任务。

鉴于肺癌的高发病率及高死亡率,为了寻找有效的预防措施及治疗手段,全球对其病因及发病机制的研究都非常重视。肺癌流行病学的许多特点有助于对病因学的探索,目前公认肺癌的主要致病因素是环境因素,大致分以下几方面:①吸烟:1954年Doll和Hill通过前瞻性研究,确定了吸烟同肺癌的关系,而且它同其他致癌因子如石棉及放射性物质等起协同作用,大大加强后者的致癌作用。②职业性致癌因子:现代工业生产中存在许多致癌物质,长期吸入这些物质的人群,其肺癌发生率较一般人口高,发病年龄提前,这种原因引起的肺癌组织类型以未分化癌及鳞癌多见。常见的这些致癌物质有:无机砷、石棉、铬、镍、各类燃烧产物、甲醚类、铍、多环芳烃类化合物、氯乙烯、橡胶制品等。③大气污染:城市空气的污染原因是多方面的,首先是工厂排出的有害物质,其次是各种交通工具排出的粉尘及不完全燃烧的气体,其中氧化硫、苯丙芘及砷与肺癌的发生密切相关。除此之外,电离辐射可致癌,芥子气也可致癌,二氧化硅有弱致癌性,某些病毒有协同致癌作用。关于结核有无致癌作用一直存在分歧,近年来通过切除肺标本的研究,意见已趋一致,认为两者的合并发生是偶然的。

二、病理和临床表现

肺癌分中央型及周围型两大类,肿瘤发生于段支气管开口(包括段支气管)以上的,定为中央型;发生于段支气管开口以下的定为周围型。根据资料来源的不同,中央型与周围型肺癌的发生率有很大差别,外科切除资料中周围型所占比率大,原因是经过选择的肺癌切除率高。尸检资料恰恰相反,中央型肺癌的比例相当高。资料表明,肺癌右侧多于左侧,上叶多于下叶。笔者总结了391例手术切除的肺癌,中央型98例,周围型293例,两者比例为1:2.99;其中右上叶占27.2%,右中叶10.8%,右下叶19.2%,左上叶26.8%,左下叶16.0%。关于组织类型,目前国内外公认并被广泛接受的组织学分型是1980年第二届国际肺癌会议上WHO的修订案。这个方案是以光镜为标准的,一般简单的分成鳞癌、腺癌及未分化癌,或将后者再分成大细胞型及小细胞型,将细支气管肺泡癌从腺癌中分开。

由于早期肺癌的切除率高,预后好,所以掌握其标准非常重要。国际抗癌联盟将肿瘤最大直径小于3 cm、无淋巴结等转移的周围型肺癌以及癌灶限于支气管壁内(未穿透浆膜层)、无外侵、无淋巴结转移的中央型肺癌作为早期肺癌。中央型占早期肺癌的

60%～80%,周围型仅占 20%～40%。

肺癌的症状取决于肿块的部位、大小、类型、病程及有无转移或扩散等,中央型肺癌症状出现早而且明显,周围型肺癌的症状出现相对较晚。张志勇等总结了 101 例周围型小肺癌,90 例为体检发现;我们总结的 391 例肺癌中,无症状的占 8.5%,其中中央型 98 例中仅 2 例无症状,占 2%;周围型 293 例中 10.5%(31 例)无症状。这与上海胸科医院 2 636例大宗病例的统计结果相仿。鉴于以上情况,必须强调对高危人群的定期普查,以便发现无症状的早期肺癌,及时治疗。常见的肺癌症状包括咳嗽、咯血、胸痛、发热、消瘦、乏力及食欲不振等。有时可出现"副癌综合征",最常见症状为骨关节肥大,约占 3.4%,常见部位是膝踝腕等关节,特点是发展快,对称性,可有疼痛,常出现在肺外症状之前。其他表现较少见,包括肾上腺皮质功能亢进、类癌综合征、低血钠症、高血钙低血磷症、低血糖症、神经肌肉综合征、皮肌炎等。肺癌侵犯或转移至其他部位均引起相应部位的症状。

三、肺癌的 MRI 表现

MRI 用于肺癌诊断的主要目的是分期,由于它有三维成像的优点,加上血液流空效应,使其显示纵隔心血管受累情况比 CT 优越;鉴别肺门淋巴结和血管断面也是 MRI 的优点,因此,在分期上有些独到之处。T$_1$加权图像分辨率较高,显示胸部的正常解剖结构及其受累后变化较好,T$_2$加权图像分辨率较差,但对肿块的定性以及区分肿瘤的继发改变如瘤内坏死或肿瘤的阻塞性病变等有一定优势。冠状面及矢状面图像如角度合适可相当于支气管断层,对支气管的浸润范围及狭窄还是阻塞以及其程度均可提供可靠的信息;同时也可在淋巴结转移及纵隔心血管浸润程度的判断上对横断面起到一个补充作用。中下肺野由于受心脏搏动的影响,常规扫描时易产生伪影,通过心电门控可以减少这些区域的伪影。Gd-DTPA 增强对改善图像信噪比及病灶的鉴别诊断有帮助。

(一)中央型肺癌的 MRI 表现

MRI 三维成像特点及其优良的软组织对比度使其显示中央型肺癌的段以上支气管变化、肿块及阻塞性病变相当优越。

1.对支气管病变的显示情况:一般来说,适合用 CT 诊断的病变也可以采用 MRI 进行评价,包括

发现肺门局部和轮廓的异常,确定肺门肿块,以及支气管或血管的阻塞、移位等。正常气管支气管壁以及血管壁在 MRI 自旋回波(SE)T$_1$或 T$_2$加权图像上均为中等信号,管腔为无信号区,如果解剖不熟悉则很难区分。MRI 可以显示气管及段以上的各级支气管;对管腔的狭窄或阻塞以及管壁的增厚等往往显示更好,因为此时管壁被肿瘤组织浸润,而肿瘤组织含水分多,在 MRI T$_2$WI 上信号升高。笔者对照分析了 69 例肺癌的 MRI 及 CT 表现,其中中央型肺癌 MRI 均可准确定出病变部位,定位准确率 100%。MRI 显示 28 例肺癌有支气管狭窄表现,34 例有支气管阻塞现象,分别为 40.6% 及 49.5%。CT 上 31 例见到支气管狭窄,34 例见到支气管阻塞,显示率为 44.9% 及 49.5%,可以看出显示支气管狭窄及阻塞 MRI 与 CT 相仿。一定角度的 MRI 冠状面或矢状面图像比支气管断层更直观清晰,在显示段以上支气管的变化时比常规 CT 扫描能提供更多信息。这首先表现在判断支气管是狭窄还是阻塞上,由于常规 CT 单一断面成像,有时易将狭窄误为阻塞,而 MRI 可以提供其他断面予以补充,使得结论更加可靠。其次,由于 MRI 可以通过改变成像断面使之尽量与支气管断面平行,因此对支气管形态的显示也就避免了 CT 的不足(图 18-3-1)。不过,目前较为普及的螺旋 CT 通过多轴面重建(MPR)及 SSD 重建解决了常规 CT 这方面的不足。MRI 最大的优势是显示肺癌对支气管管壁的浸润范围,因为在 MRI 上肿瘤组织的信号与正常支气管管壁有所差别,尤其是重 T$_2$WI 上两者的对比更加明显。我们碰到 3 例中央型肺癌,CT 显示肿瘤累及支气管距隆突 2 cm 以外,而 MRI T$_2$WI 显示肿瘤已累及近隆突 1 cm 处,表现为支气管管壁与肿瘤信号同步增强。从而避免了不必要的手术。MRI 的主要缺点是空间分辨率低,不易显示段以下较小的支气管,对阻塞远端的支气管扩张性改变也难以显示,本组就有 4 例 CT 显示狭窄远端扩张,而 MRI 仅见 1 例。

2.肺门肿块的 MRI 表现:MRI 显示中央型肺癌的肺门肿块比常规 CT 优越,其原因有两方面:一是纵隔心血管结构由于血液的流空效应而表现为低信号或无信号,给肿瘤的显示提供了一个良好的衬托;二是阻塞性肺炎及肺不张一般与肿块信号有所差异,在 CT 图像上肿块易被阻塞性病变掩盖(见下文)。MRI 三维成像的特点使其判断肿块的大小、

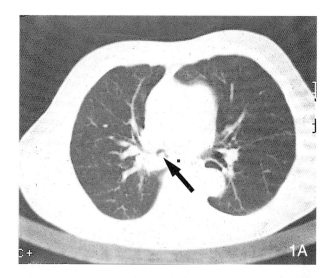

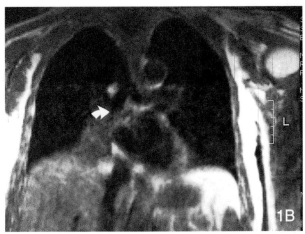

图 18-3-1 右下肺鳞癌
A. CT 横断面肺窗示下叶支气管呈月牙形狭窄(箭)。
B. 冠状面 MRI 示下叶支气管呈鼠尾状狭窄,内壁高低不平(箭),周围伴软组织阴影。

肿块与支气管的关系以及肿块对周围结构的侵犯情况更准确。肿块的外形多呈类圆形、椭圆形或不规则形,有的管壁浸润型肿瘤可无明显肿块,仅仅表现为管壁的不规则增厚。支气管与肿块的典型关系为:以支气管为轴心肿瘤组织向四周浸润,致支气管狭窄或阻断,肿瘤组织沿支气管壁向肺门方向浸润蔓延,受累的支气管壁可以是三角形增厚,也可以是均匀或不规则的增厚。有部分支气管不一定伸进肿块,肿瘤组织往往偏一侧生长,支气管被推压移位。MRI 良好的软组织对比度使其显示瘤灶内的坏死、出血及空洞更可靠。肿瘤组织在 T_1WI 上呈现与肌肉相似的中等信号,在 T_2WI 上信号呈不同程度的升高,信号一般不均匀。在长回波图像上,鳞癌信号多明显降低,而腺癌及小细胞未分化癌由于含水量较多,有相当一部分可保持比较高的信号状态。坏

死在 T_1WI 上为中低信号,T_2WI 随着回波的增加信号逐渐升高。出血在各个加权图像上基本都是高信号。空洞为无信号区,有感染时可见液平。内壁凹凸不平,可见瘤结节。

3. 支气管阻塞性病变:MRI 空间分辨率较差,对正常肺实质结构不能显示,因此无论是阻塞性肺气肿还是代偿性肺气肿均无法显示。但 MRI 通过肿块轮廓及其与继发性病变的信号差异可将肿块同阻塞性肺炎和(或)肺不张区分开(图 18-3-2)。

关于 MRI 区分肺癌及阻塞性肺炎或肺不张的文章较多,各家报道差别较大。Levitt 等发现 MRI T_2WI 可以区分肿瘤及阻塞性炎症或肺不张;Bourgouin 报道区分率达 83%;而 Tobler 报道 T_2WI 区分肺肿块与肺不张的成功率仅 50%,明显低于 CT(80%)。笔者总结了 114 例肺癌的 MRI 表现,发生阻塞性肺炎的 40 例,肺不张 33 例。结果表明,MRI 区分肺癌肿块与阻塞性病变的能力明显高于 CT,总区分率明显高于 Tobler,但低于 Bourgouin。本组 40 例阻塞性肺炎在 T_1WI 上 67.5% 可与肿块区分,T_2WI 第一回波上 62.5% 可区分,第四回波上 72.5% 可区分。肺不张在 T_1WI 上 36% 可与肿块区分,T_2WI 第四回波上区分率可达 64%,虽比率低于阻塞性肺炎,但超过半数;而 CT 的区分率仅 37%。

关于阻塞病变的信号也有很多分歧,Ross 发现 T_1WI 上有的阻塞性肺炎比肿瘤信号高,Cohen 及 Axel 的报道与之相反,即 T_1WI 上肺炎及肺不张比肿瘤信号低。Webs 的结果提示肺炎在 T_2WI 上信号高于肿瘤。本组资料中肺炎的信号在 T_1WI 上低于肿块者占多数,T_2WI 则以高于肿块者占多数。肺不张的信号在 T_1 及 T_2 加权上均以低于肿块者居多数。Bourgouin 对阻塞性肺炎进行了更为详细的研究,他们对 12 例病人的肿块与炎症或不张肺通过肉眼观察及计算测量判断区分的可能性,并与病理相对照,结果 10 例可以分辨(83%)。其中 6 例中央型肺癌有 5 例肿瘤与阻塞性炎症信号不同,4 例形态学变化可提供辅助诊断信息。6 例周围型肺癌均可通过信号强度的变化与阻塞性肺炎区分开,其中 5 例为胆固醇性肺炎。以上各例病人肿瘤与阻塞性炎症的差别在重 T_2WI 上显示最好,T_1WI 及轻 T_2WI 差别不显著。作者将不同序列上肿瘤与阻塞性炎症的信号强度经脂肪标准化后进行统计学处

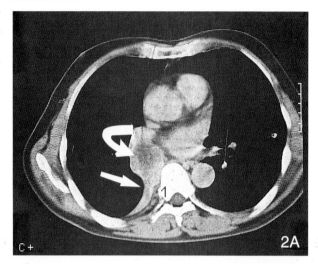

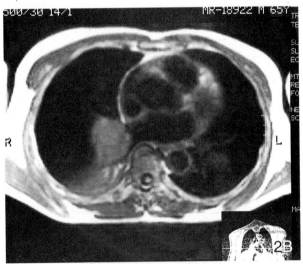

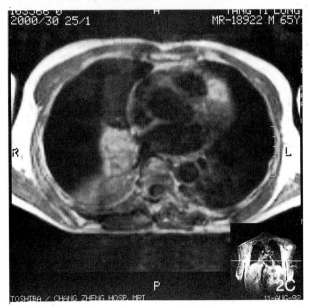

图 18-3-2　右下肺鳞癌

A. CT 增强可见远侧肺不张(直箭)密度略高于肿块(弯箭)。　B. MRI T$_1$WI 横断面,示肺不张信号略高于肿块,内见树枝状低信号。C. T$_2$WI 示肺不张信号略低于肿块,树枝状低信号消失,提示为粘液嵌塞的支气管,而非血管影。

理,发现在 T$_1$ 及轻 T$_2$ 加权上肿瘤与阻塞性炎症之间无显著差异($P>0.20$),而在重 T$_2$ 加权上肿瘤与阻塞性炎症,尤其是胆固醇性肺炎及粘液嵌塞与肿瘤间差别显著,这与肉眼观察的结果是一致的。阻塞性肺炎根据病期不同分急性阻塞性炎症、机化性肺炎及胆固醇性肺炎等,其相应的 MRI 信号亦有所不同,这或许能够解释以上作者间结果的不同。肿瘤刚开始阻塞支气管时引起远侧支气管扩张,肺泡内粘液滞留,毛细血管外渗及中性粒细胞浸润,形成急性炎症反应,这时的肺炎表现为 T$_1$、T$_2$ 值均长,在 T$_1$WI 上信号可能低于肿瘤,而 T$_2$WI 上信号多高于肿瘤;此过程进行数周后即炎症组织被淋巴细胞、浆细胞、巨噬细胞及纤维组织取代,形成机化性肺炎,此时信号可能均低于肿瘤;随着病变的发展,含脂类的巨噬细胞充填于间质及肺泡即形成胆固醇性肺炎。此时可能在 T$_1$、T$_2$ 加权上信号均高于肿瘤。不同原因引起的肺不张信号强度亦不同,Herold 对照分析了 17 例阻塞性肺不张及 25 例非阻塞性肺不张,发现 T$_1$WI 上两者差别不大,而在质子密度加权及 T$_2$ 加权图像上两者差别均非常显著,前者表现为高信号,后者则信号很低。

阻塞性肺炎或肺不张中的血管影在 MRI 图像上为无或低信号区,肺门方向可见此条状信号区与肺静脉或肺动脉相连,不难辨认。粘液嵌塞在 T$_1$WI 上呈中低信号,T$_2$WI 为条状高信号区,与条状的低信号血管影伴行。如支气管内无粘液嵌塞,则需通过与肺门血管及支气管的关系方能判断。

总之,MRI 区分肺癌肿块与阻塞性病变的比例及其信号高低受阻塞时间的长短及类型的影响,但 MRI 的分辨率明显高于 CT。

4. Gd-DTPA 增强 MRI 对中央型肺癌及其继发性病变的鉴别:MRI T$_2$WI 对肿块与阻塞性病变的区分率虽然最佳,但信噪比低,图像质量差。Gd-DTPA 增强后 T$_1$WI 可克服 T$_2$WI 图像质量差、伪影重的缺点,能否提高诊断准确性目前尚有争论。国外有些报道认为增强后 T$_1$WI 鉴别率高于 T$_2$WI,Maruta 等发现早期动态扫描对鉴别肿瘤与继发性改变最有帮助,但同时指出肿瘤的信号强度-时间曲线有一定模式,而继发性改变则相互差别很大,使得肿块与阻塞性病变的对比缺少规律性,究其原因主要是水分含量和纤维化程度不同所致。我们对 15 例有阻塞性病变的中央型肺癌进行了增强扫描,发现尽管部分肿块增强后强化明显,信号高于远端阻塞病变,而且其中 3 例动态扫描的增强模式与 Maruta 结果相似,即在给药早期肿瘤与阻塞肺有最大信号差,随后信号逐渐下降,最后趋于一致。但仍有约 20% 的病例远端阻塞病变也有较大程度的强化,使之高于肿块(图 18-3-3)或不能鉴别,原因主要是阻塞肺组织具有良好的血供。从总的鉴别率看,本组增强之 T_1WI 仍略低于 T_2WI,尽管 T_2WI 空间分辨率较差,伪影较重,仍不失为区分中央型肺癌与阻塞病变的最佳选择。

(二)周围型肺癌的 MRI 表现

1. MRI 对周围型肺癌的发现及定位情况:前面已经提到过,MRI 空间分辨率差,对肺实质结构基本不能显示,所以对于肺内直径 1 cm 以下的结节,MRI 一般显示比较困难,超过 1 cm 的结节 MRI 基本都能够发现。由于 MRI 不能显示肺的叶间裂,对

段以下的支气管及其伴行的血管也显示不好,所以 MRI 对周围型肺癌的定位准确性不如 CT。笔者采用 Toshiba 0.35 T 超导 MRI 仪,对照分析了 69 例肺癌的 MRI、CT 表现,其中周围型肺癌 39 例中有 16 例需 CT 帮助才能定位到段的水平,其中 5 例 MRI 需结合 CT 方能定出叶的水平,定位准确率为 58.9%(23/39);而 CT 只有 1 例术前定位为右上叶,手术证明为右中叶病变,系因叶间裂发育不全所致,其定位准确率为 97.4%(38/39)。由此可见,对周围型肺癌的定位 MRI 不如 CT(图 18-3-4)。

2. 病灶形态、边缘的显示

(1)对病灶形态的显示:作者分析了 39 例有同期 CT 对照的周围型肺癌,其中 MRI 显示病灶呈类圆形的占 80.7%,不规则形的 21.05%,有分叶的 71.8%。CT 显示类圆形的 84.6%,不规则形的

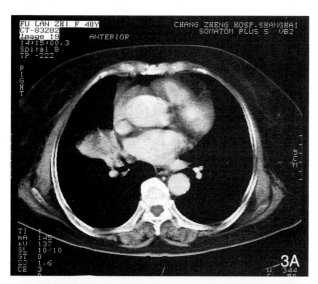
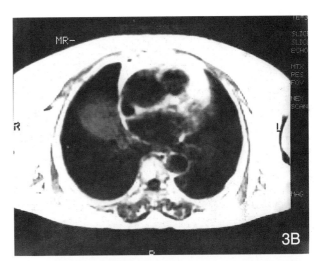
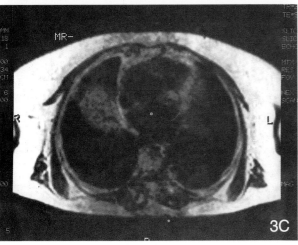
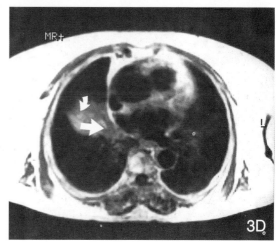

图 18-3-3 右中叶肺癌伴阻塞性炎症

A(CT 增强)、B(MRI 平扫 T_1WI)、C(MRI 平扫 T_2WI)均不能区分肿块和肺不张。

D. 增强 MRI 示阻塞性病变(弯箭)信号高于近端的肿块(直箭)。

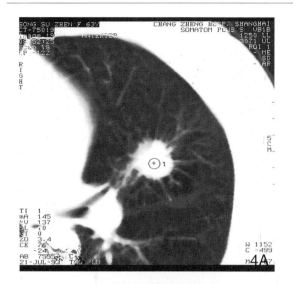

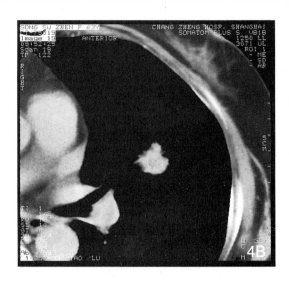

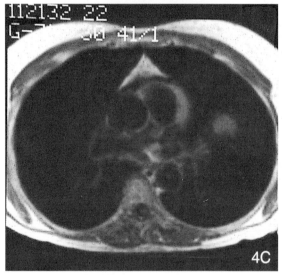

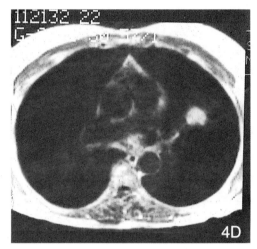

图 18-3-4　左上肺周围型腺癌

A. CT 横断面肺窗示结节(游标 1)有明显的毛刺及灶周气肿带。　B. 增强纵隔窗示肺门较大,密度不均,有无淋巴结不能明确。　C(MRI T₁WI)及 D(T₂WI)示结节边缘模糊,但毛刺和气肿均不能显示;肺门处只有流空的血管影,无明显肿大淋巴结。同时由于 MRI 不能显示叶间裂,所以定位只能根据部位和结合 CT。

15.4%,有分叶的 71.9%。可以看出,对分叶的显示两者相似,对不规则形的显示 CT 不如 MRI,可能与单一断面成像不能显示上下方向的不规则有关。当然,螺旋 CT 及目前多层螺旋 CT 的应用已经弥补了以上不足。

(2)对病灶边缘的显示:同样由于空间分辨率的问题,MRI 对周围型肺癌的瘤-肺交界面信息丢失严重,许多像毛刺等重要征象难于显示。我们 39 例周围型肺癌 MRI 显示边界光整或部分光整 35.9%(14 例),CT 显示只有 2 例边界光整,占 5.1%,大多数 MRI 显示边界光整的在 CT 上是毛糙边缘。在边缘毛糙的病例中 MRI 显示毛刷状边缘的 15.4%(6/39),CT 53.8%(21/39)。统计结果

表明对边界光整及边界呈毛刷状的显示情况 MRI、CT 相差显著($P < 0.05$)(图 18-3-4)。CT 上显示的 1 例灶周小片状影及 2 例病灶远侧小片状影 MRI 未能显示。9 例灶周气肿 MRI 无 1 例显示。5 例肺纹聚拢 MRI 只有 1 例显示。这些都说明 MRI 显示病灶边缘的细微结构不如 CT。

3. 瘤体内部结构:MRI 软组织对比度好,使其显示瘤灶内的坏死、纤维化、细支气管充气征比 CT 更敏感。但对钙化的显示不如 CT。在笔者总结的 114 例肺癌中,42 例见到不同程度的坏死,占 35.79%,表现为 T₁WI 上中低信号,T₂WI 随 TE 增加信号逐渐升高,其边界模糊;发生空洞的 5 例,占 4.2%;13 例可见细支气管充气征,占 7.37%,其中

11 例发生在腺癌及肺泡细胞癌中,表现为肿块内细条状或分支状的低信号区;11 例发生纤维化,占 9.47%,判定标准是在 T_1、T_2 加权上均为低信号,而经 CT 检查无钙化。CT 扫描发现肿块内 7 例有钙化,MRI 均未显示。

4. 肺癌的信号模式及其意义:MRI 自 20 世纪 80 年代初应用于临床以来,由于心跳及呼吸运动的影响使其图像质量不如身体其他部位,因此其应用于胸部疾病诊断价值的研究也落后于其他部位。报道较多的是形态学研究及分期研究,对肺癌的信号模式及诊断价值多是泛泛而谈。我们通过病理对照,分析了 93 例肺癌的 MRI 信号强度特点,探讨了肺癌的 MRI 信号模式及其区分不同组织类型肺癌的可行性。理论基础是不同组织类型的肺癌其细胞结构及肿块构成不同,因而其组织特性如含水量、蛋白质状态等就可能不同,进而在 MRI 图像上形成的信号强度及变化情况就会不同。本着这一想法,作者采用 T_2WI 多回波技术,一方面为了观察肿块的动态信号变化,一方面可以在长回波图像上获得病变的 T_2 差异。以往对肺癌在 MRI 上信号变化的认识大多建立在二回波的基础上,认为肺癌在 T_1WI 上为中低信号,T_2WI 上信号升高。关于信号高低的标准也无固定参照物,大多以脂肪为背景,也有的以肌肉为背景。以脂肪为背景,可能将肺癌信号统计得偏低;以肌肉为背景,则可能将信号统计得偏高。我们以相邻椎体为参照物,因椎体信号介于脂肪及肌肉之间,且相对稳定,可将肺癌的信号分出更多的层次。我们将肺癌肿块实质区的信号强度与相应水平的椎体比较,按高、中、低三个等级进行统计,在此基础上观察肿块随序列改变(T_1WI 及 T_2WI 四个回波共五个点)之信号变化情况,并比较各种组织类型之间的差别。为统计处理方便,按先后顺序将各种信号变化模式编号 A~F。A 类信号:T_1WI 中低信号,T_2WI 信号升高后逐渐降低,共 34 例,占 36.6%,其中鳞癌 24 例(70.6%),腺癌 5 例(14.7%),其他 5 例(14.7%);B 类信号:T_1WI 中低信号,T_2WI 升高后保持此状态,共 38 例,占 40.9%,其中鳞癌 10 例(26.3%),腺癌 18 例(47.4%),其他 10 例(26.3%);C 类信号:T_1WI 为中低信号,T_2WI 信号逐渐升高,只有 1 例腺癌,占 1.1%;D 类信号:T_1WI 为中等信号,T_2WI 保持中等信号,共 9 例,占 9.7%,其中鳞癌 6 例,腺癌 3 例;E 类信号:T_1WI 高信号,T_2WI 保持较高信号,

共 7 例,鳞癌及腺癌各 3 例,其他 1 例;F 类信号:T_1WI 为高信号,T_2WI 仍为高信号至长回波上才降低,共 4 例,全部为腺癌。可以看出,肺癌信号模式主要是 A、B 两类,占 77.5%,其中鳞癌以 A 为主(图 18-3-5),占 55.8%,腺癌及其他类以 B 为主(图 18-3-6),占 52.9% 及 62.5%。统计学结果表明以 A 进行鉴别,鳞癌与腺癌可以区分,其他各类相互间不能区分。以 B 进行鉴别,鳞癌与腺癌及其他类间可

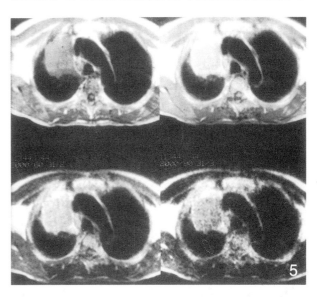

图 18-3-5 鳞癌

呈 A 类信号变化。左上图为 T_1WI,肿块呈中低信号,右上图、左下图和右下图均为 T_2WI,TE 分别为 30、60、90 ms,肿块信号递降。

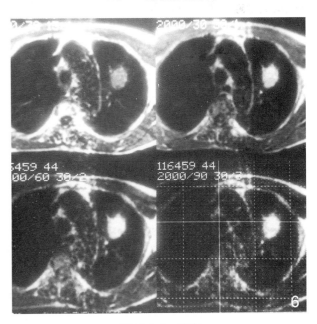

图 18-3-6 腺癌

呈 B 类信号变化。左上图为 T_1WI,肿块呈中低信号,其余三图为不同 TE 的 T_2WI,高信号保持不变。

以区分,而后两者之间不能区分。以上结果表明,不同组织类型肺癌的信号模式及其变化规律不同,尤其是鳞癌与腺癌之间,可以据此加以鉴别。

组织信号强度决定于 MRI 仪机型、技术参数及组织参数,后者包括氢质子密度、T_1 及 T_2 弛豫时间,组织间的信号对比就是通过选择适当的机器参数(成像序列、TR、TE 等)将组织固有参数的差别表现出来。水含量的不同(即质子密度的差异)是组织间信号强度差别的基础,例如活肿瘤组织与坏死肿瘤之间的差别就是由于水含量不同造成的;机化组织信号降低是因其水含量下降;肺慢性炎症组织 T_1、T_2 值比活体肺癌组织短,也是因水含量降低造成的。肺癌不同组织类型间的水含量也是不同的,由于腺癌多含有腺腔及粘液,所以其水含量比其他组织类型高;从肺癌大体标本切面腺癌软、鳞癌硬也说明了这一点。水含量不同决定了组织有不同的 T_2 值,在 T_2WI 上有不同的信号强度;腺癌水含量大,在 T_2WI 上保持较高的信号状态,而鳞癌结构致密,信号多呈先升后降的模式。

5. MRI T_2WI 点簇状高信号对周围型肺癌的诊断价值:不同组织类型的肺癌有着不同的预后及治疗措施,因此影像学的判断有一定意义,而 X 线及 CT 多无可靠指标。我们通过病理对照,前瞻分析了 58 例周围型肺癌的 MRI 信号强度特点,T_2WI 上点簇状高信号对区分不同组织类型肺癌很有帮助。在 T_2WI 上共 24 例在肿瘤实质内部见到簇状分布的圆点状高信号区(图 18-3-7),腺癌发生率 60.7%,鳞癌只有 14.3%,统计分析表明两者差别非常显著。此信号区有以下特点:第一,从分布上可从边缘至中心任何部位;第二,大小多不超过 0.2 cm,而且边界清楚;第三,此信号区在 T_2WI 第一回波即为明显的高信号,其他回波保持高信号状态。从其信号特点看,它同坏死是完全不同的,因为坏死多发生在肿块中心,边界一般模糊,T_2WI 随回波的增加信号逐渐变亮。大体标本切面无明显坏死及腔隙也证明了这一点。我们推测此信号区是腺腔较丰富,粘液分泌较多的区域。镜下病理显示,有此点簇状高信号的病例,其肿瘤实质及间质分布不均,区域性分布的丰富的腺腔及粘液湖被粗大的纤维间隔包围;而无此信号区的病例肿瘤实质分布相对较均匀;这就解释了为什么有的腺癌出现点簇状高信号,而另一些则没有。

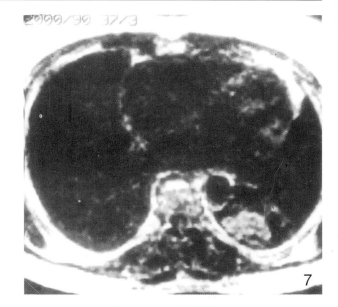

图 18-3-7 左下肺腺癌
T_2WI 示肿块高信号呈明显点簇状分布。

当然,影响肺癌信号变化的因素很多,我们只是从一个侧面反映了周围型肺癌在 T_1WI 和 T_2WI 上的信号变化规律及其与病理基础的相关性,真正的临床意义有待于进一步深入研究。

6. MRI 定量分析对肺癌的诊断价值:通过 MRI 定量分析研究肺癌的弛豫机制及组织特性在国外有不少尝试,但仅限于弛豫时间的研究,对肺癌的信号强度研究较少,而且信号强度及弛豫时间测量值用脂肪或肌肉标准化后有无诊断意义尚不肯定。我们以此为出发点测量肺癌实体、肿瘤继发改变及转移淋巴结的信号强度及弛豫时间,并将各数值用脂肪及肌肉相关值标准化,探讨信号强度及弛豫时间测量对肺癌的诊断及鉴别诊断价值。为使测量误差减小至尽可能低的程度,我们采用以下措施:①每天工作前测量中心频率;②兴趣区测量时尽量选择结构均匀的组织区,并保证像素在 30 个以上;③避开运动伪影;④用二点法或二次测量法平均以减小误差;⑤对病变内不同信号区及其继发改变应分别测量计算。病变在 T_1WI 上的信号强度,T_2WI 四个回波上的信号强度,T_1 值、T_2 值及质子密度依次定义为 X1～X8,相应各值的脂肪标准化后数据定义为 X9～X16,肌肉标准化后数据定义为 X17～X24。对 X1～X24 分别先做总体方差分析,在此基础上对差别显著者进行两两比较,以评价各变量区分肺癌不同组织类型及其继发改变的可能性。

信号强度的测量表明,T_1WI 及 T_2WI 第一回波上的信号强度在脂肪或肌肉标准化前后对各种病变均无鉴别意义。其余变量能够区分的组织主要是胸水、肿瘤坏死及纤维化。对于各种不同组织类型的癌实体之间，癌实体与转移淋巴结之间，癌实体与其继发改变之间几乎每个变量都无法鉴别。

影响组织弛豫时间的因素很多，一方面是来自组织的，例如水含量，体内的理化环境及电解质浓度，甚至细胞的繁殖周期都可改变组织的弛豫时间，尤其 T_1 及质子密度具有很大的不稳定性。另一方面是来自测量时的误差，包括机器的场强、型号，每天磁场的均匀性，各个病人身体体型的不同，胸内病变大小形态的差异，心脏、呼吸运动的影响以及每次测量时的取样误差等均可改变测量的结果。因此国外利用弛豫时间测量进行鉴别诊断的研究多认为肺癌及其他许多病变间弛豫时间相互重叠很大，诊断价值有限。我们除测量病变的弛豫时间及信号强度绝对值外，对这些值用脂肪及肌肉标准化后再进行比较，尽管如此，从有鉴别意义的变量来看，能够区分的病变主要是胸水、肿瘤坏死及纤维化等，而这些病变肉眼观察也大多数能够区分。各种不同组织类型的癌实体之间，癌实体与其继发改变之间几乎都无法区分。因此利用信号强度及弛豫时间的测量进行鉴别诊断的价值是有限的。

7. MRI增强对孤立性肺结节的诊断和鉴别价值：孤立性肺结节 (solitary pulmonary nodules, SPN) 诊断及鉴别诊断是肺部影像检查中最常遇到的问题，确定其良、恶性非常重要。目前，CT尤其是薄层CT在SPN的非侵入性诊断与鉴别诊断方法中特异性和敏感性均较高。但是对表现不典型者仍有较高的误诊率。MRI因空间分辨率差，加上肺本身信号较低，对钙化不敏感，弛豫时间良、恶性多有重叠等原因，所以在现有技术条件下平扫MRI鉴别SPN的性质是不可靠的。笔者用Gd-DTPA增强MR技术，从形态学、强化程度、强化模式等方面探讨它对SPN的鉴别诊断价值。

（1）对肺癌肿块本身的显示：Gd-DTPA增强后MRI质量大为改善，提高了MRI的分辨率，对SPN的细微形态学特征，如毛刺的显示尽管仍不如CT但较平扫有很大提高。对病灶内部结构的显示优于平扫MRI。本组平扫 T_1WI 6例结节内部见低信号区，增强后 T_1WI 可见4例为不规则低信号，另外2例呈混杂高信号。其中1例平扫信号均匀，而增强后清楚显示内部低信号区，病理证实为纤维组织。坏死和纤维化增强后均无明显强化而呈低信号，故不能鉴

别，在这一点上Gd-DTPA增强后 T_1WI 不能代替常规 T_2WI。肿瘤周围活体部分血供丰富，故强化明显，而与坏死及纤维化部分信号对比加大，所以Gd-DTPA增强后对肿瘤内部特征的显示有帮助。

（2）良、恶性结节的鉴别诊断价值：MRI平扫时肺癌与结核瘤、错构瘤信号强度及变化模式多有重叠，难以区分。增强后根据结节的强化幅度及模式对鉴别诊断有一定帮助。本组鳞癌、腺癌的强化幅度为116%和68.9%，尤其是3 cm以下的肺癌表现为均匀的明显强化（图18-3-8）。病理基础主要是因为大部分肺癌病例肿瘤组织血供丰富，毛细血管通透性增强，以及肿瘤细胞有较大的细胞外间隙，吸收较多的Gd-DTPA分子，使 T_1 弛豫时间缩短，所以活肿瘤组织强化较显著。

大部分良性肿块无明显强化或仅有轻微强化，结核瘤呈现环形包膜强化。某些错构瘤为少血管的软骨或钙化组织，因此吸收造影剂少，T_1 改变不大，无强化或仅轻微强化，内部可见隔状相对高信号，表现成裂隙样分支伸入软骨组织内。这种错构瘤强化方式，国外也曾有报道，但均为小样本。病理对照显示肿瘤以软骨组织为主，含血管的结缔组织支架嵌于软骨组织内，是强化部分的病理基础。Cohen和Aoki等在骨软骨瘤 T_2WI 也见到高信号分隔，增强后隔强化明显，呈所谓"印戒"或弧状增强，两者的共同病理基础都是软骨间隙内含滋养血管的结缔组织，表明这种强化方式非错构瘤所特有。但我们希望能进一步研究确定它的特异性程度，以便对不含钙化或脂肪的错构瘤的鉴别诊断找出有价值的征象。少数错构瘤含血管成分较多，也可出现明显强化。结核瘤强化模式的病理基础是内部为少或无血供的干酪样物质，外周仅为含少量血管的薄层纤维包膜，所以病灶内部无强化，表现为包膜的轻度环形强化。笔者测定了肺癌与结核瘤增强前后的 T_1 时间，发现前者明显缩短，而后者仅轻微缩短，两者相差显著。炎性假瘤强化程度个体差异很大。我们认为MRI增强扫描有助于区分SPN的性质。但需要更多病例经验的积累和总结。

（三）肺癌外侵及转移的MRI诊断

1. 胸膜胸壁受累的MRI表现：肺癌侵犯胸膜的表现包括：第一，胸腔或心包积液；第二，邻近肿瘤处胸膜增厚或与肿瘤粘连；第三，胸膜结节或肿块（图18-3-9）。对于前两种情况，CT与MRI均无法区分是肺癌浸润引起或是良性病变引起。但第三种

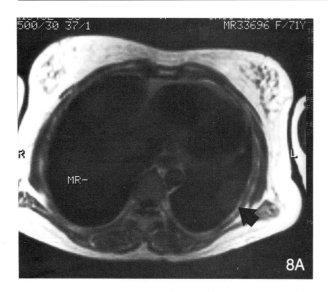

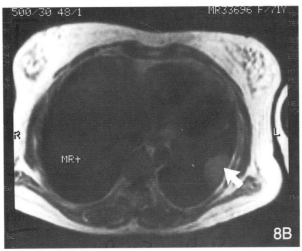

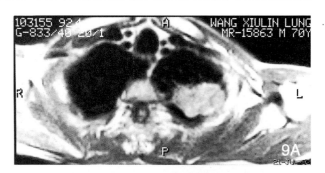

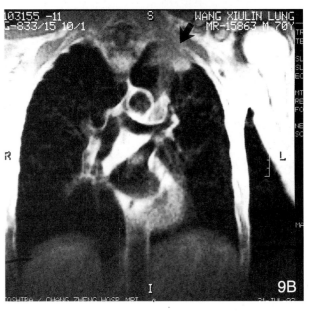

图 18-3-9　左上肺腺癌

A. 横断面显示肿块下部与胸壁可以分开。B. 冠状面显示
肿块外侧高信号(胸膜外脂肪)消失,肿块与胸壁软组织
浑然一体,提示胸壁受侵(箭)。

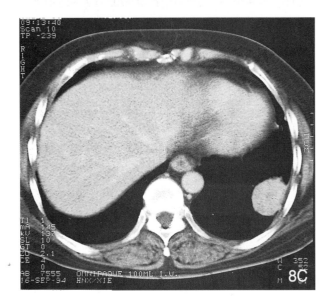

图 18-3-8　左下肺腺癌

A. MRI 平扫 T_1WI 为中低信号(黑粗箭)。

B. 增强后有明显均匀强化(箭)。

C. CT 增强也显示肿块强化显著。

情况两者基本都能够判断。肺癌侵犯胸壁的表现是胸膜外脂肪消失,胸壁内看到软组织肿块或肋骨受破坏。这些征象 CT 及 MRI 均能够显示,但对前者无特异性,对后两者有特异性。MRI 显示胸膜胸壁受累的总体准确性与 CT 相似,两者互补,各有优缺点。MRI 对液体比较敏感,但对于少量的积液,由于呼吸运动的影响,易与伪影混淆。胸壁受累的判断标准与 CT 相似,MRI 可从三个断面观察而且软组织分辨率高,所以准确性略高于 CT,尤其是肺尖部病变(图 18-3-10)。胸膜上转移的肿块或肿块浸润胸壁在 MRI 上均可看到信号的异常,T_1WI 一般为中低信号,T_2WI 信号明显升高,这对判断无肋骨破坏的胸壁浸润非常有意义,因为此时肌肉为低信号,而受累的胸壁及肿块为高信号,对比非常明显。但由于 MRI 对肋骨不敏感,所以显示肋骨的破坏不如 CT。Stiglbaure 等报道 MRI 诊断胸膜受累的敏感性为 40%,特异性为 93%;诊断胸壁受侵的敏感

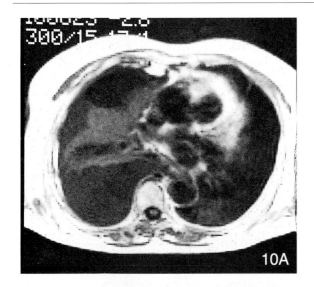

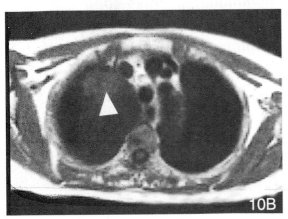

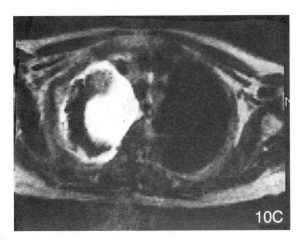

图 18-3-10　右中叶肺癌伴胸膜转移

A. 中叶支气管开口层面见肺门肿块及肺不张。　B(主动脉弓层面 T_1WI)及 C(T_2WI)示胸膜结节(箭头)和胸水(箭)。

性为 90%,特异性为 86%。

笔者总结了 95 例肺癌的 MRI 表现,69 例有 CT 对照,其中 3 例大量胸腔积液,4 例中量积液及 1 例包裹性积液的 CT 及 MRI 结果相同。而 CT 检查中有 2 例少量积液在 MRI 上却显示不清。MRI 显

示胸膜增厚 16 例,占 23.2%;CT 显示 17 例,占 24.6%。CT 上 4 例胸膜轻度增厚 MRI 检查时信号低而显示欠佳,均为慢性炎症引起。MRI 显示病灶与胸膜粘连的 19 例,占 27.4%,表现病灶胸膜间细丝状相连或与胸膜界限不清,其中 9 例 T_2WI 上局部胸膜信号升高,手术证实术前诊断粘连的病例 12 例有不同程度的胸膜浸润。CT 显示粘连 15 例,占 21.7%。MRI 显示胸膜凹陷 8 例,占周围型肺癌的 20.5%,CT 上 10 例显示,占 25.6%。胸膜凹陷在 CT 或 MRI 上表现为喇叭口样、水样或脂肪性密度或信号区。MRI 三维成像可使在 CT 上显示不典型的凹陷在 MRI 冠状或矢状面上呈典型表现。本组胸膜转移 9 例,均为腺癌,有 1 例胸膜的转移表现为整个一侧胸膜的多发结节状改变,原发病灶很小,曾误诊为恶性间皮瘤,后经穿刺证实为腺癌。另外 8 例行 CT 检查均显示明确。MRI 检查对肺癌侵犯胸壁的诊断意义已有很多报道,认为除了对骨骼破坏不敏感外,其他均较 CT 明显优越,但对于 T_1WI 和 T_2WI 哪一种序列显示更佳尚存争论。胸壁受侵的 MRI 征象包括胸膜外脂肪线消失、在 T_2WI 上与对侧胸壁相比信号增高、肿瘤异常信号侵入附近胸壁等。本组 16 例胸壁侵犯除 1 例因肋骨破坏无软组织信号异常,MRI 未发现外,其余 T_2WI 均见胸壁高信号,其中 9 例胸壁内见高信号软组织肿块,此为胸壁受累的最可靠征象。而 T_1WI 仅 12 例显示胸壁受侵,阳性率为 77.0%,且其中有 2 例横断面 T_1WI 未发现,结合冠状位和矢状位方见肿块凸入胸壁。以上结果说明 MRI T_2WI 对胸壁侵犯的判断优于 T_1WI,这与 Padovani 等认为 T_1WI 更优越的意见不同,原因可能与病人资料、检查技术及判断标准不同有关,也可能与 MRI 的场强和分辨能力有关。MRI 显示肋骨破坏不如 CT,本组 CT 发现 4 例肋骨破坏,MRI 仅显示 1 例。

Gd-DTPA 增强后 T_1WI 与平扫相比,组织对比度有提高。Kono 等认为它的对比度大于平扫 T_1WI 和 T_2WI,我们的结果提示比 T_1WI 好,但不如 T_2WI。原因是信噪比明显提高了,但仍具平扫 MRI 的弱点,如对骨骼破坏不敏感,因此对胸壁受累总的显示率与 T_2WI 相仿。

2. 纵隔及心血管受累的 MRI 表现:肺癌直接侵犯纵隔的表现包括:原发肿瘤与纵隔广泛接触,纵隔脂肪线消失;纵隔胸膜或心包增厚;肿瘤侵入纵隔内,包绕血管、气管、食管等纵隔结构。同样,前两者

是非特异性的,后者则较为可靠。关于 MRI 诊断纵隔大血管受累的标准各家报道不同,所以得出的结论也就差别较大。有人报道其准确性为 93%,高于CT(89%);也有人报道不如 CT(分别为 50% 及56%)。Web 提出肿块与血管接触面大于 1/4 或长度大于 3 cm 即表示肿瘤累及纵隔,难以切除。国内卢光明通过手术对照将肿块与血管的关系分成三个等级:①贴邻:肿块与血管间的脂肪间隙存在,血管壁清晰;②粘连:肿块与血管的间隙消失,接触面大于 1/2(图 18-3-11);③包绕:瘤组织包绕血管 1/2 以上。其结果表明,12 例 MRI 诊断贴邻的病例中,8例血管未受累,占 66.7%;11 例 MRI 诊断粘连的病例中,7 例为纤维粘连,占 63.6%,4 例为癌性粘连;MRI 诊断包绕的 10 例病人,手术证实血管均受不同程度的浸润,其中 8 例未能切除。我们认为这种标准的制定是可行的。由于 CT 受增强效果的影响较大,因此在区分血管内瘤栓与包裹时不如 MRI 直观(图 18-3-12),容易估计不足或过高。在我们

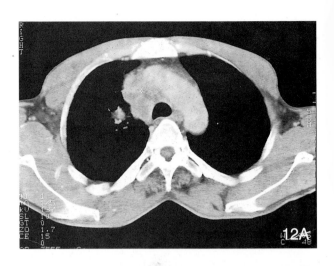

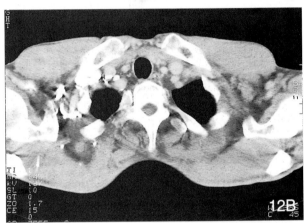

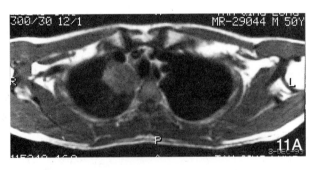

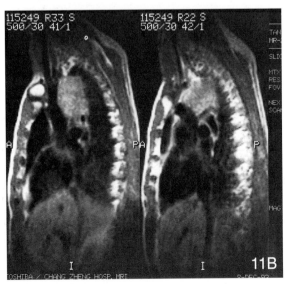

图 18-3-11 右上肺低分化腺癌

A(MRI 横断面)和 B(矢状面)显示肿块与上腔静脉接触面小于 1/2,上腔静脉管腔形态尚可,虽脂肪间隙消失,但管壁未受累,手术显示只是轻度粘连。

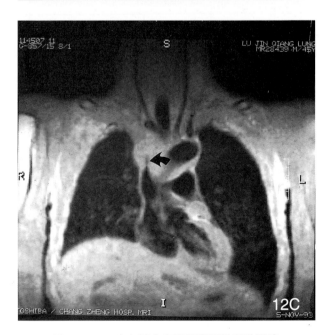

图 18-3-12 右上肺中央型肺癌伴纵隔淋巴结转移和上腔静脉受累

A. CT 增强见上腔静脉管腔消失。 B. 胸廓入口处可见胸壁大量侧支循环血管。 C. MRI 冠状面见上腔静脉呈鼠尾状狭窄(箭)。

MRI诊断纵隔受累的20例中,有1例上腔静脉及2例右肺动脉CT显示受肿瘤浸润,MRI显示只是包裹;2例CT显示上腔静脉受肿瘤组织包裹,而MRI检查提示腔静脉内有瘤栓形成,且上下均有慢速流动的血液信号,这2例CT检查时增强效果均不理想。有3例MRI显示上肺静脉受累,而CT显示不理想。25例CT诊断贴邻或粘连的与MRI基本一致。与CT一样,MRI也不能显示纵隔胸膜及脂肪的轻微累及,只有在纵隔脂肪线明显消失或纵隔内大血管或其他结构受压移位时才能作出较确切的判断。总的说来,CT对纵隔心血管受累尤其是肺门区血管是否受累和血管内有无瘤栓的判断不如MRI准确。

3. 肺癌的淋巴转移:肺癌可经过淋巴系统转移至胸内任何脏器,包括肺内、心脏、心包及胸膜等,但最常见最重要的是肺门及纵隔淋巴结的转移。正确判断肺癌病人的 N_1、N_2 对决定肺癌的分期、治疗方案及预后有着重要意义。目前,CT或MRI确定肺癌淋巴结转移的惟一标准仍然只能靠大小。但确定癌性淋巴结大小的界限较为困难,这种困难来自两个方面:一是CT或MRI缺乏组织特异性,难以区分良、恶性淋巴结;二是不同区域淋巴结的正常上限并不相同,比如上段气管旁和左支气管周围的淋巴结上限为0.7 cm,而右侧气管支气管区域和气管隆突下的淋巴结最大径可达1 cm。统计学表明,肺癌病人纵隔淋巴结直径小于1 cm者,13%有转移;直径为1.0~1.9 cm者,25%有转移;2~2.9 cm者62%有转移,3.0~3.9 cm者,67%有转移;4 cm以上者,100%有转移。可以看出,2 cm是一个重要的分水岭。

MRI显示肺门及纵隔淋巴结有许多优越性。首先,MRI不用注射造影剂即可在淋巴结与纵隔血管间形成良好对比;其次,MRI多断面成像的能力使其显示诸如隆突下、主动脉窗等容易受部分容积效应影响处的淋巴结较为理想。由于病例选择的不同,淋巴结转移的位置、多少和大小不同,对照方法不同以及扫描技术、观察方法等的差异,关于其敏感性和特异性的报道各家差别较大。大多数研究表明,MRI诊断淋巴结的敏感性高于CT,而特异性及准确性的报道差别很大,以1 cm为标准,敏感性报道自46%~83%,特异性60%~90%,准确性61%~88%;以1.5 cm为标准,敏感性自61%~88%,特异性自89%~98%,准确性自81%~92%。

国内对CT价值的评价较多,关于MRI的价值缺乏细致的研究。我们通过手术病理对照,对55例MRI诊断原发性肺癌的病人淋巴结转移情况进行了对照分析,结果显示以1 cm及1.5 cm以上为阈值,MRI的敏感性、特异性、准确性、阳性预测值及阴性预测值分别为 97.3%,52.6%,74.6%,66.7%,95.2%及56.8%,96.1%,76.7%,93.3%,69.5%。从本组结果看,以1 cm为标准MRI的敏感性为97.3%,也就是说此时大多数淋巴结均不会漏掉,但特异性只有52.6%。将标准定为1.5 cm,其敏感性明显降低(56.8%),但特异性达96.1%,此时阳性预测值很高,却漏掉了许多有转移可能的淋巴结。为兼顾敏感性及特异性,我们认为将1~1.5 cm的淋巴结列为可疑,1.5 cm以上的淋巴结定为转移较为妥当。这与国内CT研究的结果基本一致。

许多作者尝试着通过信号强度及弛豫时间区分转移淋巴结,大多数结果是否定的,即MRI诊断转移淋巴结仍只能像CT一样主要根据大小,其信号强度及弛豫时间多与其他病变有较大重叠,对鉴别诊断无太大作用。我们的结果也证实了这一点。本组133个MRI显示的淋巴结中只有14个信号略低于原发肿块,尽管这14个淋巴结病理证实均无转移,但大多数病人良、恶性淋巴结与原发肿块信号相似,难以区分(图18-3-13)。鉴于此,我们对14例纵隔淋巴结肿大行平扫和增强后动态扫描,发现肺癌转移性淋巴结增强后信号强度快速上升,5 min内达峰值,随后逐渐下降,而炎性淋巴结没有强化,而且在15 min内未见信号强度高峰,良、恶性者强化幅度统计学处理相差显著。转移性淋巴结与原发肺癌相比,信号强度-时间变化曲线形态基本相同,但信号强度及强化幅度低于原发肺癌。良、恶性淋巴结在Gd-DTPA增强后动态扫描强化程度和信号强度-时间变化曲线上都有显著差别。我们的分析结果与Laissy等所描述是基本一致的,他发现增强后动态扫描发现转移淋巴结信号强度在静脉注射造影剂后60~80 s达高峰,且强化幅度大,6 min后渐下降,曲线与肺内原发肿瘤一致,只是幅度略小。

本研究目前还受到某些限制。第一,增强后转移性淋巴结信号升高明显,与周围纵隔间隙脂肪信号接近而不易区分,形态学分析不如平扫 T_1WI。这点已由目前的脂肪抑制技术解决。第二,相邻数个小淋巴结易被当做单个肿大淋巴结而导致错误结

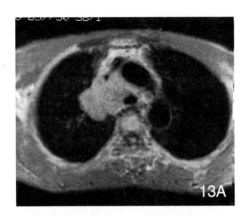

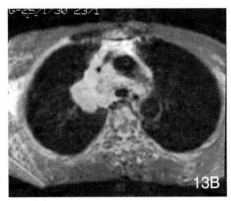

图 18-3-13　右上肺癌伴纵隔淋巴结转移

A MRI T₁WI 及 B T₂WI 示肿块与淋巴结信号相似,难以区分。

论,CT 和 MRI 都可出现。第三,受 MRI 技术条件限制,矩阵 128×256 条件下,最小只能测量 15 个像素,对短径在 1 cm 以下的淋巴结尚不能作精确的测量;第四,多个淋巴结若位于不同层面则一次动态扫描难以全部覆盖。尽管有以上一些问题,而且我们所做的病例尚不够多,但可以作出初步结论,即动态增强扫描显著强化的淋巴结倾向于转移,结合形态学大小的标准,可提高判断准确率,降低假阳性或假阴性率,为部分病人带来手术的机会。因此有必要作进一步研究,以明确其临床应用价值。

4. 肺癌的血路转移:肺癌破坏血管入血后可转移至肺内和(或)肺外的任何部位,肺内常见部位是胸膜、心包及肺实质,肺外的常见转移部位为肝、肾上腺、脑、骨骼等处。肺癌的胸内转移在以上的讨论中已述及,这里主要讨论一下肺外转移的情况。肺癌的远处转移对决定能否手术及其预后有着关键性的作用,转移的部位主要集中在头及腹部。因此,肺癌病人在初次行 CT 或 MRI 检查时就应包括胸部及头、腹部,以便准确分期,避免不必要的手术。对脑内有无转移,MRI 增强的敏感性高于 MRI 平扫,MRI 平扫高于 CT 增强;对肝脏及肾上腺的敏感性

MRI 与 CT 相似,但对于肾上腺 MRI 冠状面扫描可提供更多信息,尤其是单侧肾上腺的肿块,MRI 可以通过信号的差别提高其判断的准确性,因为恶性的肾上腺肿块在 MRI T₂WI 上多为高信号,而良性肿块大多是中低信号。对难以确定的病例可行 CT 导引下的穿刺活检。

肺癌的脑内转移大多多发,单发者也时有发生;其中 90% 发生在幕上,少数可在幕下;瘤灶可在脑内也可在脑膜。发生在幕上的一般在皮髓质交界处。瘤灶在 CT 平扫上为中低密度,增强后有明显强化,呈结节状或环形,周围可见大范围水肿。MRI T₁WI 上瘤灶为中低信号,T₂WI 时水肿信号非常高,瘤灶信号虽然也升高,但幅度明显低于水肿区;增强后瘤灶显著强化,而水肿区无强化。脑内转移的检查手段从其敏感性来讲依次为 MRI 增强、MRI 平扫 T₂ 加权、MRI 平扫 T₁ 加权、CT 增强及 CT 平扫。

肝脏的转移一般为多发,其转移的特征与来自其他部位的转移没有什么差别。

肾上腺的转移以双侧者居多,肺癌者如看到双侧的肾上腺结节或肿块则基本可以断定为转移,如为单侧肿大或肿块,则在 CT 检查的基础上需进一步行 MRI 检查或穿刺。一般肾上腺的恶性肿块,包括转移,在 MRI T₂WI 上信号均比良性肿块高,而我们知道 CT 凭密度是难以区分良、恶性肿块的,所以 MRI 的特异性要高于 CT。

骨骼转移以放射性核素扫描敏感性最高,有报道认为其发现转移可比 X 线平片早半年,对怀疑的部位可选择性应用 CT 或 MRI 进一步明确。

肺癌除经过淋巴及血路转移外,尚可经过支气管及肺泡孔播散,主要见于细支气管肺泡癌,表现为双肺弥漫的结节、肺块或肺实变。

三、肺癌的 TNM 分期

影响肺癌预后的因素有很多,包括年龄、性别、部位、临床分期、肿瘤大小、细胞类型及分化程度、DNA 倍体数及癌基因表达等。其中最重要的是肿瘤的临床分期,准确的分期是制定合理治疗方案、正确评估预后及疗效的前提。

最早的 TNM 分类由 Denoix 于 1946 年提出,在此基础上,国际抗癌联盟(UICC)于 1968 年首次推出肺癌的分期方案,而美国癌症联合会(AJCC)也制定了自己的分类法。随着经验的积累与临床应用

的反复实验,在 1986 年的 14 届国际肿瘤会议上,Mountain 综合两者的优点并加以补充对肺癌的 TNM 分期法进行了较大的修改。1996 年,AJCC 和 UICC 分别在各自的年会上再次对肺癌分期进行了修订,并于 1997 年正式公布。新的分期与 1986 年的分期方案比较主要变化是对 II 期肺癌的评价。目前,这一分期法已被国际肺癌学会(IASLC)、AJCC 及日本癌学会(JCS)认可,我国肺癌诊疗小组也采用这一修订案。

1. 1997 年修订案与 1986 年肺癌的 TNM 分期的关系(表 18-3-1)。

表 18-3-1　肺癌的 TNM 分期

1986 年肺癌分期		1997 年肺癌分期		
分　期	TNM	分　期		TNM
0	原位癌	0		原位癌
I	$T_1N_0M_0$	I	I A	$T_1N_0M_0$
	$T_2N_0M_0$		I B	$T_2N_0M_0$
II	$T_1N_1M_0$	II	II A	$T_1N_1M_0$
	$T_2N_1M_0$		II B	$T_2N_1M_0$
				$T_3N_0M_0$
III	III A	$T_3N_0M_0$	III	III A	$T_3N_1M_0$
		$T_3N_1M_0$			$T_1N_2M_0$
		$T_1N_2M_0$			$T_2N_2M_0$
		$T_2N_2M_0$			$T_3N_2M_0$
		$T_3N_2M_0$			
	III B	$T_4N_0M_0$		III B	$T_4N_0M_0$
		$T_4N_1M_0$			$T_4N_1M_0$
		$T_4N_2M_0$			$T_4N_2M_0$
		$T_1N_3M_0$			$T_1N_3M_0$
		$T_2N_3M_0$			$T_2N_3M_0$
		$T_3N_3M_0$			$T_3N_3M_0$
		$T_4N_3M_0$			$T_4N_3M_0$
IV	任何 T,任何 N,M_1	IV		任何 T,任何 N,M_1

2. TNM 的定义:1997 年国际肺癌分期定义与 1986 年基本一致,但在下述三点作了修改:①原发肿瘤所在叶出现癌性卫星结节定义为 T_4;②其他肺叶出现癌性结节包括粟粒病灶定义为 M_1;③心包积液的定义原则与胸腔积液相同。下面简单介绍 1997 年国际肺癌分期的定义:

T(primary tumor):代表肿瘤原发灶大小及其对周围结构的侵犯情况。

(1) T_0:未发现原发癌的证据。

(2) Tx:原发肿瘤不能评价,或痰、支气管冲洗液中找到癌细胞,但影像学或纤维支气管镜没有可视肿瘤,也就是临床所说的隐性癌。

(3) Tis:原位癌,又称浸润前期癌,指癌细胞局限于粘膜内生长,未穿过基底层。

(4) T_1:肿瘤最大直径 ≤ 3 cm,周围为肺或脏层胸膜所包绕,镜下肿瘤没有累及叶以上支气管。有些仅限于支气管壁内浸润的表浅肿瘤,即使累及了叶或主支气管,仍算是 T_1 期肿瘤。

(5) T_2:肿瘤大小或范围符合以下任何一点:①肿瘤最大直径大于 3 cm;②肿块累及主支气管但距离隆突 2 cm 以上;③肿块大小不限,但已累及脏层胸膜;④扩展到肺门的阻塞性肺炎或肺不张,但不累及全肺。

(6) T_3:①任何大小的肿瘤已直接侵犯下述结构之一者:胸壁(包括上沟瘤)、横膈、纵隔胸膜、心包;②肿瘤位于距隆突 2 cm 以内的主支气管但尚未累及隆突;③全肺的阻塞性肺不张或阻塞性肺炎。

(7) T_4:①任何大小的肿瘤已直接侵犯下述结构之一者:纵隔、心脏、大血管、食管、气管及隆突;②恶性胸水或恶性心包积液(如果胸水多次细胞学检查未能找到癌细胞,又是非血性的或渗出性的,临床判断该胸水与肿瘤无关,这种类型的胸水不影响分期);③原发肿瘤同一时间出现单个或多个的卫星结节。

N(nodal involvement):代表有无淋巴结转移及转移的范围。N 的划分:

N_x:区域淋巴结不能评价。

N_0:没有区域淋巴结的转移,此期病人的预后优于有淋巴结转移者。

N_1:转移至同侧支气管周围和(或)同侧肺门淋巴结,包括原发癌灶的直接侵犯肺门淋巴结。

N_2:转移至同侧纵隔及隆突下淋巴结。

N_3:转移至对侧纵隔和(或)肺门的淋巴结,同侧或对侧斜角肌或锁骨上淋巴结转移。N_3 的淋巴结基本都是不能手术的。

M(metastasis):远处转移,指远离原发灶的转移病灶。

Mx　远处转移不能评价。

M_0　没有远处转移。

M_1　有远处转移。

常见的远处转移为肝、脑、肾上腺、骨骼、对侧肺、胸膜等。

3. 影像学评价(见肺癌的浸润与转移章节)。

四、肺癌治疗后随访

肺癌治疗手段的不同主要取决于分期及细胞类型,其次尚受病人机体状况、经济条件等各方面的影响。临床症状及体征是评价治疗效果很重要的一方面,但形态学的变化更是客观的指标。影像学是判断肺癌治疗效果及预后的基本手段。

(一)手术后表现

肺癌术后 MRI 表现包括术后正常改变、胸部并发症及肿瘤复发。前者和其他肺部疾病术后改变相似。肺癌病人术后一般用 CT 随访,MRI 的作用主要是 CT 不能确定或有 CT 检查禁忌时。

1. 胸壁术后一般改变:肺癌手术有剖胸探查、肺叶或全肺切除等。进胸术后近期都有胸膜反应,如胸膜渗出、胸水以及胸膜腔中气体残留。胸膜反应可见于胸腔各处,而以后下胸腔为多见。若无并发症则胸膜反应可逐渐消失,或遗留下很多的胸膜增厚和(或)粘连。轻微的胸膜反应及胸腔内气体 MRI 很难显示,但胸膜增厚以及胸水可以显示。肋骨切除后在局部层面上见肋骨部分骨质缺失,新生骨反应很难在 MRI 上得以显示。

2. 肺部术后改变

(1)一般改变:肺组织切除术后,除上述胸膜反应外,还可见胸部结构的代偿性移位。切除的肺组织越多,代偿现象越明显。代偿现象包括术侧胸廓缩小、横膈抬高、纵隔器官移位、余肺的代偿性气肿及肺纹理的重新分布等,上述改变以全肺切除后表现最明显。左全肺切除术后,右肺可通过前纵隔及奇静脉食管隐窝突出,并使主动脉弓呈前后走向;右全肺切除术后,左肺通过前纵隔向右胸突出,纵隔右移且旋转,主动脉弓横向走行。

残腔为全肺切除术后另一重要表现。术后早期,残腔中有空气及反应性渗液,可见气液平面。气体吸收后存留液体。液体吸收过程,即残腔存留的时间长短在各病人中有很大差别,通常可持续数年之久,有的病人在手术后 8 年 CT 检查还见残腔中有液体。液体吸收后纤维组织形成使残腔闭塞,此时纵隔移位更明显。不论是术后早期残腔内有较多液体存在,或是液体已被吸收而有纤维组织存在,均有术侧的壁层胸膜增厚,故残腔腔壁很清楚,且纵隔胸膜呈凹陷状面对纵隔,犹如半透镜形或半月形。

(2)术后并发症:

1)胸腔积液、积气:肺叶切除术后,若术侧余肺膨胀不佳或胸水产生过多,可有液气胸或液胸。随后,可因胸膜粘连而产生多发性局限性包裹积液或液气胸。MRI 可以清晰显示积液的部位和范围,以及胸腔引流管放置的位置是否有利于液体的引流等;同时,MRI 对软组织分辨率好,可一定程度地判断积液性质,区分积液掩盖下的肺不张或肿块。

2)胸腔感染:术后胸水分泌过多且存留时间长,易导致感染;如术后有支气管胸膜瘘则常并发脓胸或脓气胸。MRI 对积液成分和性质的判断有一定帮助,若有支气管胸膜瘘存在,或为产气菌感染,CT 或 MRI 图像上可见液气胸或多发性液气胸与胸膜增厚。若全肺切除术后残腔感染,因炎性液体增加与气体共存,使残腔膨胀,纵隔胸膜由原来的凹向纵隔面变成直线状或凸向纵隔面。残腔积液膨胀的 CT 或 MRI 征象还可见于术后其他原因引起的液体积聚,如血胸或乳糜胸。后两者无感染症状,典型者其内容物的 MRI 信号也不相同,穿刺抽液送实验室检查有利于鉴别。

3. 肺癌术后肿瘤复发:肺癌术后复发早期常无症状,随后可能出现的症状有咳嗽、咯血、声音嘶哑和上腔静脉阻塞综合征表现,或体表摸到肿大淋巴结。复发部位常见于切除肺的残端,表现为肺门或纵隔支气管残端附近有软组织肿块,大小不一;有的位于残端支气管内,同时伴腔外肿块。其次是纵隔淋巴结转移。据文献报道,尸检材料发现因肺癌而作部分肺叶或全肺切除的病人,50%～88% 可见同侧胸腔内复发,77%～86% 有纵隔淋巴结肿大,且可累及对侧淋巴结。若手术标本病理检查发现有肺门淋巴结转移,则日后原处转移比远处转移多见,纵隔淋巴结肿大可压迫、推移附近的气管。复发病灶可见于术侧胸腔的任何部位(包括心包),也可见于全肺切除后的残腔中,表现为软组织肿块突入水样密度的残腔中。病灶近胸壁者可侵蚀破坏肋骨或胸椎,常伴胸水。也可通过血行转移到对侧肺,出现结节病灶或胸水。全肺切除术后,因纵隔明显移位,术侧胸腔呈一片致密影。尽管有些病例复发病灶已经很大,用常规 X 线胸片及体层摄影仍很难发现,CT 的软组织分辨率高,且无重叠,能够显示残腔及周围的正常结构,因此,对于发现肺癌复发很大的价值。MRI 分辨出的组织层次更加丰富,有利于肺癌复发的判断;如果配合使用 MRI 增强,则效果更佳。

(二)化疗和(或)放疗后表现

根据临床具体情况,对不宜手术的病例可行化疗或放疗,或者两者联合应用。化疗和放疗也常作为肺癌切除后巩固疗效的手段,可在残留病灶区放置金属环作以后放疗的标志。

化疗和(或)放疗后胸部 CT 随访十分重要,可观察病灶大小的变化,有无胸部及淋巴结转移等,为临床医生继续治疗提供资料。但 CT 经常碰到的难题是不能有效区分肺内软组织块影是纤维化还是肿瘤复发,MRI 的敏感性和特异性在这方面要优于 CT。因为纤维化含水分少,在 T_2WI 上为低信号,肿瘤则大多为高信号;如果能同时做 MRI 增强,则判断将更有把握。化疗和(或)放疗后可出现以下几种变化:①病灶和(或)转移淋巴结缩小或消失;②病灶和(或)转移淋巴结大小保持不变或反而增大;③肿块或淋巴结虽有缩小但仍有瘤组织残存;④肿块或淋巴结不能完全消失,但被纤维组织取代,无肿瘤组织残存。对后两种情况,MRI 更能体现自己的优势,但最后确定依赖于穿刺活检。

五、肺癌的影像学比较

随着科学技术的迅猛发展,新的影像学设备不断问世,这给肺癌的诊断提供了更为优越的条件,同时也对影像学学科及临床医生提出了更高的要求,因为各种检查方法的成像原理和影像学特征都不相同,既有优点,也有局限性,只有正确选用方能达到最佳的诊断效果。

(一)常规 X 线检查

传统的胸部 X 线常规检查包括胸部透视和正、侧位平片。近年来由于考虑到减少病人透视时的曝光量,胸透的实施对象在逐步减少。其实胸部透视也有其不可忽视的优点,除快捷、经济外,可观察功能变化,如局限性肺气肿在常规吸气胸片甚至在 CT 上也常被遗漏,但透视时令患者呼气常能发现;又如膈肌的矛盾运动也只能在透视下确定。所以,必要时在拍摄胸片后补充作胸透可使诊断更明确。

正、侧位胸片是诊断肺癌最基本的检查方法,其优点是能观察胸部各种结构的全貌。心、肺、胸膜、纵隔、横膈和肺门可在胸片上一览无余,对有无肺内肿块、肺不张、阻塞性肺炎、胸水、横膈抬高等一眼就能大致确定,如能加摄呼气片,则能明确有无局限性肺气肿。因此,正、侧位胸片是阅读 CT 片时不可缺少的重要参考。其缺点是密度分辨率低和前后结构相互重叠,密度低的小病灶以及隐蔽部位的病灶容易被遗漏。

(二)体层摄影检查

体层摄影片与平片比较,其主要优点是消除体层面前后结构的重叠,在 CT 问世以前是胸部平片的重要补充手段。它可分为纵隔支气管体层和肺部病灶体层摄影。前者主要用于显示支气管病变,如支气管扩张、狭窄、阻塞以及支气管壁浸润增厚、管壁外肿块等。后者用来显示肺结节或肿块的形态、边缘、内部结构和周围肺野的变化。其效果虽然优于平片,但密度分辨率较差,也非真正的断层切面,效果远不及 CT 检查。

(三)CT 检查

自 20 世纪 80 年代初全身 CT 技术引入国内以来,CT 应用发展迅猛,在经济较发达地区已普及到县级医院,在肺癌的诊断方面已显示出突出的优点,目前尚无其他影像学技术能完全取代之。由于 CT 检查是横断面成像,完全消除了周围结构的干扰,能检出 X 线平片和体层片不易发现的隐蔽部位的病灶;又由于其密度分辨率很高,能有效地显示密度低的小病灶如胸膜下小结节。在肺门和纵隔淋巴结的显示及肺癌的分期方面 CT 也大大优于 X 线平片及体层摄影。

虽然病灶和淋巴结的检出率 CT 明显优于 X 线平片及体层摄影,但在病变的定性方面对不典型病例同样存在不少问题,目前主要还是根据病变的形态来作诊断。有学者试图用 CT 值来区分病灶的良、恶性,但后来多数学者的实践证明,CT 值的绝对数不可靠。目前,国内外学者普遍采取动态增强的方法帮助定性,认为 CT 值增加 30 Hu 以上多为恶性肿瘤,小于 20 Hu 者多为良性。这比测定 CT 值的绝对数的确更有意义。因为这种增强前后 CT 值的增幅主要反映病变内血供的丰富程度。因肺癌多数血供丰富,增强后 CT 值增幅较大;结核球内几乎无血管,增强后 CT 值增幅很小,或完全无强化。但这也不是绝对的,如少数肺癌血供不丰富,增强后强化不明显;反之,有些良性病变如球形肺不张、球形肺炎形似肿瘤,血供较丰富,增强后可明显强化。又如机化性肺炎和炎性假瘤增强也较明显。因此,诊断仍需综合许多征象,仅仅根据某一点下结论常常是不可靠的。

此外,CT 值的测量应注意避开钙化、空洞,也不要靠近病灶边缘,尽可能用区域值,以免部分容积效应的影响;增强前后 CT 值的比较应在同一层面及同一部位。如欲达到上述要求,进行严格的比较,螺旋CT扫描为最佳选择。但在技术上仍有一定难度,且很费时。

胸部CT检查,无论平扫或增强都应摄两套照片:观察病灶的形态、边缘及支气管应用肺窗,观察纵隔淋巴结及病灶的内部结构等应用纵隔窗。观察小病灶的细微结构变化还应用放大等一系列图像处理。尽可能不用双窗。常规1cm层厚的扫描,加上有时呼吸不匀的影响,某些小病灶和小支气管可能被遗漏,肿块-肺交界面细节的显示也欠佳,所以对孤立性肺结节的鉴别,薄层高分辨率CT应予推荐。螺旋CT的薄层扫描对捕捉小病灶及小支气管最为有利,定性水平也比常规扫描高。

近年来,CT仿真内镜技术也逐步得以开展,其显示支气管腔内病灶的能力与支气管内镜相仿,且可通过阈值的调整显示腔外增大的淋巴结,可配合和指导纤维支气管镜对淋巴结进行穿刺活检。

（四）MRI检查

与CT比较,MRI的优点除了无X线损伤外,还有软组织对比度好以及三维成像等。因此,对某些特殊部位如肺上沟、近横膈等部位病灶的发现,以及对肿瘤累及周围组织结构,如侵犯胸壁和纵隔的评估等优于CT检查。不用造影剂即能显示血管结构,对肿瘤是否累及血管壁,有无静脉瘤栓形成也优于CT检查。同样,MRI易于分辨肺门部血管与肿块或增大淋巴结。对纵隔及肺门淋巴结的显示率文献报道虽然和CT接近,但由于不必增强,对经验不丰富的医生,要比CT检查容易掌握得多,因此对肺癌的分期更有利。在病变的定性上虽然不及CT,但由于MRI检查对软组织的对比分辨力极好,故能准确地判断病变的坏死、出血和成块的纤维化。例如肺癌放疗后肿块缩小,究竟是残留的肿瘤组织还是放疗后的纤维化,MRI的鉴别能力比CT增强扫描要好。

但是,MRI检查时间长(目前对于高档机器已不成问题),空间分辨率较差,不能直接显示叶间裂,对肺部细微结构如小支气管、肺间质及小病灶的显示,以及对病变周围细微改变如肺癌的毛刺现象等的显示均不及CT。但是随着各种快速成像、运动伪影抑制技术的应用,这些缺点将会得到逐步克服。总之,CT和MRI不能相互取代,如能相互补充将达到最好的诊断效果。

在MRI检查技术上,除了常规的横断面扫描外,必要时应加用冠状或矢状面成像。对有胸水的患者以及对靠近心脏部位尤其是左下肺的病变,应常规采用心电门控技术。对所有患者尤其是发现病变者,除用T_1加权成像外,必须用T_2加权成像,并应用多回波技术。

（五）数字减影血管造影检查

血管造影属创伤性检查,以往在肺癌的诊断上应用较少。近年来,广泛开展了肺癌的介入治疗。治疗前需作常规的数字减影血管造影(DSA)检查,以寻找肺癌的供血动脉。笔者的经验是,肺癌的血供主要或几乎全部来自支气管动脉。其表现为:①供应肺癌的支气管动脉增粗、扭转、分支增多;②肿瘤内出现肿瘤血管,瘤内可见大量纤细、扭曲、杂乱无章的新生血管;③出现肿瘤染色;④出现血管湖或血管池;⑤血管短路或分流,为肿瘤对血管的破坏,导致从支气管动脉注入的造影剂不仅从支气管静脉引流,也可能从肺静脉引流,也可分流入肺动脉后从肺静脉引流;⑥转移的淋巴结显影,即转移的淋巴结产生与原发病灶相同或类似的肿瘤血管和肿瘤染色。

虽然DSA不能作为一种常规方法应用于肺癌的诊断,但在其他方法不能确定诊断时,DSA亦不失为一种有效的手段。特别当增大淋巴结显影时,可判定为转移。

（六）超声检查

经皮超声被广泛应用于腹部及盆腔检查,在胸部因含气肺组织不是超声的理想介质,故超声检查在肺癌诊断中应用较少。但是,经气管支气管超声能够准确地探测纵隔淋巴结的大小,同时还能对气管支气管壁的浸润程度作出判断,从而配合纤支镜、针刺活检以及其他影像学手段进行诊断和分期。据报道经食管的超声还可以发现CT不能发现的纵隔淋巴结。

（七）放射性核素检查

通气(ventilation)和灌注(perfusion)闪烁扫描是最常用的肺部放射性核素检查方法,目前大多应用于评价肺栓塞。支气管肺癌可引起通气及血流灌注的变化,由于这些肿瘤的血供主要来自支气管动脉,所以在血流灌注图像上可出现缺损区。一般小肿瘤(直径小于2~3cm)除非侵及肺门血管,否则不易被探测到。大的肿瘤可引起与肿瘤大小相符的一叶甚至整个一侧肺野的灌注缺损。当肿瘤累及肺门血管时,缺损范围常大于肿瘤。有时在支气管肺泡癌中可观察到局部灌注增加,可能为肺内动、静脉分流所致。通气的缺损决定于支气管阻塞的程度，常涉及段、叶及整个肺，往往小于血流灌注的缺损。通气、灌注检查的另一个意义是术前观察每侧肺野的功能情况。

有时通气及血流灌注显像有助于定位诊断隐匿性支气管肺癌，此时X线及支气管镜检查常为阴性，但如伴有慢性支气管炎及肺气肿将限制它对肺癌早期诊断的价值。肺癌放疗后往往通气功能先恢复正常，灌注显像经常有缺损，此乃放射性肺炎所致。

其实，放射性核素检查更常用于肿瘤转移灶的检测，尤其是对骨骼转移的检出率相当高。有报道放射性核素计算机体层摄影术（ECT）检出骨转移可比常规X线片早半年左右。其次可应用于纵隔淋巴结转移的检出，其特异性很高，但敏感性不高。

采用放射标记肿瘤相关抗原的单克隆抗体进行扫描以期对肺癌作出诊断的尝试也不断在进行。如 ^{131}I 标记的 CEA 单抗诊断肺癌的敏感性可达 70%～87%，特异性 54%～84%。此类研究目前仍在进行。

PET 是目前检测原发和（或）复发的肺癌以及淋巴结或全身转移特异性最高的影像学手段了，有人报道可达 95% 以上，但检查费用昂贵，而且需要进一步临床大宗病例的研究。

（八）肺影像荧光内镜系统

当支气管粘膜表面受到 405～442 nm 的氩离子激光或氦-镉激光照射时，会产生自体荧光，荧光强度与粘膜病变程度相关，正常组织呈青绿色荧光，肿瘤组织显黄色或橙色荧光。采用这种方法可以发现上皮化生或原位癌，因此可用于高危人群的检测。

六、肺癌的鉴别诊断

（一）中央型肺癌的鉴别诊断

除了中央型肺癌以外，引起气管支气管狭窄或阻塞的原因还很多，需注意鉴别。这些病变基本可分为两类，一类是源于支气管壁本身的病变，以及气管内膜结核最常见，其次是支气管腺瘤、肉芽肿类病变以及淀粉样变性、转移性肿瘤等。除此之外，支气管管壁以外的病变也需要与中央型肺癌鉴别，如结节病、淋巴瘤及巨淋巴结增殖症等。

1. 支气管内膜结核：支气管内膜结核是发生在支气管粘膜上的结核病变，粘膜的充血水肿、溃疡、肉芽组织增生及瘢痕形成是病变发展的完整过程，

这一过程反复发生并相互重叠使支气管粘膜的病变性质具有多种病理特性。病变发展的结局是支气管的狭窄甚至阻塞，也可以发生阻塞性炎症和（或）肺不张，此时在X线平片上往往诊断较为困难。以下征象可在鉴别时参考（图18-3-14）：①病变范围较大，可累及多个支气管，单个支气管的病变也往往较长；除了病变支气管肺叶有播散或阻塞病变以外，相邻肺叶肺段也常常见播散病灶。笔者报道的5例中有1例累及双侧段以上支气管，3例虽累及单一支气管但在两个以上肺叶存在播散病灶。②由于病变主要位于粘膜，因此受累支气管大多主要表现为内腔的狭窄，支气管外径可变化不明显，很少出现肿块。③病变支气管常常表现狭窄与扩张相间并存，粘膜表面高低不平，可见钙化。④肺门及纵隔的淋巴结肿大可有可无，一般体积小，无融合，可钙化。有时可在肺门区见到较明显的肿块，但这种肿块多是干酪物质包裹形成，因而密度或信号不均匀，可有钙化，增强后无明显强化。尽管 CT 和（或）MRI 可提出正确诊断，但对于 40 岁以上有吸烟史的成年人，痰检、纤支镜及活检常常是必需的。

2. 支气管腺瘤：中央型腺瘤与中央型肺癌一样可以表现为肺门肿块及"三阻征"，根据肿瘤与支气管的关系也同样分为管内型、管壁型及混合型，因此它的影像学表现与支气管肺癌极其相似，鉴别很困难，一般需要纤支镜活检确诊。以下特点可供鉴别时参考：①支气管腺瘤好发于肺叶以上较大支气管，而肺癌多发生于肺叶以下支气管。②腔内型早期表现为息肉状结节，窄基底；而肺癌早期的腔内型虽然也可以表现为向腔内的结节状突起，但多为宽基底。大多数肺癌表现为管壁增厚、管腔狭窄或梗阻。另外，腺瘤的肿块边界多光滑锐利，而肺癌多不规则。③支气管腺瘤生长缓慢，病程长，而肺癌一般病程较短。

3. 淀粉样变性：淀粉样变性是一种病因不明的多糖蛋白组成的淀粉样物质沉积在各种组织中的疾病，可发生在气管、支气管，主要沉积于粘膜下、肌层及外膜，粘膜层保持正常。根据病变的范围又分为局限性及弥漫性，局限性表现为气管或支气管局部形成肿块向腔内突出，可引起阻塞性改变；弥漫性表现为气管、支气管壁广泛增厚。弥漫性易与中央型肺癌鉴别，而局限性则需依靠纤维支气管镜（纤支镜）活检才能诊断。

4. 淋巴瘤：纵隔的淋巴瘤最常侵犯前中纵隔及

气管旁淋巴结,其次是气管支气管组及隆突下组。肺门肿块不明显,纵隔淋巴结转移显著的需与中央型肺癌鉴别。淋巴瘤常常有发热、消瘦等全身症状;纵隔的淋巴结肿大多双侧对称,很少累及单侧肺门淋巴结;最重要的是支气管管腔虽可能有狭窄,但内腔光滑,很少发生阻塞征象。

5. 结节病:结节病与中央型肺癌的鉴别诊断多无困难,前者发病年龄较年轻,女性偏多;临床无症状

或症状轻微,可发现皮下结节,Kveim 实验多阳性;以双侧肺门淋巴结对称性肿大为特点(图18-3-15);与淋巴瘤的共同之处是支气管为外压性改变。

6. 巨淋巴结增生症:巨淋巴结增生症为淋巴组织的异常增生,可发生于淋巴引流的任何部位,但以纵隔和肺内最多见,以单个淋巴结的形式为主,血管流空和显著强化为其特征(详见纵隔章节)。笔者遇见一例为女性,35 岁,因胸闷咳嗽检查发现左肺门

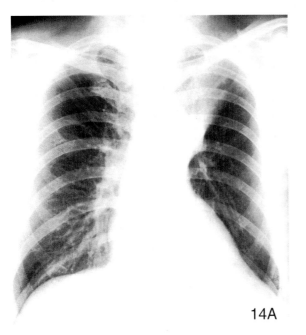

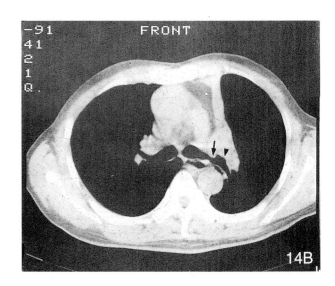

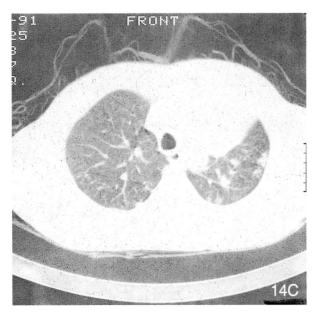

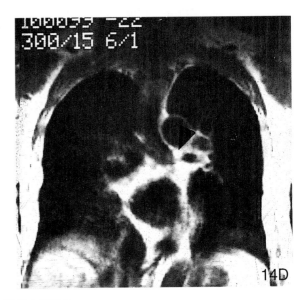

图 18-3-14　左上叶支气管内膜结核

A. 平片示左上叶不张及肺门增大,性质不明。　B. CT 纵隔窗示左上叶支气管内壁高低不平,可见局部结节样突起和狭窄(箭和箭头),左固有上叶不张。　C. CT 肺窗可见左下叶斑点状播散病灶。　D. MRI 冠状面可见左上叶不规则狭窄及腔内高信号结节样突起(箭头)。

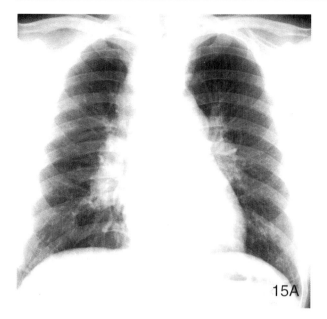

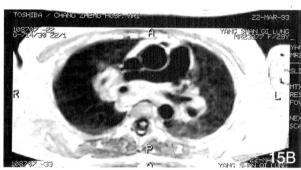

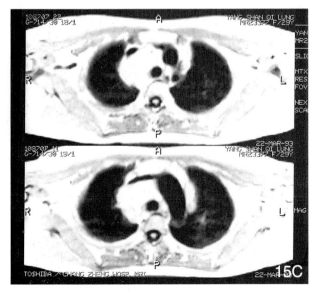

图 18-3-15 结节病

29岁,女性。A. 平片示双肺门增大和中上纵隔增宽。 B. MRI横断面显示双侧肺门淋巴结对称性增大,与流空的血管影很易区分。 C. 示气管旁和腔静脉后淋巴结明显增大。

直径4 cm圆形肿块,边界光滑无分叶,CT见内部密度均匀,MRI T_1WI 和 T_2WI 均呈中等信号,内部可

见数支流空血管影。

(二)周围型肺癌的鉴别诊断

需与周围型肺癌鉴别的常见病变包括肺内良性肿瘤或肿瘤样变及感染性肉芽肿(国内最常见原因为结核及非特异性炎症,国外尚包括组织胞浆菌病及球孢子菌病)。其他少见原因包括肺内其他原发恶性肿瘤、血管性病变、球形肺不张、非感染性肉芽肿病变(结节病、风湿病及Wegner肉芽肿)及肺囊肿等。区分良、恶性是鉴别诊断的第一步,也是至关重要的,因为它决定着完全不同的临床处理措施。但有相当部分的结节鉴别良、恶性是相当困难的,尤其是3 cm以内的小结节,主要原因是恶性及良性肿块的许多征象均无特异性。尽管如此,影像学仍是肺内结节或肿块诊断及鉴别诊断的最重要手段,只要我们正确认识并综合分析病变在各种不同影像上的征象,大多数病变是能够定性的,即使少数不能定性,至少也可以提出一定的倾向性。

良、恶性的判断基本可以从以下几个方面着手:

(1)肿块或结节的大小及其动态变化情况:随着CT和MRI的普遍应用,肺癌小结节的发现概率大大升高,以大小判断良、恶性的价值也下降。相反,结节的动态变化倒是鉴别诊断的一个有价值的因素。

(2)肿块或结节的形态及边缘特征:这是判断良、恶性的关键。分叶征及毛糙或毛刺边缘是恶性结节较有特征性的征象。我们统计了293例周围型肺癌的常规CT扫描,分叶征72%,毛糙边缘为94.9%,其中毛刺征53.8%。而张志勇总结了52例小肺癌的HRCT表现,分叶征96%,毛刺征检出率为90.3%。肿块或结节的边缘光滑锐利一般是良性病变的特点,但决不能凭此就诊断为良性病变,因为有一些恶性结节可以呈现光滑边缘,其原因可以是肿瘤生长速度过快,周围肺组织受压形成假包膜,也可以是肿瘤恶性程度低,呈堆积式生长的结果。

(3)肿块或结节的内部结构:肺癌在直径小于2 cm时多不均匀,良性结节较小时大多是均匀的。普通平片上如肿块或结节内出现明显钙化多是良性的特征,良性病变的钙化多为同心圆形、弥漫形或爆米花样,钙化密度较高。如钙化只能在CT上发现,X线平片不能显示,则以恶性病变的机会多,肺癌的钙化可为斑点状、细沙状,也可呈结节状或点状。

(4)病灶的增强幅度:病灶的绝对CT值对定

性诊断帮助不大,目前较为一致的意见是 CT 或 MRI 动态增强观察病灶的增强幅度及增强方式对诊断帮助更大。肺癌血管丰富,其强化幅度大多在 30 Hu 以上,而良性结节大多数强化幅度较小甚至无强化。当然这一规律不是绝对的,有些肺癌可为少血供,强化不明显,而有些良性病变亦可以有很显著的增强;而且影响 CT 值准确性的因素很多,使其诊断价值受到很大限制,目前仅能起参考作用。

(5) MRI 信号特点:MRI 信号鉴别肺内良、恶性肿块的报道不多。我们通过 95 例肺癌对照分析了 17 例良性病变的 MRI 信号特点,除 1 例腺瘤术前 MRI 误诊为肺癌外,其余病例的 MRI 诊断基本与最后诊断相符,其中结核球、球形干酪肺炎、阿米巴囊肿、动静脉瘘的 MRI 表现具有特征性;错构瘤、炎性假瘤、巨淋巴结增生症及非特异性肉芽肿等结合形态学及 CT 表现也大多可以作出正确诊断,但其信号缺乏特异性。由于病例数较少,尚需更多病例的积累和研究。

(6) 病灶周围的征象:胸膜凹陷征对鉴别诊断有重要意义。我们对 477 例肺内 SPN 胸膜改变的分析表明,341 例肺癌中典型胸膜凹陷征出现率为 32.3%,良性病变中仅占 4.5%,主要见于结核瘤,大部分的炎症结节胸膜改变以增厚为主。上海医科大学中山医院通过 HRCT 与病理的对照研究,发现肺癌的胸膜凹陷征发生率高达 57.7%(30/52),良性病变仅 4.2%(2/48)。这些都说明典型胸膜凹陷征基本见于肺癌,对鉴别诊断有重要意义。须注意的是,目前对胸膜凹陷征典型与不典型的判断标准尚有分歧意见。

结节周围的变化对诊断亦很有帮助,恶性结节周围的小支气管及动静脉可以出现聚拢或中断征象,而良性肿瘤多无此表现;慢性炎症的结节,尤其是陈旧性结核,肺纹理的聚拢更明显,常常有纤维组织的增生及钙化;较为急性或亚急性的炎症结节,其周围血管纹理可以增粗。最后,作出诊断前需注意观察有无纵隔淋巴结的肿大,恶性病变可有淋巴结的转移,良性病变一般不会有明显的淋巴结肿大。

总之,在实际工作中,应客观地综合分析所有征象,才能保证判断的准确性。如果病灶同时存在良、恶性征象,要注意对关键征象的把握。对影像学确实不能明确的需进一步行经皮穿刺活检或 TBLB 以获得组织学证据。下面就肺内较常见的 SPN 的鉴别诊断作简单讨论。

1. 肺内其他恶性肿瘤:①肺肉瘤:肺内的其他原发恶性肿瘤主要是各种肉瘤,其中半数以上为纤维肉瘤及平滑肌肉瘤,其他尚有脂肪肉瘤、横纹肌肉瘤、软骨肉瘤、神经纤维肉瘤、癌肉瘤、淋巴肉瘤及恶性纤维组织细胞瘤等。肉瘤多发生于 40～49 岁的青壮年,也可见于儿童。均发生于肺间质,一般单发,少数可多发。体积较大,以直径 3～15 cm 常见,平均在 5 cm 以上,个别直径可达数十厘米,甚至充填整个胸腔。瘤体多发生在肺外围,形态以分叶状居多,边界光滑,少见毛糙或毛刺。瘤体可以均匀,也可发生大片坏死,甚至形成厚壁空洞。瘤体内钙化的发生率高于肺癌,多呈斑片状或点条状。由于病变位于肺外围,所以很少发生阻塞性肺炎或肺不张,但易侵及胸膜引起胸腔积液。肺门纵隔淋巴结转移出现少而且晚。少数病人可表现为肺内的广泛浸润性病灶,主要见于网状细胞肉瘤及淋巴肉瘤。②肺腺瘤:目前多数人认为腺瘤是低度恶性肿瘤,或有恶变倾向。包括类癌、腺样囊腺癌、粘液表皮样癌等。好发于中年女性,一般瘤体体积较小,边界光滑锐利,可有分叶,瘤体结构均匀,少有坏死。与无钙化的良性肿瘤及部分肿瘤样病变不易区分。③肺内单发转移性肿瘤:肺内的单发转移比较少见,主要见于肾癌、睾丸肿瘤及直肠癌等。单发转移瘤以下肺多见,边界光整,可有分叶,密度多均匀。单从影像学表现有时难同原发肺癌或某些良性肿瘤区分,但这种鉴别又是至关重要的,因为两者的临床处理截然不同。密切结合病史对鉴别诊断很有帮助,对于无明确肺外原发肿瘤病史且影像学检查难以下结论者,进一步作其他部位的检查及病灶的穿刺活检常常是必需的。

2. 肺内的良性肿瘤及瘤样病变:肺内的良性肿瘤及瘤样病变发生率很低,约占肺原发肿瘤的 1%～10%,瘤样病变的发生率高于良性肿瘤。瘤样病变虽不是真性肿瘤,因影像学上无法与良性肿瘤区分,而且其临床处理与良性肿瘤相似,所以这里一并讨论。两者的共同特点是生长缓慢,结节轮廓整齐、边缘光滑锐利,可有分叶,病灶内如无钙化一般是均匀的(详见本章有关节段)。

第四节　肺内其他恶性肿瘤

肺内其他恶性肿瘤包括转移性肿瘤和原发性肿

瘤,其中转移性占绝大多数。

一、肺内其他原发性恶性肿瘤

肺内其他原发恶性肿瘤仅占肺部原发肿瘤的 0.2%~2%,其生物学行为以及形态学特点与原发性支气管肺癌类似,因此有时较难与支气管肺癌鉴别。这些肿瘤以肉瘤占绝大多数,而且半数以上为纤维肉瘤和平滑肌肉瘤,此外还有横纹肌肉瘤、脂肪肉瘤、软骨肉瘤、神经纤维肉瘤以及癌肉瘤等。肺腺瘤、恶性纤维组织细胞瘤、肺胚层瘤、血管源性肿瘤、黑色素瘤等也有报道。国外报道以恶性淋巴瘤较多,其中淋巴肉瘤最多,霍奇金病最少;尚有极少见的肺原发绒毛膜上皮癌及节细胞神经母细胞瘤等。大多数肺内其他原发性恶性肿瘤发生在肺间质,也可以发生在气管、支气管,体积都比较大,平均直径为 3~15 cm,个别可充满整个胸腔。一般为单发,极少数情况下可多发。病灶可发生大片坏死,但形成空洞者少见。其发病年龄和支气管肺癌者接近,但略提前约一个年龄段;男性发病高于女性,男女比例约 3∶1。其临床症状也同肺癌相似,基本表现为咯血、咳嗽、胸痛、发热等,很少有肺外症状出现,另外约有 10%~20% 的病人发现时没有症状。这类肿瘤非常少见,通常由 X 线平片及 CT 发现,很少作MRI 检查,文献罕见报道。有关肺肉瘤、腺瘤及淋巴瘤的病理、临床和影像学的表现已在肺癌鉴别诊断一节中作过介绍,此不赘述。

二、肺转移性肿瘤

肿瘤的侵袭和转移是其恶性的标志和特征,是导致肿瘤治疗失败和死亡的主要原因。肺部是转移性肿瘤最常发生的部位,主要原因是全身的血液都必须在此过滤,同时有两套血液供应系统和丰富的淋巴管。在全部恶性肿瘤死亡病例尸检资料中,约有 30% 发生肺转移。

1. 转移途径和病理机制:肿瘤的转移包括 4 个过程,即侵袭、循环扩散、远处克隆和血管生成。侵袭的第一步为肿瘤细胞附着,第二步是基质成分的蛋白水解,第三步是肿瘤细胞通过基质缺损发生迁移。瘤细胞一旦脱离原发灶,它将跨过基膜、穿过间质、进入血液。进入循环系统的肿瘤细胞必须逃避宿主的免疫监控,只有不到 0.01% 的细胞能逃过免疫监控。逃过免疫监控的瘤细胞必须粘附于远处靶器官的毛细血管内皮,并侵袭穿透基膜进入周围的

血管床,进而在远处克隆形成转移灶。实体转移灶直径超过 0.1~0.2 cm 时需要新生血管长入后才能继续生长,这种肿瘤诱导的血管生成不仅能使瘤灶继续扩大,而且由于新生血管基膜的缺损使瘤细胞更容易进入血管内。由此可见,肿瘤转移是一个极其复杂的多步骤发展过程,涉及广泛的肿瘤细胞-宿主细胞、细胞-基质等的相互作用。

肺转移性肿瘤的转移途径视原发瘤的解剖位置而定,但受多种因素的影响。

(1) 直接浸润或蔓延:肺组织周围的器官发生的恶性肿瘤可以直接浸润扩展至肺,但这种方式较为少见。如发生于胸壁、胸膜、纵隔或膈下的恶性淋巴瘤、侵袭性胸腺瘤、乳腺癌、食管癌等。

(2) 气管种植转移:占尸检恶性肿瘤的 2%~5%,指肿瘤自肺的一个区域经气管支气管树的管腔向余肺或对侧肺种植,发生转移,多见于支气管肺癌。

(3) 淋巴道转移:恶性肿瘤可经过淋巴道转移至肺,常见于乳腺癌以及消化道肿瘤。这种转移主要通过三种方式:①直接通过淋巴管进入肺内:常见于乳腺癌以及其他原发于胸壁或横隔的肿瘤;②逆行性转移:肿瘤先经淋巴道转移至纵隔,然后由纵隔淋巴结逆行转移至肺门、支气管及肺内淋巴结,多见于消化道肿瘤;③顺行性(或向心性)转移:肿瘤细胞先经血路转移至肺内血管,之后穿过血管壁进入肺淋巴管或肺间质,进一步引流至肺门淋巴结,可见于任何部位的肿瘤。

(4) 血路转移:是全身恶性肿瘤转移至肺最常见的方式。具体途径有以下几种:①经体静脉进入右心再至肺循环,主要见于全身血供丰富而且直接回流至体静脉的恶性肿瘤,如甲状腺癌、骨肉瘤、肾癌等;②经过或穿过门静脉或下腔静脉进入体循环,主要见于消化道肿瘤、肝癌以及发生于下腔静脉周围的恶性肿瘤;③首先从淋巴道进入胸导管,之后再经锁骨下静脉或颈静脉进入体循环;④直接侵犯肺静脉,经左心进入体循环,再经支气管动脉转移至肺,多见于支气管肺癌等肺部恶性肿瘤。

至于转移的部位,绝大多数都是转移至肺间质,尤其是双侧中下肺野中外带;有极少数可转移至气管支气管粘膜,多见于肾癌、甲状腺癌、乳腺癌以及某些肉瘤。

2. 病理类型和临床表现:转移瘤大体形态主要有三种类型:①多发结节:最多见,多分布在肺外围,

边界清楚,大小不等,生长迅速,以来自乳腺和胃的较为多见。②单发结节:发生在肺实质的单发转移多数边界光整,很像原发良性肿瘤;发生在支气管的单发转移,可以透过支气管壁在腔内形成息肉样包块,也很像原发肿瘤。此类转移常见于睾丸肿瘤、肾癌及直肠癌等。③癌性淋巴管炎:指癌组织广泛累及淋巴管,而没有癌结节形成。此时肺组织呈网格状,间质可见结节状或串珠状改变,病变严重时导致呼吸困难和肺动脉高压。这种情况多见于胃癌、乳腺癌和胰腺癌。还必须注意的是有些转移可以沿着肺泡壁生长,形成类似细支气管肺泡癌的表现,这种情况多见于肾癌、胰腺癌、大肠癌以及乳腺癌等。

从组织类型看,最多见的是发生于全身各组织器官的癌,其次是肉瘤和其他类型肿瘤。中国医学科学院肿瘤医院的一组资料(575例)表明,肺转移瘤中癌占73%,肉瘤占11.6%,其他占15.4%;上海医科大学的资料是癌占80.1%,肉瘤占11.3%,其他占8.6%。

从转移的原发灶来看,女性生殖器官(子宫、卵巢、乳腺)和消化系统(食管、胃、肠、肝、胰、唾液腺等)的肿瘤出现肺转移的概率最高,都是25%～30%;其次是呼吸系统本身(鼻咽、支气管和肺、胸膜),占15%～20%;骨关节和软组织(各类肉瘤)占10%～15%;来自内分泌系统(甲状腺、肾上腺等)和男性生殖系统(肾、膀胱、睾丸等)的各占5%～10%;其他部位占1%～3%。

肺部转移瘤大多数没有症状,所以一般都是在治疗前或治疗后定期复查时发现。转移最容易出现的时间是手术切除或其他治疗后2年内,3年以后出现转移的较为少见,但由于少数病人即使在治疗后5～10年也会发生转移,所以治疗后的随访应至少5年以上。转移是否发生取决于原发瘤的生物学特性以及机体的免疫状态,原发瘤恶性程度高,机体免疫状态低就比较容易发生转移;反之,则不容易发生转移。转移瘤的症状是非特异性的,表现为咳嗽、咳血、胸痛或气急;转移发生在支气管时,症状与中央型肺癌类似。

3.MRI表现及影像学评估:肺转移瘤的首选检查方法是CT,尤其是薄层螺旋CT,它既可以防止因呼吸运动引起的漏层,又可以兼顾高分辨率CT的分辨率,能够发现直径0.5cm的结节。因此,只要检查技术应用合理,一般的转移灶在CT图像上均能显示。MRI由于空间分辨率的限制,对于肺内直径0.5cm以下结节的显示常常遇到困难,所以只能作为肺内转移性肿瘤的辅助检查手段。必须注意,发生在中内带肺野的小结节在薄层CT图像上不易与血管断面区分,MRI也许有一定帮助。

MRI检查一般采用0.6～0.8cm层厚连续扫描,如果一次不能覆盖全肺,可以通过两次扫描后连接。扫描序列可以用SE,但最好应用快速序列屏气扫描,因为这样可以避免呼吸运动引起的伪影提高分辨率。必要时可进行静脉增强或肺灌注扫描以提高肺组织背景信号强度,增加信噪比和病灶发现数。

在肺转移病例中,80%～90%为多发性或广泛性,10%～20%是局限性或孤立性。不管转移灶多发或单发,一般均表现为边界光滑锐利的圆形或类圆形结节,多数均匀无坏死,也可以发生空洞。其信号变化与一般的软组织肿瘤也没有什么差别。

肺内的单发转移比较少见,主要见于肾癌、睾丸肿瘤及直肠癌等。单发转移瘤以下肺多见,边界光整,可有分叶,密度多均匀。单从影像学表现有时难同原发肺癌或某些良性肿瘤区分,密切结合病史对鉴别诊断会很有帮助。对于无明确肺外原发肿瘤病史且影像学难以下结论者,进一步作其他部位的检查及病灶的穿刺活检常常是必需的。

第五节　肺实质的良性肿块性病变

一、肺实质的良性肿瘤

根据肺实质良性肿瘤的起源可分为两大类:

1.来自上皮的肿瘤:主要是乳头状腺瘤,为孤立钱币样结节,位于肺外周,直径为1.5～2.5cm,临床多无症状。

2.来自间叶组织肿瘤:包括血管肿瘤、淋巴管平滑肌瘤病及粘液瘤,其他少见肿瘤尚有透明细胞瘤、副节瘤、脑膜瘤、畸胎瘤及神经源性肿瘤等。

血管肿瘤罕见,其中毛细血管瘤与其他部位的毛细血管瘤相似,为孤立性或弥漫多发性,临床上常伴有肺动脉高压。血管外皮细胞瘤及血管球瘤表现为肺实质内的球形结节,直径多不超过2cm。血管性肿瘤的共同特点是CT或MRI增强扫描有明显的强化。

粘液瘤极罕见,呈结节状,因内含粘液,CT上为中低密度,无强化;MRI上多为高信号,在T_2WI上尤为明显。粘液瘤一般不与支气管相通。

二、肺内瘤样病变

1. 肺错构瘤:肺错构瘤为支气管及肺的瘤样畸形,亦可称为软骨样错构瘤或软骨样腺瘤。较常见,在孤立性肺结节最常见的病因中,肺错构瘤居第三位,在手术切除的孤立性肺结节中肺错构瘤占6%～8%,男性多于女性。影像学表现为界清光滑的球形病灶,略呈分叶状,多单发,大小不等,直径可从数毫米到15 cm,甚至充填整个胸腔,平均数厘米。本病的影像学诊断常依赖于CT扫描,通过检测结节灶内特征性钙化和脂肪来确定诊断。增强后无明显强化,有20%～30%可见钙化,典型者为爆米花样。CT诊断不难,但表现不典型者容易误诊。既无钙化又无脂肪时,诊断困难。

错构瘤的MRI表现除边界光滑锐利、信号均匀外(图18-5-1),无太大特征性,与肺癌的MRI表现有重叠。增强扫描肿瘤可有轻度强化,内部可见隔状相对高信号,呈裂隙样分支伸入软骨组织内。这种错构瘤强化方式,国外也曾有报道,但均为小样本。病理对照显示肿瘤以软骨组织为主,含血管的结缔组织支架嵌于软骨组织内,是强化部分的病理基础。Cohen和Aoki等在骨软骨瘤 T_2WI 也见到高信号分隔,增强后分隔强化明显,呈所谓"印戒"或弧状增强,两者的共同病理基础都是软骨间隙内含滋养血管的结缔组织,表明这种强化方式非错构瘤所特有。

有作者应用GE 1.5 T超导MRI仪回顾性分析了6例肺错构瘤的MRI表现,发现6例错构瘤在

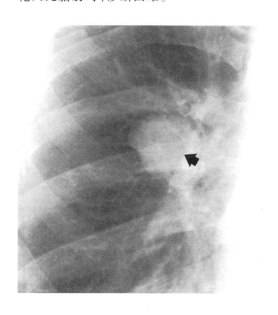

1A

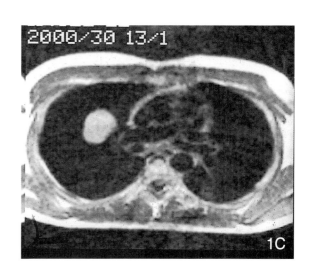

1C

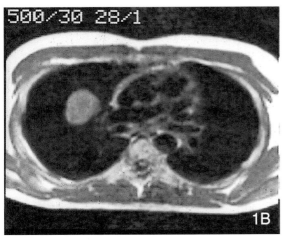

1B

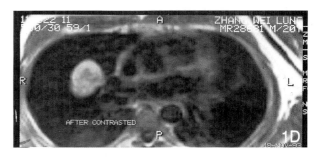

1D

图 18-5-1 右上肺错构瘤

A. 平片示右上肺近肺门边界光整之肿块(箭)。 B MRI T_1WI 和
C T_2WI 示肿块边界光整,信号尚均匀; D. 增强后有轻度不均匀强化。

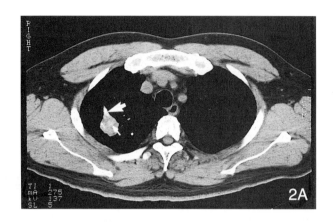
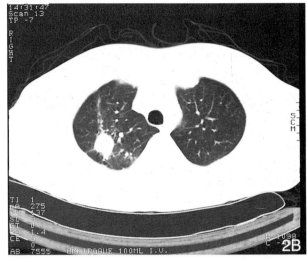
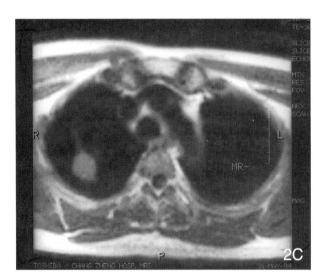
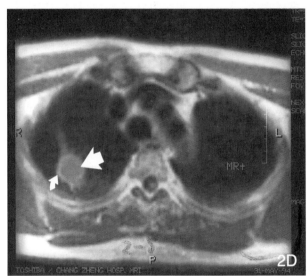

图 18-5-2　右上肺结核球

A. CT 平扫病灶内可见钙化(箭和箭头)。　　B. 肺窗可见结节周围卫星病灶。
C. MRI 平扫结节内信号尚均匀；　D. 增强可见病灶明显环形强化(箭)。

T_1WI 时信号强度中等,均高于相应层面肌肉信号,但低于脂肪信号,4 例瘤体内可见信号强度稍低。与 CT 扫描对照,点状钙化灶在相应 MRI 所有系列扫描图上呈无信号之点状影。术前 MRI 所见与术后标本 MRI 和病理学改变相一致。MRI 上中等强度的分隔呈分叶状,为病理学所见的软骨组织巢被裂隙状(clet-like)疏松结缔组织分隔造成。瘤周围强化区域与错构瘤纤维囊相应。多数错构瘤在病理学上可见软骨成分,其中软骨巢被疏松的结缔组织包绕,常可见成堆的成熟脂肪组织,而骨、血管和细支气管罕见。

CT 扫描根据病灶内钙化和脂肪可作出诊断,如果出现特征性钙化(爆米花状),常规 X 线片也可作出诊断,薄层 CT 在 50% 的错构瘤病灶中可见脂肪和钙化灶。如果不含脂肪和钙化灶则不能作出 X 线诊断。

错构瘤 MRI 表现与病理改变相一致。多层疏松的结缔组织包绕软骨核,层状间隔向软骨核内浸入呈裂隙状,MRI 上呈分叶状改变。这种瘤小叶在 T_1WI 时 MRI 信号中等,而结缔组织分隔结构的信号相对高。Gd-DTPA 增强扫描时分隔状结构较瘤实质强化明显。由于 MRI 扫描层比 CT 厚,小灶脂肪不能在 MRI 上明确显示。此时应用脂肪抑制技术可能会有一定帮助。一般而言,钙化灶在 CT 上更易检测到。错构瘤 MRI 上分叶改变尚不是特征性表现,还有待进一步积累经验。对不含脂肪和钙盐的错构瘤 MRI 可能会成为一种最有价值的诊断工具。

2．炎性假瘤：炎性假瘤的诊断名称较为混乱，除了炎性假瘤外，亦有称为硬化血管瘤、纤维黄色瘤、组织细胞瘤或肺腺瘤的。主要原因是此瘤的组织结构复杂，构成瘤体的细胞成分繁多，且病程长短不一，发生的继发变化亦不相同所致。但从本质上讲此瘤是由肺内多种细胞成分发生炎性增生所形成的肿块，并非真性肿瘤，称炎性假瘤为好。该瘤一般位于肺外围，以女性下肺野多见，呈圆形或椭圆形，少数可为不规则形。边界清楚，光滑锐利，直径为0.7～14 cm，平均为2～4 cm。CT平扫密度偏高，结构均匀，增强后可有或无明显强化，这主要取决于其内部血管增生的程度。MRI上亦无特异性，有人报道在T_1、T_2加权上均为低信号，而我们遇到的2例在T_1、T_2加权上却均为高信号。这种差异主要是其内部结构的不同造成。炎性假瘤一般均无明显的淋巴结肿大。

3．浆细胞肉芽肿或隐球菌性肉芽肿：前者为一种慢性炎症，多见于20岁以下青少年，影像学上常常表现为肺外围的局限性致密阴影；后者主要由大量单核或多核细胞组成，常形成较大肿块，易误诊为肺癌。

三、肺内的炎性肉芽肿性病变

1．结核瘤：结核瘤是最常见的炎性肉芽肿性病变，其直径多在3 cm以下，边界光滑，有些可有长毛刺或尖角，周围常常可见到卫星病灶，多数有不同程度的钙化，钙化的形态以环形、弧线状及层状钙化为

特征。对于有钙化而且有卫星病灶的结核瘤、平片及CT一般均能作出准确的诊断，较有难度的是无钙化的病灶，尤其是同时无卫星灶的病变。这些病灶除了细致分析其形态学特点外，行CT或MRI增强对诊断很有帮助。结核瘤CT平扫的CT值一般较高，增强后瘤灶无明显强化，但包膜多呈现环形强化。结核瘤的MRI表现报道很少，主要原因是平片及CT一般已经可以完成其诊断及鉴别诊断，不需要再行MRI检查。我们对5例结核瘤进行了MRI检查，有钙化的在T_1、T_2加权上均为低信号，病灶的四周通常有少量软组织信号。增强扫描后我们发现部分结核瘤呈"薄层环状"强化，强化带常很规则，厚度约0.2 cm(图18-5-2)。尽管强化不及肺癌显著，但因内部无强化，形成内外相对信号差。经病理对照，强化部分系外层包膜，而内部干酪样物质无强化。目前国内未见类似报道，国外也仅见一组2例报道，而肺癌均未见这种强化模式。我们认为这种强化方式有其特征性，对鉴别结核瘤有非常重要的意义。

2．机化性肺炎：是一种尚未形成假包膜的慢性炎症，大小不等，形态不规则居多，边界可清楚或模糊，有长毛刺及尖角，病灶密度均匀或不均匀，有时可见支气管充气征(图18-5-3)。增强检查时根据病期的不同，病灶可明显强化也可强化不明显。邻近胸膜由于炎症刺激多有不规则的增厚及粘连。追问病史可有急性炎症或发热史。

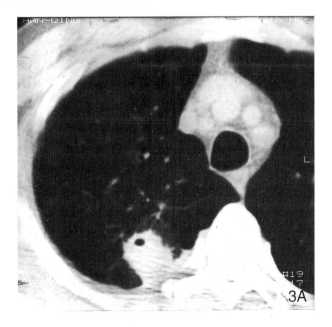

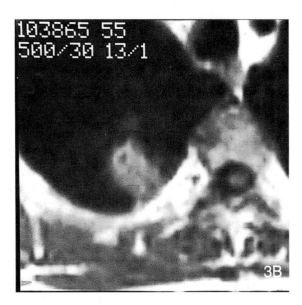 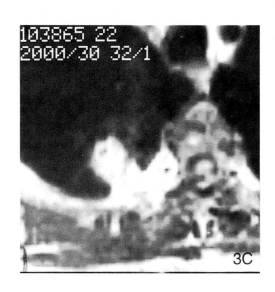

图 18-5-3　右上肺炎性结节

A. CT 可见病灶边缘有尖角,病灶内有支气管充气征,局部胸膜增厚。　　B. MRI 平扫 T₁WI 为中等信号,
仍可见尖角和充气征。　　C. T₂WI 示病灶除充气支气管外信号均匀。

(刘士远　张志勇　周康荣)

第六节　肺　栓　塞

肺栓塞(pulmonary embolism,PE)即肺动脉血栓栓塞。少数栓塞可自行吸收,大量广泛栓塞往往造成肺循环障碍和肺动脉高压。临床上容易漏诊和误诊。影像学检查对本病的诊断占有十分重要的地位。常规胸片只能作为初步的筛选手段,其检测敏感性低;核医学检查敏感性高但特异性低;肺动脉造影仍为诊断肺栓塞的金标准,但为创伤性的检查方法,并有一定危险性。无创而又能直接显示被栓塞血管内血凝块的方法是人们期盼和研究的目标。MR 血管成像(MRA)基本上可满足这个要求。动物实验表明 MRA 可显示肺动脉内小到 0.27 cm 的血栓,这些研究成果令人鼓舞。

1. 肺栓塞的 MRI 临床应用价值:有关肺动脉 MRA 的检查方法详见相关节段。

急性肺栓塞具有潜在性的生命危险,而本病的影像学诊断越来越引起人们的重视。目前,MRA 技术已成为研究的热点,据报道对急性肺栓塞患者 MRA 检查的总敏感性为 85%,这种敏感性很大程度上决定于血栓大小及其所在的解剖部位。前后径在 1 cm 以上的栓子可明确显示,所用的脉冲系列其可信度为 75%。在一组 20 例临床可疑肺血栓栓塞患者的 MRA 研究中,敏感性为 92%～100%,特异

性为 62%。有作者认为本病是下肢和盆腔深部静脉血栓的并发症,血栓形成与血栓栓塞这两个因果过程就使得临床上血栓栓塞性疾病较为常见。他们提出应将肺 MRA 与下肢 MRA 相结合,即一次 MR 检查完成肺动脉及外围深静脉系统的成像。

因此,对于可疑肺栓塞患者,在胸部检查的同时搜索其下肢深静脉血栓是一种十分重要的诊断性检查手段。况且下肢静脉 MRA 效果十分令人满意,其敏感性和特异性与下肢血管造影相仿。目前对 MRA 的研究表明,该技术尚不能直接可靠地显示肺动脉段支以远的血凝块。对肺栓塞的诊断,增强 MRA 技术的敏感性和特异性分别是 70%、100%。

2. 肺栓塞的 MRI 表现:肺栓塞通常可分急性和慢性两种,MRI 诊断标准为:急性肺动脉血栓栓塞其栓子位于血管腔内,表现为血管腔内条形异常信号影,而血管轮廓多无异常(图 18-6-1)。早期运用心电门控行 SE 系列扫描,在流空的低或无信号的血管腔内,血栓呈中等或中等偏高信号,在多回波系列中信号无明显变化。尽管多回波技术对诊断有帮助,但信号强度与慢血流相关,通常这些肺栓塞病人可并发肺动脉高压,故栓子显示不佳。

梯度回波脉冲系列(GRE)(包括电影 MRI)对血流敏感,流动血液呈高信号,而栓子呈典型低信号(图 18-6-2)。MRI、电影 MRI 对中央型肺动脉血栓的敏感性为 80%、特异性为 92%、准确率为 88%,

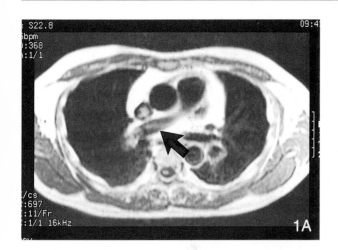

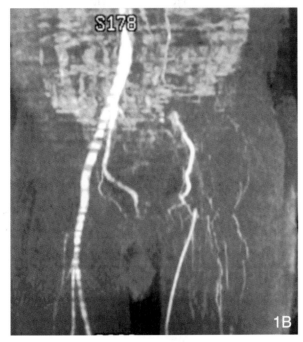

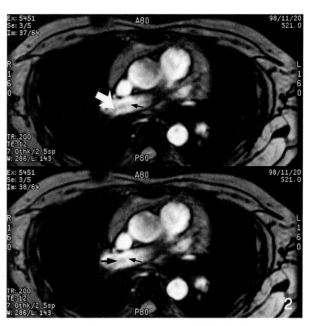

图 18-6-2 急性右主肺动脉栓塞
与图 18-6-1 同一病例,电影 MRI,
右主肺动脉内流动血液为高信号,血栓为条形低信号(箭)。

图 18-6-1 急性右主肺动栓塞
A. T₁WI 示右主肺动脉腔内条形中等信号(箭)。
B. 同图 A 病例,左髂静脉和股静脉未显影,提示血栓形成。

但 GRE 图像上,肺血管邻近的支气管伪影与低信号血栓相似。

慢性肺动脉血栓栓塞表现为血管轮廓不规则,管腔狭窄或突然中断等,常表现为偏侧性的附壁血栓,T₁WI 呈中等高信号。在 GRE 或增强 MRA 图上,与高信号的血流相比,肺动脉内的血栓表现为腔内无信号的充盈缺损区或肺动脉分支的阻塞和截断(图 18-6-3)。对一组 17 例可疑慢性血栓栓塞性肺动脉高压患者的临床 MRI 研究中发现,12 例(71%)具阳性发现。慢性肺血栓栓塞是急性肺栓塞较少见的后遗症,血栓机化、粘附于肺动脉壁,形成慢性机化性血栓,如病变广泛则进一步发展为肺动

脉高压。这种情况必须与其他原因所致的肺动脉高压鉴别,因为慢性血栓栓塞发生在肺动脉叶间支以近时,可行血栓动脉内膜切除术进行治疗。中央型肺动脉内壁上的血凝块在常规肺血管造影时可能只有轻微改变,或许会漏诊,对此 MRI 和 CT 可明确显示。

磁性标记(magnetic tagging)能够区分血管内的慢血流与静态结构,如血栓。有作者应用空间磁化调制(spatial modulation of magnetization,SPAMM)技术对 12 例慢性肺动脉高压患者的研究表明,对慢血流与血凝块信号的鉴别,其准确率为 96%。使用该技术后,中央型的肺动脉血栓栓塞,在近端肺动脉内出现恒定的条状信号代表血栓,相反无血栓栓塞而有肺动脉高压时,尽管存在恒定的慢血流信号,但血管腔内无条纹影。梯度回波系列也可用于血栓和慢血流的鉴别,前者在 GRE 系列上信号强度不随心动周期而变化,后者则表现为高信号。

3. 肺栓塞的临床影像学评价:对临床可疑的肺栓塞和肺动脉高压患者,常规 X 线胸片只能作为一种初步的筛选检查,常常因病情重,检查不能积极配合或床旁摄片图像质量差等原因,检测敏感性和特异性均较低。教科书上所描述的典型表现往往难以见到。经导管行肺动脉造影仍是目前诊断肺栓塞的金标准但具一定的危险性,据报道这种危险性的发生率和死亡率分别为 4% 和 0.2%。但在现代心电

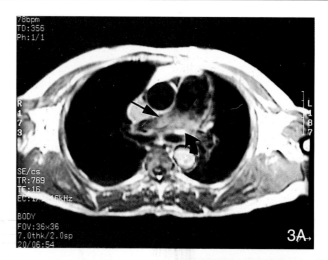

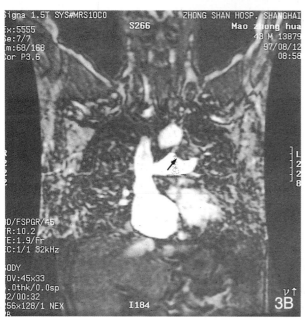
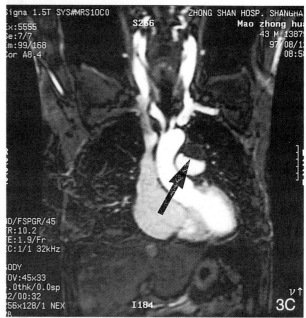

图 18-6-3　慢性右肺动脉主干栓塞

A. T₁WI 示右肺动脉干背侧不规则形态中等信号(箭、箭头)。　B(3D 增强冠状面原始图)和

C(重建图)示右肺动脉主干内偏侧性低信号,充盈缺损影(箭)。

监护条件下,行常规肺血管造影也比较安全。放射性核素通气-灌注闪烁扫描显像为诊断肺动脉血栓栓塞最常用的检查手段,敏感性高,但特异性差,故也只能作为初步筛选检查方法,且病人要受到大量辐射的伤害。快速 CT(螺旋 CT,电子束 CT)能准确检测肺段水平小动脉内的血凝块。SCTA 分辨率高,检查时间短,伪影少,对中心和肺段及亚肺段血管都能清楚显示,但是需要用含碘造影剂。有作者报道螺旋 CT 在扫描肺的同时也可作下肢深静脉的CTA,但所应用的造影剂量将大大增加。最近推出的多层螺旋 CT 扫描速度极快,扫描范围大,同样可实现肺动脉和下肢血管的一次性检查,且扫描后可

改变层厚,造影剂用量可大大减少,这将明显提高CT 对肺动脉远端分支的显示能力,进一步拓宽SCTA 的临床应用前景。

MRI 为无创性检查方法,不用含碘造影剂,可同时作肺动脉和下肢深静脉的 MRA,一次性检查肺动脉和下肢深静脉内的栓子。但对段及段以下血管内血栓的观察不如 SCTA。然而,增强 MRA 对段及段以远肺血管病变的检测能力与 SCTA 相仿(图18-6-4)。

总之,MRI(包括 MRA)和 CT(包括 SCTA)是常规肺血管造影的重要补充检查手段,在中央型肺栓塞病例可免行常规血管造影。MRI 和 CT 技术各

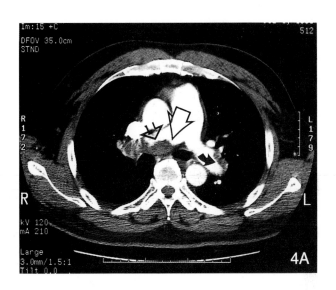

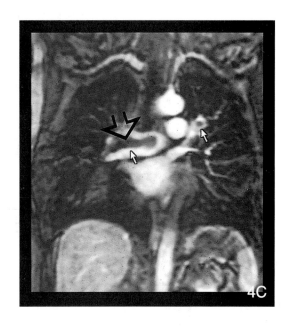

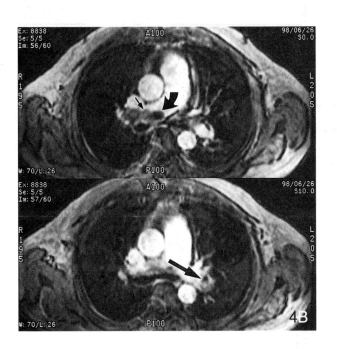

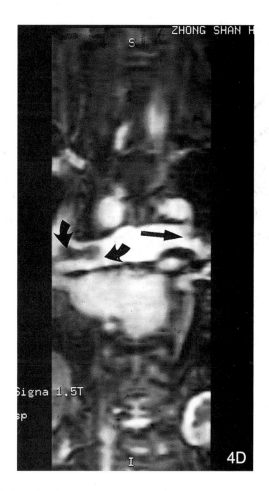

图 18-6-4　两侧肺动脉慢性血栓栓塞

A. 螺旋 CT 增强扫描,于左右肺动脉内见偏侧性充盈缺损(箭、空心箭)。　B. 增强 MRI 扫描,两相邻横断面,在左右肺动脉内见偏侧性低信号(箭)。　C. 3D DCE MRA 原始图像,肺动脉内血栓显示清晰(箭)。　D. 3D DCE MRA,曲面成像显示左右肺动脉内充盈缺损更为清晰(箭)。

有优缺点,可互为补充,两者结合将成为肺栓塞患者一种无创性的主要诊断方法。

另外,MRI 不仅能检查出肺栓塞,且能估测血流情况以及定量分析由肺动脉高压所致的右室容积的变化(见有关节段)。

(张志勇　陈祖望　周康荣)

第七节　肺部常见的非肿块性疾病

MRI 在肺的临床应用上具有一定的潜能,如通过 T_2WI 上的信号变化以及测量 T_2 值可帮助区分纤维化与肿瘤病灶,阻塞性肺不张与肿瘤,以及阻塞性肺不张与非阻塞性肺不张。对于阻塞性肺不张而言,T_2WI 时呈高信号,与分泌物有关,而非阻塞性肺不张呈低信号,这可能与残留的空气-组织交界面磁敏感效应有关。根据信号强度及测量 T_1 和 T_2 时间来鉴别肺气腔性疾病时,MRI 的特异性一直令人失望,但下列情况例外:①T_1 时间缩短者,常常见于肺泡蛋白沉着、脂质性肺炎、肺梗死(与正铁血红蛋白相关)等;②由于高价铁的顺磁效应,T_2 时间缩短,见于含铁血黄素沉着和弥漫性肺出血病例。

MRI 虽然不能显示正常肺实质的细微结构,即缺乏正常肺的背景信号,但在某些情况下反而有利。首先,在肺实质病变时,正常肺与病变区信号对比特别明显,突出了病灶的显示,这主要是因为病变区质子密度的增加,正常气体-肺组织界面减小。对于慢性浸润性肺疾病的解剖定位,尽管 MRI 较 HRCT 差,但对于毛玻璃样病变,即活动性肺泡炎或气腔内病理性渗出,MRI 和 HRCT 均显示满意。其次,由于肺血管信号相对低,在某些情况下利于肺孤立结节灶与血管结构的鉴别,如肺动、静脉畸形(AVM)和孤立性结节灶。对于肺中央区域,常常可检测靠近血管生长的小类癌病灶,这方面 MRI 优于 CT 扫描。最后一点,MRI 可对血流作定量测定。

与 CT 不同,MRI 根据弛豫时间、质子密度(肺含水量测定)、弥散系数(diffusion coefficients),肺灌注、磁感应线(susceptibility-induced line)宽度变化来确定疾病的多参数特性,反映出肺泡结构和肺受顺磁性物质的强化情况。动物研究已经表明,MRI 具有对肺损伤进行分期、鉴别活动性肺泡炎与纤维化、区分静态水与毛细血管漏出性肺水肿的能力;通过增强扫描可明确肺结节灶的某些特征。然而,这些

潜在性能力还需要图像信噪比高、具有良好的空间分辨率。怎样才能获得高质量的 MR 图像?目前研究表明,如采用心电门控技术,通过应用新型快速扫描系列,实现屏气扫描,消除呼吸运动的干扰,并开发阵列线圈,可望提高胸部 MR 信号强度和图像质量。

一、肺不张

肺不张(atelectasis)系指肺的充气减少,体积亦缩小,可为部分性或完全性无气。病因很多,常见的原因有呼吸无力、支气管阻塞、肺外压迫和局部脏层胸膜粘连等。严格地说,肺不张不是一种独立的疾病,而是支气管阻塞或肺外压迫所继发的病理改变。本节仅就最常见的阻塞性肺不张和较有特征的圆形肺不张的 MRI 所见作一简述。

1. 阻塞性肺不张:阻塞性肺不张(obstructive atelectasis),指气管、支气管阻塞后,使其相应区域的肺组织内无法进行气体交换,滞留在内的气体吸收消失,肺萎陷而形成肺不张。病因较多,如异物吸入、痰液、血块、炎性渗出物,以及新生物、炎性肉芽肿等。大体病理上见不张肺失去弹性,体积明显缩小。临床症状取决于不张的原因、程度、范围及不张发生的缓急等因素,急性者可出现缺氧、胸闷、发绀和心动过速。慢性者无继发感染时无明显症状。

在 T_1WI 上,不张肺组织呈中等偏高信号,信号不均,内见条状低信号影。在 T_2WI 上,不张肺呈不均匀高信号。如为肿块阻塞,则肿块信号呈中等高信号,在高场 MR 机扫描时,肿块信号常低于不张肺组织的信号。因此,T_2WI 有助于区分肺门或纵隔部位肿块与不张的肺组织(图 18-7-1)。当不张肺内含胆固醇或其内支气管扩张并支气管粘液栓时则出现高信号,一般情况下,肿瘤信号高于不张肺组织。运用 Gd-DTPA T_1WI 增强扫描则更易区别,其空间分辨率高于 T_2WI。大部分病例由于不张肺血流较肿瘤灶相对高,故肿瘤的信号较肺不张的 MR 信号要低,如果肿瘤浸润肺动脉,不张肺血流降低,则肿瘤信号相对高于不张肺信号。另外,肿瘤强化的峰值较晚,大约在注射造影剂后 3 min 左右(各家研究结果不完全相同),所以在 Gd-DTPA 注射后的系列扫描图上,可进一步区分肿瘤病灶及不张肺组织。MRI 的另一优点是显示支气管周围的肿瘤浸润及纵隔和胸膜病变所提供的信息多于 CT(详见肺癌一节)。

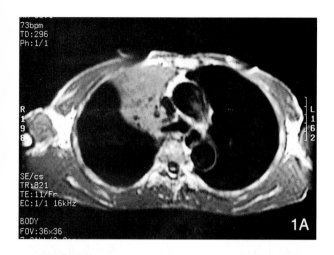

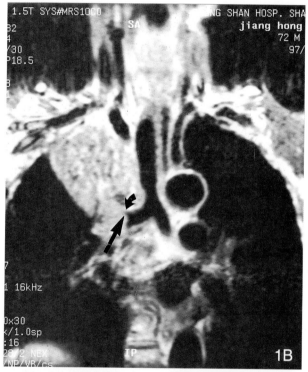

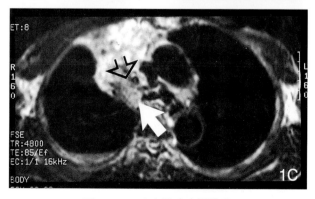

图 18-7-1　右上叶中央型肺癌

A．T_1WI（右主支气管平面），右上叶肺组织体积缩小，呈中等信号，边缘波浪形。　B．冠状面，右上叶支气管狭窄（箭），不能辨认肿块与不张肺。　C．T_2WI，不张的右上叶肺组织信号明显增高，右上叶支气管开口处见肿块，呈相对低信号（箭）。

2．圆形肺不张：圆形肺不张（rounded atelectasis，RA）称谓较多，系 Loeschk 于 1928 年首先发现，1966 年 Blesovsky 称其为折叠肺，Hank 于 1971 年首先命名为圆形肺不张。此外还有假瘤性肺不张、螺旋型肺不张、Bleosovsky 综合征、伴肺不张的皱缩性胸膜炎、胸膜瘤和球形肺不张等名称。

关于 RA 的病因目前不是很清楚，胸腔积液与人工气胸后诱发 RA 最先引起人们注意。随后发现暴露于石棉可发生 RA，也有作者认为接触石棉是发生 RA 的主要原因。关于 RA 的形成有两种主要的说法。一种假设为，Hanke 和 Kretzshner 的"折叠理论"，认为游离胸水是 RA 发生的必要条件；胸水时，相应区域（两下肺）肺不张并呈疏松状态，受重力和液体浮力的作用，不张肺组织向上翻转，肺叶皱缩，纤维素性物质沉积，脏层胸膜粘连，将翻转的不张肺固定；胸水消退，固定的不张肺无法复张，随邻近肺组织的膨胀而被卷入其中形成肿块，受已膨胀肺组织的弹力影响呈球形。第二种假设是 Sinner 和 Blesovsky 等认为，胸膜增厚、机化和皱缩使胸膜下肺组织折叠形成 RA；有作者注意到接触石棉 20～30 年后，胸膜斑形成，胸膜增厚，牵拉和压迫胸膜下肺组织而皱缩，逐渐形成 RA。

临床上，RA 可发生于任何年龄，以 31～87 岁较多见；大多无症状，有的出现胸痛、咳嗽和发热。多数病变稳定，少数病例不张肺可自然膨胀。消退后又可复发。一般无需手术治疗。

RA 的 MRI 表现与 CT 所见类似，但 MRI 有益于从纵向或矢状面上显示彗星尾征。T_1WI 时 RA 的信号高于邻近胸水，与肝脏组织类似。这很可能与不张肺组织内渗出物中蛋白含量高有关；在不张肺内如见到被折叠的脏层胸膜，此乃本病特征性 MRI 表现。往往在横断位上呈曲线状低信号影。矢状面 T_1WI 图上，RA 与增厚的胸膜相连，邻近 RA 之胸膜增厚最为明显。质子图上所见与普通 X 线侧位分层片相仿，即不张肺呈肿块样，与胸膜交界处可为钝角（上部）亦可为锐角（下部），在块影上方可见支气管血管束呈曲线状与肺门相连。MRI 对 RA 的诊断价值尚未能肯定。

3．支气管扩张：支气管扩张是支气管慢性炎症与阻塞的结果。前者是指各种原因导致的支气管及其周围肺组织的感染，支气管壁受损，弹性降低，在咳嗽等胸腔负压增加和支气管周围纤维瘢痕的牵拉下，受累支气管扩张；后者是指支气管内新生物、异物及各种原因所致的局部狭窄,受累支气管引流不畅,分泌物滞留而扩张。大体病理学按支气管扩张的程度将其分为三型:柱状扩张型、曲张型、囊状扩张型。

MR 扫描于 T_1WI 时可见病变区域的肺组织结构紊乱,呈条索状或蜂窝状改变;有时质子加权显示扩张支气管比 T_1WI 明显。合并感染时,可见液体信号。选用适当的窗宽、窗位可见扩张的支气管壁增厚且不规则;于轴面相上,呈戒指状;在与扩张支气管平行的切面上可反映支气管扩张的大体病理形态,见扩张支气管呈囊状、柱状以及管壁不规则增厚等改变。T_2WI 则呈中等偏低信号,往往难以

清楚显示扩张支气管的细节。由于 MRI 空间分辨率低以及支气管腔内的空气与周围肺组织内气体无信号对比,故 MRI 对支气管扩张的显示敏感性不及常规 CT,更不如 HRCT。但当支气管腔内充满粘液时,T_2WI 呈明显高信号,且易与血管影区别(图18-7-2)。

4. 肺炎性病变:肺炎性病变系指发生于肺实质或肺间质的炎性疾病。分类方法主要有两种,即按病原学和炎性病变所涉及的解剖部位(大体病理解剖学所见)来分类。MRI 可通过信号强度的差异区分出不同的化学成分,未来能否对肺炎的病因进行研究尚不完全清楚,但从传统影像学角度出发,以上

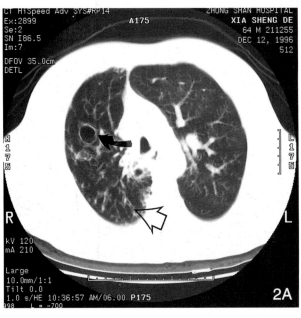
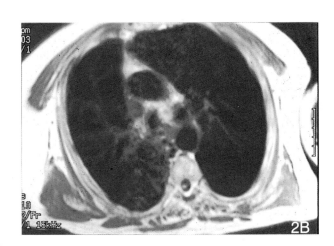
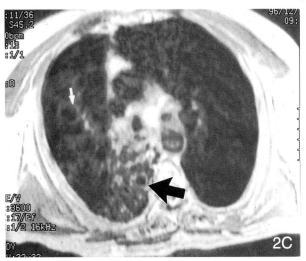
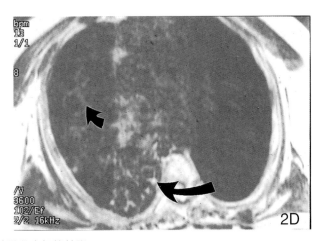

图 18-7-2　右上叶后段支气管扩张

A. 常规 CT,肺窗,右上叶后段支气管扩张呈囊状(箭),少数呈柱状(空心箭)。　B. MRI T_1WI 与图 A 同一水平,相当于右上叶后段见肺结构紊乱。C. 质子加权,隐约见囊状影(箭)。　D. T_2WI 示扩张支气管壁呈中等偏低信号(箭)。

述解剖部位分类更趋合理。通常分为肺泡性肺炎、间质性肺炎和复合性肺炎(肺泡性肺炎和间质性肺炎均有)。MRI 并不是肺炎性病变的常规检查方法,因此,关于肺炎性病变的 MRI 资料尚不多。根据作者搜集的病例结合有限的文献就肺泡性肺炎、肺脓肿稍作描述。

(1)肺泡性肺炎:大多数为细菌感染所致,病变常常呈小叶性或大叶性分布。目前典型大叶性肺炎已不多见,而以节段性分布最常见。这一类型的肺炎通常以一组肺泡为中心,经肺泡孔向周围扩散,以急性纤维素性渗出为主。而小叶性肺炎以细小支气管为中心,呈局限性散在分布。作者搜集的 20 例肺炎病例均属节段性肺炎。

MRI T_1WI 上,表现为小斑片状、斑片状和大片状中等或中等偏低信号;T_2WI 时,上述病灶均呈高信号。信号的变化与肺泡内的渗出液的多少以及渗出物的成分有关。一般情况下,渗出液中粘液或蛋白含量多时,往往在 T_1WI 时为短 T_1 高信号。病灶形态不规则,以类三角形较多见,单发或多发。通常邻近胸膜因炎性反应增厚,T_1WI 时,为线状中等信号(低于胸壁肌肉信号,高于肺信号),T_2WI 时,相邻区域的胸膜改变均呈高信号线状影(图 18-7-3)。

(张志勇　周康荣)

(2)肺脓肿:肺脓肿是化脓性细菌所引起的肺实质的化脓性炎症,病变坏死、液化,经支气管排出而形成脓肿。因肺脓肿多发生于远端支气管,故病灶大多靠近胸膜,可引起胸膜反应或粘连,甚至破入胸腔引起脓气胸和支气管胸膜瘘。根据肺脓肿的发展经过可以分为 3 个阶段:

1)急性期肺脓肿:发病后 6 周,脓液若能及时排出,并且抗生素治疗有效,脓腔可缩小而渐消失,若脓肿引流不畅,炎症不能控制则急性肺脓肿可发展成亚急性或慢性肺脓肿。

2)亚急性期肺脓肿:发病后 6 周到 3 个月,新、旧空洞合并存在。

3)慢性期肺脓肿:病程在 3 个月以上。肺脓肿空洞周围炎症已逐渐吸收,代之以纤维组织增生及肉芽组织形成,脓肿壁因此而变厚,并可形成多房脓肿。

临床上,急性肺脓肿以肺部炎症而开始,如高热、寒战、咳嗽和胸痛,中毒症状较明显,1 周后可有大量脓痰咳出。慢性肺脓肿病程一般 3 个月以上,有咳痰、咳血,伴有不规则贫血、消瘦及杵状指(趾)。

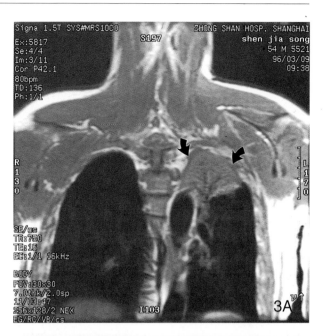

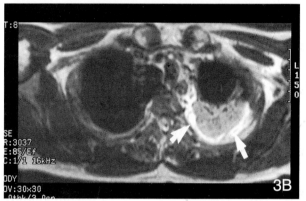

图 18-7-3　左上肺节段性肺炎

A. T_1WI(冠状面),左上肺尖后段信号强度增加,与胸部肌肉信号相仿,内见充气之支气管影。病变与胸部顶之间见线状低信号(箭),代表胸膜。　B. T_2WI,上述病变的信号高于胸部肌肉信号,邻近胸膜呈带状高信号(箭)。

MRI 表现及影像学检查技术比较:肺脓肿早期,T_1WI 上可见片状边缘模糊不清的中等信号,T_2WI 则表现为中高信号影,由于含有血管及支气管的黑色低信号影,病灶信号强度不均。多见于上叶后段或下叶背段,贴近胸壁。若病灶进一步发展,出现空洞,可见片状模糊中等信号中见有极低信号含气空洞影,空洞内可见液平,内壁光滑,空洞内液体成分在 T_2WI 时为高信号。故 MRI 易于早期检测肺脓肿的形成。

经积极治疗,病灶好转,空洞缩小、消失,肺组织仅留有少量纤维条索状影,MRI 上可无阳性发现。治疗不及时,发展为慢性肺脓肿,此时可见厚壁空洞,内外壁界限较清晰,可有或无液平,周围可见慢性炎症、支气管扩张、纤维条索状牵拉影。MRI 显示慢性厚壁空洞较 X 线检查优越,同 CT 差别不大。

血源性肺脓肿患者两肺 T_1WI 上多见片状、结节状中低信号影,边缘模糊,T_2WI 则表现为中高信号影。亦可见空洞及并发胸膜病变,或形成气囊后向胸膜面穿破而形成脓气胸。

MRI 与 X 线平片和 CT 比较而言,前者 T_2WI 在肺脓肿液化后呈明显高信号,易于早期发现;任意角度成像可较准确了解病灶解剖部位;可较准确鉴别肺内脓腔和肺外局限性液气胸。在实际工作中,X 线平片上见有液平空洞伴周围炎性浸润者,结合以上典型临床症状,肺脓肿往往可以确诊,治疗后随访用 X 线平片即可。至于鉴别诊断,在 CT 技术日益普及成熟的今天,CT 检查较 MRI 更理想。

(吴　恒　张志勇　周康荣)

4. 肺结核:1993 年,在世界卫生组织宣布"全球结核处于紧张状态"之后,结核病变又引起医务工作者的再度重视。在日常医疗工作中,X 线胸片对绝大多数病例都能确定诊断,在判断结核病变的活动性方面,目前提倡多种检查手段综合分析。高分辨率 CT 对肺结核病变的细微显示方面占绝对优势。涉及到肺结核与肿瘤性病变的鉴别时,MRI 可提供有一定价值的参考信息。

目前有关 MRI 诊断肺结核的报道较少,上海医科大学中山医院搜集的 12 例肺结核的 MRI 资料中,无 1 例是为了诊断肺结核而作 MRI 扫描的,全为偶然发现。肺结核为肺组织的慢性肉芽肿性炎症病变,其基本病理改变包括渗出、增殖、干酪样病变、空洞、纤维化、钙化等。结合临床查痰、血沉、穿刺活检等检查结果,现将肺结核的基本病变的 MRI 表现归类如下,以供参考。

(1) 渗出性病变:代表活动性肺结核。MRI T_1WI 表现为片状、斑片状低信号或中等信号,形态不规则,边缘欠清;T_2WI 上为高信号,尚均匀。与上述的肺泡性炎症表现相似。

(2) 增殖性病灶:T_1WI 时为小结节状中等信号灶,T_2WI 时为较高信号表现,病灶边缘清楚。

(3) 干酪性病灶(包括结核球和干酪性肺炎):T_1WI 上病灶信号略高于胸壁肌肉信号;T_2WI 上干酪灶呈中、低信号,多数低于胸壁肌肉信号或呈等信号。理论上讲,纤维化时可见病灶周围低信号,类似包膜状,但在实际工作中很难显示(图 18-7-4)。

5. 放射性肺损伤:放疗为肺部肿瘤尤其是肺癌

的重要治疗手段。对不可切除的病例,单独施行放疗或与化疗联合运用;对已切除的病例,放疗也可作为巩固疗效的补充手段。

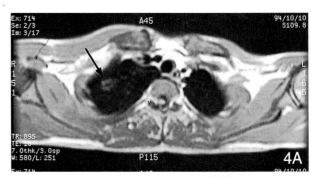

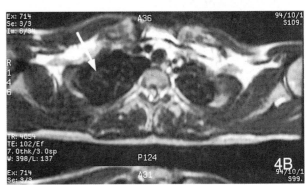

图 18-7-4　右上肺结核(干酪样病灶)
A. T_1WI 示右上肺尖段小点状中等偏高信号(箭)。
B. T_2WI 病灶信号强度明显降低(箭)。

肿瘤放疗过程中以及放疗结束后的影像学评价十分重要,其目的是为了及时了解和区分以下一些情况:①肿瘤的坏死与存活,以及有无复发;②肺与周围结构的放射性损伤,特别是放射性肺炎的发生、发展及演变情况;③区分放射性肺炎、肺纤维化与肿瘤残存或复发。以往的影像学检查包括 X 线平片和 CT,虽能反映放疗后肺肿块和转移淋巴结的大小变化,从而帮助判断疗效,但其敏感性和特异性均较差。肿瘤经放疗后发生坏死和纤维化,肿瘤可以缩小也可以无变化,CT 和 X 线平片难以反映这些变化;因为,惟肿块的轮廓、密度和大小的变化才是 X 线平片和 CT 评判肿瘤治疗疗效的常用指征。另外,早期放射性肺损伤,如肺炎和肺纤维化,CT 对之并不敏感。相反,MRI 可鉴别肿瘤与肺不张或肺炎,肿瘤复发与纤维化,也可评估肺疾病的活动性,如肺泡炎与纤维化,能提供反映上述变化的更多的信息,及时调整治疗计划,取得更好的疗效,并尽可能避免严重的放射性肺损伤的发生。有关这方面的文献报道较多,包括实验和临床方面的研究,现综合简述如下：

（1）肿瘤的残存、复发与纤维化：存活组织与肿瘤复发在 T_2WI 上仍保持原来的高信号，如信号下降呈低信号，表明肿瘤组织被纤维成分或瘢痕组织取代，但与早期纤维化（肉芽肿性）和炎性反应较难区分。有作者认为，肺癌治疗后，第三回波信号增高但不均匀，随后瘤信号降低，可能与早期瘤细胞受损有关，随后是瘤细胞死亡和纤维化。在放疗过程中，肿瘤内发生坏死是治疗有效的指征。注射 Gd-DTPA行 T_1WI 增强扫描，可提供更多的信息，存活组织一般有强化，成熟的纤维组织或坏死灶无强化，但在大多数情况下，放射性肺炎信号强度比肿瘤强化后的信号要高些，即放射性炎症强化更为明显，这可能因为组织的血流及磁导率不同所致。有时增强扫描对肿瘤存活组织与肉芽肿性纤维的区别仍有困难，MRI 可能无法检测早期残留的微小或伴明显纤维化的肿瘤。必要时可作活检加以区别。

（2）放射性肺损伤：试验研究表明，受损肺的细胞和分子的改变于放疗后 1 周即可出现，远早于临床症状和体征出现之前，也早于组织形态学改变。在肺损伤的早期阶段，MRI 的信号即可发生变化，它与组织内的游离水、内容物以及大分子附近的水结构变化有关。放疗后 $1\sim3$ 周，毛细血管通透性增加，出现肺间质水肿，T_2 值升高，T_1WI 上信号下降，而 T_2WI 上信号升高；$3\sim8$ 周内为急性渗出期，该期内含高蛋白的液体涌入到肺泡内，T_1WI 及 T_2WI 信号均可升高（图 18-7-5）；后期单核细胞和纤维母细胞浸润增多，并逐渐形成纤维化，信号下降（图 18-7-6）。故根据 MRI 的信号改变可了解早期肺损伤的发生、范围及演变情况。综上所述，在辐射损伤的潜伏期 MRI 表现可能反映了间质水肿及质子密度的增加；渗出期第三回波信号增加可能与蛋白含量高的水肿液及其分子变化有关；后期第三回波信号下降可能反映纤维化形成期。

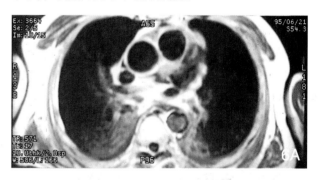
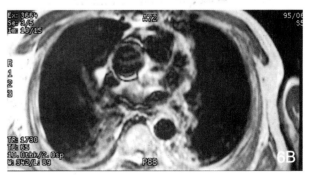

图 18-7-6 食管胸下段鳞癌（放疗 2 年后）
A. T_1WI，两下肺背段见大片中等信号。 B. T_2WI，病灶仍为中等信号，与胸壁肌肉信号相仿。上述改变提示放疗后肺纤维化改变。

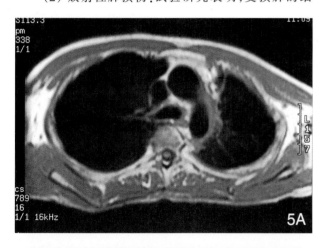
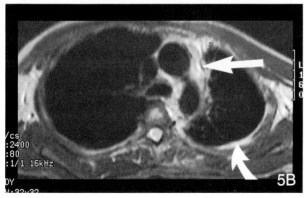

图 18-7-5 左上肺鳞癌放疗 7 周
A. T_1WI，左上肺近主动脉弓旁不均匀高信号。 B. T_2WI，病灶仍为高信号（箭），左胸腔少量积液（斜白箭）。上述改变符合放射性肺炎、肺泡内蛋白渗出。

第八节 弥漫性肺部疾病

一、弥漫性肺间质浸润性病变

由于肺组织的质子密度低，以及胸部呼吸运动、空气和软组织抗磁敏感性不同，导致肺组织的 MRI

信号丢失,因此,弥漫性浸润性肺疾病的 MRI 研究受到明显的限制。然而,采用 SE 系列,缩短 TE 时间(7 ms)或 GRE 系列(TE = 2.5 ms),配合心电门控、呼吸补偿以及空间预饱和等,明显减轻了心跳、呼吸所致的运动伪影,改善了信噪比。有作者就一组 22 例肺间质性疾病进行了 MRI 与病理的对照研究,发现 12 例表现为斑片状影,其中 10 例在病理学上为肺泡腔内细胞浸润,2 例为肺纤维化,5 例表现为网状影,3 例为小结节影,小叶间隔增厚 1 例,1 例结节病的 MR 扫描未见异常。

外源性过敏性肺泡炎时,主要表现为无数肺实质斑片状影。结节病时的斑片状影为沿淋巴管分布的非干酪性肉芽肿,而肺泡内未见充盈物。沿支气管血管束亦可见小结节灶。

特发性肺纤维化时,MRI 外围肺呈网格状影。肺纤维化与活动性肺泡炎并存时,斑片状影与网格状影重叠。

McFadden 等首先提出 MRI 具有研究慢性间质性肺疾病的潜力,肺疾病的 MRI 信号强度与其病情的严重程度及对治疗的反应均有关。随访中发现,临床症状改善时,肺部病变的信号强度下降。对于结节病患者,MRI 理想时其表现与 HRCT 所见相仿。当然与 HRCT 相比,MRI 最大的缺点是空间分辨率低,对局限性网状影和蜂窝肺的显示不如HRCT,故目前 MRI 还不是检查肺弥漫性病变的常规方法。有研究指出,肺 MRI 上呈斑片状影提示为活动性病变;网状影和肺纹理扭曲时提示肺纤维化。

二、弥漫性肺出血

弥漫性肺出血是由于肺的毛细血管广泛出血,可引起咯血、缺铁性贫血及肺实变综合征。病因较多,可归纳为 3 种类型:①免疫功能活跃型(包括 Goodpasture 综合征、胶原血管性和自身免疫性疾病全身性红斑狼疮,Wegener 肉芽肿等);②无明显免疫学调节型,包括特发性肺含铁血黄素沉着,药物所致的出血如使用抗凝剂等;③免疫功能损害型。

临床上主要表现为咯血、呼吸困难和缺铁性贫血。一般行常规 X 线胸片和 CT 扫描就能发现病变并得到正确诊断。只有当部分病例与炎性实变无法鉴别时需要 MRI 检查帮助诊断。

全身性红斑狼疮时,T_1WI 上见两肺弥漫性中等信号;T_2WI 上,因高铁产生的顺磁性效应致 T_2 时间缩短,信号强度下降。特发性含铁血黄素沉着

病例的 MRI 表现与全身性红斑狼疮类似。

Wegner 肉芽肿在 MRI 上表现为多发局灶性实变区,呈环状,病理上为病变区出血,其周围为机化性肺炎。

第九节　肺部少见疾病

一、肺泡微石症

肺泡微石症(pulmonary alveolar microlithiasis, PAM)是以两肺肺泡内广泛分布的钙化性凝结物为特征的罕见疾病。于 1918 年 Harbitz 首先报道。迄今文献报道约 200 例。关于肺泡微石症形成的机制目前尚不清楚。微石的主要成分为钙、磷和粘多糖。家族性发病是本病的另一特点。早期无自觉症状,中晚期可出现咳嗽、呼吸困难和肺心病症状。

一般情况下,胸片、CT 特别是 HRCT 就能明确诊断,只有在进一步研究肺部病变成分时才需 MRI 检查。在 MRI 常规 SE 系列,横断面扫描 T_1WI (TR/TE 821/11Fr)于两下肺后部见弥漫分布的高信号;T_2WI 时(TR/TE 2 571/40 ms)呈略低信号。尽管 HRCT 在两上肺和下肺前部亦见病变,但 MRI 几乎不能显示,这可能是上述区域微石分布的密度低,T_1 效应减略所致。冠状面 T_1WI 时,两肺尖见大泡,中下肺尤近纵隔区域见信号强度增加;中晚期间质纤维化和增厚的肺泡壁在 T_2WI 上的信号强度高于 T_1WI 上相应区域的信号强度。微石于 T_1WI 呈高信号是由于特殊的钙质表面的弛豫机制使 T_1 时间缩短所致。试验研究表明,钙粒子在镜下具有较大的晶体表面,能产生 T_1 效应。

二、肺的淋巴管平滑肌瘤病

肺的淋巴管平滑肌瘤病(pulmonary lymphangioleiomyomatosis,PLAM),系一种好发于育龄期女性的罕见肺部疾病,病因不明,可能与内源性雌激素有关。通常从症状出现到确诊有一个相当长的过程,症状和体征无特异性。尽管咯血、自发气胸和乳糜胸为典型症状,可提示诊断,但这些症状的组合不常发生,往往是放射学异常表现提示本病的诊断,尤其是 CT、HRCT 结合临床表现往往可明确诊断。

病理上,本病主要为肺淋巴管、气道、血管壁的平滑肌进行性不规则增生,致相应管腔部分梗阻,如胸导管受累,出现乳糜胸或乳糜腹;气道梗阻时,肺气滞留,肺外周气腔扩张,肺体积增大;大体标本见

肺呈囊状改变,胸膜下气腔破裂出现气胸。临床上,本病以16～68岁多见,常常表现为进行性气短、咯血、胸闷。症状出现的时间在发病后1～20年不等,可有进展期肺功能不全。激素治疗和(或)卵巢切除等疗效较为满意。大多数病例在确诊后10年内死于呼吸衰竭。本病MRI诊断报道不多,MRI检查应用适当的窗宽、窗位,在SE系列T_1WI时,两肺信号不均匀,可见弥漫分布的低信号区,适当调低窗宽、窗位后,局限性低信号区是相连续的,有薄壁,有报道在检测肺泡炎时MRI与CT同样敏感。缩短回波时间可改善MRI对肺部结构的显示。肺气囊肿在常规窗宽、窗位上就能发现,与HRCT所见有良好的相关性。

三、月经性痰血(catamenial hemoptysis)

子宫内膜异位于胸部较罕见。发生在胸腔者有两种类型,即胸膜型和肺实质型。前者较多见,临床上常诉胸疼和呼吸困难,可并发气胸和(或)胸水;后者不常见。本病自1938年首次报道以来,不超过20例。临床上典型症状是与月经周期同步的痰血。

本病CT和MRI均有所发现,两者具有相同的检测准确性,但在区分胸膜型与肺实质型时MRI优于CT。典型者,在SE系列T_2WI上,病变呈高信号,月经来潮时病变增大,强化亦更为明显。

第十节　肺的先天性异常

一、肺动静脉畸形

肺动静脉畸形(AVM)又称肺动静脉瘘,系肺部动静脉直接交通而引起的血流短路,绝大多数为先天性异常,少数可继发于胸部外伤。一般有两种类型,其一为肺动脉与肺静脉直接交通,其二为体循环(主动脉分支)与肺循环(肺静脉)直接交通。女性青年多见,临床上常见的症状为咯血,破入支气管可产生大量咯血,肺动静脉型可见发绀、杵状指,贴近胸壁者局部可闻及血管杂音。

AVM的影像学表现具有特征性,鉴别不难。平片上为肺内的单发或多发结节影,可有分叶,病灶边界光滑锐利,可见引流血管与肺门相连。CT平扫为等密度,病灶可为单发结节或多个结节堆积在一起,注入造影剂后病灶与血管同步增强,增强幅度相似,如作动态扫描其增强曲线与肺动脉相同。螺旋CT的三维立体重建对显示引流血管与肺动静脉

的关系很有帮助。MRI更有特征性,尤其是GRE电影及PC成像系列是AVM一种即准确又无创伤的影像学诊断技术。

在常规SE系列扫描图像上,因为血管结构在其图像上是流空无信号的(图18-10-1),故难以显示AVM的全貌。关键是管腔无法与周围肺的低信号区分,但在电影GRE屏气扫描图上,由于病变内流动血液呈高信号,故能清楚显示AVM。在大多数病例由于供血和引流血管粗大,故三维增强MRA可清楚显示。其显示效果与选择性肺动脉造影相仿或更优,因3D DCE MRA可多方位显示供血动脉、引流静脉与瘤体的关系(图18-10-2)。

二、肺隔离症

肺隔离症(pulmonary sequestration,PS)系一种不常见的肺先天性异常,隔离肺系发育不全的肺组织,肺叶的部分或全部与正常肺组织分离,与正常支气管树不交通。其内支气管可以扩张,支气管腺体可分泌粘液,常引起感染、囊变和纤维化。病变区供血来自体循环的异常动脉。胸腔内者60%～90%发生在左侧下肺,影像学表现为囊性或囊实性肿块。由于其供血基本来自主动脉,故PS诊断的关键在于显示其供血动脉。因此,以往主动脉的血管造影对诊断的确立起决定性作用,如果看到发自主动脉的供血动脉,则诊断基本可以确立。而今天的MRI技术,应用MRA可无创性显示发自体循环的迷走血管。然而隔离肺的静脉可引流到体循环的静脉(叶外型),亦可引流到肺静脉(叶内型),这些引流静脉MRI不一定都能显示(图18-10-3)。

三、先天性支气管囊肿

支气管肺囊肿是先天性发育异常引起的疾病,为肺芽本身的间质细胞发育缺陷造成,下肺多见。平片表现为边界光滑锐利的圆形结节,大小不等,一般直径在2cm左右,无分叶。CT平扫密度均匀,CT值接近水,如合并感染或出血CT值可明显升高,与软组织相似甚至更高;增强后病灶无强化,有时可见囊壁的轻微强化,一般增强后囊壁与囊内容物的对比增强,使诊断更易确立。MRI T_1WI可以是水样信号,亦可以是高信号,主要决定于其内容物的成分;T_2WI为均匀的高信号,而且随着回波的延长而增强。

根据病灶部位可分为中央型(纵隔内)和周围型

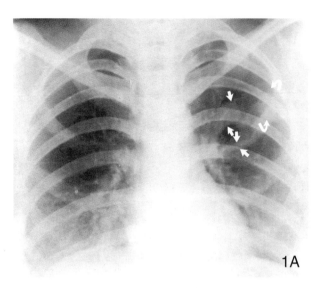

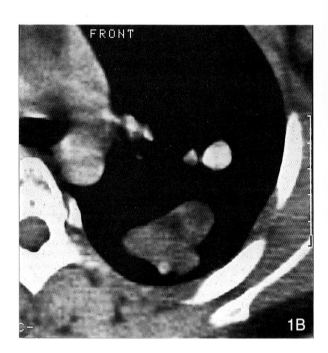

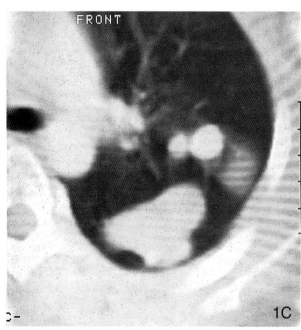

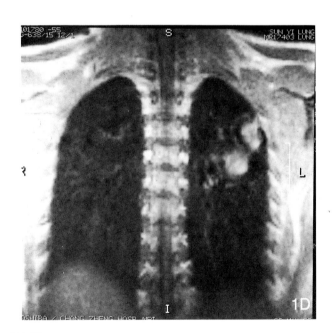

图 18-10-1 左上肺 AVM

A. X 线平片示左上肺不规则软组织团块影(白箭、弯箭)与肺门影相连。
B. CT 平扫,见肿块内钙化,病灶边界光滑。 C. 肺窗见病灶边缘光滑。
D. MRI 冠状面可见病灶内明显流空的血管影。

(肺内),后者又有肺囊肿之称。位于纵隔者很少与支气管相通,为含液为主的囊肿(见纵隔章)。位于肺内者,大多与支气管相通,形成含气囊肿,反之为含液囊肿,单发或多发均可。MRI T_1WI、T_2WI 上囊肿壁为低信号环形影,多发者呈蜂窝状,含气囊肿常合并感染,壁可增厚,内见液平。病灶信号强度与囊内容物成分相关。若有出血,T_1WI 上为高信号;蛋白含量高,T_1WI、T_2WI 上都为高信号;内为浆液成分时,T_1WI 上为低信号,T_2WI 为高信号。

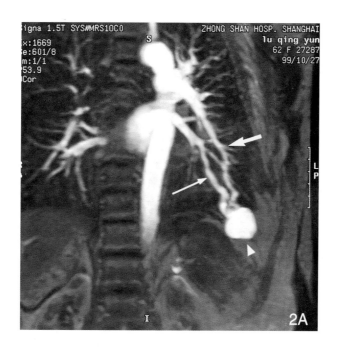

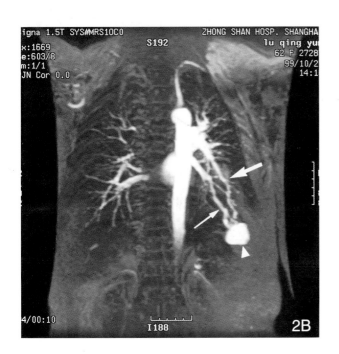

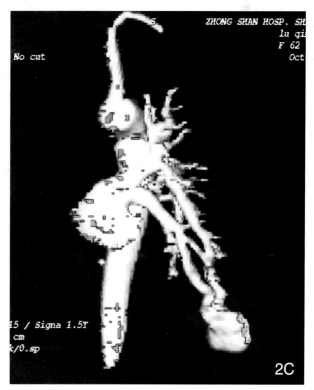

图 18-10-2　左下肺动静脉瘘

A、B、C 分别为 3D DCE MRA、MPR、MIP 和 SSD 重建图，
清楚显示供血动脉(粗箭)。引流静脉(细箭)和瘤体(三角)关系。

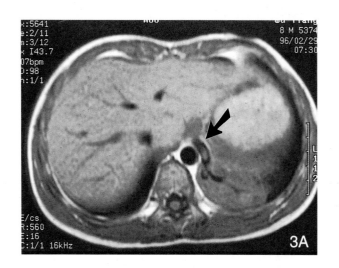

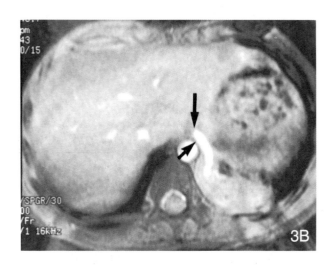

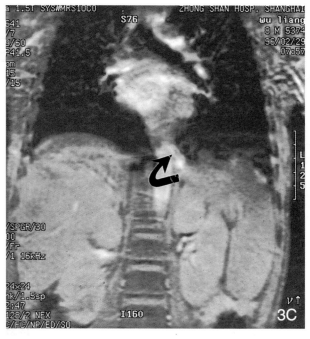

图 18-10-3　左下肺段隔离症

A. T₁WI 示左下肺后基底段近后肋膈角处肿块,呈中等偏高信号,内见条状低信号直达降主动脉附近(箭)。　B. cine-MRI,病灶信号与肝实质信号相仿,内见流动的血液呈高信号(箭)。　C. cine-MRI(冠状面),示病灶内血管与胸主动脉相连(箭)。

(张志勇　刘士远　周康荣)

第十一节　肺　外　伤

　　随着工业、交通的发展,创伤已成为人类死亡的主要原因之一。据资料统计,胸部外伤占创伤病人的 25%,在受伤后 8 min 至 8 h 内死亡的病人中,胸外伤占了相当大比例,大量血胸、张力性气胸、开放性气胸、心包填塞等可致病人迅速死亡,前三者都属胸膜腔及肺组织创伤范畴。造成胸膜腔与肺组织创伤的原因概括而言可分成两大类:一类为穿透伤,如

火器穿透伤,刺穿伤,利器经皮肤、皮下组织、胸膜肺组织造成开放伤;另一类为钝性伤,如车祸造成的撞击伤、挤压伤,冲击力传递至胸腔内使胸腔内脏器损伤。在实际生活中,后者明显多见于前者。

　　MRI 因其多方向成像及血液流空效应,对显示纵隔内心血管结构优势明显,但对肺组织显示的图像不如 X 线平片及 CT 清晰。况且其扫描时间长,价格昂贵,需病人配合,因此在创伤病人的抢救中绝非首选,而 X 线平片及 CT 扫描往往可对此明确诊断,迄今 MRI 对肺组织创伤的研究报道甚少。

1. 胸膜腔的改变:见有关节段。

2. 肺组织创伤:无论是钝性伤或穿透伤都可引起肺组织创伤,出现肺出血、肺水肿及肺撕裂(肺破裂)。由于肺组织创伤为胸膜腔积血、气胸、心包填塞等因素掩盖,往往不为影像学检查所发现,而实际肺组织创伤发生率占闭合性胸部创伤的 30% ~ 75%,死亡率达 14% ~40%。

胸部受外力冲击后,冲力由胸壁向肺组织传递,致肺小血管、毛细血管破裂,血液渗至肺间质和肺泡。早期仅有胸膜下点状出血,经过一段时间(4~6 h)后,渗出物达到一定量时,在受伤同侧或两侧(另一侧为对冲伤所致)可通过影像学检查发现肺挫伤病灶。

若创伤严重,可引起肺实质撕裂,并形成囊肿样球形占位,其内可有气体、液体或血液。若为血液充满则成肺血肿。

成人型呼吸窘迫征(ARDS)为肺组织创伤的另一个继发性改变。1981 年 Petty 分析了 100 例 ARDS 患者,其中与创伤原因有关的占 23 例 (23%)。其病理机制是:肺泡毛细血管膜渗透性增加,肺泡和肺间质水肿,同时肺表面活性物减少,肺(泡)萎缩,肺容积减少,肺功能残气量减少,最后出现呼吸衰竭,患者死亡率达 39% ~60%。

1. 临床表现:病人可出现呼吸困难、心率加快、咳嗽、发绀,两肺充满湿性啰音,病情恶化可出现休克、呼吸衰竭。

2. MRI 表现:肺挫伤病灶往往是以肺出血为

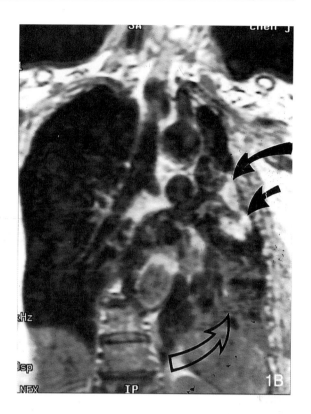

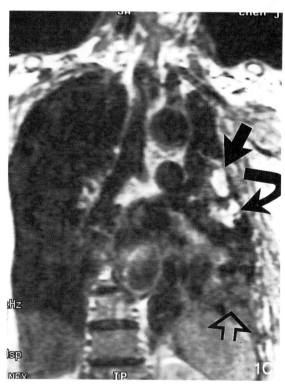

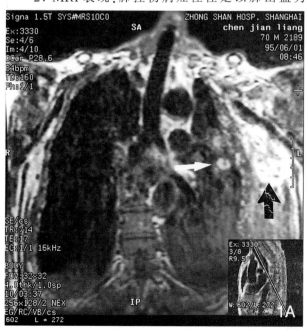

图 18-11-1　左胸挫伤(MRI 冠状面)

A. T_1WI,左下肺中等偏低信号,其上方见小片高信号(箭),左胸壁增厚,信号增高(粗箭)。　B. 质子加权,左下肺病灶下部为中等信号(空心箭),上部仍可见小片高信号(实箭)。　C. T_2WI 示病灶上部片状高信号比病灶下方(空心箭)更明显(实箭),代表出血灶。

主,伴有肺组织水肿的混合病灶,因此,在 T_1WI 上为片状中低信号影,出血灶为中等偏高信号。在质子加权图像上,充血水肿的肺组织信号略增高但仍低于出血信号。在 T_2WI 上出血灶为高信号影。有时,在早期或病情轻的肺挫伤病人肺内可无异常发现,严重者 T_1WI 上可见全肺密布中低信号影, T_2WI 为高信号影。肺实质撕裂伤病人影像学检查可见空腔内充满血液或气体,或呈含气液平囊样改变,气体影在 T_1WI 和 T_2WI 上无信号表现,血液在 T_1WI 上呈中低信号, T_2WI 上呈高信号,空洞周围往往有肺挫伤改变,同时还可有胸壁软组织的肿胀、出血、胸壁增厚、胸腔积液(图18-11-1)。

ARDS 根据病情进程可分四个阶段,第一和第二阶段影像学检查可无明显异常或 MRI 可检出,第三、四阶段可见肺内有明显浸润影,X 线平片及 CT 表现为弥漫性线样或片状影, T_1WI 表现为中低信号片状影, T_2WI 上呈中高信号影。

(吴　恒　张志勇　周康荣)

参 考 文 献

1. 刘士远,肖湘生,李成洲,等.MRI 对支气管肺癌阻塞性肺炎及肺不张的鉴别诊断价值:CT 对照研究.中国医学计算机影像杂志,1997,3(3):172

2. 刘士远,肖湘生,李成洲.肺内良性肿块的 MRI 诊断价值.中国医学计算机影像杂志,1998,14(2):19

3. 刘士远,肖湘生,李成洲,等.磁共振成像对肺癌淋巴结转移的诊断价值.中国临床医学杂志,1998,5(3):140

4. 刘士远,肖湘生.MRI 信号强度及弛豫时间对肺癌鉴别诊断价值.国外医学·临床放射学分册,1994,17(3):136

5. 刘士远,肖湘生.磁共振 T_2 加权像点簇状高信号对肺癌组织类型的鉴别诊断价值.中华放射学杂志,1996,30(4):28

6. 刘士远,周康荣,肖湘生.肺癌分子生物学因素、预后与影像.临床放射学杂志,1998,17(3):182

7. 李成洲,肖湘生,刘士远.MRI 增强对周围性肺结节的诊断价值.中国医学计算机影像杂志,1996,2(3):170

8. 张志勇,凤伟,洪应中,等.肺淋巴管平滑肌瘤病实用放射学杂志,1996,12:141

9. 张志勇,冯斌,洪应中,等.局灶性机化性肺炎的 HRCT 表现(附12例分析).中华放射学杂志,1995,29:820

10. 张志勇,洪应中.圆形肺不张.实用放射学杂志,1991,8:431

11. 肖湘生,刘士远.肺癌 MRI 信号模式的建立.中国医学计算机影像杂志,1995,1(1):33

12. 肖湘生,刘士远.肺癌的 MRI 定量研究.中国医学计算机影像杂志,1996,2(1):19

13. 陈萍,肖湘生,董生,等.肺癌磁共振成像分析与病理对照.中华放射学杂志,1996,30(4):265

14. 陈萍,肖湘生,董生,等.肺癌横向弛豫时间的实验研究.中国医学计算机影像杂志,1995,1(2):102

15. 荣独山主编.X 线诊断学.第 3 版,上海:上海科学技术出版社,1993

16. Beier J, Bittner RC, Wust P. 3-D visualization of thoracic tumors from MR images. Rofo-Fortschr-Geb-Rontgenstr-Neuen-Bildgeb-Verfahr, 1996, 164(1):75

17. Bachert P, Schad LR, Bock M, et al. Nuclear magnetic resonance imaging of airways in humans with use of hyperpolarized ^{3}He. Magn Reson Med, 1996,36(2):192

18. Batra P, Brown K, Hayashi K, et al. Rounded atelectasis. J Thoracic Imaging, 1996,11:187

19. Beier J, Liebig T, Bittner RC. Computer graphics methods for 3-dimensional imaging of intrapulmonary space-occupying lesions of CT and MRI images. Pneumology, 1996,50(9):672

20. Alsop DC, Hatabu H, Bonnet M, et al. Multi-slice, breathhold imaging of the lung with submillisecond echo times. MRM, 1995,33:678

21. Bongartz G, Boos M, Winter-K. MR angiography of thoracic blood vessels. Radiology, 1997,37(7):529

22. Bonomo L, Ciccotosto C, Guidotti A. Lung cancer staging: the role of computed tomography and magnetic resonance imaging. Eur J Radiol, 1996,23(1):35

23. Bonomo L, Ciccotosto C, Guidotti A. Staging of thoracic lymphoma by radiological imaging. Eur Radiol, 1997,7(8):1 179

24. Brown RH, Zerhouni E. New techniques and development in physiologic imaging of airways. Chest, 1994, 106:920

25. Brown RH, Zerhouni E. New techniques and developments in physiologic imaging of airways. Radiol Clin North Am, 1998, 36:211

26. Cassina PC, Hauser M, Kacl G, et al. Catamenial hemoptysis. Diagnosis with MRI. Chest, 1997,111(5):1 447

27. Chiti A, Maffioli LS, Infante M, et al. Assessment of mediastinal involvement in lung cancer with technetium-99m-sestamibi SPECT. J Nucl Med, 1996,37(6):938

28. Crisci R, Di Cesare E, Lupattelli L. MR study of N2 disease in lung cancer: contrast-enhanced method using gadolinium-DTPA. Eur J Cardiothorac Surg, 1997,11(2):214

29. Deodhare S, O'Connor P, Ghazarian D. Paraneoplastic limbic encephalitis in Hodgkin's disease. Can J Neurol Sci, 1996,23(2):138

30. Dietl RH, Winkler R, Lumenta CB. Intramedullary spinal metastasis of bronchial carcinoma coincident with intramedullary spinal angioma. Zentralbl Neurochir, 1996,57(1):25

31. Ebert M, Grossmann T, Heil W, et al. Nuclear magnetic resonance imaging with hyperpolarised helium-3. Lancet, 1996, 347:1 297

32. Eustace S, Tello R, DeCarvalho V. Whole body turbo STIR MRI in unknown primary tumor detection. J Magn Reson Imaging, 1998,8(3):751

33. Ferlin G, Rubello D, Chierichetti F. The role of fluorine-18-deoxyglucose (FDG) positron emission tomography (PET) whole body scan (WBS) in the staging and follow-up of cancer patients:

our first experience. Tumori, 1997,83(3):679

34. Fichtner KP, Schirrmacher V, Griesbach A, et al. In vivo ^{1}H-NMR microimaging with respiratory triggering for monitoring adoptive immunotherapy of metastatic mouse lymphoma. Magn Reson Med, 1997,38(3):440

35. Fukusumi A, Iwasaki S, Ohkawa-N. Correlation between MR imaging and histopathological findings of cystic metastatic brain tumors. Nippon Igaku Hoshasen Gakkai Zasshi, 1996,56(14):1 019

36. Gao JH, Lemen L, Xiong JH, et al. Magnetization and diffusion effects in NMR imaging of hyperpolarized substances. MRM, 1997,37:153

37. Gozal D, Omidvar O, Kirlew KA, et al. Functional magnetic resonance imaging reveals brain regions mediating the response to resistive expiratory loads in humans. J Clin Invest, 1996,97(1):47

38. Hagan J L, Hardy J D. Lung abscess revisited: a survey of 184 cases. Ann surg, 1983,755

39. Hanson JA, Armstrong P. Staging intrathoracic non-small-cell lung cancer. Eur Radiol, 1997,7(2):161

40. Hatabu H, Gaa J, Kim D, et al. Pulmonary perfusion: qualitative assessment with dynamic contrastenhanced MRI using ultra-short TE and inversion recovery turbo FLASH. MRM, 1996,36:503

41. Heelan RT, Panicek DM, Burt ME. Magnetic resonance imaging of the postpneumonectomy chest: normal and abnormal findings. J Thorac Imaging, 1997,12(3):200

42. Hochstenbag MM, Heidendal GA, Wouters-EF. In111 octreotide imaging in staging of small cell lung cancer. Clin Nucl Med, 1997, 22(12):811

43. Hochstenbag MM, Snoep G, Cobben NA. Detection of bone marrow metastases in small cell lung cancer. Comparison of magnetic resonance imaging with standard methods. Eur J Cancer, 1996, 32A(5):779

44. Hoh CK, Schiepers C, Seltzer MA. PET in oncology: will it replace the other modalities? Semin Nucl Med, 1997,27(2):94

45. Holder WD, White RL, Zuger JH, et al. Effectiveness of positron emission tomography for the detection of melanoma metastases. Ann Surg, 1997,227:764

46. Hoshino H, Koba H, Inomata SI, et al. Pulmonary alveolar microlithiasis: high-resolution CT and MR findings. JCAT, 1998, 22:245

47. Hubbard AM, Crombleholme TM. Anomalies and malformations affecting the fetal/neonatal chest. Semin Roentgenol, 1998, 33:117

48. Hunter GJ, Hamberg LM, Choi N. Dynamic T_1-weighted magnetic resonance imaging and positron emission tomography in patients with lung cancer: correlating vascular physiology with glucose metabolism. Clin Cancer Res, 1998,4(4):949

49. Johnson GA, Cates G, Chen XJ, et al. Dynamics of magnetization in hyperpolarized gas MRI of the lung. Magn Reson Med, 1997,38 (1):66

50. Kersjes W, Mayer E, Buchenroth M. Diagnosis of pulmonary metastases with turbo-SE MR imaging. Eur Radiol, 1997,7(8):

1 190

51. King A. MR diagnosis of lymphangioleiomatosis: visibility of pulmonary cysts on spin-echo images. Magn Reson Imaging, 1996, 14:625

52. Kobayashi O, Haniuda M, Honda T. Intrapulmonary metastas is of lung cancer: soft X-ray investigation of inflated and fixed lung. J Am Coll Surg, 1998,187(5):509

53. Kuethe DO, Gaprihan A, Fukushima E, et al. Imaging lungs using inert fluorinated gases. MRM, 1998,39:85

54. Kuroya M, Yokomise H, Inui K. Resection of primary pulmonary hemangiopericytoma: a report of two cases. Surg Today, 1996,26 (3):208

55. Kusumoto M, Kono M. Lung cancer: Progress in diagnosis and treatment. Ⅱ. Diagnostic imaging: 3. Thoracic CT and MRI. Nippon Naika Gakkai Zasshi, 1997, 10;86(1):51

56. Li KC, Pelc LR, Napel SA, et al. MRI of pulmonary embolism using Gd-DTPApolyethylene glycol polymer enhanced 3D fast gradient echo technique in a canine model. Magn Reson Imaging, 1997,15 (5):543

57. Low RN, Sigeti JS, Song SY. Dynamic contrast-enhanced breathhold MR imaging of thoracic malignancy using cardiac compensation. J Magn Reson Imaging, 1996,6(4):625

58. Lucchinetti CF, Kimmel DW, Lennon VA. Paraneoplastic and oncologic profiles of patients seropositive for type 1 antineuronal nuclear autoantibodies. Neurology, 1998,50:652

59. Manfredi R, Pirronti T, Bonomo L. Accuracy of computed tomography and magnetic resonance imaging in staging bronchogenic carcinoma. MAGMA, 1996,4(3—4):257

60. Matsumoto S, Mori H, Miyake H, et al. MRI signal characteristics of progressive massive fibrosis in silicosis. Clin Radiol, 1998, 53:510

61. Matsumoto K, Ueno M, Matsuo Y. Primary solitary amyloidoma of the lung: findings on CT and MRI. Eur Radiol, 1997,7(4):586

62. Matsumoto S, Miyake H, Oga M. Diagnosis of lung cancer in a patient with pneumoconiosis and progressive massive fibrosis using MRI. Eur Radiol, 1998,8(4):615

63. Mayo JR. Magnetic resonance imaging of chest. Radiol Clin North Am, 1994,32:795

64. Meyer JS, Nicotra JJ. Tumors of the pediatric chest. Semin Roentgenol, 1998,33:187

65. Mikami I, Yamamoto M, Nishimura H. Four cases of adrenal tumor discovered through examination before surgery for lung cancer. Nippon Kyobu Geka Gakkai Zasshi, 1997,45(10):1 733

66. Mirvis S E, Templeton P. Imaging in acute thoracic trauma. Semin Roentgenol, 1992,27:184

67. Molina PL, Hiken JN, Glazer HS. Imaging evaluation of obstructive atelectasis. J Thorac Imaging, 1996,11:176

68. Monteil RA, Saint Paul MC, HofmanP. Oral inflammatory pseudotumour: immunohistochemical investigation of a case involving the submandibular gland and review of the literature. Oral Oncol, 1997,33(3):215

69. Mugler JP, Driehuys B, Brookeman JR, et al. MR imaging and spectroscopy using hyperpolarized ^{129}Xe gas: preliminary human results. MRM, 1997,37:809

70. Nakamura Y, Kohzaki S, yamaguchi T, et al. Systemic idiopathic fibrosis with inflammatory pulmonary lesions. Br J Radiol,1997,70(837):956

71. Newman B, Meza MP, Towbin RB, et al. Left pulmonary artery sling: diagnosis and delineation of associated tracheobronchial anomalies with MR. Pediatr Radiol, 1996,26(9):661

72. Nishikawa M, Akahori T, Kuriyama H. Large cell carcinoma of the lung metastatic to nuchal muscle. Respirology, 1997,2(4):299

73. Nykamura Y, Kohzaki S, Suyama N, et al. Systemic idiopathic fibrosis with inflammatory pulmonary lesions. Br J Radiol, 1997,70:956

74. Ohno Y, Kusumoto M, Kono M. Evaluation of therapeutic effect using enhanced MRI in lung cancer: evaluation of methods in terms of necrosis. Nippon Igaku Hoshasen Gakkai Zasshi, 1997, 57(12):783

75. Parish JM, Rosenow EC, Swensen SJ, et al. Pulmonary artery sarcoma clinical features. Chest, 1996,110(6):1480

76. Parker LA, Molina PL, Bignault AG. Primary pulmonary chondrosarcoma mimicking bronchogenic cyst on CT and MRI. Clin Imaging, 1996,20(3):181

77. Primack SL, Mayo JR, Hartman TE, et al. MRI of infiltrative lung diseases: comparison with pathologic findings. JCAT, 1994, 18(2):233

78. Prince MR, Grist TM, Debatin JF, et al. 3D contrast MR angiography. 2nd ed. Berlin: SpringerVerlag, 1999,40

79. Sakai F, Sone S, Kunihiro K, et al. MR of pulmonary hamartoma: pathologic correlation. J Thoracic Imaging, 1994,9:51

80. Sakai S, Murayama S, Murakami J, et al. Bronchogenic carcinoma invasion of the chest wall: evaluation with dynamic cine MRI during breathing. J Comput Assist Tomogr, 1997,21(4):595

81. Sauvage PJ, Thivolle-P, Noel JB. MRI in the early diagnosis of spinal metastases of bronchial cancer. J Radiol, 1996, 77(3):185

82. Schmidt MA, Yang GZ, Gatehouse PD, et al. FID-based lung MRI at 0.5 T: theoretical considerations and practical implications. MRM, 1998, 39:666

83. Seto T, Imamura F, Kuriyama K. Effect on prognosis of bone marrow infiltration detected by magnetic resonance imaging in small cell lung cancer. Eur J Cancer, 1997,33(14):2333

84. Shaffer K. Radiologic evaluation in lung cancer: diagnosis and staging. Chest, 1997,112:235

85. Shioya S, Tsuji C, Kurita D, et al. Early damage to lung tissue after irradiation detected by the magnetic resonance T_2 relaxation time. Radiat Res, 1997,148(4):359

86. Sijens PE, Levendag PC, Vecht-CJ. ^{1}H MR spectroscopy detection of lipids and lactate in metastatic brain tumors. NMR Biomed, 1996,9(2):65

87. Tai KS, Chan FL, Ngan HY. Renal metastasis from choriocarcinoma: MRI appearance. Abdom Imaging, 1998,23(5):536

88. Tomita H, Yamashita H, Tamaki N. Malignant paraganglioma with intracranial metastasis: a case report. No Shinkei Geka. 1996,24(11):1 045

89. Trodella L, Mantini G, Turriziani A. Quality assurance procedures in radiotherapy of lung cancer. Rays, 1996,21(4):612

90. van de Pol M, ten Velde GP, Wilmink JT. Efficacy and safety of prophylactic cranial irradiation in patients with small cell lung cancer. J Neurooncol, 1997,35(2):153

91. von Briel C, Betticher DC, RisHB. Curative radiotherapy in locally advanced nonsmall-cell bronchial carcinoma (NSCLC). Ther Umsch, 1998,55(7):402

92. Woodard PK, Dehdashti F, Putman CE. Radiologic diagnosis of extrathoracic metastases to the lung. Oncology Huntingt, 1998,12(3):431

93. Wyttenbach R, Vock P, Tschappeler H. Cross-sectional imaging with CT and/or MRI of pediatric chest tumors. Eur Radiol, 1998, 8(6):1 040

94. Yamada K, Jinbo T, Miyahara-K. Contrast-enhanced MRI with gadodiamide injection in rabbit carcinoma models. J Vet Med Sci, 1996,58(5):389

95. Yokozaki M, Nawano S, NagaiK. Cine magnetic resonance imaging, computed tomography and ultrasonography in the evaluation of chest wall invasion of lung cancer. Hiroshima J Med Sci, 1997,46(2):61

第十九章

纵　隔

第一节　纵隔的正常解剖

一、纵隔的解剖分区

纵隔位于胸腔正中偏左,前至胸骨后缘,后达胸椎前缘及两侧脊柱旁沟,上至胸廓入口,下达横膈。它是循环、呼吸及消化道的主要通道,为了便于病变定位,习惯上把纵隔分为若干区域。虽然纵隔的分区方法和划分标记不尽相同,意见不一,在临床工作中纵隔九分区法仍较多被采用,现介绍如下(线图19-1-1)。

侧位胸片上可将纵隔分为前中后和上中下9个区域,前纵隔位于胸骨后,心脏和主动脉、上腔静脉前方,呈狭长的倒三角形区域。中纵隔在前纵隔之后,后方以食管前壁为界。食管及食管后区域为后纵隔。从胸骨柄体交界到第四胸椎体下缘横线为界,上方为上纵隔。从胸骨体部第四前肋水平到第八胸椎体下缘横线为界,将纵隔分为中纵隔和下纵隔。

按上述分区方法,前纵隔内主要有胸腺组织、淋巴结、少量脂肪组织和结缔组织。中纵隔结构最多,包括气管和主支气管、升主动脉、主动脉弓及其分支,肺动脉主干和左右肺动脉、上腔静脉、左右头臂静脉、左右肺静脉和奇静脉末端、气管和气管旁淋巴结、膈神经,以及心脏和心包。另外迷走神经大部在中纵隔行走,其下部进入后纵隔。中纵隔内还有左右喉返神经,右侧在右锁骨下动脉返折,左侧在主动脉弓处返折,然后上行入颈部,末梢进入喉部,供应声带的运动肌。后纵隔内有食管、降主动脉、胸导管、奇静脉、半奇静脉以及淋巴结。

纵隔的上部大致相当于主动脉弓以上区域。纵隔中部包括升主动脉及心脏交界处,双侧肺门,隆突下区,食管中段和降主动脉的上半段。纵隔下部的前方区域较小,心膈角区位于下纵隔的中部,后部主要为降主动脉和食管以及奇静脉。

二、解剖关系和 MRI 正常表现

MRI 检查序列较多,多种序列检查信号不尽相同。下面主要以 SE 序列,T_1 加权表现加以阐述。

MRI 与 CT 相比较,最大的优点在于 MRI 能多轴位成像,包括横断位、冠状位和矢状位。由于扫描层面比较多,因此我们选择一些有代表性的层面加以详细介绍。

(一)横断位

1. 胸骨切迹层面:该层面能显示5条重要的血管,从右向左依次为:右侧头臂动脉、左侧颈总动脉、左侧锁骨下动脉、右侧头臂静脉和左侧头臂静脉,静脉位于动脉的前方。这5条血管在 T_1 加权图像上表现为流空低信号,周围有脂肪组织的高信号衬托。此外气管也可表现为圆形或马蹄形的低信号,位于椎体前方。气管的左后方有时能见到等信号的圆形影为食管。

2. 主动脉弓上层面:该层面可显示第一肋骨胸骨柄、主动脉弓部的顶端,以及上述层面所见的5条头臂血管。右侧头臂静脉在右侧纵隔胸膜内缘,左侧头臂静脉在胸骨后呈水平样行走,3支动脉分支在主动脉弓与左侧头臂

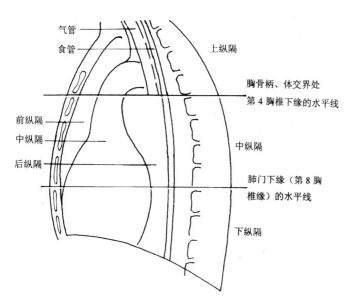

线图 19-1-1　纵隔分区示意图

气管
食管
上纵隔
胸骨柄、体交界处
第4胸椎下缘的水平线
前纵隔
中纵隔
后纵隔
中纵隔
肺门下缘(第8胸椎缘)的水平线
下纵隔

静脉之间,它们均呈血管流空信号。气管位于脊柱前方,为含气低信号。

3. 主动脉弓层面:该层面可显示上腔静脉、主动脉弓、气管与食管。气管位于胸椎右前方,上腔静脉位于主动脉弓的右侧前方,主动脉弓沿着气管由左前方向左后方斜行走向。食管位于气管的左后方和胸椎的正前方之间。老年人该段食管可因牵拉扩张呈含气的低信号。主动脉弓前方至胸骨后方为胸腺组织,呈等信号或略高信号。胸腺退化后由脂肪组织取代则可表现为高信号,但信号欠均匀。纵隔内脂肪组织环绕于血管周围。纵隔内淋巴结则表现为与肌肉相似的圆形等信号。

4. 主-肺动脉窗层面:该层面可显示上腔静脉、升主动脉、降主动脉、气管和食管。上腔静脉位于气管的右前方,外侧与纵隔胸膜相邻。升主动脉呈圆形位于气管正前方略偏左。降主动脉位于脊柱左前方。食管位于气管左后方降主动脉的内侧。升主动脉与降主动脉之间有少量脂肪组织表现为高信号。左侧喉返神经从这里绕过。胸骨后升主动脉前为胸腺组织。该层面有可能见到奇静脉弓。奇静脉从气管右侧后壁旁向右前方行走,形成奇静脉弓,与上腔静脉汇合,弓的外侧缘与胸膜相邻。

5. 气管隆突和左肺动脉层面:该层面上可显示气管分叉、左右主支气管、食管、奇静脉、肺动脉主干、左肺动脉、左上肺静脉、右上肺静脉、升主动脉、降主动脉和上腔静脉。气管分叉位于食管、奇静脉和胸椎的前方。肺动脉主干短而粗,起自右心室,位于升主动脉左侧,气管分叉的左前方,向下向后分成左右肺动脉。右肺动脉沿升主动脉的左缘向右后方行走,位于升主动脉后方和气管分叉前方。通常左肺动脉出现的层面较肺动脉主干为高。左肺动脉的外上方可见圆形左上肺静脉,右上肺静脉位于上腔静脉的右后方。

6. 右肺动脉层面:该层面可显示奇静脉、食管、降主动脉、右侧中间支气管、左上叶支气管和左主支气管、右肺动脉和右上肺静脉、升主动脉、上腔静脉、肺动脉主干、左肺动脉的下降支和左上肺静脉。奇静脉位于胸椎前方、食管右侧后方。食管的左后方为降主动脉,右前方为中间支气管,左前方为左主支气管。右侧纵隔胸膜和中间支气管的后方与食管、奇静脉以及胸椎之间形成的隐窝,称为食管奇静脉隐窝。右肺动脉近肺门处前上方圆形流空低信号为右侧上肺静脉断面。上腔静脉位于升主动脉的右后

方。肺动脉主干位于升主动脉的左侧方。在左肺门的前上方可见左上肺静脉的断面。左下肺动脉在左上叶支气管的后方,向下行走。

7. 左心房上部和上肺静脉层面:该层面上显示食管、奇静脉、升主动脉、降主动脉、左心房和左心耳、肺动脉根部、右心房、右上肺静脉、右中叶支气管开口、右叶间动脉、右下叶支气管、左上肺静脉、左上叶及下叶开口、左下肺静脉。食管、奇静脉和降主动脉位置与前层大致相同。左心房位于食管前方。升主动脉位于左心房的右前方。肺动脉根部在左心房的前方及升主动脉的右侧前方。右心房位于升主动脉的右侧,呈条带状。右上肺静脉位于右肺门的最前方。右中叶支气管位于右上肺静脉的后方。左上肺静脉位于左肺门前部,由左肺尖后支和前支静脉汇合而成,然后与舌叶静脉相汇形成左上肺静脉干。左上肺静脉干在左上叶支气管前方进入左心房。

8. 左心房下部和下肺静脉层面:该层面可显示升主动脉根部、左心房、右心房、左心室和右心室流出道、左下肺静脉、右下肺静脉、食管、降主动脉、奇静脉。升主动脉根部位于四个房室中间,左心室位于升主动脉左侧,右心室位于正前方。右心房位于右心缘,左心房位于正后方。左心房的两侧为由外向内行走的双侧下肺静脉。食管在左心房的后方。降主动脉在左下肺静脉的后方,食管的左侧。

9. 心室中部层面:该层面可显示左右心室的大部分、部分左心房和右心房、奇静脉、食管、降主动脉、心包、肝脏的顶部、心包脂肪垫。左心室位于心脏的左后方,右心室位于左心室的右侧偏前,右心房位于右心室的右后方,左心房位于心脏的后方,食管和奇静脉的前方。心包菲薄包绕心脏,一般不易显示。左右心膈角常见有脂肪垫,表现为均匀的高信号。心肌信号与胸壁肌肉信号相同,大血管和心腔内血液流动,表现为低信号(图19-1-1)。

(二)冠状位

自后向前具有代表性的层面依次为:

1. 降主动脉层面:该层面可显示降主动脉、奇静脉、脊柱。降主动脉位于脊柱左侧,奇静脉位于脊柱前方,呈条状。

2. 支气管分叉层面:该层面可见到气管、左右主支气管、左心房、左右上肺静脉、右心房、下腔静脉。气管隆突下间隙在此层上显示最佳。

3. 右肺静脉层面:该层面可显示主动脉弓、左锁骨下动脉、左肺动脉、左心房、奇静脉、右肺动脉。

4. 上腔静脉层面:该层面可显示上腔静脉、右心房、下腔静脉、升主动脉、左心室、左颈总动脉、肺动脉主干。

5. 升主动脉层面:该层面可显示右心房、右心室、升主动脉、左侧头臂静脉、右侧头臂动脉、右侧头臂静脉、肺动脉主干。

6. 右心室层面:该层面可显示右心室及其流出

道、肺动脉主干、左心室及前纵隔胸膜联合线(图 19-1-2)。

(三) 矢状位

自左向右依次为:

1. 降主动脉层面:该层面可见到左心室、右心室、肺动脉主干、左主支气管、降主动脉、左锁骨下动脉、室间隔。

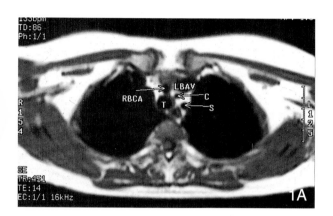

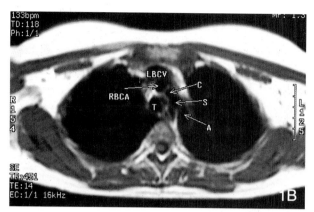

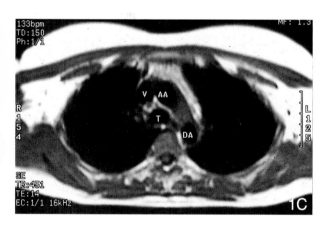

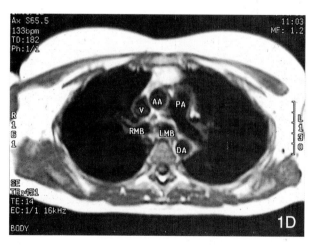

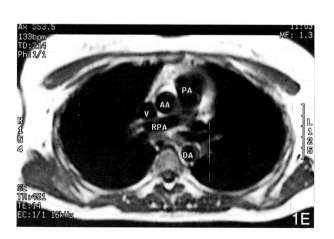

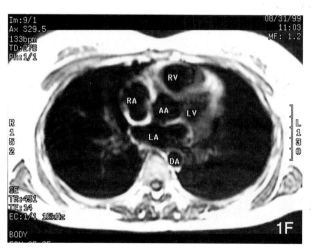

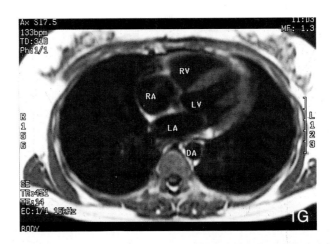

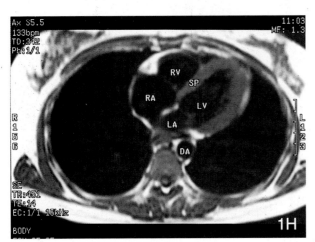

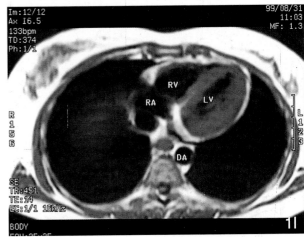

图 19-1-1　正常胸部不同层面

横断位 T_1WI 显示纵隔解剖结构 A～I 为自胸骨切迹到心室中部各个代表性层面。RBCA:右侧头臂动脉；LBCV:左侧头臂静脉；T:气管；C:左侧颈总动脉；S:左锁骨下动脉；A:主动脉弓；AA:升主动脉；DA:降主动脉；PA:肺动脉主干；RMB:右侧主支气管；LMB:左侧主支气管；V:上腔静脉；RPA:右侧肺动脉主干；RA:右心房；RV:右心室；LA:左心房；LV:左心室；SP 室间隔。

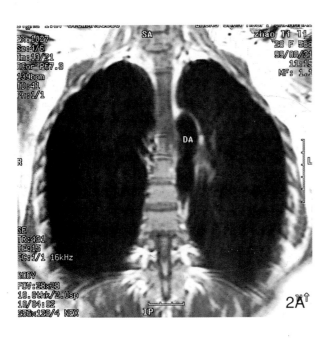

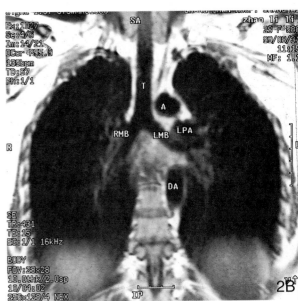

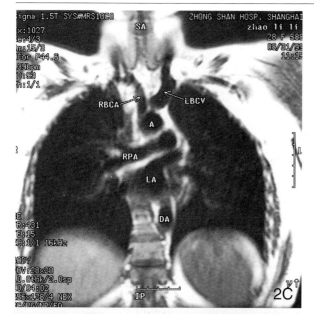

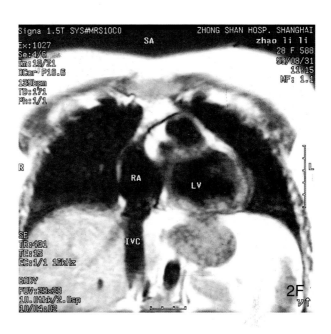

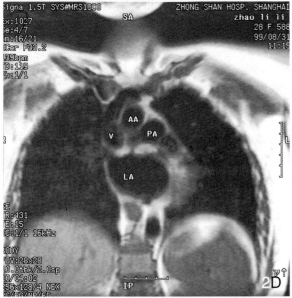

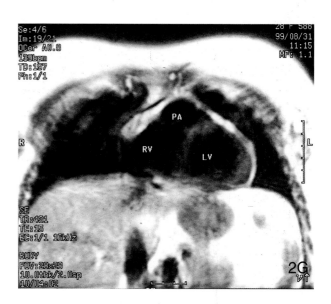

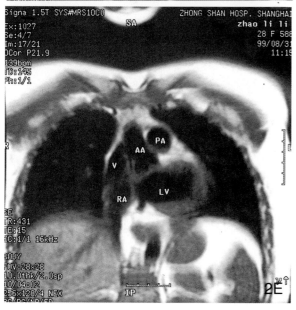

图 19-1-2　正常胸部不同层面

冠状面 T_1WI 显示纵隔解剖结构。A～G 为自降主动脉至右心室的各个代表性层面。DA:降主动脉；T:气管；A:主动脉弓；RMB:右侧主支气管；LMB:左侧主支气管；LPA:左侧肺动脉主干；RPA:右侧肺动脉；RBCA:右侧头臂动脉；LBCV:左侧头臂静脉；LA:左心房；V:上腔静脉；PA:肺动脉；AA:升主动脉；DA:降主动脉。

2. 右室流出道和肺动脉主干层面:该层面可见到右心室、右室流出道、肺动脉主干、左肺动脉、左心室、主动脉弓、左颈总动脉、左锁骨下动脉、左主支气管。

3. 升主动脉层面:该层面可显示升主动脉、右侧头臂动脉、左心房、右心室、房间隔和右肺动脉。

4. 上腔静脉层面:该层面可显示上腔静脉、下腔静脉、右肺动脉断面和左心房(图19-1-3)。

三、纵隔淋巴结分布及 MRI 表现

纵隔主要由心脏、大血管、食管、气管、左右主支气管、叶支气管的近端、胸腺组织和少量脂肪组织构成。此外还有淋巴结组织。现将美国胸部协会(American Thoracic Society, ATS)对胸部淋巴结的分站介绍如下(线图19-1-2)。

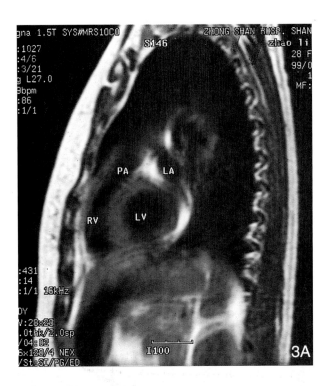

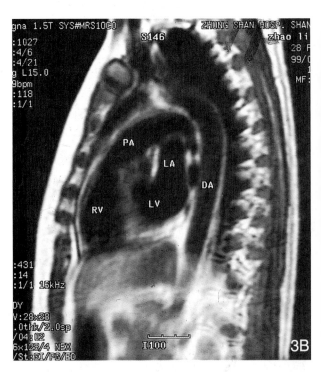

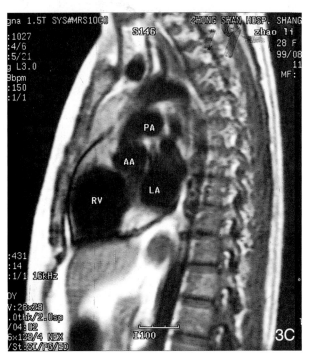

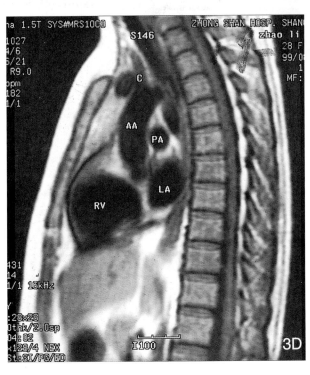

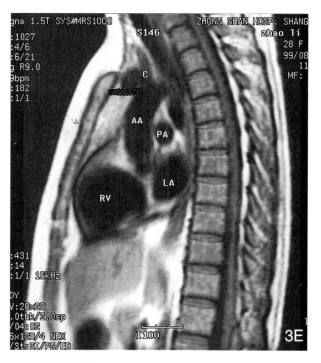

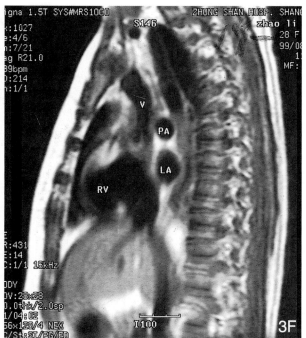
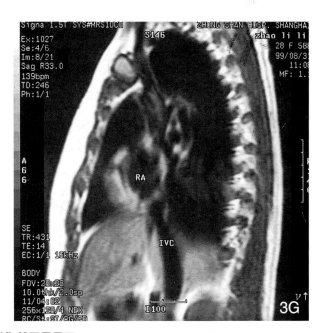

图 19-1-3 正常胸部不同层面

矢状位 T_1WI 显示纵隔解剖结构。A~G 为自左向右各个代表性矢状层面。RV:右心室;LV:左心室;PA:肺动脉;
LA:左心房;DA:降主动脉;AA:升主动脉;C:左侧颈总动脉;IVC:下腔静脉。

    MRI 能显示纵隔内正常大小的淋巴结,但不同部位的淋巴结的大小和数量可有明显差异。通常纵隔淋巴结小于 10 mm 应视为正常,但头臂静脉区域淋巴结正常应为 5 mm 以下,后纵隔内淋巴结应小于 6 mm,心包旁正常时极少能发现淋巴结,故对这些区域有增大的淋巴结应引起重视。

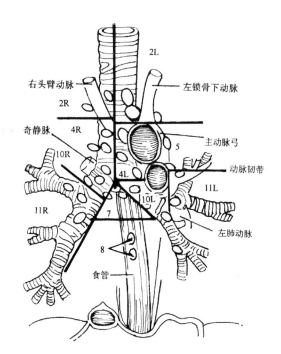

线图 19-1-2 胸部淋巴结示意图

2R:右上气管旁淋巴结;2L:左上气管旁淋巴结;4R:右下气管旁淋巴结;4L:左下气管旁淋巴结;5:主肺动脉淋巴结;7:前纵隔和隆突下淋巴结;8:食管旁淋巴结;11R:左或右肺韧带淋巴结,右气管支气管旁淋巴结;11L:左侧支气管周围淋巴结。

第二节 纵隔检查技术及临床应用指征

一、纵隔 MRI 检查技术

胸部 MRI 近年来有许多序列用于纵隔、胸壁以及肺部的检查,但仅有极少数几种序列作为检查常规。自旋回波序列是最常用于胸部检查的序列。现将常用序列及其他检查技术简单介绍如下。

(一)自旋回波(SE)序列

SE 序列 T_1 加权是用于胸部的主要序列。这种短 TR 和短 TE 序列能提供信噪比高、运动伪影少的高质量影像。T_1 加权能发现在纵隔脂肪衬托下的低~中等信号的纵隔淋巴结增大或肿块。纵隔血管则可表现为流空信号。由于 T_1 加权发现异常能力较强,因此当 T_1 加权能诊断时通常不必进行 T_2 加权扫描。若 T_1 加权发现异常而不能定性时,T_2 加权扫描可进一步提供组织信息。但 T_2 加权是长 TR 和长 TE 应而增加了运动伪影的敏感性,所以图像质量较差。为克服这一问题,快速自旋回波(FSE)T_2 加权适用于这种快速短时成像,但(FSE)

T_2 加权不是惟一的良好检查技术。

(二)流动敏感序列

对血管结构的评价是胸部 MRI 的主要指征。对炎症、肿瘤性病变对血管累及的评估,以及识别血栓形成或者血管闭塞都很有意义。MRI 对诊断血栓形成还是血管闭塞主要是识别各自的血管内有无流空信号。多数病例常规 SE 序列 T_1 加权和梯度回波(GRE)序列对血流都较敏感,所以能做出正确诊断。然而这些序列又可产生一些假像,这是由于胸内血管血流受很多因素影响,包括心脏循环、心肺功能情况以及血管的行走方向和 MRI 序列的选用等。

SE 序列血管呈流空低信号,当血管内信号增加可能由于血栓、血流缓慢或其他流动伪影。在 GRE 序列影像中血流可以表现为明亮的高信号。但当明亮的高信号变淡时可能发生了薄片进入现象,或者由于不均匀流动的相位差。为避免误诊可以采用预饱和技术和多轴面扫描。因为在 SE 序列和 GRE 序列中与扫描方向一致的血管信号往往较低。此外分析不同层面时识别薄片进入现象是有帮助的。

(三)反转恢复序列

SE 序列 T_1 加权对胸部病变的评定质量较高,所以抑制脂肪的 T_1 加权反转恢复序列很少应用于临床。而应用 T_1 脉冲作 T_2 加权去脂肪反转恢复序列,例如短时反转恢复(STIR)序列在某些病例中仍有较大价值。它们对正常解剖结构内的肿瘤显示较好,同时能鉴别是出血还是脂肪结构。STIR 序列常用于胸壁病变、椎旁病变以及锁骨上区和臂丛区域病变的显示。STIR 序列图像质量较差,对运动伪影或血流伪影较敏感,这是由于信噪比较差。

(四)新的快速影像序列

由于低质子密度的肺和它的结构特征,在 SE 和 GRE 序列上肺表现为非常低的信号密度。另外呼吸和心脏运动也使肺实质的图像质量难以提高。近年来有些新的序列为克服这些问题正在试用。用亚秒影像如 TRs 和 TEs 可有效减低呼吸和心脏运动的伪影,并能提高肺实质的信噪比。这些序列包括 TE(7 ms),SE 序列、超短 TE 的投照及重建技术、超短多层梯度回波序列,回波时间为 0.7 ms。虽然这些序列能改善肺实质的显示,也可以作为肺内病变的一种显示工具,但它的临床价值仍需进一步加以研究和确定。

(五)多层面成像

MRI 与 CT 相比除了能作横断位扫描还能作冠状位和矢状位的扫描,可形成立体成像。若发现部分容积效应可以通过适宜的直角影像加以改善,这在评价解剖结构时特别有帮助。相对于横断位的斜位扫描可用于如臂丛、锁骨上区、胸壁的部分以及膈肌区域病变的显示。这些区域内的冠状位和矢状位扫描也能帮助从横断位上获取更多的信息。

MRI 可用任何角度来扫描,但纵隔的斜位扫描主要用于升主动脉或降主动脉的检查。这种斜位对了解有否动脉瘤或夹层动脉瘤是极有帮助的。同时它也能很好地显示主动脉三根主要分支的起源。此外对气管和主支气管的显示可以采用与气管长轴平行的扫描方法,能很好地显示气管和支气管的形态。矢状位扫描对显示膈肌病变和胸廓入口病变是有帮助的。

(六) 运动伪影的控制

胸部由于生理性的周期运动可导致伪影产生,这些伪影可致图像质量低下。伪影的产生主要有三大原因:跳动的心脏、胸壁的呼吸振幅以及血流通过血管的流动。有效地控制运动伪影,是胸部 MRI 检查成功与否的关键。以下方法对运动伪影减少是有效的,在胸部检查时应加以应用。

1. 心电门控:心电门控的应用可使血管结构清晰成像,它可以减少由于搏动而产生的尖角状即相位关联的运动伪影。心电门控的应用需要增加扫描时间 10%～15%,但它可以明显改善影像质量,因此这方法在胸部 MRI 检查中被系统采用,尤其在常规 SE 序列检查中。

ECG 电极理想的位置是放在脊柱与左侧肩胛骨的中间,电极的位置不同可产生不同的伪影。心电门控的触发器常在 ECG 的 R 波上。在 SE 序列 T_1 加权上,TR = RR 间期;在 T_2 加权上 TR = 3～4 个 RR 间期。提高 ECG 门控影像质量的关键是正确地选择触发时间。在循环周期内获得的图像,最好的是在收缩期,这个时期是心动周期从 QRS 向下斜行回复到 T 波。在收缩期心室和大血管内血流较快,以致有很好的流空效应。在舒张期血流略缓慢故可产生相位伪影。在鉴别是否为血栓形成时,收缩期的图像较舒张期图像可靠。

心律不齐的患者常不能作心电门控检查,对这些患者应采用短 TR 和 TE 短序列检查,因为缩短时间能改善图像的质量。

2. 预饱和技术:通过纵隔大血管的流动血液在相位图像上可产生伪影。减少这些伪影产生的最有效方法是在成像的有效区域内运用射频序列,使血流饱和,特别是在高磁场下,血流表现为高信号。然而如果成像容积(即层面的数量)过大,饱和血流将会恢复,这种方法的作用将会减低,因此当使用预饱和技术时,应很好地控制有效容积。

3. 呼吸补偿技术:胸部影像的另一个大问题是控制呼吸伪影。通过呼吸门控可以减少伪影产生。但常规扫描时,其不能接受延长呼吸循环所给予的检查时间。近年来呼吸补偿是最有效的减少呼吸运动伪影产生的方法,并且其没有时间的限制,这种技术是以前胸壁运动而重新触发采样扫描。此方法应作为胸部检查的常规。

4. 顺磁造影剂增强:在评价纵隔、胸壁和肺的病变中顺磁造影剂的增强作用仍是一个持续争论的问题。近年来临床上的部分应用对造影剂的发展起了一定的作用。Gd-DTPA 似乎对组织特征的显示较有作用。Laissy 等用动态增强 MRI 来评价支气管肺癌和增大的纵隔淋巴结。他们发现转移性纵隔淋巴结有明显的峰值强化,并伴有缓慢的信号减弱,而肉芽肿性的纵隔淋巴结增大仅表现为稀疏的信号增加。另外运用 Gd-DTPA 可鉴别是纤维化还是肿瘤。在淋巴瘤患者的随访中他们认为造影剂增强也是有价值的,因为它能帮助鉴别是坏死、游离积液还是存活肿瘤,这三者在 SE 序列 T_2 加权均表现为高信号,但在 Gd-DTPA 增强后肿瘤存活可呈高信号,其他为低信号。

Gd-DTPA 增强 MRI 也可作肺部结节的良、恶性分类。Hittmaier 等对一组肺孤立性结节的患者用快速梯度回波作 Gd-DTPA 增强 MRI 检查,发现良、恶性肿块的强化有显著的差异。虽然结果是初步的,但它表明增强 MRI 对良、恶性病变的鉴别有潜在的作用。

Gd-DTPA 增强 MRI 也可用来区别良、恶性胸腔积液。Cantoni 等利用 Gd-DTPA 增强 MRI 检查了一组胸腔积液患者,发现肿瘤细胞阳性的胸腔积液可以明显强化,而良性胸腔积液则无强化。Gd-DTPA 进入胸水内可能由于转移性肿瘤累及胸膜表面,使通透性增加的缘故。

Gd-DTPA 增强 MRI 对纵隔肿瘤的鉴别也是有帮助的。例如纵隔的副神经节细胞瘤、异位甲状腺瘤均为富血供肿瘤,增强后肿块信号明显提高,且持续时间较长久。对其他恶性肿瘤也能提供有价值的鉴别特征。

Gd-DTPA 增强 MRI 也可用于肺动脉血管的显示。但它必须具有高效的梯度磁场系统,采用三维快速梯度回波屏气冠状位扫描。造影剂以每千克体重 0.2 mmol 总量,注射速率为 2 ml/s 快速注入。然后通过三维重建,可获得良好的肺动脉图像,它可以显示肺段或肺段以下的小分支血管。这种 MR 血管造影对肺动脉栓子的检测具有很大的价值。

(七)胸部常规检查技术

1. SE 序列横断位扫描:患者仰卧检查台,应用体线圈。首先进行冠状位 SE 序列 T_1 加权定位片扫描,应包括整个胸部及脊柱。运用心电门控、呼吸补偿,层厚为 8 mm,间隔为 3 mm,矩阵 192 × 256,2NEX,FOV42~48 cm。

在冠状位基础上行横断位 SE 序列 T_1 加权扫描。重要的是在心电图 QRS 波和 T 波之间获得图像。在 T_1 加权心电门控中 TR = RR 间期,正常人心率每分钟为 60 ~ 80 次,有效 TR 从 700 ms~1 000 ms是能够达到的,并可以获得 14~20 个图像层面。TE 平均 15~20 ms。短于 15 ms 可使血流中的信号增加,故因避免。层厚不应小于 5 mm,因为过渡的薄层可使信噪比降低,层厚 8 mm,间隔 2~3 mm,矩阵 256 × 192,2NEX 常被采用。过度的呼吸运动或有轻度心律不齐患者可用矩阵 256 × 128,4NEX。有严重心律不齐者,不用心电门控,TR 约 300 ms,TE 为 15 ms,10NEX。这将改善由心脏原因所致的伪影。检查范围的临近区域应用预饱和序列,呼吸补偿作为常规采用。FOV 应调整到患者胸廓大小,避免包绕伪影产生。

2. SE 序列冠状位和矢状位扫描:可选择性运用,技术参数为心电门控,TR = RR 间期,TE = 20 ms,矩阵 128 × 256,2NEX。厚度和间隔视情况而定。如要了解臂丛可采用 3~5 mm 薄层无间隔进行扫描。

T_2 加权序列一般仅在 T_1 加权发现异常时才被采用,最好是作横断位扫描。T_2 加权也应运用心电门控,TR = 3 ~ 4RR 间期,TE = 30 ms 和 TE = 90 ms 的双向波。由于 T_2 加权信噪比降低以及组织空间分辨率低的原因,8 mm 的层厚和 3 mm 的间隔通常被采用。矢状位和冠状位的 T_2 加权扫描对评价锁骨上区和臂丛区域以及胸壁和膈肌病变是有帮助的。

快速 SE 序列 T_2 加权较常规 T_2 加权成像时间

缩短,高质量的图像可以通过心电触发得到,通常 TR = 2 500 ~ 2 600 ms,有效 TE = 90 ~ 120 ms,4~8NEX,层厚和间隔、矩阵大小、FOV 与常规 SE 序列 T_2 加权相仿。也有作者(Olson 等)认为可以不用心电触发也能得到很好的图像。

3. 梯度回波(GRE)序列:在所有疑有血栓形成病例或者 SE 序列中表现与血流有关的含糊不清表现时均应被采用。GRE 序列 TR 小于 12 ms,可在屏气时扫描,良好的屏气扫描可获得高质量的图像。对胸廓入口、上纵隔病变的检查此序列较有效。通常的技术参数为 TR = 25 ms,TE = 13 ms,翻转角度为 30°,层厚和间隔分别为 10 mm、3 mm,矩阵 256 × 256,2NEX,应用心电门控和呼吸补偿。

在 GRE 图像上,通过扫描层面的血管内血流信号较在扫描层面内行走的血管内血流信号高,因此对疑有血栓形成病例应加扫其他位置扫描以资鉴别。在评价胸廓入口、锁骨上区以及主动脉的三大分支时,除了横断位扫描外应补充矢状位扫描。在肺门区和纵隔下区心电门控的运用可避免心脏搏动产生的运动伪影。总之 GRE 序列应与 SE 序列 T_1 加权相互弥补方可作出正确的诊断。

二、纵隔 MRI 检查的应用指征

纵隔 MRI 检查的适应证:

1. 胸部平片不能检测的病变:纵隔病变或肿块只有向外生长推移纵隔胸膜和肺的交界面,造成轮廓异常时才被 X 线平片发现,所以位于纵隔内的肿瘤或增大的淋巴结难以被 X 线平片发现。虽然 CT 是横断位扫描,很容易发现病变的存在,但 CT 对纵隔的显示必须作增强扫描,否则较小的病变尤其是淋巴结有时很难与纵隔内的血管断面相区别。MRI 可做多轴位扫描,而且 SE 序列 T_1 加权和 T_2 加权对血管的显示极为敏感,一般不需增强即能发现病变的存在,并能显示与周围脏器的关系。

2. 对纵隔病变的性质鉴别:胸部平片对纵隔肿瘤的定位是可取的,但对肿瘤的密度区分能力差。CT 和 MRI 对纵隔肿块的密度和信号改变较敏感,并能通过增强扫描以显示肿块的强化形式。CT 对钙化的显示优于 MRI,而 MRI 对脂肪组织及出血的显示优于 CT。此外 MRI 多轴位扫描对病变的空间分辨率也优于 CT,故对纵隔肿瘤的定性及范围显示较为理想。

3. 纵隔增宽的原因鉴别:纵隔增宽的原因很

多,除纵隔肿瘤和淋巴结增大外,纵隔内血管的生理性退变或病变也可造成纵隔增宽,此外纵隔内脂肪的沉积也可造成纵隔增宽。MRI 对血管和脂肪的显示尤为敏感,其鉴别能力优于 CT,并且不需要作增强,同时多轴位扫描能显示病变的全貌。

4. 血管性和非血管性病变的鉴别:纵隔内搏动性肿块常为血管性肿块,少数也可以是非血管的。若为血管性,究竟是变异、扩张、扭曲还是动脉瘤。这对外科医生尤为重要。MRI 对动脉瘤的显示和鉴别较敏感,尤其对主动脉夹层累及范围显示优于 CT。

5. 肺门区血管和淋巴结的鉴别:肺癌病例术前了解肺门和纵隔内有无增大淋巴结极为重要,它对于肿瘤的分期和手术切除的估计极为重要。虽然目前肺癌患者术前 CT 检查作为常规,它对纵隔淋巴结增大的显示较为可靠,但对肺门区增大淋巴结和血管的区分有赖于良好的增强检查。MRI 对血管的显示较敏感,故肺门区域的血管和增大的淋巴结极易区分,因此对术前的评估较有价值。

6. 纵隔脊柱旁线的增宽:纵隔脊柱旁线的移位常提示病变来自后纵隔,如后纵隔肿瘤、降主动脉瘤、降主动脉扭曲、脊柱病变或食管病变。X 线平片能发现纵隔脊柱旁线移位,但很难确定性质。MRI 对后纵隔病变的显示明显优于 CT,尤其对后纵隔神经源性肿瘤侵及椎管特别敏感。对脊柱病变与降主动脉瘤的鉴别也较方便。

7. 心血管病变的鉴别:心血管病变的显示和诊断以往常依靠心血管造影。自从 MRI 运用于临床后对此类病变的检查已日益增多,特别对血管的发育异常和先天性心脏病。此外对后天性的心肌梗死、瓣膜病变、心包病变也经常使用,它最大的优点是无损伤即能获得优良的图像。

第三节　前纵隔病变

正常胸腺　胸腺位于升主动脉、主动脉弓的前方,由纵隔脂肪包绕。在 5 岁以下的儿童胸腺体积较大,常表现为方形。青少年胸腺呈三角形,左叶略大于右叶,20~25 岁,胸腺组织可被脂肪组织浸润,有作者称之为脂肪纠缠。40 岁以上 50% 的正常人胸腺可以被脂肪逐渐取代,残留的胸腺通常为线形、圆形或椭圆形。脂肪取代通常从胸腺的周边开始向中间逐渐过渡。60 岁以上的成人胸腺可以完全被

脂肪取代,体积明显缩小。正常胸腺的 MRI 表现与年龄有直接的关系。在儿童和青少年 SE 序列 T_1 加权图上胸腺表现为低于脂肪高于肌肉的均匀信号,T_2 加权图上表现为与脂肪信号相仿的高信号。随着脂肪成分的增多,T_1WI 上信号升高且不均匀,而 T_2 加权图上信号则没有明显的改变,仍呈高信号。进入老年期,胸腺组织几乎被脂肪所取代,残留的少量胸腺组织很难与环绕周围的纵隔脂肪相区别,它们在 T_1 加权和 T_2 加权图上均可表现为较均匀的高信号。

一、胸腺病变

(一)胸腺瘤

胸腺瘤(thymoma)是常见的前纵隔肿瘤,约占前纵隔内肿瘤的 50%,儿童相对少见,成年人相对多见。有良、恶性或侵袭性和非侵袭性之分。极少数为原发胸腺上皮癌。

【病理及临床表现】　胸腺瘤起源于上皮细胞或淋巴组织。它们常见的四种组织类型分别为:淋巴细胞型、上皮细胞型、淋巴上皮细胞混合型及梭形细胞型。30% 的胸腺瘤是潜在恶性的,这类胸腺瘤通常侵及局部脏器如心包及纵隔胸膜,沿胸膜返折向下播散。有作者将这类胸腺瘤称之为侵袭性胸腺瘤。它们可以分为三期:Ⅰ期,无侵袭性,肿瘤限于包膜内;Ⅱ期,侵及包膜旁的纵隔脂肪;Ⅲ期,侵及周围结构或伴有远处胸膜的播散。胸腺瘤在形态上典型的表现为圆形、椭圆形或分叶状肿块。良性胸腺瘤一般直径小于 5 cm,包膜完整,位于胸腺的一侧,一般不过中线。而Ⅱ期或Ⅲ期侵袭性胸腺瘤,肿块可大于 5 cm。少数可以越过中线,包膜不完整。胸腺上皮癌较为少见,肿块位于胸腺内,可形成圆形或分叶状肿块,往往越过中线。纵隔内脂肪被侵及并可造成纵隔、肺门和锁骨上区淋巴结转移增大和血源性转移。无论良、恶性胸腺瘤均可造成出血坏死和囊变,也可伴有钙化。

胸腺瘤可发生于各个年龄组,但以 40~50 岁年龄组最常见。20 岁以下较为少见,性别无明显差异。多数患者无症状,仅为体检时偶尔发现纵隔轮廓异常突出。约 30% 的患者可以由于肿块对临近脏器的压迫或侵犯而出现症状,常见的为呼吸困难、胸痛、咳嗽、气促等,少数可有上腔静脉阻塞综合征出现,如颜面部水肿等。胸腺瘤最常见的症状为重症肌无力,发生率约为 40%,此外低球蛋白血症、甲

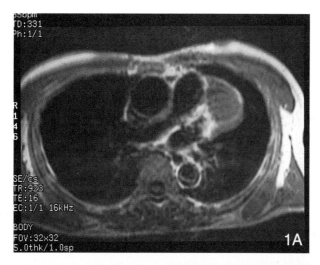

图 19-3-1　左前纵隔良性胸腺瘤

A. T₁WI，左前胸腺肿块，中等信号，周围环有脂肪高信号。

B. T₂WI，肿块信号明显增高，但不很均匀。

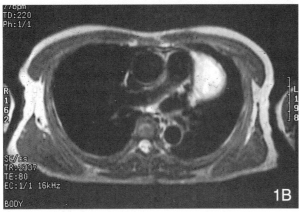

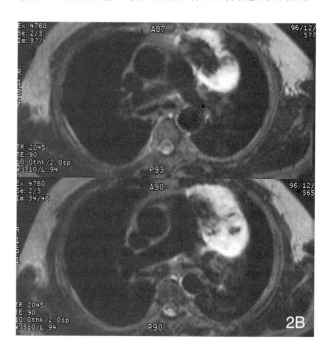

状腺毒症、风湿性关节炎、系统性红斑狼疮和单纯红细胞发育不良等症状较为少见。

【MRI 表现】　前纵隔胸腺瘤 MRI 检查通常采用 SE 序列横断位 T₁ 加权和 T₂ 加权，另外加扫冠状位或矢状位 T₁ 加权。在 SE 序列 T₁ 加权图上，良性胸腺瘤表现为前纵隔内偏于一侧的圆形或椭圆形肿块，在纵隔脂肪高信号的衬托下表现为轮廓光整的等同于肌肉的中～低信号（图 19-3-1）。病灶内信号可以均匀或不均匀（图 19-3-2）。前者提示肿瘤内成分较一致，后者提示病灶内含有钙化、坏死、囊变和出血改变。T₂ 加权上肿瘤信号可以增高，但仍低于纵隔脂肪。良性胸腺瘤具有完整包膜，此表现可与Ⅱ～Ⅲ期侵袭性胸腺瘤和胸腺癌相鉴别（图19-3-3）。

侵袭系临床行为，如包膜完整，不应视为侵袭性，MRI 对鉴别包膜内的良性胸腺瘤和侵袭性胸腺瘤有一定价值。Ⅱ～Ⅲ期侵袭性胸腺瘤表现为包膜的不完整，环绕肿块的纵隔脂肪呈虫蚀状，在 T₁ 加权图像上较明显（图 19-3-4）。T₂ 加权图像上肿块信号增高，临近肿块的纵隔胸膜或前胸壁胸膜信号也可增高，提示肿块侵及胸膜，也可见有胸水产生（图 19-3-5）。侵袭性胸腺瘤除了胸膜侵及外，常可见到心包累及，表现为心包内中到大量的积液，T₂加权表现为水样高信号，信号均匀。当有肿瘤侵及心包腔时，T₂ 加权图像上表现为不均匀性高信号。侵袭性胸腺瘤也可侵及纵隔内大血管，造成血管轮

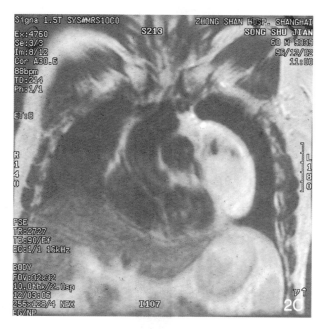

图 19-3-2 左前纵隔良性胸腺瘤

A. T₁WI,左前纵隔占位,轮廓光整,肿块内呈不均匀性低信号。 B. T₂WI,肿块内信号呈高、低不均的混合信号。

C. 冠状位 T₂WI 示肿块呈类圆形,起自第四胸椎水平,贴紧大血管和心脏边缘,呈高、低混合信号。

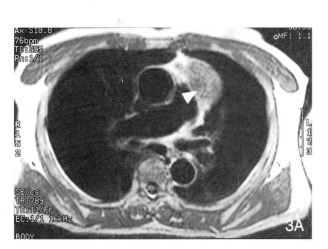

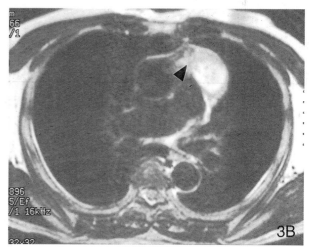

图 19-3-3 左前纵隔胸腺瘤伴纵隔脂肪局限浸润

A. T₁WI,肿块呈类圆形,内侧方见局限性脂肪消失(箭头),肿块呈等信号。

B. T₂WI,肿块呈不均质性高信号,肿块内侧缘轮廓不规则(箭头)。

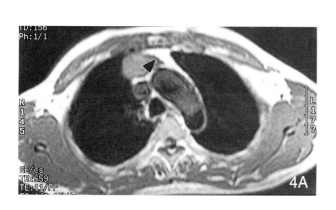

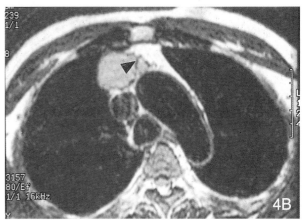

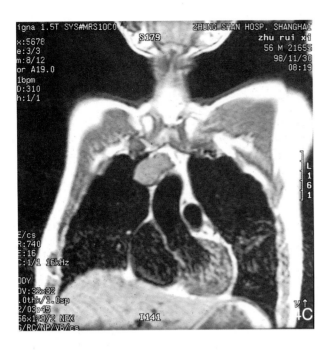

图 19-3-4 右前纵隔侵袭性胸腺瘤

A. T$_1$WI,右前纵隔肿块呈椭圆形,肿块呈等信号,内侧缘与脂肪交界呈锯齿状(箭头)。 B. T$_2$WI,肿块呈均匀性高信号,与纵隔脂肪交界处呈不规则线形低信号(箭头)。 C. 冠状位 T$_1$WI,肿块呈椭圆形,位于升主动脉上方,信号中等,较均匀。

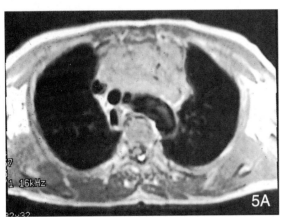

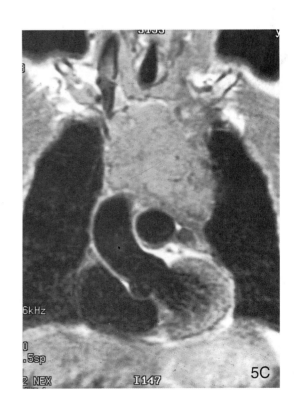

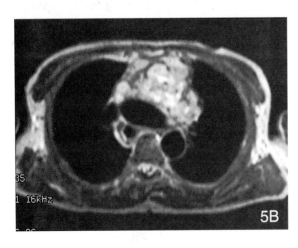

图 19-3-5 前纵隔侵袭性胸腺瘤

A. T$_1$WI,肿块位于中线,向两侧生长,大血管及气管向后移位。肿块呈不均匀性等信号。 B. T$_2$WI,肿块呈不均匀性高信号。右前壁胸膜呈高信号。 C. 冠状位 T$_1$WI,肿块向上侵犯到胸廓入口,主动脉受压下移,纵隔内脂肪层面大部分消失。

廓不清(图 19-3-6)。侵及上腔静脉时,临床上产生颈及颜面部水肿,MRI 上表现为腔静脉内流空信号消失,T₁ 加权表现中等信号,T₂ 加权则可表现为略高信号(图 19-3-7,8)。侵入到上腔静脉内的肿瘤可以继续向右房和右室内侵犯,作者遇到 2 例,表现为在流空的心腔内有软组织肿块形成,T₁ 加权图像上表现为与肌肉相似的等信号,T₂ 加权图像上表现为略高于肌肉的高信号。采用 Gd-DTPA 增强后,肿块有轻度强化,轮廓呈菜花样表现(图 19-3-9)。侵袭性胸腺瘤没有淋巴结和血行性转移(图 19-3-10)。

胸腺癌是极少见的恶性肿瘤,肿瘤呈浸润生长,SE 序列 T₁ 加权图上肿块轮廓不清,环绕的纵隔脂肪呈犬牙状,纵隔内血管轮廓模糊,肿块信号与肌肉相似,但可以不很均匀(图 19-3-11,12)。T₂ 加权图上表现为不均匀高信号。肿块可以侵及纵隔胸膜和心包。胸腺癌与侵袭性胸腺瘤最大的区别是前者可以有淋巴和血源性转移,后者则无,故仔细寻找纵隔内有无增大淋巴结至关重要。肺内血行性转移则可通过其他相关的影像学方法,如用高分辨率 CT 仔细观察。

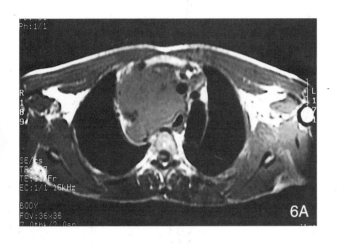

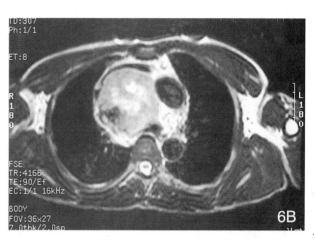

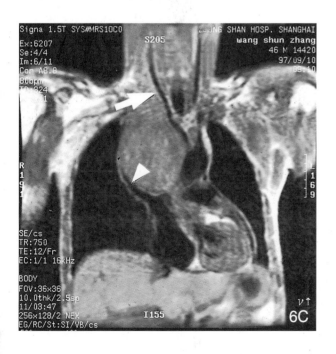

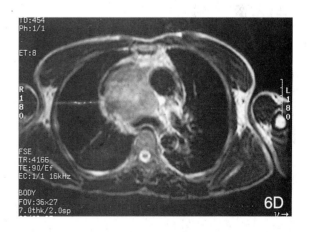

图 19-3-6　恶性混合型胸腺瘤,侵及无名动脉及上腔静脉

A. T₁WI,肿块位于右侧前上纵隔,周围脂肪信号消失,肿块呈等信号,大血管推压移位。　B. T₂WI,肿块呈不均匀性高信号。

C. 冠状位 T₁WI,肿块向上侵犯到胸廓入口,无名动脉向左移位(箭),上腔静脉向右移位(箭头),管腔受压变小。

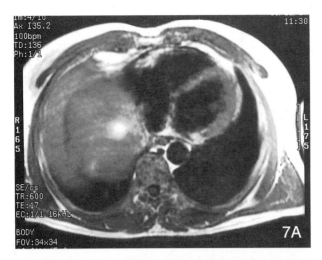

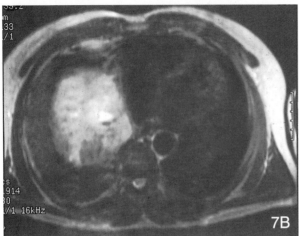

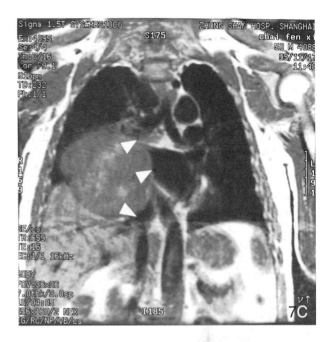

图 19-3-7 恶性上皮型胸腺瘤侵犯心包

A. T₁WI,右前纵隔肿块与右侧心缘紧贴,肿块呈高、等混合信号。 B. T₂WI,肿块呈不均匀性高信号。

C. 冠状位 T₁WI,肿块外缘轮廓呈分叶状,肿块呈等、高混合信号,心包、左心房、右肺动脉和下腔静脉明显受侵犯(箭头)。

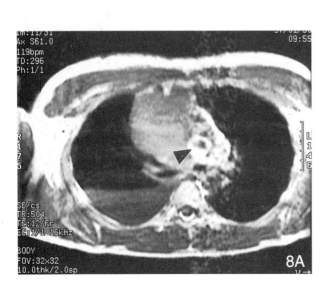

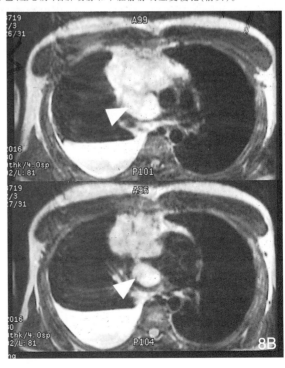

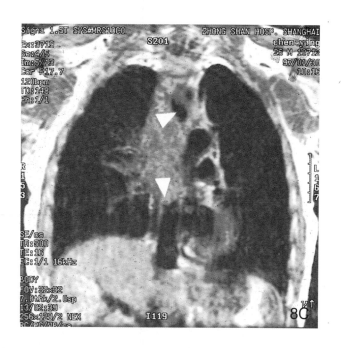

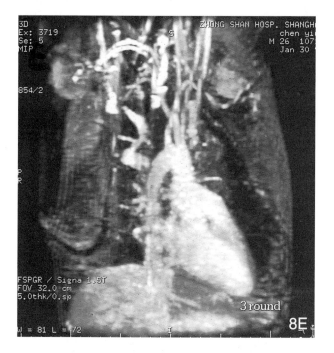

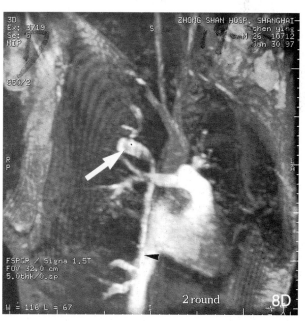

图 19-3-8 右前纵隔侵袭性胸腺瘤

A. T_1WI,右前纵隔肿块,内缘与血管交界不清,上腔静脉内见异常信号(箭头)。 B. T_2WI,肿块呈不均匀性高信号,上腔静脉内见异常高信号肿块(箭头)。右侧胸腔积液,表现为半圆形高信号且较均匀。 C. 冠状位 T_1WI 示上腔静脉和下腔静脉受侵阻塞。 D. 冠状位血管增强后。上腔静脉部分显示(箭),奇静脉扩张(箭头)。 E. 血管增强 MIP,右侧锁骨区域见异常扩张扭曲的侧支血管。

(二) 胸腺脂肪瘤

胸腺脂肪瘤(thymolipoma)占全部胸腺肿瘤的 2%～9%,好发于青少年,常无症状,极少部分病人可以伴有重症肌无力。由于无症状,很多病人到成年后方被发现。胸腺脂肪瘤较柔软,常沿着一侧心缘向下生长,可以达到膈肌,常规胸片甚至可误认为心脏增大。病理上胸腺组织内合并大量脂肪组织,切面分叶状,质软,色黄。

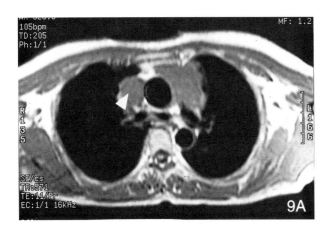
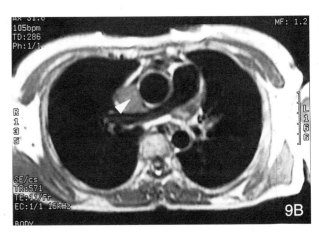
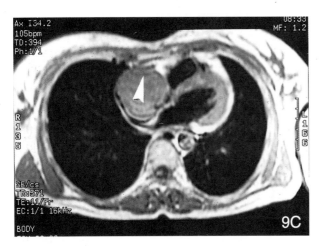
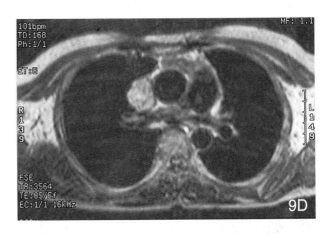
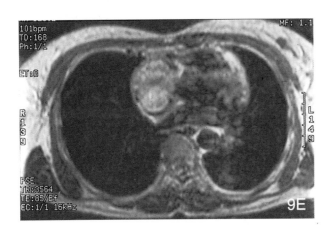
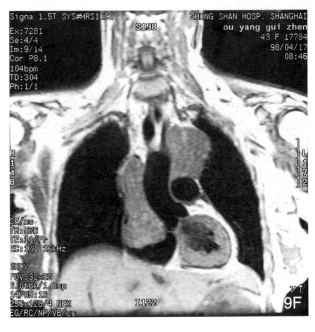

图 19-3-9　左前纵隔侵袭性胸腺瘤累及上腔静脉和右心房

A. 左前纵隔肿块轮廓不规则,纵隔内脂肪消失,上腔静脉内有软组织肿块(箭头),呈中等信号。　B. T₁WI,右肺动脉层面,上腔静脉内仍可见软组织块形(箭头)。　C. 右心房层面右心房内见软组织块形,中等信号(箭头)。D.,E. T₂WI,上腔静脉和右心房内肿块呈不均匀性高信号。　F. 冠状位 T₁WI,左上纵隔肿块呈等信号,上腔静脉及右心房内软组织肿块呈管腔样铸型,信号中等。

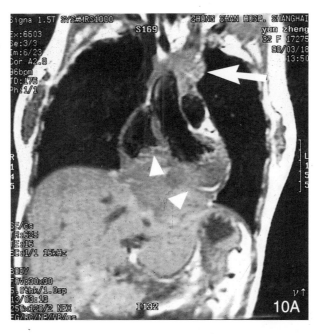

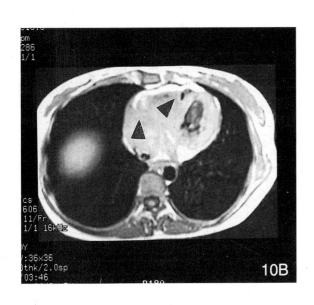

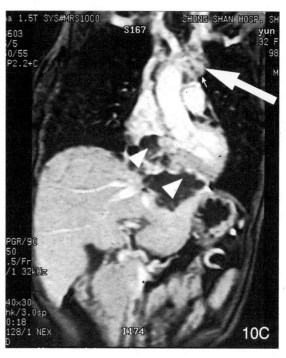

图 19-3-10　左前纵隔侵袭性胸腺瘤累及右房及右室

A. 冠状位 T_1WI,主动脉弓旁软组织肿块,信号中等(箭)。右房室内流空信号消失,表现为不规则形等低信号肿块(箭头)。　　B.　T_1WI,右心房室层面,右房室内见不规则形软组织块。　　C. 冠状位增强后扫描,左前纵隔肿块有不均匀性强化(箭)。右房室内见巨大充盈缺损(箭头)。肿块轻度强化,向下累及到下腔静脉和肝左静脉。

【MRI 表现】　在 T_1 加权和 T_2 加权图上脂肪瘤都为均匀性高信号,而胸腺组织在 T_1 加权上表现为与肌肉组织相似的中等信号,T_2 加权图上表现为与脂肪组织极为相仿的高信号。胸腺脂肪瘤在冠状位上可以显示肿瘤的全貌,形态似锥形。尖端在前纵隔内,基底在心缘的一侧,有些可以达到膈面。矢

状位上能显示其前后方关系(图 19-3-13)。

（三）胸腺增生

由于胸腺的重量随年龄而变化,所以通常我们很难单纯从重量来判断胸腺是否增生。胸腺增生(thymic hyperplasia)有两种:①巨大胸腺增生,胸腺体积和重量明显超过相应年龄组,有文献报道儿童

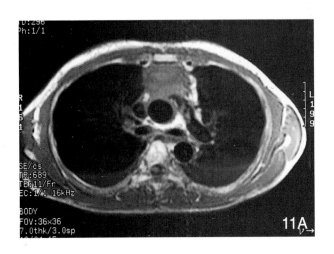

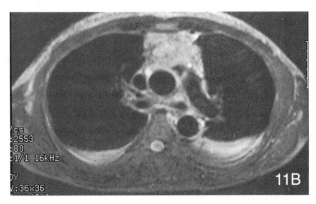

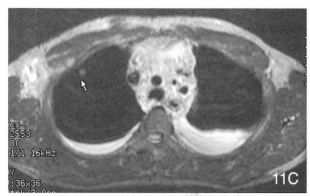

图 19-3-11 纵隔鳞癌伴肺内转移

A. T₁WI,前纵隔肿瘤位于正中,侵犯纵隔内脂肪层,肿块呈等信号。　B. T₂WI,纵隔肿瘤呈不均匀性高信号。两侧纵隔胸膜不光整,双侧胸腔见少量积液。　C. T₂WI,主动脉弓上层面,右上肺见转移小结节(箭),大血管周围有广泛肿瘤浸润。

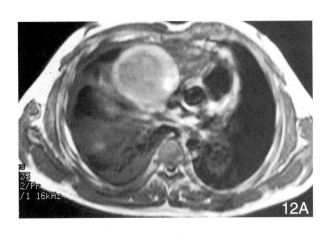

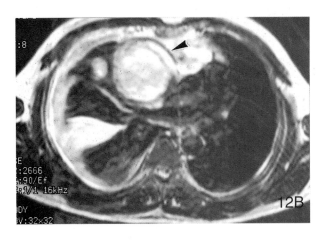

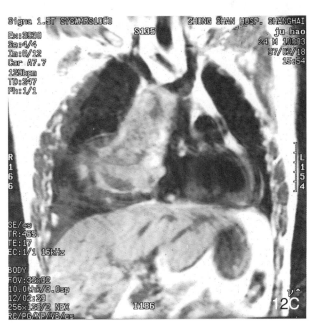

图 19-3-12 右前纵隔粘液腺癌,部分肺组织及胸膜累及

A. T₁WI 示右前纵隔肿块较大,呈囊样和实质两部分,高、等混合信号。胸腔及叶间见水样低信号。　B. T₂WI,肿块呈不均匀性高信号。肿块壁呈弧状低信号(箭头)。胸腔及叶间积液呈均匀高信号。　C. 冠状位 T₁WI,肿块呈类圆形,上达主动脉水平,下达膈面。信号呈高、低混合状。

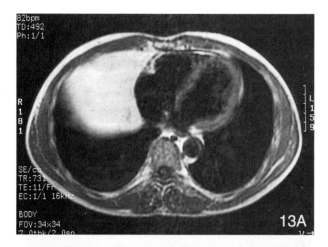

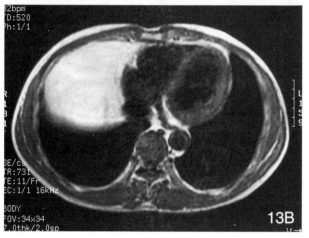

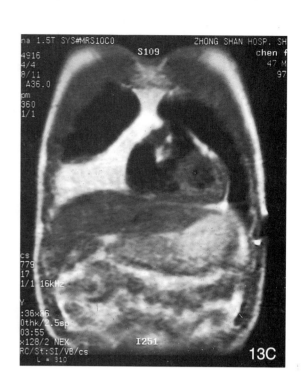

图 19-3-13　右前纵隔胸腺脂肪瘤

A. T_1WI 示右前纵隔肿块紧贴心脏大血管边缘,较柔软,呈均匀性高信号。　B. T_2WI,肿块呈均匀性高信号。

C. 冠状位 T_1WI 示肿块上起主动脉弓水平,下达膈肌,呈斜坡状,均匀性高信号。

胸腺增生可达 490 g 以上。巨大增生胸腺和良性胸腺瘤的区别为,前者保持正常胸腺结构,而胸腺瘤则无皮髓之分,胸腺小体也不明显。②胸腺滤泡增生,胸腺的体积和重量正常或稍大,而在髓质内出现有生发中心的淋巴滤泡,其形态结构和淋巴结内的淋巴滤泡相同,生发中心内亦可有大量免疫球蛋白,增生的滤泡数量、大小和密度在不同病例明显不同。滤泡增多者可压迫皮质,甚至导致皮质萎缩。胸腺滤泡增生常伴有自身免疫疾病和内分泌疾病,特别是重症肌无力,其他有系统性红斑狼疮、硬皮病、类风湿关节炎、甲状腺功能亢进、Addison 病、肢端肥大症。有 60 % ～ 80 % 的重症肌无力患者可伴有胸腺滤泡增生,10 % ～ 20 % 伴有胸腺瘤。此外胸腺增生患者可有胸闷、呼吸困难、咳嗽等症状出现。也有部分可无任何症状,仅为体检时偶尔发现胸腺呈帆样增生。

【MRI 表现】　常规采用 SE 序列 T_1 加权和 T_2 加权横断位扫描,T_1 加权去脂肪序列扫描有助于胸腺轮廓的显示。胸腺增生可以表现为胸腺的体积大于正常,增生的胸腺可以向两侧增大,也可略偏于一侧。信号改变不明显,故形态的改变更具诊断价值(图 19-3-14)。也有些胸腺增生体积并无增大,且 T_1 加权和 T_2 加权信号也无明显异常,但临床上有重症肌无力,这类病人主要为胸腺滤泡增生(图 19-3-15)。胸腺增生主要与胸腺瘤相鉴别,前者在纵隔脂肪的衬托下不能勾画出肿块的轮廓,而后者常可在纵隔脂肪的衬托下完整地勾画出整个肿块的轮廓。必须注意,小的结节样增生与小的胸腺瘤也不易区分。

(四)胸腺囊肿

胸腺囊肿(thymic cysts)较为少见,先天性胸腺囊肿起源于胸腺的咽管。按胸腺的胚胎发育过程从下颌骨到胸骨柄之间的任何部位均可发生,以胸骨柄后方的前上纵隔区域最为好发。囊肿的囊壁内衬

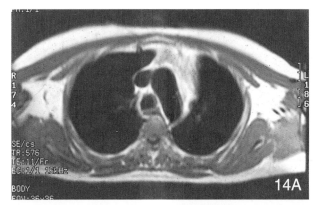

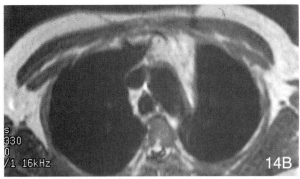

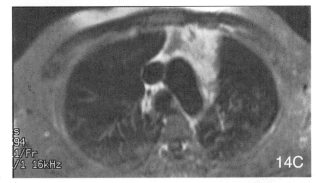

图 19-3-14 左侧胸腺结节状增生

A. T_1WI 示左侧胸腺稍增大,未见明确肿块形成,信号呈等、高状。 B. T_2WI 示胸腺呈不均匀性高信号。
C. 增强后扫描,左侧胸腺无明显强化。

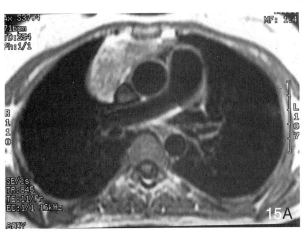

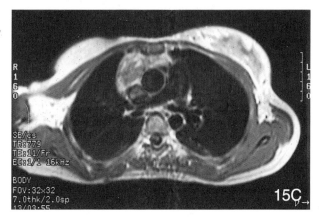

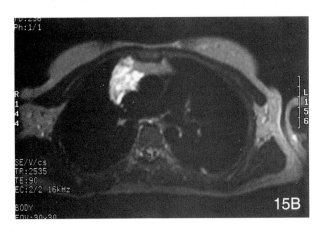

图 19-3-15 右侧胸腺增生

A. T_1WI,右侧胸腺增大,呈不均匀性等信号,内未见肿块形成。

B. T_2WI,右侧胸腺呈不均匀性等、高信号。 C. 增强扫描,右
侧增大胸腺无明显强化。

以立方、扁平和鳞状上皮。儿童和成人均可发生,一般无症状,除非很大压迫临近脏器出现相应的症状,如吞咽不适、呼吸困难等。胸腺囊肿部分可以是后天性的,如胸腺的出血后囊变、胸腺淋巴瘤放疗后、胸部手术后等。后天性的囊肿内壁无上皮细胞衬托,实为假性囊肿。囊肿内的成分主要为水样,可以合并出血或有蛋白样成分。

【MRI 表现】　典型的胸腺囊肿在 T_1WI 上表现为低信号,且较均匀,T_2WI 上则表现为均匀性高信号,边界极清晰(图 19-3-16,17)。当胸腺囊肿内成分多样化时,T_1 加权图上可以表现为高信号,低、等混合信号或高、等混合信号等,T_2 加权可以表现为不均匀性高信号,或不均匀性高、低混合信号。故信号表现不典型时,应对肿块的特殊形态加以区别。先天性胸腺囊肿通常位于中线处,骑跨在主动脉的前方,一般张力较低,轮廓清晰。后天性胸腺囊肿通常位于胸腺的一侧,患者多数可提供明确的病史,如

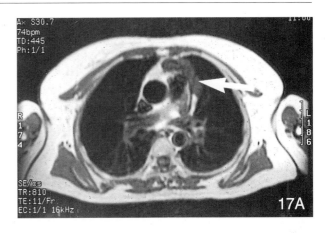

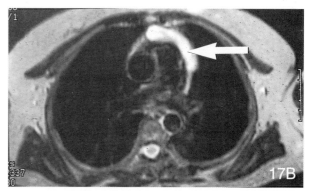

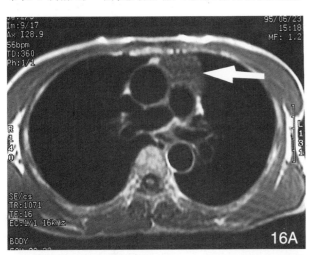

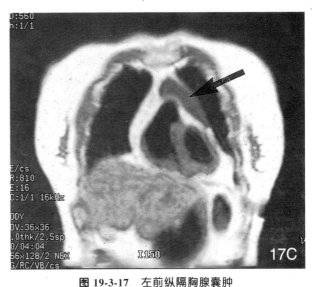

图 19-3-17　左前纵隔胸腺囊肿
A. T_1WI,左前纵隔见条带状低信号病灶(箭)。　B. T_2WI,病灶呈明显均匀性高信号(箭)。　C. 冠状位 T_1WI,左前纵隔内见境界清楚的条状低信号病灶(箭)。

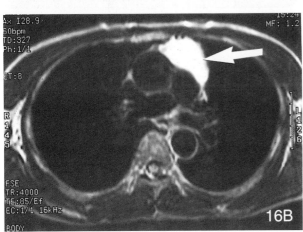

图 19-3-16　左前纵隔胸腺囊肿
A. T_1WI,左前纵隔肿块轮廓光整,呈低信号(箭)。
B. T_2WI,肿块呈均匀性高信号(箭)。

胸部手术、放疗史等。此外多数后天性胸腺囊肿旁常伴有纤维化低信号。

二、生殖细胞类肿瘤

生殖细胞类肿瘤(germ cell neoplasms)是纵隔内常见肿瘤之一,主要位于前纵隔,少数也可位于后纵

隔。这类肿瘤虽然在胚胎或婴幼儿时期就形成,但发展较缓慢,并且常无症状,常在青春期或成年时才被发现。好发年龄为15～30岁。80%以上为良性。

【病理及临床表现】 纵隔生殖细胞类肿瘤含有多种组织成分,这些成分多为原始生殖细胞,常见的纵隔生殖细胞类肿瘤包括畸胎瘤、精原细胞瘤、胚胎瘤、内胚窦瘤、绒毛膜上皮癌和混合性生殖细胞瘤。畸胎瘤(teratoma)占所有生殖细胞肿瘤的75%左右。畸胎瘤按组织类型可进一步分为:皮样囊肿、成熟性畸胎瘤、不成熟性畸胎瘤和畸胎癌。大体标本上纵隔畸胎瘤表现为囊性肿块、实质性肿块、囊性和实质性混合肿块。囊内含有液体、皮脂样物质、胶样物质以及毛发,软组织实质成分内含有骨骼样物质、软骨样物质以及皮脂样和神经组织。即肿瘤内可有内胚层、中胚层和外胚层样物质。纵隔畸胎瘤大小不等,一般位于前纵隔的一侧,可以越过中线。良性肿瘤轮廓较清,合并感染时轮廓可以不清,甚至可以侵及肺实质内。少数畸胎瘤可以恶变,此时肿瘤可侵及纵隔脂肪及大血管,也可有纵隔内淋巴结转移。

纵隔生殖细胞类肿瘤较小时常无症状,当肿块逐渐增大,压迫相邻脏器时可出现症状,如胸闷不适、胸痛、咳嗽、发热等。纵隔畸胎瘤常可合并感染,反复感染后可与支气管相通,典型病例可咳出毛发和豆腐渣样物质。反复感染也可累及心包和胸膜,造成心包积液和胸腔积液。本节主要介绍纵隔畸胎瘤。

【MRI表现】 检查技术同上。前纵隔皮样囊肿(dermoid cysts)即囊性畸胎瘤,在 T_1 加权上可表现为均匀性低信号或均匀性高信号,T_2 加权上表现为均匀性高信号(图19-3-18)。皮样囊肿囊壁较光滑,囊腔张力略高。在纵隔脂肪的衬托下,T_1 加权上可显示囊壁的厚度。所谓的厚壁囊肿大多为皮样囊肿,可与前纵隔的胸腺囊肿菲薄囊壁有别。成熟性畸胎瘤多为实质和囊性成分的混合性肿块(图19-3-19)。在 T_1 加权上纵隔脂肪可以衬托肿块的轮廓,肿块内实质成分表现为与肌肉信号相似的等、低信号,囊肿成分表现为低信号,含脂肪成分则呈高信号。若含有骨样成分或牙齿则表现为明显的低信号,若要区别肿块内高信号是脂肪成分还是出血时可加扫 SE 序列 T_1 加权去脂肪(图19-3-20)。出血灶仍表现为高信号,而脂肪组织则呈等信号。在 T_2 加权上成熟性畸胎瘤则表现为高、低混合信号,囊样病灶信号最高,且可见清晰轮廓,实质和脂肪成分呈不均等、高信号,骨样或牙齿样结构仍表现为低信号。

良性成熟性畸胎瘤伴有感染可使轮廓不清,邻近胸膜增厚、粘连。感染累及肺实质可使肺内信号增高,呈斑片状或不规则形。肿瘤内如显示液体、脂肪或骨化成分时,可明确诊断。MRI对液体和脂肪较 CT 更敏感,而 CT 对钙化、骨化更为敏感(图19-3-21)。

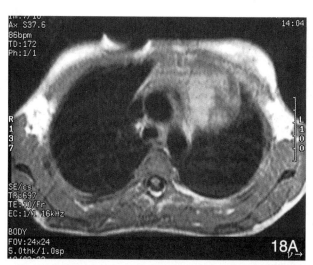

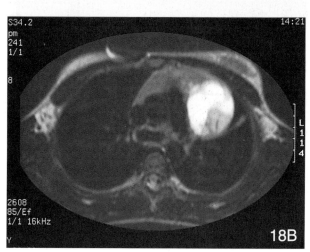

图 19-3-18　左前纵隔囊样畸胎瘤

A. T_1WI 示左前纵隔肿块,轮廓光整,不均偏高信号。

B. T_2WI 示高信号为囊样成分,等信号为实质成分。

畸胎瘤恶变或未成熟性畸胎瘤,除了良性肿瘤的 MRI 表现外,可以伴有纵隔脂肪的累及,表现为 T_1 加权上环绕肿块的纵隔脂肪呈犬牙状缺失,纵隔内淋巴结增大,纵隔大血管轮廓可以不清。累及到胸膜或心包可以出现胸腔积液和心包积液。累及上腔静脉可使管腔狭窄和闭塞,表现为正常的流空信号消失(图19-3-22,23)。

前纵隔的其他生殖细胞类肿瘤,如精原细胞瘤、无性细胞瘤、内胚窦瘤等,在 SE 序列 T_1 加权和 T_2 加权上无明显的信号特征及形态特征,因此这类肿瘤与前纵隔胸腺瘤及未成熟性畸胎瘤很难鉴别(图19-3-24)。

三、胸骨后甲状腺

胸骨后甲状腺肿块相当常见,几乎所有的胸骨后甲状腺肿块都与颈部甲状腺相连,而真正异位胸内甲状腺极少见。在绝大部分病例中,胸骨后甲状腺肿块起自甲状腺下极或峡部。进入胸内后肿块多数位于气管和大血管的前方,少数可以位于气管的后方。胸内甲状腺右侧较左侧多见。

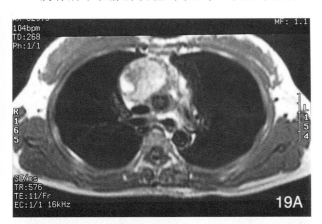

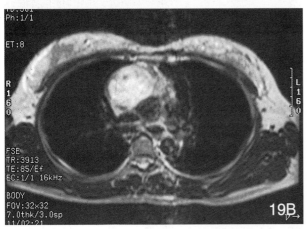

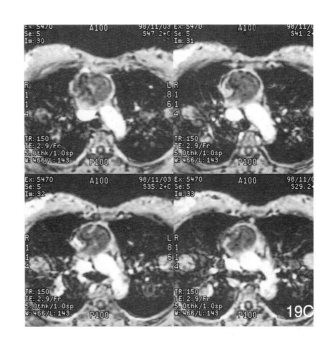

图 19-3-19　右前纵隔囊性成熟型畸胎瘤

A. T₁WI,右前纵隔肿块呈类圆形,外侧方见豆点状高信号,代表脂肪成分。　B. T₂WI,肿块呈不均匀性高信号。

C. 增强后扫描,肿块壁有强化,而肿块内成分无强化。

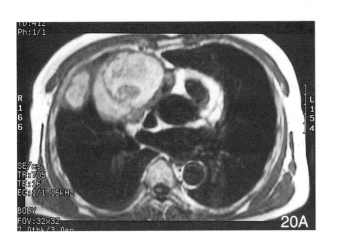

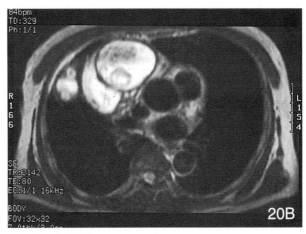

图 19-3-20　右前纵隔多房囊样畸胎瘤

A. T₁WI,右前纵隔肿块呈多房囊样改变,信号呈高、等混合状,肿块周围见低信号囊壁。

B. T₂WI,肿块呈不均匀性高信号,肿块壁和分房间隔呈略低信号。

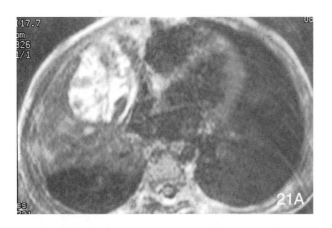

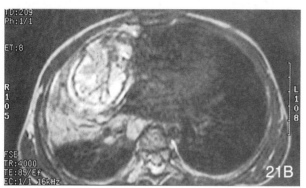

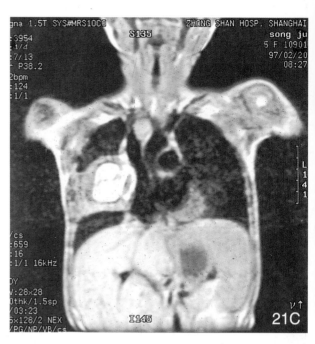

图 19-3-21　右前纵隔畸胎瘤

A. T₁WI,右前纵隔肿块轮廓清,呈高、低混合信号,高信号为脂肪成分,低信号为纤维成分和钙化。肿块后方为肺内感染实变。
　　B. 在 T₂WI 上信号与 T₁WI 相仿,脂肪成分和肺内病灶呈高信号。　C. 冠状位 T₁WI 示右前纵隔肿块与右侧胸壁相粘连。

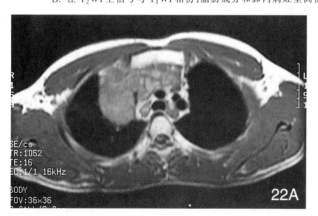

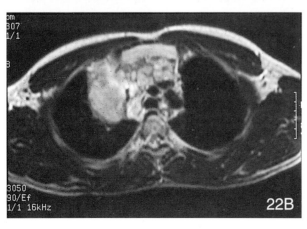

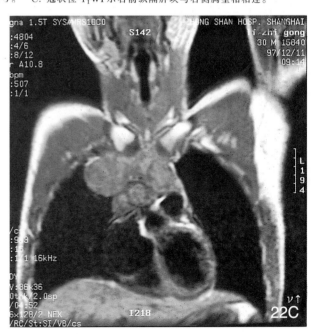

图 19-3-22　右侧前纵隔恶性畸胎瘤

A. T₁WI,右前纵隔肿块呈分叶状,内侧境界不清,大血管周围见软
组织影。　B. T₂WI,肿块与大血管周围软组织均呈不均匀高信
号。前胸壁胸膜受累,呈高信号表现。　C. 冠状位 T₁WI 示上
纵隔大血管被浸润包绕。

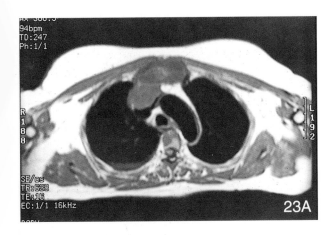

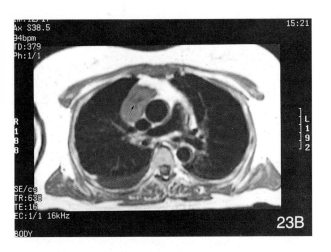

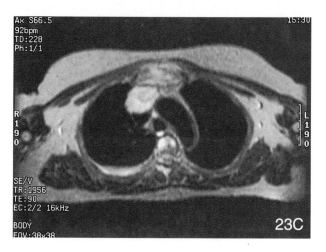

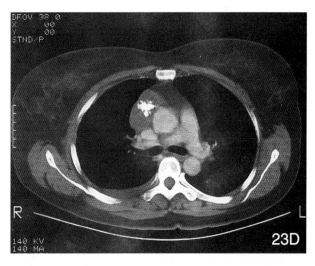

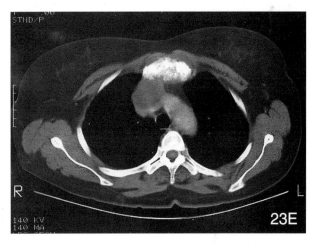

图 19-3-23　右前纵隔恶性畸胎瘤伴胸骨转移

A、B. T₁WI 示右前纵隔肿块,外缘轮廓光整,内缘与纵隔脂肪呈锯齿状交界(B),肿块呈等、低信号,胸骨有膨大,信号不均(A)。　C. T₂WI,肿块呈高、低混合信号。胸骨呈不均匀偏高信号。　D. CT 增强扫描,肿块轻度强化,内见不规则形钙化。　E. CT 示胸骨骨质破坏,轮廓不规则。

【病理和临床表现】　因大多数胸内甲状腺为结节性甲状腺肿,肿块表面呈结节状,切面见甲状腺内布满大小不等结节,结节之间有纤维间隔,但没有包膜,可有纤维化、出血、小囊腔形成和钙化,时常见不到正常甲状腺组织。少部分胸内甲状腺为单纯甲状腺肿,形态上呈弥漫增大,切面内可见充满胶样物质的扩张滤泡和甲状腺增生结节,易出血坏死和纤维

化。胸内甲状腺也可以是较大的甲状腺腺瘤,可伴有出血、囊变,肿块境界清,位于包膜内。胸内甲状腺极少是甲状腺癌,它可突破包膜并向周围组织浸润及向颈、胸部淋巴结转移。

胸内甲状腺患者大部分可有长期的吞咽不适或呼吸不畅,少部分患者可无明显不适或仅为颈部自己扪及肿块而就诊。此病多见于女性。

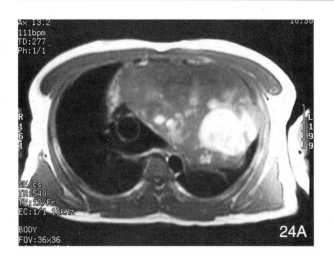

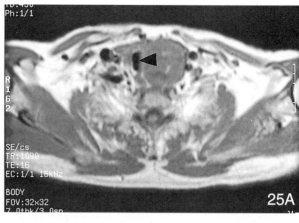

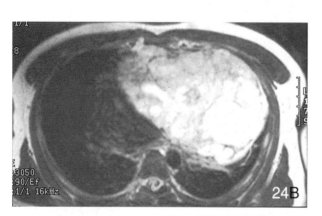

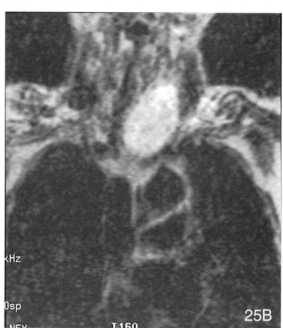

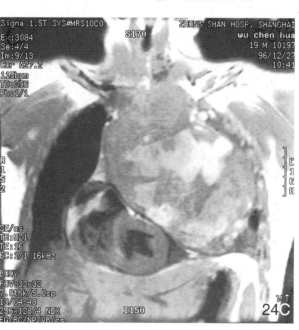

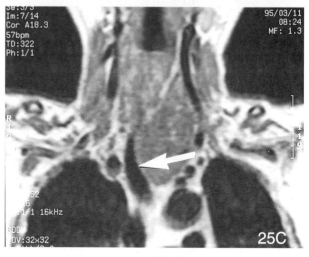

图 19-3-24 左前纵隔成熟型畸胎瘤伴腺癌样恶变

A. T₁WI,左前纵隔巨大肿块,纵隔内脂肪消失,肿块呈等、高混合信号。 B. T₂WI,肿块呈不均质性高信号。外侧方高信号形态与 T₁WI 相似,提示为脂肪成分。 C. 冠状位 T₁WI,肿块几乎占据整个左前胸腔,上方累及周围大血管,呈等、高混合信号。

图 19-3-25 左侧胸内甲状腺瘤

A. 质子加权图示左侧甲状腺下极肿块,呈不均质性等信号,气管受压(箭)。 B. T₂WI 冠状位,肿块呈类圆形,突入到胸腔内,位于主动脉弓的上方,呈高信号。 C. 冠状位 T₁WI 显示肿块与甲状腺和气管关系(箭)。

【MRI 表现】　胸部常规 SE 序列,横断位 T_1 加权和 T_2 加权,但扫描层面应包括正常部位的颈部甲状腺,此外应加扫冠状位 T_1 加权。连续层面横断位 T_1 加权图像上能显示肿块与颈部甲状腺下极或峡部相连,在纵隔脂肪的衬托下能显示肿块的轮廓。肿块信号与正常甲状腺相似,呈与肌肉相似的中、等信号,当合并出血或囊变时可杂有高、低混合信号。T_2 加权肿块呈高信号,合并出血或囊变时呈不均匀性高信号。胸骨后甲状腺可以合并有钙化,钙化信号

在 T_1 加权和 T_2 加权上均表现为低信号。冠状位 T_1 加权扫描对显示肿块的全貌帮助较大,此外还能显示纵隔和颈部的大血管及气管等受压推移的情况,对外科医生手术提供有价值的资料(图 19-3-25)。

当胸内甲状腺肿块是以腺瘤形式存在时,T_1 加权图像上肿块与正常甲状腺分界较清,呈等信号或低信号,T_2 加权呈高信号,若含有囊变可呈更高信号,若合并出血可表现为高信号或低信号,此类表现决定于出血的时间(图 19-3-26)。

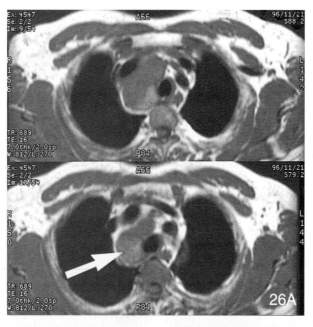

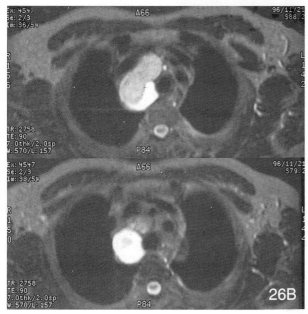

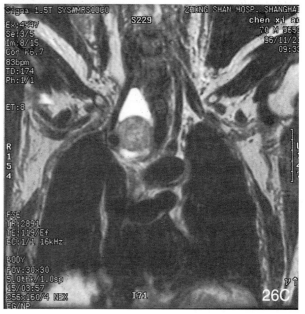

图 19-3-26　右侧胸内甲状腺瘤伴囊变

A. T_1WI,右侧甲状腺肿块突入到胸内气管和上腔静脉之间(箭)。肿块呈等、低信号。　B. T_2WI,肿块呈高和更高信号(囊变)。

C. 冠状位 T_2WI,肿块位于主动脉上方,上达颈根部。

极少数的胸内甲状腺为腺癌,T₁WI 上肿块的边界不清,正常的纵隔脂肪可消失。此外在头臂血管周围可有肿大的淋巴结。运用 T₂ 加权去脂肪序列,或反转回复序列对显示胸廓入口和上纵隔有否增大淋巴结较为合适。此外这些序列对恶性肿瘤的术后随访也有帮助,若表现为高信号则提示肿瘤有复发或淋巴结转移,若 T₂ 加权和反转回复序列上表现为低信号则说明是由于术后纤维化形成。

四、异位甲状旁腺瘤

异位甲状旁腺瘤极为少见,占甲状旁腺瘤的15%～20%,一般位于颈部,也可位于纵隔内或胸廓入口的大血管周围,或发生在气管和食管沟内。

【病理和临床表现】 异位甲状旁腺瘤(ectopic parathyroid adenoma)大多数为单发,肿瘤呈圆形或椭圆形,直径一般小于 3.0 cm,质地较软,有完整包膜。较大的异位甲状旁腺瘤可以伴有出血或囊变。

异位甲状旁腺瘤多见于女性,早期症状不典型。一般要出现甲状旁腺功能亢进时才会引起临床重视。

【MRI 表现】 异位甲状旁腺瘤可以位于颈部、胸廓入口的大血管周围和纵隔内。本节主要讨论纵隔内异位甲状旁腺瘤。

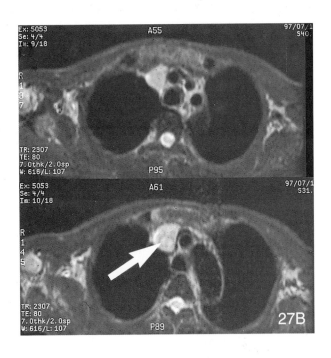
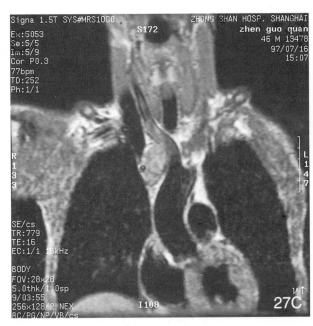
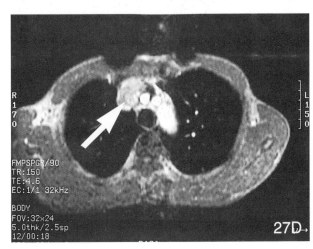

图 19-3-27　右前纵隔异位甲状旁腺瘤

A. T₁WI 示肿块位于右前纵隔胸骨后方,呈等信号(箭),周围有高信号脂肪组织环绕。　B. T₂WI,肿块呈不均匀性高信号(箭)。

C. 冠状位 T₁WI,肿块位于头臂动脉的外方,中等信号。　D. 增强后扫描,肿块有明显强化(箭)。

扫描范围应包括胸廓入口。肿块多数位于上纵隔血管周围、前纵隔胸腺内和气管食管沟内,表现为由纵隔脂肪环绕而衬托的圆形或椭圆形肿块,轮廓光整。T_1加权上表现为与肌肉相似的等信号,且较均匀。T_2加权表现为均匀高信号,但较脂肪组织为低。若肿块较大时可以发生囊变或出血,此时信号可呈不均匀性。甲状旁腺瘤属内分泌性肿瘤,所以血供较丰富。应用 Gd-DTPA 增强对诊断较有价值。典型表现为早期明显强化,且呈持续强化,强化后信号一般较均匀(图 19-3-27)。必须注意的是,当临床上出现甲状旁腺功能亢进(甲旁亢)症状而颈部扫描未能发现肿块时,应将扫描范围扩大到上纵隔。反过来如无临床症状,即使纵隔内发现结节也不易诊断。

五、鉴别诊断

（一）前纵隔肿瘤相互间鉴别要点

胸内甲状腺多数起源较高,并且常与颈部甲状腺相连,冠状位上肿块的全貌显示对诊断较有帮助,很易与胸腺瘤或畸胎瘤相鉴别。

异位胸内甲状旁腺瘤由于特殊的部位关系常需与纵隔内增大的淋巴结或胸腺瘤相区别。SE 序列 T_1 和 T_2 加权信号无明显特征,而 Gd-DTPA 增强显示肿块有明显的早期强化和持续强化,较有价值,此外典型的临床症状也极有参考价值。

胸腺增生与胸腺瘤,典型病例不难区别,但轻度胸腺增生与正常胸腺,以及结节状增生与小的胸腺瘤难以区别,影像学反映的是形态改变,确诊有赖于病理检查。

前纵隔肿瘤鉴别较为困难的是胸腺瘤和畸胎瘤或其他生殖细胞类肿瘤。胸腺瘤多为实质性肿块,轮廓光整,有完整包膜,较大肿瘤可以囊变或出血。畸胎瘤可以表现为成分基本一致的实质性肿块,可以包膜完整,此时与胸腺瘤和其他生殖细胞肿瘤无法区别。囊性畸胎瘤含有多种成分,如脂肪、水样、骨块和牙齿样物质,肿块成分不一,所以信号可以多样化,对鉴别有帮助。

（二）影像学技术比较

前纵隔病变通常为常规 X 线摄片发现纵隔轮廓异常。X 线摄片能够确定病变的来源,但对较小的前纵隔肿瘤不能发现,此外纵隔前后重叠较多,密度分辨也较差。增强胸部 CT 常用于对纵隔增宽的进一步检查。它对于判断肿块来源更为准确,此外

对脂肪、钙化和水样密度的分辨也较 X 线敏感。遗憾的是 CT 的空间分辨率较低。MRI 是无放射损伤的影像学技术,通过平扫即能显示前纵隔病变的信号改变,这对有碘过敏患者尤为适宜。此外 MRI 的冠状位和矢状位扫描能显示病变的全貌以及与相邻结构的关系,如胸骨后甲状腺的冠状位扫描能显示肿块是由颈部甲状腺下极或峡部延伸到纵隔内,这对外科医生术前判断病变范围极有帮助。MRI 也能进行动态增强扫描,如异位甲状旁腺瘤,通过动态增强扫描能明确了解肿瘤的增强形式,对诊断和鉴别诊断很有帮助。但 MRI 也有不利的方面,它对于肿块内的钙化或骨化显示能力较 CT 差。总之胸部 X 线平片、CT 和 MRI 各有长处和短处,在日常工作中胸部 X 线平片作为常规摄片后可选用 CT 或 MRI 进一步对纵隔病变进行定性。

第四节　中纵隔病变

一、中纵隔囊肿性病变

纵隔囊肿性病变种类较多,分布于纵隔的不同部位,包括胸腺囊肿、支气管源性囊肿、心包囊肿、淋巴管瘤、食管囊肿和神经肠源性囊肿。绝大多数囊肿性病变是先天性的。CT 对于绝大多数囊肿的显示较为敏感,识别也较容易,但是当囊肿内含的成分不同,如蛋白成分较多,或合并出血时则难与实质性肿块相区别,而 MRI 对于这类复杂囊肿则有其独特的功能。本文仅介绍中纵隔的囊性病变,其他则在相关章节中论述。

（一）支气管源性囊肿

支气管源性囊肿(bronchogenic cysts)又称支气管囊肿,是一种先天性病变,属前肠源性囊肿的一种,多见于儿童和青年人,绝大多数位于中纵隔的大支气管和气管旁。若位于肺则称为肺内支气管囊肿,或称肺囊肿。

【病理和临床表现】　支气管囊肿的形成是由于胚胎发育的停滞,且不能将索条状组织结构贯通成管状结构,使远端支气管内分泌物不能排出、积聚增多而形成囊肿。支气管囊肿好发于气管和大支气管周围,尤以隆突区域较多见。囊肿轮廓光整,张力高,囊内含有粘液,有时含有蛋白成分较多的稠样物质。囊壁的内层为支气管上皮,也可有软骨成分。

支气管囊肿患者是否出现症状与囊肿的大小及

周围脏器是否受压有关。肿块小可无症状，肿块大则可压迫气管或大支气管造成呼吸困难或喘鸣，压迫食管可有吞咽困难或吞咽不适。年龄越小出现压迫机会就越大。相反，多数成年人并无压迫症状。当囊肿内出血或继发感染时，囊肿可突然增大，并可出现压迫和感染症状。

【MRI 表现】 常规胸部 SE 序列，T_1 加权和 T_2 加权扫描，以横断位为主，可辅以冠状位或矢状位 T_1 加权扫描。支气管囊肿多数位于气管、大支气管周围，尤以隆突区最为多见，囊腔张力较高，多数呈圆形或椭圆形，在纵隔脂肪的衬托下，囊壁光整。囊肿内信号视其含成分的不同，在 T_1 加权上多数为均匀低信号，若伴有感染、出血或含蛋白成分时则为高信号，均匀或不均匀。T_2 加权一般呈高信号，且均匀。T_1WI 上低信号而 T_2WI 高信号为典型囊肿表现，若均为高信号，需与脂肪瘤鉴别，脂肪抑制技术

有鉴别意义。隆突区域的囊肿在冠状位显示较为理想。它能显示囊肿对相邻气管或支气管的较浅弧状压迫，这对囊肿的定性诊断很有帮助（图 19-4-1,2）。

（二）淋巴管瘤

淋巴管瘤（lymphangioma）又称淋巴水瘤，可发生在纵隔的任何部位，但以中纵隔较为多见。部分淋巴管瘤可以是颈部淋巴管瘤的延续，甚至可以涉及到腋窝软组织内。

【病理及临床表现】 淋巴管瘤主要是淋巴管的发育畸形或异常，造成淋巴液的积聚和淋巴管的扩张。它与身体其他部位的淋巴管瘤相似。由于淋巴液的积聚和淋巴管扩张较缓慢，故其生长常呈伪足样，伸入到组织间隙内。淋巴管瘤内壁衬以淋巴管内皮细胞，许多管腔可汇合。在形态上可以分为毛细血管淋巴管瘤、海绵状淋巴管瘤和囊性淋巴管瘤。

纵隔淋巴管瘤患者的症状与肿瘤的大小和部位

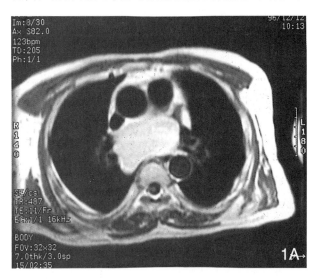

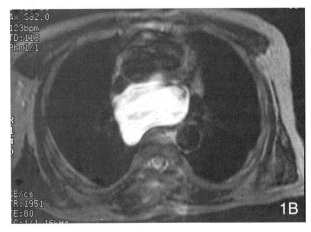

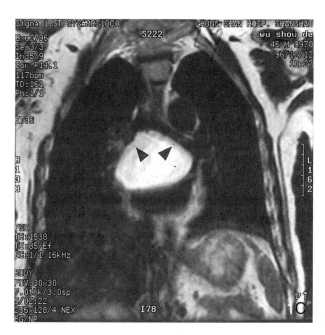

图 19-4-1　支气管囊肿

A. T_1WI，隆突下见较大占位病灶，境界清，呈均匀性高信号。　B. T_2WI，病灶呈不均匀性更高信号。　C. 冠状位 T_2WI 示病灶位于隆突下（箭）。

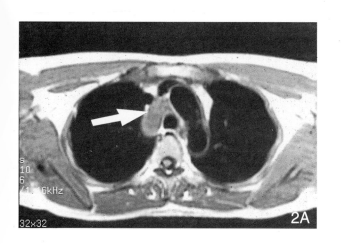
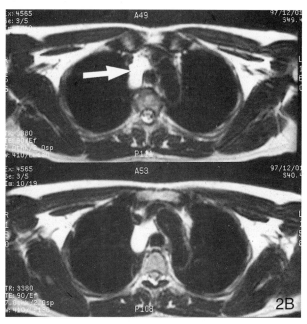

图 19-4-2 右侧气管旁支气管囊肿

A. T₁WI,右侧气管旁见椭圆形占位病灶,呈等、高信号(箭),较均匀,轮廓清。

B. T₂WI,病灶呈均匀性高信号(箭),外侧轮廓光整,内侧缘呈尖角状伸入到气管前方。

有关。肿瘤较小时一般无症状,明显增大及压迫邻近结构时可出现相应的症状,如呼吸困难、吞咽不适。

【MRI 表现】 检查序列基本同前。淋巴管瘤位于上中纵隔较多,肿块张力极低,故可呈伪足状生长,伸入到血管间隙的脂肪组织内(图 19-4-3)。T₁加权上多数表现为低信号,少数可表现为等信号或高信号。T₂加权去脂肪序列对于淋巴管瘤的显示较为有利,它可去除纵隔内高信号的脂肪,在低信号的背景基础上,淋巴管瘤均匀性高信号的特征较为明显。少数淋巴管瘤可以合并感染或出血,T₁加权表现为等、高混合信号,T₂加权则可表现为不均匀性的高信号。冠状位扫描对显示与颈部淋巴管瘤相连的病例较为有利,可以显示病变上下范围以及与周围结构的相邻关系。对外科医生制定手术方案较有帮助(图 19-4-4)。

(三) 心包囊肿

心包囊肿(pericardial cysts)又称心包间皮囊肿,可能为先天性畸形,可发生在心包的任何部位,但以双侧心膈角区域最为多见。临床上大多数病人无症状,多数在 X 线常规检查时偶尔发现。

【病理表现】 心包囊肿的内壁为单层间皮细胞,外壁为纤维组织,囊内含有澄清透明的液体,囊肿常为单房,大小不等。

【MRI 表现】 心包囊肿多数位于双侧心膈角,与心包不能分离。囊肿张力中等,T₁加权上囊肿表现为均匀性低信号,囊肿轮廓光整,壁较薄。T₂加权去脂肪,囊肿表现为均匀性高信号。心包囊肿很少发生感染和出血(图 19-4-5)。

(四) 鉴别诊断

中纵隔囊肿性病变与实质性肿块的鉴别不难,进一步定性的关键是仔细观察囊肿的张力及形态与部位。支气管囊肿张力最高,常呈圆形或椭圆形,可以对大的支气管或气管壁造成浅弧状压迹。淋巴管瘤最为柔软,常呈伪足样生长,可以长入到血管间隙内。运用 SE 序列 T₂加权去脂肪对病变的形态显示最为有利。心包囊肿一般为中等张力,介于前两者之间,且常生长在双侧心膈角区域,与心包不能分离。

SE 序列 T₁和 T₂加权的信号表现对鉴别各类囊肿病变的性质有帮助,但不一定可靠,因为中纵隔囊性病灶的成分可以多样化,故可出现多种不同的信号。如支气管囊肿典型的表现为 T₁加权低信号,T₂加权高信号,但由于病灶内可含有蛋白成分较多的粘稠物质,所以常可表现为 T₁加权高信号,T₂加权也为高信号,若此时伴有出血,则 MRI 很难鉴别。

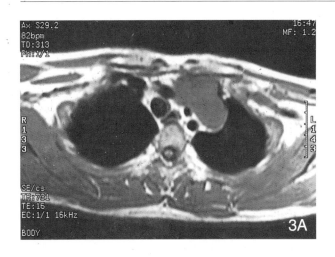

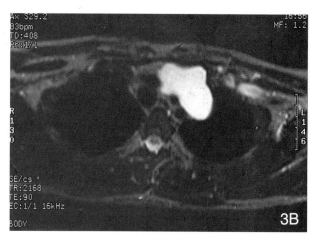

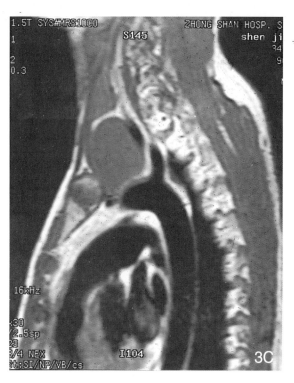

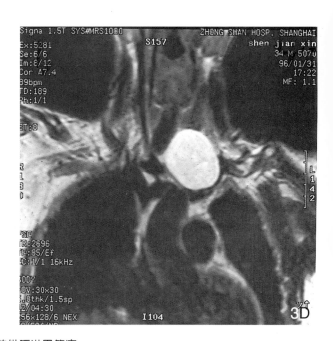

图 19-4-3　左前纵隔淋巴管瘤

A. T_1WI,左侧颈胸交界处占位病灶,呈低信号,相邻大血管向后移位。　B. T_2WI,肿块呈均匀性高信号,轮廓光整,肿块呈伪足状伸入到血管之间。　C. 矢状位 T_1WI,肿块位于主动脉弓上,左侧颈总动脉前方,呈均匀性低信号。　D. 冠状位 T_2WI,肿块位于胸部入口处,轮廓光整,呈均匀性高信号。

同样淋巴管瘤 T_1 加权表现为低信号,T_2 加权则表现为高信号,若淋巴液内脂肪成分较多则 T_1 加权和 T_2 加权均可表现为高信号。心包囊肿信号较有特征,因它主要含浆液样成分,故 T_1 加权为低信号,T_2 加权表现为高信号。当囊肿性病变与实质性肿瘤鉴别困难时,增强扫描是有益的。

因此我们认为中纵隔囊性病变的性质鉴别主要依据肿块的张力、形态与部位,其次视信号表现加以辅助鉴别。

二、纵隔淋巴结增大

纵隔淋巴结增大包括很多病变,常见的为淋巴瘤、结节病、纵隔淋巴结结核、巨淋巴结增生症以及纵隔转移性淋巴结增大。现将它们的病理特征、临床表现和 MRI 特征介绍如下。

（一）淋巴瘤

淋巴瘤(lymphoma)是指原发于淋巴结或结外淋巴组织的全身性恶性肿瘤。常可累及腋下、腹股沟、颈部、后腹膜和纵隔内淋巴结，也可侵犯身体其他脏器。在纵隔内的淋巴瘤主要累及中纵隔区域的淋巴结，少数可累及前纵隔或后纵隔内淋巴结。

【病理和临床表现】　淋巴瘤分为 Hodgkin 病（HD）和非 Hodgkin 淋巴瘤（NHL），它们在临床、病理和预后方面有所不同。在病理上最特征性区别为 Reed-Sternberg 细胞，一种含大的深染色核的巨网状细胞，在 HD 中可以找到，而在 NHL 中不存在。

根据 Lukes-Bulter 分类法的 Rye 修正方案，将

HD 分为四型：即淋巴细胞为主，预后较好；结节硬化型和混合细胞型，预后次之；淋巴细胞耗竭型，预后较差。这四种类型可以相互转化，一般预后较好的向较差型发展。

NHL 较 HD 的恶性程度高，预后差。Rappaport 分类法按组织病理、细胞成分及分化程度将 NHL 分为低度、中度和高度恶性三类。低度恶性者以结节增生为主，高度恶性者呈弥漫浸润，而中度恶性者为混合型。

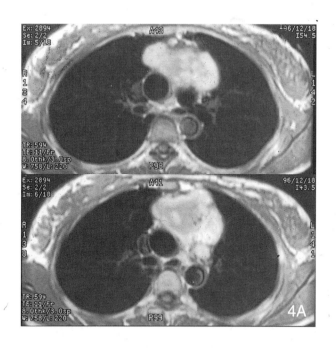

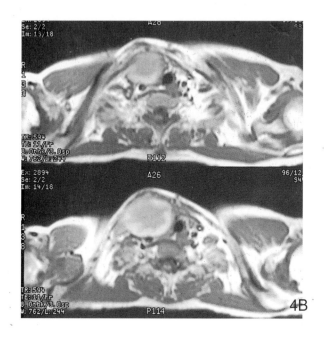

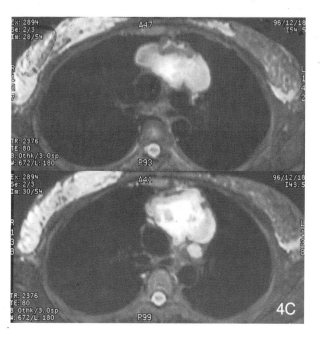

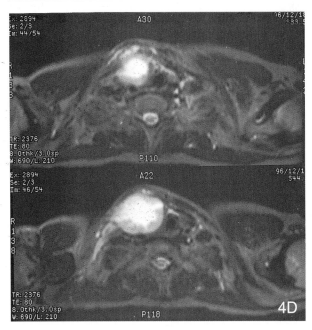

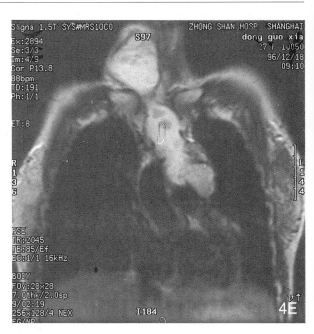

图 19-4-4 右颈及左前纵隔淋巴管瘤伴感染

A、B. T₁WI 不同层面,右颈部及左前纵隔见占位病灶,轮廓较清,肿块呈不均匀性等、高信号。　C、D. T₂WI 不同层面,肿块呈不均匀性高信号,中央区域信号更高。　E. 冠状位 T₂WI,颈部肿块与左前纵隔肿块呈哑铃状连接,肿块为不均匀性高信号。

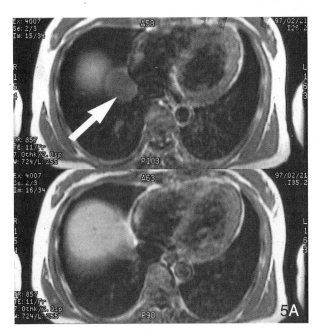

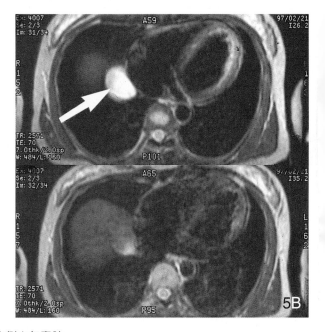

图 19-4-5 右侧心包囊肿

A. T₁WI,右侧心膈角见软组织肿块,轮廓光整,呈均匀性低信号(箭)。

B. T₂WI,肿块呈均匀性高信号,与心包不能分开(箭)。

淋巴瘤胸内累及较常见,纵隔内 HD 约占 60%,而 NHL 则占 40%。纵隔内累及以年轻女性结节型 HD 较为多见。典型的 HD 主要累及前纵隔、内乳动脉旁、气管旁以及肺门区淋巴结,而 NHL 几乎总是累及心包旁或后纵隔区域淋巴结。淋巴瘤也可累及肺实质。HD 患者中约 12% 可首先出现肺实质累及,而 NHL 患者中仅为 4%。

HD 被认为起源是单一的,因此是连续地向周围淋巴结侵犯,相反 NHL 被认为是多中心的,因此病灶常呈跳跃性分布。

淋巴瘤早期可无症状,或仅仅触及周围淋巴结增大。中晚期常出现发热、疼痛、消瘦等全身症状。局限于胸部的淋巴瘤、纵隔淋巴结明显增大可压迫气管、食管或上腔静脉等,出现相应的症状,如咳嗽、吞咽困难或不适、呼吸困难和上腔静脉阻塞综合征等。

【MRI表现】　常规胸部 SE 序列,横断位 T_1 加权和 T_2 加权,有时可加用去脂肪 T_2 加权,此外可用冠状位或矢状位 T_1 加权。一般情况下很少采用 Gd-DTPA 增强扫描。近年来文献报道较多的不同类型的纵隔淋巴瘤 MRI 信号,可归类为以下四种形式。

(1) 均匀性可变形式:这种形式包括 SE 序列 T_1 加权,纵隔内病灶呈均匀性等信号,类似相邻的肌肉信号。而 T_2 加权则病灶呈均匀性高信号,与纵隔脂肪组织相似。这类信号表现在未经治疗的淋巴瘤中是最典型的表现,而在经过治疗后的淋巴瘤则很少能发现此类信号表现,除非肿块形成明显的囊性退变。胸腺淋巴瘤治疗后可形成胸腺囊肿(图19-4-6)。

(2) 不均匀性可变形式:这种形式主要指 SE 序列 T_1 加权,纵隔内淋巴结呈等、低信号,而 T_2 加权则呈等、高混合信号,这些信号表现可以见于未治疗的结节硬化型 HD,也可见于治疗后的反应期。T_2 加权的高信号可以推测有残留存活病变存在,也可能为有炎症反应或坏死形成。早期的纤维化可以引起 T_2 加权的高信号,这是由于毛细血管内皮连接处渗漏和细胞过多使游离水分增多而致(图19-4-7)。

(3) 不均匀性无变化形式:这种形式是指在 SE 序列 T_1 加权和 T_2 加权上纵隔淋巴瘤病灶呈高、低混合信号,这种形式主要见于治疗无效的淋巴瘤。通常纵隔淋巴瘤经治疗后可畸形转化或由纵隔脂肪重新环绕形成纤维-脂肪肿块。病灶内的脂肪成分表现为高信号,残留的肿块形成纤维化,故呈低信号。因此 T_1 加权和 T_2 加权上相同的区域信号是相一致的。若 T_1 加权为低信号,而 T_2 加权为高信号,则说明有残留存活的肿瘤。对病灶内有可疑存活肿瘤可以加用去脂肪 T_2 加权序列,以显示病灶内有否真正代表存活肿瘤的高信号(图19-4-8)。

(4) 均匀性低信号:这种形式是在 SE 序列 T_1 加权和 T_2 加权上纵隔淋巴瘤呈与肌肉或纤维组织相似的低信号。这种表现主要见于淋巴瘤治疗后,肿块以无存活肿瘤的纤维肿块为特征。在相同区域和相同平面内 T_1 加权和 T_2 加权信号是一致的。

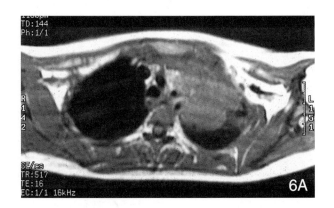

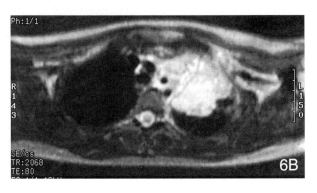

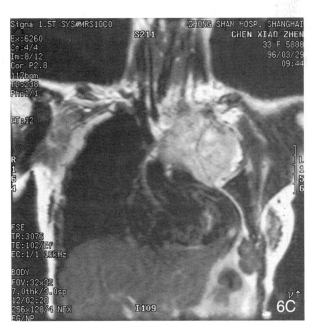

图 19-4-6　左前纵隔淋巴瘤

A. T_1WI,左侧前上纵隔肿块,外缘轮廓呈分叶状,境界不清,内缘侵犯大血管周围,肿块呈均匀性等信号。

B. T_2WI,肿块呈不均匀性高信号。　C. 冠状位 T_2WI,肿块上缘位于胸廓入口,大血管有包绕累及。

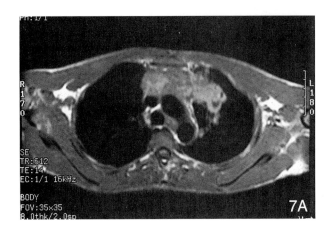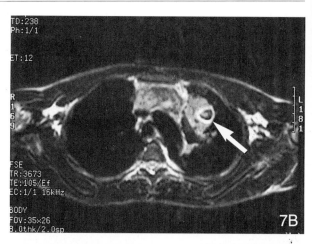

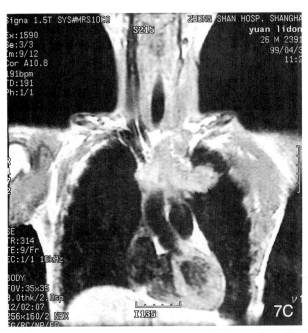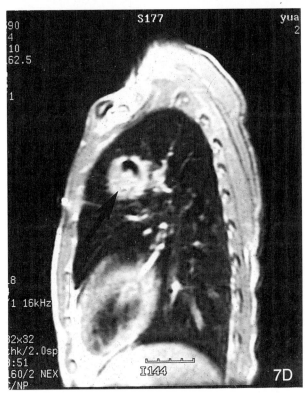

图 19-4-7　结节硬化型 NHL 伴肺内累及

A. T₁WI，前纵隔及左肺内见不规则形肿块，边缘轮廓不清，肿块呈不均匀性等、低信号。　B. T₂WI，肿块呈不均匀性等、高信号，左肺内见空洞形成，洞壁呈高信号（箭）。　C. 冠状位 T₁WI，肿块呈不规则形，环绕纵隔内大血管，肺内病灶与纵隔相连，呈分叶状。　D. 矢状位 T₁WI，示肺内病灶和空洞，空洞内壁有附壁结节形成。

　　淋巴瘤除上述四种信号改变外，在形态上主要表现为纵隔内增大的淋巴结，大小不等，可以有纵隔脂肪环绕，淋巴结可以呈相互融合状，也可呈单个或多个不融合分布。主要分布在气管旁、腔静脉后方、隆突下，少数可位于前纵隔、内乳动脉旁或后纵隔内。淋巴瘤也可累及胸膜、胸壁、心包和肺实质，表现为胸腔积液、胸膜结节样增生、胸壁内异常信号、心包积液以及肺内异常信号等（图 19-4-9）。

　　（二）结节病

　　纵隔和肺门淋巴结增大另一种常见的病变为结节病（sarcoidosis）。它是一种淋巴结非干酪样坏死的肉芽肿性病变，病因不明，可以侵犯人体多种脏器，如肺、肝脏、脾脏、皮肤、眼球、扁桃体等。可以发生于任何年龄，但较多见于 30～40 岁年龄组，男女无明显差异。

　　【病理和临床表现】　结节病在镜下表现为类上皮细胞增生的肉芽肿，与结核性肉芽肿相似，但病灶内无干酪性坏死。胸部的累及可高达 85% 的病例，

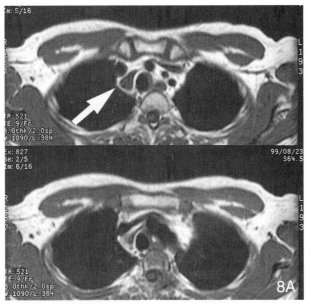

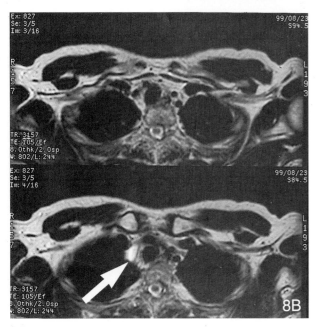
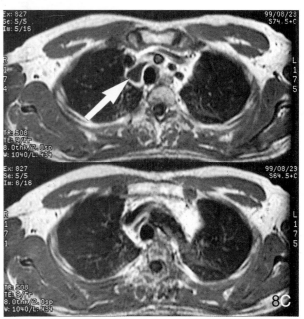

图 19-4-8 淋巴瘤放疗后

A. T₁WI,右侧气管旁占位病灶呈均匀低信号。轮廓清(箭)。 B. T₂WI,肿块呈均匀性高信号(箭),
表示淋巴结囊性坏死。 C. 增强后扫描,肿块无明显强化(箭)。

表现为对称性肺门淋巴结和纵隔淋巴结增大。在肺部主要累及肺间质,表现为肺内结节样浸润,可以相互融合。结节病晚期表现为肺广泛间质纤维化和囊样改变。结节病属良性病变,大部分病人治疗后可完全吸收而不留痕迹,少部分则可转变成广泛性间质纤维化。

结节病临床症状较轻微,或者无症状,常于正常体检时偶尔发现双侧肺门淋巴结对称性增大。结节病患者可有周围浅表淋巴结增大,也可表现为皮下结节形成或有结节性红斑。活组织检查具有诊断意义。结节病活动期 70% ~ 80% 患者抗原试验(Kveim)可以阳性。有 20% ~30% 患者结核菌素试验(OT 试验)可呈阳性反应。

【MRI 表现】 胸部常规 SE 序列,横断位 T₁ 加权、T₂ 加权,冠状位 T₁ 或 T₂ 加权。结节病淋巴结增大主要位于双侧肺门和纵隔,故在肺门区域 T₁ 加权可见到大小不等软组织影,环绕在支气管和肺门血管周围,可以相互融合,也可无融合,T₁ 加权上信号与相邻肌肉相似。T₂ 加权则可呈高信号,一般信号不均匀。纵隔内淋巴结增大主要位于隆突下区域、腔静脉后以及主肺动脉窗内,淋巴结可以融合,T_1 和 T_2 加权上信号与肺门区域相似。冠状位对于隆突下区域和主肺动脉窗区域的淋巴结显示较为理想。Gd-DTPA 增强可用于纵隔淋巴结增大的鉴别。

结节病患者,增大的淋巴结增强后信号呈轻～中度强化,一般信号不很均匀。而纵隔淋巴结结核和巨淋巴结增生症者增强后可有较特征性改变。可与本病相区别(图 19-4-10)。

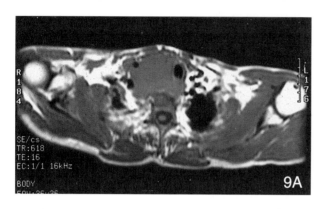
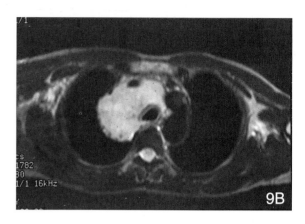

图 19-4-9　淋巴瘤
A. T_1WI,右侧纵隔肿块呈等信号,环绕纵隔内大血管及气管,向上突入到右颈部。　B. T_2WI,肿块呈不均匀性高信号。

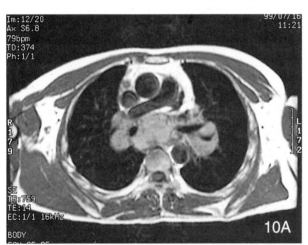

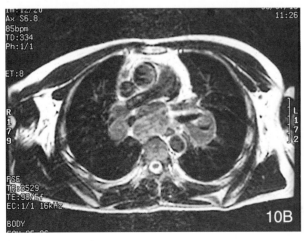

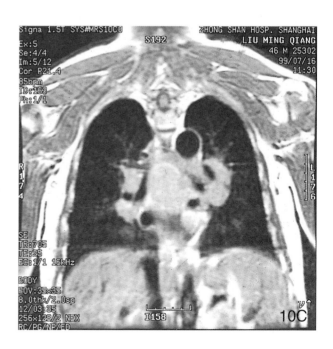

图 19-4-10　结节病
A. T_1WI,双侧肺门、隆突下广泛淋巴结增大,相互有融合,呈较均匀等信号。　B. T_2WI,肿大淋巴结呈等、高信号。
C. 冠状位 T_1WI,双侧肺门及隆突下淋巴结增大融合,隆突角度增大。在 T_1WI 和 T_2WI 上,淋巴结信号与血管流空信号很易区分。

结节病累及肺间质时，纵隔内淋巴结往往缩小或消失，而肺内主要是以广泛间质性改变为特征，MRI 对肺间质性病变的显示及鉴别不如高分辨率 CT，故该阶段结节病进行肺的高分辨率 CT 检查有助于明确病变范围和程度。结节病的诊断须结合临床表现，以及将肺部和纵隔、肺门淋巴结表现综合考虑。

（三）纵隔淋巴结结核

纵隔淋巴结结核（tuberculosis）常可伴有颈部淋巴结结核，男女均可累及，其中以中青年女性较为多见。临床上初次就诊极易误诊为淋巴瘤或转移性肿瘤，故明确诊断极为重要。

【病理和临床表现】　结核病是常见的呼吸道传染性病变，最常累及肺部和纵隔淋巴结，可以是原发综合征的一种，成人淋巴结结核可能为继发感染。大体标本中表现为纵隔淋巴结成串增大，通常以一侧肺门及纵隔为主。镜下病理表现为类上皮细胞的明显增生，同时伴有干酪样坏死。增大的淋巴结可为孤立性，也可以相互融合，可以侵及纵隔血管，造成全身广泛播散。

纵隔淋巴结结核的临床症状是非特异性的，可有干咳、胸闷、低热及盗汗。病变广泛并造成全身播散时可有中毒血症表现，如寒战、高热，血沉可增快。结核菌素试验可呈阳性反应。纵隔淋巴结结核常可合并颈部或锁骨上区淋巴结增大，故颈部淋巴结的穿刺及活检对诊断具有很大帮助。

【MRI 表现】　结核性淋巴结病灶分布常以一侧肺门为主，同时伴有纵隔内淋巴结增大。T_1 加权上增大的淋巴结如无干酪坏死，则表现为与肌肉组织相似的等信号，若伴有干酪坏死则可表现为低、等、高混合信号，且信号不均匀。T_2 加权上如无干酪坏死，则表现为低于纵隔脂肪的高信号，且信号常不均匀。通常可采用去脂肪 T_2 加权，可提高病灶的显示率。合并干酪样坏死的病灶，周围常有纤维包裹环形成，纤维包裹环由毛细血管等肉芽组织构成，故增强后常可形成特征性的环样强化，故 Gd-DTPA 增强常可用于与其他淋巴结增大的疾病鉴别。增强检查时应用去脂肪 T_1 加权序列较为合适。纵隔淋巴结结核患者常合并颈部淋巴结结核，故检查时应包括锁骨上区，冠状位的反转恢复序列对此区域的检查较为敏感。纵隔内或锁骨上区域内淋巴结结核可以累及邻近周围血管，使血管周围脂肪层消失。同时也可累及纵隔胸膜和肺实质，表现为胸腔积液或局部胸膜增厚，肺内呈斑片及索条状影。对肺内病变的显示，MRI 可能不及 CT，故必要时可行高分辨率 CT 进一步明确诊断（图 19-4-11，12）。

（四）纵隔巨淋巴结增生症

纵隔内的巨淋巴结增生症（castleman disease）又称血管滤泡性淋巴结慢性炎症。它可以发生在纵隔，也可见于腹腔和后腹膜，是一种少见的、原因不明的淋巴增生样病变，很多学者认为可能是一种错构瘤样或炎症性病变。

【病理和临床表现】　病变通常累及肺门或纵隔的单个淋巴结，呈肿块样增生，极少数可累及邻近的

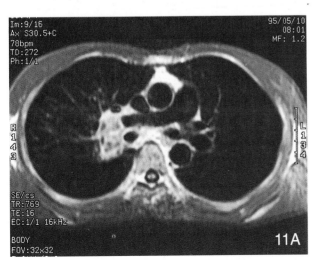
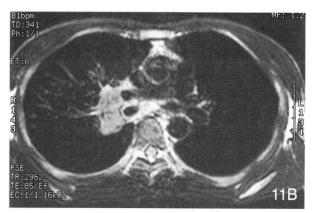

图 19-4-11　右侧肺门淋巴结结核

A. T_1WI，右肺门见肿块，呈不均匀性等、低信号包绕右肺门血管，肺门外侧肺野内见斑点状异常信号。

B. T_2WI，右肺门肿块呈不均匀性等、高信号。肺野内见斑点状略高信号病灶。

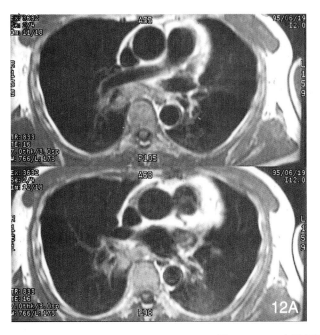
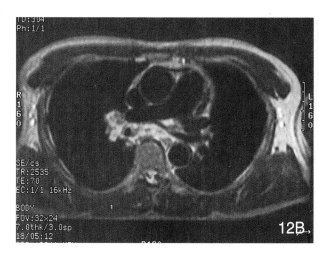

图 19-4-12　右肺门及隆突下淋巴结结核

A. T₁WI,右肺门及隆突下见肿大淋巴结,相互有融合,呈等、低信号。

B. T₂WI,增大淋巴结呈不均匀性高信号。

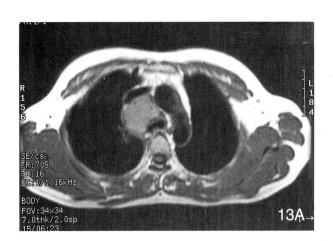
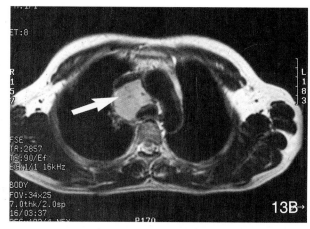

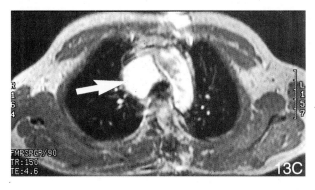
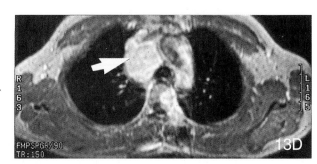

图 19-4-13　右中纵隔巨淋巴结增生症

A. T₁WI,右侧上腔静脉与气管之间见软组织肿块(箭),轮廓清,呈等信号,中央可见针尖样低信号。　B. T₂WI,肿块呈均匀性高信号(箭),中央仍可见少许针尖样低信号。　C. 增强后早期扫描,肿块明显强化,信号均匀(箭)。　D. 增强后 2 min 扫描,病灶信号仍较高,且较均匀(箭)。

淋巴结。镜下病变分为：①玻璃样血管型。表现为小的滤泡中心有玻璃样变的毛细血管，呈放射状穿入，并伴有嗜酸性细胞、浆细胞、网状淋巴母细胞和增生血管。②浆细胞型。它没有血管形成和玻璃样变，而仅仅表现为大的滤泡中心有单一成熟的浆细胞。这两者中以前者为主。

纵隔巨淋巴结增生症可发生在任何年龄，但以青壮年较为多见。病变小时可无症状，多数病人是体检时偶尔发现肺门增大或纵隔增宽。若病变较大时可以压迫邻近的气管、支气管或食管，出现呼吸困难、胸闷不适或吞咽困难等。

【MRI 表现】　巨淋巴结增生症表现为肺门或纵隔内淋巴结呈肿块样增生，轮廓光整，可以有分叶状。T_1 加权上表现为中等信号，信号不很均匀，肿块周围可见高信号脂肪组织环绕。若肿块内扩张血管明显增多也可见到有流空样低信号。T_2 加权上肿块信号明显增高，而扩张的小血管仍可呈流空样低信号，形态可呈点状或扭曲的条状形，此表现酷似白色的底板上撒上黑色的胡椒粉。由于纵隔淋巴结增生有丰富的血管，故 Gd-DTPA 增强很有价值。采用去脂肪 T_1 加权，肿块表现为明显强化，其中小血管可以表现为更高信号，与平扫 T_1 加权流空信号正好相反。肿块强化持续时间较长。此种强化形式与 CT 强化极相似。冠状位扫描对隆突下区域和主肺动脉区域的病变显示较为理想。少数纵隔巨淋巴结增生可以伴有钙化，在 MRI 表现为 T_1 加权和 T_2 加权的低信号（图 19-4-13）。

纵隔的巨淋巴结增生症与纵隔内的化学感受器瘤鉴别较为困难，它们均为富血供肿块，故增强的形式及信号改变也很相似。最终确定需病理诊断。

（五）转移性淋巴结增大

全身很多脏器的恶性肿瘤均可发生肺门和（或）纵隔内淋巴结转移，其中以支气管源性肺癌为常见，其次为乳腺、胃肠道、肾脏、前列腺、骨和甲状腺等部位的恶性肿瘤。多数为淋巴道转移，少数可以为直接侵犯。以支气管肺癌为例，纵隔淋巴结转移多数为一侧肺门首先转移，然后向纵隔内逐级转移。原发肿瘤的部位与其淋巴结转移有一定的规律，如右上叶的肿瘤转移到右侧肺门和右侧气管支气管旁淋巴结，右下叶的肿瘤转移到右侧肺门、隆突下区域、中纵隔腔静脉后组或气管旁组淋巴结，左上叶的肿瘤转移到左侧肺门、左侧主动脉窗或左侧气管旁，少数可到隆突下区，然后到右侧气管旁或腔静脉后淋巴结。除了支气管源性肺癌外，其他脏器的恶性肿瘤转移到纵隔淋巴结常无一定的规律。

衡量淋巴结有否转移，目前一般仍以淋巴结的大小为标准，并结合淋巴结的形态如包膜是否穿破，以及密度或信号强度改变。通常情况下 2.0 cm 以上的淋巴结增大均被认为有转移，而 1.0～1.5 cm 增大的淋巴结被认为是可疑有转移，而 1.0 cm 以下的淋巴结被认为是正常大小。但不同部位的淋巴结正常大小的标准是不同的，后纵隔淋巴结正常应小于 0.6 cm，心包周围的淋巴结应小于 0.5 cm。总之影像学上所显示的淋巴结增大，并非真正的转移改变，有一定的假阴性和假阳性发生率。最终确诊应依据病理诊断。

【MRI 表现】　支气管肺癌常伴有肺门和纵隔淋巴结转移。MRI 横断位和冠状位除了能发现肺内肿块外还能发现增大的淋巴结。对肺门区域的淋巴结显示，MRI 明显优于常规 CT 检查。这是由于肺门血管较多，血管有流空效应，在 T_1 加权和 T_2 加权上均表现为低信号，而增大的淋巴结则在 T_1 加权上表现为与肌肉相似的等、低信号，在 T_2 加权上则表现为高于肌肉低于纵隔脂肪的高信号，信号可均匀或不均匀，视肿块内有无坏死形成。纵隔增大的淋巴结常有纵隔脂肪衬托而显示良好，信号表现与肺门增大淋巴结相似（图 19-4-14）。

Gd-DTPA 增强对纵隔转移性淋巴结增大的显示及鉴别帮助不大，一般临床很少应用，这是由于转移性肿瘤的细胞类型不尽相同，增强后强化缺乏特征性。

（六）鉴别诊断

纵隔淋巴结增大的原因本节内提到的有淋巴瘤、结节病、结核、巨淋巴结增生症和转移性。典型病例通过 MRI 表现及有价值的临床症状及资料是可以进行初步鉴别的。

淋巴瘤常有发热、浅表淋巴结增大等表现，胸内有明显增大的淋巴结，相互可以融合，SE 序列上典型的四种表现形式对鉴别其他病变有帮助。

结节病最大的特点是对称性双侧肺门淋巴结增大，或伴有纵隔淋巴结增大。MRI 信号上无明显的特异表现但有轻微的临床表现，与明显的淋巴结增大极不相称，如发现肺内间质性改变同时存在，配合皮肤抗原试验（Kveim）有时可资区别。

纵隔淋巴结结核通常以一侧肺门和纵隔淋巴结

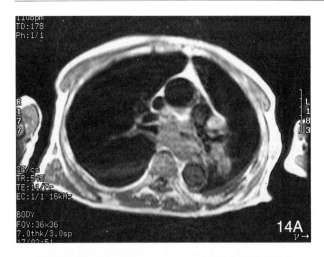

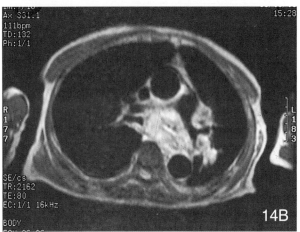

图19-4-14　左下肺癌切除术后左肺门及
纵隔淋巴结转移

A. T$_1$WI,左肺门及隆突下见较广泛增大淋巴结,
相互有融合,呈不均匀性等信号。　　B. T$_2$WI,增
大淋巴结呈不均匀性高信号。

增大为特征。在无干酪坏死情况下,MRI表现
无特征。若有干酪坏死形成,并有纤维肉芽肿形成
时,MRI表现较有特征。Gd-DTPA增强时,病灶可
呈环状强化。纵隔淋巴结核患者常可合并颈部淋巴
结结核,故穿刺及活检对诊断最有帮助。

纵隔巨淋巴结增生症由于含有明显扩张扭曲的
血管,故在MRI上较有特征。在SE序列T$_1$加权
上表现为等信号背景上有流空血管的低信号,在T$_2$
加权上表现为高信号背景上有流空血管低信号。
Gd-DTPA增强时可有明显持续强化。

纵隔转移性淋巴结增大以肺癌最为常见。其他
脏器转移至纵隔的淋巴结增大有时需与其他原因的
淋巴结增大相区别。临床上有无原发肿瘤的病史对
鉴别最有帮助。MRI信号表现对有无转移帮助不大。

总之,纵隔淋巴结增大,根据病变的分布部位、

MRI上的某些信号特点、Gd-DTPA强化形式和有价
值的临床资料,在大部分病例可作出初步诊断,但最
终的确诊需经过淋巴结的穿刺活检取得病理结果。

（七）影像学技术比较

中纵隔淋巴结增大,通常首先选用X线平片检
查,若发现纵隔轮廓异常或肺部肿块需手术,或临床
上已知为淋巴瘤的病例,要求进一步明确纵隔内淋
巴结有无累及时,可进一步选用CT或MRI。由于
纵隔内血管较多,CT检查常需增强,常规增强扫描,
造影剂排泄较快,血管显影欠满意,螺旋CT由于扫
描时间明显缩短,可在血管显影峰值期内完成扫描,
纵隔内增大的淋巴结由于有纵隔低密度脂肪的衬托
一般显示较方便。碘过敏患者通常不能作增强CT
检查,而MRI对这类病人最为有利。由于MRI上血
管有明显的流空效应,所以对肺门区域内有无增大淋
巴结显示极为方便,此外信号改变对判断增大的淋巴
结有无坏死、出血、囊变及纤维化也有很大的帮助。
故我们认为对了解肺门和纵隔内有无淋巴结增大,以
及淋巴结合并其他改变时,MRI明显优于CT。所以
影像学技术的选用依次为X线平片、MRI和CT。对
了解有无钙化时,CT则较MRI敏感。

三、其他病变

（一）食管癌

食管肿瘤以食管癌（esophageal cancer）最为多
见,它占消化道肿瘤的8%左右,预后较差,5年生存
率为5%～6%。食管癌早期症状较为隐匿,当出现
临床吞咽困难时约有50%的患者已不能手术切除。
这主要因为食管没有浆膜,肿瘤较容易向纵隔扩散,
当出现与狭窄相关的临床症状时,食管旁早已有累
及,食管旁有较丰富的淋巴管网络,故淋巴结转移很
常见。

【病理和临床表现】　食管癌主要为鳞癌,它分
为原位癌、粘膜内癌和粘膜下癌。由于早期肿瘤较
小,MRI无法显示,本文不作重点介绍。进展型食
管癌与MRI表现有关,大体中分为溃疡型、髓样型、
浸润型和蕈伞型四种。它们均可表现为食管壁的增
厚,所不同的是部分为偏心性,部分为向心性,其中
以溃疡型和浸润型较为常见,前者为偏心性食管壁
增厚伴浅表溃疡,后者为向心性食管壁增厚。组织
类型主要为鳞癌,约占90%以上,少部分为腺癌和
鳞腺癌。进展型可以直接侵犯纵隔内结构,也可通
过淋巴结转移。少数晚期病例可以通过血行转移至

肝脏、肺、骨骼等脏器。

　　早期食管癌可无任何症状，或可有少许胸骨后烧灼感。进展期典型的症状为进行性吞咽困难，同时可伴有反复黑便或呕吐。

　　【MRI 表现】　对于食管癌病例，MRI 检查常规除采用 SE 序列横断位 T_1 加权和 T_2 加权外，冠状位和斜位 T_1 或 T_2 加权扫描也很重要。正常食管为潜在的腔隙，无或仅有少量气体，在 T_1 加权和 T_2 加权上食管壁表现与胸壁肌肉相似，呈中等信号，食管周围可有少数脂肪组织环绕衬托，但在气管与食管之间正常可无脂肪分布。同样在主动脉与食管之间也可无脂肪组织，尤其是消瘦的患者。因此上述部分脂肪的消失并非可靠的异常表现。MRI 能显示食管癌的管壁增厚，尤其在斜位上能显示增厚管壁的上下范围。增厚的管壁与正常食管管壁在 T_1 加权上信号是相似的，都呈中等信号。但由于解剖关系的不清，这种作用可以降低。偏心的食管壁增厚，较易判断。食管癌行 MRI 检查，最主要的是显示纵隔脂肪、降主动脉、气管、左主支气管、左房和心包有否侵犯，纵隔内淋巴结有否转移增大。MRI 最大的特点是能够多轴位成像，所以对食管癌侵犯邻近脏器，尤其是左房和隆突区域能满意显示。对于食管和胃连接处的病变，显示也较 CT 为优。MRI 对于鉴别放疗后有否存活肿瘤或纤维化时，仅仅依靠 SE 序列 T_1 加权和 T_2 加权，有时较为困难。此时 Gd-DTPA 增强 MRI 有助于鉴别。从理论上说，有存活肿瘤时可以有强化，而纤维化病灶则无强化，但真正区分有时仍较困难，这是由于食管的解剖结构所决定的(图 19-4-15,16)。

　　食管癌病例行 MRI 检查病例数不多，经验总结较少，尤其是增强 MRI 检查，有待于在以后工作中不断总结。

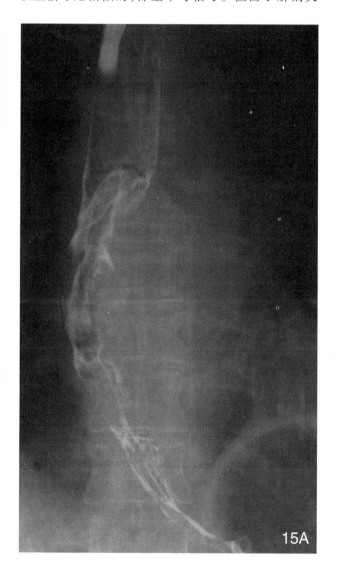

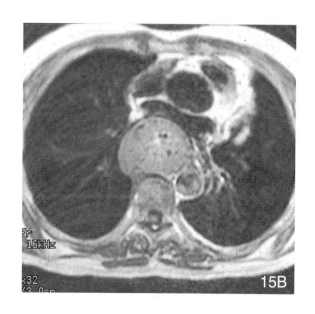

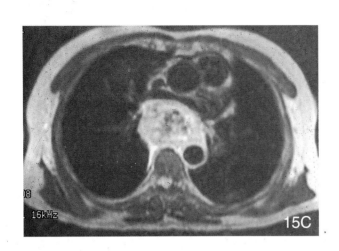

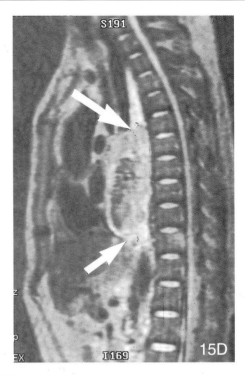

图 19-4-15　食管中下段癌

A. 食管钡餐造影,食管中下段不规则狭窄,粘膜破坏,范围长约 9.0 cm。　B. T₁WI,隆突下方肿块环绕食管,呈不均匀性等、低信号。　C. T₂WI,肿块呈不均匀性等、高信号。　D. 矢状位 T₂WI,显示食管肿块全长(箭),肿块轮廓不规则,纵隔脂肪成分消失。

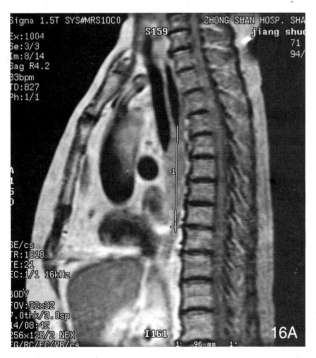

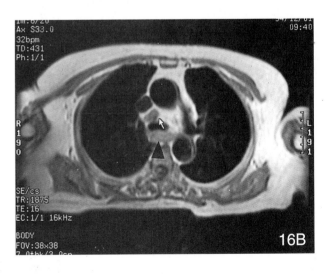

图 19-4-16　食管癌纵隔淋巴结转移

A. 矢状位 T₁WI 示食管肿块长 9.6 cm,外缘轮廓不清,上端食管轻度扩张,肿瘤呈等信号。

B. T₁WI,上腔静脉与气管之间见肿大淋巴结(箭),气管后方食管壁增厚(箭头)。

（二）食管平滑肌瘤

食管平滑肌瘤(leiomyoma of esophagus)是起源于食管壁内的良性肿瘤,少数过大的平滑肌瘤可以转变为恶性的平滑肌肉瘤。男女均可发病,女性略多于男性。平滑肌瘤约占食管肿瘤的 1%。

【病理和临床表现】　食管平滑肌瘤通常为良

性,肿瘤一般直径小于 3.0 cm,有完整包膜,起源于食管的平滑肌组织,少数可以起源于血管的平滑肌组织。肿瘤表面粘膜完整,很少有出血、溃疡或者钙化。

食管平滑肌瘤临床症状较轻微,主要表现吞咽不适、异物样感觉和胸骨后疼痛不适。很少有吞咽困难表现。

【MRI 表现】　SE 序列横断位 T_1 加权和 T_2 加权,以及斜位或矢状位 T_1 或 T_2 加权均为常规方案。食管平滑肌瘤表现为食管壁的偏心性增厚,T_1 加权上肿瘤信号与正常食管相似,呈与相邻胸壁肌肉相同的等信号,一般无明显界线。T_2 加权上肿块呈较高信号,但信号不均匀(图 19-4-17)。Gd-DTPA 增强对食管平滑肌瘤的诊断有所帮助,表现为肿块的持续性强化,但同时正常食管壁也能强化,因此肿块与正常食管的分界可清楚或不清楚。平滑肌瘤是良性肿瘤,一般无纵隔淋巴结转移。平滑肌肉瘤非常少见,一般瘤体较大,直径往往超过 6.0 cm;肿块轮廓不规则,可以向纵隔侵犯,侵及纵隔脂肪、淋巴结和邻近脏器;其肿块信号表现与良性平滑肌瘤相似,但常可伴有囊变出血,使信号复杂化,增强后也可见有持续性强化。

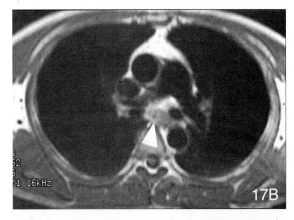

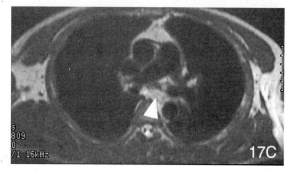

图 19-4-17　食管平滑肌瘤

A. 食管钡餐造影。食管中段见局限性充盈缺损,境界清,粘膜完整(箭)。　　B. T_1WI,右肺动脉水平食管见软组织肿块,轮廓清,呈等信号(箭头)。　　C. T_2WI,肿块呈等、高信号(箭头)。

【影像学技术比较】　食管癌和食管平滑肌瘤首选的检查方法是钡剂检查,此方法简便,病人痛苦少。食管癌起源于食管粘膜,钡餐检查常能发现粘膜破坏,进展型食管癌还能发现管腔的狭窄或腔内的充盈缺损,对定性诊断很有帮助。食管平滑肌瘤起于食管壁,故粘膜常完整光滑平坦,管腔呈偏心性或螺旋状狭窄,管壁一般不如食管癌那样僵硬。

CT 和 MRI 用于食管病变的检查,主要是了解食管病变有否累及管壁外以及纵隔有否累及,如淋巴结有否转移增大,血管、左心房,左主支气管有否侵及粘连,肺内有否转移灶,胸膜腔和心包内有无积液等。这些作用 CT 和 MRI 大致相仿,所不同的是 CT 必须作增强扫描检查,故对碘过敏患者不适用,而且 MRI 的 SE 序列、横断位和矢状位或斜位的 T_1 加权和 T_2 加权对病变范围的显示以及判断纵隔内有否侵及优于 CT。此外 MRI 的多轴位成像以及对囊性病灶和流动血液的高度敏感作用,所以对食管重复畸形性食管囊肿(图 19-4-18,19)、先天性血管畸形对食管的压迫以及复杂性食管裂孔疝的显示和鉴别也明显优于 CT。

内镜检查目前对食管病变的发现和病理诊断是必不可少的,它既能发现病变又能获得病理诊断。但它对病变范围的显示不及食管钡餐和 MRI 的矢状位,对壁内肿瘤不敏感,也不能发现食管外的改变,临床分期必须借助 CT 或 MRI 检查,故我们认为对食管病变的检查可依次选用钡餐检查、内镜、MRI 和 CT。

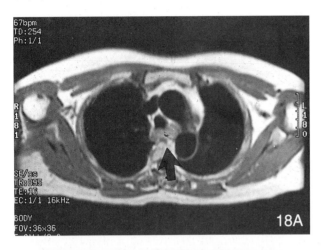

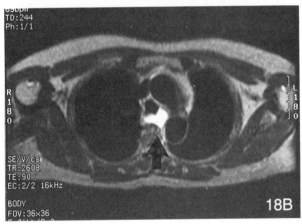

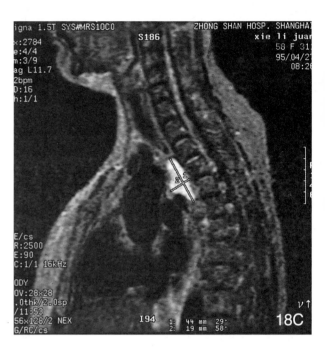

图 19-4-18 纵隔前肠源性囊肿

A. T₁WI,主动脉弓水平气管后方见肿块,轮廓光整,呈均匀性等信号(箭)。 B. T₂WI,肿块呈分叶状均匀性高信号(箭)。

C. 矢状位 T₂WI 示肿块呈长条状,长 4.4 cm,明显均匀性高信号,境界清。

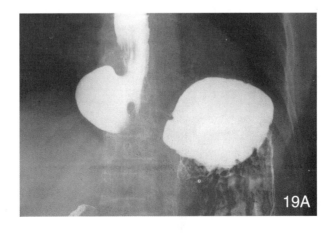

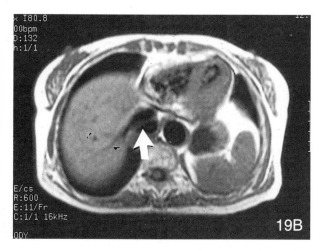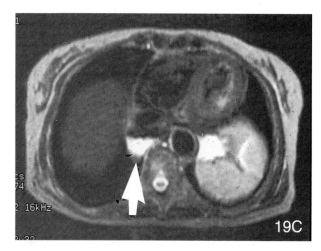

图 19-4-19　食管下段憩室

A. 食管钡餐造影,食管下段较大窄颈憩室。　B. T₁WI,降主动脉右侧见含气液囊样病灶(箭)。肿块下部为等低信号,
上部为低信号。　C. T₂WI,肿块下部呈均匀性高信号,上部为低信号,并有液平面形成(箭)。

第五节　后纵隔病变

一、神经源性肿瘤

后纵隔区域主要是神经源性肿瘤(neurogenic tumors),这主要是该区域有丰富的神经组织。神经源性肿瘤占纵隔肿瘤的 15% ~ 20%,它们分为:① 周围型神经肿瘤,如神经鞘瘤、神经纤维瘤、神经纤维肉瘤,这三类肿瘤占后纵隔神经源性肿瘤的 50%。② 交感神经节肿瘤,如交感神经细胞瘤、神经节母细胞瘤、交感神经母细胞瘤,这三类占后纵隔神经源性肿瘤的 40%。还有 10% 为副神经节肿瘤,如纵隔的嗜铬细胞瘤和纵隔的化学感受器瘤。

【病理和临床表现】　神经鞘瘤(neurilemmoma)是常见的后纵隔肿瘤,病理大体标本表现为圆形或卵圆形肿块,境界清楚,有包膜,肿瘤大小不等,常可伴有出血和囊变。镜下特征改变是有 Schwann 细胞增生。此肿瘤为良性肿瘤。

神经纤维瘤(neurofibroma)在病理大体标本上表现为卵圆形、梭形或结节状肿块,可以带蒂,肿瘤大小不一,大者直径可达 20 cm,境界清,无包膜。属良性肿瘤。若发生恶变则成为神经纤维肉瘤。

神经节细胞瘤(gangliocytoma)和神经节母细胞瘤,发生于交感神经节,由节细胞和神经纤维组成,与交感干相连。肿块常呈条带状,质地较软,有包膜。分化不完全的神经节细胞瘤称为神经节母细胞瘤,前者为良性肿瘤,后者为恶性肿瘤。

交感神经母细胞瘤(sympathicoblastoma)又称

神经母细胞瘤或成神经细胞瘤,是交感神经恶性肿瘤的总称。它位于后纵隔脊柱两侧,可以向下延伸到后腹膜,主要见于儿童,恶性程度较高。

副神经节细胞瘤(paraganglioma)包括嗜铬细胞瘤和化学感受器瘤。肿瘤大小不等,直径为 1.0 ~ 6.0 cm 不等,有完整包膜,与周围组织粘连紧密,质地较实,切面灰红色。镜下见瘤细胞形态与正常化学感受器细胞相似,但核异形性较明显。肿瘤主要位于后纵隔,少数也可位于中纵隔区域。

神经纤维瘤和神经鞘瘤在中青年较为多见。神经母细胞瘤和神经节细胞瘤主要见于儿童,尤以 10 岁以下儿童较多见。

绝大多数患者可无明显症状,发现多数为偶然。当后纵隔肿瘤长得很大时,压迫相邻脏器则可出现相应的症状。如推移或刺激胸膜可产生胸背痛;压迫主支气管或气管时出现干咳、呼吸困难、喘息或阻塞性肺炎;向椎管内生长压迫脊髓,可出现下肢乏力或瘫痪;压迫食管可产生吞咽不适或困难;累及臂丛神经或肋间神经可产生上肢痛和胸痛。

副神经节细胞瘤也属于神经内分泌肿瘤,可以出现腹痛、腹泻、腹胀、高血压、面部潮红、出汗、心悸、一过性黑矇、低血压或眼球震颤等。

【MRI 表现】　MRI 对后纵隔肿瘤的评价是有价值的,它既能显示肿块的形态特征及信号改变,也能显示肿块与脊柱、椎管、椎旁组织和肺组织的关系,尤其是能多轴位扫描,使肿块的空间分辨率明显提高。

MRI 检查一般用胸部常规 SE 序列,横断位 T₁

加权和 T$_2$ 加权,冠状位或矢状位 T$_1$ 或 T$_2$ 加权。后纵隔神经源性肿瘤大多呈实质性肿块,位于脊柱周围,T$_1$ 加权上肿块信号与邻近肌肉大致相仿,呈等信号。T$_2$ 加权上肿块呈高于肌肉,低于纵隔脂肪的高信号,一般信号不均匀(图 19-5-1,2)。后纵隔神经源性肿瘤有些可有较特征的信号表现,例如交感神经节母细胞瘤和交感神经母细胞瘤,肿瘤呈条状位于脊柱的一侧或两侧,在 T$_1$ 加权上可以表现为高于肌肉的高信号,这可能由于肿块内有粘液样物质或者可伴有出血或坏死,这些改变在 T$_2$ 加权上表现为不均匀性高信号。神经纤维瘤可以在 T$_2$ 加权上表现为非常高的信号,很易与后纵隔的囊性肿块相混淆,但这类肿瘤中央常有低信号,如靶心样表现。中央低信号可能为丰富的 Schwann 细胞和胶原成分,而周围的高信号则可能是粘液成分较多。T$_2$ 加权上的这种特征表现对于发现很小的神经纤维瘤很有帮助。较大的神经纤维瘤 T$_2$ 加权表现为不均匀性高信号,则可提示有肉瘤样变(图 19-5-3)。

Gd-DTPA 增强扫描对定性诊断可能有帮助。

神经纤维瘤和神经鞘瘤增强后表现为轻至中度强化,而副神经节细胞瘤和化学感受器瘤则可有明显强化(图 19-5-4)。

MRI 的冠状位和矢状位扫描,对了解后纵隔肿瘤的范围以及相邻的椎体、附件以及椎管内有否累及有很大帮助。当肿块呈哑铃形状,冠状位 T$_1$ 加权或 T$_2$ 加权上可表现为后纵隔和椎管均有实质性肿块,椎间孔可以扩大或无扩大。脊髓可有明显受压移位(图 19-5-5,6)。胸椎椎体的累及可表现为信号的改变,在 T$_1$ 加权上呈低信号,T$_2$ 加权上呈等信号或略高信号。一般生长缓慢的良性后纵隔神经源性肿瘤对骨质的压迫性破坏改变,通常境界较锐利,而恶性肿瘤的侵蚀性改变则表现为境界不清(图 19-5-7,8)。

【鉴别诊断】 后纵隔肿瘤主要是神经源性肿瘤,它们的形态大多数为圆形或椭圆形,位于纵隔的一侧。少数肿块呈长条形,位于后纵隔的两侧。与后纵隔神经源性肿瘤相鉴别的主要是后纵隔淋巴结增大、脑硬脊膜膨出、食管病变、肺上沟瘤以及胸椎病变。

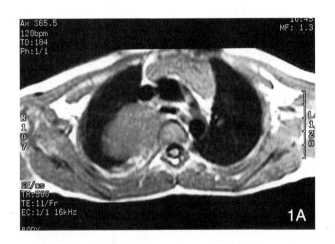

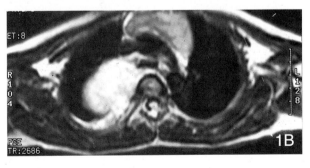

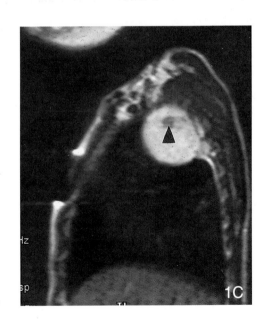

图 19-5-1 右后上纵隔神经纤维瘤

A. T$_1$WI,右侧后上纵隔肿块,轮廓光整,呈等信号且较均匀。 B. T$_2$WI,肿块呈不均匀性高信号。

C. 矢状位 T$_2$WI,肿块呈明显高信号,中央见圆形低信号,呈靶心样表现(箭头)。

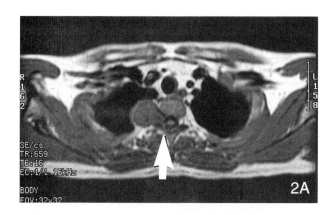
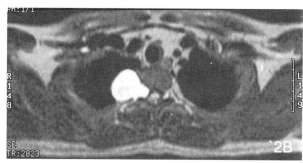
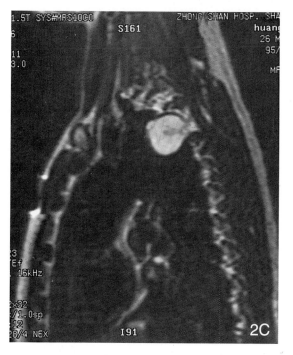
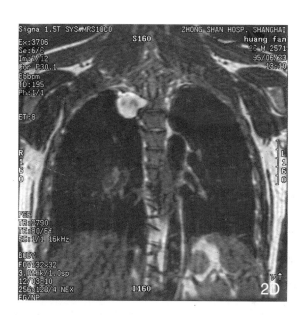

图 19-5-2　右后上纵隔成熟型神经节细胞瘤

A. T$_1$WI,右侧后上纵隔肿块轮廓清,内侧浸入到椎间孔内(箭头),呈等、低信号。　B. T$_2$WI,肿块呈明显高信号,
中央见圆形低信号。　C、D. 矢状位和冠状位 T$_2$WI,显示肿块形态,以及与脊柱和椎间孔关系。

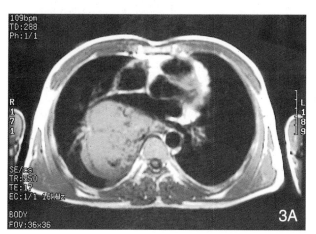
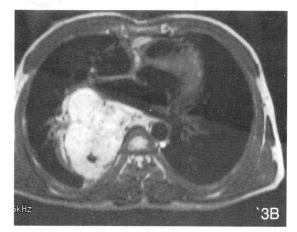

图 19-5-3　后纵隔神经纤维瘤伴淋巴细胞浸润

A. T$_1$WI,右后纵隔肿块呈分叶状,肿块呈等、低信号。　B. T$_2$WI,肿块呈高、低混合信号。

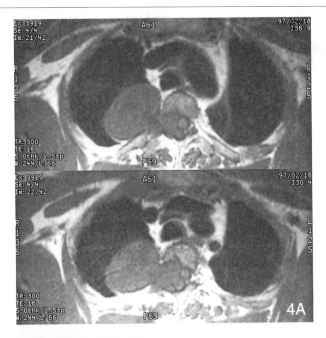

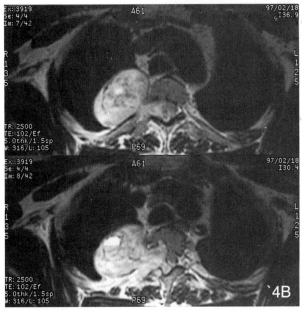

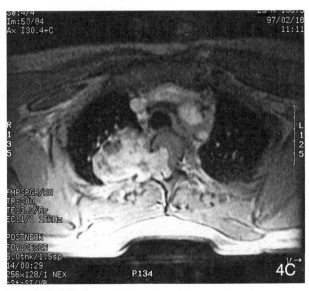

图 19-5-4　右后上纵隔神经鞘瘤伴囊变

A. T$_1$WI,右侧后上纵隔肿块,外缘轮廓光整,内缘侵及椎管内,脊髓受压移位。肿块呈等信号,较均匀。　B. T$_2$WI,
肿块呈不均匀性高信号,内见更高信号,提示有囊变。　C. 增强后扫描,肿块有不均匀性强化。

1. 后纵隔淋巴结增大:后纵隔淋巴结增大主要表现为脊柱旁线的推移,增大的淋巴结可以相互融合,环绕在脊柱的两侧及前方,可以推移降主动脉。淋巴结增大很少累及胸椎。在 SE 序列 T$_1$ 加权上增大淋巴结与纵隔内其他部位淋巴结增大表现相似,呈与肌肉相似的等信号,T$_2$ 加权上可呈高信号,一般信号不很均匀。后纵隔淋巴结增大,主要见于转移性肿瘤和淋巴瘤,纵隔的其他区域也许同时有增大的淋巴结存在,故临床资料对鉴别较有价值(图19-5-9)。

2. 脑硬脊膜膨出:脑硬脊膜膨出又称脊膜膨出,主要见于儿童,可能为先天性。膨出的脊膜内含有脑脊液,与蛛网膜腔相连。若膨出的脊膜颈部较小,很容易与后纵隔囊样肿块相混淆,如神经鞘瘤的出血囊变。冠状位 SE 序列 T$_2$ 加权对鉴别很有帮助,关键是显示膨出脊膜与胸髓脊膜是否相连,同时也能了解两侧脑脊液是否信号均匀一致。

3. 肺部肿瘤:邻近后上纵隔的肺部肿瘤有时与后纵隔肿瘤很难鉴别。这主要是由于肿块紧贴后纵隔,虽然多轴位扫描有时仍无法区别肿块来源,但肺癌肿块的边缘及病灶内的一些影像特点有助于鉴别,肺内肿瘤常可伴有咯血、胸痛等症状,在鉴别时应注意(图 19-5-10)。

4．食管病变:食管癌和食管平滑肌瘤向腔外生长时可在后纵隔形成肿块。食管癌常有进行性吞咽困难的症状,一般钡餐检查均能显示及诊断。食管

平滑肌瘤可无症状或有轻微吞咽不适,钡餐检查可见腔内有充盈缺损,但粘膜常较平坦,MR 多轴位成像可显示肿块与食管壁关系密切,此外增强 MRI 可显示肿块有明显而持续强化,有助于鉴别诊断。食管裂孔疝位置较低,内可见有气体。可进行胃肠检查进一步明确诊断。

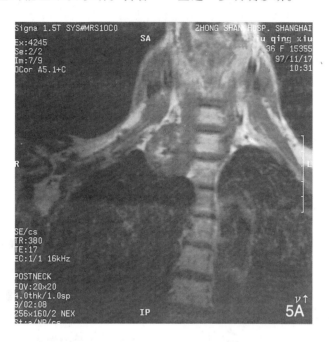

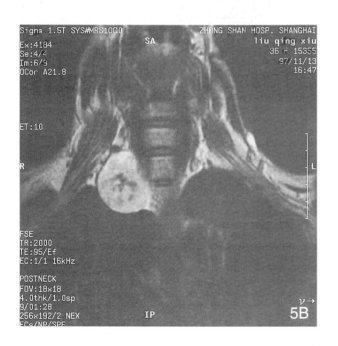
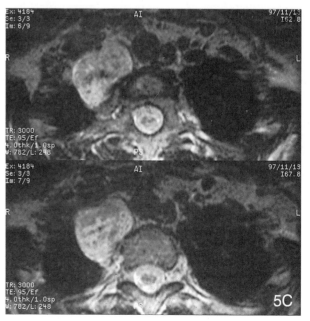

图 19-5-5　右后上纵隔神经鞘瘤粘液囊性变伴钙化

A. 冠状位增强 T₁WI,右侧后上纵隔肿块紧贴脊柱旁,肿块轮廓清,信号为等、低、高混合状。　B. 冠状位 T₂WI,
肿块呈等、低混合状。　C. T₂WI 横断位,肿块境界清,信号不均匀。钙化灶在 T₁WI 和 T₂WI 上均呈低信号。

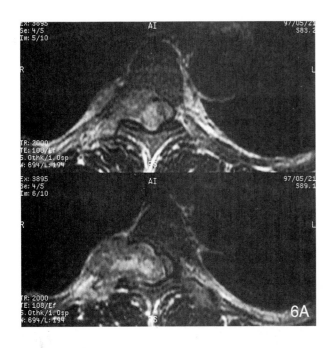
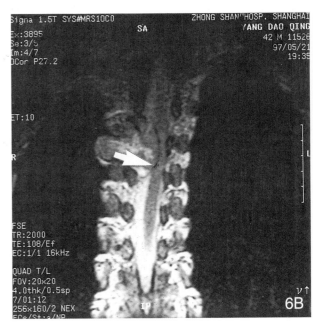

图 19-5-6　右侧后纵隔神经鞘瘤侵及椎间孔和椎管内

A. T₂WI,右后纵隔肿块呈哑铃状,外缘轮廓清,内侧侵及椎管内,脊髓受压左移。

B. 冠状位 T₂WI,肿块呈不均匀性略高信号,肿块压迫脊髓(箭)。

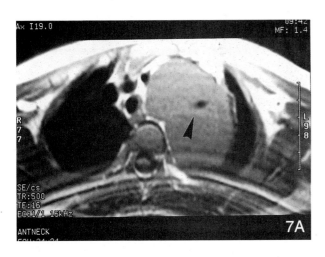
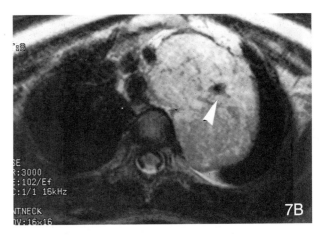

图 19-5-7　左侧后上纵隔神经母细胞瘤

患者为 4 岁男孩　A. T₁WI 示左侧后上纵隔巨大肿块,向上侵及左颈部,肿块信号中等,中央可见圆形
低信号区(箭头)。　B. T₂WI,肿块呈不均匀性高信号,中央仍可见圆形低信号,提示有钙化(箭头)。

　　5. 胸椎病变:胸椎结核是较常见的病变,病变以椎体破坏为主,伴有椎间隙狭窄和冷脓肿形成。MR 多轴位成像对显示病变的范围及相邻结构的改变很有帮助。T₁ 加权上受累椎体呈略高信号。冠状位 T₂ 加权上环绕受累椎体的冷脓肿呈高信号,但范围可较大,形态呈梭形。这些表现与后纵隔肿瘤以肿块为主,一般不伴有椎体破坏或破坏甚微,且无椎间隙改变不同,可资鉴别(图 19-5-11)。

　　胸椎椎体或附件来源的良性骨源性肿瘤,如软骨瘤或骨软骨瘤,有时需与后纵隔肿瘤鉴别,MR 的多轴位成像对显示肿块是否来自椎体是有帮助的。此外 SE 序列 T₁ 加权和 T₂ 加权上信号表现虽然能提供帮助,但常规 X 线平片或 CT 骨窗对显示病变范围及定性价值更大(图 19-5-12)。

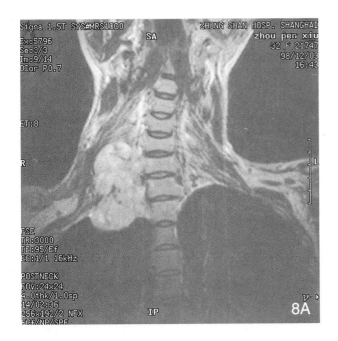

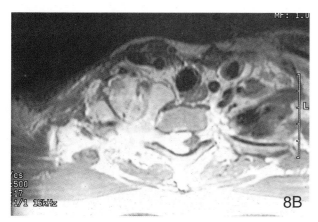

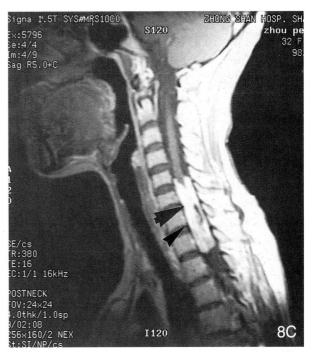

图 19-5-8 右侧后上纵隔恶性神经鞘瘤伴颈椎椎管内侵犯

A. 冠状位 T_2WI,右后上纵隔肿块轮廓不清,呈不均匀性高信号。 B. 增强后横断位扫描,肿块不均匀性强化,并侵及椎管及相邻软组织内,肿块呈分叶状。 C. 增强后矢状位扫描,椎管内见肿瘤明显强化,环绕脊髓(箭头)。

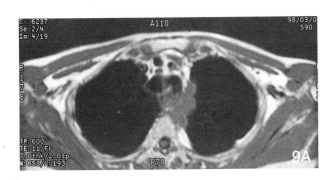

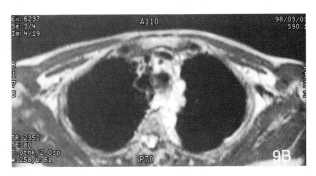

图 19-5-9 左后上纵隔转移性鳞癌

A. T_1WI 示主动脉弓上呈分叶状肿块,气管和食管向前推移,肿块呈等信号。

B. T_2WI 示肿块为多结节融合状,呈高信号。

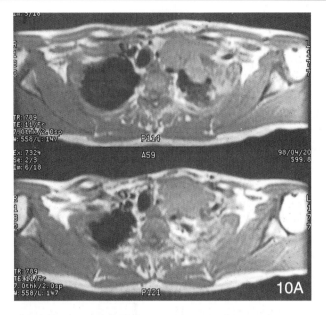

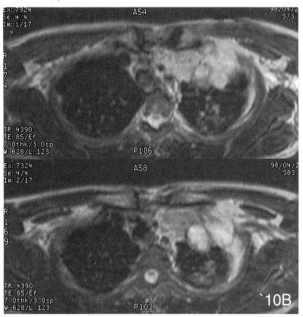
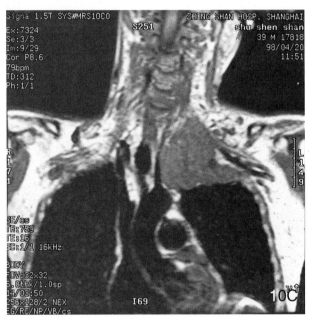

图 19-5-10 左肺尖部鳞癌
A. T₁WI,左肺尖部肿块,呈分叶状,向上侵犯颈部,肿块呈等信号。 B. T₂WI,肿块呈不均性高信号。
C. 冠状位 T₁WI 示肿块呈类三角形,向上侵犯左颈部,呈等信号。

二、其他病变

前肠源性囊肿和神经肠源性囊肿是位于后纵隔的囊性病变,前者又称为食管囊肿,囊壁由粘膜层、粘膜下层和肌层组成。粘膜层细胞与食管粘膜相似,可有分泌功能,绝大多数位于纵隔的中下 1/3 处。前肠源性囊肿呈椭圆形或圆形,张力中等,轮廓光整,囊内成分大多为液体,故在 SE 序列 T₁ 加权和 T₂ 加权上表现为 T₁ 低信号,T₂ 高信号。少数由于囊内成分较稠厚,或伴有出血,则在 T₁ 加权上可

表现为较高信号,T₂ 加权上表现为高信号(参见图 19-4-18)。极少数食管囊肿可以与食管相通,表现为囊内有低信号气体,此时与食管憩室极难鉴别,但钡餐检查可能有帮助。

神经肠源性囊肿极少见。它常可伴有骨骼的发育异常,如蝴蝶椎、半椎体等。它的形成是由于胚胎发育早期内胚层与脊索的不完全分离所造成的,故囊壁内常包含神经组织,并可以与胃肠道相通。神经肠源性囊肿表现为后纵隔脊柱旁圆形或椭圆形的肿块,SE 序列 T₁ 加权表现为低信号,T₂ 加权可呈

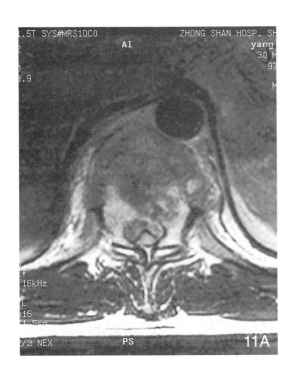

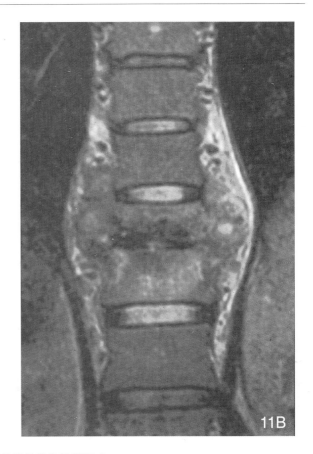

图 19-5-11 胸 9、10 椎体结核伴冷脓肿形成

A. T$_2$WI 示胸 9 椎体骨质破坏,周围有不规则软组织影,呈等、高混合信号。 B. 冠状位 T$_2$WI,
胸 9、10 椎体骨质破坏,间隙变窄,椎体两侧有梭形软组织影,呈等、高混合信号。病变椎体呈等、低混合信号。

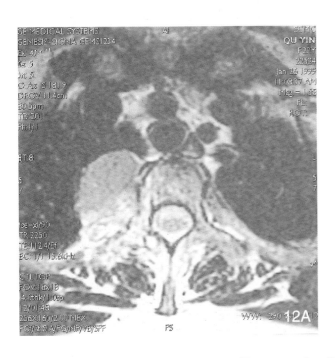

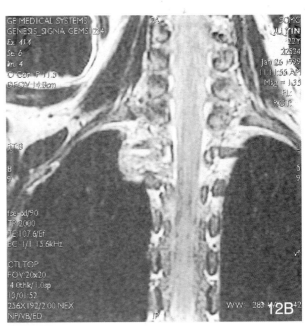

图 19-5-12 胸 3 椎弓根软骨类肿瘤

A. T$_2$WI,右侧后纵隔见肿块影,轮廓光整,与胸 3 椎弓根相连,呈不均质性等、高信号。
B. 冠状位 T$_2$WI,肿块位脊柱右侧,轮廓光整,肿块内缘与胸 3 椎体相连,呈不均匀性高信号。

均匀性高信号,少数由于囊肿内含蛋白成分较多,T_1加权可以是高信号。冠状位扫描能清楚显示椎体的发育畸形,对诊断定性帮助较大。

【影像学技术比较】 后纵隔由于较窄,后纵隔肿瘤较容易突入到肺内,此外较小的肿瘤常可造成脊柱旁线的移位,故 X 线平片只要曝光条件恰当即能发现肿块或脊柱旁线移位,但肿块的完整形态及密度改变显示较差。CT 对后纵隔肿瘤的定位是准确的。对肿块的密度分辨率明显高于常规 X 线平片,但 CT 是横断位扫描,故对肿块的空间分辨率较差,此外 CT 对椎管内病变的显示也较差。MR 的多轴位成像对后纵隔病变的定位尤为适宜,尤其对后纵隔神经源性肿瘤有否累及椎管的显示明显优于 CT,此外 SE 序列上的信号改变也能对病变的定性诊断提供帮助,但 MR 对钙化的显示敏感性不及CT。因此我们认为对后纵隔肿瘤的检查首先是常规 X 线平片,其次为 MRI。若要了解有否钙化或椎骨有否破坏可加用 CT 检查。

(蒋亚平 周康荣)

参 考 文 献

1. 刘 军主编.影像断面解剖学.西安:陕西人民教育出版社,1993,121

2. 周康荣主编.胸部颈面部 CT.上海:上海医科大学出版社,1996,133

3. Daldrup HE, Link TM, Wortlerk, et al. MR imaging of thoracic tumors in pediatric patients. AJR, 1998,170:1639

4. Ecklund K, Hartwoll GG. Mediastinal Castleman disease: MR and MRI feature. J Thoracic imaging, 1994,158:45

5. Fulcher AS, Proto AV, Jolles M. Cystic teratoma of the mediastinum: demonstration of fat / fluid level. AJR, 1990,154:259

6. Glazer MS, Aronberg DJ, Sagel SS, et al. CT demonstration of calcifeid mediastinal lymph nodes: a guide to the new ATS classification. AJR, 1986,147:357

7. Glazer GM, gross BH, Quint LE, et al. Normal mediastinal lymph nodes: number and size according to American Thoracic Society Mapping. AJR, 1985,144:261

8. Higgins CB. Role of magnetic resonance imaging in hyperparathyroidism. Radio clin North Am, 1993,31:1017

9. Kang YS, Rosen K, Clark OH, et al. Localization of abnormal parathyroid glands of the mediastinum with MR imaging. Radiology, 1993,189:137

10. Kazerovni EA, Williams DM, Deeb GM. Thoracic periaortic lymphoma mimicking aortic dissection. AJR, 1992,159:705

11. Laissy JP, Gay-Depassier P, Soyer P, et al. Enlarged mediastinal lymph nodes in bronchogenic carcinoma: assessment with dynamic contrast-enhanced MR imaging. Work in progress. Radiology 1994,191:263

12. Lee KS, Im JG, Han CH, et al. Malignant primary germ cell tumors of the mediastinum: CT feature. AJR,1989,153:947

13. Mayo JR. Magnetic resonance imaging of the chest. Radiol Clin North Am, 1994,32:795

14. Moeller KH, Rosado-de-chrislenson ML. Templeton PA. Mediastinal mature teratoma: imaging features. AJR, 1997,169:985

15. Molina PL, Siegel MJ, Glazer HS. Thymic masses of MR imaging. AJR, 1990,155:495

16. Murayama S, Murakami J, Watanabe H, et al. Signal intensity charcteristics of mediastinal cystic masses on T_1-weighted MRI. JCAT, 1995,19:188

17. Nakata H, Egashira K, Walanable H, et al. MRI of bronchogenic cysts. JCAT, 1993,17:267

18. Prolopapas Z, Westcott J. left pulmonic recess of the pericardium: findings at CT and MR imaging. Radiology, 1995,196:85

19. Rahmouni A, Tempany C, Jones R, et al. Lymphoma: monitoring tumor size and signal intensity with MR imaging. Radiology, 1993, 188:445

20. Rosado-de-christenson ML, Pugatch RD, Moran CA, et al. Thymolipoma: analysis of 27 cases. Radiology, 1994,193:121

21. Rosado-de-christenson ML, Templetom PA, moran CA. Mediastinal germ tumor: Radiologic and pathologic correlation. Radiographics, 1992,12:1013

22. Sakai F, Sone S, Kiyono K, et al. Intrathoracic neurogenic tumors: MR-pathologic correlation. AJR, 1992,159:279

23. Sakai F, Sone S, Kiyono K, et al. MR Imaging of thymoma: radiologicpathologic correlation. AJR, 1992,158:751

24. Sasaka K, Kurihara Y, Nakajima Y, et al. Spontaneous Rupture: A complication of benign mature teratoma of the mediastinum. AJR, 1998,170:323

25. Spring BI, Schiebler ML. Normal anatomy of the thoracic inlet as seen on transaxial MR imaging. AJR, 1991,157:707

26. Takashimas S, Takeuchi N, Shiozaki H. Carcinoma of the esophagus CT vs MR imaging in determining resectability. AJR, 1991, 156:297

27. Taki S, Kakuda K, Kakuma K, et al. Posterior mediastinal chordoma: MR imaging findings. AJR, 1996,166:26

28. Webb WR, Sostman HD. MR imaging of thoracic disease: clinical use. Radiology, 1992,182:621

第二十章

胸 膜 和 胸 壁

第一节 检 查 技 术

胸膜和胸壁常规检查中横断面为基本层面,以 T_1WI 为主,常规采用心电门控,若未发现病变可不作 T_2WI,因 T_2WI 易受呼吸和心跳的影响而伪影较多。发现病变后加作 T_2WI 进一步观察病灶,并根据病变位置选择冠状面或矢状面。横膈检查以冠状面和矢状面为主。一般层厚采用 5 ~ 10 mm,2.5 mm间隔,一般不用过薄层厚,因可致信噪比下降而影响图像质量。

检查中采用"无包绕"技术防止上臂产生包绕伪影,若使用表面线圈或相控阵线圈则效果更好。可采用呼吸补偿、部分预饱和、流动补偿来提高图像质量。一般两侧对比容易区分病变与正常结构,增强扫描尤其动态及延迟扫描有助于病变的定性;采用小的显示野,较大的矩阵和薄层可提高图像分辨率。

第二节 正常解剖和 MRI 表现

一、胸膜

正常胸膜为一薄层浆膜,是肺实质与纵隔、胸壁及横膈的胸膜外间隙之间的界面。因为正常胸膜较薄,而 MRI 空间分辨率较低并易受呼吸等伪影影响,故胸膜在 MRI 上不易显示。当胸膜病变引起胸膜增厚时往往显示较好。在胸骨后区域,4 层胸膜形成前纵隔联合线,由于左右侧胸膜之间少量脂肪的衬托显示为线状结构。正常叶间裂胸膜无法显示,因其更易受呼吸伪影及分辨率的影响。在 MRI 上胸壁内胸膜下脂肪呈高信号,可清楚显示。

二、胸壁

胸壁由骨性结构和肌肉等软组织构成。骨性胸廓为胸部的支架,由胸椎、肋骨、肩胛骨和胸骨组成,MRI 上胸壁骨骼的中心部分为高信号,周边部分为低信号,T_1WI 显示较清楚。胸部软组织包括皮肤、皮下脂肪、肌肉和筋膜间隙。软组织内脂肪组织呈高信号,胸壁肌肉在 T_1WI 上呈中、低信号,因周围高信号脂肪衬托而境界清楚(图 20-2-1)。MRI 可多平面成像,故显示正常解剖结构较好,尤其在横轴位不易显示的区域如胸廓入口、横膈等。胸壁还包括锁骨上窝、腋窝、胸骨旁内乳区等特殊部位。

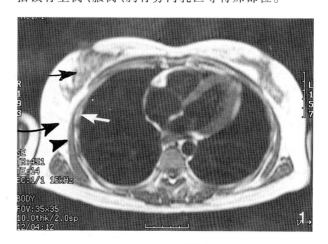

图 20-2-1　正常胸壁

T_1WI 显示女性胸壁各层结构。皮下脂肪(弯箭)、乳腺(黑箭)、胸壁肌肉(箭头)、骨骼(白箭)结构均显示清楚。

三、横膈

横膈为宽阔的薄层肌性组织,呈穹隆状凸向胸腔,由起源于胸腔底部四周的几组肌肉和筋膜组成。因横膈大部分结构与横轴位平行或斜交,故横断面难以显示其全貌,也不易显示及判断病变。MRI 冠状面和矢状面成像对显示横膈及其病变有明显优势。

第三节 临 床 应 用

一、胸膜病变

1. 胸腔积液:引起胸腔积液(pleural effusion)的原因很多,常见有肿瘤、炎症、心功能不全等。按性质分为渗出液和漏出液两大类。

积液量较少时 MRI 表现为胸腔底部弧形或半

月形信号影,在 T_2WI 上呈均匀高信号,超过脂肪信号强度,在 T_1WI 上一般为较肌肉信号稍低的信号(图 20-3-1)。大量积液可占据胸腔大部,致肺受压而不张(图 20-3-2)。胸腔亚急性和慢性积血时可为很高信号,T_1WI 显示较佳,局部含铁血黄素沉积可表现为低信号。包裹性积液时,病灶可较局限,信号

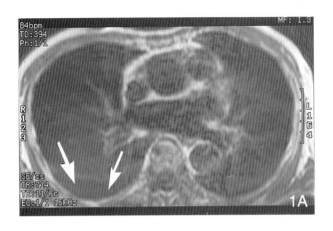
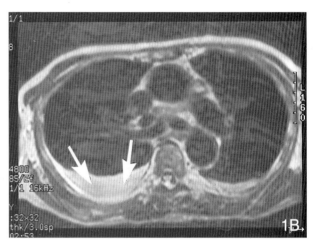

图 20-3-1　少量胸腔积液

A. 右胸少量积液,T_1WI 见低信号弧形带状影,位于肺后方(箭)。　B. T_2WI,积液呈均匀高信号(箭)。

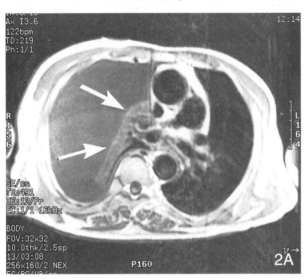

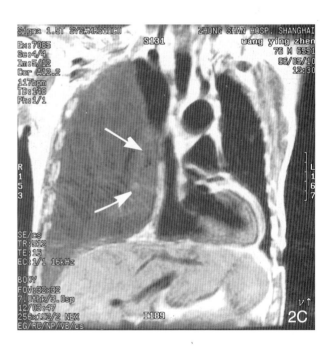

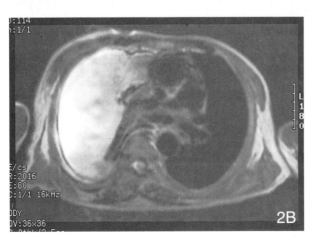

图 20-3-2　大量胸腔积液

右胸大量胸水。A. T_1WI,积液为低信号,占据右侧胸腔大部,右肺受压不张,信号稍高贴近右侧肺门(箭)。　B. T_2WI,积液为高信号,不张肺组织呈相对低信号,心影受压左移。　C. T_1WI 冠状面,显示积液及肺受压不张(箭)整体情况。

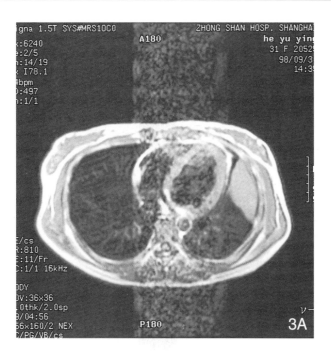

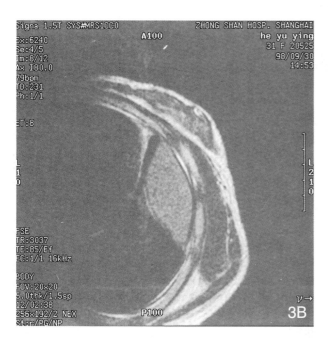
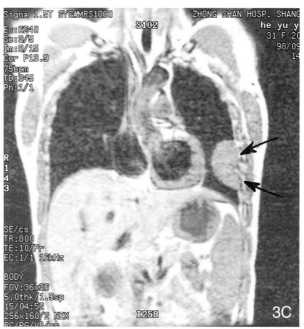

图 20-3-3 局限型胸膜间皮瘤

A. 左侧胸膜区较大肿块向肺野凸入,横断面呈梭形,在 T_1WI 上与肌肉信号相仿。 B. T_2WI 示病灶呈均匀高信号,
边界清楚,两端与邻近胸膜呈钝角相延续。 C. 冠状面 T_1WI 显示病灶呈反 D 形,侧缘与胸膜紧贴(箭)。

强度与游离积液相仿。机化及纤维化后病灶 T_2WI 信号较低。MRI 一般难以区分渗出液与漏出液,若在 T_1WI 上积液呈高信号一般代表血性或乳糜性积液。当胸膜有炎性改变时增强检查可见炎性组织强化较明显。

观察时应注意有无胸腔积液的潜在病因存在,如胸壁增厚、局部结节以及肺内病灶等。

2. 胸膜肿瘤:胸膜肿瘤原发性较少见,继发性包括肿瘤侵犯胸膜和转移。胸膜由间皮细胞和结缔组织构成,除常见的来自间皮细胞的胸膜间皮瘤外,尚有起源于结缔组织的脂肪瘤、神经纤维瘤等。

(1)胸膜间皮瘤:胸膜间皮瘤(pleural mesothelioma)为胸膜主要原发性肿瘤,分局限型及弥漫型,前者多为良性,后者均为恶性。病变发生与石棉接触有一定关系。

局限型胸膜间皮瘤多位于周边胸膜,少数位于叶间胸膜。肿瘤大小不一,呈圆形、椭圆形或分叶状软组织肿块,贴于胸壁,凸向胸腔,叶间裂胸膜间皮瘤多呈椭圆形。病灶边缘光滑锐利,小的肿瘤与胸膜夹角多呈锐角,大的肿瘤多呈钝角。有蒂的病灶为良性,改变体位时病灶形态可发生变化。在 T_1WI 上病灶信号较积液高,在 T_2WI 上呈高信号(图 20-3-3,4)。增强后强化明显。

弥漫型胸膜间皮瘤表现为胸膜广泛增厚,呈不规则或结节状,多位于胸膜腔下部,侵及侧胸壁、纵隔和横膈等处胸膜,常伸入到叶间裂内。受累的肺为胸膜病灶包围,使肺容积显著缩小,肺功能降低。胸膜增厚往往合并中量或大量胸腔积液,以血性为主。在 T_2WI 上肿瘤信号较积液信号低,可区分肿瘤与积液,增强后肿瘤灶明显强化,较大肿瘤灶因出血坏死往往强化不均匀。病灶侵犯纵隔胸膜致纵隔固定,常伴心包增厚。

局限型胸膜间皮瘤需与周围型肺癌鉴别,后者与胸膜交界呈锐角,边缘多不光滑,有分叶、毛刺改变。切线位及多轴位扫描不难鉴别。

(2) 胸膜转移瘤:为胸膜肿瘤最常见原因,临床常见的原发肿瘤为肺癌、乳腺癌、卵巢癌和胃肠道癌等。

MRI 最常见表现为大量胸腔积液,部分病例可见胸膜广泛不规则或结节状增厚,病变多较弥漫。

MRI 在组织对比方面较 CT 佳,但空间分辨率不如 CT,较小的胸膜结节常难以显示,而 CT 可显示较小病灶(图 20-3-5,6)。

胸膜转移瘤需与胸膜其他浸润性病变主要是胸膜间皮瘤鉴别。两者形态相似,仅根据影像学表现常难以区分,主要根据有否原发病灶如肺内肿块、淋巴结肿大来区分。确诊需胸膜活检。

(3) 胸膜淋巴瘤:为淋巴瘤(lymphoma)累及胸膜所致,多为非霍奇金淋巴瘤,常伴胸水。MRI 表现为胸膜下肿块或结节,基底较宽,在 T_1WI 上呈中等信号,在 T_2WI 上呈高信号。增强后强化不如转移瘤和间皮瘤明显。

(4) 胸膜脂肪瘤:胸膜脂肪瘤(lipoma)很少见,可发生于胸膜的任何部位。呈圆形或椭圆形,基底贴于胸膜,边缘光滑,为脂肪信号。质地较软,改变体位或呼吸运动时可有形态变化(图 20-3-7)。无论 MRI 还是 CT,其影像学表现具有特征性。

3. 胸膜病变的影像学比较:透视对病灶定位有一定价值,肺内病变与横膈运动一致,而胸膜病变与肋骨移动一致。透视定位下摄局部片可观察病变切

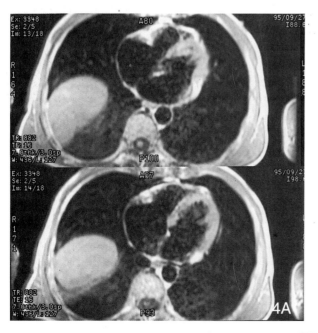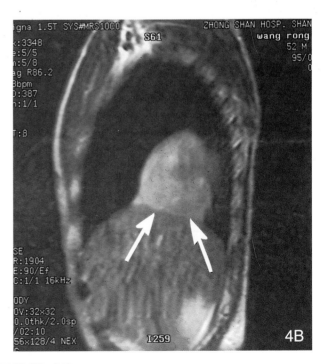

图 20-3-4　局限型胸膜间皮瘤

A. T_1WI 显示右侧胸膜区肿块,一端贴于侧胸膜,向肺内生长。病灶信号略高于胸壁肌肉,边界清楚。

B. 矢状面 T_2WI 显示病灶呈高信号,贴于横膈胸膜(箭)。

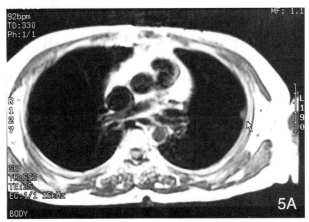

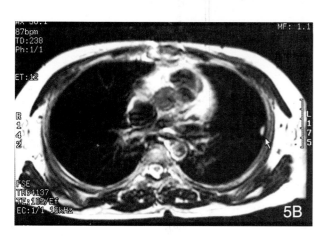 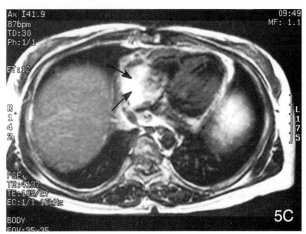

图 20-3-5　胸膜转移瘤

A. 右房粘液肉瘤左侧胸膜转移小结节(箭),直径约 1 cm,T$_1$WI 上较肌肉信号略高。

B、C. T$_2$WI,结节呈明显高信号,与右房内病灶(C 图黑箭)信号一致。

线位情况。

X 线平片仍为基础检查,必要时摄切线位和点片。切线位片对肺内、胸膜和胸壁病变的定位和鉴别较有帮助。常规 X 线平片仍为胸壁病变首选影像学检查方法,但往往只能作为初步检查,因其对软组织显示和病灶定位仍有一定限度。

超声检查方便价廉,容易显示胸腔积液,帮助临床定位引导胸膜穿刺和胸水引流。但对实质病灶、骨骼改变及肺内病变均显示欠佳。

CT 可较好地显示胸膜病变的位置和周围结构情况,无 X 线平片前后结构重叠的缺陷,易于判断肿瘤位置、范围,可显示胸膜钙化、胸膜斑和液气胸,为胸膜病变的主要影像学方法。

MRI 能够多平面成像,软组织对比性高,显示肿瘤侵犯佳,对复杂部位病变显示优于 CT。但 MRI 空间分辨率低,难以显示胸膜面上较小病灶,不易显示气胸,难以显示钙化,对与胸膜病变相关的肺内病变的显示也不及 CT。总的来说 MRI 评价胸膜病变仍有一定的局限性,可作为补充的检查手段。

二、胸壁病变

胸壁病变有先天畸形、外伤、感染炎症和肿瘤等。MRI 检查主要目的是进一步确定病变的位置、性质,病灶的范围和分布,从而帮助临床确定治疗方案。本节主要讨论胸壁肿瘤。

胸壁肿瘤(chest wall tumor)分为软组织源性和骨源性两大类。又可分为原发性和继发性,以继发性肿瘤较多见。肿瘤病灶有包膜或蒂者多为良性病变,骨骼、血管受侵者多为恶性病变。胸壁肉瘤一般生长快,病灶较大,常有出血和坏死,致 MRI 上信号不均匀,肿瘤可有大量纤维成分致 T$_2$WI 信号较低。注射对比剂后恶性肿瘤常明显强化。胸膜外脂肪和肋间内肌的减少代表肿瘤的浸润,多为恶性病变所致。

1. 胸壁原发性软组织肿瘤:良性多见,常见者为纤维瘤、神经纤维瘤、神经鞘瘤、脂肪瘤和海绵状

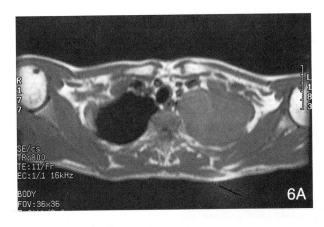

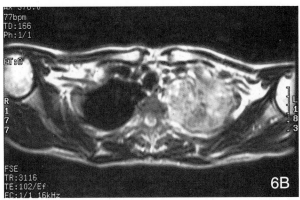

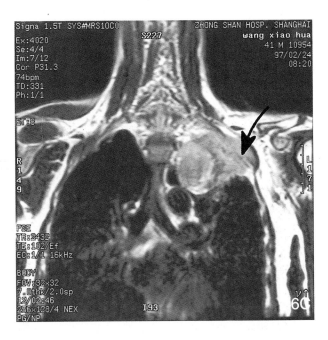

图 20-3-6　肺癌侵犯胸膜胸壁

A. 横断面 T_1WI,示左肺上部巨大肿瘤侵犯胸膜及部分胸壁,病灶呈低信号。　　B. T_2WI 示病灶呈混杂高信号。

C. 冠状面显示左上胸膜异常信号,胸膜外脂肪局部中断,病灶凸入胸壁(箭)。

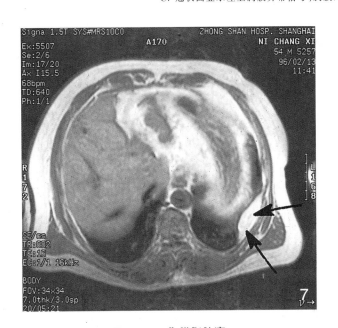

图 20-3-7　胸膜脂肪瘤

T_1WI 显示左下侧后胸膜区梭形高信号影(箭),
边界清楚,与皮下脂肪信号相同。

血管瘤等。恶性者有纤维肉瘤、神经纤维肉瘤、恶性神经鞘瘤等。

(1)脂肪瘤:脂肪瘤(lipoma)为较常见胸壁软组织肿瘤,良性,好发于背部、颈部及肩胛部。瘤体一般为椭圆形或分叶状,多向外生长形成外凸性肿块,也可向胸腔内生长(图 20-3-8)。

脂肪瘤在 MRI 上表现为均匀高信号,在各序列上与皮下等脂肪信号相仿。可延伸至肌肉间或胸膜下。MRI 多轴位成像显示和确定病灶范围较好,可指导临床处理。

(2)纤维性肿瘤:包括纤维瘤(fibroma)和纤维肉瘤(fibrosarcoma),为起源于胸壁深部筋膜或骨膜的纤维结缔组织,多见于青少年。恶性变者生长较快,常浸润生长。临床作 MRI 检查者以纤维肉瘤为主,表现为软组织内境界不规则的肿块,在 T_1WI 上病灶信号与肌肉相仿,在 T_2WI 上常为不甚高信号,也可因坏死等原因表现为不均匀高信号,增强后强化明显,切除后易复发(图 20-3-9,10)。

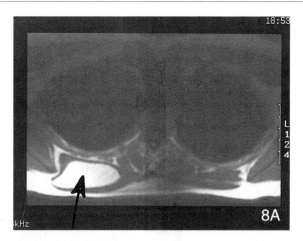

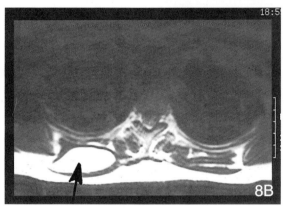

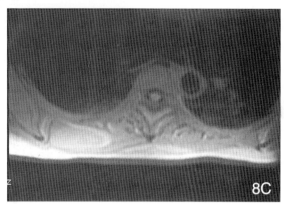

图 20-3-8　胸壁脂肪瘤

A. T₁WI,右侧背部皮下脂肪瘤,呈均匀高信号,边界清楚光滑(箭)。

B. T₂WI,病灶为高信号,与皮下脂肪信号相同(箭)。　C. T₁WI 脂肪抑制序列示病灶信号下降。

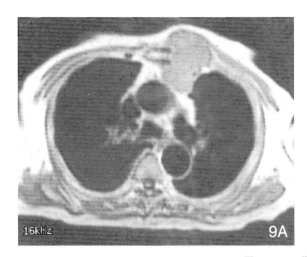

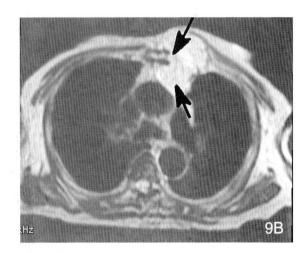

图 20-3-9　胸壁纤维肉瘤

为术后复发,肿瘤形态不甚规则。　A. T₁WI,病灶呈等信号。　B. T₂WI,病灶呈较高信号,
侵犯皮下、局部胸骨(箭)和纵隔心包(短箭)。

　　硬纤维瘤多由肌腱或腱膜生长,位置较深,含基质多,质地较硬。好发于年轻人肩胛部,侵犯臂丛及腋静脉可出现神经受累及血供阻塞表现。硬纤维瘤虽为良性,局部却呈浸润性生长,术后易复发。MRI表现为纤维性信号,即 T₁WI 和 T₂WI 上信号均偏低,与纤维瘤不易区分。

　　(3)神经纤维性肿瘤:主要起源于肋间神经,包括神经纤维瘤(neurofibroma)、神经鞘瘤(neurilemoma)和神经纤维肉瘤(neurofibrosarcoma)。前两者为良性,位于表浅部位,呈结节状。神经纤维瘤病患者局部皮肤可见色素沉着,病变生长缓慢,沿神经走向分布。恶性或恶变者生长迅速,向周围侵犯。

MRI 表现为较大肿块,良性者边缘较光滑。在 T_1WI 上信号稍低于肌肉,在 T_2WI 上呈高信号,增强

后明显强化。肋骨可有压迫吸收(图 20-3-11,12)。

(4)血管瘤和血管肉瘤:血管瘤(hemangioma)多见于婴幼儿,可随年龄增长,常见类型为毛细血管海绵状血管瘤和海绵状血管瘤。前者是毛细血管和海绵状血管瘤的混合体。胸壁血管瘤范围往往较大,常延伸至胸壁肌层和肋间组织,并可向胸内凸

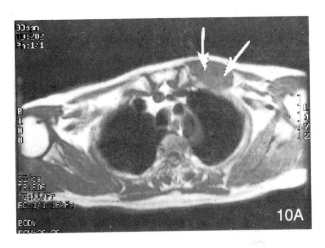

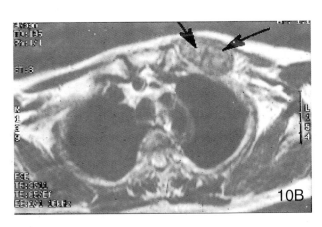

图 20-3-10　胸壁纤维肉瘤
病理分化较好,属低度恶性,病灶边界清楚。　A. T_1WI,病灶呈等信号。
B. T_2WI,病灶信号相对偏低(箭),为纤维组织所致。

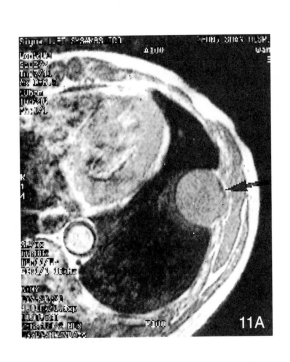

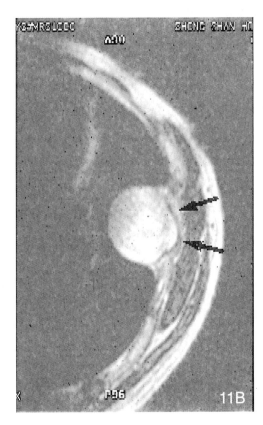

图 20-3-11　胸壁神经鞘瘤
左侧胸壁肋间见类圆形肿块,边界清楚,包膜低信号带(箭)清晰可见。肿块位于肋间,与前方肋骨下缘关系密切。
A. T_1WI,病灶与肌肉信号相似。　B. T_2WI,病灶呈均匀高信号。

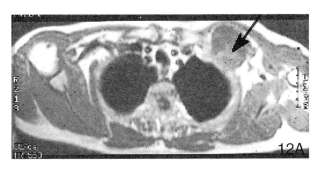
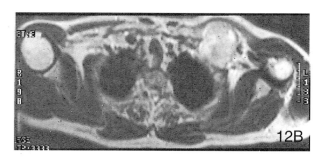

图 20-3-12　胸壁恶性神经鞘瘤

左前上胸壁类圆形肿块,稍呈分叶状,边界大部分清楚,部分不清,位于前肋间。　A. T₁WI,病灶以等信号为主,
局部少许高信号为出血改变(箭)。　B. T₂WI,病灶呈不均匀高信号。

出,但以胸壁内生长为主,也可累及肋骨。T₁WI 常为稍高于肌肉信号,T₂WI 为明显高信号。在多回波序列随回波时间延长信号更高。增强扫描后病灶明显强化。血管肉瘤很少见,其恶性程度高,易于侵犯转移。血管瘤可以有不典型表现。MRI 包括动态增强扫描无论定性还是显示病灶范围均较 CT 为佳,指导临床决定能否外科切除(图 20-3-13,14)。

2. 原发于胸壁的骨肿瘤:胸壁原发性骨肿瘤远

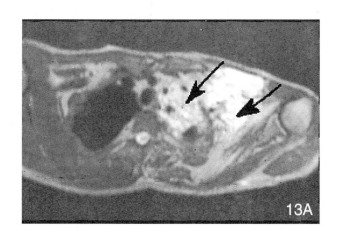
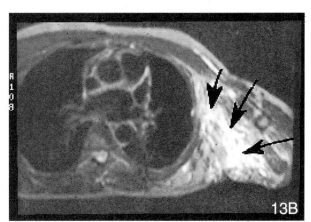

图 20-3-13　胸壁血管瘤

A、B. 为不同层面 T₂WI,示病灶范围广泛,同时累及纵隔、肱骨上段(箭),呈明显高信号,内见流空血管影。

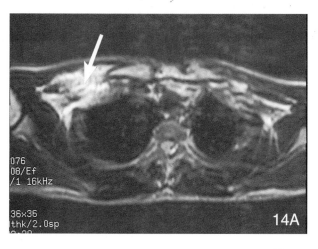
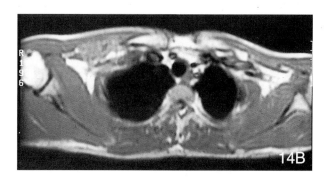

图 20-3-14　血管瘤

右前上胸壁　A. T₂WI,病灶呈高信号,局部条状低信号区为流空的血管影(箭头)。

B. T₁WI,病灶呈混杂偏高信号,可能有出血,病灶累及胸壁全层,稍凸入肺野。

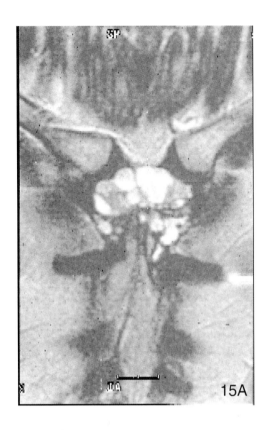
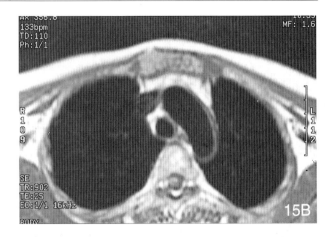
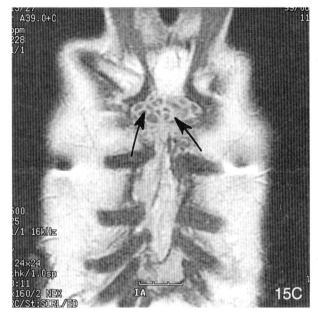

图 20-3-15   胸骨巨细胞瘤

术后复发病例,肿瘤位于胸骨上部。   A. T₁WI,病灶呈高信号,有低信号分隔,呈皂泡样改变。

B. T₁WI,病灶呈低信号。   C. T₁WI 增强,示分隔明显强化(箭),病灶边界清楚。

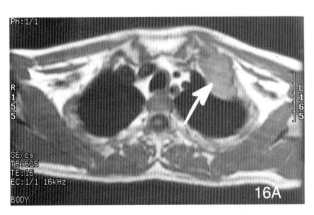
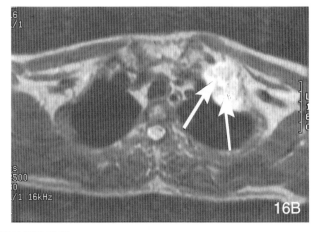

图 20-3-16   肋骨转移性肿瘤

A. 左侧第一肋骨前端肿块,肋骨破坏,T₁WI 呈低信号(箭)。   B. T₂WI,

病灶呈高信号(箭)。全身骨骼另有多发转移病灶。

较继发转移性少见,多发生于肋骨,次为胸骨、锁骨、肩胛骨。发生于胸骨的肿瘤多为恶性。常见的肋骨恶性肿瘤为骨髓瘤、软骨肉瘤。肋骨良性肿瘤或肿瘤样病变以软骨类肿瘤、骨纤维异常增殖症、血管瘤和巨细胞瘤(图20-3-15)常见。良性肿瘤一般边界光整,周围软组织境界清楚,恶性肿瘤往往呈浸润性生长,边界不清,周围组织境界模糊。影像学检查多选择X线平片和CT,MRI主要用来进一步判断病灶的性质和范围。

3. 胸壁转移性肿瘤:转移性肿瘤在胸壁肿瘤中最多见,原发病变主要为肺癌、甲状腺癌、乳腺癌、肾癌及肾上腺癌等。MRI主要表现为胸壁软组织肿块,多伴骨质破坏,单发或多发。单发病灶无原发肿瘤史常不易与原发肿瘤鉴别(图20-3-16,17,18)。

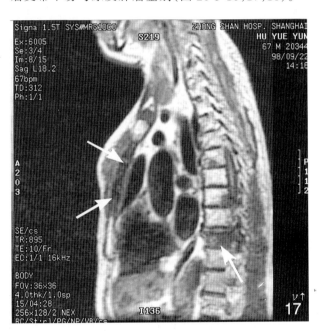

图 20-3-17　胸骨转移性肿瘤

鼻咽癌胸骨转移,显示胸骨低信号骨破坏灶(双白箭),
周围软组织肿块以前方为主,胸椎也见转移灶(黑箭)。

4. 腋窝淋巴结肿大:胸壁和上肢的病变均可累及腋窝淋巴结,病因包括炎症、肉芽肿、淋巴瘤和肿瘤,后者主要见于女性乳腺癌。因腋窝脂肪组织丰富,故病灶较小时也可检出。MRI上表现为腋窝内结节或团块影,T_1WI呈中等信号,稍高于肌肉组织,T_2WI上呈稍高信号,但均低于腋窝的脂肪组织信号强度,以T_1WI显示最佳(图20-3-19)。

5. 胸壁病变的影像学比较:平片为常规,应摄一般条件与骨骼条件,必要时摄切线位和点片。常规平片对骨骼病变的显示非常重要,而肋骨破坏对

病灶定性价值较大,肋间隙增宽常代表肿块起源于肋间软组织,以神经纤维瘤最为可能。CT及MRI显示肋骨全貌及肋间隙的改变不如胸部平片。切线位片对肺内、胸膜和胸壁病变的定位和鉴别较有帮助。常规平片仍为胸壁病变首选影像学检查方法,但往往只能作为初步检查,因其对软组织显示和病灶定位仍有一定限度。

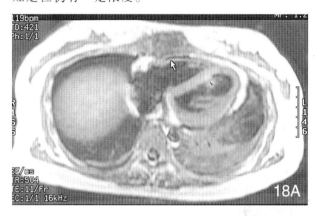

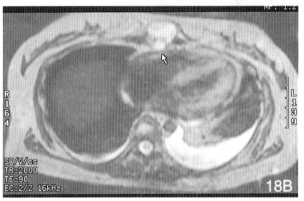

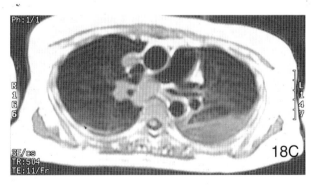

图 20-3-18　胸骨淋巴瘤浸润

A. T_1WI见胸骨破坏灶呈低信号(箭)。　B. T_2WI,病灶呈高信号(箭),左侧胸水也呈高信号。　C. T_1WI另外层面,见纵隔淋巴结肿大。

B超检查方便价廉,特别是鉴别液性和实质性肿块比较可靠,如血肿、包裹性积液、囊性变等。可引导定位穿刺,提高阳性率。其不足之处为无法判断骨骼情况,也无法显示肺内病变,故其应用于胸壁

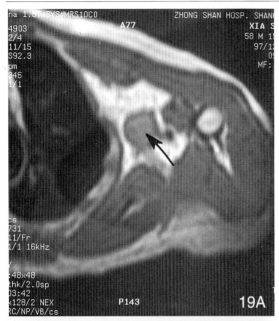

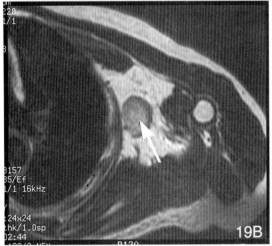

图 20-3-19 腋窝淋巴结肿大

非霍奇金淋巴瘤左侧腋窝淋巴结肿大。 A. T_1WI，病灶信号较肌肉稍高（箭）。 B. T_2WI，病灶呈均匀高信号，因周围脂肪衬托边界清楚光滑，约 3 cm × 2 cm（箭）。

有一定限度。

CT 无前后结构重叠，密度分辨率远高于常规平片。对胸壁病变尤其是以软组织为主的病变的检出和定性远胜于常规平片。CT 无前后结构重叠，对胸壁、胸膜和肺内病变的定位准确。因肋骨薄而扁平，走行倾斜，与扫描层面斜交，并受部分容积效应影响，故 CT 不易判断肋骨病变，仍需结合平片。CT 显示肺周围病灶常优于 MRI，更易显示小的钙化和较大的骨破坏，采用薄层骨算法常可显示轻微骨破坏包括肋骨肿块所致皮质骨的破坏。CT 可引导穿刺活检和引流。CT 对胸廓入口病灶因有前后结构的重叠和肩部伪影影响常显示欠佳，平扫时不易判断血管受累情况。螺旋 CT 能够行快速动态扫描，较常规 CT 明显为佳。

放射性核素扫描对骨骼病变敏感性高，但特异性低，对转移性骨肿瘤、多发性骨髓瘤显示病灶范围十分敏感。

MRI 显示胸壁病变与 CT 相仿或稍好于 CT，其软组织分辨率优于 CT，可多平面成像，并可任意倾斜平面成像，对病灶的整体观察和范围显示较好。显示肺癌胸壁侵犯较 CT 更为准确。在胸廓入口、横膈等横断面不易观察部位，MRI 冠状面和矢状面无疑优于 CT，且无肩部伪影干扰。颈胸交界处淋巴管瘤、肺上沟瘤等单独横断位显示有一定限度。MRI 可更好地判断侵犯性恶性肿瘤的病灶范围，更好地显示神经源性肿瘤的脊柱内、脊髓和软组织的侵犯，帮助手术处理。对于前胸壁炎症，MRI 可准确显示受累肌群，有无纵隔炎，容易发现胸骨、锁骨的骨髓炎，因 MRI 对骨髓内的炎症浸润非常敏感，有助于确定外科处理范围。

选择影像学方法常需根据临床需求而定。CT 和 MRI 检查后仍有不少病变无法定性，常需穿刺活检或手术病理证实。

三、横膈病变

1. 膈疝：为膈肌较常见病变。横膈先天性缺损、膈肌发育薄弱及外伤致膈肌撕裂等均可使腹腔脏器和组织经横膈疝入胸腔。先天性主要为胸腹膜裂孔疝和胸骨旁裂孔疝。后天性主要为食管裂孔疝和创伤性膈疝。

（1）胸腹膜裂孔疝（pleuro-peritoneal hiatus hernia）：也称腰肋三角区裂孔疝或 Bochdalek 疝，多见于婴幼儿。病变大多位于左侧横膈后部，轻者仅疝入部分腹膜脂肪，重者可疝入多个腹内脏器。受累肺常发育不全。MRI 表现为向膈上突出的异常结构影，多含脂肪，常呈高信号，边界清楚，较大病灶表现为横膈结构不清或消失，胸腔内见多个肠襻及实质脏器影（图 20-3-20）。

（2）胸骨旁裂孔疝（parasternal hiatus hernia）：也称胸肋三角区裂孔疝或 Morgagni 疝，较少见。病变多位于右侧胸骨旁或胸骨后，疝出物多为大网膜。MRI 表现为胸骨右侧横膈上方局部突出病灶，边界清楚光滑，为脂肪信号。

（3）食管裂孔疝（esophageal hiatus hernia）：为部分胃通过膈食管裂孔进入胸腔，临床较多见，一般消化道钡检可明确诊断。不可复性裂孔疝 MRI 表

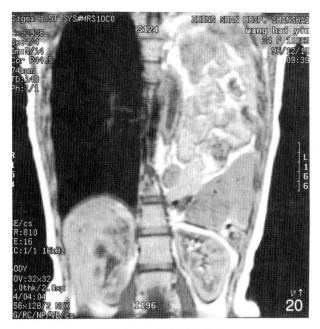

图 20-3-20 胸腹膜裂孔疝

冠状面 T₁WI 示食管裂孔及左侧横膈撕裂,左侧胸腔
大部为腹内肠腔占据,脾脏大部分也疝入胸腔内。

现为突向膈上的囊状影,可含气,冠状面与下方胃体
相连。

(4)创伤性膈疝(traumatic diaphragmatic hernia):多发生于左侧,轻者仅疝入部分脂肪组织,重者疝入腹内脏器。临床有外伤史。MRI 表现为左侧膈上出现异常病变,信号不均匀(图 20-3-21)。

2.横膈肿瘤:较罕见,包括原发性和继发性。

原发性良性肿瘤包括脂肪瘤、纤维瘤、血管纤维瘤、神经纤维瘤和神经鞘瘤等。MRI 表现为局部肿块。脂肪瘤可根据信号诊断,其他肿瘤定性较困难。

原发性恶性肿瘤多为纤维组织源性。MRI 表现为较大肿块,常出血坏死致信号不均匀,增强后强化明显。邻近组织多有受累。

继发肿瘤可为邻近肿瘤侵犯或转移而来,在MRI 上除观察横膈病灶外,还需注意其他部位有无原发病灶,胸壁胸膜有无受累。

3.膈肌膨出(diaphragmatic eventration):指因麻痹、发育不全或萎缩造成的膈肌位置异常升高,较少见。有局限型和弥漫性之分,以右侧多见。MRI冠状面和矢状面显示较好,表现为横膈隆起,肝、胃等脏器相应上升,产生压迫性肺不张,纵隔、心影向健侧移位。膈肌上下无其他病灶。

4.横膈病变的影像学比较:透视可动态诊断膈肌麻痹等病变,吞钡检查较易判断食管裂孔疝及并发膈疝。平片为基础的影像等检查方法,但它难以

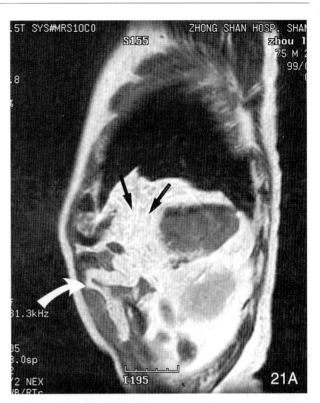

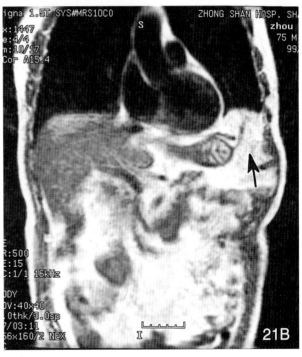

图 20-3-21 创伤性膈疝合并腹壁疝

A. 矢状面 T₂WI 显示左侧横膈前方局部较大缺
损(箭),可见腹内容物以网膜脂肪为主疝入膈上,
前上腹壁同时显示较小腹壁疝(弯箭)。 B. 冠
状面 T₁WI 显示横膈缺损位于前外侧(箭)。

显示横膈较小或早期病灶,也难以显示膈下病变及判断病变性质。CT 因横断面扫描,横膈形态往往显示不佳,不易清楚显示横膈病变,也不易判断病灶

位于肺、胸膜还是横膈本身。螺旋 CT 三维重建可克服常规 CT 的不足。MRI 为最好的横膈病变影像学检查方法,冠状面和矢状面可整体显示横膈正常解剖和病变形态,区分横膈病变的上下解剖结构,判断病灶位于膈肌的上下方还是横膈本身,区分膈下与肝内病变。MRI 的缺点为运动伪影较多,检查时间较长,可通过门控及快速序列解决。

(张兴伟　周康荣)

四、乳腺癌

乳腺癌严重威胁妇女的生命健康。

欧美尤其北美国家乳腺癌的发病率和死亡率最高,自第二次世界大战以来,已占妇女癌症的首位。在亚洲国家诸如日本和中国的上海等大城市,其发病率也有迅速上升趋势,据上海市肿瘤统计资料,乳腺癌已占女性恶性肿瘤的首位。因此,乳腺癌的检测和防治也日益受到重视,除了普遍应用的临床触诊和钼靶 X 线乳腺摄影外,超声、CT 和 MRI 等影像学技术也已成为重要的补充检查技术。随着 MR 设备的改进和软件技术的提高,MRI 检查尤其动态增强 MRI 已成为研究热点,其临床应用价值得到充分肯定。

【大体和 MRI 解剖】 乳腺的主要结构是乳腺体,由腺体、导管、脂肪组织和纤维组织构成。乳腺内有 15~20 个腺叶,每个腺叶分成数个腺小叶,后者包含 10~100 个腺泡和相应的小导管,小导管汇合成主导管,然后再集合成 15~20 根输乳管,呈放射状向乳头集中。腺体周围充满脂肪和结缔组织,根据腺体、脂肪和结缔组织成分比例的不同,其影像学表现有所不同,在 X 线片上可分成多种类型,从致密型到萎缩型代表腺体成分不断减少,而脂肪成分逐渐增加。

常规 SE 序列检查,在 T_1WI 和 T_2WI 上,皮下脂肪及腺体周围的脂肪呈明亮的高信号,在 T_1WI 上信号更高些。腺体信号较胸壁肌肉信号略高或相似,T_1WI 上乳腺导管在脂肪高信号背景上呈管状低信号影,向乳头集中,T_2WI 上,乳腺导管往往显示为线状高信号。不论 T_1W 或 T_2W 图像,皮肤均不能显示。注射造影剂后增强扫描图像上,脂肪和乳腺管不强化,腺体轻度强化,而血管则明显强化。在 MRI 上,乳腺与胸壁肌肉之间的乳后间隙显示很清楚(图 20-3-22)。

【MRI 检查技术】 与其他影像学检查一样,乳

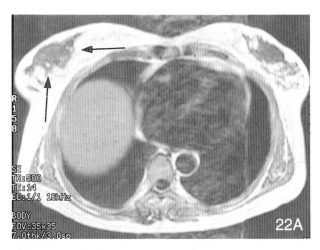

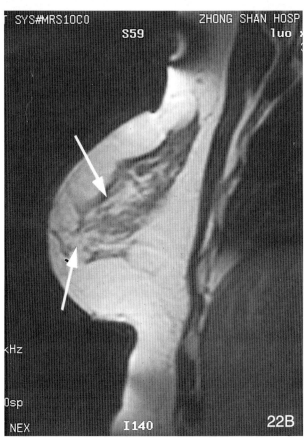

图 20-3-22　正常乳腺

A. T_1WI 示乳腺腺体呈低信号(箭);与胸壁肌肉信号相似。

B. T_2WI 示腺体内乳腺导管呈线状较高信号影引向乳头区(箭)。

腺 MRI 检查以在月经后的第 2、3 周进行为主。通常作常规 SE 序列和动态增强两方面检查。SE 序列包括 T_1 加权和 T_2 加权,轴位或矢状面扫描,应用三维成像技术可行薄层无间隔扫描,在任意方向重建图像,提高了检出率。也可采用脂肪抑制技术,增加病灶与周围组织的对比。层厚采用 4~5 mm,应用专用乳腺线圈可采用 2~4 mm 层厚,256 × 192

或 256×256 矩阵,两次激发采集。动态增强可采用快速成像序列如 FMPSPGR,256 × 192 矩阵,4~5 mm层厚,1.0~2.5 mm 间隔。造影剂采用 Gd-DTPA,常规应用 0.1 ml/kg 体重,较大量可用至 1.6 ml/kg体重,快速注射后作快速扫描,每 15~30 s 一次,延迟至第 5 min,必要时再延迟扫描。还可应用减影及其他快速成像方法。

线圈的选择:如采用一般的体部线圈,病人取仰卧位,双侧一起检查,但分辨率较低。特制的乳房线圈可提高分辨率,病人取俯卧位,如单侧检查,也可取俯卧斜位。线圈外用一支托固定可减少活动及呼吸运动的影响。新型表面相控阵线圈可同时检查两侧乳房,利于对比。对于心脏大血管搏动对深部病变造成的影响,可通过改变编码方向尽可能避免。

【病理和临床表现】　乳腺癌最常见为来自导管或小叶上皮的腺癌,占 98%,肉瘤仅占 2%。根据病理特点,乳腺癌分成原位癌和浸润性癌两大类:①非浸润性原位癌,有小叶原位癌和导管内癌两类。②浸润性癌分非特殊型和特殊型两类,以非特殊型浸润性癌最为常见,又称浸润性导管癌;特殊型浸润性癌种类很多,主要为浸润性小叶癌、胶样癌、髓样癌、乳头状癌、腺样囊性癌及 Paget 病等。归纳起来,起源于导管上皮的导管癌占 90% 左右,源于腺泡上皮的小叶癌约占 5.5%,其余恶性肿瘤不足 1%。

主要临床表现:多数患者自行触及乳房病灶而就诊,少数为体检时由医生触及,部分患者诉局部不适、疼痛或乳头溢液。肿块大小不一,固定或活动。肿块位置较表浅时可侵犯皮肤而出现橘皮样外观;深部肿块当侵犯胸肌时,病灶固定不能推动。特殊类型的乳腺癌如 Paget 病,患者的乳头红肿、增厚,可发生糜烂和渗液。炎性乳腺癌伴皮肤红肿、水肿,局部皮温升高。腋窝、胸骨后和锁骨上淋巴结常发生转移。血行转移的常见部位为骨骼、肺、胸膜,其次为肝脏和脑部。

【MRI 表现】

1. 信号改变:在 T_1WI 上,与正常乳腺组织相比,绝大部分乳腺癌呈低信号或等信号,在 T_2WI 上,约 60% 呈等信号或高信号,约 40% 呈低信号或等信号。多数病灶信号不均匀(图 20-3-23)。

2. 病灶形态和边缘改变:根据生长速度、分化程度和浸润性可以有以下几种类型:病灶形态规则,边缘光滑清楚;不规则和边界不清;分叶状;多少不一的毛刺表现。绝大部分浸润癌边界不清,可见分

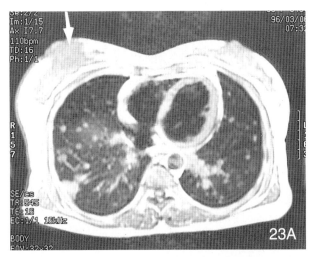

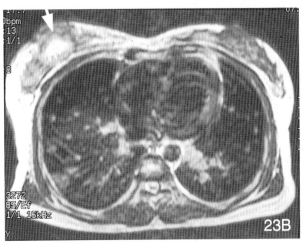

图 20-3-23　乳腺癌

体线圈检查,右侧乳房内见肿块,形态不规则,边界不清,部分呈毛刺状改变。　A. T_1WI,病灶呈低信号(箭),与正常腺体不易分辨。　B. T_2WI,病灶呈高信号(箭)。肺内见较多转移结节。

叶和毛刺征象(图 20-3-24)。

3. 其他改变:如乳腺管和乳腺组织受压或变形,乳腺后胸肌前脂肪间隙中断或消失,局部皮肤增厚浸润。

4. 增强表现:绝大部分病例表现为病灶早期强化,且信号不均匀,均匀性强化较少见。部分病灶出现边缘环状强化,中心区域无强化,与病灶内部坏死有关。增强后时间-信号曲线可大致反映肿瘤的动态增强过程,大部分乳腺癌早期迅速强化,2~3 min 内达峰值(图 20-3-24),经病理对照研究发现增强程度和出现时间与病灶血供和微血管密度有关。非浸润性的导管内癌在 X 线片或 CT 片上可见细小钙化影,为惟一的特征性改变,MRI 检查 T_1WI 和 T_2WI 上不能发现异常病灶,增强图像上可见极不均匀的斑点状强化,围绕 X 线片上可显示的钙化灶。

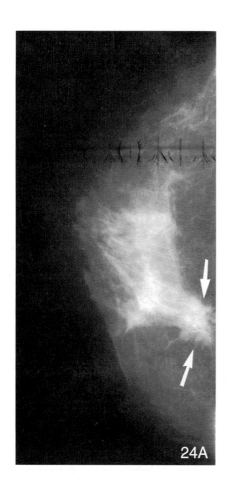
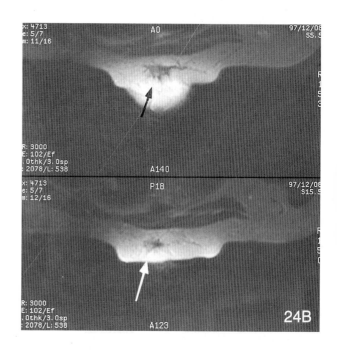
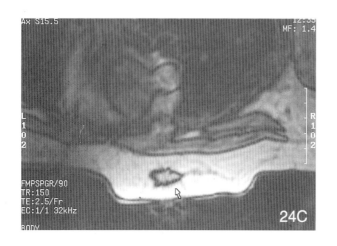
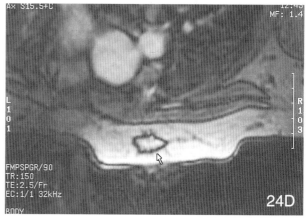

图 20-3-24　乳腺癌

乳房内见占位灶,直径约 2.5 cm。　A. 钼靶摄片示肿块呈分叶状,周围毛刺影明显(箭)。　B. T₂WI,病灶呈高信号,形态不规则,
有分叶毛刺(箭)。　C. FMPSPGR 序列平扫显示病灶呈低信号(箭)。　D. 增强早期病灶明显强化,不甚均匀(箭)。

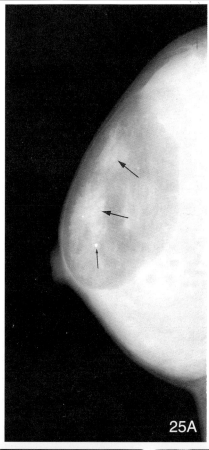

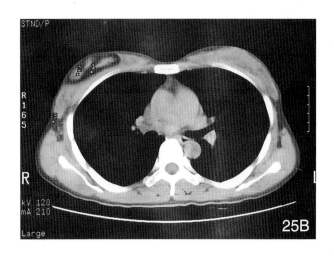

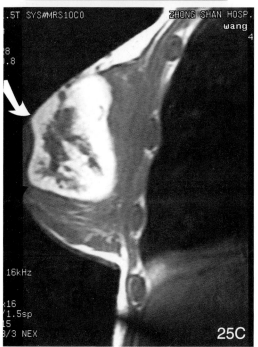

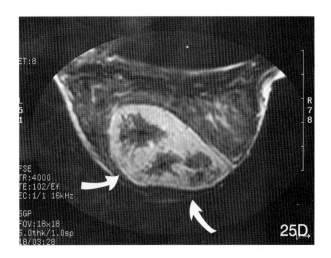

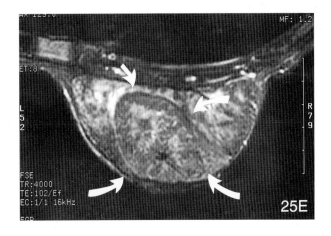

图 20-3-25　乳房脂肪瘤

A. 钼靶摄片示乳腺内巨大肿块,边界清晰,大部分透亮,部分相对高密度影为纤维腺体组织所致(箭),另见两处小钙化灶(细箭)。　B. CT横轴位显示大部分病灶为脂肪组织,与皮下脂肪密度一致。　C、D. MRI T_1WI、T_2WI,病灶大部分呈高信号,部分呈低信号(箭)。　E. T_2WI脂肪抑制检查,病灶信号显著下降(箭),示肿块边界。

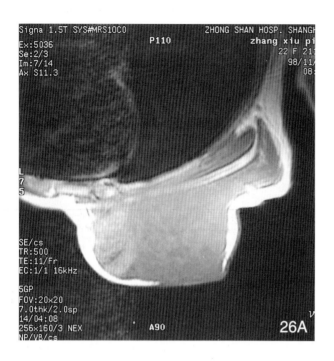

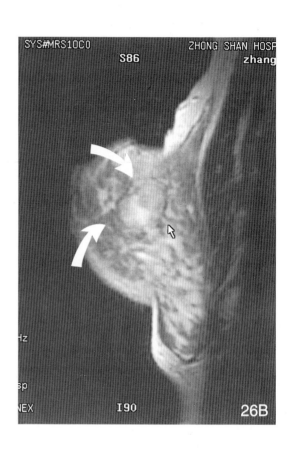

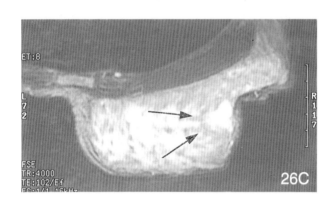

图 20-3-26　乳房纤维腺瘤

A. T_1WI,病灶为等信号,不易观察。　B、C. T_2WI,病灶呈不均匀高信号,
边界清楚光滑,周围带状低信号区为纤维组织所致,也为纤维腺瘤相对特征性的表现(黑箭)。

　　5. MRI 检测病灶的敏感性和特异性:据 Buada LD 等报道,SE 序列检测病灶的敏感性不高,T_1WI 较 T_2WI 上更低。在 T_2WI 上,83%的病灶可以确定,而在 T_1WI 上,仅 68%的病灶可以明确。该组作者报道所有 55 例病理证实的浸润性癌增强后均可确立病灶存在,其中 3 例为延迟增强,早期强化不明显。故动态增强对病灶检测的敏感性远高于常规 SE 序列检查。对于小的病灶(≤2 cm),增强前后的减影图可以更清楚地显示。严格的动态增强无疑可以大大提高病灶的检出率,根据动态过程所反映的增强类型和程度有助于病灶的定性,即提高病灶检测的特异性,但仍有少数良、恶性病灶可出现交叉

重叠。如果将增强特征与形态改变相结合,则大部分病例可以作出明确诊断,并减少不必要的术前活检。综合起来,下列 MRI 征象可提示乳腺癌诊断:①肿块边缘模糊,尤其是显示分叶、毛刺征象的,后者代表肿瘤具有浸润性;②动态扫描病灶早期显著强化,尤其是不均匀强化;③病灶边缘环形强化;④具有上述强化特征,同时显示分叶、毛刺等边缘形态改变的,几乎可以确诊为乳腺癌;⑤在 X 线片或 CT 图上显示细小簇状钙化灶,而在增强 MRI 上见到分散的斑点状强化灶,符合导管内癌的诊断。

【鉴别诊断】

1. 乳腺纤维腺瘤及其他良性肿瘤:大多数常见

良性肿瘤为纤维腺瘤,其他乳腺良性肿瘤包括乳头状瘤、脂肪瘤(图20-3-25)、错构瘤等。病灶一般形态规则,可呈圆形、卵圆形和分叶状,边界清楚光滑,无毛刺表现,增强后强化不明显,与乳腺癌表现不同。纤维腺瘤若仅含纤维组织,则 T_2WI 为低信号。部分纤维腺瘤含较多腺样或粘液样组织,在 T_2WI 表现为中高信号(图20-3-26),增强后强化较明显,一般较乳腺癌强化晚,但仍易与部分边界光滑的乳腺癌混淆,需穿刺活检确诊。

2.乳腺炎性病变:有时需与炎性乳腺癌鉴别,往往炎症临床表现典型,MRI不易鉴别,也不适合于乳腺炎症的检查。

3.术后或放疗后瘢痕:可类似恶性病灶或与病灶合并存在。相对陈旧的瘢痕组织 MRI 表现为低信号,增强后强化不明显。对早期瘢痕需随访观察。

【影像学比较】　MRI组织对比性和检出敏感性高,无放射损伤,可进行多方位及三维成像,对钼靶摄片无法观察的部位或病变,如乳房根部病变、腋窝部病灶,尤其病变接近乳房深部胸壁,MRI可以显示。动态增强检查可对乳腺癌进一步显示和鉴别,对乳腺手术或放疗后瘢痕、致密型乳腺显示好,可指导穿刺活检,如多发病灶选择重点病灶;对病变的分期较准确全面,帮助确定治疗方案。MRI也有不足之处,其检查时间一般较长,易受呼吸活动影响产生伪影,不能显示小的钙化,检查需专用线圈,平扫的检出和鉴别价值较小,检查费用相对较高。

超声检查方便易行,费用低,无痛苦和无放射损伤。可以准确鉴别囊性和实质性肿块,引导穿刺活检。超声检查对实质性占位的鉴别不够理想,对直径1 cm以下肿块的检出率也不够高。

CT对囊肿、出血和钙化的敏感性很高,增强扫描可提高致密型乳腺中恶性病灶的检出率,优于钼靶摄影。易于判断胸肌有无侵犯,胸骨后淋巴结有无转移。但CT对小病灶的检出和鉴别仍有一定限度,不宜作为常规检查方法。

钼靶摄影为检查乳腺病变最广泛应用的方法。对钙化检出率高,可检查出临床不能发现的隐性乳腺癌,敏感性较高。对部分病灶特异性稍低,假阳性偏多,对乳腺深部和边缘部位的病灶,常受检查野限制不易显示,对致密型乳腺往往显示不清。

总的来说,采用表面线圈和动态增强,MRI对乳腺癌的诊断和鉴别具有较大的价值。目前尚未成为乳腺癌常规检查手段,对常规钼靶摄影不易确定的情况,如致密型乳腺、乳腺硅胶假体、乳腺瘢痕、单发性病灶确定活检部位等,也可选择性应用。

(张兴伟　王述静　周康荣)

参 考 文 献

1. 石美鑫,熊汝成,李鸿儒,等.实用外科学.北京:人民卫生出版社,1992,1 274—1 285

2. 荣独山.X线诊断学.第1册.上海:上海科学技术出版社,1993,218

3. 周康荣.胸部颈面部CT.上海:上海医科大学出版社,1996,176,195—201

4. Bittner RC, Felix R. Magnetic resonance(MR)imaging of the chest: state-of-the-art. Eur Respir J, 1998,11:1 392

5. Boetes C, Barente JO, Mus RD, et al. MR characterization of Suspicious breast lesions with a Galium-enhanced Turbo FLASH Subtraction technique. Radiology, 1994,193:777

6. Fortier M, Mayo JR, Swensen SJ, et al. MR imaging of chest wall lesions. Radiographics, 1994,14:597

7. Kuhlman JE, Bouchardy L, Fishman EK, et al. CT and MR imaging evaluation of chest wall disorders. Radiographics, 1994,14:571

8. Low RN, Sigeti JS, Song SY, et al. Dynamic contrast-enhanced breath-hold MR imaging of thoracic malignancy using cardiac compensation. J Magn Reson Imaging, 1996,6:625

9. Moss AA, Gamsu G, Genant HK. Computed tomography of body with Magnetic resonance imaging. 2nd ed. New York: Saunders Company, 1992

10. Padovani B, Mouroux J, Seksik L, et al. Chest wall invasion by bronchogenic carcinoma: evaluation with MR imaging. Radiology, 1993,187:33

11. Padovani B, Mouroux J, Raffaelli C, et al. Benign fibrous mesothelioma of the pleura: MR study and pathologic correlation. Eur Radiol, 1996,6:425

12. Sakai F, Sone S, Kiyono K, et al. Magnetic resonance imaging of neurogenic tumors of the thoracic inlet: determination of the parent nerve. J Thorac Imaging, 1996,11:272

第二十一章

心脏大血管病变

心脏大血管病变为常见病和多发病，临床诊断技术多样，心动超声因简便易行成为常规检测手段，而从20世纪80年代中期便应用于临床心脏大血管病变诊断的非创伤性磁共振成像（MRI），它作为心动超声的重要补充，经过十余年硬件设备和软件功能的改进，目前已成为心脏大血管病变的首选检查技术之一。在先天性心脏病的诊断中其价值也越显优越，单纯先天性心脏病的诊断准确率与心动超声相仿，在某些复杂先天性心脏病的诊断和术后随访上，优于心动超声，可达到或超过心血管造影效果。在后天性心脏病的诊断中也具有较大价值，如冠心病心肌灌注的MRI图像，其空间分辨率较心动超声和放射性核素心肌显像要高。本章就心脏大血管系统的MRI检查技术、正常解剖和诊断应用作一综合介绍。

第一节　检　查　技　术

目前心脏病的诊断不仅须准确显示心内外解剖，也重视心脏功能状况的判断。MRI形态学检查方法已由以前单纯的自旋回波技术发展到电影磁共振和磁共振血管成像，并且可在工作站进行多种图像后处理之后，以伪彩和三维方式显示，这样能更加直观地显示病变，从而有利于手术计划的正确制定。MRI功能评价技术也由早期的多相多层自旋回波技术发展到电影磁共振、相位编码速度标识技术、心肌组织标记技术、血流标记技术和心肌灌注功能成像等。超快速MRI技术如回波平面成像（EPI）的应用和发展，更为心功能和心肌灌注功能的快速准确判断提供了可能。

一、心脏大血管形态学 MR 检查技术

1. 自旋回波技术（SE）：应用血液流空效应，心脏大血管腔内快速流动血液呈无信号区，同管腔壁形成鲜明对比，称"黑血"技术（black blood technique）。在舒张期由于血流变慢，腔内可以出现缓流信号，缓流信号的出现主要取决于流入效应和自旋相位变化两种情况，而且与血流的速度、方向，是否存在湍流，磁场强度大小，血细胞比容等有关（图21-1-1）。

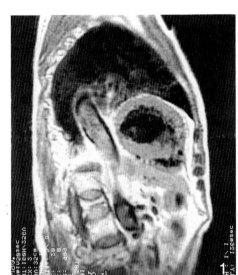

图 21-1-1　SE 左室短轴收缩期图像

左室前壁心内膜下斑片状中等信号影，
为局部室壁节段运动减低导致缓流形成所致。

根据每心动周期所获时相数，SE可进一步分为单时相多层面SE和多时相多层面SE技术（图21-1-2）。前者主要用于形态学诊断，每层面于心动周期的不同时相获取，由于时相不一致，因而不适于心功能测定；后者又称旋转门控技术（rotating gating），由Crooks等首先介绍，用于心脏功能分析，由于每层面所获时相有限，且成像时间较长，目前已较少运用。有作者采用双自旋回波试图解决旋转门控时间分辨率差的缺点，取得一定效果。

2. 电影磁共振成像（cine MRI）技术：采用梯度回波技术（SPGR或GRE），由于应用较小偏转角和较短重复时间（TR），因而成像时间较SE大为减少。血流与管腔壁的对比也跟SE相反，由于反复的部分饱和效应导致心脏大血管壁等静态组织信号减低，而血流由于反复的流入效应而呈高信号，因此也称为"白血"技术（white blood technique）（图21-1-3）。

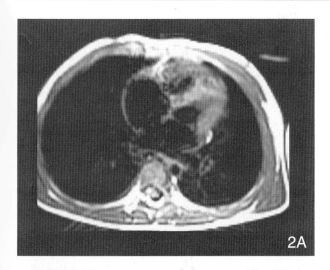

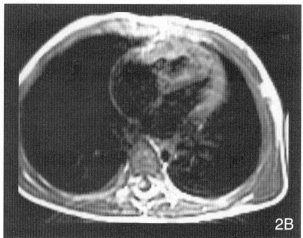

图 21-1-2　心房、心室水平横断面旋转门控 SE 图像

心脏房室腔内血液呈黑色低信号。A. 旋转门控收缩
期图像,示二尖瓣及三尖瓣关闭。　B. 旋转门控舒张
期图像,示二尖瓣、三尖瓣开放。

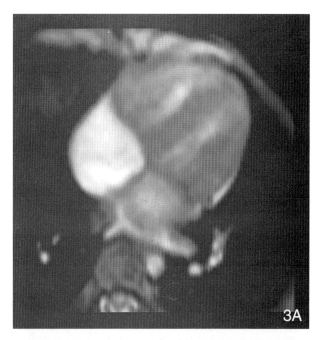

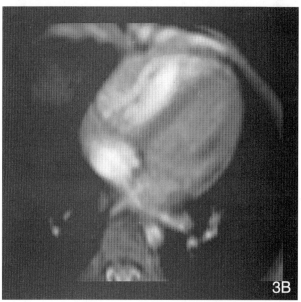

图 21-1-3　四腔观 cine MRI

心房、心室内血液呈白色高信号。
A. 收缩期图像。　B. 舒张期图像。

目前的 cine MRI,TE 可短至 3~6 ms,常规取 8~12 ms,TR 则根据心电门控采用的方式确定。采用前瞻性(prospective gating)方法,TR 由 R-R 间期确定,采用回顾性(retrospective gating)方法,TR 可短到 20~30 ms,时相一般取 16~32 个/每心动周期,采集层面数目可依据 SE 所示解剖病变部位而确定。cine MRI 对心脏病异常血流方式如分流,狭窄和反流等能直观显示,并可计算其分流量、跨狭窄处压差和反流量(图 21-1-4)。采用 Fastcard 等快速梯度回波技术,由于在一个 R-R 间期的舒缩时相可充填一组 K-space 相位编码线,TR 和 TE 时间较常规 cine MRI 更短,因而能显著缩短 cine MRI 成像时间,更有助于心脏解剖显示及功能诊断。

3. 磁共振血管成像(MRA)技术:分为时间流逝法(TOF)和相位对比法(PC)两种,前者是利用流动相关增强效应(flow-related enhancement),后者是利用血液流动引起的相位偏移来区分静态组织和流动血液,两种方法又均有二维和三维显示方式。在中低场强机器进行心血管系统 MRA 检查可采用 PC 技术(图 21-1-5),PC 的优点在于对不同流速血流敏感性高,对开放血管探测力强,背景信号抑制优良,但应注意编码流速及其方向的正确选择;2D PC 与心电门控相结合辅以相位像显示,对分流性病变显示较好,但成像时间较长。在高场强 1.5 T MRI 仪,采用 2D gated TOF 或 3D FSPGR 造影剂增强

MRA 技术(图 21-1-6),对心脏各房室腔、整个肺血管系统和胸主动脉形态显示佳,可部分代替心血管造影。

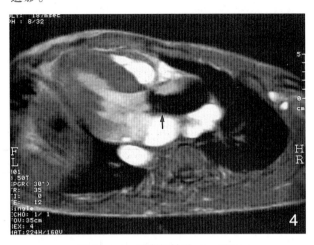

图 21-1-4　左室长轴观 cine MRI

显示主动脉瓣狭窄所致升主动脉内大片
低信号影像,代表"喷射征"(箭)。

　　MRA 图像后处理技术多样,应注意选择应用(图 21-1-7)。通常需做多平面容积重建(MPVR),3D 表面重建(SSD)和 navigator MR 仿真血管内镜。MPVR 为最常用方法。血管图像多用最大信号强度投射法(MIP)重建而成,方法简便可行。SSD 所成血管像具有立体感。navigator(MR 仿真血管内镜)为近年来应用到影像医学的新技术,通过恰当选择阈值,可从大血管腔内外观察心脏大血管结构,对复杂先天性心脏病节段诊断法中形态学心脏房室判

断及大血管关系的辨认具有一定价值。但无论采用何种后处理技术,均需注意与原始图像对照,以免遗漏病变显示或误诊。

二、心脏大血管 MR 功能评价技术

　　心脏病的形态学诊断固然重要,但其功能方面的资料在许多病例的处理上也起着关键作用,如复杂先天性心脏病的外科手术选择上,左右心室容积及其功能状况是决定进行双心室抑或单心室重建的重要依据;在后天性心脏病的诊断和治疗随访上,如冠心病心肌灌注功能的判断,MR 功能评价技术也发挥愈来愈重要的作用。目前用于心脏大血管病变功能评价的 MRI 技术主要有以下几种:

　　1. cine MRI:cine MRI 如同心动超声一样可以对心室收缩、局部室壁运动或室壁增厚异常作出评价,但其优势在于能准确计算心室容积、心肌重量、心搏出量、射血分数及心脏指数。这是因为 cine MRI 获取的多相多层图像可完整覆盖整个心脏,而且所提供的是三维数据,因而无需像心动超声或心血管造影进行心脏容积计算时,须对心脏外形作出数学模式假定,也就是说在心功能指标测定上 MRI 较心动超声或心血管造影更具有优势。

　　在心脏瓣膜病变的诊断中,通过测定瓣膜反流所致信号缺失的容积,可对瓣膜反流程度进行定量(图 21-1-8)。在先天性心脏病的诊断中,特别是对青紫型复杂先心病的心功能判断上,由于病变心室

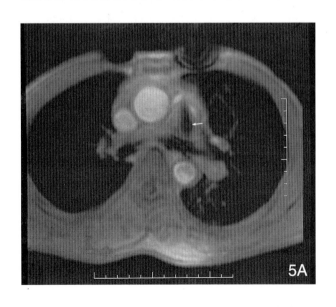

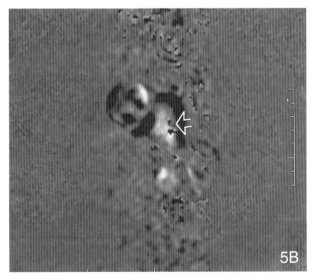

图 21-1-5　横断面主肺动脉分叉水平相位对比法 MRA 图像

本例为肺动脉瓣狭窄病例,示肺动脉主干内条片状高速血流影像。

A. 模像中呈低信号(箭)。　B. 相位图像呈高信号(箭)。

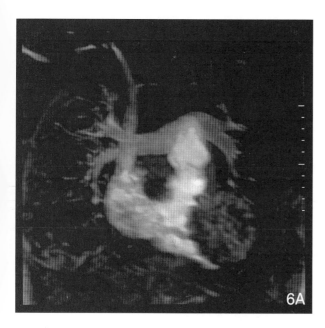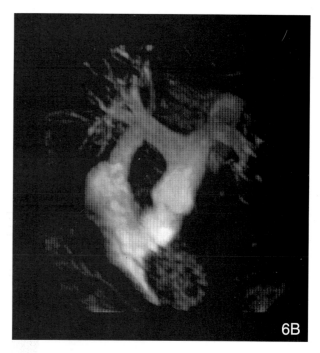

图 21-1-6 3D 动态增强 MRA 图像
右房、右室及肺动脉主干和分支清晰显示。A. 正位 MPVR 重建图像。
B. 肺动脉长轴 MPVR 重建图像,右室流出道及肺动脉瓣的显示较图 A 好。

形态怪异,主要是右心室径线和外形多变,MRI 成像评价左、右心室几何形态及其功能要较其他影像技术更为准确,对右心功能的评价 cine MRI 具有较大的优势。

2. 相位编码速度标识技术(phase-encoded velocity mapping):顾名思义,该技术是利用血液流动产生的相位变化,以对血流速度等指标进行编码测定。编码梯度可以跟血流方向平行或垂直。前者由于部分容积效应的影响,位于血管边缘部分的血流的流速计算数值加大,因而不够准确;采用与血流方向垂直的编码梯度,在对某给定血管截面的各个像素的速率进行叠加,并乘以各个像素的面积之后,便可得出在某特定时间内血液流经该血管截面的流速和流量等动力学指标。一般说来,采用相位编码速度标识技术进行检查的图像时间分辨率常为 20 ms,与 cine MRI 大致一样。

在后天性心脏病的诊断中,该技术已用于左右心室每搏输出容积、瓣膜反流容积、瓣膜狭窄处的血流速度和跨瓣压差的测定。在先天性心脏病的评价中,该技术可用来测定升主动脉、肺动脉流量及其流量差,也可对肺动脉狭窄类畸形其左、右肺动脉的流量分配(双肺血供不一致)进行定量评价(图 21-1-9)。也有该技术用于计算主动脉缩窄的侧支循环容量(降主动脉远端流量减去其近端流量)的评价报道。

3. 心肌组织标记技术(myocardial tissue tagging):最早的心肌组织标记技术是在心室短轴图像上产生角度相同的放射状条纹,条纹是由与成像平面垂直的饱和脉冲产生。较新的技术是采用空间磁化调制(spatial modulation of magnetization, SPAMM)将组织以磁性标记,该脉冲序列运用多个在时间上分开的 130° 射频脉冲和一系列梯度射频脉冲以导致自旋质子饱和,且以两套相互垂直的条纹显现,然后应用标准梯度回波序列将室壁划分为立体方块形(图 21-1-10)。

目前该技术的潜在应用包括以下几方面:一是通过跟踪其运动和变形客观评价心脏收缩和舒张时的室壁运动异常,二是客观评价局部心肌的机械动力学如有无畸变,三是鉴别血栓(无格栅畸变)和缓流血液(格栅畸变),四是观察药物治疗对局部心肌功能的影响。在先天性心脏病的诊断和评价中,已有将此技术用于复杂性先天性心脏病如单心室和大血管转位术后的心室功能观察的报道。

4. 血流标记技术(blood tagging):类似于心肌组织标记技术,但它只沿一条线形成自旋饱和(图像中呈黑色条纹),由于血流使饱和带移位,静态组织结构仍处于原位,因而根据血流与原饱和带移位的情况可以计算出血流的速度及流量,更可在活体直接显示血管内血液流动的模式。每幅图像均代表血流标记和图像获取之间的血流偏移。有作者将此技术用于单心室手术如主动脉-肺动脉吻合管道的血流模式研究,发现经此管道的血流均为层流,其时相

受心动周期和呼吸周期的影响,并且其中70%左右的血流受心动周期的影响。

5. 心肌灌注MR功能成像:冠状动脉狭窄或阻塞导致的心肌缺血,可以引起心肌功能三方面的改变:心肌顿抑(stunning)、心肌冬眠(hibernation)和心肌梗死,上述三种情况可同时在同一心脏存在,也

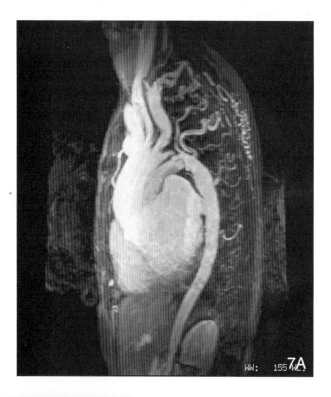

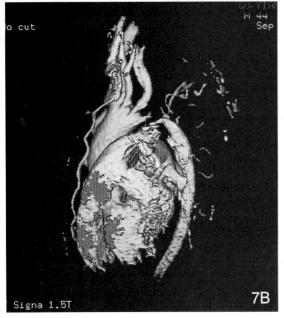

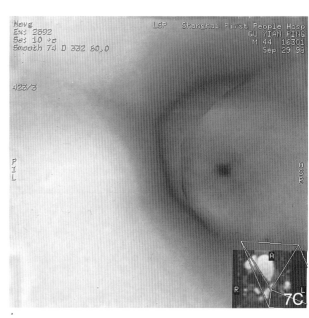

图 21-1-7　主动脉弓闭锁 3D 动态增强 MRA 图像

A. MIP 重建图像。　B. SSD 重建图像。　C. MR 仿真血管内镜图像。均示主动脉弓闭锁中断,
并见大量侧支血管,MR 仿真血管内镜示闭锁处降主动脉呈盲端改变。

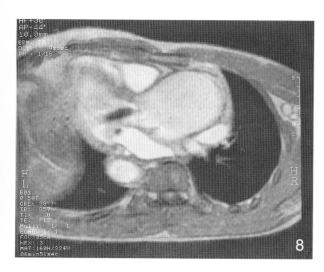

图 21-1-8 左室长轴 cine MRI 示主动脉瓣反流
通过计算左心室腔内的反流低信号影面积和容积，
可对主动脉瓣反流程度进行定量。

可随时间发展而演变。心肌灌注 MR 功能成像主要用来评价心肌缺血后心肌的存活与否，即检测顿抑和冬眠心肌节段，由于这些节段经恰当治疗可完全恢复，因而即时检测出这些节段，显得非常重要。

目前的心肌灌注 MR 功能成像主要采用造影剂团注首次通过法，所采用脉冲序列分为两大类：一是利用造影剂 T_1 增强效应的 FSPGR 或 Turbo Flash，通常在上述脉冲序列前加上 IR 准备脉冲，正常灌注心肌在 T_1WI 上信号增加，此方法的优点是对灌注缺损的显示佳（图 21-1-11）；二是利用造影剂

T_2 或 T_2^* 增强效应的 DE-FGRE(driven equilibrium-prepared fast GRE)、SE EPI 或 GRE EPI，正常灌注心肌在 T_2WI 或 T_2^*WI 上信号降低。有作者认为采用 SE EPI 较 GRE EPI T_2^*WI 能够更好地显示正常心肌和缺血心肌的差异。从目前的技术参数看，采用 EPI 方法的心肌灌注图像，其时间分辨率要比采用超快速梯度回波成像者高许多，前者可以观测造影剂首次通过整个左室断面的心肌灌注情况，而后者的时间分辨率只够观测一到三个层面左室断面的心肌灌注改变。PET 虽然是目前判定心肌存活性的金标准，但其检查费用昂贵，设备普及率远较 MRI 低，而且其空间分辨率有限，最好的也仅达 6 mm，因此人们期望利用 MRI 的高空间分辨率，以获得更佳的心肌灌注图像。

6. 肺血管灌注成像：许多心脏大血管疾病均可引起肺血管形态和功能的变化，如风湿性心脏病二尖瓣狭窄导致的肺淤血，先天性心脏病引起的肺血增多或减少，目前可采用肺血管灌注成像初步判断其程度。运用最多的技术同心肌灌注功能成像一样，也是采用造影剂团注首次通过法，所采用脉冲序列主要是利用造影剂 T_1 增强效应的 FSPGR 或 Turbo Flash。图 21-1-12 是采用造影剂团注首次通过法观察动脉导管未闭患者肺血增多的实例。最近发展起来的动脉自旋标记 FAIR(flow-sensitive alternating inversion recovery)技术是一种无须注射造

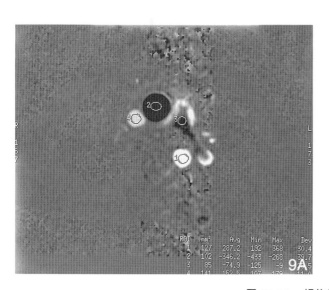

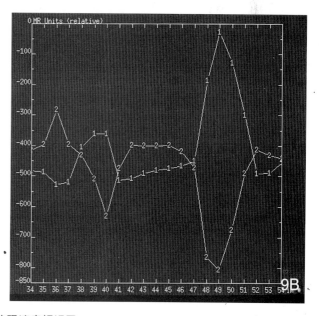

图 21-1-9 相位编码速度标识图
A. 相位像显示升主动脉(2)、降主动脉(1)、肺动脉主干(3)和上腔静脉(4)血流方向。
B. 显示升主动脉和降主动脉内血流信号随心动周期时相变化曲线，通过计算可得出相应血管腔道内血流的速度及流量等指标。

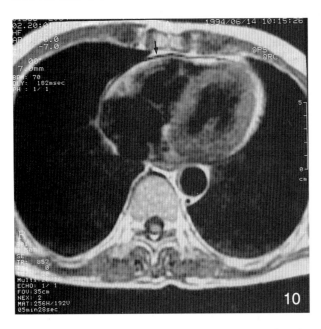

图 21-1-10　正常人左室短轴基底平面收缩末期梯度回波
心肌组织标记图,心肌室壁呈立体方块影,未见到畸变

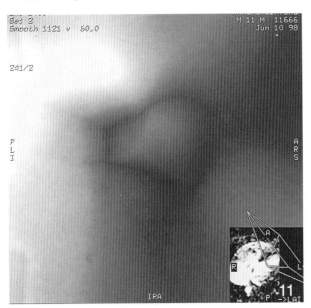

图 21-1-11　正常冠状面 2D FSPGR 心肌灌注图像

影剂,很有前途的肺血管灌注成像方法。

　　7. 磁共振波谱成像(MRS):MRS 是利用化学
位移现象,根据不同化学底物的波谱信号结构而将
它们区分开来,因此 MRS 可测定活体组织的生物
化学成分,其浓度敏感性可达每升毫摩尔范围。
MRS 包括脂肪-水成像、定位 MRS 等许多技术,后
者的空间标记分辨率可达几个毫米。

　　心血管方面的 MRS 临床应用多集中在含 ^{31} P
的化合物上,包括 ATP、PCr 和 Pi 等,其中 ATP 和
PCr 具有较重要的意义,因为心肌细胞的能量供应

情况可由这些代谢产物的变化反映出来。^{31} P MRS
已被证明能够显示心肌缺血病变。MRS 还可探测
到心脏同种移植排异反应所导致的异常。

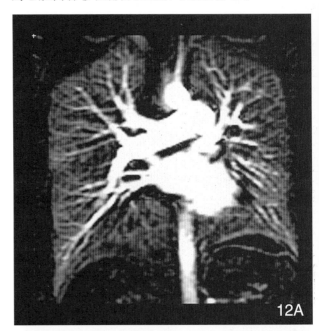

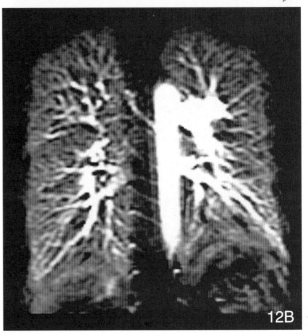

图 21-1-12　肺血流实质灌注图

A. 冠状面右肺动脉水平灌注减影图。　B. 冠状面左
肺动脉水平灌注减影图。本例为先天性心脏病动脉导
管未闭导致肺血增多,图像显示肺动脉各级分支增
粗和肺实质血流灌注增加。

　　由于 MRI 技术可任意平面成像及具有多种技
术选择,在将来与心动超声或其他无创性影像技术
结合应该可以代替心导管和心血管造影的诊断功
用,特别是目前从 T_2^* 敏感图像能得到血氧数据,从

而可评价组织内血液的氧饱和度。心导管以后在心脏病中的应用主要是介入治疗。

三、心脏大血管 MRI 检查注意事项

1. 采用心电门控技术:心脏大血管 MRI 检查必须采用心电图门控技术,优点之一在于图像能于心动周期任意预置点上获取,且便于对患者的监测。在选择收缩期抑或舒张期时相成像时,主要是根据 ECG 波形 R 波或 T 波的位置。在心脏 MRI 中,正确实施心电门控非常重要。由于人体进入磁体后,ECG 波形因磁流体动力效应(magnetohydrodynamic effect)而变形,可能导致 T 波幅度明显增加,R 波反而变得不明显,从而引起门控失效。磁流体动力效应与磁场强度、血流速度以及心脏在胸腔的方向和位置有关。在 1.5 T MRI 仪上 ECG 波的变形程度较 0.5 T 机器上要明显得多,仔细调整 ECG 电极位置和采用先放置足侧电极的方法可能有助于减少此效应。另外,为减低心律不齐导致图像伪影增加,可取 85% ~95% 的 R-R 间期作为重复时间。

2. 检查前准备及镇静:年幼儿恐惧不合作,加之 MRI 检查特别是应用快速成像序列时机器噪声较大,为取得满意图像质量,镇静必不可少。新生儿和婴儿可在哺乳熟睡后进行检查,幼儿和学龄前儿童可于检查前 0.5 h 给予口服水合氯醛或肌注地西泮(安定)镇静,事先限制其睡眠(sleep deprivation)也是镇静辅助有效方法。成年人检查一般不须特别准备。

3. 线圈及成像参数的选择原则:尽可能采用直径较小线圈,婴幼儿可采用肢体正交线圈或头部线圈,较大年长儿以采用 TORSO 等相阵控线圈为佳,以增加图像信噪比,从而允许采用更小的层厚及层间隔,以便更好显示病变。儿童采用体部线圈成像,由于占空比太大,图像信噪比下降,可影响图像质量。特别是对于中低场强 MRI 仪,可采取重叠扫描技术以增加病变显示机会。成像参数的选择上 FOV 视小儿和成人体格发育情况,以采用较小 FOV 为宜(18~32 cm)。在有足够 SNR 情况下尽可能采用薄层(层厚 3~5 mm/间隔 1~2 mm)扫描技术,矩阵一般采用 160 ~ 192×256 便可,激励次数的选择须视机器场强而定,一般 2~4 个,TE 的选择一般以机器允许序列所选最短 TE 为宜,另外采用一些伪影抑制技术如预饱和(PS),流动补偿(FC)和呼吸补偿(RC)等以进一步提高图像质量。

4. 禁忌证和不良反应:对颅内有动脉瘤夹、心脏内有起搏器及眶内有金属异物患者不宜做 MRI 检查,大多数的心脏内人工替换物、胸骨金属缝线并不影响心脏 MRI 检查。目前 MRI 主要不良反应为磁场对心室肌兴奋性的影响,射频磁场可导致组织的热效应。

第二节　正常解剖和 MRI 表现

熟悉心脏大血管正常解剖是识别心脏、大血管畸形和其他病变的基础。由于心脏大血管本身解剖结构复杂,其固有轴向与身体体轴不一致,通常需要进行多个不同方位的切层 MRI,才能准确显示心脏大血管诸解剖结构。

本节将分为以下三部分进行描述,即基本成像平面及解剖、特殊成像平面及解剖和正常心脏大血管 MRI 表现,以求对心脏大血管正常 MRI 解剖有一简明而系统的了解。

一、基本成像平面及解剖

先天性和后天性心脏病种类繁多,为最佳显示心内解剖畸形,心肌、心包病变及心外大血管情况,MRI 平面的选择十分重要。与身体纵轴平行或垂直的正交平面,即标准横断面、矢状面及冠状面作为基本成像平面,在心脏大血管病变的 MRI 检查和诊断中具有十分重要的价值。

1. 横断面成像及解剖:见图 21-2-1。
2. 冠状面成像及解剖:见图 21-2-2。
3. 矢状面成像及解剖:见图 21-2-3。

二、特殊成像平面及解剖

标准横断面、矢状面及冠状面作为基本成像平面,虽然已足够显示心内解剖结构,但采用与室间隔平行或垂直的长轴、短轴及四腔观等辅助成像平面不仅有助于心脏的测量和心脏功能分析,对某些复杂先天性心脏病中大血管与心脏房室连接关系的准确判断也颇有益处,且利于与轴位成角心血管造影和心动超声图像对照。下面简介几个常用的辅助成像平面:

1. 左室长轴观:见图 21-2-4,5。分为垂直于和平行于室间隔的左室长轴像。前者先获取冠状面定位像,将升主动脉根部中点到左室心尖连线定义为左室长轴,采集与此连线平行的层面而得到。该平

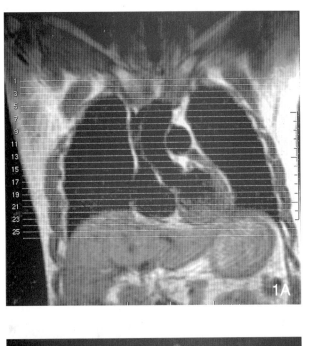

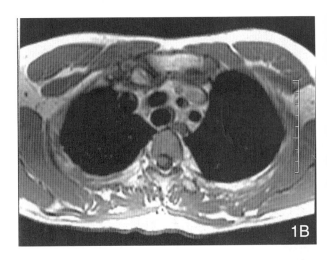

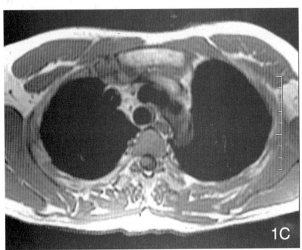

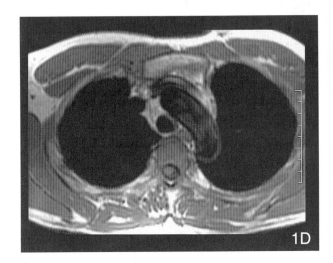

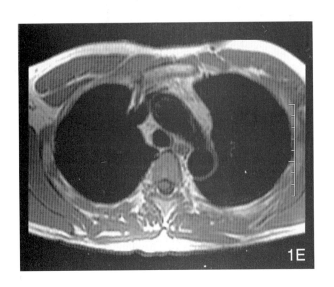

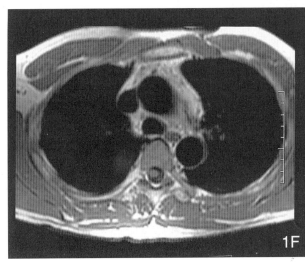

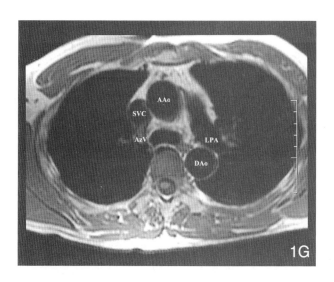

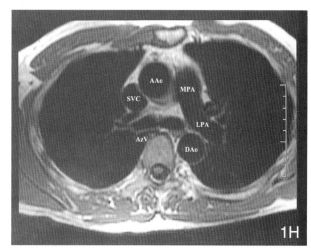

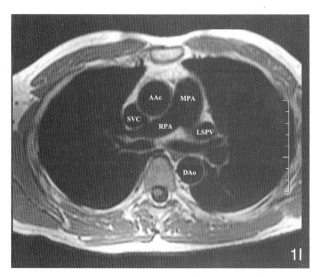

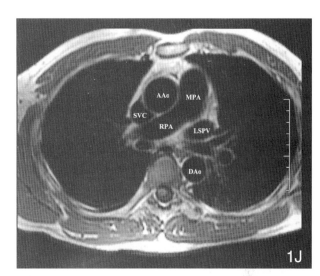

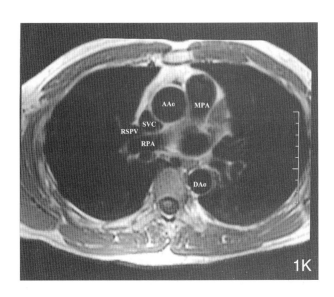

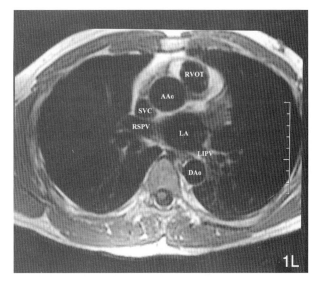

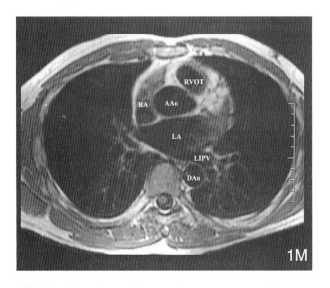

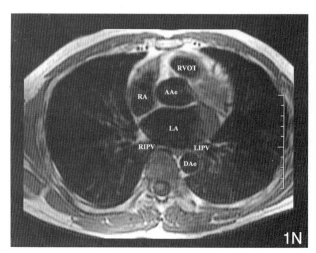

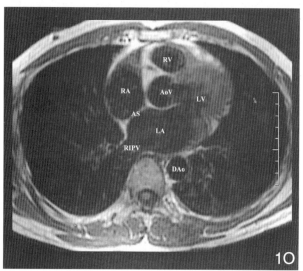

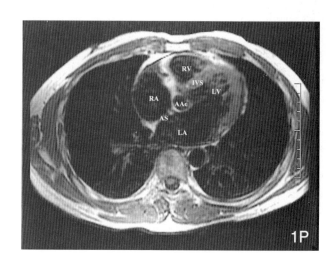

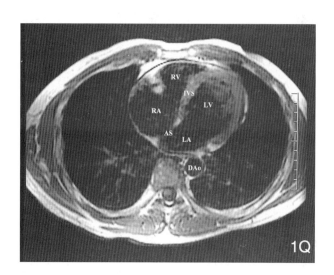

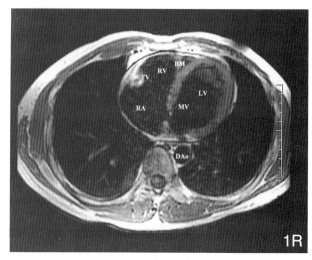

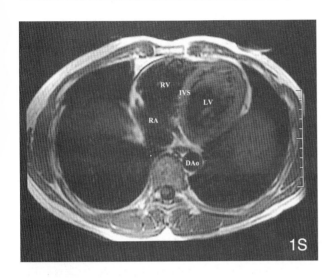

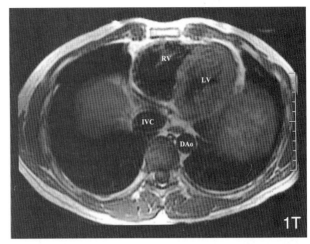

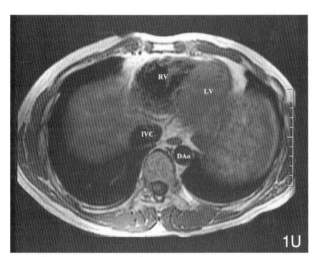

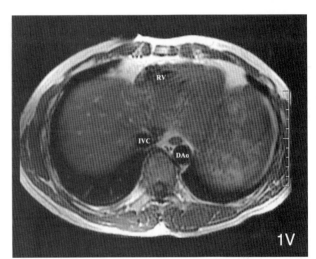

图 21-2-1 正常横断面成像解剖

A. 定位像。 B~V. 从主动脉弓上水平直到膈面水平。

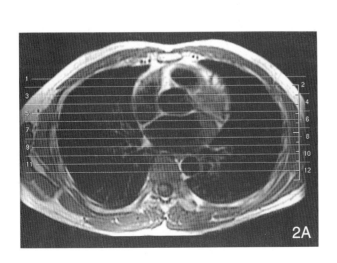

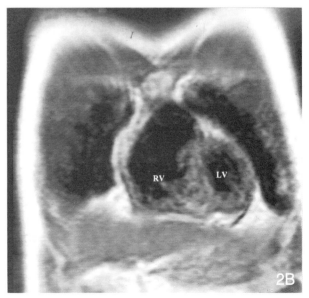

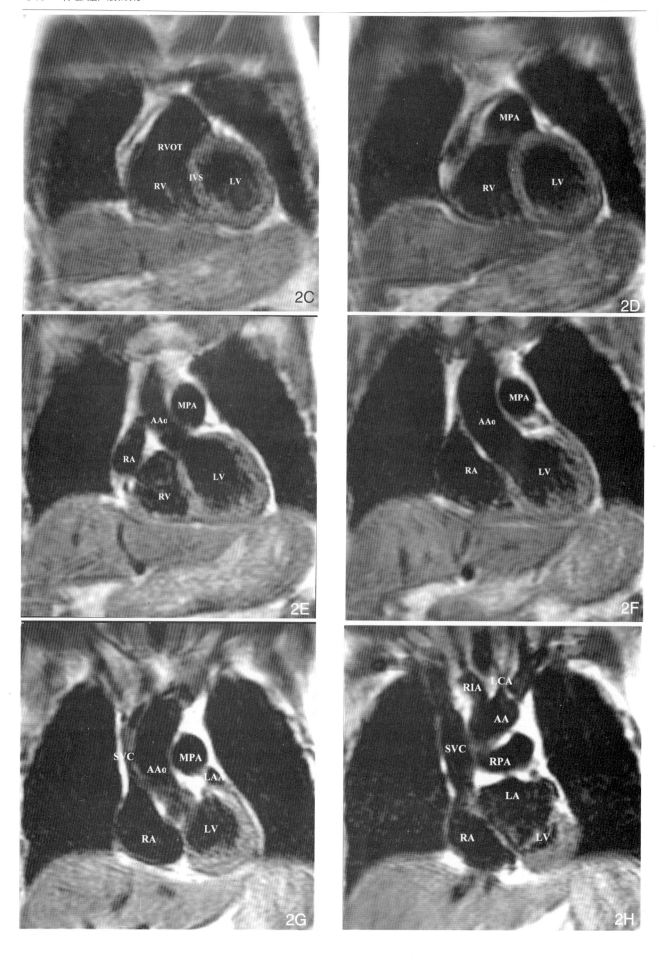

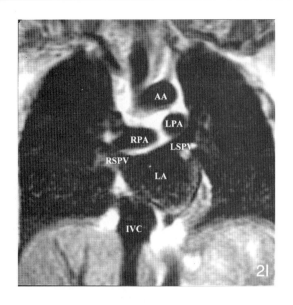

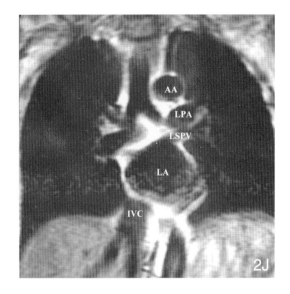

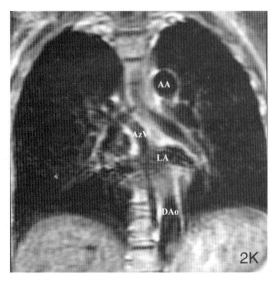

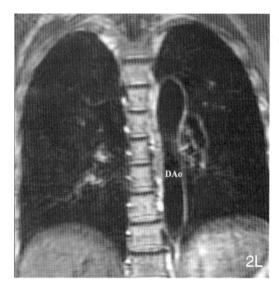

图 21-2-2　正常冠状面成像解剖

A. 定位像。　B～L. 从前到后的冠状面像。

面可很好显示室间隔全程、左室流出道及升主动脉根部；二尖瓣及主动脉瓣也显示清楚，可作为 cine MRI 确定瓣膜有无反流的常规成像平面。后者以横断面为定位像，采集平行于二尖瓣环中点到左室心尖连线的层面而获得，即文献中所提二腔位(two chamber view)。对左室流入道及二尖瓣显示佳，对左心功能分析具有一定价值。

2. 左室短轴观：见图 21-2-6。一般先获取冠状面或横断面定位像，采集与左室长轴相垂直的层面而得到，该平面能很好显示肌部室间隔和左室诸节段，为评价左心功能状况必需平面。

3. 主动脉长轴平面：见图 21-2-7。以横断面为定位像采集平行于升主动脉和降主动脉中点连线的

层面而获得，类似心血管造影的左前斜位，可在同一层面上显示全程胸主动脉及头臂干分支开口，对各种类型胸主动脉病变的诊断具有重要价值。

4. 肺动脉长轴平面：见图 21-2-8。以矢状面为定位像采集平行于右室流出道和肺动脉主干的层面而获得。采用肺动脉长轴平面成像，肺动脉汇合部可在单一层面上显示，克服了正交横断面的不足，为肺动脉狭窄抑或闭锁的诊断提供重要依据。对肺动脉高压采用肺动脉长轴平面 cine MRI，可精确测定肺动脉管径及其顺应性变化。

5. 心脏四腔观：见图 21-2-9。可采用多种方法获得，一般经采集与心脏膈面相平行的层面得到。采集位置较肺动脉长轴平面为低的心脏房室水平层

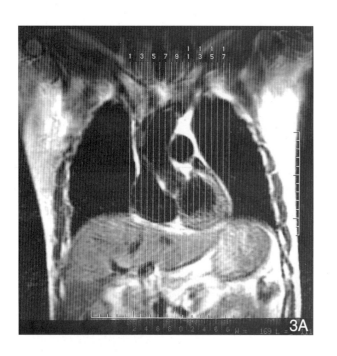

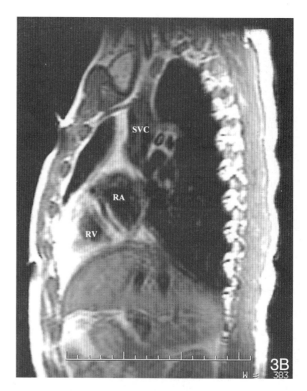

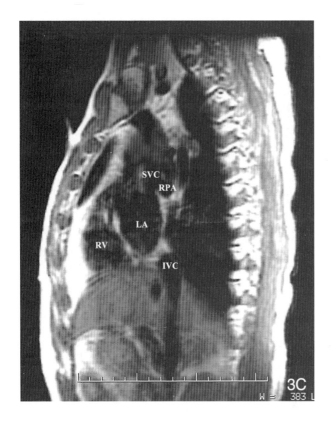

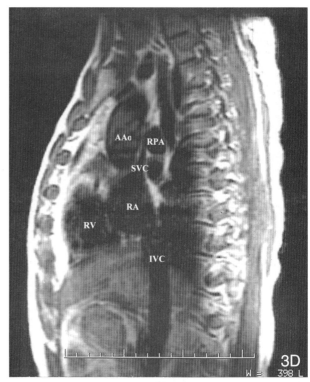

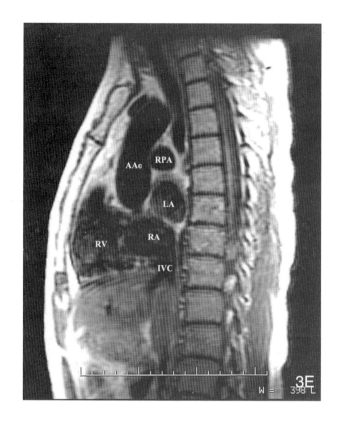

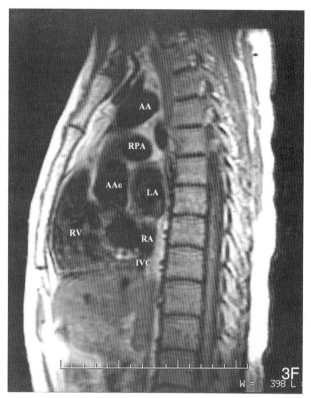

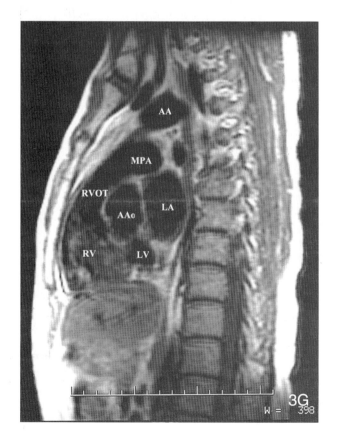

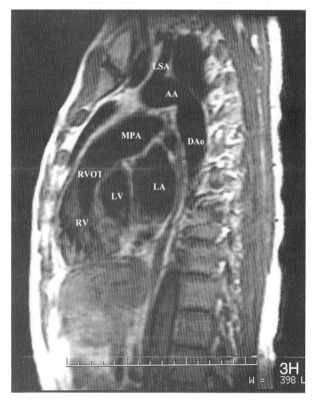

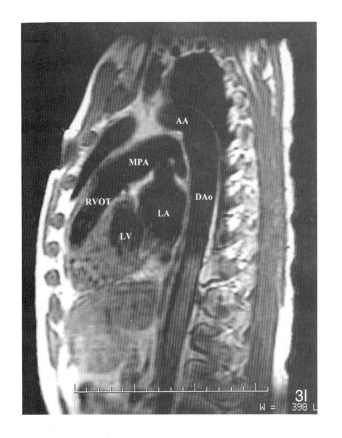

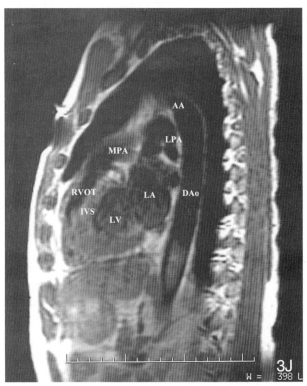

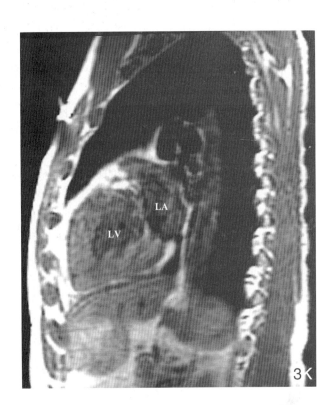

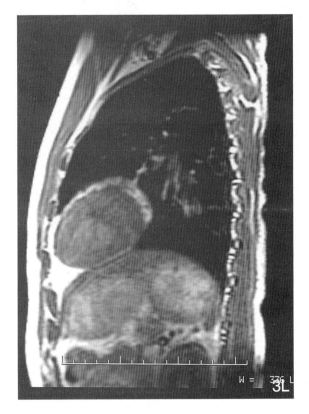

图 21-2-3 正常矢状面成像解剖

A. 定位像。 B~L. 自右到左的矢状面图像。

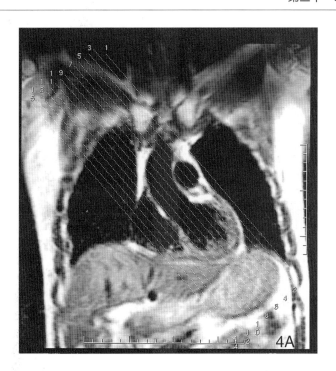

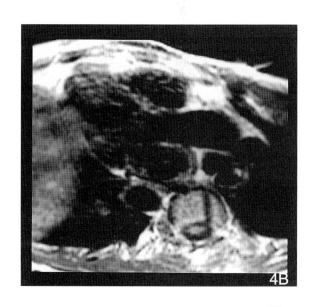

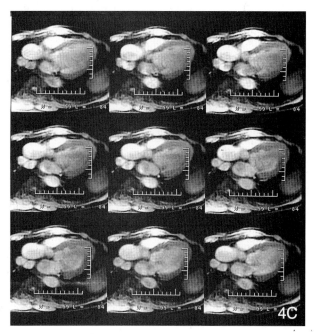

图 21-2-4　左室长轴层面

垂直于室间隔的左室长轴层面。　A. 定位像。　B. SE 典型层面解剖。
C. cine MRI 显示二尖瓣及主动脉瓣较图 B 清楚。

面成像也可得到心脏四腔观,该平面可很好显示房、室间隔,二尖瓣和三尖瓣情况。另外,以平行于室间隔的左室长轴观为定位像,采集平行于二尖瓣中点到左室心尖连线的平面,也可得到标准的心脏四腔观。在心脏四腔观平面,四个房室腔(包括右心房、左心房、右心室和左心室)、心房和心室间隔均显示清楚,二、三尖瓣的观察也以此平面为佳。

三、正常心脏大血管 MRI 表现

心脏大血管腔内血流的信号表现依据所用磁共振脉冲序列而异,SE 图像上主要呈黑色流空无信号区,而 GRE 图像上则呈白色高信号影。下面主要介绍心脏大血管结构本身的正常 MRI 表现。

(一)心包

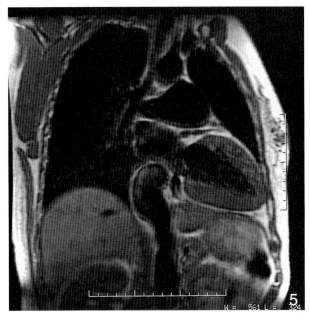

图 21-2-5 左室长轴层面

平行于室间隔,显示左房、左室清楚。

　　MRI 上正常心包表现为薄条黑色曲线状低信号影,位于心外膜和心包脂肪之间,系壁层心包纤维组织与心包腔内少量液体所致(图 21-2-10)。虽然壁层心包覆盖在心脏周围,并向上一直延伸到大血管根部,但心包低信号影以右室前方心室中部水平层面较为明显,因此心包厚度测量通常在此层面进行。Sechtem 等测定正常成人心包厚度,舒张期为 1.2 mm ± 0.5 mm,收缩期为 1.7 mm ± 0.5 mm。以上数据均超过解剖上正常心包厚度(0.4 ~ 1.0 mm)。正常儿童的心包厚度尚未见报道。一般

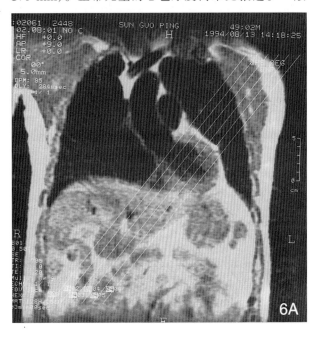

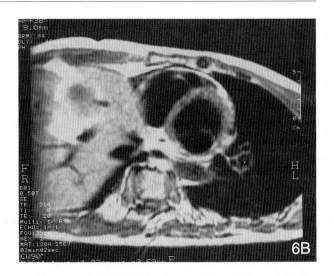

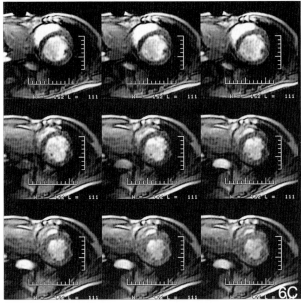

图 21-2-6 左室短轴观

　　A. 定位像。　B. SE 典型层面解剖,前方为右心室,后方为左心室。　C. cine MRI 示心动周期不同时相左、右心室收缩舒张情况。

认为 MRI 和 CT 测得的心包厚度正常值上限为 4 mm,超过此值则认为有心包增厚。

　　正常心包腔内大约含有 30 ml 左右的液体,MRI 能敏感地探测出,CT 则只能探查出大于 50 ml 以上的心包内液体。心包内液体在 SE T_1WI 呈低信号影,积液量多时,其内可见流动伪影;心包内液体在梯度回波图像上因流动相关增强效应而呈高信号影改变。

　　(二) 心肌

　　正常心肌的信号强度呈均匀一致的中等信号,由于其 T_2 值较骨骼肌的略长些,在 T_2WI 上其信号强度稍高于骨骼肌。缓慢流动血液在舒张期沿心内膜下可见,呈现较高信号影,须注意不要与心肌本身

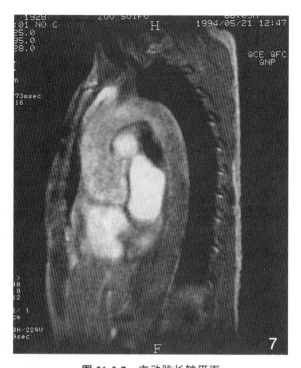

图 21-2-7　主动脉长轴平面

cine MRI 典型层面解剖,胸主动脉全程显示。

信号增加相混淆,通过仔细观察不同时相、不同层面方向的图像较容易区分。由于腔内血流信号在正常心脏大血管图像中经常遇到,因而不能作为病变特异征象。

(三)心腔

1. 左心室:由于梗死后瘢痕形成的标志之一为心肌组织节段性丧失,因此左室壁厚度是很重要的临床评价指标。正常舒张末期左室壁和室间隔的厚度为 9~11 mm,最大左室内径为 6.8~8.4 cm(国

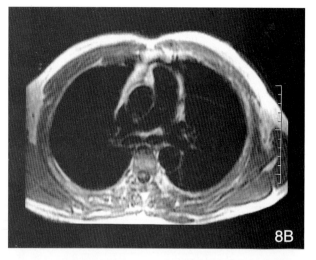

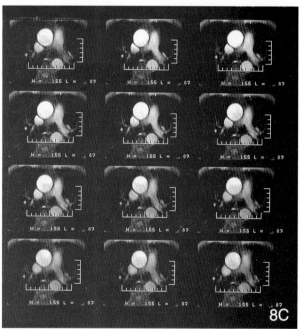

图 21-2-8　肺动脉长轴平面

A. 定位像。　B. 典型层面解剖,肺动脉主干及左、右肺动脉清楚显示。　C. 肺动脉长轴 cine MRI,示心动周期不同时相肺动脉舒缩改变。

外文献资料)。在左室短轴像中可见到位于前侧方和后下方的乳头肌。形态学左心室特征的准确判断在复杂性先天性心脏病诊断中非常重要,它包括以下几点:光滑的隔面,二尖瓣隔瓣偏后,半月瓣与房室瓣呈纤维连接,心尖部肌小梁细小和心尖呈椭圆形(图 21-2-11)。

左室功能评价指标:室壁节段运动的定性评价方法与心动超声和门控平衡血池核素显像相似,也是分为正常、降低、消失和矛盾运动等四类。左室前壁、侧壁和下壁的运动类似,收缩期室壁短缩增厚为 35%～70%,而间隔壁的短缩增厚程度较其他节

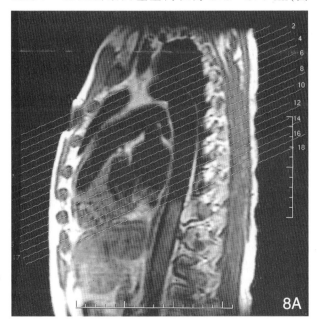

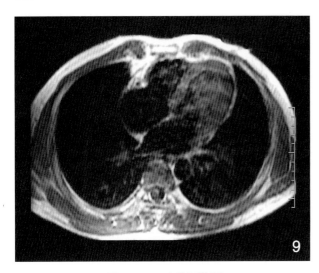

图 21-2-9 心脏四腔观

房室腔、心房和心室间隔显示清楚，

二、三尖瓣的观察以此平面为佳。

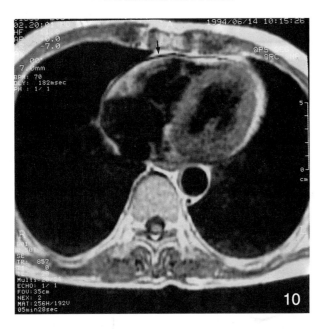

图 21-2-10 横断面右心室水平示游离壁前方细条状
黑色低信号心包影像（箭）

段为差。应用 MRI 所测得的左室功能指标如下（国外文献资料）：舒张末期容积 100 ml ± 20 ml，收缩末期容积 35 ml ± 10 ml，每搏输出量 65 ml ± 15 ml，射血分数一般大于 50%，心输出量 4～8 L/min。

2. 右心室：舒张末期正常右室壁厚度为 3～5 mm，最大右室内径为 5.8～7.8 cm（国外文献资料）。形态学右心室特征包括以下几点：粗糙小梁型隔缘，三尖瓣隔瓣近心尖，房室瓣与半月瓣由室上嵴分开不连续，心尖区小梁粗糙及心尖较突出（图 21-2-12）。由于右心室肌小梁粗糙，其心内膜边缘

的勾画不如左心室来得容易，特别是在采用梯度回波技术成像时。在横断面右室调节束表现为从室间隔远端呈对角走行跨越到游离壁心尖部位的小嵴样影。右心室乳头肌有时可见到从游离壁一直朝三尖瓣延伸。

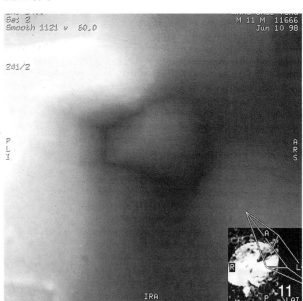

图 21-2-11 MR 仿真血管内镜显示左心室肌小梁光整

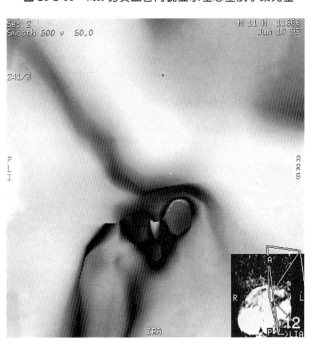

图 21-2-12 MR 虚拟血管内镜显示右心室肌小梁粗糙

3. 心房：在自旋回波图像上心房后壁呈很薄的中等信号影，房室瓣表现为较薄、中等到较高信号结构影，以横断面和长轴平面显示清楚。

（1）右心房：舒张末期正常右心房最大内径为 3.4～4.9 cm。其形态学解剖特征包括：终末嵴、卵

圆窝缘、静脉瓣、体静脉回流处和较钝心耳形态。在横膈水平横断面图像上冠状窦进入右心房时较容易被辨认，表现为曲线状血管腔道。上、下腔静脉在矢状面和冠状面上表现为垂直血管腔道。

（2）左心房：舒张末期正常左心房最大内径为3.3～5.5 cm。其形态学解剖特征包括：卵圆窝扑瓣，无终末嵴及静脉瓣，具肺静脉回流处和指状心耳。左心房在横断面、冠状面和矢状面图像上均显示清楚。肺静脉主要呈现为水平走行、薄壁、较为细小的直接进入左心房的血管影，横断面图像显示清楚。

（四）大动脉

大动脉是主动脉还是肺动脉，取决于与它们相延续的血管。肺动脉在横断面和肺动脉长轴面显示清楚，并在心底部上方分为左、右肺动脉。升主动脉在矢状面和主动脉长轴层面显示清楚，并与主动脉弓相延续，发出头臂干。在心底部水平正常肺动脉位于主动脉的左前方。

作者采用 SE 和 cine MRI 在肺动脉长轴层面测量正常肺动脉管径值（cm）如下：SE 技术：MPA 2.54±0.23，RPA 1.74±0.23，LPA 1.77±0.29。cine MRI 技术：收缩期为 MPA 2.61±0.22，RPA 1.78±0.26，LPA 1.82±0.27；舒张期为 MPA 2.31±0.25，RPA 1.51±0.28，LPA 1.59±0.23。采用 cine MRI 测量正常升主动脉管径值（cm）如下：收缩期为3.08±0.35，舒张期为2.88±0.39，SE 测量值为3.07±0.36。

（五）心脏位置和节段诊断法

心脏位置的准确判断非常重要，它是分析复杂先天性心脏病的前提条件之一。目前大多采用1972年由 van Praagh 等首先提出的节段诊断法进行心脏位置的判断，其已成为国际上公认的分析心脏解剖畸形的方法。它主要基于心脏节段的位置、排列、连接和心脏节段的畸形来进行诊断。照此方法，心脏分为心房、心室和大血管三个节段，连接节段则为房室连接和心室动脉连接。正常心脏可表达为{S,D,S}或{I,L,I}。

MRI 应用节段诊断法潜力很大。横断面可提供最多的心室形态信息，如房室瓣隔瓣附着处，隔缘肌小梁形态和漏斗部位置等。为显示心室解剖特征，常需自心脏基底部到心尖的5～8个相邻横断层面，磁共振内镜技术对形态学左、右室解剖特征的判断也有帮助。冠状面图像可显示内脏心房位置的所有解剖结构，如中央支气管解剖、下腔静脉、肝脏、胃

和脾脏的位置，大动脉位置则可依矢状面、冠状面和各种斜面图像共同确定。其他无创性影像学技术如心动超声应用节段诊断法有其特点，也有其限度。剑突下观于 T_{10} 水平可显示腹主动脉和下腔静脉的位置，但它对大血管的显示能力较 MRI 差，再者心动超声确定形态学左、右心房主要依据它们同体、肺静脉的连接，在有异位静脉连接时，此标准不适当，而 MRI 则较优越。

（杨岳松　周康荣）

第三节　先天性心脏病

一、心脏位置异常

心脏位置异常亦为先天性心脏病的一种，常与心内畸形和胸腹腔的脏器位置异常并存。确定心脏位置通常以连接心底与心尖的轴线指向和心尖所在位置为标志，结合心脏与胸腹腔其他内脏的相互关系，来判断心脏位置是否异常。按照此方法可将心脏位置分为五个类型，除第一型正常左位心外，其余四型均属心脏位置异常。

1. 正常左位心：心脏轴线指向左下方，心尖位于左侧胸腔内，胸腹腔的内脏均为正位，即右肺分三叶、左肺为两叶，肝脏在腹腔的右侧，脾脏和胃位于腹腔左侧。绝大多数正常人心脏位置属于此型。

2. 镜面右位心：与左位心相反，心脏轴线指向右下方，心尖位于右侧胸腔内，胸腹腔的内脏亦同时反位：右肺为两叶、左肺呈三叶，肝脏居腹腔的左侧，而脾脏和胃在腹腔右侧（图21-3-1）。此型心脏位置异常通常不合并其他心脏畸形，多见于个别正常人。

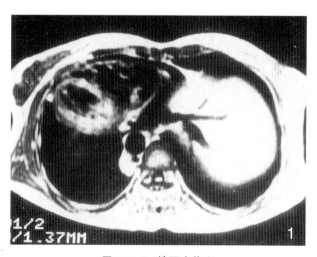

图 21-3-1　镜面右位心
横断位收缩期像显示肝脏位于腹腔左侧，心脏位于右侧胸腔。

3. 右旋心：心脏的轴线指向右下方，心尖位于右侧胸腔内，但是胸腹腔内脏位置正常，无转位（图21-3-2）。除心脏位置改变外，心脏的两个心室的相互位置亦发生改变，由正常时右心室居前、左心室在后转为左、右心室并列。此型心脏位置异常又称单发右位心，常并发其他心脏大血管先天性畸形。

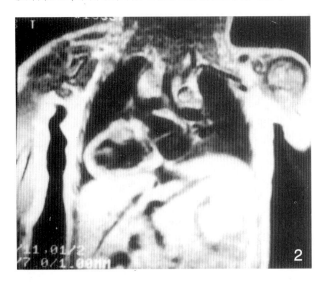

图21-3-2 右旋心（单发右位心）

冠状面像可见肝脏与心脏均居右侧。

4. 左旋心：心脏的轴线指向左下方，心脏位于左侧胸腔内，但是胸腹腔内脏发生转位，即右肺为两叶、左肺呈三叶，肝脏居左侧，脾胃在右侧（图21-3-3）。此外，患者的心房亦发生转位。此型又称单发左位心，多伴有其他严重复杂的心脏大血管先天性畸形。

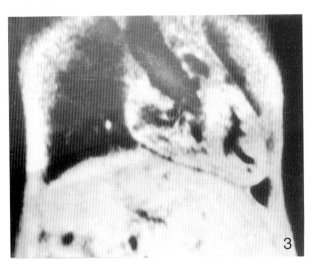

图21-3-3 先天性心脏病复杂畸形伴左旋心（单发左位心）

冠状面像显示肝脏反位，和心脏均位于左侧。

5. 中位心：心脏轴线指向正下方，心尖位置居

中，内脏位置可正常或转位（图21-3-4）。此型亦多合并心脏大血管先天性畸形。

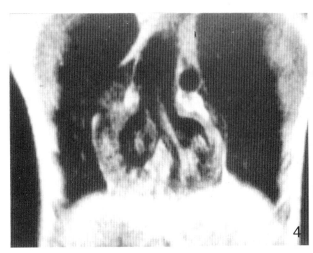

图21-3-4 法洛四联症伴中位心

冠状面像显示室间隔居中，两个心室左右并列（左心室在左、右心室居右），并可见室间隔缺损和主动脉骑跨。

MRI检查的软组织对比度高，成像视野大，尤其在冠状面成像，既清楚显示左右心房、心室、两大动脉及支气管的位置，亦可同时显示肝、脾、胃等腹腔脏器的位置，并可根据支气管的类型判断左、右肺，从而有利于进行心脏解剖结构的节段分析，是判断心脏位置类型的最佳影像学方法。

（李坤成）

二、房间隔缺损

房间隔缺损（atrial septal defect）简称房缺，是最常见的先天性心脏病之一，占全部先天性心脏病的20%～26%，居先天性心脏病的首位，女性多发，男女之比为1∶2。

【病理】 房缺按缺损部位可分为六型：

1. 中央型房缺：缺损位于卵圆窝处，是最常见的类型，也称继发孔型、二孔型或卵圆窝房缺。

2. 上腔型房缺：也称静脉窦房缺，缺损位于上腔静脉入口处下方，此型常伴有右上肺静脉异位引流。

3. 下腔型房缺：缺损位于下腔静脉入口处。

4. 原发孔型房缺：又称一孔型房缺，常为心内膜垫缺损的一部分，不伴心内膜垫缺损的原发孔房缺常常较小，且少见；作为心内膜垫缺损一部分的原发孔房缺常较大，而且多见。

5. 冠状窦型房缺：常伴左上腔静脉存在。

6. 混合型房缺：有两种以上的房缺同时存在。

房缺可合并其他先天畸形,伴先天性或后天性二尖瓣狭窄者称 Lutembacher 综合征。

【临床表现】　房缺症状与缺损的大小密切相关。缺损小者可长期无症状。缺损大者症状出现较早,表现为身高体重低于正常,活动后心慌气短,反复呼吸道感染及心力衰竭。听诊胸骨左缘 2～3 肋间可闻及Ⅱ～Ⅲ级收缩性杂音,呈喷射性,无震颤,肺动脉瓣区第二音亢进伴固定分裂。

【MRI 表现】　房缺的 MRI 检查技术为常规 SE 序列和 cine MRI。主要表现为房间隔连续中断,同时可显示右房、右室的增大。

MRI 轴面扫描可显示房间隔不连续,以横断面四腔观切面、矢状面显示最佳,亦可辅以心脏短轴、冠状面切面和垂直房间隔的心室长轴切面。多轴多层面扫描有利于确切显示缺损与上腔静脉、下腔静脉和房室瓣的关系,因此能作出房缺的定位诊断(图 21-3-5,6)。

正常房间隔卵圆孔处菲薄,呈信号很低或无信号区,易导致假阳性,必须加以鉴别。一般在同一方位两个相邻层面,或不同方位切面均显示房间隔连续性中断,方能诊断房间隔缺损。此外在房间隔中断的断端边缘增厚,呈火柴头状。cine MRI 可明确诊断,在拟诊房缺的层面,行 cine MRI,尤以横断面 cine MRI,可清楚显示血液分流情况,表现为收缩期心房内高信号血池近房缺处低信号血流束,而舒张期则缺损处为高信号连接左右心房,也可用于鉴别真性房缺和卵圆孔未闭(图 21-3-7,8)。

(王佩芬)

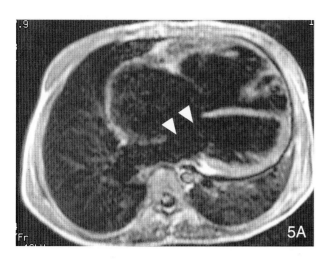

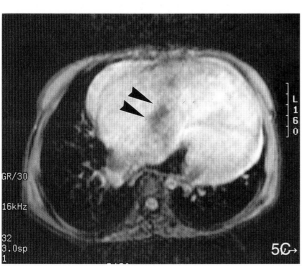

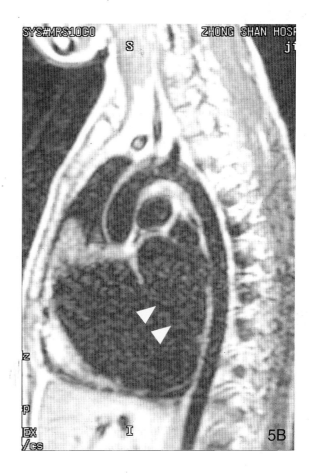

图 21-3-5　房间隔缺损(二孔型)

A. 心脏横断位 SE T_1WI,示房间隔中部不连续(箭头),右房、右室增大,尤以右房增大为著。　B. 斜矢位(左前斜位)SE T_1WI,示房间隔中断(箭头)。　C. 横断位 cine MRI,心脏收缩期房间隔缺损处低信号血流束,由左房喷射入右房(箭头)。

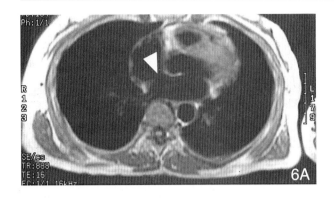

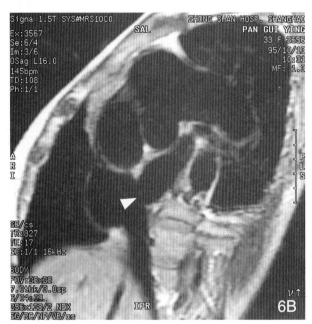

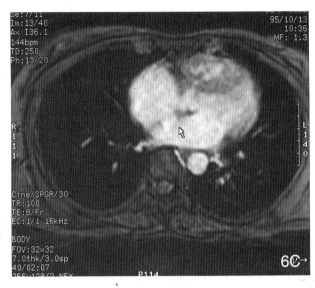

图 21-3-6 房间隔缺损(二孔型)

A、B. 心脏横断位和斜矢状位 SE T_1WI,示房间隔中部不连续(箭头)。 C. 横断位 cine MRI,
房间隔中部分流呈高信号血流束,由左房喷射入右房(箭)。

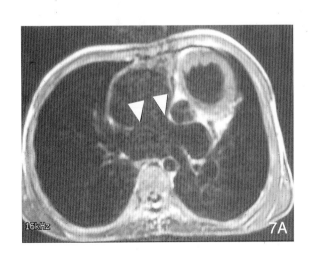

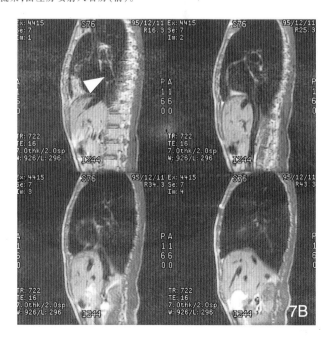

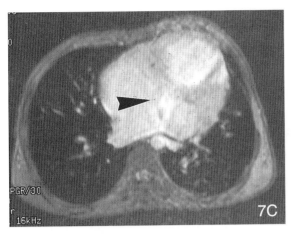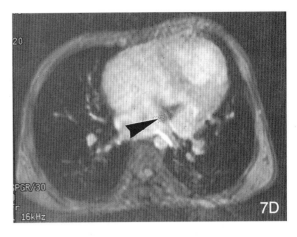

图 21-3-7　房间隔缺损(一孔型)

A. 心脏横断位 SE T_1WI,示房间隔下部中断不连续(箭头),右房增大。　　B. 矢状位 SE T_1WI,示右房在前下,左房在后上,房间隔下部中断(箭头),右房明显扩大。　　C. 横断位 cine MRI,房间隔下部分流呈高信号血流束,由左房喷射入右房(箭头)。　　D. 横断位 cine MRI,心脏收缩期,左房内低信号血流束,为二尖瓣关闭不全反流所致(箭头)。

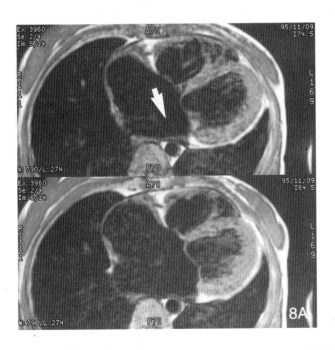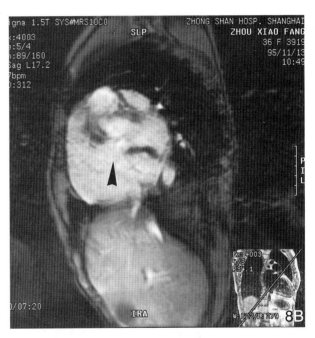

图 21-3-8　房间隔缺损(一孔型)

A. 心脏横断位 SE T_1WI,示房间隔下部中断不连续(箭)。
B. 左室短轴位示房间隔下部分流呈高信号血流束,自左房喷射入右房(箭头)。

三、单心房

单心房(common atrium)为少见畸形,房间隔完全或基本缺如,在心房顶壁与上腔静脉交界处有时可见到较小嵴样房间隔残迹,有两个心耳及一公共房腔。一般说来,单心房右侧部分具有形态学右心房解剖特征,与上、下腔静脉和冠状窦相连;其左侧部分通常具有形态学左心房解剖特征,与肺静脉相连;而且经常合并心内膜垫缺损畸形(二尖瓣裂)和

体循环静脉回流畸形,如永存左上腔静脉等。血流动力学方面与一般房缺类似,动静脉血不会完全混合,其左向右和右向左分流的量主要取决于左右心室的顺应性。临床表现与大型房缺相似。左前斜位心房造影可很好显示单心房改变,肝锁位投照能较清楚显示房室瓣反流和房间分流情况。

【MRI 表现】　MRI 正交平面包括横断面、冠状面和矢状面均可显示单一的心房腔及残存房间隔结构(图 21-3-9),并显示与体、肺静脉直接相连,MRA

重建图像及仿真血管内镜技术可能有助于显示单一房腔右侧壁具形态学右心房、左侧部分具形态学左心房结构,尤其以冠状面 MRA 重建图像显示清楚(图 21-3-10),对合并畸形的显示须综合多平面成像确定,如对心内膜垫缺损畸形的正确诊断有赖于左室长轴观清楚显示鹅颈征改变。

四、室间隔缺损

室间隔缺损(VSD)占先天性心脏病的 25% 左右,许多小 VSD 可自行愈合(33%)。正常室间隔由两部分组成,即膜部室间隔和肌部室间隔。膜部室间隔为纤维结构,在成人直径约 5 mm,而且正好位于主动脉瓣右冠瓣与无冠瓣的交界处和三尖瓣隔瓣之下方,由三尖瓣环将膜部间隔分为室间和房室间两部分;肌部室间隔则分为流入隔、小梁隔和流出隔(也称漏斗隔)。因此按缺损部位,VSD 通常分为以下四种类型:①流入隔 VSD(将二尖瓣和三尖瓣分开的区域)。②小梁隔 VSD(自三尖瓣叶附着处

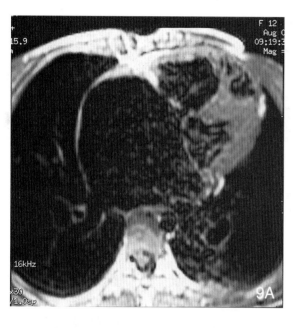

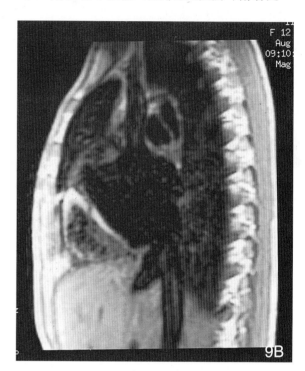

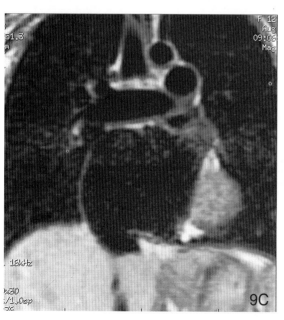

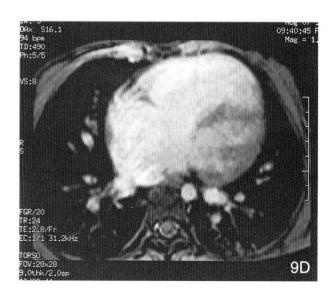

图 21-3-9 单心房病例
SE 和 cine MRI 清楚显示房间隔完全缺如。 A. 横断面。 B. 矢状面。 C. 冠状面。 D. 横断面 cine MRI。

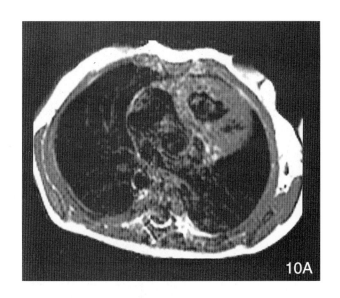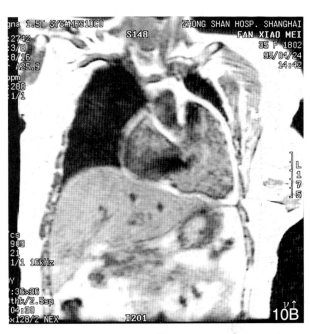

图 21-3-10　单心房合并右位主动脉弓病例

A. 横断面 SE 示单心房改变。　B. 冠状面 Gated TOF 重建图像,更清楚显示单心房与肺静脉和下腔静脉相连接情况,
右位主动脉弓也清楚显示。Ao:主动脉;RSPV:右上肺静脉;SA:单心房;IVC:下腔静脉。

到心尖和向上达室上嵴的区域)。③流出隔 VSD
(自室上嵴到肺动脉瓣的区域)。④膜部 VSD,约占
VSD 的 80%。按缺损形成机制,VSD 分为连接不
良型和非连接不良型。前者即错位型,指胚胎发育
时,因室间隔各部分对位不良,没有相互连接而形
成;后者则是指室间隔某些部位的纤维组织或肌肉
组织缺乏而形成的心室间交通。

　　VSD 的大小与其血流动力学变化密切相关,为
此有作者把主动脉瓣直径的 75% 作为一界限。
VSD 大小超过此值者,被称为非限制性 VSD;VSD
直径小于此值者,则被称为限制性 VSD。限制性
VSD 患者的心室水平总存在左心室到右心室的分
流,肺动脉压力通常正常或轻度升高;非限制性
VSD 由于缺损巨大,左心室压力与右心室压力接
近,肺动脉主干的压力也与主动脉的压力相等,心
室水平的分流方向由肺循环阻力确定。VSD 后期
可以有继发性漏斗部狭窄和器质性肺动脉高压
形成。

　　【MRI 表现】　通常 SE 横断面辅以矢状面/冠
状面图像能显示 VSD 的部位、大小及数目(图
21-3-11)。与心动超声比较,MRI 诊断 VSD 的敏感

性和特异性与其相似,并无明显优势。由于室间隔
具有自前外向后内走行的解剖曲度,MRI 也可采用
类似心血管造影的长轴斜位和四腔位成像,以准确
测量 VSD 的大小。根据作者的经验,采用垂直于室
间隔的左室长轴像及四腔位显示 VSD 较为准确(图
21-3-12),而采用 cine MRI 较 SE 能更好显示 VSD
大小随心动周期时相的改变而发生变化的征象。

　　VSD 在 cine MRI 上的表现较为复杂,通常可
见到缺损所致血液复杂流动而形成的低信号影,主
要表现在缺损边缘,缺损中央区仍可呈白色高信号
影,有时无论是收缩期还是舒张期 cine MRI,缺损
处均为白色高信号影或湍流低信号影(图 21-3-13,
14)。采用 cine MRI 技术的优点之一是直径仅 0.2
cm 的肌部小 VSD 也可很好显示,而且其图像伪影
较 SE 图像为少。磁共振内镜(MR endoscopy)可以
从左、右心室隔面分别观察到缺损边缘形态(图
21-3-15)。MRA 采用 MIP 重建后的血管图像及原
始图像上也可清楚显示 VSD 的部位和大小,缺损边
缘区常见到低信号影改变;采用相位对比法 MRA
可确定 VSD 是单向还是双向分流,并可对分流大小
进行定量(图 21-3-16)。

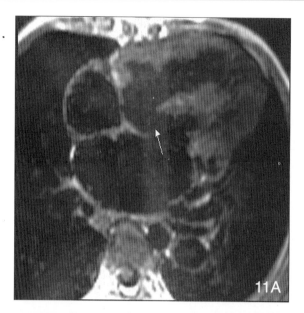

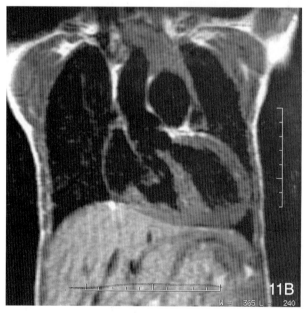

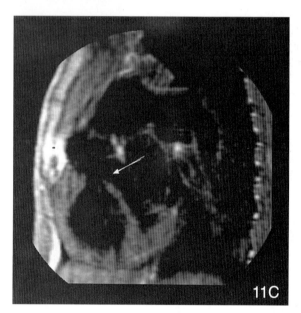

图 21-3-11 VSD 病例

A. 横断面。   B. 冠状面。   C. 矢状面。   均清楚显示 VSD 改变(箭)。

五、动脉导管未闭

动脉导管源自胚胎第六对头臂弓,通常仅左侧部分存留,自左锁骨下动脉以远主动脉弓连接到肺动脉主干分叉或左肺动脉近端。1 岁以后解剖上未闭锁则称 PDA。PDA 占先天性心脏病的 10% ~ 12%,早产儿 PDA 可高达 21% ~ 35%。女性略多。几乎所有的先天性心血管畸形都可合并 PDA。

动脉导管未闭(PDA)按其形态分为以下几种类型:①管型:未闭导管两端直径相仿;②漏斗型:未闭导管一端直径较大,通常都是近主动脉侧较粗,靠肺动脉端较细;③窗型:未闭导管粗而短,似呈直接吻合状态;④哑铃型:未闭导管两端粗而中间细;⑤动脉瘤型:未闭导管呈动脉瘤样扩大,两端较细。前面三种类型较常见。PDA 的血流动力学方面变化包括:左心室负荷增加,主动脉和肺动脉之间的血液分流方向根据有无肺动脉高压形成及其程度确定,早期主要是左到右分流,以后可有右到左或双向分流,且有右心负荷增加。

【MRI 表现】 采用常规心电门控正交层面 SE 一般仅能显示 PDA 的间接征象,如导管附着处主动脉的局部扩张,较大主动脉弓和左心房室增大等,常

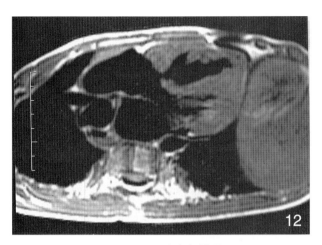

图 21-3-12 左室长轴观

SE 清楚显示 VSD 改变。

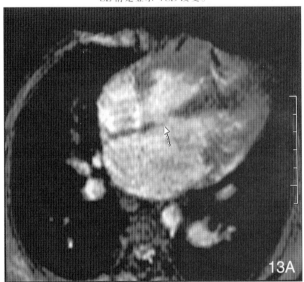

13A

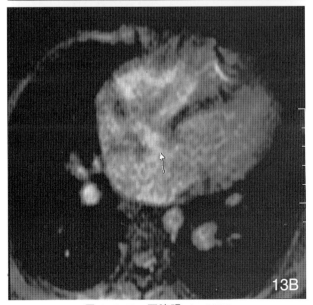

13B

图 21-3-13 四腔观 cine MRI

收缩期(A)和舒张期(B)图像
显示 VSD(箭)均为白色高信号影,且大小有所变化。

常不能直接显示未闭导管。采用正交平面成像对较小直径 PDA,即使应用高场强设备(1.5 T)和 3～5 mm 层厚也可能漏诊,这可能与 PDA 的位置和走行造成正交层面 SE 较难直接得到其长轴像有关。

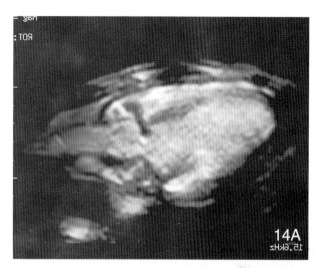

14A

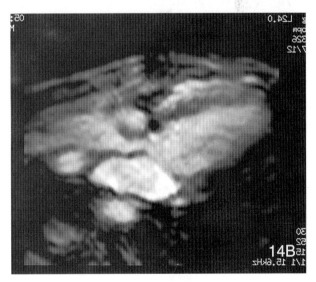

14B

图 21-3-14 左室长轴 cine MRI

收缩期(A)和舒张期(B)图像显示 VSD
均为黑色低信号影,并在右室腔内形成片状湍流低信号区。

作者采用肺动脉长轴平面成像加薄层 SE 扫描显示 PDA 效果较好,但有时也受到未闭导管两端及导管内的血流伪影的干扰。采用此层面 cine MRI 可较容易显示 PDA 所致湍流管状低信号影(图 21-3-17),采用斜矢状面 cine MRI 也可较好显示 PDA 改变(图 21-3-18)。2D PC 结合心电门控的相位图像还可清楚显示 PDA 内是否存在双向分流,表现为 PDA 内黑白相间信号改变(图 21-3-19);在 1.5 T 以上高场强 MRI 仪,对年幼儿可采用 Gated TOF 三维重建技术,对年长儿或成年人能屏气患者,采用

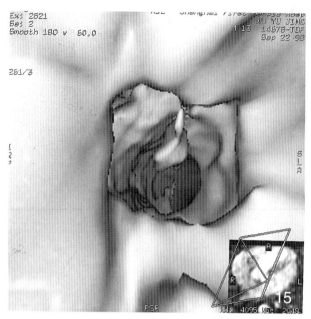

图 21-3-15 MR 仿真血管内镜图像

自左心室向右心室观察室间隔缺损边缘及其延伸情况。

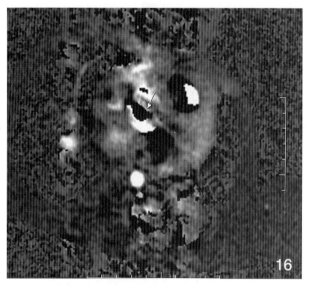

图 21-3-16 横断面相位对比法 MRA 显示

VSD 为双向分流改变,呈黑白相间信号(箭)

3D 造影剂增强 FSPGR MRA 技术可最佳显示 PDA 的部位、大小和走行(图 21-3-20)。从 MRA 的多平面重建图像可知,PDA 主要呈前后和上下方向混合走行。

六、肺动脉狭窄、闭锁和缺如

肺动脉狭窄(pulmonary stenosis, PS)约占先天性心脏病总数的 25%,单纯肺动脉瓣狭窄约占先天性心脏病 10%。其狭窄部位可位于肺动脉任何水平,也可以是法洛四联症组成部分之一。病理解剖

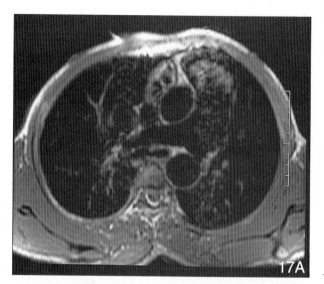

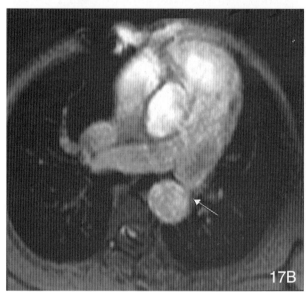

图 21-3-17 肺动脉长轴层面 SE 和 cine MRI 显示 PDA

A. SE 序列,受运动伪影干扰,PDA 可疑。

B. cine MRI,肯定 PDA 存在(箭)。

类型有:①肺动脉瓣膜狭窄:伴有或不伴有继发性漏斗部狭窄,占 PS 的 90% 左右。②肺动脉瓣下狭窄:即漏斗部狭窄,约占 PS 的 10%,可以是纤维环状狭窄,或肌性突出,而肺动脉瓣膜完整。③肺动脉瓣上狭窄:包括环状狭窄和周围性肺动脉狭窄。④混合型:包括瓣膜狭窄加漏斗部狭窄;瓣膜狭窄加肺动脉瓣上狭窄。其中第 3、4 种类型为肺动脉狭窄较罕见类型。第 2、4 种类型主要见于复杂型先天性心脏病。肺动脉狭窄的合并畸形通常是卵圆孔未闭及 Ⅱ孔型房间隔缺损。

肺动脉闭锁(pulmonary atreia)是较为少见的先天性心脏病,主要分为两种类型:一种是室间隔完整

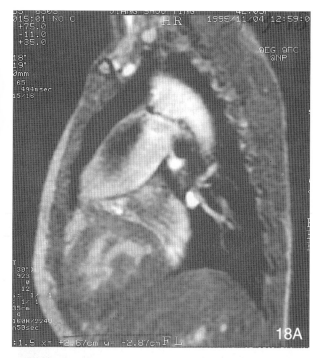

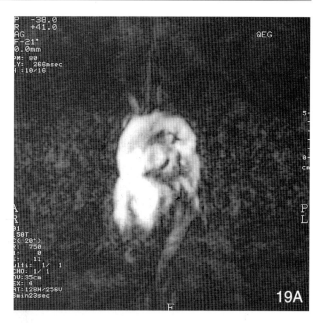

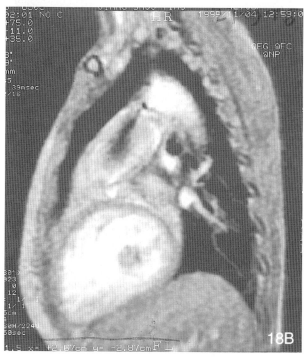

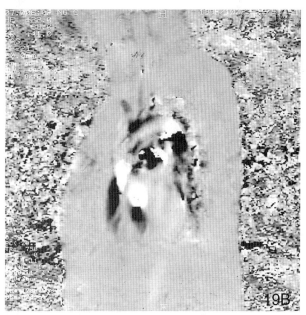

图 21-3-19　矢状面门控 2D PC MRA 显示 PDA

模像（magnitude image）（A）和相位像（B）显示
PDA 改变，相位像示 PDA 为双向分流，呈现黑白相间信号影。

图 21-3-18　斜矢状面 cine MRI 显示 PDA

收缩期（A）和舒张期（B）图像示 PDA 呈管状低信号影。

的肺动脉闭锁，另一种是伴室间隔缺损的肺动脉闭锁，后一种也有作者将它分别归纳入重症法洛四联症、右室双出口伴肺动脉闭锁或大血管转位伴肺动脉闭锁。室间隔完整的肺动脉闭锁，Grenwold 根据右心室大小分为两型：Ⅰ型：右心室腔较小；Ⅱ型：右心室腔正常或扩大。Bull 根据右心室构型，按右室发育不良程度分为三型：Ⅰ型：右室流入部、小梁部和漏斗部均存在；Ⅱ型：只有流入部和漏斗部存在；Ⅲ型：只有流入部存在。90% 以上患者肺动脉瓣呈纤维隔膜性闭锁，并保持有右室心肌窦样间隙和冠状动脉相通，PDA 成为室间隔完整的肺动脉闭锁患者肺动脉血供的惟一来源。

单侧肺动脉缺如是较罕见的畸形，大多合并于其他先天性心脏病，如法洛四联症、永存动脉干和主动脉缩窄等，患侧肺血供主要来自主动脉的侧支，可以是单支较粗血管或多支较细小血管供血。

【MRI 表现】　肺动脉狭窄、闭锁和缺如的 MRI

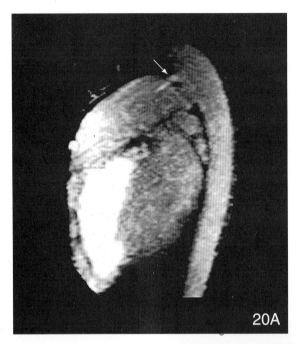

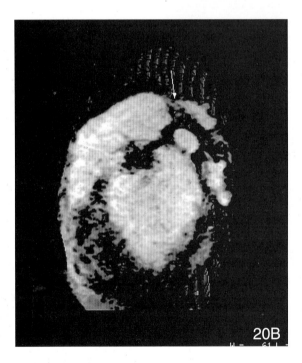
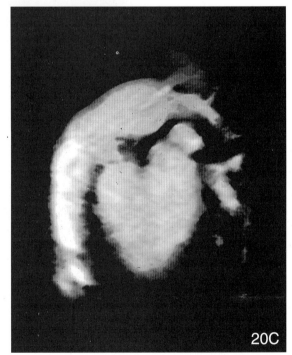

图 21-3-20　三维增强 MRA 技术多种方法重建显示 PDA

A. MPVR 重建图像(箭)。　B. 最小信号强度投影法图像(箭)。
C. 三维表面重建法图像。

平面选择以横断面和肺动脉长轴观为主,而且后者在肺动脉汇合部的判断上更为准确(图 21-3-21)。作者对 52 例正常和胸部疾病患者应用横断面和肺动脉长轴观,统计单一层面肺动脉汇合部的显示情况发现:肺动脉长轴观单一层面显示左右肺动脉汇合到肺动脉主干的概率是 100%,而横断面单一层面上左右肺动脉和肺动脉主干同时显示者只有 16

例,仅为 31%。对于右室流出道狭窄,矢状面也是较好的成像平面,特别是对室上崎的肥厚显示佳,如果同时合并有肺动脉瓣膜狭窄,可以见到第三心室改变。

采用薄层 SE 和 cine MRI 技术可以确定有无一侧性肺动脉缺如和肺动脉闭锁存在,并可准确判断肺动脉狭窄的部位和程度(图 21-3-22)。一般说来,

cine MRI 判断肺动脉狭窄更为准确,因为它可观察狭窄肺动脉处管径的变化,在收缩期时相,狭窄远端肺动脉管腔内可见到大片高速湍流所致的低信号影。

MRA 技术,特别是 3D 屏气造影剂增强 FSPGR 方法,更容易确定肺动脉狭窄、闭锁和缺如的病理解剖异常,相位对比方法可以确定肺动脉内血流方式及流量流速等血流动力学指标。采用 MRI 心肌灌注成像可能有助于室间隔完整的肺动脉闭锁患者右室心肌窦样间隙和心肌灌注功能的判断,便于临床采用相应的治疗措施。

七、法洛四联症

法洛四联症(tetralogy of Fallot,TOF)是最常见的青紫型先天性心脏病,约占先天性心脏病的 10%。最早在 1671 年 Stensen 就曾对其解剖畸形进行过零星描述,直到 1888 年才由 Fallot 对其进行系统描述,它由室间隔漏斗部室间隔缺损、右心室流出道梗阻、主动脉骑跨和右心室肥厚等四部分病变组成。其中肺动脉狭窄和室间隔缺损为法洛四联症的主要病变。室间隔缺损表现为连接不良型(错位型),是由于漏斗部间隔移位导致与肌部室间隔不能相连而形成;肺动脉狭窄可以是漏斗部或肺动脉瓣狭窄,也可几处狭窄同时存在;右室流出道狭窄形态以均匀管状为最常见,也可呈漏斗状或细长管状;主动脉骑跨是由于漏斗部间隔向右心室侧移位所致。

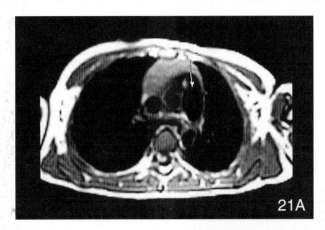

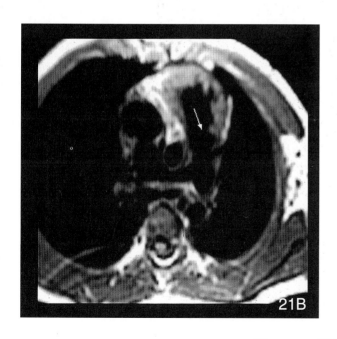
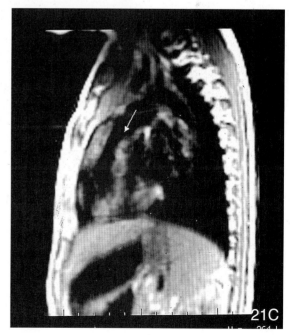

图 21-3-21 肺动脉瓣狭窄

A. 横断面,肺动脉汇合部未显示。 B. 肺动脉长轴层面,肺动脉汇合部显示。

C. 矢状面。箭所指为增厚狭窄的肺动脉瓣。

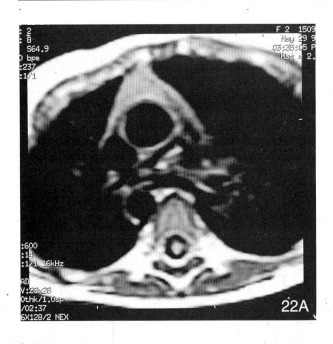
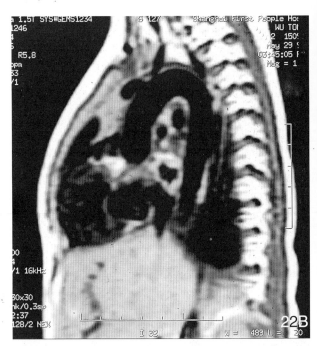
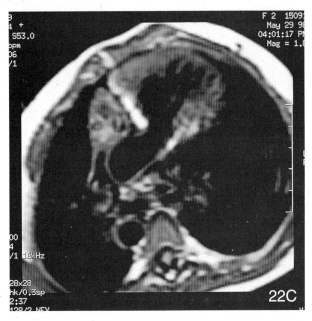
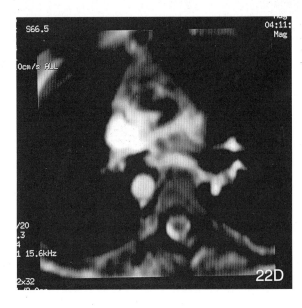

图 21-3-22　肺动脉闭锁(重度法洛四联症)病例

A. 横断面 SE。　B. 矢状面 SE。　C. 肺动脉长轴 SE。　D. 横断面相位对比 MRA 像。

均显示肺动脉主干闭锁,肺动脉汇合部尚存在,左、右肺动脉狭窄。

伴随畸形包括多发室间隔缺损、右位主动脉弓(25%)、冠状动脉异常(如左前降支来自右冠状动脉和单支冠状动脉)、动脉导管未闭、部分性肺静脉异位引流、房间隔缺损或房室共道以及永存左上腔静脉等。对于手术治疗来说比较重要的伴随畸形包括多发室间隔缺损和冠状动脉异常。据上海新华医院的报道,国内法洛四联症伴多发室间隔缺损的发生率较欧美国家为低,约占全部法洛四联症患者的 2%。

【MRI 表现】　MRI 横断面和肺动脉长轴层面 SE 和 cine MRI 可清楚显示其主要病理改变肺动脉狭窄的部位及其程度(图 21-3-23,24),矢状面 SE 和 cine MRI 可用于确定漏斗部及肺动脉瓣狭窄伴第三心室大小及形态(图 21-3-25),对于右室异常肥厚肌束的显示也以矢状面为佳。对重度法洛四联症肺动脉闭锁患者,肺动脉长轴成像及 MRA(特别是 PC)可明确是肺动脉严重狭窄抑或闭锁,Gated TOF、PC MRA 及增强 3D FSPGR MRA 还可显示体肺侧支血管存在。采用造影剂团注首次通过法的肺血管灌注成像技术,可以很好显示单侧或双侧肺动脉狭窄所导致的肺血减少的病理生理特征(图21-3-26)。

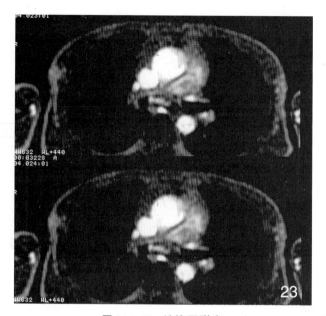

图 21-3-23 法洛四联症
横断面 cine MRI 显示右肺动脉狭窄。

室间隔缺损和主动脉骑跨在垂直于室间隔的左室长轴层面显示佳,矢状面也可显示上述两种畸形,但不如左室长轴观准确全面(图 21-3-27)。在垂直于室间隔的左室长轴层面,可以对主动脉骑跨的程度进行准确评价,一般说来,主动脉骑跨 Ⅰ、Ⅱ、Ⅲ、Ⅳ 度是指主动脉骑跨于右心室的程度小于主动脉瓣的 25%、50%、75% 和大于 75%。cine MRI 较 SE T_1WI 能更好显示室间隔缺损在心动周期不同时相的大小变化。右心室肥厚正交层面 SE 便可清楚显示。法洛四联症患者左右心功能的判定可由左室短长轴观 cine MRI 测定。法洛四联症患者的冠状动脉变异,其近端起源可由 SE 和 cine MRI,尤其是 MRA 显示,但其全部行径的显示,原则上需做冠状动脉造影。

八、房室间隔缺损

房室间隔缺损(atrioventricular septal defect, AVSD)又称心内膜垫缺损,约占先天性心脏病的 4%,分为完全性和不完全性(部分性)两种,均系胚胎时期心内膜垫异常发育所致。无论是完全性还是不完全性患者,在二尖瓣下方与三尖瓣上方分隔左心室和右心房的房室间隔不存在,这是房室间隔缺损的病理特征。

不完全性(轻型)者其缺损主要局限于房间隔下部和伴有二尖瓣裂(原发孔型房间隔缺损);完全性者则有室间隔缺损和共同房室瓣形成(房室共道)。临床上它可以作为孤立病变存在,但它也是 Down 综合征患者最为常见的心脏畸形,也常伴有无脾或多脾综合征,也见于 Ellis-van Creveld 综合征。

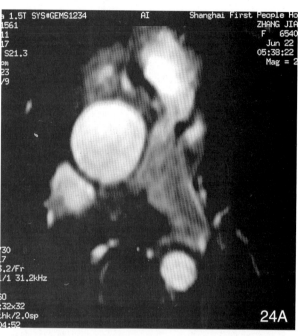

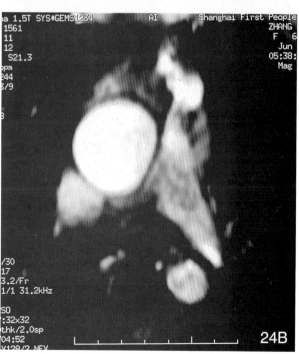

图 21-3-24 法洛四联症
肺动脉长轴 cine MRI 舒张期(A)和
收缩期(B)图像显示右室流出道狭窄。

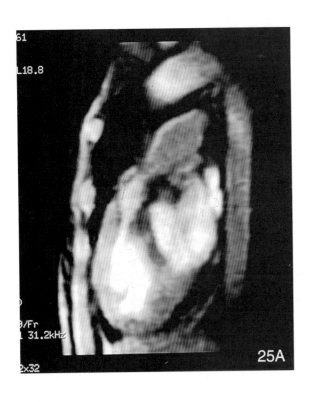
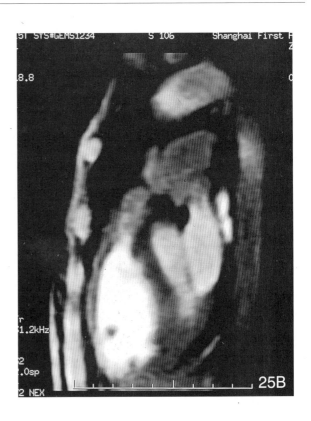

图 21-3-25　法洛四联症

矢状面 cine MRI 收缩期(A)和
舒张期(B)图像显示第三心室大小形态变化。

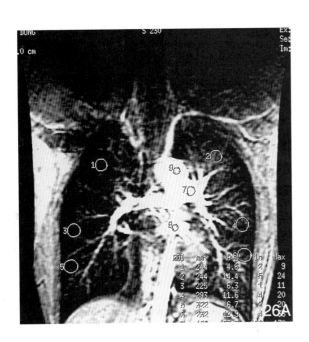
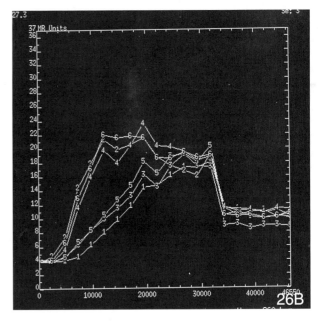

图 21-3-26　法洛四联症

右肺动脉狭窄致右肺血流灌注较对侧显著减少(A),
时间信号曲线(B)也显示右侧血流灌注曲线较左侧平缓,峰值延迟。

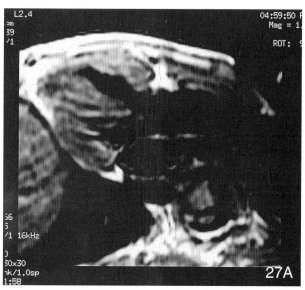

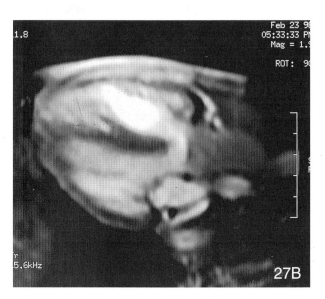

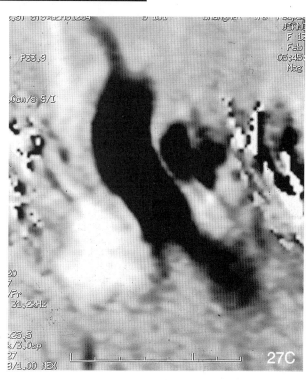

图 21-3-27 法洛四联症

A. 垂直于室间隔左室长轴 SE 序列。　B. cine MRI。　C. 冠状位相位对比图。清楚显示主动脉骑跨和 VCD。

【MRI 表现】　横断面和四腔观均可较好显示低位房间隔缺损征象，SE T_1WI 显示二尖瓣裂缺效果较差，cine MRI 可见到裂缺所造成的条状低信号影（图 21-3-28）；由于二尖瓣方向及附着异常造成的流入隔变短和双房室瓣处于同一水平的征象也可观察到；左室流出道延伸拉长所呈现的"鹅颈"征可在冠状面和左室长轴层面上观察到。完全性者则可见到单组房室瓣横跨双心室，且有流入道室间隔缺损存在（图 21-3-29）。MRA 重建图像可较好显示房室间隔缺损及左室流出入道外形改变和伴随的大血管畸形。

（杨岳松　周康荣）

九、肺静脉畸形引流

肺静脉畸形引流（pulmonary venous anomalous drainage，PVAD）指肺静脉与左心房不连接，而与右心房或体静脉连接。按肺静脉与右心房或体静脉连接是否完全，PVAD 可分为完全型（全部肺静脉均与

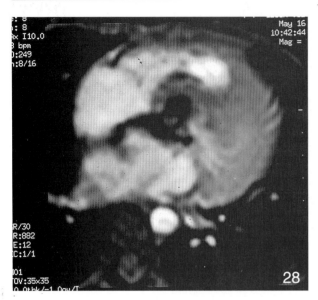

图 21-3-28　部分性房室间隔缺损
横断面 cine MRI 示二尖瓣前瓣裂缺所致湍流低信号影。

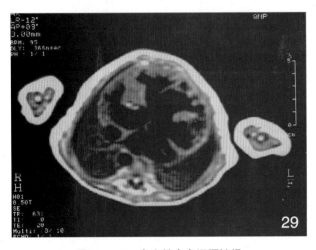

图 21-3-29　完全性房室间隔缺损
横断面 SE 示心内膜垫缺如导致下部房间隔
和上部室间隔缺损。

右心房或体静脉连接)和部分型(部分肺静脉与右心房或体静脉连接)两型。

若按照肺静脉的引流部位划分类型,则完全型 PVAD 可分为四型:

Ⅰ型:最多见,又称心上型,占全部病例的 45%～50%。肺静脉经垂直静脉引流至左无名静脉,少数回流至奇静脉,再经上腔静脉汇入右心房。

Ⅱ型:又称心内型,占全部病例的 25%。肺静脉直接或经冠状静脉窦引流进入右心房。

Ⅲ型:又称心下型,占全部病例的 15%～20%。两侧肺静脉汇合成一条下行静脉在心脏下方与下腔静脉、门静脉或肝静脉等相通连,再与右心房相通。

Ⅳ型:最少见,即混合型,占全部病例的 5%。

肺静脉与腔静脉间有两个以上交通部位。

(一)完全型肺静脉畸形引流

1. 病理和病理生理:完全型肺静脉畸形引流的全部肺静脉不与左心房相交通,肺静脉血液进入腔静脉或右心房,产生大量左向右分流,使肺循环血流量显著增多,可达体循环的 2～4 倍,导致重度肺动脉高压及右心功能不全。同时已经氧合的肺静脉血液与未氧合的体静脉血混合,一部分经房间隔进入左心房、室,维持体循环,导致右向左分流,产生紫绀。部分病例伴有肺静脉梗阻和狭窄,使肺循环阻力和肺动脉高压进一步加重。本型大多数病例合并房间交通,其中大约 75% 为卵圆孔未闭,25% 为房间隔缺损,少数患者合并其他先天性心脏病复杂畸形。

2. 临床表现:本病占先天性心脏病的 1.5%～2.0%,是婴幼儿常见紫绀性先天性心脏病之一。患儿有发绀、呼吸困难和心功能不全等症状,多于乳儿期夭折,存活者发育差。听诊于胸骨左缘第 2～3 肋间闻及收缩期杂音,肺动脉第 2 音亢进,类似房间隔缺损。

(二)部分型肺静脉畸形引流

部分型肺静脉畸形引流比完全型常见,其中一侧肺静脉畸形引流占 66.3%,以右上肺静脉单支畸形引流最常见。本型约 90% 合并房间隔缺损,以二孔型和上腔型缺损多见,少数病例合并其他心脏畸形。由于仅一部分肺静脉血引流至右心房或腔静脉,导致房水平左向右分流,其临床表现与房间隔缺损相同。

【MRI 表现】　本病 MRI 诊断(图 21-3-30)的关键是明确左右两侧 4 条肺静脉主支与左心房的关系,并注意寻找肺静脉与体静脉或右心房的交通部位。

MRI 扫描以 SE 脉冲序列 T_1 加权横断和冠状位显示本病的畸形效果最佳,辅以矢状位及斜矢状位切层扫描,可追踪肺静脉的走行,特别是经冠状静脉窦引流进入右心房者。MRI 可清楚显示肺静脉汇合的主干,异常引流静脉的走行途径,与体静脉的交通部位,有无静脉狭窄并存,房间交通的大小和形态,鉴别卵圆孔未闭与房间隔缺损、肺动脉扩张及右心房扩大的程度,以及其他并存的畸形。

在选定层面上行梯度回波 cine MRI,可确定房间交通的分流方向和分流量,半定量分析肺动脉高压或右心功能不全时肺动脉瓣及三尖瓣的反流量。

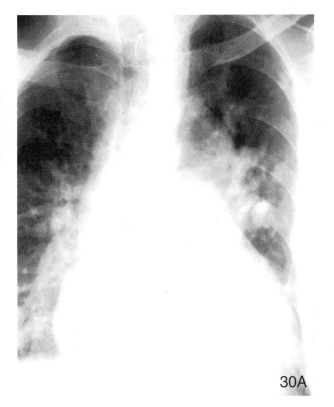

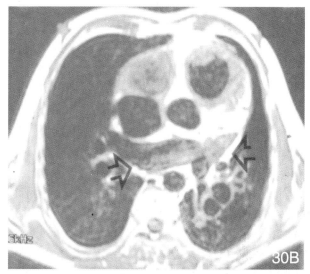

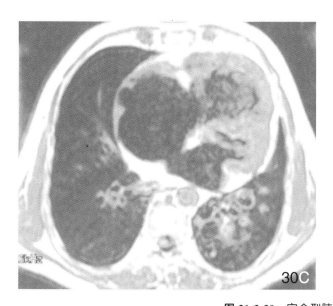

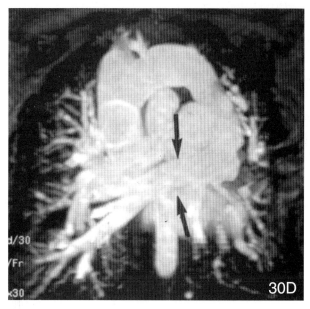

图 21-3-30 完全型肺静脉畸形引流心上型

A. 胸片示心影增大,呈"雪人征"。肺充血。 B. 横断位 T_1WI 示共同肺静脉(箭)接受左右肺静脉。 C. 横断位 T_1WI 心房平面示房间隔缺损,左房无肺静脉汇入。 D. 3DDCE MRA 示共同肺静脉(箭)径垂直静脉汇入左无名静脉,回流入上腔静脉。

胸部 MRA 可补充观察各种畸形之间的关系和肺静脉畸形引流的全貌。

(李坤成)

十、大动脉转位

大动脉转位(transposition of the great arteries,

TGA)是一组复杂的先天性心脏畸形,由胚胎早期心球纵隔畸形发育和动脉干旋转异常所致,主要病理改变为升主动脉和肺动脉与左右心室连接关系异常,和(或)两大动脉空间相互位置关系异常。本病的发病率占先天性心脏病的 5%,婴儿先天性心脏病的 11%,居新生儿紫绀属先天性心脏病的首位,易累及男性,患儿的男女之比为4:1。

广义TGA的病理解剖可分为完全型和部分型两大类,后者又分为右室双出口(包括陶西格平畸形)和左室双出口两类。狭义的TGA仅指完全型。

完全型TGA包含两个含义:①大动脉错位:指两大动脉与左右心室的连接关系倒错,即升主动脉与右心室相连,而肺动脉与左心室相连。②大动脉异位:指两大动脉与左右心室的连接关系正常,而空间相对位置变化。

完全型TGA又分为:单纯型、功能矫正型、解剖矫正型和解剖功能矫正型4型。由于心室可发生反位,每型都各有镜面像,故共有8型其中主要以单纯型和功能矫正型最为常见。

(一)单纯完全型大动脉转位

1. 病理和病理生理:本型升主动脉和肺动脉与左右心室的连接关系互换,升主动脉起自右心室,肺动脉起自左心室。两心房与心室的位置和彼此的连接关系正常,但主、肺动脉的相互位置异常,主动脉转至肺动脉的前方。以位于右前方者多见,称右转位;若位于左前方,则称左转位。

由于两大动脉与左右心室连接错位,使右心房室的体静脉血液流入主动脉,左心房室的含氧动脉血流入肺动脉,导致体、肺循环分离。若患儿存活,为沟通体、肺循环往往有室间隔缺损、卵圆孔未闭及房间隔缺损或动脉导管未闭等其他畸形。TGA通常可合并两种或两种以上的畸形。

2. 临床表现:绝大多数病例出生后即出现紫绀和有缺氧发作,于1个月内可出现呼吸困难和心功能不全,多于1岁内夭折。查体:心脏扩大,听诊可闻及伴发的房室间隔缺损及动脉导管未闭的相应杂音,有肝肿大、四肢水肿等心功能不全的体征。

3. MRI诊断(图21-3-31,32):首先确定两大动脉与左、右心室的连接关系错位,再明确心房与心室的位置及连接关系,最后结合两大动脉的空间位置确定本病的诊断。

(1)在冠状面和矢状面图像上显示升主动脉起自右心室,肺动脉起自左心室,结合横断像可明确升主动脉位于肺动脉的前方。

(2)根据右心室的内膜粗糙、有调节束和肌性流出道,而左心室内膜光滑、无调节束及肌性流出道等形态学特征,MRI可准确判定左、右心室及其所在的位置,并显示有无室间隔缺损,以及其部位、大小和形态。

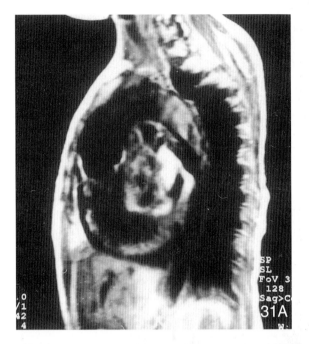

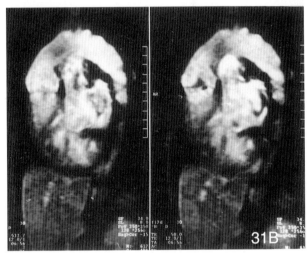

图 21-3-31 完全性大动脉转位

A. 左斜状面显示升主动脉前移紧邻前胸壁,与右心室相连。 B. cine MRI 显示肺动脉位于主动脉后方,与居后的左心室相连。

(3)根据心耳的形态判别左、右心房。右心耳呈三角形,切迹较少,以宽基底与心房体部相连,心耳内部有不规则的梳状肌束;左心耳形态不规则,其边缘的切迹较多,与心房体部的连接处较窄。此外,右心房与肝脏和右侧支气管在同侧,当心房反位时,肝脏和支气管均同时反位,所以根据肝脏的位置和同侧支气管形态可间接判定左、右心房。确定心房类型后,可进一步判定心房位置及心房-心室连接关系。

(4)显示主动脉瓣下有肌性流出道,主动脉瓣的位置高于肺动脉瓣,后者与二尖瓣前叶有纤维连接。

(5)显示右心室壁肥厚及房间交通或动脉导管

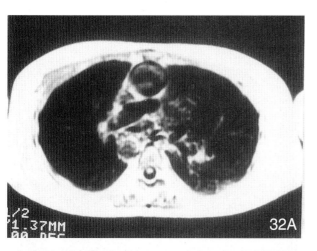

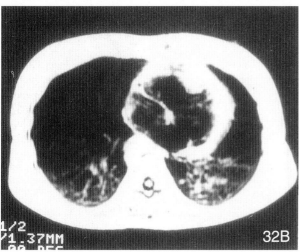

图 21-3-32　完全性大动脉转位

A. 横断面经心底切层显示升主动脉前移至肺动脉的正前方,肺动脉居升主动脉的正后方。　B. 经心室中部层面可见并存的房间隔缺损和室间隔缺损。

未闭等其他畸形。

(6) cine MRI 可显示上述畸形的血流动力学异常改变。

(二)功能矫正型大动脉转位

1. 病理和病理生理:解剖上两大动脉与左、右心室的连接关系错位,但是同时合并心室反位,使血流动力学异常从功能上得到矫正。右心房与解剖左心室连接,后者再连肺动脉,形成右房-左室-肺动脉的连接方式,相应左侧心腔的连接关系为左房-右室-主动脉。若不合并其他畸形,则患者的血液循环正常。此外,亦可心室位置正常,而心房转位,例如:左心房转至右侧与右心室连接,右心室再与主动脉相连,形成左房-右室-主动脉的连接关系(对侧则为右房-左室-肺动脉),其解剖畸形亦得到功能矫正。本型多合并其他心脏大血管畸形,其中 75% 有

室间隔缺损,40% 并发肺动脉瓣和(或)瓣下狭窄,30% 有三尖瓣发育不良及关闭不全。

2. 临床表现:无并存畸形者无症状,到中年时由于解剖右心室失代偿,出现左心功能不全的症状。若合并其他畸形,则有相应的临床表现。

3. MRI 诊断(图 21-3-33):两大动脉与左、右心室的连接关系和相互空间位置异常,同时伴有心室或者心房的转位,并可显示其他并存畸形。

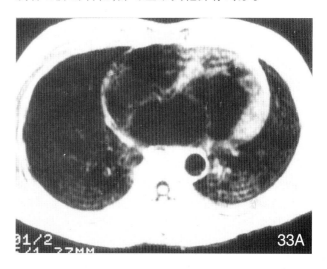

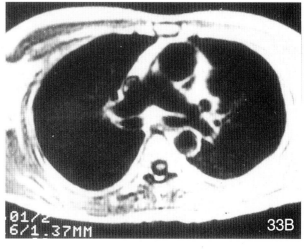

图 21-3-33　矫正型大动脉转位

A. 经左心房体部横断面显示扩大的右心室位于左侧,心内膜粗糙,可见调节束,与扩大的左心房相连;而心内膜光滑的左心室居右侧与右心房相通。　B. 经心底切层可见主、肺动脉的位置互换,升主动脉位于左前,而肺动脉位于右后,并分为左、右肺动脉。

(李坤成)

十一、右室双出口

右室双出口(DORV)占先天性心脏病的 1%～3%,是指胚胎发育过程中,未能完成圆锥-动脉干旋

转和圆锥-心室交互点向左移位而导致大动脉从右室发出的一系列畸形。其病理特征是主动脉和肺动脉主要源自于右心室,且具有双侧肌性漏斗部,半月瓣与房室瓣缺乏纤维连接,室间隔缺损为左室惟一出口,室间隔缺损可以是主动脉瓣下、肺动脉瓣下、双半月瓣下和远离双半月瓣。

本畸形的分型目前尚有争议,但采用较多的是Stewart 应用 van Praagh 的三个节段的概念,结合室间隔缺损位置和肺动脉狭窄情况分为以下七种类型:Ⅰ型和Ⅱ型:心脏房室连接关系一致,主动脉位于肺动脉右侧或偏右前方,室间隔缺损位于主动脉瓣下,Ⅰ型无肺动脉狭窄,Ⅱ型伴肺动脉狭窄。Ⅲ型:心脏房室连接关系一致,主动脉位于肺动脉右侧,室间隔缺损位于肺动脉瓣下,无肺动脉狭窄。Ⅳ型和Ⅴ型:心脏房室连接关系一致,主动脉位于肺动脉前方,室间隔缺损位于肺动脉瓣下,Ⅳ型有肺动脉狭窄,Ⅴ型不伴肺动脉狭窄。Ⅵ型:心脏房室连接关系一致,主动脉位于肺动脉左侧,室间隔缺损位于主动脉瓣下,有肺动脉狭窄。Ⅶ型:心脏房室连接关系不一致,主动脉常位于肺动脉左前方,室间隔缺损位于肺动脉或主动脉瓣下,有肺动脉狭窄。临床则根据有无肺动脉狭窄分为两大类:有肺动脉狭窄者,临床表现类似法洛四联症;无肺动脉狭窄者,临床上类似大型室间隔缺损,可有肺动脉高压存在。

【MRI 表现】 横断面半月瓣层面 MRI 显示大血管呈并列关系,主动脉位于肺动脉正前方、左前方或右前方(图 21-3-34);在主动脉和肺动脉下均有圆锥,在双套半月瓣和二尖瓣前叶间可见有完整肌肉环凸入,圆锥间隔呈"泪滴"征,横断面和左室长轴观层面可显示此征象(图 21-3-35)。

心房和心室连接关系是否一致,四腔观层面较易确定,而大血管与心室位置关系可由冠状面和矢状面较好显示,伴随畸形如主动脉缩窄或离断可由主动脉长轴层面确定。SE 和 cine MRI 肺动脉长轴层面由于确定肺动脉狭窄准确,有助于临床分型。在肺动脉狭窄类特别是存在主动脉瓣下室间隔缺损时,临床和血管造影表现较难与法洛氏四联症鉴别,MRI 清楚显示主动脉瓣与二尖瓣之间的肌肉环,将有助于两者之间的鉴别诊断。

(杨岳松 周康荣)

十二、共同动脉干

共同动脉干(truncus arteriosus)又称永存动脉

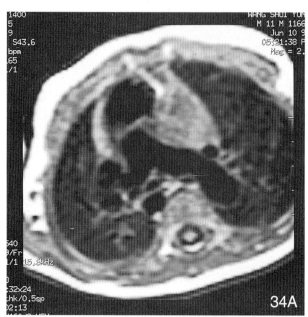

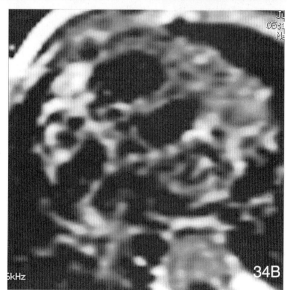

图 21-3-34 右室双出口
肺动脉长轴层面(A)和横断面(B)
示主动脉位于主肺动脉右前方,呈并列关系。

干,是一种少见的先天性心脏畸形,由于胚胎时原始共同动脉干间隔发育缺陷,导致从心室发出单一动脉干,体动脉、肺动脉和冠状动脉均由此动脉干发出,同时半月瓣下有高位室间隔缺损,共同动脉干骑跨于两个心室之上。

根据肺动脉起源部位,将共同动脉干分为四型:Ⅰ型:从共同动脉干平行地发出主动脉和主肺动脉。Ⅱ型:左、右肺动脉起自共同动脉干的后壁。Ⅲ型:左、右肺动脉起自共同动脉干的侧壁。Ⅳ型:肺动脉缺如,肺循环完全由降主动脉发出的支气管动脉供应。

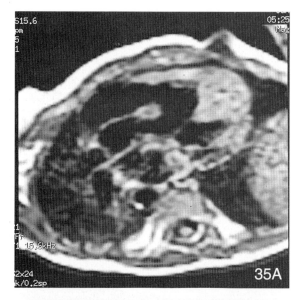

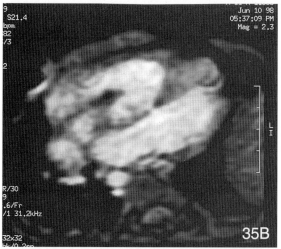

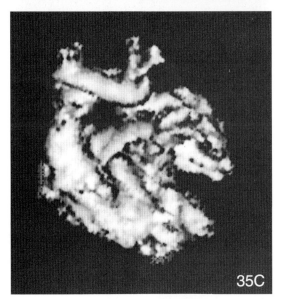

图 21-3-35 右室双出口

左室长轴 SE(A)、cine MRI(B)和三维表面重建(C)示两根大动脉均出自右室,前方为主动脉,后方为肺动脉,圆锥间隔呈"泪滴"样改变。

共同动脉干接受左、右心室的混合血,肺循环直接承受体循环的压力,肺血流量明显增多,致左、右室容量负荷增大,心室增大。如伴肺动脉狭窄或肺动脉缺如,肺血管阻力较高,肺血不增多。

临床表现可见不同程度的发绀、患儿发育差、反复肺部感染等,常伴心力衰竭,胸骨左缘 3～4 肋间有收缩期杂音,伴有震颤。

【MRI 表现】 MRI SE 序列横轴位和冠状位可显示一条明显扩大的大动脉骑跨在两心室上,并由此动脉干发出体动脉、肺动脉和冠状动脉。多层多轴位切面有利于观察肺动脉起源,根据肺动脉发生部位和形态可区分共同动脉干的类型。Ⅰ型、Ⅱ型、Ⅲ型共同动脉干以横轴位和矢状位显示最佳(图 21-3-36)。Ⅳ型共同动脉干,肺门及纵隔内可见广泛杂乱的流空侧支血管影,而无左、右肺动脉干。心脏平面 SE 序列多轴位切面可显示高位室间隔缺损,以及左、右心室增大,心室壁增厚(图 21-3-37)。同时可显示其他伴随畸形,如动脉导管未闭、房间隔缺损、右位主动脉弓等。

cine MRI 可直接显示左、右心室间血液分流喷射束,并可显示共同动脉干瓣膜的关闭不全。DCE MRA 可进一步观察共同动脉干与肺动脉的关系,尤其是Ⅳ型时侧支血管的显示更为清楚、全面,有利于共同动脉干的分型。

(王佩芬)

十三、单心室

单心室(single ventricle, SV)属于复杂畸形,又称心室双入口。患儿心脏仅有一个具有流入道的心室腔,经两个房室瓣或一个共同房室瓣口,同时接受左右两个心房的血液,另一个残余心腔无流入道。若残余心腔有与大动脉相连的漏斗部称输出心腔,有与大动脉不相连的小梁部则称小梁囊。本病占全部先天性心脏病的 1.5%～3.0%,男性多于女性。

病理和病理生理:根据主心室形态特征可将单心室分为三型:

Ⅰ型:左室型,仅左心室发育,右心室漏斗部残腔经球室孔与左心室腔相连,约占本病的 75%。

Ⅱ型:右室型,仅右心室发育,残余左心室多为小梁囊。

Ⅲ型:未定心室型,主心室形态既不像左室,也不像右室,无法划分心室类型。

单心室多合并肺动脉狭窄、房间隔缺损或共同心房、大动脉转位等畸形。

本病的病理生理学改变与单心室内体、肺循环血液混合的程度和单心室向两大动脉排血的阻力有关。若患者无肺动脉狭窄或肺动脉狭窄较轻，动静脉血混合较少，右房的静脉血主要流入肺动脉，左房的氧合血主要流入主动脉，则出现肺血增多，易导致右心功能不全。肺动脉狭窄严重者，两侧血液在单心室内混合均匀，肺血减少，流入主动脉的氧合血较少。

临床表现：根据上述病理生理改变不同，患者的临床表现差异较大。肺血多者，发绀较轻，可出现心功能不全的表现，肺动脉第2音亢进。伴肺动脉狭窄者，患者的发绀重，有杵状指（趾）、喜蹲踞等表现，肺动脉瓣听诊区可闻及收缩期杂音。

【MRI表现】

（1）无论什么切层方位，MRI仅能显示一个心室腔，无正常室间隔（图21-3-38）。

（2）左右两个心房经两组或一组房室瓣开口于上述单一心室腔。

（3）左室型单心室者主心室内壁光滑，无肌性流出道，多有输出心腔位于主心室的前上方，经较小的球室孔与主心腔相通连，通常主心腔与肺动脉相连，而输出心腔与主动脉相连。两大动脉呈左位型大动脉异位，即主动脉位于肺动脉的左前方。

（4）右室型单心室者心室内壁粗糙，有肌性流出道，主心腔多位于前方，残留的左室位于主心腔的后下方（小梁囊），以两大动脉均起自主心腔（双出口）多见。

（5）未定型单心室者，无残余心腔，主心腔的内膜既不光滑也不粗糙，介于左室型和右室型之间，无肌性流出道，两大动脉亦多为双出口。

（6）MRI可同时显示单心室并存的其他心脏大血管畸形。

MRI检查以横断加冠矢状断面像为主，有利于判定心内结构的空间位置关系。由于X线心血管造影有时难以鉴别单心室与房室瓣闭锁，而MRI可清楚分辨两者，所以，MRI具有明显的优点。

（李坤成）

十四、先天性二尖瓣狭窄、闭锁

先天性二尖瓣狭窄、闭锁是由于二尖瓣叶因发育异常而增厚，造成瓣叶呈隔膜状或漏斗型狭窄，严重者呈闭锁改变。病理上先天性二尖瓣狭窄主要分为交界融合型、漏斗型、降落伞型和吊床型。血流动力学上类似风湿性心脏病瓣膜狭窄改变。50%以上合并其他畸形，特别是左心梗阻性病变、室间隔缺损和动脉导管未闭等，也可合并腔静脉系统畸形。

【MRI表现】 MRI横断和冠状面可较好显示左心房增大征象，四腔观、左心长轴观SE和cine MRI显示狭窄瓣膜增厚，特别是cine MRI舒张期图像可显

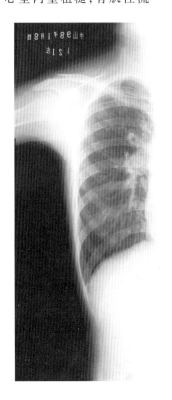
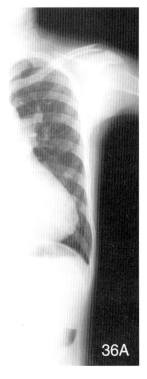

36A

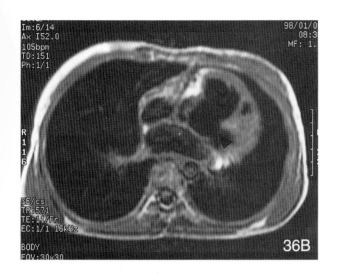

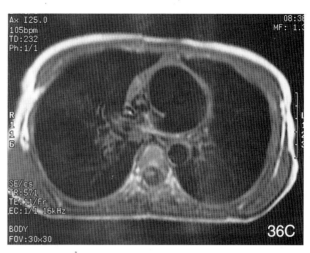

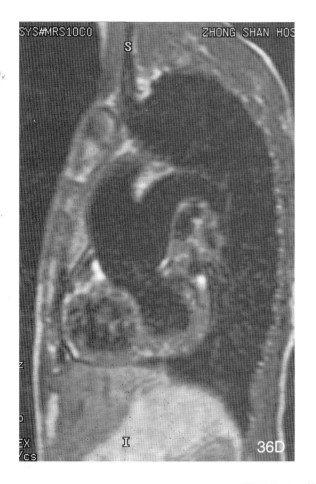

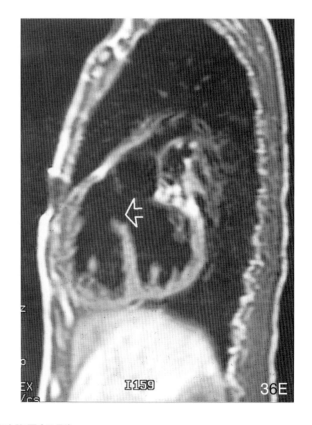

图 21-3-36　共同动脉干（Ⅰ型）

A. 心脏正位平片示两肺充血，心脏中度增大，以右室增大为著，心尖上翘，升主动脉增宽。　　B. 心脏横断位 SE T₁WI 示一条增粗的动脉干（箭），骑跨于高位室间隔缺损之上（箭头）。　　C. 心脏横断位 SE T₁WI 示肺动脉主干发自显著增宽的共同动脉干左后壁（箭）。D. 斜矢状位（左前斜位）SE T₁WI 清楚显示肺动脉主干起自共同动脉干左后壁，然后发出左、右肺动脉。　　E. 矢状位 SE T₁WI 示共同动脉干骑跨于高位室间隔缺损之上（空心箭）。

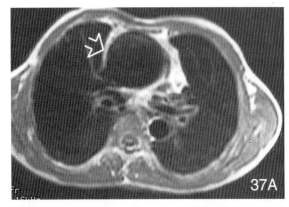

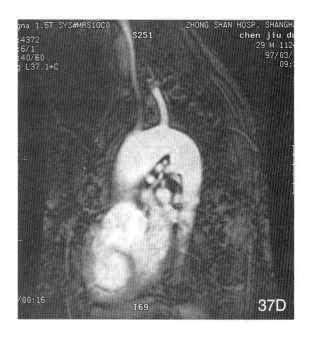

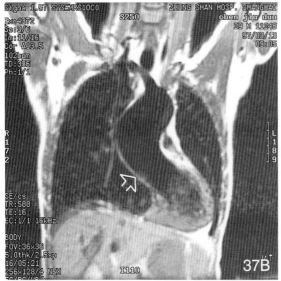

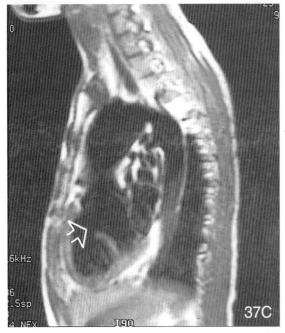

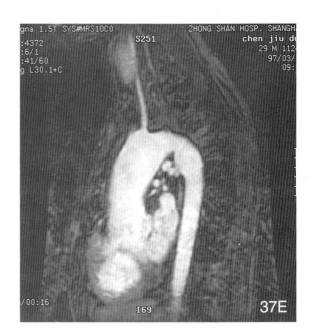

图 21-3-37 共同动脉干（Ⅳ型）

A、B. 心脏横断位和冠状位 SE T_1WI 示肺门区无肺动脉主干,仅见一条明显扩张的大动脉(空心箭),纵隔及肺门区较多杂乱流空的侧支血管影。C. 矢状位 SE T_1WI 示共同动脉干骑跨于高位室间隔缺损(空心箭)之上,未见肺动脉主干及左、右肺动脉。 D、E. 矢状位动态增强 MRA 清楚显示共同动脉干全貌,无肺动脉主干及左、右分支,支气管动脉及纵隔侧支血管显影。

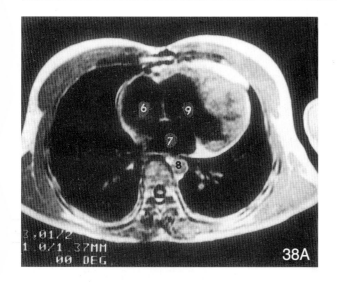
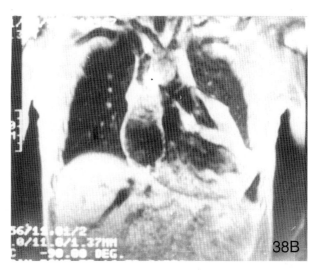
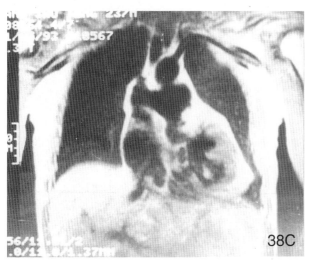
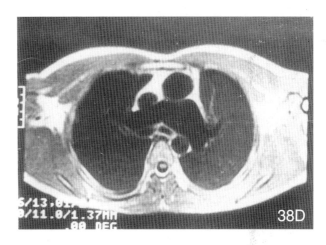

图 21-3-38　左室型单心室

A. 横断经心房体部切层, 仅见一个心室, 左右心房借两组房室瓣与此心室相通。　B、C. 冠状面显示主心室的左上方有输出心腔与升主动脉相连(B), 而主心室与肺动脉相连(C)。　D. 横断经心底切层显示升主动脉位于左前, 而肺动脉位于右后。

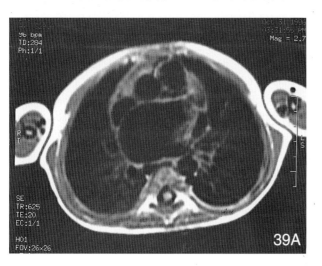
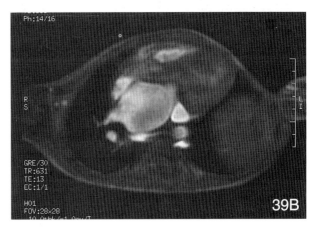

图 21-3-39　先天性二尖瓣狭窄

A. 横断面 SE 显示左房明显增大, 其内见到缓流信号影。

B. 左室长轴 cine MRI 示二尖瓣狭窄增厚, 呈漏斗状。

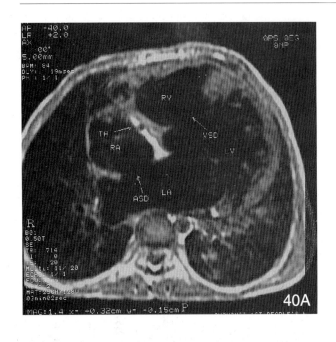

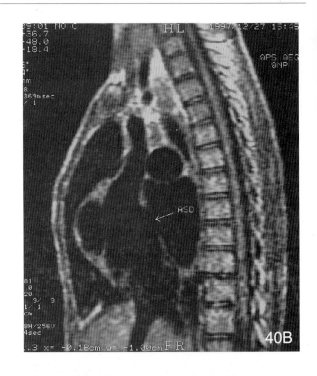

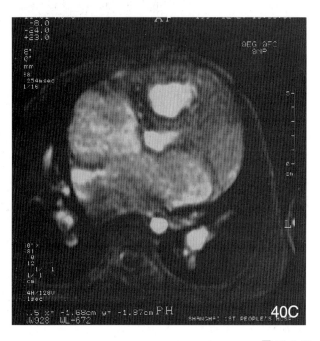

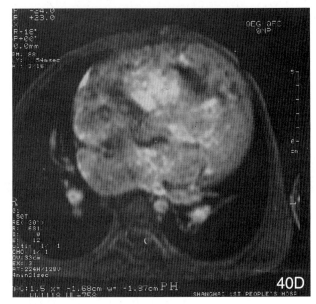

图 21-3-40　三尖瓣闭锁

A. 横断面示闭锁三尖瓣和大型房间隔缺损及室间隔缺损。　　B. 矢状面示大型房间隔缺损(箭)。　　C、D 分别为横断
面 cine MRI 收缩期和舒张期时相示闭锁三尖瓣,为增厚的带状均匀低信号影,提示为纤维组织为主。　　TA:闭锁三
尖瓣;　RA:右房;　RV:右室;　LA:左房;　LV:左室。

示血流经左心房通过狭窄瓣膜时在左心室内形成的
条片状低信号影,且瓣叶多呈漏斗或降落伞状改变
(图 21-3-39)。合并畸形,特别是左心梗阻性病变(如
主动脉缩窄)和腔静脉畸形的显示以 MRA 为佳。

十五、三尖瓣闭锁

三尖瓣闭锁(tricuspid atresia)占先天性心脏病
的 2%~3%,其病理特征为右侧房室瓣缺失,右心
房和右心室不相通,并有房间隔缺损、室间隔缺损及
右心室发育不良存在。伴随畸形通常为肺动脉瓣及
瓣下狭窄、大动脉转位、右位主动脉弓、完全性肺静
脉异位引流和单侧肺动脉缺如。

病理类型如下:①Ⅰ型三尖瓣闭锁(占 70%):其
大动脉关系正常,亚型根据伴随畸形确定,其中伴肺

动脉闭锁和右心室缺失者占 73%,伴肺动脉发育不良、右心室较小和室间隔缺损者占 13%,伴大型室间隔缺损而无肺动脉狭窄者约占 13%。②Ⅱ型三尖瓣闭锁(占 25%):存在 D 型大动脉转位,再根据有无肺动脉狭窄分亚型。③Ⅲ型三尖瓣闭锁(占 5%):具有 L 型大动脉转位。

【MRI 表现】 MRI 横断面四腔观层面显示原三尖瓣位置为条带状增厚肌性和纤维组织代替,右心房和右心室不相通,右心房面轻度凹陷(图 21-3-40)。SE 和 cine MRI 能较好显示房间隔缺损及室间隔缺损情况,肺动脉狭窄可由肺动脉长轴层面及横断面确定。MRA 多角度重建图像由于确定 D 型或 L 型大动脉转位较容易,从而有助于Ⅱ型和Ⅲ型三尖瓣闭锁的确诊。

十六、三尖瓣下移

三尖瓣下移畸形(Ebstein anomaly of the tricuspid valve)1866 年由 Ebstein 首先报道,占先天性心脏病不到 1%。其主要病理特征是畸形、发育不良的三尖瓣后瓣及隔瓣不从正常右侧房室环起源,而是下移到右心室,将右心室分为房化右室、右室漏斗部及靠心尖区域的流入腔。本病常伴三尖瓣关闭不全,也可见于心室转位伴 L 型大动脉转位患者。伴随畸形以卵圆孔未闭和房间隔缺损最常见,其次为肺动脉狭窄或闭锁、动脉导管未闭和室间隔缺损。右向左分流可导致一定程度发绀,且与卵圆孔开放有关。

【MRI 表现】 MRI 横断面四腔观层面可较好显示下移的三尖瓣隔瓣,cine MRI 可显示大量三尖瓣反流征象(图 21-3-41),伴随畸形的显示须综合其他层面和方向的成像确定。

(杨岳松　周康荣)

十七、主动脉缩窄

主动脉缩窄(coarctation of the aorta)为主动脉先天性局限性狭窄,90% 以上发生在锁骨下动脉开口远端的主动脉峡部。少数病例狭窄范围较长,向近端可延伸至无名动脉。根据缩窄的部位以及是否合并动脉导管未闭、室间隔缺损等心血管畸形,将本病分为单纯型和复杂型两类:①单纯型:又称成人型或导管后型。缩窄位于动脉导管或动脉韧带的远侧,病变局限,动脉导管在成人已闭合,且不伴有重要的心血管畸形。②复杂型:又称婴儿型或导管前

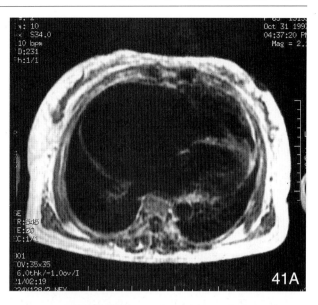

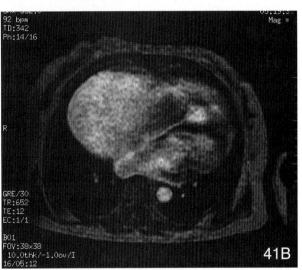

图 21-3-41　三尖瓣下移
A. 横断面 SE 图像示三尖瓣隔瓣下移,右房巨大。
B. cine MRI 同时显示中到大量三尖瓣反流征象。

型。缩窄位于动脉导管或动脉韧带的近端,狭窄段可较长,并可累及主动脉弓。此型常伴有动脉导管未闭、室间隔缺损等其他心内畸形。

【病理和临床表现】 本病的主要病理改变是动脉管壁局限性狭窄。临床上缩窄近端高血压和远端血压降低可导致一系列症状,如头痛、头昏、心悸、气短,严重者可出现脑出血或心力衰竭、下肢发凉、行走无力或间歇性跛行。主要体征为上肢高血压,桡动脉搏动增强;而下肢低或无血压,致下肢血管搏动细弱或消失。前胸及后背可闻及Ⅱ~Ⅳ级收缩期吹风样杂音。复杂型患者除有上肢高血压外,可有下半身紫绀。有时还可表现为两上肢血压不等,取决于缩窄的部位。

【MRI 检查技术的选择】 主动脉缩窄的 MRI 检查技术为常规 SE 序列、cine MRI 和 MRA。MRI 和(或)MRA 除明确诊断外,还可直接显示缩窄的部位、程度和范围,并可精确地测量缩窄段的内径和长度,同时可显示缩窄段前后主动脉状况以及与左锁骨下动脉的关系。

1. SE 序列检查:包括横断面及左前斜位或矢状面扫描。左前斜位或矢状位可显示胸主动脉全貌。横断面和左前斜位可精确测量狭窄的内径和长度,同时可显示心脏各房、室的形态和大小。

2. cine MRI:取左前斜或矢状位狭窄显示最清楚的层面行 cine MRI,可清楚地显示狭窄段以及与左锁骨下动脉的关系。cine MRI 序列中流动的血液呈白色高信号,通过缩窄的高速血流和涡流呈灰黑色无信号或低信号区,从而更清晰地显示狭窄段。

3. MRA:由于主动脉及心脏搏动的影响,以及主动脉血流经过升主动脉、主动脉弓和降主动脉的方向不一致,常规 MRA 往往无法满意显示胸主动脉全貌。动态增强 MRA(DCE MRA)与血流方向无直接关系,而与扫描时靶血管中 Gd-DTPA 的血浓度有关。准确掌握注射时间和扫描时间的关系,胸

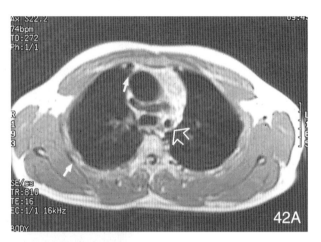

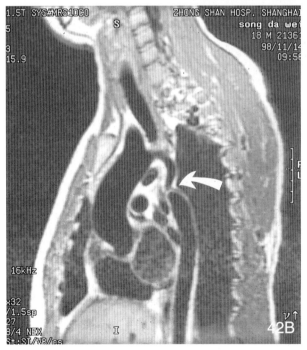

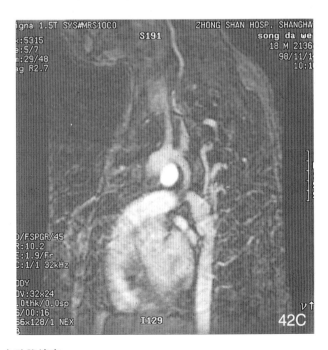

图 21-3-42 主动脉缩窄

A. 主动脉峡部水平横断位 SE T_1WI 示局部降主动脉管径明显细小(空心箭),肋间动脉及胸廓内乳动脉扩张、扭曲(小箭)。 B. 斜矢位(左前斜位)SE T_1WI 示左锁骨下动脉远端之主动脉狭窄,主动脉弓发育不良,范围较长,最窄处几近闭塞(箭)。 C. 动脉增强 MRA 清楚显示主动脉缩窄的部位、范围以及侧支血管。

主动脉及其分支的全貌、侧支血管等,可以得到满意的显示并可通过不同角度的旋转,准确评估狭窄段与头臂血管的关系。

【MRI 和 MRA 表现】

1. 缩窄段:缩窄通常位于左锁骨下动脉的远端,多为局限性环状狭窄或膜状狭窄,左前斜或矢状位的 SE 序列 T_1WI、cine MRI 和 DCE MRA 均能清楚显示,缩窄多较严重甚至完全闭塞。复杂型病例缩窄范围较长,程度较轻,可同时侵犯主动脉弓。一般而言,DCE MRA 能清楚显示胸主动脉全貌。伴动脉导管未闭者表现为 SE 序列降主动脉和肺动脉间有流空的管道相连,DCE MRA 示降主动脉充盈时肺动脉显影,如未闭导管较粗,也可直接显示(图21-3-42)。

2. 缩窄段前后主动脉及头臂动脉改变:缩窄段前主动脉及头臂动脉扩张,左锁骨下动脉开口下移伴扩张。复杂型病例累及主动脉弓者,主动脉弓呈管状发育不良,缩窄段后降主动脉常有不同程度的狭窄后扩张(图21-3-43)。

3. 侧支循环:以 DCE MRA 和 cine MRI 显示更为清楚,可见扩张扭曲的胸廓内乳动脉、肩胛动脉网、椎动脉、肋间动脉、腰动脉和膈下动脉等。侧支循环血管的显示,表明缩窄程度较严重。

4. 左心室增大:以 SE 序列横断面显示为佳,左心室壁增厚,心腔扩大或不扩大,取决于左心室代偿情况。

5. 伴随畸形:心脏 MRI 可同时显示其他畸形如动脉导管未闭、室间隔缺损等。主动脉缩窄时,动脉瘤的发生率增加,多发生在缩窄处或动脉导管处,也可发生于缩窄段后降主动脉,表现为局部囊袋状突出影,SE 序列表现为流空或部分流空,左前斜位 DCE MRA 和 cine MRI 可清楚显示动脉瘤的部位、大小、形态以及与缩窄段的关系。上海医科大学中山医院 11 例主动脉缩窄,3 例合并动脉瘤,2 例发生在缩窄段,1 例发生在缩窄段远端的降主动脉(图21-3-44)。1 例合并 Debakey Ⅱ型夹层动脉瘤,MRI 清楚地显示了真、假两腔和撕裂的内膜片(图21-3-45)。

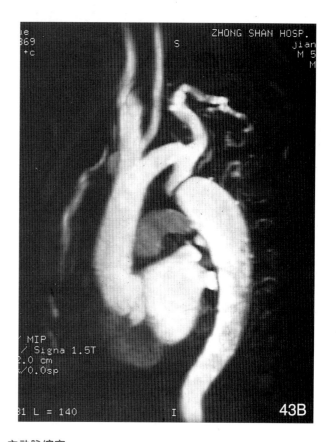

图 21-3-43 主动脉缩窄

A. 斜矢位(左前斜位)SE T_1WI 示左锁骨下动脉远端局限性主动脉狭窄(箭)。 B. 斜矢位动态增强 MRA 清楚显示胸主动脉全貌,缩窄部位、形态以及与左锁骨下动脉关系,内乳动脉及肋间动脉扩张、扭曲。

MRI 也适用于主动脉缩窄术后的随访,能明确诊断有无残留狭窄、再狭窄或动脉瘤的形成。

上海医科大学中山医院经 MRI 检查和手术确诊的主动脉缩窄 11 例,SE 序列即可显示缩窄的部位、形态、程度和范围,以及左室增大,心室壁增厚,缩窄近端主动脉、头臂血管扩张,主动脉缩窄后扩张等继发性改变。cine MRI 和 MRA 可进一步观察缩窄与头臂血管的关系以及侧支血管,尤其是对侧支血管的显示更为清楚、全面,明显优于 SE 序列。MRI 和 MRA 对主动脉缩窄的诊断较为满意,基本上可替代血管造影。

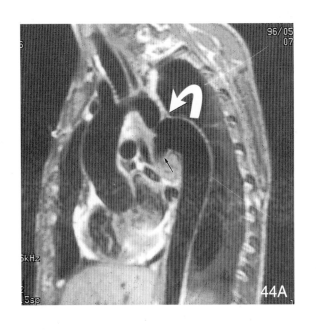
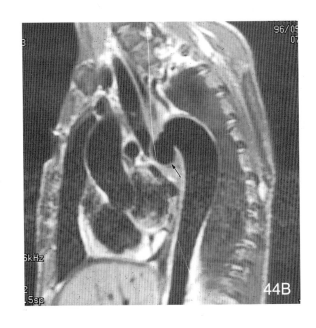
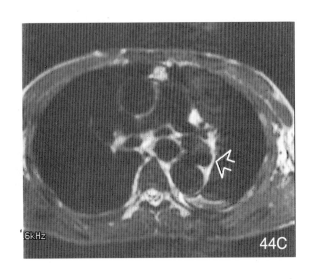
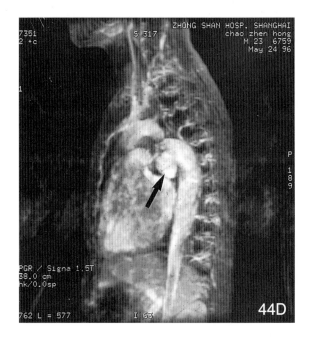

图 21-3-44 主动脉缩窄伴动脉瘤形成

A、B. 斜矢位(左前斜位)SE T₁WI 示主动脉峡部局限性缩窄,缩窄后降主动脉轻度扩张,其内侧壁见一囊袋状突出影,尤以 B 图显示清楚(白箭指主动脉缩窄处,黑箭指动脉瘤)。 C. 心脏横断位 SE T₁WI 示局部降主动脉左前壁局限性囊袋状突出(空心箭)。 D. 斜矢位(左前斜位)动态增强 MRA 显示胸主动脉全貌,左锁骨下动脉远端之主动脉局限性狭窄,狭窄段后主动脉扩张伴内侧壁动脉瘤(箭)形成,同时显示诸多侧支血管影。

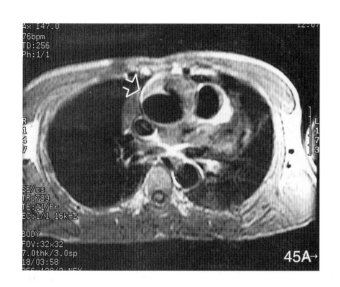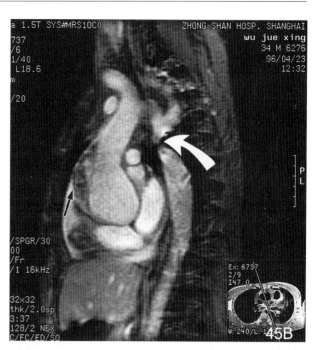

图 21-3-45 主动脉缩窄伴 Debakey Ⅱ 型夹层动脉瘤形成

A. 心脏横断位 SE T₁WI 示升主动脉明显增宽伴夹层形成,真腔在后呈流空低信号,假腔在前呈中等信号(空心箭)。 B. 斜矢位 cine MRI 示升主动脉扩张,尤以根部明显,真腔内血流信号均匀且较高,假腔信号低而不均匀(黑箭),无名动脉、左颈总动脉及左锁骨下动脉均扩张,峡部见局限性狭窄(白箭)。

(王佩芬)

第四节 后天性心脏病

一、瓣膜病

获得性心脏瓣膜病主要是以风湿病为主,风湿性心脏瓣膜病(rheumatic valvular heart disease)目前仍是国内成人最常见的心脏病之一。患者大多是 20～40 岁的青壮年,女性发病率高于男性。

风湿性瓣膜病以二尖瓣病变发病率最高,占 70%～80%,二尖瓣与主动脉瓣联合瓣膜病变占 20%～30%,单纯性主动脉瓣病变占 2%～5%,三尖瓣和主动脉瓣单纯受累极其少见,可与二尖瓣和(或)主动脉瓣病变同时存在。

【MRI 表现】 MR 检查技术以常规 SE 序列和 cine MRI 为主。

1. 二尖瓣狭窄:SE 序列可见左心房增大,左心房内血流缓慢、淤滞呈高信号,左心室不大,右心室有不同程度的增大。以 cine MRI 左室流入道长轴切面两腔位(相当右前斜位)显示最佳,可显示二尖瓣口狭窄的形态和严重程度,左心房舒张期血流经狭窄的瓣口喷入左心室,血流呈条状低信号,同时二尖瓣呈圆顶状凸出。如二尖瓣硬化和钙化,瓣膜呈低信号和增厚。左心房内伴有血栓形成者尤以 cine MRI 显示清楚,血栓表现为中低密度区,以动态显示更为清楚。

2. 二尖瓣关闭不全:SE 序列表现为左心房、左心室增大。cine MRI 心脏二腔位(右前斜位)示收缩期左心室血液经二尖瓣口向左心房喷射,呈条状低信号区(图 21-4-1)。

二尖瓣狭窄伴关闭不全时,MRI 可同时显示相应的改变(图 21-4-2)。

3. 主动脉瓣狭窄:MRI 可见左心室壁增厚,心腔正常或轻度扩大,从 cine MRI 冠状位或右前斜位左心室流出道切面显示最佳。可见收缩期自主动脉瓣口向升主动脉喷射的低信号血流束,瓣膜开放受限,呈圆顶状凸出,伴升主动脉中下部狭窄后扩张。

4. 主动脉瓣关闭不全:MRI 示左心室明显增大,以扩张为主。cine MRI 可见舒张期升主动脉血流经主动脉瓣口反流至左心室,呈束条状或片状低信号区(图 21-4-3)。

5. 主动脉瓣狭窄伴关闭不全:MRI 示两种病变并存,同时显示狭窄和关闭不全的征象。

6. 联合瓣膜病:风湿性瓣膜病常累及两个或两个以上瓣膜,最常见为二尖瓣伴主动脉瓣病变,也可

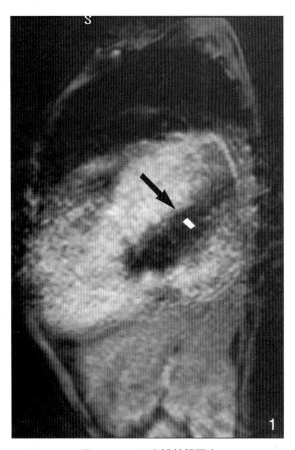

图 21-4-1　二尖瓣关闭不全

矢状位 cine MRI 示左房、左室明显扩大，
左室收缩期二尖瓣反流之低信号血流束(箭)达左房后壁。

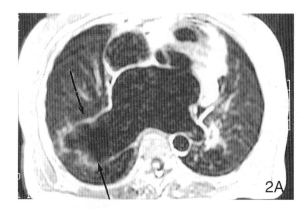

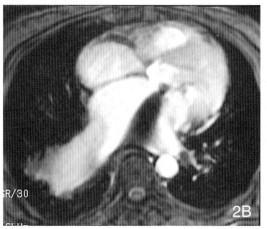

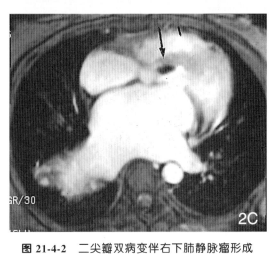

图 21-4-2　二尖瓣双病变伴右下肺静脉瘤形成

A. 心脏横断位 SE T$_1$WI 示左房明显扩大，右下肺静脉呈瘤样扩张(箭)与左房相连。　B. 心脏横断位 cine MRI，心脏收缩期示二尖瓣关闭不全，表现为条索状低信号血流束，自二尖瓣口反流入左房，并波及右下肺静脉。　C. cine MRI，心脏舒张期示二尖瓣增厚，呈圆顶状凸出，瓣口开放受限。左室流出道相当于主动脉瓣下见低信号区(箭)，为主动脉瓣关闭不全所致。

是二尖瓣伴三尖瓣或二尖瓣伴三尖瓣、主动脉瓣病变，每个瓣膜可以是狭窄或者关闭不全，也可是双病变。MRI SE 序列结合 cine MRI 可显示相应的改变。三尖瓣病变以功能性关闭不全最为常见，大多继发于二尖瓣病变、肺动脉高压右心室重度增大，为三尖瓣环扩大所致。MRI 示右心房、右心室明显扩大，右前斜位 cine MRI 示收缩期低信号反流束自三尖瓣口进入右心房。

　　7. 肺静脉曲张：是一种少见的病变，为肺静脉进入左心房开口处的局限性扩大，其病因尚不明确。多数学者认为，局部肺静脉壁的先天性发育异常导致管壁薄弱，可同时伴有肺内或心脏大血管的异常，尤其是二尖瓣病变造成左心房和肺静脉压力升高时，促使本病的发生和发展。肺静脉曲张可单发或多发，常见于右下肺。上海医科大学中山医院曾发现 10 余例肺静脉曲张均发生在右下肺，其中 1 例为多发。X 线平片仅能提示本病可能，右心缘处可见与心影相连的圆形肿块，其内侧部分或大部分隐于心影内；左前斜位位于心影后半部，相当于肺静脉进入左心房处。SE 序列横断面扫描可清楚显示瘤样扩张的右下肺静脉与左心房的连接关系，cine MRI 可显示二尖瓣关闭不全的反流血液自二尖瓣口向左心房喷射，波及右下肺静脉，表现为条状

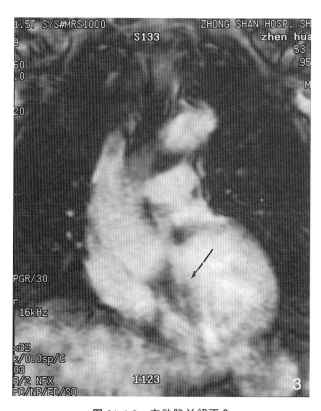

图 21-4-3　主动脉关闭不全
冠状位 cine MRI 示左室舒张期血液
自主动脉口向左室反流,呈条索状低信号区(箭)。

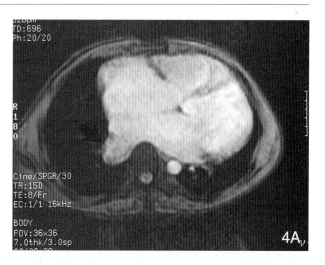

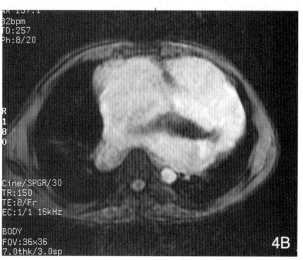

图 21-4-4　二尖瓣关闭不全伴右下肺静脉瘤
横断位 cine MRI。　A. 心脏舒张期示左房、左室增大,右
下肺静脉明显扩张呈瘤状,心脏内血流信号高且均匀。
B. 心脏收缩期示二尖瓣反流呈条束状低信号区,自二尖瓣
口反流入左房达右下肺静脉开口。

信号缺失区,上述表现可明确诊断(图 21-4-4)。

　　MRI 对瓣膜狭窄和关闭不全进行定性诊断的同时,还可以进行定量诊断。MRI 用于瓣膜狭窄的定性和定量诊断较少,主要通过评价瓣膜狭窄的喷射血流束形成信号缺失的大小、形态,瓣叶运动的变化以及心脏各房室的大小作出定性、定量诊断。Casolo 等通过对 20 例二尖瓣狭窄的 MRI 研究,认为二尖瓣狭窄的信号缺失大小与多普勒超声所测瓣口面积基本一致。流速编码 MRI 可测定瓣膜狭窄部位的血流速度,通过测算瓣膜的跨瓣压差估计其狭窄程度。MRI 对瓣膜关闭不全的研究报道较多,Sechtem 等报道 cine MRI 对主动脉瓣关闭不全和二尖瓣关闭不全准确性较高,敏感度达 100%,特异性分别达 100% 和 90%。其定量诊断的方法有:①心室容积定量和反流分数测定,此法对多瓣膜反流时无实用价值。②cine MRI 对瓣膜反流导致信号缺失区的半定量测定。③流速编码 cine MRI 对反流容积的定量测定,此法对主动脉瓣关闭不全和二尖瓣关闭不全定量较为准确,当主动脉瓣关闭不全和二尖瓣关闭不全同时存在,可测定心室容积和舒张期升主动脉反流容积进行定量评价。

　　【影像学方法比较】　普通 X 线胸部平片基本上可以反映瓣膜病变引起的血流动力学改变,并具有一定的特征性。常规 CT 扫描由于受速度的限制,临床很少应用。但是 CT 的密度分辨率和空间分辨率高,在显示左心房血栓、瓣膜钙化、二尖瓣病变少见的伴随病变、肺静脉曲张方面具有一定的优点。螺旋 CT 明显地提高了扫描速度,一次屏气可将整个心脏扫完,减少了搏动伪影,图像质量明显改善,有利于显示瓣膜钙化、人工瓣膜以及各心房、心室的大小。超高速 CT 的实时显像可观察瓣膜的运动情况,测量瓣膜的面积以及分析反流量。心动超声图检查价廉、方便,可显示心脏内部解剖结构,尤其是对瓣膜结构的显示最为敏感,可直接显示瓣膜的形态及运动情况,很好地显示瓣膜狭窄和关闭不

全,并可直接测量瓣膜口面积以及测量关闭不全反流束的长度和宽度,进行反流程度的定量诊断,目前,心动超声诊断仍为心脏瓣膜病的首选方法。

(王佩芬)

二、心肌病

按 1995 年世界卫生组织(WHO)/国际心脏病学会及联合会(ISFC)给心肌病所下定义和分类,心肌病是指伴心脏功能异常的心肌疾患。分为扩张型、肥厚型、限制型和致心律不齐性右心室心肌病。

(一)扩张型心肌病

扩张型心肌病(dilated cardiomyopathy)在组织学上属非特异性心肌病变。表现为以左心室或右心室为主或两心室的扩张和心肌收缩力减低。常伴有充血性心力衰竭。

临床上可有心悸、气急、胸闷和水肿等症状。常有心律失常、血栓栓塞及反复发作心衰等。偶有猝死。

【MRI 表现】 MRI SE 序列和 cine MRI 主要显示心室腔扩大,心室壁和间隔厚度大致正常,信号多无改变。cine MRI 可观察心室收缩舒张情况,并对其射血分数(EF)、心搏出容积、室壁收缩期增厚率等进行定量分析。

扩张型心肌病心腔扩大主要为左心室(图 21-4-5)。以右心室扩大为主者较少见,又称右心室型扩张型心肌病(图 21-4-6)。

(二)肥厚型心肌病

【病理】 肥厚型心肌病(hypertrophic cardiomyopathy)最常见为室间隔不对称性肥厚。心肌壁肥厚,而无心腔扩大。肌部室间隔的肥厚主要向左心室凸出,也可向右心室凸出。向左心室凸出者,造成左心室流出道狭窄。二尖瓣前叶收缩期异常前移,加重了左心室流出道狭窄。典型的镜下组织学改变为心肌细胞肥大、排列紊乱及间质纤维增生。

肥厚型心肌病除了不对称性室间隔肥厚以外,还有其他亚型。如左心室壁普遍肥厚;左心室壁局限性肥厚,包括心尖肥厚,左心室中段肥厚,左心室侧壁、前壁、下壁以及乳头肌肥厚等。

【临床表现】 多数认为本病是遗传性疾病,属常染色体显性遗传,可以有家族史。

临床可有心悸、气急、胸痛、头痛、晕厥等。有家族史者,猝死较多见。胸骨左缘可闻及收缩期杂音,下蹲时减轻。心电图可出现异常 Q 波。

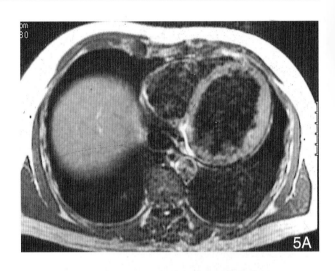

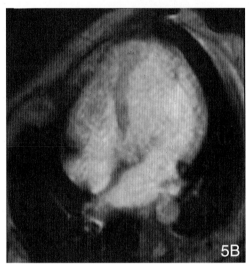

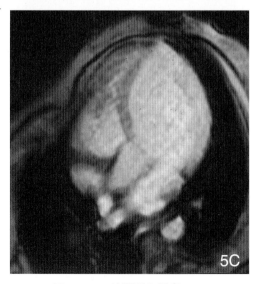

图 21-4-5 扩张型心肌病

A. SE T$_1$WI 横断位示左心室腔明显扩大,左心室游离壁厚度为 1.1 cm,室间隔厚度为 0.9 cm。 B、C. 为 cine MRI 垂直室间隔左室长轴位,示心脏舒张期和收缩期左心室心腔扩大,收缩功能减弱。

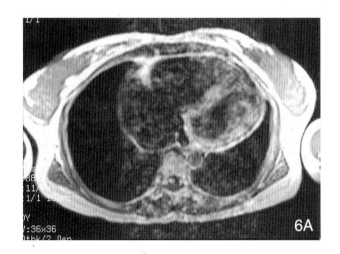

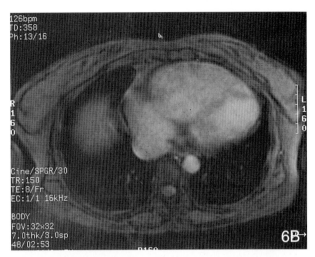

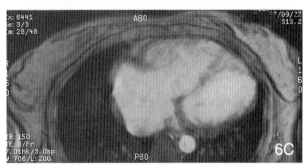

图 21-4-6 右心室型扩张型心肌病

A. SE T_1WI 横断面示心室扩大,以右心室扩大为主。 B、C. 为 cine MRI 横断位,
示舒张期和收缩期心室腔变化不大,心肌收缩力下降。

心尖肥厚型心肌病心电图特征性表现为心前导
联有巨大倒置的 T 波、QRS 高电压。东西方的病例
略有不同。日、韩报道的心尖肥厚型心肌病占肥厚
型心肌病的 25% ~33% 。而在西方国家仅占 2% ~
3% 。同时,后者心肌肥厚的范围可超出心尖,累及
左心室其他部分。心电图不一定伴巨大倒置 T 波。

超声心动图能测定室间隔及左心室壁厚度,显
示左心室流出道梗阻及二尖瓣前叶收缩期前移等情
况,对肥厚型心肌病具诊断价值。但是,由于对心尖
的显示受限,超声心动图对心尖肥厚型心肌病的诊
断有一定局限性,有时会遗漏。而 MRI 视野大,对
本病的诊断准确性高。

【MRI 表现】 对本病的 MRI 检查技术为常规
SE 序列和 cine MRI 等。扫描方位可为横断位及其
他方位,包括平行室间隔左室长轴位(两腔位),垂直
室间隔左室长轴位、短轴位、冠状位及矢状位等,根
据所需显示的部位决定。

1. 显示心室壁与间隔厚度:关于心室壁与间隔
的厚度的测量方法和正常标准各家说法不一。有的
作者主张在收缩末期测量,但大多数作者主张在舒

张末期对心室壁和间隔进行测量。李坤成测量 100
例正常人的数据如下:正常左心室侧壁厚度舒张末
期为 7.7 mm ± 1.1 mm ,室间隔厚度为 7.5 mm ±
1.1 mm 。左心室侧壁收缩期增厚率为 61.0% ±
13.8% ,室间隔收缩期增厚率为 59.2% ± 12.9% 。
由于各家所测心室壁正常值不尽相同,所以对肥厚
型心肌病的诊断标准仍以舒张期肥厚的心室壁与正
常的心室壁厚度之比 ≥1.5 为宜(图 21-4-7,8)。

2. 肥厚室间隔或心壁收缩期增厚率下降。庞
志显报道 119 例肥厚型心肌病中肥厚心肌的收缩期
增厚率 <30% 者占 93.10% 。

3. 当室间隔肥厚的肌块向左室腔凸出时造成
左心室流出道狭窄。垂直室间隔左室长轴位 cine
MRI 左室流出道可见收缩期信号流空。

4. 心腔缩小,变形。

5. 左心房增大,二尖瓣关闭不全,cine MRI 在
心室收缩期可见左房内反流。

6. 心尖肥厚型心肌病的心肌肥厚局限于心尖,
而基底段为正常厚度。两腔位 cine MRI 左心室舒
张期显示心尖腔缩小,而心底部扩张,左心室腔呈典

型的扑克牌黑桃形改变(图 21-4-9)。与右前斜位左心室造影舒张期所见一致。也可在左心室短轴测量心尖及心室壁所有节段的厚度。

（二）限制型心肌病

限制型心肌病(restrictive cardiomyopathy)主要指心内膜心肌纤维化和 Loeffler 心内膜炎。病理改变为心内膜纤维化，可累及心肌内层。心内膜表面可有附壁血栓形成。病变主要累及心室流入道和心尖，导致流入道变形，心尖闭塞。一侧或双侧心室舒张功能受限，舒张末期压力升高，心排血量减少，致心房扩大，房室瓣关闭不全，最后发生心衰。

临床上可有心悸、乏力、气急等症状，以及颈静脉怒张、肝大、腹水、水肿等体征，静脉压明显升高。

【MRI 表现】 限制型心肌病的 MRI 表现视病变累及的心室而定。表现为心室流入道和心尖部的变形和闭塞，而流出道扩张。心室腔内心内膜显著增厚，呈凹凸不平状，有时可显示附壁血栓。伴有心房的明显扩大和房室瓣关闭不全。在 SE 序列心室舒张期，由于心室舒张受限，心房血液进入心室也受限，使巨大心房内充满缓慢血流而致高信号。而在心室收缩期可见心房内由房室瓣反流所致低信号血流。

限制型心肌病在临床上和血流动力学上与缩窄性心包炎的鉴别十分困难。两者鉴别的关键在于显示心包有无增厚、伴有或不伴有心包钙化。MRI 可以显示心包的厚度(缩窄性心包炎心包厚度 ≥ 4 mm)，但是对钙化不敏感。CT 的分辨率比 MRI 高，能清楚显示心包有无增厚及钙化。我们认为在疑难病例，或 MRI 不能确诊的病例，进行 CT 检查将有助于鉴别诊断。当然，最后确诊有赖于心内膜的活检。

（三）致心律不齐性右心室心肌病

致心律不齐性右心室心肌病(right ventricular dysplasia)的特征是右心室心肌进行性被纤维脂肪组织替代，导致右心室源性心律不齐。右心室室壁变薄呈节段性膨隆或瘤样扩张，主要见于心尖部、下壁基底部和漏斗部前壁。由于心肌可被纤维脂肪组织广泛替代，有的作者认为本病与先天性心脏病 Uhl 畸形可能有联系。

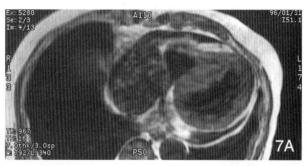

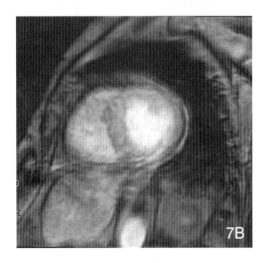
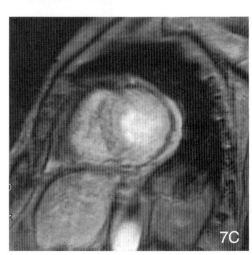

图 21-4-7 肥厚型心肌病

A. SE T₁WI 横断位示心室平面室间隔明显肥厚，室间隔厚度与左心室游离壁厚度之比为 2.5∶1。

B、C. 为 cine MRI 短轴扫描示心脏舒张期和收缩期心腔变化，室间隔增厚。

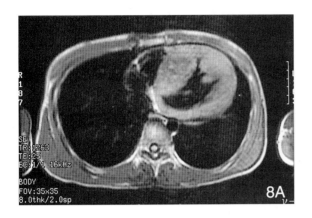
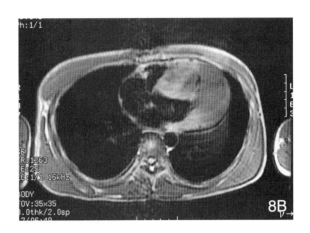

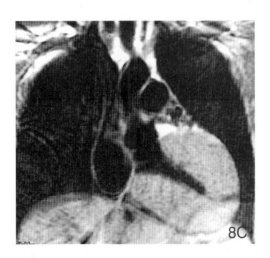

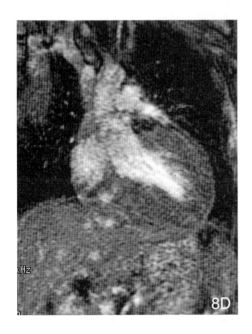
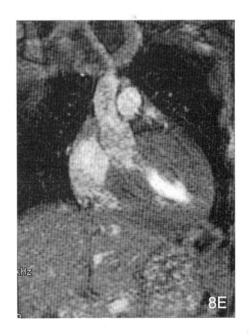

图 21-4-8　肥厚型梗阻型心肌病

A、B.（SE 序列横断位）、C（冠状位）示心肌明显肥厚，室间隔与左心室后壁厚度之比为 3.9：1 。

D、E. 冠状位 cine MRI 示左心室舒张期和收缩期改变。舒张期（D）仍见心室壁明显增厚。超声心动图示肥厚型梗阻型心肌病。

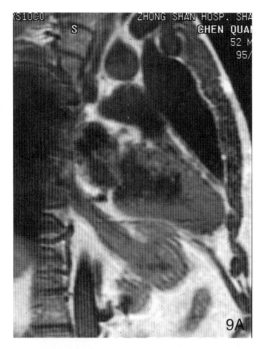

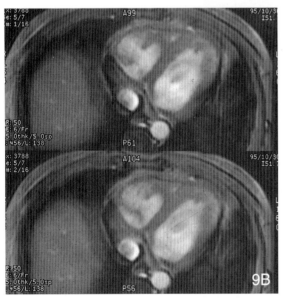
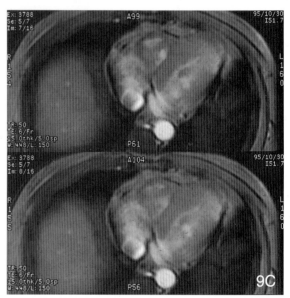

图 21-4-9　心尖肥厚型心肌病

A. SE T_1WI 两腔位示左心室心尖部心肌明显肥厚。　B、C. 为 cine MRI 横断位舒张期和收缩期，
舒张期心尖部仍缩小，呈黑桃形。心动超声也显示为心尖肥厚型心肌病。

本病常有家族史。主要为男性，平均年龄约 30 岁。临床主要表现为心律失常。主要并发症为晕厥或猝死。

【MRI 表现】　MRI SE 序列 T_1WI 可清楚显示右心室心肌内脂肪呈高信号，透壁或局灶性脂肪沉积提示本病。其他征象包括右心室壁的局灶性或普遍性变薄以及在 SE 序列和 cine MRI 显示右心室局灶性膨隆或瘤样扩张，伴运动障碍（图 21-4-10）。

（陈祖望）

三、冠心病

冠状动脉心脏病（冠心病）是指冠状动脉粥样硬化使血管腔阻塞，导致心肌缺血缺氧而引起的心脏病，它和冠状动脉功能性改变（痉挛）一起，均称为冠心病。在临床上将冠心病分为隐匿型、心绞痛型、心肌梗死型、心肌硬化型、猝死型五种，其中心绞痛型和心肌梗死型最为常见。MRI 对冠心病的诊断价值为：①明确心肌梗死的部位与范围；②证实心肌梗

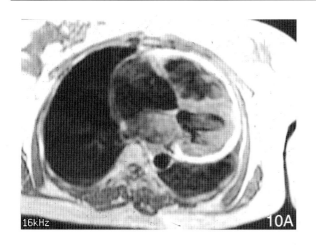

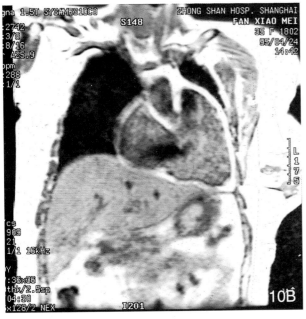

图 21-4-10　右心室发育不全

A. SE T₁WI 横断面示右心房、右心室明显增大,右心室心肌壁明显变薄而不规则。　B. 斜冠状位(右前斜位)示右心室流出道明显扩大。由于右心室收缩功能明显下降,右心室心腔内信号增高。该例超声心动图也示右心房、右心室增大,右心室壁厚薄不均,收缩力普遍下降。无三尖瓣下移。

死的并发症;③显示急性、亚急性和慢性心肌梗死的MRI 信号变化与组织学特征;④了解病变区的心肌功能和心肌灌注变化,推断冠状动脉狭窄,并为冠状动脉旁路手术的选择作估计。

(一)心绞痛

心绞痛是一种由心肌暂时性缺血、缺氧所引起的,以发作性胸痛或胸部不适为主要表现的临床综合征。

【病理表现】　心绞痛的主要病因是动脉粥样硬化引起冠状动脉大支的管腔狭窄,其次是重度主动脉瓣狭窄、关闭不全和肥厚性心肌病,致心肌供血不

足。冠状动脉狭窄程度可分为 4 级:Ⅰ 级,狭窄在25% 以下;Ⅱ 级,狭窄在 50% 以下;Ⅲ 级,狭窄在75% 以下;Ⅳ 级,狭窄在 76% 以上。Ⅲ 级以上的病变或侧支循环形成不良,则可导致心肌缺血缺氧。冠状动脉病变部位与相应病变心肌部位有一定的关系,左冠状动脉前降支狭窄引起左心室前壁、心尖、下侧壁和前间壁心肌缺血;回旋支狭窄引起左心室高侧壁和隔面缺血;左冠状动脉主干狭窄引起左心室广泛缺血;右冠状动脉狭窄引起左心室隔面、后间隔和右心室缺血。在病理生理上病变区血供明显减少,细胞内水分轻度增多,但心肌细胞无明显坏死。

心肌缺氧是引起心绞痛的直接原因。心绞痛发作时心肌因急性缺血而发生各种暂时性的功能改变,主要有电生理改变如心电图上 ST 段移位,心肌收缩功能减弱,心肌代谢障碍导致乳酸利用降低。

【临床表现】　临床上表现为胸骨下 1/3 压榨性疼痛,常发生于用力或情绪激动时,也可在休息时因冠状动脉痉挛所致。疼痛常在 3~5 min 内消失,服硝酸甘油有效。

【MRI 表现】　在常规 SE T₁WI 和 T₂WI 上常无异常发现。快速动态增强 MRI(即心肌灌注 MRI成像)可检出缺血心肌和正常心肌间的信号差别。在采用 T₁W 技术的心肌灌注 MRI 上正常心肌信号增高,而缺血心肌信号增高较少或无变化,呈低信号改变(图 21-4-11)。增强后正常心肌的信号强度可比增强前增加 30%~60%,而缺血心肌的峰值和信号强度-时间上升速度则均低于正常心肌。由于双嘧达莫(潘生丁)可加大正常心肌和缺血心肌的血流灌注差异,因此双嘧达莫心肌灌注 MRI(负荷相)显示的缺血心肌和正常心肌信号差别也增大,缺血区的信号峰值和信号强度-时间上升率低于静息相,所以采用双嘧达莫心肌灌注 MRI 能提高心肌少灌注及无灌注区病灶的检出,其检测的敏感性和特异性与冠状动脉狭窄程度、药物剂量有关。缺血区与正常心肌信号差别的程度和持续时间与心肌血流灌注减少的程度和对比剂的剂量有关。Schaefer 报道双嘧达莫心肌灌注 MRI 显示心肌缺血的节段与放射性核素扫描有良好的一致性。

缺血区室壁节段运动异常是心肌缺血的一个早期征象,可表现为运动减弱、消失或矛盾运动,室壁增厚率异常也是运动异常的一个指标。最明显的运动异常常发生于收缩期的 1/3~1/2。由于双嘧达莫能增强正常心肌收缩,加重病变心肌的异常运动,

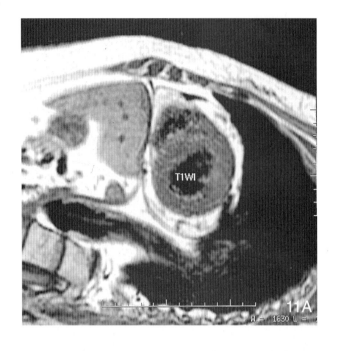

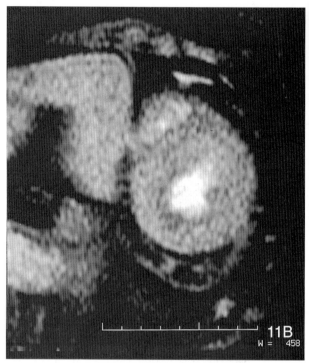

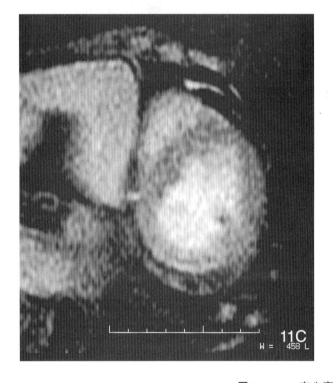

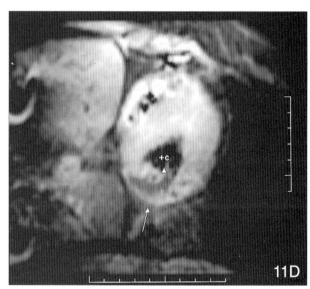

图 21-4-11　左心室后下壁心肌缺血

A. SE T₁WI 示心室壁信号正常。　B、C. cine MRI 收缩期和舒张期图像示心室壁节段运动正常。

D. T₁WI 心肌灌注 MRI 示左心室后下壁缺血区呈低信号,正常心肌信号增强。

因而,双嘧达莫 cine MRI 能发现静息状态不能发现的轻度运动异常,以此推断冠状动脉病变。Bear 报道大剂量双嘧达莫 cine MRI 检测 70% 以上冠脉狭窄病变的敏感性和特异性分别达 73% 和 87%。

心肌缺血时细胞代谢发生变化,MR 波谱研究发现缺血心肌 PCr 降低、Pi 升高,PCr/Pi 降低,细胞内 pH 轻度降低。一过性缺血时 ATP 一般无明显降低,但多次缺血,ATP 可进行性持续降低,可能与细胞膜损害和继发核苷酸池减少有关。

（二）心肌梗死

心肌梗死是指因冠状动脉血供急剧减少或中断，使相应的心肌发生持久而严重缺血所致的部分心肌坏死。它是危害中老年人健康的重要器质性心脏病。北京地区统计，心肌梗死的初次发病率为0.3人/10万人。50～60岁年龄组心肌梗死的发病率为1.14%。国内流行病学普查表明本病的发病率北方高于南方，脑力劳动者明显高于体力劳动者，且有上升趋势。

【病理表现】　本病基本病因是冠状动脉粥样硬化（偶为冠状动脉栓塞、炎症、先天性畸形所致），造成血管管腔狭窄和心肌血供不足，而侧支循环尚未充分建立。在此基础上，一旦血供进一步急剧减少或中断，使心肌严重而持久地急性缺血达1 h以上，即可发生心肌梗死。以下情况常可引起心肌梗死：①冠状动脉管腔内血栓形成、粥样斑块内或其下方发生出血或血管持续痉挛，使冠状动脉完全闭塞。②休克、脱水、出血、外科手术或严重心律失常，致心排出量骤降，冠状动脉灌注量锐减。③重体力活动、情绪过分激动或血压剧升，导致冠状动脉供血明显不足。

1. 病变冠状动脉：详见心绞痛有关部分。

2. 心肌病变：心肌梗死后1～2周，心肌细胞明显肿胀、坏死，炎症反应显著，称为急性心肌梗死；梗死3～6周，肉芽组织增生，胶原纤维增多，逐步形成瘢痕，称为亚急性心肌梗死；慢性期一般指梗死6周以后，有纤维瘢痕形成及病灶愈合的时期，逐步形成陈旧性心肌梗死。心肌梗死如果累及心肌壁的全层或大部分者，则称为透壁性心肌梗死，它常波及心包而引起心包炎；波及心内膜者常导致心室内附壁血栓形成。如梗死仅累及心肌壁的内层，不到心室壁厚度的一半，称为心内膜下心肌梗死。在心腔内压力的作用下，坏死心壁向外膨出，可产生心肌壁破裂或逐渐形成室壁瘤。

【临床表现】　胸骨后持久、剧烈疼痛，其疼痛部位和性质与心绞痛相同，但多无明显诱因，发作频繁，程度较重，持续可达数小时或数天，硝酸甘油疗效差。疼痛时可伴发频繁恶心、呕吐、上腹胀痛，可能与迷走神经受心肌坏死刺激和心排出量降低致组织灌注不足等因素有关。

75%～95%的病人可发生各种心律失常，以心室心律失常最为常见，尤其是室性早搏。可发生低血压和休克。严重者可出现呼吸困难、咳嗽、发绀、烦躁和肺水肿等心衰表现。

【MRI表现】

1. 心肌信号变化：急性、亚急性心肌梗死区心肌水肿、静脉回流受阻是常规MRI序列显示梗死病灶的病理基础。由于梗死心肌T_2弛豫时间明显延长，T_1弛豫时间延长不明显，因而，SE T_2W像呈明显高信号，T_1W像梗死与非梗死区心肌信号无明显差别（图21-4-12）。Gd-DTPA静脉内注射后，在梗死心肌中积聚，延迟排泄，而使其T_1弛豫时间明显缩短，呈高信号表现，这种作用以增强后10～30 min最为明显，持续15～20 min。根据作者的经验，增强T_1W像能显著提高梗死病灶与正常心肌之间的信号对比，与T_2W像相比，其图像质量好，成像时间短，伪影少，因而更有利于梗死病灶的检出与定量（图21-4-13）。

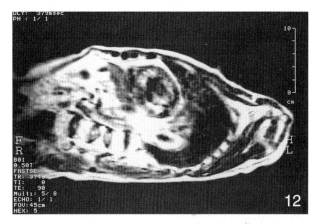

图 21-4-12　急性前间隔壁梗死
左心室短轴层面 FSE T_2WI 显示心内膜下心肌内高信号区。

慢性心肌梗死的信号改变各家报道不一。一般而言，T_1W和T_2W像均为中等强度或稍低信号，多数陈旧性心肌梗死在Gd-DTPA造影增强后无明显强化，但也有作者报道部分病例增强后呈异常高信号。Krauss发现这种高信号表现多见于前壁心肌梗死。作者也发现4例广泛前壁陈旧心肌梗死伴心绞痛的病例T_1加权和T_2加权未见异常信号病灶，但增强检查发现3例信号增强，多数位于梗死中央的边缘区。其中2例冠状动脉造影发现梗死区相应支配血管狭窄95%以上，提示虽然心肌梗死后阻塞血管部分再通，但其低灌注的血流，不能满足心肌梗死周边存活心肌氧供，这部分心肌处于持续缺血、缺氧状态。如血管痉挛或再阻塞，可引起再次梗死。

2. 心肌灌注：动态增强MRI，尤其是快速动态增强MRI技术能明确心肌形态发生明显变化之前的冠状动脉阻塞性心肌病灶。研究表明心肌梗死的

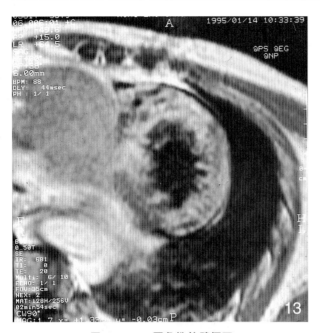

图 21-4-13 亚急性前壁梗死

左室短轴层面 Gd-DTPA 增强 SE T₁WI 示
梗死心室壁呈中等程度强化改变。

MRI 表现呈时间依赖性改变,动态增强快速 MRI
能比较准确地反映心肌梗死的这种时间依赖性病理
变化过程。Saeed 对鼠急性心肌梗死 24 h 后进行动
态增强 MRI,观察增强后 3、15、30 min 和 60 min
的 MRI 改变,发现梗死中央区、边缘区和正常三个
区域呈现不同的强化程度。边缘区是指邻近正常心
肌的病灶区,增强后 3 min 即明显强化,增强程度明
显高于正常和梗死心肌,且持续至 60 min;梗死区信
号则缓慢升高,60 min 达峰值,早期则明显低于正
常心肌信号。边缘区显著强化可能与非梗死区优先
灌注和炎症反应、组织因子释放致血管舒张、心肌组
织血流量增多有关。

梗死后再灌注病例的动态 MRI 表现与阻塞性
心肌梗死表现有所不同。在病理上它主要表现为梗
死区水肿和出血加重,微血管阻塞,毛细血管渗透性
增加,致梗死区心肌血流灌注增多,排泄延迟。其中
梗死心肌内有血流灌注为其最大特征。文献报道再
灌注心肌梗死造影增强后 2~4 min 行 SE 序列成
像,梗死区信号明显增高,高于正常心肌信号,持续
至 60 min;正常心肌增强 2~4 min 信号升高后即下
降。这种再灌注梗死病灶的早期强化机制可能与再
灌注后反应性充血,血管的完整性受损、破裂及再灌
注区优先灌注有关;而信号持续升高可能与间质水
肿加重,静脉回流受阻有关。增强早期梗死中央区
低信号和再灌注梗死区的高信号是阻塞性心肌梗死

和再灌注心肌梗死的主要区别点。目前仅凭 MRI
信号,不能区分心肌梗死坏死和缺血心肌。梗死心
肌可有收缩活动,SPECT 和 PET 由于能发现梗死
病灶内具有放射性核素分布,从而能识别缺血性存
活心肌,具有一定临床实用价值。

3. 心肌的形态学变化:心肌梗死后室壁心肌可
变薄,常可小于正常心室肌壁的 60% 以上(图
21-4-14)。在急性心肌梗死早期心室肌壁变薄可能
与心肌收缩乏力有关;急性心肌梗死后期和亚急性
心肌梗死心肌变薄还与心肌溶解、心肌重量减少有
关;慢性心肌梗死心肌变薄与心肌纤维化、无收缩力
有关。心肌梗死室壁心腔内缘血流减慢、信号升高,
还可伴发心腔内血栓形成。

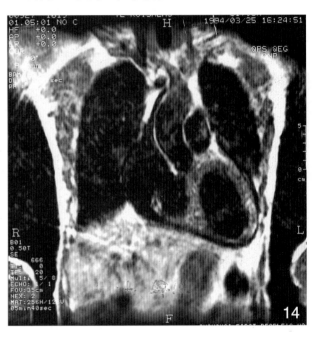

图 21-4-14 慢性心肌梗死病例

冠状面 SE T₁WI 示左室下壁
厚度变薄,心包腔内少量积液。

4. 心肌功能变化:心肌梗死区室壁运动异常,
表现为室壁运动减弱、消失和呈矛盾运动,左心室收
缩期室壁增厚(即室壁厚度变化)减弱或消失(图
21-4-15)。心搏出量减少。Pflugfelder 报道 13 例正
常人和 15 例心肌梗死 cine MRI 结果,发现 78 个正
常节段室壁厚度变化小于 2 mm 的只有 3 个节段;
而 40 个缺血节段中 31 个节段室壁厚度变化小于
2 mm,大于 2 mm 只有 9 个节段。作者报道的一组
慢性心肌梗死患者 SE 和 cine MRI 检查结果(16
例),表明所有梗死室壁的节段运动均减低,其中 2
例呈矛盾运动,为室壁瘤形成所致。

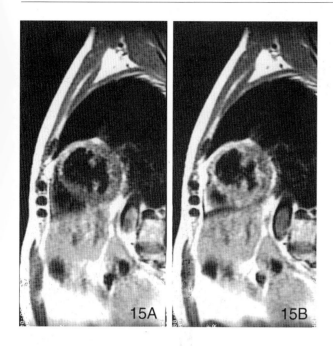

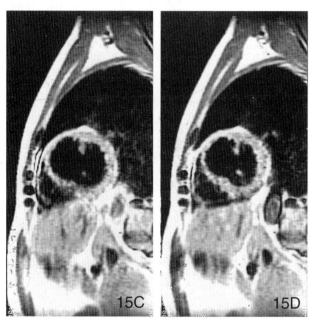

图 21-4-15 慢性前间隔壁心肌梗死病例
左室短轴旋转门控 SE T_1WI 显示梗死室壁变薄
和局部节段运动减低,收缩期时相(图 C 和 D)
比舒张期时相(图 A 和 B)更明显。

5. 心肌梗死病灶的检测:病灶的检出率,也就是梗死室壁 T_2 加权像和增强 T_1 加权像上信号增高区域的检出情况,与梗死时间有关。Jkman 等报道,84 例发生心肌梗死 1 周、2~3 周、3~6 周及 6 周以上注射 Gd-DTPA 增强,其信号增强分别为 82%、62%、58%、12%,并认为梗死 6 周内均可检出,而以 1 周以内最佳。作者 22 例心肌梗死资料显示 T_2 加权像上梗死区的信号强度和对梗死的检测率随梗死的时间延长而降低,6 周以内的梗死病例 T_2 加权像能检测 83.33% 的梗死病灶,Gd-DTPA 增强 T_1W 像上梗死区信号强度和对梗死检测率也随梗死时间延长而降低,能检测 6 周以内 94.44% 的病例。与 T_2W 像相比,增强 T_1W 像多检测出 36.84% 的急性心肌梗死节段,59.26% 的亚急性心肌梗死节段。Wall 报道增强 T_1 加权像能检测梗死早期的病灶,尤其是动态 MRI 可显示梗死心肌增强早期无灌注的特点,提示增强 T_1W 像能早期检测梗死病灶,改善对病灶的显示,提高梗死病灶的检测率。

室壁节段运动异常和室壁厚度变化检测梗死心肌节段的敏感性约 80%,提示该指标是诊断心肌梗死敏感、可靠的指标。文献报道,运动或药物负荷试验能明显提高病变冠状动脉的检测率,尤其是中度狭窄的病例。Bear 报道给大剂量双嘧达莫(潘生丁)cine MRI 检测冠状动脉狭窄大于 70% 的病变敏感性和特异性分别达 73% 和 87%。

6. 并发症:室壁瘤是心肌梗死的常见并发症,其发生率为 12%~15%。多数患者发生于梗死后数周或数月,表现为充血性心力衰竭或外周血管栓塞。室壁瘤好发于左心室前侧壁或心尖,左心室后壁少见。

在 MRI 上表现为心室肌壁显著变薄,并局限性向外膨出,心肌收缩与舒张运动呈反向运动或无运动(图 21-4-16)。心腔内常有附壁血栓,其信号特点与血栓形成的时间有关。亚急性血栓 T_1W 像呈高信号,T_2W 像也为高信号,慢性血栓 T_1、T_2W 像均为中低信号。附壁血栓与高信号的缓慢血流有时较难区分,而 cine MRI 和偶回波相位重聚 SE 技术有助于两者的鉴别。在 cine MRI 上附壁血栓呈低信号,缓慢血流呈高信号。

(施裕新 杨岳松 周康荣)

四、心包病变

心包由脏层和壁层构成,心包腔内有少量心包积液。正常时心包腔为一潜在性腔隙。MRI 显示心包为一细线样低信号位于高信号的心外膜脂肪与壁层心包外的脂肪之间。文献报道正常心包厚度 < 4 mm,为 1~2 mm。作者曾运用 CT 测量 80 例正常人的心包厚度为 0.6~3.6 mm,平均值为 1.8 mm ± 0.6 mm。

(一)心包积液

心包积液(pericardial effusion)的病因很多,有

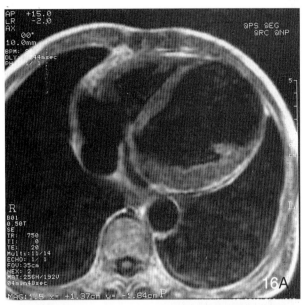

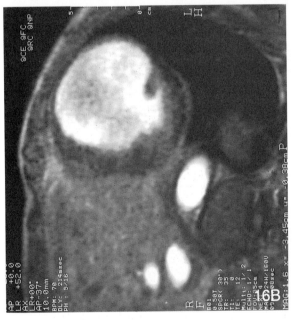

图 21-4-16 前壁慢性心肌梗死伴室壁瘤形成病例

横断面 SE T_1WI 图像（A）和左室短轴 cine
MRI（B）清楚显示左室前壁菲薄、向外凸出征象。

结核性、风湿性、化脓性、非特异性、肿瘤性、外伤性
以及全身性疾病（如粘液水肿）等。

心包积液时，由于心包腔内压力升高，可产生明
显的心脏填塞症状。临床上表现为乏力、气急、颈静
脉怒张、肝大、腹水和下肢水肿等。

【MRI 表现】

1. 少量心包积液。MRI 对心包积液十分敏感。
少量心包积液主要聚集在心包腔最低垂部位。仰卧
位时少量心包积液聚集在左室背侧和左房左侧部
位，呈一薄层或椭圆形影。

2. 中量心包积液。液体从左心室背侧向上延
及右心房和右心室腹侧面。有时可见少量液体环绕
大血管根部。

3. 大量心包积液。可见心包腔内一较宽环带
状液体信号环绕心脏和大血管根部。大量积液使心
尖上抬，横膈和腹部脏器向下移位，在心脏下方可见
心包腔底部充满积液（图 21-4-17,18）。

4. 在 SE 序列心包积液的信号视其积液成分而
定。一般心包积液在 T_1WI 上为低信号，在 T_2WI
上为很高信号。如心包液中含较高蛋白成分，则在
T_1WI 上为高信号。血性心包积液在 T_1WI 上也为
高信号（图 21-4-19）。有时少量单纯的心包积液在
心包腔内随心脏运动而运动，在 T_1WI 上信号明显
低于胸水，被称作信号流空，而在 T_2WI 上则呈高信
号，尤其在心包的底部。

5. 如心包脏壁两层发生粘连，也可出现局限性
包裹性积液（图 21-4-20）。

正常人或心包积液患者在心包返折的主动脉前
沟和后沟可有少量积液，须注意识别。

（二）缩窄性心包炎

缩窄性心包炎（pericardial construction）的病因
有结核性、化脓性、肿瘤性、创伤性、尿毒症性及放疗
后等。

缩窄性心包炎时，脏壁两层心包粘连增厚，形成
坚韧的外壳包裹在心脏和大血管根部，使心室舒张
充盈受限，心房排血受限，体、肺循环回流受阻和淤
血，造成一系列血流动力学改变。临床上可有心悸、
气急、乏力和腹胀等症状，以及颈静脉怒张、肝大、腹
水、下肢水肿等体征。静脉压明显升高。

【MRI 表现】

1. 心包增厚，不规则。心包增厚可为普遍性，
也可为局限性。Hartnell 一组 14 例缩窄性心包炎，
SE 序列上示心包增厚 > 3.5 mm。多数学者认为心
包厚度 ≥ 4 mm 视为心包增厚。增厚的心包信号为
低、等不均匀信号。其中极低信号可能为钙化。有
时增厚心包内可有灶性高信号。

2. 下腔静脉增宽。文献报道下腔静脉正常直
径 < 30 mm。而在缩窄性心包炎，下腔静脉径线可
明显扩大。由于下腔静脉长径变异较大，可在观察
下腔静脉时，取紧贴右心房水平的层面，测量其短
径。我们在 CT 上统计 100 例正常人下腔静脉短径
平均为 22.70 mm ± 2.75 mm。在 MRI SE 序列，不
仅可从横断位，而且可从冠状位观察，上、下腔

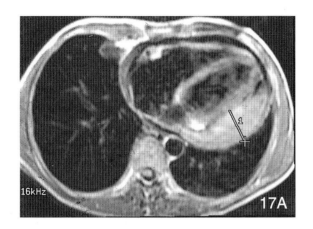
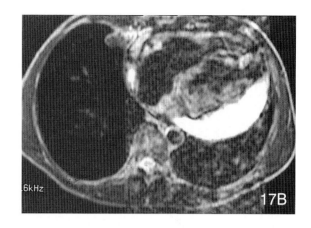

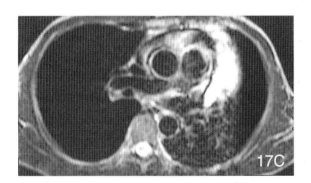
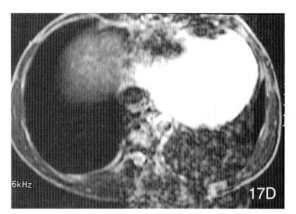

图 21-4-17　大量心包积液

A 和 B 为 SE T_1WI 和 T_2WI 横断位,示心包积液在 T_1WI 为等信号,T_2WI 为高信号。

C 和 D 为 T_2WI,示大血管根部和心脏膈面层面积液表现。

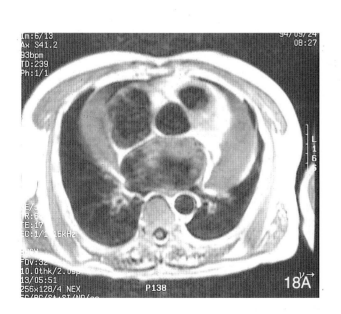
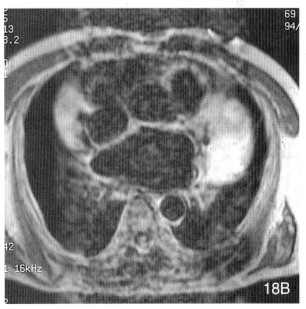

图 21-4-18　心包积液

A 和 B 为 SE T_1WI 和 T_2WI 横断位,示心包积液,

在 T_1WI 上为等信号,在 T_2WI 上为高信号。

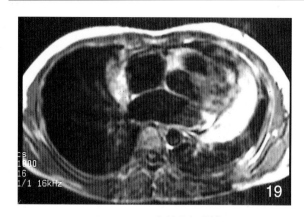

图 21-4-19 血性心包积液

SE T₁WI 横断位示心包积液为明显高信号。

心包穿刺为血性积液。

静脉和肝静脉均有明显扩张。

3．室间隔形态改变。正常的室间隔形态表现为一条直的或浅弧形条状结构。而缩窄性心包炎时室间隔僵硬、扭曲成角。

4．由于增厚心包的压迫，使心室受压变形。特别是右心室受压，使右心室腔缩小变形呈管状。若心包增厚钙化主要发生在左侧，可发生左心室轮廓及心尖的变形。

5．心房扩大，是由于心室缩窄使心房排血受阻所致。视缩窄主要在左侧或右侧或双侧，可发生左房或右房或双心房扩大。

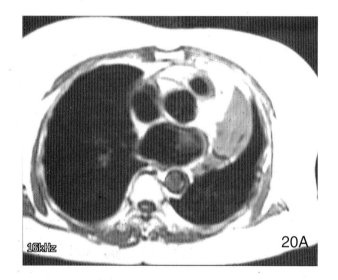

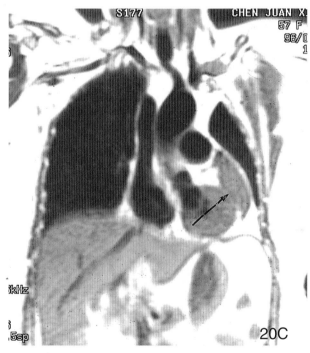

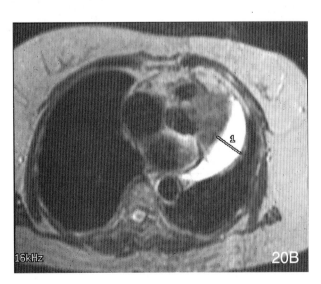

图 21-4-20 局限性包裹性心包积液

A 和 B 为 SE T₁WI 和 T₂WI 横断位，示左侧局限性心包积液，在 T₁WI 上为等信号，在 T₂WI 上为明显高信号。

C．冠状位 T₁WI 显示左侧局限性包裹性心包积液（箭）。

6. cine MRI 可显示心室舒张功能受损程度,严重者可见心室腔变形狭窄呈管状,舒张期心腔几无明显变化。另外,还可显示二尖瓣、三尖瓣反流。

7. 在 Gd-DTPA 增强后,部分缩窄性心包炎病例增厚的心包可有强化。CT 为缩窄性心包炎诊断的首选检查方法,诊断依据主要为心包增厚,伴或不伴心包钙化;下腔静脉增宽和室间隔僵硬、扭曲成角等。MRI 同样可显示上述征象。但 MRI 对心包钙化不敏感,对心包增厚的显示也不如 CT 分辨率高。所以,在疑难病例的检查中,联合运用 CT 和 MRI,将有助于诊断(图 21-4-21)。

缩窄性心包炎的鉴别诊断主要为粘连性心包炎和限制型心肌病。粘连性心包炎仅见心包增厚,甚至有心包钙化,但是无下腔静脉增宽、室间隔扭曲成角等征象,临床也无缩窄性心包炎的血流动力学改变,鉴别诊断不难。与限制型心肌病的鉴别诊断详

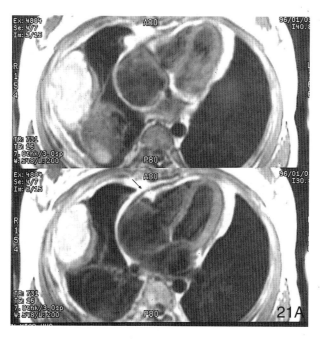

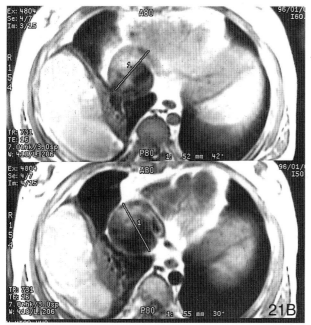

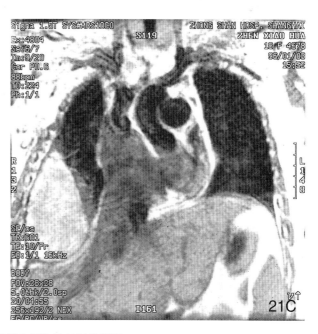

图 21-4-21　缩窄性心包炎伴右侧胸腔包裹性积液
A 和 B 为 SE T$_1$WI 横断位。　A. 右心室腹侧心包呈不均匀轻度增厚(箭)。　B. 下腔静脉影明显增宽,
右侧胸腔包裹性积液呈高信号。　C. 冠状位示上、下腔静脉增宽,尤以下腔静脉明显。

见心肌病。

（三）先天性心包缺如

先天性心包缺如（congenital absence of peri-cardium）十分罕见。Moore将先天性心包缺如分为3种类型：①左侧缺损，心脏与左肺在同一腔内（占60%）。②卵圆孔状缺损，缺损孔几乎都在左侧心包和胸膜腔之间（占20%）。③心包完全缺如或仅有残迹（占20%）。近1/3的病人可伴有心、肺和纵隔畸形。不伴其他畸形者多无症状。但是在部分心包缺如者，当左房耳通过缺损口可发生急性钳闭和绞窄而致死。

MRI SE序列可多方位显示左侧心包壁层缺如或局限性缺如，心包外脂肪消失；肺与心脏和大血管直接接触，在升主动脉与肺动脉主干之间有楔形肺组织嵌入；由于无心包支持，心脏和大血管的轴位发生改变，心脏向左向后移位。

（陈祖望）

五、心脏和心包肿瘤

原发性心脏和心包肿瘤十分罕见，而继发性心脏和心包肿瘤远比原发性肿瘤多见，前者比后者多40～50倍。在原发性心脏和心包肿瘤中，以良性较多见，占75%～80%。约半数心脏原发性肿瘤起源于心内膜，其中以粘液瘤最常见。起源于心肌和心包的原发性肿瘤，尤其是心包肿瘤，以恶性者多见。

（一）原发性心脏肿瘤

1. 粘液瘤

【病理】　粘液瘤（myxoma）为原发性心脏肿瘤中最为常见的肿瘤。它最常见于左心房腔内，约占75%，其次为右心房，占20%，而左、右心室各占2.5%。偶尔也可见于二尖瓣或肺动脉瓣上。本病多为单发，偶尔可累及多个心腔。粘液瘤呈圆形、分叶状或息肉状。肿瘤质脆，易碎裂脱落，表面有胶冻状物质，也可附着血栓。部分病例肿瘤内可有钙化或出血。瘤蒂多附着于房间隔卵圆窝附近。少数可附着于心壁，偶尔可附着于房室环处。瘤体大小不一，直径为2～10 cm不等。

【临床表现】　临床表现为心悸、气急、胸闷、晕厥、栓塞及发热等，其主要特点为：病程短，进展迅速，有晕厥史，反复发生栓塞史，甚至以栓塞为第一临床表现，心脏杂音可随体位改变等。

【MRI表现】　MRI SE序列能以横断位、冠状位、垂直室间隔左室长轴位以及任意斜位显示心腔内粘液瘤的大小、形态及信号改变，以及其与房间隔的关系，cine MRI并能显示其动态表现。Gd-DT-PA增强肿瘤有强化表现。MRI是诊断粘液瘤的最佳影像学技术之一。

（1）在SE序列显示粘液瘤多位于左房内，在流空的心腔内，肿瘤呈分叶状或圆形软组织肿块影。

（2）粘液瘤多为窄基，以蒂附着于房间隔。MRI可从多方位观察肿瘤是否带蒂，附着点与间隔的关系，但并不是总能满意显示肿瘤的蒂。

（3）在SE序列T_1WI，与心肌壁相比，粘液瘤呈不均匀的等信号或略高信号。典型者T_2WI为高信号。当某些粘液瘤内含相当多的纤维化、钙化或铁时，肿瘤信号降低，甚至可在SE序列上看不见肿瘤。而在cine MRI表现为高信号血池内呈低信号肿块。肿瘤内出血视其出血时间长短不同而信号不同。在T_1WI和T_2WI可均为高信号，或在T_1WI上呈低信号或等信号，在T_2WI上呈低信号。

（4）Gd-DTPA增强后，SE T_1WI示粘液瘤不均匀强化或均匀强化。

（5）cine MRI显示带蒂肿瘤随心脏周期而运动。心室舒张期，左心房粘液瘤可向房室瓣口移动。

左房粘液瘤须与左房血栓鉴别。在SE序列，血栓的信号视其时间长短而定，可呈高信号或低信号。而粘液瘤内含纤维化、钙化及出血时也可呈低信号，因而在信号强度上两者的鉴别存在一定困难。两者的鉴别主要依赖于发生的部位与增强时的表现：左房血栓多位于左心耳部，其次可位于左房后侧壁；Gd-DTPA增强时，左房血栓不强化；在cine MRI左房血栓无运动等。

2. 其他良性肿瘤：其他心脏原发性良性肿瘤包括脂肪瘤（lipoma）、横纹肌瘤（rhabdomyoma）、纤维瘤（fibroma）等。

心脏脂肪瘤在原发性心脏良性肿瘤中仅次于粘液瘤，占第二位。在原发性心脏和心包肿瘤和囊肿中占8.4%。脂肪瘤多位于右房内。可从房间隔发出和引起间隔畸形。也可发生在左心室。在T_1WI和T_2WI呈均匀一致高信号，与皮下脂肪信号一致。使用脂肪抑制技术，可使其信号大大降低而证实之。房间隔的脂肪过多症表现为在房间隔脂肪组织的堆积。

横纹肌瘤为婴幼儿最常见的心脏肿瘤。可伴结节硬化症、皮脂腺腺瘤及肾脏畸形等。肿瘤大小各异，常为多发性，生长在心肌壁内，较大肿瘤可凸入心腔,造成心腔以及心脏轮廓的畸形。

心室壁纤维瘤主要见于 10 岁以下儿童,为婴幼儿和儿童等第二个常见的原发性心脏肿瘤。纤维瘤几乎都发生于心室心肌内,最常见于左室游离壁或室间隔。纤维瘤可有钙化。肿瘤具有特征性信号改变,在 T_1WI 上呈中等不均匀信号,在 T_2WI 上呈典型的低信号。Gd-DTPA 增强后左室壁纤维瘤显示肿瘤周围明显强化,而中心区域不强化。

心肌壁内肿瘤有时与特殊类型的肥厚型心肌病如左室中部或心尖部局限性肥厚病例的鉴别诊断存在困难。Gd-DTPA 增强后大多数肿瘤有强化,能改善肿瘤与心室心肌的对比,可有助于两者的鉴别。

3. 原发性心脏和心包恶性肿瘤:原发性心脏和心包肿瘤中约 25% 为恶性肿瘤。最常见为肉瘤,其次是间皮瘤和淋巴瘤。肉瘤中最常见的是血管肉瘤,占心脏肿瘤的 9%～10%。其次为横纹肌肉瘤,约占 6%。其他的包括纤维肉瘤、平滑肌肉瘤、脂肪肉瘤等。恶性淋巴瘤占 1%～3%。

血管肉瘤最常发生在心脏右侧,更趋向于发生在右房侧壁、房间隔及右侧房室沟处等,也可发生在心脏其他部位。肿瘤可呈分叶状,富于血管,生长迅速,常累及心包,可产生血性心包积液。在 SE T_1WI 肿瘤呈不均匀等信号或高信号,在 T_2WI 上为高信号。在 Gd-DTPA 增强后 T_1WI 肿瘤明显强化。如 T_1 增强伴脂肪抑制技术则显示效果更好。

横纹肌肉瘤常弥漫性浸润心肌,好发于间隔。肿瘤信号强度接近心肌,在 T_2WI 呈不均匀信号。偶尔形成息肉状肿物伸入心腔,可被误诊为粘液瘤。

MRI 可充分显示心脏肿瘤的大小、累及的心腔及范围,与邻近的心肌、心包的关系,是心脏肿瘤的最佳影像学检查技术之一。由于良、恶性心脏肿瘤都可在 T_1WI 上表现为低到中等信号,在 T_2WI 上呈高信号,Gd-DTPA 增强仅可用来改进肿瘤与心肌的对比,对鉴别良、恶性肿瘤帮助不大,故对心脏良、恶性肿瘤的鉴别有时也不容易。Siripornpitak 和 Higgins 认为以下征象有助于恶性肿瘤的诊断:肿瘤附着于心脏结构的长度为宽基底;肿瘤较大,有的肿瘤几乎占据整个心腔;肿瘤累及一个以上心腔或大血管;肿瘤侵犯心包或延及心外;肿瘤内出现坏死等。

原发性心包肿瘤十分罕见,主要是心包间皮瘤。有关心包间皮瘤 MRI 的报道很少。李坤成曾报道 MRI 诊断心包间皮瘤一例。在 SE 序列,横断位与冠状位上显示左心缘外有一异常信号块影。在 T_1WI 上,肿块呈高信号,内部混有中低信号。肿块外缘隐约可见一低信号线,提示肿块位于心包腔内。在 T_2WI 上,肿块呈均匀一致高信号。

(二)继发性心脏、心包肿瘤

继发性心脏和心包肿瘤可从邻近淋巴组织的直接蔓延、血行转移和周围脏器肿瘤的直接侵犯而来,以血行转移最常见。心脏与心包可同时被侵犯,但以心包受累更常见。继发性心脏和心包肿瘤大多来自癌,但肉瘤也可发生心内转移。最常见的原发灶为支气管肺癌、乳腺癌和黑色素瘤,其次为白血病和淋巴瘤,也可从纵隔恶性肿瘤直接蔓延过来。肺癌中 8%～10% 可累及心脏,特别是心包和左心房。可经血行播散,经淋巴转移到心包和心肌,经心包、胸膜直接侵犯心肌。肺静脉干是肺癌侵犯左心房的重要途径。腹部脏器的恶性肿瘤如肝癌、肾癌和肾上腺腺癌可经下腔静脉向右心房蔓延。

MRI SE 序列可清楚显示心脏和心包的继发性肿瘤的大小、范围以及与肺部或纵隔肿瘤的关系。肿瘤侵犯心壁造成心壁增厚、结节状改变以及信号改变。可单个或多个心腔受累。肺癌沿肺静脉干侵及左房,除了显示肺癌肿块以外,还可见左房壁厚度增加,呈结节样凸向腔内伴信号异常;肺静脉干管壁增厚,管腔狭窄或闭塞。腹部肿瘤可沿下腔静脉延及右房,呈一软组织块影,MRI 可显示肿块附着于右房壁的范围。心包受累者可表现为脏层或壁层心包单个或多发结节,伴有心包积血或积液。在 SE 序列上,转移性肿瘤可有不同的信号。一般来说,在 T_1WI 上为等信号,在 T_2WI 上为不均匀略高信号。在 cine MRI,与高信号的血液相比,转移性肿瘤表现为低信号。当转移性肿瘤内有出血时,在 T_1WI 上表现为灶性高信号。

我们共收集心脏肿瘤 8 例。其中心房粘液瘤 3 例,左房者 1 例,右房者 2 例;左室壁脂肪瘤 1 例;右房粘液肉瘤 1 例;恶性胸腺瘤侵及心脏或心包 2 例;右肾上腺癌侵及下腔静脉和右房 1 例。

3 例心房粘液瘤中 2 例在 SE 序列横断位及冠状位示肿瘤附着于房间隔。cine MRI 示肿瘤随心脏收缩和舒张周期而移动,提示肿瘤带蒂(图 21-4-22)。另 1 例 SE 序列示肿瘤基底附着于房间隔,蒂伸入下腔静脉,与手术结果一致(图 21-4-23)。

1 例左室壁脂肪瘤,在 SE 序列 T_1WI 示肿瘤呈均匀高信号,肿瘤轮廓不太规则,与左心室心肌壁分界不清。在 T_1 加权抑脂图像上示皮下脂肪与心室壁脂肪瘤的信号明显受抑。CT 片示左室壁脂肪瘤 CT 值为负值(– 104 Hu)(图 21-4-24)。该肿瘤术前

诊断为心包脂肪瘤。鉴别诊断有一定困难,但肿瘤与左室心肌分界不清以及观察肿瘤内缘有无低信号带应是有意义的征象。

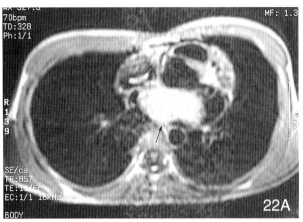

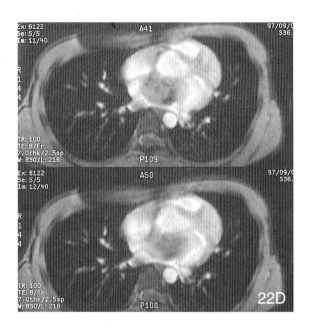

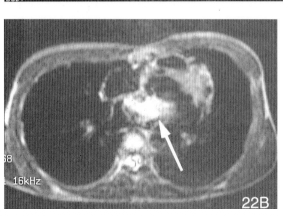

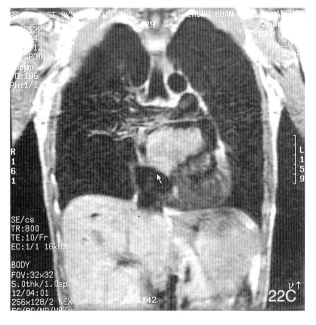

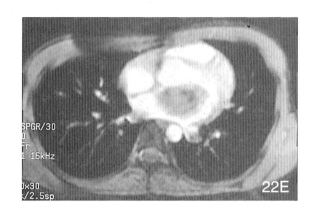

图 21-4-22　左房粘液瘤

A、B. SE T_1WI 和 T_2WI 横断面,示左房内巨大肿瘤附着于房间隔,附着处稍窄。在 T_1WI 上肿瘤呈略高信号(箭),在 T_2WI 上肿瘤呈不均匀高信号(箭)。　C. T_1WI 冠状位显示肿瘤附着于房间隔处(箭)。　D、E. cine MRI,显示在心脏运动周期内肿瘤位置略有改变。

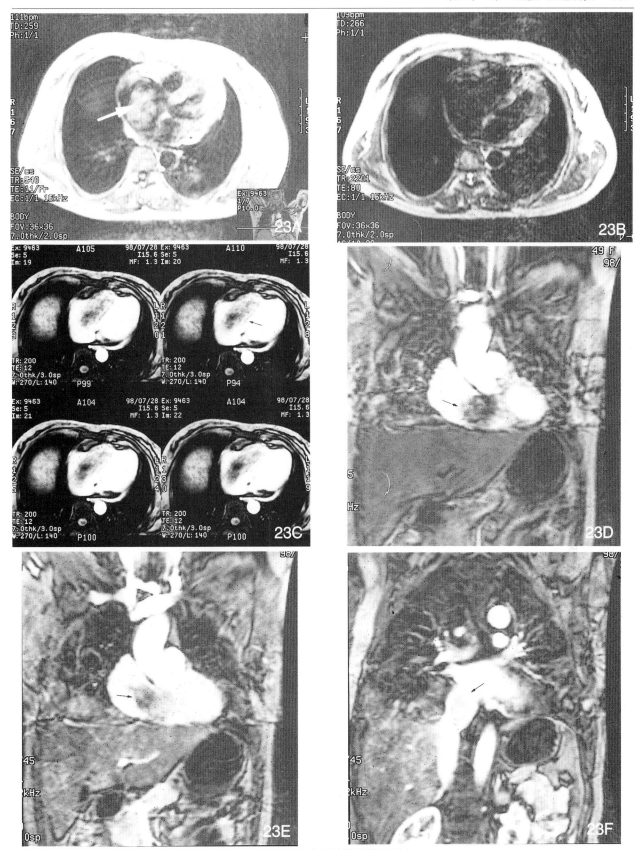

图 21-4-23 右房粘液瘤伴瘤内出血

A、B. SE T_1WI 和 T_2WI 横断面,示右房内肿瘤,在 T_1WI 上为不均匀等信号(箭),在 T_2WI 上为低信号,与心腔内流空信号不易区分,故 T_2WI 未能满意显示肿瘤。 C. cine MRI 横断位,示右房内肿瘤在心脏运动周期内位置略有变化(箭)。 D. 动态增强早期冠状位,示显影的右房腔内一充盈缺损呈低信号(箭)。 E. 约 30 s 后扫描见该肿瘤有轻度强化(箭)。 F. 下腔静脉水平层面冠状位扫描,见肿瘤位于下腔静脉入口处(箭)。术中发现右房粘液瘤蒂位于下腔静脉开口处,瘤内有血肿。

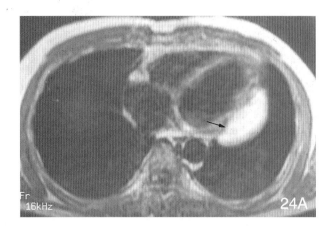
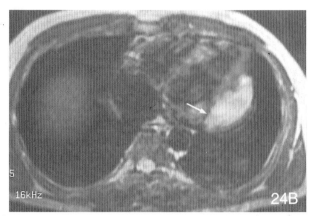

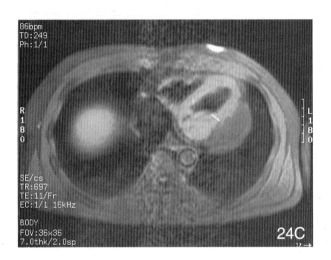
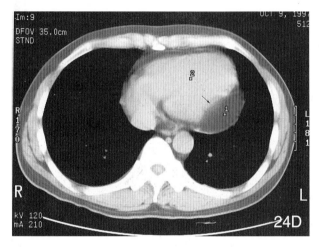

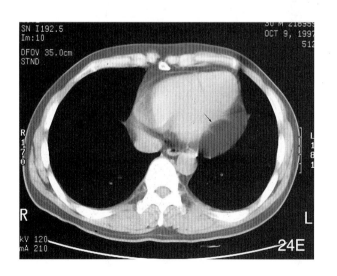
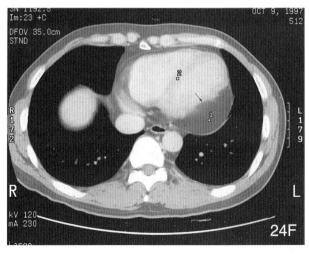

图 21-4-24　左室心肌壁脂肪瘤

A、B. SE T_1WI 和 T_2WI 横断位,见左室侧壁半圆形高信号病灶,与左心室心肌分界不清,在 T_1WI 上为均匀高信号,T_2WI 信号较 T_1WI 略低(箭)。　C. SE T_1WI 抑脂示心肌脂肪瘤信号明显降低,与皮下脂肪信号降低一致。肿瘤与心肌分界不清(箭)。　D、E. CT 平扫,示该肿瘤 CT 值 −104 Hu,肿瘤与心肌分界不清(箭)。　F. CT 增强示脂肪瘤无强化(箭)。

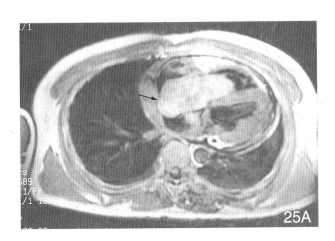

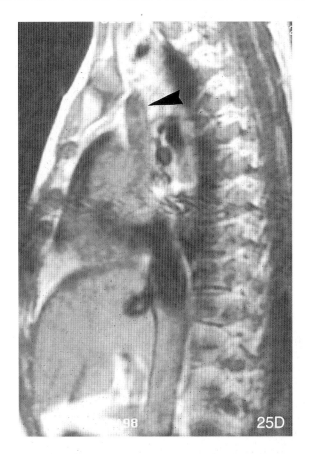

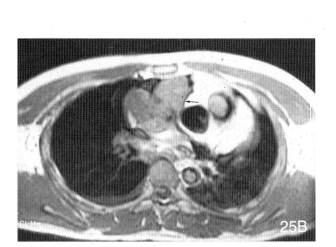

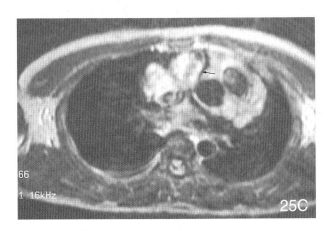

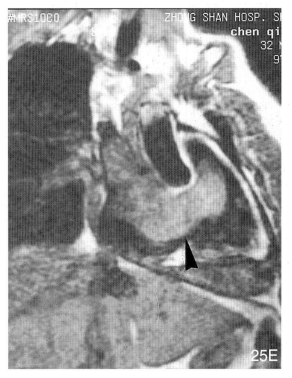

图 21-4-25 右房粘液肉瘤

A、B. SE T₁WI 横断面,示右房内肿瘤(A,箭)伸入右心室和上腔静脉(B,箭),呈不均匀等和高信号伴小点状低信号。 C. T₂WI 横断面示右房肿瘤侵及上腔静脉,呈不均匀高信号(箭)。 D. SE T₁WI 矢状位示右房肿瘤伸入上腔静脉(箭头)。 E. 斜冠状位(右前斜位)示右房肿瘤向前伸入右心室至流出道,向上伸展进入上腔静脉(箭头)。术中发现肿瘤起源于右房后侧壁。

1 例粘液肉瘤在 SE 序列横断位、右前斜位及矢状位上呈分叶状,位于右房后侧壁,向上延及上腔静脉,向前伸入右室流出道(图 21-4-25)。

2 例恶性胸腺瘤,其中 1 例横断位、冠状位及矢状位示前中纵隔占位性病变,包绕主动脉及主动脉弓上分支、肺动脉以及气管,右肺动脉明显受压变细,心包腔内有中到大量心包积液(图 21-4-26)。另 1 例侵及右房室、室间隔及膈下。在 SE 横断位及冠

状位示主动脉弓左前方有软组织肿块,在右房室腔内见不规则肿块,室间隔不规则增厚,肿瘤累及下腔静脉及膈下。见纵隔肿瘤。

1 例右肾上腺皮质腺瘤癌变侵及下腔静脉和右房。在 SE 序列横断位和冠状位示右肾上腺巨大肿块,右肾明显受压向下推移,肿瘤侵及下腔静脉并延伸入右心房(图 21-4-27)。

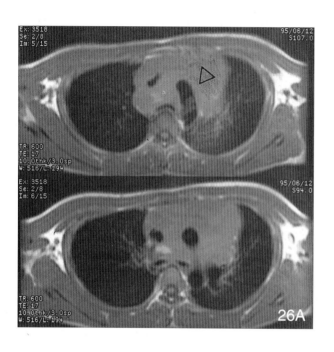

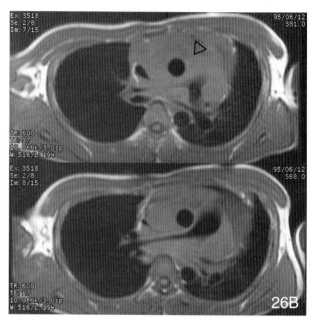

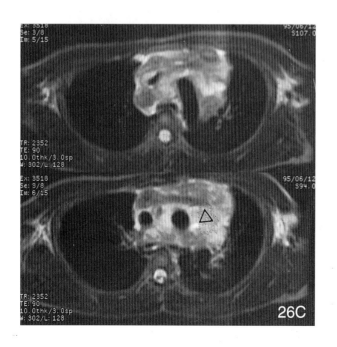

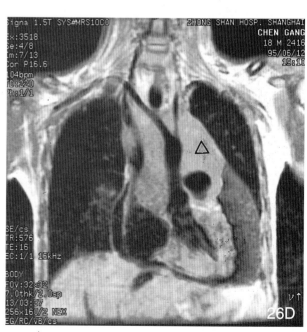

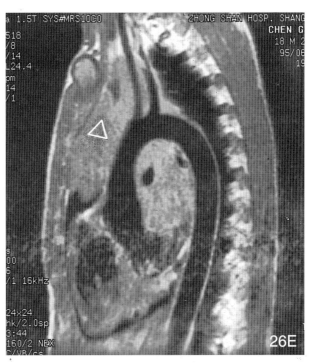

图 21-4-26　侵袭性胸腺瘤

A 和 B 为不同层面 SE T₁WI,C 为 T₂WI 横断面,示主动脉弓水平前中纵隔占位,在 T₁WI 上呈等信号,在
T₂WI 上呈不均匀略高信号。肿瘤与主动脉之间脂肪层消失。　D、E. T₁WI 冠状位和矢状位,示肿瘤侵袭和
包绕大血管周围,伴心包积液。A~E 中胸腺瘤见黑色空心箭。

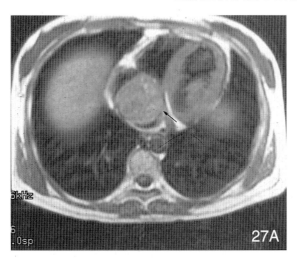

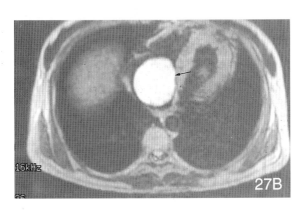

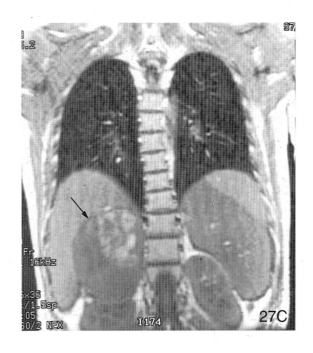

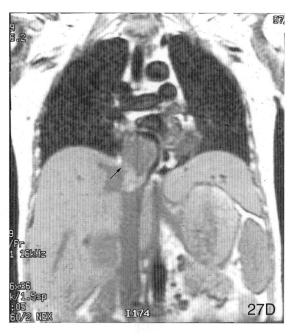

图 21-4-27 右肾上腺皮质腺瘤癌变侵及下腔静脉和右房

A 和 B 为 SE T_1WI 和 T_2WI 横断位,见右房内占位,在 T_1WI 上呈不均匀等信号,在 T_2WI 呈高信号(箭)。 C 和 D 为 T_1WI 冠状位,示右肾上腺巨大肿瘤(10 cm×8 cm×7 cm),呈等信号和不均匀高信号(C,箭)。下腔静脉内流空消失,右房内见等信号占位(D,箭)。

(陈祖望)

第五节　大血管病变

一、主动脉瘤(真性)

【病理】 真性主动脉瘤(aortic aneurysm)的原因主要是动脉粥样硬化。其他原因包括囊性中层坏死(伴或不伴 Marfan 综合征)、主动脉炎、感染(细菌、真菌、梅毒),少数为先天性动脉瘤。

正常主动脉自升主动脉向远端管径逐渐变小。Guthaner 等以 CT 测量正常主动脉径线的结果为:升主动脉直径为 27~37 mm,降主动脉直径为 21~29 mm。Aronberg 等用 CT 测量 84 例 21~89 岁正常人主动脉径线,主动脉窦 36 mm,升主动脉 35.1 mm,近端降主动脉 26.3 mm,降主动脉中段 24.8 mm。真性主动脉瘤是主动脉管腔的局部异常扩张膨大,而动脉瘤壁包含血管壁的内、中和外三层。胸主动脉管径大于 4 cm 为扩张,大于 5 cm 为动脉瘤。但以下情况可诊断为动脉瘤:胸主动脉局部管腔扩大,直径超过 4 cm;腹主动脉局部管腔扩大,直径超过 3 cm;或与邻近正常主动脉管径比较,管径超过其 1/3 者。主动脉瘤的形状可以为囊状或梭形。囊状动脉瘤其瘤体仅累及血管壁的部分周径,而梭形动脉瘤,其瘤体累及血管壁整个周径。动脉瘤可以

为单个,也可为两个或多个。胸主动脉瘤和腹主动脉瘤可同时存在。胸主动脉瘤可累及升主动脉、主动脉弓和降主动脉。腹主动脉瘤按其部位分为两组。一组为发生在肾动脉水平以上的高位腹主动脉瘤,若累及内脏动脉及胸主动脉,称为胸腹主动脉瘤;一组为肾动脉水平以下的腹主动脉瘤,95%的腹主动脉瘤为肾动脉下型。

主动脉瘤的大小对预后具有重要意义。一旦诊断为主动脉瘤,需要定期随访。动脉瘤破裂的可能性随瘤体的增大而增加。有作者主张对胸主动脉瘤直径大于 7 cm 者进行手术治疗。腹主动脉瘤的直径在 3~6 cm 时,每年增大约 4 mm。动脉瘤直径小于 5 cm 时,破裂的可能性为 1%~15%,大于 7 cm 时,破裂的可能性增至 72%~83%。如某些小动脉瘤在随访过程中迅速增大,应警惕动脉瘤破裂的可能性。

主动脉瘤中血流缓慢,易形成附壁血栓。视其血栓形成的时期可分为机化性血栓和非机化性血栓。

【临床表现】 动脉粥样硬化性主动脉瘤主要见于老年人,男性多见。而动脉中层囊性坏死者发病年龄较轻。大多数动脉瘤患者无明显症状,只有当动脉瘤增大压迫周围器官时可产生症状。如主动脉

弓部动脉瘤可压迫气管和食管造成气急和吞咽困难，升主动脉瘤和降主动脉瘤可分别压迫胸骨和胸椎椎体而产生胸背疼痛。如压迫上腔静脉，可引起静脉回流受阻，产生上腔静脉综合征。腹主动脉瘤可在脐周或中上腹扪及搏动性肿块伴钝痛或胀痛。瘤体表面可有压痛和闻及收缩期杂音。瘤体较大者可压迫周围脏器而产生症状，如肾绞痛、血尿等。如动脉瘤急剧增大引起破裂，可产生剧痛，甚至休克。胸主动脉瘤可以破入胸腔、心包等。腹主动脉瘤多向后腹膜腔破裂，造成后腹膜腔出血。

【MRI表现】　在胸主动脉瘤病例，常规检查技术为 SE 序列辅以 cine MRI。横断位和斜矢位（左前斜位）或矢状位。在观察主动脉弓全程及弓上分支的关系方面，矢状位不如斜矢位，必要时可加冠状位。但是不论 SE 序列或 cine MRI 均为二维成像，受限于所选择的平面，对主动脉弓及其分支复杂的空间关系的观察均不如三维成像。

在腹主动脉瘤病例，SE 序列是常规检查序列。可从横断位辅以冠状位或矢状位进行观察。需注意的是，在腹主动脉明显扭曲时，由于横断位与腹主动脉长轴斜交而造成对其管径大小测量的误差，加做冠状位或矢状位可以帮助观察。但是，在明显扭曲

患者，也往往不能在同一层面清楚显示连续的主动脉全程以及瘤体与分支的关系，因而受到一定限制。

MRA 技术能更好地显示主动脉瘤的开放管腔，主动脉瘤与分支的复杂空间关系以及主动脉的全貌，详见主动脉瘤 MRA。

主动脉瘤的 MRI 表现如下：

1. 主动脉瘤的最大外径、瘤体长度及远近端瘤颈长度的显示：如前所述，在胸主动脉可作 SE 序列横断位扫描及斜矢位 SE 序列和 cine MRI，以及其他方位的扫描。斜矢位对于观察胸主动脉瘤全貌及瘤体远近端情况以及与弓上三分支的关系较好（图 21-5-1）。腹主动脉瘤可结合横断位与冠状位或矢状位观察，特别是在腹主动脉明显扭曲者，当横断位切层与腹主动脉斜交时，仅从横断位上观察会导致偏差。

2. 对附壁血栓的显示：SE 序列可清楚显示附壁血栓的存在及主动脉残留的开放管腔。在某些病例，T_1WI 由于受血流速度影响产生一些信号，使附壁血栓与慢血流不易区别，可加做 T_2WI，在 T_2WI 上慢血流为高信号，而陈旧血栓呈低信号。cine MRI 也可协助区别血栓与慢血流，血栓为低信号，而慢血流为高信号（图 21-5-2）。

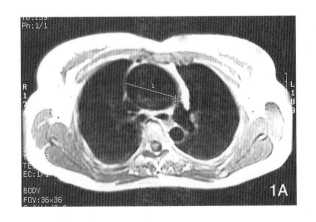

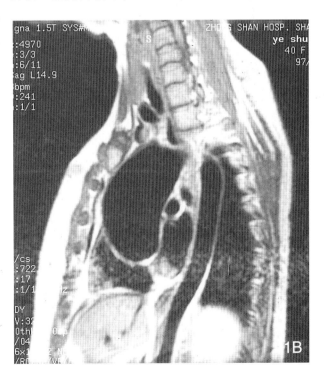

图 21-5-1　升主动脉瘤

SE T_1WI。A. 横断位，瘤径为 70 mm。　B. 斜矢位（左前斜位），显示瘤体全貌。

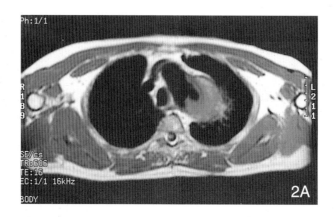

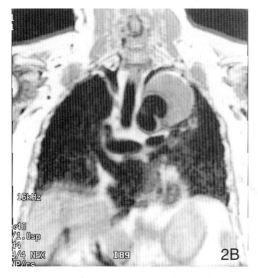

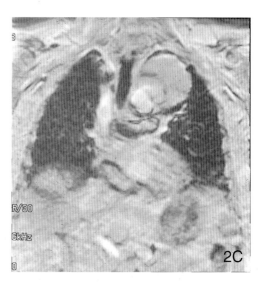

图 21-5-2　主动脉弓降部动脉瘤 SE 序列和 cine MRI 检查

A. T₁WI 横断位,主动脉弓降部见动脉瘤腔内开放管腔与主动脉弓降部流空信号相通,其外周可见比肌肉信号略高的血栓。

B. T₁WI 冠状位显示弓降部动脉瘤的全貌,动脉瘤开放管腔,呈流空信号,瘤体内见附壁血栓,比肌肉信号略高。

C. cine MRI 示主动脉管腔与动脉瘤开放管腔信号,比瘤腔内附壁血栓信号高。

附壁血栓在 SE 序列的信号改变视其时间长短不同而不同。Castrucci 等报道一组 55 例 MRI 检查与手术对照的资料表明:机化性血栓,在 T₁WI 和 T₂WI 上均显示为低信号;示机化的血栓,在 T₁WI 和 T₂WI 上均表现为高信号(图 21-5-3);在部分机化病例,在 T₁WI 和 T₂WI 上均呈不均匀高信号。

值得指出的是,SE 序列是主动脉瘤 MRI 检查的基本技术,它能反映主动脉瘤真实的最大径、开放管腔及附壁血栓。DSA 虽然仍是金标准,但是 DSA 仅能反映主动脉瘤的开放管腔,对主动脉瘤的外径检测不如 SE 序列。而 MRA 也只能显示主动脉瘤的开放管腔。

3. 动脉瘤和分支的关系:胸主动脉瘤特别是主动脉弓部动脉瘤须搞清瘤体与弓上分支的关系,是否受累等。此外,在确定动脉瘤是位于弓部还是弓降部时,主要依据是左锁骨下动脉。如果动脉瘤位于左锁骨下动脉的近端,为弓部动脉瘤,如位于其远端,则应为弓降部动脉瘤。SE 序列利用多个平面扫描观察,可以帮助解决这些问题。如为腹主动脉瘤,则应搞清肾动脉、内脏动脉及髂动脉是否受累,以及动脉瘤与肾动脉开口的距离等。除了在肾动脉水平作 SE 序列横断位薄层扫描外,还可试用冠状位扫描来观察肾动脉开口。然而,SE 序列或 cine MRI 技术对主动脉瘤与其分支的显示仍有局限性,MRA 特别是动态增强 MRA 则能克服这一缺陷。

4. 动脉瘤对周围脏器的压迫推移:如胸主动脉瘤对气管、食管、肺动脉、上腔静脉、胸骨及胸椎的推移、压迫,可在 SE 序列横断位、冠状位和矢状位观察到。巨大腹主动脉瘤对肾脏、胰腺等的推移和压迫在 SE 序列横断位上可显示之。

5. 主动脉瘤的破裂:胸主动脉瘤破入纵隔、心包和胸腔时,可见主动脉旁纵隔血肿,胸腔和心包

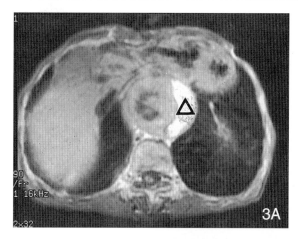

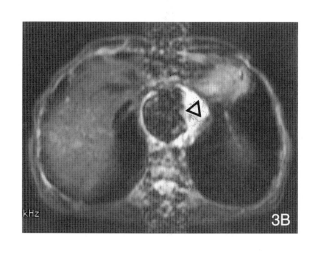

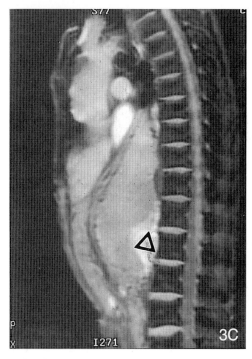

图 21-5-3　腹主动脉瘤伴附壁血栓

A. SE T₁WI 横断位示腹主动脉瘤开放管腔内部分呈信号流空,部分与血管壁等信号,并见未机化血栓呈高信号。　B. T₂WI 见瘤腔的开放管腔内流空信号,未机化附壁血栓呈高信号。　C. cine MRI 矢状位见腹主动脉瘤由于流速慢,开放管腔信号与血管壁相仿,而未机化附壁血栓则呈高信号。A～C 中未机化血栓由黑色空心箭表示。

积血。在 SE T₁WI 呈高信号。但在最初几天内,也可能信号增高不明显。腹主动脉瘤破裂主要表现为后腹膜血肿、肾筋膜增厚、腰大肌影增大等。后腹膜血肿的信号改变与上述相似。

6. 主动脉瘤术后观察:MRI 随访可清楚显示主动脉及移植血管管径的大小:吻合口情况以及有无并发症等。主动脉瘤术后并发症,可经 MRI 显示的有三种:①吻合口部形成假性动脉瘤(详见假性动脉瘤)。②主动脉瘤周围出血和血肿。胸主动脉瘤术后出血可引起纵隔血肿或胸腔积血等,腹主动脉瘤术后出血可引起后腹膜血肿等。③感染。在术后

4～6周,人造血管周围有环形积液和多个气泡聚集,则考虑为感染。

Rofsky 等报道一组 20 例主动脉瘤及 14 例主动脉夹层术后的 MRI 及 CT 观察。他指出在移植血管间置术(graft-interposition technique)后主要并发症为假性动脉瘤。而在瘤内移植血管连续缝合术后,在移植血管周围存在血流可能是一个并发症,在主动脉造影上显示为在缝合线处的渗漏。而在 MRI SE 序列横断位显示为在流空的移植血管旁边有一个信号流空区。而两者均包含在原动脉瘤囊内,故被认为是"被保护的假性动脉瘤"。此外,常见

移植血管周围呈均匀的和同心圆样增厚,呈低到中等信号,与纵隔脂肪分界不清。该作者认为移植血管周围增厚可能代表纤维化或血栓形成或两者。

【鉴别诊断】

1. 主动脉瘤伴附壁血栓与主动脉夹层假腔内充满血栓鉴别(详见主动脉夹层)。

2. 囊状动脉瘤与主动脉夹层须注意鉴别。在SE横断位切面上,当层面未切到囊状动脉瘤与主动脉相连部位时,可表现为相邻两个开放管道,而误为主动脉夹层。参考其斜矢位(或矢状位)或冠状位图像,可以鉴别之。

3. 当主动脉明显伸展扭曲时,横断位切层与主动脉斜交时,可造成主动脉管径扩大的假象。连续观察其上下层面和参考其斜矢位(矢状位)或冠状位,得以了解主动脉全貌,将有助于正确诊断。

二、主动脉夹层

【病理】　主动脉夹层(aortic dissection)是一种危及患者生命的主动脉疾病。未治疗的主动脉夹层死亡率高。Hirst报道425例未治疗的主动脉夹层病例中,21%在24 h内死亡,74%在2周内死亡,89%死于3个月内。主动脉夹层主要见于高血压及动脉粥样硬化,年轻患者可见于主动脉囊性中层坏死(如Marfan综合征),也见于主动脉瓣二叶式或单瓣畸形及主动脉缩窄等。此外,外伤和医源性损伤也是原因之一。

主动脉夹层是在主动脉内膜撕裂后,血液从破口进入中膜的中或外1/3内形成血肿,在撕裂远端可有一个或多个再破口,这样血流又流回入主动脉管腔,形成真假两个管腔。主动脉夹层内膜撕裂可始于主动脉的任何部位,最常见的部位是主动脉瓣上方4 cm以内升主动脉右前外侧方,其次为降主动脉峡部左锁骨下动脉远端。内膜撕裂可呈螺旋状。夹层可累及主动脉的主要分支,如主动脉弓上分支、肾动脉、内脏动脉及髂血管等。按症状发作的时间,在2周内为急性期,2周以上者则为亚急性期到慢性期。

根据主动脉夹层发生和分布的部位,主要有以下两种分型方法。

DeBakey在1965年将本病分为三型:Ⅰ型,夹层起源于主动脉近端,伸展到主动脉弓及降主动脉;Ⅱ型,夹层起自升主动脉,终止于无名动脉水平;Ⅲ型,夹层起自主动脉峡部,左锁骨下动脉处或远端,

伸展到腹主动脉(线图21-5-1)。Reul等又根据夹层向远端伸展的范围,将第Ⅲ型分为四个亚型:ⅢA,夹层仅扩展到胸主动脉中段;ⅢB,夹层扩展到横膈水平;ⅢC,夹层扩展到横膈以下;ⅢD,夹层向近端扩展至升主动脉,向远端扩展至横膈以下。以后,Daily等在1970年根据夹层累及升主动脉者须紧急外科手术而提出Stanford分类法。将主动脉夹层分为A型和B型。不管其内膜撕裂的部位在哪里,凡累及升主动脉者称为A型,而B型夹层限于降主动脉。罕见的撕裂口可位于腹主动脉。此外,B型夹层可向近端伸展入升主动脉或向远端伸展到腹主动脉分叉以下。Hirst统计A型夹层约占60%,B型约占40%。A型须急诊外科手术处理,B型则多为内科治疗,除非主动脉外径超过60 mm。

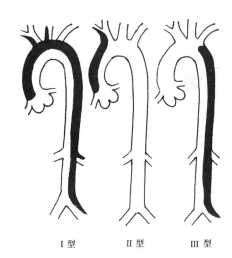

Ⅰ型　　　Ⅱ型　　　Ⅲ型

线图 21-5-1　主动脉夹层分型(DeBakey 分型)

主动脉夹层可以破入纵隔、胸腔和心包,造成纵隔内主动脉旁血肿,胸腔血性积液和心包积血,以及主动脉瓣破裂致严重主动脉瓣关闭不全,冠状动脉闭塞造成心肌梗死等严重并发症。

随访中,部分主动脉夹层病例假腔可以不断扩张呈瘤,以至破裂。

壁内血肿(Intramural hematoma)是主动脉滋养血管自发性破裂,血液进入主动脉壁内,如果它不破入主动脉管腔,即为壁内血肿。壁内血肿十分罕见。它可沿着主动脉壁顺行或逆向伸展。壁内血肿又被称为"主动脉夹层不伴内膜撕裂"或"非交通性主动脉夹层",在1920年首次报道由尸解证实。壁内血肿经常是主动脉夹层的先兆,以后在随访过程中,壁内血肿可以逐渐吸收,也可向内膜破裂而形成交通性主动脉夹层或向外扩展造成主动脉壁破裂。壁内

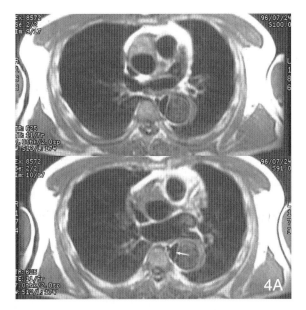

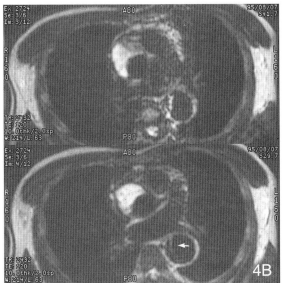

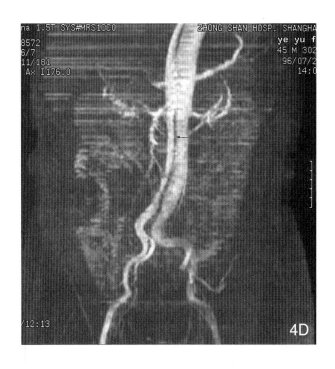

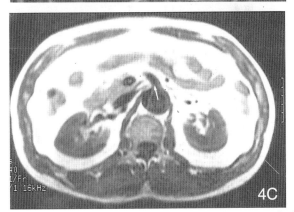

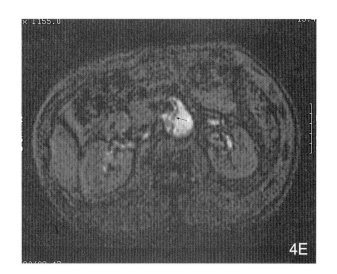

图 21-5-4　主动脉夹层 DeBakey Ⅰ 型

A. SE T_1WI 横断位示主动脉夹层累及升主动脉和降主动脉,真腔为信号流空,假腔与血管壁呈等或略低信号。升主动脉假腔与内膜片信号强度类似,故内膜片显示不清。降主动脉内见内膜片呈线样结构(箭),与血管壁等信号。　　B. T_2WI 横断位示升主动脉假腔内慢血流呈高信号,降主动脉真假两腔均呈流空信号,内膜片为线样结构(箭)。　　C. T_1WI 示夹层累及腹主动脉及其分支肠系膜上动脉开口部(箭)。　　D. 2D TOF MRA 示夹层累及腹主动脉及其分支,真腔在右侧,信号较高,假腔在左侧,信号略低。内膜片呈线样低信号(箭),假腔延及左髂总动脉。　　E. 2D TOF MRA 原始图像示夹层累及肠系膜上动脉,内膜片呈低信号(箭)。

血肿的临床表现不能与交通性主动脉夹层区别。根据其发病部位也分为 A、B 两型。累及升主动脉者为 A 型,局限于降主动脉者为 B 型。A 型比 B 型更容易发展为主动脉夹层。Murray 等 5 例升主动脉壁内血肿,4 例发展为主动脉夹层。而 17 例降主动脉壁内血肿仅有 2 例发生并发症,其中 1 例为主动脉夹层,另 1 例为主动脉瘤样扩张。

【临床表现】 本病多发生在 40 岁以上的高血压和动脉硬化患者,40 岁以下患者多见于囊性中层坏死。男性多见。主动脉夹层多为急性起病,病人有典型的胸背部撕裂痛,疼痛可向下延及腹部,当主动脉夹层撕裂累及分支时,可引起相应部位或内脏产生缺血症状等。某些慢性病例的症状可以不典型。

本病起病急,死亡率高。随着医疗技术的发展,对夹层的内科治疗和外科手术已使存活率显著提高。近年来,运用介入的方法放置血管内支架或主动脉夹层血管内球囊开窗术已成为有效治疗方法之一。但值得注意的是,慢性夹层可以再发生夹层,甚至在外科手术修补术后大部分病例假腔仍继续存在,假腔保持不变或可继续发展形成动脉瘤,甚至动脉瘤破裂死亡。因此,不管是何种治疗方法,对主动脉夹层患者进行定期随访是必要的。

【MRI 表现】 MRI 及 MRA 为主动脉夹层的常用成像技术。MRI 包括 SE 序列和 cine MRI。SE 序列心电门控横断位、斜矢位(即左前斜位)或矢状位以及冠状位成像显示主动脉夹层的内膜片和真假两腔。胸主动脉 cine MRI 伴屏气或不屏气,可选择所需平面作横断位、斜矢位或冠状位成像,以确定内膜片、真假两腔、破口以及主动脉瓣关闭不全程度等。除此以外,速度编码 cine MRI(velocity-encoded cine MRI)能检测真假腔内不同的流速,并能区分假腔内的血栓与慢血流。

主动脉夹层的 MRI 表现如下:

1. 内膜片:内膜片的显示具诊断价值。显示内膜片以横断位为基本的扫描平面。在 SE 序列,内膜片表现为在信号流空的主动脉管腔内见一线样或弧线样中等信号结构(图 21-5-4,5)。在 cine MRI 上,则为在高信号主动脉管腔内见一线样或弧线样低信号结构。同时,可见内膜片在心动周期内的运动(图 21-5-6)。在 SE 序列是利用流空现象使血管管腔内流动血液呈黑色,来衬托出内膜片结构。但是有时在管腔内血流紊乱而不呈黑色,造成内膜片

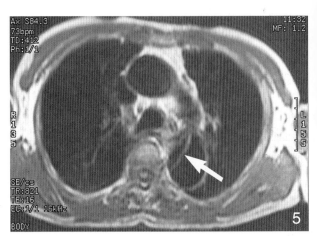

图 21-5-5 主动脉夹层 DeBakey Ⅲ型

SE T$_1$WI 横断位示降主动脉内线样内膜片(箭)。

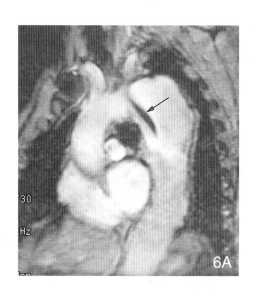

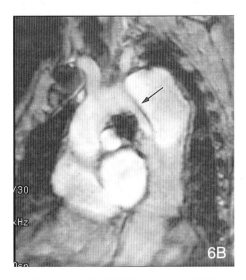

图 21-5-6 主动脉夹层 DeBakey Ⅲ型

A、B. cine MRI 斜矢位(左前斜位)示心脏运动周期内内膜片(箭)的运动。A 为收缩期,B 为舒张期。

显示的困难。在假腔内由于慢血流使之呈中等信号，其信号强度类似于内膜片，因而使内膜片无法辨认。此时，可用 cine MRI 来协助诊断。以横断位 cine MRI 确定内膜片最为准确，因为横断位扫描不受内膜片方向的影响，不易漏诊。

2. 真假两腔：其显示同样具诊断价值。真假两腔的信号视其流速而定。一般来说，在 SE 序列真腔为信号流空，而假腔流速慢，信号略高。在 cine MRI 上真腔为高信号，而假腔信号略低。如果破口和再破口较大，假腔内流速也较快时，则真假两腔信号差别不大，较难辨别。有作者报道"趾蹼征"(cobwebs)通常是在夹层内膜片与假腔外侧壁之间的桥形结构，可用作识别假腔的解剖标志。假腔也可以很大，压迫真腔，使之变得很小，有时甚至不易显示真腔。另外，主动脉夹层血栓形成多见于假腔内。在 SE 序列 T_1WI 假腔内呈略高信号时，要区别缓慢血流与血栓，可作 T_2WI 检查。缓慢血流在 T_2WI 上为高信号或呈流空表现（图 21-5-7），而血栓

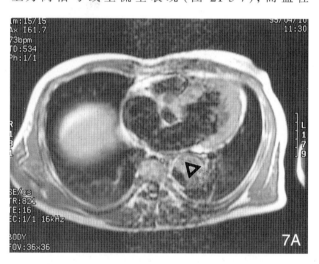

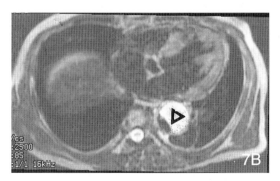

图 21-5-7 主动脉夹层 DeBakey Ⅲ型

与图 21-5-6 为同一病例。 A. SE T_1WI 示降主动脉内真腔呈流空信号，假腔（空心箭头）内信号与血管壁相近。 B. T_2WI 示真腔内仍呈流空信号，假腔（空心箭头）内慢血流呈高信号。

为低信号。此外，cine MRI 也可鉴别两者，在 cine MRI 假腔内信号强度可随心动周期而变化，而血栓则为低信号，信号强度无变化（图 21-5-8,9）。此外，假腔内的亚急性血栓在 SE 序列 T_1WI 和 T_2WI 均呈高信号。

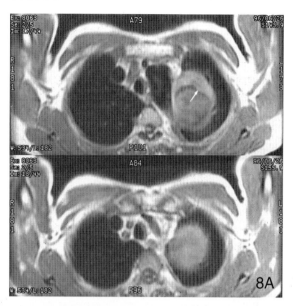

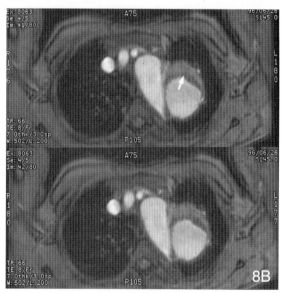

图 21-5-8 主动脉夹层 DeBakey Ⅲ型

A. SE T_1WI，真假两腔和内膜片显示。真腔内为信号流空，假腔内信号呈不均匀等信号，假腔内血栓呈略高信号（箭）。 B. cine MRI 横断位示高信号和略高信号的真假两腔及低信号的内膜片。假腔内见新月形略低信号血栓（箭）。

3. 内膜破口、再破口和喷射征：其显示十分重要。在 SE 序列上部分病例可显示破口或再破口，即内膜片不连续（图 21-5-10,11,12）。内膜近端的撕裂，称为破口，而更远端的撕裂被称为再破口。在假腔内近内膜片不连续处的局限性信号流空现象即

为通过内膜破口的喷射征。cine MRI能较好显示内膜破口和再破口,表现为低信号线样内膜片结构中断为高信号取代(图21-5-13)。cine MRI也能很好显示血液从真腔经破口向假腔喷射的征象。在斜矢位(左前斜位)或横断位有时还可显示局部内膜片结构不清和周围信号紊乱的情况,提示该处即为破口或再破口处(图21-5-14)。

4.主动脉夹层累及分支血管:该现象对临床医生决定治疗方案是重要的信息。SE序列对分支受累的显示有局限性,易受伪影干扰,偶尔可见分支血管内膜片或管腔呈部分流空和部分略高信号。而cine MRI较SE序列敏感,可显示分支血管形成真假两腔,或分支自主动脉假腔发出(图21-5-15,16,17)。但值得指出的是cine MRI对主动脉弓上分支的显示也有局限性。横断位cine MRI虽不受内膜片方向的影响,但是由于一次只能作3～4层而限制了扫描范围。斜矢位cine MRI虽然扩大了扫描范围,但是受限于所设制的平面方向,因而影响了其敏感性。常规MRA对腹主动脉夹层及其大分支受累的显示率明显提高,动态增强MRA大大提高了对主动脉夹层弓上分支及腹主动脉分支受累的显示能力。

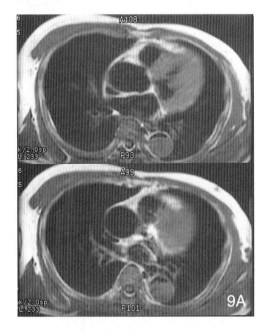

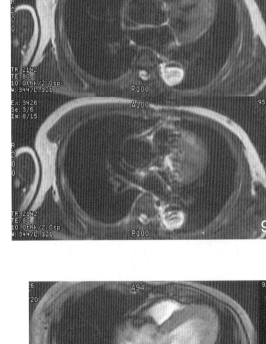

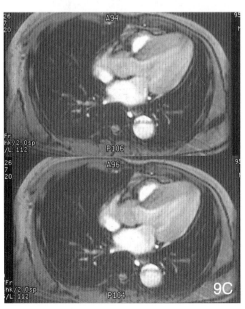

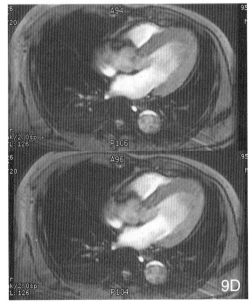

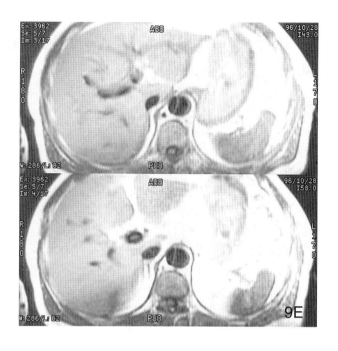

图 21-5-9　主动脉夹层 DeBakey Ⅲ型

A. SE T₁WI 横断位示降主动脉真腔很小、偏前,呈流空信号,假腔内血流呈等信号。　B. T₂WI 横断位示真腔呈流空信号,假腔内慢血流呈高信号。　C 和 D 为 A、B 在同一水平的 cine MRI 示心动周期内,真腔均为高信号,假腔内信号随心动周期而变化,收缩期(C)高于舒张期(D)。　E. 夹层累及腹主动脉,T₁WI 示真假两腔及线样结构内膜片。

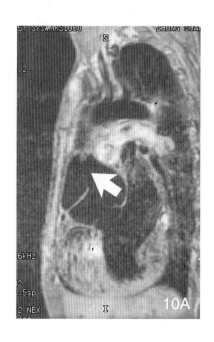

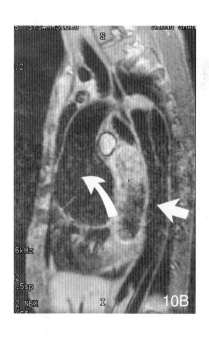

图 21-5-10　Marfan 综合征主动脉夹层 DeBakey Ⅰ型

A. SE 序列 T₁WI 斜矢位(左前斜位)示升主动脉根部瘤样扩张,内膜片呈线样结构,内膜片中断处即为破口(箭)。

B. 同前序列不同层面。显示升主动脉和降主动脉内膜片及破口和再破口(箭)。

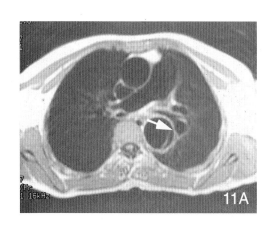

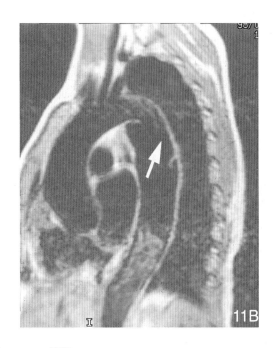

图 21-5-11　主动脉夹层 DeBakey Ⅲ型

A. SE T₁WI 横断面示降主动脉内线样内膜片,内膜片中断处即为破口(箭)。

B. 矢状位 T₁WI 示降主动脉内内膜片中断及破口(箭)。

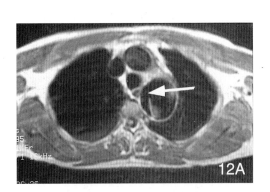

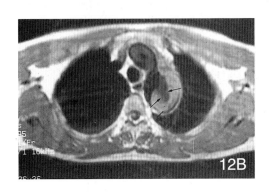

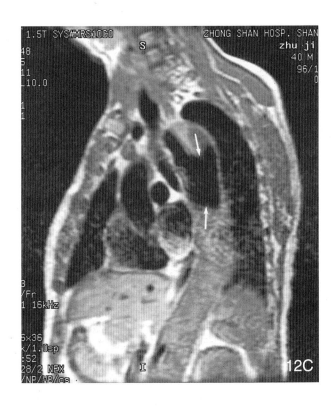

图 21-5-12　主动脉夹层 DeBakey Ⅲ型

A. SE T₁WI 横断位示降主动脉管径较升主动脉大,降主动脉内见内膜片,其内侧为真腔,内膜片中断处为破口(箭)。

B. 主动脉弓水平见假腔内信号较肌肉略高。位于内膜片破口处见一束低信号自真腔喷射至假腔,即为喷射征(箭)。

C. 斜矢位(左前斜位)示弓降部真腔为流空信号,假腔内信号较肌肉略高。在破口处造成的涡流在假腔内形成
信号流空(箭),通过破口与真腔信号流空相连。

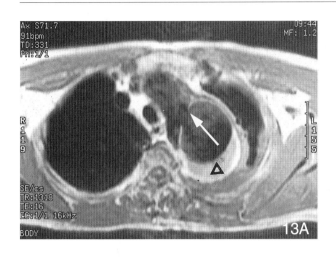

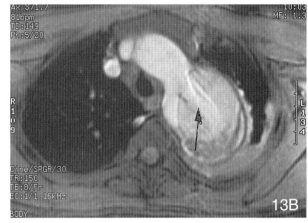

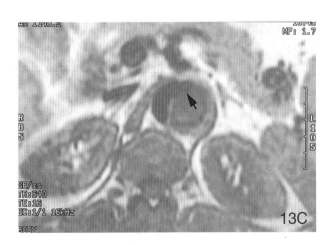

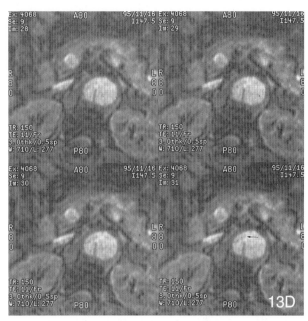

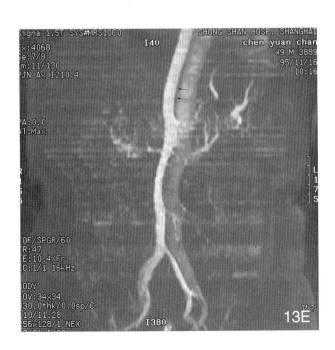

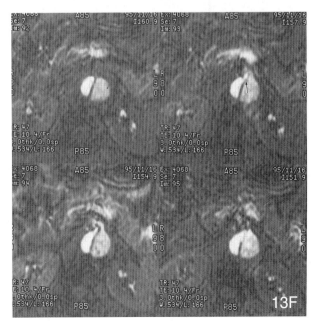

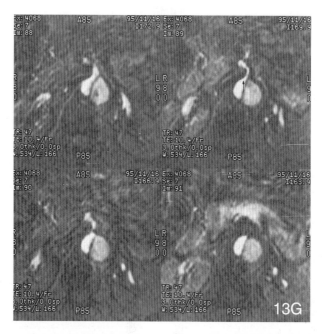

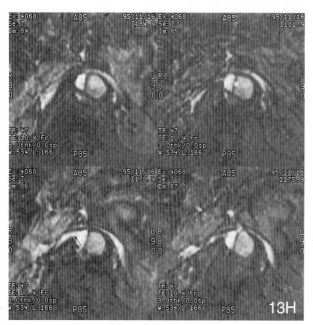

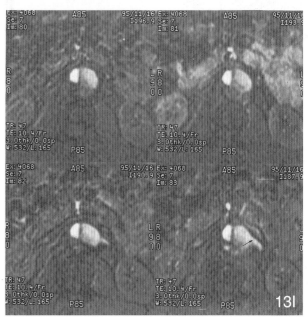

图 21-5-13　主动脉夹层 DeBakey Ⅲ 型

A. SE T₁WI 横断位示主动脉弓水平见线样内膜片及其中断破口处(箭)。假腔位于左后方,假腔内血栓形成,呈略高和高信号(空心箭头),伴左侧胸腔积液。　B. 与 A 同一平面 cine MRI,示真腔为高信号,假腔为略高信号,内膜片呈线样低信号,经内膜片中断破口处一束高信号带喷射入假腔,为喷射征(箭)。　C. T₁WI 示夹层累及腹主动脉,显示真假两腔及内膜片。内膜片中断处为再破口(箭)。　D. 2D TOF MRA 原始图像,与 C 同一水平。真假两腔为高信号,内膜片为线样低信号,内膜片中断处为破口(箭),与 C 相符。　E. 2D TOF MRA MIP 重建,示夹层累及腹主动脉至左髂动脉。真腔信号高,假腔信号略高,真假腔之间线样低信号为内膜片(箭)。　F～I. 为 2D TOF MRA 原始图像,显示夹层累及腹主动脉的分支情况。F 示夹层累及腹腔动脉(箭),G 示肠系膜上动脉发自真腔(箭),H 示右肾动脉发自真腔(箭),I 示左肾动脉发自假腔(箭)。

5. 在危重病人主动脉夹层破入纵隔、胸腔和心包,可造成纵隔血肿、胸腔积血和心包积血等,在 MRI 可有相应表现(图 21-5-18,19)。

此外,必须指出的是 MRI 对内膜钙化内移这一征象不敏感。

壁内血肿的 MRI 表现。自从 CT、MR 以及经食管超声等检查技术问世以来,壁内血肿可在活体得到诊断。Murray 等一组 22 例壁内血肿的 MRI

表现特点为:①SE 序列横断位升主动脉或降主动脉新月形管壁增厚。按主动脉壁增厚最大周径的范围可分为 1°~4°(分别为 0°~90°,91°~180°,181°~270°,271°~360°)。SE 序列左前斜位也能很好显示主动脉壁新月形增厚及其范围。②按壁内血肿出现的时间,SE 序列 T_1WI 可有不同信号改变。急性期(0~7 d),呈等信号。早~亚急性期(8~30 d)呈高信号。③cine MRI 显示壁内血肿的信号低于主动脉管腔内流动血液的信号。另外,cine PC(cine phase contrast)可以证实壁内血肿内无血流,呈灰色。

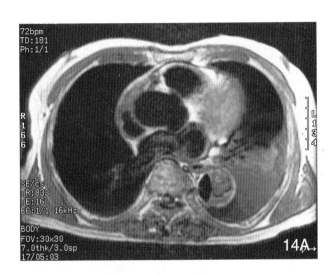

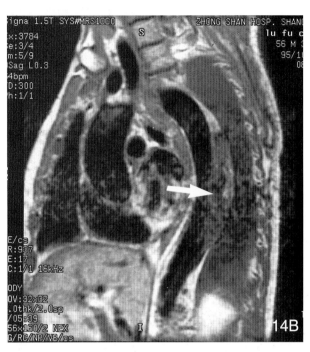

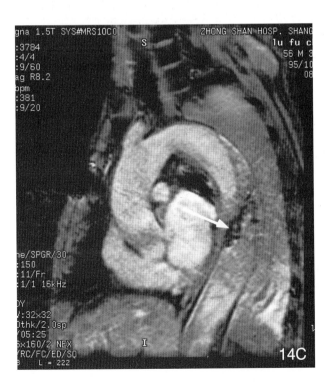

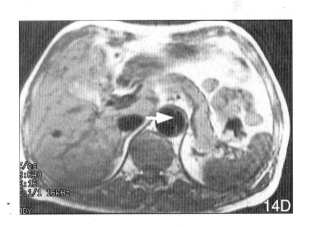

图 21-5-14　主动脉夹层 DeBakey Ⅲ型

A. SE T_1WI 横断位示降主动脉内真腔呈流空信号,假腔内呈不均匀略低和等信号。　B. 斜矢位(左前斜位)T_1WI 示真腔信号流空,假腔呈不均匀低信号或等信号,信号紊乱(箭)。　C. 斜矢位(左前斜位)cine MRI 示主动脉夹层真腔呈高信号,假腔呈略高信号,在降主动脉中段内膜片结构不清,假腔内有极低信号,表明该处可能为破口处和经破口造成的涡流(箭)。A、B、C 均见左侧胸腔积液。

D. 夹层累及腹主动脉,T_1WI 示腹主动脉内见内膜片及内膜片中断再破口处(箭)。

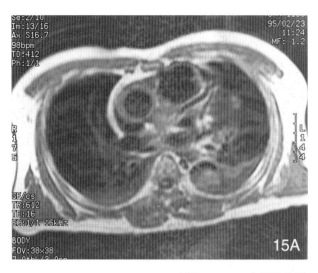

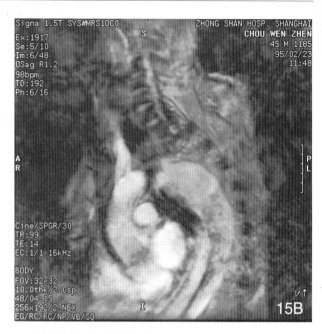

图 21-5-15　主动脉夹层 DeBakey Ⅰ 型破入心包和胸腔

A. SE T₁WI 横断位示升主动脉及降主动脉分真假两腔,真腔呈信号流空,假腔与血管壁为等信号,心包腔内见积液呈低信号。

B. 斜矢位(左前斜位)cine MRI,在无名动脉层面,显示夹层累及无名动脉,线样低信号内膜片伸入无名动脉。

壁内血肿与主动脉夹层伴假腔内充满血栓的鉴别有一定困难。两者均按 Stanford A 型和 B 型分布。两者不同在于前者表现为一长段光滑的新月形或同心圆形主动脉管壁增厚,而不伴管腔受压变形。而后者为一长段新月形主动脉管壁增厚,伴主动脉管腔的受压变形,在 CT 可见内膜钙化的内移。

最近,有作者比较了 MRI、CT 和经食管超声(TEE)对壁内血肿的诊断价值,认为对于壁内血肿的诊断和评估壁内血肿的范围,MRI 是最准确的方法。而 TEE 对主动脉弓病变的显示有困难,仅用于不稳定病人和监护病人。此外,壁内血肿在血管造影不能显示者高达 87%。

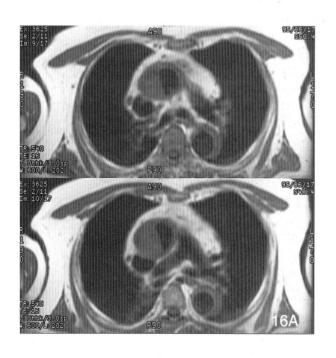

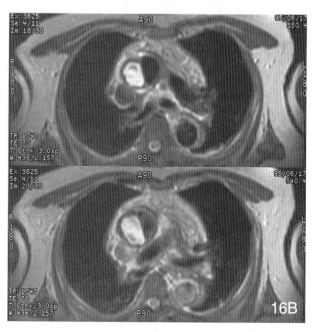

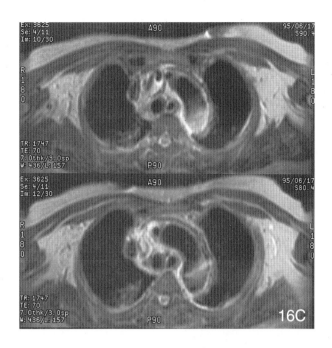

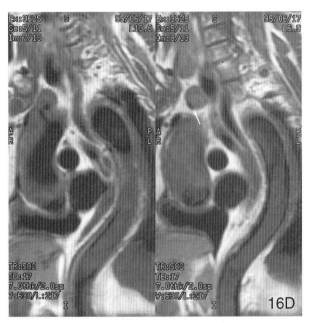

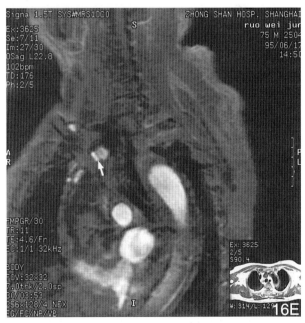

图 21-5-16　主动脉夹层 DeBakey Ⅰ型

A. SE T₁WI 横断位示升主动脉真假两腔,真腔呈流空信号,假腔与血管壁等信号,降主动脉假腔较小。　B. T₂WI 示升主
动脉假腔内慢血流呈高信号,降主动脉假腔较小。左侧胸腔少量积液。　C. 在主动脉弓上方平面 T₂WI 示无名动脉受累,
信号分为流空与高信号两部分。　D. 斜矢位(左前斜位)T₁WI 示无名动脉内信号分为流空与等信号两部分,流空部分较
小,表明真腔较小(箭)。　E. 同一层面斜矢位(左前斜位)cine MRI,示无名动脉信号分为高信号和略高信号两部分,前面
高信号腔较小者为真腔(箭),后面略高信号为假腔。

【鉴别诊断】　主动脉夹层假腔内完全被血栓充满与主动脉瘤伴附壁血栓形成的鉴别常存在一定困难。并且,这两种病变可以同时存在于慢性胸主动脉瘤。一般来说,有以下几点改变时更趋向于夹层的诊断:①主动脉开放的管腔受压变形,不呈圆形;②在不同的解剖水平,在主动脉管腔内血栓改变位置;③血栓的纵轴范围超过 7 cm。

主动脉壁内溃疡为主动脉管腔突向腔外的乳头状突起,可伴邻近局限性壁内血肿,主动脉管腔仍保持不变,未显示内膜片,可以和主动脉夹层鉴别,

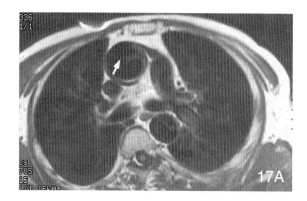

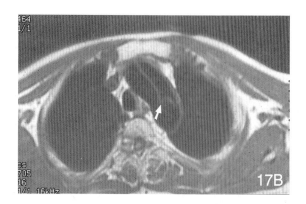

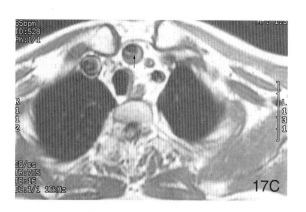

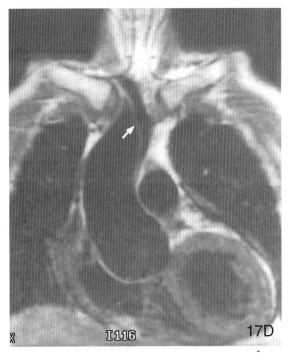

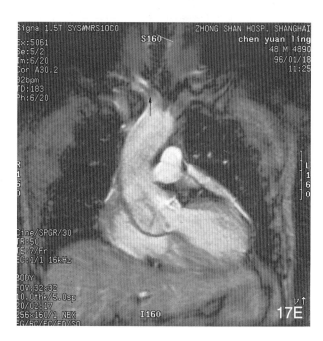

图 21-5-17　主动脉夹层 DeBakey Ⅰ型

A. SE T₁WI 横断位示升主动脉和降主动脉内膜片及破口(箭)。　B. 在主动脉弓水平层面示主动脉弓处内膜片呈不规则扭曲线样结构(箭)。　C. 在主动脉弓上水平层面示无名动脉受累(箭),真假两腔显示。　D. 冠状位 T₁WI 示主动脉弓内膜片(箭)伸入无名动脉开口部。　E. 冠状位 cine MRI 示无名动脉受累,内膜片呈低信号(箭)。心包内有少量积液。

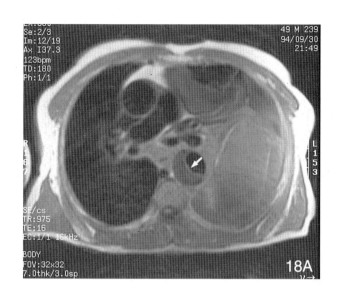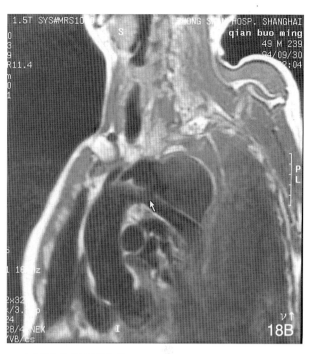

图 21-5-18 主动脉夹层 DeBakey Ⅲ型破入纵隔和胸腔

A. SE T₁WI 横断位,降主动脉真假两腔显示,真腔内信号流空,假腔内呈比血管壁略低信号,内膜片较假腔信号稍高(箭)。纵隔内片状
异常信号与肌肉信号相仿,左侧胸腔积液。 B. 斜矢位(左前斜位)示主动脉弓降部内膜片及中断破口(箭),伴左侧胸腔大量积液。

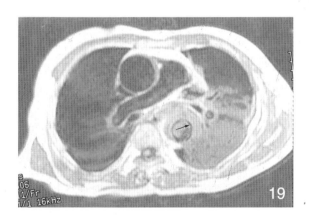

图 21-5-19 主动脉夹层 DeBakey Ⅲ型破入胸腔

SE T₁WI 横断位示降主动脉分为真假两腔,假腔信号
较真腔稍高(箭),主动脉后壁局部结构不清,伴周围胸腔积液。

但如同时合并夹层时,诊断可造成一定困难。

此外,心包上沟为心包返折环绕升主动脉根部
的正常结构,不要误为主动脉夹层,须注意识别。

上海医科大学中山医院对 55 例主动脉夹层进
行了 MRI、cine MRI 及 2D TOF 检查。其中男性 46
例,女性 9 例,平均年龄 48 岁。DeBakey Ⅰ型 17
例,Ⅱ型 3 例,Ⅲ型 35 例。我们对其中一组 25 例,
各序列显示主动脉夹层的情况作一比较。25 例中
DeBakey Ⅰ型 8 例,Ⅲ型 17 例。其中 23 例的 SE 序
列与 cine MRI 对病变的显示情况如下:SE 序列显

示内膜片者 23 例,真假两腔显示者 23 例,内膜破口
或再破口显示者 9 例;主动脉分支受累情况为无名
动脉 2 例。而 cine MRI 显示内膜片者 23 例,显示
真假两腔者 23 例,内膜破口或再破口显示者 14 例;
主动脉分支受累情况为无名动脉 3 例,左颈总动脉
2 例,左锁骨下动脉 2 例。对其中 21 例主动脉夹层
SE 序列与 2D TOF MRA 对腹主动脉的显示如下:
SE 序列显示内膜片者 21 例,真假两腔显示者 21
例,内膜破口或再破口显示者 2 例;腹主动脉分支的
受累情况为腹腔动脉 1 例,肠系膜上动脉 3 例,肾动
脉 4 例,髂动脉 6 例。而 2D TOF MRA 显示内膜片
者 21 例,真假两腔显示者 21 例,内膜破口或再破口
显示者 4 例;腹主动脉分支的受累情况为腹腔动脉
5 例,肠系膜上动脉 4 例,肾动脉 11 例,髂动脉 19
例。作者资料表明 SE 序列是主动脉夹层的基本检
查方法,显示内膜片及真假两腔敏感性很高,不难确
定诊断。但在胸主动脉的检查中,cine MRI 在验明
内膜片破口以及主动脉弓上分支受累方面优于 SE
序列。而在腹主动脉的检查中,SE 序列同样很敏
感,但 2D TOF MRA 在显示破口及分支受累方面优
于 SE 序列。因此,在 SE 序列基础上,辅以 cine
MRI 和 MRA 技术,可提高 MR 对总体观察夹层的
范围、内膜破口以及分支受累的能力。

三、假性动脉瘤

【病理】 假性动脉瘤（pseudoaneurysm）形成的原因主要是创伤和手术后并发症，后者包括心脏和主动脉手术、血管重建术和经皮穿刺扩张成形术等。其他的原因还有炎症、感染和动脉粥样硬化等。

假性动脉瘤是由于某种原因引起动脉血管破裂，出血后被周围纤维组织包裹，并且瘤腔仍与受损伤的母体血管相通。假性动脉瘤的瘤壁主要由纤维组织或外膜构成，而不是正常的动脉壁结构。假性动脉瘤腔内可有大量血栓形成，慢性者可形成大量钙化，但仍保持开放管腔并以狭颈与母体血管主动脉相连。胸部创伤主要是减速损伤而致主动脉假性动脉瘤，多发生在主动脉峡部，即左锁骨下动脉开口部至动脉韧带附着处附近；在腹部外伤可发生在外伤相应部位主动脉节段。心脏和大血管手术后并发假性动脉瘤多发生在手术缝线处，切开术的切口处和夹子处及移植血管与主动脉吻合口处等。

【临床表现】 由外伤或医源性所致假性动脉瘤可发生在事件后数天或数周内，有明确病史，如在腹部还可扪及搏动性肿块，不难作出诊断。但是在某些病例假性动脉瘤也可在手术后或外伤后数月、数年，甚至数十年才被发现，以致患者不能提供特征性病史，造成诊断的一定困难。

【MRI表现】 MRI SE序列横断位、矢状位和冠状位可以从多方位观察假性动脉瘤与母体血管主动脉的关系。关键是显示瘤腔以狭颈与主动脉相通。cine MRI 可达到同样效果。而常规MRA特别是动态增强 MRA 为三维成像，在显示瘤体与主动脉的关系方面明显优于 SE 和 cine MRI。

假性动脉瘤的MRI表现如下：

1. 在 SE 序列横断位显示主动脉旁一软组织块影，其中有流空的开放管腔与主动脉管腔以狭颈相通。斜矢位（或矢状位）和冠状位可对两者关系的显示作一补充。cine MRI 可显示主动脉管腔内高信号与假性动脉瘤内开放管腔高信号以狭颈相通。

2. 假性动脉瘤腔内可有大量血栓形成，亚急性血栓在 SE 序列 T_1WI 和 T_2WI 均显示为高信号，而慢性病例则为低信号或等信号，均匀或不均匀的信号。血栓中可有大量钙化，MRI对钙化不敏感。在 cine MRI，假性动脉瘤开放管腔为高信号，而慢性血栓则为低信号。

常规MRA和动态增强 MRA，虽对显示假性动脉瘤与主动脉的空间关系十分有利，但对假性动脉瘤腔内大量血栓不能满意显示。因此，SE 序列仍应作为常规检查。

【鉴别诊断】

1. 主动脉瘤：囊状动脉瘤有时须与假性动脉瘤鉴别。假性动脉瘤多有明确的外伤史。在胸部多发生在主动脉峡部，在腹部则发生在外伤相应部位的主动脉节段。假性动脉瘤腔内常见大量不规则血栓形成，而真性动脉瘤内可有附壁血栓或无血栓形成，有助于鉴别。此外，小的瘤颈支持假性动脉瘤诊断。

2. 主动脉夹层：当横断位扫描未能显示假性动脉瘤的颈部，而仅显示假性动脉瘤腔与主动脉管腔，可与主动脉夹层混淆。可注意观察其上下层面，加做斜矢位或其他位置检查协助观察瘤体与主动脉的关系，以助诊断。

四、主动脉病变的影像学评价

MRI 为一项无损伤性检查技术，可从横断位、冠状位和矢状位以及任意斜面进行扫描。利用流空现象能清楚显示血管壁结构与血管腔内血流情况，能有效地显示主动脉瘤、主动脉夹层以及假性动脉瘤等主动脉病变。

MRI 可清楚显示真性和假性动脉瘤及主动脉夹层的远近端范围，主动脉瘤瘤腔的外径以及瘤腔内附壁血栓，夹层的内膜片和主动脉分支的受累情况，以及主动脉瘤及夹层与周围脏器的关系，向纵隔及心包或后腹膜破入情况等。根据出血的时间长短其信号可有不同改变。从横断位、冠状位、矢状位及任意斜面切层，可以有助于从整体观察主动脉病变情况。Nienaber 等对 110 例临床疑及主动脉夹层的病例比较了 MRI、CT、经胸超声（TTE）和经食管超声（TEE）的诊断准确率，发现 MRI 的诊断准确率最高，敏感性为 98.3%，特异性为 97.8%，而 TTE 最低。CT 和 TEE 的诊断准确率也与 MRI 相接近。我们认为 TEE 尽管准确率较高，但是操作较复杂，病人痛苦，且对分支受累情况的观察有局限性。而常规 CT 检查，对内膜片和真假两腔显示十分清楚，但由于是横断位扫描，对主动脉病变的总体观察及对分支受累情况的显示受一定限制，且使用含碘造影剂，有碘过敏之虑。

传统的血管造影（包括 DSA）到目前为止，始终被认为是诊断主动脉病变的金标准，对观察主动脉病变的全貌、远近端情况及分支的受累显示清楚。

但是也有一定的局限性,如主动脉瘤内附壁血栓存在时,不能反映其瘤体的真实外径,仅能显示瘤的开放管腔;主动脉夹层时,如X线投照平面与内膜片平行,常不能清楚显示内膜片而造成漏诊。此外,主动脉造影不能显示主动脉瘤与周围脏器的关系,也不能满意显示瘤体破裂所致周围改变,如纵隔血肿、心包积血和后腹膜出血等。且主动脉造影为损伤性检查方法,不适宜作多次随访和反复检查。

与血管造影不同,MR血管造影(MRA)及CT血管造影(CTA)为无损伤性检查方法,而两者重建的图像接近DSA,能给临床医生手术前计划提供充分的信息。对主动脉瘤及夹层的远近端范围、瘤体的大小及分支受累情况均能满意显示,尤其是3D动态增强MRA对分支受累的显示远比常规MRI SE、Cine MRI以及常规MRA要好。3D动态增强MRA为冠状位或矢状位扫描,覆盖范围大。但值得注意的是,3D动态增强MRA的MIP图像对内膜片的显示不如原始图像和MPR,因此选择后处理的方法十分重要;同时,正确选择扫描方向也相当重要,扫描切面须与SE横断面显示的内膜片成一角度,这样原始图像和MPR就能清楚显示内膜片。另外,3D动态增强MRA只能显示主动脉瘤的开放管腔。为此,我们常将3D动态增强MRA与SE序列联合运用,可更准确地观察主动脉瘤体的真实外径。

CTA同样能清楚显示主动脉瘤及夹层的范围、内膜片、真假两腔及分支受累情况等,并且能显示瘤壁的钙化,图像清楚,分辨率高。唯CTA受限于层厚与螺距的制约,影响到检查所覆盖的范围。目前推出的多层螺旋CT将大大扩展CTA对主动脉的显示范围和提高对小分支的显示率。

（陈祖望　周康荣）

五、多发性大动脉炎

多发性大动脉炎(aortoarteritis)是一种慢性进行性的非特异性大动脉炎。1908年由日本眼科医生Takayasu首先报道,故又称Takayasu病。本病在我国和亚洲一些地区是一种常见的血管疾病,可侵犯胸、腹主动脉的任何部位及其任何主要分支。根据病变累及的部位,Ueno等将本病分为三型:Ⅰ型主要累及主动脉弓及其分支;Ⅱ型主要累及降主动脉、腹主动脉及其分支;Ⅲ型为混合型。Lupi-Herrera等又增加了Ⅳ型:病变主要累及肺动脉。

【病理】 病理改变是一种以中膜损害为主的全动脉炎,动脉全层呈弥漫性不规则的增厚和纤维化,以中层受累最重,导致血管腔狭窄和闭塞。少数病例可引起管腔扩张和动脉瘤形成。

【临床表现】 本病好发于青壮年,尤其是青年女性,男女发病率之比约1:10。偶有报道发生于少年儿童。多数患者起病时有发热、胸痛、乏力和受累血管狭窄、闭塞的多种临床表现,如头臂动脉闭塞,肾性高血压,主动脉缩窄,胸、腹主动脉瘤等引起的相应症状。临床上以Ⅲ型多见,病变广泛累及多个部位,病情一般较重。

【MRI表现】 常规SE序列和MRA等为本病的MRI主要检查技术。其主要MRI表现为受累动脉壁增厚、管腔狭窄和阻塞性改变,少数病人也可表现为管腔扩张和动脉瘤形成,但往往与血管狭窄闭塞性病变并存。MRI可清楚显示受累动脉的部位、数目、范围、病变程度以及侧支循环等情况。

1. SE序列:以横轴位、冠状位以及左前斜位显示最佳。可直接显示管壁的增厚、管腔狭窄和闭塞,以及管腔扩张、动脉瘤形成。受累血管壁增厚为多发性大动脉炎的特征性改变,尤以主动脉壁显示清楚。表现为受累主动脉壁明显增厚,最厚可达10 mm,部分病例主动脉轮廓不清,为主动脉周围炎所致。在T_1WI上增厚的血管壁为中等偏低的信号,信号基本均匀一致,有时中层呈略低信号。在T_2WI上表现为受累血管壁呈多环状影,其中部圆形流空低信号区为真正血管腔内径,紧贴血管腔的1~2 mm厚度环形高密度影为血管内膜;其外环形低信号影较厚,往往厚薄不一,为钙化或纤维化的血管中膜;最外层又呈环形高信号影为血管外膜;部分病例外膜明显增厚,轮廓不清(图21-5-20,21)。SE序列对胸、腹主动脉及其大分支,如头臂动脉的病变容易显示,对较小的血管如颈动脉、锁骨下动脉、椎动脉、肾动脉等显示较困难。

2. MRA:常规2D TOF MRA可显示腹主动脉全貌,原始横断面图像有利于判断其分支受累与否,心电门控2D TOF MRA可用于胸主动脉的显示,但由于受到心脏搏动以及血流方向的影响,尤其是主动脉弓水平血流方向复杂,常规MRA往往无法满意显示胸主动脉及其弓上分支。DCE MRA可清楚显示胸主动脉及其弓上分支,并可通过不同角度的旋转,准确估计受累血管的范围、程度以及侧支血管。对于腹主动脉及其分支DCE MRA同样优于2D TOF MRA,常规MRA对显示瘤体内部及瘤壁

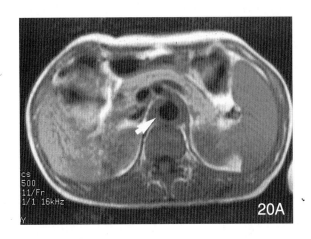

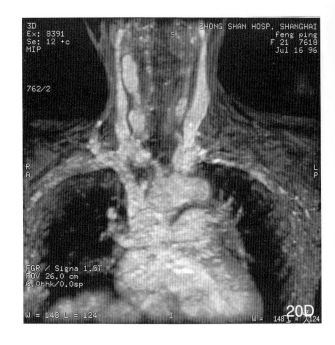

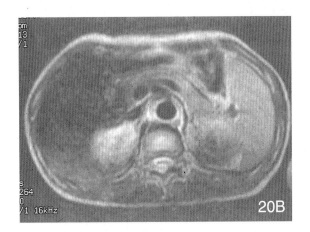

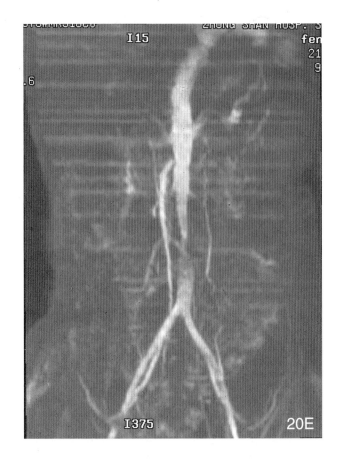

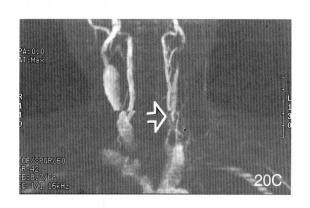

图 21-5-20　多发性大动脉炎

A. 横断位 SE T_1WI 示主动脉壁明显增厚达 8 mm,信号均匀(箭)。　B. T_2WI 示增厚的主动脉壁呈多环状影,内膜和外膜呈略高信号,中膜呈低信号。　C. 2D TOF MRA 示右侧颈动脉、双侧锁骨下动脉瘤样扩张,左颈总动脉中段狭窄(空心箭)。　D. 动态增强 MRA 示颈部血管改变较 2D TOF MRA 更加清楚。　E. 2D TOF MRA 示肾动脉以下腹主动脉明显狭窄。

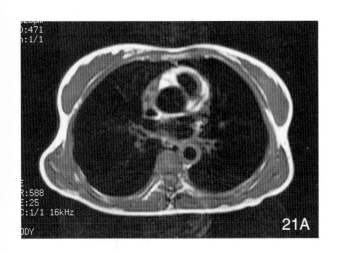

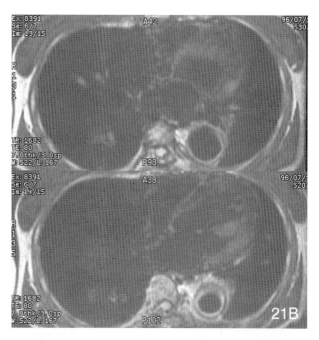

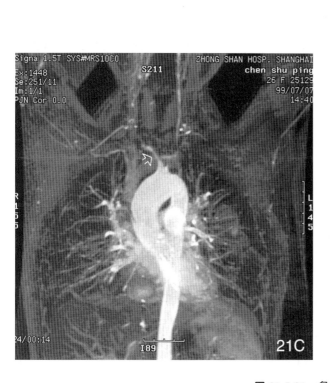

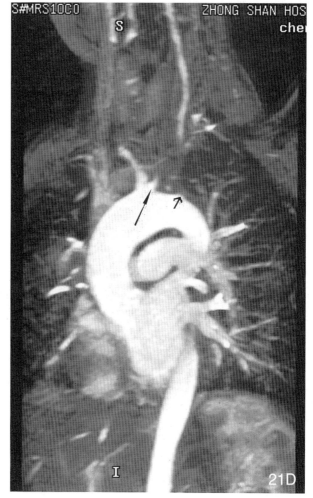

图 21-5-21　多发性大动脉炎

A 和 B. 横断位 SE　T_1WI 和 T_2WI 示降主动脉壁明显增厚,中膜信号略低(B)。动态增强 MRA 冠状位(C)和左前斜位(D)示无名动脉轻度狭窄(白色空心箭),右锁骨下动脉、右颈总动脉闭塞,左颈总动脉开口处重度狭窄(黑长箭),左锁骨下动脉开口处闭塞(黑短箭)。

情况受限,而 SE 序列检查时间较长,DCE MRA 在短时间内可完成检查,并清楚显示腹主动脉及其分支血管,动脉瘤与分支血管关系。部分病例在 SE 序列增强以及 DCE MRA 增强延迟相上可显示血管壁增厚情况(图 21-5-22～28)。

本病服类固醇药物治疗有效,治疗后受累动脉增厚的血管壁可逐渐变薄,血管周围炎症逐渐吸收,甚至完全恢复到正常形态。作为无创性技术 MRI 可作为大动脉炎治疗后疗效随访的方法。多发性大动脉炎外科手术治疗往往采用旁路血管移植的方法,MRI 可显示手术移植血管的部位、形态以及通畅与否,为临床提供手术后效果的可靠信息(图21-5-29)。

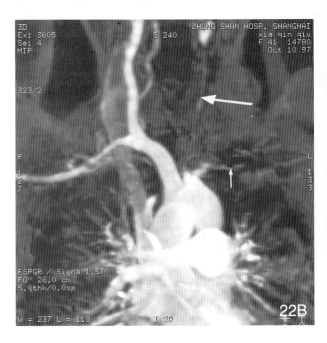

图 21-5-22 多发性大动脉炎
A. 2D TOF MRA。 B. 动态增强 MRA。均显示左颈总动脉广泛不规则狭窄(箭),
左锁骨下动脉中远段不规则狭窄、闭塞(小白箭)。

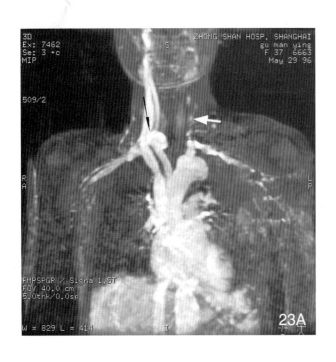

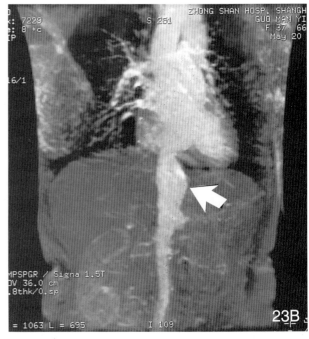

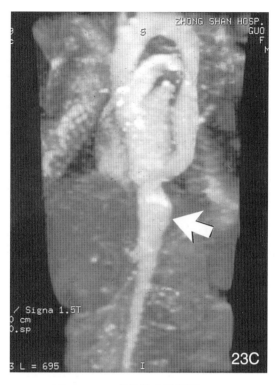

图 21-5-23　多发性大动脉炎

A. 动态增强 MRA 冠状位示右锁骨下动脉和颈总动脉分叉处动脉瘤形成(黑箭),左颈总动脉不规则狭窄(白箭)。
动态增强 MRA 冠状位(B)和左前斜位(C)示降主动脉、腹主动脉粗细不均,腹主动脉瘤形成(箭)。

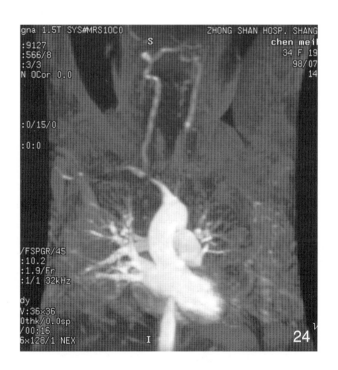

图 21-5-24　多发性大动脉炎累及弓上分支血管

动态增强 MRA 冠状位示无名动脉远端狭窄,右锁骨下动脉中、远段狭窄,
左颈总动脉广泛不规则狭窄,左锁骨下动脉开口闭塞。

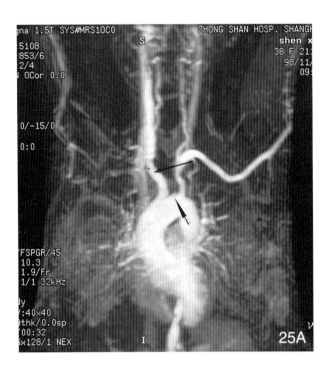

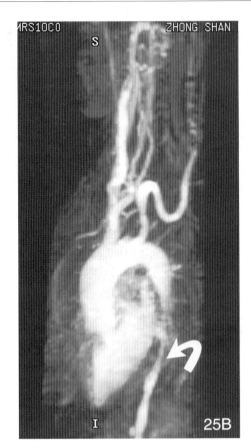

图 21-5-25 多发性大动脉炎

动态增强 MRA 冠状位(A)、左前斜位(B)示右锁骨下动脉(长箭)和左颈总动脉开口处闭塞(短黑箭)。
降主动脉明显不规则狭窄(B,弯箭)。

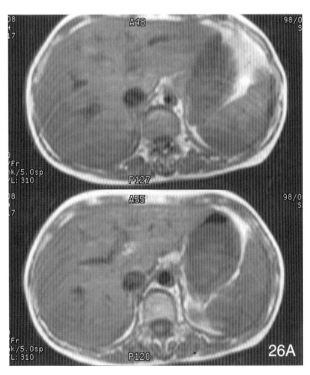

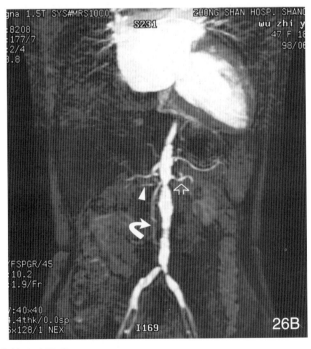

图 21-5-26 多发性大动脉炎

A. 横断位 SE T₁WI 示腹主动脉壁增厚,尤以左侧壁明显。 B. 动态增强 MRA 示腹主动脉多发节段性狭窄,
累及右肾动脉和双侧髂总动脉开口(空心箭示左肾动脉,白色箭头示右肾动脉,白色弯箭示肠系膜上动脉)。

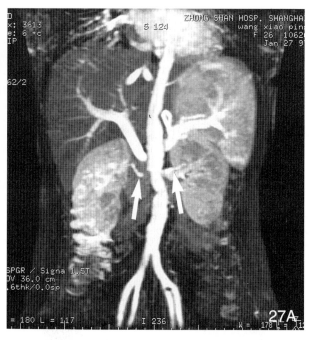

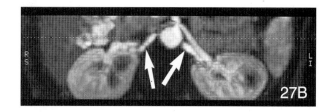

图 21-5-27 多发性大动脉炎

动态增强 MRA 冠状位 MIP(A)、横断位 MPR(B)示腹主动脉壁明显不规则，

管腔粗细不均，双侧肾动脉(箭)开口狭窄。

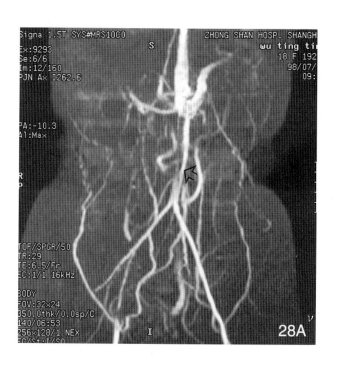

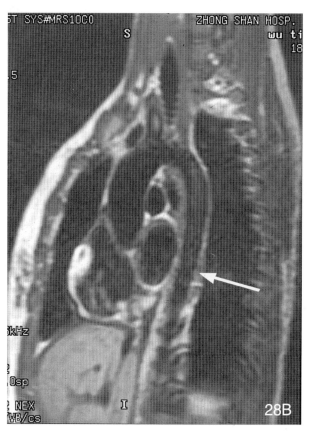

图 21-5-28 多发性大动脉炎

A. 2D TOF MRA 示腹主动脉明显狭窄，自肠系膜上动脉(空心箭)水平闭塞，伴周围大量侧支血管形成。

B. SE T$_1$WI 斜矢位(左前斜位)示降主动脉管壁增厚(箭)。

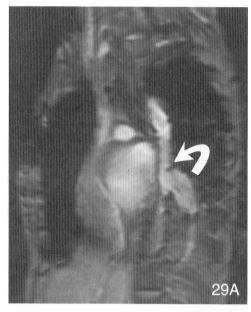

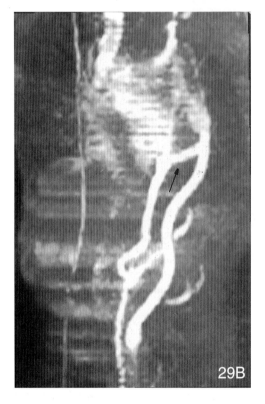

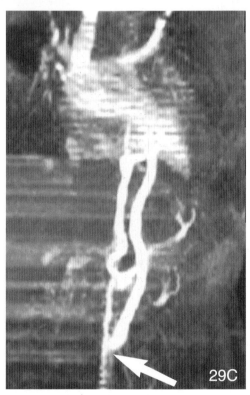

图 21-5-29　多发性大动脉炎行降主动脉-降主动脉、降主动脉-腹主动脉人造血管旁路移植术后

A. 斜矢位(左前斜位)cine MRI 示降主动脉与人造血管近端吻合口通畅,吻合口直径约 2.0 cm(箭)。　B. 2D TOF MRA 示人造血管上分支于横膈水平与降主动脉吻合口通畅(箭)。　C. 2D TOF MRA 示人造血管下分支于腹主动脉 分叉上方吻合(箭)。移植血管信号均匀,轮廓光整。

　　自 1994 年 8 月至今上海医科大学中山医院采用 MRI 诊断大动脉炎 36 例,其中 9 例经手术确诊,其余均经血管造影或临床生化及彩色超声确诊。36 例中头臂型大动脉炎 15 例,腹主动脉型 7 例,混合型 14 例,其中 1 例累及肺动脉。与手术、血管造影对照,MRI 可准确发现血管病变部位、范围和程度,并可精确测量受累血管壁的厚度,后者血管造影无法显示。尤其是 DCE MRA,可直观、整体地显示胸、腹主动脉全貌以及分支血管受累与否。但血管造影对显示多分支小血管的受累范围及程度优于 MRA。所幸大动脉炎以侵犯主动脉及其大分支近端为主。多发性大动脉炎 MRI 检查顺序为：首先 SE 序列横断面和斜矢位平扫，可基本明确病变范围，以及血管壁的厚度，SE 序列对主动脉分支血管显示较差。胸主动脉及弓上分支以 DCE MRA 显示为佳（DCE MRA 技术详见有关章节），腹主动脉及其分支的显示以 2D TOF MRA 为主。结合横断面原始图像，基本上可明确受累血管的数目、范围和程度，如分支血管显示不清，可辅以 DCE MRA 明确诊断。

六、马凡综合征

马凡综合征（Marfan syndrome）是一种常染色体显性遗传性结缔组织疾病，主要累及骨骼、眼睛和心血管系统。本病有家族史，多发于青壮年，偶尔可在儿童期或至老年时被发现。

马凡综合征的骨骼系统典型表现为瘦长体形、四肢细长、肌肉发育不全、韧带松弛、蜘蛛指（趾）、脊柱侧弯或后突、漏斗胸或鸡胸、高腭弓等，其中尤以蜘蛛指（趾）为特征性改变，发生率较高。约 5% 的患者有眼球晶状体脱位或半脱位，常伴有高度近视眼和视网膜剥离。有 30%～60% 患者累及心血管系统，常为致死的原因。最常见累及主动脉，基本病变为主动脉中层囊性坏死，病变多见于主动脉瓣环至无名动脉开口部的升主动脉近端部位，主动脉窦和升主动脉呈瘤样扩张，引起主动脉瓣环扩张及主动脉瓣关闭不全，可发生主动脉夹层。

X 线平片检查可见四肢细长、蜘蛛指（趾）、掌骨指数 > 8.4，脊柱侧弯、后突，呈漏斗胸或鸡胸。升主动脉呈梭形瘤样扩大，如伴主动脉瓣关闭不全，可见左心室增大。

【MRI 表现】　MRI SE 序列、cine MRI 以及 MRA 可准确显示胸主动脉大小、形态，动脉瘤的形成以及主动脉瓣关闭不全。

心血管系统 MRI 表现：

1. 升主动脉扩大：SE 序列左前斜、冠状位和矢状位可清楚显示升主动脉瘤样扩张，横径明显扩大，可以从瓣环延伸至头臂动脉，尤以升主动脉根部明显，并波及升主动脉窦，通常三个窦同时受累。伴主动脉瓣关闭不全者，可见左心室增大。cine MRI 可动态显示舒张期升主动脉血流经瓣口反流入左心室，在左心室可见束状或扇状低信号区（图 21-5-30～32）。

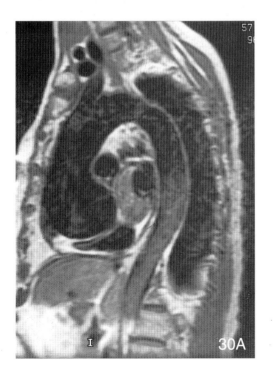

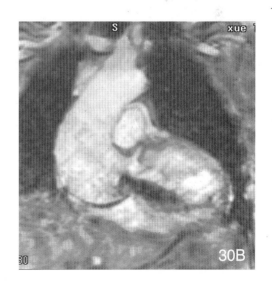

图 21-5-30　马凡综合征

A. 斜矢位（左前斜位）SE T_1WI 示升主动脉瘤样扩张，尤以根部明显，并波及主动脉窦。

B. 冠状位 cine MRI 示升主动脉显著扩张外，且见主动脉瓣关闭不全，表现为心脏舒张期主动脉瓣口至左心室扇形低信号区。

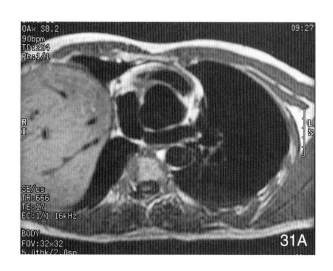
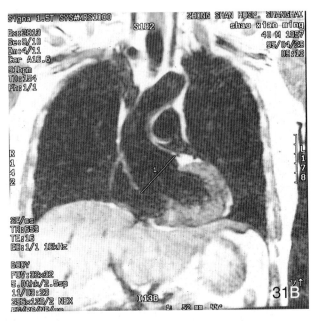
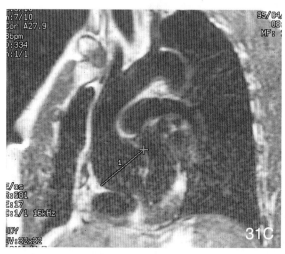

图 21-5-31 马凡综合征

A. 横断位 SE T₁WI 示升主动脉根部明显扩张,累及主动脉窦。
B、C. 冠状位和斜矢位(左前斜位)SE T₁WI 示升主动脉呈"蒜头样"改变,最宽处达 52 mm。

2. 主动脉夹层形成:由于动脉中层囊性变,中层易破裂,常导致夹层形成,好发于升主动脉近端,常见的撕裂部位在升主动脉瓣上方 4 cm 以内。SE 序列横断面扫描不受内膜片方向的影响,有利于显示内膜片和真假两腔。SE 序列真腔为信号流空,假腔血流缓慢,常有血栓形成,表现为略高信号或中等信号。内膜片在 SE 序列 T₁WI 上表现为真、假腔之间的线样或弧状中等信号,横切面大多呈直线或弧线状,冠状位、矢状位和斜切位往往呈纵向线样螺旋状,假腔内血栓在 SE 序列 T₁WI 上呈高信号,而假腔内慢血流在 T₂WI 上呈高信号,取决于假腔内的血流速度。有时 SE 技术难以鉴别慢血流和附壁血栓,cine MRI 可区分两者,血流呈高信号,血栓呈低信号。SE 序列对显示分支血管受累与否有局限性,易受伪影干扰。心电门控 2D TOF MRA 和 DCE MRA,尤其后者对主动脉全貌及其分支血管的显示较理想(详见主动脉夹层节段)(图 21-5-33~36)。

(王佩芬)

七、主动脉弓及其分支发育畸形

主动脉弓及其分支血管的形成是个十分复杂的过程,包括 6 对弓动脉干的发育。先天性主动脉弓及其分支血管发育畸形的主要原因为胚胎发育期 6 对弓动脉干在发育演化过程中的异常或变异。

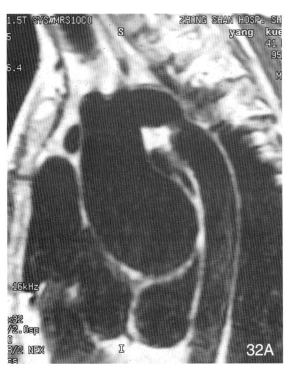 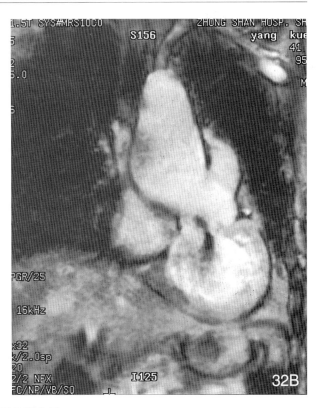

图 21-5-32　马凡综合征

A. 斜矢位(左前斜位)SE T₁WI 示升主动脉显著扩张,累及主动脉窦。　B. 冠状位 cine MRI 示主动脉瓣关闭不全,
主动脉瓣口至左心室内见扇形低信号区,左心室扩大。升主动脉扩张呈高信号。

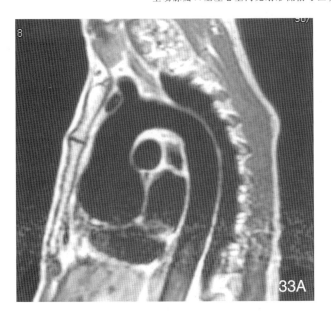 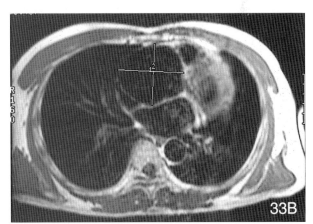

图 21-5-33　马凡综合征

SE T₁WI 斜矢位(左前斜位)(A)和横断位(B)示升主动脉扩张,累及主动脉窦,
呈"蒜头"状外观,直径达 87 mm×93 mm。

主动脉弓及其分支血管的畸形包括右位主动脉弓、颈位主动脉弓、双主动脉弓、迷走锁骨下动脉及主动脉折曲等,作为一组畸形并不少见。在这一组主动脉弓及其分支畸形不伴有其他先天性畸形患者中,大部分无临床症状而被忽略;其中仅有部分患者因血管环或异常血管压迫气管和食管,而引起呼吸困难、吞咽障碍或呼吸道感染等症状;或因异常血管所构成的上纵隔肿块影需与纵隔肿瘤、主动脉瘤或主动脉缩窄等其他疾病鉴别时而被证实。MRI 和 MRA 是一种非侵袭性的检查方法,能对主动脉弓及其分支畸形作出全面评估,提供准确的主动脉弓及其分支畸形的定位和分型,确定异常血管对气管和食管有无压迫,并与其他纵隔疾病鉴别。

（一）右位主动脉弓

【病理】　右位主动脉弓(right aortic arch)为最常见的主动脉弓畸形,可以单独存在,也可以合并于其他先天性心血管畸形。根据 Edwards 双主动脉弓胚胎发育的假设,在正常情况下,右侧背动脉弓在右锁骨下动脉远端中断,则形成正常的左位主动脉弓;如在左侧背动脉弓任何一处中断,则形成右位主动脉弓。

根据中断部位,可将右位主动脉弓分为 5 型(线图 21-5-2):Ⅰ型和Ⅱ型,中断部位在左锁骨下动脉的远端,为右位主动脉弓伴镜象分支。Ⅲ型,中断部位在左锁骨下动脉与左颈总动脉之间,为右位主动脉弓伴迷走左锁骨下动脉(线图 21-5-3)。Ⅳ型,中断部位在左颈总动脉的近端,为右位主动脉弓伴迷走无名动脉。Ⅴ型,中断部位在左锁骨下动脉的远端和左颈总动脉的近端(Ⅰ型加Ⅳ型),而产生孤立的左锁骨下动脉;它通过左侧动脉导管与左肺动脉

连接。其中以Ⅰ型和Ⅲ型最常见,两者中以后者最常见。Ⅰ型右位主动脉弓伴镜象分支常伴有紫绀型先心病,如法格四联症、永存动脉干等,以前者多见。Ⅲ型右位主动脉弓伴迷走左锁骨下动脉,发生率约占人口的 0.1%;这类畸形与先心病有关联的占 5%。右位主动脉弓产生的第一支血管为左颈总动脉,随后依次为右颈总动脉、右锁骨下动脉;迷走左锁骨下动脉作为右弓的第四分支,直接开口于弓与降主动脉连接处或为局部膨大的 Kommerrel 憩室。

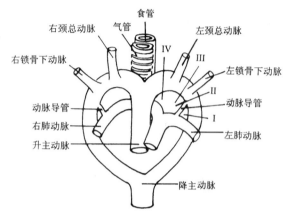

线图 21-5-2　Edwards 双主动脉弓假设及右位主动脉弓的分型示意图

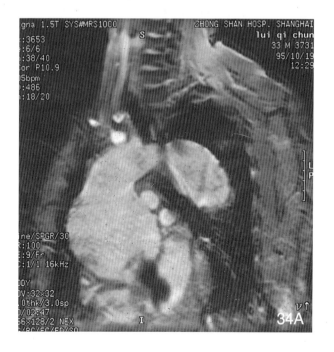

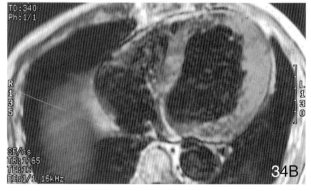

图 21-5-34　马凡综合征

A. 左前斜位 cine MRI 示主动脉显著扩张,累及主动脉窦,主动脉瓣关闭不全,表现为主动脉瓣口下方至左心室内条束状低信号影。　B. 横断位 SE T₁WI 示左心室明显增大,心室壁略增厚。

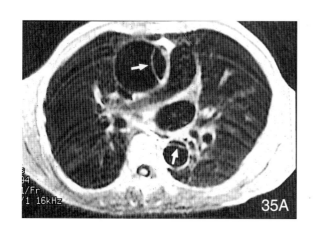

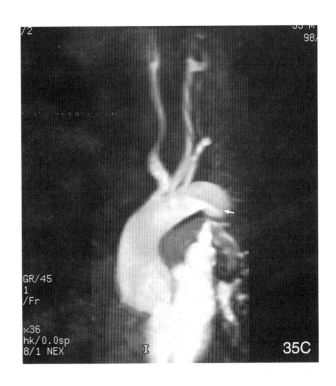

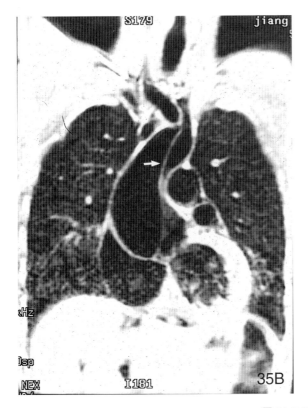

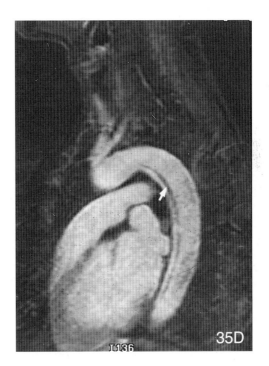

图 21-5-35　马凡综合征

A. 横断位 SE T_1WI 示升主动脉扩张伴夹层形成,升主动脉及降主动脉内均见撕裂内膜片(箭)。　　B. 冠位 SE T_1WI 示升主动脉夹层,内膜片清楚显示(箭)。左心室腔扩大,心肌壁增厚。　　C、D. 左前斜位和矢状位动态增强 MRA 示升主动脉扩张,尤以根部明显,主动脉弓及降部内见内膜片(箭),假腔较大,真腔细小,明显受压。由于左前斜位增强扫描层面与升主动脉内膜片平行,未能显示升主动脉夹层(C)。

　　右位主动脉弓的降部行径有两种,常见的为右弓通过气管右侧下降走行于脊柱右侧,在膈水平跨越至脊柱左侧。第二种为弓在气管右侧通过,并旋转至食管后下降至脊柱的左侧。在大多数病例中,迷走左锁骨下动脉和左动脉导管两者产生于主动脉憩室,在弓和降主动脉的连接处,形成血管环;此种形状也可归类于旋绕食管后的弓。

【临床表现】 本病常见症状是吞咽障碍和呼吸困难;多数无症状者,多由胸透和胸片体检,或患有其他胸部疾患时偶然发现。

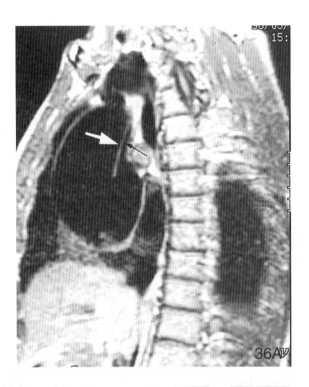

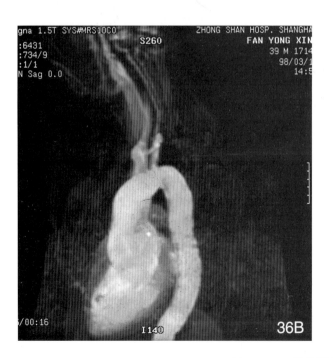

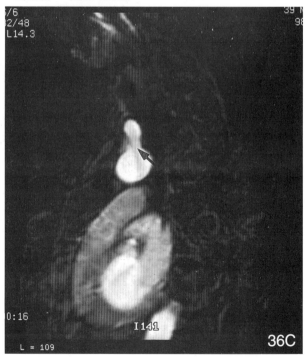

图 21-5-36 马凡综合征伴主动脉夹层

A. 左前斜位 SE T₁WI 示升主动脉瘤样扩张,并波及主动脉窦。其后壁见内膜片及夹层破口(箭)。 B. 左前斜位动态增强 MRA 示胸主动脉全貌,升主动脉呈"蒜头样"外观,由于扫描方向与内膜片平行,夹层未能显示。 C. 动态增强 MRA 原始图像示升主动脉夹层内膜片撕入无名动脉(箭)。

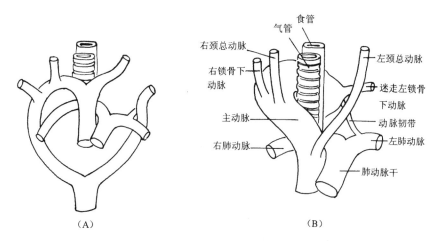

线图 21-5-3　**A、B Edwards** 双主动脉弓假设中左颈总动脉与左锁骨下动脉之间中断及
右位主动脉弓伴迷走左锁骨下动脉(Ⅲ型)示意图

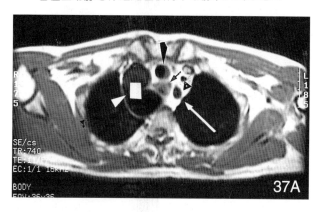

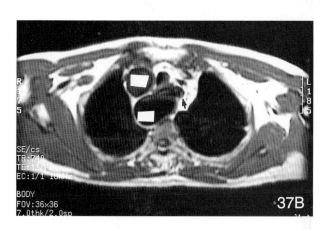
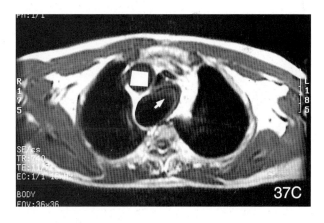

图 21-5-37　右位主动脉弓伴迷走左锁骨下动脉

A. SE T₁WI 横断位显示右弓位置较正常左弓高,相当于头臂血管水平,胸骨柄的上方。走行趋于前后方向,位于气管
和食管的右侧。右弓的左侧分别为气管(箭头)、食管(短箭)、左颈总动脉(三角)及迷走左锁骨下动脉(白长箭)。　B、
C. 下方连续层面横断位显示膨大的主动脉憩室(白箭)及迷走左锁骨下动脉开口(黑箭);气管和食管被推压移位于狭
小的空间。　A:主动脉弓;　AA:升主动脉;　DA:降主动脉。

【MRI 表现】

1. 检查技术:常规检查技术为 SE 序列 T₁WI
辅以 MRA。SE 序列横断位、冠状位基本上可准确
显示右位主动脉弓及其分支畸形的病理解剖,但对

主动脉弓及其分支的空间关系显示不如 MRA 三维
成像。2D TOF 须配有心电门控,方可得到满意的
胸主动脉图像。3D DCE MRA 对全面显示血管的
异位起源和走行具有更大的价值。必要时可加 cine

MRI,用以观察血管环对气管和食管的影响。

2. MRI表现:在SE序列横断位和冠状位图像上,右弓的位置通常较正常左弓高,相当于头臂血管水平,胸骨柄的上方。右弓的走行更趋于前后方向,位于气管和食管的右侧。弓略下方水平图像适宜显示迷走血管的起源,在右弓的左后方,从一膨大的主动脉憩室上发出,向左上走行,位于气管和食管的左后方(图21-5-37)。由于迷走血管起始部的扩张和主动脉憩室的膨凸,气管和食管被推压移位于狭小的空

间中;在此水平位置,cine MRI能动态观察心动周期中异常血管或血管环对气管和食管的压迫。冠状位显示主动脉降部在胸廓脊柱的右侧(图21-5-38)。3D DCE MRA图像与SE序列和cine MRI比较,在显示右位主动脉弓及其分支的复杂关系方面更具优势和整体观。在同一张图上可显示为左颈总动脉、右颈总动脉、右锁骨下动脉;迷走左锁骨下动脉开口于膨大的主动脉憩室;降主动脉沿脊柱右侧下降,然后在膈水平跨过脊柱行走于左侧(图21-5-39)。

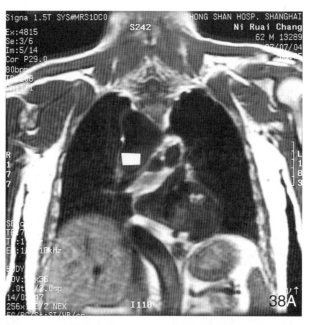

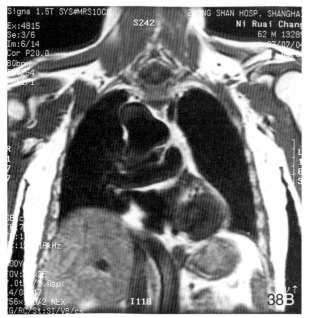
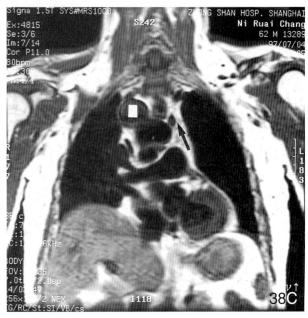

图 21-5-38 右位主动脉弓伴迷走左锁骨下动脉(同图 21-5-37 同一病例)

A~C为连续层面 SE T$_1$WI 冠状位。 A. 显示降主动脉位于脊柱右侧,在膈水平跨越至脊柱的左侧。 B. 显示膨大的主动脉憩室(箭头),其上方为迷走左锁骨下动脉升部(箭)。 C. 显示迷走左锁骨下动脉起始部(箭)。 A:主动脉弓; DA:降主动脉。

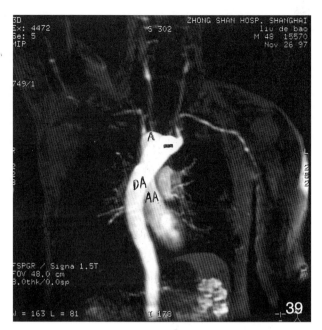

图 21-5-39　右位主动脉弓伴迷走左锁骨下动脉

3D DCE MRA 显示右位主动脉弓及其分支血管。主动脉憩室(黑杠)，迷走左锁骨下动脉开口于主动脉憩室(白箭)。

A：主动脉弓；　AA：表示升主动脉；　DA：降主动脉。

我们共收集了接受 MRI 和 CT 检查的右位主动脉弓 12 例，结果均为右位主动脉弓伴迷走左锁骨下动脉(Ⅲ型)；迷走血管均起源于主动脉憩室，降主动脉都位于右侧。

（二）迷走右锁骨下动脉

迷走右锁骨下动脉(aberrant right subclavian artery)是主动脉弓及其分支畸形中最常见的一种。根据 Edward 的双主动脉弓假设，是由于右背动脉弓在右颈总动脉与右锁骨下动脉之间中断的结果(线图 21-5-4)。

临床上较少产生症状，常见的症状是吞咽困难。大多是在食管吞钡检查或在胸部疾病的 CT、MRI 检查中意外发现。

【MRI 表现】　常规检查技术为 SE 序列横断位、冠状位以及 MRA。

迷走右锁骨下动脉在食管吞钡图像上有典型表现，在主动脉弓或弓下水平，食管后缘有一自左下向右上斜行的带状或螺旋状压迹(图 21-5-40)。SE 序列横断位、冠状位图像显示迷走右锁骨下动脉作为弓的第四分支，开口于主动脉弓的右后缘，弓与降主动脉的连接处或膨凸的主动脉憩室。迷走血管向右向上走行于气管和食管的后方(图 21-5-41)。主动脉弓的位置大多正常。3D DCE MRA 能满意显示迷走右锁骨下动脉与主动脉弓的关系(图 21-5-42)。

（三）颈位主动脉弓

【病理】　颈位主动脉弓(cervical aortic arch)是一种少见的先天性主动脉弓畸形。通常归因于胚胎早期，6 对弓动脉干在演化过程中，左或右第三对弓动脉干的存留取代了第四对弓动脉干的结果，颈位主动脉弓位置较高，其弓的顶端位于锁骨上窝、颈根部。可分为左颈弓和右颈弓，以右颈位主动脉弓者多见，文献报道约占病例的 80%，并可伴有分支血管开口的变异。

【临床表现】　患者常无临床症状，临床检查时在锁骨上窝、颈根部可扪及搏动性肿块。胸透体检和胸片上偶尔发现上纵隔肿块(图 21-5-43)。有症状者以吞咽困难最为常见。

【MRI 表现】

1. 检查技术：与其他弓部发育异常相同。SE 序列横断位、矢状位和冠状位可以从多方位观察主动脉的病理解剖位置。在观察主动脉弓的全程及其分支关系方面，横断位不如矢状位和冠状位。2D TOF MRA 在显示分支血管方面优于 SE 序列。SE

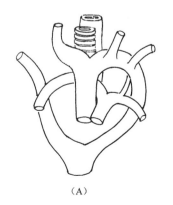

(A)

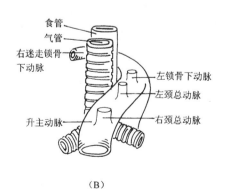

(B)

线图 21-5-4　Edwards 双主动脉弓假设中右颈总动脉与右锁骨下动脉之间中断及正常左弓伴迷走右锁骨下动脉示意图

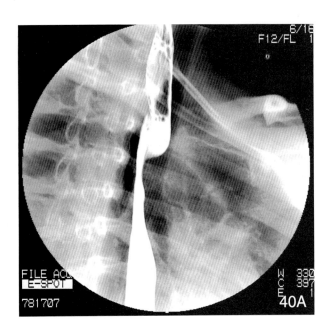
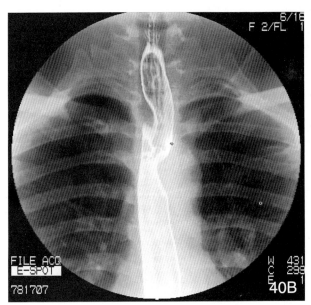

图 21-5-40 迷走右锁骨下动脉

A. 右前斜位食管吞钡片。 B. 正位食管吞钡片。

显示主动脉弓水平一左下向右上斜行的带状、螺旋状食管压迹。

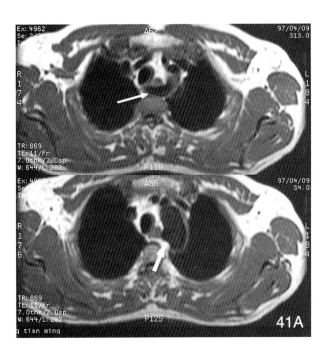
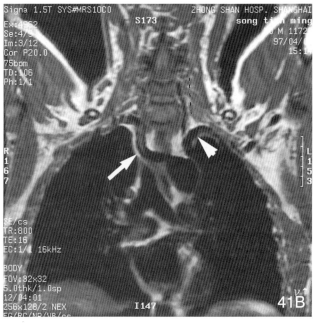

图 21-5-41 迷走右锁骨下动脉

A. SE T_1WI 横断位图像显示迷走右锁骨下动脉开口于主动脉弓的右后缘(下图,黑箭);向上向右行走于食管的后方
(上图,白箭)。 B. 冠状位图像显示迷走右锁骨下动脉(箭)开口于主动脉弓与降主动脉连接处。箭示左锁骨下动脉。

序列为二维成像,而 2D TOF 受血流方向影响。胸主动脉 2D TOF 检查需配有心电门控,有一定的局限性,在显示主动脉弓及其分支血管之间的解剖关系不如 3D TOF MRA。

2. MRI 表现:上海医科大学中山医院共收集 3 例颈位主动脉弓,其中 1 例为右侧颈位主动脉弓,2 例左侧颈位主动脉弓,后 2 例中有 1 例伴有弓前部的动脉瘤。

右侧颈位主动脉弓的 SE 序列横断位、冠状位图像显示右侧颈位主动脉弓位于脊柱的右侧,位

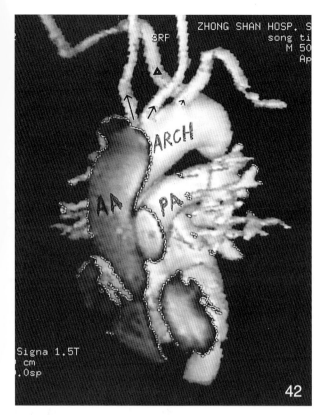

图 21-5-42　迷走右锁骨下动脉（同图 21-5-41 同一病例）

3D DCE MRA 表面重建图显示主动脉弓及其分支。
依次为右颈总动脉（长箭）、左颈总动脉（中箭）、左锁骨
下动脉（短箭）；迷走右锁骨下动脉作为第四分支开口
于弓和降主动脉连接处（三角）。　　AA：升主动脉；
ARCH：主动脉弓；　PA：肺动脉。

置较高，其弓的顶端位于颈底部、锁骨的内侧上方。连续层面图像观察，颈弓一端与升主动脉相连，另一端与降主动脉相连（图 21-5-44,45）。3D DCE MRA 图像清楚显示右颈弓、降主动脉自右向左向下斜行，并跨越至脊柱左侧。分支血管也清晰显示，排列顺序为左颈总动脉、右颈总动脉、右锁骨下动脉，迷走左锁骨下动脉发自膨大的主动脉憩室（图 21-5-46）。

左侧颈位主动脉弓前部动脉瘤病例的 SE 序列横断位、矢状位和冠状位图像显示颈弓位于脊柱的左侧，其弓的顶端达颈部（图 21-5-47）。弓前部瘤体巨大，直径约 6 cm。近端与升主动脉相连，远端呈折叠状扭曲与弓相连，主动脉弓受压变扁（图 21-5-48,49）。2D TOF 冠状位图像显示主动脉弓部、无名动脉、左颈总动脉及弓前动脉瘤。左颈弓顶部高达锁骨上区。左颈总动脉距瘤体 23 mm，弓降连接处发出左锁骨下动脉（图 21-5-50）。

另一例左侧颈位主动脉弓血管造影表现与上述病例的 MRA 所见相似（图 21-5-51）。

（四）双主动脉弓

根据 Edwards 的假设，双主动脉弓（double aortic arch）畸形是左右背动脉弓均保留的结果。升主动脉分叉形成为两个弓，立即通过临近气管的两侧，弯曲环绕食管，在其后方融合构成单独的降主动脉（线图 21-5-5）。降主动脉大多位于脊柱的左侧。

据文献报道双主动脉弓右弓优势型约占病例的 80%。右弓管径比左弓管径大，位置比左弓更高。颈总动脉和锁骨下动脉从各自弓单独发出。双主动脉弓与右位主动脉弓伴迷走左锁骨下动脉的松散排列不同，其形状是个紧密的环，环绕气管和食管，引起患者吞咽困难和呼吸困难。因此该畸形常需要进行外科松解手术，以减轻患者的症状。

【MRI 表现】　MR 检查技术同上述弓部畸形。应用 cine MRI 可观察心动周期下血管环对食管和气管的影响程度；3D DCE MRA 的成像可立体展示双主动脉弓畸形及其分支分布的复杂空间关系，为临床提供制定手术方案的必需资料。

MRI SE 序列对双主动脉弓畸形基本上可作出全面评估。横断位图像显示升主动脉分成左右两弓，较大的右弓呈前后水平。双弓环绕气管和食管，形成完整的环。在颈胸连接处，弓的分支血管排列对称，位于气管和食管的两侧。

（五）主动脉弓折曲

主动脉弓折曲（kinking of aortic arch）是一种罕见的先天性弓发育畸形。此畸形是以主动脉峡部即动脉韧带附着处为中心，主动脉弓后部与降主动脉连接处形成折曲。又有"假性主动脉缩窄"之称。

主动脉弓折曲畸形可单独存在，或与其他心血管畸形并存。如单独存在，患者没有任何症状，仅在胸透或胸片检查时偶尔被发现，其临床意义在于和主动脉缩窄等畸形进行鉴别。

【MRI 表现】　诊断主动脉弓折曲畸形可应用 MRI SE 序列和 MRA 技术。SE 序列横断位不如斜矢位，斜矢位（相当于左前斜位）虽可显示升、降主动脉全貌，但弓的折曲部分有时需在连续层面上展示。两者对展示折曲部分整体有所欠缺。3D DCE MRA 技术能弥补 SE 序列技术的不足。

作者对 1 例主动脉弓折曲畸形曾作 MRI 检查，在 SE 横断位图像上显示主动脉弓顶端位置较高，位于胸骨柄水平。从中间向左走行，紧靠前胸壁。下一层面显示弓向前下走行，并向后折返，与降主动脉连接。折曲的近端管腔略变细，远端稍增宽（图

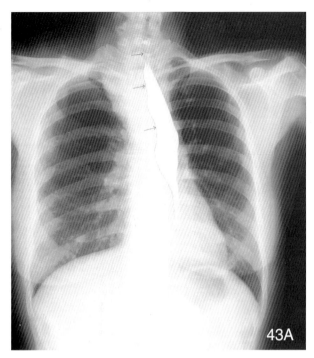
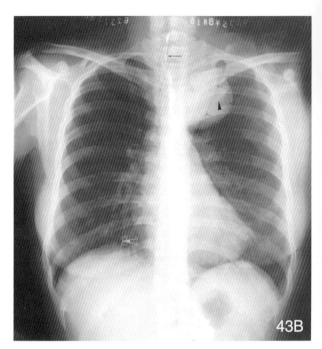

图 21-5-43　颈位主动脉

A. 右侧颈位主动脉弓。胸部后前位片显示右上纵隔肿块,延伸至锁骨上,气管和食管受压左移(箭)。　B. 左侧颈位主动脉弓伴动脉瘤,平片显示左上纵隔巨大肿块延伸至锁骨上窝,气管和食管受压轻度右移(长箭)。箭头示瘤体,短箭示降主动脉外缘。

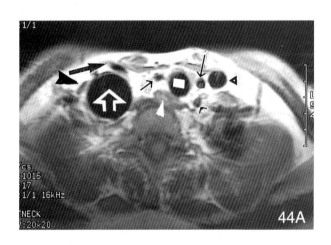
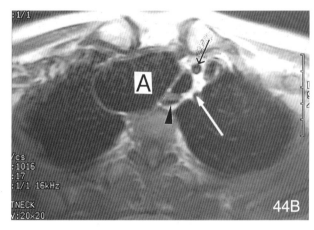

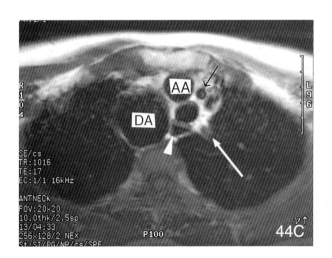

图 21-5-44　右侧颈位主动脉弓伴迷走左锁骨下动脉

A～C 为相邻层面 SE T₁WI 横断位。　A. 显示右侧颈位主动脉弓位于脊柱右侧,位置高,弓的顶端位于颈根部(空心白箭)。右颈静脉受压变扁(黑粗箭),气管(白方块)、食管(黑箭头)受压被推移至左侧。气管右侧为右颈总动脉(黑细短箭),气管左侧分别为左颈总动脉(黑细长箭)、迷走左锁骨下动脉(黑细箭头)及左颈静脉(黑三角)。弓顶端外侧为右锁骨下动脉(分叉黑箭头)。　B、C. 显示主动脉弓及升、降主动脉。A:主动脉弓;AA:升主动脉;DA:降主动脉;黑箭头:食管;黑箭:左颈总动脉;白长箭:迷走左锁骨下动脉。

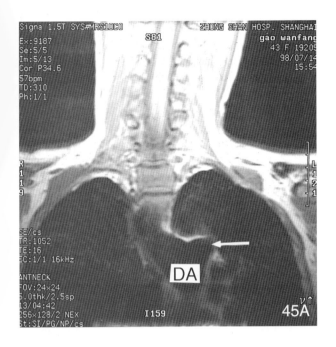
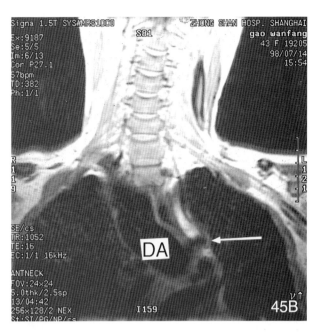
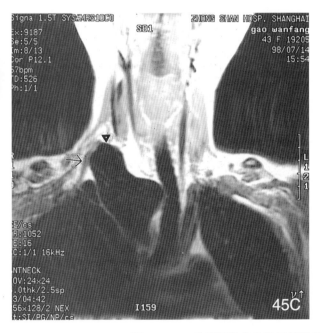
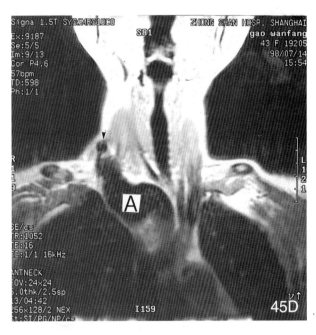

图 21-5-45　右侧颈位主动脉弓伴迷走左锁骨下动脉（同图 21-5-44 同一病例）

A~D 为相邻层面 SE T_1WI 冠状位。　A. 显示膨大的主动脉憩室（箭）。　B. 显示迷走锁骨下动脉（箭）。
C. 显示颈弓的顶端（三角）及右锁骨下动脉（箭）；气管明显受压推移；　D. 显示弯曲的主动脉弓及小
憩室（箭头）。　A：主动脉弓；　DA：降主动脉。

21-5-52）。斜矢状位连续切面显示升主动脉和降主动脉的全貌及迂曲折叠的弓部（图 21-5-53）。3D DCE MRA 图像显示主动脉弓明显扭曲呈"3"形状。扭曲段管腔较远端降主动脉略变细，无明显狭窄征象。无名动脉、左颈总动脉分别开口于折曲段上方近端，左锁骨下动脉开口于折曲段。升主动脉直径

3.5 cm，降主动脉直径 4.5 cm；扭曲段直径为 2 cm。未见明显的侧支血管显示（图 21-5-54）。

主动脉弓折曲畸形与真性主动脉缩窄不同之处，是折曲部分的管腔可稍变细，但无明显狭窄，无侧支血管形成。X 线片上无肋骨切迹可见。以上为与主动脉缩窄鉴别诊断的重要征象。

（六）影像学技术比较

主动脉弓及其分支发育畸形的病例，在 X 线平片检查中对于主动脉弓的位置确定还是有意义的，对于分支畸形确定有困难。食管吞钡检查能了解主动脉弓的位置，对迷走血管能作出间接的诊断，但无法定位和定型。

血管造影仍可作为诊断主动脉弓及其分支发育畸形的金标准，但对双主动脉弓中左弓闭锁与右位主动脉弓的鉴别诊断几乎不可能。毕竟血管造影是二维成像，除非多个方位进行造影，否则无法在复杂的结构空间中展示畸形的全貌。另外，血管造影是一项损伤性检查方法。

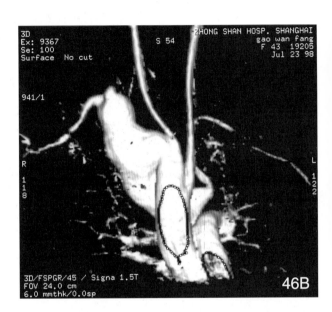

图 21-5-46　右侧颈位主动脉弓伴迷走左锁骨下动脉（同图 21-5-44 同一病例）

A. 3D DCE MRA 的 MIP 重建图，示右侧颈位主动脉弓及其分支血管清晰显示；分支排列依次为左颈总动脉（黑长箭）、右颈总动脉（黑短箭）、右锁骨下动脉（白粗箭），迷走左锁骨下动脉（白弯箭）开口于主动脉憩室（黑中箭）。　B. 3D DCE MRA 表面重建图，与 A 所见相同，但立体感强。　ARCH：主动脉弓；　AA：升主动脉；　DA：降主动脉；　PA：肺动脉；黑三角：弓顶端及小憩室。

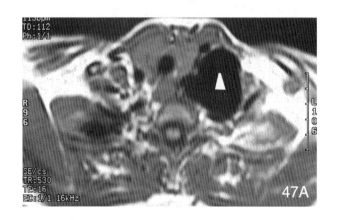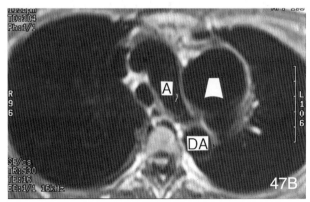

图 21-5-47　左侧颈位主动脉弓伴动脉瘤

A、B. SE T₁WI 横断位显示左侧颈位主动脉弓位于脊柱的左侧，位置高，其顶端达颈部、甲状腺水平（A，白箭头）。弓部瘤体（B，白钝箭头）使主动脉弓受压变扁。　A：主动脉弓；　DA：降主动脉。

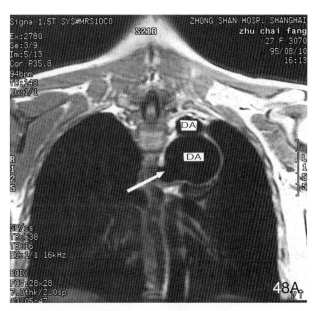

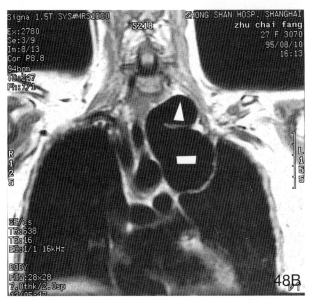

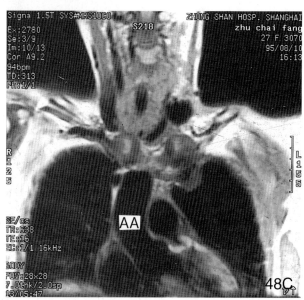

图 21-5-48　左侧颈位主动脉弓伴动脉瘤(同图 21-5-47 同一病例)

A~C 为 SE T₁WI 冠状位。　A. 示瘤体(白杠)近端与升主动脉相连(箭)。
B. 示瘤体远端与颈弓相连(箭头)。　C. 示升主动脉。　AA：升主动脉；　DA：降主动脉。

CT 与 MRI 一样,是一项非损伤性检查方法,图像分辨率高,对主动脉弓及其分支发育畸形具有诊断价值。CT 横断面扫描尤其平扫很难显示弓部复杂的解剖关系和异常。应用 CTA 技术,能清楚显示主动脉弓及其分支病变。

MRI SE 序列检查技术通过流空现象,能展示主动脉弓及其分支发育畸形的病理解剖。另外,MRI 可作多方位的扫描,总体观察主动脉弓及其分支畸形,比常规 CT 横断扫描具有优势。但是,SE 序列对显示分支畸形仍有一定的局限性。MRA 技术能满意显示主动脉弓及其分支畸形。2D TOF 技术易受血管搏动伪影影响,对主动脉弓及其分支的显示受限,需配有心电门控。3D DCE MRA 空间分辨率高,显示的血管图像清晰,可接近或取代血管造影。因此,MRI 和 MRA 是诊断主动脉弓及其分支发育畸形的理想检查技术之一。

(曾维新)

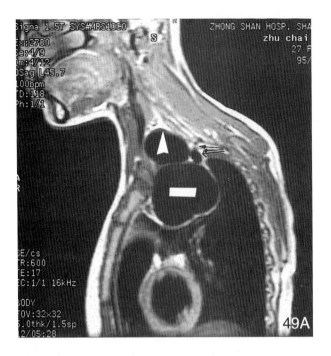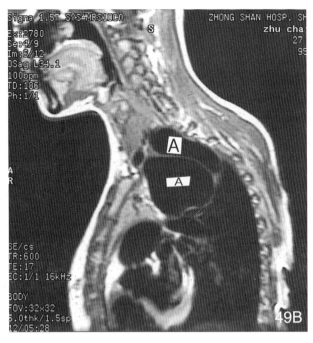

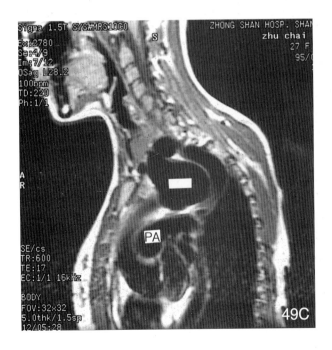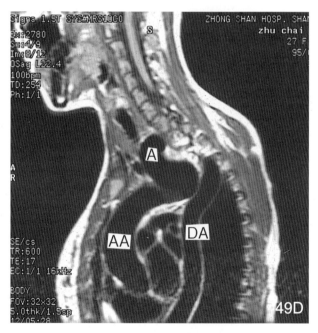

图 21-5-49 左侧颈位主动脉弓伴动脉瘤(同图 21-5-47 同一病例)

A~D 为连续层面 SE T₁WI 矢状位。 A、B. 示颈弓的顶端(白箭头)、左锁骨下动脉(黑短箭)、瘤体(白杠)及主动脉弓(A)。
C、D. 示瘤体近端与升主动脉相连,远端与弓相连。 A:主动脉弓; AA:升主动脉; DA:降主动脉; PA:肺动脉。

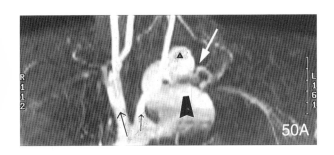

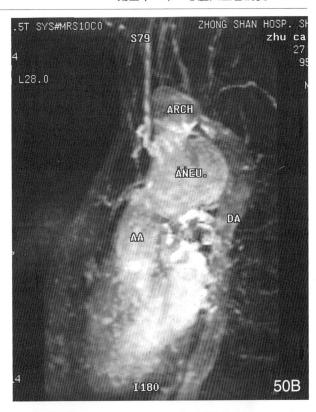

图 21-5-50　左侧颈位主动脉弓伴动脉瘤

（同图 21-5-47 同一病例）

A. 2D TOF MRA 冠状位显示主动脉弓分支血管与瘤体的关系。无名动脉（黑长箭）、左颈总动脉（黑短箭）、瘤体（黑钝箭头）、颈弓顶端（黑三角）、左锁骨下动脉（白箭）清晰显示。　B. 2D TOF MRA 矢状位示主动脉弓与瘤体的关系,升主动脉（AA）、瘤体（ANEU）、主动脉弓（ARCH）、降主动脉（DA）之间的连接关系十分清楚。

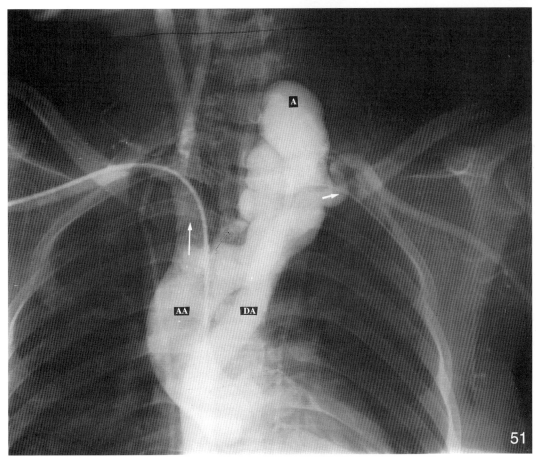

图 21-5-51　左侧颈位主动脉弓

升主动脉造影示左侧颈位主动脉弓的顶端位于第七颈椎上缘,伴有右降主动脉畸形。　A:颈弓顶端;
AA:升主动脉;　DA:降主动脉;黑长箭:无名动脉;黑细箭:左颈总动脉;黑粗箭:左锁骨下动脉。

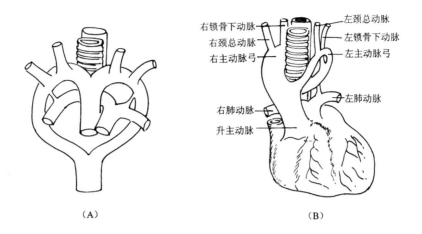

（A） （B）

线图 21-5-5 Edwards 双主动脉弓假设中双弓完整保留及双主动脉弓的示意图

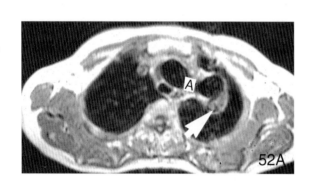

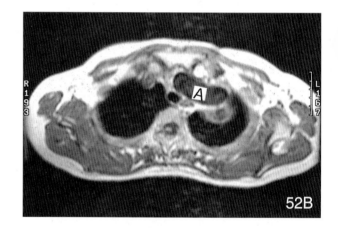

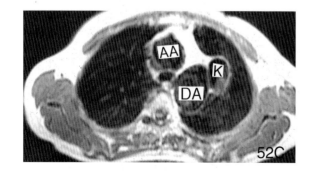

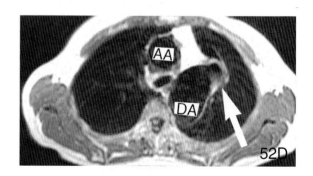

图 21-5-52 主动脉折曲

A~D 为相邻层面 SE T₁WI 横断位。A. 示主动脉弓位置较正常左弓高，从中间向左走行，紧贴前胸壁。 B、C、D. 示主动脉弓向下、向后返折，与扩张的降主动脉相连。 A：主动脉弓； AA：升主动脉； DA：降主动脉； K：折曲段;白箭头:折曲近端;白箭:折曲远端。

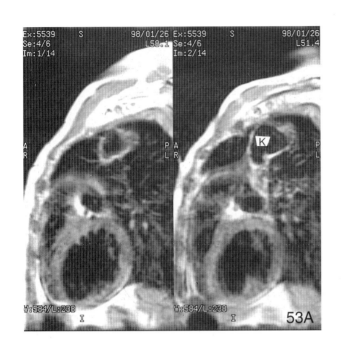

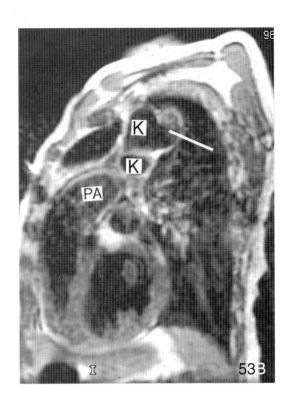

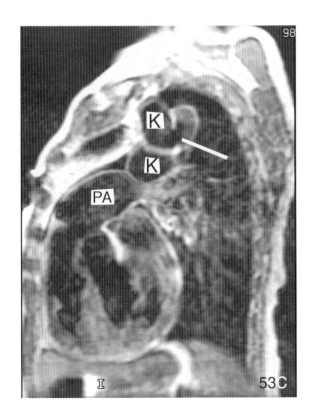

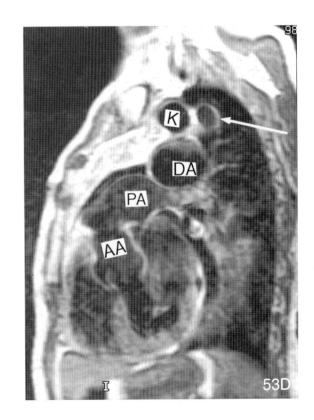

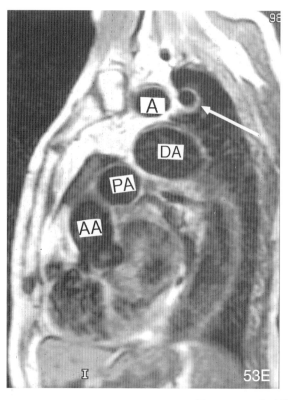

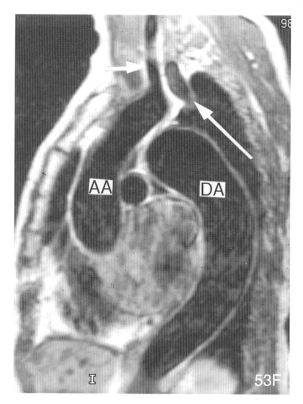

图 21-5-53 主动脉折曲(同图 21-5-52 同一病例)

A～F 为连续层面 SE T₁WI 矢状位。 A～D. 示折曲段的管腔及左锁骨下动脉开口于折曲段上(白杠)。
E、F. 示主动脉弓顶端位于胸骨柄水平及升主动脉和降主动脉全貌。 K:折曲管腔; A:主动脉弓
顶端;AA:升主动脉; DA:降主动脉; PA:肺动脉;白箭:左锁骨下动脉;黑箭:左颈总动脉。

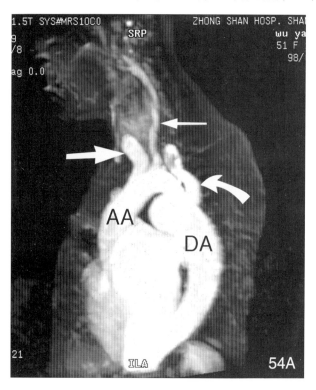

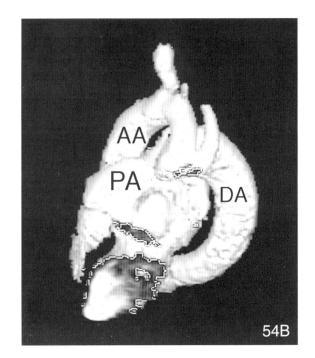

图 21-5-54 主动脉折曲(同 21-5-52 同一病例)

A. 3D DCE MRA 的 MIP 重建图显示主动脉弓迂曲呈"3"形状;迂曲段管径变细,降主动脉扩张。无名动脉、左颈总动脉开口于折曲
段的近端;左锁骨下动脉起源于折曲段。周围未见侧支血管显示。 B. 表面重建图像。 AA:升主动脉; DA:降主动脉;
PA:肺动脉;粗白箭:无名动脉;细白箭:左颈总动脉;弯白箭:左锁骨下动脉。

第六节 影像学方法比较

MRI 是一项无损伤性检查技术，无放射线，无需注射含碘造影剂。除了横断位扫描外，还可作冠状位、矢状位以及所需要的任意斜位扫描。能显示心脏的长轴、短轴以及其他位置。通过流空现象使心腔或血管内快速流动的血液显示为流空，与心肌壁及血管壁形成很好的对比，从而充分展示心脏及血管的解剖及病理解剖情况，是理想的心血管疾病影像学检查技术，尤其是对先心病、心肌病、缺血性心脏病、心脏肿瘤、主动脉弓发育畸形以及主动脉瘤、主动脉夹层的总体观察比常规 CT 横断面扫描具有一定优势。

在先心病的诊断中，MRI 诊断的独到之处是在肺动脉闭锁患者对中心肺动脉的显示；在先天性心脏位置异常，能清楚识别内脏——心房位置、心室襻类型以及大血管之间的关系。可在冠状位观察内脏与心脏的位置关系，以及水平肝、多脾或无脾等改变；横断位连续层面或矢状位可观察到下腔静脉肝段中断及奇静脉或半奇静脉异位连接；对大血管转位等先心病均能清楚显示其复杂解剖关系；在永存动脉干，可通过横断位、冠状位及矢状位清楚观察共同动脉干与肺动脉的关系，有助于确定永存动脉干的解剖类型。在缺血性心脏病，可显示节段性室壁变薄。对主动脉缩窄和主动脉弓发育畸形能很好显示。对主动脉瘤或主动脉夹层，能充分显示其病变远近端范围、瘤体大小及其与周围脏器的关系。横断位对主动脉夹层内膜片的显示不受其方向的影响，在这方面优于血管造影。而矢状位、冠状位及斜矢位（左前斜位）对观察病变以及主动脉全貌十分有利。多方位观察有助于确定主动脉弓部的病变，如动脉瘤是在主动脉弓部或弓降部，在这方面优于常规 CT 检查。对心脏肿瘤的观察，当肿瘤延及下腔静脉及向外侵犯肝脏时，冠状位对病变的观察更直观，优于超声心动图检查。

MRI 不仅能显示心脏血管病变的病理解剖关系，而且能对心脏功能进行测定。cine MRI 能显示心动周期中的心室收缩舒张功能，计算射血分数（EF 值），观察瓣膜关闭不全。速度编码电影 MRI（VEC）可以作定量分析，测定主动脉和肺动脉内血流量和流速，评估冠状动脉血流量和流速，以及左右心室心搏容积和瓣膜反流量等。可用于观察缺血性心脏病心室收缩功能，心室壁节段运动情况，心脏瓣膜病瓣膜关闭不全以及各种先心病如法洛四联症、主动脉缩窄等术后观察等。cine MRI 也可用于观察主动脉夹层真假两腔以及心动周期中内膜片的运动。MRI 心肌标记可对心肌局部的运动行定量分析。如观察肥厚型心肌病中各心肌区的异常收缩和扭曲等，以及急性心肌梗死后正常心肌节段的收缩受限和代偿性局部收缩活动等。

MRI 有良好的组织对比。在急性或亚急性心肌梗死病例，梗死灶在 T_1WI 上为低信号，T_2WI 上呈高信号，而陈旧性病灶则信号下降。在缺血性心脏病，运用快速序列和 MRI 对比剂可帮助鉴别正常心肌和缺血心肌，显示心肌梗死再灌注，识别再灌注可逆性损伤心肌。而在心脏肿瘤，多在 T_1WI 上呈低信号或等信号，T_2WI 上呈均匀或不均匀高信号。在 Gd-DTPA 增强后不同程度强化。发生于心肌的肿瘤可借此与心肌肥厚鉴别。

近来由于梯度场明显提高，EPI（平面回波成像）技术的发展大大提高了扫描速度，成像速度可达到 $30 \sim 50$ ms，多次激发 EPI 能对 MRI 对比剂首次通过左心室心肌进行定量分析。心肌灌注成像可用于观察缺血性心肌病。

常规 MRA 及动态增强 MRA 能满意地显示主动脉及其大分支的病变，如动脉瘤、主动脉夹层和动脉硬化性闭塞症以及肺动脉病变等，图形已接近或部分代替 DSA。目前 MRA 对冠状动脉的显示限于主干及大分支的近段。相信在梯度场不断提高，EPI 及仿真内镜等新技术的不断开发以及造影剂的不断改进，特别是血池造影剂的研制取得成功并推向市场后，冠状动脉动态增强 MRA 的图像质量将会大大提高，将可能代替 DSA，应用于临床诊断。

MRI 的缺点主要是对钙化不敏感，带心脏起搏器及手术中植入金属夹子等铁磁物患者不能进行 MRI 检查。而 MRI 检查时间长的缺点，正通过提高梯度场和梯度回波快速序列的开发以及 EPI 等新技术的发展而逐步克服。

心血管造影仍然是传统的金标准，尤其是在冠状动脉造影方面目前尚不能为其他影像学技术所代替。对某些复杂先心病的诊断，心血管造影仍占重要地位。然而，由于心血管造影毕竟是一项损伤性检查方法，某些心血管病变如心肌病、瓣膜病，部分先心病以及主动脉瘤和主动脉夹层等已部分或大部由其他无损伤性检查方法如超声心动图及 MRI 和

CT 等所代替。

超声心动图目前是检查心脏病的主要影像学手段之一。它的特点是检查费用便宜,检查方便,可在床边操作。尤其对先心病、心脏瓣膜病、心脏粘液瘤,其次是心肌病、心包积液等十分敏感,具重要诊断价值,可作为首选检查方法。它还可对心脏功能进行定量测定。多普勒超声心动图可对血管病变进行定量分析。超声心动图的缺点是视野不够大,尤其对心尖部病变如室壁瘤的观察受到一定限制;易受肺部气体干扰,对主动脉弓降部病变观察欠佳;经胸超声心动图有时会对主动脉缩窄及 DeBakey Ⅲ型主动脉夹层造成漏诊,须依赖于经食管超声的检查,但后者检查复杂,病人痛苦大。此外,超声心动图图像分辨率差,且检查的准确性很大程度上依赖于操作者的熟练程度;对心包钙化的敏感性不如CT,不能观察周围肺血管的病变。

放射性核素检查^{201}T1 心肌灌注显像和^{99m}Tc 心肌热区显像对缺血性心脏病的心肌梗死和心肌缺血敏感性很高。同时,放射性核素检查可对心室功能进行定量分析。目前常用于缺血性心脏病的诊断。此外,γ照相机进行心血管动态显像对心内分流具一定诊断价值。但其分辨率低,目前临床应用较少。

常规 CT 也是一项优良的无损伤性检查技术。图像分辨率高,尤其对心包钙化和冠状动脉钙化敏感性高,优于超声心动图和MRI。对缩窄性心包炎为首选检查方法。对主动脉病变包括主动脉瘤和主动脉夹层等具有重要诊断价值。此外,对心脏肿瘤、心肌病、缺血性心脏病室壁瘤等也具相当重要诊断价值。但是,由于是横断位扫描,对心脏内部复杂解剖结构的显示不如 MRI,因而,对先心病的观察不如 MRI 和超声心动图。同时,对主动脉分支的狭窄与闭塞的显示也不如 MRI。近几年发展的螺旋 CT 和电子束 CT,可作 CT 血管造影(CTA),能清楚显示主动脉及其分支的病变,克服了常规 CT 的这一缺陷。在高危人群中对冠状动脉钙化进行评分,可以预测冠心病。特别是多层螺旋 CT 进一步扩大了检查所覆盖的范围和对小分支的显示能力,其功能可以接近或大部分代替 DSA。电子束 CT 还可对左心室进行总体和节段性功能定量分析。且通过检查床的旋转和倾斜,对心脏进行长轴和短轴成像,有助于对先心病的诊断。

以上几种影像学检查方法各有优缺点,要针对不同的心血管疾病选择最佳的影像学方法进行检查,或取长补短,联合运用,从而有效地得出准确诊断。

(陈祖望)

参 考 文 献

1. 刘玉清.临床心脏 X 线诊断学.北京:北京出版社,1981,125
2. 庄 囡,刘玉清.1995 年世界卫生组织(WHO)/国际心脏病学会及联合会(ISFC)关于心肌病的定义和分类的报告.临床放射学杂志,1997,16:386
3. 朱晓东,薛淦兴.心脏外科指南.北京:人民交通出版社,1990,235
4. 张立仁,刘玉清,李坤成.心脏脂肪瘤磁共振成像.中华放射学杂志,1991,25:35
5. 李坤成.心血管磁共振成像诊断学.北京:人民卫生出版社,1997,94,133,146,178,186
6. 李坤成,刘玉清,阮莫卯,等.心包间皮瘤磁共振成像诊断一例.中国循环杂志,1991,6:419
7. 李坤成,刘玉清,庞志显.先天性心脏病复杂畸形:MRI 与心血管造影的对照研究.中国医学影像学杂志,1998,6:165
8. 李坤成,刘玉清,樊长林.心尖肥厚型心肌病磁共振成像一例.中华心血管杂志,1992,20:71
9. 李坤成,刘树良,蒋烈夫,等.心内膜心肌纤维化症的 MRI 诊断.中华放射学杂志,1998,32:250
10. 李坤成,陈大和,陈小平.缩窄性心包炎磁共振成像的诊断研究.中华放射学杂志,1998,32:182
11. 杨岳松,江智文,金 炜,等.亚急性和慢性心肌梗死的 MRI 诊断和评价.中华放射学杂志,1996,30:837
12. 杨岳松,李建奇,许 群,等.左室短长轴观在心肌梗死 MRI 诊断中的价值.临床放射学杂志,1998,17:30
13. 杨岳松,姚庆华,刘爱群.动脉导管未闭伴肺动脉高压的 SE、cine MRI 和 MRA 诊断.中国医学计算机成像杂志,1998,4(1):29
14. 杨岳松,姚庆华,林其珊,等.小儿先天性心脏病肺动脉狭窄的影像学对照研究.中华放射学杂志,1994,28(7):456
15. 杨岳松,姚庆华.先天性心脏病节段诊断法及其影像学应用.上海医学影像杂志,1995,4(2):76
16. 杨岳松,姚庆华.先天性右室流出道狭窄及其合并畸形的 MRI.中国医学计算机成像杂志,1995,1(3):188
17. 陈祖望,周康荣,戎卫海,等.心尖肥厚型心肌病二例报告.临床心血管病杂志,1994,10:182
18. 陈祖望,周康荣,陈福真,等.主动脉夹层几种磁共振影像的评价和比较.中华放射学杂志,1997,31:15
19. 陈祖望,周康荣,唐光才.缩窄性心包炎的 CT 表现.中华放射学杂志,1995,29:110
20. 陈祖望,周康荣.心脏粘液瘤.临床放射学杂志,1987,6:294
21. 陈 新,王锦玲,王天骄,等.矫正型大动脉错位的 MRI 诊断.中华放射学杂志,1996,30:871
22. 陈 新,刘振春,朱洪峰,等.高血压病左心室肥厚的 MRI 诊断.中华放射学杂志,1995,29:552
23. 陈 新,刘振春,朱鲜阳,等.15 例单心室磁共振诊断.中华放射学杂志,1995,29:668

24. 周爱卿.心导管术——先天性心脏病诊断与治疗.济南:山东科学技术出版社,1997

25. 周康荣.胸部颈面部 CT.上海:上海医科大学出版社,1996,9,48,226,233

26. 周康荣.腹部 CT.上海:上海医科大学出版社,1993.249

27. 庞志显,李坤成,刘苏英,等.肥厚型心肌病的磁共振成像研究.中华放射学杂志,1995,29:672

28. 明 兵,缪竞陶,敬京林,等.肺癌侵犯左心房的 MRI 表现及病理解剖基础.临床放射学杂,1998,17:336

29. 施裕新,周康荣,陈祖望,等.心脏节段性室壁厚度变化在冠心病 MRI 诊断中的价值.临床放射学杂志,1999,18:87

30. 高元桂,蔡幼铨,蔡祖龙.磁共振成像诊断学.北京:人民军医出版社,1993,433

31. Abrams HL. Cardiac imaging research in the next century: a commentary. Radiology, 1998,208:285

32. Arrive L, Assayag P, Russ G, et al. MRI and cine MRI of asymmetric setpal hypertrophic cardiomyopathy. JCAT, 1994,18:376

33. Baxter R, et al. Scimitar syndrome: cine magnetic resonance imaging demonstration of anomalous pulmonary venous drainage. Am Thorac Surg, 1990,50:121

34. Bear FM, Smolarz K, Jungehulsmg M, et al. Feasibility of high-dose dipyridamole-magnetic resonance with coronary angiography. Am J Cardiol, 1992,69:51

35. Beekman RP, BeeK FJ, Meijboom EJ, et al. MRI appearance of double inlet and double outlet right ventricle with superio-inferior ventricular relationship. Mag Reson Imaging, 1996,14:1 107

36. Bisset Ⅲ GS. Magnetic resonance imaging of congenital heart disease in pediatric patient. Radiol Clin North Am, 1991,29:279

37. Bluemke DA. Deffinitive diagnosis of intramural hematoma of the thoracic aorta with MR imaging. Radiology, 1997,204:319

38. Brux De Jl, Pernes JM, Grenier PH. Magnetic resonance imaging of the heart: compared with anatomic and ultrasonographic data. Surg Radiol Anat, 1987,9:303

39. Casolo GC, Zampa V, Rega L, et al. Evaluation of mitral stenosis by cine magnetic resonance imaging. Am Heart J, 1992,23:1252

40. Castrucci M, Mellone R, Vanzulli A, et al. Mural thrombi in abdominal aortic aneurysms: MR imaging characterization—useful before endovascular treatment. Radiology, 1995,197:135

41. Chung JW, Park JH, Kim HC, et al. Entry trars of thoracic aortic dissections: MR appearance on gated SE imaging. JCAT, 1994,18:250

42. Danias PG, Edelman RR, Manning WJ. Coronary MR angiography. Cardiol Clin, 1998,20:207

43. Diethelm L, Dery R, Lipton MJ, et al. Atrial-level shunts: sensitirity and specificity of MR in diagnosis. Radiology, 1987,162:181

44. Dinsmore RE, Wismer GL, Guyer D, et al. Magnetic resonance imaging of the interatrial septum and atreal septal defects. AJR, 1985,145:697

45. Duerinckx AJ, Higgins CB. Valvular heart disease. Radiol Clin North Am, 1994,32:613

46. Edelman RR, Li W. Contrast-enhanced echo-planar imaging of myocardial perfusion: preliminary study in humans. Radiology, 1994,190:771

47. Edelman RR, Zlatkin MB, Hesselink JR. Clinical magnetic resonance imaging. Philadelphia: WB, Saunders Company, 1996,1699

48. Eichenberger AC, Jenni R, von Schulthess GK. Aortic valve pressure gradients in patients with aortic valve stenosis: guantification with velocity-encoded cine MR imaging. AJR, 1993,160:971

49. Elliott LP, Cardiac Imaging in Infants, children, and adults. Philadelphia: JB Lippincott Company, 1991,310

50. Elliott LP. Cardiac imaging in infants, children, and adults. New York: JB Lippincott Company, 1991,425

51. Fellows KE, Fogel M, Weinberg PM. Three-dimensional reconstruction of MR images in congenital heart disease. Acta Paediatr, 1995,410:60

52. Fellows KE, Weinberg PM, Baffa JM, et al. Evaluation of congenital heart disease with MR imaging: current and coming attractions. AJR, 1992,159:925

53. Fletcher BD, Jacobstein MD. MRI of congenital abnormalities of the great arteries. AJR, 1986,146:911

54. Fogel MA, Weinberg PM, Hoydu AK, et al. Effect of surgical reconstruction on flow profiles in the aorta using magnetic resonance blood tagging. Ann Thorac Surg, 1997,63:1 691

55. Freedom RM, Culham JAG, Moes CAF. Angiocardiography of congenital heart disease. New York: Macmillar Publishing Company, 1984,487

56. Frija G, Schouma-Claeys E. Heart. In: Vanel D, McNamara MT, eds. MRI of the body. Paris:Springer-Verlag, 1989,119

57. Gomes AS, Lois JF, George B, et al. Congenital abnormalities of the aortic arch: MR imaging. Radiology, 1987,165:691

58. Greenberg SB, Faerber EN, Balsara RK. Tetralogy of fallot: diagnostic imaging after palliative and correctve surgery. J Thorac Imaging, 1995,10:26

59. Hallbery RNM, Sunnegardh J, Thuren J, et al. Magnetic resonance imaging and angiography for the assessment of coarctation of the aorta. Radiology, 1989,30:481

60. Hamilton BH, Francis IR. Gross BH, et al. Intrapericardial paragangliomas (pheochromocytomas): imaging features. AJR, 1997,168:109

61. Hartnell GG, Finn JP, Zenni M, et al. MR imaging of the thoracic aorta: comparison of spin-echo, angiographic, and breath-hold techniques. Radiology, 1994,191:697

62. Hartnell G, Cerel A, Kamalish M, et al. Detction of myocardial ischemia: value of combined myocardial perfusion and cine angiographic MR imaging. AJR, 1994,163:1 061

63. Hartnell GG, Hughes LA, Ko JP, et al. Magnetic resonance imaging of pericardial constriction: comparison of cine MR angiography and spin-echo techniques. Clin Radiol, 1996,51:268

64. Higgins C B, Hricak H, Helms CA. Magnetic resonance imaging of the body. 3rd ed. Philadelphia: Lippincott-Raven. 1997,440

65. Higgins CB, et al. Magnetic resonance imaging in patients with congenital heart disease. Circulation, 1984,70:851

66. Higgins CB, Hricak H, Helms CA. Magnetic resonance imaging of the body. 3rd ed. Philadelphia: Lipincott-Raven. 1997. 431, 448, 501, 519

67. Higgins CB, Sakuma H. Heart disease: functional evaluation with MR imaging. Radiology, 1996, 199: 307

68. Higgins CB. Congenital heart disease. In: magnetic resonance imaging of the body. Higgins CB, Hricak H, Helms CA, eds, 3rd ed. Philadephia, New York. Lippincott-Raven Publishers, 1997, 461

69. Higgins CB. MR of the heart: anatomy, physiology, and metabolism. AJR, 1988, 151: 239

70. Hirsch R, Killer PJ, Connelly MS. et al. Diagnosis in adolescents and adults with congenital heart disease: prospective assessment of individual and combined roles of magnetic resonance imaging and transesophageal echocardiography. Circulation, 1994, 90: 2 937

71. Kaminaga T, Naito HT, Amiya M, et al. Myocardial damage in patients with dilated cardiomyopathy: CT evaluation. JCAT, 1994, 18: 393

72. Kersting-Sommerhoff BA, et al. Evaluation of surgical procedures for cyanotic congenital heart disease by using MR imaging. AJR, 1990, 155: 259

73. Kersting-Sommerhoff BA, Sechtem UP, Fisher MR, et al. MR imaging of congenital anomalies of the aortic arch. AJR, 1987, 149: 9

74. Kono C, Higgins CB. Congenital heart disease. In: Stark DD, Bradley Jr WG, eds. Magnetic resonance imaging. 2nd. St. Louis: Mosby Year Book Inc, 1992, 1 531

75. Krauss D, Feldman T, Marcus RH, et al. Paradoxic improvement in regional wall motion during high-dose dobutamine stress echocardiography. A marker for hibernating myocardium? Chest, 1994, 106(1): 291

76. Krinsky G, Rofaky N, Decorato D, et al. Thoracic aorta: gadoliniumcnhanced three-dimensional MR angiography with conventional MR imaging. Radiology, 1997, 202: 183

77. Krinsky GA, Rofsky NM, DeCorato DR, et al. Thoracic aorta: comparison of Gdolinium-enhanced three-dimensional MR angiography with conventional MR imaging. Radiology, 1997, 202: 183

78. Masui T, Takahashi M, Miura K, et al. Cardiac myxoma: identification of intratumoral hemorrhage and calcification on MR images. AJR, 1995, 164: 850

79. Mohiaddin RH, Pennell DJ. MR blood flow measurement: clinical application in the heart and circulation. Cardiol Clin, 1998, 20: 161

80. Murray JG, Manisali M, Flamm SD, et al. Intramural hematoma of the thoracic aorta: MR image findings and their prognostic implications. Radiology, 1997, 204: 349

81. Nienaber CA, von Kodolitsch Y, Peterson B, et al. Intramural hemorrhage of the thoracic aorta diagnostic and therapeutic implications. Circulation, 1995, 92: 1 465

82. O'Gara PT, DeSanctis RW. Acute aortic dissection and its variants toward a common diagnostic and therapeutic approach. Circulation, 1995, 92: 1 376

83. Oshimske JN, Parks WJ, Markou CP, et al. Improved mensurement of pressure gradients in aortic coarctation by magnetic resonance imaging. J Am Coll Cardiol, 1996, 28: 1 818

84. Pflugfeder PW, Sechtem UP, White RD, et al. Quantification of regional myocardial function by rapid cine MR imaging. AJR, 1988, 13: 523

85. Rebergen SA, Niezen RA, Helbing WA, et al. Cine gradient-echo MR imaging and MR velocity mapping in the evaluation of congenital heart diaease. Radiographics, 1996, 16: 467

86. Reed JD Jr, Soulen RL. Cardiovascular MRI: current role in patient management. Radiol Clin North Am, 1988, 26: 589

87. Rofsky NM, Weinreb JC, Grossi EA, et al. Aortic aneurysm and dissection: normal MR imaging and CT findings after surgical repair with the continuous-suture graft-inclusion technique. Radiology, 1993, 186: 195

88. Saeed M, Wendland MF, Sakuma H, et al. Coronary artery stenosis: detction with contrast-enhanced MR imaging in dogs. Radiology, 1995, 196: 79

89. Saeed M, Wendland MF, Yu KK, et al. Identification of myocardial reperfusion with echo planar magnetic resonance imaging. Discrimination between occlusive and reperfused infarctions. Circulation, 1994, 90(3): 1 492

90. Sechtem U, Pflugfelder PW, Cassid MM, et al. Mitral or aortic regurgitation: auantification of regurgitant volumes with cine MR imaging cardiac. Radiology, 1988, 167: 425

91. Siripornpitak S and Higgins CB, MRI of primary malignant cardiovascular tumors. JCAT, 1997, 21: 462

92. Soler R, Rodríguez E, Rodríguez JA, et al. Magnetic resonance imaging of apical hypertrophic cardiomyopathy. J Thoracic Imaging, 1997, 12: 221

93. Sommer T, Fehske W, HolzKnecht N, et al. Aortic dissection: a comparative study of diagnosis with spiral CT, multiplanar transesophageal echocardiography, and MR imaging. Radiology, 1996, 199: 347

94. Steffens JC, Bourne MW, Sakuma H, et al. Quantification of collateral blood flow in coarction of the aorta by velocity encoded cine magnetic resonance imaging. Circnlution, 1994, 90: 937

95. Steiner RM, Gross GW, Flicker S, et al. Congenital heart disease in the adult patient: the value of plain film chest radiology. J Thoracic Imaging, 1995, 10: 1

96. van Rugge FP, van der Wall EE, de Roos A, et al. Dobutamine stress magnetic resonance imaging for detection of coronary artery disease. J Am Coll Cardiol, 1993, 22: 43

97. Webb WR, Sostman HD. MR imaging of thoracic diseases: clinical uses. Radiology, 1992, 182: 621

98. Weinberg PM, Fogel MA. Cardiac MR imaging in congenital heart disease. Cardiol Clin, 1998, 16: 315

99. Wexler L, et al. The use of magnetic resonance imaging in adult congenital heart disease. Am J Cardiac Imaging, 1995, 9: 15

100. Wexler L, Higgins CB. The use of magnetic resonance imaging in the adult congenital heart disease. Am J Cardiac Imaging,

1995,9:15

101. Wilke N, Jerosch-Herold M. Assessing myocardial perfusion in coronary artery disease with magnetic resonance first-pass imaging. Cardiol Clin, 1998,20:227

102. Williams DM, Joshi A, Dake MD, et al. Aortic cobwebs: an anatomic marker identifying the false lumen in aortic dissection—imaging and pathologic correlation. Radiology, 1994,190:167

103. Yamada I, Numano F, Suzuki. Takayasu arteritis: evalration with MR imaging. Radiology, 1993,188:89

第一节 检 查 技 术

血管的检查技术可分为黑血法(dark blood)和亮血法(bright blood)。黑血法显示的血管是低信号(黑的),周围静止组织保持高信号。其主要方法有:①去相位梯度、薄层面及长 TE 的自旋回波(SE)和快速自旋回波(FSE);②用预饱和带抑制流动信号的梯度回波;③磁化预备脉冲抑制流动信号的节段快速 FLASH(segmented turbo FLASH)序列。黑血法在显示血管的同时还可以显示周围的静止组织,只是该方法显示的血管无法进行三维成像,不能立体地显示血管病变。亮血法采用梯度回波技术,有以下几种方法:常规 MRA 和增强 MRA。常规MRA 又有 TOF 和 PC MRA,TOF MRA 可分为2D、3D TOF 及 3D MOTSA;PC MRA 可分为 2D、3D PC 及 cine PC;这些方法可以与其他技术同时应用,如流动补偿、呼吸补偿、心电门控、周围门控及磁化传递(magnetization transfer, MT)等技术。增强MRA 可分为常规增强 MRA 和动态增强 MRA(DCE MRA)。常规增强 MRA 是静脉注射顺磁性造影剂后,仍采用 TOF 或 PC 法检查靶血管,检查时间长;DCE MRA 有 2D 和 3D 两种,目前多采用3D DCE MRA 方法,因为 3D 法分辨率高。总之,血管检查方法很多,不同部位血管的血流动力学又各不相同,因此,只有在熟悉、掌握各种血管检查技术和了解靶血管可能的血流动力学基础上,才能针对不同的情况正确选择适当的检查技术,最好地显示血管。有关 MRA 的原理和技术详见第五章。

(杨 军)

第二节 颈 动 脉

一、颈动脉常规 MRA

常规颈动脉 MRA 以其不需注射含碘对比剂,无碘过敏之虑,无放射线损害,无痛苦,检查快,且

可同时行脑 MRI 检查以获取更详尽的资料,而成为 MRA 临床应用最多、最广的部位之一,成像技术也较为成熟。由于多种颈动脉病变如颈动脉粥样硬化性狭窄、颈动脉夹层分离、颈动脉纤维肌性发育不良、颈动脉瘤及假性动脉瘤等都是导致脑缺血、脑卒中的重要原因之一,准确诊断上述病变对于临床治疗有着重要指导作用,而适当的检查方法和正确分析正常颈动脉 MRA 表现是诊断疾病的基础。

(一)颈动脉 MRA 的检查方法

颈动脉 MRA 的常用成像方法有四种:2D TOF、3D TOF、MOTSA 和 3D PC MRA。

2D TOF MRA 是对一系列连续的与血管走行相垂直的成像层面(sliee)进行激励并采集信号,其特点是成像快,成像范围大,对慢血流敏感,无饱和效应,背景组织抑制好,对比度高,而且运动伪影(使血管不连续)对图像影响较小,因而在颈动脉分叉的MRA 上用得最多。

而 3D TOF MRA 是对一个成像层块(slab)进行整体激励,通过选层方向的相位编码以获取极薄的层面图像,其 TE 极短,故 3D TOF MRA 的空间分辨率更高,体素内流动去相位更少,对狭窄血管的评价更准确。因每次射频脉冲激励的范围不是一个层面而是整个成像体积,经反复多次的激励后该体积中血流下游部分将逐渐被饱和(即饱和效应),血流速度越慢,成像体积越大,血流下游部分信号减弱越明显,以至于失去与静止组织之间的对比。故 3D TOF MRA 的成像范围受限,一般不超过 6 cm,而且,运动伪影使血管轮廓变模糊而影响准确诊断。用可变偏转角射频脉冲代替常规固定偏转角脉冲,由于前者脉冲偏转角度从层块上游到下游不断增加,保证了血流的信号强度,使层块下游层面的血流/组织对比度保持良好,在一定程度上可改善图像质量。

MOTSA 成像技术结合了 2D 与 3D TOF MRA的优点,采取多层块部分重叠法,分别整体激励并采

集每一层块的图像资料,经后处理而获得高分辨率、高对比度、较大范围的血管图像,克服了 3D TOF MRA 的饱和效应,是 MRA 成像的一大进步,但容易造成"百叶窗"伪影,实际应用并不多见。

3D PC MRA 的显著优点是背景组织抑制很好,血流/组织对比清晰,且对慢血流敏感,但因成像时间长,在血流方向比较单一的颈部应用较少,而多用于颅内血管成像。

(二) 颈动脉的正常解剖及 MRA 表现

左、右颈总动脉(common carotid artery,CCA)分别从主动脉弓和无名动脉发出后,经胸锁关节后方,沿气管和喉外侧壁上升,到甲状软骨上缘水平分叉,发出颈内动脉(internal carotid artery,ICA)和颈外动脉(external carotid artery,ECA),ECA 大致上仍沿着 CCA 的方向上升,而 ICA 则偏离 CCA 原来的方向,ICA 起始部即颈内动脉窦(internal carotid artery bulb,ICAB)大多居 ECA 后外侧,然后,在上升过程中逐渐移向 ECA 的后内侧、内侧,最后经颈动脉管入颅。ECA 因在上升过程中不断发出分支,其管径逐渐变细,颅外段 ICA 及 CCA 均无分支血管,其管径基本保持一致,但 ICAB 例外,其管径甚至可为其远侧 ICA 管径的 2 倍。两侧 CCA、ICA、ECA 及 ICAB 管径大小和形态基本一致,这是一侧颈动脉狭窄时判断其狭窄程度的参照标准之一。

颈总动脉分叉(common carotid artery bifurcation,CCAB)夹角即 ICA 与 ECA 近段之间的夹角,大多较小,国外报道为 30°～50°。作者研究测量 144 个 CCAB 夹角,发现 80.6% 的夹角在 20°～40° 之间。该夹角大小是影响 CCAB 的 MRA 图像的重要因素之一。由于 CCA 内血流属层流,但在 CCAB 处血流性质发生部分改变,CCA 中心血流冲击分叉部发生方向改变,在 ICAB 后外侧形成涡流及血液滞留,在 MRA 成像时这种复杂血流得不到有效的流动补偿而致血流信号减弱甚至丧失,这种现象随着分叉角度的加大而明显,因而在 MIP 左前斜或右前斜位投影图像上显示 ICAB 起始部狭窄,而在正位投影时这种信号改变不明显(图 22-2-1,2,3)。熟悉 CCAB 部的这一解剖、生理特点,可以正确解释正常 CCAB 及 ICAB 后外侧血流信号减弱或部分丧失的原因,避免误诊。另一方面,如果 CCAB 分叉夹角增大,尤其是呈杯状扩大,或 ICA 与 ECA 之间有异常的小血管网,则提示颈动脉分叉部可能有肿瘤占位,要进一步检查。

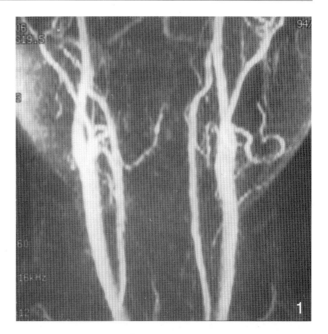

图 22-2-1　正常 CCAB 2D TOF MRA 图像

MIP 正位投影,显示两侧 CCA、ICA、ECA 管径大小一致,ICAB 起始部血流信号正常。CCAB 内侧血管为椎动脉。

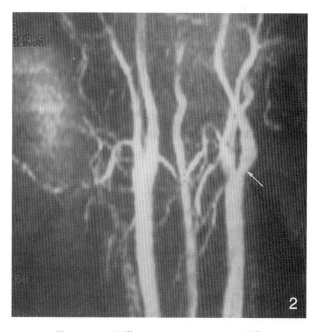

图 22-2-2　正常 CCAB 2D TOF MRA 图像

MIP 左前斜 60°投影,显示左侧 ICAB 起始部血流信号减弱,管径变小(箭)。对侧 ICAB 信号、管径正常。

在原始横断面图像上,CCA、ICA 和 ECA 均呈规则、均匀的高信号,CCA 发出 ICA、ECA 后,可在同一层面显示 ICA 和 ECA,ICA 起始段即 ICAB,大多在 ECA 的后外侧,其中左侧者占 86.1%,右侧者占 62.5%,且 ICAB 管径明显大于 ECA 管径而与 CCA 管径相似,这是在原始横断面图像上区分两者的关键。少数时候 ICAB 可位于 ECA 的内侧或前方,此时要结合该血管的行程、管径大小、有无分支血管等进行识别(图 22-2-4)。

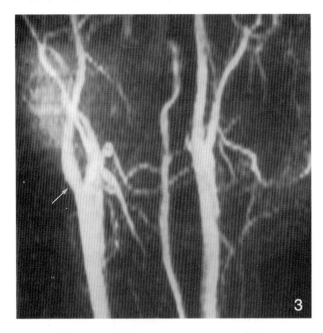

图 22-2-3 正常 CCAB 2D TOF MRA 图像

MIP 右前斜 60°投影,显示右侧 ICAB 起始部血流信号减弱,管径略变小(箭)。对侧 ICAB 信号、管径正常。

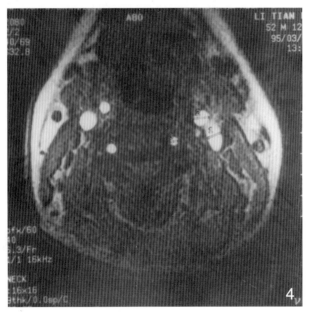

图 22-2-4 正常 CCAB 2D TOF MRA 原始横断面图像

示 ICAB(游标 1)较粗,居 ECA(游标 2)之后外侧,信号均匀,轮廓规则。游标 3 是椎动脉。

两侧 CCAB 高度即颈总动脉分叉部位并不总在同一水平。作者研究 71 例受检者发现,60.6%的人两侧 CCAB 高度一致(相差小于 5 mm),近 40%的人两侧 CCAB 不在同一水平,相差最大者达 18 mm。有作者报道约 0.5%~1.7%的 CCAB 位于第六颈椎水平,故在设计扫描计划时,以 CCAB 为中心的扫描范围足够大,以免漏检分叉过低或过高的 CCAB 病变。

总之,正常颈动脉 MRA 图像,与 X 线颈动脉造影或 DSA 相似,两侧 CCA、ICA、ECA 轮廓光滑,信号均匀,血管走行自然,两侧相应血管管径大小基本一致,CCA 及 ICA 颅外段无分支血管。MRA 可以从任意角度进行投影、重建血管,从而可以全面、完整地显示颈部血管尤其是 CCAB 部血管改变;但与 X 线血管造影或 DSA 不同,在左(或右)前斜位投影时,左(或右)侧 ICA 起始部后外侧可见部分信号减弱甚至丧失,即局部血管管径较实际情况要小,这种情况在 CCAB 夹角较大时表现更为明显。在分析 MRA 图像时,一定要结合原始横断面图像、血管走行、CCAB 夹角大小等综合考虑。

(三)颈动脉 MRA 的临床应用

1. 颈动脉粥样硬化性狭窄:颈动脉狭窄是短暂性脑缺血发作、脑卒中等神经系统病症的重要原因。在老年人,颈动脉粥样硬化性斑块是导致颈动脉狭窄的最主要原因,90%的狭窄或闭塞位于 CCAB 及 ICA 起始段 3 cm 内,因此颈动脉粥样硬化性狭窄的 MRA 检查主要是对 CCAB 的检查。经 X 线颈动脉造影或 DSA 虽然仍是评价血管狭窄的金标准,但这种检查属于有创性检查,带有一定的危险性;双功超声(duplex US)虽然对颈动脉粥样斑块的检出非常敏感,但图像分辨率不高,缺乏直观性,而且对于操作者的经验依赖性较大。MRA 的迅速兴起及广泛应用,显示其广阔的应用前景,越来越多的作者认为,以无创性的 MRA 结合 duplex US 在相当程度上可以取代 DSA,只有少数病例当 MRA 和 duplex US 结论不一致时,才需要行 DSA 检查。

(1)颈动脉分叉狭窄的检查方法:为了获得更好的信噪比,颈动脉分叉 MRA 多采用颈前表面线圈,一般先以 2D PC 冠状面成像作定位,再以 CCAB 为中心,作上下连续横断面扫描以获取足够长范围的原始图像,然后行图像重建及三维显示。如以 2D TOF 法成像,一般需连续扫描 80~120 层,层厚 1.5 mm,可包括长 12~18 cm 的颈动脉;如用 3D TOF 法成像,则取 0.7~1.2 mm 层厚,一般 64 层,成像范围长为 6.4~7.6 cm。扫描参数随 MR 机型及场强不同而异,2D TOF 一般 TR 38~50 ms,TE 8.1~14 ms,反转角 20°~60°;3D TOF TR 30~50 ms,TE 4.1~10 ms,反转角 15°~25°。为了更好地显示颈动脉,需在扫描层面或成像层块上方设置一预饱和带以抑制颈静脉信号(空间预饱和技术)。图像重建多采用最大信号强度投影法(maximum intensity projection, MIP),它是指选择沿指定的投影方向上的最大信号值,将其投影到一个平面上而形成类似 DSA 的血管图像,一次数据采集完成之后可以重建出任意角度的血管图像,由于观察角度的增多,避免了血管重叠部位病变的漏诊。其优点是能有效地抑制背景信号,血管/组织对比度好,但它也有一个致命缺点,即缓慢血流或复杂血流造成的低信号在重建时可能被忽略,从而导致假阳性和血管狭窄程度的夸大效应。

(2) 颈动脉分叉狭窄的测量方法及分级:目前尚无一致的测量方法及统一的分级标准。测量方法大致有以下几种:一是以 ICAB 最窄直径与其远侧 ICA 直径的百分比来表示,这是北美症状性颈动脉内膜切除术试验协会(NASCET)倡导并运用较多的测量方法,但有时不能反映该血管狭窄的真实情况。由于 ICAB 直径正常时可以为其远侧 ICA 直径的 2 倍,在这种情况下,当 ICAB 实际狭窄 50% 时,按此方法计算却没有狭窄。二是以最窄直径与其相邻的远侧正常直径百分比来表示,但远侧的所谓正常直径也可能有狭窄后扩张或本身也有狭窄,因此其结果不可靠。三是以最窄直径与 CCA 直径百分比来表示,此方法少用。四是采用欧洲颈动脉外科手术试验协会(ECST)的测量方法,即以 ICAB 最窄直径与该部位正常时直径的百分比来表示,此法最能真实地反映狭窄程度,但当 ICAB 斑块大于其周径的 50% 或内膜广泛增厚时,狭窄处的"正常"直径的测量常带有臆测性。

关于 CCAB 狭窄程度分级,一般分为五级。Ⅰ级:正常;Ⅱ级:轻度狭窄;Ⅲ级:中度狭窄;Ⅳ级:重度狭窄;Ⅴ级:完全闭塞。但分级的标准极不一致。比较常用的对临床有指导意义的是 NASCET 的分级标准。即,Ⅰ级:狭窄 0%;Ⅱ级:狭窄 1%～29%;Ⅲ级:狭窄 30%～69%;Ⅳ级:狭窄 70%～99%;Ⅴ级:狭窄 100%。一般认为,轻度狭窄者无需手术治疗,> 70% 的狭窄者手术治疗可明显减少脑梗死的发生率,中度狭窄者需视其具体情况而决定治疗方案。

(3) 颈动脉分叉狭窄的 MRA 表现

由于常规 MRA 所反映的不仅仅是血管腔的形态学改变,也反映了血流性质的改变,加之 MRA 图像是经过计算机处理的重建投影图像,其本身带有"夸大效应"的缺陷,因此,颈动脉分叉狭窄的 MRA 表现有别于 DSA 图像表现。那就是正常 CCAB 可能表现为轻度狭窄,已如前述;轻度狭窄者有时看起来像是中度狭窄;而重度狭窄者有时则似 DSA 图像上的完全闭塞,但 MRA 重度狭窄者其狭窄远端有血流信号,而真正的闭塞血管远端血管是没有血流信号的(图 22-2-5～8)。

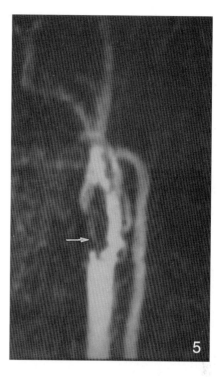

图 22-2-5　右 ICAB 重度狭窄
2D TOF MRA 示局部血流信号中断(箭),
但其远侧血管有信号。

通常,3D TOF 序列(1.5 T 机器,TE = 7 ms)在 MIP 投影图像上对血管狭窄程度过高估计为 15%～20%,并常以此作为解释狭窄的根据,当狭窄程度 < 90% 时表明血管是通畅的;如果一小段血管信号完全丢失,则多预示一种有手术指征的狭窄(> 70%);而较长的不规则狭窄引起的血流信号丢失,其血流动力学改变比对称性局限性狭窄更严重。2D TOF 序列中血流信号丢失程度较 3D TOF 更为明显。尽管如此,MRA 重建投影图像结合原始横断面图像分析,其判断血管狭窄程度的准确性还是很高的,大量文献显示,以 DSA 的判断为金标准,MRA 评价颈动脉分叉狭窄的敏感性、特异性、准确性也是很高的(表 22-1)。

另一个重要征象是斑块性溃疡的显示。斑块性

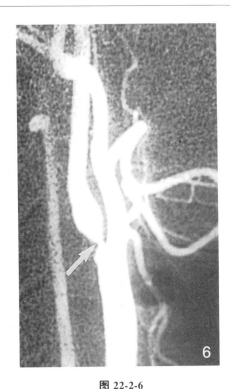

图 22-2-6

与图 22-2-5 同一例,DSA 显示右 ICAB 起始部局限性重度狭窄(箭)。

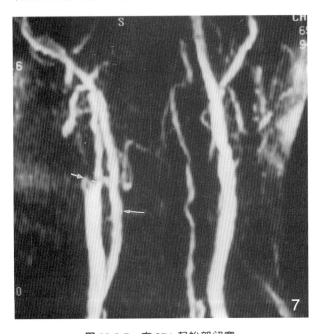

图 22-2-7 右 ICA 起始部闭塞

2D TOF MRA 示 ICA 闭塞(短箭),其远侧无血流信号。
椎动脉代偿增粗(长箭),左侧 CCAB 轻度不规则狭窄。

溃疡最常见于颈内动脉窦部,其溃疡的大小与脑卒中的发生率有相关性。病理上,严重狭窄者 40% ～ 50% 有溃疡发生,在 MRA 上也表现为腔内龛影,多与血管长轴平行。但溃疡的显示和确认往往比较困难,有时明显的溃疡也可被看作是两个斑块之间的正常管腔。

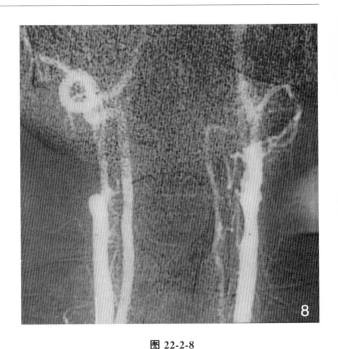

图 22-2-8

与图 22-2-7 同一例,DSA 显示右 ICA 闭塞,椎动脉代偿增粗,
左 CCAB 不规则狭窄与 MRA 所见相似。

**表 22-1   不同作者对颈动脉分叉狭窄
MRA 检查研究结果**

作　者	狭窄范围(%)	血管例数	敏感性(%)	特异性(%)	阳性预测值(%)	阴性预测值(%)
Litt	80～90	94	92	64	69	90
Polak	50～99	41	96	72	82	93
Anderson	60～99	61	92	97	96	95
Mitt	70～99	66	93	76	64	95
Chiesa	30～99	126	97	97	99	91
Jackson	≥60	100	85	70	68	86

　　Polak 及 Huston 等报道 2D TOF MRA 对 > 50% 的狭窄的敏感度达 96% ～ 100%,特异度达 64% ～ 67.3%;Laster 等对 200 例 CCAB 2D TOF MRA 与 DSA 比较,MRA 对闭塞血管评价的准确性达 100%,对严重狭窄的准确性达 90% 以上,对正常血管评价的准确性也几乎达 100%。Patel 等对 88 例病人进行 2D TOF MRA、3D TOF MRA 及双功 US 与 DSA 的盲法比较,发现 3D TOF MRA 对 70% ～ 99% 狭窄的敏感性、特异性和准确性分别达 94%、85%、88%,2D TOF MRA 较 3D TOF MRA 均低约 10%;而 Chiese 等报道 3D TOF MRA 与 DSA 吻合者达 80%(101/126),MRA 过高估计狭窄程度者占 11%,低估者占 8.7%,对 > 30% 狭窄的敏感度、特异度及准确度均达 97%。因此,普遍认

为,MRA 是一种优秀的 CCAB 狭窄的术前评价方法。少数作者认为,MRA 与彩色多普勒超声结合,在相当程度上可以取代传统的 X 线血管造影。

2. 颈动脉夹层分离:颈内动脉或椎动脉夹层分离是指其血管壁内出血,是脑卒中的原因之一,占脑卒中的 0.4%～2.5%,而占青年人脑卒中的 5%～20%。其发病原因,可分为外伤性和非外伤性夹层分离两类。前者可因颈部刺伤或钝伤引起,后者可因高血压、纤维肌性发育不良、血管中层囊性坏死、马凡氏综合征等原因引起,也可为特发性夹层分离。从发病部位来讲,可原发于颈内动脉或椎动脉,也可由其近端大血管夹层分离扩展而来。颈动脉夹层分离最常见部位是分叉部上方 2 cm,其病变长度可不断变化,但很少延伸至颈内动脉岩段。其主要临床表现有脑缺血、头痛、颈痛、Horner 综合征和脑神经麻痹等,颅内段颈内动脉夹层分离常突然出现脑卒中,而颅外段颈内动脉夹层分离症状常延迟几天或几周后出现脑卒中。即时准确诊断颈动脉夹层分离并立即抗凝治疗,可以减低脑梗塞和死亡的危险性。

X 线血管造影仍是诊断颈动脉夹层分离的金标准。其主要征象包括:假性动脉瘤(出现率为 25%～35%)、撕裂的内膜瓣、规则光滑或轻度不规则的逐渐移行的狭窄以致完全闭塞(出现率约 65%)、显示真假两腔以及血管充盈减慢等。

MRI 及 MRA 在颈动脉夹层分离诊断及其治疗随访中的作用越来越重要,并且常常可以作出明确的诊断并同时了解所有颈部大血管、颈部及脑的损伤情况。Stringaris 等认为 MRA 加 MRI 对颈动脉夹层分离的诊断较常规血管造影更准确,其敏感性和特异性均达 100%,血管造影分别为 91.6% 和 100%。因此,认为 MRA 结合 MRI 是诊断颅外颈动脉夹层分离的可靠的无创性检查方法。

MRI 图像上血管外径的增粗常提示有夹层分离,而具有特征性的改变是血管壁内血肿及其与血管腔之间的内膜瓣移位。在 SE T_1WI 上很容易检出血管壁内血肿,在夹层早期,该壁内血肿呈高信号,几天后其信号减低,与肌肉等信号或略高信号,再以后又呈高信号。依据成像平面上血管的走行不同,高信号的夹层血肿可表现为弧线形、偏心圆形、带状或小点状紧贴血管腔(信号流空)。若采用抑制脂肪的 T_1WI 或 T_2WI 很容易区别壁内血肿与血管周围脂肪。撕裂的内膜瓣在 MRI T_1WI 上表现为一薄而弧形的低信号影位于残留的血管腔与夹层血肿之间。

MRA 成像技术多采用成像范围大、检查时间短、对慢血流敏感的 2D TOF MRA。但因为在 2D TOF MRA 上,血管转弯处的复杂血流信号有减弱或丧失,可能误诊为血管狭窄,因此,在可疑病变部位应加做 3D TOF 或 3D PC MRA。

颈动脉夹层分离的 MRA 表现:①血管外径的增粗,同 MRI 一样,只提示动脉夹层分离。②内膜下血肿,其信号介于极高信号的血管真腔与低信号的周围静止组织之间,但有时候也可表现为与周围静止组织信号相似,是确诊动脉夹层分离的主要依据之一。③假性动脉瘤,表现为动脉血管局限性外突,其信号与血管真腔相似。④内膜瓣移位和血管腔狭窄,显示率均较高。Keller 等报道在 3D TOF MRA 上显示率分别为 86%、96%,在 3D PC MRA 上显示率分别为 69%、97%。

3. 纤维肌性发育不良:纤维肌性发育不良 (fibromuscular dysplasia,FMD)是累及血管平滑肌和弹性纤维组织的一种特发性疾病,常见于中年女性。病灶常为多发性,可累及肾动脉、颈动脉、椎动脉和其他动脉。ICA 中段即颈总动脉分叉以上几厘米处是头颅动脉中的好发部位。临床表现可有脑短暂性缺血发作、脑卒中、高血压或没有明显症状。高度狭窄者可行血管扩张术或血管成形术治疗。

FMD 在 X 线血管造影上常表现为血管局限性的对称性狭窄,其轮廓光滑;或表现为一段血管上交替出现的对称性狭窄和扩张("串珠"征)。Link 等认为常规血管造影仍是 FMD 的最佳检查方法。由于其特殊的病理改变,其管腔内血流性质复杂,在狭窄处血流加速,在其远侧的扩张部分管腔内形成涡流及血液滞留,在狭窄近侧部分血液反流而形成涡流。因此,在 2D TOF MRA 上确诊串珠样病变比较困难,尤其对于没有明显狭窄或仅轻中度狭窄者较不敏感,这些狭窄带可被误认为是层面移动所致的"阶梯"样伪影。3D TOF 或 3D PC MRA 具有较高的空间分辨率,而复杂血流信号较少丢失,表现为狭窄与扩张交替出现的不规则带,其诊断可靠性较 2D TOF 更高。无疑,增强 MRA 对该病变的诊断有较大价值。

4. 颈动脉瘤及假性动脉瘤:颅外段颈动脉瘤及假性动脉瘤临床少见,常见病因包括外伤、动脉粥样硬化、感染、血管发育不良,极少数是由于医源性所致。主要症状是在颈侧发现搏动性肿块,动脉瘤增大时可产生压迫症状如声嘶、呛咳、呼吸困难、Horner 综合征,瘤腔内粥样硬化斑块碎屑或附壁血栓脱落可致脑卒中。

X 线血管造影或 DSA 是诊断颈动脉瘤及假性动脉瘤的传统金标准,不仅可以了解其部位、形态、大小、数目,还可以鉴别动脉瘤与假性动脉瘤、富血供肿瘤及其他血管性病变,如动静脉瘘及蔓状血管瘤等,但 DSA 不能显示瘤内附壁血栓情况,因而有时不能准确评价动脉瘤或假性动脉瘤的真实大小,甚至可能造成漏诊,而且血管造影还可能诱发粥样硬化斑块或附壁血栓碎屑脱落引起严重并发症。

MRA 结合 MRI 在诊断动脉瘤和假性动脉瘤方面有很大价值。首先 MR 没有 X 线血管造影的危险性和不良反应,检查时间短。其次,MRI T_1WI 和 T_2WI 多方位成像可以明确瘤腔内附壁血栓、瘤体和瘤腔的真实大小及瘤体与周围结构的关系,鉴别不同性质的颈部搏动性病变,主要是与颈动脉体瘤的鉴别。后者有:①特定的发病部位,肿瘤总位于颈动脉分叉处并包绕颈内、外动脉;②信号特征,在 T_1WI 上为等信号或略高信号,T_2WI 为高信号,包膜在 T_1WI 及 T_2WI 上均为低信号;③MRA 显示颈动脉分叉角呈杯状扩大及肿瘤血管;④最具特征的是在 T_1WI 及 T_2WI 上可见多发蜿蜒纡曲的肿瘤小血管,在 T_2WI 上有时可见"盐和胡椒"征。第三,3D TOF 或 3D PC MRA 成像多方位观察,还可清楚了解动脉瘤部位、形态、大小和假性动脉瘤的开口。因为 2D TOF MRA 对复杂血流不敏感,因此,对动脉瘤尤其是假性动脉瘤的诊断价值不及 3D MRA。

(唐光才)

二、颈动脉 DCE MRA

插管造影技术一直是诊断颈动脉病变的金标准。大多数研究目前依赖 DSA 技术。但 DSA 也有缺点,最主要的是 DSA 因选择性动脉插管可引起约 1% 的严重脑卒中的发生率。此外,DSA 显示的是血管腔的投影,狭窄百分比的测量可因人及投影角度而异。因此,发展非损伤性的血管成像技术来显示颈动脉分叉非常重要。

颈动脉常规 MRA 最常用的是 2D TOF、3D TOF 及 MOTSA 技术。虽然 2D TOF 对慢血流敏感,也可能是常规 MRA 中惟一能可靠检测严重狭窄血管远端的方法,血流量明显减少者可呈线样征(图 22-2-9),但 2D TOF 因狭窄血流混乱导致狭窄部位体素内信号的损失,无法直接从图像上测出严重狭窄段的管腔,同时可因吞咽动作所致横条状伪影影响颈动脉的评估(图 22-2-10)。

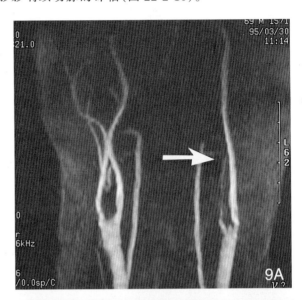

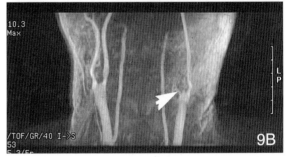

图 22-2-9 颈动脉狭窄
A. 2D TOF MRA 显示两侧颈总动脉分叉处狭窄,以左侧颈外动脉狭窄明显,中远段可见线样较弱的血流信号(箭)。
B. 3D MOTSA 显示颈总动脉及颈内、外动脉较 2D TOF MRA 中好,轮廓光整,信号均匀,但左颈外动脉狭窄(箭头)的中远段未见显示。

3D TOF 的图像质量有所提高,但对慢血流不敏感,对高度明显狭窄血管的远端显示不佳。而 3D MOTSA 综合了上述两种方法的优点,可作为重要的补充手段。但其检查时间长,对病人活动所致伪影易感,经常可看到错位伪影。

相对而言,3D DCE MRA 由于对活动伪影不敏感,是更精确测量颅外颈动脉狭窄、动脉形态的理想方法。3D DCE MRA 增加了血管信号强度,一是由于血管内注入了顺磁性造影剂,二是减少了因体素内失相位所致的信号损失,而且,资料可以从冠状位或矢状位得到,减少了扫描的容积,这样就减少了扫描时间。减影后的图像只有动脉血管影(暂不考虑静脉回流影响)。3D DCE MRA 图像代表的是没有去相位伪影的血管腔造影,可精确地测量血管的真实管腔,甚至在高度狭窄部位。与常规插管造影相比,3D DCE MRA 可以在任一平面内重建,这就避免了因投影相关错误导致的血管狭窄程度的不准确估计,而血管狭窄程度的较准确的评估是手术计划所必需的。

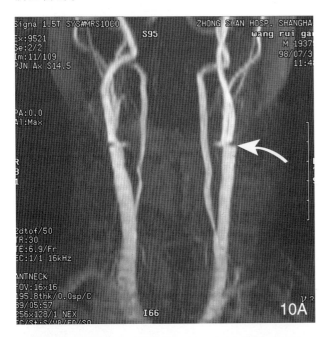

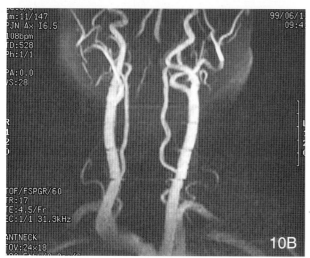

图 22-2-10 常规 MRA 因吞咽动作所致伪影

A. 2D TOF MRA 在颈动脉分叉处可见一横条状伪影(箭),造成局部颈动脉错位。 B. 心电门控 2D TOF MRA 显示颈动脉,背景抑制较 2D TOF 好,但也无法避免因吞咽动作所致的多条横行伪影,造成局部颈动脉轻度错位及信号缺失。

但 3D DCE MRA 技术目前尚不完善的地方是经常会出现颈静脉显影(图 22-2-11),这是因为颅内血液再循环非常短(造影剂不通过血脑屏障),造影剂随静脉很快回流,致颈静脉较早显影。

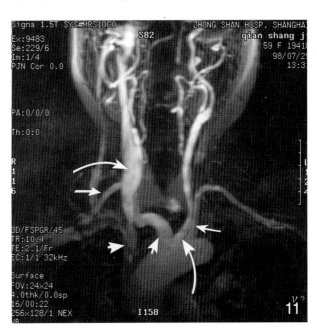

图 22-2-11 颈动脉 DCE MRA

早期即有颈静脉(白长弯箭)及头臂静脉(白箭头)显影,与颈动脉及无名动脉(黑箭头)部分重叠,影响了对动脉的评估。右锁骨下动脉(白短直箭)、左颈总动脉(黑长弯箭)、左锁骨下动脉(黑短直箭)满意显示。

此外,颈静脉较粗,与颈动脉较近,在图像后处理时,很难将颈静脉影完全消除,因此,就给颈动脉的评估带来一定困难。这也是目前 3D DCE MRA 在颈动脉检查中应用较少的一个主要原因。克服其缺点的关键因素就是如何掌握时间,充分显示颈动脉,而尽可能使颈静脉不显影。为此,造影剂注射速度要快,并在尽可能短的时间内完成扫描。关键是第一回合扫描,因为第二回合时,颈静脉往往显影。我们的经验是扫描时间控制在 20 s 内,造影剂注射速度为 2 ml/s,扫描延迟时间约 5 s,造影剂量为 20～30 ml,0.2～0.3 mmol/kg。通常采用冠状位,可同时行两侧颈动脉扫描,主动脉弓及弓上分支血管可以同时得到显示,但冠状位颈动脉分叉的显示较矢状位差。在矢状位减少扫描层数时,也得以应用更大的矩阵,因而层面内分辨率改善。然而矢状位 3D DCE MRA 扫描,必须进行两次单独的注射造影剂后的扫描,因此,Gd-DTPA 剂量应尽可能降低(减少)。一般,矢状位图像每侧需 20 ml Gd-DTPA(约 0.2 mmol/kg),而且如两次注射造影剂相隔时间太短,对第二次扫描背景信号有一定的影响。通常在常规 MRA 基础上,对发现病变的一侧作单侧矢状位增强 MRA 检查较妥。

为完好掌握动脉期 MRA 成像,可采取以下几种方法:超高速多回合动态扫描,如采用 TR < 4 ms,TE 1.4 ms,FA 30°,矩阵 256 × 128 × 48,扫描和成像时间可缩短到 10 s 以内。其中第一或第二回合相当于动脉期,静脉回流尚不明显。另一种方法为采用试验性团注计时扫描或"Smartprep"智能软件扫描序列,用来掌握造影剂到达兴趣血管即颈动脉分叉的时间。一般采用冠状位扫描,一次注射

大剂量造影剂来完成。

3D DCE MRA 颈动脉图像后处理包括以下几种技术,如图像减影、MIP 显示及单个层面重建。从造影后图像中减去造影前图像对降低背景静止组织及脂肪的信号有帮助。此外,减影有助于改善 MIP 图像质量,更真实反映血管狭窄情况。另外,3D MIP 重建图像可以旋转显示,每 10°~15°一组,从任一角度观察血管,避免了因投射角度产生的误差,无疑较 DSA 更佳。在实际应用中,如能结合 3D DCE MRA 的原始图像,对颈动脉的评估更加准确。

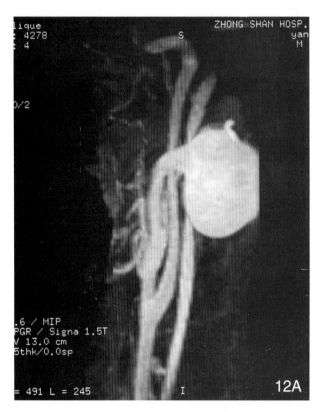

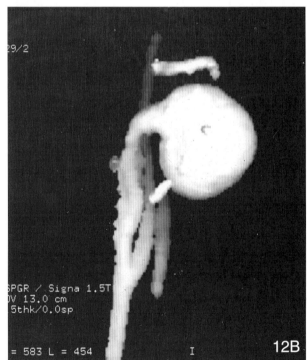

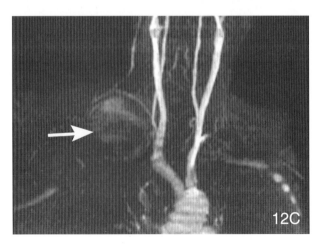

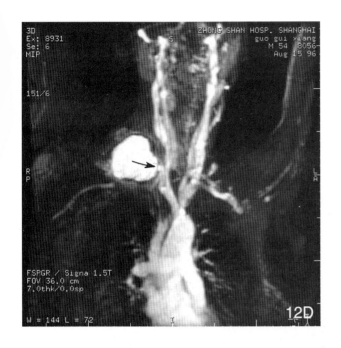
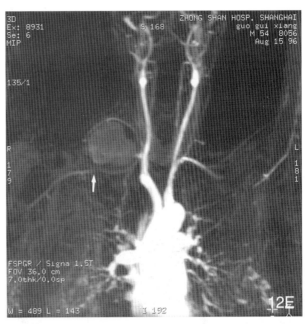

图 22-2-12 左颈外动脉瘤及右锁骨下动脉假性动脉瘤

A. DCE MRA 部分容积 MIP 重建明确显示动脉瘤来源于左颈外动脉,瘤体显示清楚。 B. 表面重建显示瘤体与左颈外动脉相连,颈外动脉及瘤体欠光整。 C~E 为经手术证实的右锁骨下动脉假性动脉瘤。 C. 2D TOF MRA,两侧锁骨下动脉近端显示较差,两颈动脉及椎动脉显示清楚,在右锁骨下动脉与右颈总动脉间可见异常信号(箭)。 D. DCE MRA 早期显示异常信号为一动脉瘤,源于右锁骨下动脉(箭),该血管略下移,信号较对侧差,瘤体内增强略迟于颈动脉。 E. DCE MRA 晚期,瘤体内信号更强,破口与瘤腔相通(箭),部分瘤壁强化,瘤体周边始终可见不规则低信号影,为瘤体内血栓。

综合常规 MRA 和 3D DCE MRA 各自的优缺点,作者认为下列情况可作为 3D DCE MRA 的临床应用指征:①颈动脉病变多普勒超声和常规 MRA 结论不一致时,为进一步准确评估狭窄程度;②常规 MRA 发现颈动脉狭窄;③由于活动伪影或低 SNR,常规 MRA 图像质量差时;④颈动脉瘤、颈动静脉畸形以及颈动脉体瘤等病变;⑤颈动脉虹吸部及主动脉弓上分支血管病变(如锁骨下动脉狭窄或动脉瘤、无名动脉扭曲或狭窄)(图 22-2-12)。

(杨 军)

第三节 主动脉弓及弓上血管

主动脉弓及弓上血管的病变包括主动脉瘤(真性、假性及夹层动脉瘤)、多发性大动脉炎及主动脉弓及其分支血管发育畸形在第二十一章第五节都已提到,常规检查方法中已讨论过,本节主要讨论主动脉弓及弓上血管的 MRA 检查。其中主动脉瘤及主动脉缩窄将在下一节论述。主动脉病变利用常规 MRA(2D TOF MRA)方法检查,图像质量往往很差,难以显示主动脉弓及其分支血管。这主要是由

于:①主动脉弓的搏动强,受心脏搏动的影响较大,产生的伪影较明显。②主动脉弓的血流较复杂,血流经升主动脉、主动脉弓、降主动脉时方向不一致,而 2D TOF MRA 只有在扫描层面与血流方向垂直时,信号丧失最少,无论采用何种方位进行扫描,2D TOF MRA 均无法满意显示主动脉。③主动脉弓上分支血管的开口与主动脉弓较垂直,易产生涡流,造成血流信号丧失。在实际工作中,对于主动脉弓病变,常规采用 SE 序列 T_1WI 横断位及斜位,在病变部位选择几个层面作 cine MRA,只是 cine MRA 的图像信噪比较差,往往不能完美地解决问题。在采用了动态增强 MRA 方法后,主动脉弓及分支血管的显示满意率明显提高,结合常规 SE T_1WI,主动脉弓病变的诊断与手术及血管造影结果基本相符合(图 22-3-1)。

主动脉弓及弓上分支血管的 3D DCE MRA 检查参数如下:3D FSPGR,TR/TE 10.2/1.9,FA 45°,频带宽度 32 kHz,体线圈,FOV 48 cm × 48 cm,层厚 5 mm,矩阵 256 × 128,1NEX,扫描时间 20 s 左右,Gd-DTPA 20~30 ml,0.2~0.3 mmol/kg,经肘静脉注射,如果手推注射,应保持注射速度均匀一

致,用高压注射器注射效果会更好些。至于选择冠状位还是矢状位,我们认为应视病变部位而异,如果病变部位在主动脉弓,弓上分支血管未累及,应选矢状位,这样可以在最小的容积内,包括整个主动脉弓,扫描时间减少,患者可以从容屏气进行扫描,最大程度减少呼吸活动伪影。如果病变部位在弓上分支血管,选择冠状位则可以包括两侧的锁骨下动脉及颈动脉,对多发性大动脉炎的患者,应选择冠状位DCE MRA方法(图22-3-2)。

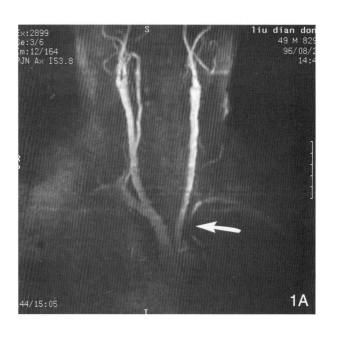

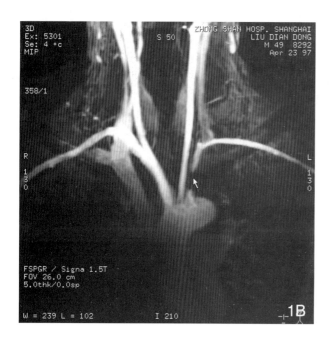

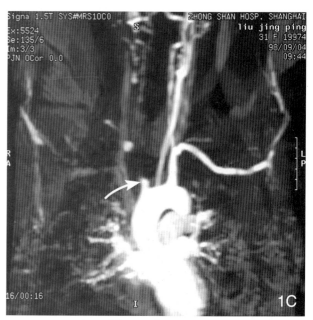

图 22-3-1　主动脉弓上分支血管狭窄、闭塞

A. 2D TOF MRA 显示左锁骨下动脉近端明显狭窄(箭),远端信号弱。　B. DCE MRA 部分容积 MIP 重建显示左锁骨下动脉近端重度狭窄(箭),远端信号尚可,狭窄范围的显示及确定明显优于 2D TOF MRA。　C. 为另一多发性大动脉炎患者,右手无脉多年。DCE MRA 显示无名动脉闭塞(箭),右锁骨下动脉、颈总动脉及椎动脉均无显示。

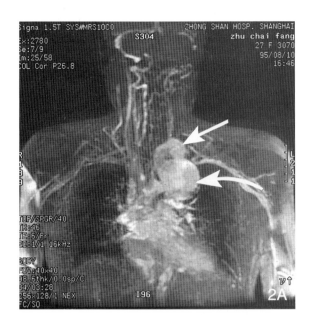

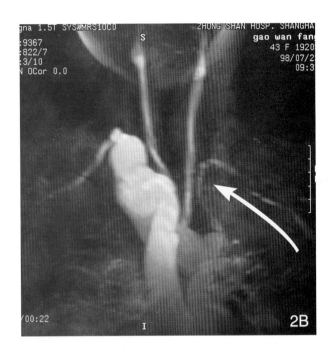

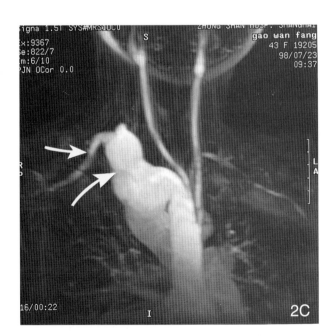

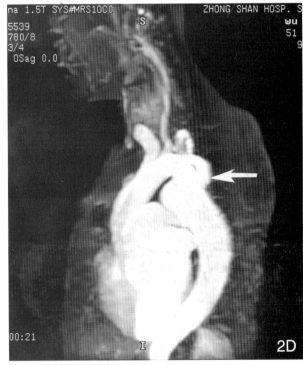

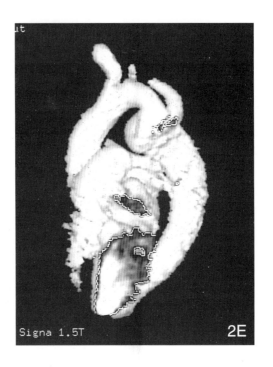

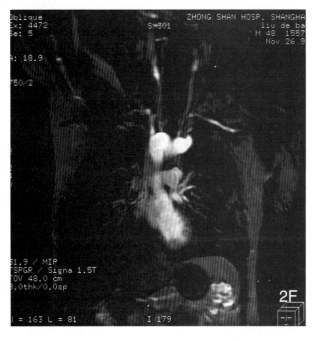

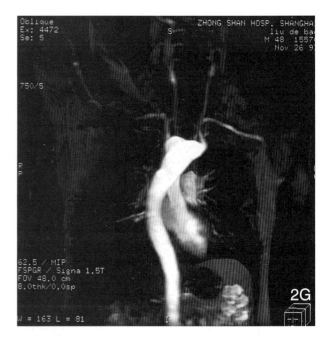

图 22-3-2 主动脉弓畸形

A. 左颈位主动脉弓伴主动脉瘤形成,2D TOF 显示主动脉瘤(白箭)及左侧颈位主动脉弓(黑箭)扩张,左锁骨下动脉从异常段主动脉弓发出,无名动脉及右颈总动脉从正常段主动脉弓发出。 B、C. 为另一右颈位主动脉弓病例,DCE MRA 显示主动脉弓(弯箭)明显升高,位于右颈部,血管扭曲扩张,向左下移行,主动脉弓依次发出右锁骨下动脉(直箭)、右颈总动脉、左颈总动脉及左锁骨下动脉,左锁骨下动脉(长箭)起始部囊状扩张,主动脉弓最高位见一憩室样改变。 D. 主动脉折叠畸形,DCE MRA MIP 重建图像清晰显示主动脉弓降部折叠,左锁骨下动脉(箭)从折叠上方发出,较粗。 E. 与 D 为同一病例的 SSD 重建图像,同样可清楚显示主动脉弓病变。 F、G. 右位主动脉弓,DCE MRA (F. 冠状位原始图像; G. 重建图像)显示主动脉弓上分支从右至左依次为右锁骨下动脉、右颈总动脉、左颈总动脉及左锁骨下动脉。

(杨 军)

第四节　胸腹主动脉

一、主动脉瘤 MRA

主动脉瘤的病理、临床表现及 MRI 表现详见主动脉瘤 MRI。

（一）检查技术

1. 常规 MRA：主动脉瘤的常规 MRA 检查最常运用的是 2D TOF。2D TOF 可带或不带心电门控（或周围门控）来检查腹主动脉瘤。运用心电门控可以减少串珠状伪影。如瘤体较大，血流在瘤体内形成涡流而降低信号。因此，在大的腹主动脉瘤，翻转角（flip angle）宜偏小，如可从 60°改为 45°。对胸主动脉瘤的检查，2D TOF 需要配有心电门控。

2. 三维动态增强 MRA（3D DCE MRA）：3D DCE MRA 与 2D TOF 不同，主要是通过注射顺磁性造影剂明显缩短血液的 T_1 时间，因而克服了 2D TOF 的血液部分饱和、涡流造成血液信号降低的缺点，能满意充盈动脉瘤。对胸主动脉瘤，特别是主动脉弓部动脉瘤与分支的复杂解剖关系清楚显示。同时，也能满意显示腹主动脉瘤与肾动脉等分支的关系。

有关 3D DCE MRA 的检查技术的讨论详见主动脉夹层 MRA。

近年来，MR 仿真血管内镜（virtual endoscope，VE）已应用于临床。这项技术是在常规 MRA（2D TOF 或 PC）或快速梯度回波序列结合注射顺磁性造影剂的 MR 主动脉成像基础上，将原始数据输入工作站，应用"Navigator"（导航软件）调整阈值，重建血管内腔图像，通过漫游（flight through）功能的运用，沿管腔长轴方向进行动态观察，达到血管仿真内镜的效果。可用来观察主动脉瘤、主动脉夹层及肾动脉狭窄等血管病变。

此外，超小顺磁性氧化铁 FeO-BPA 是一种特殊的纳米颗粒（亚级造影剂），有缩短血管内血流的 T_1 作用和实质 T_2^* 作用。同时，有较长的血半衰期，在循环血液中的停留时间较长，可作为血池造影剂。目前尚未在临床推广。相信这类造影剂在常规 MR 仪即能行增强 MRA 检查，其诊断意义以及在 MRI 导引下血管介入术方面将会具有很大的潜力。

（二）主动脉瘤的 MRA 表现

1. 对动脉瘤体大小的显示：2D TOF 及 3D

DCE MRA 可以显示主动脉瘤的大小、瘤体远近端颈部的情况，对瘤体大小进行测量以及对主动脉瘤进行总体观察。2D TOF MRA 在某些瘤体较大者，由于涡流造成信号的失落，而使动脉瘤的图像欠佳。而 3D DCE MRA 则能满意显示整个动脉瘤开放管腔（图 22-4-1）。

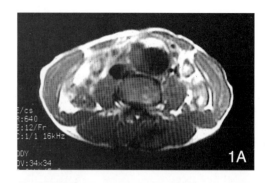
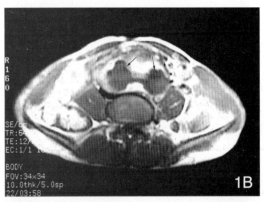
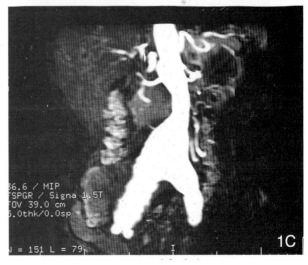

图 22-4-1　腹主动脉分叉部动脉瘤

A. SE T_1WI 横断面示腹主动脉分叉部动脉瘤。　B. 为 A 以下 3 cm 处 SE T_1WI，腹主动脉已分叉，动脉瘤累及双侧髂总动脉（箭）。　C. 3D DCE MRA MPR 重建示腹主动脉分叉部动脉瘤累及双侧髂总动脉。

2. 对动脉瘤与分支血管关系的显示：2D TOF

MRA 可观察动脉瘤与分支血管的关系。MIP 结合原始图像观察和测量主动脉瘤与肾动脉及内脏动脉开口部的关系及距离,以及主动脉分叉的受累情况等。3D DCE MRA 通过 MIP 和 MPR 重建可清楚显示主动脉瘤和分支的关系,尤其能满意显示主动脉弓部动脉瘤及其分支的关系。在较大主动脉弓部动脉瘤,有时难以与主动脉弓降部动脉瘤区别。其鉴别的关键是通过 MIP 和 MPR 重建以及转动不同角度观察,以确定动脉瘤与左锁骨下动脉的关系。

动脉瘤在左锁骨下动脉的近端,则为弓部动脉瘤;如动脉瘤在左锁骨下动脉的远端,则为弓降部动脉瘤(图 22-4-2,3)。同时,3D DCE MRA 也可满意观察动脉瘤与肾动脉或其他内脏动脉分支以及与双侧髂总动脉的关系。

3. 动脉瘤内附壁血栓的显示受限:2D TOF MRA 对主动脉瘤内附壁血栓的显示受限。血栓信号不明显。因此,2D TOF 仅能显示主动脉瘤的开放管腔,对主动脉瘤的外径大小常常低估。某些腹

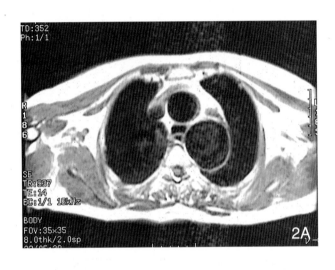

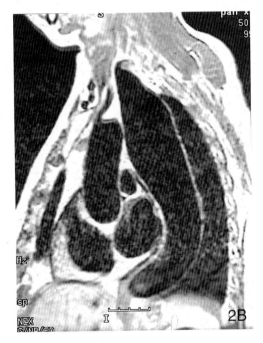

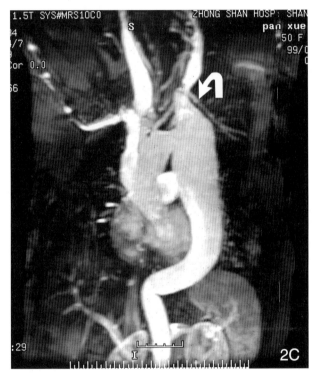

图 22-4-2　主动脉弓降部动脉瘤

A、B. SE T₁WI 横断位和斜矢位(左前斜位),显示主动脉弓降部梭状扩大的动脉瘤腔。　C. 3D DCE MRA MIP 重建示胸主动脉弓降部动脉瘤范围及与分支血管关系,左锁骨下动脉自动脉瘤近端发出(箭),该血管开口部受累。

主动脉瘤内新鲜血栓在 2D TOF 上亦可显示略高信号(图 22-4-4)。同样的,3D DCE MRA 能满意显示主动脉瘤的开放管腔。而动脉瘤内的血栓不强化,为低信号,不易识别主动脉瘤的外径大小。在部分病例,在延迟扫描图像上,可隐约显示动脉瘤的瘤壁强化,以助诊断(图 22-4-5,6)。

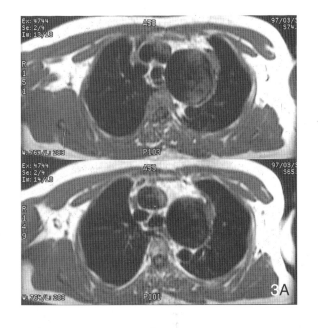

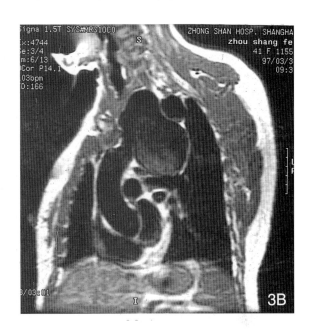

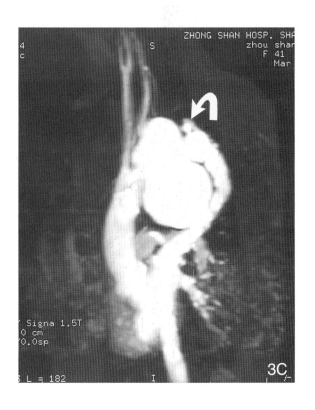

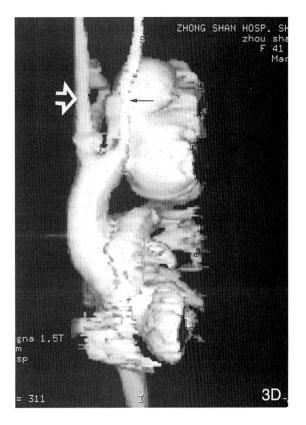

图 22-4-3 主动脉弓部动脉瘤

A、B. SE T₁WI 横断位和斜矢位(左前斜位)示主动脉弓部动脉瘤呈囊状扩张。 C. 3D DCE MRA MIP 重建显示主动脉弓部动脉瘤全貌,左锁骨下动脉开口(箭)位于弓部动脉瘤之远端降主动脉上。 D. SSD 重建示无名动脉(空心箭示右颈总动脉)和左颈总动脉(箭)未受累。

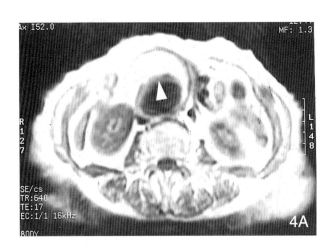

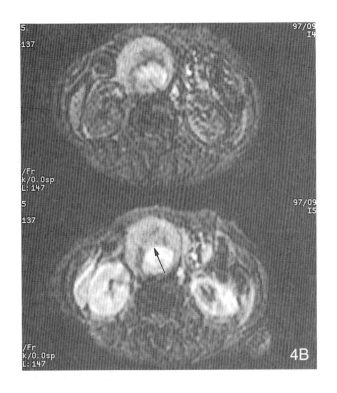

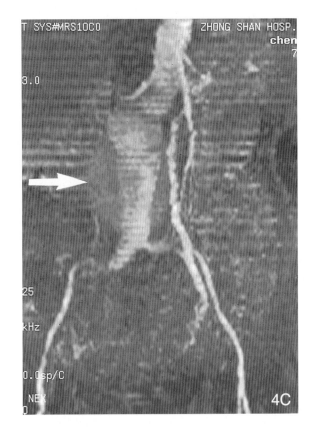

图 22-4-4 腹主动脉瘤伴未机化血栓形成

A. SE T₁WI 横断面示腹主动脉瘤开放管腔呈信号流空,瘤腔内附壁血栓呈高信号(箭头)。 B. 2D TOF MRA 原始图像示腹主动脉瘤开放管腔呈高信号,附壁血栓呈略高信号(箭)。 C. 2D TOF MRA 示肾动脉下腹主动脉瘤全貌,开放管腔呈高信号。瘤内附壁血栓呈略高信号环绕其开放管腔(箭)。

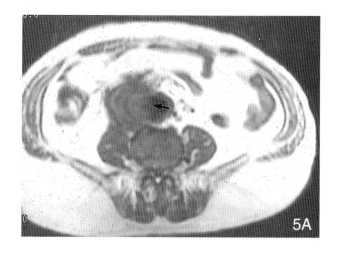

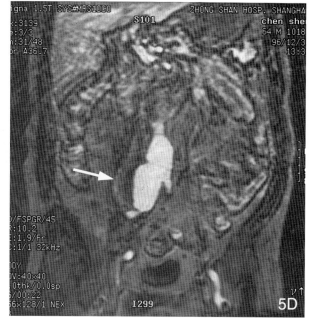

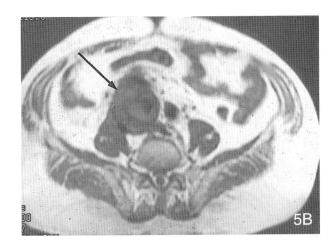

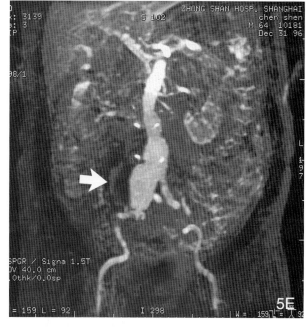

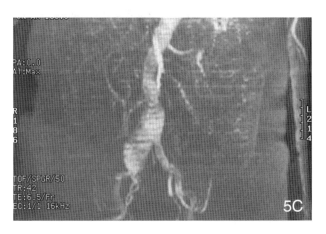

图 22-4-5 肾动脉下腹主动脉瘤累及右髂总动脉

A. SE T₁WI 横断位示腹主动脉瘤开放管腔呈流空信号。附壁血栓流空消失,信号接近血管壁(箭)。 B. 为 A 下面两层,腹主动脉瘤累及右髂总动脉(箭)。 C. 2D TOF MRA 示腹主动脉瘤累及右髂总动脉,但是仅显示其开放管腔,未能显示血栓。
D、E. 3D DCE MRA 原始图像和 MIP 重建示腹主动脉瘤及右髂总动脉累及。开放管腔呈高信号,其右侧附壁血栓呈一低信号区,周边为轻度强化之瘤壁(箭)。

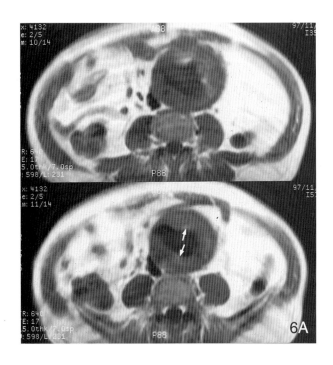

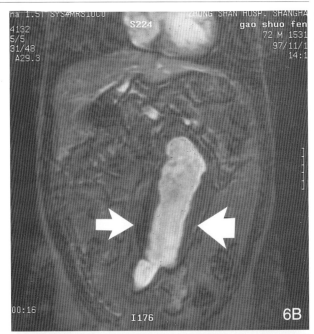

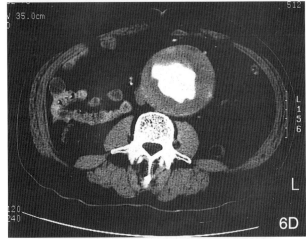

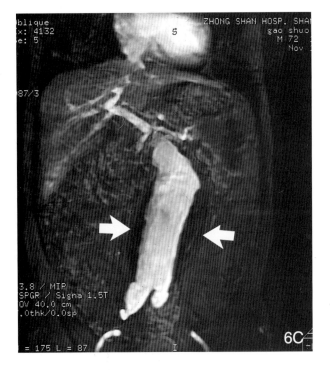

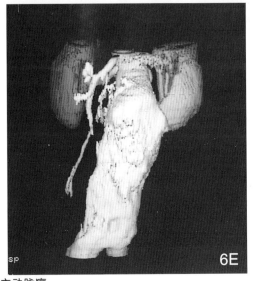

图 22-4-6　肾动脉下腹主动脉瘤

A. SE　T₁WI 横断位示腹主动脉瘤伴附壁血栓。附壁血栓较肌肉信号略高(箭)。　　B、C. 3D DCE MRA 的原始图像和 MPR 重建,示腹主动脉瘤自肾动脉水平以下至双侧髂总动脉。高信号瘤体两侧见低信号环绕(箭),为附壁血栓。　　D、E. 螺旋 CT 横断位原始图像和 CTA SSD 重建示腹主动脉瘤。CTA SSD 不能显示附壁血栓。

2D TOF MRA 与 3D DCE MRA 比 SE 序列及 cine MRI 有明显优势。它可整体显示主动脉瘤位置大小及与分支血管的关系等，图像更直观，更接近 DSA。其不足之处是对瘤腔内血栓的观察受限，须结合 SE 序列一起作出判断。此外，2D TOF MRA 与 3D DCE MRA 与 SE 序列一样不能显示瘤壁或血栓的钙化。而与 2D TOF MRA 比较，3D DCE MRA 对动脉瘤腔的大小及其分支血管的复杂空间关系，尤其是胸主动脉瘤、主动脉弓动脉瘤的显示方面，优势是明显的。

上海医科大学中山医院共做 62 例主动脉病变 MR 检查。其中主动脉瘤 59 例，包括升主动脉瘤 11 例(图 22-4-7)，主动脉弓部动脉瘤 5 例(图 22-4-8，9)，弓降部及降部主动脉瘤 7 例，胸腹主动脉瘤 4 例(图 22-4-10)，腹主动脉瘤 32 例(图 22-4-11～13)，其中 1 例为腹主动脉多发动脉瘤，行 3D DCE MRA 及仿真内镜检查(图 22-4-14)。此外有动脉粥样硬化致多发动脉瘤 1 例，腹主动脉瘤人工血管移植术后闭塞 1 例(图 22-4-15)，先天性主动脉瓣上升主动脉管状狭窄(发育不良型)1 例(图 22-4-16)。

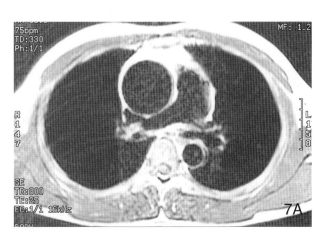

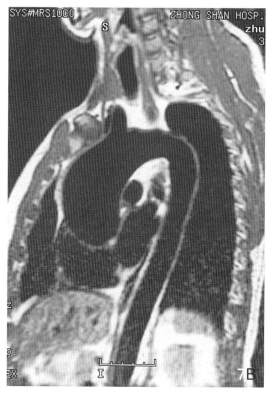

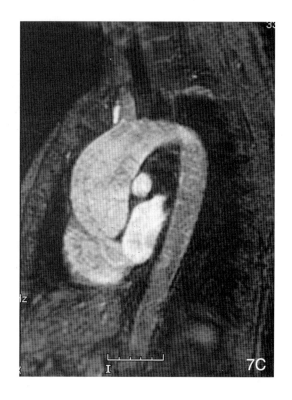

图 22-4-7 升主动脉瘤

A、B. SE T₁WI 横断位和斜矢位(左前斜位)示升主动脉瘤，管径 5.2 cm。 C. FMPGR 矢状位示升主动脉瘤形态与 B 图相同。

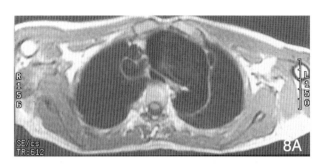

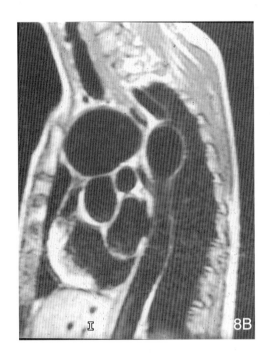

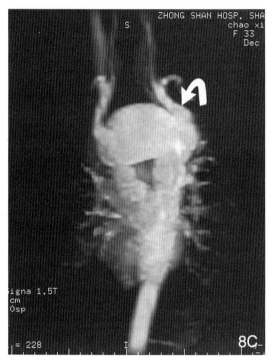

图 22-4-8 主动脉弓部动脉瘤

A、B. SE T_1WI 横断位和斜矢位(左前斜位)示主动脉弓部动脉瘤。 C. 3D DCE MRA MIP 重建示主动脉弓部动脉瘤全貌,并见主动脉弓分支发育畸形,双侧头臂动脉各自发出颈总和锁骨下动脉。左头臂动脉发自动脉瘤(箭)与正常降主动脉交界处,右头臂动脉发自动脉瘤。

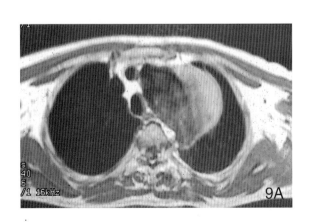

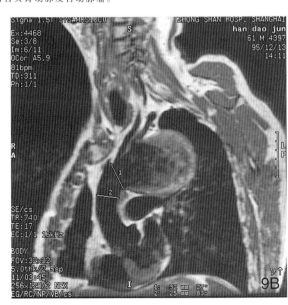

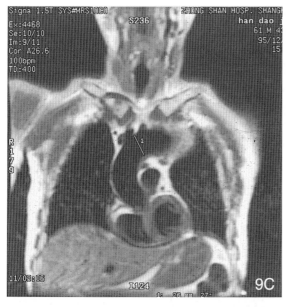
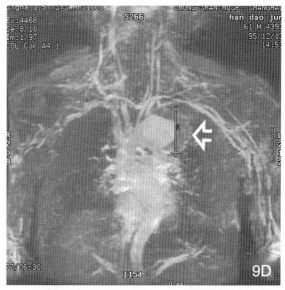

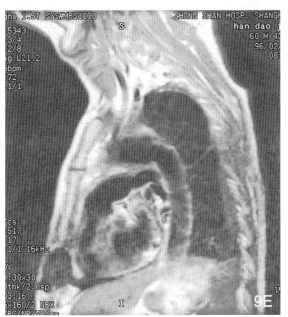
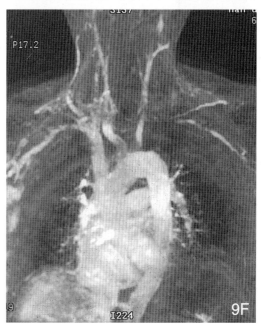

图 22-4-9　主动脉弓部动脉瘤术前和术后 MRI 检查

A、B、C. SE T₁WI 横断位、斜矢位（左前斜位）和冠状位示主动脉弓部动脉瘤伴血栓形成。　D. 2D TOF MRA 冠
状位扫描后 MIP 重建,示主动脉瘤开放管腔呈高信号,附壁血栓呈略高信号(箭)。E、F. 术后 SE T₁WI 斜矢位
（左前斜位）和 2D TOF MRA 冠状位扫描 MIP 重建,示主动脉管径正常。

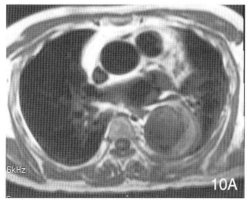

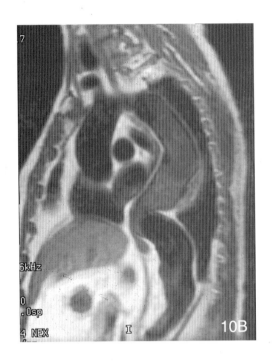

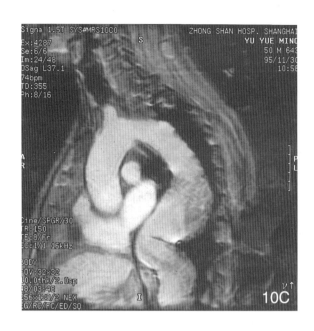

图 22-4-10　胸腹主动脉瘤

A 和 B 为 SE T₁WI 横断位和斜矢位(左前斜位)　A. 示降主动脉扩大,因血流缓慢内见信号。　B. 示胸腹主动脉瘤的开放管腔和附壁血栓范围。附壁血栓呈比血管壁略高信号。　C. cine MRI 斜矢位(左前斜位)同样显示胸腹主动脉动脉瘤全长。

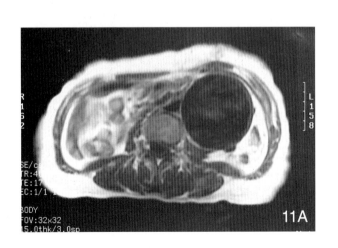

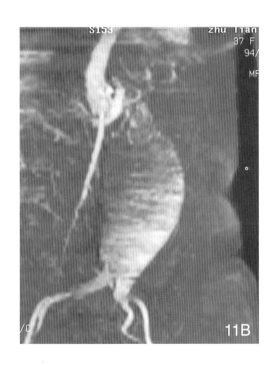

图 22-4-11　腹主动脉瘤

A. SE T₁WI 横断位示巨大腹主动脉瘤,最大管径为 8.1 cm。瘤腔内呈信号流空。

B. 2D TOF MRA 示腹主动脉瘤全貌。双肾动脉开口部受累。由于瘤体巨大,涡流造成瘤腔内信号降低且不均匀。

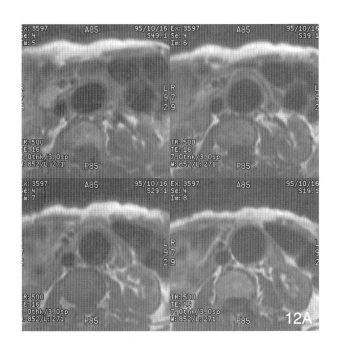

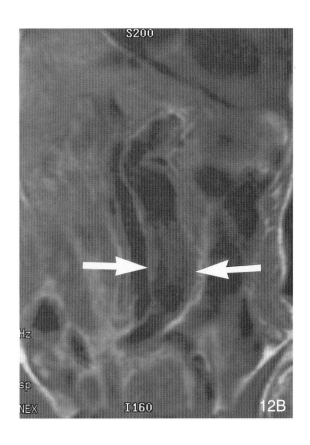

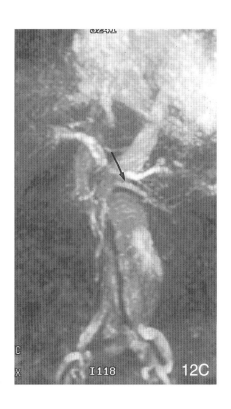

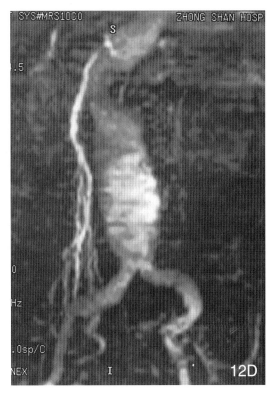

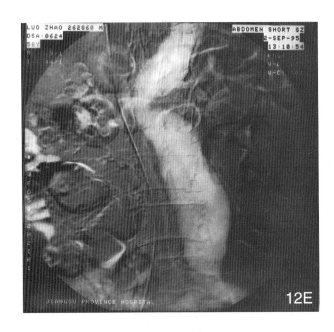

图 22-4-12　肾动脉下腹主动脉瘤

A、B. SE T$_1$WI 横断位和冠状位扫描,示腹主动脉瘤位于肾动脉下方(箭)。　C、D. 2D TOF MRA 示腹主动脉瘤全貌。
C 为冠状位扫描后 MIP 重建,D 为横断面扫描后 MIP 重建。C 清楚显示左肾动脉与动脉瘤的关系(箭),而 D 未能满
意显示左肾动脉,表明 2D TOF MRA 横断面扫描者对横行血管显示受限。　E. 该例 DSA 显示与 2D TOF 一致。

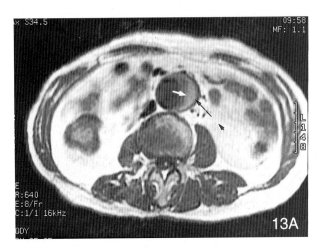

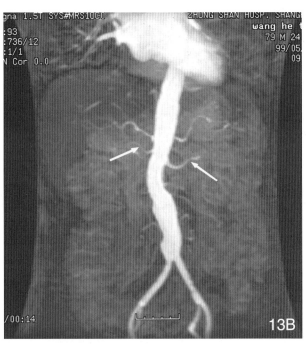

图 22-4-13　肾动脉下腹主动脉瘤

A. SE T$_1$WI 横断位显示腹主动脉瘤腔、管壁及附壁血栓(箭)十分清楚,附壁血栓呈
较肌肉略高信号。　B. 3D DCE MRA MIP 重建示腹主动脉之开放管腔,
附壁血栓未能显示。清楚显示双肾动脉(箭)与瘤体距离,髂动脉未受累。

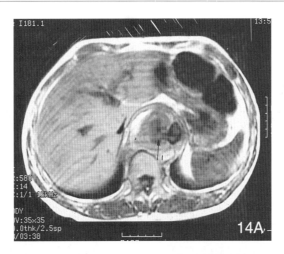

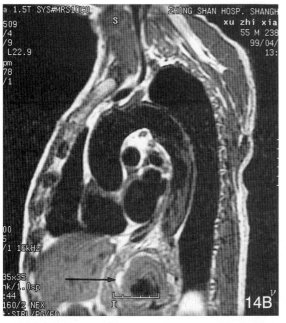

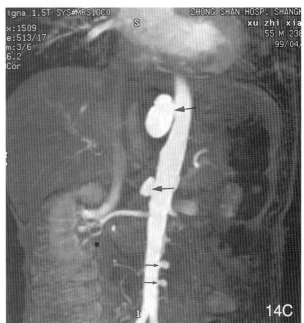

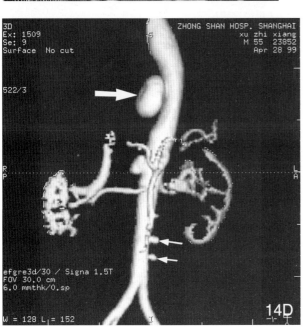

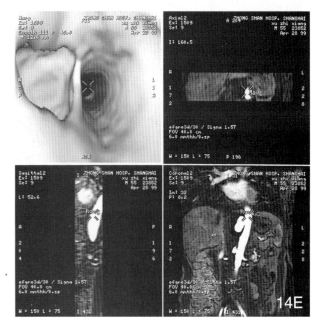

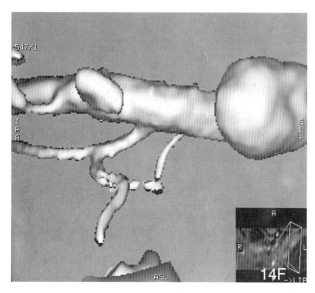

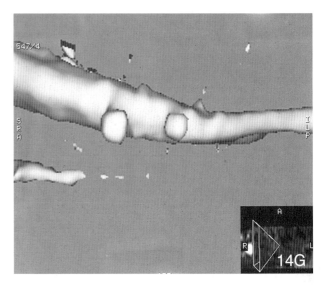

图 22-4-14　腹主动脉多发性动脉瘤

A、B. SE T₁WI 横断位和斜矢位(左前斜位)示腹主动脉动脉瘤(箭),动脉瘤以颈与腹主动脉相连(箭),瘤腔内见较多血栓形成,呈不均匀等信号。　C、D. 3D DCE MRA MIP 重建和 SSD 重建,显示腹主动脉至分叉部全貌,可见大小不等四个动脉瘤开放管腔(箭),最上方动脉瘤以颈与腹主动脉相连(箭)。E~G. 仿真血管内镜从腔内(E)和腔外(F 和 G)观察动脉瘤情况。该例为少见病例,可能为粥样动脉硬化形成多发性动脉瘤,最上方动脉瘤为囊状动脉瘤,但假性动脉瘤也不能除外。

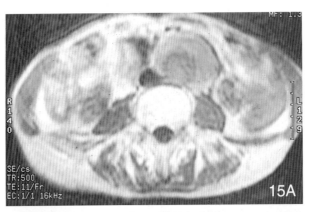

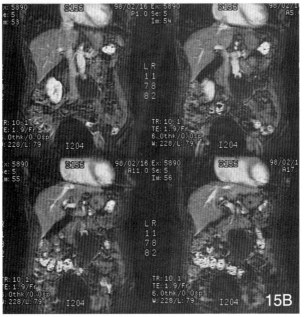

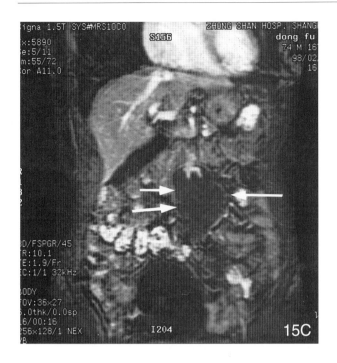

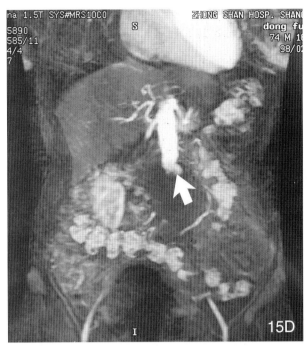

图 22-4-15　腹主动脉瘤人工血管移植术后闭塞

A. SE T$_1$WI 横断位显示腹主动脉瘤部位信号增高,信号流空现象消失。瘤腔中心部分信号与肌肉信号相仿,其外围部分信号略高。　B、C. 3D DCE MRA 原始图像,示腹主动脉显影至原瘤腔上缘处,其以下腹主动脉未显影。原巨大腹主动脉瘤呈低信号(箭)。　D. 3D DCE MRA MIP 重建示腹主动脉中断部位(箭)。

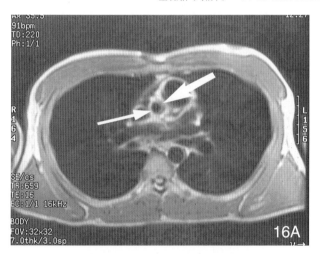

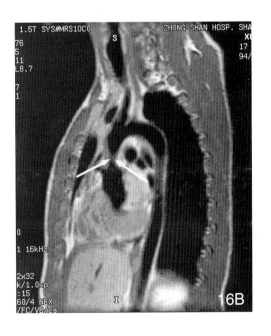

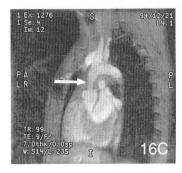

图 22-4-16　先天性升主动脉瓣上管状狭窄(发育不良型)

A、B. SE 序列 T$_1$WI 横断位和斜矢位(左前斜位),示升主动脉于瓣上方管径明显狭窄,连续层面示狭窄长达 3.0 cm,狭窄段管径最小 0.8 cm,最大 1.2 cm(箭)。　C. cine MRI 斜矢位(左前斜位)示升主动脉呈管状狭窄(箭)更为清楚。

　　62 例主动脉病变均常规做 SE 序列,根据需要并作以下补充检查:cine MRI 12 例,2D TOF 25 例,3D DCE MRA 23 例。62 例中,经手术证实者 27 例。MR 表现与手术结果一致或基本一致。

　　根据我们的经验,我们认为在主动脉瘤的诊断中,常规 MRI SE 序列与 MRA 技术相辅相成。常规 MRI SE 序列尽管可从横断位、冠状位或矢状位以及任意斜面扫描,但是在主动脉扭曲患者往往不能在一幅图上显示全貌。对分支的显示受限,特别是对主动脉弓部动脉瘤患者,SE 序列往往不能满意显示主动脉弓部动脉瘤与弓上各分支的复杂关系。

而 3D DCE MRA 克服了这方面的缺点,可以满意显示主动脉及主动脉瘤全貌及其分支情况,特别能满意显示主动脉弓部动脉瘤与分支的关系(参见图 22-4-3)。3D DCE MRA 与常规 MRA 比较,3D DCE MRA 克服了常规 MRA 由于涡流产生的信号缺失,图像质量高,检查时间短,因而更胜一筹(图 22-4-17)。此外,尽管常规 MRA 在颈部和下肢血管检查中取得较满意的结果,但胸主动脉尤其弓部血管搏动强烈,伪影影响很大,常规 MRA 难以满足临床要求,我们建议对这类病例可首选 3D DCE MRA。然而,不管是常规 MRA 或是 3D DCE MRA,它仅能

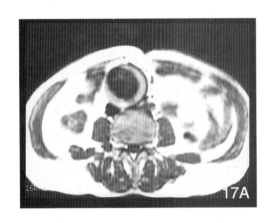

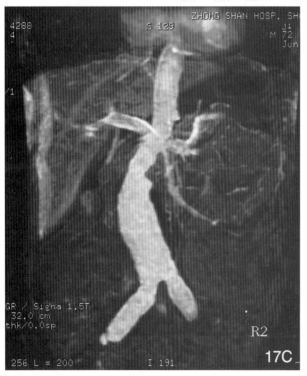

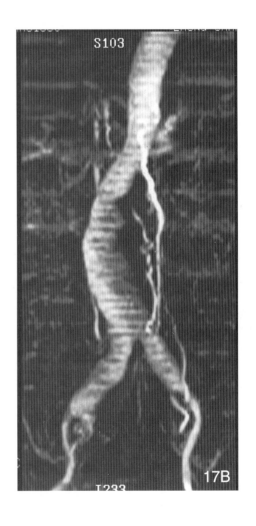

图 22-4-17　腹主动脉瘤

A. SE T$_1$WI 横断位示腹主动脉瘤伴附壁血栓。　B. 2D TOF MRA 示腹主动脉及动脉瘤全貌。
由于瘤体内涡流使部分信号表失。　C. 3D DCE MRA MIP 重建满意显示腹主动脉瘤开放管腔。

显示动脉瘤内开放管腔,血栓不能强化,在显影的动脉瘤外环绕着低信号的血栓,只有部分动脉瘤患者在 3D DCE MRA 延迟相上可见到在低信号血栓外缘环线状强化的瘤壁。因此,我们认为在主动脉瘤 3D DCE MRA 或常规 MRA 检查时,应常规做 SE 序列。SE 序列可以显示动脉瘤开放管腔呈流空,而血栓视其时间长短不同而呈不同信号(图 22-4-18)。

二、主动脉夹层 MRA

主动脉夹层的病理、临床表现和 MRI 表现详见主动脉夹层 MRI。

(一)检查技术

1. 常规 MRA:主动脉夹层患者常用的常规 MRA 技术为 2D TOF MRA。2D TOF 可配有或不配有心电门控或周围门控。配有心电或周围门控者可减少由于心脏和血管搏动造成的伪影,从而提高图像质量,但检查时间却延长。2D TOF 不带心电或周围门控者不适宜用于胸主动脉夹层的检查,因为图像质量欠佳,不能作诊断用。但是可用于腹主动脉夹层的检查。在个别病例,由于血管搏动明显,伪影增多时,也需要加心电或周围门控。一般腹主动脉 2D TOF 作轴位扫描,经 MIP 重建。也有部分

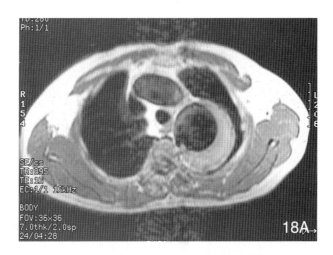

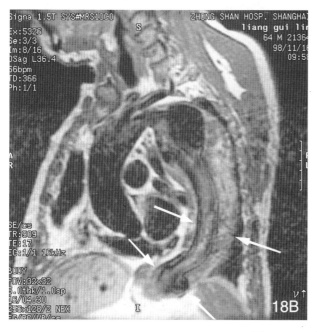

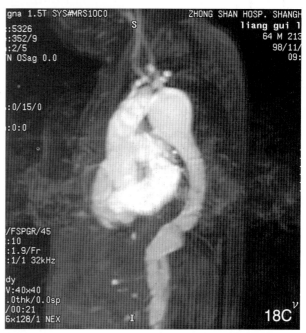

图 22-4-18　胸腹主动脉瘤

A、B. SE T₁WI 横断位和斜矢位(左前斜位)示胸腹主动脉瘤伴附壁血栓。 B. 示主动脉自降主动脉起始至腹主动脉上部管腔明显扩大(箭),降主动脉管腔内信号升高,附壁血栓信号更高。 C. 3D DCE MRA MIP 重建示胸腹主动脉瘤全貌。由于仅能显示开放管腔,降主动脉中下段显影管腔比 SE 序列所见明显小。

作者采用冠状位扫描,再作 MIP 重建。

2. 动态增强 MRA(DCE MRA):3D DCE MRA 可在冠状位扫描,再经工作站重建,图像覆盖范围大,能包括从主动脉弓向下至腹主动脉下段,甚至包括双侧髂动脉。在高大病人也可分上下两部分作两次检查。在胸主动脉,也可采用矢状位扫描。同时,可结合原始图像和 MIP/MPR 重建图像,清楚显示主动脉夹层的内膜片、真假两腔、上下范围以及累及分支情况。3D DCE MRA 克服了常规 MRA 2D TOF 的缺点,特别是后者对胸主动脉弓上分支显示的局限性,目前已成为主动脉夹层的重要检查技术之一。2D DCE MRA 由于对背景抑制较差,图像分辨率不如 3D 法,目前运用较少。

获得主动脉 3D DCE MRA 最佳成像的关键是,要使动脉内 Gd-DTPA 的浓度高峰位于 K 空间中心采集时间。为此,注射造影剂剂量和注射速率,扫描延迟时间,扫描采集时间,屏气与不屏气,以及成像参数的合理选择均十分重要,也是 3D DCE MRA 成功之关键。

Prince 认为,快速注射 Gd-DTPA 使血液的 T_1 弛豫时间比背景组织明显缩短,提高了信噪比,Gd-DTPA 的剂量至少需要 0.2 mmol/kg。尽量缩短 TR,以改进对背景组织的抑制,增强信噪比,从而提高了血管的显示率。翻转角度以 45°为好。

关于造影剂注射速率、延迟时间和采集时间以及屏气或不屏气等,文献报道说法不一。国外文献报道有的作者主张慢速注射 Gd-DTPA,注射时间可长达 90 s,扫描时间长达数分钟,不屏气。但也有作者主张快速注射造影剂和屏气扫描。Krinsky 等于 1998 年报道一组 106 例主动脉弓及弓上分支的 3D DCE MRA,主动脉弓的循环时间约为 12 s。因此,他认为要很好显示主动脉弓及弓上分支需要快速注射造影剂(2 ml/s),缩短采集时间至 16～32 s,在屏气下进行,注射 Gd-DTPA 一半剂量时开始数据采集。同时,由于注射过多造影剂增加了注射时间,也就增加了颈部静脉的显影和重叠机会,该作者主张将造影剂从 40 ml 减至 20 ml。我们认为在主动脉夹层,特别是在观察胸主动脉及弓上分支受累情况时,采取团注造影剂、快速屏气扫描、缩短延迟时间和采集时间短的方案较为合适。

Prince 指出,为了准确地决定扫描延迟时间,有如下三种方法:①可根据经验来决定。参考病人年龄、心脏状况和主动脉病变情况等因素。②预先试

验性团注少量造影剂来测定造影剂到达兴趣区血管的时间。③运用自动脉冲序列监控,当造影剂到达主动脉兴趣部位时开始扫描等。胸主动脉离开心脏的距离很近,造影剂到达的时间短(10～15 s),在无病理因素影响的情况下,比较容易掌握。

此外,层厚对血管的显示也是重要因素。特别是对于管径较小血管,层厚越薄,显示越清晰。

(二)主动脉夹层 MRA 表现

1. 内膜片的显示是重要征象之一。2D TOF 及 3D DCE MRA 可清楚显示内膜片,表现为在真假两腔之间呈线样低信号影。有时内膜片可扭曲呈螺旋状(图 22-4-19,20)。

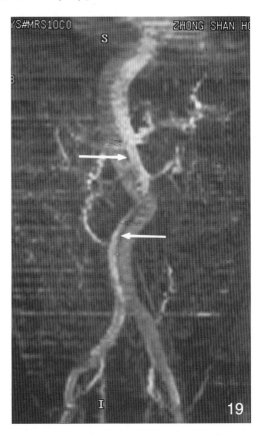

图 22-4-19　主动脉夹层 DeBakeyⅢ型
夹层延及腹主动脉分叉部及左髂总动脉。2D TOF MRA MIP 重建示真腔为高信号,假腔为略高信号,低信号内膜片呈螺旋形走行(箭)。

2. 对真假两腔的辨别,对于外科医生决定手术方案和介入途径十分重要。2D TOF 可显示真假两腔,一般真腔为高信号,假腔信号降低(图 22-4-21)。部分病例真假两腔信号相似,以至于不易区分真假两腔。3D DCE MRA 可满意显示真假两腔。真假两腔的信号差异是否明显取决于破口的大小、注射造影剂速度、扫描延迟时间和扫描时间等多种因素。

如破口较小,造影剂注射速度快,扫描时间及延迟时间短,则容易显示真假两腔信号的差别(图 22-4-22~24)。否则,不易辨别真腔和假腔。

3. 破口、再破口和喷射征。破口和再破口表现为在真假两个显影管腔之间低信号的内膜片中断,代之以高信号连接两个管腔。2D TOF 和 3D DCE MRA 可清楚显示破口和再破口,见图 21-5-13。MIP 可转动不同角度进行观察,避免重叠造成的假阳性。同时,3D DCE MRA 可显示一束造影剂经破口从真腔向假腔喷出,即喷射征(图 22-4-25,26)。

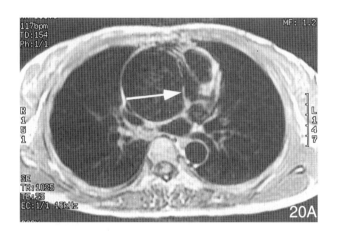

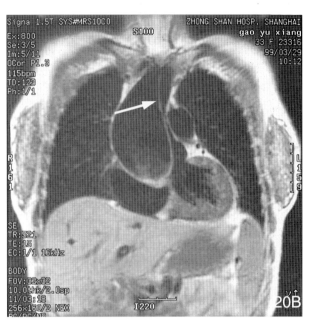

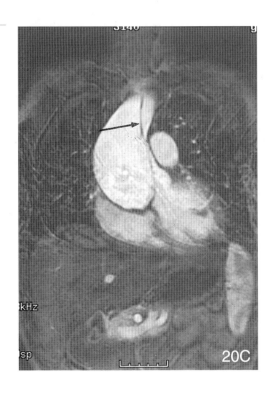

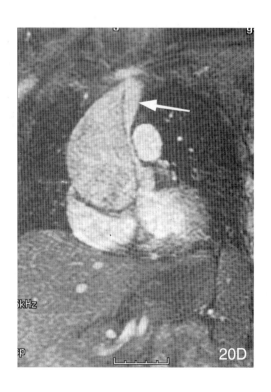

图 22-4-20　主动脉夹层 DeBakey Ⅱ 型

A、B. SE　T₁WI 横断位和冠状位示升主动脉腔扩大,内见线样结构内膜片(箭),呈高信号。　C. 3D DCE MRA 原始图像示升主动脉显影,内膜片呈线样低信号(箭)。　D. cine MRI 仍显示线样内膜片真腔很小,呈偏高信号。

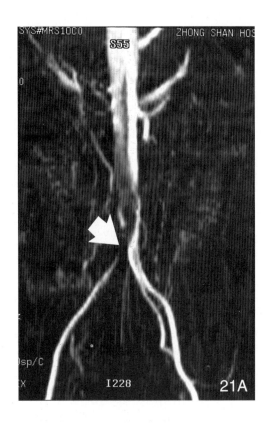

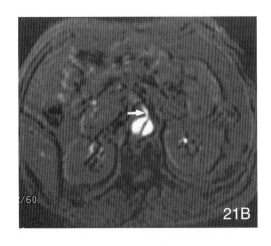

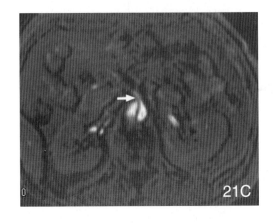

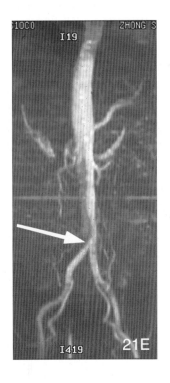

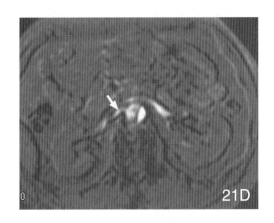

图 22-4-21 主动脉夹层 DeBakey Ⅲ型

A. 2D TOF MIP 重建示主动脉夹层向下延及腹主动脉分叉,真腔信号高,假腔信号略高,内膜片呈低信号线状影,假腔压迫右髂总动脉起始部,造成信号缺失(箭)。 B～D. 为 2D TOF MRA 原始图像,分别显示腹腔动脉发自假腔,肠系膜上动脉开口受累和右肾动脉发自假腔(箭)(左肾动脉发自真腔,此处未示出)。 E. 经内科治疗后 10 月随访,2D TOF MRA 示右髂总动脉起始部受压情况改善,右髂总动脉起始段有信号显示(箭)。

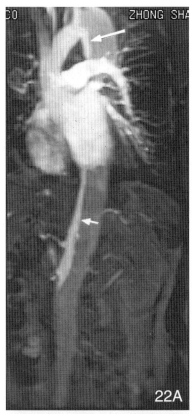

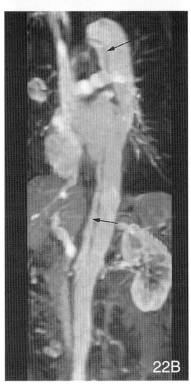

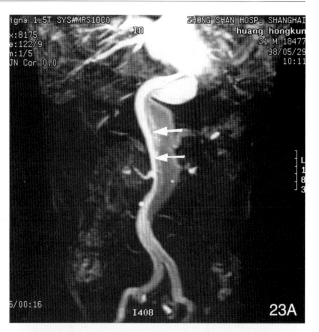

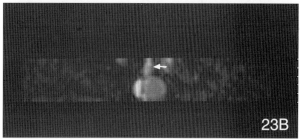

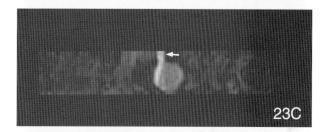

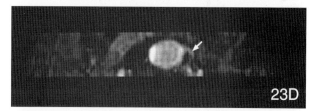

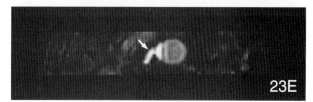

图 22-4-22　主动脉夹层 DeBakey Ⅲ型

A. 3D DCE MRA MPR 重建示主动脉显示,真腔很小,为明显高信号(箭),假腔自主动脉弓降部起向远侧延伸,信号比真腔明显低。　B. 增强后期 3D DCE MRA 示真假腔信号趋向一致,内膜片呈低信号,清晰可见(箭)。

图 22-4-23　主动脉夹层 DeBakey Ⅲ型,腹主动脉 3D DCE MRA

A. 3D DCE MRA MIP 重建示腹主动脉分为真假两腔,真腔信号比假腔明显高(箭)。　B~E. MPR 重建示腹主动脉分支受累情况,B示腹腔动脉发自假腔,C 示肠系膜上动脉发自真腔,D 示左肾动脉发自假腔,E 示右肾动脉发自真腔(箭)。

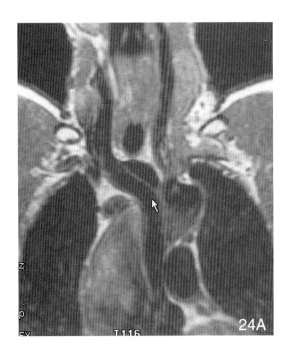

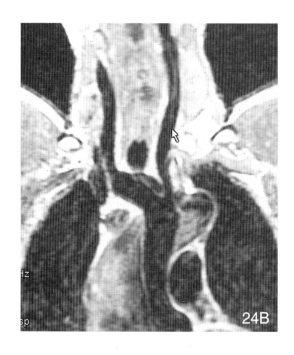

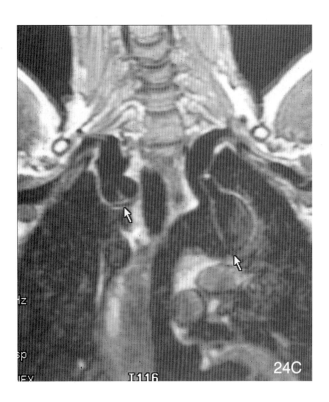

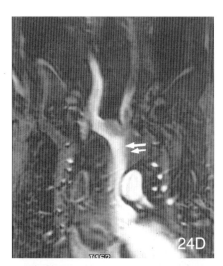

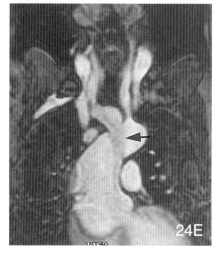

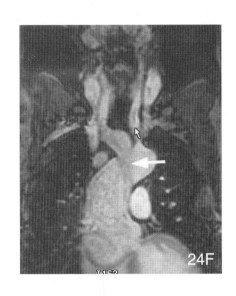

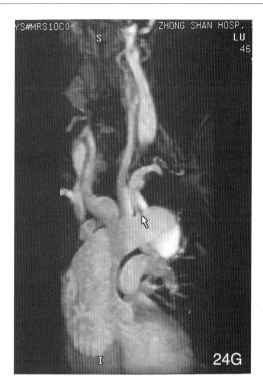

图 22-4-24　主动脉夹层 DeBakey Ⅰ 型

A~C. 为 SE T₁WI 冠状位,A 和 B 为同一层面,仅窗宽窗位不同,C 为不同层面。　A. 升主动脉扩张并分为真假两腔,真腔信号流空,假腔呈等信号,内膜片与假腔信号相仿,显示欠佳。无名动脉也扩张,其中见线样内膜片(箭)。　B. 显示左颈总动脉内线样内膜片(箭)。　C. 主动脉弓部内膜片进入左锁骨下动脉近端(左侧箭)。D~F 为 3D DCE MRA 原始图像。　D.增强早期示真腔比假腔内信号明显增高。　E、F. 延迟期示升主动脉和主动脉弓部及无名动脉假腔内信号增高,而真腔内信号降低(箭),比假腔信号还低。左颈总动脉内见低信号内膜片(小白箭)。　G. 延迟期 MPR 重建示左锁骨下动脉内低信号内膜片(箭),假腔内信号比真腔高。
该例说明动态增强 MRA 对显示其假腔、内膜片及分支受累的重要性。

4. 分支是否受累,同样是外科医生术前关心的重要信息。2D TOF MRA 及 3D DCE MRA MIP 重建,特别是结合原始图像能清楚显示腹主动脉的分支如肾动脉、内脏动脉及髂动脉等的受累情况。在这点上 MRA 明显优于 SE 序列(图 22-4-23,27,28,29)。而 3D DCE MRA,尤其是对主动脉弓上三分支是否受累的显示,比 2D TOF 更胜一筹。

5. 主动脉夹层血栓形成多见于假腔内,在 3D DCE MRA 上显示为充盈缺损(图 22-4-30)。

3D DCE MRA 由于是冠状面或矢状面扫描,扫描覆盖面大,可从主动脉弓到腹主动脉,甚至包括腹主动脉分叉及髂动脉。能满意观察主动脉夹层的上下范围及全貌,并且通过三维重建,可以转动不同角度来观察,以免重叠(图 22-4-31)。

此外,对原始图像的观察和 3D DCE MRA 后处理的方法对夹层的显示也十分重要。对内膜片的显示,原始图像和 MPR 优于 MIP。故根据横断位 SE 序列内膜片的方向,决定作与之垂直或成角方向的冠状位或矢状位扫描,以便能在原始图像和 MPR 重建图像上更清楚显示内膜片。而对主动脉夹层分支受累的显示,MPR 优于 MIP(图 22-4-32,33)。

对主动脉夹层,3D DCE MRA 能满意显示内膜片和真假两腔。与 SE 序列、cine MRI 比较,优势在于它是一项三维成像技术,图像更直观,对主动脉夹层的全貌观察更好。同时,3D DCE MRA 对主动脉夹层分支的受累,特别是主动脉弓上分支及肾动脉等受累的显示明显优于 SE 序列和 cine MRI。与 2D TOF MRA 比较,虽然后者对腹主动脉夹层的显示尚满意,但有时也会出现血管搏动伪影,2D TOF 带心电或周围门控会对图像质量有所改进。由于 3D DCE MRA 通过注射顺磁性造影剂,使血液 T₁ 时间明显缩短,再利用快速梯度回波技术,将靶血管清晰显示出来,通过工作站后处理得到 3D 血管影像。因而 3D DCE MRA 克服了 2D TOF 易受血液部分饱和及涡流造成的血液信号降低的缺点,血管成像图像质量高,更接近血管造影。而且,3D DCE MRA 对于主动脉弓及弓上分支的显示明显优于 2D TOF MRA。故 3D DCE MRA 在主动脉夹层的诊断中占重要一席。

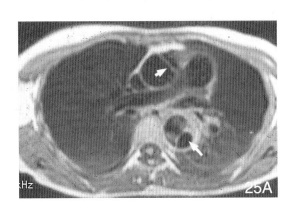

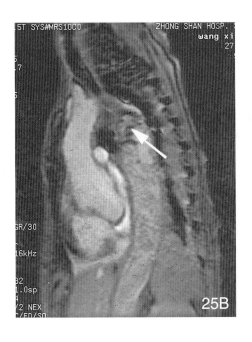

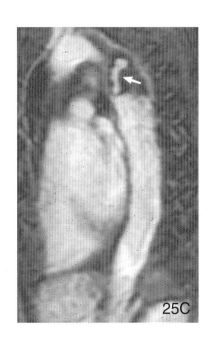

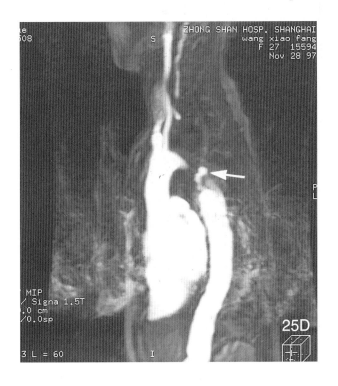

图 22-4-25　主动脉夹层 DeBakey Ⅰ型

A. SE T₁WI 横断位示升主动脉和降主动脉被内膜片(箭)分为真假两腔。　B. Cine MRI 斜矢位(左前斜位)示主动脉弓降部一束紊乱信号(箭)，表明经破口喷射所致血流信号改变。　C. 3D DCE MRA 矢状位扫描原始图像示真腔内造影剂高信号。主动脉弓降部见一束高信号血流喷入假腔——喷射征(箭)。　D. MPR 重建同样显示喷射征(箭)。

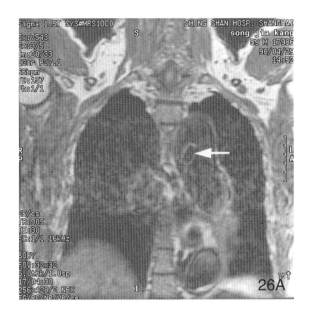
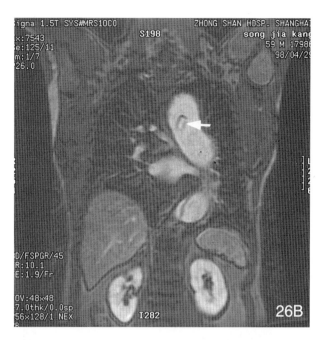
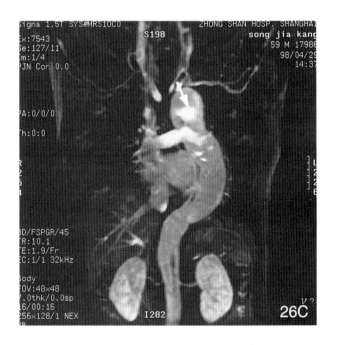
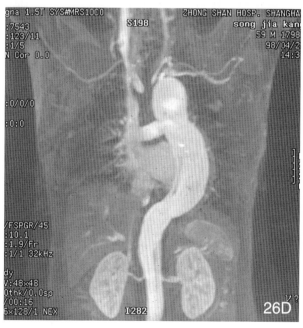

图 22-4-26　主动脉夹层 DeBakey Ⅲ 型

A. SE T₁WI 冠状位示主动脉弓降部破口,内膜片呈线状环影(箭)。　B. 3D DCE MRA 冠状位原始图像示弓降部内膜片呈线状环影
(箭),与 A 所见相符。　C. 3D DCE MRA 早期 MIP 重建示弓降部一束造影剂从真腔喷向假腔——喷射征(箭)。　D. 延迟期 MIP
重建示真腔与假腔信号相仿,而内膜片呈线状低信号,弓降部仍可见喷射征。

　　必须指出的是,3D DCE MRA 在主动脉夹层的
诊断上也有局限性。与 SE 序列一样,3D DCE
MRA 对动脉内膜钙化不敏感。此外,3D DCE MRA
对主动脉壁内血肿也不敏感,而 SE 序列可以清楚
显示壁内血肿。因此,我们认为对主动脉夹层的检
查应常规做 SE 序列,在此基础上可以加做 3D DCE
MRA(图 22-4-34)。

　　我们共做 34 例 3D DCE MRA 主动脉夹层病
例,对其中 28 例进行了分析总结。28 例主动脉夹
层中 DeBakey Ⅰ型 8 例,Ⅲ型 20 例。本组 3D DCE
MRA 采用团注法,Gd-DTPA 20 ml,2 ml/s,延迟时
间和采集时间均较短,屏气下完成。因而能清楚显
示真假两腔之间信号差,真腔信号明显高于假腔者
13 例。除 1 例因扫描平面与内膜片平行,在原始图

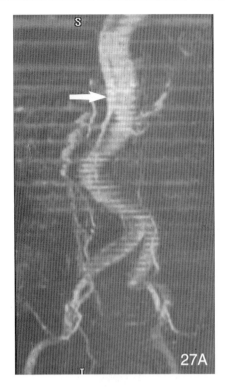

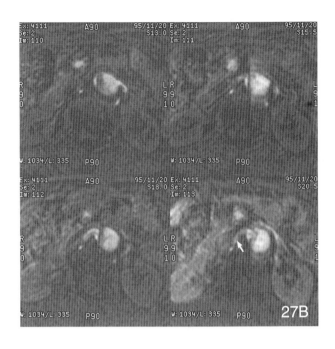

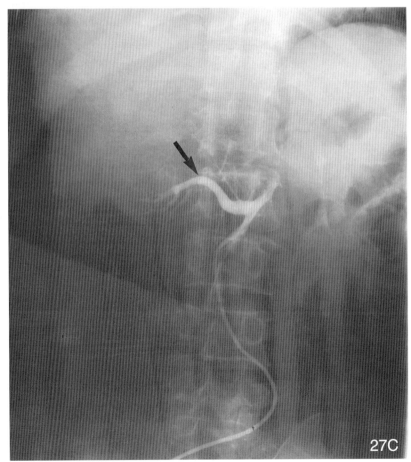

图 22-4-27　主动脉夹层 DeBakey Ⅲ 型

A、B. 腹主动脉 2D TOF MRA MIP 重建及原始图像,示真腔(箭)为高信号,被假腔压迫变窄,假腔呈略高信号,内膜片为低信号。
右肾动脉(箭)发自真腔(B)。　C. 腹主动脉造影示导管置于腹主动脉变窄的真腔内,右肾动脉显影(箭),证明右肾动脉发自真腔。

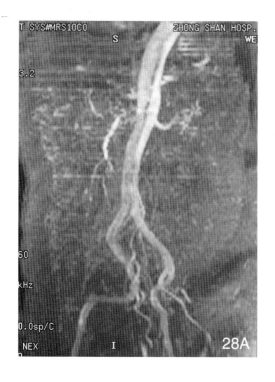

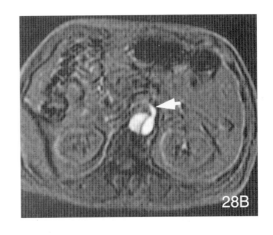

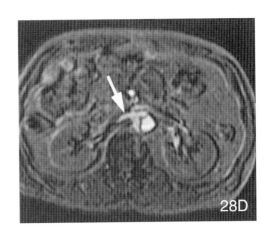

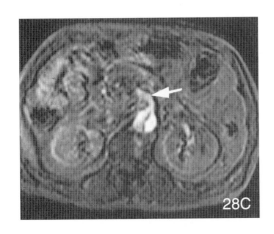

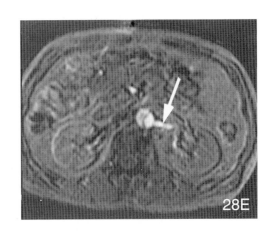

图 22-4-28 主动脉夹层 DeBakey Ⅲ 型,腹主动脉 2D TOF MRA 检查

A. 2D TOF MRA MIP 重建显示真腔偏左侧、假腔和内膜片。 B～E. 2D TOF MRA 原始图像,分别显示腹腔动脉(B,箭)和左肾动脉(E,箭)发自真腔,肠系膜上动脉受累(C,箭),右肾动脉发自假腔(D,箭)。该例说明原始图像显示细节清楚。

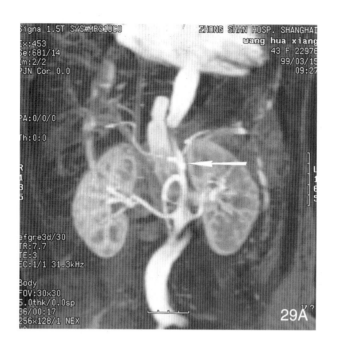

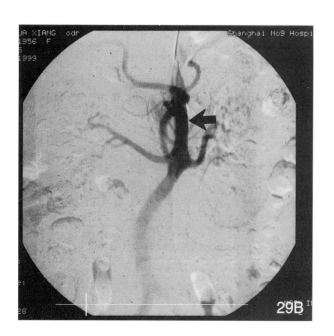

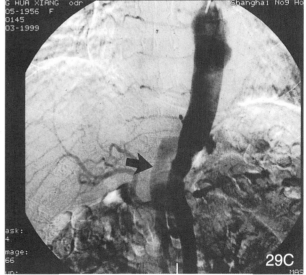

图 22-4-29   主动脉夹层 DeBakey Ⅲ 型

A. 3D DCE MRA 早期增强 MIP 重建,示真腔被扩大假腔压扁变窄,信号比假腔高(箭)。真腔发出腹腔动脉、肠系膜上动脉与双侧肾动脉。   B、C. 为 DSA 腹主动脉造影。B 为早期,见狭窄真腔显影(箭),腹腔动脉,肠系膜上动脉和双肾动脉发自真腔。   C. 较 B 图略晚,见假腔开始显影(箭)。

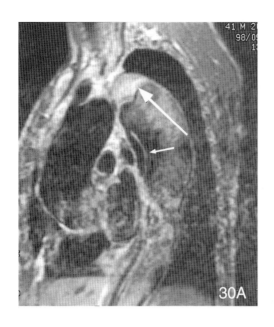

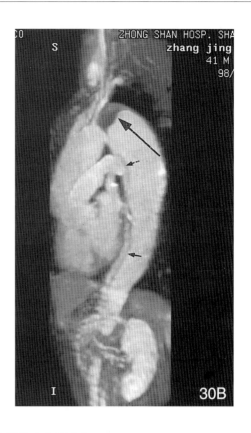

图 22-4-30 主动脉夹层 DeBakey Ⅲ型,假腔内血栓形成

A. SE T₁WI 斜矢位(左前斜位),示降主动脉内内膜片(箭),真腔(偏前)小,信号流空,假腔大,呈不均匀等信号。在弓降部左锁骨下动脉开口远端处见血栓呈略高信号(箭)。 B. 3D DCE MRA MPR 重建示主动脉显影,降主动脉内低信号内膜片(小黑箭)显示。在夹层起始部弓降部降主动脉处可见假腔内不强化的血栓(箭)。

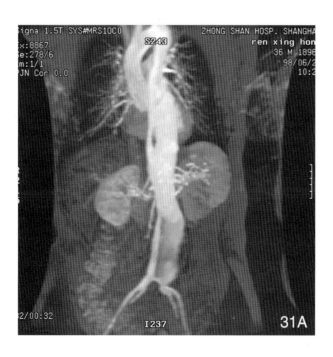

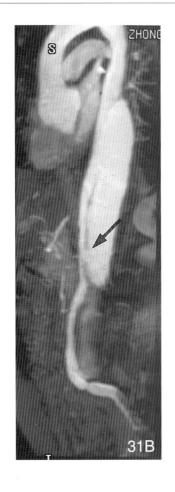

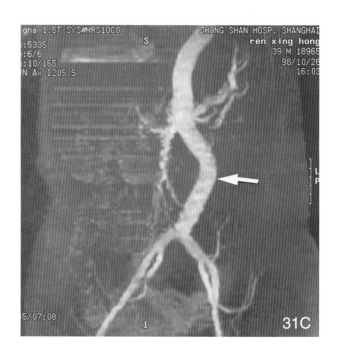

图 22-4-31　主动脉夹层 DeBakey Ⅲ 型

A. 3D DCE MRA MIP 重建显示夹层全貌。夹层起自降主动脉,向下延伸至腹主动脉分叉。　B. MPR 重建斜矢位(左前斜位)满意显示真假两腔及内膜片,且在腹主动脉上段见内膜片中断破口处呈高信号连接真假两腔(箭)。与 DSA 表现一致(此处未示出)。

C. 人造血管移植术后 2D TOF MRA,示腹主动脉移植血管未见异常(箭)。

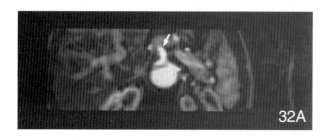

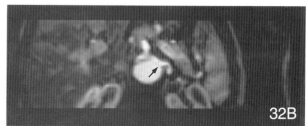

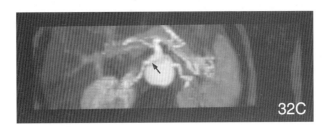

图 22-4-32　主动脉夹层。3D DCE MRA 轴位 MPR 重建清楚显示分支血管受累情况

A. 示肠系膜上动脉(箭)发自真腔。　B. 示左肾动脉发自假腔(箭)。

C. 示右肾动脉发自真腔(箭)。

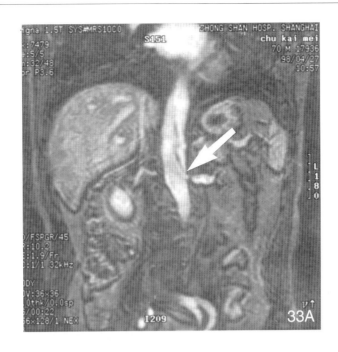

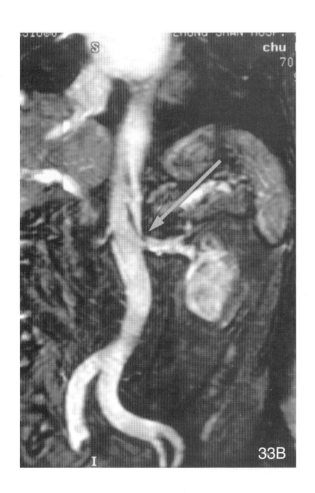

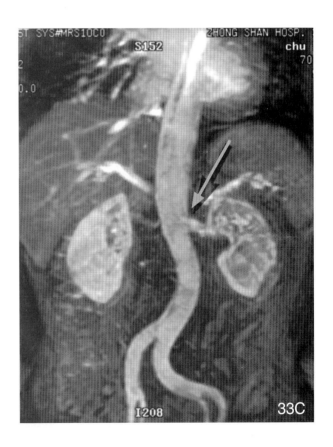

图 22-4-33 主动脉夹层 DeBakey Ⅲ型 3D DCE MRA

A、B. 原始图像和 MPR 重建,清楚显示内膜片与左肾动脉关系(箭)。 C. MIP 重建图像显示两者关系(箭)不如 A 和 B。

像和 MIP 上未能显示内膜片和真假两腔外，其余 27 例均满意显示内膜片和真假两腔。破口显示 21 处。喷射征 4 例。主动脉夹层累及分支共 35 条，包括无名动脉 4 条，左颈总动脉 3 条，左锁骨下动脉 5 条，腹腔动脉 6 条，肠系膜上动脉 3 条，左或右肾动脉 11 条，左或右髂总动脉 3 条（其中部分病例检查范围未包括髂动脉）。而本组 SE 序列显示分支受累者仅 12 条。我们对 MIP、MPR 及原始图像对内膜片的显示和 MIP 及 MPR 对分支受累的显示进行比较。经统计学比较，发现对内膜片的显示，MPR

及原始图像优于 MIP（$P < 0.01$）。对分支受累的显示，MPR 优于 MIP（$P < 0.01$），差别显著。此外本组一例曾做 3D DCE MRA 和仿真血管内镜检查，显示内膜片及真假两腔（图 22-4-35）。本组资料表明，作为无损伤性检查技术，3D DCE MRA 对主动脉夹层的上下范围、内膜片、破口、真假两腔以及分支受累情况能满意显示。且图像质量高、直观，接近 DSA。因而，在常规 MRI 检查基础上，辅以 3D DCE MRA 技术，将大大提高 MR 对主动脉夹层的显示和诊断能力。

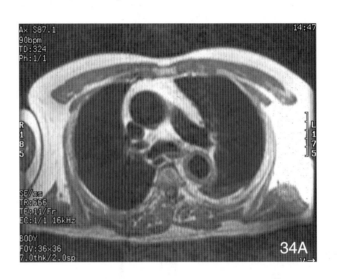

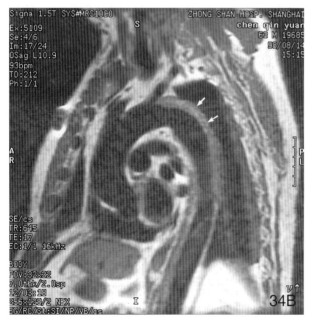
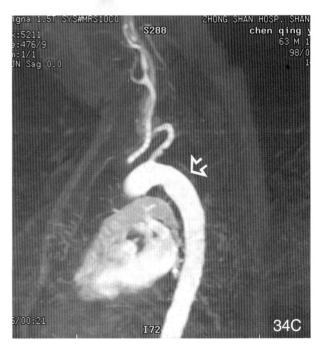

图 22-4-34　降主动脉壁内血肿

A. SE T$_1$WI 横断位示降主动脉壁呈 360° 增厚。壁内血肿呈等信号。左侧少量胸水。　B. 斜矢位（左前斜位）T$_1$WI 示主动脉弓降部呈一长段新月形壁增厚（箭）。　C. 3D DCE MRA MIP 重建示主动脉显影，壁内血肿未强化（箭）。

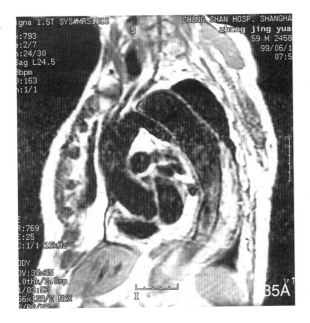
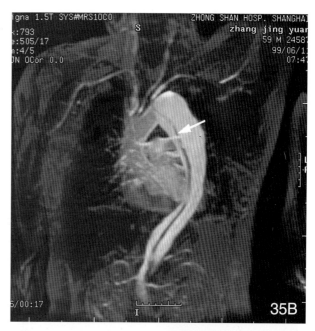
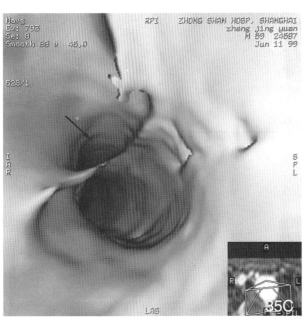
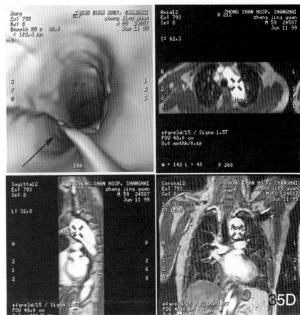

图 22-4-35 主动脉夹层 DeBakey Ⅲ型

A. SE T₁WI 斜矢位(左前斜位)示降主动脉内线样内膜片。 B. 3D DCE MRA MIP 重建,示内膜片自主动脉
峡部向下延伸到肾动脉水平,内膜片(箭)和真假两腔显示。C～D. 仿真血管内镜显示主动脉弓降部,从主
动脉腔内观察内膜片及真假两腔情况,真腔受压变小(箭)。

三、假性动脉瘤 MRA

假性动脉瘤(Pseudoaneurysm)是由于外伤、手术或其他原因引起主动脉破裂出血,周围被纤维组织包裹而成。假性动脉瘤的开放管腔以窄颈与主动脉管腔相通,瘤腔内多有血栓形成。

假性动脉瘤的病理、临床表现及 MRI 表现详见假性动脉瘤 MRI。

腹主动脉假性动脉瘤在 2D TOF MRA 上表现为主动脉旁有一个囊状高信号瘤腔,以窄颈与腹主动脉相通,形如藤上丝瓜。由于 2D TOF MRA 只对血流敏感,对血栓不能显示,因而,2D TOF MRA 所显示的假性动脉瘤体的大小常比实际大小要小得多。故在做 2D TOF 之前,宜常规行 SE 序列检查。

2D TOF MRA 对胸主动脉假性动脉瘤的检查,须配有心电门控。

3D DCE MRA 可用于胸、腹主动脉以及主动脉大分支的假性动脉瘤。由于假性动脉瘤开放管腔以窄颈与母体血管主动脉相通,所以,假性动脉瘤内开放管腔的血液增强,表现为延迟强化和延迟排空。在 3D DCE MRA 增强早期可见主动脉明显强化,而假性动脉瘤开放管腔尚未强化或仅有轻度强化。在延迟相上,可见假性动脉瘤开放管腔明显强化,而主动脉内造影剂强度已下降。同时,在延迟相上,部分假性动脉瘤的瘤壁可强化,与开放管腔对照,瘤腔内不强化部分即为血栓。其动态增强过程达到与多期血管造影相类似的效果,反映假性动脉瘤延迟显影

和延迟排空的特征。但在假性动脉瘤颈部较大的病例,这一特征不出现。

上海医科大学中山医院共收集到假性动脉瘤 6 例。其中 2 例位于主动脉峡部,1 例位于降主动脉背侧。2 例位于腹主动脉,1 例位于降主动脉膈面附近。其中 4 例有明确外伤史。2 例由感染所致假性动脉瘤中 1 例曾行腹主动脉瘤切除术,另 1 例术前有发热、腹剧痛和休克史。6 例中 4 例经手术证实。2 例发生在主动脉峡部的假性动脉瘤(图 22-4-36、37),在 SE 序列横断位及斜矢位(左前斜)示主动脉弓降部降主动脉右前方和前方见一流空管腔与降主

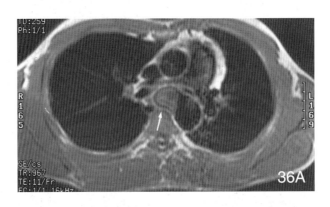

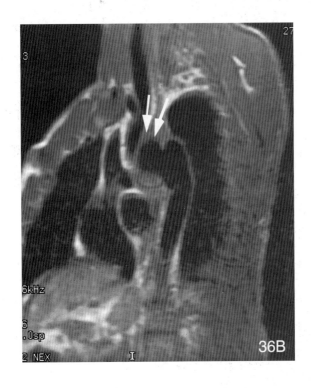
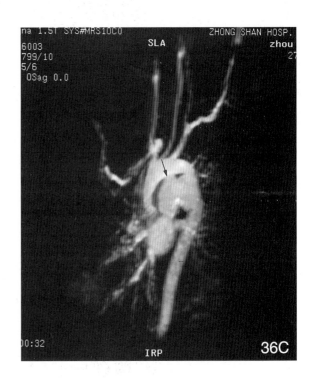

图 22-4-36 主动脉峡部假性动脉瘤

A. SE T₁WI 横断位,示降主动脉右前方有一管腔(箭)与降主动脉相通,呈等和低信号。 B. 斜矢位(左前斜位)示主动脉峡部与该管腔(箭)的关系更清楚,其内呈部分流空和等信号。 C. 3D DCE MRA MIP 重建示主动脉显影,在峡部见假性动脉瘤显影,呈不规则状,与降主动脉峡部相连(箭)。

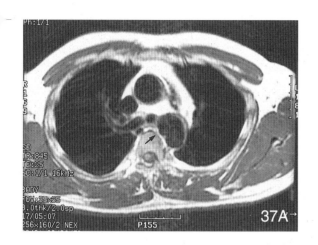

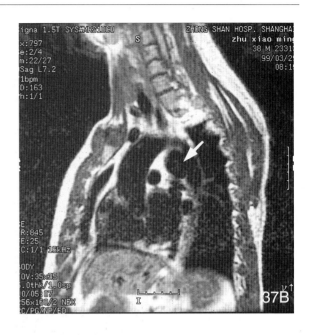

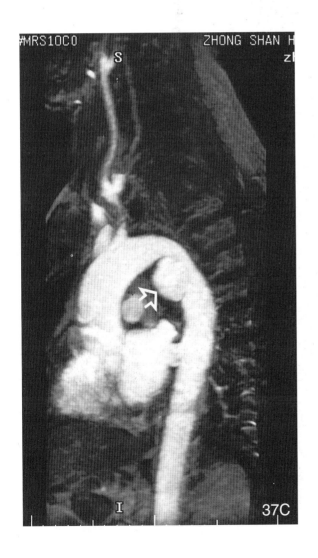

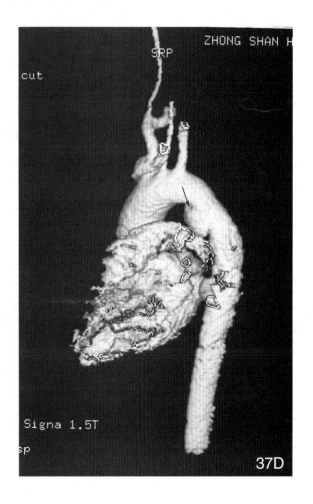

图 22-4-37　主动脉峡部假性动脉瘤

A. SE T$_1$WI 横断位显示降主动脉前方一流空管腔与之相通。　B. 斜矢位(左前斜位)显示假性动脉瘤与降主动脉间有一颈部相通(箭)。

C、D. 3D DCE MRA MPR 重建和 SSD 重建,显示峡部假性动脉瘤有一狭颈部与降主动脉相连(空心箭和箭)。

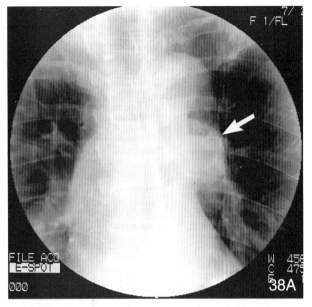

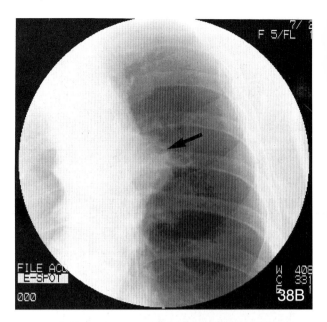

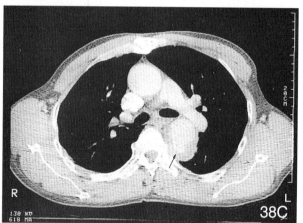

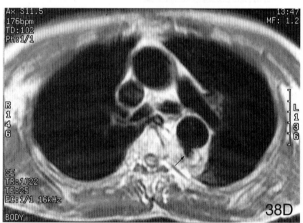

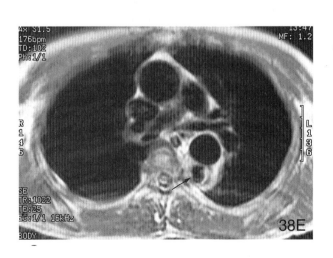

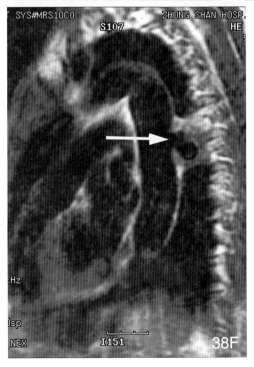

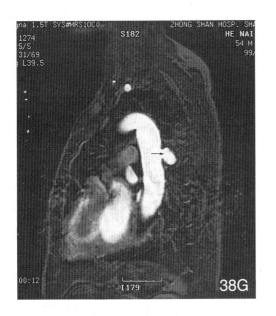

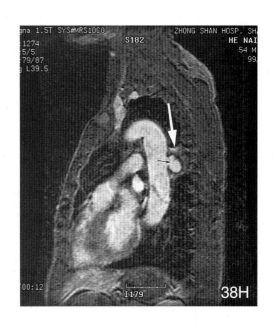

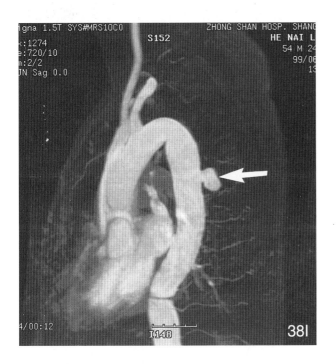

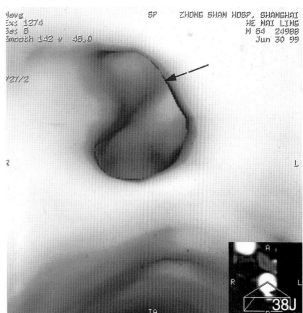

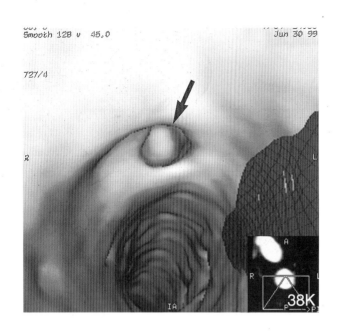
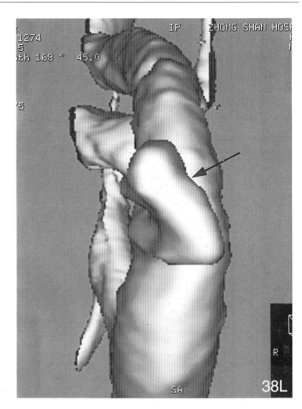

图 22-4-38　降主动脉假性动脉瘤

A、B. 正位和左前斜位 X 线片示左上纵隔肿块(箭),伴壁钙化(箭),考虑动脉瘤可能。　C. CT 增强诊断为假性动脉瘤,开放管腔以窄颈与主动脉相连(箭)。假性动脉瘤内见较多血栓。　D、E、F. SE 序列横断位及左前斜位见假性动脉瘤内开放管腔呈信号流空,与降主动脉相通(箭)。瘤腔内血栓信号与血管壁相似。D 示狭颈,E 示开放瘤腔,F 示降主动脉、狭颈、瘤腔和血栓全貌。　G、H. 3D DCE MRA 原始图像早期和延迟期,见假性动脉瘤以窄颈与降主动脉相连(箭),延迟相见瘤壁显影(大白箭)。　I. MIP 重建像。　J、K、L. 仿真血管内镜像。　J、K 为从血管内,L 为从血管外观察假性动脉瘤(箭)。

动脉相连,左前斜位显示其相连之颈部。经行 3D DCE MRA 检查,在 3D 重建图像上清楚显示主动脉峡部假性动脉瘤以狭颈与降主动脉相连。第 3 例假性动脉瘤位于降主动脉背侧,SE 序列、3D DCE MRA 与仿真血管内镜清楚显示假性动脉瘤以窄颈与降主动脉相连(图 22-4-38)。第 4 例假性动脉瘤位于降主动脉膈面附近,SE 序列横断位显示膈面水平降主动脉后方有一流空管腔与之相通。cine MRA 矢状位显示假性动脉瘤以狭颈与降主动脉相通。第 5 例假性动脉瘤(图 22-4-39)位于肾动脉以下腹主动脉,SE 序列横断位示假性动脉瘤位于腹主动脉左前方,瘤腔内见不规则开放管腔呈流空信号,与降主动脉内流空信号相连,同时瘤周边见大量不规则血栓呈较肌肉略高信号。2D TOF MRA 示假性动脉瘤如藤上丝瓜样与腹主动脉相连。第 6 例假性动脉瘤位于腹主动脉,CT 和 MRI SE 序列显示腹主动脉管腔仍保持,其前方可见假性动脉瘤与之相连,在瘤壁周围并可见多个小气泡影,2D TOF MRA 见假性动脉瘤如藤上丝瓜与主动脉相连(图 22-4-40)。

四、主动脉穿透性溃疡

1986 年 Stanson 将本病定义为粥样硬化性病变伴溃疡,它穿透内弹力层,在主动脉壁中层内形成血肿。本病多见于高血压、动脉硬化患者。有突发胸背痛症状。穿透性溃疡表现为灶性溃疡,大小不一,典型病例位于降主动脉中、远段。伴邻近局限性壁内血肿。少数患者可在局部发生主动脉夹层或向外破裂,穿破外膜而形成假性动脉瘤。

MRI SE 序列或 cine MRI 在降主动脉中远段可见管壁局限性增厚,为壁内血肿,并见一个从主动脉管腔向外凸出的溃疡。在 SE 序列可见溃疡内为流空信号,而在 cine MRI 上向外突出的小溃疡为高信号,与高信号主动脉腔相连(图 22-4-41)。壁内血肿在 T_1WI 和 T_2WI 显示为高信号。在 3D DCE MRA 可见胸主动脉中远段管腔局部有乳头状或囊状向外凸起,增强后该溃疡与主动脉管腔一样强化,并与之相通。但该技术对局部主动脉壁增厚、壁内血肿不敏感,须结合常规 SE 序列观察,而以斜矢

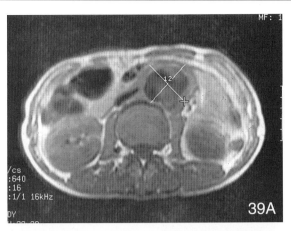

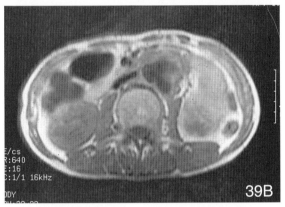

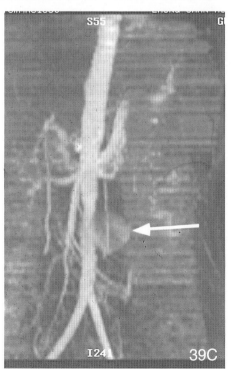

图 22-4-39 腹主动脉假性动脉瘤

A、B. SE T₁WI 横断位,显示腹主动脉左前方假性动脉瘤
开放管腔与腹主动脉流空信号相通,其外围环以不规则附
壁血栓为等信号。 C. 2D TOF MRA MIP 重建,示肾动
脉下腹主动脉假性动脉瘤以狭颈与腹主动脉相通,瘤
内信号(箭)比腹主动脉低。

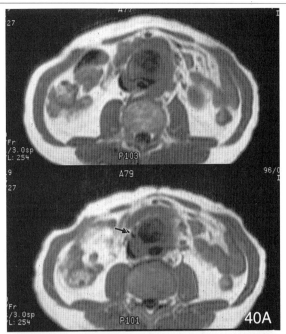

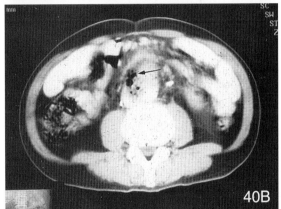

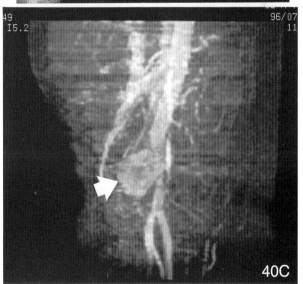

图 22-4-40 腹主动脉假性动脉瘤

A. SE T₁WI 横断位,示腹主动脉前方一开放瘤腔,瘤体右侧可见数
个小气泡(箭)。 B. CT 增强示腹主动脉和假性动脉瘤显影,瘤体
右侧可见多个气泡影(箭)。 C. 2D TOF MRA MIP 重建矢状位,
显示假性动脉瘤如藤上的瓜一样挂在腹主动脉上(箭)。空泡提
示动脉瘤并发感染。

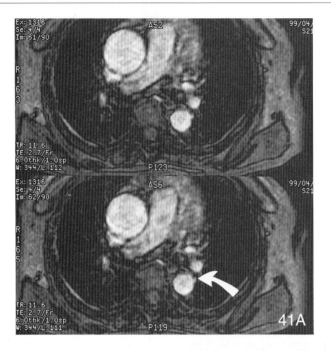

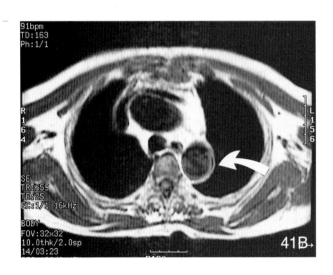

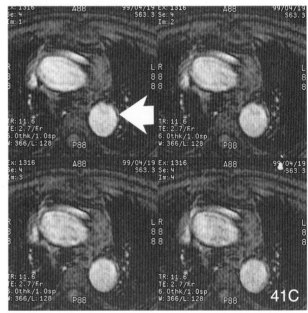

图 22-4-41　降主动脉溃疡形成

A. cine MRI 横断位,降主动脉左侧见一乳头状突起呈高信号(箭),与降主动脉高信号相连,为溃疡形成。　B. 主动脉弓下面层面 SE T_1WI 横断位,见降主动脉内膜掀起,假腔很小,并见假腔内有流空(箭)。　C. 与 B 同一层面 cine MRI,显示内膜片为线样低信号(箭)。

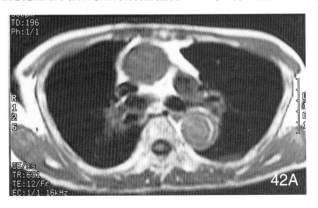

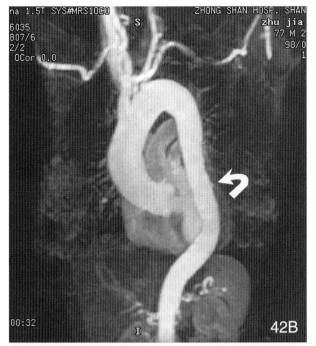
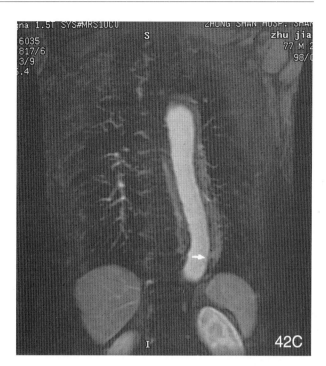
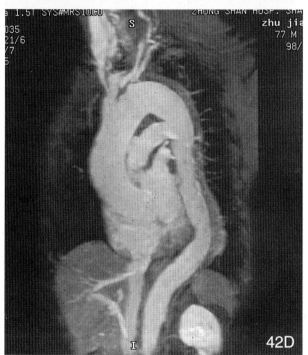
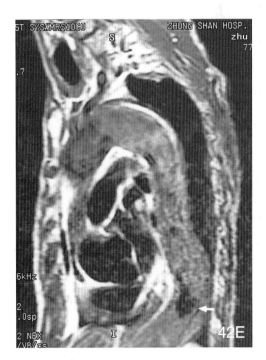

图 22-4-42　降主动脉溃疡形成,壁内血肿和主动脉夹层形成

A. SE T₁WI 横断位示降主动脉呈环形壁增厚,为壁内血肿。左侧少量胸水。　B. 3D DCE MRA MIP 重建示降主动脉显影,壁内血肿不强化,降主动脉中段有乳头状突起与降主动脉相连(箭),为溃疡形成。　C、D. 延迟相原始图像和 MPR 重建显示降主动脉下段内膜破口(箭),呈略高信号,连接高信号之降主动脉与略高信号之假腔,表明伴随夹层形成。　E. 斜矢位(左前斜位)T₁WI,示降主动脉下段相当于 C 和 D 内膜破口处见信号流空(箭)。

位(左前斜位)即切线位观察较好(图 22-4-42)。

关于主动脉病变的 MRA 与其他影像学方法比较详见主动脉病变 MRI。

（陈祖望　周康荣）

第五节　腹腔动脉、肠系膜动脉

腹腔动脉为一主干,在主动脉裂孔的稍下方,自腹主动脉前壁发出,即分为胃左动脉、肝总动脉和脾动脉。而肠系膜上动脉在腹腔动脉的稍下方(约第一腰椎高度),起自腹主动脉前壁,主干沿胰头的后方下行,经十二指肠水平部的前面进入小肠系膜根部,斜向右下行走,至右髂窝,其末端与回结肠动脉的分支吻合。肠系膜上动脉沿途发出以下分支:①胰十二指肠下动脉:细小,行于胰头与十二指肠下部之间,分布于该两个器官,并与胰十二指肠上前、后动脉吻合。②空肠动脉和回肠动脉:共有12～16支,自肠系膜上动脉的左侧壁发出,走在肠系膜两层之间,主要分布于空肠和回肠。③回结肠动脉:为肠系膜上动脉右侧壁发出的最下方的一支,斜向右下方,至盲肠附近分数支营养升结肠、盲肠和回肠末端。此外,尚发出一支阑尾动脉。④右结肠动脉:在回结肠动脉的上方发出,有时可与回结肠动脉共起一干,经腹后壁腹膜深面,横行向右,分支营养升结肠,并与中结肠动脉和回结肠动脉的分支吻合。⑤中结肠动脉:在胰腺下缘附近发出,前行,稍偏右侧进入横结肠系膜,分支营养横结肠(线图22-5-1)。

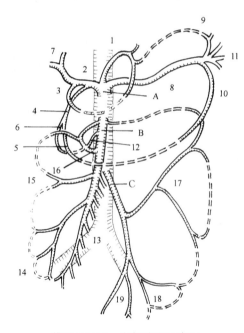

线图 22-5-1　腹部动脉示意图

腹腔动脉(A):1.胃左动脉;2.肝总动脉;3.胃右动脉;4.胰十二指肠上动脉;5.胃网膜右动脉;6.十二指肠动脉;7.肝固有动脉;8.脾动脉;9.胃短动脉;10.胃网膜左动脉;11.脾动脉分支。肠系膜上动脉(B):12.胰十二指肠下动脉;13.空回肠动脉;14.回结肠动脉;15.结肠右动脉;16.结肠中动脉。肠系膜下动脉(C):17.结肠左动脉;18.乙状结肠动脉;19.直肠上动脉。

腹腔动脉干病变较少见,往往是腹主动脉病变累及腹腔动脉干,如腹主动脉瘤(包括真性、假性及夹层动脉瘤)及多发性大动脉炎累及腹腔动脉。当然腹腔动脉及其分支受肿瘤如胰腺癌侵犯的概率较高。常规MRA虽然可以显示,但不及3D DCE MRA矢状位MIP重建图像的质量好(图22-5-1)。

慢性肠系膜缺血是由于小肠血供不足引起,这是由于内脏动脉狭窄后阻塞造成的。尽管进展性粥样硬化病人有腹腔动脉和肠系膜动脉狭窄的高发病率,肠系膜缺血的临床综合征罕见。这是因为单支内脏动脉狭窄或阻塞时,肠系膜动脉之间有丰富的侧支循环,表现为血管弓。只有当至少3支内脏动脉中的2支血供明显不足,才会导致肠系膜缺血症状。通常其他部位同时有粥样硬化,且有体重下降、餐后腹痛的病人,提示有肠系膜缺血的可能。但是这些症状与消化道溃疡、慢性胆囊炎及胰腺癌等重叠或相似,得以明确诊断往往比较迟。其诊断标准虽然仍是插管造影,而非创伤性MRA方法,尤其是3D DCE MRA可以清楚显示肠系膜上动脉、下动脉、腹腔动脉主干及其重要分支,仅较细小的分支血管显示较DSA差。

3D DCE MRA检查前的准备没有插管造影、CTA及超声那么复杂、重要。不需禁食,检查前高热量饮食可以短暂加速内脏动脉的血流,这样,有可能提高较小分支血管的显示。

肠系膜动脉成像可用体线圈,也可用表面排列线圈。因为肠系膜缺血病人往往较瘦,表面排列线圈也可包绕病人腹部。病人仰卧位,两手举过头顶,注射造影剂的一只手臂应伸直,保证静脉血流的通畅。常规应作 T_1WI 和 T_2WI 排除腹部其他脏器病变(可引起与肠系膜缺血的相似症状)。3D DCE MRA可用冠状位或矢状位扫描。冠状位扫描要求扫描速度快,3D容积足够大,可以包括腹主动脉、肠系膜动脉及门静脉,这样可以显示肠系膜动脉的较小分支血管。但在实际工作中,DCE MRA主要显示腹腔干及肠系膜上动脉的主要分支,而肠系膜上动脉的较小分支血管很少能清晰显示。而矢状位扫描,要求略低,可以清楚显示腹腔动脉、肠系膜上下动脉主干,但这些血管向左右两侧的分支血管则由于3D容积的限制,无法满意显示。因为3D容积过大,层厚又要保持在2mm左右,扫描时间就势必较长,病人屏气无法耐受,图像质量就会因呼吸活动伪影而降低,所以3D容积要控制在适当范围,同时可利用部分傅立叶成像技术。3D DCE MRA屏气扫描在Gd-DTPA注射前、注射间及注射后扫描(即动

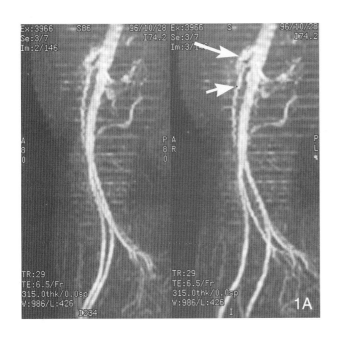

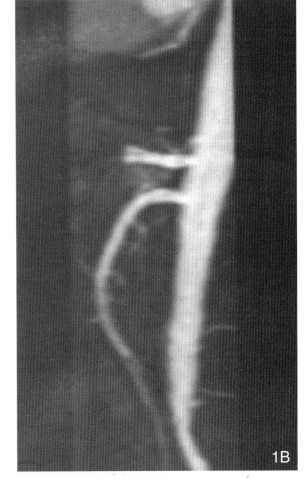

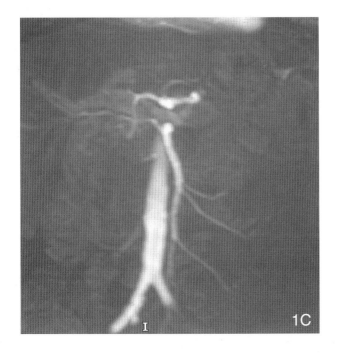

图 22-5-1 肠系膜上动脉及腹腔干动脉

A. 2D TOF MRA 显示腹主动脉及腹腔干(长箭)、肠系膜上动脉(短箭),背景抑制欠佳,可见较多横条状呼吸伪影,血
管轮廓欠光整。 B. DCE MRA 矢状位显示腹主动脉、腹腔干及肠系膜上动脉,血管轮廓较 2D TOF MRA 光整清晰,
但肠系膜上动脉的分支血管显示不清。 C. 另一患者 DCE MRA 冠状位部分容积 MIP 重建显示上述血管更为清晰,
腹腔动脉的分支及肠系膜上动脉的分支均显示。

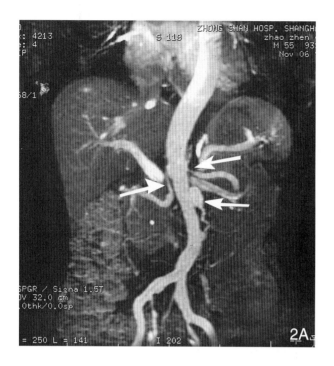
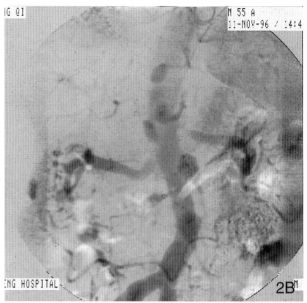

图 22-5-2　大动脉炎累及肠系膜上动脉

A. DCE MRA 显示双肾动脉近端狭窄(黑箭),肠系膜上动脉近端及远端可见瘤样扩张改变(白箭)。　B. DSA 所见与 A 相同。

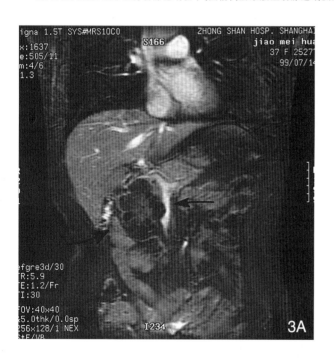
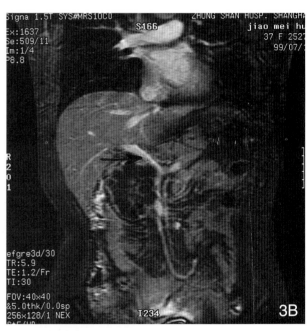

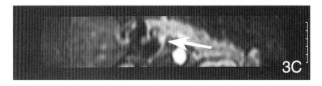

图 22-5-3　胰头部胰腺囊腺瘤与周围血管关系

A、B. DCE MRA 部分容积 MIP 重建图像,显示门静脉主干(B,白直箭)及肠系膜上静脉(A,黑箭)与肿瘤(A,白弯箭)紧贴,轻度受累。　C. MPVR 的横断位图像显示肠系膜上动脉(箭)与瘤体紧贴。

态扫描)所得图像可同时显示门静脉及肠系膜静脉系统。而最为重要的是动脉期的 3D DCE MRA 扫描,准确地掌握注射时间与扫描延迟时间的关系,以确保 3D 扫描是在动脉期进行的。所得图像资料经工作站处理,可先将所有资料叠加形成 MIP 的冠状位重建图像。冠状位部分容积 MIP 重建及矢状位 MIP 重建可清晰显示腹主动脉的主要分支血管,包括腹腔动脉和肠系膜上、下动脉(图 22-5-2),门脉期及平衡期原始图像以同样方式进行后处理,可用来评估门静脉、肝静脉、脾静脉及肠系膜上静脉。

3D DCE MRA 提供了肠系膜血管的形态学分析,在肠系膜动脉分支之间存在丰富的侧支循环血管,即使发现有肠系膜动脉狭窄,也很难决定是否有临床价值,因为这些病人多数无明显临床症状,而对这些病人(可能同时患有其他消化道疾病如上消化道溃疡、胆囊炎等)施行血管狭窄纠正手术能否缓解症状尚未有肯定的报道。有人提出用功能性 MRI 结合 3D DCE MRA 解决这一问题,所谓功能性 MRI 是用一个 cine PC 序列来评估热能刺激后肠静脉的血流。如果餐后肠系膜上静脉内血流的增加与肠系膜动脉的血流增加不成比例,则提示肠系膜缺血。因此,对于怀疑有肠系膜缺血的病人可做 3D DCE MRA 及功能性 MRI 研究。

胰腺癌尤其是胰头癌常侵犯肠系膜动、静脉根部,准确评估周围血管有否侵犯对分期和术前计划有重要意义。如 CT 和(或)MRI 横断位图像不能明确肠系膜血管有否累及,CTA 或 MRA,尤其是增强 MRA 无疑是有帮助的(图 22-5-3)。

第六节　肾　动　脉

肾动脉狭窄长期以来一直被认为是高血压的原因之一,也是导致肾病终末期改变的一种原因。肾血管疾病成为 1%~5% 高血压患者及 1%~15% 需透析治疗的肾病终末期患者的可能潜在病因。大量尸解表明肾动脉狭窄的发生率在有糖尿病及高血压的患者为 10%,腹主动脉瘤患者为 22%,外周血管病变患者为 45%。插管造影一直是诊断肾动脉狭窄的主要方法。近年来,MRA 被许多专家认为是最有可能替代常规插管造影的非创伤性检查方法之一。常规 MRA 包括 2D 和 3D TOF 及 3D PC MRA。而顺磁性造影剂 Gd-DTPA 没有肾毒性,比较安全,即使肾功能不全的患者也可安全使用。因

此,3D DCE MRA 当然更是行之有效的方法之一。

一、常规 MRA

针对肾动脉检查的常规 MRA 技术,以 3D PC 法较为常用。因为肾动脉本身较细,从腹主动脉发出的角度几乎水平斜向后方,与腹主动脉几乎垂直,利用 2D TOF 横断位扫描,会因层面内饱和作用而不能真实显示肾动脉,会产生肾动脉狭窄的假象,尤其是因腹主动脉病变累及肾动脉时,2D TOF MRA 效果更差。当然,正常肾动脉 2D TOF MRA 显示还是满意的,只是无法显示副肾动脉。利用 3D TOF MRA 可以尽量减少层面内饱和作用的影响,但检查时间较长,图像质量可能会因病人呼吸活动所致伪影的影响,无法满意显示肾动脉,我们在实际工作中很少采用这一技术。TOF MRA 检查肾动脉敏感性较高,但会产生假阳性,特异性略差些;相对而言,3D PC MRA 检查肾动脉特异性则更高些。文献报道 2D TOF MRA 对疑有肾血管病变的患者,敏感性为 53%~100%,特异性为 78%~97%,3D TOF MRA 则分别为 100%、76%;3D PC MRA 为 84%、97%;而利用心脏收缩期及舒张期门控 3D PC MRA 检查,敏感性有所提高,但与常规 3D PC MRA 没有显著差异。Bass 等作过 Gd-DTPA 增强 3D PC MRA 的研究,Gd-DTPA 明显提高了图像的 SNR,是常规 PC MRA 的 2.2 倍,在 60 岁以上及血清肌酐水平大于 270 μmol/L(3.0 mg/dl)的患者 SNR 提高尤为明显。由于沿血管壁缘的血流较慢,PC 及 TOF MRA 一样对慢血流不很敏感,在常规 MRA 检查时,显示的血管比实际血管腔略细些。而 Gd-DTPA 增强后,血管的显示与血流速度无关,Gd-DTPA 弥散在血液中,血流的 T_1 明显缩短,连常规 MRA 无法显示的边缘部分也显示出来,因而血管腔与实际血管腔接近。但是无论是常规 PC MRA 或是 Gd-DTPA 增强 PC MRA,它们显示的图像都是从上向下的投影,同时,肾静脉显示可能会造成部分血管重叠,其次,检查时间太长,需 10~30 min。

以下技术参数可供参考:

2D TOF MRA:冠状位,扰相梯度回波(SP-GR),TR/TE 29/6.5 ms,FA 30°,频带宽度 16 kHz,体线圈,FOV 36 cm×27 cm,层厚 1.5~2.5 mm,矩阵 256×128,1 NEX,利用流动补偿。

3D PC MRA:TR/TE 30/6~8 ms,FA 30°,FOV 36 cm×40 cm,流速编码 40 cm/s,矩阵 256×

128,体线圈,层厚 1 mm。

Gd-DTPA 3D PC MRA:在横断位,TR/TE 为 24/7.7 ms,频带宽度为 16～32 kHz,FOV 32 cm² × 32 cm,层厚为 2.5 mm,层数为 28,一级梯度活动无效,无相位包绕,矩阵为 256×128,频率编码为右向左,二次激励,流速编码在所有方向均为 30～50 cm/s。

二、3D DCE MRA

与常规 MRA 比较,DCE MRA 有以下几点优势:①屏气快速扫描,消除了呼吸活动伪影,同时可以显示正常肾脏与病变肾脏(缺血)不同的增强程度,从肾功能可以推测肾脏缺血情况;②3D 扫描可得到一致的高空间分辨率,允许对整个肾动脉、主要分支,甚至副肾动脉进行评估;③3D DCE MRA 没有层面饱和作用;④3D DCE MRA 采用冠状位扫描,用较大的 FOV,可以显示整个肾动脉的全貌;⑤当腹主动脉病变累及肾动脉时,3D DCE MRA 可以显示肾动脉是否累及或肾动脉与腹主动脉的关系,这在常规 MRA 往往难以做到。

在行 3D DCE MRA 检查前,先做一个冠状位的定位扫描。方法为在肾门水平横断扫描得到肾动脉的横断位图像,以其中显示肾动脉最佳的图像作为定位像,进行 3D DCE MRA 冠状位扫描。扫描范围最好能将两侧肾脏包括在内,当然,前提是扫描时间不能太长,允许病人能够完全屏气扫描。这就要求 TR 尽可能短。扫描参数如下:TR/TE 为 14.1/2.6 ms,矩阵为 256 × 128,频带宽度为 16～32 kHz,用 12 或 28 层,层厚尽可能薄些,2 mm 左右,FOV 为 32 cm,FA 为 45°～60°。扫描时间不超过 30 s,最好控制在 20 s 左右,Gd-DTPA 剂量为 0.2～0.3 mmol/kg,注射造影剂时间与扫描延迟时间可根据公式来计算。扫描延迟 = 造影剂到兴趣血管的时间 + 注射时间/2 - 扫描时间/2。目前多主张 3D DCE MRA 检查完后,再进行 3D PC MRA 检查,作为 3D DCE MRA 的辅助手段,PC MRA 的速度编码(VENC)可控制在 30～50 cm/s,有助于准确判断肾动脉狭窄的程度。

三、肾动脉 MRA 的临床应用

1. 肾动脉狭窄:大约 2/3 的肾动脉狭窄都是由于动脉粥样硬化引起,既可表现为单纯肾动脉狭窄,又可表现为包括肾动脉在内的多发动脉狭窄。常累

及肾动脉开口或肾动脉近 1/3 段,通常是偏心的。肾动脉狭窄的另一个原因是纤维肌性发育不良(fibromuscular dysplasia, FMD),属先天性病变,年轻女性多于男性。与粥样硬化性肾动脉狭窄相比,FMD 多累及中、远段肾动脉,肾动脉起始部很少累及。

TOF MRA 检查肾动脉的敏感性较高,可达 100%,特异性差些;PC MRA 检查敏感性略差,特异性高,可达 95% 左右,只是检查时间太长,需十多分钟;而 3D DCE MRA 敏感性为 83%～96%,特异性为 92%～98%,检查时间很短,不超过 3 min。一次屏气扫描(30 s),获得的信息比常规 MRA 多,与腹主动脉关系的显示也较常规 MRA 好(图22-6-1)。我们主张,在条件允许的情况下,尽可能做 3D DCE MRA 检查。

2. 肾动脉瘤:肾动脉瘤较少见,可以为粥样硬化性病变,也可在神经纤维瘤病及结节性多发性动脉炎患者中发现。3D DCE MRA 评估动脉瘤的颈部最有帮助,也易于显示动脉瘤的形态,可以是囊状或纺锤形的。

3. 肾移植供体:对提供肾脏者,很重要的一点是要明确供体所留下的另一个肾脏是否正常;同时要明确供肾的血管解剖,其中副肾动脉的显示也很重要。除了解肾动脉的数目、长度及确切的解剖位置外,同样还要知道肾静脉的任何解剖变异。

常规 MRA 显示副肾动脉较差,几乎无法清楚显示;而 3D DCE MRA,其 SNR 和分辨率高,较大的 FOV 的冠状位扫描可以显示两侧肾脏的副肾动脉的起源,以及腹主动脉的下端甚至髂总动脉(图22-6-2)。

没有层面内饱和作用的影响,3D DCE MRA 可以清楚显示小血管。图像后处理在工作站进行,可得到冠状位、矢状位及横断位的重建图像,可以全面分析肾动脉的走行。DCE MRA 的延迟扫描,还可以显示肾静脉。

4. 肾移植术后随访:动脉狭窄是肾脏同种异体移植失败的一个重要原因。动脉狭窄的早期诊断对移植肾来讲非常重要,因为早期的肾动脉狭窄可通过血管成形术或血管再通手术纠正。检测移植肾动脉狭窄的金标准一直是插管造影检查。但是,3D DCE MRA 这种无创伤性、安全可靠的方法可提供与插管造影相似的图像。

我们有一病例,没有肾移植病史,2D TOF MRA 检查时发现两髂总动脉间有一异常血管,性质不明。

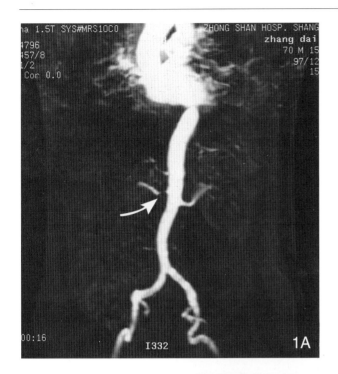

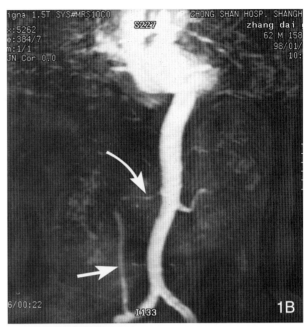

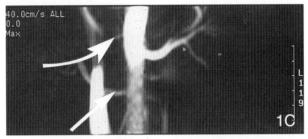

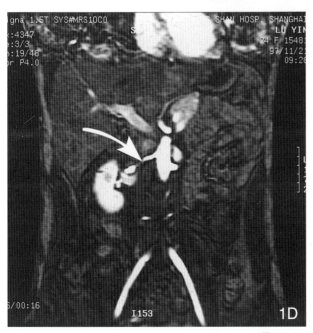

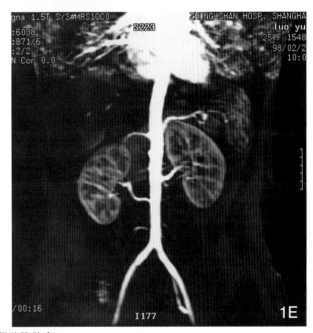

图 22-6-1 肾动脉狭窄

A、B为同一患者,C、D、E为另一患者。A. DCE MRA显示右肾动脉近端重度狭窄(箭)。 B. 髂内动脉移植手术后,DCE MRA显示右肾的移植血管(直箭)通畅,原右肾动脉狭窄(弯箭)仍可见。 C. 肾动脉移植术后随访,3D PC MRA显示左肾动脉清晰,其略上水平原右肾动脉近段狭窄(弯箭),远段未显示,其下方水平移植血管(直箭)与右肾脏相通,血管通畅,部分为下腔静脉遮掩。 D. DCE MRA原始图像显示原右肾动脉远段狭窄(弯箭)。 E. DCE MRA 3D重建图像显示右肾移植血管(直箭)全程通畅,原右肾动脉远段未显示。

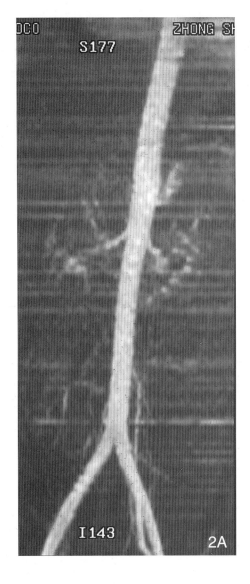

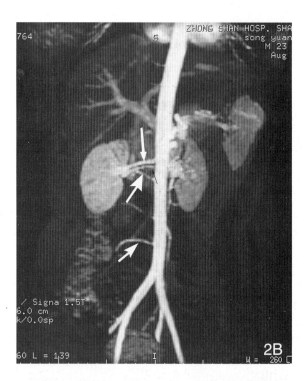

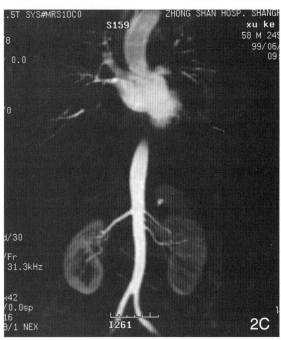

图 22-6-2　正常肾动脉的 TOF MRA 及 DCE MRA 图像

A 与 B 是同一患者。A. 2D TOF MRA 显示腹主动脉、两肾动脉及两侧髂总动脉,轮廓尚光整,信号欠均匀,右肾动脉仅见一支。

B. DCE MRA 显示范围与 A 大致相同,但血管轮廓及信号强度均较 A 有明显提高,同时可显示右肾的副肾动脉(短黑箭)及腰动脉

(白箭)。主肾动脉用长黑箭表示。　C. 另一病例 DCE MRA 部分容积 MIP 重建,显示左肾有三支动脉,较右肾动脉略细。

3D DCE MRA 检查时,发现这是一支异位肾动脉,同时显示髂部的异位肾脏。病人右侧肾脏显示良好,左侧肾区没有肾脏。移位肾与移植肾有相似之处,肾脏不在原来位置,而在髂部,肾动脉来源于髂

总动脉(图 22-6-3)。

利用 3D DCE MRA 可以显示肾动脉是否狭窄,同时可以观察肾功能是否损害。但是,须注意的一点是病人检查前,应了解手术部位是否有金属夹子

一类的金属异物,如有,则要采用其他方法检查。另外,扫描的中心层面应在腹主动脉分叉处,扫描范围应包括两侧髂总动脉及股动脉的上段,采用冠状位屏气扫描。

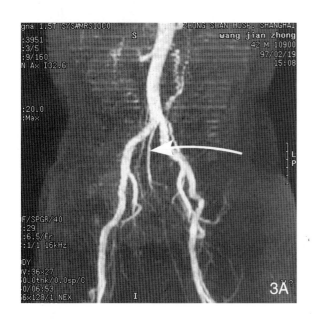

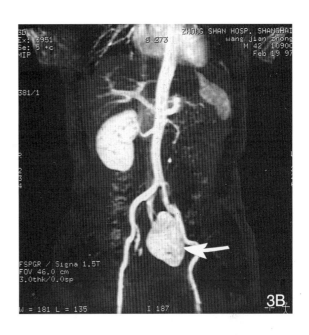

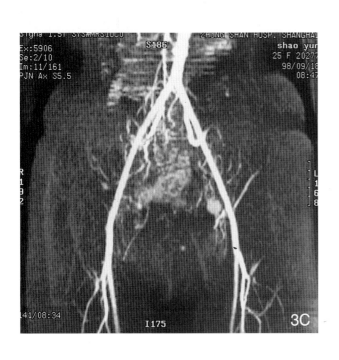

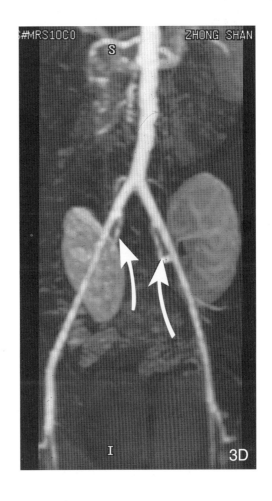

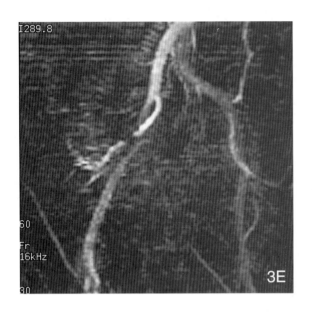
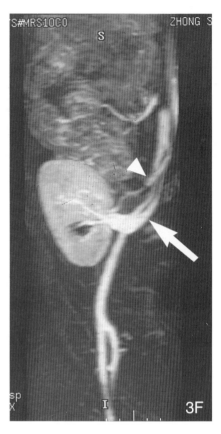

图 22-6-3 异位肾及移植肾

A、B 为同一患者。A. 2D TOF MRA 显示腹主动脉分叉及髂总动脉,在两髂总动脉间发现一异常血管(箭)。 B. DCE MRA 显示该血管为一异位肾动脉(箭),同时显示异位肾位于盆腔。 C、D. 为自体双肾移植患者,2D TOF(C)显示腹主动脉下端及两髂动脉,无法分辨两移植肾动脉;DCE MRA(D)清楚显示两侧移植肾动脉(箭)通畅,分别来自两髂内动脉。 E、F. 为另一右侧肾移植患者,2D TOF(E)未见明确肾动脉,3D DCE MRA 部分容积 MIP 重建(F)可见移植肾动脉(箭头)、肾静脉(箭)分别来自右髂内动、静脉,动脉较细,肾下极局部低信号为肾梗死灶,该患者临床有排异反应。

(杨 军)

第七节 下 肢 血 管

一、下肢血管 MRA 检查

下肢血管 MRA 检查包括常规 MRA 和动态增强 MRA,前者有 2D TOF、3D TOF 和 PC MRA,临床上下肢血管检查,以 2D TOF MRA 最常应用。

(一) 2D TOF MRA

1. 2D TOF MRA 是利用血液的流动特点与周围静止组织的自然对比来显示血管,是对一系列连续的成像层面进行激励并采集资料,具有成像快,范围大,对慢血流敏感,背景组织抑制好,对比度高的优点。其次 2D TOF MRA 在扫描层面与血流垂直时信号损失最少,而下肢血管无论动脉和静脉走行都较垂直,分支血管少,使得流入增强效应明显,血流信号较强,是目前最常用的下肢血管成像方法。

如扫描序列和参数选择恰当,所得图像质量满意,并能显示直径为 2~3 mm 的小血管。

有作者报道 3D TOF MRA 应用于下肢血管。3D TOF 是对一成像层块进行整体激励,通过选层方面的相位编码获得极薄的成像层面,加之 TE 极短,提高了空间分辨率而减少了流动失相位,故对狭窄程度的判断更为准确,但其成像范围小,不适合整个下肢血管 MRA 成像。但在 2D TOF 发现局限性血管狭窄的基础上,也许可作为一次补充检查。相位对比血管造影(PC)的参数选择灵活,尤其对速度编码十分敏感,选择不当会导致信号减弱,图像质量受影响,甚至成像失败;下肢血管远离心脏,不同部位的血流流速和不同病变的血流速度均不相同,难以准确估测,故 PC 不适用于下肢血管 MRA 检查。

2. 技术参数。2D TOF MRA 检查前首先进行冠状位成像定位,采用快速梯度回波序列(FSP-

GR),扫描范围自腹主动脉分叉处至踝关节,一般采用横断面无间隔扫描。也可采用冠状位扫描,但很少用,因扫描范围很大,可分两次进行。扫描参数 TR 30～40 ms、TE 6～8 ms,翻转角 30°～60°,层厚 2～3 mm,显示野 32 cm×24 cm,矩阵 256×128,采用血流补偿(FC),并在成像层面上方或下方设置预饱和带,以抑制动脉或静脉显示,图像重建采用最大强度投影法(MIP),每间隔10°可获重建图像一幅。

(二) 动态增强 MRA(DCE MRA)

1. 3D DCE MRA 是利用静脉内注入顺磁性造影剂,明显缩短血液 T_1 时间,再利用快速梯度回波技术,将受检血管清晰地显示出来。由于常规 MRA 对走行于扫描层面的血管以及扭曲、扩张的血管不能真实可靠地显示,这是由于上述情况下血液部分饱和以及血流混乱,造成血液信号减弱,导致局部显示不满意或出现夸大效应。而 DCE MRA 与血流方向无直接关系,与扫描时的靶血管的 Gd-DTPA 的血浓度密切相关,具有成像快,图像清晰的优点,只要准确估测靶血管的循环时间,把握合适的注射时间和延迟扫描时间的关系,就能满意显示靶血管。但是不同部位的血管、正常和病变的血管,以及不同病变的血管,从注射造影剂到血管内造影剂浓度达峰值的时间有一定的差异,给检查带来一定的难度。目前确定扫描延迟时间的方法主要有三种:①小剂量造影剂预试验;②采用"Smart Prep"脉冲序列;③根据正常或病变时的血液循环时间人为估测造影剂到达靶血管的时间,通过采集几组 3D 图像数据,其中至少有一组数据采集正好在造影剂的动脉期。下肢血管距心脏较远,所受检血管细长,加之病变血管血流速度快慢不一,常规小剂量造影剂预试验和"Smart Prep"脉冲序列难以准确测定造影剂到达靶血管的时间,故不实用,一般采用第三种方法。

2. 下肢动脉 3D DCE MRA 检查的方法很多,需根据机器条件、病变部位和临床要求设计。可以进行一个部位或多个部位的检查,多个部位的检查可进行一次增强,再进行一系列快速跟踪采集完成整个下肢动脉的扫描,从而获得下肢动脉全程血管的图像,此为移床跟踪扫描技术,也可进行多部位、分次、低剂量注射。

3. 造影剂的剂量、注射速度和扫描延迟时间。由于检查方法不同,磁共振仪机型和软件设备的差异,目前对下肢动脉 DCE MRA 造影尚无统一方案。

上海医科大学中山医院曾进行一组下肢动脉 DCE MRA 的研究,具体方法为:将下肢血管分成髂股段和腘动脉及以下段。髂股段动脉成像,从肘静脉内快速注射造影剂 Gd-DTPA 2 ml/s,总剂量 20 ml,扫描延迟时间为 25～30 s,进行 FSPGR 快速梯度回波序列冠状位图像采集,连续采集 3～4 回合,以第一或第二回合动脉显示最清晰;而膝下段动脉分支以慢速率 0.3 ml/s 注射造影剂,总剂量 20 ml,扫描延迟时间为 40 s 为佳。髂股段动脉成像提倡快速注射的原因为注射速度与靶血管内造影剂浓度成正比,注射速度越快,靶血管内造影剂浓度越高,血管信号越强。而膝下段动脉以慢速率注射优于快速率注射的原因为:膝下段动脉分支血流速度较慢,慢速率注射持续时间长,造影剂在血流缓慢的膝下段动脉腔内停留时间延长,扫描延迟时间较易掌握,同时推迟了静脉回流,提高了血管和周围组织的对比度,因此能得到比较满意的图像。总的来说,髂股段的增强效果优于膝下段血管。

(三) MRA 检查前准备

1. 检查前口服胃肠道低信号造影剂,如低浓度医用硫酸钡悬液或微量铁质造影剂,使肠道呈低信号,从而清晰显示髂部血管。

2. 对有明显静息痛患者,服用适量止痛药,并在检查时固定双足,以避免运动性伪影。

(四) 下肢血管 MRA 检查的临床应用价值

近年来,国内外文献对下肢血管 2D TOF MRA 的报道较多,而有关 DCE MRA 的报道甚少。检查指征包括下肢动脉狭窄、闭塞、动脉瘤、血管瘤、动-静脉畸形,以及下肢深静脉狭窄和血栓形成等。Yucel 等报道 2D TOF MRA 对下肢动脉慢性闭塞症的敏感性和特异性分别为 100% 和 98%。DCE MRA 克服了 2D TOF MRA 由于饱和效应使血流信号丢失的不足,尤其是髂动脉段的扭曲和搏动,肠道和呼吸移动伪影,因此髂股段 DCE MRA 图像质量优于 2D TOF MRA,能更精确显示狭窄的程度和范围,而对于膝下段动脉的狭窄和闭塞,2D TOF MRA 和 DCE MRA 相比较,后者无明显优越性。对动脉瘤、血管瘤、动-静脉畸形以及下肢动脉旁路术后吻合口和移植血管的检查,DCE MRA 明显优于 2D TOF MRA,故列为首选方法。

总之,MRA 作为一种无创性检查方法,能直观而整体地显示下肢血管的解剖结构,为临床诊断和判断血管病变的严重程度和范围提供准确的影像学依据。在目前运用的多种 MRA 检查技术中,2D TOF MRA 是最常用和敏感的方法,必要时辅以 DCE MRA,能更进一步提供病变程度、范围及侧支血管等细节,对动脉瘤、血管瘤、动-静脉畸形等病变更为有益。随着 MRA 新技术的开发和利用,诸如新的快速脉冲序列、抑脂技术、高分辨线圈以及移床跟踪扫描技术的应用,必将进一步开拓 MRA 在下肢血管性病变中的应用范围,并提高诊断准确率。

二、下肢动脉硬化闭塞症

动脉硬化闭塞症(atherosclerotic occlusive disease)是由于动脉粥样病变而引起的慢性血管闭塞性疾病,多见于腹主动脉下端及下肢的大、中型动脉。为常见的血管疾病之一。

(一) 病因和病理

脂质代谢紊乱,致血胆固醇、甘油三酯、脂蛋白高于正常,糖尿病、高血压、血液的粘稠度增高以及吸烟等都与动脉粥样硬化闭塞症的发生和发展有一定的关系。

动脉粥样硬化症多见于腹主动脉下端、髂动脉和股动脉。有些老年患者和伴糖尿病者,动脉闭塞可发生在较小动脉,如胫前动脉和胫后动脉。动脉的病理变化主要是内膜呈不规则粥样斑块、钙化和纤维化,中层变性、不规则变薄,粥样硬化的内膜可发生溃疡和出血,继发血栓形成,造成管腔狭窄或闭塞,使该动脉所供应的组织发生缺血。

(二) 临床表现

本病好发生于 50～70 岁的中老年人,男性比女性多见。主要是由于病变动脉狭窄或闭塞,导致相应的肢体组织缺血性症状和体征,其表现取决于血管闭塞的部位、范围、速度和侧支循环的形成,最早出现的症状为患肢冷、麻和间歇性跛行。随着病情的发展,患肢缺血加重,出现静息痛,足、趾或小腿坏疽和溃疡,尤其是伴有糖尿病患者更易产生。患肢的动脉搏动减弱或消失,血压降低或测不出。

(三) MRA 表现

MR 检查以 2D TOF MRA 为主,扫描范围自腹主动脉下端至踝关节,必要时辅以 DCE MRA。图像重建采用最大强度投影法(MIP)。

MRA 对下肢动脉狭窄程度的判断可参照血管造影分级方法分为四级:在 MRA 重建图像上,血管管径正常,轮廓轻度不规则或狭窄程度 < 49% 者为 I 级(0%～49%);血管中度变细或狭窄,但无节段性信号缺失为 II 级(50%～69%);血管重度狭窄,狭窄段有局限性信号中断,但其远侧仍有血流信号为 III 级(70%～99%);血管闭塞,其远端无血流信号为 IV 级(100%)(图 22-7-1～4)。

作者曾进行一组 54 例下肢动脉硬化闭塞症的 MRA 与血管造影、手术比较,旨在对 2D TOF MRA 在下肢动脉硬化闭塞症中的应用价值进行可靠性评估。结果发现 2D TOF MRA 对 I 级狭窄血管判断的准确性很高,达 93.48%;血管造影判为 II 级狭窄者 MRA 准确性为 88.89%;III 度狭窄者 MRA 者准确性为 93.48%;闭塞血管 MRA 准确性为 91.81%。其中 MRA 高估血管 9 个节段,低估 4 个节段。狭窄程度判断过高,一般认为是由于 MRA 的夸大效应所致。其原因为:①狭窄处血流加速或湍流,引起体素内流动失相位及 MR 信号减弱或消失;②粥样斑块钙化或斑块内陈旧出血,引起局部磁化率不一致,磁场强度不均匀,导致失相位和信号丧失;③MIP 重建方式使血管边缘低信号被模糊掉;④背景组织信号较高使狭窄细小的血管失去与组织对比,导致狭窄程度高估;⑤不恰当的层厚、翻转角、TR、TE 等都可造成狭窄程度扩大。MRA 对狭窄程度高估的另一个原因,可能与病变偏心有关,血管造影投照体位少,未能从切线位加以观察,从而显得 MRA 高估。MRA 低估的 4 个节段,对照血管造影分析,其可能原因为闭塞段较短而局部侧支循环丰富,以致闭塞远端仍可见血流信号。18 例 82 个可比动脉节段 MRA 与手术对照,两者符合率达 92.68%(76/82)。MRA 低估及高估 4 个节段血管的原因为背景抑制差、肠道蠕动伪影、肠道高信号及运动伪影等所致。根据作者初步比较研究结果表明:2D TOF MRA 能比较准确地评价下肢动脉慢性闭塞性病变,并能清楚显示病变范围,其诊断准确率 > 90%,与文献报道相符合。改进 MRA 检查前准备,膝关节平面以下扫描改用四肢线圈,将有助于改善图像质量,提高诊断准确率。我们曾对 5 例膝关节平面以下 MRA 成像选用四肢线圈,能明显提高血流信号,图像质量优于体部线圈成像,其缺点为覆盖范围短,只能进行一侧肢体成像,因此大大延长了扫描时间,限制了它在 2D TOF MRA 检查中的应用(图 22-7-5～8)。

(四) DCE MRA 在下肢动脉硬化闭塞症中的应用和表现

如上所述,常规MRA对走行于扫描层面的血

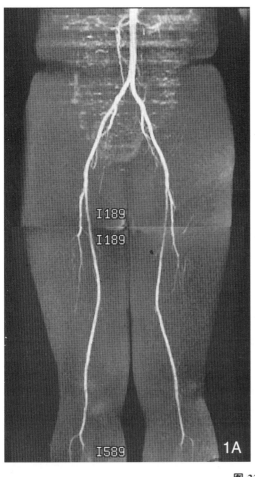

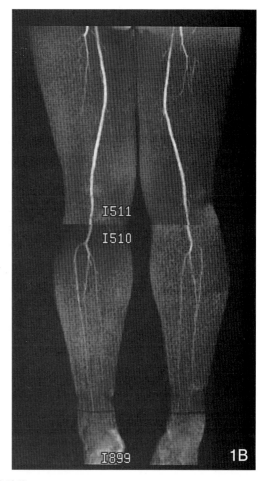

图 22-7-1　正常下肢动脉

A、B. 2D TOF MRA 示下肢动脉正常,管腔规则,管壁光整,血流信号较强。
范围包括腹主动脉下端,髂、股动脉(A)示小腿三支血管(B)。

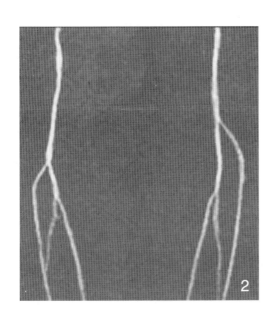

图 22-7-2　正常下肢动脉

心电门控 2D TOF MRA 示双侧腘动脉及其分支清楚,
血管信号强,轮廓光整。

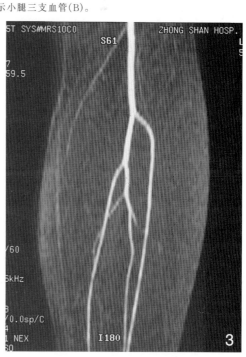

图 22-7-3　正常下肢动脉

膝关节线圈 2D TOF MRA 示腘动脉及其分支正常,图像质量优良。

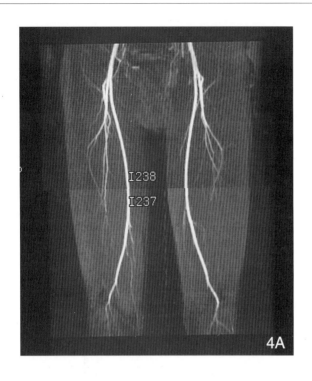

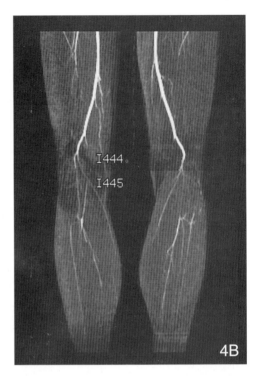

图 22-7-4 下肢动脉硬化闭塞症

A、B. 2D TOF MRA 示股动脉正常,双侧腘动脉及分支狭窄、闭塞伴侧支血管形成。

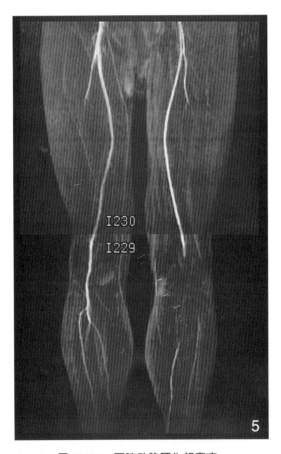

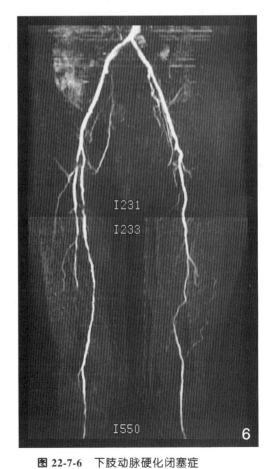

图 22-7-5 下肢动脉硬化闭塞症

2D TOF MRA 示左侧腘动脉及分支闭塞伴侧支血管形成,远端血管显示。

图 22-7-6 下肢动脉硬化闭塞症

2D TOF MRA 示右侧股动脉及股深动脉管腔不规则,多发局限性轻至中度狭窄。左股动脉下段狭窄、闭塞伴侧支血管形成。

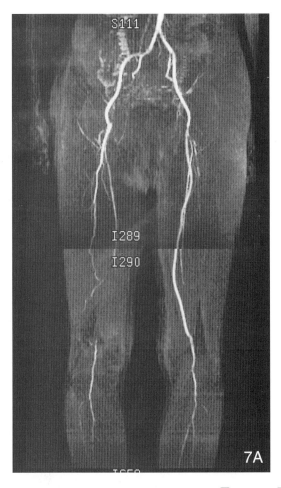

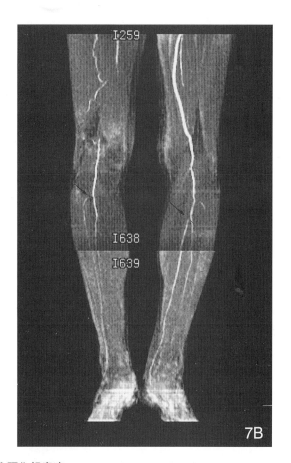

图 22-7-7　下肢动脉硬化闭塞症

A、B. 2D TOF MRA 示右股动脉中下段闭塞。双侧胫前动脉起始段狭窄(箭)。右侧胫后动脉狭窄、闭塞。

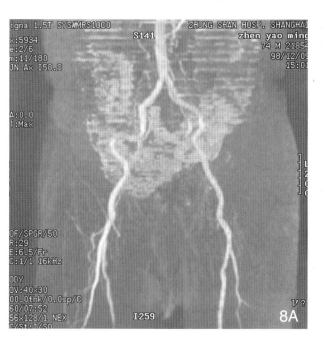

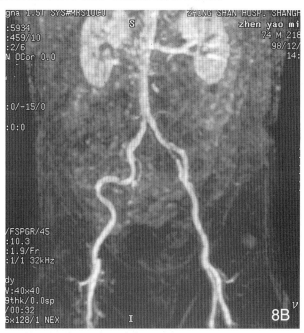

图 22-7-8　正常髂动脉

A. 2D TOF MRA 示髂动脉轻度扭曲,未见明显狭窄。腹部肠道信号较高,影响观察。　B. 动态增强 MRA 示髂动脉血管
信号高,轮廓光整,扭曲段血管清楚显示,背景组织信号降低。图像质量优于 2D TOF。

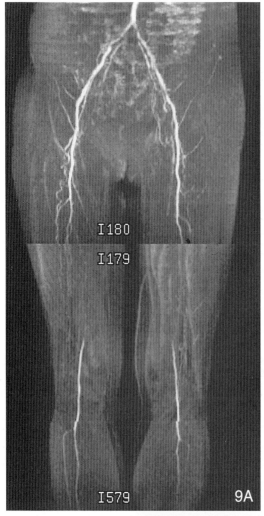

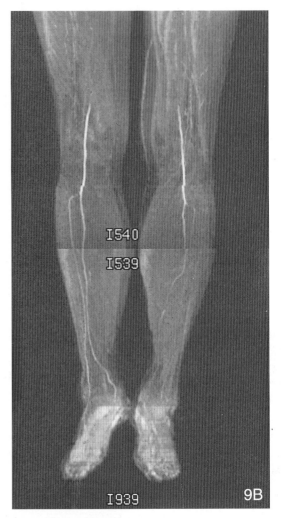

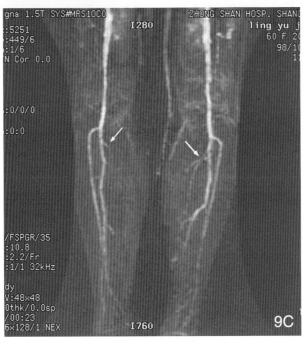

图 22-7-9 下肢动脉硬化闭塞症

A、B. 2D TOF MRA 示双侧股动脉闭塞伴侧支血管形成,腘动脉远端血流信号较弱。 C. 动态增强 MRA,
腘动脉分支清晰显示,血流信号明显较 2D TOF 强,双侧腓动脉狭窄、闭塞(箭)。

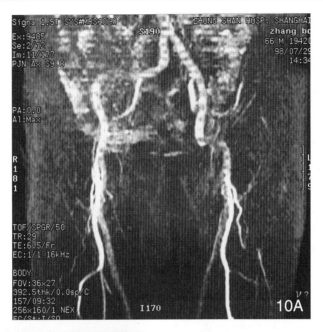

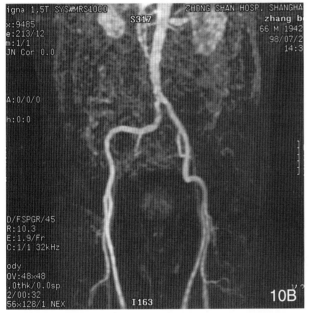

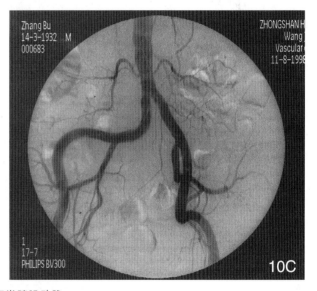

图 22-7-10　正常髂股动脉

A. 2D TOF MRA 示髂、股动脉较扭曲,扭曲血管信号较弱。肠道信号较强,影响髂血管的显示,并见较多搏动伪影。B. 动态增强 MRA,髂、股动脉清楚显示,血管信号强,轮廓光整,扭曲血管清楚显示,背景信号抑制较好。图像质量优于 2D TOF。　C. 髂动脉造影(DSA)示髂、股动脉正常。

管以及扭曲、扩张的血管往往不能真实可靠地显示,导致局部血管显示不满意或出现夸大效应。而 DCE MRA 明显克服了上述成像技术固有的缺点。DCE MRA 的成功与否,关键在于准确估测靶血管的循环时间,在目前的设备条件下真正准确把握造影剂的注射时间和扫描时间有一定的难度。作者对 4 例下肢动脉正常的健康人和 32 例下肢动脉有疾病的患者行 2D TOF MRA 和 DCE MRA 比较研究。下肢动脉狭窄或闭塞,两者均能显示,对于髂、股段

动脉狭窄程度的评估和侧支血管的显示,DCE MRA 优于 2D TOF MRA。尤其是髂动脉的迂曲和搏动,肠道和呼吸移动伪影常影响 2D TOF MRA 的图像质量,而 DCE MRA 不受这些因素的影响,图像质量优于 2D TOF MRA。对于膝下段动脉分支的显示,DCE MRA 无明显优越性,而对于下肢动脉旁路术后显示吻合口及移植血管、下肢血管瘤、动脉瘤、动静脉畸形,DCE MRA 明显优于 2D TOF MRA(图 22-7-9~13)。

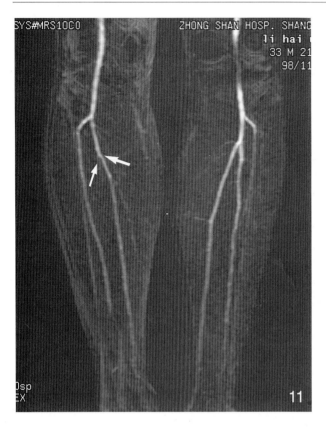

图 22-7-11　下肢动脉硬化闭塞症

动态增强 MRA 示右侧腓动脉开口处闭塞(箭)。

(五)下肢动脉硬化闭塞症旁路术后随访

下肢动脉硬化闭塞症严重患者当出现明显静息痛,症状进行性加剧,有产生溃疡或坏疽可能时,临床均采用手术治疗。下肢动脉旁路术后可明显改善局部血供,临床症状减轻或消失,但再狭窄的发生率较高,术后常规随访十分重要。

1. MR 检查方法:以 2D TOF MRA 为主,扫描范围包括腹主动脉至踝关节,技术参数同前。如移植血管与扫描层面平行,局部应改为矢状位扫描,使血管垂直于扫描层面,增大流入效应,提高血管信号。如移植血管及吻合口的显示欠满意,应补充作 DCE MRA 检查,造影剂、注射时间及技术参数均同前。

2. MRA 表现:MRA 可清楚显示移植血管及吻合口,正常移植血管管壁光滑,管腔规则,信号均匀一致,吻合口由于手术缝合,其边缘可有轻度不规则,但管腔通畅,信号强而均匀(图 22-7-14~16)。

3. 再狭窄表现:吻合口及移植血管均可发生狭窄及血栓形成。表现为 MRA 图像上吻合口明显不规则、狭窄甚至节段性信号缺失,移植血管狭窄程度判断同前。血栓形成则表现为血管腔内长短不一、

有圆柱状或类圆形信号缺如或信号减低区,其一侧或两侧可见连续或断续的白色线条状血流信号(图 22-7-17,18)。

4. 2D TOF MRA 和 DCE MRA 的比较:对下肢动脉搭桥术后随访检查,DCE MRA 优于 2D TOF,可在常规 2D TOF MRA 显示的吻合口和移植血管层面进行。作者曾对这样的一组病例进行了 2D TOF MRA 与 DCE MRA 的比较,显示了后者的优势:①扫描时间短,同一范围血管检查约是 2D TOF MRA 扫描时间的 1/10;②血管轮廓光整,信号较强且均匀,伪影少;③不受血流方向影响,可清楚显示平行于扫描层面和扭曲的血管。如移植血管为静脉动脉化,即静脉与动脉搭桥,术后动脉和静脉血流速度和方向仍不相同,常规 MRA 不能显示全部移植血管,而 DCE MRA 显示动脉搭桥移植物及吻合口更为清楚,对吻合口有无狭窄、狭窄程度和移植血管血栓形成的判断更为可靠。

三、下肢深静脉血栓形成

下肢深静脉血栓形成(deep venous thrombosis of the lower extremity)的发病率并不少见,多发生在下肢和盆腔内静脉,下腔静脉也可发生,但极少见。

(一)病理

静脉血栓形成在病理上可分为两种类型:静脉血栓形成和血栓性静脉炎。发病原因为静脉血流缓慢、静脉壁损伤和血液凝固性增高。在血栓性静脉炎,静脉壁的损伤对血栓形成起主要作用,所形成的血栓与静脉壁紧密粘连;而静脉血栓形成,静脉壁多无特殊变化,血栓与静脉壁仅为很松地粘着。临床上两者不易区分。

(二)临床表现

轻者常缺乏全身症状,患者常无发热,但脉搏大多加速,重者症状明显,体温升高,脉搏加速,患肢出现疼痛、明显肿胀、皮温升高和浅静脉扩张,患肢静脉压常明显升高。慢性期则以下肢肿胀和浅表静脉曲张为主要表现。

(三)MR 检查技术

MR 检查技术以 2D TOF MRA 和 DCE MRA 为主,下肢静脉成像扫描参数基本同下肢动脉检查,所不同点为预饱和带设置于成像层面上方,以抑制动脉显影,翻转角度较小,以 30°~40°为佳。DCE MRA 明显提高了血流信号,以慢速率注射优于快速

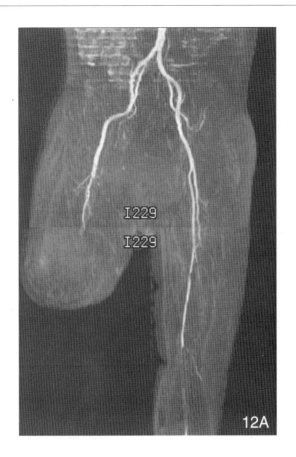

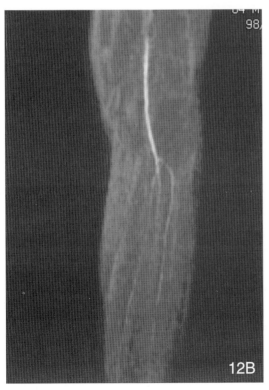

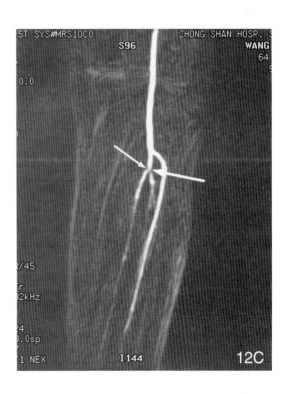

图 22-7-12　下肢动脉硬化闭塞症

A、B. 2D TOF MRA 示左侧股动脉中段局限性狭窄,膝下段动脉未见显示。右侧截肢术后,残肢血管未见异常。

C. 动态增强 MRA 清楚显示膝下段动脉,腓动脉狭窄(黑箭)、胫后动脉狭窄(白箭)

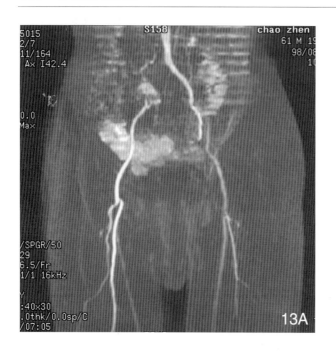
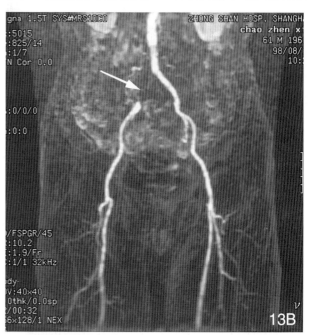

图 22-7-13　下肢动脉硬化闭塞症

A. 2D TOF MRA 示右髂总动脉中断,左侧股动脉信号弱,不能明确诊断。

B. 动态增强 MRA 图像质量优于 2D TOF,清晰显示右髂总动脉完全闭塞(箭),左侧髂、股动脉正常。

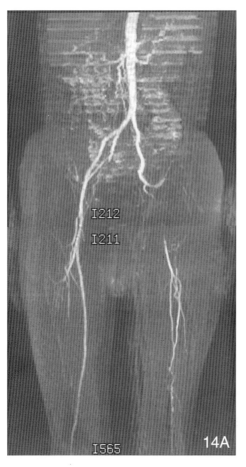
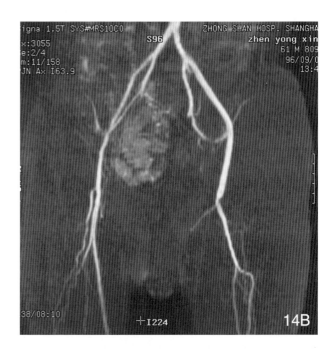

图 22-7-14　下肢动脉硬化闭塞症和人造血管旁路术后

A. 2D TOF MRA 示左髂、股动脉闭塞伴侧支血管形成。　B. 人造血管移植术后 2D TOF MRA 示移植血管及吻合口通畅。

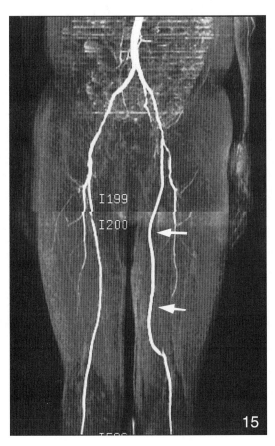

图 22-7-15 下肢动脉旁路术后

2D TOF MRA,原左侧股动脉闭塞未显示,
移植血管通畅(箭),吻合口显示良好。

率注射,每千克体重 0.2 mmol Gd-DTPA,总量 20 ml。从上肢静脉注射,速率为 0.3 ml/s,扫描延迟时间 50～60 s。从下肢静脉注射造影剂效果更佳,因局部造影剂浓度较高,血管清晰度明显提高,但只能显示一侧肢体,而且因患肢肿胀明显,难以寻找合适的注射部位。作者曾对一组病例试行足踝部静脉内注射造影剂,踝部扎止血带,以达到造影剂从深静脉回流,保持造影剂浓度;扫描前 3 s 注射 5 ml Gd-DTPA,扫描启动后再注射 15 ml,10～15 s 内注完,视靶血管位置而定,扫描时间控制在 21 s 左右,得到的静脉图像较佳。

（四）下肢静脉血栓形成的 MRA 表现

正常静脉管腔规则,管壁光滑,血流信号均匀一致。由于解剖上右髂总动脉跨越左髂总静脉前方,故左髂总静脉起始部局限性信号减低,有时呈自左上斜向右下条状压迹,不要误认为病变(图 22-7-19)。

下肢静脉血栓形成的 MRA 表现:①血管腔内充盈缺损:血管腔内见长短不一、圆柱状或类圆形信

号缺如或信号减低区,其一侧或两侧可见连续或断续的白色线条状血流信号。②血管腔狭窄:血栓机化最终可使静脉管腔再通,表现为不规则狭窄。轻度狭窄(1%～49%):管腔狭窄,管壁不规则,与邻近正常段相比狭窄段内径缩小低于 50%;明显狭窄(50%～99%):狭窄程度较重,狭窄段内径缩小大于 50%,但尚未完全闭塞,近端仍可见血流信号,周围可见侧支循环;闭塞(100%):血管腔完全闭塞,无血流信号,范围大于 2 cm,周围可见大量侧支循环(图 22-7-20,21)。

（五）下肢静脉 MRA 的评价

常规 MRA 技术进行下肢静脉成像,所示静脉轮廓清晰、伪影少、血流信号强,可同时显示深静脉和浅静脉系统,尤其对膝上段静脉,包括髂静脉、股静脉、大隐静脉,图像质量满意,并具有直观性和整体性,能清楚显示血栓形成和狭窄的部位、范围和侧支血管。而对于膝下段静脉的显示不如膝上段,这是由于膝下段静脉,包括胫前、胫后、腓静脉和胫腓干皆有双支,另有诸多浅静脉显影,如此众多的静脉相互重叠,影响观察。

上海医科大学中山医院曾对一组 25 例下肢深静脉血栓形成患者行 MRA 检查和彩超对照分析,结果显示 MRA 和彩超符合率为 93.82%,接近国外文献报道。但在血栓形成组,由于部分血栓与静脉壁紧密粘连,MRA 表现为不同程度的管腔狭窄和闭塞,未能显示典型的血栓形成征象,而彩超能清楚准确地显示腔内附壁血栓导致管腔狭窄和闭塞;但 MRA 图像具有直观性和整体性,能清楚显示血栓和狭窄部位、范围和侧支血管,易为临床医生所理解,此点明显优于彩超。Laissy 等认为 MRA 显示血栓范围较彩超更为准确,对膝上段深静脉血栓形成的特异性和敏感性均达到 100%(图 22-7-22,23)。

作者认为下肢静脉 MRA 成像以常规 2D TOF MRA 为主,必要时辅以 3D DCE MRA 检查,后者的血管腔内充盈缺损和侧支血管的显示优于前者,并可隐约显示静脉瓣膜。DCE MRA 在下肢静脉成功应用的关键在于把握注射时间和扫描时间的配合,才能清楚显示靶血管。

四、下肢动脉瘤

下肢动脉瘤(aneurysm of the lower extremity)以创伤性为多,故大多为假性,这类患者常有明确的外伤史或手术史。其他病因有动脉粥样硬化、感染、

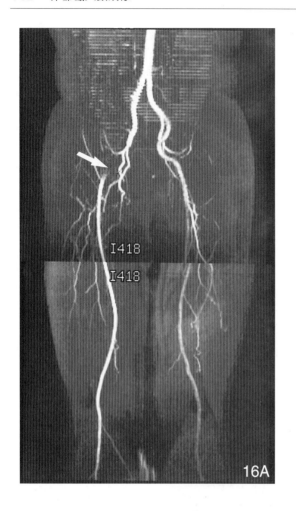

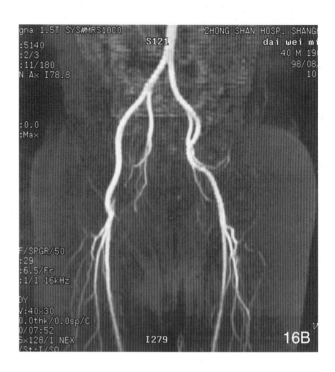

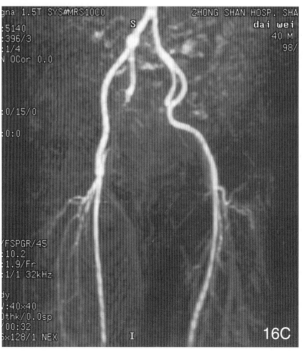

图 22-7-16　下肢动脉硬化闭塞症和人造血管旁路术后

A. 2D TOF MRA 示右髂外动脉闭塞(箭)。　B (2D TOF MRA) 和
C(动态增强 MRA)均显示人造血管旁路术后血管及吻合口通畅,后者伪影少。

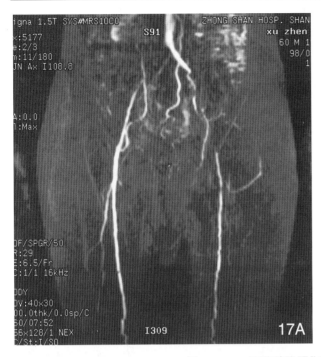

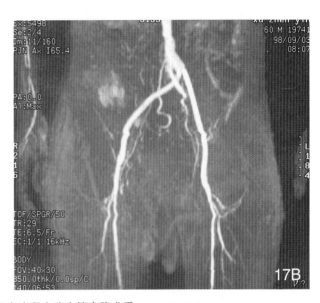

图 22-7-17　下肢动脉硬化闭塞症和人造血管旁路术后

2D TOF MRA。A. 双侧髂动脉闭塞伴少量侧支血管形成。　　B. 人造血管旁路术后示移植血管及吻合口通畅。

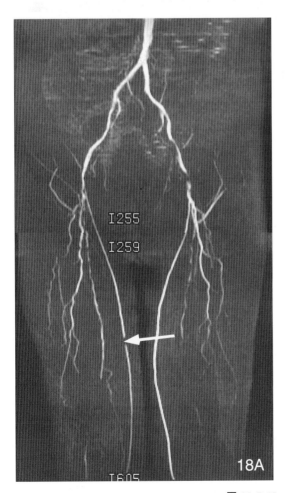

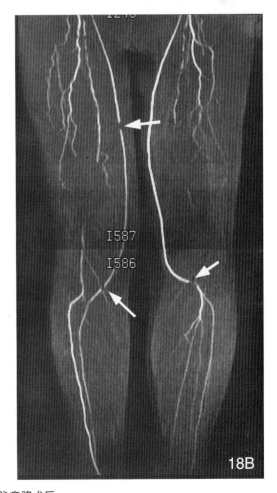

图 22-7-18　下肢动脉旁路术后

A、B. 2D TOF MRA 示双侧股、腘动脉闭塞，移植血管远端吻合口、右侧移植血管中段均见局限性狭窄(箭)。

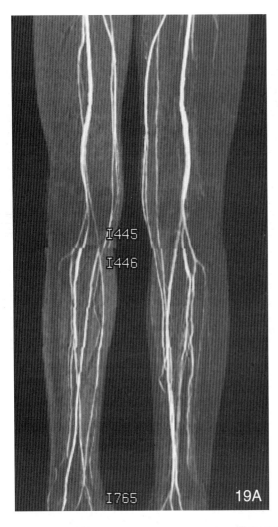
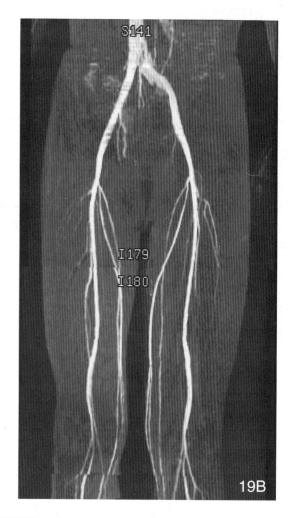

图 22-7-19　正常下肢静脉

A、B. 2D TOF MRA 示正常下肢静脉,管腔规则,管壁光整,血流信号均匀一致。膝下段静脉相互重叠较多,且有伪影。

中层囊样变性、先天性或梅毒等。

正常下肢动脉向远端管腔逐渐变细小,真性下肢动脉瘤是局部管腔的异常扩大,而瘤壁包含血管壁的内膜、中膜和外膜三层,瘤的形态可呈囊状或梭形。下肢假性动脉瘤以创伤性为主,瘤壁由纤维组织包裹而成,而无正常完整的三层血管壁结构,瘤腔内多有大量血栓形成。慢性者瘤壁可形成大量钙化,常以一狭颈与母体血管相通。

临床上常可扪及局部搏动性肿块,可有震颤和收缩期杂音。有时可有肢体远端缺血症状如间歇性跛行等。

【MRI 表现】　MRI 检查包括 SE 序列、常规 MRA 和 DCE MRA。SE 序列是检查动脉瘤的常规序列,可真实而准确显示动脉瘤的大小、形态及腔内血栓等。常规 MRA 和 DCE MRA,尤其是后者为三维成像,可明确显示瘤体和母体血管的关系,有利于鉴别真、假动脉瘤。

1. 真性动脉瘤:SE 序列可清楚显示动脉瘤开放的管腔呈流空信号,而附壁血栓存在呈中低信号;常规 MRA 和 DCE MRA 可进一步确诊动脉瘤,并显示动脉瘤全貌及瘤体远近端情况,但仅能显示动脉瘤开放的管腔。SE 序列和常规 MRA 或 DCE MRA 的结合基本上可替代血管造影。

2. 假性动脉瘤:SE 序列横断位显示母体血管旁一软组织块影,形态可呈圆形、椭圆形、葫芦形或不规则形,其中有流空的开放管腔,典型病例以狭颈与母体血管相通,瘤内往往有大量血栓形成。亚急性血栓在 T_1WI 和 T_2WI 上均呈高信号,慢性血栓呈低或等不均匀信号,血栓中可有钙化。MRA 对钙化不敏感,大多呈低信号,部分可呈高信号。常规 MRA 和 DCE MRA 可清楚显示假性动脉瘤和母体血管的空间关系,假性动脉瘤悬挂在母体血管的一

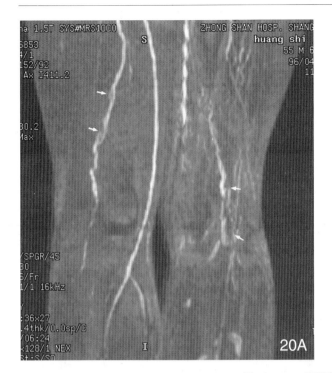

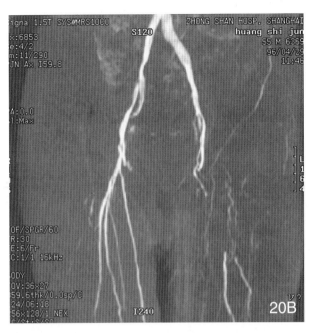

图 22-7-20 下肢深静脉血栓形成

A、B. 2D TOF MRA 示左股深静脉近端闭塞伴侧支血管形成，
双侧股深静脉中下段断续显示，管腔增宽，内有条状不规则充盈缺损(箭)。

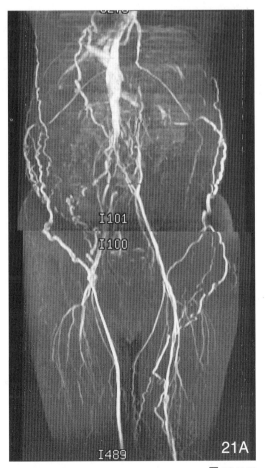

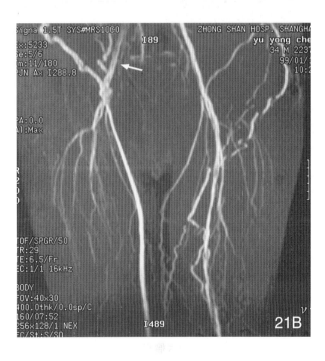

图 22-7-21 下肢深静脉血栓形成

A、B. 双侧髂静脉和右侧股深静脉闭塞，右髂外静脉下段可见条状充盈缺损(箭)。腹壁浅静脉及左下肢浅静脉明显曲张。

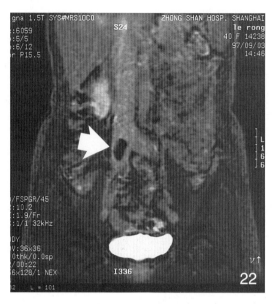

图 22-7-22　下肢深静脉血栓形成

动态增强 MRA 原始图像示右髂总静脉内椭圆形充盈缺损(箭)

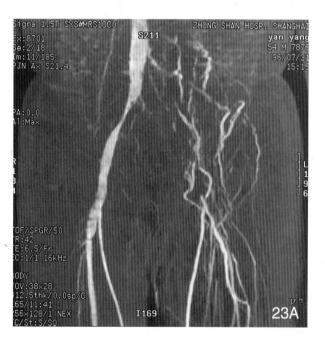
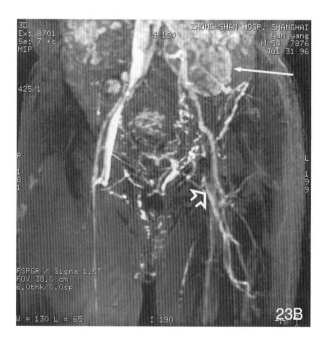

图 22-7-23　下肢深静脉血栓形成

A. 2D TOF MRA 示左髂、股静脉闭塞伴大量侧支血管形成。　B. 动态增强 MRA 示左髂静脉闭塞,
股静脉内圆柱状充盈缺损(白箭)。本例为左髂窝异位肾(黑箭)压迫所致。

侧,犹如藤上的果实。MRA 有利于真、假动脉瘤的鉴别,但不能显示假性动脉瘤内的血栓,因此不能准确反映假性动脉瘤的实际大小。假性动脉瘤壁为纤维组织,DCE MRA 可显示瘤壁强化,观察到假性动脉瘤全貌;动态增强可观察瘤腔的显影和排空延迟征象,有助于正确诊断和准确测量瘤体的大小。如果假性动脉瘤被机化的血块填满,MRA 不能显示瘤体,可造成诊断困难,所幸假性动脉瘤体完全血栓机化并不多见(图 22-7-24,25)。

五、下肢动静脉瘘

动脉和静脉之间存在异常通道称为动静脉瘘(arteriovenous fistula),可分为先天性和后天性两种。由于动脉的血流经短路流入伴行的静脉内,可造成瘘的局部循环、周围循环,乃至全身血流动力学改变。下肢动静脉瘘大多发生在动静脉同时受伤后,少数为先天性或由于动脉病变破裂入静脉,从而形成动静脉血流的直接沟通。

(一)病理

动、静脉的交通,可以是直接或间接的,邻近动、静脉同时受伤,创缘很快彼此对合,在数天内形成直接交通为直接动静脉瘘。如动、静脉伤口不相对合,在血管周围形成血肿,以后血肿机化成为贯通动、静脉之间的管腔,称为间接动静脉瘘。而在先天性动静脉瘘,动静脉之间的通道常细小且多,仅单个瘘孔者极少见,且病变会不断发展和蔓延,常广泛地侵犯邻近组织和器官,包括肌肉、骨骼等,甚至整个肢体。

(二)临床表现

临床上动静脉瘘引起的肿块一般不大,且易于压缩,有时搏动也不明显,但可扪及持续性震颤,听诊可闻及持续性收缩期粗糙的杂音。如为外伤所致,局部可见创伤瘢痕。体检见瘘口远端的动脉搏动减弱或消失,远端肢体浅静脉常显著扩张。出现心力衰竭者可伴有胸闷、心悸、气促等症状。

(三)MR 检查技术

MR 检查技术以常规 MRA 和动态增强 MRA 为主,常规 MRA 一般选用 2D TOF,首先抑制静脉回流成像,以显示瘘口的部位、大小以及附近动脉的扩大和部分侧支血管的情况,然后进行动、静脉均不抑制的 2D TOF MRA 成像,在此图像上可同时显示

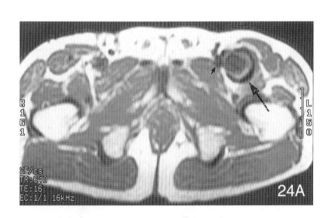

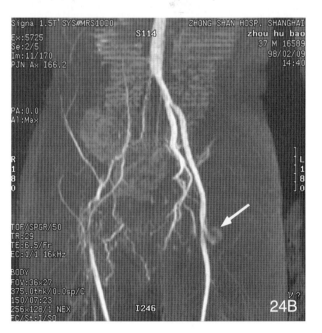

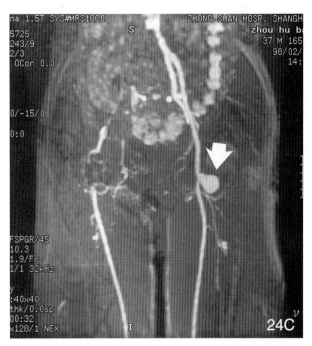

图 22-7-24 股动脉假性动脉瘤

A. SE T₁WI 示左腹股沟区异常信号,呈高低不一的混杂信号,中间较低信号为开放管腔,高信号环形影代表血栓,最外层低信号环形为机化之瘤壁(箭)。其内侧可见正常髂血管影(小白箭)。 B. 2D TOF MRA 示左股动脉近端见一囊袋状异常信号影(箭),隐约可见一峡颈与股动脉相通。右髂动脉闭塞,有较多侧支血管形成。 C. 动态增强 MRA 显示更为清晰,动脉瘤位于股深动脉近端,犹如挂在藤上的果实,瘤壁隐约强化,内有大量血栓(箭)。

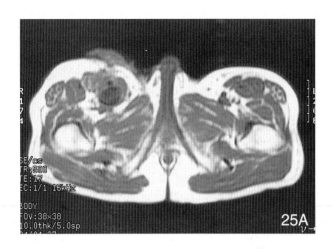
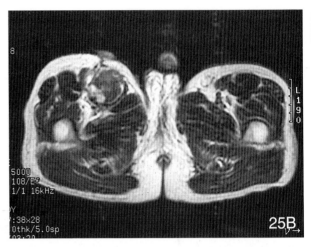
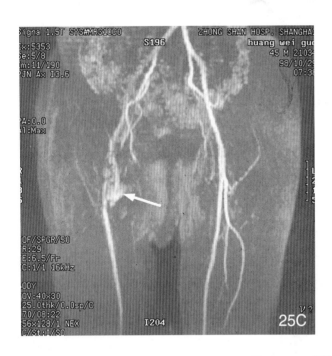
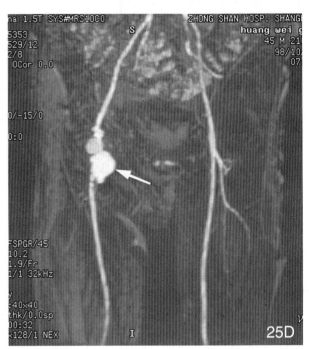

图 22-7-25　股动脉假性动脉瘤

A、B. SE T₁WI 和 T₂WI 示右腹股沟区团块状异常信号，T₂WI 信号明显不均匀。

C、D. 2D TOF MRA 和动态增强 MRA 示右股动脉近端内侧囊袋突出影（箭），呈葫芦状，尤以增强 MRA 显示更为清晰。

动脉和静脉，有利于了解病变范围。DCE MRA 为最理想的技术，可清楚显示瘘口部位、大小以及早期静脉回流和侧支血管。

（四）MRA 表现

1. 常规 MRA 表现：2D TOF MRA 抑制静脉成像可显示患肢动脉主干增粗，分支血管增多、增粗呈蜿蜒扭曲状，由于静脉回流受抑制，显示血管均为动脉。动、静脉均不抑制的 2D TOF MRA 成像，同时显示动、静脉系统，可进一步显示瘘口部扩张和扭曲的动、静脉，并可显示远端静脉增多、扩张和迂曲。

2. 动态增强 MRA 表现：诊断要点是在瘘口部位见到扩张的动静脉同时显影或静脉早期显影。由于在动静脉瘘处血流速度特别快，造影剂由上肢静脉注射经肺循环进入患肢动脉，然后直接进入静脉而被迅速冲淡，加上动静脉瘘常为多个瘘口，如果瘘口细小，更难以显示瘘口的大小，往往仅能显示瘘口的部位，但发现动静脉分流征象，即静脉早期显影或动脉和静脉同时显影，就可以明确诊断。DCE MRA 除了显示动脉和静脉分流征象外，在显示动静脉瘘的累及范围、侧支血管等方面均优于常规 MRA（图 22-7-26～28）。

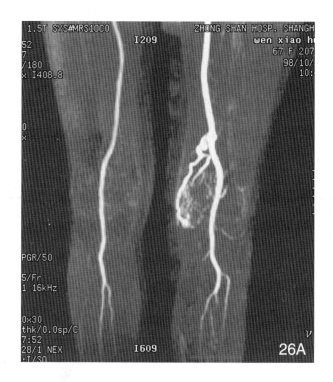
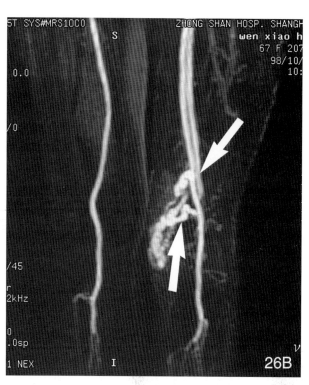

图 22-7-26 下肢动静脉瘘

A. 2D TOF MRA 示左股动脉下端异常扩张、扭曲的分支血管,同侧股动脉增粗。

B. 动态增强 MRA 早期示回流静脉及同侧股深动、静脉同时显影(箭)。

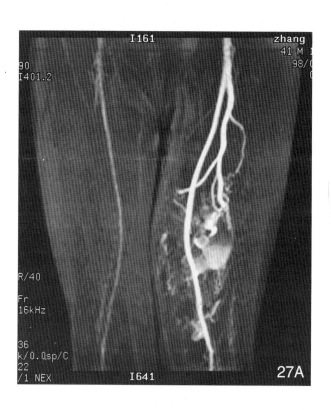
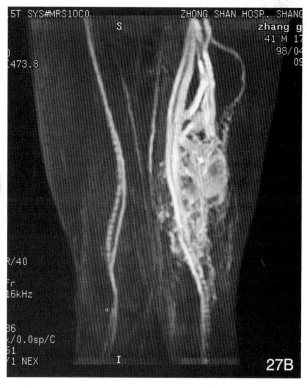

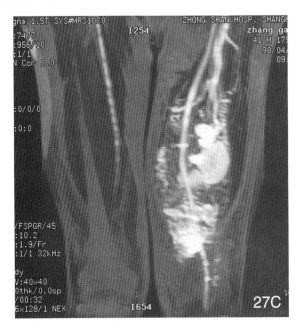

图 22-7-27　下肢动静脉瘘

A. 2D TOF MRA 示左股深动脉明显增粗,分支增多,末端呈血管湖状改变。　B. 2D TOF MRA 未设置预饱和带,动、静脉
同时显影,左股动、静脉均增粗,显示引流静脉明显增粗、扭曲。　C. 动态增强 MRA 示动、静脉同时显影,引流静脉显著粗大、扭曲。

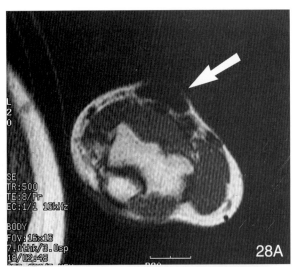

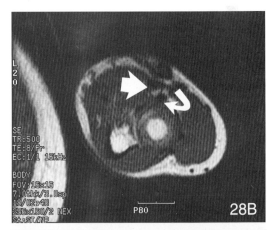

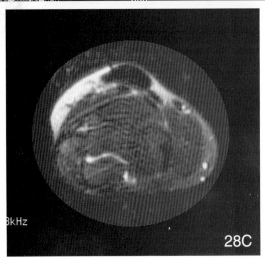

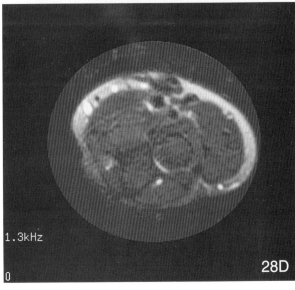

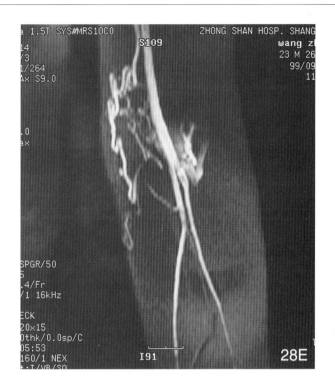

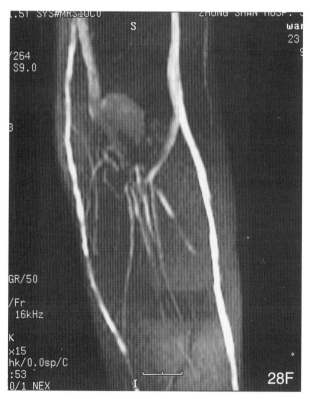

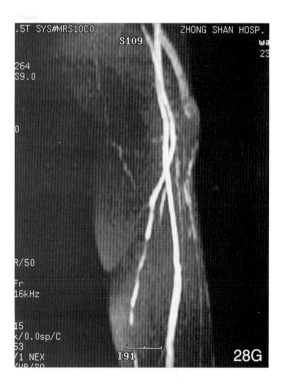

图 22-7-28 上肢动静脉瘘

A、B. SE T₁WI,肘部皮下脂肪层内见一完全呈流空的低信号影(A,直箭),其内侧见正常肱动脉(B,弯箭)、肱静脉(B,粗直箭)。 C、D. SE T₂WI,肘部肿块仍呈流空信号,肱动脉和肱静脉旁见较多流空血管断面影。 E. 2D TOF MRA,肱动脉及其分支清楚显示,分支血管明显增多、增粗呈蜿蜓扭曲状。F、G. 肘部静脉 2D TOF 成像示肱静脉明显增粗,并与瘤状血管湖相连。

(王佩芬)

第八节 冠状动脉

冠状动脉管径细小,末梢部分直径仅为 3～4 mm,是主动脉直径的 1%。冠状动脉随呼吸和心脏搏动而进行复杂的三维运动,其影像学检查既要在冠状动脉与周围结构之间形成良好的对比,又要克服冠状动脉运动形成的伪影和模糊现象。选择性冠状动脉造影检查是临床上评价冠状动脉病变部位和程度的金标准,但它需要进行动脉穿刺插管,以及应用碘类造影剂,有一定的危险性。作为一种创伤性检查手段,其临床应用受到一定的限制。冠状动脉的无创伤性检查包括超声心动图、超快速 CT 和 MRI 等。冠状动脉的磁共振血管造影(MRA)是一项具有挑战性的工作,快速 MR 扫描技术为其临床应用奠定了基础,目前这一研究领域的技术方法较多,但冠状动脉 MRA 的广泛临床应用尚需要其相关技术的进一步完善和提高。

一、冠状动脉 MRA 的成像序列

较早的冠状动脉 MR 血管造影研究是应用自旋回波和梯度回波脉冲序列。Paulin 和 Cassidy 曾分别报道采用标准的自旋回波 MRI 显示近侧段冠状动脉。自 1991 年以来,冠状动脉的 MRA 已基本全部采用"亮血"的梯度回波技术,主要采用 2D 节段 K 空间 GRE 扫描进行 MRA 检查,Burstein 和 Edelman 分别最早报道了动物实验和临床研究结果。冠状动脉的 MRA 是运用液体的流动效应进行血管成像,目前的研究报道多采用快速梯度回波成像序列,其具体成像方式又分为二维和三维两种。一些快速扫描技术也已得到应用,如螺旋扫描和回波平面成像(EPI)等。应用间插(interleave)螺旋充填 K 空间的螺旋扫描技术能更快地完成数据采集,但其图像重建也更为复杂。EPI 技术包括采用单个激发和多个激发射频脉冲充填 K 空间,能提供快速的数据采集,其缺点为空间分辨率亦随之降低。

冠脉 MRA 的具体成像参数因选用的设备和序列不同而有所差异,文献报道的一些具体方法介绍如下:

(一)二维 MRA

2D 节段 K 空间 GRE 序列 MRA 方法与其他 GRE 序列一样,由于未饱和质子的流入,快速运动的层流血液表现为高信号,而不流动的血液或组织由于质子受到反复激发进入饱和状态而呈黑色低信号。在冠状动脉狭窄所引起的血管内涡流区域由于质子去相位也表现为黑色低信号。

Wang 等报道应用 1.5 T 的 MR 扫描机,采用心电门控磁化准备节段 K 空间快速梯度回波成像序列,成像参数为 TR 14.8 ms,TE 7.2 ms,矩阵大小为 256×128,层厚 5 mm,反转角为 30°,接收带宽 16 kHz,每个心脏搏动采集 8 个中央编码值,心电门控激发选择在 R 波后 600 ms 左右,采用流动补偿,磁化准备包括脂肪抑制和心肌抑制的序列,进行分次屏气扫描。

笔者应用 GE 公司 1.5 T(Signa Horizon Echospeed)MR 机,采用心电门控触发的二维快速梯度回波成像序列进行冠状动脉 MRA 研究,所应用的扫描参数为:根据心率不同,TR 为 14～20 ms,TE 为 7～10 ms,反转角为 30°,FOV 30 cm×30 cm,层厚 5 mm,矩阵 256×128,1 次信号采集,接收带宽 15.6 kHz。应用体部相控阵线圈接收信号,多次屏气扫描。同时应用可变带宽技术提高信噪比,应用流动补偿和脂肪抑制技术提高血流信号,降低心肌信号。

(二)三维 MRA 研究

1993 年,Paschal 等报道了应用快速梯度回波采集对覆盖近段冠状动脉的 32 mm 厚体积的成像。采用或不采用反转脉冲产生冠状动脉的"亮血"图像。Li 等提出了一种更为细致的 3D 冠状动脉 MRA 检查方法,在志愿者中进行了位于主动脉根部的 64 mm 厚体积成像,应用脂肪抑制和磁化传递压制冠状动脉周围脂肪和心肌信号,在血管与周围组织之间形成了足够的对比。

Post 等报道采用心电门控三维梯度回波序列,采用标准环形极化表面线圈做接收线圈,病人俯卧使心脏位于接收线圈上,心电触发采集,扫描选择在心脏舒张中期以减少运动伪影。扫描参数为 TR 8.4 ms,TE 2.9 ms,反转角为 10°,矩阵大小为 256×128,FOV 30 cm×30 cm 空间分辨率为 1.2 mm×2.3 mm×2.1 mm。一个心动周期内完成所有 31 个 KZ 相位编码步骤。采用脂肪抑制序列压制心外膜脂肪信号。选用横轴位厚成像块在主动脉根部成像。进行横轴位和斜位图像重建以显示冠状动脉主干及其近段分支。

Sandstede 等应用导航波技术的 3D 冠状动脉 MRA 研究采用 ECG 门控 3D 快速小角度激发序

列,扫描序列的参数为 TR 7.3 ms,TE 2.7 ms,翻转角 11°～90°,FOV 225 mm×300 mm,矩阵大小为 192×256,平面内空间分辨率为 1.17 mm×1.17 mm。3D 厚块的厚度为 48 mm,其中含有 24 个部分,进行两次 3D 采集,2 个采集块之间重叠 8 mm,基本上可覆盖主动脉根部到近心尖部的整个心脏范围。导航波定位于右膈顶监测呼吸运动,做回顾性呼吸门控导航。应用体部相控阵线圈,病人仰卧位进行检查。

二、冠状动脉的应用解剖及 MRA 扫描或重建层面的选择

冠状动脉分为左右两支,左冠状动脉起自主动脉的左后窦,在肺动脉起始部与左房之间向左行走,在冠状沟内分为前降支和旋支,有少数总干较长,到达前室间沟方发出分支。右冠状动脉起始于主动脉前窦,通过肺动脉圆锥和右心房之间,向右心耳下方浅出于右冠状沟内,绕过心右缘到膈面,在冠状沟内继续向左行走,到后室间沟处,弯曲行向心尖,形成后降支。

二维 MRA 成像平面的选择:为减少屏气次数,提高对冠状动脉血管的分辨率,应当选择冠状动脉走行的最长节段平面进行成像。根据冠状动脉起自冠状动脉窦,走行于房室沟和室间沟的特点,扫描层面选择为通过或平行于房室沟以显示右冠状动脉和左冠状动脉旋支,平行或正切于室间隔的心前缘和垂直于室间隔,以显示左冠状动脉主干、前降支和后降支。

笔者所采用的二维 MRA 扫描切面定位方法为:①首先做不加心电门控和屏气的冠状定位像(图 22-8-1),以确定心脏位置,以此为基础做一系列屏气心电门控扫描图像。②以冠状位显示主动脉根部的层面做定位(图 22-8-1)进行横轴位扫描,可以显示左、右冠状动脉起始部(图 22-8-2)和部分左冠状动脉前降支(图 22-8-3),并且于左、右心室层面可显示室间隔(图 22-8-4)。③以室间隔层面(图 22-8-4)做定位自心右缘到室间隔左缘进行平行于室间隔的斜切面扫描,于心右缘层面可显示房室沟(即冠状沟)(图 22-8-5),于通过室间隔或其邻近层面可显示左冠状动脉前降支(图 22-8-6)沿心前缘走行。④以图 22-8-6A、B 为定位像,分别做正切于室间隔层面心表面上缘和前缘的斜切面扫描,可显示左冠状动脉前降支大部(图 22-8-7,8)。⑤以图 22-8-5 为定位像做

平行于及通过房室沟的斜切面扫描,可显示左冠状动脉旋支(图 22-8-9)和右冠状动脉(图 22-8-10)。

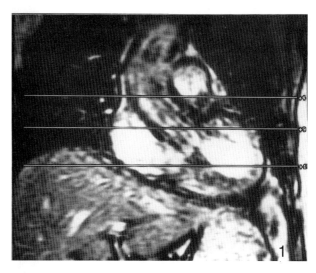

图 22-8-1　冠状位定位图

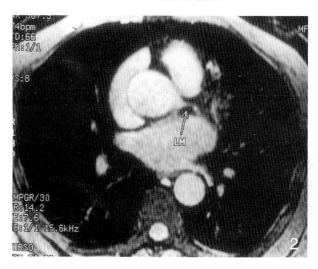

图 22-8-2　为横轴位切面显示左冠状动脉主干(LM)

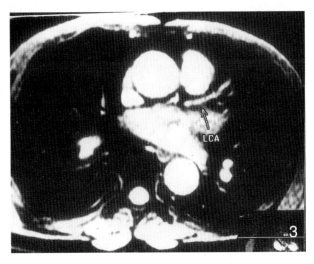

图 22-8-3　左冠状动脉主干与左前降支相移行(LCA)

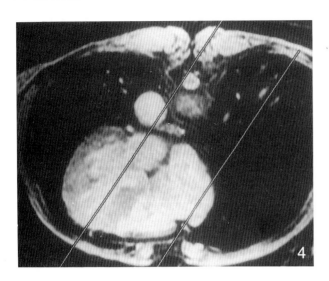

图 22-8-4　室间隔水平横轴位显示室间沟和
左前降支（LAD）

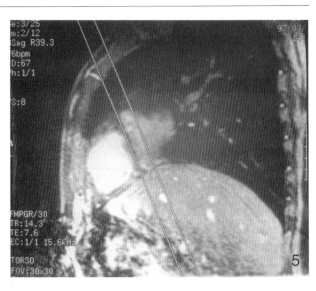

图 22-8-5　房室沟切面显示右冠状动脉（RCA）
和左冠状动脉旋支（LCx）

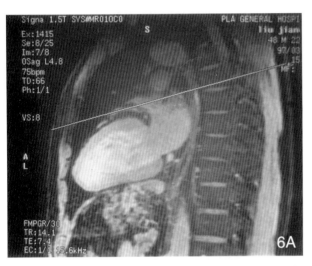

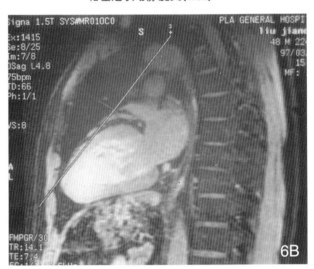

图 22-8-6　A、B 室间沟层面显示左前降支，并用于左前降支的切线位扫描的定位

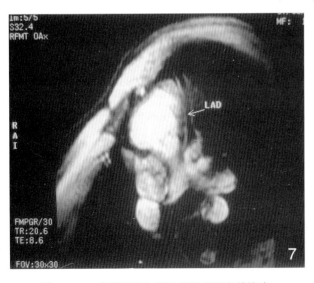

图 22-8-7　前室间沟上部切线位显示左前降支

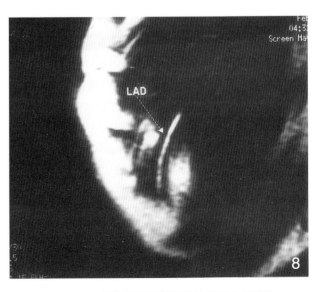

图 22-8-8　前室间沟下部切线位显示左前降支

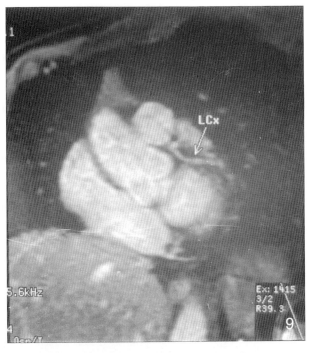

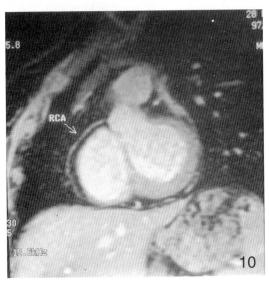

**图 22-8-9、10　为平行于房室沟切面显示
左冠状动脉旋支和右冠状动脉**

三维 MRA 可采用覆盖心脏部位的横轴位厚块进行扫描,对采集的数据进行表面重建等三维图像后处理,以及采用多平面重建(MPR),主要沿房室沟和室间沟平面进行重建。

三维 MRA 亦可采用靶容积扫描的方法对各个冠状动脉主要分支进行扫描,Wielopolski 等的方法为:①呼气末在一次屏气的时间内采集一个覆盖整个心脏的 3D 定位像;②将心脏容积定位数据装入 MPR 平台并在每次进行冠状动脉节段定位时应用;③对含有兴趣冠状动脉的理想双斜位平面和厚块

(24 mm 厚)做出定位;④在呼气末对这些厚块位置沿定位的双斜位平面方向进行小容积高分辨率的冠状动脉靶容积成像;⑤重复上述过程完成各支冠状动脉的检查,并将数据在工作站内进行三维图像后处理,如 MPR 等。在这种三维成像中,其靶容积的选择与二维成像的切面选择方法大致相同。

三、保证和提高冠状动脉成像质量的方法和技术

(一)冠状动脉 MRA 运动伪影的控制

心脏自身一直处于舒缩运动状态,并随膈肌和胸廓的呼吸运动发生位置变化,冠状动脉随心脏和主动脉根部一起处于快速运动之中,其位置移动可达数厘米,因此必须采取一定的技术手段减少这些运动形成的伪影和图像模糊。

1. 心电门控的应用:应用心电门控技术能够保证在不同心动周期的同一时相内进行扫描,减少心脏搏动对成像的影响。文献报道激发延迟时间在 R 波后 400～600 ms,即舒张中期为宜,因为此期心脏处于等容舒张状态,运动速度和幅度最小,而冠状动脉血流最大。但 Duerinckx 等的研究表明从舒张期到收缩期冠状动脉 MRA 图像上所显示的冠状动脉宽度和长度没有明显变化,在二维屏气冠状动脉 MRA 检查中收缩高峰期间和舒张中期的 MR 图像在质量上没有可以觉察到的差异。笔者采用在 R 波后 90～100 ms 进行扫描,亦得到十分理想的冠状动脉影像。但病人的心律不齐会明显影响心电门控的质量,降低图像信噪比。

2. 呼吸伪影的控制:呼吸运动是冠状动脉 MRA 成像中的主要限制因素,在三维成像中它可引起模糊和重影等伪影,在二维成像中可引起层与层之间的错位。呼吸运动的控制方法较多,过去曾应用伪门控和常规呼吸门控技术,目前主要应用屏气和膈肌运动监测导航(navigator)技术,现分别介绍如下:

屏气扫描,即在中止呼吸期间扫描,是消除呼吸影响的一种理想方法。在胸部和腹部疾病和冠心病病人屏气 10～20 s 是可行的。一般在扫描中采用多次屏气技术,一方面使成像不受呼吸影响,另一方面又可以保证病人能够接受和配合。为便于病人与扫描操作者之间的合作,扫描前应当对受检查者的呼吸进行训练,争取使每次屏气膈肌处于相同的位置,以便在图像重建(如 MPR 重建)时,冠状动脉具

有较好的连续性(图 22-8-11～13)。

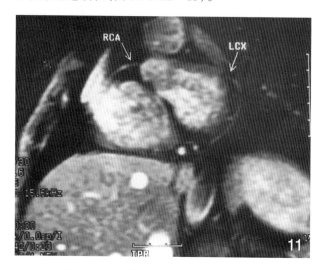

图 22-8-11 为平行于房室沟切面显示
左冠状动脉旋支

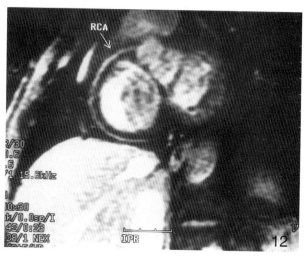

图 22-8-12 为平行于房室沟切面显示
左冠状动脉旋支和右冠状动脉

多次屏气扫描时膈肌位置的一致性对防止切面登录错误和成像伪影十分重要。Wang 等的研究结果表明,在不采用任何反馈信号辅助指导屏气的情况下,膈肌上下位置变动约为 8.3 mm,冠状动脉上下位置变动约为 6 mm。采用呼吸反馈技术指导病人屏气可有效减少不同屏气时膈肌位置的变动,应用膈肌的导航回波指导屏气能使膈肌位置变化减少至约 1.3 mm,相应的心脏位置变动可以减少到 1 mm,这样的呼吸反馈管理能减少伪影,将多次屏气成像分辨率提高到约 1 mm,进行高质量的冠状动脉成像。

目前常用的控制呼吸运动对成像影响的方法为膈肌运动的三维导航回波技术。首先在病人自主呼

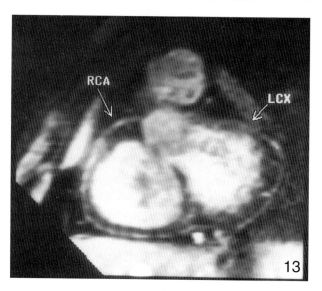

图 22-8-13 以图 22-8-11,12 为基础的
薄层重建图像,在一个切面内很好地
显示左冠状动脉旋支和右冠状动脉

吸的情况下,确定膈肌位置,将导航器置于膈肌运动幅度最大位置点,使用软件自行执行导航回波的采集、分析和门控功能,将膈肌运动的最大高低幅度值输入数据(波动范围一般为 ±1 mm),进行三维导航冠脉图像采集。导航回波技术包括前瞻性和回顾性两种,以后者更为常用。这种技术可以与屏气扫描结合应用,亦可在自主呼吸的情况下应用。一系列应用导航回波的冠状动脉 MRA 研究已经表明,以导航回波为基础的实时呼吸门控或呼吸触发技术是冠状动脉成像中减少呼吸作用的有效方法。

(二)提高冠状动脉成像质量的其他辅助技术

为提高冠状动脉 MRA 图像的信躁比,还应当采用其他一些辅助技术。这一方面的技术方法较多,应结合具体设备情况恰当应用。

1. 线圈的选择:用于心脏成像的相控阵接收线圈可以使 MRA 的信噪比(SNR)提高 2 倍以上,并可使病人摆脱俯卧位,以舒适的仰卧位接受检查。

2. 脂肪抑制技术:冠状动脉近侧段走行在冠状沟和室间沟内,周围有心外膜脂肪包被,故采用脂肪抑制技术可以压制脂肪信号,提高血管的显示能力。

3. 流动补偿技术:可以减少由血液和脑脊液慢流动形成的运动伪影,提高血流信号的亮度。其在冠状动脉狭窄检查成像中的作用尚需进一步研究,采用流动补偿,必须延长 TR 和 TE,它既可以减少流动伪影,又能增加心脏搏动对图像的不良影响,两者之间做好平衡,可以提高图像质量。

4. 磁化传递饱和（MTS）技术：能压制心肌信号，对末梢部位血管的显示有帮助，而近段冠状动脉由于包被在心外膜脂肪中，所以 MTS 的作用不大。在三维成像的采集中，由于血液的饱和作用，血液与心肌之间对比较弱，MTS 对增加血液与心肌的对比有明显的作用。

5. 选择性局部抑制（REST）技术：可以应用于观察野以外的区域，在成像前对这些区域进行饱和。这一技术可以在较小的观察野的成像中避免出现卷褶伪影。

6. T$_2$ 加权磁化准备序列：可用于压制肌肉和脂肪信号。随着血氧饱和度的降低，脱氧血红蛋白的浓度升高，脱氧血红蛋白的顺磁性特性引起含有脱氧血红蛋白的红细胞周围磁场的局部变动，经历血氧交换和（或）穿过这些磁易感性诱导的磁场梯度边缘的弥散的质子产生不可逆的失相位。这样随着血液的血氧饱和度的下降，它的 T$_2$ 值也降低。肌肉的 T$_2$ 弛豫时间值明显低于氧合的血液，脱氧的静脉血液的 T$_2$ 值也小于氧合的动脉血液的 T$_2$ 值。根据以上动脉血液与静脉血液及心肌 T$_2$ 弛豫差异的原理，可采用 T$_2$ 加权磁化准备序列与脂肪抑制技术相结合，提高冠状动脉的显示能力。

（三）造影剂的应用

Gd-DTPA 是临床上最常用的顺磁性磁共振造影剂，血管内应用能提高动脉血流信号，增强冠状脉的显示能力。

在非增强扫描的 MRA 检查中血管的信号强度主要来源于血液的流入效应，而在增强 MRA 冠状动脉内信号强度的增加是由造影剂注入所致。应用顺磁性造影剂 Gd-DTPA 的首次通过增强三维 MRA 能在 30 s 的时间内完成大体积的成像，减少对流入效应形成对比的依赖，同时也减少操作者对切层方向和位置的依赖。大血管的三维 Gd-DTPA 增强 MRA 采集时间短，在血液与周围组织之间 T$_1$ 差别明显，形成良好的信号对比，明显提高了 MRA 的诊断质量。Goldfarb 等对 4 例志愿者以 16 ml/s 的速度经肘静脉注射 30～40 ml Gd-DTPA，进行屏气增强三维 MRA 研究，发现主动脉信号平均升高583%（441%～775%）。Leung 等对主动脉、肾动脉、髂动脉及门静脉系统进行的 Gd-DTPA 增强屏气三维 MRA 研究表明，将其与快速梯度回波成像相结合，能在屏气时间内完成数据采集，为上述血管及冠状动脉 MRA 检查提供高分辨率的图像。

但 Gd-DTPA 在血液中半衰期短，并且较快地在细胞外非组织特异性分布，由于邻近组织信号强度也升高，减低了其血管对比增强作用。Gd-DTPA 与大分子，如葡聚糖、白蛋白、多赖氨酸等结合作为血管内（血池）造影剂，对 MRA 临床应用有价值。有报道 Gd-DTPA-polylysine 在血管内保留时间长，向细胞内空间弥散较慢。羊的动物研究表明应用这种造影剂血管的信噪比提高 2 倍，而对比噪声比（CNR）提高 25%。Stillman 等报道采用静脉注射超小微粒超顺磁氧化铁造影剂进行三维 TOF 法冠状动脉 MRA 检查，右冠状动脉的信噪比提高 80%，对比噪声比提高 109%。这些研究表明血管内造影剂的应用对体部包括冠状动脉的三维 MRA 有帮助。注射造影剂后所见到的对比噪声比提高，提示饱和作用减低，可见，顺磁性造影剂在三维方法中比二维方法中发挥作用会更大。但目前这几种血池造影剂尚未进入临床应用，相信安全、有效的血池造影剂的研制、开发会使冠状动脉 MRA 发挥更大的作用。

四、二维和三维方法的比较

采用心电门控的二维和三维快速梯度回波序列的冠状动脉常规 MRA 检查均可较好地显示冠状动脉主干和近段，两者在显示血管长度上无明显差别，只是在显示血管直径上略有差别。

二维 MRA 具有较强的流动增强，在血管与邻近组织之间形成较好的对比，图像信噪比较好，图像重建简单，扫描后即刻可观察到冠状动脉，对图像进行后处理可进一步提高血管的显示。二维扫描分为多个层面扫描，多次屏气，每个层面的扫描时间短，每次屏气的时间也很短，便于病人配合，但对检查操作者要求高，需要熟悉冠状动脉解剖，并运用它变换不同的切面。如层面选择不当，常需重复选层，增加扫描时间。二维方法也有缺点，如对异常走行的冠状动脉以及心肌梗塞后心脏旋转时需要较长的时间寻找冠脉，对冠状动脉搭桥手术后移植血管的快速定位更为困难。二维方法还存在多次屏气扫描心脏位置变化造成切面登录错误的问题。

三维方法的优点是对检查操作者要求简单，采集数据全面，在一次采集中，全部成像体积均被扫描，所有信息都存于三维数据组中，通过图像后处理进行不同切面的重建，即使是起源或走行异常的冠状动脉也不会漏掉，总的检查时间比二维方法短。但三维扫描由于扫描期间心动周期多，采用呼吸门控对呼吸限制有限,呼吸运动和心脏搏动的影响仍存在;并且三维采集中血液更容易饱和,血流信号受到一定程度抑制,故图像信噪比较低。在一次屏气内完成三维采集需要特殊软件,并导致分辨率和信噪比下降。此外,三维方法的原始图像不能全面显示冠状动脉,需要花费较长时间进行细致的图像后处理。

五、冠状动脉疾病的 MRA 评价

在经过筛选后诊断为冠心病的病人中,大约有 20% 在 X 线冠脉造影检查中冠状动脉显示为无明显狭窄,这为冠状动脉 MRA 的临床应用提供了空间。冠状动脉内径细小,仅为 3～7 mm,选择性冠状动脉造影的分辨率为 0.3 mm,而冠脉 MRA 的空间分辨率为 1.9×1.9 mm,所以目前冠状动脉 MRA 尚不能替代常规血管造影。冠脉 MRA 要成为一种实用的冠心病评价手段还有许多工作要做,如提高病人在检查中的舒适性以便配合,增强成像的空间和时间分辨率,对成像序列和后处理方法进行标准化等。冠状动脉 MRA 的主要临床指征为:①显示冠状动脉狭窄;②评价冠状动脉畸形;③评价梗塞的冠状动脉开放状态;④评价冠状动脉搭桥移植血管(CABG)的开闭状态。

（一）冠状动脉的显示及狭窄的确定

冠状动脉狭窄的 MRA 表现为:由于湍流所形成的流空信号,明显的信号消失,以及与正常的层流血液的明亮高信号相比缺乏血流信号。血管狭窄或闭塞后末梢血流明显减弱将表现为血流信号的明显狭窄或突然消失(图 22-8-14～16)。

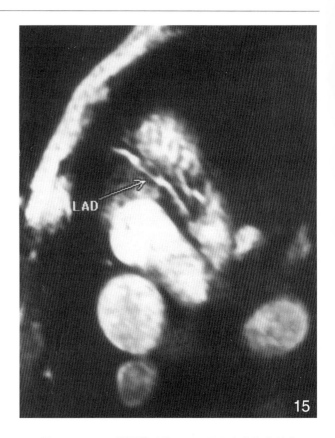

图 22-8-15　二维冠状动脉 MRA 显示左前降支狭窄

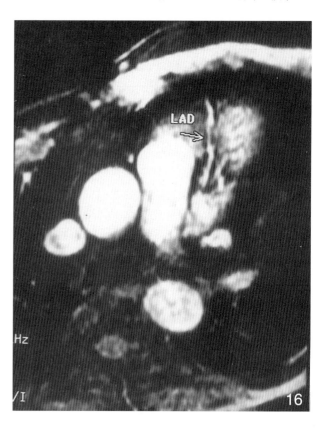

**图 22-8-16　二维冠状动脉 MRA 在相同部位
显示冠状动脉狭窄**

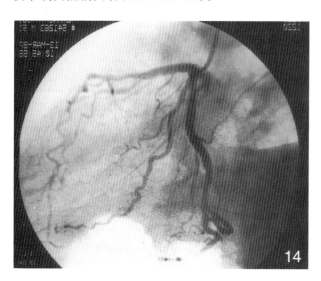

图 22-8-14　选择性冠状动脉造影显示左前降支狭窄

Sandstede 等采用导航波技术指导下的三维冠状动脉 MRA 与常规冠状动脉造影对照研究表明，冠状动脉各主要分支包括左主干（LM）、左前降支（LAD）、左旋支（LCx）和右冠状动脉（RCA）在 MRA 上显示的长度（cm）分别为 1.9±0.5、5.2±2.3、4.2±1.9 和 5.2±2.5。77% 的受检查病人有高质量的图像，在他们的上述 4 支冠状动脉中明显狭窄（>50%）或闭塞显示的总敏感性和特异性分别为 81% 和 89%。

Slavin 等采用二维多次激发回波平面冠脉 MRA 对志愿者的研究表明，冠状动脉各分支 RCA、LM/LAD 和 LCx 的显示率分别为 94%（15/16）、94%（15/16）和 40%（4/10），平均显示长度（mm）为 77.9±16.8、70.7±9.3 和 36.5±1.7。

Müller 等应用脂肪抑制和领航波技术的三维 MRA 对近段冠状动脉狭窄检查表明，在常规冠状动脉造影上发现的 54 支明显狭窄（≥50%）的近段冠状动脉中有 45 支能够在冠状动脉 MRA 上显示，MRA 检查明显狭窄的敏感性、特异性、阳性和阴性预测值分别为 83%、94%、87% 和 93%，对过高估计和过低估计所占比率分别为 10% 和 12%。他们的研究表明 MRA 确定冠状动脉主要分支明显狭窄具有高度的准确性，其敏感性和特异性优于运动实验、放射性核素显像，而且具有定位准确的优点。

近年来国内外文献报道的冠状动脉 MRA 研究结果总结如表 22-2,3,4。

表 22-2 冠状动脉二维 MRA 所显示的国人冠状动脉长度(mm)

作者(年份)	LM		LAD		LCx		RCA	
	范 围	均 数	范 围	均 数	范 围	均 数	范 围	均 数
李立伟(1997)	—	13.4	—	67.2	—	36.7	—	79.3
时惠平(1998)	—	—	37~103	69.1	22~121	73.4	33~125	81.9
于 群(1999)	—	—	40~105	72.5	35~122	78.5	38~126	82.0

注：LM 代表左冠状动脉主干，LAD 代表左前降支，LCx 代表左旋支，RCA 代表右冠状动脉。

表 22-3 国外冠状动脉 MRA 所显示近段冠状动脉的长度(mm)

作者(年份)		方法	LM	LAD	LCx	RCA
Sandstede	(1999)	3D	19±5	52±23	42±19	52±25
Slavin	(1998)	2D		70.7±9.3	6.5±1.7	77.9±16.8
Woodard	(1998)	3D	17(12~25)	42(30~84)	28(15~54)	-(28~62)
Achenbach	(1997)	3D	14±7	65±13	45±16	37±26
Post	(1996)	3D	9±5	59±16	24±10	58±13
Li	(1996)	3D	11.5±0.4	115.9±19.7	97.2±12.5	125.9±18.8

表 22-4 冠状动脉 MRA 对冠状动脉狭窄评价的敏感性、特异性、阳性和阴性预测值及准确性(%)

作者(年份)			敏感性	特异性	阳性预测值	阴性预测值	准确性
Sandstede	(1999)		81	89	—	—	—
De Cobelli	(1998)		73	94	88	84	86
Kessler	(1998)		48	92	67	85	—
Müller	(1997)		83	94	87	93	—
Yoshino	(1997)	RCA	100	100	100	100	100
		LCA	83	98	94	94	94
Post	(1996)		38	95	—	—	—

以上以选择性冠状动脉造影为金标准的冠状动脉 MRA 结果评价中均有一定比例的假阴性和假阳性。导致假阴性评价即遗漏病灶的主要原因是有侧支血管和从末梢向狭窄部逆向流动血流的存在，以

及血管与邻近结构的容积平均所致。而引起假阳性狭窄的原因可能是信号减低灶位于完全狭窄的末梢侧、部分容积效应以及末梢血管离开成像平面。此外,一些其他因素如空间分辨率和时间分辨率低、病人的屏气合作差以及心律不齐等亦可影响成像质量。

(二)冠状动脉畸形的确定

先天性冠状动脉畸形占心脏病人总数的0.3%～1.3%,尤其是在主动脉根部和肺动脉之间的异常冠状动脉血管能引起缺血性心脏病和心性猝死。常规X线冠状动脉血管造影并非是三维成像,它对异常血管解剖形态的显示有时并不理想,主肺动脉之间的异常冠状动脉血管的近侧部分往往难于显示。三维冠脉MRA能对冠状动脉进行三维图像采集,并通过体积重建对血流和血管的解剖进行三维显示。已有冠状动脉MRA显示畸形冠状动脉的报道,在一项采用双盲法对36例病人的研究中,MRA准确显示了97%的异常冠状动脉,其中3例左冠状动脉主干起源于右主动脉窦的MRA均明确显示冠状动脉近段,而其在冠状动脉造影上的显示却并不明确。虽然MRA作为冠状动脉畸形的筛选实验尚不成熟,但当X线血管造影并不能明确诊断时,MRA对异常冠状动脉近侧段的显示有意义。

(三)病变的冠状动脉开放状态及冠状动脉血流的评价

在有心肌梗死的病人中,闭塞动脉中前向血流的恢复能够帮助提高心室功能,增加存活机会。常规X线造影是确定闭塞动脉的有效方法,但它是一种创伤性检查,而且费用昂贵。MRA检查一般对血流的方向并不敏感,有明显狭窄的血管内的前向末梢血流与全部闭塞时末梢血管内的逆向血流表现相似。在闭塞动脉的近侧施加预饱和脉冲进行冠状动脉的MRA检查,能够评价血管末梢到梗死相关病灶之间的血流方向。Hundley等采用电影节段K空间GRE屏气MRA技术对闭塞动脉进行检查,然后在信号减低点的近端施加预饱和脉冲使闭塞动脉的前向血流信号饱和。重复上述MRA检查序列,这样如果末梢血管内接受的血流为前向血流,将产生信号丢失;而如果是逆向血流,则末梢血管内的血流信号将保持不变。这项研究成功地对18支血管的血流方向(前向或后向)做出了判断。

采用相位对比MR流动测量技术可以对冠状动脉内的血流速度做直接测量。可以在冠状动脉近段选择垂直于血管的合适成像平面,应用电影环(cine loops)测量血液的流速。应用动态电影环测量比静态电影环耗时长但准确性高。对冠状动脉血流测量的准确性及冠状动脉血管狭窄后的血流速度变化尚需进一步探讨和研究,但这种方法无疑将成为直接评价冠状动脉血流及血流储备的重要手段。

(四)冠状动脉搭桥术后移植血管开闭状态的评价

在经历冠状动脉搭桥手术的病人中,心肌缺血和其他非缺血原因均可引起胸痛。心肌缺血的原因包括严重的移植血管狭窄或闭塞、自身冠状动脉动脉硬化的加重等。因此需要对移植血管的开放状态进行评价,以鉴别由于移植血管闭塞或冠状动脉本身病变加剧所导致的心肌灌注减少与其他非缺血原因所导致的胸痛,以便采取相应的治疗措施。对移植血管的开放状态的评价包括直接方法和间接方法,间接方法包括超声心动图、心肌放射性核素显像以及正电子发射断层显像(PET)等,主要是通过心肌灌注和心壁运动等的评价间接分析移植血管的开放状态;而螺旋CT、超快速CT、MRA和常规血管造影等可以对移植血管的开放状态做出直接评价。常规血管造影是移植血管开放状态评价的标准,但它是一种创伤性检查,并常有一些并发症,如出血、心肌梗死、心律失常以及脑率中等,理想的检查方法是应用无创伤性的影像学手段,尤其是对那些需要反复进行血管造影的年轻患者。

冠状动脉搭桥移植血管常应用反转的隐静脉和乳内动脉,它们管径较大,直径为5～10mm,作为冠状动脉搭桥的移植血管,它们随心脏和呼吸相关的运动较为有限,一般情况下,应用常规SE和GRE序列就可以对移植血管通道的开放情况进行评价,这主要是应用SE序列的流空现象和GRE序列的流动相关增强和流动诱导的相位移动原理。这两种方法评价移植血管的准确性主要受移植血管邻近部金属伪影(止血夹和胸骨金属线)的影响。在SE序列移植血管邻近处金属伪影可以与移植血管相似,或使移植血管显示模糊,这在沿胸壁内走行的乳内动脉更为明显。钙化、增厚的心包和小的液体积聚也可与血液流空信号相似。此外,具有慢速流动的开放移植血管缺乏信号流空现象而呈高信号,可被误认为血栓。GRE序列血流呈明亮高信号,而金属伪影呈低信号,因此这种方法评价移植血管的特异性较高。避免上述伪影能够提高检查结果的准确性。

应用 MRA 无创伤性评价冠状动脉搭桥血管（coronary bypass grafts, CABG）的意义在于：用于碘造影剂的禁忌证如碘过敏和肾功能不全病例；帮助进一步检查心导管检查有疑问的病例；对移植血管定位。

Vrachliotis 等应用增强屏气三维 MRA 对 45 支冠状动脉搭桥移植血管的开放状态进行了研究，结果表明 MRA 评价冠状动脉搭桥移植血管开放状态的敏感性为 93%，特异性为 97%。他们的研究中应用的 TE 为 2 ms，明显短于常规 SE 和 GRE 序列的 TE 值，使磁场不均匀区域内的质子去相位减少，减低了金属伪影的影响，对隐静脉和乳内动脉移植血管的评价效果均较好，16/16 支乳内动脉和 26/28 支隐静脉搭桥血管的开放或闭塞状态得到准确的评价。

Wintersperger 等应用不用心电门控的屏气增强三维梯度回波序列 MRA，对 37 个病人的 76 支移植血管（隐静脉 48 支，乳内动脉 28 支）的开放状态进行了与常规冠状动脉造影对比研究，由两组研究人员分析而得出结论，MRA 与常规血管造影检查结果相一致的分别占全部移植血管的 96% 和 91%。结果表明 MRA 检查移植血管开放状态的总的敏感性为 95%，对隐静脉移植血管敏感性为 94%，特异性为 85%，乳内动脉移植血管敏感性为 96%，特异性为 67%。移植血管总的阳性预测值为 95%，静脉移植血管为 94%，乳内动脉移植血管为 96%。可见这种增强 MRA 检查方法能对隐静脉和乳内动脉冠状动脉搭桥移植血管做出理想的评价。

文献报道的 MRA 对冠状动脉搭桥血管开闭状态的评价能力总结见表 22-5。

表 22-5　冠状动脉 MRA 对冠状动脉搭桥移植血管开闭状态评价的敏感性和特异性

作　　者	检查技术	病例数	搭桥血管数	敏感性（%）	特异性（%）	阳性预测值（%）	阴性预测值（%）	预测准确性（%）
Wintersperger(1998)	3D GRE	28	76	95	81	95		
Vrachliotis(1997)	3D 增强 GRE	15		93	97	93	97	95
Galjee(1996)	GRE[(1)]	47	84	98	88	97	92	96
	SE[(2)]	47	84	98	85	97	94	96
	GRE + SE[(3)]	47	84	98	76	94	93	94

注：(1)、(2)、(3)分别代表在 84 支移植血管中分别有 7 支、7 支和 3 支无法评价其开闭状态。

此外，冠状动脉 MRA 还为冠状动脉支架的成像和开闭状态评价提供了安全有效的无创伤性检查方法。Duerinckx 等对二维冠状动脉 MRA 检查冠状动脉支架的安全性和评价支架开放状态的能力进行了研究，对放置支架后 2～4 个月的 16 例病人的 26 个冠状动脉支架（Palmaz-Schatz 支架）进行 MRA 检查，所有病人在检查期间均无不适感觉，全部 26 个支架均出现金属伪影，对支架检查的敏感性为 100%。25/26（96%）的支架在冠状动脉内或支架移植物的末梢侧可以看到动脉血流信号。除 1 例未能见到末梢血流外，其余都保持 2 年以上没有症状。由此可见，冠状动脉 MRA 对冠状动脉支架植入后支架开放和位置变化情况的选择性临床随访有一定价值。

总之，冠状动脉 MRA 有着很大的潜在临床应用价值，但其广泛临床应用尚有许多工作要做，包括相关软、硬件和后处理技术的开发，呼吸、心脏搏动等运动对成像影响的控制，血池造影剂的开发应用，

提高图像的时间和空间分辨率以及扩大临床研究、增加经验等。

（时惠平）

第九节　肺　动　脉

以往 MRI 显示肺动脉及其病变的技术主要包括 SE 系列、cine MRI 等，这些技术仅限于显示中心肺动脉。而常规 MRA 及增强 MRA 等较新的技术，特别是后者不仅能显示中心肺动脉，而且对周围肺动脉的显示能力也大大提高。

肺部 MRA 所面临的挑战包括：①须克服呼吸运动和心脏搏动所产生的伪影；②消除空气-软组织界面所致的磁敏感性伪影；③要能分辨出亚段肺小动脉。早期开发的 MRA 主要为 PC 和 TOF（时间流逝）等方法，现研究表明两者在肺血管的应用均不满意。现在的三维（3D）增强 MRA 提供了几方面优势，使得肺 MRA 的临床应用成为可能。3D 干扰梯

度回波技术可明显缩短 TE,随着高性能的梯度场的应用,回波时间可短到 3 ms 以下(1～2 ms),这样足以消除磁敏感性伪影。由于顺磁性物质的应用,3D 增强 MRA 不受血液流动变化的影响,不会出现在 TOF 及 PC MRI 图像上的那种搏动伪影。屏气扫描消除了呼吸运动伪影。因此,现在的 MRA 技术可以显示较小的、更远端的肺动脉,甚或可与螺旋CT 的 CTA(SCTA)媲美,并且 MRA 没有静脉团注大量含碘造影所伴有的危险。

一、肺动脉 MRA 技术

1. 常规 MRA:肺动脉常规 MRA 常用的检查技术为 2D TOF 和 3D TOF。这些技术由于受到心脏搏动和呼吸运动的影响,伪影较多。当然可用呼吸、心电门控来改善图像质量。也有作者采用 3D TOF加呼吸门控来消除伪影。总的说来,3D TOF MRA图像的信噪比高,图像质量优于 2D TOF。

2. 增强 MRA:肺动脉增强 3D MRA 有两种不同方法,一种是以单纯冠状面,同时采取两肺 3D 体积资料,是在单次注射大剂量顺磁性造影剂(0.2～0.3 mmol/kg)后完成的。观察野要足够大,以便能容纳两肺,又要避免两臂和肩膀的包绕。如果不能避免包绕可令患者两手抱头或上举,肩膀的包绕不可能完全消除。一般观察野可用 40～80 cm(参见图 18-1-4)。另一种方法是两肺分开采集矢状面的信号,每侧分开注射顺磁性造影剂,这样可以用较小的观察野在短时间屏气情况下,获取高分辨率的MRA 图像。优点在于消除了包绕伪影和缩短信号采集的时间。两次注射虽然有利于显示前后方向的远端肺动脉分支(图 22-9-1),但是带来了诸多不便,这种方法对中心性肺动脉显示不利。另外由于两次注射造影剂就必须减少造影剂用量,一定程度上影响显影效果。需注意的是,对肺动脉 MRA 来说,团注的时间控制必须准确,也就是说必须控制在肺动脉期开始扫描。

上述两种方法有一些原则必须掌握。为了保证图像质量,必须是屏气扫描,矢状面采集信号不会损害空间分辨率,应用高性能的梯度场屏气时间会进一步缩短。应用高场高性能的梯度场,一侧肺只需10 s,回波时间低于 3 ms,对于减少磁敏感伪影也很重要。

肺动脉期扫描后应作平衡期扫描,以利于在动脉期扫描失败时作为一种补偿扫描,也有利于识别某些运动伪影对诊断的干扰。

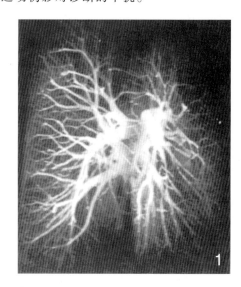

图 22-9-1　正常肺动脉 3D 增强 MRA
两肺动脉冠状面 MIP 成像,肺动脉分支显示清晰。

在 3D 增强 MRA 之后,获取二维呼吸门控横断图像对病变的全面分析是有益的,这主要是当 3D 增强 MRA 不理想时又提供了另一条显示肺动脉的机会;当然,要辨别肺动脉内的血栓,这个系列不可靠。对于纵隔肿块病例,增强前轴位 SE、T_1W、T_2W扫描是重要的。对于肺动脉血栓栓塞病例,在肺MRA 后,应做下肢血管(深静脉)扫描。

值得提出的是,3D 增强 MRA 检查肺动脉时,需要合理设置造影剂注射速率、延迟时间和扫描时间,以便使造影剂首次通过肺动脉时获得图像,更清晰地显示肺动脉内的血栓造成的充盈缺损等病变情况。

近来有作者报道应用血池造影剂来作肺动脉MRA,配合用屏气和心电门控,能清楚显示中心、叶、段和亚段肺动脉。

此外,超快速 MR 扫描仪可大大提高扫描速度,应用相控阵列表面线圈和心电门控等技术以及屏气扫描,可进一步改善了肺动脉增强 MRA 的图像质量。

二、临床应用

3D 增强 MRA 正越来越多地用于研究肺动脉病变,它的用途目前还不如 CTA,但随着技术的不断发展,3D 增强 MRA 图像质量明显提高,适应证将日益扩大,与 CTA 相辅相成,将部分或全部取代DSA,特别适用于肾功能不全或既往有严重碘过敏的患者。

1. 肺栓塞详见有关节段。

2. 肺动脉高压:肺动脉高压(pulmonary hypertension)可定义为肺血管阻力增大致肺动脉压力增高的一类疾病,有原发性和继发性之分。继发性肺动脉高压的病因包括慢性梗阻性肺部疾病、肺纤维化、心内分流、肺动脉炎及某些自身免疫性疾病。在大动脉炎患者中,累及肺动脉者占70%。这些疾病中有一部分可通过胸片、CT和心动超声作出诊断。肺动脉造影可用来除外慢性血栓栓塞性肺动脉高压,在已知慢性血栓栓塞性肺动脉高压的情况下,为肺动脉内膜剥脱术作准备。然而肺动脉造影具一定的危险性,可增加本病的死亡率。在这种情况下,

von schulthess 等首先提出了应用 MRI 诊断肺动脉高压,并估测肺动脉压增高的严重程度。这是一种无创性检查,对照研究发现在肺动脉高压患者中,T_2WI 肺动脉内信号强度明显增高,而且,在心脏收缩早期右肺动脉内的信号强度与肺血管阻力相关($r = 0.89$)。

在肺动脉高压患者中,缓慢流动的血液产生收缩期异常信号占92%,T_2WI 时呈明显的高信号,其中肺动脉收缩压 $\geqslant 10.6$ kPa(80 mmHg) 时,上述表现均可见到;< 10.6 kPa(80 mmHg) 时,出现上述表现的占60%。3D 增强 MRA 以冠状面显示肺动脉,对中央肺动脉的显示优于常规血管造影。同样

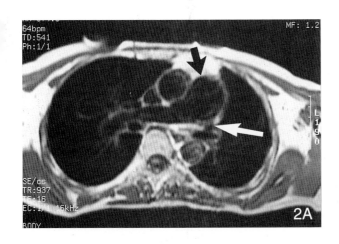

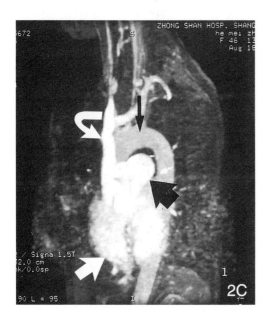

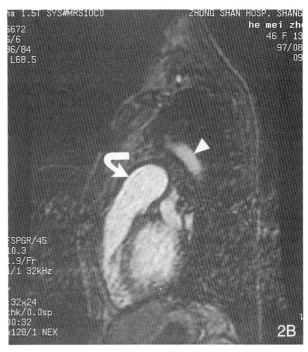

图 22-9-2　多发性大动脉炎,肺动脉高压

A. T_1WI,肺动脉干扩张(黑箭),左肺动脉明显狭窄(白箭);　B. 3D 增强 MRA 矢状面示肺动脉主干明显增粗(弯白箭),
白箭头示主动脉弓。　C, 3D 增强 MIP 重建图,肺动脉主干增粗(粗黑箭),弯白箭示上腔静脉,直白箭示右心室,小黑箭示主动脉弓。

3D 增强 MRA 可显示右心扩大及右心衰。

在大动脉炎患者中,肺动脉受累比以往增多,表现为病变段管腔狭窄、病变近段肺动脉扩张(19%)(图 22-9-2)、肺动脉栓塞(3%)、异常的"树状"表现、肺动脉与分支梗阻改变(60%)。与其他类型血管炎鉴别点在于本病体循环动脉受累。

肺动脉夹层罕见,通常系慢性肺动脉高压的致死性并发症。有报道,由于肺动脉内慢血流信号的影响,SE 系列扫描不能显示肺动脉夹层,但 cine MRI 可作出准确诊断,它可显示真假腔内不同的信号强度。

白塞氏病是自身免疫性疾病,多系统受累,典型者临床表现为反复发作的口腔和生殖器溃疡及脉络膜炎,血管受累包括静脉血栓栓塞、动脉瘤及闭塞,1/4 者呈进行性发展,本病并发的肺动脉血管瘤的诊断以影像学方法为首选。如果肺动脉完全栓塞,应用含碘造影剂作血管造影会增加受累动脉或静脉损伤的危险。肺动脉瘤内亚急性栓子在 MRI SE 序列 T_2WI 时呈高信号,而在慢性期,其信号下降。白塞氏病时常并发肺动脉瘤(或真性或假性)及肺动脉闭塞。MRA 可作为治疗后的随访手段。

3. 肺肿瘤:尽管 3D 增强 MRA 对肺肿瘤分期的准确性尚不完全明了,但有限的临床经验提示该技术有利于无法耐受含碘造影剂患者。最近报道,

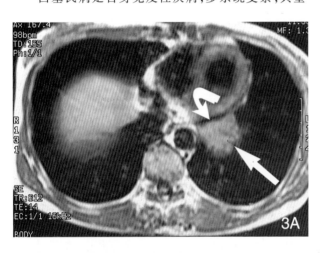

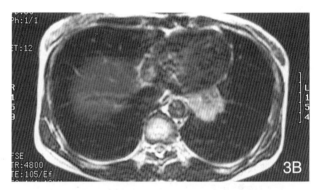

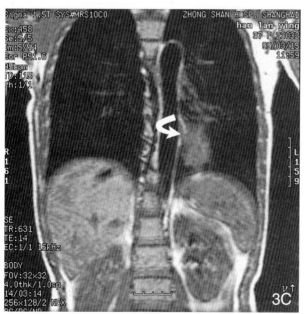

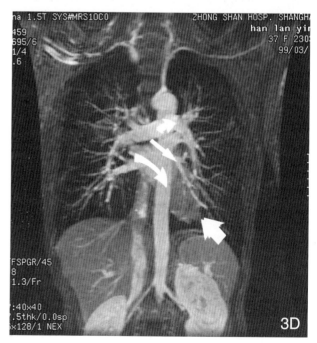

图 22-9-3　左下肺腺癌

A. 横断面 T_1WI,左下肺内基底段紧贴左心室后方,见 3 cm × 3.5 cm 的中等偏高信号灶,有分叶(箭);病灶与左心室及胸主动脉间线状低信号为心包和胸膜(箭)。　B. T_2WI,上述病灶呈不均匀高信号。　C. 冠状面 T_1WI 示病灶呈类椭圆形,与胸主动脉可分开(箭)。　D. 3D 增强 MRA MIP 重建图,清楚显示左下肺肿块(粗黑箭)与左肺动脉(短弯箭)、左肺静脉(直黑箭)及胸主动脉(长弯箭)的关系。

3D 增强 MRA 对肺肿瘤与肺血管关系的显示与 CT 对照,敏感性和特异性为 100%。MRA 可显示肺门部肿瘤与邻近血管(肺动脉、肺静脉、主动脉等)的关系,为外科手术方案提供信息(图 22-9-3)。

4．解剖异常:儿科患者由于血液流速快,可产生具诊断价值的"黑血"、TOF 和电影图像,而不必常规行 3D 增强 MRA,当这些以血流速度为基础的扫描系列显示肺动脉解剖不理想时,3D 增强 MRA 可弥补。

左肺动脉悬吊(left pulmonary artery sling, SLPA)是指左肺动脉起源异常,即左肺动脉从右肺动脉发出。迄今有关 SLPA 的诊断,影像学检查方法和临床处理等方面还有不同的意见。

SLPA 时异常血管走行在气管与食管之间,自右到左,抵达左肺门。多数认为还并发支气管的异常,包括气管受压、气管软化(tracheomalacia)和气管支气管狭窄。近来有作者将 SLPA 分为两型:A 型,常见,气管支气管正常,但气管和右侧主支气管受压。B 型,发生的位置较 A 型低,气管支气管狭窄范围长,但软骨环完整;B 型又称为"环-悬联合"(ring-sling complex),在临床上较 A 型多见,同时可并发右肺发育不全、气管食管瘘等先天异常。SLPA 还可并发心血管异常。本病在 1 岁前常可因气管支气管狭窄、继发感染产生气道梗阻症状,但有些年长儿童或成人亦可无症状。在气管支气管并发异常时,纤维支气管镜难以查清其解剖关系,有时只能发现气管狭窄。影像学检查对本病的外科治疗十分重要,对有症状者,首先进行胸片(高千伏摄片)及食管吞钡检查,在气道与食管之间见软组织块,常只能提示为迷走血管,还不能明确诊断;MR 扫描对此很有帮助,可清晰显示气管和血管的解剖结构及空间位置关系,薄层、多轴面扫描是 MR 准确诊断 SLPA 的关键技术因素。3D 成像虽然不会获取更多的诊断信息,但显示更为直观,便于临床医生理解。

(张志勇　陈祖望　周康荣)

第十节　影像学方法比较

MRA 是一种可靠的无创伤性检查技术,可多次重复应用,尤其对于内科治疗病例和手术后病例的随访是十分有效的检查方法。常规 MRA 无需造影剂,可进行大范围的血管成像,而且图像清晰,具有整体观和直观性。MRA 的横断面原始图像,可用于显示附壁血栓和真腔的大小,原始横断面图像和重建图像的结合,可提高血管性病变的诊断准确性。其主要缺点是对血流信号依赖性大,易受血流方向和涡流的影响,对腔内充盈缺损和分支血管显示欠满意;对钙化不敏感,不能显示血管壁的钙化;金属物存在时可干扰信号而影响诊断。动态增强 MRA (DCE MRA)克服了常规 MRA 的缺点,明显缩短了检查时间,可从多方位显示复杂病变,进一步提高了血管图像质量和空间分辨率,尤其是对分支血管受累的显示优于常规 MRA。准确把握 DCE MRA 的各种技术参数,几乎可以得到与血管造影相当的高质量图像。目前胸腹部大血管的显示,多数病例可用 DCE MRA 代替创伤性血管造影检查。

CTA 成像速度快,分辨率高,图像质量接近血管造影。CT 扫描的横断面图像有较好的软组织对比,可用来显示附壁血栓、钙化灶和真腔直径,还可显示血管壁的钙化。但 CTA 受层厚和螺距的影响较大,成像范围受到一定的限制。随着 CT 球管容量增大、扫描速度加快,特别是多层螺旋 CT 的问世,成像范围受限制的缺点可得到克服。电子束 CT 在这方面具有一定的优势。

彩色多普勒超声操作方便、检查费用低廉、易于重复,对血流的敏感度甚高。但诊断的准确性很大程度上依赖于操作者的熟练程度,同时易受胸、腹部气体的影响,观察细微病变受到限制,而且视野不够大,缺乏整体观和直观性,往往作为筛选方法。

血管造影已受到全方位的挑战,但在评估血管狭窄程度和分支血管受累情况方面仍有优越性,并被视为其他影像学技术比较的"金标准"。血管造影图像清晰,分辨率高,可显示靶血管的全貌,解剖细节显示清楚,能显示细小的分支血管,尤其对分支血管受累的显示,更具有一定的优势。对冠状动脉的显示,尽管 MRA(K 空间螺旋扫描及快速增强 MRA)以及电子束 CT(CTA 和钙化评分)在冠状动脉成像的研究方面取得了明显进展,但血管造影仍占有重要地位,目前仍无其他影像学方法可以完全替代冠状动脉造影。但血管造影是血管腔内造影剂显示技术,并不能显示血管壁和血管腔外的异常改变,对动脉瘤大小的测定有时发生困难;血管造影操作复杂,创伤大,并有一定的并发症,而且射线辐射量和造影剂用量也比较大,不能反复使用。

综上所述,血管性病变的影像学技术发展的总的趋势,非创伤性成像的应用愈来愈普遍,在过去数年中图像质量已得到很大提高,今后随着设备的更新和软件的开发,必将进一步改善。血管性病变包括冠状动脉的检查,血管造影被非创伤性成像技术取代或基本取代的时代将指日可待,留给血管造影的阵地将愈来愈小,例如需要清晰血管细节以及与介入治疗相结合的造影检查。在非创伤性血管成像领域,各种方法目前各有优缺点,几乎是难分伯仲,总的来说,MRI 和 MRA 略占优势。各种方法互相结合,优势互补也许更为可取。在 MR 领域 MRA 也必须与 MRI 相结合,常规 MRA 与 DCE MRA 相结合,随 MR 设备和造影剂的开发和发展,增强 MRA 的应用将更为普遍,充满发展替力。

(王佩芬)

参 考 文 献

1. 李立伟,张挽时,刘朝中,等.屏气下二维冠状动脉磁共振血管造影的初步评价.中华放射学杂志,1997,31(9):621

2. 李 莹,蒋 涛,翟仁友.三维 MR 仿真内镜的初步临床应用.中华放射学杂志,1998,32:736

3. 石美鑫,熊汝成,李鸿儒,等.实用外科学.北京:人民卫生出版社,1992

4. 时惠平,高元桂,高育敖.冠状动脉的屏气二维磁共振血管造影研究.中华放射学杂志,1998,32(3):200

5. 王佩芬,周康荣,陈祖望,等.下肢动脉慢性闭塞症的 MRA 诊断.中华放射学杂志,1997,31:396

6. 王佩芬,周康荣,陈祖望,等.下肢动脉旁路术后随访:MRA 的临床应用.临床放射学杂志,1998,17:156

7. 王佩芬,周康荣,陈祖望,等.下肢静脉 MRA 的评价.中国医学计算机成像杂志,1997,3:260

8. 杨 军,周康荣,陈祖望,等.动态增强 MRA 的临床研究.中华放射学杂志,1998,32:398

9. 杨秀军.磁共振仿真内镜成像技术临床应用的初步探讨.中华放射学杂志,1999,33:12

10. 于 群,刘定西,彭振军,等.二维屏气结合三维导航技术对冠状动脉磁共振血管造影的研究.放射学实践,1999,14(1):8

11. Achenbach S, Pabst T, Beer M, et al. Visualization of the coronary arteries in three-dimensional reconstructions using respiratory gated magnetic resonance imaging. Coron Artery Dis, 1997,8(7): 441

12. Admis MK, Li W, Weilopolski PA, et al. Dynamic contrast-enhanced substraction MR angiography of the lower extremities: initial evaluation with a multisection two-dimensional time-of-flight sequence. Radiology, 1995,196:689

13. Anderson CM, Saloner D, Lee RE, et al. Assessment of carotid artery stenosis by MR angiography: comparison with X-ray angiography and color-coded doppler ultrasound. AJNR, 1992,13:989

14. Bass JC, Prince MR, Londy FJ, et al. Effect of Gdolinium on phase-contrast MR angiography of the renal arteries. AJR, 1997, 168:261

15. Bluemke DA, Wolf RL, Tani I, et al. Extremity veins: evaluation with fast spin echo MR venography. Radiology, 1997,204:562

16. Boos M, Lentschig M, Scheffler K, et al. Contrast-enhanced magnetic resonance angiography of peripheral vessels. Different contrast agent applications and sequence strategies: a review. Invest Radiol, 1998,33(9):538

17. Brittain JH, Hu BS, Wright GA, et al. Coronary angiography with magnetization-prepared T_2 contrast. Magn Reson Med, 1995,33: 689

18. Burstein D. MR imaging of coronary artery flow in isolated and in vivo hearts. J Magn Reson Imag, 1991,1:337

19. Caputo GR, Masui T, Gooding GA, et al. Popliteal and tibioperoneal arteries: feasibility of two-dimensional time-of-flight MR angiography and phase velocity mapping. Radiology, 1992,182:387

20. Chiesa R, Melissano G, Castellano R, et al. Three-dimensional time-of-flight magnetic resonance angiography in carotid artery surgery: a comparison with digital subtraction angiography. Eur J Vasc Surg, 1993,7(2):171

21. Chung JM, Park JH, Kim HC, et al. Entry tears of thoracic aortic dissections: MR appearance on gated SE imaging. JCAT, 1994, 18:250

22. Cloft HJ, Murphy KJ, Prince MR, et al. 3D Gadolinium-enhanced MR angiography of the carotid arteries. Magn Reson Imag, 1996, 14(6):593

23. Davis CP, Ladd ME, Romanowski BJ, et al. Human aorta: preliminary results with virtual endoscopy based on three-dimensional MR imaging data sets. Radiology, 1996,199:37

24. De Cobelli F, Guidetti D, Vanzulli A, et al. Magnetic resonance angiography of coronaries: assessment in patients with coronary stenosis and control after stent positioning (Abstract). Radiol Med (Torino), 1998,95:54

25. Debatin JF, Hany TF. MR-based assessment of vascular morphology and function. Eur-Radiol, 1998,8(4):528

26. Douek PC, Reval D, Chazel S, et al. Fast MR angiography of the aortoiliac arteries and arteries of low extremity: value of bolus-enhanced whole-volume substraction technique. AJR, 1995,165: 431

27. Duerinckx AJ, Atkinson D, Hurwitz R. Assessment of coronary artery patency after stent placement using magnetic resonance angiography. J Magn Reson Imag, 1998,8:896

28. Duerinickx A, Atkinson DP. Coronary MR angiography during peak-systole: work in progress. J Magn Reson Imag, 1997,7:979

29. Edelman RR, Manning WJ, Burstein D, et al. Coronary artery: breath-hold MR angiography. Radiology, 1991,181:641

30. Elliott LP. Cardiac imaging in infants: children and adults. Philadelphia: JB Lippincott Company, 1991,310~336

31. Engelbrecht MR, Scaeed M, Wendland MF, et al. Contrast-enhanced 3D-TOF MRA of peripheral vessels: intravacular versus extracellular MR contrast media. J Magn Reson Imag, 1998,8(3): 616

32. Ernsting CN, Adam G, Bucker A, et al. Abdominal MR angiography performed using blood pool contrast agents: comparison of a new superparamagnetic iron oxide nanoparticle and a linear gadolinium polymer. AJR, 1998,171:107

33. Gaa J, Georgi M. Non-invasive imaging of abdominal vascular pathologies. Eur Radiol, 1998,8(4):507

34. Galjee A, van Rossum AC, Doesburg T, et al. Value of magnetic resonance imaging in assessment patency and function of coronary artery bypass grafts: an angiographically controlled study. Circulation, 1996,93:660

35. Goldfarb JW, Edelman RR. Coronary arteries: breath-hold, gadolinium-enhanced, three-dimensional MR angiography. Radiology, 1998,206:830

36. Hany TF, Schmidt M, Davis CP, et al. Diagnostic impact of four postprocessing techniques in evaluating contrast-enhanced three-dimensional MR angiography. AJR, 1998,170:907

37. Hany TF, Leung DA, Pfammatter T, et al. Contrast-enhanced magnetic resonance angiography of the renal arteries. Original investigation. Invest Radiol, 1998,33(9):653

38. Hany TF, Schmidt M, Davis CP, et al. Diagnostic impact of postprocessing techniques in evaluating contrast-enhanced three-dimensional mrangiography. AJR, 1998,170(4):907

39. Hany TF, Schmidt M, Hilfiker PR, et al. Optimization of contrast dosage for gadolinium-enhanced 3D MRA of the pulmonary and renal arteries. Magn Reson Imag, 1998,16(8):901

40. Hany TF, Schmidt M, Schoenenberger AW, et al. Contrast-enhanced three-dimensional magnetic resonance angiography of the spleanchnic vasculature before and after caloric stimulation: original investigation. Invest Radiol, 1998,33(9):682

41. Hartnell GG, Finn JP, Zenni M, et al. MR imaging of the thoracic aorta: comparison of spin-echo; angiographic and breath-hold technique. Radiology, 1994,191:697

42. Heiss-D. Magnetic resonance angiography of mesenteric arteries: a review. Invest Radiol, 1998,33(9):670

43. Higgins CB, Hricak H, Helms CA. Magnetic resonance imaging of the body. 2nd ed. New York: Reven Press, 1992,635~653

44. Ho KYJAM, de Haan MW, Kessels AGH, et al. Peripheral vascular tree stenoses: evaluation with moving-bed infusion-tracking MR angiography. Radiology, 1998,206:683

45. Hofman MBM, Paschal CB, Li D, et al. MRI of coronary: 2D breath-hold vs 3D respiratory-gated acquisition. J Comput Assist Tomogr, 1995,19(1)56

46. Hundley WG, Clarke GD, Landau C, et al. Noninvasive determination of infarct artery patency by cine magnetic resonance angiography. Circulation, 1995,91:1 347

47. Jackson MR, Chang AS, Robles HA, et al. Determination of 60% or greater carotid stenosis: a prospective comparison of magnetic resonance angiography and duplex ultrasound with conventional angiography. Ann Vasc Surg, 1998,12(3):236

48. Kazerooni EA, Bree RL, Williams DM. Penetrating atherosclerotic ulcers of the descending thoracic aorta: evaluation with CT and distinction from aortic dissection. Radiology, 1992, 183:759

49. Keller E, Flacke S, Gieseke J, et al. Craniocervical dissections: study strategies in MR imaging and MR angiography (Eng Abstract). Rofo Fortschr Geb Rontgenstr Neuen Bildgeb Verfahr, 1997,167(6):565

50. Kessler W, Achenbach S, Moshage W, et al. Usefulness of respiratory gated magnetic resonance coronary angiography in assessing narrowings > or = 50% in diameter in native coronary arteries and in aortocoronary bypass conduits. Am J Cardiol, 1997,80(8):989

51. Kopka L, Vosshenrich R, Rodenwaldt J, et al. Differences in injection rates on contrast-enhanced breath-hold three-dimensional MR angiography. AJR, 1998,170(2):345

52. Krinsky G, Maya M, Rofsky N, et al. Gadolinium-enhanced 3D MRA of the aortic arch vessels in the detection of atherosclerotic cerebrovascular occlusive disease. JACT, 1998,22:167

53. Krinsky G, Rofsky N, Flyer M, et al. Gadolinium-enhanced three-dimensional MR angiography of acquired arch vessel disease. AJR, 1996,167:981

54. Krinsky GA, Rofsky NM, DeCorato DR, et al. Thoracic aorta: comparison of gadolinium-enhanced three-dimensional MR angiography with conventional MR imaging Radiology, 1997,202:183

55. Laissy JP, Cingualbre A, Loshkajian A, et al. Assessment of deep venous thrombosis in the lower limbs and pelvis MR venography versus dual doppler sonography. AJR, 1996,167:971

56. Lam WW, Chan JHM, Hui Y, et al. Non-breath-hold gadolinium-enhanced MR angiography of the thoraco abdominal aorta: experience in 18 children. AJR, 1998, 170:478

57. Laster RE, Acker JD, Halford III HH, et al. Assessment of MR angiography versus arteriography for evaluation of cervical carotid bifurcation disease. AJNR, 1993,14(3):681

58. Lentschig MG, Reimer P, Lentschig UL, et al. Breath-hold gadolinium-enhanced MR angiography of the major vessels at 1.0T: dose-response findings and angiographic correlation. Radiology, 1998,208(2):353

59. Leung DA, MCkinnon GC, Davis CP, et al. Breath-hold, contrast-enhanced, three-dimensional MR angiography. Radiology, 1996, 201:569

60. Leung DA, Pelkonen P, Hany TF, et al. Value of image subtraction in 3D gadolinium-enhanced MR angiography of the renal arteries. J Magn Reson Imag. 1998,8(3):598

61. Li D, Paschal CB, Haacke EM, et al. Coronary arteries: three-dimensional MR imaging with fat saturation and magnetization transfer contrast. Radiology, 1993,187:401

62. Link J, Steffens JC, Muller-Hulsbeck S, et al. MR angiography in fibromuscular dysplasia of the cervical arteries (Eng Abstract). Rofo Fortschr Geb Rontgenstr Neuen Bildgeb Verfahr, 1996,164(3): 201

63. Litt AW, Eidelman EM, Pinto RS, et al. Diagnosis of carotid artery surgery: comparison of 2D FT time of flight MR angiography with contrast angiography in 50 patients. AJNR, 1991,12(1):149

64. Lossef SV, Rajan SS, Patt R, et al. Gadolinium-enhanced magni-

tude contrast MR angiography of popliteal and tibial arteries. Radiology, 1992,184:349

65. Maki JH, Chenevert TL, Prince MR. Contrast-enhanced MR angiography. Abdom Imag, 1998,23(5):469

66. McCauley TR, Monib A, Dickey KW, et al. Peripheral vascular occlusive disease: accuracy and reliability of time-of-flight MR angiography. Radiology, 1994,192:351

67. McConnell MV, Ganz P, Selwyn AP, et al. Identification of anomalous coronary arteries and their anatomic course by magnetic resonance coronary angiography. Circulation, 1995,92:3 158

68. McConnell MV, Manning WJ, Edelman RR. MRA of the coronary arteries. In: Higgins CB, Hricak H, Helm CA, ed. Magnetic resonance imaging of the body. 3rd ed. Philadelphia: Lippincott-Raven Publishers, 1997,1 419~1 436

69. Michiel W, De-Haan MK, Guillaume RP, et al. Renovascular disease in patients with hypertension: detection with systolic and diastolic gating in three-dimensional, phase-contrast MR angiography. Radiology, 1996,198:449

70. Mitt RL, Broderick M, Carpenter JP, et al. Blinded reader comparison of magnetic resonance angiography and duplex ultrasonography for carotid artery bifurcation stenosis. Stroke, 1994, 25(1):4

71. Moody AR, Pollock JG, O'connor AR, et al. Lower-limb deep venous thrombosis:direct MR imaging of the thrombosis. Radiology, 1998,209:349

72. Müller MF, Fleish M, Kroeker R, et al. Proximal coronary artery stenosis: three-dimensional MRI with fat saturation and navigator echo. J Magn Reson Imag, 1997,7:644

73. Nagasawa S, Kawanishi M, Tada Y, et al. Surgical management of extracranial internal carotid artery aneurysms (Eng Abstract). No Shinkei Geka, 1997,25(2):143

74. Napel S, Marks MP, Rubin GD, et al. CT angiography with spiral CT and maximum intensity projection. Radiology, 1992,185:607

75. Nelson KL, Gifford LM, Lauber Huber C, et al. Clinical safety of gadopentetate dimeglumine. Radiology, 1995,196:439

76. Oshinski JN, Holfand L, Mukundan S, et al. Two-dimensional coronary MR angiography without breath holding. Radiology, 1996,201:737

77. Owen RS, Baum RA, Carpenter JP, et al. Symptomatic peripheral vascular disease: selection of imaging parameters and clinical evaluation with MR angiography. Radiology, 1993,187:627

78. Patel MR, Kuntz KM, Klufas RA, et al. Preoperative assessment of the carotid bifurcation. Can magnetic resonance angiography and duplex ultrasonography replace contrast arteriography? Stroke, 1995,26(10):1 753

79. Polak JF, Bajakian RL, O'Leary DH, et al. Detection of internal carotid artery stenosis: comparison of MR angiography, color doppler sonography and arteriography. Radiology, 1992,182(1):35

80. Post JC, van Rossnm AC, Hofman MBM, et al. Three-dimensional respiratory-gated MR angiography of coronary arteries: compari-
son with conventional coronary angiography. AJR, 1996, 166:1 399

81. Post JC, van Rossum AC, Bronzaer JGF, et al. Magnetic resonance angiography of anomalous coronary arteries. A new gold standard for delineating the proximal course? Circulation 1995, 92:3 163

82. Prince MR, Narasimham DL, Stanley JC, et al. Breath-hold Gadolinium-enhanced MR angiography of the abdominal aorta and its major branches. Radiology, 1995,197:785

83. Prince MR, Peripheral vascular MR Angiography: the time has come. Radiology, 1998,206:592

84. Prince MR. Contrast-enhanced MR angiography theory and optimization. Radiol Clin North Am, 1998,6:257

85. Prince MR. Gadolinium-enhanced MR aortography. Radiology, 1994:191:155

86. Prince MR, Narasimhan DL, Stanley JC, et al. Gadolinium-enhanced magnetic resonace angiography of abdominal aortic aneurysm. J Vasc Surg, 1995,21:656

87. Prince MR, Yucel EK, Kaufman JA, et al. Dynamic gadolinium-enhanced three-dimensional abdominal MR arteriography. JMRI, 1993,3:877

88. Provenzale JM. Dissection of the internal carotid and vertebral arteries: imaging features. AJR, 1995,165(5):1 099

89. Reimer P, Landwehr P. Non-invasive vascular imaging of peripheral vessels. Eur Radiol, 1998,8(6):858

90. Rubin GD, Dake MD, Napel S, et al. Spiral CT of renal artery stenosis: comparison of three-dimensional rendering techniques. Radiology, 1994,190:181

91. Saloner D. Determinants of image appearance in contrast-enhanced magnetic resonance angiography. A review. Invest Radiol, 1998, 33(9):488

92. Sandstede JJW, Pabst T, Beer M, et al. Three-dimensional MR coronary angiography using the navigator technique compared with conventional coronary angiography. AJR, 1999,172:135

93. Scott Sheppard, MS. Basic concepts magnetic resonance angiography. RCNA, 1995,33(1):91

94. Shetty AN, Bis KG, Vrachliotis TG, et al. Contrast-enhanced 3D MRA with centric ordering in k space: a preliminary clinical experience in imaging the abdominal aorta and renal and peripheral arterial vasculature. J Magn Reson Imag, 1998,8(3):603

95. Shetty AN, Shirkhoda A, Bis KG, et al. 3D breath-hold contrast-enhanced MRA: a preliminary experience in aorta and iliac vascular disease. JCAT, 1998,22(2):179

96. Slavin GS, Riederer SJ, Ehman RL. Two-dimensional multishot echo-planar coronary MR angiography. Magn Reson Med, 1998, 40:883

97. Snidow JJ, Johnson AM, Harris VJ, et al. Iliac artery MR angiography: comparison of three-dimensional gadolinium-enhanced and two-dimensional time-of-flight techniqes. Radiology, 1995, 196:371

98. Snidow JJ, Johnson MS, Harrison VJ, et al. Three-dimensional

gadolinium-enhanced MR angiography for aortoiliac inflow assessment plus renal artery screening in a single breath-hold. Radiology, 1996,198:371

99. Solomon SL, Brown JJ, Glazer HS, et al. Thoracic aortic dissections: pitfalls and artifacts in MR imaging. Radiology, 1990,177: 223

100. Stillman AE, Wilke N, Li D, et al. Ultrasmall superparamagnetic iron oxide to enhance MRA of the renal and coronary arteries: studies in human patients. J Comput Assist Tomogr, 1996,20(1):51

101. Stringaris K, Liberopoulos K, Giaka E, et al. Three-dimensional time of flight MR angiography and MR imaging versus conventional angiography in carotid artery dissections. Int Angiol, 1996,15(1): 20

102. Sueyoshi E, Matsuoke Y, Sakamoto I, et al. Fate of intramural hematoma of the aorta: CT evaluation. JCAT, 1997,21:931

103. Vosshenrich R, Kopka L, Castillo E, et al. Electrocardiograph-triggered two-dimensional time-of-flight versus optimized contrast-enhanced three-dimensional MR angiography of the peripheral arteries. Magn Reson Imag, 1998,16(8):887

104. Vrachliotis TG, Bis KG, Aliabadi D, et al. Contrast-enhanced breath-hold MR angiography for evaluating patency of coronary artery bypass grafts. AJR, 1997,168(4):1 073

105. Wang Y, Christy PS, Korosec FR, et al. Coronary MRI with a respiratory feedback monitor: the 2D imaging case. Magn Reson Med, 1995,33:116

106. Wang Y, Grimm RC, Rossman PJ, et al. 3D coronary MR angiography in multiple Breath-holds using a respiratory feedback monitor. Magn Reson Med, 1995,34:11

107. Wang Y, Riederer SJ, Ehman RL. Respiratory motion of the heart: kinematics and the implications for the spational resolution in coronary imaging. Magn Reson Med, 1995,33:713

108. Wang Y, Rossman PJ, Grimm RC, et al. Navigator-echo-based real-time respiratory gating and triggering for reduction of respiration effects in three-dimensional coronary MR angiography. Radiology, 1996, 198:55

109. Westenberg JJ, Wasser MN, van der Geest RJ, et al. Scan optimization of gadolinium contrast-enhanced three dimensional MRA of peripheral arteries with multiple bolus injections and in vitro validation of stenosis quantification. Magn Reson Imag, 1999,17(1):47

110. Wielopolski PA, Manning WJ, Edelman RR. Single breath-hold volumetric imaging of the heart using magnectization-prepared three-dimensional segmented echo planar imaging. JMRI, 1995,5: 403

111. Wielopolski PA, van Geuns RM, de Feyter PJ, et al. Breath-hold coronary MR angiography with volume targeted imaging. Radiology, 1998,209:209

112. Willig DS, Turski PA, Frayne R, et al. Contrast-enhanced 3D MR DSA of the carotid artery bifurcation: preliminary study of comparision with unenhanced 2D and 3D time-of-flight MR angiography. Radiology, 1998, 208(2):447

113. Wilman AH, Riederer SJ, Huston J, et al. Arterial phase carotid and vertebral artery imaging in 3D contrast-enhanced MR angiography by combing fluoroscopic triggering with an elliptical centric acquisition order. Magn Reson Med, 1998,40(1):24

114. Wintersperger BJ, Engelmann MG, von Smekal A, et al. Patency of coronary bypass grafts: assessment with breath-hold contrast-enhanced MR angiography-value of a non-electrocardiographically triggered technique. Radiology, 1998,208:345

115. Woodard PK, Li D, Haacke EM, et al. Detection of coronary stenoses on source and projection images using three-dimensional MR angiography with retrospective respiratory gating: preliminary experience. AJR, 1998, 170:883

116. Yoshino H, Nitatori T, Kachi E, et al. Directed proximal magnetic resonance coronary angiography compared with conventional contrast coronary angiography. Am J Cardiol, 1997,80(4):514

117. Yucel ER, Kanfman JA, Geller SC, et al. Atherosclerotic occlusive disease of the lower extremity: prospective evaluation with two dimensional time of flight MR angiography. Radiology, 1993,187: 637

磁共振血管造影（MR angiography，MRA）作为一项无损伤性血管成像新技术不仅广泛应用于动脉系统检查，近年来也已成功用于胸腹部静脉系统检查，称为磁共振静脉造影（MR venography，MRV）。MRA 能清楚显示上、下腔静脉和门静脉的各种病变，增强 MRA 则更具优势，还能显示静脉系统与邻近器官、病灶和其他血管的空间关系。

第一节　MRA　技　术

一、TOF MRA

时间流逝法（time of flight，TOF）MRA 是目前运用最为广泛的 MRA 技术。它利用流动血液的信号增强效应而成像。TOF MRA 常用序列为 GRE，如 FLASH、SPGR 等。TOF MRA 按成像方式分 3D 和 2D 法。3D TOF 体素小，TE 短，所以空间分辨率比 2D TOF 高，对涡流也不如 2D TOF 敏感；但 3D TOF 以容积方式扫描，是整块组织而非一层组织受激励，因而缓慢流动的血液可受到多个射频脉冲激励而饱和。静脉血流慢，一般认为不宜使用 3D TOF 法。

腔静脉、门静脉检查用 2D TOF（图 23-1-1）。扫描参数选择原则是在短时间中获得背景抑制良好的图像，并尽可能减少血流相关伪影。静脉血流较慢，TR 不宜太短，这样可减小饱和现象。短 TE 可减轻流动相关的去相位作用（flow-related dephasing）。反转角度太大静脉血流易饱和，太小则图像信噪比差，一般使用 20°～45°。预饱和带能抑制动脉信号，减少血管重叠。薄层（一般用 5 mm 层厚）和重叠扫描（20% 重叠）可提高重建图像的血管清晰度。沿层面选择方向和频率编码方向常规使用流动补偿法可有效防止信号丢失。为了减少呼吸伪影，一般须行屏气扫描，一次屏气可完成几个层面扫描，而整个感兴趣区的扫描常常需要数十次屏气。按照 TOF 成像原理，当扫描层面与血管垂直时，血流相关增强效应最强，而当扫描层面与血管平行时，血流容易饱

和。因此腔静脉和门静脉成像选择横断位扫描信号最强。但横断面扫描也有缺点，下腔静脉和门静脉上下方向的扫描范围较大，要求病人屏气次数较多，每次屏气幅度难以做到完全一致，在重建图像上有时会出现阶梯样错位伪影（图 23-1-2），所以对下腔静脉和门静脉可以采用冠状位、矢状位扫描以减小扫描范围，缩短扫描时间，这样病人更容易配合。此时下腔静脉和门静脉走行与扫描层面斜交而并非完全平行，因此尽管血流信号不如横断位强，但仍较满意。而上腔静脉较短，扫描范围小，仍应选择横断位成像（图 23-1-3）。锁骨下静脉和肾静脉是横行的血管，其显示以矢状位最好。

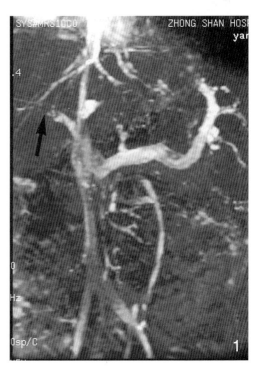

图 23-1-1　2D TOF MRA 冠状位扫描显示脾静脉、肠系膜上静脉、门静脉、肝静脉以及下腔静脉。门脉肝内分支显示较差（箭）

预饱和序列血流示踪（presaturation bolus-tracking）使用预饱和层块和梯度回波，可以显示门静脉主干、腔静脉和奇静脉的血流方向，计算血流速率。

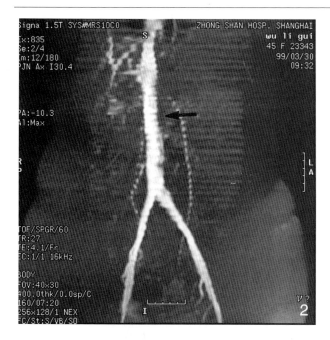

图 23-1-2 下腔静脉 2D TOF MRA 横断面扫描重建图示阶梯样伪影(箭)

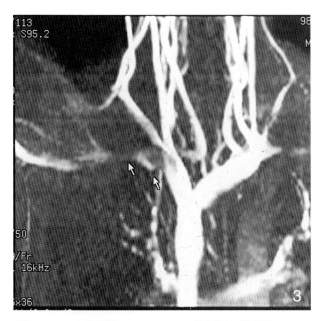

图 23-1-3 上腔静脉 2D TOF MRA 横断面扫描重建图,显示双侧头臂静脉汇合成上腔静脉。锁骨下静脉因与扫描层面平行产生饱和,局部信号低,勿当做病变(箭)

Hartnell 认为 2D TOF 用于胸腹部静脉成像准确性高,可取代常规血管造影。但是 2D TOF 有几个问题仍须注意:①TOF 技术易受平行、曲折血流和缓慢血流饱和作用限制,与扫描平面平行的血管、远端小分支血管显示较差,可用薄层、小反转角度和改变扫描方向的方法加以克服。②多次屏气扫描容易产生层面错位,需病人密切配合,每次屏气幅度尽量保持一致。我们一般要求病人在呼气末屏气,这

样呼吸幅度最小。③背景抑制较差。联合使用短 TE、磁转移(MT)可增强背景抑制。④受流动相关去相位作用影响。如在脾静脉和肠系膜上静脉汇合处易产生信号减弱或消失。缩短 TE 可减轻其影响,或使用其他序列对照研究。④当静脉直径细小时,用 bolus-tracking 技术判断血流方向、计算速率较困难。

二、PC MRA

相位对比法(phase contrast, PC)MRA 是根据流动质子在流动编码梯度磁场中产生与速率成比例的相位变化而成像的。与 TOF MRA 相比,PC 对缓慢血流敏感,不易受饱和作用影响,而且通过减影背景抑制良好。腔静脉和门静脉成像可用 2D 和 3D 法,尽管 3D 法信噪比好,但扫描时间长,不允许屏气扫描,故易受呼吸伪影影响。因此一般仍选用 2D PC MRA。

2D PC 参数选择原则基本上与 2D TOF 相似。其成功的关键是在速度编码梯度方向上须正确设定血流速度。一般使用范围在 15 ~ 35 cm/s。PC MRA 采用屏气或非屏气扫描。屏气扫描图像质量远比非屏气扫描好。非屏气扫描须同时使用呼吸补偿法(respiratory compensation, RC)。cine PC 可动态观察心动周期内血流变化。Burkart 认为 cine PC 结合 RC 门静脉图像质量仍较好。因为 RC 有效抑制了腹部呼吸伪影,提高了图像质量。这样屏气困难者也可做 PC MRA 检查。

2D PC 除能显示静脉系统,评价其开放性外,还可显示血流方向(图 23-1-4),测定血流速率。有学者使用 cine PC 研究门静脉血流,其测定结果与电磁流量计测得结果相符。临床研究显示,cine PC 检查门静脉流向与超声符合率为 100%,速率的相关性也很好。

PC MRA 存在如下缺陷:①检查费时。②不合适的速度编码选择会直接影响检查结果的准确性,因而有时须附加 TOF 检查。③PC MRA 对磁场不均匀、湍流等引起的相位改变十分敏感,相位失散会导致信号减弱,因此必须缩短 TE。④血流速率测定变异系数大,门静脉可达 11%(低于超声 19%),即只有速率变化大于 11% 才有临床意义。因此其实际临床使用价值尚待进一步评价。

三、动态增强 MRA

MRA 技术发展迅猛,动态增强 MRA(dyna-

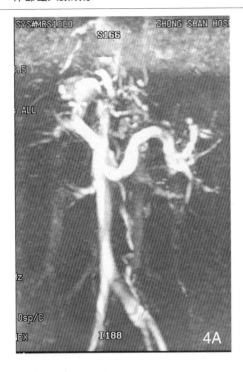

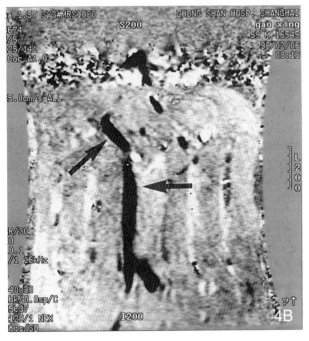

图 23-1-4　2D PC MRA（A）显示门脉和下腔静脉。其相位图（B）显示门静脉内向肝性血流（箭），以及下腔静脉内向心性血流（箭）

mic contrast enhanced MRA, DCE MRA）具有 TOF 和 PC 所不具备的一些优势，最近受到广为推崇。它通过注射造影剂缩短血液的 T_1 值，使血流信号明显增强，且随着造影剂剂量增加而增加。目前常用的造影剂是 Gd-DTPA。Gd 在血液中半衰期很短，故 TOF 和 PC 增强 MRA 图像质量提高不明显。动态增强 MRA 在注入造影剂后用快速扫描序列，在

病人屏气时完成靶血管区域多次重复扫描（多回合或称多时相），选择显示靶血管最好时相的原始图像做重建分析。过去认为静脉中造影剂浓度往往不够，其缩短 T_1 作用弱而静脉显影欠佳。目前通过增加造影剂剂量，推测循环时间及掌握注射方法，DCE MRA 已经成功用于门静脉和腔静脉系统检查。

DCE MRA 技术有 2D 和 3D DCE MRA。笔者的研究显示，2D DCE MRA 空间分辨率比 3D 差，3D DCE MRA 显示门脉远端细小血管的能力高于 2D DCE MRA，明显优于 2D TOF 和 2D PC。3D DCE MRA 薄层扫描（≤5 mm）显示门静脉细小血管更佳，当 3D DCE MRA 使用 2.5～5.0 mm 层厚时可显示门静脉 5～7 级分支。

门静脉和腔静脉 3D DCE MRA 检查取冠状位或矢状位。一般造影剂剂量为 0.1～0.2 mmol/kg。Gd-DTPA 无肾毒性，多数学者提倡使用较大剂量，尤其是做静脉成像。有作者使用 0.4 mmol/kg 做门静脉检查效果很好。一般从肘静脉手推或用压力注射器注射 Gd-DTPA，下腔静脉成像时从足背静脉注射效果优于肘静脉。

门静脉和下腔静脉 3D DCE MRA 造影剂注射方法、扫描延迟时间仍有争论。文献较多使用团注法。我们 100 多例检查结果显示，团注增强法（注射速率 2 ml/s）显示门静脉优于缓慢增强法（注射速率 0.5 ml/s）；而缓慢增强法（造影剂从肘静脉注射）显示下腔静脉和肝静脉明显好于团注法，尤其是对于肝硬化患者。所以根据不同检查部位须选择不同增强方法，而不同增强方法又须设定相应的扫描延迟时间。笔者使用磁共振同层动态扫描法发现：当使用团注增强法时，门静脉主干显影峰值位于注射造影剂开始后 30～40 s；而当使用缓慢增强法时，则显影峰值出现在 60～70 s。不论团注还是缓注增强法均需使靶静脉显影峰值位于 K 空间中心，这样门静脉或腔静脉对比最好。

对于肝硬化患者如需同时观察门静脉、肝静脉和下腔静脉，我们倾向于使用缓慢增强法。另外笔者的研究表明：当行门静脉、肝静脉和下腔静脉缓慢增强 3D DCE MRA 成像时，造影剂剂量从 0.15 mmol/kg 增大到 0.25 mmol/kg 并不能显著提高上述血管的显影强度，所以用 0.15 mmol/kg Gd-DTPA 就已足够。

DCE MRA 克服了静脉小分支慢血流的饱和作用，消除了多次屏气造成的图像错位，减轻了静脉汇

流处血液涡流产生的充盈缺损伪影。3D DCE MRA 有很高的空间分辨率。值得一提的是 DCE MRA 可以显示病灶与血管的关系，帮助病灶定位，而 TOF 及 PC 则可因背景抑制而无法很清楚地显示病灶。鉴于 3D DCE MRA 的优势，目前它已成为上海医科大学中山医院腔静脉和门静脉 MRA 检查的优先选择技术。

DCE MRA 存在的问题是：①对于一些屏气困难的病人，DCE MRA 屏气时间受到限制，因而会影响扫描范围。目前我们采用超快速 3D 扫描，TR < 10 ms，TE < 2 ms，扫描时间明显缩短，在同样屏气时间内扫描层数大幅度提高。一般在 15～20 s 或更短的时间内可完成门静脉或腔静脉成像。②DCE MRA 不能显示流向和速率。因而必要时须加做 bolus tracking 或 PC 提供血流信息。③造影剂增强方式较难掌握。门静脉和腔静脉循环时间个体差异大，因此扫描延迟时间和注射速率控制较难。有作者在做主动脉 MRA 时设想注射小剂量造影剂做预扫描来测定循环时间，也许可以借鉴。GE 公司新近推出的 Smartprep 技术能监测血管内信号强度，当血管内造影剂达峰值时自动开始扫描，因而 Smartprep 技术能使血管 3D DCE MRA 成像效果更好。④DCE MRA 和其他增强扫描一样在相位编码方向可出现血流伪影，须注意勿将它当做病变（图 23-1-5）。另外造影剂注射速率过快，扫描延迟时

间过短，血管内造影剂浓度迅速升高会导致产生环状伪影，准确掌握造影剂注射方法和扫描开始时间应能避免该伪影的出现。

Gd-DTPA 在血中半衰期很短，血管信号下降和背景信号升高均很快，所以要求在短时间内完成扫描。微小颗粒超顺磁性氧化铁（ultrasmall super-paramagnetic iron oxide，USPIO）是一组血池造影剂，不仅能明显缩短 T_1，而且血中半衰期很长。Mayo

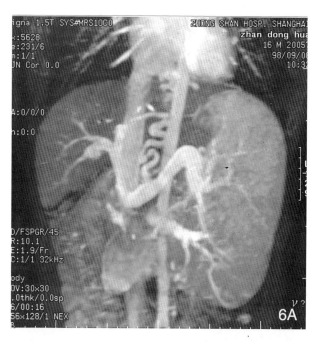

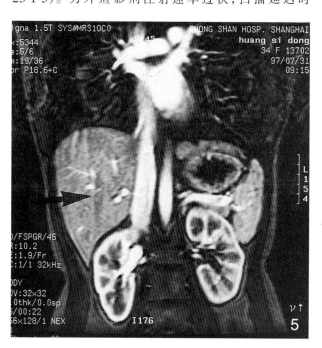

图 23-1-5 3D DCE MRA 见肝右叶有腹主动脉血流伪影重叠（箭）

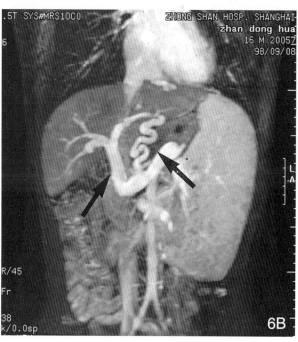

图 23-1-6 3D DCE MRA-MIP（A）和 MPR（B）法重建，MPR 显示门脉和扭曲的冠状静脉效果更好（箭）

Smith 报道,注射造影剂 45 min 门静脉、下腔静脉仍显著增强,而背景信号基本不变。将来 USPIO 可能会在门静脉和腔静脉 MRA 检查中起重要作用,尤其适用于扫描速度较慢的机器。

四、重建方法

MRA 原始图像经重建后可获得和常规血管造影相似的投影图,与常规血管造影不同的是,MRA 重建图像可从不同角度显示靶血管。MIP 和 MPR 是两种最为常用的重建技术。MIP 图像是用沿某一方向的投射线上遇到的最高信号强度的像素进行重建。MPR 是 MIP 的特殊形式,它选择部分原始图像以不同的层块厚度和投射角度做重建,可明显减少背景干扰以及周围血管重叠。我们在门静脉、肝静脉和下腔静脉 3D DCE MRA 成像时,对这两种重建方法显示上述血管做了比较后发现:MRP 显示血管、血管内栓子以及血管周围病灶更清楚(图 23-1-6)。MIP 和 MPR 上所有信息均来自原始图像,因受重建算法、层面错位、人为因素等的影响,重建图像可能会掩盖某些病变,因此原始图像的阅读和分析是必不可少的,只有原始图像和重建图像有机结合才能保证诊断的准确性。

第二节 上 腔 静 脉

一、上腔静脉解剖和变异

上腔静脉引流上半身的静脉血,其直径约 2 cm,长度约 7 cm。上腔静脉在第一肋间隙水平,胸骨右后方由双侧头臂静脉汇合而成,从该处上腔静脉沿胸骨右缘下行注入右房上部。上腔静脉约有一半长度位于心包腔内。上腔静脉入心前尚接纳奇静脉血流(图 23-2-1)。

有时双侧头臂静脉并不汇合,而单独注入右房。此时右侧头臂静脉沿正常上腔静脉的位置下行,而左侧头臂静脉经左肺根部腹侧,转向心脏背面终止于冠状静脉窦,然后注入右房。引流左侧头臂静脉的静脉干又称永存左上腔静脉,两侧上腔静脉之间可有细小血管相连。这种变异称双上腔静脉。

另一种变异是左上腔静脉伴右上腔静脉缺如(图 23-2-2),它比双上腔静脉少见,右上腔静脉可以部分或完全缺如。双上腔静脉和左上腔静脉一般并不伴有血流动力学的异常。

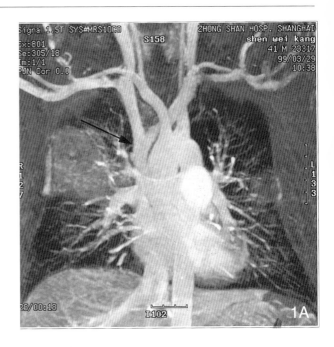

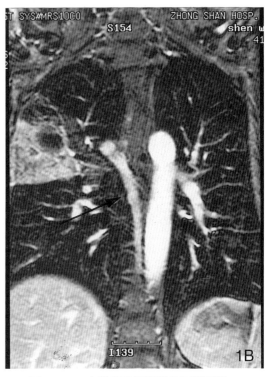

图 23-2-1 上腔静脉和奇静脉正常解剖

A. 3D DCE MRA 显示双侧头臂静脉汇成上腔静脉(箭)。
B. 冠状位原始图显示奇静脉正常解剖(箭)。右肺增强灶为肺炎伴脓肿形成。

二、上腔静脉综合征

上腔静脉综合征是指由各种病因引起的完全性或不完全性上腔静脉阻塞,致使血液回流受阻,从而引起上肢颈部颜面部水肿及上半身表浅静脉曲张。80%~90% 的病例由恶性肿瘤引起,包括支气管肺

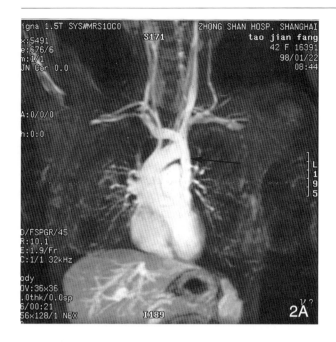

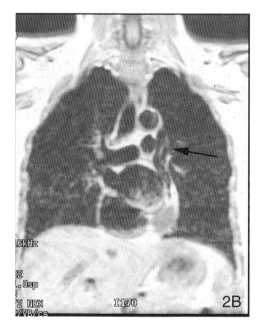

图 23-2-2 左上腔静脉畸形

A. 3D DCE MRA 显示双侧头臂静脉汇合成左上腔静脉（箭）。右上腔静脉缺如。B. 为 SE T_1W 冠状位显示左上腔静脉（箭）。

癌、淋巴瘤、原发性和转移性纵隔肿瘤压迫包埋和侵犯上腔静脉。纵隔淋巴结慢性炎症和结核、上腔静脉内血栓和癌栓形成以及中心静脉内长期留置导管都会导致上腔静脉阻塞。

MRA 能显示上腔静脉梗阻的部位、程度和侧支血管（图 23-2-3），增强 MRA 还能显示上腔静脉外的病变，故能用于上腔静脉综合征的病因诊断。

上腔静脉综合征最常见的侧支血管包括：奇-半

奇静脉、椎静脉、胸廓内外静脉、胸腹部浅静脉、肋间和肋间上静脉、颈前浅静脉和食管旁静脉曲张。Kim 的研究认为，侧支血管的存在高度准确提示上腔静脉综合征，其敏感性和特异性均超过 90%。

MRA 还能同时显示头臂静脉、锁骨下静脉和颈静脉有无狭窄和闭塞（图 23-2-4）。cine PC 能用于检测上腔静脉内有无血流和奇静脉内的血流是否反向，它是诊断上腔静脉阻塞的可靠的无损伤性方法。另外 MRA 通过显示上腔静脉阻塞部位，可用于指导旁路手术如头臂静脉-右房旁路术的施行。

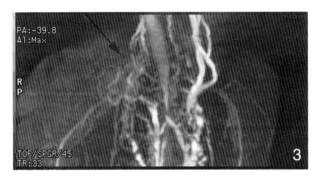

图 23-2-3 纵隔淋巴结结核伴上腔静脉综合征

2D TOF MRA 显示双侧头臂静脉和上腔静脉闭塞，周围大量侧支形成。

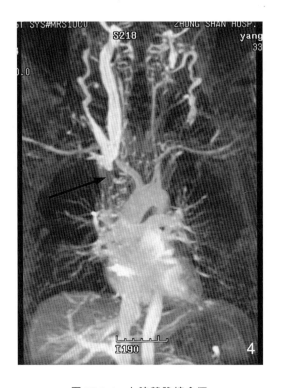

图 23-2-4 上腔静脉综合征

3D DCE MRA 显示上腔静脉闭塞（箭），左锁骨下、颈总和头臂静脉未显示，并见颈部侧支静脉。

第三节　下腔静脉和肝静脉

一、下腔静脉和肝静脉解剖与变异

下腔静脉是人体最大的静脉,在第五腰椎椎体的右前方由左、右髂总静脉汇合而成,沿腹主动脉右侧上行,经肝的腔静脉沟,穿膈的腔静脉孔进入胸腔,开口于右心房。下腔静脉可分为肝下段、肝段和肝上段,它收集下肢、盆腔和腹部的静脉血。

下腔静脉变异的出现率约1.16%,主要可分为三类:双下腔静脉、左下腔静脉和缺少肝段的下腔静脉。双下腔静脉沿腹主动脉两侧上行,继而左下腔静脉上行至肠系膜上动脉起始部下方,于肾门水平斜跨过腹主动脉前方,与右侧下腔静脉汇合。偶尔可不汇合,各自沿腹主动脉两侧上行,右侧穿膈腔静脉孔汇入右房,左侧穿膈主动脉裂孔,移行为半奇静脉,后汇入奇静脉。左下腔静脉沿腹主动脉左侧上行,约在肾门水平处跨过腹主动脉至其右侧移行为右下腔静脉(图23-3-1)。而缺少肝段的下腔静脉由奇静脉或半奇静脉连结,除肝静脉直接汇入右房外,全身的体静脉血流都经上腔静脉返回心脏。

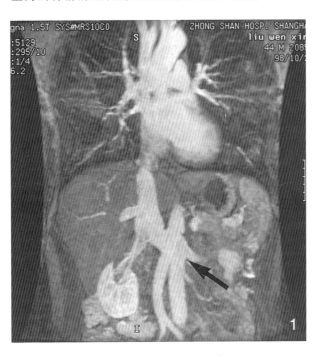

图 23-3-1　左位下腔静脉畸形
3D DCE 强 MRA 显示左侧下腔静脉
在肾静脉水平移行为右下腔静脉(箭)。

肝静脉是肝脏血液的流出道,分为上下两组,上组包括左、中、右三大支静脉,管腔较粗大,位于肝裂

内,流向第二肝门,在肝膈面下腔静脉沟上缘处汇入下腔静脉。我们用 3D DCE MRA 显示肝静脉,发现95.1%的人肝右静脉单独汇入下腔静脉,而肝左、肝中静脉合并后汇入下腔静脉(图23-3-2)。4.9%的人三支静脉单独汇入下腔静脉(图23-3-3)。而文献报道三支静脉单独注入下腔静脉的发生率为4%~16%。下组肝静脉是直接汇入下腔静脉的一些小肝静脉,包括引流尾状叶的静脉,一般称之为副肝静脉或肝短静脉。副肝静脉中以右下肝静脉较为粗大,它的开口位于肝右静脉和肾静脉连线中点附近的下腔静脉右侧壁(图23-3-4)。3D DCE MRA 对右下肝静脉的显示率为7.7%,略高于超声的6%。

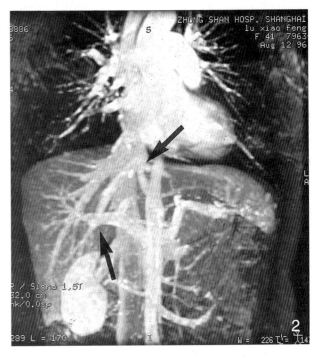

图 23-3-2　肝内门静脉和肝静脉解剖
3D DCE MRA 显示肝右静脉单独汇入下腔静脉,而肝左和肝中静脉合并后汇入下腔静脉(上方黑箭)。门静脉主干分成左支和右支,右支向右横行分为右前支和右后支(下方黑箭)。

MRA 因能清楚而直观地显示肝静脉解剖与变异,对外科手术和介入操作有重要指导意义。肝中、肝左静脉合并的发生率极高,这种解剖关系在施行扩大肝右叶切除时必须十分慎重,以防因过度切除损伤肝左静脉造成严重后果;同样道理,在做左叶切除时须当心损伤肝中静脉。右下肝静脉引流范围主要为 Couinaud Ⅵ段和Ⅶ段。当行右叶后段切除时,粗大的右下肝静脉须小心结扎;而作扩大左叶切除时,该支血管须小心保留。另外在对布加综合征进行治疗时,特别是在下腔静脉内放置血管内支架时,

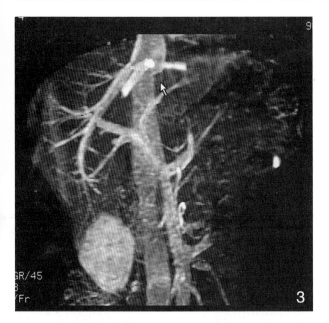

图 23-3-3　肝内静脉解剖

3D DCE MRA 显示肝右、肝左、肝中静脉均单独汇入下腔静脉(箭)。

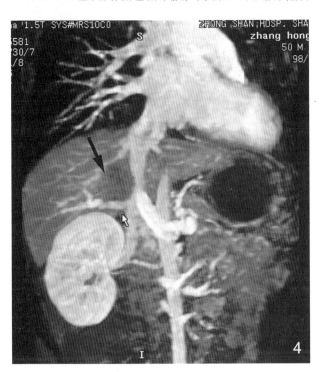

图 23-3-4　肝内静脉解剖和变异

3D DCE MRA 显示副肝静脉(白箭),以及副肝静脉、
下腔静脉和肝右静脉之间的低信号肿块(黑箭)。

应注意保护右下肝静脉,防止因放置支架而阻塞该
血管加重病情。

二、下腔静脉闭塞

下腔静脉闭塞视其程度分为完全性和部分性两
种。它可因为源于后腹腔、肾脏、肾上腺和肝脏的肿

瘤、炎症和血肿外压或侵犯造成,盆腔静脉中的血栓
可向上延伸进入下腔静脉,肾脏恶性肿瘤可经肾静
脉侵犯下腔静脉,肝癌可经肝静脉或直接侵犯下腔
静脉(图 23-3-5),而原发于下腔静脉的肿瘤尽管十
分罕见,但也会发生。MRA 能显示下腔静脉全长和
与其周围结构的毗邻关系,判断下腔静脉有无闭塞,
闭塞的程度和闭塞的原因(图 23-3-6)。MRA 可用
于随访下腔静脉病变有无进展,也可用于指导下腔
静脉内支架和滤过器放置术。

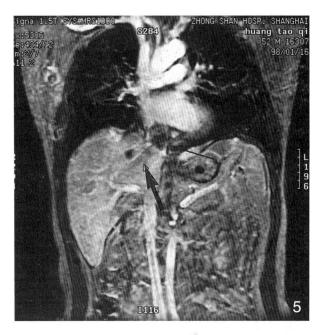

图 23-3-5　肝癌

3D DCE MRA 显示肝静脉和下腔静脉内癌栓(箭)。

肾静脉是下腔静脉的主要属支,多种肾脏病变
包括肾病综合征、肾小球肾炎、感染、外伤等可引起
肾静脉血栓形成。肾癌或淋巴瘤可侵犯肾静脉形成
癌栓,并沿肾静脉进入下腔静脉(图 23-3-7)。超过
1/3 的肾癌患者可出现肾静脉和下腔静脉癌栓,掌
握肾癌患者肾静脉和下腔静脉受累程度对外科手术
方案设计十分重要,MRA 表现为肾静脉和下腔静脉
内充盈缺损和静脉管腔增粗,增强扫描可见癌栓强
化。研究显示 MRI 和 MRA 检测肾静脉栓塞的准
确率达 100%。

下腔静脉的阻塞常导致丰富的侧支循环形成,
来自下肢和盆腔的血流经深、浅静脉侧支回流到右
心。包括以下 5 类:①腰升静脉-奇静脉/半奇静脉-
右心(图 23-3-8),这是最常见的途径。血流还可经
椎间、椎管和椎旁静脉丛回流到心脏。②肾静脉的
侧支循环,肾静脉与其周围的静脉间(膈下静脉,肾

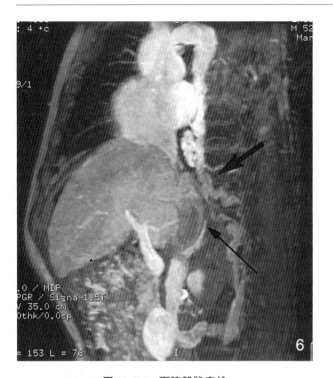

图 23-3-6 下腔静脉血栓

3D DCE MRA 矢状位显示肝段下腔静脉内
血栓形成(箭),奇静脉扭曲增粗(黑箭)。

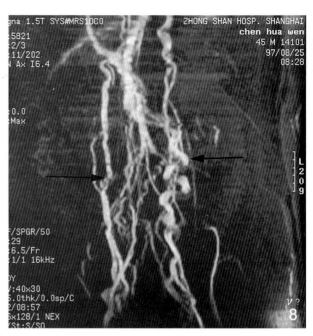

图 23-3-8 下腔静脉下段闭塞

2D TOF MRA 显示闭塞段血管周围大量侧支形成,
腰升、半奇、奇静脉增粗扭曲(箭)。

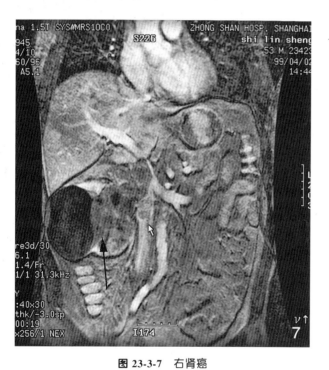

图 23-3-7 右肾癌

3D DCE MRA 原始图显示右肾巨大肿块(长箭),
右肾静脉和下腔静脉癌栓(箭)。

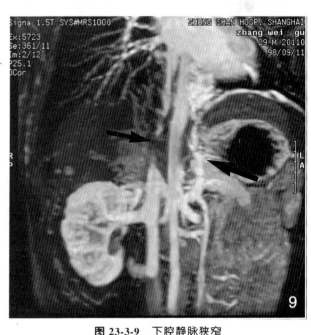

图 23-3-9 下腔静脉狭窄

3D DCE MRA 显示下腔静脉严重狭窄(箭)和左肾静脉-膈
下静脉-心包膈静脉曲张(黑箭)。此外,奇静脉和半奇静
脉也扩张,形成侧支循环。

包膜、肾上腺和性腺静脉)存在丰富的侧支循环通道,包括左肾静脉-半奇静脉/奇静脉侧支和左肾静脉-膈下静脉-心包膈静脉曲张(图 23-3-9)。③腹壁浅静脉侧支,这也是最常见表现。血流经胸廓内外静脉最终引流入锁骨下静腔和上腔静脉。④门静脉途径:血流通过直肠静脉丛,与肠系膜下-直肠上静脉吻合,流入门静脉。也可通过腹壁和脐旁静脉引流入门静脉。MRA 视野大,可从多角度显示各类侧支循环。⑤肝短静脉-肝静脉途径:血流从增粗扩张的肝短静脉与肝静脉的吻合处绕过狭窄或闭塞的下

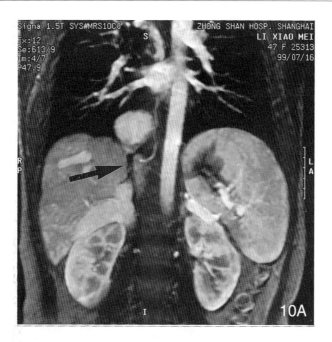

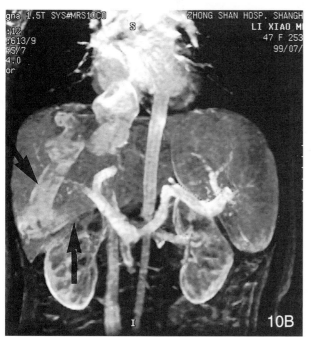

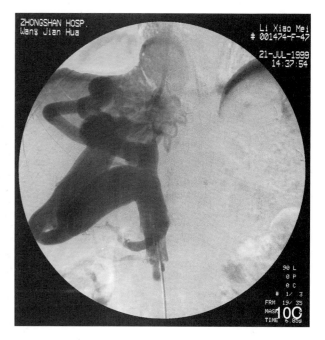

图 23-3-10　下腔静脉肝段闭塞

A. 3D DCE MRA 显示下腔静脉肝段闭塞(箭)。　B. 3D DCE MRA 显示增粗之肝短静脉和肝静脉的吻合(箭)。
C. 下腔静脉造影与 3D DCE MRA 所见一致。

腔静脉回心(图 23-3-10)。

三、布加综合征(Budd-Chiari Syndrome，BCS)

BCS 是一种少见的下腔静脉和(或)肝静脉梗阻性疾病。一般按病理生理学将其分为原发性与继发性两类。原发性是指肝段或肝上段下腔静脉狭窄或闭塞,呈膜状或管状,肝静脉一支或数支于下腔静脉开口处受累。或者肝静脉虽未受累,但其开口位于阻塞之下方,同样产生功能性回流障碍。少数病例仅肝静脉开口狭窄闭塞,下腔静脉可保持通畅。继发性者为肝静脉或下腔静脉梗阻继发于肿瘤、血栓形成、炎症或外伤等疾病。病程多缓慢,急性发作者较为少见,临床表现为腹痛、腹水、肝脾肿大和下肢水肿等。

　　侧支循环的建立是 BCS 长期发生发展,影响正常血液回流的结果。侧支循环可发生于肝内、肝外或两者兼而有之。肝内侧支可分为三个类型:①肝静脉通过包膜下侧支与体循环交通(图 23-3-11)。表现为许多网状纤曲血管沿肝包膜走行,通过膈静脉、腹膜后静脉、肋间静脉等与体循环相通。②肝内叶间交通。阻塞的肝静脉的血流经侧支引流到未阻塞的肝静脉和副肝静脉。以上两种侧支表现为肝内逗点样或曲棍球棒样血管影。③未确定型。呈蜘蛛网样表现,形成许多细小的网状侧支围绕于阻塞的肝静脉周围。肝外侧支如前文所述。依照肝静脉和(或)下腔静脉梗阻水平和程度,可有不同的侧支循环表现,一般肝外侧支更为多见。

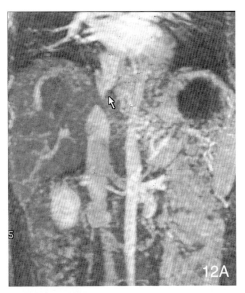

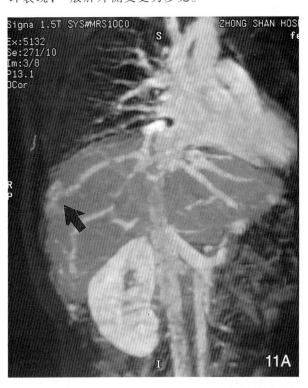

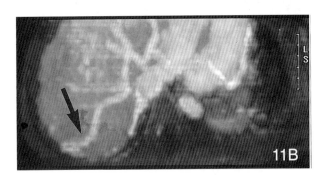

图 23-3-11　布加综合征部分肝静脉阻塞

A、B. 分别为 3D DCE MRA 冠状位和横断位重建,显示肝包膜下和肝静脉之间侧支形成(箭)。下腔静脉畅通。

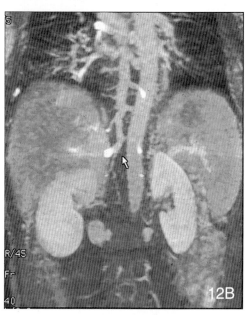

图 23-3-12　布加综合征

A、B. 3D DCE MRA,分别显示肝段下腔静脉狭窄闭塞(A)和奇静脉增粗(B)(箭)。

　　通过使用 MRA 显示肝静脉、下腔静脉的开放性,侧支循环全貌以及肝实质情况,能用以确定病变部位、范围和程度,甚至用以明确病因,有利于治疗、随访和判断预后。BCS 在 MRA 上可表现为肝静脉狭窄或不显影,下腔静脉管腔狭窄及闭塞(图23-3-12),肝静脉和下腔静脉管腔内“充盈缺损”,下腔静脉隔膜形成,以及肝内外侧支循环和副肝静脉增粗。PC MRA 还能测定肝静脉和下腔静脉内有无血流和血流方向。MRA 可判断有无断发性门静脉高压和门静脉开放性。由于 BCS 的侧支循环分布范围广,走行曲折,管径细小,血流较慢，TOF 和 PC 对其显示效果不如 3D DCE MRA，尤其是对肝内侧支血管网的显示则更以 3D DCE MRA 为佳。另外 3D DCE MRA 能更好地显示肝脏实质改变。如继发性者可显示有无肝内占位，以及占位灶同肝静脉和下腔静脉的空间关系；原发性者可显示肝淤血导致的肝内斑片状不均匀强化，尾叶代偿增生且早期明显强化和脾肿大腹水等 BCS 的间接征象。

第四节 门静脉系统

一、门静脉解剖和变异

肠系脉上静脉和脾静脉在胰颈后方和下腔静脉前方汇合成门静脉主干，门静脉主干在肝十二指肠韧带内上行进入肝门后分成门静脉左支和右支。门静脉右支向右横行分出右前支和右后支；门静脉左支较细，向前上方走行发出分支至左肝相应部位。我们对 142 例门静脉 3D DCE MRA 成像分析后发现此种肝内门静脉分支构型占 86.6%（图 23-3-2），与文献报道的结果相仿。另外有 5.6% 的人门静脉主干在肝门处呈三叉状直接分为左支、右前支和右后支（图 23-4-1）；4.9% 的人门静脉先分出右后支，然后上行分为左支和右前支（图 23-4-2）；2.9% 的人门静脉右前支源于左支（图 23-4-3）。我们至今未曾发现门静脉左支水平段或右支缺如，说明这两种肝内门静脉分支变异极为罕见。

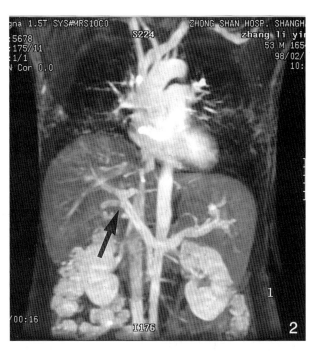

图 23-4-2 门静脉解剖和变异
3D DCE MRA 显示门静脉先分出右后支（箭），
然后上行分为左支和右前支。

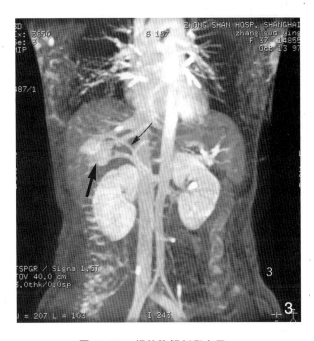

图 23-4-3 门静脉解剖和变异
3D DCE MRA 显示门静脉右前支源于左支（箭）。
肝右叶高信号灶为血管瘤（黑箭）。

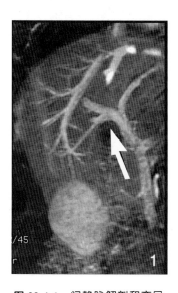

图 23-4-1 门静脉解剖和变异
3D DCE MRA 显示门静脉呈三叉状分为左支、右前支
和右后支（箭）。

门静脉属支除肠系膜上静脉、脾静脉之外，还有肠系膜下静脉和较为细小的胃左静脉（又称冠状静脉）、胃右静脉、胃结肠静脉、胆囊静脉、脐周静脉等（线图 23-4-1）。胃左、胃右和胃结肠静脉在门静脉主干起始处附近汇入门静脉，胆囊静脉和脐周静脉

分别与门脉右支和左支相连,而肠系膜下静脉多汇入脾静脉。此外尚有胃短和胃网膜静脉汇流入脾静脉和胃结肠静脉中。

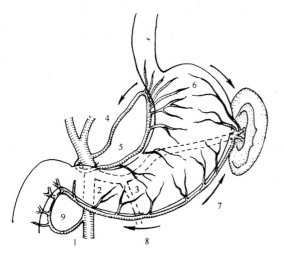

线图 23-4-1　门脉属支

1. 肠系膜上静脉;　2. 脾静脉;　3. 肠系膜下静脉;　4. 胃左静脉;　5. 胃右静脉;　6. 胃短静脉;　7. 胃网膜左静脉;　8. 胃网膜右静脉;　9. 胃结肠静脉

门静脉属支的变异多发生在胃左和胆囊静脉。迷走的胆囊和胃左静脉可直接汇入肝左内叶门静脉远端分支和门静脉左支。由于来源于迷走静脉的血流速度比门静脉血流快,因而在 CT 或 MR 动态增强扫描的动脉期上,肝左内叶附近有时可见到早期增强的"假病灶",而在 CTAP 上则表现为门静脉低灌注区。

门静脉主干及其属支直径的测量受门静脉压力、体位、呼吸和饮食等多种因素影响。一般认为正常门静脉主干直径应小于 14 mm,胃左和胃网膜静脉直径小于 6 mm,胃短静脉直径小于 4 mm。若超过以上数值,需怀疑有门静脉或脾静脉高压的可能。

MRA 能准确而直观地显示肝内外门静脉主要解剖结构,它对外科或介入手术的操作方案设计十分重要。如在做肝左叶切除时,可避免损伤甚至错误结扎发自左支的门静脉右前支而造成肝右前叶缺血。在行 TIPS 和 PTPE 时,通过对肝内门静脉的正确定位可降低门静脉穿刺难度,缩短操作时间,减少并发症。在门体分流术前可了解门静脉主干,脾静脉或肠系膜上静脉的管径和走向等。

二、门静脉高压

门静脉高压是由门静脉血流量增加(高流量)或门静脉血流阻力升高(高阻力)引起。门静脉高压最

常见的原因是肝硬化。门静脉高压可分为肝前型(包括脾静脉、肠系膜上静脉或肝外门静脉主干阻塞)、肝内型(包括肝硬化、血吸虫病、肝炎、肝肿瘤、镰形细胞贫血等)和肝后型(包括肝静脉,下腔静脉或右心流入道阻塞)。动静脉瘘会造成门静脉血流量增加进而导致门静脉高压。MRA 能显示门静脉系统、肝静脉和下腔静脉的开放性,侧支循环分布范围和程度,以及有无动静脉瘘存在。

门体侧支循环根据其引流部位分为两组。第一组引流入上腔静脉,称胃食管静脉曲张(图 23-4-4),包括冠状静脉、食管静脉和胃短静脉曲张,30%~69% 的门静脉高压病人可见该组静脉曲张,它也是上消化道出血的主要原因之一。第二组引流入下腔静脉,包括脐周、后腹膜和肠系膜静脉曲张(图 23-4-5),以及自发性门体分流。自发性门体分流主要有脾肾分流(图 23-4-6)和胃肾分流。有 10%~20% 的门静脉高压患者有脾肾分流,它多与胃食管静脉曲张一起出现,但也可单独存在。我们把 20 例门静脉 3D DCE MRA 同常规门静脉造影做了对照,3D DCE MRA 显示 6 例冠状静脉和食管胃底静脉曲张,1 例自发性脾肾分流,2 例脐静脉重开。显示侧支血管最细直径为 3~6 mm。3D DCE MRA 所揭示的侧支循环分布情况同门静脉造影术完全一

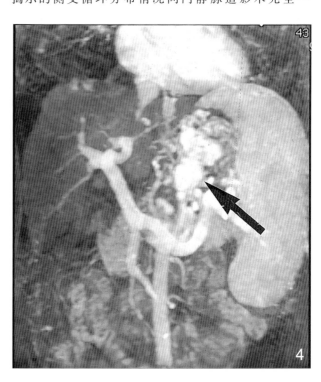

图 23-4-4　肝硬化门静脉高压
3D DCE MRA 显示胃食管静脉曲张(箭)。

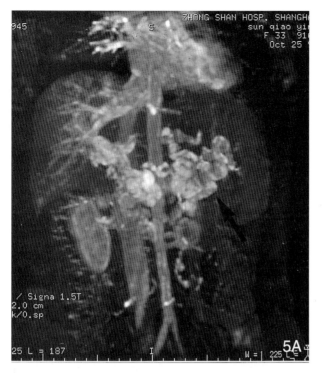
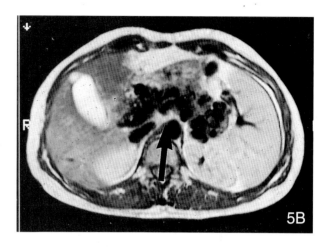

图 23-4-5　肝硬化门静脉高压

A、B. 分别为 3D DCE MRA 和 T_2WI 横断面，

显示肠系膜根部静脉曲张(箭)。

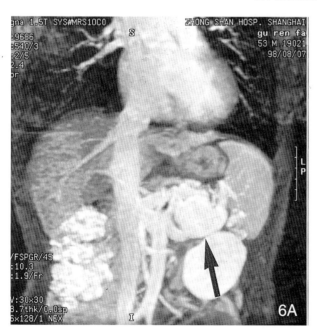
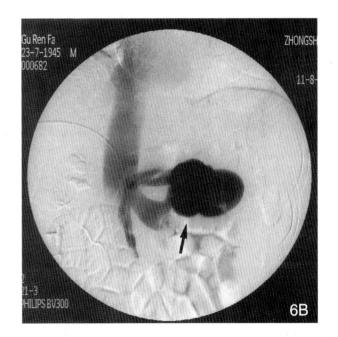

图 23-4-6　门静脉高压伴脾肾静脉自发分流

A. 3D DCE MRA 见脾肾静脉异常扩张增粗，形成自发分流(箭)。

B. 直接经皮肝穿门静脉造影显示结果证实之(箭)。

致,符合率达到 100%。

　　Bolus-tracking 和 PC 技术能通过显示门脉内血流方向判断向肝性或离肝性血流;还能通过定量分析血流速率和流量鉴别高流量抑或高阻力型门静脉高压。武生平等用 cine PC 测定门静脉流量发现它与食管静脉曲张严重程度相一致,并与曲张出血有关。另外 PC 技术还可用以评价门静脉高压药物治疗效果和疾病进程。

门-体手术分流是缓解门静脉高压、控制胃食管静脉曲张出血的有效手段,它分为完全性和选择性两种术式。完全性门-体分流如门-腔、肠系膜上-腔静脉分流能同时降低门静脉和曲张静脉的压力,选择性门-体分流如脾-肾分流、冠状静脉-腔静脉分流术只降低曲张静脉压力而对门静脉压力一般影响不大。脾-肾分流术是最常用的分流手术,它把远端脾静脉与肾静脉行端侧吻合,这样胃食管曲张静脉血流可通过胃短静脉-脾静脉-左肾静脉流入下腔静脉。MRA 可从多角度准确显示手术吻合口和分流道的大小、是否畅通以及血流方向(图23-4-7)。

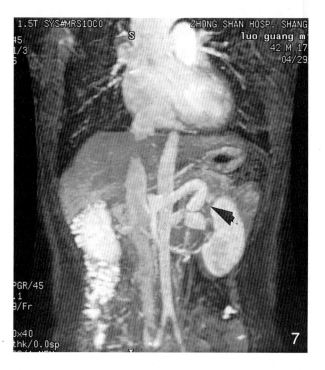

图 23-4-7 脾-肾静脉分流术后

3D DCE MRA 显示脾静脉-左肾静脉分流术后,
吻合口畅通(箭头)。

三、门静脉狭窄、栓塞和包埋破坏

门静脉狭窄可由腹部手术、肝脏移植、胰腺炎和肿瘤包埋等造成。门静脉栓塞的原因很多,包括外伤、凝血异常、脱水、腹腔感染、肝硬化门静脉高压、肝脏和胰腺肿瘤等。门静脉包埋破坏多因肝癌和胰腺癌造成(图23-4-8)。门静脉狭窄、栓塞和包埋破坏导致门静脉闭塞,约 50% 的门静脉闭塞病人会出现门静脉海绵样变,它是指肝门和肝十二指肠韧带内与淋巴管、胆管和大血管伴行

的小静脉明显扩张增粗形成侧支血管网(图 23-4-9)。当门静脉闭塞时,来自胃肠道和胆道的静脉可通过该侧支血管网引流入肝内门静脉分支。脾静脉闭塞并不少见,多继发于胰腺炎和胰腺癌。脾静脉闭塞可导致胃周静脉,包括冠状静脉、胃短静脉和胃网膜静脉曲张。

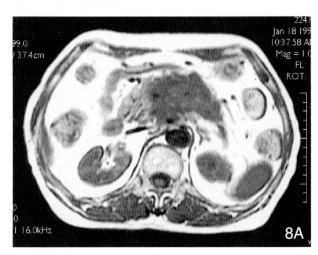

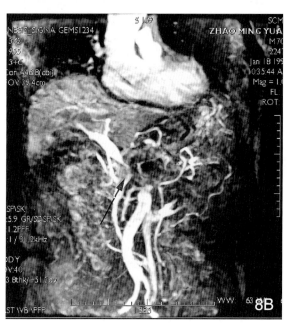

图 23-4-8 胰头癌患者

A. SE T_1WI 示胰头部肿块,呈等信号,周围血管显示不清。 B. 3D DCE MRA 显示脾静脉(未显示)和肠系膜上静脉汇合处以及门静脉主干起始部被肿瘤包埋以致狭窄和闭塞(箭)。

门静脉闭塞可由血栓或癌栓造成,两者鉴别一般并不困难。癌栓多继发于肝细胞肝癌,可表现为肝内肿瘤直接侵犯门静脉或离门静脉很近;门静脉不规则增粗或局部明显增粗,内见充盈缺损,另外癌栓可以强化。

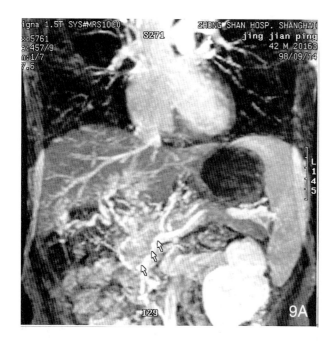

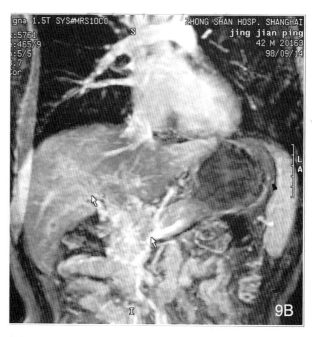

图 23-4-9　肝癌伴门静脉癌栓

A. 3D DCE MRA 原始图显示脾静脉、肠系膜上静脉汇合处,以及门静脉主干内癌栓形成(箭),
周围大量细小侧支为海绵样变。　B. MPR 斜状位显示癌栓位于肝内和肝外门静脉中(箭)。

肝细胞肝癌伴有门静脉癌栓的比例可高达 70%。癌栓通过门静脉血流向肝内,导致肝内播散和复发,门静脉癌栓是影响肝细胞肝癌预后的最重要因素。目前肝外科倾向于使用扩大切除肝癌及门静脉癌栓来延长病人生存期和提高生存质量。即便是肝癌已无法切除,但从门静脉内取出癌栓仍能减轻门静脉高压,部分恢复肝功能。另外门静脉有无癌栓也会影响到介入插管化疗栓塞等治疗方案的选择。因此无论外科手术前或介入术前,了解肝癌是否侵犯门静脉,侵犯的部位和范围有十分重要的意义。

MRA 能用于显示门静脉狭窄、栓塞和包埋破坏,以及导致门静脉病变的原因。我们一组 77 例肝癌患者的研究表明,3D DCE MRA 用于诊断肝癌患者门静脉受侵的敏感性和特异性均为 98%,其敏感性高于彩超和 CTAP,特异性同后两者相仿,明显高于 CT 和 MRI 横断面增强扫描。

四、门静脉瘤

门静脉瘤为罕见病,文献报道总共不到 50 例。门静脉瘤的确切病因不明,推测可能是先天性门静脉管壁薄弱,或是继发于门静脉高压、慢性肝病和动静脉瘘。门静脉瘤的并发症包括血栓形成、瘤体破裂和对周围器官的压迫。一般认为,肝内外门静脉局限性扩张,直径分别大于 1.5 cm 和 2.0 cm,可诊断为门静脉瘤。我们用 MRA 发现两例门静脉瘤,一例发生于门静脉左支,一例发生于脾静脉和肠系膜上静脉汇合处(图 23-4-10),而这两例病人在行超声检查时因受肠气干扰均未检出。

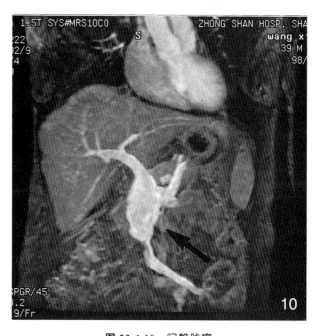

图 23-4-10　门静脉瘤

3D DCE MRA 显示肠系膜上静脉和
脾静脉汇合处门静脉瘤形成(箭)。

第五节　影像学方法比较

一、双功多普勒超声

双功多普勒超声(duplex Doppler ultrasound)操作简便,费用低廉,目前仍是门静脉、肝静脉和下腔静脉检查首选手段。但是超声易受病人胸腹部气体、体型等条件限制;视野小,图像缺乏直观性;且超声检查依赖于操作者的熟练程度。超声无法显示胸内和后腹膜腔静脉结构,显示门静脉血栓也不如MRA,食管胃底、肠系膜静脉曲张不易为超声显示或容易低估。另外超声显示分流道或分流手术吻合口,特别是脾肾分流的能力逊于MRA。超声屏气时间短,病人易配合,但在患者无法屏气时测定血流速率困难,而PC则可在平静呼吸时完成检查。一般认为超声检查技术上有困难或结果不易分析时,MRA可提供更为准确、更为完备的资料。MRA视野大,可多轴向重建,重建图像具直观性,容易被临床医生理解和接受。

二、常规血管造影和数字减影血管造影

因有很高的空间分辨率及显示细小血管的能力,仍为金标准。但它是损伤性检查,需使用大剂量含碘造影剂。碘过敏、凝血功能和肾功能差者无法进行检查。它对操作者技术要求高,如做门静脉间接造影须插管至脾动脉或肠系膜上动脉注射造影剂。造影剂容易被稀释,当静脉内有反流或有大量侧支循环时,可能不显示所有静脉或显影很淡(图23-5-1)。血管造影只能在一个平面上显示血管且无法显示血管周围结构,血管造影不能同时显示门静脉、肝静脉、下腔静脉三者。MRA为无损伤性检查技术,无碘过敏之虑,Gd-DTPA无肾毒性,能同时显示门静脉、肝静脉、下腔静脉三者关系,又能对静脉和邻近器官或肿块作三维空间定位。

三、门静脉螺旋CTA成像

门静脉螺旋CTA成像(CT angiography, CTA)也是快速无损伤性检查技术。它同MRA一样可显示胸腹部静脉(图23-5-2),也能显示病灶与血管的关系,如技术条件和扫描参数选择合理,其分辨率应略高于DCE MRA。CTA的缺点是:使用了含碘造影剂;后处理相对较复杂;最大缺点是有限屏气时间内扫描范围受到一定限制;另外冠状位重建后图像纵向分辨率有所下降。MRA可直接做冠状位扫描,扫描范围很大;其血流为高信号,而骨骼、钙化却为低信号,所以MIP重建前无需特殊处理,较为简便;

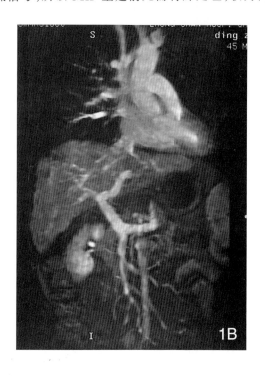

图 23-5-1

A. 经脾动脉间接门静脉造影,门静脉内造影剂浓度较低,显示欠佳。　B. 3D DCE MRA,门静脉显示优于(A)图。

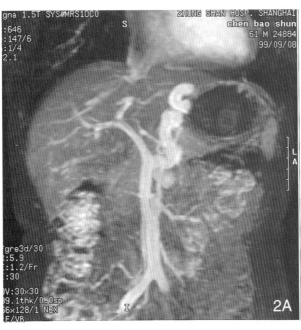

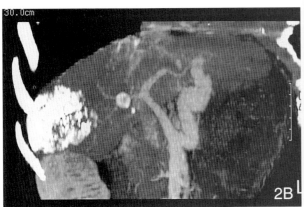

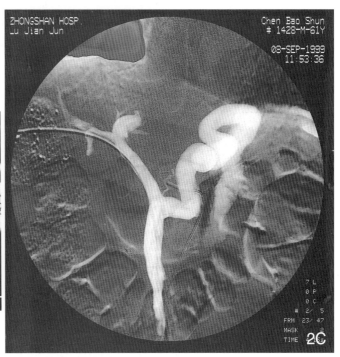

图 23-5-2 不同方法门静脉造影比较

A、B、C. 分别为 3D DCE MRA、CTA 和经皮肝穿直接门静脉造影,显示门静脉和曲张之冠状静脉效果相仿。
CTA 显示肝右叶肝癌中碘油沉积,肝门区另一小病灶中也见碘油沉积。

肾功能差或碘过敏者也能做 MRA 检查。尽管 CTA 和 DCE MRA 各有优缺点,但总体图像质量应无很大差别,究竟使用何种技术可根据医院条件和医生经验灵活掌握。

(林 江 陈祖望 周康荣)

参 考 文 献

1. 林 江,陈祖望,周康荣,等.肝内门静脉和肝静脉的解剖与变异(三维动态磁共振血管成像分析).中华放射学杂志,1999,33(6):403

2. 林 江,陈祖望,周康荣,等.门静脉、肝和下腔静脉的三维动态增强 MRA:快、慢速灌注法的对比研究.中国医学计算机成像杂志,1998,4:145

3. 林　江,陈祖望,周康荣,等.门静脉 3D DCE MRA 成像的价值——与常规门静脉造影对照研究,临床放射学杂志,1999,18:261

4. 林　江,陈祖望,周康荣,等.门静脉和肝脏静脉系统 3D DCE MRA 增强方法的对比研究.临床放射学杂志,1998,17:276

5. 林　江,陈祖望,周康荣,等.三维 DCE MRA 在门静脉和肝脏静脉系统的应用.中华放射学杂志,1998,32:583

6. 林　江,陈祖望,周康荣,等.三维动态磁共振血管成像诊断肝癌患者门静脉受侵的价值.中华放射学杂志,1999,33(8):511

7. 武生平,李果珍,陈　彦,等.磁共振相位对比法对肝硬化门静脉高压血流量的测定.中华放射学杂志,1997,31:682

8. Kim HJ, Kim HS, Chung SH. CT diagnosis of superior vena cava syndrome: importance of collateral vessels. AJR, 1993,161:539

9. Marn CS, Francis lR. CT of portal venous occlusion. AJR, 1992, 159:717

10. Nakamura S, Tsuzuki T. Surgical anatomy of the hepatic veins and the inferior vena cava. Surg Gynecol Obst, 1981,152:43

11. Ohnami Y, Ishida H, Konno K, et al. Portal vein aneurysm: report of six cases and review of the literature. Abdom Imaging, 1997,22:281

12. Patrick MC, Christopher TO, Michael RT, et al. Magnetic resonance of the IVC. MRI, 1992,10:177

13. Prince MR, Chenevert TL, Foo TFK, et al. Contrast-enhanced abdominal MR angiography: optimization of imaging delay time by automating the detection of contrast material arrival in the aorta. Radiology, 1997,203:109

14. Rodgers PM, Ward J, Baubouin CJ, et al. Dynamic contrast-enhanced MR imaging of the portal venous system: comparison with x-ray angiography. Radiology, 1994,191:741

15. Sheppard S. Basic concepts in magnetic resonance angiography. Radiol Clin North Am, 1995,33:91

16. Shetty AN, Shirkhoda A, Bis KG, et al Contrast-enhanced three-dimensional MR angiography in a single breath-hold: a novel technique. AJR, 1995,165:1290

17. Silverman JM, Podesta L, Villamil F, et al. Portal vein patency in candidates for liver transplantation: MR angiographic analysis. Radiology, 1995,197:147

18. Suto Y, Ohuchi Y, Kimura T, et al. Single breath-holding three-dimentional magnetic resonance portography with bolus injection of Gd-DTPA in subjects with normal liver: a comparison with two-dimentional time-of-flight technique. BJR, 1994,67:1078

19. Tublin ME, Dodd GD, Baron RL. Benign and malignant portal vein thrombosis: differentiation by CT characteristics. AJR, 1997, 168:719

20. Ward J, Martinez D, Chalmers AG, et al. Rapid dynamic contrast-enhanced magnetic resonance imaging of the liver and portal vein. BJR, 1993,66:214

21. Ward J, Spencer JA, Guthrie JA, et al. Liver transplantation: dynamic contrast-enhanced magnetic resonance imaging of the hepatic vasculature. Clin Radiol, 1996,51:191

第二十四章

肝 脏

第一节 检 查 技 术

MRI因具有很高的软组织分辨率,能做多角度多序列成像,是肝脏病变诊断和鉴别诊断的重要影像学手段。过去制约MRI广泛用于肝脏检查的最大缺点是其成像时间太长,因而易受各种生理运动伪影的影响。近来随着MRI扫描机硬件、软件的升级更新,梯度磁场、射频线圈、信号放大技术以及脉冲序列的设计开发取得重大突破,肝脏MRI检查速度越来越快,图像质量越来越好,可供选择的MRI序列越来越多,因而肝脏MRI诊断的可靠性越来越高。然而应当强调的是,尽管MRI检查技术日新月异,扫描序列品种繁多,但是根据自身机器条件和肝脏病变检查的具体情况,从中合理选择成像参数和伪影抑制技术,仍然是完成高质量肝脏MRI的基础和保证。本节对肝脏MRI检查的常用扫描序列、运动伪影抑制技术和新近开发的一些快速扫描序列逐一予以介绍。

一、T_1 加权图像

正常肝脏含丰富的蛋白质,自由水含量较少,因而 T_1 值较短,在 T_1 加权图像(T_1-weighted image,T_1WI)上肝脏信号高于脾脏和肌肉。

目前自旋回波(spin echo, SE)序列仍是肝脏 T_1 加权成像最常用的序列。1.5 T扫描仪选择 TR < 500 ms, TE < 25 ms。SE序列 T_1 加权成像时间较长,无法做到屏气扫描,因而可产生呼吸伪影,需同时使用各种呼吸伪影抑制技术。

使用梯度回波(GRE)序列,如 GE 公司的SPGR和 Siemens 公司的 FLASH 等,肝脏 T_1 加权成像时间可从 SE 序列的几分钟缩短到数十秒,这样能行屏气扫描。GRE 序列参数选择是:相对较长的 TR(100~150 ms),短 TE(< 5 ms)和大的反转角度(80°~90°),这样可保证在一次屏气时间内有足够的扫描层数能覆盖整个肝脏,产生的图像为真正的

T_1 加权图像且有较高的信噪比(SNR)。研究表明,屏气 T_1 加权 SPGR 序列能替代常规 SE 序列 T_1 加权(图 24-1-1)。一般全肝扫描屏气时间约为 20 s。但对屏气困难或不配合的病人仍无法完成扫描。最先进的 MRI 仪能将 TR 值减小到 5 ms 之内,这样 GRE 序列成像时间进一步缩短,可在不到 1 s 的时间内完成肝脏单层扫描。但是由于 TR 太短,组织受激励后无法弛豫而发生饱和,使图像对比很差,因此必须附加使用一个预备脉冲,如 Turbo FLASH 中的 180°反转脉冲,才能获得较好的 T_1 加权图像。这种快速扫描序列称作磁化准备梯度回波(magnetization-prepared GRE, MP-GRE)。该序列 TR 极短,所以没有血管搏动伪影,而且由于流动增强效应,肝内血管均表现为高信号,很容易与小的低信号病灶加以区分(图 24-1-2)。研究表明,通过选择合适的反转时间(TI),T_1 加权 MP-GRE 能较好地用于肝内病灶的检查和定性,尤其是对不能屏气或不合作的病人,因为单层扫描时间不到 1 s,故图像质量受呼吸运动的影响很小。但 MP-GRE 的信噪比较差,另外附加使用的 180°反转脉冲可能会抑制某些本该强化的病灶而造成误诊。

二、T_2 加权图像

同 T_1 加权相比,长 TR(TR > 2 000 ms)和长 TE(TE ≥ 90 ms)可获得 T_2 加权图像,它主要用于肝内病灶的检出并帮助定性。值得一提的是,有些肝内病灶在 T_1 加权图像上显示反而比 T_2 加权更清楚,所以 T_1 和 T_2 加权必须结合分析(图 24-1-3)。正常肝实质 T_2 值比多数肝内病灶短,因而在 T_2 加权图像上为低到中等信号。脾脏的 T_2 值比肝脏长,T_2 加权图像上信号高于肝脏。由于通常脾组织同肝内病灶信号相仿,所以可作为判断肝内肿瘤信号强度的粗略参照。在反复输血的病人中,过多的铁质沉积于肝脾中,由于磁敏感作用使肝脾信号明显下降(图 24-1-4),此时,脾信号可低于肝内病灶。

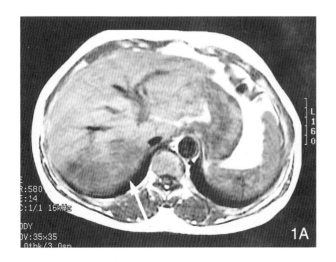

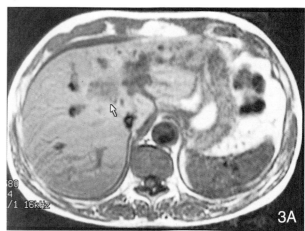

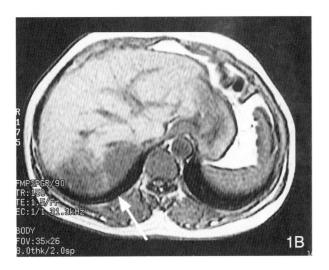

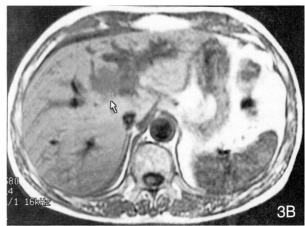

图 24-1-3 肝门胆管癌(箭)

A、B. SE T_1WI 上下两层面见肝门处低信号灶,病灶显示清楚。

图 24-1-1 肝右叶血管瘤(箭)

A、B. 分别为 SE T_1WI 和屏气 FMPSPGR
T_1WI,均清楚显示病灶。

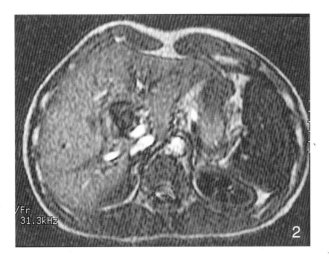

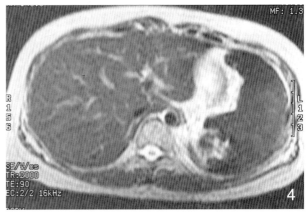

图 24-1-4 反复输血患者肝脾铁质沉积

SE T_2WI 见脾脏信号明显下降,与肝脏信号相仿。

**图 24-1-2 IR-prep-FGRE 屏气 T_1WI,TR 值缩短
到 7.2 ms,扫描速度更快,但图像信噪比较差。
腹主动脉、下腔静脉和门静脉为高信号**

常规 SE 序列和快速 SE 序列(FSE 或 turbo
SE)是最常用的 T_2 加权成像序列。FSE 在给定的
TR 时间内能采集到数个不同的相位编码信号(称
回波链长度,ETL),因而较之常规 SE T_2WI,其成像

时间明显缩短。多数学者认为 FSE 序列对肝内病灶的诊断价值与 SE 序列相似(图 24-1-5)。但 FSE 和 SE 序列 T₂ 加权图像上的对比度仍存在一些差别。首先,FSE 上脂肪信号高于 SE,因此运动伪影更为明显,须同时使用去脂技术。其次,FSE 能减轻铁质和其他金属的磁敏感作用,因此对带有栓塞铁圈、下腔静脉滤过器或脊柱内有金属植入物的病人,应选择 FSE 序列。但 FSE 对超顺磁性氧化铁(SPIO)增强扫描的敏感性不如 SE 和 GRE 序列。另外,FSE 上的磁转移(magnetization transfer, MT)作用比 SE 强,它会降低肝脏实质性肿瘤的信号强度。最后,由于末端回波链所采集的相位编码信号的衰减作用,短 T₂ 组织在 FSE 上信号较低,容易产生模糊现象。因此,ETL 不能用得太长。一般对非屏气 FSE 扫描,ETL 选择 8,对屏气 FSE 扫描,为了缩短扫描时间,ETL 可增加到 16。鉴于后两个原因,有学者曾提出对于肝脏实质性肿瘤,SE T₂ 加权尚不能由 FSE 取代。

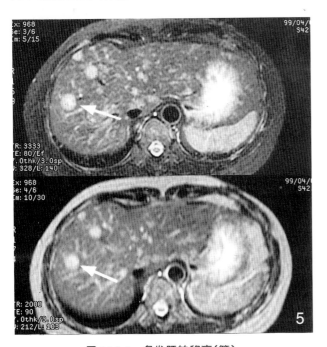

图 24-1-5　多发肝转移瘤(箭)
上图为 FSE　T₂WI,下图为 SE T₂WI。
两种方法显示病灶相仿。

升级改良后的梯度系统加快了信号采集速度,缩短了回波间距,增加了扫描层数,使肝脏 FSE 屏气扫描成为可能。HASTE 是 Siemens 公司新近开发的 FSE 序列,它用很长的 ETL 单次激励即能完成 K 空间一半数据的填充。HASTE 的 TR 值为无限大,其重建方法为半傅立叶技术。HASTE 对肝

内长 T₂ 病灶(如囊肿和血管瘤)的诊断准确性高(图 24-1-6)。使用 HASTE 能将单幅图像扫描时间缩短至 300 ms,因而即便是不能屏气、不会合作或有幽闭症的患者,HASTE 也能提供较好的肝脏 T₂ 加权图像。但 HASTE 有两个主要缺陷限制了它在肝脏检查中的广泛使用:①因采集的信号少,信噪比下降。②长 ETL 的 T₂ 衰减作用造成短 T₂ 组织(如实质性肝肿瘤)分辨率下降。

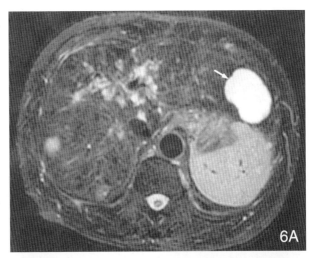

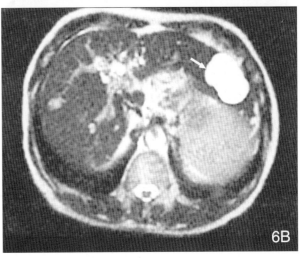

图 24-1-6　肝内多发血管瘤(箭)
A. 屏气单次激励 T₂WI。　B. FSE-T₂WI。
两者肝内病灶显示效果相仿。

平面回波成像序列(echoplanar imaging, EPI)是另一种肝脏屏气 T₂ 加权扫描的技术。EPI 使用快速振荡频率编码梯度,每次频率编码梯度的反转均能产生一个回波,相位编码由极短的梯度脉冲(blipped gradient)或低幅持续梯度脉冲完成。和 HASTE 相仿,EPI 是单次激励(single shot)或多次激励(multi shot)完成全部相位编码信号的采集。

但与 HASTE 不同的是，EPI 用梯度重聚法代替
180°重聚脉冲，因而扫描更快，单层扫描时间可小于
100 ms。多次激励 EPI 扫描时间略长，但图像质量
优于单次激励法。肝内病灶，包括囊性和实质性病
灶，在 EPI T_2 加权像上的对比噪声比(CNR)优于常
规 SE 和 FSE T_2 加权像(图 24-1-7)。由于 EPI 上
T_2 弛豫时间的测定不受呼吸运动和 T_2^* 衰减作用
的影响，因而在 EPI 上测定病灶的 T_2 值能准确鉴
别囊肿、血管瘤和实质性肿瘤。EPI 的缺点除空间
分辨率和信噪比均较低外，它对磁敏感作用十分敏
感，可造成与肺底和胃肠道相邻的肝脏组织图像变
形，因此目前 EPI 尚不能作为肝脏常规检查序列。

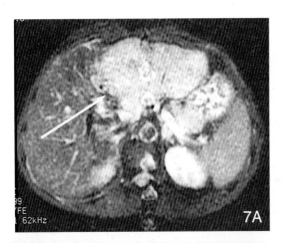

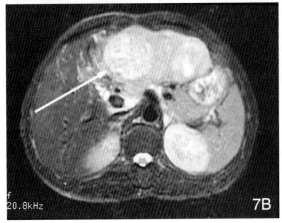

图 24-1-7　肝左叶巨大肝癌(箭)
A. 屏气 EPI-T_2WI,病灶 CNR 很好。　B. FSE-T_2WI。

　　一般 T_2WI 上 TE 值介于 85～120 ms 之间，当
TE 延长达到 160 ms 时，可获得重 T_2 加权图像。重
T_2WI 能准确地把囊肿、血管瘤和其他肝内肿瘤鉴
别开来(图 24-1-8)。研究认为，多数肝内病灶可通
过观察其在重 T_2WI 上的信号强度粗略地划分出
良、恶性，然后再行增强扫描进一步定性。

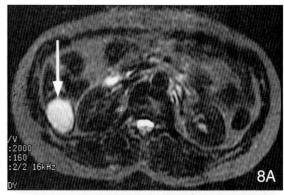

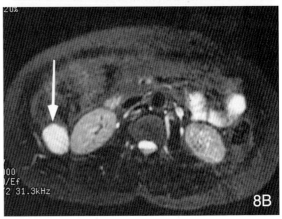

图 24-1-8　肝右叶下角处血管瘤(箭)
A. 重 T_2WI(TE = 160 ms)，病灶信号仍很高。
B. 一般 T_2WI (TE = 80 ms)。

　　T_2^*WI 对铁质引起的超顺磁性作用很敏感，因
此主要用于检测局限性或弥漫性肝内铁质沉积，如
血色病可导致大量铁蛋白和含铁血黄素沉积于肝细
胞内。T_2^*WI 也是肝脏超顺磁性氧化铁(SPIO)增
强扫描的理想方法。当用 GRE 序列 TR = 100 ～
200 ms , TE = 20 ms ，反转角度 = 20°时，所获图像
为重 T_2^*WI。

三、动态增强扫描

　　SPGR 和 FLASH 等快速扫描序列能用于肝脏
屏气扫描，且图像质量较好，它们为肝脏 Gd-DTPA
动态增强检查的完成提供了保证。根据病人屏气时
间的长短和肝脏扫描层数，TR 选择 100～200 ms 可
获得良好的图像对比和信噪比。多数文献认为 TE
须选最短值(min TE)，在给定的 TR 时间内，用 min
TE 能增加扫描层数，减轻 T_2^* 作用，提高信噪比。
在 1.5 T 扫描仪上，min TE 的范围一般是 1.1～2.9
ms。使用该段 TE 值，脂肪和水的旋进正好相位相
反，信号可相互抵消，因而有脂肪抑制作用，此时所

获图像为反相图(详见后文)。但有个别学者发现,一些含有脂肪的组织行 Gd-DTPA 增强后在反相图上信号不升反降,以致无法正确判断该组织有无强化,因而他们建议使用正相(in-phase)动态增强检查,即 TE 选择 4.2~4.5 ms。

肝脏动态增强扫描前应先作平扫,然后作动脉期、门脉期和平衡期多回合扫描,有时需增加延迟扫描。动脉期主要用于检测富血供肿瘤,如肝细胞肝癌等。门脉期肝实质明显强化,因而主要用于显示乏血供病灶。延迟扫描能显示肝血管瘤、胆管细胞癌和局灶结节增生等病灶的延迟强化,因而对这些病灶的定性是必不可少的(图 24-1-9)。

我们的研究和绝大多数文献报道都认为:肝脏动态增强扫描对肝内病灶,尤其是小病灶的检测和定性起举足轻重的作用。扫描延迟时间的选择同造影剂用量、注射速率、扫描时间以及病人的心脏功能等诸多因素密切相关,因此必须根据每个病人的实际情况加以调整。与 CT 扫描不同,常用肝脏 MRI 采用多层技术,所有层面同时激励,因此各层面之间不存在扫描时间上的差别;再者,磁共振造影剂剂量少,其团注效果优于 CT;第三,磁共振的组织特异性高于 CT,所以肝脏 MR 动态增强扫描延迟时间应比 CT 增强扫描短。上海医科大学中山医院 Gd-DTPA 用量为 15~20 ml,注射速率为 2 ml/s,扫描时间一般为 15~20 s,延迟时间选择 5~10 s,这样绝大多数情况下第一回合能获得很好的动脉期图像。首回合过后让病人呼吸 10 s,开始第二回合扫描,获得门脉像。第三回合延迟 90~120 s,获平衡期图像。必要时可在注射造影剂后 3~5 min 或更长时间行延迟扫描。为了准确选择延迟时间,可以通过注射小剂量 Gd-DTPA 做预试验测定腹主动脉达增强峰值的时间。Smartprep 技术是 GE 公司新近推出的一项新技术,它能在团注增强扫描的同时测定腹主动脉内的信号强度,当它达到某一设定的阈值时,自动启动扫描,因而能捕捉到真正的动脉期。MRI 检查专用的压力注射器已广泛用于临床,尽管价格较贵,但它能使造影剂注射速率保持衡定,因而团注增强效果优于手推注射。

使用三维(3D)成像技术,可使肝脏增强扫描的层厚更薄,空间分辨率提高;3D 扫描图像能做多方位重建,以显示肝内病灶同周围结构如门静脉、横膈等的关系(图 24-1-10);3D 技术能避免 2D 扫描中容易发生的层面错位(slice misregistration)现象。但

3D 扫描对梯度场要求较高,需要较强梯度场和较快的梯度切换率。

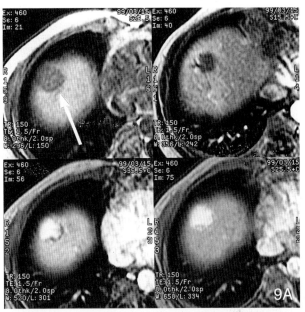

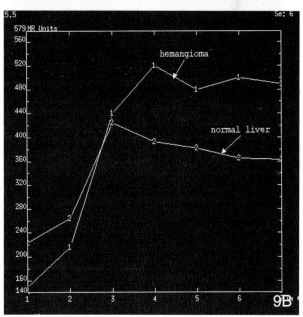

图 24-1-9 肝右叶膈顶血管瘤(箭)

A. FMPSPGR 动态增强扫描,从左上角至右下角分别为平扫、动脉期、门脉期和平衡期,病灶缓慢强化并填充。 B. 为病灶和正常肝实质时间-信号强度曲线,反映血管瘤之强化特征。

经选择性插管于肠系膜上动脉或脾动脉内注射造影剂(如 Gd-DTPA)行 MR 增强扫描,即 MR 动脉门脉造影(MR arterial portography, MRAP),其原理、技术和结果类似于 CT 动脉门脉造影(CT arterial portography, CTAP),病灶检测的敏感性最高。在此基础上,行门静脉三维重建,得到门静脉三维图

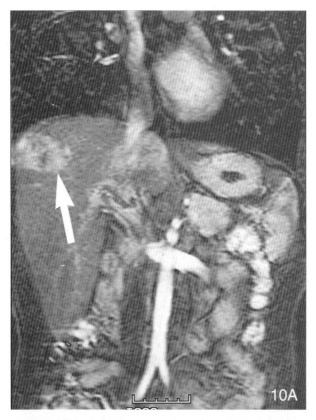

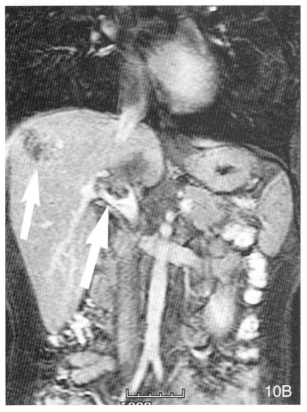

图 24-1-10　肝右叶肝癌

A. 3D 动态增强扫描见肝右叶病灶动脉期明显强化(箭)。

B. 病灶在门脉期信号明显下降。另见门脉内癌栓(大白箭)。

像优于静脉注射法。如经插管至肝动脉内注射同样的造影剂(如 MRHA),病灶的强化效果无疑优于常规 MR 动态增强,效果如同 CTHA。

四、脂肪抑制技术

(一)频率选择脂肪抑制法

频率选择脂肪抑制(frequency-selective fat suppression)是最常用的去脂肪技术。它根据脂肪和水的旋进频率不同(1.5 T, 210 Hz),用一个同脂肪共振频率相同的预饱和序列使脂肪产生饱和,不发出信号。频率选择脂肪抑制技术用于 T_1 和 T_2 加权有以下优点:首先,减轻腹部皮下脂肪和腹腔内脂肪所造成的运动伪影。其次,由于正常肝脏含有脂肪,尤其是肝硬化病例,使用去脂技术可以提高肝内病灶的对比噪声比(图 24-1-11)。它的缺点是:随着成像视野(FOV)的增大或检查部位偏离 FOV 中心,脂肪抑制的效果会减弱(图 24-1-12)。另外,脂肪抑制技术会延长 TE 值,使扫描层数受到限制,而使扫描时间相对变长,影响 T_1 加权屏气扫描的完成。因此一般的 MRI 机无法在肝脏屏气动态增强扫描的同时使用抑脂技术。但最近随着梯度场升级换代,TR 和 TE 值明显缩短,扫描速度大为提高,抑脂技术已能同时用于动态增强扫描。该技术的另一个缺点是容易受局部磁场不均匀的影响,位于右侧肝上隐窝或临近胃肠道的脂肪组织由于受肺内气体或胃肠道气体的干扰无法被完全抑制,检查时须注意勿将这些未被抑制的正常脂肪组织当做病灶。

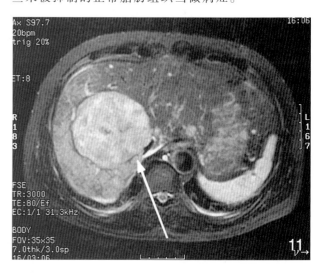

图 24-1-11　FSE　T_2WI,同时使用抑脂肪和呼吸触发,无明显呼吸伪影,图像质量和肝内肝癌病灶(箭)显示均很好,包膜呈低信号环影。

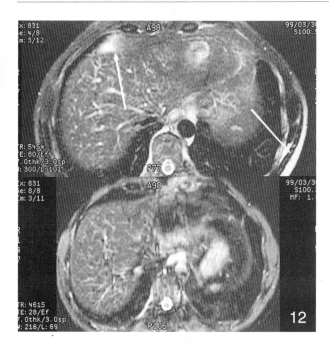

图 24-1-12　上图为 T_2 加权抑脂肪,下图为 STIR。
肝脏前方腹壁内面以及左后方皮下脂肪(箭)因为
偏离扫描中心,脂肪信号无法抑制。而在 STIR 上
相应位置脂肪被抑制。

(二) STIR

STIR(short TI inversion recovery)是另一种较
为常用的脂肪抑制技术。它利用脂肪的 T_1 值很短
的特点,选择合适的 TI 值使脂肪横向磁化变为零
而达到抑制脂肪的目的。对 1.5 T 的机器,TI 选择
$150\sim170$ ms,而对低场强的机器,TI 值须更短。其
他参数一般取 TR > 2 000 ms , TE ≤ 25 ms 。由于
TR 时间长,常规 STIR 肝脏扫描较为耗时,现在可
把 FSE 技术同 STIR 结合使用,扫描时间明显缩短。
STIR 序列图像对比既有 T_1 加权作用,又有质子加
权和 T_2 加权作用,因此可提高某些肝内病灶的检出
(图 24-1-13)。STIR 的其他优点是不易受不均匀磁
场的影响,当 FOV 较大,或感兴趣区偏离 FOV 中心
时,脂肪抑制效果仍然较好。但是 STIR 除抑制脂
肪之外,对其他短 T_1 的组织(如出血、黑色素等)也
有抑制作用,须引起警惕。

(三) 化学位移成像

1984 年 Dixon 首先提出化学位移成像(chemi-
cal shift imaging, CSI),并用于检测脂肪肝。它利用
脂肪和水有不同的旋进频率,在一定条件下,脂肪和
水可以相同相位或相反相位发生共振,其对应图像
为正相(in-phase, IP)和反相(opposed-phase, OP)图
像。IP 像上,脂肪和水信号相加;而在 OP 像上,两

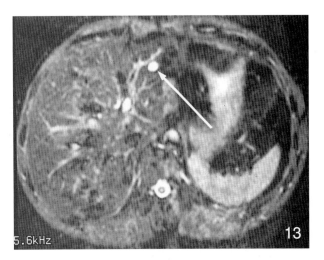

图 24-1-13　用 FSE 和 IR 结合完成 STIR 肝脏扫描,
见肝内多个小囊肿(箭)。

者信号相互破坏和抵消,因此 OP 有抑脂肪作用。
肝内含脂肪的病灶在 IP 像上为高信号,而在 OP 像
上则为低信号。常规 SE 序列为 IP 像,如果把 180°
重聚脉冲移动一定位置可获得 OP 像。由于 SE 序
列成像时间长,现都用梯度回波(GRE)序列完成 IP
和 OP 成像,GRE 没有 180°重聚脉冲,因而 IP 和 OP
由 TE 值决定。在 1.5 T 磁场内,当 TE 约为 2.2、
6.7、9.0 ms 时,获得 OP 像;而当 TE 约为 4.5、8.9、
11.3 ms 时,获得 IP 像。肝脏 CSI 成像需同时包括
IP 和 OP,OP 像上病灶信号有无下降可通过与 IP
像对照目测完成;也可用脾或肌肉为参照,测定 OP
和 IP 上病灶的信号强度加以判断。OP 像能较好地
发现肝内脂肪浸润(图 24-1-14),也能用于检测一些
含有脂肪的病灶,如肝癌的脂肪变性和肝血管平滑
肌脂肪瘤等,对肝内病灶鉴别诊断有帮助。

五、运动伪影抑制技术

影响肝脏 MRI 检查的伪影主要来源于呼吸运
动和血液流动。其产生机制是:运动或流动的质子
在相位编码过程中因为位置移动出现相位错误,造
成图像上出现沿相位编码方向分布的一系列伪影,
该伪影又称"幻影"。腹壁中的脂肪组织信号很高,
是产生呼吸伪影的主要原因,其他高信号结构如胆
囊、肝内高信号病灶等随呼吸移动也能产生类似伪
影(图 24-1-15)。另外,因为运动的质子在形成回波
时相位一致性很容易丧失,呼吸会导致图像上解剖
结构的模糊。呼吸伪影干扰了肝内病灶的检出,用
以下几种方法可以减轻或消除呼吸伪影。①呼吸触
发(respiratory triggering, RT)。根据病人的呼吸周

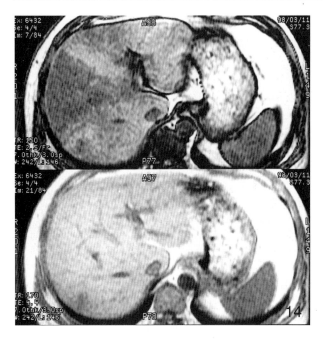

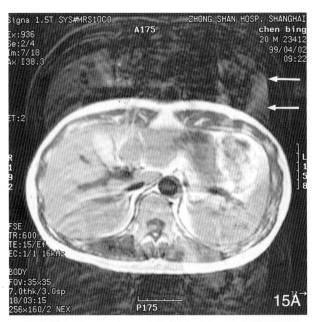

图 24-1-14 脂肪肝

上图 OP 像见肝脏,尤其是右叶不均匀低信号区。下图 IP 像
肝信号均匀,表明肝内脂肪浸润。注意 OP 和 IP 上脾脏信号相仿。

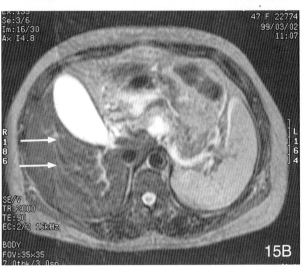

图 24-1-15 呼吸伪影

腹壁(A)和胆囊(B)随呼吸运动产生伪影(箭)。

期把信息采集限制在呼气末期,这样相位编码时质子的位置相对固定或变化最小。尽管 RT 延长了扫描时间,但图像质量大为提高(参见图 24-1-11)。RT 一般与 FSE 序列结合使用,此时 TR 由呼吸周期的长短决定。与常规 SE 相比,RT-FSE 能提高肝内病灶的检出率。②呼吸顺序相位编码(respiratory-ordered phase encoding, ROPE)。又称呼吸补偿(respiratory compensation, RC),它按照呼吸周期,对 K 空间内数据的填充顺序重新排列以减轻呼吸伪影的严重程度。ROPE 并不延长成像时间,且能同流动补偿同时使用。但是 ROPE 同 FSE 不匹配,因此两者不能同时使用。③去脂技术。能抑制腹壁和腹腔内脂肪信号,因而能减轻呼吸伪影。④在前腹壁处放置饱和带。能减轻伪影,但需注意饱和带不能与肝脏前方重叠。⑤增加信号平均数和缩短 TE。能减轻伪影。⑥屏气扫描。尽管以上方法能减轻呼吸伪影,但惟一能消除该伪影的方法是屏气扫描。快速扫描序列如 FSE、GRE 和 EPI 使一次屏气完成全肝扫描成为可能。

腹主动脉内血液流动和搏动的血管伪影表现为沿相位编码方向播散的一串形态大小和腹主动脉相同,信号高低相间排列的伪影(图 24-1-16)。该伪影重叠于肝脏左外叶上,可掩盖或干扰左外叶病灶的诊断。下腔静脉和肝静脉也能产生伪影,但比腹主动脉弱。使用以下方法可减轻或抑制血流伪影。①在肝脏头尾侧放置饱和带,抑制流入成像层面的血流的信号。但它对增强扫描无效。②流动补偿(flow compensation, FC)利用梯度磁矩冲消(gradient moment nulling)技术使流动质子的相位保持一致。③交换相位编码和频率编码的方向可使肝左叶显示不受伪影的影响。④增加信号平均数和缩短 TE 也能减轻血流伪影。⑤心脏补偿(cardiac compensation)是 GE 公司新近推出的技术,其原理与 RC 相仿,它根据心脏或大血管搏动的波形重新排列相位编码,把舒张期的相位编码填充于 K 空间中心,而把收缩期的相位编码填充于 K 空间边缘,这样可减轻腹主动脉搏动伪影,心脏补偿一般与动态

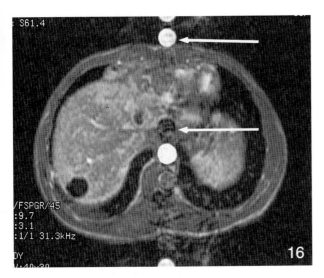

图 24-1-16　腹主动脉伪影

肝脏增强扫描见腹主动脉伪影(箭),沿相位编码方向播散,
构成大小形态与腹主动脉相同的一排幻影。

增强扫描一起使用。

六、磁转移

机体组织含有游离水质子池和与大分子结合的
质子池(即大分子质子池),两者共振频率略有差异。
磁转移(magnetization Transfer, MT)使用频率偏离
水质子共振频率的低能射频脉冲,选择性地饱和大
分子质子池,然后该饱和作用通过磁化交换传递给
游离水质子池,从而降低水质子的信号强度。不同
组织磁化交换程度不同,因而会产生与 MT 相关的
新的组织对比。MT 技术可用于 SE 和 GRE 序列
中。研究表明,FSE 序列因其具有一定程度的 MT
作用,能提高肝内囊肿和血管瘤的检出率。Gd-DT-
PA 增强扫描结合使用 MT 能提高肝内良、恶性病
灶(肝癌除外)的检出,但对鉴别诊断帮助不大。因
为原发、转移性肝癌的 MT 作用与正常肝组织相
仿,所以对这两种病变使用 MT 技术并无意义,另
外 MT 会使信噪比下降。

七、相控阵线圈

相控阵线圈(phased array coil)7 年前开始用于
肝脏成像。同体线圈相比,信噪比提高了 2～3 倍。
信噪比的提高使小视野、薄层和高分辨率扫描成为
可能。使用相控阵线圈提高了肝内病灶的检出率。
相控阵线圈的一个缺点是价格昂贵;另一个缺点是
靠近线圈的组织,特别是皮下脂肪信号特别高,而远
离线圈的部位信号低,以致图像信号欠均匀(图

24-1-17)和呼吸伪影加重,这个缺点可用脂肪抑制、
前腹壁处放置饱和带或屏气扫描来克服。

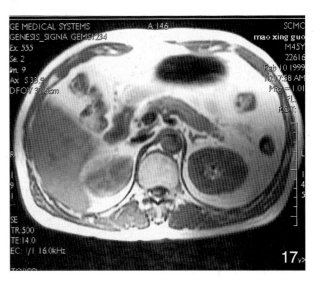

图 24-1-17　肝脏扫描使用相控阵线圈(TORSO 线圈)

图像质量及信噪比高,但信号欠均匀,皮下脂肪信号较高。

八、弥散成像

弥散是分子随机的热运动或布朗运动。分子的
弥散作用会产生相位失散(dephasing),在弥散成像
(diffusion-weighted imaging, DWI)上表现为信号的
衰减。某种组织的弥散程度用表观弥散系数(ap-
parent diffusion coefficient, ADC)来衡量。尽管
DWI 主要用于神经系统检查,但已有报道认为它对
肝内病灶的定性有一定帮助。研究发现,肝囊肿和
血管瘤由于含水量较多,其 ADC 明显高于原发性和
转移性肝癌。肝硬化病人肝脏内纤维组织含量增
加,限制了水分子的运动,其 ADC 值低于正常肝脏。
DWI 对硬件和软件要求很高。硬件方面需要弥散
敏感梯度 XYZ 共三套,每套一对分置于 180°射频脉
冲两侧。由于 DWI 反映的是分子运动,它对病人的
位置移动、呼吸运动、肠蠕动等十分敏感,肝脏成像
时要求病人屏气并保持完全不动,故扫描速度必须
极快,平面回波成像(echo planar imaging, EPI)以具
30～50 ms 的高速提供了进行肝脏 DWI 检查的可
能性。同时使用相控阵线圈在一定程度上能弥补
DWI 成像信噪比差的缺陷。

九、灌注成像

灌注成像(perfusion-weighted Imaging, PWI)
又称微血管成像,它能准确反映肿瘤的血供,故能用
于评价肿瘤的恶性程度、预后以及放化疗或介入治

疗后的效果。常规 SE 序列因时间分辨率太低不能做灌注成像,快速小角度激励(FLASH)或扰相梯度回波(SPGR)能行肝脏屏气扫描,但屏气时间太长,扫描层数有限,且多次屏气会出现层面错位,所以用于灌注成像仍欠满意。EPI 能短至 $1 \sim 2$ s 内完成全肝扫描,时间分辨率极高,能准确反映肝内病灶强化特点。研究表明灌注成像能成功地鉴别肝血管瘤和原发性或转移性肝癌。

十、肝组织特异性造影剂

Gd-DTPA 是最常用的 MR 造影剂,它属非特异性细胞外液间隙造影剂。新型肝组织特异性造影剂分四类。①超微颗粒顺磁性氧化铁(USPIO),它能长时间滞留于血池中,为血池造影剂。②肝细胞造影剂,包括 Mn-DPDP、Gd-DTPA-BOPTA 和 Gd-EOB-DTPA,它能被正常肝细胞摄取并经胆道分泌。③超顺磁性氧化铁(SPIO),能被网状内皮细胞吞噬。④单克降抗体特异性造影剂。上述药物用于肝内病灶的检测,尚处于临床试验阶段。它们的增强表现不同于 Gd-DTPA,而且每种药物有不同的药代动力学特点。因此必须根据具体情况决定选择何种造影剂和成像序列,并确定扫描的延迟时间。

以上多种肝脏 MRI 检查技术均以高场强、高梯度功率和高切换率 MRI 仪为基础,肝脏 MRI 检查序列的选择受到以上诸多因素的影响,实际检查中应视具体情况而定。我们认为,肝脏的 MRI 检查起码须包括 T_1 加权和 T_2 加权两个序列,而动态增强扫描对肝内病灶的诊断起十分重要的作用。上海医科大学中山医院常规肝脏检查包括:SE-T_1 加权结合呼吸补偿;FSE-T_2 加权结合呼吸触发和脂肪抑制,FMPSPGR 屏气动态增强扫描。对不能忍受较长检查时间的患者,可用 FMPSPGR 屏气扫描代替SE 序列做 T_1 加权,用 HASTE 代替 FSE 序列做 T_2 加权,这样可大为缩短检查时间。3D 动态增强扫描可做扫描后重建,不仅能用于病灶定性,还能用于显示病灶与肝内血管的立体关系。脂肪抑制技术的灵活使用可提高肝内病灶的检出并对病灶定性有很大帮助。

(林 江 周康荣)

第二节 肝 脏 对 比 剂

早在 20 世纪 80 年代中期,就开始了 MRI 对比

剂在肝脏 MRI 检查中的应用。但是由于 MR 场强和成像技术的限制,并未在肝脏检查中取得良好的效果。随着 MR 快速成像技术的开发和应用,使得MRI 对比剂在肝脏检查中的应用又有了广阔的前景,在肝脏病变的检出和定性中发挥了极大的作用。另外由于肝脏本身的多种功能以及特殊的组织结构成分,使得肝脏特异性对比剂的开发和应用成为可能而且逐渐成为研究的热点。按照 MRI 对比剂的作用机制,一般分为非特异性和特异性两大类,前者为细胞外液间隙对比剂,后者包括肝胆细胞特异性对比剂、网状内皮细胞特异性对比剂、血池对比剂以及单克隆抗体特异性对比剂。一般说来,对比剂能缩短肝脏的 T_1 和 T_2 弛像时间,缩短 T_1 时间,使肝脏信号强度升高的称为阳性对比剂,适合 T_1W 成像,而缩短 T_2 时间,使肝脏信号强度降低的称为阴性对比剂,适合 T_2W 成像。

一、细胞外液间隙非特异性对比剂

细胞外液间隙非特异性对比剂为亲水性、分子质量相对较小的(约 500 道尔顿)钆螯合物。因为体积小,进入血管后可迅速从血管内间隙进入到血管外间隙,与碘造影剂相似,生物学分布无特异性,在各组织的分布因组织的血供及微血管的通透性不同而异。经静脉注射后回流到心脏,经体循环到达全身脏器并进入血管间隙,由肾脏排泄。Gd-DTPA 是最早应用于临床的 MRI 对比剂,缩短 T_1 时间明显,结合快速梯度回波序列可做动态扫描。其他还有Gd-DOTA、Gd-DTPA-BMA、Gd-HP-DO$_3$A、Gd-DO$_3$A-butrol 等。Gd-DTPA 最为常用,后几种可大剂量、快速地注射,但大剂量注射时对肝脏病灶的检出和定性无特别用处,也许在增强 MRA 检查中有一定的优势。

Gd-DTPA 在血液中的循环过程和碘造影剂相同,一般也分为三个时期:①增强早期(动脉期),为经外周静脉注射 Gd-DTPA 后 $20 \sim 30$ s 内。此时腹主动脉及其分支强化显著,胰腺及肾皮质也明显强化,脾脏强化不均匀,肝脏尚未开始强化或仅轻度强化,门静脉、腔静脉尚未显影或信号明显低于主动脉。②增强中期(门脉期),为肝实质强化的峰值期,因肝脏 75% $\sim$ 80% 由门静脉供血,因此这时肝实质强化显著,肝内病灶和肝实质之间的信号差异明显增大,门静脉、下腔静脉及肝静脉也显示清晰。此期一般在注射对比剂后 $1 \sim 2$ min。③增强晚期(平衡

期），一般在注射对比剂后 3～5 min 以后，此时对比剂在血管内、外的分布处于均衡状态，病灶和肝实质之间的信号差异不大，不利于病灶的检出。但在某些病变，如胆管细胞癌、炎性病变等，其细胞外间隙较大，病灶可持续强化。

Gd-DTPA 经外周血管注射后很快在血管内和血管外的细胞外液间隙达到平衡，因此成像序列和采集时间对提高肝内病变的检出率和定性准确率是很重要的。在常规 SE 序列的 T_1WI 中，因成像速度慢，大多数层面落在增强晚期，不利于病灶的检出。快速梯度回波序列的开发和利用，可在一次屏气或二次屏气期间完成全肝的成像，不但可动态观察肝内病灶信号曲线的变化，而且还减少了伪影，图像质量大大提高。特别是增强早期的成像，对富血供病变，如肝细胞性肝癌（HCC）、富血供的转移灶、局灶性结节增生（FNH）、腺瘤等的诊断极具价值，对微小病灶的检出优于螺旋 CT，与动脉门脉造影 CT（CTAP）相似。增强中期成像对少血供病变的显示最佳，而且也利于观察有无血管侵犯和癌栓形成等。

二、肝胆细胞特异性对比剂

（一）作用机制

以肝细胞为靶的特异性对比剂，经肝细胞吸收而由胆汁排泄。分为两种类型，第一种是在顺磁性的金属螯合物的结构上加上脂溶性基（芳香环），使对比剂具有脂溶性和水溶性两种性质，水溶性的性质使其经肾小管被肾排泄，脂溶性性质又使其主要经肝、胆排泄。因而，具有水溶性和脂溶性两种性质的对比剂可从肝肾两种途径排泄。到达肝血窦的对比剂由于浓度梯度而透过血管内皮间隙，通过结合胆汁酸、脂肪酸进行主动输送，或与有机氧离子、蛋白阴离子等进行被动输送（顺浓度梯度），透过肝细胞膜进入肝细胞。在肝细胞内被药物代谢酶水解氧化，而后与酸结合成具有一定水溶性的物质，在胆汁中被排泄。这一类对比剂包括 Gd-EOB-DTPA、Gd-BOPTA、MS-264、Mn-DPDP 等。

Gd-EOB-DTPA、Gd-BOPTA、MS-264 是 Gd-DTPA 的衍生物，在肝细胞内可以和蛋白质相互作用，使得周围环境的粘滞度增加，因而使肝脏 T_1 时间缩短，因此肝脏可明显、持续地强化。Gd-EOB-DTPA 是在 DTPA 螯合物的侧链上加上一个脂溶性基 EOB，因此和有机阴离子的亲和力大大增加，从而被输送到肝细胞内。肝细胞对 Gd-EOB-DTPA 的吸收量约为 50%，主要由胆汁排泄。临床 I 期和 II 期的试验表明，团注 10～100 $\mu mol/kg$ 体重的 Gd-EOB-DTPA 行 MR 动态扫描时，无任何不良反应的发生。在注射后肝脏的强化是双期（biphasic）的，注射剂量为 25～50 $\mu mol/kg$ 体重时，注射后 5 min 可见在 T_1WI 上肝脏信号明显上升，与 Gd-DTPA 的增强方式相似，因为对比剂主要分布在细胞外液间隙，也有报道团注后 1 min 肝脏实质即明显强化。随后在 20 min 内可见肝脏信号持续上升并达高峰，持续约 2 h，因为主要停留在肝细胞内。Vogel 等报道，注射 50 $\mu mol/kg$ 的 Gd-EOB-DTPA 后 45 min 肝实质强化为 94%，而注射 0.1 $\mu mol/kg$ 的 Gd-DTPA 后 10 min 肝实质的强化仅为 34%。另外，胆囊和胆管内的胆汁也有强化表现，证明其由胆汁排泄。临床 I 期试验表明，Gd-EOB-DTPA 采用 100 $\mu mol/kg$ 体重的剂量时，肝脏的信号强度在 30～60 min 内反而下降，说明高浓度时 Gd-EOB-DTPA 有缩短 T_2 的作用。

Gd-BOPTA 是在 Gd-DTPA 上加上 BO（benzyl-oxymethyl）基，使其易于被有机阴离子输送到肝细胞内。其受体和 Gd-EOB-DTPA 相同。在人体有 2%～4% 被肝细胞吸收而后经胆汁排泄。尽管肝细胞吸收的量很小，但可使肝实质产生明显而持续的强化。在正常人，注射 1 $\mu mol/kg$ 体重的 Gd-BOPTA 后 10 min 肝脏信号强度可增加 100% 以上，肝实质强化的峰值期可持续 2 h。可能因其和大分子结合后易于和肝细胞的蛋白质相互作用，因此 Gd-BOPTA 对肝组织弛豫时间的影响远大于 Gd-EOB-DTPA 和 Mn-DPDP。临床 II 期试验表明，注射 50 $\mu mol/kg$ 和 100 $\mu mol/kg$ 体重的 Gd-BOPTA 时，在 T_1WI 上肝脏信号强度增加可持续 90 min。

Mn-DPDP 通过维生素 B_6 输送到肝细胞内，它的配体和脱磷酸的代谢物通过尿路排泄，而 Mn 主要由胆汁排泄。在肝脏大多数被离解的 Mn 与大分子结合，因而肝脏的 T_1 时间缩短。早期的临床试验表明，团注 Mn-DPDP 后，大多数人出现不良反应，如面部潮红、恶心、呕吐、一过性血压升高等。其中面部潮红最为常见，可达 55%～88%。采用慢速滴注后，不良反应明显下降。在孕鼠的试验中表明，用 20 $\mu mol/kg$ 时，可使胎儿体重下降和骨骼畸形，因此在孕妇中要慎用。慢速滴注 Mn-DPDP 5 $\mu mol/kg$ 时，肝实质在 15 min～4 h 达到强化的峰值期。一般常用的剂量为 5～10 $\mu mol/kg$ 体重，当剂量大于 10 μmol/kg 体重时,肝实质的强化程度无明显增加。

第二种类型的肝细胞性对比剂为受体型对比剂。把 SPIO 的颗粒变小,并给予特殊物质包裹,使之通过肝细胞受体发生摄粒作用。如阿糖半乳聚糖包裹的超顺磁性氧化铁(arabinogalactan-coated ultrasmall superparamagnetic iron oxide,AG-USPIO)、BS180550、AG-MION(arabinogalactan-coated monocrystalline iron oxide nanocompound)。如 AG-USPIO,是以肝细胞膜上的半乳糖受体为靶,与受体结合的复合物被输送到肝细胞内,在溶酶体内进行降解,AG-SPIO 经胆汁排泄,而受体在细胞膜被重复利用。AG-USPIO 对肝脏缩短 T_2 的效果明显大于网状内皮系统特异性对比剂,因为肝细胞占 60%～70%,巨噬细胞仅占 3%,大量受体型对比剂进入肝细胞,使之在肝内分布均匀且作用明显。它的作用和安全性尚在进一步试验中。

（二）临床应用

肝细胞特异性对比剂因主要被肝细胞吸收,而且停留的时间长,因此适合 MRI 的时间窗很宽,一般在注射对比剂后 15 min～2 h 内均可。顺磁性金属螯合物的特性使其缩短 T_1 明显,主要适合 T_1WI,成像时间较短,无需屏气也可获得较高信噪比的图像。如采用梯度回波序列,一次屏气即可完成全肝的成像,可消除伪影,获得理想的图像。另外,该类对比剂最大的优势就是有助于微小病灶的检出及肝内局灶性病变的定性诊断。注射后在 T_1WI 上肝脏信号明显上升,而非肝细胞性肿瘤不吸收对比剂,因此病灶和肝实质之间的对比明显提高,病变易于检出。特别是肝微小转移灶的检出率大大提高。尽管肝细胞特异性对比剂对肝细胞性肝癌的诊断是否有效尚有争议,但多数学者认为根据肝细胞性肝癌的信号强度变化可推测其细胞分化程度。大多数肝细胞性肝癌在增强后为相对低信号,因其强化程度低于正常肝实质。但对一些分化好的肝细胞性肝癌来说,增强后可明显强化成为高信号,比周围正常肝实质还要显著。而且有文献报道注射 Mn-DPDP 后 24 h 仍可见到明显强化。可能由于高分化的肝细胞性肝癌保留了正常肝细胞的功能,但又因其胆管遭破坏,从而使进入的对比剂不易从癌细胞排泄。

Gd-EOB-DTPA 对肝内病变的检出取决于 MRI 采集时间。动态增强早期成像(血管期)其作用机制和 Gd-DTPA 相同。此期因肿瘤血供和细胞间隙大小的不同,病灶的强化程度和类型也各不相同。此期病灶和肝实质之间的对比不太高,但有助于病灶的定性。Gd-EOB-DTPA 和 Gd-DTPA 的对照研究表明,肿瘤的早期强化类型是相似的,在肿瘤的良、恶性鉴别中很有价值。

晚期(肝细胞期)成像对病灶的检出最为敏感。因为大多数的肝脏局灶性病变不能选择性地吸收 Gd-EOB-DTPA,因而在肝实质明显强化时这些病灶成为低信号。临床 II 期试验表明,在注射 Gd-EOB-DTPA 后 20 min 成像可明显增加肝脏和病变之间的对比,对肝内转移灶的检出更加有效。转移灶表现为周边强化,可能是由于正常肝组织受压所致,注射剂量为 12.5 μmol/kg,采用梯度回波 T_1WI 时,转移灶的 CNR 比未增强时增加 74%,而用常规 SE 序列 T_1WI 时,转移灶的 CNR 增加 46%。注射后 20 min 成像,转移灶的检出率比未增强时增加 35%。Vogel 等报道,采用 12.5、25、50 μmol/kg 的剂量时,对肝内转移灶的检出率均比未增强的或 Gd-DTPA 增强的 MRI 增加,其中以 50 μmol/kg 剂量最为明显。

对肝细胞性肝癌来说,注射 Gd-EOB-DTPA 后早期成像,病灶有不同程度的强化,这与肿瘤细胞的分化无关。晚期成像时,分化好的肝细胞性肝癌可明显强化,而分化差的则强化不明显成为低信号。Reimer 等报道,注射 Gd-EOB-DTPA 后 20 min 成像,肝细胞性肝癌的 CNR 比平扫时下降,Vogel 等报道高剂量(50 μmol/kg)比中等或低剂量注射时可检出更多的肝细胞性肝癌卫星结节。

注射 Gd-EOB-DTPA 后早期成像,血管瘤的表现和 Gd-DTPA 增强方式相似,表现为边缘强化逐渐向中心扩展,而晚期成像时则表现为低信号。

FNH 在早期成像时为明显的高信号,因其血供丰富。晚期成像时仍为高信号,因具有肝细胞的功能,可大量吸收 Gd-EOB-DTPA。但 FNH 胆管不发达,排泄延迟,其强化可持续 4 h。

Gd-BOPTA 的作用和 Gd-EOB-DTPA 相同,在注射后早期成像可观察病灶的血供和强化类型,而在 90 min 成像肝脏的信号强度明显增加,有助于微小转移灶的检出。文献报道高浓度注射时比低浓度注射所产生的效果更好,肝脏的 CNR 比平扫时(SE 序列和梯度回波序列成像)增加 5 倍,对转移灶的检出率也明显高于 T_2WI 和 CT 扫描。对肝细胞性肝癌患者来说,肝脏的 CNR 增加不明显,可能肝硬化的存在影响了 Gd-BOPTA 的吸收,使肝脏强化程度有所下降而且肝癌细胞也可吸收 Gd-BOPTA 而有强化表现。有一组对照研究表明,以术中超声为金标准,Gd-BOTPA 增强 MRI 对肝内恶性病变的检出率和 CTAP 相似,但假阳性要低于 CTAP(图24-2-1,2)。

Mn-DPDP 因团注时不良反应的发生概率高,因此一般采用慢速滴注,也不选择早期成像。注射 Mn-DPDP 后 10 min 成像,肝脏与病变的 CNR 可增加 100%,而且因强化持续时间长,无需屏气的 SE 序列 T_1WI 即可获得理想的效果。临床Ⅱ期试验表明,Mn-DPDP 增强后可检出病灶 390 个,而 T_1WI

和 T_2WI 分别为 254 和 272 个。

文献报道,注射 Mn-DPDP 后 $10\sim15$ min 成像,仅 8% 的转移灶有强化表现,为周边环形强化。而肝细胞性肝癌的强化表现较为复杂,类型有多种,分化好的肝细胞性肝癌强化异常显著(图 24-2-3),其他则为不均匀的、周边结节状的强化或分隔有强化。有些肝细胞性肝癌可以和肝实质的信号一致。退变结节可有强化表现,再生结节在增强后常有明显强化而易于识别。在肝硬化和脂肪肝的病例,肝脏实质的强化会受到一定的影响。囊肿和血管瘤无强化表现。

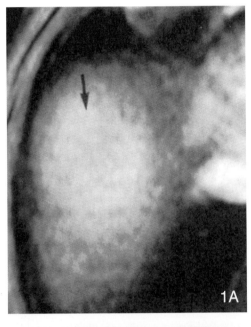

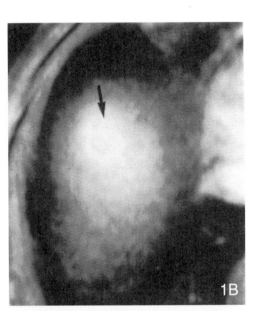

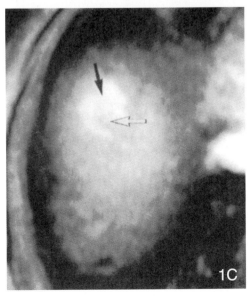

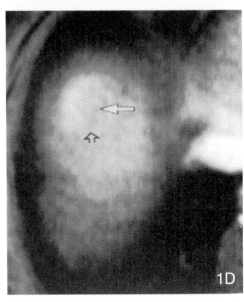

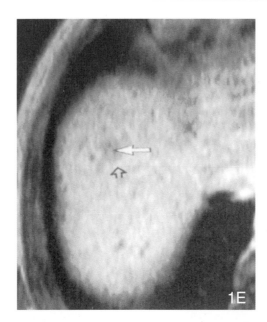

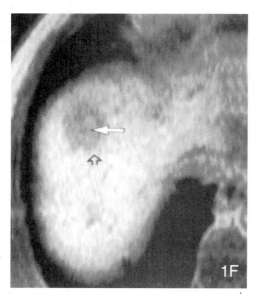
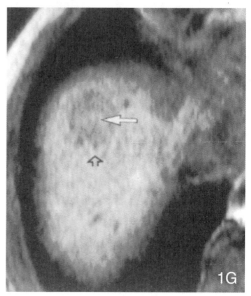

图 24-2-1 分化好的小肝癌

A. 增强前 GRE 序列平扫,示一高信号病灶(箭)与硬化的肝实质之间无明确的界限。 B. Gd-BOPTA 动态增强扫描(注射后 30 s),示病灶明显强化呈高信号(箭)。 C. 注射后 40 s 扫描,示病灶周边(黑箭)强化明显而中心(白箭)强化下降。 D. 注射造影剂后 70 s 扫描,示病灶信号下降(实心箭),外周可见不均匀的高信号(空心箭)。 E. 注射后 10 min,示病灶为低信号(实心箭),肿瘤中心信号略不均匀,外周可见高信号环(空心箭)。 F. 60 min 后示肿瘤仍为低信号,但和正常肝实质之间界限更加清晰,中心(实心箭)为不均匀低信号,而高信号环几乎消失(空心箭)。 G. 8 h 后示肝实质仍为高信号,低信号肿瘤(实心箭)和外周高信号环(空心箭)仍可见。

三、网状内皮细胞特异性对比剂

(一) 作用机制

血液中 30~500 nm 大小的颗粒主要被肝和脾的网状内皮细胞清除。不同类型的超顺磁氧化铁颗粒,大小在 40~400 nm 之间且被各种结晶体包裹以后作为肝脏的特异性对比剂。这种颗粒以抗体形式存在于血液中,与可溶性蛋白补体结合,被网状内皮细胞识别摄入。肝脏含有全身 80% 的网状内皮细胞,因此氧化铁颗粒摄入后绝大多数进入肝脏,小部分进入脾脏,而 10 nm 以下的颗粒大多数进入骨髓和淋巴结的网状内皮系统。影响肝脏网状内皮系统吞噬能力的因素有颗粒大小、数量、电荷、血中调理素作用、肝血流量、网状内皮系统细胞数量和细胞功能等。颗粒带阴电荷时,网状内皮系统容易识别、吞噬。另外,要抑制颗粒的凝聚、沉淀,并保持稳定的

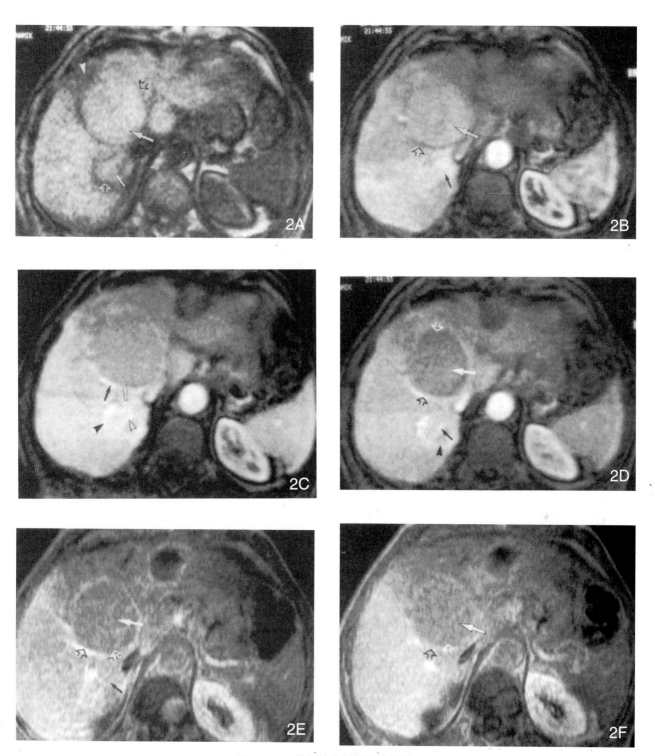

图 24-2-2　分化差的肝细胞性肝癌

A. 动态增强前平扫示病灶为略高信号(实心白箭),周边可见低信号环(空心箭)。另外右后叶也可见一略高信号灶(实心白箭),周边可见低信号环(空心箭)。大的病灶和肝表面之间可见不规则的低信号区(箭头)。　B. Gd-BOPTA 动态增强早期(注射后30 s)示病灶信号无明显上升(白箭),周围环影仍为低信号(空心箭)。肝实质强化不均匀。再生结节(黑箭)有不均匀强化。

C. 注射后55 s示病灶周边可见双环影,内层(白箭)为低信号,外层(黑箭)为高信号。再生结节(白箭头)为高信号,周边环影(黑箭头)也有强化。D. 注射后130 s病灶为明显低信号(实心白箭),而周边见低信号(白空心箭)和高信号(黑空心箭)环。再生结节(实心黑箭)及其周围环影(黑箭头)仍为高信号。　E. 注射后10 min病灶(实心白箭)为均匀低信号,周边双环影无明显变化(空心箭)。再生结节为不均匀低信号(实心黑箭)。　F. 注射后60 min示病灶(实心白箭)仍为低信号,但肝脏和病灶之间的对比下降,周边环影(空心黑箭)信号下降,而低信号的内环(空心白箭)几乎无法识别。

胶体状态。氧化铁可以是 Fe^{2+} 或 Fe^{3+}，被右旋糖酐或淀粉包裹以后称为超顺磁氧化铁（superparamagnetic iron oxide particles，SPIO）。SPIO 置于外磁场内能被强烈磁化而扰乱局部磁场，若除去外磁场，则 SPIO 的磁性消失。这种性质称为超顺磁性。局部磁场与扰乱磁场引起周围质子的相位离散，造成 T_2 缩短。SPIO 引起的 T_1、T_2 缩短效果依条件变化而不同。颗粒大的，引起 T_2 缩短效果大，T_1 缩短效果小。另外高场强 MR 设备 T_2 缩短效果明显。采用 SE 序列或梯度回波序列 T_2WI 均可。

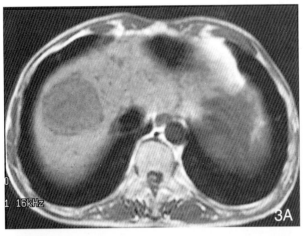

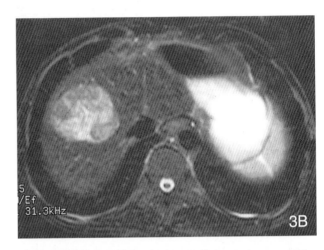

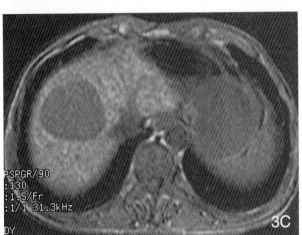

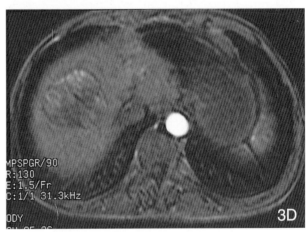

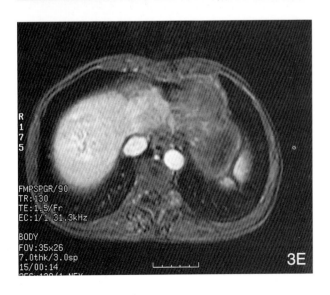

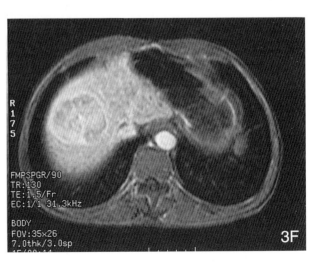

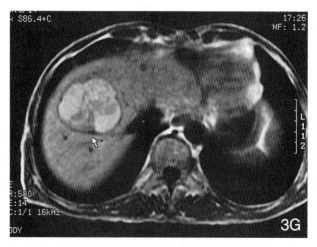

图 24-2-3　分化好的肝细胞性肝癌

A. SE T_1WI 示肝内低信号病灶。　　B. SE T_2WI 示病灶为不均匀高信号。　　C. FMPSPGR 序列平扫示病灶为低信号。　D. 注射 Gd-DTPA 后动态增强动脉期,示病灶有不均匀强化。　　E. 门脉期,病灶仍有持续强化,呈略高信号,与肝实质之间的界限不清。　　F. 延迟期,病灶为低信号,而包膜有强化呈高信号带。　　G. 注射 Mn-DPDP 后 25 min T_1WI,示病灶强化明显,呈高信号,包膜无强化,为低信号(箭)。

经外周静脉注射 SPIO 后在血液中停留的时间约 20 min,而在肝脏被 Kupffer 细胞吞噬后可停留几个小时,在这段时间内 T_2WI 可以见到肝脏信号明显下降,大多数的肝脏局灶性病变,特别是转移癌,几乎不含 Kupffer 细胞,因而和肝实质相比成为高信号,肝脏和病灶之间的对比增加,易于被识别。SPIO 包 括 Ferumoxides (AMI-25)、SHU555A,MSM(magnetic starch microsphere)等。

Ferumoxides(AMI-25)是第一个进入临床试验并且第一个通过美国 FDA 批准上市的 SPIO,在临床上最为常用。它的包裹物质为相对分子质量低的右旋糖酐,右旋糖酐的平均直径为 50~150 nm,其在血浆中的半衰期是双相的,为 10 min 和 90 min,而在肝脏中的半衰期是 3~4 d。鼠动物试验表明,注射 Ferumoxides 1 h,83% 被肝脏吸收,6% 被脾吸收。Ferumoxides 被细胞吞噬后输送到溶酶体降解,释放出的铁不断被血红蛋白结合。在人体注射 20 μmol/kg 的 Ferumoxides 后,肝脏信号下降的峰值在 30 min 到 6 h。临床常用的剂量为 10~15 μmol/kg,一般是安全的。有 10%~15% 的病人可产生不良反应,最常见的为背痛,另外可出现低血压,用大剂量,注射速度快时易于发生,而改用 30 min 内慢速滴注时,低血压的发生率减少,为 1%~2%。另外可见到血清铁、饱和转铁蛋白一过性升高。对右旋糖酐过敏的患者要慎用。

另一种 SPIO 为 SHU555A,包裹物质为二氧化碳右旋糖酐,目前已进入临床试用。因为其浓度高,因此用量极小(< 4 ml),可以采用团注。和 Ferumoxides 一样,SHU555A 可以迅速从血液中清除,肝脏信号下降在注射后 10 min 最为明显。Kopp 等发现,采用 8 μmol/kg 的剂量在注射后 40 min 成像时肝内病灶的检出最佳。

(二)临床应用

注射 SPIO 后 MRI 肝脏信号明显下降,而大多数恶性肿瘤不含 Kupffer 细胞,信号无变化,因此肿瘤和肝脏之间的对比明显增加。许多研究都得到相同的结论,尽管所用的 MRI 设备和选择的成像序列各不相同。SPIO 在正常肝组织中可停留几个小时,因此适合成像的时间窗也很宽。一般采用 SE 序列 T_2W 成像。增强前的 T_2W 成像 TE 时间不宜过长,因为长 TE 的重 T_2W 成像可使肝脏信号下降,应用 SPIO 后肝脏信号的下降不明显,反而不利于病灶的检出。而注射 SPIO 后采用重 T_2W 成像可使肝脏信号下降更明显,因此理想的方法是增强前应用中等 TE 的 T_2W 成像而注射 SPIO 后采用长 TE 的重 T_2W 成像。另外梯度回波序列和 EPI T_2W 成像对 SPIO 也很敏感。SPIO 可明显提高肝内病灶的检出率,特别是有利于微小肝癌病灶的检出。动物试验表明,直径为 2 mm 的病灶也可检出。另外在鉴别诊断方面也很有价值,肝细胞性肝癌和转移性肝癌,不吸收 SPIO,而 FNH、腺瘤、血管瘤、再生结节等均可吸收 SPIO。此外,对弥漫性疾病的诊断也有一定的价值。肝硬化、肝炎、肝缺血时可引起肝血流减少,使网状内皮系统功能下降,

SPIO 的增强效果下降。但对肝硬化合并肝癌的诊断没有影响。

Ferumoxides 进入临床使用而且自 1988 年第一篇报道至今已有大量的研究报道,结果表明 Ferumoxides 在肝脏局灶性病变的检出方面极有作用,优于超声、CT、CTAP、常规 Gd-DTPA 增强 MR。Res 等报道一组病例(208 例),Ferumoxides 增强的 T_2W 成像在病灶检出方面比 CT 扫描多 40%,比未增强的 T_2W 成像多 27%,而病灶与肝脏的 CNR 增加 40%。另外对直径 3 mm 的病灶也可检出,和 Stark 等报道的结果一致。另外,Seneterre 等报道,Ferumoxides 增强的 MRI 在判断肝段受累情况方面比

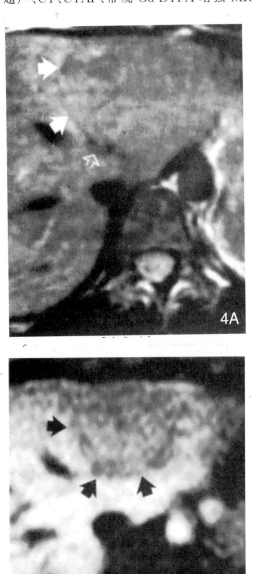

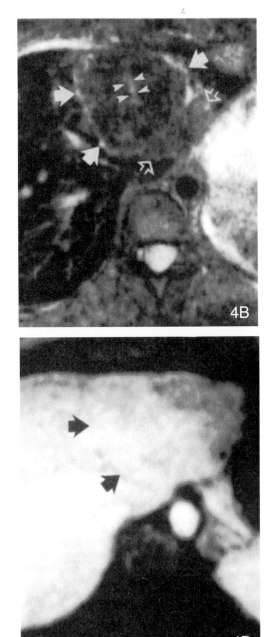

图 24-2-4   局灶性结节增生(FNH)

A. 增强前的 NPWI 示左外叶病灶(实心箭)为均匀等信号,空心箭示左肝静脉。中心瘢痕未能显示。   B. AMI-25 增强后 NPWI 示病灶和肝实质之间界限清楚,中心瘢痕(白箭头)和包膜(实心箭)比增强前显示清楚。远端受累的肝实质也可清晰显示(空心箭),而在其他序列中均未发现。   C. 增强前 GRE 序列图示病灶(箭)为低信号,未能显示中心瘢痕。   D. Gd-DTPA 动态增强示 FNH(箭)为富血供病灶,但仍未能显示瘢痕和包膜。

CTAP 更准确,而 $T_2^* W$ 屏气梯度回波成像在鉴别转移灶和小囊肿方面也优于 CTAP。

Ferumoxides 增强 MRI 在病灶的定性方面也很有价值。绝大多数的肝细胞性肝癌不含 Kupffer 细胞,注射 Ferumoxides 后信号无变化,但也有文献报道分化好的肝细胞性肝癌也含有 Kupffer 细胞可吸收 Ferumoxides,因此对这类病灶需结合未增强的 MR 图像进行判断。肝囊肿不吸收 Ferumoxides,在 T_2W 成像上仍为高信号。血管瘤在 Ferumoxides 增强以后有特征性的表现,在 T_2W 成像上信号明显下降,而且在 T_1W 成像上也可见到信号增高,和肝实质相比成为高信号,这种改变可能是由于血管湖内的慢血流所致。FNH 和腺瘤可吸收 Ferumoxides,增强以后信号明显下降。FNH 的中心瘢痕不吸收 Ferumoxides,因此增强以后显示更为清楚(图 24-2-4～6)。

在肝硬化的病人中应用 Ferumoxides 的价值还不能肯定。早期的研究表明,肝硬化基础上的瘢痕、再生结节、感染和分流使得肝脏对 SPIO 的吸收减少,而脾脏的摄入增加。另外 SPIO 可造成肝脏信号不均匀。但后期的研究结果表明,只有严重的肝硬化可影响 SPIO 的吸收,一般不受影响。另一方面在肝脏铁质沉积症的患者中应用 SPIO 对肿瘤的检出价值不大。

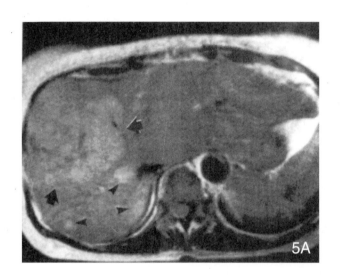

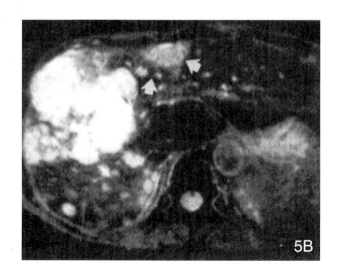

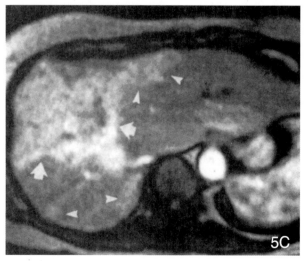

图 24-2-5　HCC

A. 增强前 NPWI 示肝右叶高信号病灶(箭),信号不均匀,边界不清,周边还可见多个小病灶(箭头),边界不清。　B. AMI-25 增强后 NPWI,肝内可见大小不一的多个病灶,边界清楚。　C. Gd-DTPA 动态增强示大病灶(实心箭)有不均匀强化,但边界不清,小的病灶(箭头)也有强化表现,但显示病灶数目和边界不如 B 清晰。

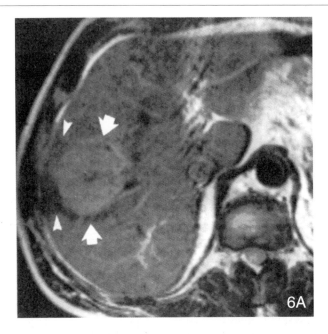

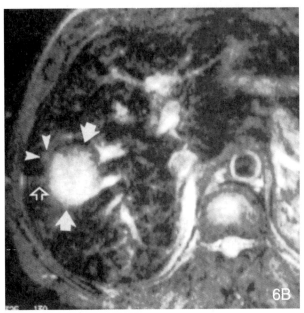

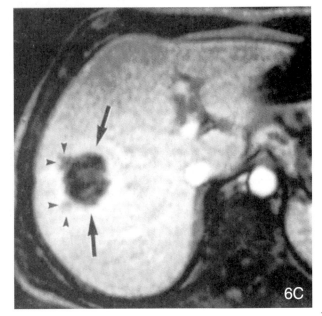

图 24-2-6 结肠癌肝转移

A. 增强前 NPWI 示病灶为略高信号(箭),近包膜下可见三角形的低信号区(箭头)。 B. AMI-25 增强
后 NPWI 示病灶为高信号(箭),而周边还可见两个小病灶(箭头和空心箭)。 C. Gd-DTPA 动态增强示
大病灶(箭)环形强化,周边两个小病灶为低信号(箭头)。

四、血池对比剂

血池对比剂有两种,一种为大分子,通过顺磁性
的金属钆复合物和大分子物质连接而成,如 Gd-DT-
PA 和白蛋白(albumin)、右旋糖酐(dextran)、聚赖氨
酸(polylysine)等连接而成。大分子对比剂的相对分
子质量在 20 000 以上,在血管内的停留时间延长。
另一个潜在的优点是弛豫时间延长。这种大分子对
比剂目前尚在动物试验阶段,尚未应用于人体,可能

是其在人体内停留的时间过长,会有潜在性的危害。
另一种为颗粒型,即为超小的顺磁性氧化铁颗粒,
Ferumoxtran(AMI-227,BMS180549 等)。由超小的
超顺磁氧化铁颗粒被右旋糖酐包裹而成,平均直径
为 20~30 nm,在血管内半衰期长达 200 min。它在
人体的分布和 Ferumoxides 不同,主要进入淋巴结
和骨髓,进入肝脏和脾脏的数量较少。Ferumoxtran
既可作为血池对比剂也可作为网状内皮细胞对比
剂。在血管期,T_1WI 上可见到肝脏和血管的信号

增加,而在 T_2WI 上信号下降。晚期成像时 Ferumoxtran 被网状内皮系统吸收并在细胞内分解,因此仅仅能看到对 T_2 的作用。临床试验表明 Ferumoxtran 是安全的,但有些方面尚需进一步改进,如加快血液中清除的速度和以肝脏为靶,提高其特异性。被多糖、阿糖半乳聚糖包裹的 USPIO 可以和肝细胞上的涎糖蛋白受体紧密结合。动物试验结果表明,这种 USPIO 可以迅速从血液中清除而且全部被肝细胞吸收。人体切除组织试验表明,正常肝组织、肝硬化、FNH、腺瘤均可吸收,而肝细胞性肝癌不吸收。

AMI-227 为 T_2W 成像的阴性对比剂,在滴注后 1 h 成像,T_2WI 上可见到肝脏和血管的信号均下降,而大多数的实质性占位特别是转移性肿瘤,信号无改变。血管瘤可以吸收 AMI-227,因而在 T_1WI 上信号增加,T_2WI 上信号下降明显。转移性肿瘤和肝细胞性肝癌一般无信号改变,有时可见到环形强化,可能是肿瘤周围血管较为丰富所致。

Harisinghani 等报道,应用另一种血池对比剂 Code-7227 评价增强 MRI 鉴别肝血管瘤(HHE)与常见肝恶性肿瘤的价值。HHE 在增强 T_1WI 上为相对正常肝组织的高信号,T_2WI 上为等信号,转移性肿瘤无信号改变,增强后 T_1WI 为相对低信号,T_2WI 为高信号,肝细胞性肝癌增强后 T_1WI 有强化,但较正常肝实质信号低,其强化程度明显低于 HHE,T_2WI 上信号下降,但和肝实质相比为相对高信号,Code-7227 增强后的 MRI 能较准确地鉴别肝 HHE 和局灶性恶性病变。

五、单克隆抗体特异性对比剂

也称为 MRI 靶向对比剂,其基本原理是用 MRI 对比剂标记抗肿瘤 McAb,即以抗肿瘤 McAb 为载体,将 MRI 对比剂运送到肿瘤局部,经 MR 扫描后确定其分布,即相关抗原的存在部位,从而起到靶向诊断的作用,以提高 MR 诊断的敏感性和特异性。

MRI 靶向对比剂的标记是通过双功能络合剂进行的,即先以双功能络合剂偶联 McAb,再将 MRI 对比剂与之结合。可用的双功能络合剂有两大类,一类为多氨锇羧类,包括 EDTA、DTPA、TTHA 及其衍生物;另一类是大环类,类似冠醚的化合物,有 DOTA、NOTA、DOTMA。通过双功能络合剂作用与 McAb 上赖氨酸残基(糖基或羧基)相偶联。Gd-

DTPA-McAb 对肿瘤模型的增强效果国外已有文献报道。1983 年 Hnatowich 等使用 DTPA 与抗体结合,方法简单,效果好。1984 年,有作者用 Gadolinium(Gd)标记 McAb 用于诊断肿瘤。1988 年,Curtet 用 Gd 标记人结肠腺癌特异性抗体 19-9 和 73-3,通过 DTPA 来完成标记。每个单抗分子可和 25 个 DTPA 螯合,其免疫活性略有下降。把 Gd-DTPA-McAb(剂量为:Gd 17 mmol/kg,McAb 60 μmol/L)注入载人结肠腺癌(SW948)的裸鼠体内,于注入后 24 h 将肿瘤切除,做离体 T_1W 成像,发现 T_1 弛豫时间随 McAb 对肿瘤的特异性不同而不同。McAb19-9 和 McAb73-3 对 SW948 瘤株的 T_1 弛豫时间减少率为 20%。以后也有类似文献报道,结果显示注入 Gd-McAb 后增强效应逐渐增加,并持续到注射后 24 h。Gd-McAb 的增强高峰是在注射后 30、120 min 后消退。通过使用肿瘤特异性对比剂可鉴别肿瘤、瘤周水肿和放射性损伤。但与 Gd-DTPA 相比,其信号变化是微弱的,可能是 Gd-McAb 中 Gd 含量太少。临床所用 Gd-DTPA 的剂量(0.1 mmol/kg)是实验所用剂量(0.01~0.03 mmol/kg)的数倍。另一原因为 Gd-McAb 的相对分子质量(160 000)比 Gd-DTPA 的相对分子质量(743)大 200 多倍,从而也限制了肿瘤对 Gd 的摄入。

另外随着 SPIO 的应用,人们又将 Fe_3O_4(SPIO 的主要成分)和 McAb 结合。因 Fe_3O_4 具有强的 MRI 阴性对比增强效果。而 McAb 又具有高度特异性,可和抗原结合,因此 SPIO-McAb 的敏感性和特异性都很高。Cerdan 报道,当 SPIO 的浓度为 1~10 nmol/L 时,能获得良好的 SE 序列对比图像。

虽然 McAb 特异性对比剂已研究多年,但一直未应用于临床。主要原因是 Gd-DTPA-McAb 的稳定性比 Gd-DTPA 差。Gd 与 DTPA-McAb 结合后稳定性下降,易游离出 Gd,Gd 是重金属元素,游离的 Gd 对人体有害。也许 SPIO 替代 Gd 以及使用聚赖氨酸作络合剂可以解决这一问题。另外,对比剂的浓度不够高,影响增强效果。解决的方法是经动脉给药增加肿瘤局部的对比剂浓度或用单抗的 F(ab′)2 片段代替完整的 McAb,以降低螯合物的相对分子质量,提高肿瘤对其的摄入量,以增加增强的效果。其次,人抗鼠抗体(human-anti-mouse-antibody,HAMA)的产生可使再次用药的效果降低。这个问题可通过使用基因重组人 McAb 代替目前使用的鼠抗体而解决。随着技术因素的不断改进,单抗体对比剂可望在临床取得良好的应用前景。

(严福华 李韧晨 周康荣)

第三节 正常解剖和 MRI 表现

一、大体解剖

肝脏是腹腔内最大的器官,其大小和形态个体差异很大。肝右叶通常大于左叶。肝右叶尾侧部分常偏于腹侧,并可见其内后缘处右肾窝之压迹。Riedel 叶是右叶的一种变异,多见于女性。正常右叶在下方层面上逐渐变小,而 Riedel 叶表现为右叶尾侧处局部呈球样增大。肝左叶的大小、形态和位置并不恒定。它可以全部位于右侧腹腔,也可以越过中线,甚至可达上腹之左侧壁处。左叶的最外侧部分甚至可卷曲包绕部分脾脏。MRI 冠状位扫描能准确鉴别该处病灶来自左叶还是脾脏或胃底(图24-3-1)。尾叶和尾状突位于门静脉和下腔静脉之间,尾状突是尾叶的向下延伸部分,横断面图像上可显示为孤立的,与肝脏不连的假像,因而容易把这一正常解剖结构误作肿块或肿大的淋巴结。MRI 冠状位和矢状位扫描可显示尾叶突与肝脏相连的关系(图24-3-2)。

肝脏的上方偏内处与膈肌的后份紧密粘连,此区因缺乏潜在的腹膜腔而称为"裸区"。裸区肝脏后方如果发现积液则多位于胸膜腔内。

肝脏有三个裂隙,它们是叶间裂、肝圆韧带裂和静脉韧带裂。叶间裂是一不完全的裂隙,其下缘在肝脏下方层面上,可由胆囊窝确定,尽管叶间裂可因含少量脂肪而在 T_1WI 上表现为高信号,但极大多数情况下仍无法显示该裂。肝圆韧带裂内含有肝圆韧带和少量脂肪,肝圆韧带离开肝脏腹面后移行为镰状韧带的游离缘。静脉韧带裂呈横向走行,位于左叶外侧部与尾叶相交水平,它是肝圆韧带裂的延续部分,通常在肝圆韧带裂的上方层面显示更好(图24-3-3)。上述三裂都位于纵向平面内,其中叶间裂和肝圆韧带裂参与肝脏分叶分段。

肝动脉、门静脉和胆道经肝门区进入肝脏,除此之外,该区域还含有胆囊颈、胆囊管、神经、淋巴管和正常大小的淋巴结。

尽管多数情况下肝脏与前腹壁内面紧贴,但有时部分结肠可插入到肝脏和腹壁之间,也可插入到增宽的肝裂内。另外肝脏边缘在深呼吸时受到附着于肋骨上的膈肌纤维的挤压可出现小的压迹。须注意勿把这些正常表现与肝内病灶相混淆。

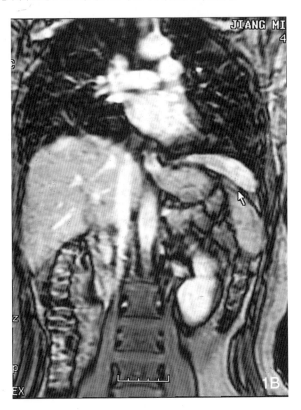

图 24-3-1 肝左叶血管瘤(箭)

A 和 B 为增强扫描。A. 横断面示肿块与肝脏分离,而同脾脏紧贴,难以判断其来源。 B. 冠状位示肿块与左叶相连,位于脾脏上方。

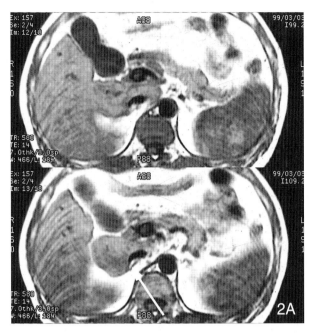

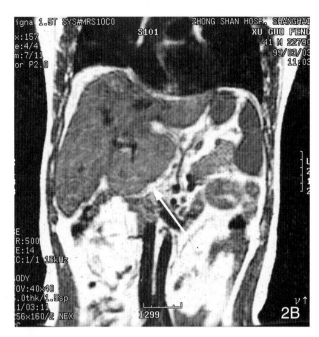

图 24-3-2　肝脏尾叶

A. T₁WI 上图横断面显示增大之尾叶与右叶连接。下图示尾叶似为孤立的肿块（箭）。

B. T₁WI 冠状位准确显示增大的尾叶与肝脏相连关系。

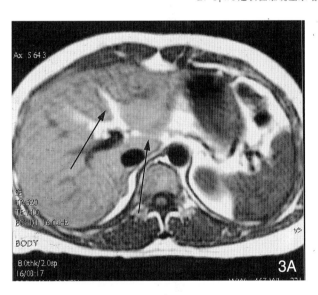

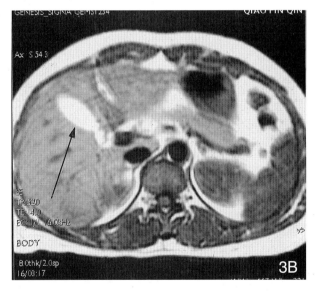

图 24-3-3　肝脏正常解剖——肝裂与胆囊

在 T₁WI 上，肝脏信号与胰腺相仿，比脾脏信号高。A. 显示肝圆韧带裂和静脉韧带裂因
含脂肪表现为高信号（箭）。 B. 为 A 下方层面，显示高信号胆囊（箭）。

　　肝脏部分切除后，肝组织迅速再生，可在数月内
恢复到正常体积。肝右叶切除后，左叶向右侧增大，
呈椭圆形改变；左叶切除则促使剩余之右叶增生呈
圆形改变；肝段切除后造成肝表面欠规则并可留下
瘢痕，在切缘处可有少量液体积聚或肉芽肿形成；另
外肝脏切除手术和肝组织再生会改变肝内血管特别
是门静脉的正常走行。

二、肝脏分段

　　在 MRI 或 CT 断面图像上识别肝段是可行的，
从而可对病灶作定位。1954 年法国 Couinaud 根据
门静脉和肝静脉的分布，对肝脏进行分叶分段，后经
Bismuth 修正后该法得到普遍认可，它既符合外科
解剖实际，并被肝段和亚段手术切除所证实，又在影

像断面解剖学上容易被接受。它用三个纵裂和一个横裂将肝脏分为八段(或称亚段)(线图24-3-1)。在横断面图像上,Couinaud肝段解剖的三维构型被通过下腔静脉和右、中、左肝静脉主干并垂直于横断面的三个纵行平面,以及通过左、右门静脉主干的一个横行平面分割而成。我们可用这四个平面分别代表纵裂和横裂,用来作为肝段的分界标志。虽然肝静脉在肝段间走行,代表了肝段间的真正分界,但它们通常只能在肝脏头侧层面显示,而另一些位于肝静脉平面内的重要解剖标志如胆囊、肝圆韧带和门静脉左支矢状段等可用来作为尾侧横段面肝段间的分界。右纵行平面为肝右静脉至下腔静脉右前壁的连线,它在肝脏的头侧层面,将右肝分为右前上段(Ⅷ)和右后上段(Ⅶ);而在尾侧层面,由于肝静脉不连续,可人为确定为右前下段(Ⅴ)和右后下段(Ⅵ)。中纵行平面可分为三个部分:在头侧层面,肝中静脉将左内上段(Ⅳa)和右前上段(Ⅷ)分开;在中部层面,它是通过下腔静脉中部至胆窝中部的连线(Cantlie线);在尾侧层面,该平面含少量脂肪,在T_1W图像上为高信号,将左内下段(Ⅳb)和右前下段(Ⅴ)分开。左纵行平面也分为三部分:在头侧层面,肝左静脉内侧支将左内上段(Ⅳa)和左外上段(Ⅱ)分界;在中三分之一层面为门静脉左支矢状段,尾侧层面为肝圆韧带和静脉韧带,将左内下段(Ⅳb)和左外下段(Ⅲ)分开。尾叶作为单独肝段(Ⅰ),不再划分。在MRI冠状面上,上述肝段从左外段起顺时针依次命名为Ⅱ、Ⅲ、Ⅳ、Ⅴ、Ⅵ、Ⅶ和Ⅷ段,Ⅳ再分为Ⅳa和Ⅳb,尾叶为单独的Ⅰ段。而在MRI横断面足头侧观图像时,则以下腔静脉为中心逆时针依

次命名这些肝段(图24-3-4)。

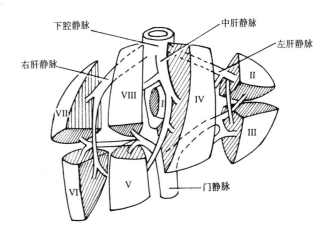

线图 24-3-1 肝脏 Couinaud 分段

三、肝内血管

肝内血管包括肝动脉、门静脉和肝静脉。门静脉、肝动脉和肝管共同伴行于Glisson鞘内,分布于肝叶肝段中央,而肝静脉则位于肝叶肝段之间。门静脉管径最粗,分支较为恒定,其变异较肝动脉和肝静脉少。门静脉在肝内先分出左、右两支,然后逐级分支到各肝段。肝左、肝中静脉多合并后汇入下腔静脉,而肝右静脉通常单独注入下腔静脉,副肝静脉并不少见,一般在远离第二肝门的较低层面单独汇入下腔静脉(图24-3-5)。肝动脉一般须在增强扫描的早期得以显示。在肝门区,肝动脉位于门静脉主干的前方略偏内侧。肝动脉的走向变异很多,如迷走的肝右动脉可位于门静脉后方。尾叶作为单独的肝段其血供较为特别。左右肝动脉和门静脉均发出分支供应尾叶,而其静脉血直接汇入下腔静脉,由于

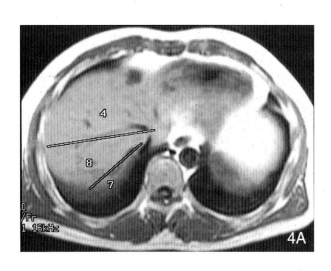

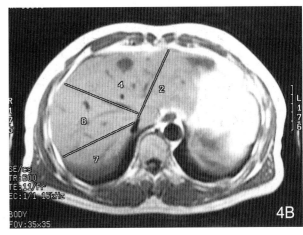

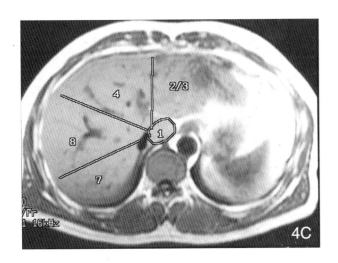

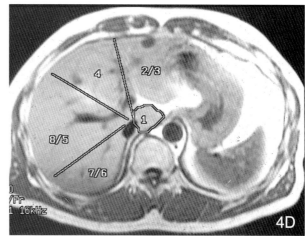

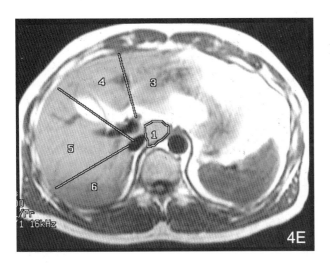

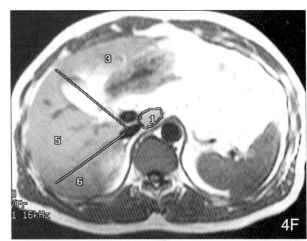

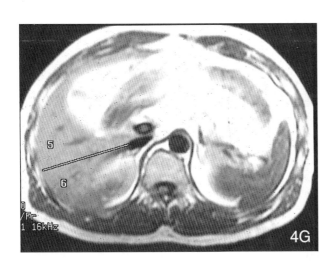

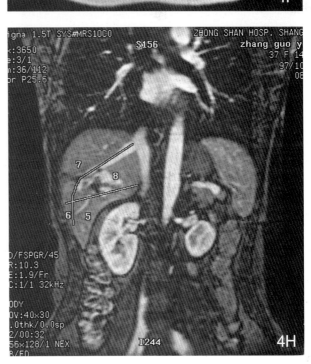

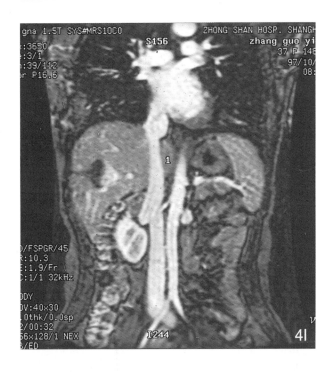
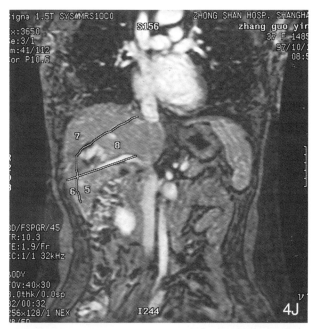
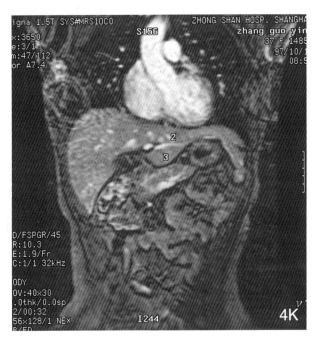
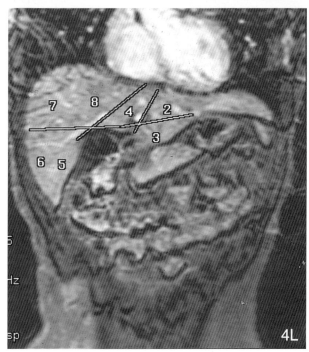

图 24-3-4　肝脏 Couinaud 分段

第一肝门水平 T_1WI 显示肝脏 Couinaud 分段。以下腔静脉为中心逆时针依次命名 Ⅰ～Ⅷ段。

A～G 为自上向下 T_1WI 横断位。H～L 为自后向前增强扫描冠状位。

尾叶的血管十分细小，一般不能显示。

四、MRI 表现

　　正常肝脏为一均匀中等信号强度的器官。在 T_1WI 和 T_2WI 上，其信号强度同胰腺相仿。在 T_1WI 上，肝脏信号高于脾脏，而在 T_2WI 上，信号有所下降且比脾脏低。正常肝内血管可表现为信号流空影，但慢血流会产生信号。慢血流与血栓可用 T_2 加权双回波序列（dual echo）来鉴别，慢血流的信号强度随回波时间延长而增高（图 24-3-6），而血栓的信号却下降;还可用增强扫描进行鉴别,血栓表现为充盈缺损。MRI 对肝内门静脉、肝静脉和肝段下腔静脉的显示率达 90%～100%,而对肝动脉的显示率则较低。横断面扫描能很好显示肝内血管和各种解剖结构,其主要原因是因为血流与成像层面垂直时流空征显示最好。矢状位扫描能较好显示肝左、中静脉(图 24-3-7);冠状位能较好显示肝右静脉、门静脉的主干和近端(图 24-3-8),但因为血管与成像层面斜交,故一般不能很好显示血管远端分支。显示下腔静脉与横膈和心脏的关系应以冠状位成像最好。另外冠状位和矢状位都能清楚显示肝脏与肺底、胸膜腔、横膈、膈下区以及邻近脏器的关系,能更好地判断肝内病灶的上下范围。与 MRI 不同,MRA 技术能在一幅图像上同时显示肝静脉、门静脉和下腔静脉的全貌,所以能更好地用于指导肝脏分叶分段(图 24-3-9)和肝内病灶的定位。

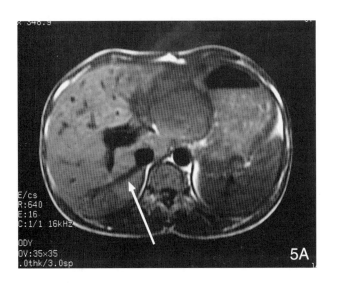
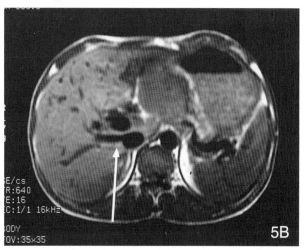

图 24-3-5　副肝静脉

第一肝门水平 T_1WI 横断面。A、B. 为连续层面,显示多支副肝静脉(箭)。

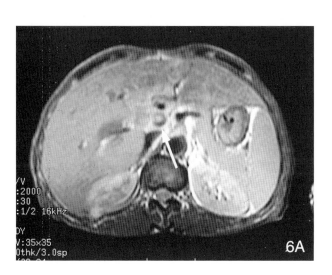
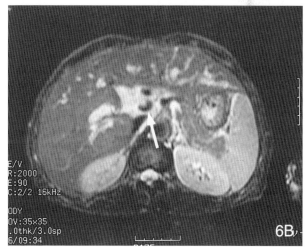

图 24-3-6　门脉内缓慢血流

A、B. 分别为质子和 T_2WI,见门脉内点状高信号影(箭),随 TE 延长信号增高,
为缓慢流动血液。T_2WI 上脾脏信号高于肝脏。

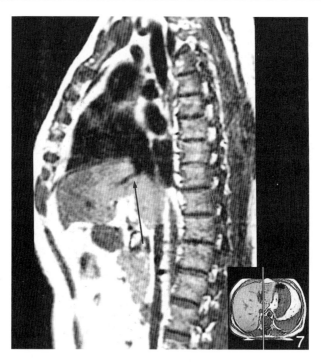

图 24-3-7　肝静脉

矢状位 T₁WI 显示肝左静脉(箭)

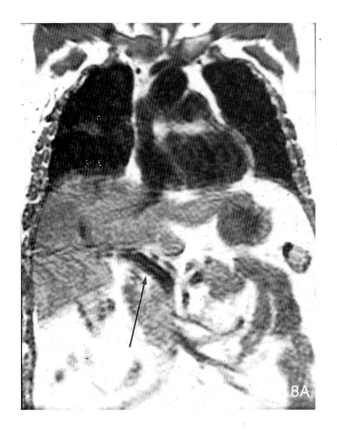

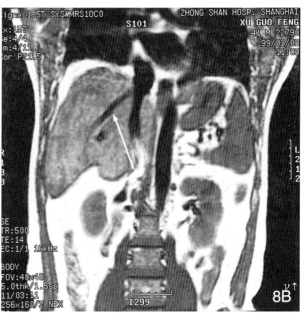

图 24-3-8　门静脉和肝静脉

冠状位 T₁WI。A. 显示门静脉主干(箭)。　B. 显示肝右静脉
全长(箭)。冠状位清楚显示肝脏与肺底及周围脏器的关系。

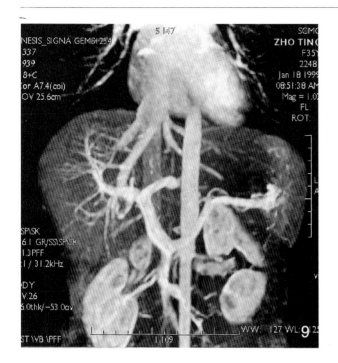

图 24-3-9　门静脉、肝静脉和下腔静脉
3D 增强 MRA 同时显示门静脉、肝静脉
以及下腔静脉,可帮助肝脏分叶分段。

（林　江　周康荣）

第四节　恶　性　肿　瘤

一、原发性肝癌

原发性肝癌(primary hepatic carcinoma)是我国常见的恶性肿瘤之一,特别在沿海地区发病率较高,且有逐年上升的趋势,其发病率在男性中居第三位,女性中居第四位。原发性肝癌发病率的性别差异显著,高发地区的男女比例为 8 : 1,低发地区为 2 ～ 3 : 1。20 世纪 70 年代初期开展的血清甲胎蛋白(AFP)检测为早期发现肝癌开拓了途径,以后随着影像学技术如 US、CT 及 MRI 等的发展,与 AFP 检测结合为早期诊断肝癌提供了更大的可能性。但由于肝癌起病隐匿,仍有多数患者就诊时病程已属中晚期,故手术切除率不高。

原发性肝癌有三种组织学类型:肝细胞性肝癌、胆管细胞性肝癌和混合型(肝细胞和胆管细胞)肝癌。纤维板层样肝癌为肝细胞性肝癌的一个特殊类型。其中肝细胞性肝癌最为常见,占 90% 以上。

（一）肝细胞性肝癌

1. 病理分类:肝细胞性肝癌(hepatocellular carcinoma,HCC)的病理分型甚多,目前被广泛采用的是 Eggel(1901)的经典分类,分为块状型、结节型、弥漫型。但这一分类主要反映了晚期肝癌的类型。20 世纪 70 年代以后,随着早期诊断和外科手术水平的提高,为病理研究提供了许多早、中期的肝癌标本,Eggel 的分型显然已不能适用,有必要加以更新和补充,特别是增加早期肝癌一项。1982 年全国肝癌病理协作组将其分成 4 类:①弥漫型肝癌:癌结节小,呈弥漫分布。②块状型肝癌:肿瘤直径 > 5 cm,若 > 10 cm 者为巨块型。可呈单块、融合块及多块状。③结节型肝癌:癌结节直径 < 5 cm,可为单结节、多结节或融合结节。④小癌型:单个癌结节直径 < 3 cm,或相邻两个结节直径之和 < 3 cm,界清,有包膜。小癌型的提出标志着肝癌诊断水平的提高。

20 世纪 80 年代以来,有的学者根据 HCC 生长方式及癌周肝病背景等进行分类,它能更好地反映其生物学特性。Okuda 的分类为:①膨胀型——肿瘤边界清楚,有纤维包膜形成,常伴有肝硬化,其亚型有单结节型和多结节型;②浸润型——肿瘤边界不清,多不伴肝硬化;③混合型——亚型有单结节型、多结节型;④弥漫型;⑤特殊型,如带蒂外生型、肝内门脉癌栓而无实质性肿块形成等。HCC 的具体类型有明显的地区差异,日本、中国以膨胀型为多,北美以浸润型多见,而南非地区的 HCC 多不伴肝硬化。

HCC 的生物学特性和肿瘤大小关系密切,肿瘤浸润、癌栓形成、卫星灶形成以及转移与肿瘤大小呈正相关。当然 HCC 上述的生物学行为与肿瘤生长方式也密切相关。

小肝癌(small hepatocellular carcinoma, SHCC)一直是各个领域研究的重点。目前,我国 SHCC 的手术切除治疗 5 年生存率达 70%～80%,10 年生存率达 53%,足见 SHCC 早期诊断和治疗是提高 HCC 患者生存率的主要环节。SHCC 的病理诊断无论是肿瘤的直径和数目等均尚未统一标准。日本学者 Okuda 的标准是:单个癌结节最大直径 ≤ 4.5 cm,而多个癌结节数目在 4 个以下,直径不超过3.5 cm。中国肝癌病理协作组的标准是:单个癌结节最大直径不超过 3 cm,多个癌结节数目不超过 2 个,其最大直径之总和应小于 3 cm。SHCC 在很大程度上反映着肿瘤的早期情况,是研究肝癌极有价值的资料。由于采用的诊断标准不一,影响了各家 SHCC 研究的可比性。

SHCC 以膨胀性生长占优势者,肿瘤边界清楚,有包膜形成;以浸润性生长占优势者,肿瘤边界不规则,无包膜形成。一般直径 < 1 cm 的微小肝癌(micro-small hepatocellular carcinoma, MHCC)无包膜形成。SHCC 的分化程度与肿瘤的大小都呈正相关。微小肝癌大多分化良好,其中Ⅰ级占 75%,Ⅱ级占25%;随着肿瘤增大,分化渐差,Ⅱ~Ⅲ级占优势;而晚期大肝癌中可有分化差的Ⅳ级存在。

HCC 大多具有慢性肝病的背景,因此这也是研究 HCC 病因和发病机制的一个重要方面。中国肝癌病理协作组的尸检研究结果表明:HCC 与肝硬化的伴发率达 84.6%,肝硬化与 HCC 的伴发率为49.4%,其中大结节性肝硬化与 HCC 的伴发率高达73.3%。

乙型肝炎病毒(HBV)持续感染与 HCC 有密切的关系。HBsAg 免疫组化阳性率在中国肝癌病理协作组研究的 500 例 HCC 中为 80%,其中合并肝硬化者可高达 83.6%,不合并肝硬化者为 61%,两者有显著性差别。单纯肝硬化者中 HBsAg 的阳性率为 67.6%,伴 HCC 的肝硬化患者中为 83.69%,两者的差别也很显著。

纤维板层样肝细胞癌(fibrolamellar hepatocellular carcinoma, FL-HCC)为 HCC 一个罕见的特殊类型。左叶多见,为膨胀性生长,包膜光整,有明显的纤维组织包绕。肿瘤内部可有钙化,中心纤维瘢痕较为常见。好发于年轻人,一般不伴有肝硬化,手术切除率高,预后较好。

肝细胞癌综合治疗后的病理变化:手术不能切除的 HCC 占原发性肝癌的 90%,采用综合治疗如肝动脉结扎、肝动脉插管化疗、经肝动脉栓塞化疗、经皮穿刺酒精注射等有助于延长生存期。综合治疗后 HCC 的病理变化有:病灶体积可以缩小,大块凝固性坏死,完全或不完全,完全性坏死者周边可有纤维包膜形成,不完全坏死者,中心部位坏死彻底,边缘有癌细胞存在,周围纤维包膜中常有癌细胞浸润和局限性包膜破溃及卫星结节形成。经临床随访发现,肿瘤彻底坏死者,血清 AFP 可转为阴性,而坏死不彻底者,AFP 下降但仍保持阳性。血清 AFP 的动态改变和影像学检查可反映肿瘤坏死的程度和范围,作为估价疗效的指标,也可为Ⅱ期手术提供依据。

2. 临床表现和诊断 临床分期国内分为 3 期,Ⅰ期(亚临床期)无临床症状和体征,Ⅱ期(中期)和Ⅲ期(晚期)才出现临床症状。常见症状有:①腹痛,多位于右上腹部,为持续性钝痛,但肝肿瘤破裂出血至包膜下和腹腔时,可刺激包膜或腹膜出现剧痛。②消瘦、乏力,呈进行性加重。③腹胀、腹泻、恶心、纳差等消化道症状。④黄疸,可因胆管受压、阻塞引起,也可因肿瘤大量破坏肝细胞致肝细胞性黄疸。⑤肿瘤位于膈顶时,可出现右肩痛,常被误认为肩周炎。⑥发热,多为不明原因的发热,低至中度。

肝癌缺乏特征性的早期临床表现,早期肝癌绝大多数无症状,只有依据 AFP 普查和影像学检查才能发现。各项临床生化指标中,AFP 最为敏感,其诊断肝癌的标准是:双向对流琼脂扩散法或放射免疫法测定 ≥ 400 μg/L,持续 4 周,并排除妊娠、活动性肝病及生殖腺胚胎源性肿瘤。AFP 虽增高,但未达 400 μg/L,需进一步检查和密切随访。近 30% 的肝癌患者 AFP 可以是阴性的。无论临床可疑和确诊的病例,影像学检查都是必需的,有助于检出亚临床期小肝癌,了解病灶的部位和定性,帮助分期和评估手术切除的可能性,术后随访了解有无复发和残留病灶。

3. MRI 表现

MRI 设备问世之初,因运动伪影多,检查时间长,图像质量欠佳,应用于肝脏检查并不理想。随着 MRI 软件和硬件技术的不断发展和完善,特别是快速序列和动态增强的应用,其在肝脏检查中的优势逐渐发挥出来。目前已成为肝癌诊断的重要手段之一。MRI 检查可行不同序列的成像,不同的 MRI 信号可反映病灶的病理特征。不同轴面的成像可清晰显示病灶的数目、分布和大小,肝内血管无需造影增强即可清晰显示。目前应用于肝脏检查的常用序列有:自旋回波(SE)序列 T_1W 和 T_2W 成像,T_2W 成像可采用快速自旋回波(FSE)序列,以减少成像时间。快速梯度回波动态增强序列 T_1W 成像,可在对比剂增强的早期(动脉期)、中期(门脉期)、晚期(延迟期)进行多次采样,可动态反映病灶的血供特点和强化特征,有助于定性诊断。

(1) SE 序列成像表现

1) T_1WI:采用短 TR、短 TE 为 T_1W 像,主要反映组织的 T_1 弛豫时间。SE T_1WI 为基本成像序列,也有作者认为梯度回波序列 T_1WI,其成像时间短,图像清晰,而且为增强扫描所必需的,因此可省略 SE 序列的 T_1WI。但一般所用的梯度回波序列有脂肪抑制作用,对病灶内的脂肪成分不敏感,因此在多数单位仍采用前者。原发性肝癌因水分增加,

在 T_1WI 上多为低信号。大的肿瘤因中心出血坏死常见,信号不均匀,表现为混杂信号,低信号中夹杂斑片状或点状的高信号或更低信号。近年来的文献报道,肝癌在 T_1WI 上的信号复杂多样,42% 为低信号,24% 为等信号,34% 为高信号(图 24-4-1~4)。

上海医科大学中山医院 72 例 HCC,共 96 个病灶的统计结果为:在 T_1WI 上 60.42% 为低信号,20.83% 为等信号,18.75% 为高信号。在 T_1WI 上病灶信号的改变和肿瘤的大小无直接关系,但 T_1WI 上高信号在小肝癌中更为常见。文献报道,小肝癌在 T_1WI 上低信号占 31%,等信号占 18%,高信号占 51%(图 24-4-5~7)。病理对照研究表

明,在 T_1WI 上低信号者主要是因为病灶的纤维化和液化坏死,而高信号者除病灶内出血、脂肪变性外,还与肿瘤的分化程度有关。另外,与病灶内金属的含量也有一定关系。

肝癌的脂肪变性是其病理特征之一,CT 检查不甚敏感,而 MRI 可很好地反映之(图 24-4-8~9)。脂肪变性的显示和信号变化与 MR 场强有关。0.1 T 或 0.26 T 的 MR T_1WI 上脂肪变性可以是等信号、高信号或混杂信号,而在 1.5 T 的 MR T_1WI 上均为高信号。脂肪组织的 T_1 对场强的依赖性和其他含水组织不同,因此高场强中脂肪组织在 T_1WI 上信号的增高更加明显,化学位移成像有助

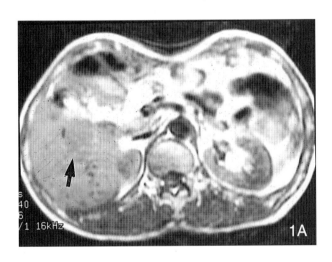
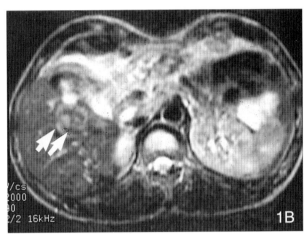

图 24-4-1　手术证实的 HCC 病例

A. SE T_1WI 示肝右前叶低信号占位灶,边界不清(箭)。

B. SE T_2WI 示病灶呈不均匀高信号(箭)。

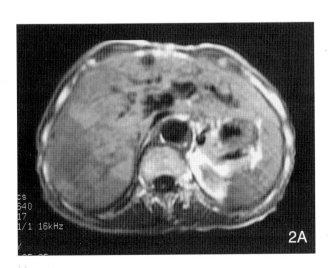
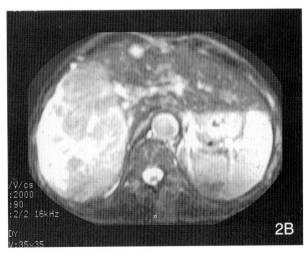

图 24-4-2　HCC 伴坏死

A. SE T_1WI 示肝右叶等信号占位灶,其中见低信号区,边界不清。

B. SE T_2WI 示病灶呈偏高信号,其中可见更高信号区,代表坏死区域。

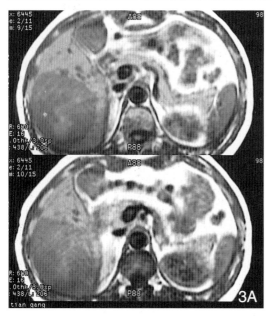
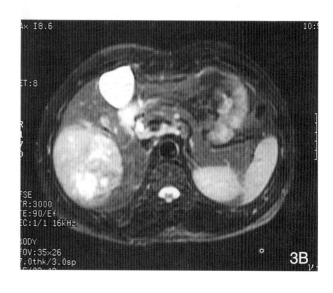

图 24-4-3　HCC 伴出血

A. SE T$_1$WI 示肝右叶低信号占位灶,边界清楚,其中可见略高信号。　B. SE T$_2$WI 示病灶呈高信号,其中可见更高信号。

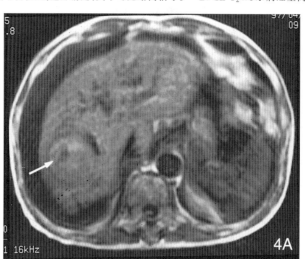

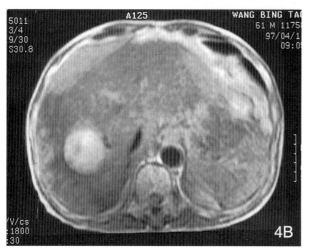
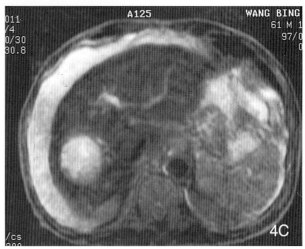

图 24-4-4　HCC

A. SE T$_1$WI 示肝右叶不均匀偏高信号,周边可见完整的低信号包膜(箭)。

B. SE NPWI 示病灶为不均匀高信号。　C. SE T$_2$WI 示病灶为高信号。

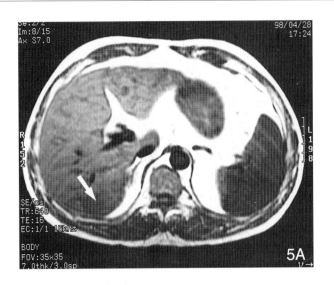

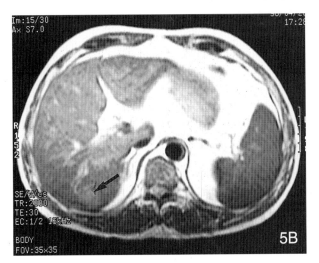
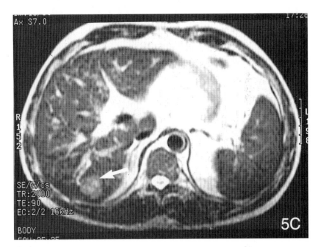

图 24-4-5 SHCC(箭)

A. SE T_1WI 示肝右后叶略低信号灶,边界不清。 B、C. 分别为 SE NPWI 和 SE T_2WI,示病灶为高信号。

于进一步明确,梯度回波序列的相位对比是常用的方法。腺瘤、局灶性结节增生(FNH)、再生结节也可发生脂肪变性,但发生率极低。小肝癌中单结节型脂肪变性最为常见,Edmondson 和 Steiner 分级Ⅰ级者在 T_1WI 多为高信号,Ⅱ～Ⅲ级者也可为高信号,但信号强度低于分化Ⅰ级的肿瘤。HCC T_1WI的信号强度还反映了肝脏和病灶中铁和铜的含量。分化好的Ⅰ～Ⅱ级 HCC 含铜量较多,因而高信号较为常见。另外,细胞内糖蛋白和铜结合蛋白的增加也是 T_1WI 上高信号的原因。肝背景信号变化也是影响因素之一,如肝内过多的铁质沉着,使肝实质在 T_1WI、T_2WI 上表现为较低信号,HCC 在周围肝组织低信号强度的对比下可表现为高信号。肝脏充血水肿时,组织含水量增加,T_1 时间延长,此时肝内 HCC也可因周围肝组织低信号而表现为相对高信号。

包膜也是 HCC 的一个大体病理特征,特别在乙肝后肝硬化患者发生肝癌时,其包膜出现率为70%～80%。包膜的出现概率与肿瘤大小和生长方式有关。Kadoya 报道一组病例,包膜显示率为 78%,其中病灶直径 > 3.0 cm 者,显示率为 90%,而 < 2.0 cm 者仅为 54%。包膜表现为肿瘤周围的环形结构,为正常肝组织受压所致。病理检查发现其有两层结构,内层含丰富的纤维组织成分,外层为大量受压的血管和新生胆管,内层比外层薄。T_1WI 对包膜的显示最为敏感,可识别 0.5～3 mm 厚的包膜,其显示率达 40%～80%,高于 CT。有包膜的肿瘤,在 T_1WI 上表现为肿块边界清楚,可见周围完整或不完整的低信号带,厚度不一,可在 0.5～12 mm 之间。T_2WI 对包膜的显示率较低,而质子加权成像(NPWI)对包膜的显示率高于 T_2WI。如 Kadoya 报

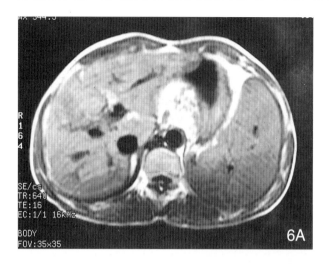
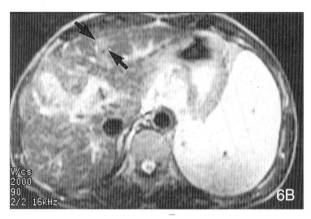
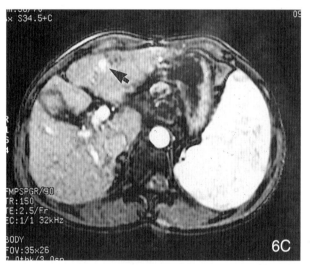
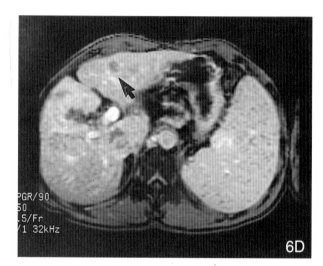

图 24-4-6　MHCC

A. SE T₁WI 示肝内未见明确病灶。　　B. SE T₂WI 示肝左内叶一略高信号灶(箭)。

C. 增强动脉期示病灶有明显强化,呈高信号(箭)。　　D. 门脉期示病灶为低信号(箭)。

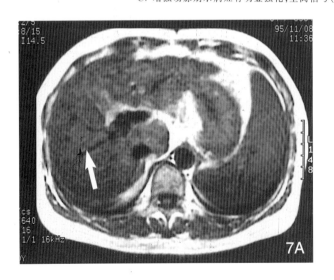
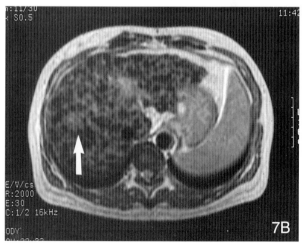

图 24-4-7　SHCC

A. SE T₁WI 示肝内略高信号占位灶(箭)。　　B. SE NPWI 示病灶为较高信号(箭)。

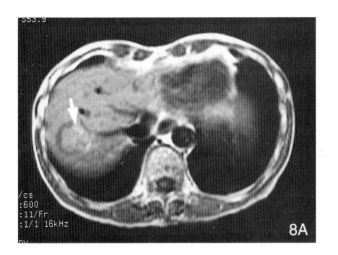
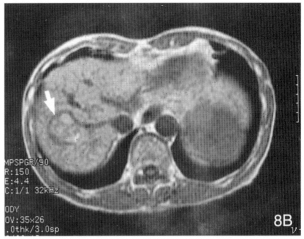

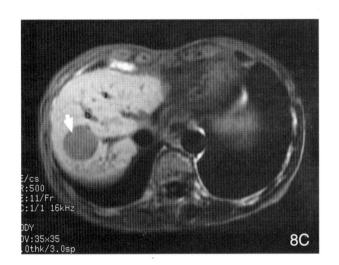
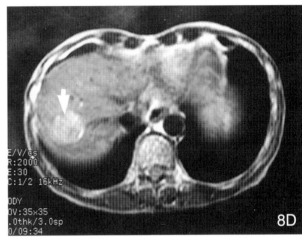

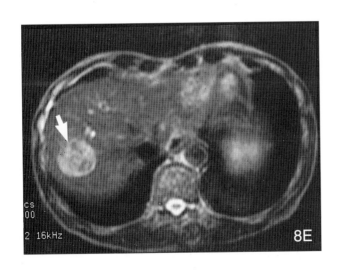
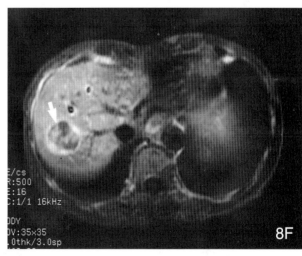

图 24-4-8　HCC 伴脂肪变性(箭)

A. SE T₁WI 示肝内等信号占位灶,内混杂高信号,周边见低信号包膜影。　B. FMPSPGR 序列平扫示病灶仍为混杂高信号,但信号强度较 SE T₁WI 有下降,包膜显示更清楚。　C. SE T₁WI + 脂肪抑制示病灶为低信号,边界清楚。　D、E. 分别为 SE NPWI 和 SE T₂WI,示病灶为不均匀高信号。　F. 增强扫描示病灶不均匀强化及包膜强化。

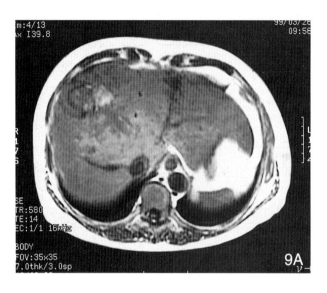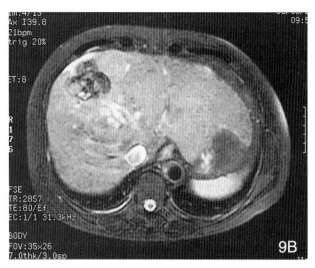

图 24-4-9　HCC 伴脂肪变性

A. SE T₁WI 示肝右前叶及左内叶交界处不均匀信号灶,内见点状和片状高信号。

B. FSE T₂WI 加脂肪抑制示病灶为高低不均信号,在 T₁WI 上显示的高信号部分被抑制成低信号。

道的一组病例,肿瘤直径 ≥2.0 cm 者,T_1WI 的包膜显示率为 79.9%,T_2WI 者为 36%;肿瘤直径 <2.0 cm 者,T_1WI 者为 29%,T_2WI 者为 7%,两者有显著性差异。结合 T_1WI 和 T_2WI 的信号改变,包膜有以下几种表现:①T_1WI 和 T_2WI 均未能显示;②在 T_1WI 上呈低信号,T_2WI 未能显示(图 24-4-10);③在 T_1WI 上呈低信号,T_2WI 上也为低信号(图 24-4-11);④在 T_1WI 上为低信号,在 T_2WI 上外层为高信号,内层为低信号(图 24-4-12)。包膜的显示高度提示 HCC,肝内占位性病变除肝腺瘤可见包膜外,血管瘤、转移性肿瘤、FNH 等一般无包膜形成。

2)T_2WI:选用比组织 T_1 时间明显长的 TR 和与生物组织 T_2 时间相似的 TE,则两个不同 T_2 组织的信号强度差别明显。随着 MRI 技术不断发展,快速自旋回波(FSE)序列 T_2WI 已基本取代了常规 SE 序列 T_2WI,前者成像时间短,而且还可提高 HCC 与良性占位性病变的鉴别诊断能力。FSE 中 T_2WI 的成像方法有多种,近来有研究表明屏气的 T_2WI(FSE 和 IR-FSE)、脂肪抑制序列(半傅立叶单次激发-FSE 和 IR-SE-EP)和常规不屏气的 SE T_2WI 比较,脂肪抑制半傅立叶单次激发-FSE 的肝脏信噪比最高,但在病灶检出方面以 IR-FSE 序列最佳,其病灶检出敏感度达 96%,半傅立叶单次激发-FSE 为 92%,屏气的 FSE 为 89%,IR-SE-EP 为 83%,常规 SE T_2WI 为 83%,屏气的 T_2WI 特别是 IR-FSE 序列明显优于常规 T_2WI,并且减少成像时

间,避免呼吸运动伪影的影响。对于不能屏气的患者,采用脂肪抑制半傅立叶单次激发-FSE 较为有效。

HCC 在 T_2WI 上多为高信号,占 90% 左右,均匀或不均匀,边界清楚或不清楚(图 24-4-13)。较大的病灶,往往信号不均匀,其中可见到更高信号或低信号,表明有坏死、液化、出血或钙化存在(图 24-4-2,3)。病灶内更高信号可以是坏死、液化或出血,也可以是肿瘤内扩张的血窦。病灶内低信号则可能是肿瘤凝固性坏死、纤维化组织或钙化。"镶嵌征"也为 HCC 的特征性表现,在病理上为瘤内融合的有活力的小结节被薄的隔膜或坏死区分隔开来,隔膜为纤维组织形成,比包膜薄,在 T_1WI 上不易显示,而在 T_2WI 上显示清晰,表现为低信号的线状结构,整个病灶信号不均匀,呈"棋盘格"状的高信号(图 24-4-7,14)。大体病理与 MRI 的对照研究表明,大体标本上 50% 可以见到"镶嵌征"。病灶 >3.0 cm,出现率为 83%,2～3 cm 者为 44%,而 <2.0 cm 者仅为 15%。病灶内的线状结构 75% 可在 T_2WI 上见到。另外,有 4%～5% 的 HCC 在 T_2WI 上为等信号,2%～3% 的 HCC 为低信号。日本学者的研究表明,在 T_2WI 上高信号强度和 HCC 的分化程度和组织类型有关。分化Ⅰ级的肿瘤,在 T_2WI 上 33% 为高信号,67% 为等信号,分化Ⅱ～Ⅳ级的肿瘤均为高信号,而且信号强度高于Ⅰ级。因此一般认为在 T_2WI 上呈低信号或等信号的肿瘤分化程度高(图 24-4-15)。另有研

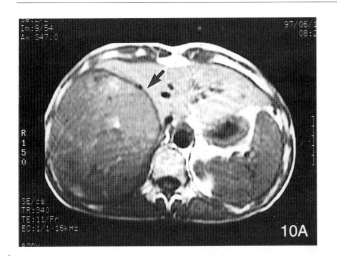

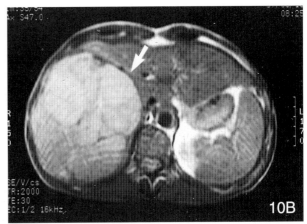

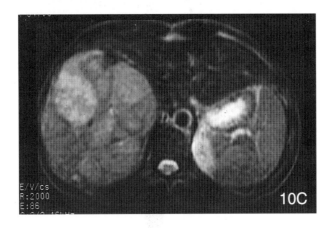

图 24-4-10 巨块型 HCC

A. SE T₁WI 示病灶为低信号,周边包膜为更低信号带(箭)。 B. SE NPWI 示病灶为不均匀高信号,
包膜仍为低信号(箭)。 C. SE T₂WI 示包膜不清。

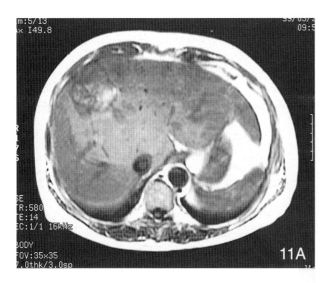

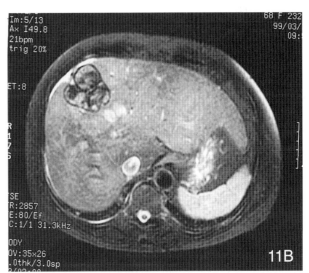

图 24-4-11 HCC

A. SE T₁WI 示肝内病灶信号高、等不均匀,周边包膜为低信号。

B. FSE T₂WI 加脂肪抑制示包膜低信号,病灶信号高低不均,肝脏信号升高,对比十分清楚。

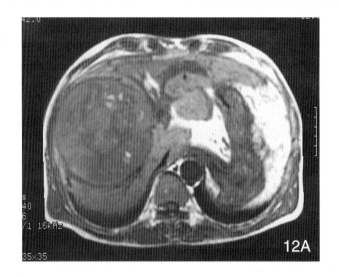

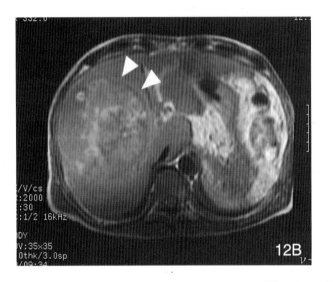

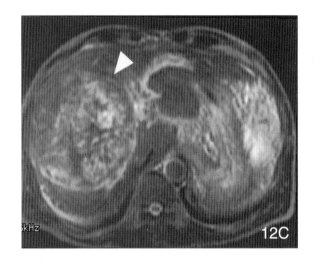

图 24-4-12 巨块型 HCC

A. SE T₁WI 示病灶包膜为低信号。　　B. SE NPWI,包膜仅部分显示,但可见两层结构,内层为低信号,
外层为高信号(箭头)。　　C. SE T₂WI 仍可见到包膜的两层结构(箭头)。

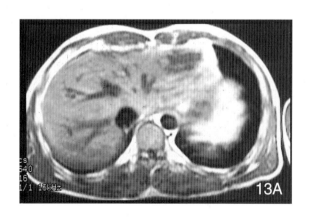

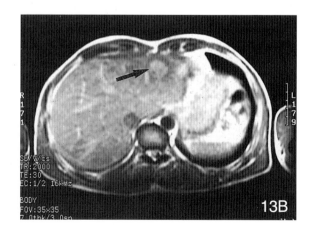

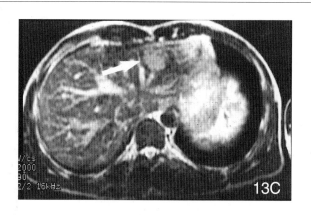

图 24-4-13　小肝癌

A. SE T₁WI,肝内未见明确病灶。　　B. SE NPWI,肝左外叶可见一略高信号灶,
边界清楚(箭)。　　C. SE T₂WI 示病灶呈高信号,其中可见点状低信号区(箭)。

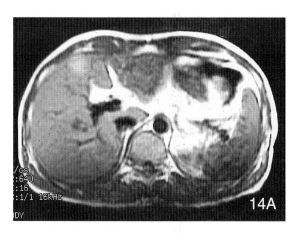

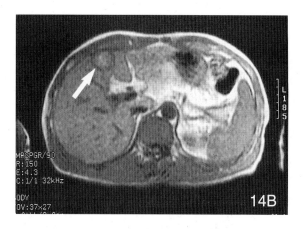

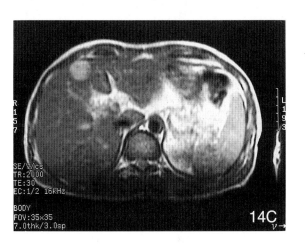

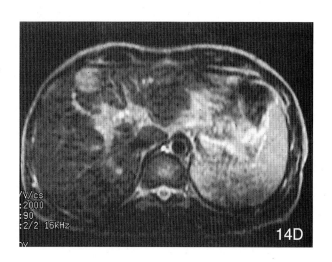

图 24-4-14　小肝癌

A. SE T₁WI 示肝左内叶高信号灶。　　B. FMPSPGR 序列平扫示病灶仍为高信号,包膜显示清晰(箭)。
C、D. 分别为 SE NPWI 和 SE T₂WI,示病灶为高信号,其中可见条状低信号影。

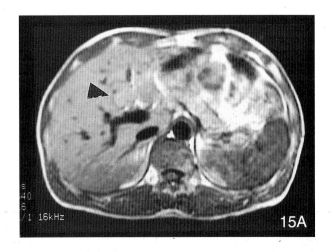

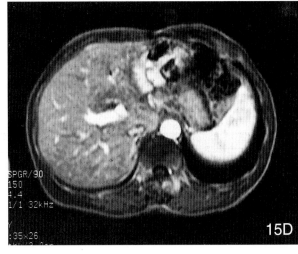

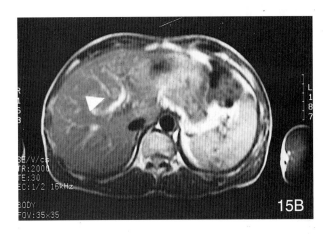

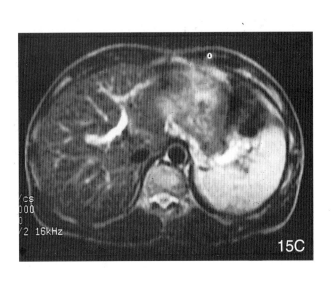

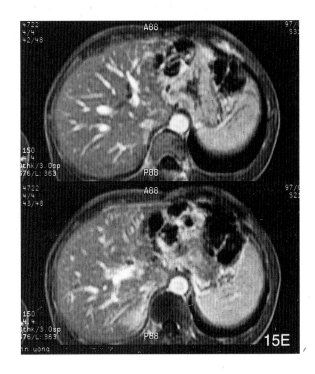

图 24-4-15　手术证实的分化I级小肝癌

A. SE T_1WI 示肝左内叶略高信号灶,周边见低信号包膜(箭)。　B. SE NPWI 示病灶为略高信号(箭)。

C. SE T_2WI 示病灶为等信号。　D. 动态增强动脉期,病灶强化不明显,显示不清。　E. 动态增强门脉期,病灶仍显示不清。

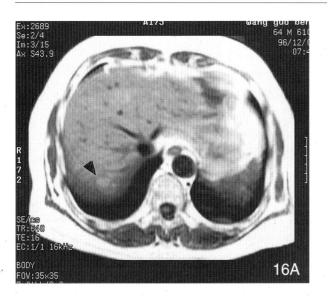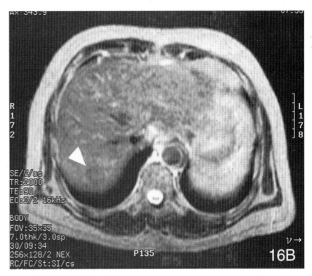

图 24-4-16　手术证实的腺瘤样增生伴癌变病例

A. SE T_1WI 示肝右后叶高信号结节灶(箭)。　　　　B. SE T_2WI 示病灶为低信号,其中可见略高信号的小结节(箭)。

究表明,在 T_2WI 上信号改变和肿瘤的血供有一定关系。低信号或等信号的肿瘤中仅 12% 为富血供的,而高信号的肿瘤大多是富血供的,这种结论是否可信尚需进一步研究证明。HCC 的组织结构类型不同影响到细胞外自由水的不同,因而 MRI 信号也有所不同。日本学者将 HCC 分为小梁结构型、假腺体型、致密型和硬癌型。假腺体型因含有密集的、弥漫的腺体,其内含有大量液体,因而 T_2 时间延长,在 T_2WI 上信号最高。结合在 T_1WI 和 T_2WI 上信号强度的改变有助于病灶的分级和恶性程度的判断。有些病例,HCC 由退变结节发展而来,早期演变型肝癌就表现为在 T_2WI 上低信号结节中见到高信号结节,称为"结节中的结节"(图24-4-16)。另外,在 T_2WI 上包膜和肿瘤的信号相似,不易识别,因而 T_2WI 对包膜的显示率低于 T_1WI。

也有文献报道,在 T_2WI 上测定 T_2 值有利病灶的鉴别诊断,但因受到场强强度、器械性能的漂移、序列选择、病人的移动、测定软件等多种因素的影响,因而不能作为诊断标准。

T_2WI 对病灶的检出敏感性较高,但图像质量与病灶检出率有很大关系。一般常规 SE 序列 T_2WI 检查时间长,需病人平稳呼吸,以减少伪影的影响。快速序列成像时间短,伪影少,但有些异常信号难以定性,需结合 T_1WI 和动态增强。

不用对比剂即可清晰显示血管为 MRI 的优势之一,可在多个序列、多个轴面上观察血管的走行和信号变化。肿瘤侵犯血管是 HCC 的重要征象之一,

转移性肝癌和其他肿瘤很少侵犯血管。血管受累表现为血管受压推移,如有癌栓形成,则表现为血管内血流信号改变,在 T_1WI 及 T_2WI 上为高信号,但要排除慢血流的可能。肿块越大,门静脉受侵和癌栓形成的概率越高,特别是弥漫性肝癌,门静脉癌栓的发生率几乎为 100%。门静脉受侵主要见于分支血管,病灶位于肝门附近时也可侵犯门静脉主干。门静脉系统癌栓形成和病灶的位置有关,少数可延伸至肝外门静脉、肠系膜上静脉和脾静脉内(图 24-4-17,18)。门静脉分支发生癌栓时,外周肝段可出现淤血,在 T_2WI 上信号增高,类似于 CT 增强扫描中因癌栓所致的局部肝段供血减少,强化程度下降的楔形低密度区。在 CT 扫描中有时掩藏在其中的肿瘤病灶不易发现,而 MRI 上可根据在 T_1WI 及 T_2WI 上的信号变化来判定有无肿瘤病灶存在,优于 CT 增强扫描。

另外,大的病灶可以见到肝静脉和下腔静脉受侵或癌栓形成,血管腔变窄,轮廓不清,局部可见到压迹,血管被肿瘤包绕,血管腔内信号不均匀,正常流空效应消失等。HCC 有无侵犯血管仅靠横断面成像可靠性不高,需结合冠状面、矢状面成像,门静脉系统 MRA 特别是增强 MRA 可全面直观地反映血管有无受侵或癌栓形成,血管受侵的范围和程度以及肿块和血管的关系,提高了诊断的可信度(图 24-4-19,详见第 23 章)。

在 T_1WI 上低信号、T_2WI 较高信号对 HCC 诊断有帮助,"镶嵌征"尤其是"包膜征"或"晕圈征"及

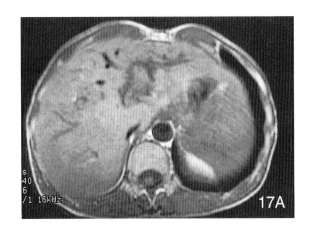

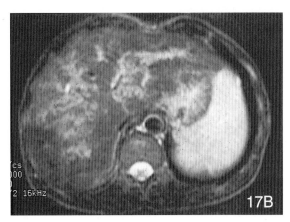

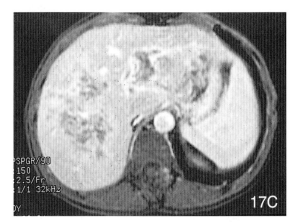

图 24-4-17 HCC 伴门静脉癌栓

A. SE T_1WI 示门静脉左支增粗,信号增高。 B. SE T_2WI 示门静脉左支
内癌栓为不均匀高信号。 C. 增强门脉期示门静脉干左支内充盈缺损,管壁有强化。

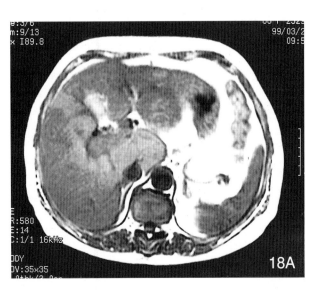

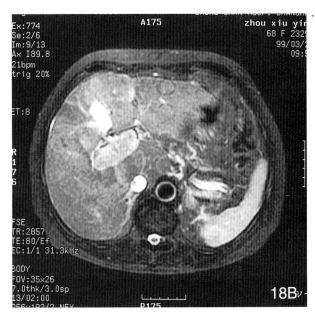

图 24-4-18 HCC 伴门脉癌栓

A. SE T_1WI 示门静脉右支和主干增粗,流空信号消失。
B. SE T_2WI 示癌栓为不均匀高信号。

血管受侵可视为 HCC 的特征性表现,但对有些病灶来说,尚需增强扫描进一步明确。

（2）增强扫描表现:以往因 MR 场强强度、序列选择和成像参数不同,增强扫描因成像时间长、伪影多,在病灶的检出和定性方面帮助不大。随着快速序列的开发和应用,其具有成像时间短、对比噪声比（CNR）高、可屏气扫描、伪影较少等特点,因而使 MR 动态增强扫描成为可能且取得满意的效果。其中快速梯度回波序列为最成熟的方法之一,被广泛应用于增强扫描。各生产厂家对快速梯度回波系列的名称不同,如 Siemens 公司的 FLASH、FISP,Philip 公司的 FFE,Diasonic 公司的 PEI 及 GE 公司的 FMPSPGR 等。以 GE 公司的 FMPSPGR 为例,可在屏气 20 s 左右完成全肝扫描。对肝脏增大、屏气有困难的患者,可分两次屏气扫描,缩短屏气时

间。另外可缩短 TE 时间以达到包含更多层面的目的,但 TE 时间的缩短受到系统硬件和软件技术的限制。目前 GE 1.5 T Signa 扫描机,TE 时间最短为 2 ms 以下,一次屏气足以完成全肝扫描。

FMSPGR 是一个 T_1WI 序列,而顺磁性对比剂 Gd-DTPA 的增强作用主要是缩短 T_1 时间,增强 T_1 对比度,从而增加病灶和肝实质之间的信号差异。所以 FMPSPGR 序列中使用 Gd-DTPA 非常有利。同时 Gd-DTPA 的应用又大大提高了图像的信噪比及 CNR。弥补了由于部分信号采集,成像时间短造成的 CNR 相对下降,使病灶检出率有了明显提高。Gd-DTPA 增强扫描可动态观察病灶的血供特点,也有利于病灶的定性。文献报道增强的 FMPSPGR 序列成像对 HCC 的检出敏感性高于 SE T_1WI 和未增强的 FMPSPGR,与 SE T_2WI 相当或更高,但定

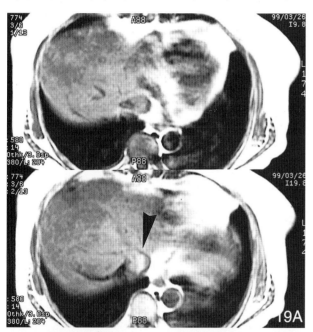

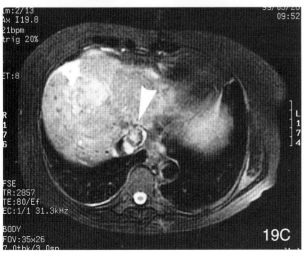

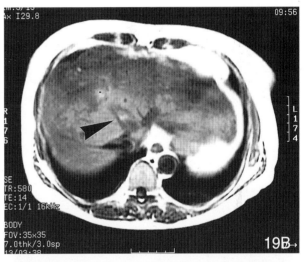

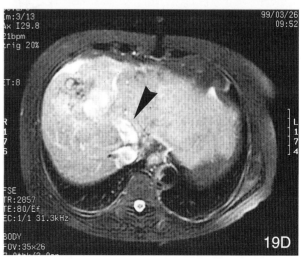

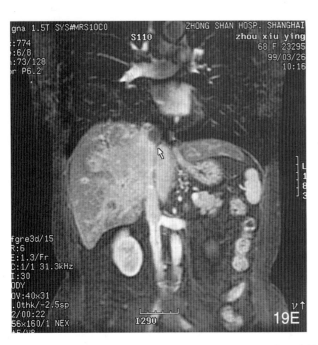

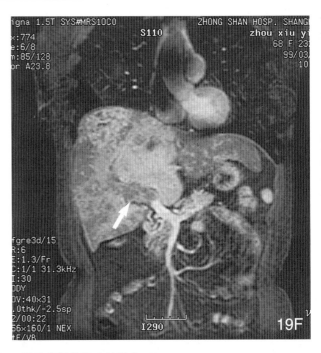

图 24-4-19　HCC 伴下腔静脉、肝静脉和门静脉癌栓形成

A. SE T_1WI 示下腔静脉内不均匀高信号(箭)。　B. SE T_1WI(A 的下一层面)示肝中静脉内高信号(箭)。
C. SE T_2WI 示下腔静脉内混杂信号(箭)。　D. SE T_2WI 示肝中静脉内高信号(箭)。　E、F. 为 MRA,
分别示下腔静脉和门静脉内癌栓所致充盈缺损,较横断面清晰(箭)。

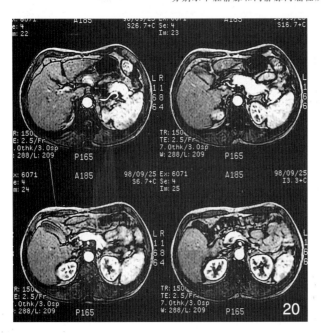

图 24-4-20　正常肝脏动脉期扫描

增强动脉期扫描肝门区以下连续层面示腹主动脉、
肝动脉、脾动脉强化明显。脾脏呈斑片状,胰腺强
化显著,而肝实质强化不明显。

性准确性较 SE T_1WI 加 T_2WI 明显提高。常用的
对比剂为马根维显(Magvist,德国先灵),剂量为
0.15~0.2 mmol/kg,总量一般为 15~20 ml。注射
速率为 2 ml/s 左右,一般在 10 s 左右推注完毕,延

迟 5~10 s 后开始扫描。一般行 3 个回合(20~
25 s、65~70 s、90~120 s)采样,必要时加做第四个
回合的采样(一般在 3~5 min 时)。

1)动脉期:第一回合相当于动脉期,此时肝实
质的强化不明显,因为肝动脉仅占肝脏血供的
20%~25%,而主动脉、腹腔动脉、脾动脉及肝动脉
等强化显著,脾脏强化明显而不均匀,呈"彩带"状或
"斑片"状(图 24-4-20)。肝癌 90% 以上由肝动脉供
血,且大部分为富血供病灶,因而在动脉期有明显强
化。大的病灶,因中心坏死液化多见,因而强化不均
匀,往往表现为周边强化,有的肿瘤有分隔,可见到
分隔强化,整个病灶呈多房状改变(图 24-4-21)。另
外,动静脉瘘是肝癌的特征性表现,在血管造影中易
于显示,Gd-DTPA 增强偶尔也可发现,表现为病灶
中心或附近的门静脉提早出现强化,且其信号可和
主动脉信号强度接近(图 24-4-22)。有些病灶还可
在周边或中心见到供血动脉(图 24-4-23,24)。小肝
癌大部分病灶(80% 左右)呈均匀强化的高信号(图
24-4-25)。少数内有脂肪变性或透明细胞变性,或
伴有出血、坏死时,其增强信号也不均匀(图
24-4-26,27)。有些病例为少血供病灶,在动脉期不
强化或仅有轻度强化,成为低信号或等信号(图
24-4-28,29)。

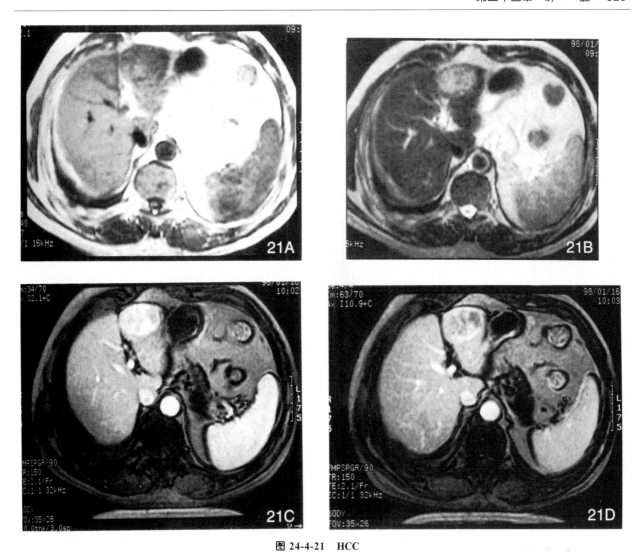

图 24-4-21 HCC

A. SE T₁WI,肝内未见明确病灶。 B. SE T₂WI 示肝左外叶不均匀高信号灶,呈镶嵌状。

C. 增强动脉期示病灶不均匀强化。 D. 增强门脉期示病灶周边及分隔强化。

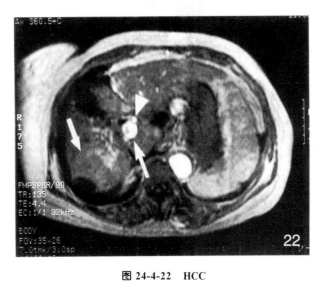

图 24-4-22 HCC

增强动脉期示肝右后叶病灶轻度不均匀强化(白箭),

肝动脉(箭头)显示清晰,其后方门脉主干也浓密显影(箭),其信号强度和主动脉接近。

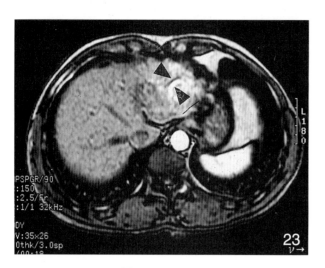

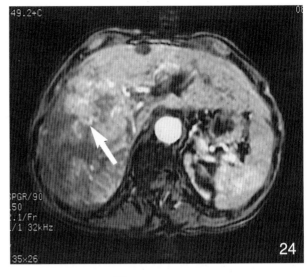

图 24-4-23 HCC
增强动脉期示肝左叶病灶明显强化,边缘不清,
内可见其粗大的供血动脉显影(箭头)。

图 24-4-24 HCC
增强动脉期示肝右叶巨大占位灶,
呈不均匀强化,其中可见扭曲血管影(箭)。

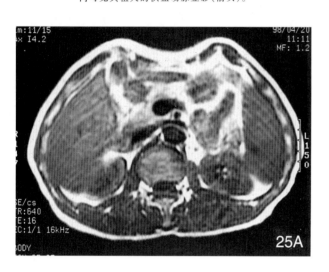

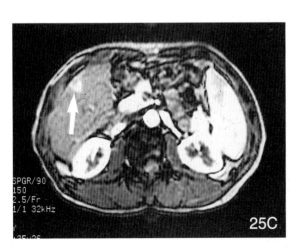

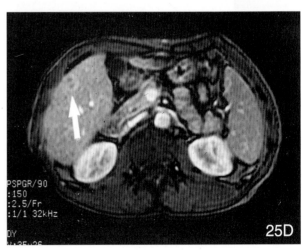

图 24-4-25 小肝癌
A. SE T₁WI,肝内病灶呈等信号而未能显示。   B. SE T₂WI 示肝内高信号灶(箭)。
C. 增强动脉期示病灶明显强化,呈高信号(箭)。   D. 门脉期示病灶为低信号,并可见分隔强化(箭)。

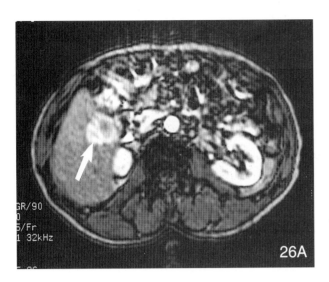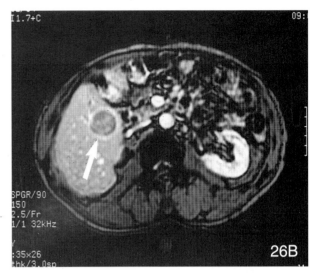

图 24-4-26 小肝癌

A. 增强动脉期示病灶不均匀显著强化(箭)。

B. 门脉期示病灶呈略低信号,包膜强化,呈均匀高信号环(箭)。

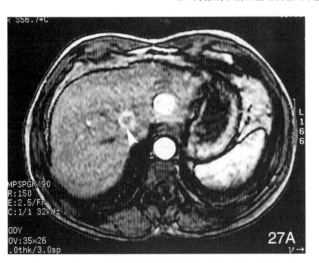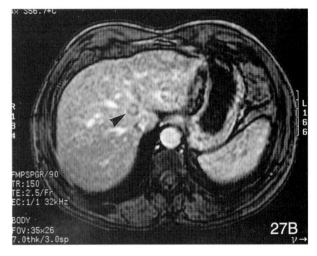

图 24-4-27 小肝癌

A. 增强动脉期示病灶呈环形强化(箭)。

B. 门脉期病灶呈低信号,中心可见点状高信号(箭)。

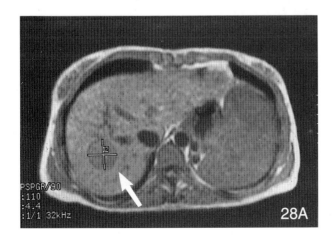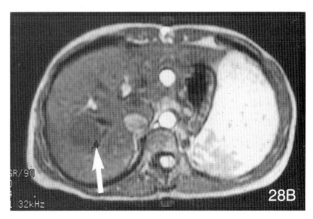

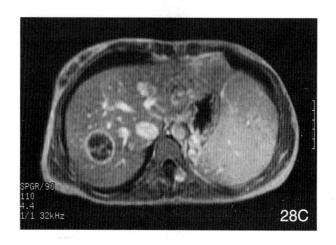

图 24-4-28　小肝癌

A. FMPSPGR 序列平扫示肝右后叶低信号灶,边界清楚,包膜呈略低信号带(箭)。　B. 增强动脉期示病灶无强化,
仍为低信号(箭)。　C. 增强门脉期示病灶周边包膜强化,其内还可见条状强化。

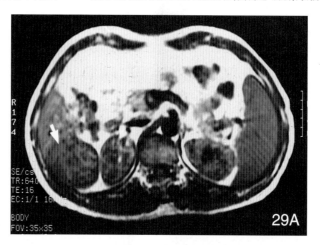

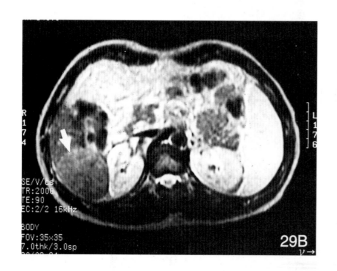

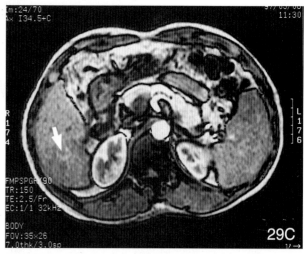

图 24-4-29　HCC

A. SE T₁WI 示肝右后叶不均匀低信号灶,向肝外膨隆(箭)。　B. SE T₂WI 示病灶为稍高信号(箭)。
C. 增强动脉期示病灶轻度强化,和肝实质信号接近(箭)。

2）门脉期：第2～3回合扫描相当于门脉期，此时门静脉和肝实质强化明显，达到峰值期，肝实质信号明显上升，而 HCC 病灶的信号已经下降。因而此期大部分病灶呈低信号，和螺旋 CT 动态增强表现相似。有些肿瘤细胞外间隙较大，对比剂分布多，滞留时间长，不仅增强早期强化明显，而且在门脉期甚至4～5 min 后仍可持续强化，呈相对高信号，均匀或不均匀（图 24-4-30）。此表现在螺旋 CT 动态增强中极少见到，而在 MRI 动态增强过程中较多见，随着扫描时间延长，病灶转变成低信号，以此可与血管瘤鉴别。另外，有些病灶血供特别丰富，或有门静脉参与供血，此期也可为相对高信号或等信号（图 24-4-31）。少血供的病灶，动脉期无明显强化，门脉期也仍为低信号。

此期显示血管侵犯和门静脉癌栓也更为清楚，表现为血管不规则变细、中断，或门静脉主干或分支不显示，其内可见低信号的充盈缺损呈叉状或半月形，门静脉管壁可有强化（图 24-4-32）。门静脉主干有癌栓形成时，肝门区可见到强化、扭曲的侧支血管断面影，称为海绵样变（图 24-4-33）。弥漫性肝癌因几乎 100% 伴有门静脉癌栓，肝实质的强化程度下降，有时不易明确病灶的边界和数目，而增强早期可表现为遍布整个肝脏的多发的强化结节影而易于识别（图 24-4-34）。

3）延迟期：此期对比剂在肿瘤组织及肝实质的细胞外液间隙达到平衡，肿瘤和肝实质的信号均下降，两者间的对比减小，病灶成为低信号或等信号。此期对病灶的检出意义不大，对血管的显示也不佳，但结合增强早期和中期扫描中病灶的强化表现，有助于定性诊断。特别是不典型的肝癌和血管瘤的鉴别必须做此期的扫描。此时大多数的肝癌成为低信号，极少数为等信号，而血管瘤绝大多数仍为高信号，极少数为等信号，结合 SE 序列上的信号改变，可以做出诊断。

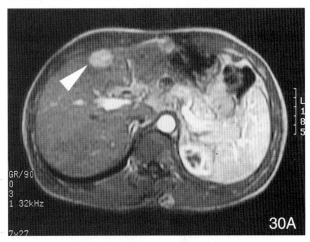

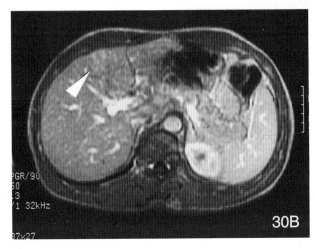

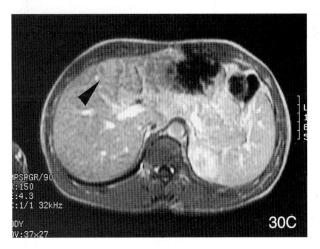

图 24-4-30　小肝癌

A. 增强动脉期示肝左内叶明显强化灶（箭）。　B. 门脉期示病灶仍为略高信号（箭）。

C. 延迟期示病灶信号强度下降，隐约可见包膜轻度强化（箭）。

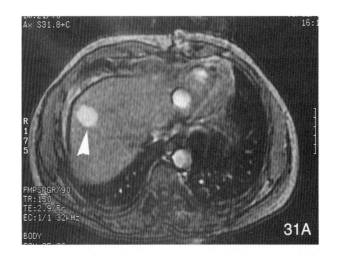

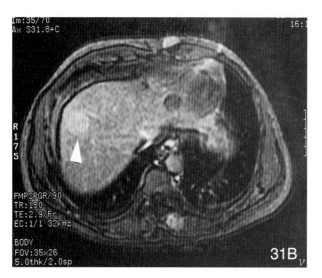
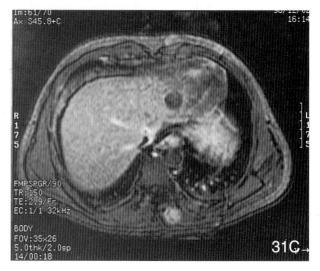

图 24-4-31　小肝癌
A. 增强动脉期示病灶明显强化,呈均匀高信号(箭)。
B. 门脉期病灶仍呈略高信号(箭)。　C. 延迟期示病灶呈等信号。

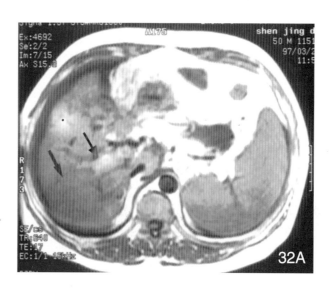

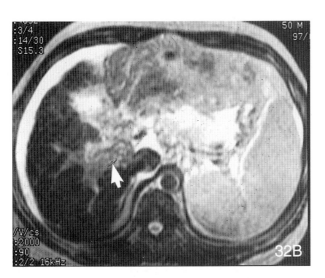
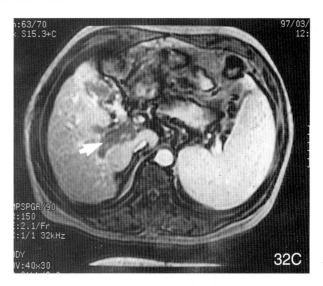

图 24-4-32　HCC 伴门静脉癌栓

A. SE T₁WI 示门静脉右后支内高信号(短箭),病灶呈略低信号,边界不清(长箭)。　B. SE T₂WI 示门静脉右后支增
粗(箭),病灶呈等信号。　C. 增强门脉期示门静脉右后支叉状充盈缺损,管壁呈线样强化(箭),病灶呈等信号。

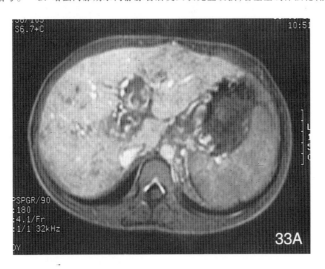

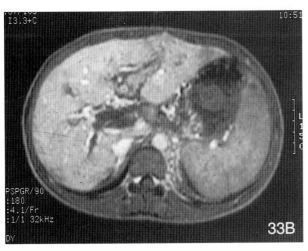
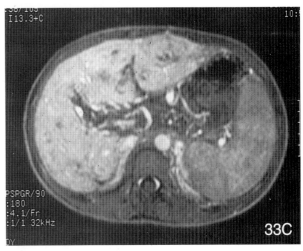

图 24-4-33　门静脉癌栓和海绵样变

A~C. 为肝门区连续层面,动态增强门脉期示门静脉主干及左、
右分支内均可见充盈缺损,肝门区可见强化和扭曲的侧支血管影,伴胃底静脉曲张。

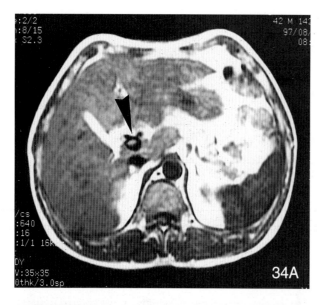
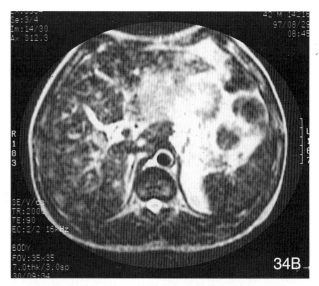
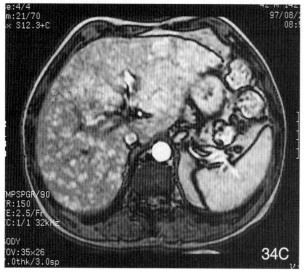
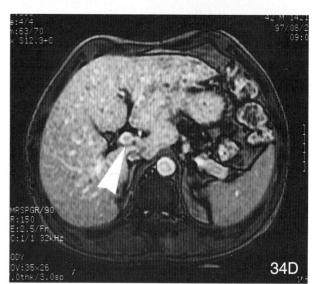

图 24-4-34　弥漫性肝癌

A. SE T₁WI 示肝内未见明显占位,门静脉主干流空信号内见高信号(箭)。　B. SE T₂WI 示肝内弥漫分布的
高信号结节,边界不清。　C. 增强动脉期示肝内多发的强化结节影,大小较一致。　D. 门脉期示肝内
病灶呈低信号,但不如动脉期显示清楚,门静脉主干内见充盈缺损(箭头)。

　　有包膜的病灶边界显示清楚,往往可见到包膜
强化,包膜强化可见于动态增强的各个时期,相对而
言,以门脉期和延迟期包膜强化较清晰(图
24-4-35)。其可能的机制为包膜内的微血管密度较
高,周围肝组织内的血窦受压,造影剂弥散和滞留时
间长,而病灶内的造影剂已开始排出,形成均匀或不
均匀的低信号,而包膜呈环形高信号带,厚薄可以不
一,完整或不完整。增强扫描对包膜的显示率与 SE
T₁WI 相当或略高。浸润型的病灶边界依旧模糊。

　　(3) HCC 的肝内外扩散和转移

　　1) 肝内扩散为 HCC 最常见的转移形式,可位
于结节或肿块周围,形成卫星灶,或分散于不同的肝
叶。当然,HCC 肝内转移与病灶的多中心起源无论
影像学还是病理上都难以鉴别。

　　2) 巨块型或弥漫型 HCC 有时可见到肝门区和
肝内胆管扩张,可为右叶或左叶的胆管扩张,也可左
右叶均见扩张。扩张的程度为轻至中度,可以是肝
门区淋巴结的压迫、肿块直接侵犯和压迫或胆管内
癌栓形成所致。T₁WI 和 T₂WI 均可显示之。增强
扫描门脉期显示更为清晰(图 24-4-36,37)。

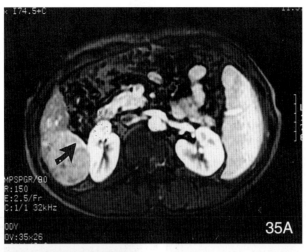

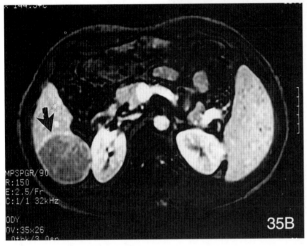
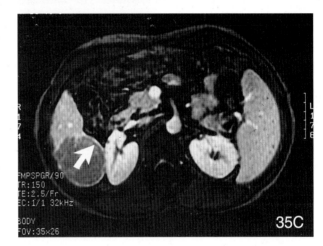

图 24-4-35　HCC
A. 增强动脉期示病灶强化呈高信号,周边包膜也有强化(箭)。
B、C. 分别为门脉期及延迟期,病灶呈低信号,包膜持续强化,呈环形高信号(箭)。

3) HCC 较少伴有淋巴结的转移,主要通过血行转移。淋巴结转移的常见部位有肝门区、门腔间隙、胰头周围及腹主动脉周围等,有时也可见到心膈角的淋巴结肿大。一般直径 < 1 cm 的淋巴结不易显示,而且也难以区分正常或异常。直径 > 1 cm 或融合成团时,易于发现,在 T_1WI 上为低信号,在 T_2WI 上为略高信号。淋巴结内有坏死时信号不均匀,可见到中心有更高的信号。增强扫描淋巴结一般强化不明显或有轻度的强化,主要位于边缘(图 24-4-38)。

4) HCC 还可侵犯胆囊、前腹壁等邻近组织或脏器。肺转移为肝外扩散的主要和常见形式,MRI 对肺内结节的显示不如 CT 敏感。

4. 鉴别诊断:MRSE 序列 T_1WI 结合 T_2WI 对病灶的检出和定性均有很大的价值,因此多数病例不用增强扫描也可明确诊断。有些征象可提示 HCC 的诊断,如巨块周围有卫星灶,病灶周边出现

"晕圈征",病灶内脂肪变性或"镶嵌征",血管侵犯及合并肝硬化等。但对有些不典型病例,即使是结合增强扫描也难以定性,这是因为 HCC 病灶的血供有差异,病理类型和细胞分化程度也各不相同,造成 MRI 表现的多样性。

(1) 局灶性结节增生(FNH):为肝脏少见的良性占位性病变,并非真正的肿瘤。其血供相当丰富。在 T_1WI 上多为等信号或低信号,病灶内信号均匀,有时可见中央瘢痕区呈更低信号。偶尔见到流空的信号为其特征,病灶边界往往不清。在 T_2WI 上一般为略高信号或等信号,和正常肝实质界限不清楚。中心瘢痕可表现为更高信号。增强扫描早期可明显强化呈高信号,除瘢痕以外病灶的强化均匀一致,有时在病灶中心或周边可见到增粗、扭曲的血管影。增强中期和晚期大多数的病灶仍为略高信号或等信号,病灶边界不清,中心瘢痕可始终无强化或有延迟强化。FNH 的 MRI 表现是多样的,但结合病史,如

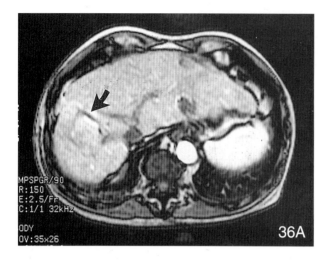
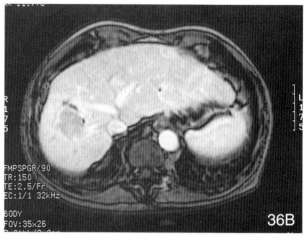
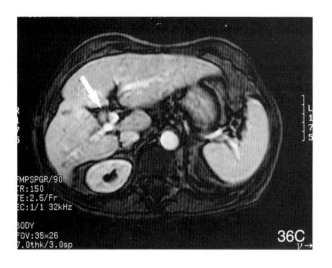
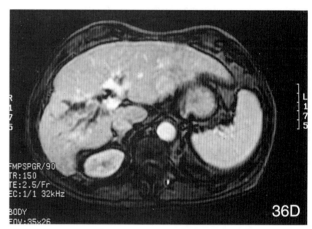
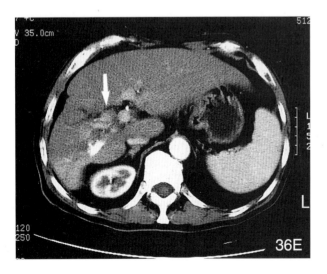
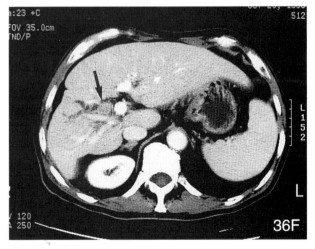

图 24-4-36 手术证实的 HCC 伴胆管癌栓

A. 增强动脉期示肝右叶病灶明显强化呈高信号,周边见条状低信号影(箭)。 B. 门脉期示病灶呈低信号,周边扩张的胆管显示清晰。 C. 肝门区层面示肝总管内软组织影(箭)。 D. 为 C 的上方层面,示肝右叶胆管扩张明显。 E. 螺旋 CT 动脉期扫描,示肝总管内癌栓轻度强化(箭)。 F. 螺旋 CT 门脉期扫描,示癌栓显示清晰(箭),肝内胆管扩张。

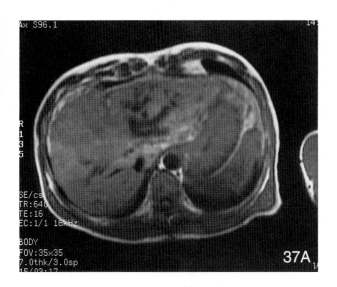

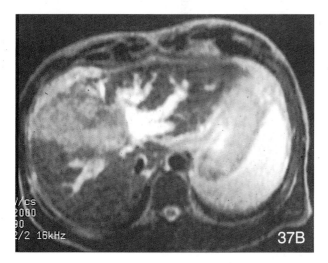

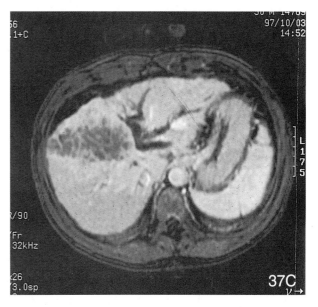

图 24-4-37　HCC 侵犯胆管

A. T$_1$WI 示肝内右前叶及左内叶略低信号灶,肝左叶胆管明显扩张。　B. T$_2$WI 示病灶呈略高信号,

左叶扩张的胆管为高信号。　　C. 增强门脉期示病灶呈低信号,扩张的胆管显示清晰。

好发于青年女性、无肝硬化病史、AFP 阴性等可作出鉴别。

（2）腺瘤：好发于育龄期妇女,与口服避孕药有关。为肝内罕见的良性肿瘤。其 MRI 表现具有多样性,缺乏特征性表现。在 T$_1$WI 上多为高信号,也可为低信号和等信号,在 T$_2$WI 上多为高信号,少数为等信号和低信号,其信号强度往往不均匀。增强扫描中的表现和 FNH 相似,但腺瘤可有包膜,病灶内的出血较为多见。

（3）血管瘤：为肝内最常见的良性肿瘤,往往在体检中发现。MRI 对其的诊断敏感性甚高,达 95%。诊断血管瘤常用的技术是 SE 序列 T$_2$WI 多回波技术,TE 时间可选用 30、60、90、120、180 ms,TR/TE = 2 000 ms/60 ms 时检出敏感性最高,TR/TE = 2 000 ms/120 ～ 180 ms 时,定性准确性最高。此时,血管瘤表现为明显的"亮灯征"改变,信号强度高且均匀,边界清楚,而 HCC 在重 T$_2$WI 上信号强度下降,为稍高信号且边界不清。另外,血管瘤无包膜。大的血管瘤,几乎都伴纤维化瘢痕形成,造成信号不均匀,呈裂隙状或放射状,应和 HCC 的"镶嵌征"进行鉴别。动态增强有助于进一步定性。增强早期大的血管瘤往往表现为周边结节状显著强化,随着时间的延长逐渐向中心扩展直至全部充填。充填时间长短不一,与病灶大小有一定关系。伴瘢痕区的血管瘤则不能全部充填。小的病灶强化方式多样,可在增强早期呈均匀强化的高信号灶,和 HCC 强化方式相同,但在增强中期和晚期仍有持续强化,多表现为高信号或略高信号,少数为等信号者和 HCC 的鉴别有一定困难,但结合 SE 序列 T_2WI 上的表现可以作出诊断。总之,SE T_2WI 对 HCC

和血管瘤的鉴别价值很大,结合动态增强扫描一般不难诊断。

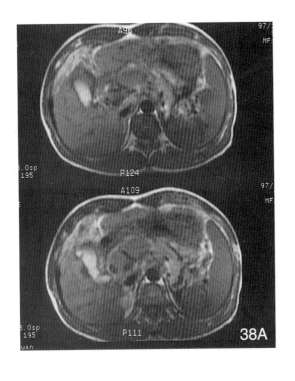

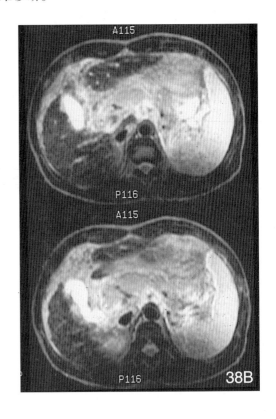

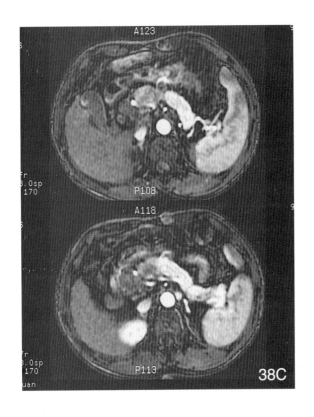

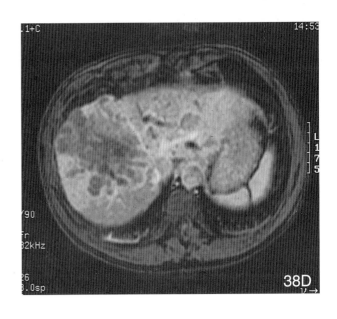

图 24-4-38　HCC 伴胰周淋巴结肿大

A. T_1WI 示胰头周围多个软组织影,呈略低信号。　B. T_2WI 示肿块呈略高信号。　C. 增强动脉期示胰腺组织明显强化,而肿大的淋巴结周边略有强化,显示清晰。　D. 门脉期示肝右叶膈顶部浸润型肝癌病灶。

（4）转移性肝癌：MRI 对转移性肿瘤的发现很敏感。一般转移灶为多发，大小、分布趋于均匀，边界清楚或不清楚。在 T_1WI 上多为低信号，在 T_2WI 上多为高信号，富血供的转移灶可在 T_2WI 上呈明显高信号，类似于血管瘤。另外，在 T_2WI 上高信号病灶的中心见到更高信号区域，即"靶征"，代表肿瘤内的出血、黑色素样物质或高蛋白成分。另外，也可见到肿块周围的高信号环代表瘤周水肿。增强扫描大多数病灶为少血供的，早期强化不明显，增强中期表现为周边环形强化，边界清楚。少数富血供病灶可有早期强化，均匀或不均匀，和 HCC 不易鉴别，但在增强中期多数病灶仍可见到环形强化，和 HCC 不同。

5. MRI 对小肝癌的检出敏感性及影像学方法比较

（1）MRI 对小肝癌的检出敏感性比较：20 世纪 80 年代末期开始，随着 MRI 设备的不断更新，扫描技术的不断发展和完善，各种 MRI 技术对肝肿瘤的检出敏感性的比较有很多报道，但由于 MRI 设备的不同、场强不同及所选择的序列不同，有些学者认为 T_1WI 较 T_2WI 敏感性高，这可能是由于在低场强的 MRI 中，T_2 成像时间很长，伪影多，信噪比低等原因致 T_2W 图像差有关。大多数学者认为 SE T_2WI 敏感性比 T_1WI 高，特别是高场强 SE T_2WI。造成结果差别很大的原因在于病例选择方面的差异，病灶大小无严格控制，各组结果之间无可比性。总的来说，SE T_1WI 的检出敏感性在 60% 左右，T_2WI 的检出敏感性在 80% ～ 90% 左右。近年来，随着 MRI 快速技术的不断开发，使屏气扫描成为可能，扫描时间大大缩短，图像质量明显提高，在病灶的检出和定性方面也有飞跃，许多学者报道快速梯度回波序列动态增强 MRI 对肝内病灶的检出敏感性高于 SE T_2WI，而信噪比也明显增加。Low 等的研究结果表明，常规 SE T_2WI 的检出敏感性为 85%，动态增强 FMPSPGR 的检出敏感性为 89%，若 SE 序列加上 FMPSPGR 序列，检出敏感性可达 90%。对原发性肝癌来说，日本和中国学者的研究更为深入和细致。Kim 等报道，SE 序列对大小不同的病灶检出敏感性也各不相同，直径 > 5 cm 者为 100%，3～5 cm 者为 93%，2～3 cm 者为 90%，1～2 cm 者为 68%，< 1 cm 者为 26%。而动态增强 MRI（GE 1.5 T Signa，FMPSPGR 序列）的检出敏感性分别为：> 5 cm 及 3～5 cm 者为 100%，2～3 cm 者 90%，1～2 cm 者为 79%，< 1 cm 者 67%。对于 > 3 cm 的病灶，各种 MRI 技术几乎均可检出，但对于 < 3 cm 者，仍有一定的困难，特别是对 < 2 cm 的病灶。动态增强 MRI 的检出率高于 SE 序列，两者有显著性差异（图 24-4-39）。Oi 等的研究结果和 Kim 相似，对 SHCC 的检出敏感性，2～3 cm 者，SE 序列为 79%，FMP-SPGR 为 82%；1～2 cm 者，SE 为 54%，FMPSPGR 为 70%；< 1 cm 者，SE 为 8%，而 FMPSPGR 为 55%。由此可见，FMPSPGR 序列对病灶的检出敏感性比 SE 序列有明显的提高。上海医科大学中山医院 1999 年对 80 例 SHCC 共 128 个病灶的统计数据为：SE T_1WI、T_2WI、增强前 FMPSPGR、增强 FMPSPGR 及 SE + FMPSPGR 对 SHCC 的检出敏感性分别为 63.20%、89.07%、85.93%、96.07%、96.88%。经统计学分析，病灶的检出敏感性由高到低依次为：增强 FMPSPGR > SE T_2WI > 增强前 FMPSPGR > SE T_1WI，其中增强 FMPSPGR 和后三者之间均有显著性差异，SE T_2WI 和增强前 FMPSPGR 及 SE T_1WI 之间有显著性差异，而增强前 FMPSPGR 和 SE T_1WI 之间也有显著性差异。和以往报道的结果略有不同，其原因主要是目前我院采用的 SE 序列扫描速度快，图像质量高，伪影少，使结果的判断更为准确、可靠；FMPSPGR 序列可一次屏气完成全肝的采样，避免因层面跳动所致的漏检。而以往有较多的 MRI 设备虽然可以做动态扫描，但因图像采集时间较长，全肝动态扫描需分二次或三次屏气，可能会造成漏检。另外增强前 FMPSPGR 序列对小肝癌的检出率也较高，原因是该技术有一定的脂肪抑制作用，而小肝癌在 SE T_1WI 上为等信号者占 30% 左右，不能被检出，但在增强前 FMPSPGR 序列中有较多病灶成为低信号而易于检出（图 24-4-40）。SE 序列和 FMPSPGR 序列结合可明显提高小肝癌的检出率，对病灶的定性准确性可达 96.91%。众多资料表明，MRI 检查（SE 加 FMPSPGR）可明显提高 HCC 病灶的检出敏感性和定性准确性，但是对直径 < 5 mm 的病灶的检出仍有一定的困难。MRI 特异性对比剂的应用也许有助于解决这个问题。

（2）影像学方法比较：随着影像学技术的不断发展，各种影像检查技术对肝癌的检出敏感性和定性准确性都有进一步的提高。对于 > 3 cm 的病灶，各种技术的差异不大，检出率几乎都为 100%，而对于 < 3 cm 的病灶仍有一定的难度，也是众多学者

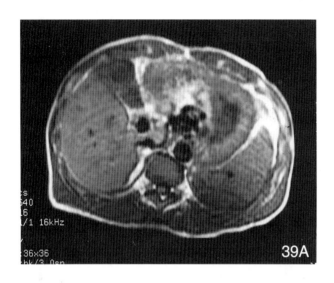
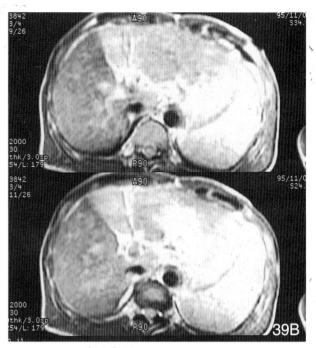
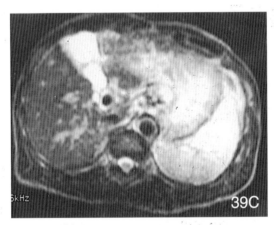
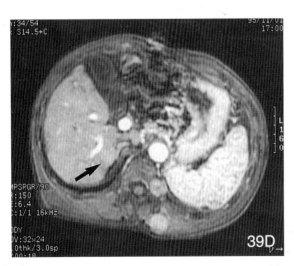
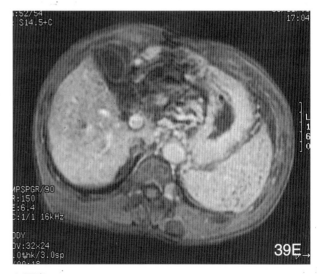

图 24-4-39 小肝癌

A～C. 分别为 SE T_1WI、NPWI 及 T_2WI,肝内均未见明确病灶。

D. 增强动脉期见肝右后叶一均匀强化灶(箭)。   E. 门脉期示病灶呈等信号。

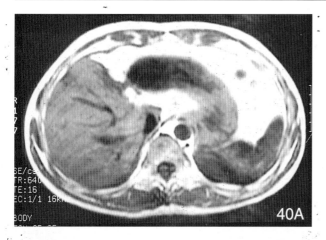
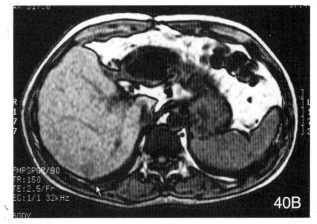
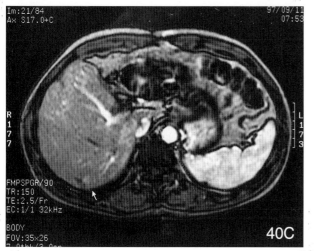
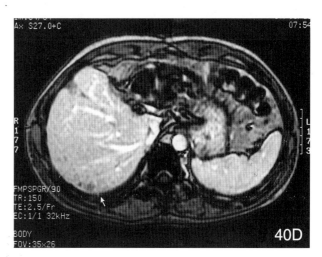

图 24-4-40　小肝癌

A. SE T₁WI 示肝内未见明确病灶。　　B. FMPSPGR 序列平扫示肝右后叶一低信号灶(箭)。

C. 增强动脉期示病灶有强化表现(箭)。　　D. 门脉期示病灶呈低信号(箭)。

的研究热点。创伤性的检查方法如术中 US、CTA、CTAP、US 选择性血管造影及碘油 CT 等的检出敏感性很高,均在 90% 以上,但在临床应用中有严格的指征。术中 US 对小肝癌的检出率达 98%,在实施手术的病例,可确定肿瘤的部位,显示肿瘤和邻近血管的关系,但仅限于手术病例。CO_2US 目前可行静脉法注射,结果与螺旋 CT、MR 动态增强相似,动脉法结果与 CTA 相似。CTAP 为公认的在小肝癌的检出方面最为敏感的检查技术,其检出敏感性达 96%~100%,对直径 5 mm 的病灶也可发现。但其操作复杂,特异性不高,对病灶的定性尚需结合常规增强 CT。在中度至重度的肝硬化病例,因门静脉高压导致向肝血流分流到侧支血管,而进入肝实质的造影剂量也相应减少,使肝脏和病变之间的密度差异减少而不利于检出。另外,伴有门静脉癌栓的病例也因局部肝段血流减少,隐藏其中的病灶不易发现。碘油 CT 与血管造影一样,其敏感性很高,但

和选择性插管的程度以及病灶的血供有关,其检出敏感性受到一定的影响,特别是对少血供病灶的检出不利。

目前重点研究的是非创伤性的影像学检查方法。US 价廉,操作简便,易于普及,已成为肝脏检查的常用且重要的手段,但因解剖、病理及操作者手法等多种因素的影响,使其对小肝癌的检出敏感性和定性准确性不高,特别是对微小肝癌病灶的检出敏感性 < 20% ,对膈顶、肝左叶及尾叶的病灶显示较差。常规 CT 因扫描速度慢,增强造影不能动态观察病灶的血供特点,再加上呼吸运动伪影和漏层以及部分容积效应等因素,病灶检出敏感性和定性准确性均受到影响。病灶同层或改良式同层动态增强扫描有利于观察病灶的血供及强化特征,从而易于定性,但对病灶的检出无益。全肝动态增强 CT 可用于检出病灶,但完成全肝扫描也需 1.5~2 min,致使有的层面落在动脉期,有的落在门脉期,有的落

在平衡期成为等密度,而使病灶漏检。据上海医科大学中山医院资料统计,常规增强 CT 对小肝癌的检出率为 78.1%,微小肝癌为 15.2%,常规动态增强 CT 分别为 84.6% 和 33.3%。随着螺旋 CT 的开发和应用,特别是双期动态增强扫描的应用,使小肝癌和微小肝癌的检出敏感性明显提高。上海医科大学中山医院一组数据资料表明,小肝癌组动脉期的检出率为 86%,门脉期为 67.3%,而双期达 92%。微小肝癌组动脉期检出率为 68.3%,门脉期为 29.3%,双期为 75.6%。日本学者认为螺旋 CT 双期动态扫描明显提高小肝癌和微小肝癌的检出敏感性,和碘油 CT 的价值相同。

受设备的档次、扫描参数、病例选择等多方面因素的影响,MRI 和 CT 之间孰优孰劣,结果各不相同。近年来随着螺旋 CT 双期扫描和高场强 MR 快速动态增强的应用,较为一致的结论是两者都能明显提高小肝癌的检出率,特别是在富血供病灶的检出方面极具价值。MRI 略优于 CT,两者在统计学上有无显著性差异,文献报道不一。如 Oi 等的结果如下(表 24-1):

表 24-1　MRI 和 SCT 检出敏感性比较表

病灶(cm)	检出敏感性%	
	MRI(SE + FMPSPGR)	SCT(AP + PVP)
< 1	57	36
1~2	83	76
2~3	89	89

上海医科大学中山医院对 41 例共 68 个病灶进

行螺旋 CT、MRI 及 US 的比较研究,其结果表明:螺旋 CT 双期扫描、MRI(SE + FMPSPGR)和 US(常规 US + 彩色多普勒 US) 对小肝癌的检出敏感性分别为 91.18%、94.12%、61.76%;微小肝癌分别为 66.67%、75%、16.67%;三者对小肝癌(包括微小肝癌)的定性准确性分别为 90.32%、96.91%、73.81%。经统计学检验,螺旋 CT 和 MRI 之间无显著性差异,而螺旋 CT、MRI 与 US 之间均有显著性差异。MRI 略优于螺旋 CT 的原因有:①MRI 对组织分辨率高,多个序列的扫描可充分反映病灶的内部结构,如脂肪变性、出血坏死等特征。②MRI 对包膜的显示明显优于螺旋 CT,上海医科大学中山医院该组病例统计,MRI 的包膜显示率为 41.18%,而螺旋 CT 仅为 7.4%,包膜的显示有利于小肝癌的诊断。③MRI 不用对比剂即可显示血管结构。④最大的区别在于增强扫描的采样方法不同。MRI 采用多层面间隔式的 K 空间采集技术,保证全肝的多个层面可在同一时间内完成采样,可更加准确地动态观察肝内病灶的血供特点和强化特征。而螺旋 CT 虽然一次即可完成全肝扫描,但多层面的采样(扫描)时间均不同,第一层和最后一层的采样时间差别很大,如果未严格控制动脉期的延迟时间,则有可能肝脏下部的层面落在动脉后期和门脉早期,此时正处在病灶强化下降而肝实质强化上升的交叉期,病灶可能成为等密度而不能检出。如动脉期扫描过早,则处于膈顶的病灶尚未开始强化而不利于病灶的检出和定性。⑤MRI 对比剂所用剂量较少,注射时间短,可在血管内保持高浓度(图 24-4-41~44)。以上几点是造成两者有差别的主要

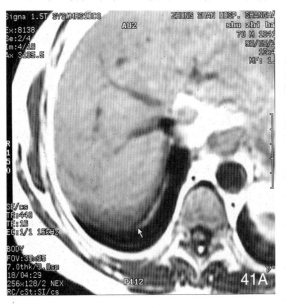

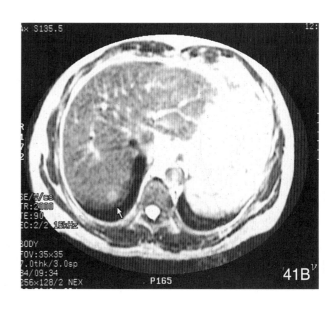

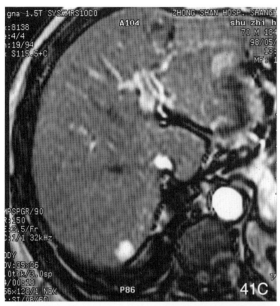
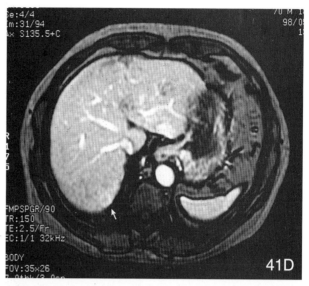

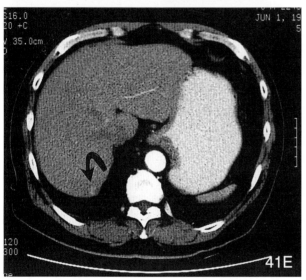
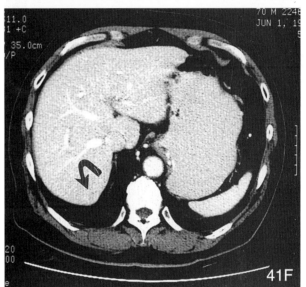

图 24-4-41　手术证实的 MHCC

A. SE T₁WI,肝右后叶隐约可见略低信号灶(箭)。　　B. T₂WI 示病灶呈高信号(箭)。　　C. 增强动脉期示病灶明显强化。　　D. 门脉期示病灶呈环形周边强化(箭)。　　E. 螺旋 CT 动脉期扫描示病灶有稍强化(箭)。F. 螺旋 CT 门脉期扫描示病灶呈略低密度(箭)。

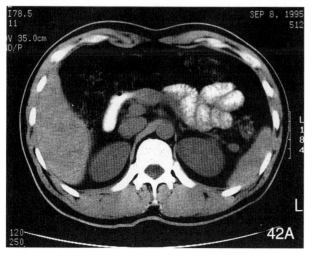
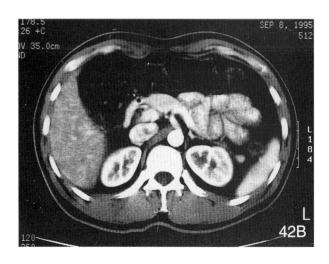

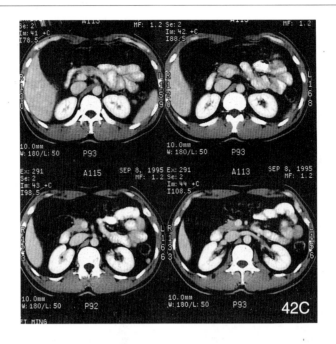

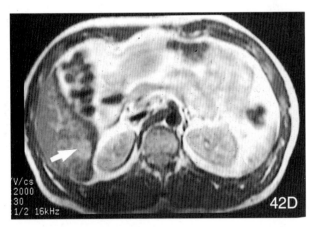

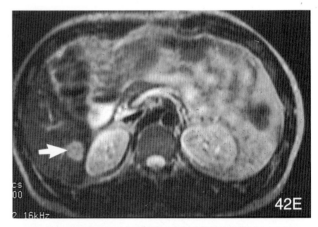

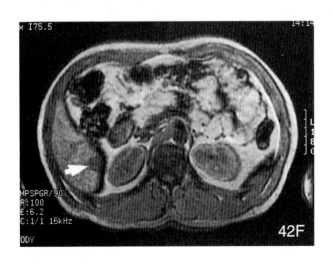

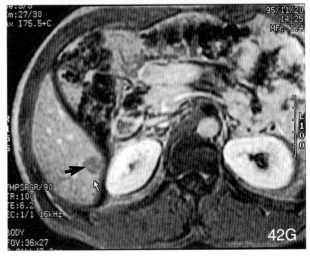

图 24-4-42　手术证实的小肝癌

A～C. 分别为螺旋 CT 平扫、增强之动脉期及门脉期,肝内均未见明显病灶。　D～E. 分别为 SE NPWI 及
T₂WI,示肝右后叶一高信号灶(箭)。　F. FMPSPGR 序列平扫示病灶呈低信号(箭)。　G. 增强门脉期示病
灶呈低信号,可见到包膜强化(箭)。

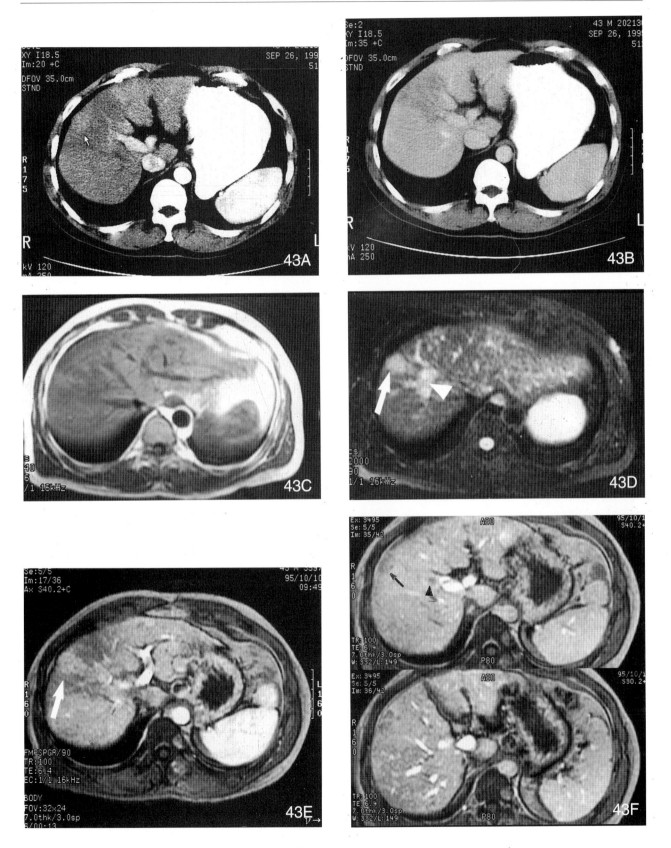

图 24-4-43 HCC

A. 螺旋 CT 动脉期扫描示肝右前叶大片低密度区中一强化灶（箭）。 B. 门脉期扫描仅见大片低密度区,病灶显示不清。 C. SE T_1WI 示肝右前叶略低信号区,边界不清。 D. SE T_2WI 清晰显示肝右前叶高信号灶（箭）。 E. 增强动脉期示病灶有强化表现（箭）。 F. 增强门脉期示病灶呈低信号（箭）。本例大片低密度和低信号区系门静脉癌栓（箭头）(D、F)所致灌注缺损。

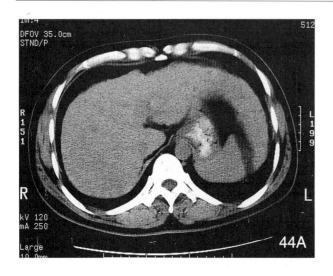

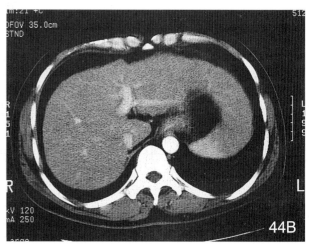

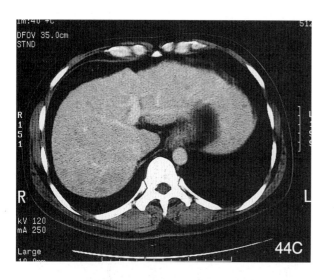

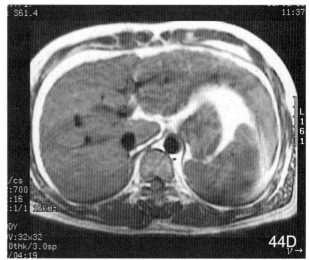

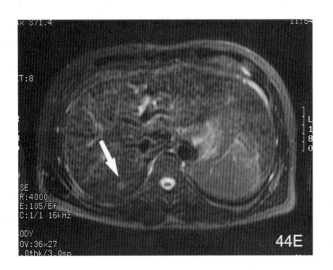

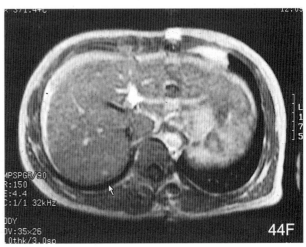

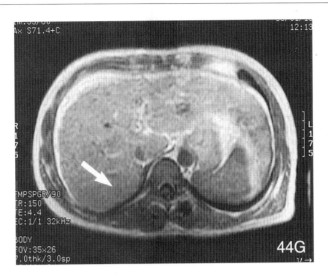

图 24-4-44 手术证实的 MHCC

A. 螺旋 CT 平扫示肝硬化明显,肝右后叶密度欠均匀。 B. 螺旋 CT 动脉期示肝内未见明显强化灶。 C. 螺旋 CT 门脉期示肝右后叶低密度灶,另外肝内还可见多个低密度灶,定性困难。 D. SE T_1WI 示肝内未见明确病灶。 E. SE 重 T_2WI 示肝右后叶约 1 cm 大小的高信号灶(箭)。 F. 增强动脉期示病灶有强化(箭)。 G. 延迟 4 min 后示病灶呈略低信号(箭)。

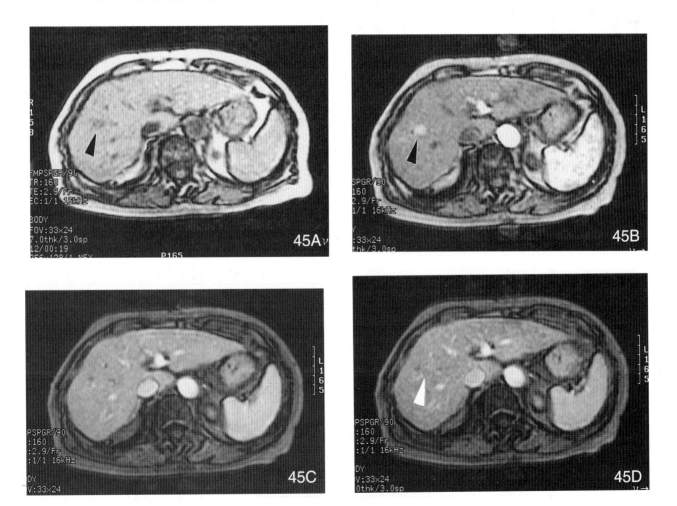

图 24-4-45 HCC 术后复发

A. FMPSPGR 序列平扫示肝右前叶略低信号灶,边界不清(箭)。 B. 增强动脉期示病灶有明显强化(箭)。
C. 门脉期示病灶呈等信号。 D. 延迟期示病灶呈略低信号,可见包膜强化(箭)。

原因。随着肝脏 MRI 特异性对比剂的开发和应用，可进一步提高小和微小肝癌的检出敏感性和定性准确性。当然，多层螺旋 CT 的出现使扫描时相的控制更为容易，甚至在动脉期内可做多个回合的扫描，也许对小和微小肝癌的检出和定性产生影响。

6. MRI 在肝癌治疗后随访中的作用

（1）外科手术切除后的随访：肝癌经确诊后外科手术为首选的治疗方法，但肝癌术后复发率很高，据上海医科大学肝癌研究所统计，5 年复发率为 61.5%，但及时发现和早期切除仍可延长病人的生存期。术后 AFP 的监测和 US 或 CT 随访是必要的。在及时发现复发灶方面，MRI 优于 CT 和 US。通常将术后 3 个月出现的新病灶视为复发，其可能机制为肝内转移和播散；多中心起源；术中小的病灶未被发现，术后继续生长等。复发出现的时间 3 个月至 5 年不等，以 6～18 个月最多。复发灶早期无症状，MRI 表现和原发灶性质相同，检查技术也相

同（图 24-4-45）。

术后 AFP 定量跟踪检测，如 AFP 未降至正常或短期内又复上升，3 个月内又发现新病灶，或原来可疑的病灶增大，通常归属于术后残存。术后残存的病灶需和手术瘢痕鉴别。术后短时间内因瘢痕区炎性反应和水肿，在 T_1WI 上呈低信号，在 T_2WI 上为高信号或混杂信号。随时间的延长，术后瘢痕在 T_1WI 和 T_2WI 上均为低信号，边界清楚（图 24-4-46）。有时手术区留有残腔，轮廓光滑，其中为水样信号，增强扫描无强化表现，易于和术后残存病灶鉴别。

（2）介入治疗后改变：虽然发现早期肝癌已成为可能，但因多方面的原因，HCC 能行手术切除者仅为 10%～30%。非手术治疗中常用的方法有经动脉栓塞化疗（TACE）、经皮穿刺无水酒精瘤内注射（PEI）等。有些病例经非手术治疗后病灶缩小，然后再行二步手术切除。影像学检查可观察肿瘤治疗后的情况，是否彻底坏死以及坏死的程度，对制定

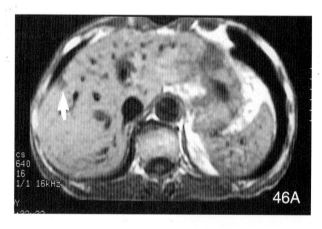

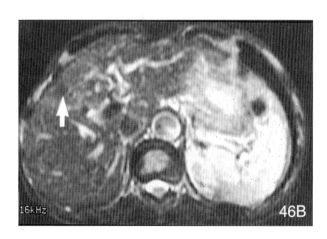
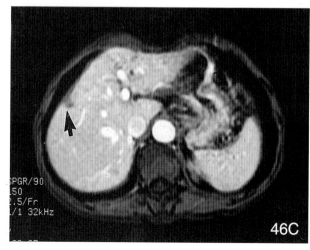

图 24-4-46　HCC 术后改变

A. SE T_1WI 示肝右前叶包膜下低信号区（箭）。　B. SE T_2WI 示病灶呈低信号（箭）。　C. 增强门脉期和动脉期（未列出）示病灶无强化，边界显示清晰（箭）。上述 MRI 表现提示为术后纤维瘢痕改变。

进一步的治疗措施有重要的临床意义。TACE 作为非手术治疗中常用且重要的手段在临床的应用越来越广泛，而且疗效明显。但一次 TACE 治疗难以使病灶彻底坏死，需要多次重复。另外，有学者认为，TACE 术后加做 PEI，疗效更佳，因 TACE 术后所致的肝癌坏死有利于酒精的弥散，使其易于注入而且酒精在瘤内的停留时间延长。因此需要能对肿瘤的血供以及坏死的程度和存活的部位做准确的判断。各种评价方法中，AFP 的检测最为常用，术前 AFP 升高者，术后做定期随访有助于判断疗效，但 30% 左右的 AFP 是阴性的，无法用此方法估计。血管造影有助于了解病灶的血供及侧支循环情况，但为创伤性检查方法，不能常规使用。在非创伤性的检查技术当中，US 操作简便，是常用的检查方法，可观察肿瘤的变化情况并可引导穿刺，但对鉴别残存的肿瘤组织和凝固性坏死组织有困难，因两者具有相同的声像图。CT 作为重要的检查方法，在鉴别存活和坏死组织方面有较大价值，特别是螺旋 CT 动脉期扫描中残存的肿瘤组织有强化而坏死和纤维瘢痕无强化表现。经 TACE 术后 CT 平扫可观察碘油的沉积情况和在病灶内的分布情况，有助于下一次的治疗，还可发现小的子灶。但因高密度碘油的影响，碘油沉积良好的病灶内小的缺损区因部分容积效应的影响而无法观察或遗漏，而且对病灶周边和中心少量的残存组织无法观察其强化表现，对于小的坏死灶也不敏感。随着 MRI 的广泛应用，在非手术治疗后随访中发挥了重要作用，文献报道及作者自己的经验认为优于 US 和 CT。

TACE 术后肿瘤的信号改变与时间有关。治疗后短时间内做 MRI 检查，病灶在 T_2WI 上为高信号，和栓塞治疗过程中的病灶内出血有关，以后病灶的信号逐渐下降，主要是由于凝固性坏死。坏死不彻底的病灶，在 T_2WI 上为混杂信号，存活组织可位于病灶内部或位于周边，可能和侧支的建立有关，表现为高信号。T_2WI 对肿瘤坏死与存活的鉴别意义较大，但有一定的假阳性和假阴性存在。一般而言，治疗前，在 T_2WI 上高信号部分于治疗后转变成低信号或信号强度下降，表明该区域肿瘤已坏死，经与病理标本对照研究，该征象较可靠。若治疗后高信号区域持续不变，提示存活可能。增强扫描时残活的肿瘤组织有强化表现而坏死区无强化。但对于包膜的浸润和包膜的炎性反应，MRI 难以鉴别。有一点可以明确，动态增强之早期（动脉期）显著强化者，

为存活的肿瘤组织；延迟强化者，对鉴别肿瘤浸润与炎症反应帮助不大，有赖于 US、CT 引导下作穿刺活检（图 24-4-47～49）。

经 PEI 治疗后，肿瘤坏死的组织在 T_2WI 上为明显的低信号，因酒精有明显的脱水作用，导致肿瘤的凝固性坏死，在 T_1WI 和 T_2WI 上均为低信号，而存活组织在 T_2WI 上为高信号。肿瘤完全坏死后，在 T_2WI 上的信号趋于均匀，而且 Gd-DTPA 增强时无强化表现（图 24-4-50）。有些肿瘤坏死不彻底，在 T_2WI 上表现为混杂信号，表明有残活部分和凝固性坏死组织相夹杂。有些病灶的中心有极高的信号，病理对照表明为液化坏死，其内水分含量多。因此，MRI 在鉴别凝固性坏死和肿瘤的液化坏死方面明显优于 US 和 CT。但在 T_2WI 上有时可见病灶周围的高信号环，可以是慢性炎症反应的改变，也可以是残活的肿瘤，两者的鉴别有一定的难度。Gd-DTPA 增强有助于进一步诊断。另外有时可见到在进针部位的肝脏外周的扇形强化区，为肝实质的充血反应，随着时间的延长，可逐渐消失。

（二）胆管细胞癌

肝脏原发性恶性肿瘤中胆管细胞癌（cholangio-cellular carcinoma）发生率居第二位，仅次于肝细胞性肝癌，占原发性肝癌的 2.6%～35.5%，平均为 20% 左右（西方文献报道）。国内因肝细胞性肝癌发生率很高，故胆管细胞癌相对发生率明显偏低。男女患病比例约为 1.7：1。胆管细胞癌的发生主要和胆道疾病有关，其中主要是肝内胆管的华支睾吸虫病，在有食用生鱼习惯的部分东南亚地区，胆管细胞癌病例中华支睾吸虫的感染率很高，该寄生虫所致的慢性胆管损害是胆管上皮细胞癌变的重要原因，其他地区则例外。

1. 病理：胆管细胞癌起源于肝内一级、二级胆管或更大的胆管的上皮细胞，起源于小叶间胆管的常称为外周型胆管细胞癌，起源于左右肝管和总胆管分叉的称为肝门胆管癌，将在胆道系统中进行讨论。肿瘤的大体形态有单发性、多发性、巨块型、结节型和弥漫型之分，在病理形态上和 HCC 有较明显的区别，极少合并肝硬化。由于间质结缔组织较多，癌细胞内无胆色素，因此肿瘤是灰白色，质地较 HCC 为硬，侵犯血管也少见，镜下多为分化型腺癌，癌细胞为立方形或柱状，其起源的胆管越大，癌细胞的高度越高。细胞核较小，大小较一致。胞质内可含有粘液。胆管细胞癌比 HCC 更易发生肝门区及

腹腔淋巴结的转移,但很少发生肺转移。

2. 临床表现:胆管细胞癌常以上腹不适,局部扪及肿块为首发症状,或 US 体检发现肝占位而患者无不适症状,AFP 为阴性,也无肝炎、肝硬化证据。

3. MRI 表现:外周型胆管细胞癌常发生于左叶,具体原因尚不明确。病灶常为单发,较大,一般大于 5 cm。在 T_1WI 上常为低信号,在 T_2WI 上常为略高信号,边界不清,无包膜征。T_2WI 比 T_1WI 更易发现病灶,文献报道,T_2WI 在检出肝内小卫星

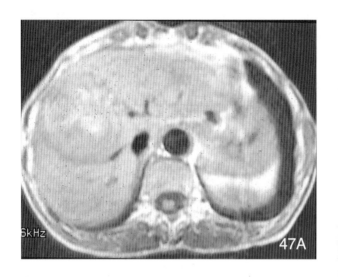

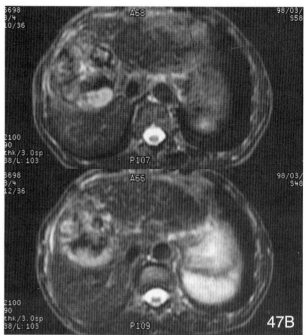

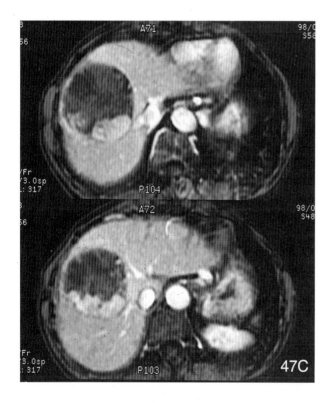

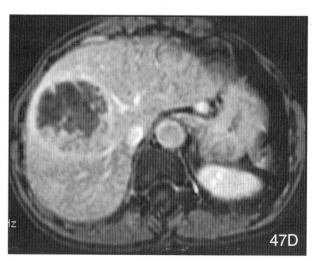

图 24-4-47　HCC TACE 术后

A. SE T_1WI 示病灶内信号不均匀,中心可见高信号,周边见低信号的包膜。　B. SE T_2WI 示病灶呈混杂信号,其中凝固性坏死呈低信号,出血和残留活组织呈高信号。　C. 增强动脉期示残留组织主要位于边缘,有明显强化。　D. 门脉期示残留组织信号下降,包膜有明显强化。

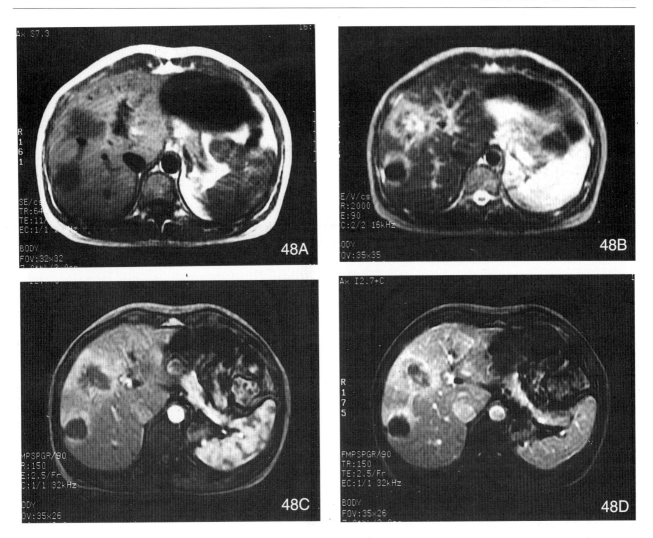

图 24-4-48　HCC TACE 术后

A. SE T_1WI 示肝右叶 2 个低信号灶。　　B. SE T_2WI 示肝右前叶病灶呈混杂信号,中心可见更高信号(液化坏死),肝右后叶病灶中心呈低信号(凝固性坏死),周边可见高信号带。　　C. 增强动脉期示 2 个病灶均为边缘强化。　　D. 门脉期时仍可见病灶边缘强化。

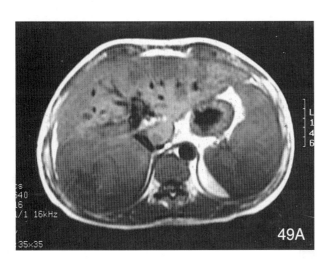

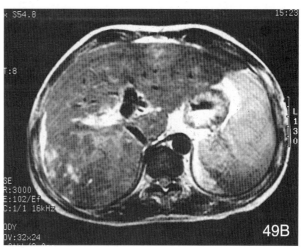

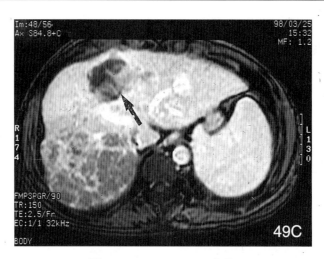

图 24-4-49　HCC TACE 术后

A. SE T_1WI 示肝右后叶略低信号灶,中心液化坏死区为更低混合信号。　B. SE T_2WI 示病灶呈高、低混合信号,中心液化坏死区呈点状很高信号。　C. 增强门脉期示病灶呈不均匀低信号,其中分隔及包膜可见到强化。另见左内叶病灶内部分残存肿瘤组织强化(箭)。

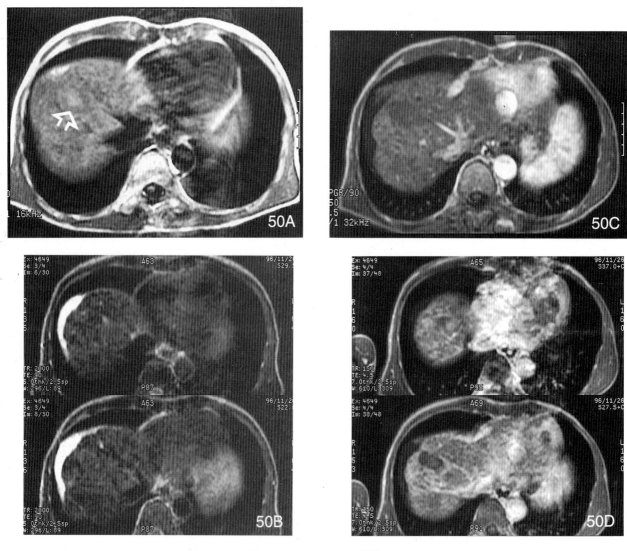

图 24-4-50　HCC PEI 术后

A. SE T_1WI 示肝内略高信号病灶(箭)。　B. SE T_2WI 示病灶呈等信号,另见肝包膜下少量积液。
C. 增强动脉期示病灶无强化表现。　D. 增强门脉期示病灶仍为低信号,边界清楚。提示肿瘤坏死较彻底。

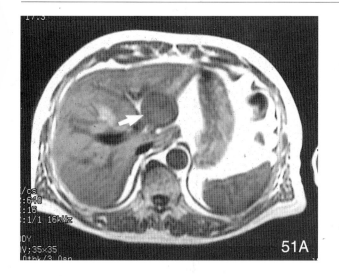
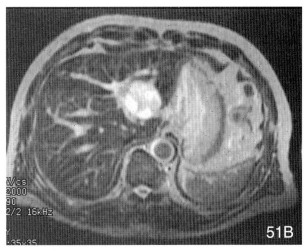
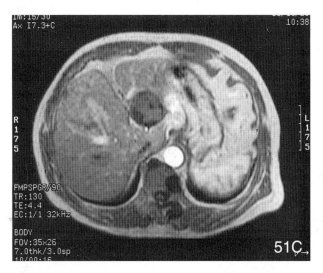
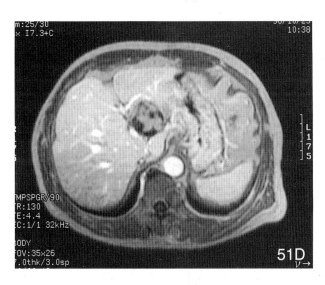
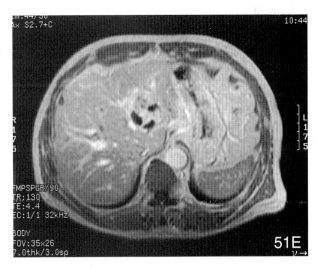

图 24-4-51　胆管细胞癌

A. SE T₁WI 示肝左叶略低信号灶,边界清晰(箭)。　　B. SE T₂WI 示病灶呈高信号,其周边可见更高信号
(粘液湖)。　　C. 增强动脉期示病灶无明显强化。　　D. 门脉期示病灶稍有强化表现,而粘液湖无强化表
现。　　E. 延迟 6 min 扫描示病灶强化较明显。

灶方面优于增强 CT。肿瘤的信号强度根据病灶内纤维化、坏死及粘液成分的不同而异，因病灶内有多种成分并存，因此在 T_2WI 上的信号往往不均匀，如肿瘤内含纤维成分多而粘液和坏死成分少，则在 T_2WI 上为略高信号或等信号，如含粘液成分多，特别是有粘液湖形成时，则在 T_1WI 上为明显的低信号，在 T_2WI 上为明显的高信号（图 24-4-51）。肿瘤内偶尔可见到纤维组织形成的中心瘢痕，其在 T_1WI 和 T_2WI 上均为低信号，增强扫描后可有强化表现。

外周型胆管细胞癌常伴有肝内胆管的扩张，位于病灶内或病灶周围，如有肝门淋巴结的肿大或肝门区转移，则左右叶的肝内胆管均可见到扩张，一般为轻到中度，肝内胆管扩张在 T_1WI 上多为低信号，

在 T_2WI 上为高信号，如胆管内有胆固醇沉着或胆管内蛋白含量较高则可在 T_1WI 上表现为高信号。最常见的肝内胆管扩张类型为弥漫性的轻度胆管扩张伴有肿瘤周围的局部胆管的重度扩张，占 35%。弥漫性的轻度胆管扩张也可能和华支睾吸虫病所造成的胆管损害有关。胆管细胞癌也可伴有钙化，其发生率较 HCC 高，但 MRI 对钙化的检出不及 CT 敏感。

MR 动态增强扫描可进一步观察胆管细胞癌的病理特征，有助于诊断。增强早期胆管细胞癌强化不如 HCC 明显，一般为轻到中度，表现为病灶边缘的强化，反映了肿瘤血管位于周边（图 24-4-52）。随着时间的延长，可见到病灶中心逐渐有强化，这和胆管细胞癌病灶内纤维成分较多，可有延迟强化有关

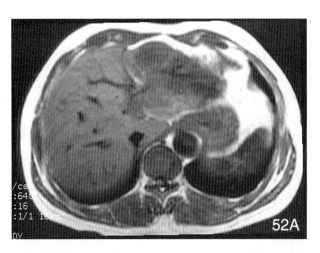
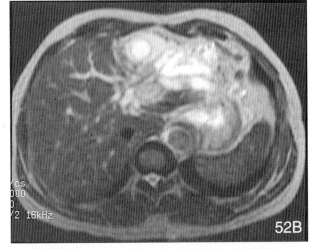
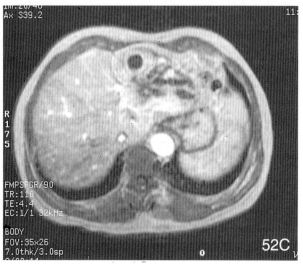
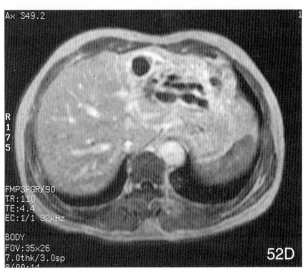

图 24-4-52 胆管细胞癌

A. SE T_1WI 示肝左叶大片低信号区，边界不清。 B. SE T_2WI 示肝左叶可见略高信号病灶，外侧明显扩张的胆管呈高信号。

C. 增强动脉期示病灶边缘有环形及不规则强化。 D. 门脉期示病灶仍有不均匀强化，扩张的胆管显示更加清晰。

（图 24-4-51）。但根据病理类型和纤维成分分布程度的不同，胆管细胞癌的强化方式也有不同。髓质型因含有大量肿瘤细胞，因此在增强早期可有明显强化。硬癌型的肿瘤细胞含量较少因而强化程度轻微。大的病灶强化不均匀，小的病灶强化趋于均匀。胆管细胞癌偶尔也可包绕血管，如门静脉、肝静脉或下腔静脉，但癌栓形成少见，梯度回波 T_1WI 和 MRA 对血管包绕的检出更为敏感。

尽管胆管细胞癌的 MRI 征象较有特征性，但有时和来源于胃肠道的转移性腺癌和硬化型 HCC 有相同的 MRI 表现，需进一步鉴别。

二、转移性肝癌

转移性肝癌（liver metastases）为肝脏最常见的恶性肿瘤，在欧美国家远较原发性肝癌多见，在我国因原发性肝癌的发病率高，因而两者较为接近。转移性病变的发生机制尚未完全明确。肝脏是最常见的转移器官，尸检发现在恶性肿瘤的死亡病人中，有 24%～36% 的病人有肝转移，而且肝还是胃、结肠、直肠癌最常见的转移器官。大量研究表明，易转移到肝的肿瘤细胞常具有亲宿主内皮细胞的特殊受体。肝的内皮辅衬结构也使其易于发生转移。肝内皮细胞上有直径约 0.1 μm 的小孔，没有隔膜，形成一种筛状结构，并且小孔处缺乏基膜，因此肝内末端窦状间隔对转移细胞缺乏正常的屏障作用。

（一）病理

人体各部位的恶性肿瘤均可经门静脉、肝动脉及淋巴途径转移到肝脏，或直接侵犯之。位于门静脉来源区的胃、胰、肠道等的原发肿瘤，经门静脉转移到肝；在欧美国家此为最主要的转移途径，占 80% 左右，其中结、直肠癌最为多见，国内则以胃癌为主。乳腺癌和肺癌可经肝动脉转移至肝。胆管癌、胃癌、胰腺癌也可经淋巴道转移或直接蔓延扩散至肝。

转移性肝癌的大小、数目和形态多变，常为多发性、散在性结节，也有形成巨块的，常发生坏死，也可出现囊变、出血或钙化等。转移癌常保留原发癌的组织结构特征，较易识别，而来源于胃肠道的转移性腺癌有时和胆管细胞癌不易区分。

按血供的丰富与否可将转移性肝癌大致分为 3 类：①血供丰富的，如来源于肾癌、绒毛膜上皮癌、恶性胰岛细胞癌、平滑肌肉瘤、类癌、甲状腺癌、部分肠癌等；②血供中等的，如来源于结肠癌、乳腺癌、肾上

腺癌、精原细胞瘤、黑色素瘤等；③血供稀少的，如来源于胃癌、胰腺癌、食管癌及肺癌等。转移灶血供情况主要与肿瘤起源有关，但有个体差异。

（二）临床表现

转移性肝癌可在原发性肿瘤手术前或手术时发现，多数在原发灶术后随访过程中发现，少数肝转移癌的发现先于原发灶，也有部分病例可能始终未能找到原发灶。

转移性肝癌早期多无症状，或被原发肿瘤的症状掩盖。一旦发现症状，则病灶常常较多且大。其表现和原发性肝癌相仿，如乏力、纳差、腹胀、恶心、肝区疼痛或腹块等。晚期则可出现腹水、黄疸、发热等症状。绝大多数病例 AFP 为阴性。半数以上可有 γ-GT 和 AKP 的升高。来源于消化道的肿瘤，CEA 可升高。目前因 US 和 CT 检查十分普遍，多数病例均在 US 和 CT 检查时即可被发现。

影像学检查的目的不仅是发现病灶，而且要判断病灶的性质和肝段受累的程度，如果转移灶局限在 3 个以下肝段，可做肝叶的切除，以提高病人的生存率。另外，根据病灶强化类型，可初步了解病灶的血供情况，有助于判断介入治疗的效果。

（三）MRI 表现

转移性肝癌在 SE T_1WI 和 T_2WI 上的信号变化多种多样，边界不规则但清晰，呈圆形或卵圆形，单发或多发。在 T_1WI 上多为中等的低信号，在 T_2WI 上为中等高信号。转移性肝癌的典型表现为"靶征"或"牛眼征"，即在 T_2WI 上病灶中心可见到更高信号，表明含水量增加，坏死或伴有出血等（图 24-4-53,54）。在 T_1WI 上表现为中心更低信号。这个征象在良性肿瘤中尚未见到，而在 HCC 中偶可见到。另外，约 20% 的病例可见到瘤周的"光环征"，表现为病灶周围的略高信号环，表明瘤周水肿（图 24-4-55）。有时病灶中心也可发生凝固性坏死，其周边存活的高信号肿瘤组织包绕低信号的凝固性坏死物质也可形成"光环征"。病灶完全液化坏死或囊变时，T_2 弛豫时间增加，在 T_2WI 上信号明显增加，类似于血管瘤，但和血管瘤不同的是，其内部形态不规则，可留有壁结节并有实质性成分的环，和正常肝实质的界面不清楚。在重 T_2WI 上，病灶的信号有下降且边界不清，而血管瘤则为明显的"亮灯征"，且边缘锐利清晰，以此可以鉴别。有些富血供的转移灶因血管成分多，在 T_2WI 上也可为极高信号，和血管瘤不易鉴别，增强扫描可进一步明确诊断。胰腺癌

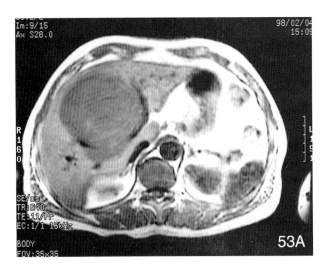

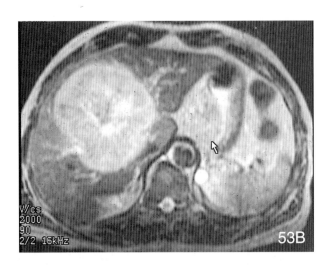

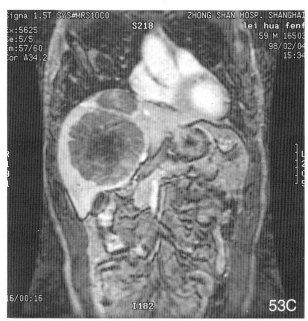

图 24-4-53　贲门癌肝转移

A. SE T₁WI 示肝内巨大低信号灶,边界清楚。　B. SE T₂WI 示病灶呈高信号,其中可见到更高信号。
小白箭示贲门部软组织肿块。　C. 冠状面增强扫描门脉期示病灶呈低信号,其中心见更低信号。

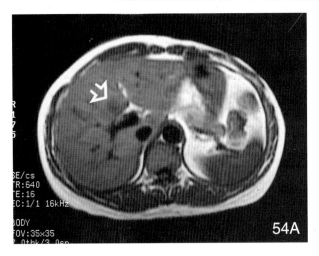

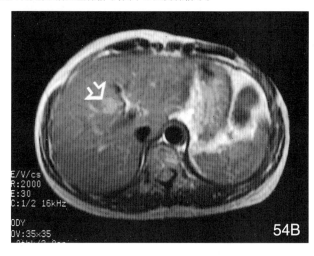

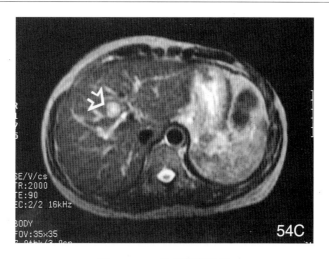

图 24-4-54　乳房癌肝转移

A. SE T$_1$WI 示肝左内叶低信号灶(箭)。　　B. SE NPWI 示病灶为略高信号(箭)。

C. SE T$_2$WI 示病灶中心可见更高信号(靶征)(箭)。

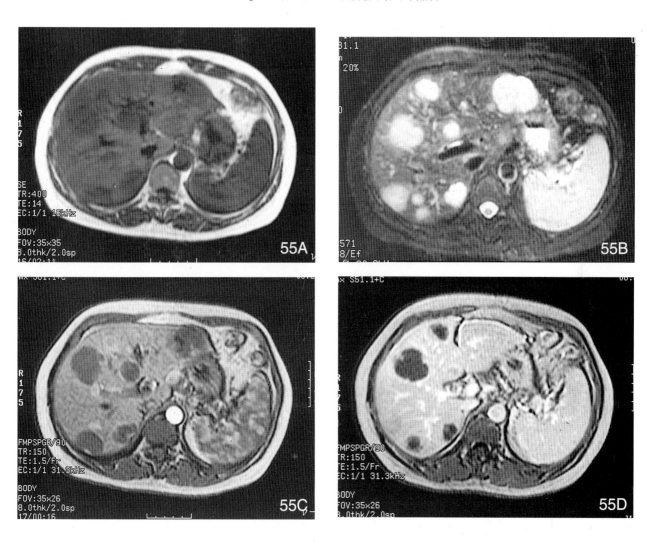

图 24-4-55　囊性肝转移

A. T$_1$WI 示肝内大小不一的多个低信号灶。　　B. T$_2$WI 示病灶为明显的高信号,病灶周围可见带状略高信号(瘤周水肿)。

C. 增强动脉期示病灶无明显强化。　　D. 增强延迟期可见病灶边缘强化和壁结节强化。

和结、直肠癌转移到肝脏时可有囊性改变,和囊肿极为相似。有些少血供的转移性肿瘤,如结肠癌、淋巴瘤等,可在 T_2WI 上表现为低信号或等信号。恶性黑色素瘤转移至肝脏时可表现为在 T_1WI 上高信号,在 T_2WI 上低信号,可能是其含有顺磁性物质导致这种不常见的信号特征。另外,在 T_1WI 上表现为高信号的原因还有:①转移灶内有新的出血;②分泌粘液的肿瘤如卵巢癌、胃癌、胰腺囊腺癌、类癌等,因蛋白的合成活跃,其肿瘤细胞内蛋白含量增加,因而在 T_1WI 上为高信号。肝转移灶偶尔可发生钙化,常见于胃肠道或卵巢来源的粘液腺癌、平滑肌肉瘤等,在 T_1WI 及 T_2WI 上表现为病灶内信号的缺失。另外,卵巢癌和结肠癌还可发生肝包膜下种植性转移,表现为沿肝包膜的局限性结节,需仔细观察才能发现,这种转移方式多数伴膈下和(或)肝周积液(腹水)。

另外较为少见的是感染性肝转移,常来源于结肠癌。可能和肠道内细菌量多少有关,产生的机制

可能是大肠杆菌和肿瘤细胞的代谢作用。在 MRI 上的表现和肝脓肿类似,但感染性转移往往有厚的不规则的壁,在 T_2WI 上为均匀的中等高信号,在延迟扫描上多为中心强化,而肝脓肿壁薄,在 T_2WI 上信号高于感染性转移,增强扫描无中心强化表现,这两种病变均可有一过性病灶周边强化,反映了肝实质的充血反应。

转移性肝癌在 SE T_1WI 和 T_2WI 上的表现多种多样,尽管"靶征"或"牛眼征"和瘤周水肿有一定特征性,但出现的概率并不高,前者约占 25%,后一征象更为少见,尚需增强扫描进一步明确诊断。有文献报道 T_2WI + 脂肪抑制和 Gd-DTPA 动态增强序列对转移灶的检出率最高(图 24-4-56),特别是 T_2WI + 脂肪抑制对肝包膜下转移灶的检出最为有效,但在定性方面 Gd-DTPA 增强序列的准确性最高。大多数的转移灶血供不太丰富,因此门脉期成像显示最佳,此时肝实质强化达到高峰期而病灶为

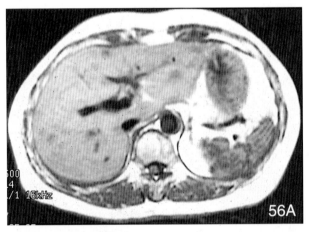

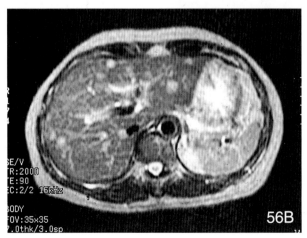
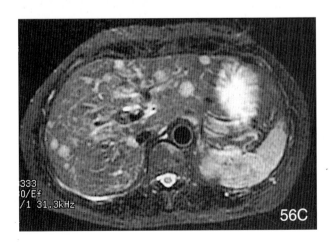

图 24-4-56 乳腺癌肝转移
A. SE T_1WI,肝内多个略低信号灶隐约可见,边界不清。 B. SE T_2WI 示病灶呈高信号,显示病灶数目多于 SE T_1WI。 C. SE T_2WI + 脂肪抑制,病灶显示更加清晰。

低信号,两者信号差异大,易于检出,其典型表现为病灶边缘环形强化。近年来由于螺旋 CT 和 MR 动态增强扫描的广泛应用,发现部分肝转移灶属于富血供的,其强化方式有多种:①增强动脉期病灶均匀或不均匀强化,呈高信号,而门脉期病灶信号下降,为低信号,此种强化方式和 HCC 相同,两者的鉴别有一定难度,但此种表现并不多见;②有些病灶表现为动脉期明显强化,而门脉期成为等密度,这类病灶占 20% 左右,因此动脉期的扫描是必需的;③动脉期病灶表现为周边强化而且一直持续到门脉期甚至是延迟期,此种表现较为多见(图 24-4-57);④有少数病灶动脉期表现为周边强化,而门脉期和延迟期病灶内强化区域扩大并逐渐向中心扩展,和血管瘤不同的是强化程度不及后者而且始终无充填(图 24-4-58)。Gd-DTPA 动态增强可充分反映病灶的

血供特点,和 Kan 的研究结果一致,表明肝转移癌可接受肝动脉和门静脉的双重供血,MRI SE 序列和动态增强期结合可进一步提高肝转移癌的检出敏感性和定性准确性。

另外,大的转移灶可侵犯局部血管,但很少有门静脉癌栓的形成,这是和 HCC 的鉴别要点之一。同时 MRI 也可显示腹部原发肿瘤、腹腔及后腹膜淋巴结及其他脏器的转移情况。

（四）鉴别诊断

转移性肝癌的表现有多种多样,即使同一来源的转移灶,其表现也不同而且强化方式各异。其 MRI 表现和原发性肝癌、血管瘤、肝脓肿、囊肿等有交叉重叠征象。值得注意的是,因肝外原发恶性肿瘤作肝脏检查的患者,不少人肝内可发现血管瘤和囊肿等良性病变,须认真区分,在尚未发现原发灶的

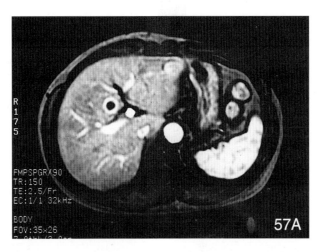

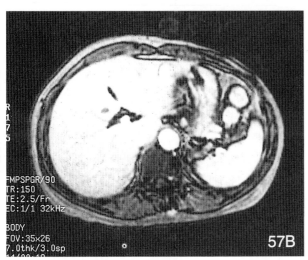
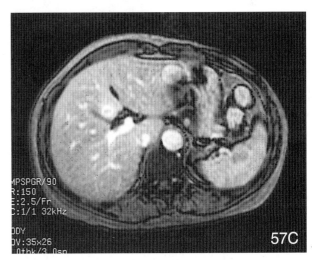

图 24-4-57　乳腺癌肝转移
和图 24-4-54 为同一病例。　A～C. 分别为增强动脉期、
门脉期及延迟期,示病灶均为环形强化。

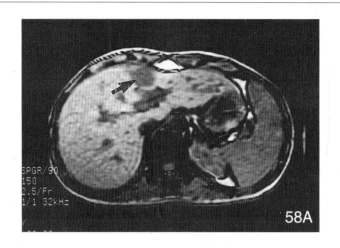

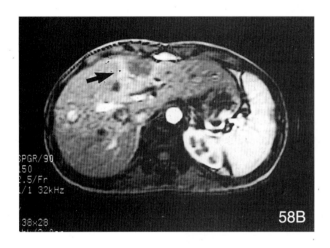

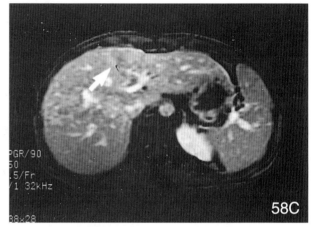

图 24-4-58　手术证实的转移性腺癌病例(原发灶不明)
A. FMPSPGR 序列平扫示肝左叶低信号灶(箭)。　B. 增强动脉期示病灶周边环形强化(箭)。
C. 延迟期示病灶强化范围扩大(箭)。

病例,与原发性肝癌也须鉴别。转移性肝癌的的诊断和鉴别要点为:①常有原发肿瘤病史,CEA 可以升高,但 AFP 正常,也无肝硬化病史。②病灶常常为多发,大小不一,分布散在,可见到"靶征"或"牛眼征",瘤周水肿,边缘强化,无门静脉癌栓形成,也无"包膜征",邻近脏器也可有转移灶。③单个病灶,如无以上典型征象,则鉴别诊断有一定困难,需结合临床资料。④边缘强化也可见于血管瘤和肝脓肿,典型的血管瘤在重 T_2WI 上为"亮灯征",增强扫描后可见逐渐填充,且其信号强度高于正常肝实质。肝脓肿除周边强化外,病灶周围水肿明显,其中心液化坏死区无强化,有时可见到分房状,其间隔可以有强化。⑤囊性转移灶需和肝囊肿进行鉴别。肝囊肿边缘光整,边界清晰,无强化表现。囊性转移灶其囊壁不规则,厚薄不一,有时可见到壁结节,增强扫描可见囊壁及壁内结节强化。

(五)影像学方法评价

US 为最常用的检查方法,操作简便,检查费用价廉,彩色多普勒 US 可观察血流情况。转移性肝癌多为低回声,也可有高回声、混合性回声或囊性表现。US 敏感性较高,但定性准确性不高,其检查结果和个人技术因素及经验有直接关系,对直径 < 1 cm 的病灶检出率不高。

CT 为转移性肝癌的常用且重要的检查方法,特别是螺旋 CT 的应用使检出敏感性及定性准确性有了进一步提高。多期增强扫描可反映病灶的血供特点,有利于定性诊断,和 MR 动态增强扫描中的表现相似。CT 平扫对病灶内有无钙化很敏感,门脉期增强扫描可发现更多的少血供的转移灶。CTAP 最为敏感,特别对小于 1 cm 的病灶。但和 MRI 相比,常规 CT 检出敏感性不及 T_2WI,定性准确性也略逊于 MRI,因 MRI 多个序列扫描、多轴面成像,结合动态增强可反映更多的病理特征,有助于定性诊断。国外对多种检查技术的敏感性作了较多的研究,多数作者认为,MRI 常规 SE 序列尤其 T$_2$WI 对转移灶的检出敏感性高于常规 CT,也高于螺旋 CT;FMPSPGR 动态增强扫描的敏感性又高于 SE T$_2$WI,两者结合可进一步提高检出敏感性,可和 CTAP 相似甚至略高。其敏感性按高低顺序排列为:FMPSPGR 动态增强 + SE T$_2$WI > CTAP > FMPSPGR 动态增强 > SE T$_2$WI > CT > US。有关诊断准确性国外学者也作过不少研究,单纯螺旋 CT 门脉期扫描对大部分转移灶的检出敏感性甚高,但定性有一定困难,对疑难病例须作双期或多期扫描。CTAP 的假阳性率很高。相反 SE 序列加 FMPSPGR 动态增强扫描的定性诊断准确性最高。特别是随着 MRI 肝脏特异性对比剂的开发和应用,对肝脏转移灶的检出敏感性和定性准确性有了明显提高。但因 MRI 设备尚未普及且 MRI 特异性对比剂也未在国内投入临床应用,因此目前 US 仍是首选的检查方法,发现病灶者可进一步做 CT 检查,如

CT 检查有困难者可补充做 MRI 检查。

三、淋巴瘤

在淋巴瘤(lymphoma)中肝脏原发性淋巴瘤极为罕见,继发性肝脏淋巴瘤较为常见,尸检发现 20% 的霍奇金病及 50% 的非霍奇金病患者可有肝脏的累及。肝脏淋巴瘤可分为结节型和弥漫型,前者表现为肝内单发或多发的结节,无包膜,后者表现为肝脏弥漫性浸润改变,肝脏体积往往增大。结节型淋巴瘤在 MRI 上表现不一,典型的表现为在 T$_1$WI 上呈低信号,在 T$_2$WI 上呈略高信号。病灶内有出血时,在 T$_1$WI 上可为高信号。由于组织结构的不同,Gd-DTPA 动态增强早期病灶强化往往不明显,或表现为病灶周边强化,实质期病灶为低信号,边界较为清楚。肝脏多发结节型淋巴瘤的 MRI 表现和转移性肝癌不易鉴别,必须结合临床资料以及 MRI 检查中有无其他脏器的累及和腹腔及腹膜后

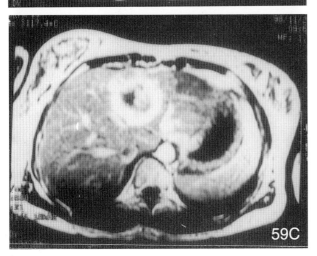
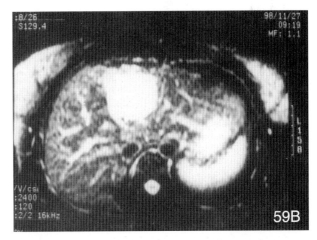
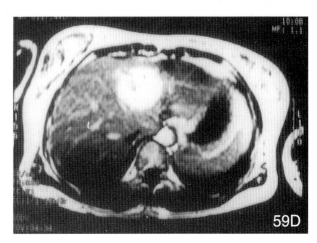

图 24-4-59　肝脏血管肉瘤

A. SE T$_1$WI 示肝左叶低信号灶,边界清楚。　B. 重 T$_2$WI 示病灶呈明显"亮灯"征。

C. 增强门脉期示病灶明显不均匀强化。　D. 延迟 15 min 示病灶全部充填,仍为高信号。

淋巴结的肿大。

弥漫性浸润的肝脏淋巴瘤在 T_1WI 上表现为肝内弥漫分布的低信号区,边界模糊,在 T_2WI 上为略高信号,整个肝脏信号不均匀。如同时有脾脏增大及类似的 MRI 信号强度,可提示诊断。MRI 对肝脏淋巴瘤的显示不及 CT 敏感,特别是对弥漫性浸润的病例不易显示。肝脏淋巴瘤无特异性表现,确诊尚需穿刺活检。网状内皮细胞特异性对比剂的应用有助于诊断。

四、肝脏肉瘤

肝脏肉瘤(hepatic sarcoma)是起源于肝脏间叶组织的恶性肿瘤,极为少见,主要有血管肉瘤、纤维肉瘤、平滑肌肉瘤、脂肪肉瘤和多种成分的混合肉瘤等,而癌肉瘤更为罕见。其中血管肉瘤相对多些。血管肉瘤是由被覆肝窦的内皮细胞或 Kupffer 细胞发生的,长期接触甲烯基氯化物单体、聚乙烯氯化物聚合过程的工人比一般人的发病率高,使用无机砷杀虫剂,用亚砷酸钾治疗的皮肤病患者中发生率也极高。临床症状和表现与原发性肝癌相似,但血清 AFP 阴性,肝功能无特异性表现。血管肉瘤不同于婴儿型的血管内皮瘤,后者常为多中心性发生。血管肉瘤呈界限不清的出血结节,在 T_1WI 上多为低信号,肿瘤出血时可呈高信号或混杂信号,在

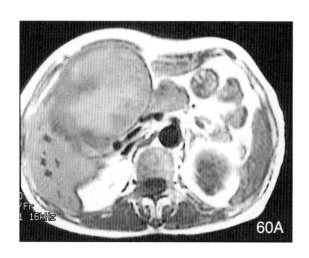

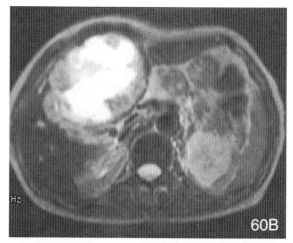

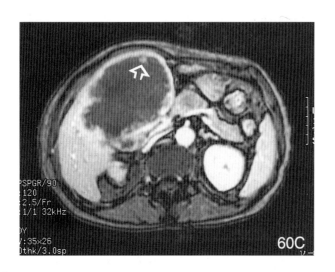

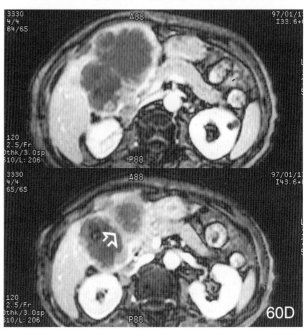

图 24-4-60　肝胆管细胞囊腺癌

A. SE T_1WI 示病灶呈混杂信号,以略高信号为主,周边有不规则低信号。　B. SE T_2WI 示病灶高信号,中心大部分区域为更高信号。　C. 增强门脉期示不规则的囊壁和壁结节强化(箭)。　D. 延迟期示病灶内分隔强化(箭)。

T₂WI 上多为高信号，出血区为低信号。增强扫描病灶早期强化明显且逐渐向中心填充，与血管瘤的表现相类似，有时不易区分，但前者强化持续时间长而且出血为其常见表现，有助于两者的鉴别。血管肉瘤易侵犯肝静脉，形成肺、脾、脑等转移(图24-4-59)。

其他肝脏肉瘤组织成分较复杂，常含有脂肪、软组织和血管。此外，发现时病灶一般很大，常伴坏死、出血、恶变和液化，使得 MRI 信号异常复杂和不均匀。在 SE 序列以及脂肪抑制序列的 MRI 上，如显示脂肪成分、纤维分隔，强化很不均匀，应考虑间胚叶肉瘤的可能性。肉瘤可侵犯或压迫周围的门静脉血管，但一般不伴有门静脉癌栓形成。

五、胆管细胞囊腺癌

胆管细胞囊腺癌(bilirary cystadenocarcinoma)为极罕见的肿瘤，和胆管细胞癌的起源一样，但为其中一种特殊的类型，都具有分泌粘液的功能。在病理学上和胆管囊腺瘤相对应，胆管囊腺瘤可恶变为胆管囊腺癌。

其囊壁厚薄不一，有壁结节和分隔，因含粘液成分其在 T₁WI 上可为高信号，实质性成分可为低信号或等信号，在 T₂WI 上病灶可为高信号，增强扫描壁结节和间隔可有强化表现，程度较轻(图24-4-60)。

(严福华　周康荣　吴　东)

第五节　良性肿瘤及肿瘤样病变

一、血管瘤

肝脏血管瘤(hemangioma)通常为海绵状血管瘤，是肝脏最常见的良性肿瘤，多见于 30～50 岁，女性多于男性。常在体检中偶尔发现，其重要性在于和肝脏恶性肿瘤的鉴别。

(一)病理

多为单发，9%～22% 为多发性血管瘤，肝左右叶均可发生。血管瘤小者多为实体性，大者多为囊性，外观呈紫红色，边界清楚，多无包膜，切面呈蜂窝状，犹如海绵。有的病灶中央见瘢痕组织，偶见钙化。镜下见管腔由薄的结缔组织分隔，管腔大小及形态不规则。腔内表面被覆单层扁平内皮细胞，腔内常见新鲜或已机化的血栓，机化的血栓可使管腔消失和纤维化。根据血管腔大小和管壁厚薄不同，血管瘤分为厚壁型和薄壁型两种。前者少见，因管

腔小对比剂不易进入；后者管腔大，对比剂易进入。

(二)临床表现

一般无任何临床症状，为影像学检查中偶尔发现。少数大的血管瘤因压迫肝组织或邻近脏器产生腹部不适、腹痛，或可触及肿块，巨大的血管瘤可因外伤或肝穿刺而导致破裂出血，自发性破裂出血者少见。

(三)MRI 表现

因 MRI 场强和扫描序列的不同，血管瘤的表现也有所不同。据文献报道高场强的 MRI 对血管瘤的检出敏感性和定性准确性都高于低场强的 MRI，其中以 T₂WI 多回波技术最为重要，TR 大于或等于 2 000 ms，TE 为 30、60、90、120(或大于120)ms，其中 TE = 60 ms 时对血管瘤的检出敏感性最高，而 TE 大于或等于 120 ms 时，对血管瘤的定性准确性最高。随 TE 的延长，血管瘤的信号逐渐增高，在重 T₂WI 上，病灶的信号极高，称之为"亮灯征"，为血管瘤的典型表现(图 24-5-1)。在 T₁WI 上血管瘤多表现为圆形或卵圆形的低信号，边界清楚、锐利。大的病灶往往信号不均匀，其中可见更低的信号或混杂信号，小的病灶信号均匀。在 T₂WI 上大的海绵状血管瘤其内信号不均匀(图 24-5-2)。发生囊变时，内含浆液或胶样物质，T₂WI 其信号比瘤体更高(图 24-5-3)。纤维瘢痕在 T₁WI 和 T₂WI 均为低信号，如纤维瘢痕组织内有出血或血栓，在 T₂WI 上则为高信号。极为罕见的是纤维性血管瘤，其内有大量纤维组织增生，在 T₁WI 和 T₂WI 上均为低信号，和其他肝内占位性病变的鉴别有一定困难。

文献报道 MRI 对血管瘤的诊断准确率达 95%，一般不需增强即可明确诊断。Gd-DTPA 动态增强可进一步观察血管瘤的强化方式，有助于鉴别诊断。在增强扫描中血管瘤的强化方式和 CT 增强扫描一致。在多个回合的 MR 增强扫描中血管瘤的强化方式有如下几种：①周边环形或结节状强化，逐渐向中心扩展，延迟期为高信号或等信号充填，有中心瘢痕者可始终无充填改变(图 24-5-4)。有部分病灶也可从中心开始强化，逐渐向周边扩散(图 24-5-5)。②整个病灶增强早期均匀强化，且信号和主动脉信号接近，门脉期和延迟期始终为高信号，信号强度高于正常肝实质(图 24-5-6)。③增强早期无强化表现，仍为低信号，门脉期或延迟期可见周边强化，5～10 min 才可见病灶大部充填或全部充填(图 24-5-7)。④极少数情况下，病灶始终无强化，见于

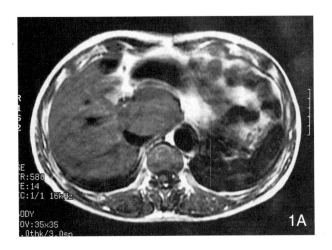
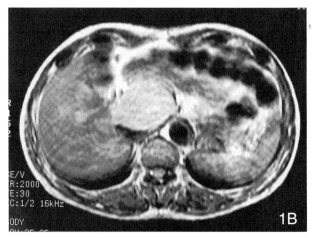
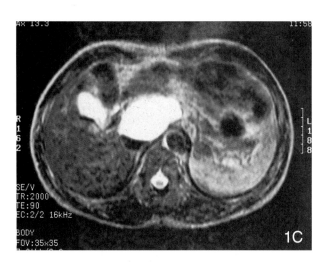
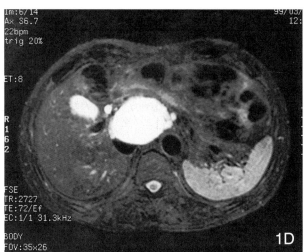

图 24-5-1　肝脏血管瘤

A. T₁WI 示肝尾叶巨大占位灶,呈略低信号,边界清楚。　B. NPWI 示病灶为略高信号。

C. T₂WI 示病灶为明显均匀高信号。　D. FSE 重 T₂WI 示病灶为明显的"亮灯征"。

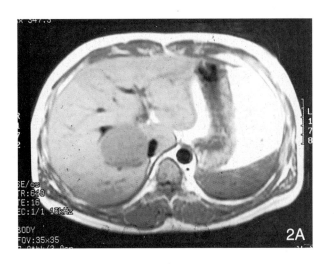
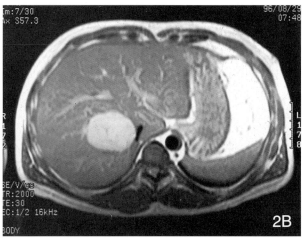

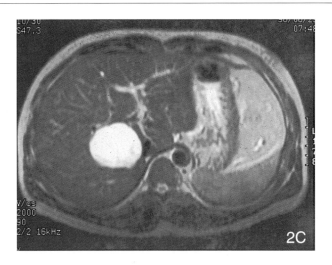

图 24-5-2 肝脏血管瘤

A. T₁WI 示肝右叶低信号灶,边界清楚。 B. NPWI 示病灶为略高信号,中间信号更高些。

C. T₂WI 示瘤体呈明亮高信号。

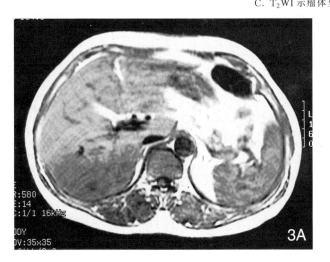

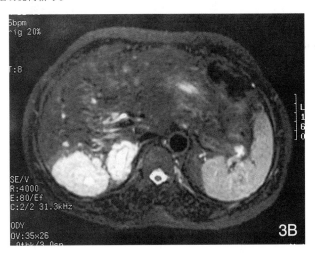

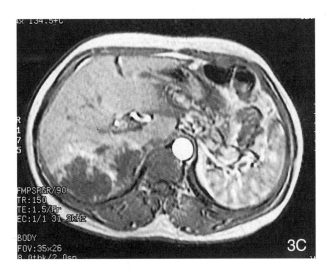

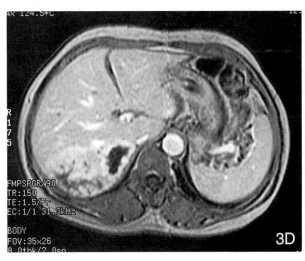

图 24-5-3 肝脏血管瘤伴囊变

A. T₁WI 示肝右后叶不规则低信号灶,其中可见更低信号区。 B. FSE 重 T₂WI 示病灶为不均匀高信号,其中可见更高信号区代表囊性变。

C. 增强动脉期示病灶边缘开始强化。 D. 门脉期示病灶强化范围扩大,但囊变区无强化,显示更加清晰。

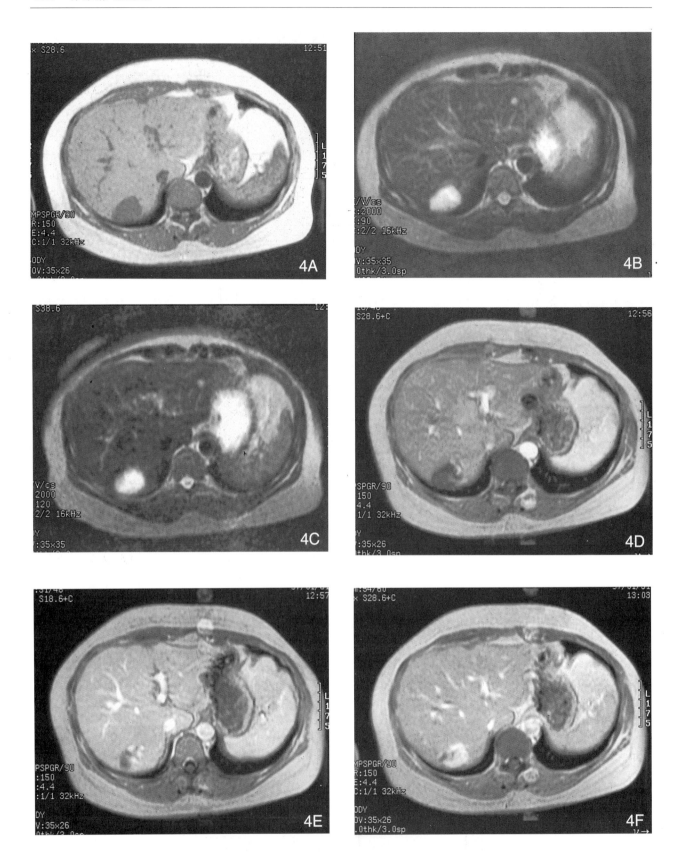

图 24-5-4　肝脏血管瘤

A. FMPSPGR 平扫示肝右后叶低信号灶,边界清楚。　B. T₂WI 上病灶为高信号。　C. 重 T₂WI 上病灶为
明显的高信号。　D. 增强动脉期见病灶周边点状强化。　E. 门脉期示病灶内强化范围扩大。　F. 延迟
6 min 后病灶基本充填,呈高信号,中心条状瘢痕无充填。

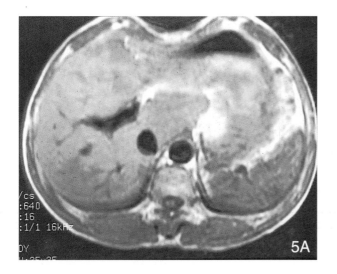

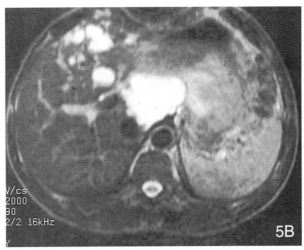

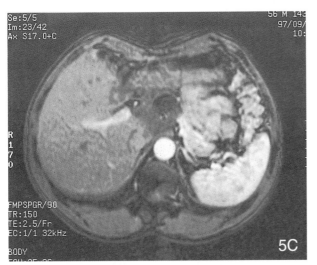

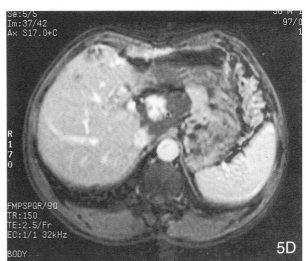

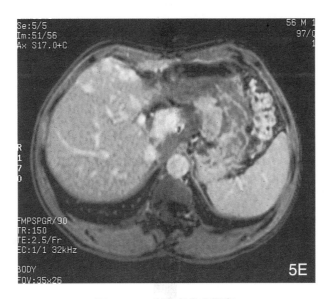

图 24-5-5　肝脏多发血管瘤

A. T₁WI 示尾叶及左叶多发的略低信号灶。　B. T₂WI 示病灶为明显的高信号。　C. 增强动脉期示病灶无明显强化。　D. 门脉期尾叶示病灶从中心开始强化。　E. 延迟 3 min 后示尾叶病灶大部分充填,左叶多个小病灶全部充填。

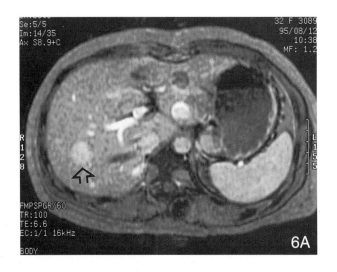

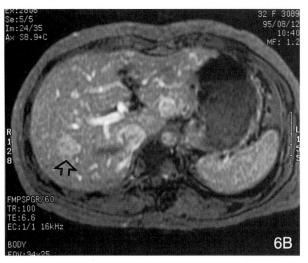

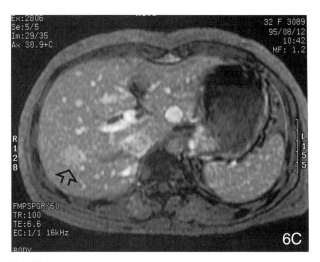

图 24-5-6　肝脏血管瘤

A. 增强动脉期示肝右后叶病灶明显均匀强化，呈高信号（箭）。

B、C. 分别为延迟 2 min 和延迟 4 min 扫描，示病灶仍为高信号（箭）。

纤维性血管瘤，诊断较困难。

　　大的血管瘤一般都可见到典型的强化方式，即上述第 1 种类型。病灶直径大于 4～6 cm 者，其中心信号往往不均匀，表明有纤维瘢痕、出血或血栓形成，呈不规则形、条形或星形等，增强以后边缘部分强化明显而中心可始终无强化。病灶充填的时间和病灶大小有一定的关系，但也不是绝对的。直径＜3 cm 的病灶，尤其是 1～2 cm 的小血管瘤，造影剂进入瘤体的速度不一，表现形式多样。既有典型表现（第 1 种类型），也可有上述后 3 种强化类型，特别是第 2 种强化类型几乎均见于小的血管瘤。因小的血管瘤，对比剂在其中分布快，短时间内即全部充填为均匀高信号，这种表现和小肝癌有相同之处，但是持续时间长，一般在 1～4 min，而且其强化程度也高于小肝癌，以此可以和小肝癌鉴别。如小的血管瘤瘤

壁厚，管腔狭窄，对比剂不易进入或进入缓慢则表现为第 3 种强化类型（图 24-5-8）。小血管瘤和小肝癌的强化表现有交叉重叠，但典型的小血管瘤表现为"早进晚出"或"晚进晚出"，而典型的小肝癌则表现为"早进早出"。在血管瘤的增强检查中动脉期扫描和延迟期扫描是非常重要的。

　　血管瘤为肝脏良性肿瘤，一般无需处理，但必须和 HCC 及肝转移灶等恶性肿瘤鉴别。HCC 一般有肝炎、肝硬化病史，AFP 阳性。两者在 T_2WI 上信号明显不同。血管瘤在 T_2WI 上信号很高，边界清晰，特别在重 T_2WI 上为明显的"亮灯征"；而 HCC 在 T_2WI 上为高信号，边界不甚清晰，在重 T_2WI 上信号反而有所下降，呈淡薄的略高信号。但必须注意，小病灶由于受层厚和部分容积效应以及窗宽、窗位影响，信号强度的判断不一定可靠，故动态增强扫描

有重要的鉴别诊断意义。血管瘤和 HCC 增强方式
有所不同。HCC 表现为整个病灶均匀或不均匀强
化，门脉期信号下降，为低信号或等信号，极少数为
略高信号；而血管瘤往往从周边开始强化，呈点状、
结节状或环形，其信号强度高于 HCC，和主动脉接
近，门脉期和延迟期仍保持高信号或强化区域逐渐
扩大，大部分或全部充填，整个病灶有缩小改变。另
外包膜的显示也极具鉴别诊断意义，血管瘤无包膜，
因此包膜的出现高度提示 HCC 的诊断。

转移性肝癌可有环形强化表现，和血管瘤有相
似之处。一般转移性肝癌在 T_2WI 上为高信号但信
号强度低于血管瘤，在重 T_2WI 上也无"亮灯征"表
现。增强扫描多表现为环形强化，但延迟期始终无
充填改变。富血供的转移灶如胰岛细胞瘤、肉瘤、类
癌等，在 T_2WI 上信号很高，和血管瘤不易鉴别，增
强扫描动脉期可表现为整个病灶均匀或不均匀的强
化，但门脉期病灶强化程度下降，为等信号或低信
号，另外结合病史和其他检查结果可以作出诊断。

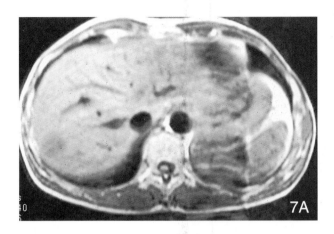

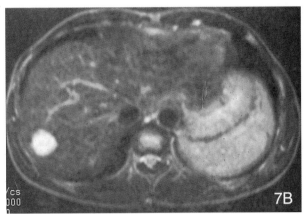

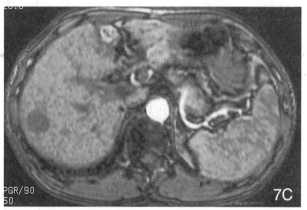

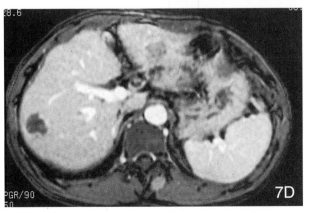

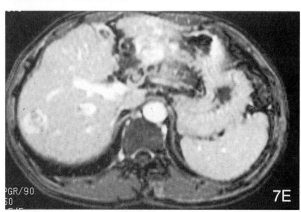

图 24-5-7　肝脏血管瘤

A. T_1WI 示肝右叶低信号灶。　B. T_2WI 示病灶为明显高信号。　C. 增强动脉期示病灶无强化表现。
D. 延迟 3 min 示病灶周边环形强化。　E. 延迟 5 min 示病灶大部分充填。

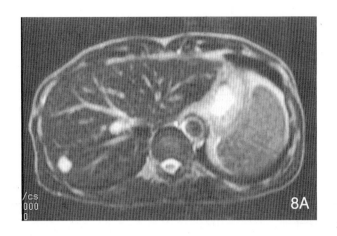

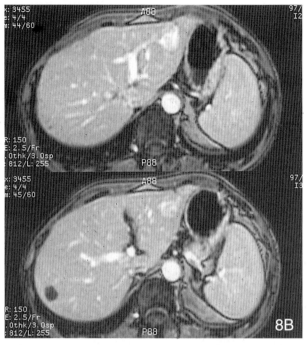

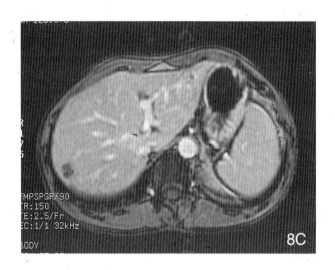

图 24-5-8　肝脏小血管瘤

A. T_2WI 上病灶为明显的高信号。　　B. 增强门脉期示病灶无强化表现，边界清楚。　　C. 延迟 5 min 仅见病灶边缘点状强化。

（四）影像学方法比较

1. US：肝血管瘤往往由 US 发现，其检出敏感性很高，甚至可以发现直径 < 1 cm 的病灶，但特异性不高。血管瘤的 US 表现为均质、强回声、边缘清楚及后壁声影增强的肝内占位，中心可有小的低回声区。高回声为血管瘤的特征性表现，但也可见于血供丰富的 HCC、转移灶、FNH 和腺瘤。另外血管瘤也可有低回声、等回声或混合回声表现。彩色多普勒超声可显示病灶内血管、血流，其诊断准确性高于一般 US。

2. 放射性核素扫描：^{99m}Tc-RBC 显像即血池扫描。血管瘤的典型表现为早期动态显像活性度降低，延迟血池显像活性度增加，即出现过度充填现

象。血池扫描的特异性高，阳性显像的诊断价值几乎 100%，但其敏感性较低，直径小于 3 cm 的病灶不易检出，目前已不常用。

3. CT：常规 CT 因不能观察增强变化的全过程，定性较难，部分病灶会因呼吸运动的影响漏检。螺旋 CT 多期扫描使血管瘤的诊断准确率有了明显提高。血管瘤在多期增强扫描中的表现和 MRI 动态增强扫描一致。但相比而言，MRI 更易反映血管瘤的强化特征。如延迟时间掌握不好或未做延迟扫描，有时也会误诊，特别在伴有脂肪肝的病例，血管瘤的表现较为复杂，CT 诊断有一定难度，而 MRI 易于明确诊断（图 24-5-9,10）。

血管瘤合理的检查程序为：US 检查费用低廉、

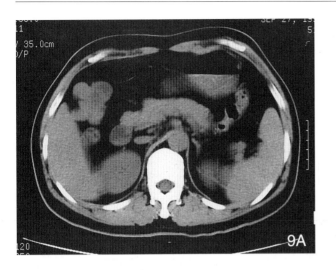

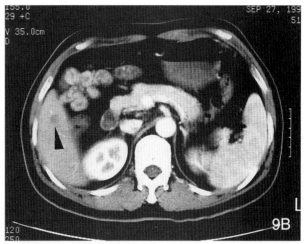

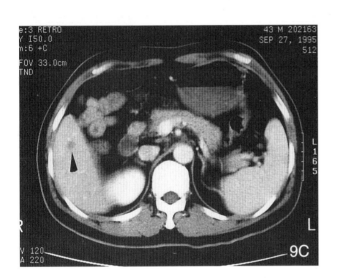

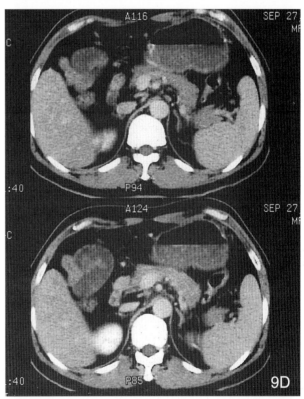

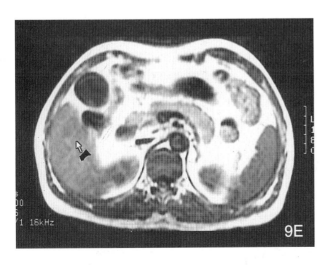

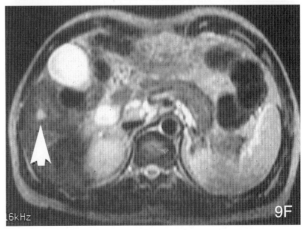

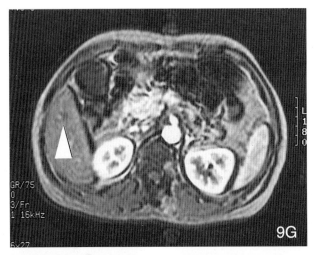

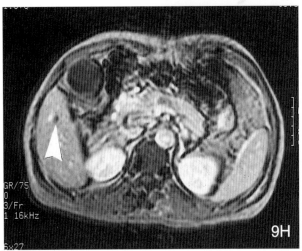
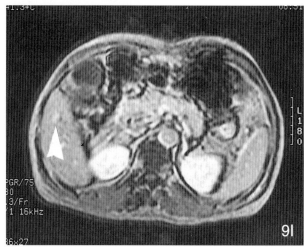

图 24-5-9　手术证实的肝脏小血管瘤

A. 螺旋 CT 平扫未见明确病灶。　B~C. 分别为螺旋 CT 动脉期和门脉期,可见肝内小的低密度灶,无强化表现(箭)。D. 延迟 4min,病灶显示不清,定性困难。　E. SE T₁WI 示病灶为低信号(箭)。　F. T₂WI 示病灶为高信号(箭)。　G. MRI 增强动脉期,病灶周边见点状强化(箭)。　H. 延迟 3min 示病灶强化范围扩大(箭)。　I. 延迟 4min 示病灶基本充填,呈高信号(箭)。

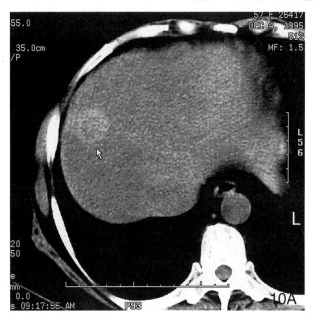
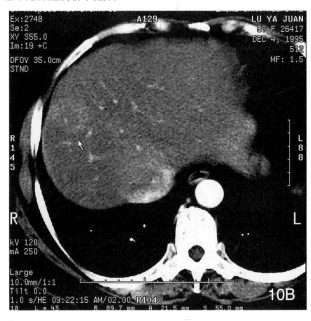

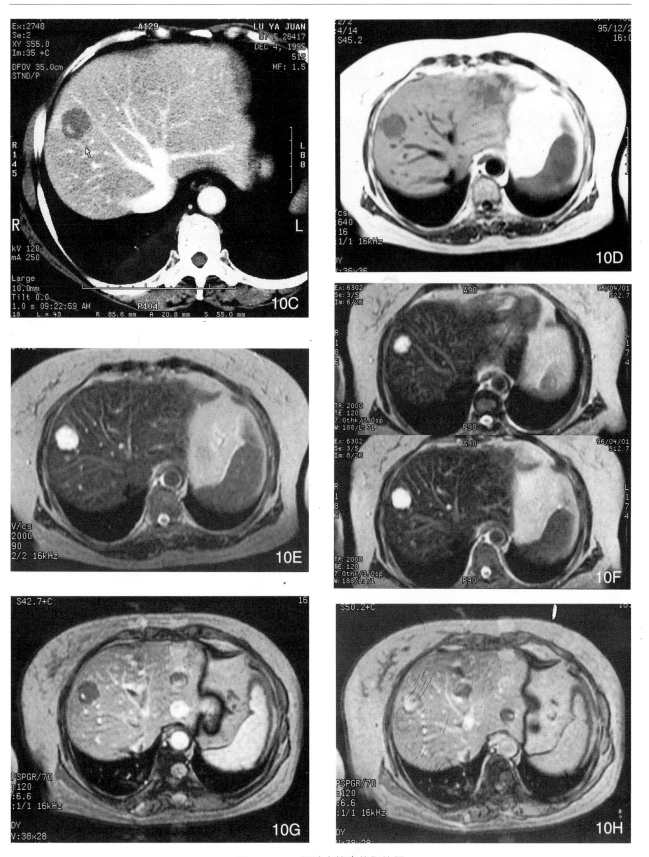

图 24-5-10　肝脏血管瘤伴脂肪肝

A. 螺旋 CT 平扫见肝右叶高密度病灶(箭)。　B. 螺旋 CT 动脉期扫描示病灶仍为高密度(箭)。　C. 门脉期示病灶为低密度,周边见点状强化(箭)。　D. SE T₁WI 示病灶为低信号。　E. T₂WI 示病灶为高信号。　F. 重 T₂WI 示病灶为更高信号。　G. MRI 增强门脉期示病灶周边见点状强化。　H. 延迟 6 min 示病灶强化范围扩大。

操作方便、省时,应作为首选方法。无论典型与否均做 CT 检查,CT 表现不典型者可进一步做 MRI 检查。伴有脂肪肝的病例或病灶直径小于 3 cm 者,可考虑先做 MRI 检查。

二、肝腺瘤

(一)病理

肝腺瘤(adenoma)为罕见的良性肿瘤,起源于肝细胞。主要发生于长期服用避孕药的年轻妇女。由此发生的肝腺瘤在停药以后可自行消退。肝腺瘤通常发生在无肝硬化的基础上,好发于右肝,多为单发圆形结节,边界清楚,包膜完整,偶有多发性病灶。镜下,腺瘤细胞似正常肝细胞,大小一致,呈梁索状排列,偶可呈腺管状排列。但梁索排列紊乱,失去正常肝小叶细胞索的放射状排列,梁索间有少量结缔组织和毛细血管。肿瘤内无汇管和成熟的胆管。

(二)临床表现

一般无任何临床症状。大的病灶可压迫周围器官引起上腹部的不适,有时可触及肿块。腺瘤有自发破裂出血的倾向,可出现腹痛、休克等症状。本病多主张手术治疗,因有恶变可能。

(三)MRI 表现

在 T_1WI 上从略低信号到略高不等强度信号,在 T_2WI 上为略高信号,病灶内可含有脂肪、坏死、出血或钙化,因此信号往往不均匀。在 T_1WI 上呈高信号可能含有脂肪或伴有出血,而坏死和钙化表现为低信号。采用化学位移反相成像可进一步明确是否含有脂肪成分。T_1WI 还可显示病灶的包膜,为完整或不完整的低信号带,厚薄不一,和 HCC 的包膜相似(图 24-5-11)。因腺瘤细胞和正常肝细胞一样,因此也可以在所有序列上和正常肝实质的信

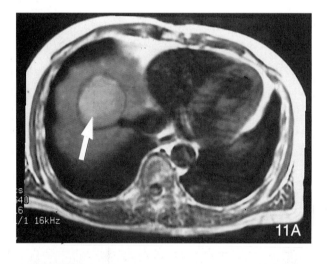

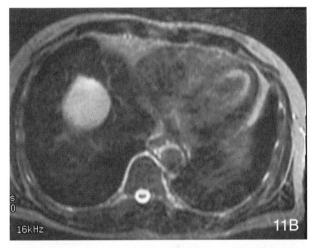

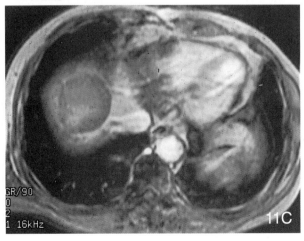

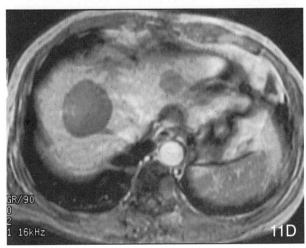

图 24-5-11 肝腺瘤伴出血

A. T_1WI 见肝内略高信号灶,周边可见完整的低信号包膜(箭)。 B. T_2WI 示病灶为高信号。
C. 增强动脉期示病灶为略高信号,包膜显示清晰。 D. 门脉期示病灶为略低信号,边界清楚。

号一致而不能被发现。Gd-DTPA 动态增强有诊断意义。腺瘤为富血供的肿瘤，增强动脉期有明显强化，除中心出血坏死或脂肪变区域外，其他部分强化程度高且均匀一致，门脉期和延迟期可为等、低信号或等、高信号。其强化方式和 FNH 一致，两者难以鉴别，但腺瘤中心出血坏死区的信号和 FNH 中心瘢痕的信号有所区别。此外，MRI 特异性对比剂的应用有助于鉴别。

（四）鉴别诊断

本病需和 HCC、纤维板层样 HCC、FNH 和血管瘤相鉴别。

HCC 有肝炎、肝硬化病史，AFP 常为阳性；动态增强早期 HCC 常有强化表现，门脉期病灶信号下降多呈低信号，和腺瘤略有不同；大的腺瘤病灶，除出血区外，强化均匀，而大的 HCC 强化往往不均匀。另外腺瘤多发生于年轻女性，和口服避孕药有关，结合病史资料可进一步鉴别。

纤维板层样 HCC 有中央瘢痕，早期强化明显，而瘢痕无强化，显示清晰。两者的鉴别有一定难度，需结合病史。

FNH 也为肝内少见良性病变，血供丰富，其强化方式和腺瘤相同，两者几乎无法鉴别，但腺瘤有包膜，FNH 无包膜。另外中心瘢痕为 FNH 的特征性表现，呈条状、放射状或轮辐状，在 T_2WI 上为高信号，增强扫描延迟强化为其特征，另外，^{99m}Tc 胶体硫扫描，如病灶内有浓聚，则支持 FNH 的诊断。

大的血管瘤一般从病灶边缘开始强化，逐渐向中心扩展，易于和腺瘤鉴别。小的血管瘤其强化方式和腺瘤相似，不易鉴别，但在延迟扫描中血管瘤绝大多数仍为高信号而腺瘤则多为等信号，少数为略高信号，另外，在重 T_2WI 上血管瘤为明显的"亮灯征"，而腺瘤无此表现。

三、肝囊肿

囊肿（cyst）也为肝内最常见的良性占位之一。单纯囊肿可以是先天性的或获得性的，由小胆管丛扩张演变而成，囊壁衬以分泌液体的上皮细胞。可单发也可多发或为多囊肝，后者常合并多囊肾。大小不一，女性略多见。一般无症状，多个巨大囊肿可压迫肝脏和邻近脏器，产生相应症状，如上腹部不适、恶心和黄疸等，出血、感染和破裂为偶见并发症。肝囊肿信号均匀，边界清楚。因具有长 T_1、长 T_2 特征，其 T_2 值高于血管瘤，因而在 T_1WI 上为低信号，在 T_2WI 上为明显高信号，在重 T_2WI 上保持高信号，和血管瘤相似（24-5-12）。在 T_1WI 和质子密度加权像上有助于两者的鉴别，因其 T_1 值也比血管瘤长，所以在 T_1WI 上和质子密度加权像上的信号比血管瘤低，和血管瘤相比其内部信号更趋于均匀一致。囊肿内蛋白含量高或伴有出血时，在 T_1WI 上可呈高信号。囊肿伴感染时，其 MRI 表现与肝脓肿相类似，两者不易鉴别（图 24-5-13）。增强扫描后囊肿无强化表现，边界显示清晰，有助于和其他肝内占位性病变相鉴别。MRI 对肝囊肿的诊断准确率极高，优于 US 和 CT，特别是小的囊肿，CT 因部分容

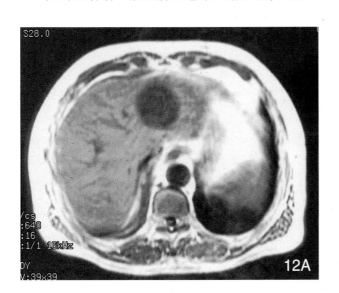

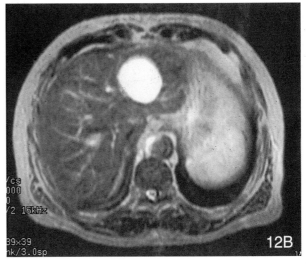

图 24-5-12　肝囊肿

A. T_1WI 示肝左叶低信号灶,边界清楚。　B. T_2WI 示病灶为明显均匀的高信号。

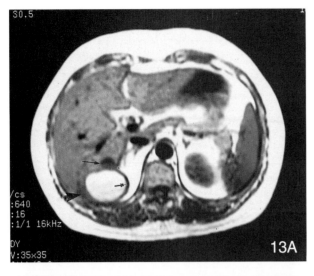
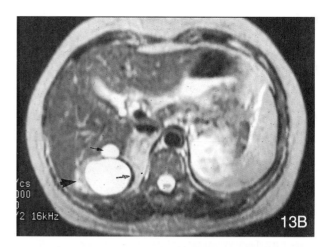
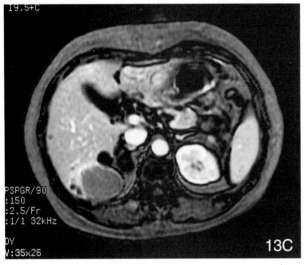
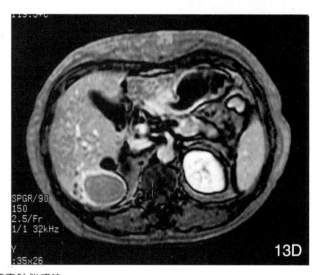

图 24-5-13　肝囊肿伴感染

A. T₁WI 示右后叶高信号灶,内侧弧形低信号带代表增厚之囊壁(黑箭),外侧周边可见片状低信号区(箭头)。　B. T₂WI 示病灶为明显高信号,外侧周边可见略高信号(箭)。　C. 增强门脉期示病灶周边有部分强化,其周围组织也有强化,其中可见点状低信号。　D. 延迟期示囊肿壁强化更加明显,周边感染灶内分隔也有强化。该病灶前方见一单纯性小囊肿(箭),在 T₁WI 上呈低信号(A),在 T₂WI 上呈高信号(B),无囊壁增厚和强化表现(C、D)。

积效应不易区分其是囊性还是实质性,另外在 CT 上与扩张的胆管断面也不易鉴别。肝内多发囊肿需和囊性转移灶、肝包虫病、Caroli 病相鉴别(详见有关章节)。

　　多囊肝可单独出现,但往往和多囊肾同时存在,有时还累及胰腺等,统称为多囊病变。不同病例肝内囊肿的大小和多少往往不同,肝脏的体积可以增大,表现为多个囊性病灶,正常肝实质不多,但肝功能往往不受影响。其 MRI 表现典型,一般不难诊断。

四、其他良性肿瘤

　　除上述良性肿瘤外,其他良性肿瘤如脂肪瘤、血管平滑肌脂肪瘤、间叶性错构瘤和血管内皮细胞瘤等更为少见。

　　脂肪瘤非常罕见,但 MRI 表现典型,在 T₁WI 和 T₂WI 上均为高信号,脂肪抑制序列中信号明显下降。

　　血管平滑肌脂肪瘤同样含有脂肪成分,如以脂肪为主,则难和脂肪瘤鉴别。如血管平滑肌成分较多,则为多种成分并存的混杂信号,脂肪抑制序列其中脂肪信号明显下降,而其他部分无明显变化。增强扫描时血管、平滑肌成分强化明显,脂肪部分无强化(图 24-5-14～15)。另外在血管平滑肌脂肪瘤的患者,应考虑有无结节性硬化,并仔细观察其他脏器是否有血管平滑肌脂肪瘤的存在。

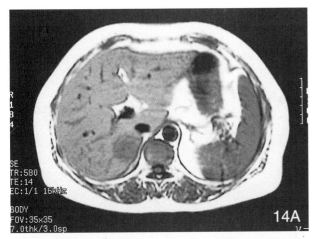

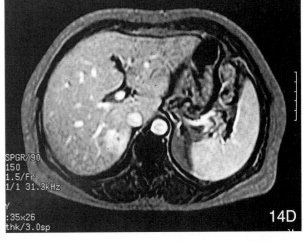

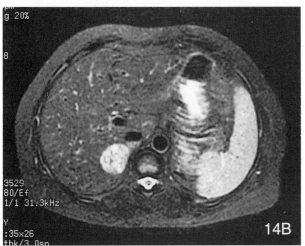

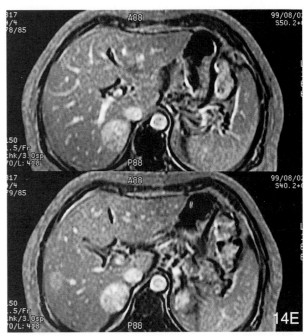

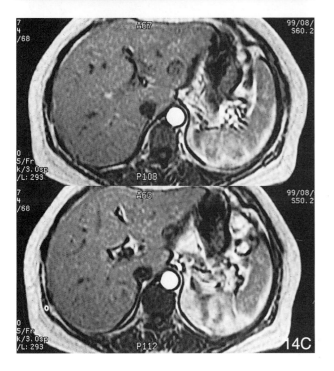

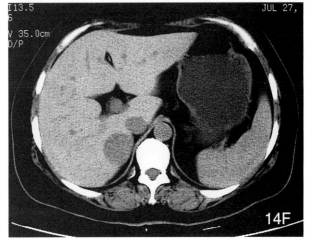

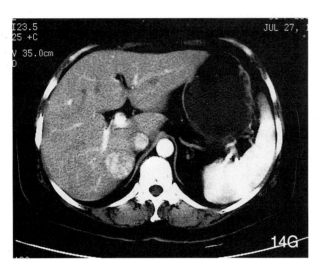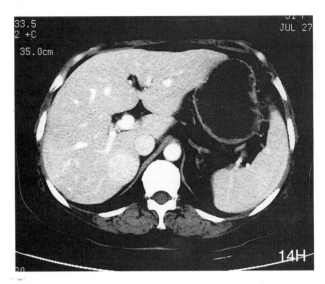

图 24-5-14　手术证实的肝脏血管平滑肌脂肪瘤

A. T_1WI 示肝右后叶下腔静脉后方低信号灶。　B. T_2WI 示病灶为不均匀高信号。　C. 增强动脉期示病灶无明显强化。　D. 门脉期示病灶有不均匀强化。　E. 延迟 4 min 示病灶仍有不均匀强化。　F. 螺旋 CT 平扫示病灶为低密度,边界清楚。　G. 增强动脉期示病灶有不均匀强化。　H. 门脉期示病灶仍有强化,呈高密度。该病灶脂肪成分很少,难以显示,而以血管成分为主,故强化十分显著,呈点状和条索状,不同于血管瘤。

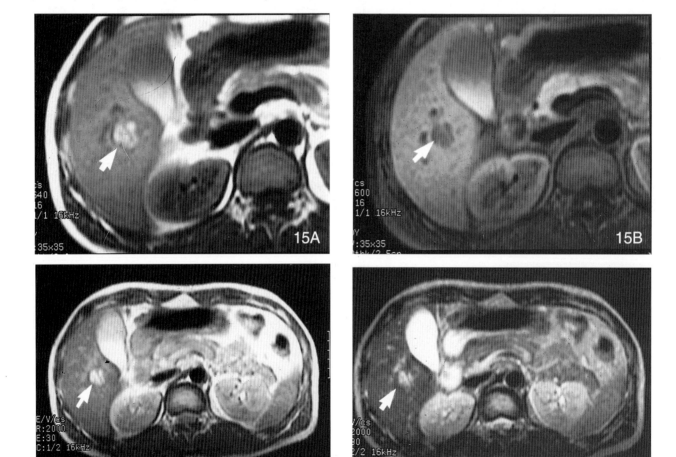

图 24-5-15　肝脏血管平滑肌脂肪瘤(箭)

A. T_1WI 示肝右下叶高信号灶,其中见条状低信号影。　B. T_1WI + 脂肪抑制示病灶转为低信号,其中条状影仍为中等信号。　C、D. 分别为 NPWI 及 T_2WI,示病灶为高信号。上述 MRI 表现提示该病灶以脂肪成分为主。

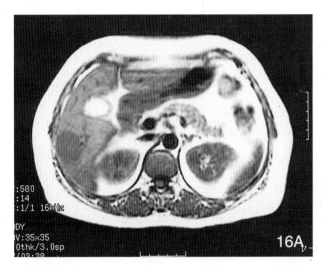

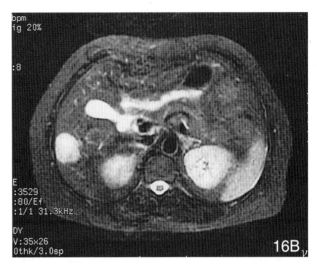

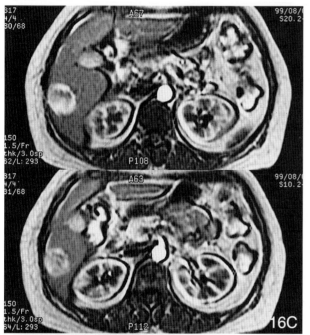

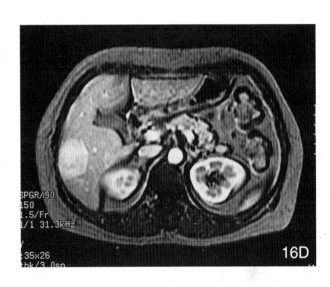

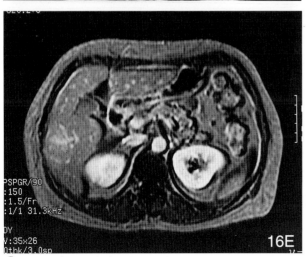

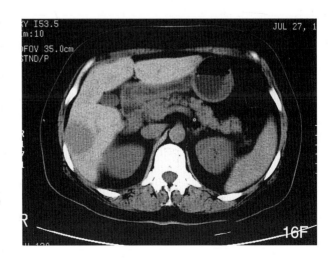

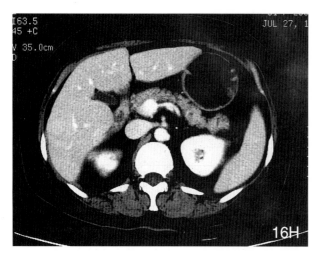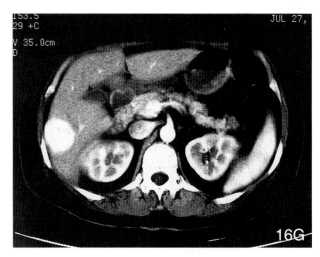

图 24-5-16　手术证实的肝脏血管外皮细胞瘤

A. T_1WI 示肝右后叶低信号灶,边界清楚。　B. T_2WI 上病灶为很高信号。　C. 增强动脉期示病灶不均匀强化,以边缘为主。　D. 门脉期示病灶强化范围扩大。　E. 延迟 4 min 示病灶仍为略高信号。　F. 螺旋 CT 平扫示病灶为低密度,边界清楚。　G. 增强动脉期示病灶有明显均匀的强化。　H. 门脉期示病灶仍为略高密度,边界不清。该例影像学表现与血管瘤甚为相似。

间叶性错构瘤和血管内皮细胞瘤极为罕见,好发于婴幼儿。血管外皮细胞瘤更为罕见(图24-5-16)。

五、局灶性结节增生

局灶性结节增生(focal nodular hyperplasia, FNH)为肝脏少见的良性占位性病变,并非真正的肿瘤,在肝脏良性肿瘤性病变中居第二位。其发病机制尚不清楚。女性多见,但和口服避孕药是否有关尚不能肯定,有作者认为和雌激素刺激血管畸形和肝细胞的增生有关。以往因影像学检查技术的限制,术前确诊者极少,目前随着各种影像学检查技术的不断完善,人们对该病的认识也不断深入,术前诊断准确率有了明显的提高。该病无恶变倾向,无出血并发症等,诊断该病的关键是与肝脏恶性肿瘤的鉴别,减少不必要的手术。

(一)病理

FNH 的实质性部分由正常肝细胞、Kupffer 细胞、血管和胆管等组成,但肝小叶的正常排列结构消失。其病理特征为中心星状瘢痕,纤维组织从中心向周围呈放射状伸展,呈分房状。星状瘢痕组织内包含一条或数条供血滋养动脉,或含有丰富的毛细血管,可同时伴有胆管上皮的增生,但缺少完整伴行的胆管和门静脉分支。肿块和周围肝组织分界清楚,一般无包膜形成。95%为单发病灶。

(二)临床表现

通常无临床症状,病灶较大时偶尔可触及,常于腹部其他原因做检查时被发现。一般多见于年轻女性。该病一般不需处理。

(三)MRI 表现

最初的文献及 Mattison 等认为,FNH 的 MRI 表现具特征性,同时见到以下 3 个征象可以确诊:①在 T_1WI、T_2WI 上肿瘤呈等信号;②除中心瘢痕外,肿瘤信号均匀;③中心瘢痕在 T_2WI 上为高信号。但实际符合率为 9%～50%。Korobkin 报道一组 35 个病例,仅 20% 的 FNH 在 T_1WI、T_2WI 上均呈等信号。在 T_1WI 上等信号、低信号及高信号者分别占 60%、34% 和 6%。T_2WI 上 66% 的 FNH 为高信号,34% 为等信号。49% 的 FNH 中心瘢痕在 T_2WI 上为高信号,34% 为等信号。59% 的 FNH 信号均匀。由此可见,FNH 的 MRI 表现具有多样性,可能和场强强度、设备、序列选择和扫描参数等有一定的关系。

FNH 在 T_1WI 上多为等信号或略低信号,中心瘢痕为低信号,边界多不清楚,有时病灶中心或周边可见到流空的血管影,代表有血管畸形存在(图 24-5-17)。T_2WI 上多为略高信号或等信号,反映了 FNH 由正常肝细胞构成,因此和正常肝实质之间信号差异不大(图 24-5-18,19)。中心瘢痕在 T_2WI 上为高信号,颇具特征性,主要是内含慢血流的血管、炎症细胞浸润及水肿等。据不同作者报道,在 T_2WI 出现高信号的比例从 10%～49% 不等。主要与瘢痕区内血管成分多少、纤维化的数量有关。若陈旧性纤维化的成分多,或少数瘢痕内有血栓机化,

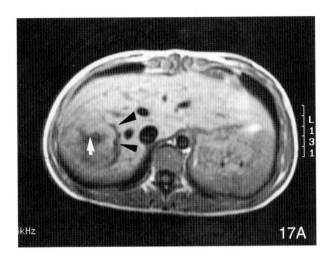
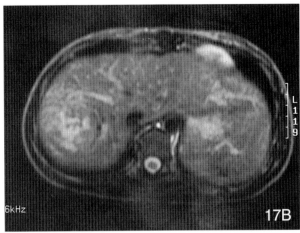
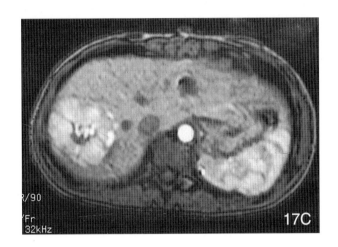
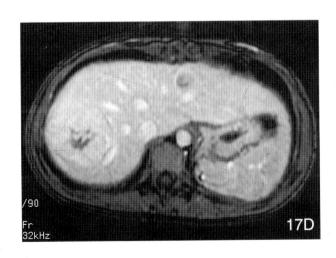
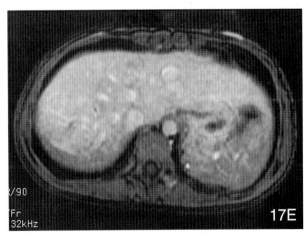

图 24-5-17　手术证实的 FNH

A. T_1WI 示肝右叶巨大的略低信号灶,边界不清,中心和周边可见条状的流空信号(箭头)。　　B. T_2WI 示病灶为略高信号,其中心瘢痕为更高信号。　　C. 增强动脉期示病灶有明显强化,周边和中心可见增粗扭曲的血管影。　　D. 门脉期示病灶为略高信号,边界不清,中心瘢痕无强化,其中血管影仍可见。　　E. 延迟期示中心瘢痕强化,整个病灶为等信号。

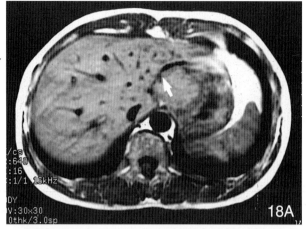
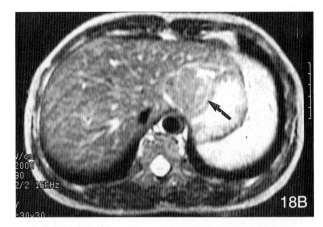
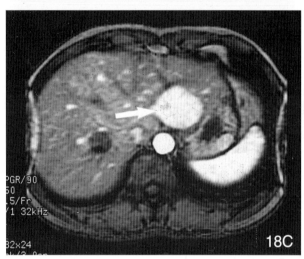
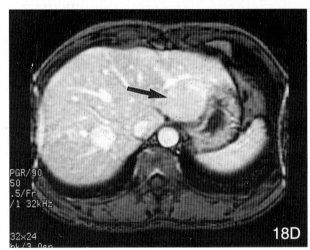

图 24-5-18　手术证实的 FNH(箭)

A. T$_1$WI 示肝左叶膨隆,见等信号占位灶将肝左静脉推移(白箭)。　B. T$_2$WI 示病灶为等信号。

C. 增强动脉期示病灶明显强化,呈高信号。　D. 门脉期示病灶为等信号。

在 T$_2$WI 上可为低信号,和纤维板层样 HCC 的致密结缔组织瘢痕及血管瘤中血栓机化的表现一致。MRI 显示瘢痕的敏感性较高,达 49%～100%,但显示细薄的纤维分隔有一定困难。小的 FNH 中心瘢痕不明显,信号较均匀。大的病灶可见到血管受压征象,但无癌栓形成。

Gd-DTPA 增强可进一步反映 FNH 的血供特点和病理特征,有助于进一步诊断。增强早期 FNH 病灶明显强化,中心瘢痕及纤维分隔无早期强化,显示清楚。有些病例病灶中心或周边可见到供血动脉粗大或扭曲。增强中晚期大多数病灶为略高信号或等信号,边界显示不清,此时中心瘢痕可逐渐强化,与血管丰富及造影剂积聚在间质内有关(图24-5-17～19)。少数中心瘢痕在 T$_2$WI 上为低信号,但延迟扫描中也可见到强化表现,也有些瘢痕始终无强化表现。中心瘢痕延迟强化为 FNH 的特征性表现,但并非每例都能见到,特别是小的 FNH,其中心瘢痕出现的概率较低,但病灶的大小和中心瘢痕的有无并非成正比关系。

FNH 的表现有多样性,但下列征象较为典型:T$_1$WI 为略低信号,T$_2$WI 为略高信号,中心瘢痕在 T$_2$WI 上为高信号,一般无包膜存在;Gd-DTPA 增强早期有明显强化,晚期为略高信号,中心瘢痕有延迟强化。如具备这些征象强烈提示 FNH 的诊断。MRI 特异性对比剂的应用将会进一步提高 FNH 的诊断准确性(详见第二节)。

(四)鉴别诊断

FNH 主要和 HCC、腺瘤及血管瘤相鉴别。以下征象可和 HCC 鉴别:①SE 序列 T$_1$WI 上,HCC 多为不均匀低信号,SHCC 可呈低到高多种信号;而

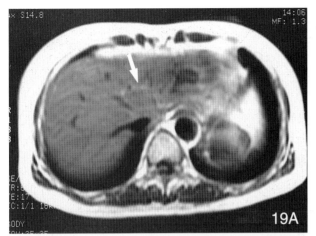
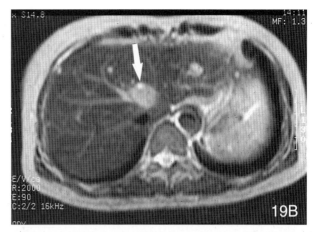
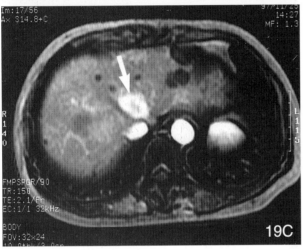
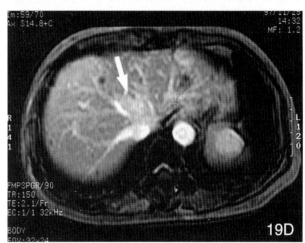

图 24-5-19　手术证实的 FNH(箭)

A. T₁WI 示左叶略低信号灶,边界不清。　B. T₂WI 示病灶为略高信号。

C. 增强动脉期示病灶明显强化,中心条状瘢痕无强化。　D. 延迟期示病灶为略高信号,其中条状瘢痕有延迟强化。

FNH 在 T_1WI 上多为等信号或略高信号。T_2WI 上 HCC 大多数为不均匀高信号,而 FNH 以等信号或略高信号多见,除瘢痕区外,信号较均匀。和 HCC 相比,FNH 和正常肝实质的交界面不清。②HCC 多数有假包膜且在增强晚期可见到包膜强化,FNH 无包膜。③动态增强早期两者都可有强化表现,但 HCC 中心坏死、脂肪变多见,强化往往不均匀,而 FNH 除中心瘢痕以外强化较为均匀,而且可见到"中心开花",即从中心向四周强化,有时病灶中心或周边可见到扭曲的血管影。晚期,HCC 的强化程度明显下降,多呈低信号,FNH 的强化也有下降但略高于或等于正常肝组织,因此多为略高信号或等信号。④FNH 的中心瘢痕在 T_2WI 上多为高信号,可有延迟强化,而 HCC 无此征象。有些小的 FNH,MRI 表现不典型,和极富血供的 HCC(可能有肝动脉和门静脉双重供血)不易鉴别,也会发生误诊。上

海医科大学中山医院遇到 2 例,病灶直径 < 3 cm,在 T_1WI 上为等信号,T_2WI 上为高信号,无中心瘢痕,增强早期强化明显,而门脉期和延迟期均为等信号,误诊为 SHCC,手术证实仍为 FNH。临床病史有一定帮助,HCC 多有肝炎、肝硬化病史,AFP 多为阳性,男性患者多见;而 FNH 无肝炎、肝硬化病史,多为年轻女性。

FNH 和腺瘤的 MRI 表现相似,鉴别诊断见腺瘤一节。

FNH 还应和血管瘤鉴别。典型的血管瘤在 T_1WI 上多为低信号,边界清楚,在 T_2WI 上为高信号,在重 T_2WI 上呈"亮灯征",边缘锐利,一般不难鉴别。增强扫描典型的血管瘤从周边开始结节状或环形强化,逐渐向中心扩展,充填的时间在 1～4 min 或更长,延迟期多为高信号。血管瘤也可有中心瘢痕,但多为纤维性瘢痕组织,在 T_2WI 上为低信号。

富血供的转移瘤也需和 FNH 鉴别,特别是多发的 FNH 和富血供的转移瘤 MRI 表现有交叉重叠。典型的转移瘤在 T_1WI 上多为低信号,在 T_2WI 上为高信号,可见到"靶征"和瘤周水肿,在 T_2WI 上等信号的转移瘤非常少见。增强扫描富血供的转移瘤也可有明显强化,大的病灶往往强化不均匀,看不到供血动脉,门脉期和延迟期多表现为周边强化或整个病灶不均匀强化,和肝实质分界清楚。有些多发小病灶增强动脉期明显均匀强化,而门脉期和延迟期成为等信号,和 FNH 的鉴别有一定难度,需结合病史和 SE 序列上的表现做进一步鉴别。

(五)影像学方法比较

FNH 含有 Kupffer 细胞,因此可以反映 Kupffer 细胞活动的影像学技术均可用于 FNH 的诊断。80% 的 FNH 可吸收 ^{99m}Tc,但腺瘤和 HCC 也可吸收 ^{99m}Tc,但吸收量不如 FNH 多,因此 ^{99m}Tc 的浓聚可提示 FNH 的诊断,但并非病理诊断。肝细胞特异性对比剂如 Gd-EOB-DTPA 或 Mn-DPDP 等也可用于诊断,FNH 含正常肝细胞,因而可以吸收 Gd-EOB-DTPA 或 Mn-DPDP。网状内皮细胞特异性对比剂也可被 FNH 中的 Kupffer 细胞吞噬,因而也可有信号改变。

US 为最常用的检查方法,FNH 和正常肝实质相比为高回声或等回声,在多数病例 US 显示中心瘢痕较差,仅在 20% 左右的病例中见到,表现为线状高回声。彩色多普勒 US 可观察血流变化。CO_2 微泡增强 US 也可反映其血供情况,首先表现为病灶中心高回声,然后向周边扩散,晚期整个病灶呈均匀强回声并逐渐消退,和其他肝肿瘤的表现不同,有助于鉴别。但总的来说,US 定性能力不及 CT 和 MRI。

CT 检查特别是螺旋 CT 多期增强扫描可动态反映病灶的血供特点,定性能力较强。平扫上 FNH 多为低密度,中心瘢痕可为更低密度,病灶的边界往往不清楚。增强动脉期病灶明显强化且除中心瘢痕外强化均匀一致,有时可见到病灶中心或周边有粗大扭曲的供血动脉,和 MRI 所见一致,而瘢痕和纤维分隔早期强化不明显;门脉期和延迟期 FNH 为略高密度或等密度,边界不清,中心瘢痕可有强化表现,也可始终无强化(图 24-5-20)。上海医科大学中山医院统计 13 例经手术证实的 FNH 中,7 例见到供血滋养动脉,6 例见到中心瘢痕,其中 2 例有延迟强化,4 例始终无强化。螺旋 CT 多期扫描可反映 FNH 的一些病理特征,有助于诊断,但对于表现不

典型者,则和 HCC 及血管瘤的鉴别有一定难度,MRI 可作为补充手段。

血管造影也可显示 FNH 的一些特征,如显影血管由内向外呈辐射状,中心瘢痕发生的放射状纤维隔形成假小叶,使 FNH 比腺瘤在血管造影时有更多结节状或颗粒状实质影。另外致密染色为其特征。FNH 的血管造影表现有时与腺瘤和其他肝肿瘤不易鉴别。

故在肝脏占位性病变中凡考虑到 FNH 可能的病例,放射性核素扫描和 MRI 检查的意义最大,一般可明确诊断。

六、炎性假瘤

炎性假瘤(inflammatory pseudotumor)为肝脏少见的良性病变,迄今英文文献报道至 1995 年不足 50 例。国内也有少数文献报道。其误诊率极高,达 90% 以上。随着影像学技术的不断发展,特别是 MRI 的广泛应用,人们对该病的认识不断深入。炎性假瘤是各种致炎因子引起的肝脏局部组织炎性细胞浸润和以纤维组织增生为病理特征的肿瘤样病变,肝脏炎性假瘤的确切病因尚不清楚,有人认为和感染有关,也有人认为和自身免疫性疾病有关。

(一)病理表现

大体病理上炎性假瘤为圆形、椭圆形或不规则的肿块,有较为完整的包膜,为实质性,质地韧。切面光滑平坦,多为黄色。镜下以慢性炎症细胞如浆细胞、淋巴细胞、泡沫样组织及嗜酸粒细胞的浸润和纤维基质增生为主。病灶内可见凝固性坏死,病灶周围可见纤维组织增生。病理上炎性假瘤分为 3 型:黄色肉芽肿型、浆细胞肉芽肿型及玻璃样变硬化型,也有作者将第 3 型又分为硬化性假瘤型、静脉内膜炎型和坏死型 3 种。整个肝脏通常无肝硬化,位于肝表面的炎性假瘤可与腹壁、膈肌或周围脏器有炎性粘连。炎性假瘤的肿块可以自行消退或保持不变,在病变的不同时期其病理成分可有所不同,大小也可有变化。

(二)临床表现

炎性假瘤可发生于任何年龄,以中年人多见,男女均可发病。一般无症状,少数可有低热、右上腹痛等症状。AFP 多为阴性,少数病例可有 AFP 升高,可能和炎性假瘤刺激肝细胞增生或伴有活动性肝病有关。肝功能多为正常。HBsAg 多为阴性。

(三)MRI 表现

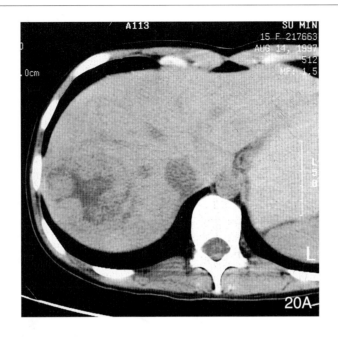

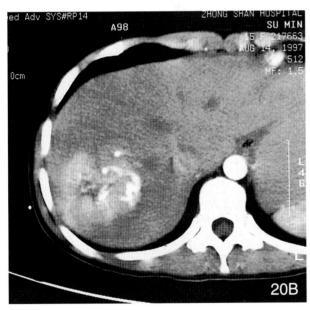
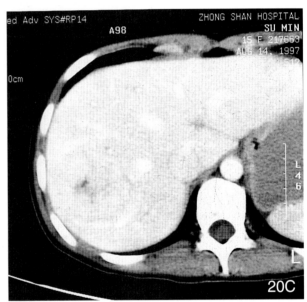

图 24-5-20　FNH(和图 24-5-17 为同一病例)
A. CT 平扫示肝右叶不均匀低密度灶,其中可见星形更低密度区。　B. 增强动脉期示病灶有明显强化,
周边和中心见增粗扭曲的血管影。　C. 门脉期示病灶为等密度,边界不清,中心瘢痕有强化表现。

炎性假瘤可单发或多发,可由多个病灶融合而成。病灶形态各异,可为圆形、椭圆形、葫芦形或香蕉形。边界清楚或不清楚。病灶的直径多小于 3 cm。在 T_1WI 上多为略低信号或等信号,其内信号不太均匀。在 T_2WI 上病灶也多为略低信号或等信号,其中可夹杂小片状或斑片状高信号。T_2WI 也反映炎性假瘤的一些病理改变,因凝固性坏死和纤维增生在 T_2WI 上为低信号或等信号,而炎性细胞浸润多时,因含水量较多可表现为高信号。

和 T_1WI 相比,病灶在 T_2WI 上边界显示更加

不清楚,往往无法确定其病变范围。病灶内也可有纤维分隔,但 SE 序列对纤维分隔的显示不及动态增强序列敏感。在动态增强扫描中炎性假瘤可有多种表现,增强早期,因炎性假瘤为少血供的,一般无强化表现,偶有少数病灶因凝固性坏死物质少而炎性细胞浸润多,有一定的血供,因而可表现为轻度的早期强化。增强早期病灶边界仍不清楚。肝脏增强峰值期及晚期,病灶常有强化表现,强化方式有多种,如周边环形强化、偏心结节状强化、中心核心样强化,可交叉出现。最为常见的是周边环形强化,几

乎见于所有病例,如病灶周边有纤维组织包绕,对比剂可进入其中,此时病灶的边界和病变的范围显示清晰。有些病灶因周边纤维组织强化后和肝实质成为等信号,因而有病灶缩小的感觉。因病灶内以炎性细胞成分为主,一般无强化,但纤维成分和残剩的肝细胞有强化表现,因而可呈混杂信号。有些病灶内可见粗细不均匀的、完整或不完整的纤维间隔,纤维间隔可有延迟强化表现,颇具特征(图 24-5-21～24)。

综上所述,炎性假瘤在 MRI 上的表现有一定的特征,如形态不规则,在 T_1WI 上为低信号或等信号,在 T_2WI 上为等、低信号或略高信号,增强早期强化不明显,晚期可见到延迟强化,以周边强化或偏心结节状强化为主,以及有纤维间隔的形成等,结合

病史可提示该病诊断。多种征象同时存在,诊断的可靠性较高,单独的周边延迟强化征象不易和少血供肿瘤区分。鉴别有困难时可做穿刺活检。

（四）鉴别诊断

（1）HCC:以早期强化为主要特征,在 T_2WI 上多为高信号,多有肝炎、肝硬化病史,AFP 多为阳性,两者一般不难鉴别。与 HCC 不典型病例和少血供的 SHCC 难以鉴别。

（2）胆管细胞癌:两者的鉴别有一定难度,因强化方式有交叉重叠。但胆管细胞癌好发于左叶,病灶多为单发,较大,病灶内或周边常可见到扩张的胆管,病灶内因有大片坏死液化因而在 T_2WI 上多为不均匀的高信号。病灶无纤维包膜形成。

（3）转移性肝癌:大多数转移性肝癌为少血供

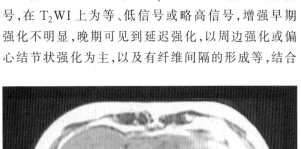
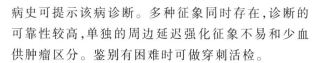
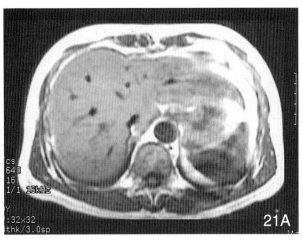
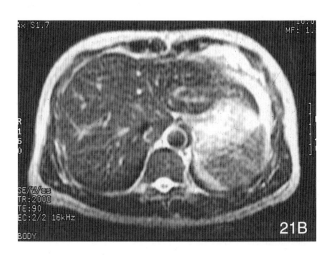
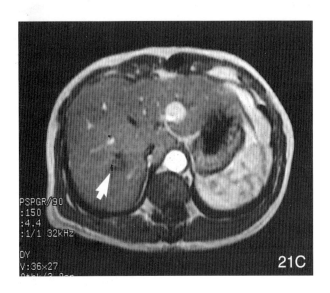
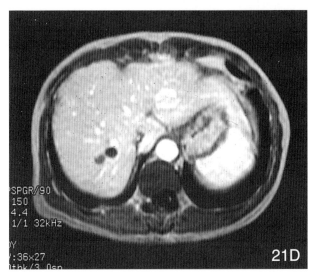

图 24-5-21　肝脏炎性假瘤

A、B. 分别为 T_1WI 及 T_2WI,肝内未见明确病灶。　C. 增强动脉期,肝右后叶可见略低信号灶,边界不清(箭)。　D. 门脉期示病灶边界清楚,周边有环形强化。两个小病灶相互融合。

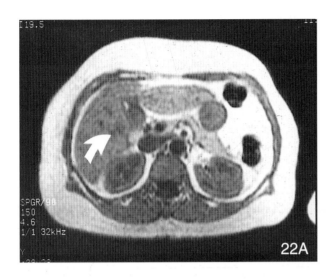 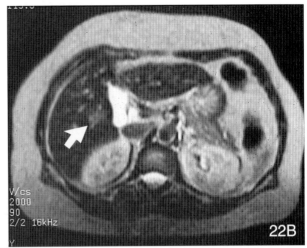

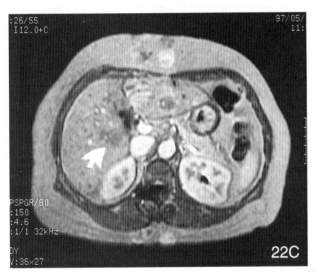 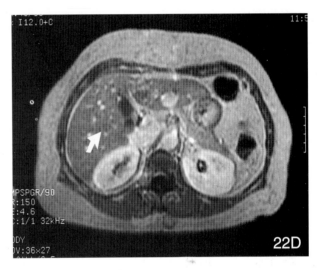

图 24-5-22　肝脏炎性假瘤

A. FMPSPGR 平扫示肝内可见略低信号灶,边界不清(箭)。　B. T₂WI 示病灶为略高信号(箭)。
C. 增强动脉期示病灶无强化(箭)。　D. 延迟期示病灶周边环形强化和核心样强化(箭)。

病灶,因增强后以边缘强化为特征,也需和炎性假瘤鉴别。转移性肝癌多有原发肿瘤病史,病灶常为多发,大小不一。在 T₁WI 上多为低信号而在 T₂WI 上多为高信号。典型病例可见到"靶征"和瘤周水肿。

(4)肝脓肿:典型的肝脓肿多为边界不清的占位灶,在 T₂WI 上为低信号,在 T₂WI 上为高信号,其内大片坏死液化,信号更高。病灶周边常可见水肿区和环形带,增强扫描环形带可有强化,病灶内有时有分隔形成,也有强化表现,病灶呈多房状。因肝组织局部充血明显,增强动脉期即可见到病灶周围的片状高信号区。不典型的慢性肝脓肿和炎性假瘤较难鉴别。

(五)影像学方法比较

US 可发现病灶,但定性较难,因炎性假瘤的 US 表现无特征性。螺旋 CT 多期扫描可反映炎性假瘤的一些特征,有较大的诊断价值。平扫可见病灶形态各异,为低密度,边界不清,也可为等密度。动脉期增强扫描,绝大多数病灶无强化表现,仍为低密度,偶尔病灶有轻度强化或为等密度。门脉期扫描病灶强化方式和 MRI 动态扫描一致,常以周边强化和偏心结节状强化为主,可有纤维间隔的形成,病灶边界显示清楚。延迟期扫描对炎性假瘤的诊断也有帮助,此时病灶仍可见到周边强化。CT 对纤维间隔的显示不及 MRI 敏感,另外 MRI T₂WI 上可反映病灶内部的一些病理改变,优于 CT(图 24-5-25)。

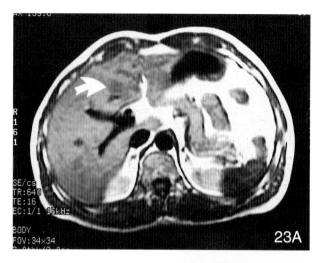

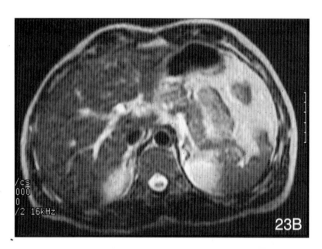

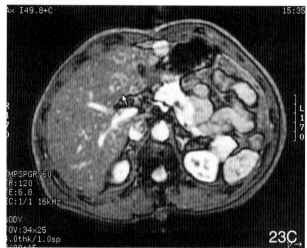

图 24-5-23　肝脏炎性假瘤

A. T₁WI 示左内叶略低信号灶,边界不清(箭)。　　B. T₂WI 示病灶为等信号。

C. 增强门脉期示病灶周边强化和核心样强化(箭)。

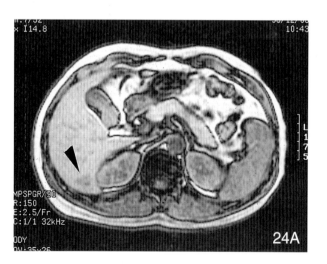

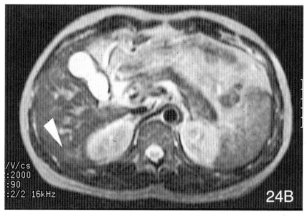

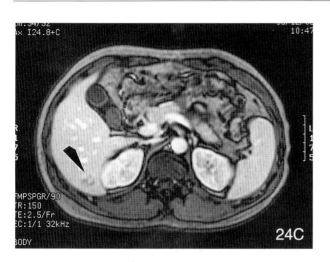
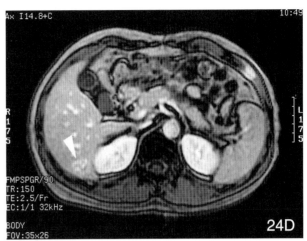

图 24-5-24　肝脏炎性假瘤

A. FMPSPGR 平扫示肝右后叶略低信号灶(箭)。　　B. T₂WI 示病灶为略高信号,边界不清(箭)。
C. 增强门脉期示病灶周边强化及中心结节状强化(箭)。　　D. 延迟期病灶边缘强化明显(箭)。

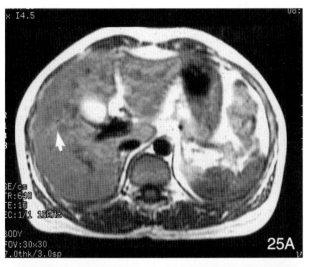
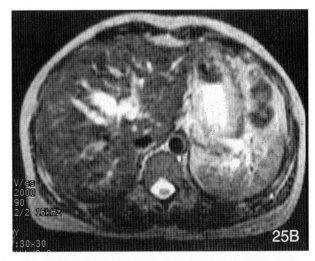
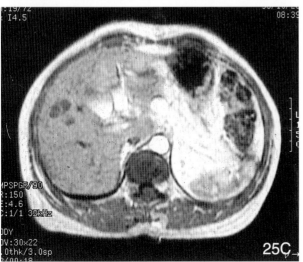
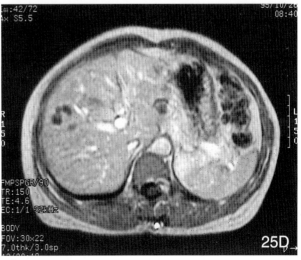

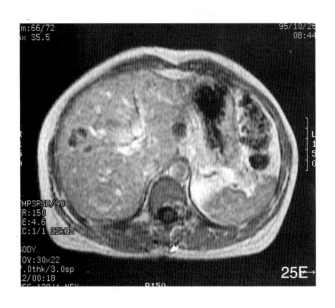

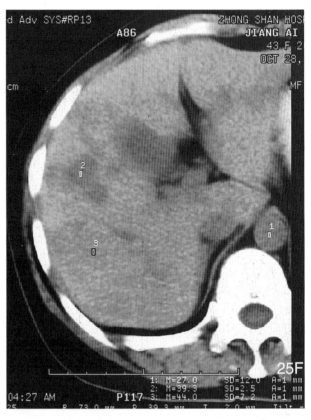

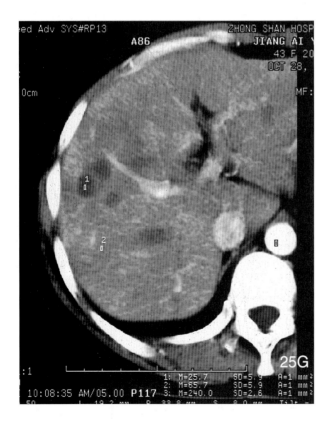

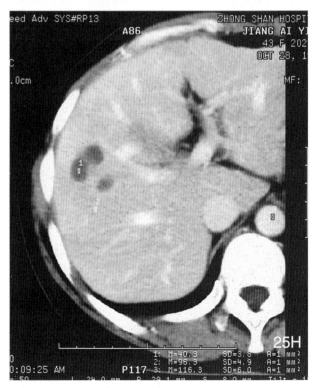

图 24-5-25　肝脏炎性假瘤

A. T₁WI 示肝右前叶略低信号灶,边界不清(箭)。　B. T₂WI 示病灶为等信号。　C. 增强动脉期示病灶无强化表现。
D. 门脉期示病灶形态不规则,周边和分隔有强化。　E. 延迟期示病灶周边和分隔强化更加明显,病灶边界显示清楚。
F. 螺旋 CT 平扫示病灶为低密度,边界不清。　G. CT 增强动脉期示病灶无强化。　H. 门脉期示病灶周边和分隔略有强
化,但不如 MR 显示清晰。病理检查显示由数个小结节融合成一个不规则病灶,镜下见大量炎性细胞和纤维成分。

（七）退变结节

众所周知,肝硬化和肝癌的发生关系密切,在肝癌手术切除标本中,有时可见无明确癌特征的小结节性病变,有关的名词复杂而繁多,如腺瘤样增生、巨大再生结节、结节性增生、腺瘤增生性结节和肝细胞假瘤等,这些混乱的名词使不少研究之间无法比较。最近文献统一命名为"退变结节"(dysplastic nodules, DN),被认为是发生于有肝硬化或无肝硬化的肝内癌前期病变。

病理上被定义为结节性肝细胞再生,直径至少1 cm,伴有肝细胞的变性而无恶性征象。大体上,DN 和有肝硬化或无肝硬化的肝实质分界清楚,质地软,切面膨胀。DN 有低分化和高分化之分,低分化的 DN 肝细胞有轻度不典型增生,而高分化的 DN 核浆比高,核浓聚,细胞膜增厚。在高分化的 DN 中未见到 HCC 的恶性征象。

许多文献都报道 DN 和 HCC 关系密切,特别是高分化的 DN。一组经穿刺证实的病例研究结果表明,20 个高分化 DN 经影像学随访,在 6 个月至 4 年之间有 7 个发展为 HCC。而低分化 DN 发展为 HCC 的比例相对较少。尽管许多研究表明 DN 是肝细胞癌变过程中的一部分,但确切的机制尚不清楚。因此在高危人群中检出 DN 是十分重要的。

US 和 CT 发现 DN 非常困难,定性更难,MRI 检查有较大价值。T_2WI 上 66% 的 DN 为低信号,27% 为等信号,T_1WI 几乎所有的 DN 均为高信号,此种信号改变有一定的特征性,但有时和高分化的 HCC 不易鉴别。有时 DN 在 T_2WI 上可见到低信号区中有高信号结节,提示已有癌变,增强扫描可进一步提供诊断依据,增强早期 DN 一般无强化表现,而增强晚期 DN 和肝实质强化一致,因 DN 主要由门静脉供血(图 24-5-26)。

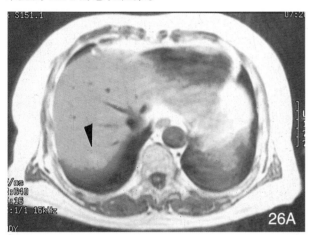

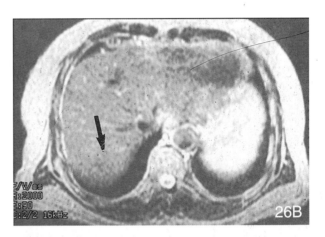

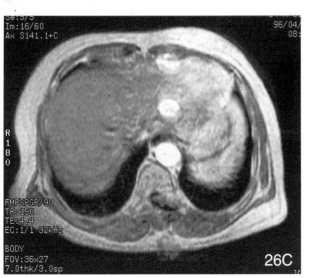

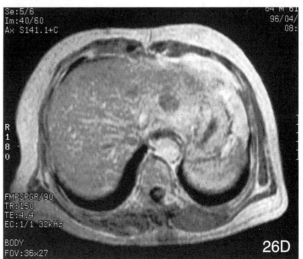

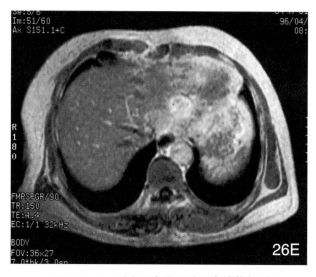

图 24-5-26　手术证实的肝脏退变结节（DN）

A. T₁WI 示肝右后叶高信号灶（箭）。　B. T₂WI 示病灶为偏低信号（箭）。　C. 增强动脉期示病灶无强化表现，仍为等信号。　D、E. 分别为门脉期和延迟期，示病灶仍为等信号，不易发现。表明 DN 和肝实质一样，主要接受门静脉供血，故各期强化也保持一致。

各种影像学检查技术对 DN 血供的研究有助于鉴别良、恶性。DN 血供特点和 HCC 的发生、发展有密切关系。一般认为 DN 中腺瘤样增生（adenomatous hyperplasia，AH）结节由肝动脉和门静脉供血；非典型腺瘤样增生（atypical adenomatous hyperplasia，AAH）动脉供血不变，而门静脉供血减少；HCC 主要由动脉供血而门静脉供血极少。提示 DN 从良性转变至 HCC 时，即随着恶性程度的增加，动脉供血不断增加而门静脉供血不断减少。前者可能是异常动脉增多而后者可能是门管结构减少的结果。

DN 从腺瘤样增生到高分化 HCC 病理学上较难区分，且由于穿刺活检部位的选择较为困难和结节内多种成分的存在因而定性较难。多种影像学技术的结合，特别是 MR SE 序列加动态增强有助于诊断。韩国学者则强调 CTHA 和 CTAP 的联合运用对鉴别诊断有很大帮助，CTHA 反映结节的肝动脉供血情况，而 CTAP 则主要反映门静脉供血情况。如 CTHA 时结节明显强化，支持 SHCC 诊断；CTAP 时明显强化，倾向 DN 诊断；若 CTHA 时仅结节的一部分强化，而另一部分于 CTAP 时强化显影，表明 DN 中有癌结节存在，即所谓结节中之结节，与 MRI SE 序列上 T₂WI 上的表现一致。MRI 随访若发现结节增大，或者信号发生转变，则应高度警惕癌变的可能性。

（严福华　周康荣）

第六节　感染性病变

一、肝脓肿

肝脓肿（hepatic abscess）分为细菌性、阿米巴性和真菌性，以细菌性最为多见。随着抗生素的普遍应用和 US 及 CT 引导下的穿刺引流治疗，肝脓肿的预后已大为改善。

（一）病理表现

细菌性肝脓肿可继发于全身各处的感染，尤其是腹腔内感染。主要途径有：①经胆道感染，包括胆囊炎、胆管炎和胆道蛔虫症；②经门静脉系统进入肝脏，常见的为急性阑尾炎；③邻近器官如胆囊的化脓性炎症的蔓延；④经肝动脉，全身各处的化脓性炎症的蔓延经血行到达肝脏，患者常有败血症；⑤肝外伤或肝内原发病变的感染。

阿米巴肝脓肿常继发于肠阿米巴病。寄生于结肠粘膜的阿米巴原虫分泌组织酶，消化溶解肠壁上的小静脉并侵入其中，随门静脉血流进入肝脏形成肝脓肿。脓液有臭味，巧克力样，易穿破到周围脏器或腔隙到膈下、胸腔、心包腔和胃肠道等。

霉菌性肝脓肿多为白色念珠菌和机遇性感染，多发生于体质差、免疫功能低下的病人，特别在急性血液病患者中较为多见。

肝脓肿可单发或多发，单房或多房，右叶多于左叶，可能和右叶体积比左叶大且门静脉血液有分流现象有关。早期病理改变为肝脏局部的炎症,有充血、水肿和坏死,然后形成脓腔。脓肿壁由充血带或纤维肉芽组织形成,或两者兼而有之。脓肿壁周围的肝实质往往有充血水肿,多房性脓肿其内有分隔形成,后者为尚未坏死的肝组织或纤维肉芽肿形成。

（二）临床表现

往往有寒战、高热、肝区疼痛和叩击痛、肝脏肿大和血白细胞升高,很少有黄疸。阿米巴性肝脓肿发病前可有痢疾或腹泻史,粪便中可找到阿米巴滋养体。

（三）MRI 表现

细菌性肝脓肿和阿米巴性肝脓肿内的脓液具有较长的 T_1 和 T_2 弛豫时间,在 T_1WI 上呈圆形、椭圆形或分叶状的低信号区,边缘多锐利。其内信号可不均匀,脓肿壁的信号略高于脓腔而低于肝实质,厚薄不一。壁的外侧可见到低信号的水肿带;在 T_2WI 上脓肿表现为大片高信号,由肝组织广泛水肿和脓液所致,其中心信号可以更高,类似于"靶征"(图 24-6-1)。病灶内有气体高度提示脓肿的诊断,但出现的概率甚低。随着生活条件的改善和抗生素的广泛使用,典型的肝脓肿已不多见。多房性肝脓肿可在高信号区内看到低信号的分隔(图 24-6-2)。慢性肝脓肿水肿减轻或消失,病灶内信号较为均匀,边界显示清楚。脓肿壁也显示清楚,呈单环或双环。单环表示脓肿壁由肉芽组织形成,在 T_1WI 上为等信号或低信号,在 T_2WI 上为略高信号(图 24-6-3)。如为双环,则表明壁内层为肉芽组织,外层为胶原增生,其在 T_1WI 和 T_2WI 上均为低信号。脓肿也可表现为多发的小病灶。Mendez 等报道,血源性化脓性肝脓肿通常为一个或几个大的病变区,好发于肝右叶或肝周边。胆管源性肝脓肿多为许多小病变,中心部好发,有趋集性或呈簇状。真菌性肝脓肿也为多发

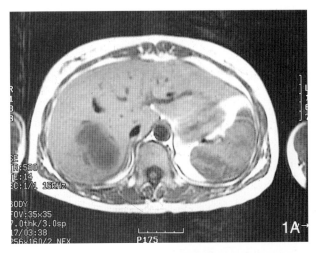

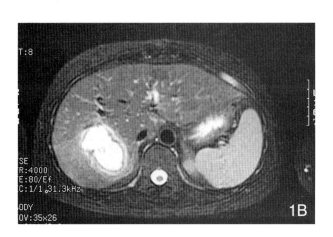

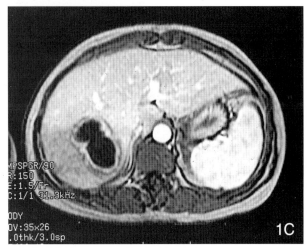

图 24-6-1　肝脓肿

A. T_1WI 示肝右后叶大片低信号区,边界不清。　B. T_2WI 示病灶为高信号,脓肿壁(肉芽组织)为环形低信号,周围充血水肿带为高信号。　C. 动态增强门脉早期示脓肿壁强化,呈明显高信号,周围水肿带和中心液化区无强化。

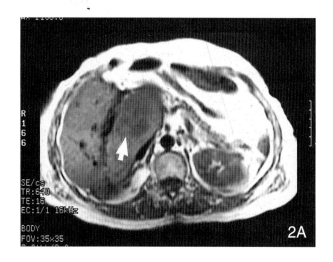

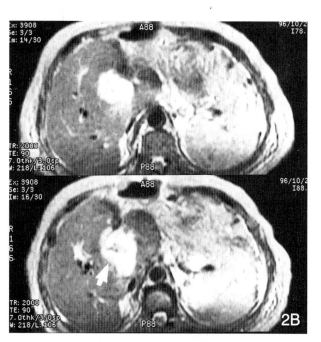

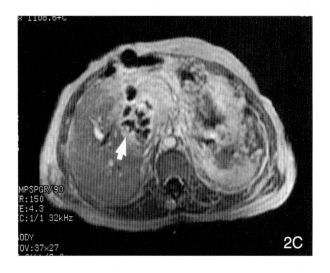

图 24-6-2　肝脓肿(箭)

A. T₁WI示肝尾叶不均匀低信号灶,边界不清。　B. T₂WI示病灶为高信号,其中分隔呈放射状低信号。

C. 增强延迟期示脓肿壁及分隔强化明显,坏死区无强化。

的小病变区,弥漫分布于整个肝脏,好发于肝的边缘。另外,真菌性肝脓肿可有钙化出现,为散在的细沙样钙化,但 MRI 对钙化的显示不及 CT 敏感。

增强扫描动脉期脓肿壁即可有强化,程度较轻,而脓肿周围的肝实质因充血可有明显强化。门脉期和延迟期病灶边缘仍有持续强化,病变边界显示清楚,其内液化坏死区无强化。多房性脓肿其内分隔可有强化,呈蜂窝状改变。慢性脓肿其内有较多的炎性肉芽组织,也可有强化表现。延迟扫描脓肿周围的充血水肿带与肝实质的强化趋向均匀一致,与增强前 SE T₂WI 上所显示的病变范围相比较,似有缩小的感觉(图 24-6-4,5)。

(四)鉴别诊断

需和炎性假瘤、肝囊肿和转移性肿瘤鉴别。

典型的脓肿在 T₁WI 上为低信号,在 T₂WI 上为高信号,周围水肿明显,有脓肿壁的形成,诊断不难。不典型的脓肿,坏死液化不明显,或在蜂窝织炎阶段,周围水肿不明显,诊断有一定难度。增强扫描可有强化表现,其中夹杂的坏死区无强化表现,增强以后脓肿壁周围的充血水肿区强化可和肝实质呈等信号,两者分界不清,整个病灶有缩小感觉。

炎性假瘤强化方式和肝脓肿相似,但在 T₂WI 上多为等信号或略高信号,边界不清,无周围水肿区,病灶内无液化区。结合病史如无寒战、高热、肝

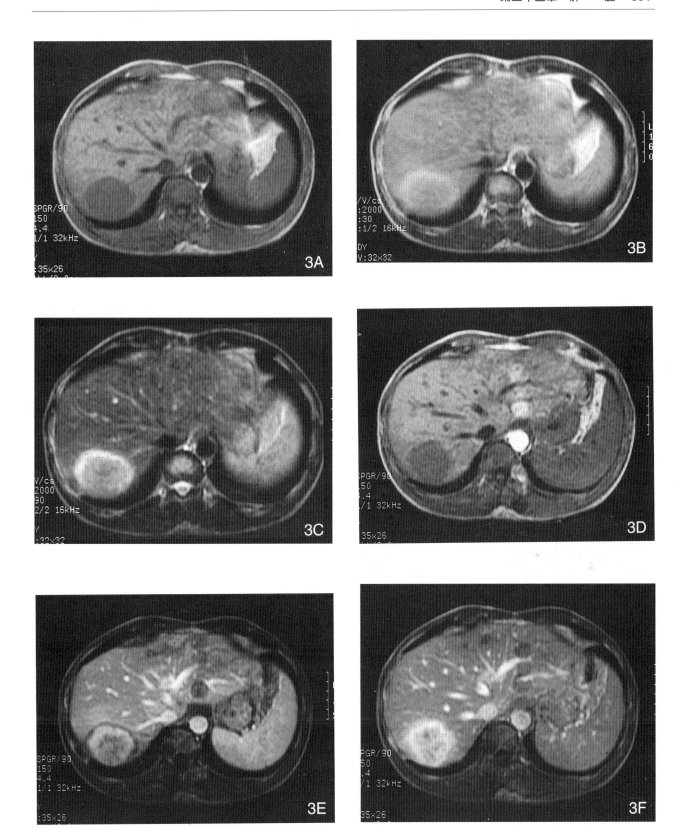

图 24-6-3 早期肝脓肿

A. FMPSPGR 平扫示肝右后叶低信号灶,边界清楚。 B. NPWI 示病灶为略高信号,周边水肿带为环形高信号。 C. T₂WI 示病灶为高信号,外周水肿带为更高信号。 D. 增强动脉期示病灶无强化表现。 E. 门脉期示病灶内有不均匀强化。 F. 延迟期示脓肿壁及其内分隔有强化表现。以上表现提示脓肿早期周围水肿带较显著,而脓肿尚未完全液化。

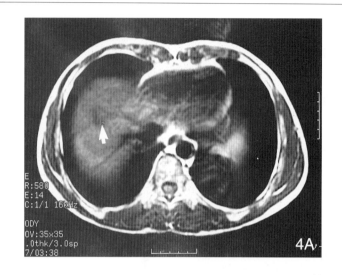

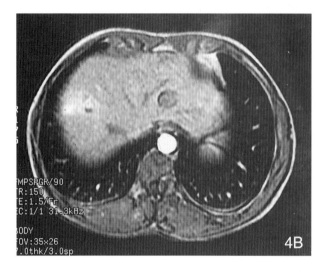
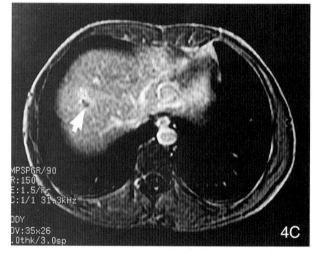

图 24-6-4　肝脓肿

A. T₁WI 示肝右叶低信号灶,边界不清(箭)。　B. 增强动脉期病灶周边大片强化区,代表充血水肿。

C. 延迟期示脓肿壁有强化,中间小的脓腔无强化(箭),其周围充血水肿区的信号和肝实质一致。

区痛等表现,一般可以鉴别,不典型病例有时两者不易区分。

转移性肿瘤可有周边强化和"靶征"及瘤周水肿,也需和肝脓肿鉴别。转移性肿瘤一般有原发肿瘤病史,病灶常为多发,瘤周水肿的程度和范围不及肝脓肿。在 T₂WI 上转移灶多表现为高信号,但其信号强度低于脓肿的坏死液化区。另外有无气体的存在,脓肿壁的形成和分隔形成,以及结合病史资料有助于鉴别。

囊肿边界清晰,无周围水肿,增强扫描无强化表现,壁很薄不能显示。但囊肿伴感染时不易和脓肿鉴别。

对肝脓肿的诊断 US 和 CT 均较为敏感,且可引导穿刺引流,诊断有困难时可补充做 MRI 检查。

二、肝包虫病

肝包虫病(echinococcal disease)即棘球蚴病,为畜牧业区人畜共患的寄生虫病。我国多见于新疆、内蒙古、青海、宁夏等地区。包虫病有两种类型。一种是由细粒棘球绦虫虫卵感染引起的囊型包虫病,即通常所称的包虫囊肿,此型多见;另一种为泡状棘球绦虫虫卵感染所致的泡型包虫病,此型罕见,仅占 1%～2%。

肝脏是包虫病最为常见的受累器官,肝包虫病占人体包虫病的 53%～75%。

(一)病理

患者有牧区生活病史或有与羊、牛等密切接触史。绦虫卵被吞噬后在小肠内孵化出六钩蚴,蚴经

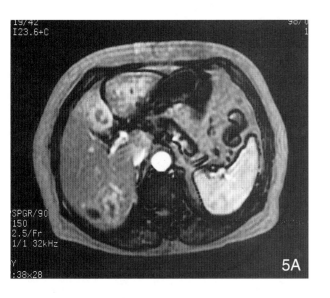

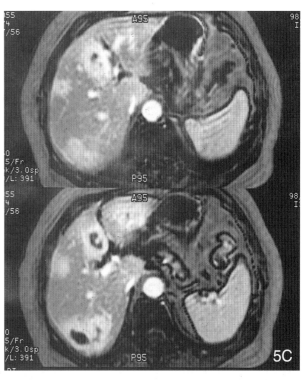

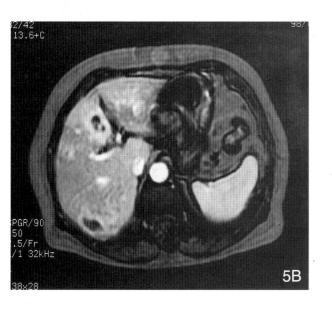

图 24-6-5　肝脓肿

A. 增强动脉期可见肝内多发病灶,有边缘强化。　B. 门脉期示边缘强化更加明显,
其中液化坏死区无强化。　C. 延迟期示病灶边缘持续强化。

肠壁血管随血流经门静脉入肝,在肝内以包囊的膨胀方式逐渐增大。包虫囊肿的壁分为两层,外囊为宿主的反应性组织构成,为较厚的纤维组织。内囊由生发层和角质层构成,生发层引向囊腔生出生发囊、头节和子囊,飘浮于母囊中,子囊有时向外生长并脱离母囊而移植于其他组织。囊内的每个头节均可发育成一个包囊。内外囊紧密贴附但可分离。囊壁及囊内内容物可发生钙化。

泡状棘球蚴在肝内的生长方式是生发层呈芽苞状外突,向四周破坏侵入到宿主组织中,无明显的包囊形成。肝内病灶由无数小囊泡集聚而成,囊壁可发生钙化,病灶中心可有坏死液化而形成空腔,呈弥漫浸润生长,与正常肝实质界限不清。

（二）MRI 表现

细粒棘球蚴囊肿即包虫囊肿为单发或多发的圆形或椭圆形病灶,边界清楚,在 T_1WI 上为低信号,在 T₂WI 上为高信号，其信号强度多不均匀，因有蛋白成分和细胞碎片存在，而且子囊的信号略低于母囊，呈现囊中囊的特点。在 T₂WI 上可清楚显示囊壁和分隔，囊壁为低信号。囊壁和内容物均可发生钙化，从细小的到团块状，程度不等。钙化的发生和其生长时间及是否存活有关，一般认为生长时间较久的细粒棘球蚴易出现钙化，而粗大的团块状钙化表明其已死亡(图 24-6-6,7)。但 MRI 对钙化的显示不敏感，不易和低信号的囊壁区分开来。多个子囊充满母囊时表现为多房状或蜂窝状，车轮状分布为其特征，但较少见到。母囊因感染、损伤或囊液外溢，可造成内囊分离，表现为"浮莲征"和"飘带征"，

在 T₂WI 上可以见到，但不及 CT 敏感和清晰。包虫囊肿也可并发感染，表现为囊壁增厚，且可见囊内气体影或形成气液平面。囊肿周围可见到水肿，没有形成子囊和囊壁钙化的病例和肝囊肿不易鉴别。此外因手术或自发破裂后，可种植于腹腔内形成包虫囊肿，偶尔也可破入胸腔内。

泡状棘球蚴病囊肿在 T₁WI 上为地图样的低信号区，边界不清，在 T₂WI 上多呈高信号，部分病灶可有低信号表现，可能由于病灶内慢性炎性反应或广泛钙化所致。病灶中心有坏死时，在 T₁WI 上为更低信号，在 T₂WI 上为更高信号。

结合病史和临床化验(Casoni 试验)，一般不难

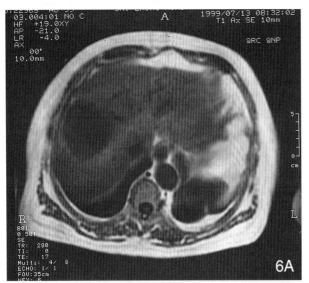

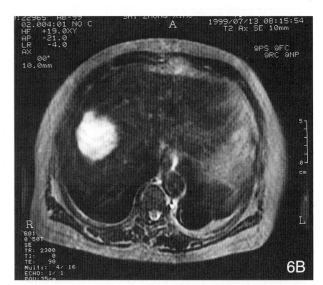

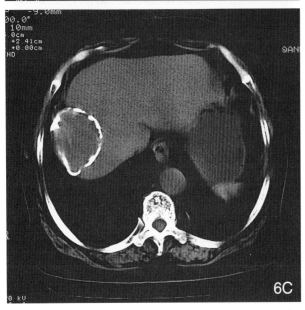

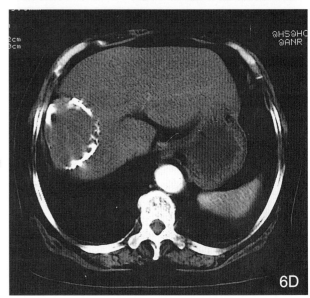

图 24-6-6 肝包虫病

A. T₁WI 示肝右叶低信号灶，边界清楚。   B. T₂WI 示病灶为高信号。   C. CT 平扫示囊壁有钙化，
MRI 显示钙化不及 CT 敏感。   D. CT 增强扫描示病灶无明显强化。

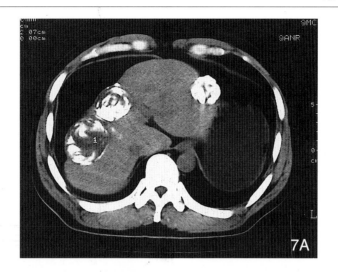

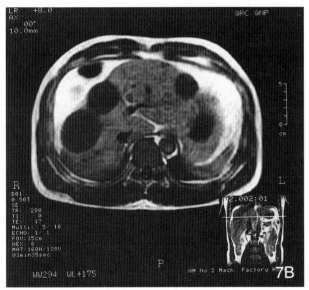
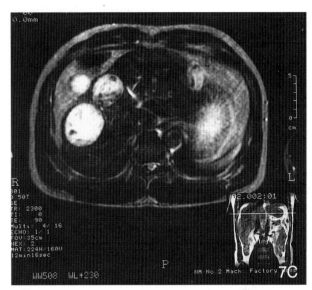

图 24-6-7　肝包虫病

A. CT 平扫示肝内多发病灶,其内可见粗大的钙化。　B. SE T₁WI 示病灶为低信号,边界清楚。

C. T₂WI 示病灶为不均匀的高信号,提示囊内液体与钙化并存。

诊断。

US 和 CT 为本病的首选方法。US 可显示囊壁、子囊及囊内的碎片等,CT 对钙化的显示优于 US 和 MRI,而 MRI 对囊壁和囊内分隔的显示较佳,但对钙化不敏感。一般经 US 和 CT 检查即可明确诊断,无需做 MRI。

(严福华　周康荣)

第七节　弥漫性病变

肝脏是人体内最大的代谢器官,又是网状内皮系统器官,故肝脏的弥漫性病变(diffuse liver disease)多而复杂,大体分为如下几种:肝炎、脂肪肝、肝硬化、胆红素代谢障碍性疾病(如 Gilbert、Crigler-Najjar、Dubin-Johnson、Rotor 综合征)、遗传学疾病(如 α-抗胰蛋白酶缺乏症、囊性纤维化、先天性肝纤维化、含铁血红蛋白沉着症、肝豆状核变性、肝糖原沉积病、Gaucher disease、Niemann-Pick disease 等)、全身性疾病肝脏受累(如红斑狼疮)、血液系统疾病(如白血病、淋巴瘤)等。本节仅叙述常见的、有 MRI 诊断意义的一些病变。

一、肝炎

主要指病毒性肝炎(hepatitis),根据发病情况和病程又分为急性、慢性和暴发性肝炎。急性和暴发性肝炎经临床和血清学检查即可明确诊断,无需 MRI 检查。慢性肝炎患者做 MRI 检查主要是明确有无肝硬化、腹水或排除 HCC。急性或慢性活动性

炎症在 T_2WI 上可见门静脉分支周围有环状的高信号,表示有炎性反应所致的血管周围的水肿。这个表现无特征性,在肝硬化性胆管炎或其他一些病变中也可见到。另外,在 T_2WI 上还可见到弥漫性或局灶性的高信号,相当于炎性水肿区,也提示病变正处在活动性阶段。在 MRI 上显示的高信号区穿刺活检有较大的价值,减少了一般穿刺中的盲目性。

二、脂肪肝

(一) 病因、病理和临床表现

脂肪肝(fatty liver)为肝脏的代谢和功能异常,由肝内脂肪过度积聚,特别是甘油三酯在肝细胞内的过度沉积引起,又叫做脂肪变性或脂肪浸润。常见的原因有肥胖、酗酒、营养不良、糖尿病、库欣综合征、囊性纤维化、遗传性疾病以及化疗后和应用类固醇治疗等。肝炎和肝硬化也可发生脂肪肝。当潜在

的代谢异常纠正后,脂肪肝也可消失。

肝脏脂肪浸润可以呈均匀分布,也可为局灶性,程度各不相同。弥漫性脂肪肝可有肝脏体积的增大,轻到中度,质地变软,切面呈淡黄色,镜下见肝细胞肿大,内含大量脂肪滴,细胞核受压推移至周边呈月牙形,周围血管和血管窦变细。

轻度或局灶性分布的多无临床症状,重度脂肪肝可伴肝功能伤害,患者可出现右上腹胀痛或不适,或有和病因相关的临床症状。

(二) MRI 表现

SE 序列对脂肪肝的敏感性较低,理论上讲肝脏在 T_1WI 和 T_2WI 上的信号增加,但在实际工作中仅有少数病例可见到肝脏的信号强度增加。对于局灶性脂肪肝浸润可在 T_1WI 和 T_2WI 上看到边界不清的、淡薄的略高信号区。T_2WI 对脂肪浸润的检出敏感性更低,因多数局灶性脂肪浸润可为等信号

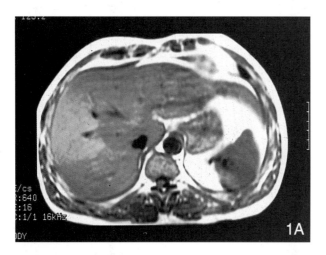
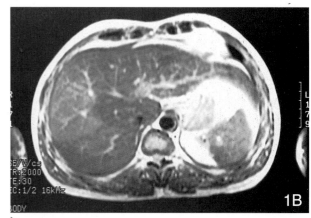
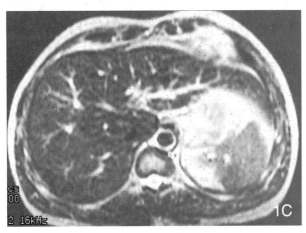
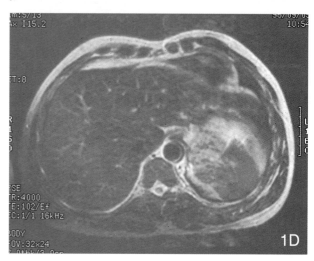

图 24-7-1　肝脏局灶性脂肪浸润

A. T_1WI 示右叶片状略高信号,边界不清。　B. NPWI 示病灶为略高信号。　C、D 分别为 T_2WI 及重 T_2WI,
示病灶几乎为等信号,边界不清,不易识别。脂肪浸润区域内可见血管影通过。

（图 24-7-1）。

化学位移成像对脂肪肝的检出敏感性较高，可根据脂肪中氢质子和水中氢质子共振频率不同而加以区分。常用的技术有 Dixson 相位对比成像。应用 Dixson 技术的 SE 同相（in-phase）和反相（opposed-phase）成像技术可显示脂肪浸润，但因成像时间长，一般的 MRI 机不配备该程序，故很少使用。在高场强的且磁场均匀度高的 MRI 机，多采用梯度回波成像，其原理是用不同的回波时间，分别采集水和脂肪的质子宏观磁化矢量同相和反相的 MRI 信号。此时脂肪肝在反相图像上的信号和同相相比为低信号，比正常肝实质信号低得多，有时肝内肿瘤反而为高信号。

增强扫描有助于进一步诊断，弥漫性脂肪肝肝实质强化均匀一致，局灶性脂肪浸润其强化不及周围正常肝实质，边界可较 SE 序列成像时清楚，呈片状或楔形低信号区，多位于肝裂周围，肝脏边缘部分。有时病灶内可见血管影通过，无占位效应，也不呈球形（图 24-7-2,3）。

弥漫性脂肪肝内可有正常肝组织存在，称为肝岛。CT 或 US 有时会误诊为肝内占位，而 MRI 的诊断极其明确。正常肝岛在 T_1WI 上为等、低信号，T_2WI 上和脂肪肝的信号几乎一致，不易区分，但在反相图像上表现为弥漫性低信号的背景上一个局灶性的略高信号区。增强扫描肝岛的强化方式和正常肝实质一致。

（三）鉴别诊断和影像学方法比较

常用 MRI 序列对脂肪肝并不敏感，其检查的目的主要是在 US 和 CT 检查中被疑为肝内占位的患者，需 MRI 进一步明确。US 会将弥漫性脂肪肝误诊为肝硬化或慢性肝炎，正常肝岛会误诊为占位，因为在弥漫性高回声的基础上其表现为低回声。局灶性的脂肪浸润因高回声也常常误诊为肝占位，在脂肪肝基础上的占位性病变更难定性。CT 也是如此，虽对脂肪肝的诊断较为敏感，但如伴有转移灶、血管瘤、HCC 等，因肝脏密度变低这些病灶往往呈高密度，而有些成为等密度，因此给检出和定性都带来困难。因此对肝岛、局灶性脂肪浸润以及脂肪肝基础上伴有病变的检查，MRI 是最有价值的（图 24-7-4）。

在 MRI 上局灶性脂肪浸润也需和 HCC 脂肪变性、腺瘤脂肪变性、再生结节、血管平滑肌脂肪瘤和脂肪瘤鉴别。HCC 伴脂肪变性在 T_1WI 上为高信号者较多，但其中除有脂肪变性外，还可能是出血、蛋白质含量高、含铜量高、含黑色素等，而在反相图像上脂肪信号强度可明显下降而其他成分的信号无变化可资鉴别。另外 HCC 的边界比局灶性脂肪浸润清楚，有时可见到包膜的显示。腺瘤的脂肪变性较少，但偶尔也会遇到，腺瘤增强扫描时实质成分早期强化明显，以此可以鉴别。再生结节在 T_1WI 上为高信号，在 T_2WI 上为等信号，但在反相图像上其信号变化可以不大而且一般均发生在肝硬化的基础上。血管平滑肌脂肪瘤和脂肪瘤因有占位效应，边界较为清楚，实质部分可有强化表现，一般可以鉴别。

三、肝硬化

（一）病因和病理

肝硬化（liver cirrhosis）是各种原因所致的肝纤维化的后期或终末性病变。目前尚无统一的分类，传统上按病因分类有酒精性肝硬化、肝炎后肝硬化、坏死后性肝硬化、胆源性肝硬化、心源性肝硬化及其他原因所致的肝硬化，如血色病性肝硬化、Wilson病时的肝硬化、血吸虫性肝硬化等，有些病因不明称为隐匿性肝硬化。按形态学分为小结节性肝硬化、大结节性肝硬化和混合性肝硬化。我国以肝炎后肝硬化多见，多为大结节性肝硬化。其病理特征为弥漫性、全肝性的小叶结构破坏，大量肝细胞坏死，正常肝细胞再生形成不具有正常结构的假小叶，同时伴有弥漫的纤维化，肝脏收缩，体积变小。

（二）MRI 表现

MRI 分辨力高，是诊断肝硬化较有价值的手段，不仅多方位显示肝脏的形态特征和病理改变，还有助于区分再生结节、退变结节和 HCC。另外还可提供肝硬化时其他异常改变的信息，如门静脉高压、侧支血管开放等，为临床诊断和治疗方案的制定提供较多信息。

1. 形态改变：MRI 和 US、CT 一样可显示肝脏的外形和轮廓的改变。早期肝硬化或伴有脂肪肝时肝脏的体积可以增大，大多数情况下肝脏因纤维瘢痕收缩而变小，肝脏外形不规则，呈波浪状或驼峰样改变，有时可类似于肿瘤。肝叶比例失常，常见的是尾叶和左叶外侧段代偿性增大而右叶萎缩，许多病例可见到右前叶的萎缩比右后叶更加明显，导致肝脏前缘变平坦。肝裂增宽，可见到间位结肠和肝外胆囊（图 24-7-5）。

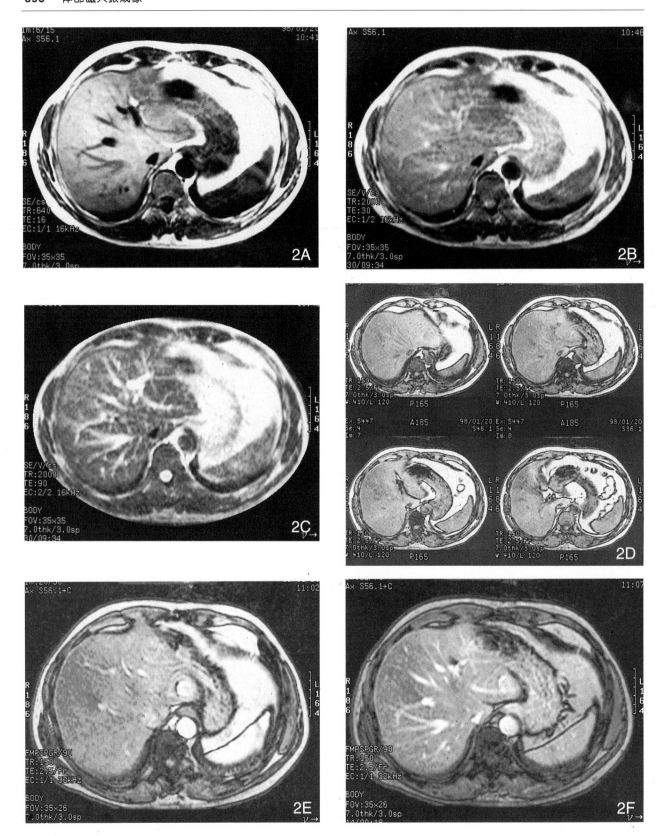

图 24-7-2　脂肪肝

A. T₁WI 示肝右叶信号较左叶增高。　B. NPWI 示病灶为略高信号。　C. T₂WI 示病灶为等信号。　D.
FMPSPGR 序列平扫病灶为低信号,边界不清。　E. 动脉期示病灶无强化,仍为略低信号,其中可见血管
影。　F. 门脉期示病灶仍为低信号,肝内血管走行自然,从病灶中通过。

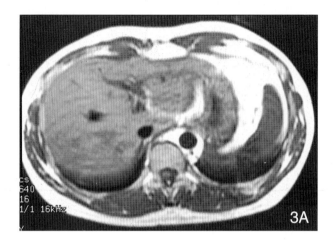
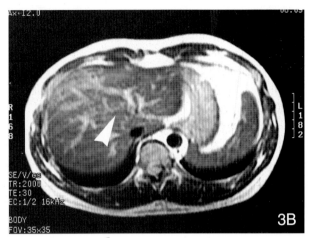
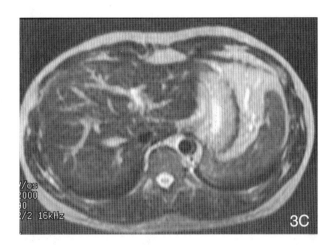
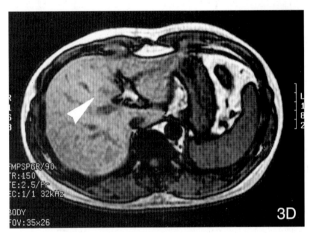
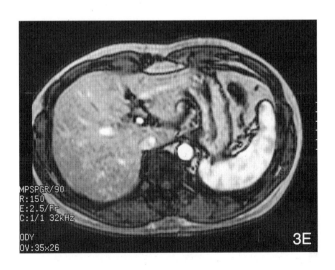
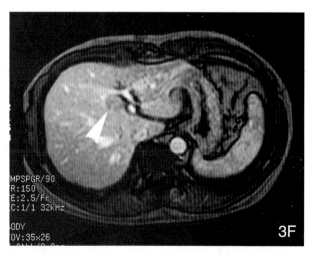

图 24-7-3 局灶性脂肪浸润

A. SE T₁WI 示肝左内叶等信号灶。 B. NPWI 示病灶为略高信号(箭)。 C. T₂WI 示病灶为等信号。

D. FMPSPGR 平扫示病灶为略低信号(箭)。 E. 动脉期病灶显示不清。 F. 门脉期病灶为低信号(箭)。

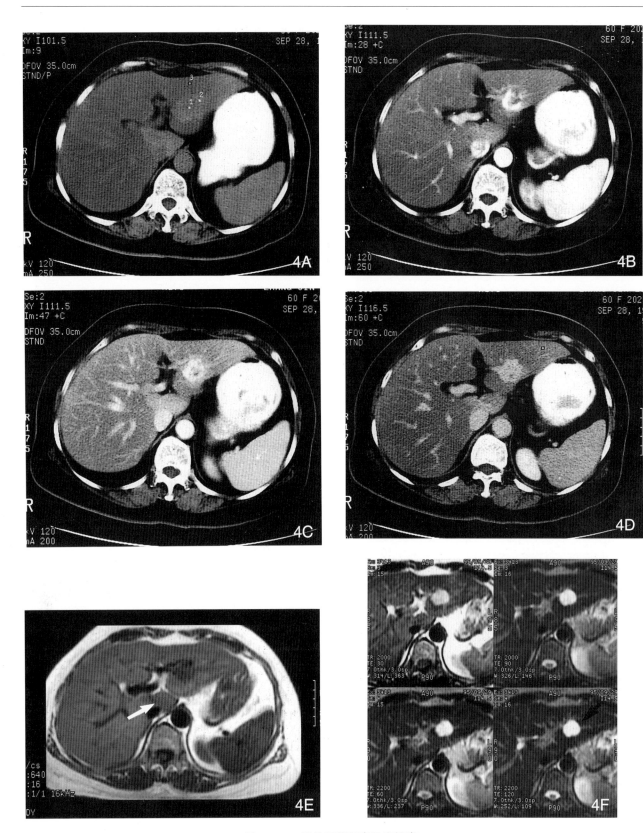

图 24-7-4　脂肪肝伴肝岛及血管瘤

A. 螺旋 CT 平扫示肝脏密度下降,左外叶及尾叶见片状高密度(箭)。　B. 增强动脉期,左外叶见环形强化灶,尾叶轻度强化。　C. 增强门脉期示左外叶病灶基本充填,呈高密度。尾叶肝岛也为均匀高密度。　D. 延迟 4 min,左外叶病灶仍为高密度。　E. MR T₁WI 示左外叶病灶为低信号,边界清楚。尾叶为略低信号(箭)。　F. T₂WI 四回波(TE 分别为 30,60,90,120 ms)示左外叶病灶信号强度随 TE 时间的延长而逐渐增加,TE = 120 ms 时呈明显的"亮灯征",符合血管瘤诊断。尾叶信号强度和正常肝实质一致。

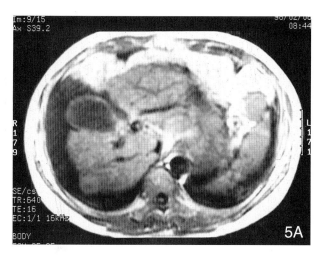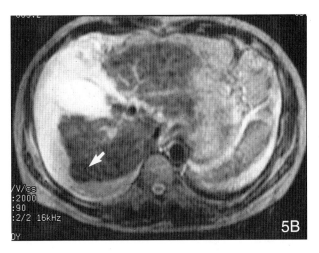

图 24-7-5　肝硬化

A. T$_1$WI 示肝脏体积缩小，外形不规则，肝叶比例失调。可见到肝外胆囊。右后叶一硬化结节呈略高信号。肝周还可见腹水。

B. T$_2$WI 示肝内信号不均匀，结节灶呈等信号（箭）。

2．信号改变：肝硬化时肝脏的信号强度可以均匀或不均匀。纤维化改变不影响肝细胞内水的含量，因而肝脏的 T$_1$、T$_2$ 弛豫时间无变化。肝硬化伴有肝炎或脂肪沉积时肝内信号不均匀，在 T$_1$WI 上表现为斑片状的高信号区（图 24-7-6）。另外肝硬化时可伴有铁的沉积，导致肝脏信号的下降。

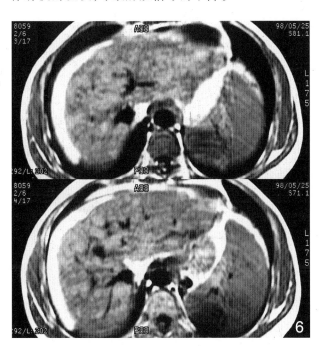

图 24-7-6　肝硬化

T$_1$WI 示肝内信号不均匀，可见到斑点
和斑片状的高信号区。脾脏增大明显。

MRI 对肝硬化的重要价值在于能显示再生结节，而 CT 和 US 一般难以显示，且即使能发现也往往不易和结节型 HCC 鉴别。再生结节是由晚期肝硬化广泛增生的胶原纤维分隔和变性、坏死、增生的肝细胞形成。结节状增生的肝细胞内胆汁淤积，脂肪变性，胆色素及含铁血黄素沉积，使其 MRI 信号颇具特征性。在 T$_1$WI 上呈等信号或稍高信号，在 T$_2$WI 上呈等信号及稍低信号（图 24-7-7）。结节内部信号均匀，无包膜。对再生结节在 T$_2$WI 上呈低信号，多数学者认为与铁质含量增加有关，约 25% 的再生结节有铁质沉着，但在某些病例再生结节内并无铁质沉积，在 MRI 上也显示为低信号。Kita 等的病理对照研究表明，肝硬化再生结节周围均有纤维间隔，在纤维间隔及门静脉区见不同程度的炎性改变，另外有少数肝硬化在纤维间隔内见大量血管间隙。而肝硬化时的肝组织相对信号强度较正常肝明显增高。结果表明，肝硬化在 T$_2$WI 上信号强度增高，可能为纤维间隔内炎性改变或扩张的血管间隙使水含量增多所致。周围纤维间隔形成小环状或网状高信号区，高信号的纤维间隔使再生结节呈相对低信号（图 24-7-8,9）。弥漫性分布的再生小结节在 T$_1$WI 上表现为均匀的粟粒样高信号影。增强扫描示肝硬化再生结节无强化表现，在强化的肝实质对比下，再生结节显示为边界清楚的低信号灶（图 24-7-7,10）。另外，在 T$_2$WI 上可见到的不规则线状异常高信号为纤维组织带，在动态增强早期可有轻度的强化，而延迟强化比较明显（图 24-7-8,9）。伴有脂肪浸润的肝硬化和脂肪变性的再生结节在反相图像上显示更佳。再生结节可压迫肝内血管，表现为管径变细，管腔变窄，肝段静脉和肝内下腔静脉之比的变化可提示肝硬化的存在。

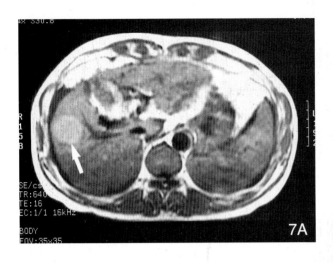
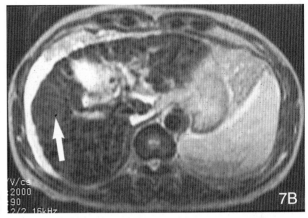

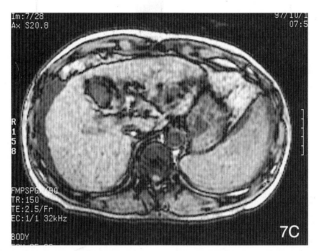

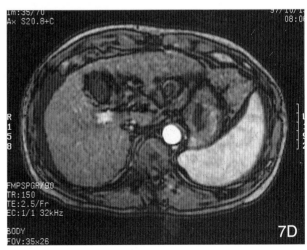
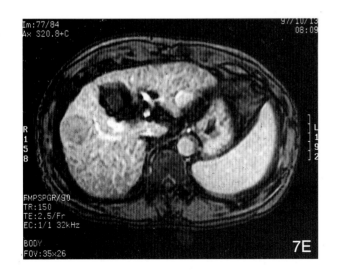

图 24-7-7 手术证实的肝硬化结节

A. T₁WI 示右前叶高信号灶，边界清楚（箭）。 B. T₂WI 示病灶为等或略高信号（箭）。 C. FMPSPGR 平扫示病灶为等信号。 D. 增强动脉期示病灶无强化表现。 E. 门脉期示病灶为低信号，边界清楚。另外，肝内可见网格状结构，有延迟强化。

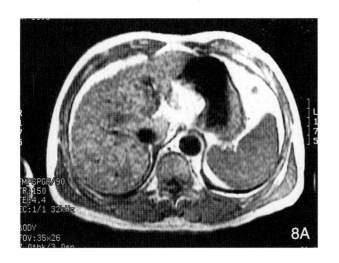
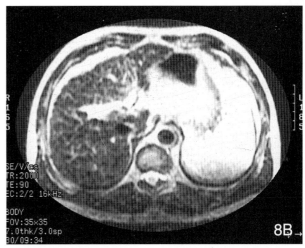
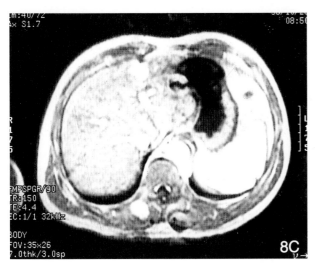
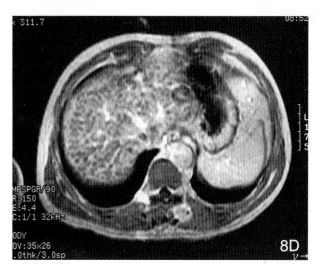

图 24-7-8　肝硬化

A. FMPSPGR 平扫示肝内信号不均匀。　B. T₂WI 上肝内信号不均匀,其中有多个细小低信号结节,周边可见环形的高信号,以左内叶显示更加清晰。　C. 增强早期示环形纤维间隔有轻度强化。　D. 延迟期示环形强化更加明显,再生小结节为低信号。

　　肝细胞特异性对比剂的应用有助于进一步诊断。再生结节可有明显强化,因为肝硬化再生结节仍保留了肝细胞的吸收功能,可吞噬肝细胞特异性对比剂,但因其在再生过程中胆管的排泄功能不全,所以排泄延迟。但有时肝硬化的强化程度也会有下降,因为大量的纤维组织增生,不能很好地吸收对比剂,含铁血黄素沉积的再生结节信号很低,而且受到损害的肝细胞也不能很好地吸收对比剂。

　　3. 继发性改变:肝硬化的继发性改变有门静脉高压、脾肿大和腹水。门静脉高压时门静脉迂曲、扩张,侧支循环形成,常见的部位有食管下端静脉、胃冠状静脉、脾门附近静脉,较少见的有腹膜后静脉、肠系膜根部静脉、重新开放的脐静脉以及肝内门-肝静脉交通等(图 24-7-11)。MRI 无需对比剂即可显

示血管,而且可任意方向成像。SE 序列中血管有流空现象,侧支血管表现为特定部位的结节状、条索状流空信号,有时可扭曲成团块。门静脉高压早期,门静脉主干可扩张,随着病程的发展,进肝的血流量下降而门静脉可恢复正常甚至变细,向肝血流也可逆转为离肝血流。门静脉主干有血栓形成时,肝门区可见侧支形成。MRI 相位对比技术还可估计血管开放、血流方向和肝硬化血流速率。增强扫描因门静脉分流使肝内血供减少,肝实质的强化受到影响,因此肝脏强化往往不均匀(图 24-7-12)。脾肿大的判定标准和 CT 相同,不但表现为脾脏长径增大,有时表现为厚度的增加,因为含铁血黄素的沉着,脾内可见多发点状的异常信号,为长 T₁、短 T₂ 信号(详见 25 章)。腹水表现为肝周或脾周呈带状的长 T₁、

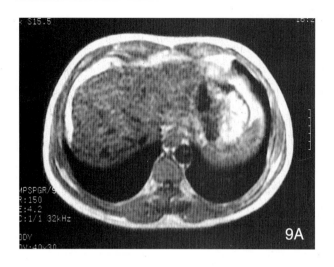

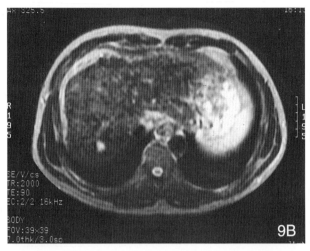

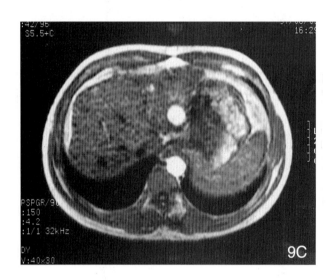

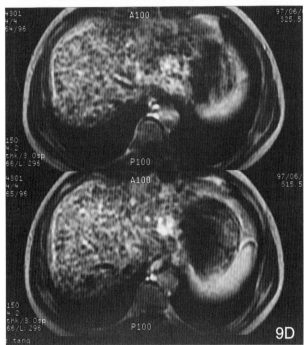

图 24-7-9　弥漫性肝硬化

A. FMPSPGR 平扫示肝脏信号增高且不均匀。　B. T₂WI 上肝内信号不均匀增高,其中可见多个低信号结节。

C. 增强早期示纤维间隔有轻度强化。　D. 延迟期示纤维间隔强化明显,呈网格状。再生结节为低信号。

长 T₂ 信号(图 24-7-4)。

MRA 可清楚地显示侧支血管的全貌和范围,并可显示肝内门静脉和肝静脉的相对位置关系,以及测量两者间最短的距离,为 TIPSS 手术操作进行导向。

肝硬化 MRI 检查的重要意义在于及早发现恶性结节。再生结节为良性的,但有许多文献报道,肝癌的发生与慢性肝病有关,良性再生结节可经腺瘤样增生、非典型性腺瘤样增生、高分化 HCC 发展为经典的 HCC。其中腺瘤样增生和非典型性腺瘤样增生已归类为退变结节(详见有关章节)。US 和

CT 对它们的检出和定性都极其困难,而 MRI 可显示之。因再生结节有积聚铁和脂肪的能力,而这两者可能和正常肝细胞的癌变以及刺激其生长有关。因此密切随访再生结节的信号变化有利于早期发现恶变的存在。有一组病例报道 12 个经穿刺证实的良性再生结节,经随访其中 10 个发现有增大且有恶变。因此有作者建议对于大的再生结节给予经皮酒精注射(PEI)。再生结节如其内部有信号变化提示有恶变,如为单发则建议手术治疗。在 T₂WI 上可见低信号结节中的高信号灶,称为“结节中的结节”。这种病灶穿刺也许不能选准部位,而 AFP 往往阴

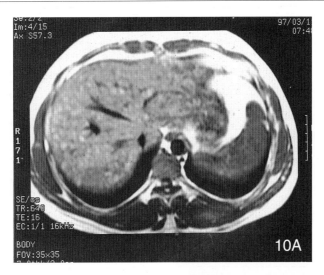

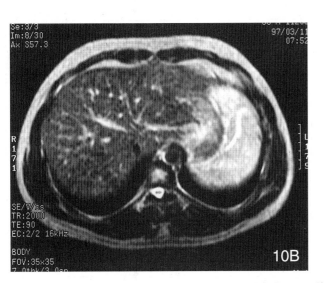

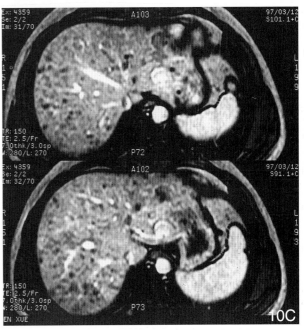

图 24-7-10 弥漫性肝硬化

A. T₁WI 示肝内弥漫性高信号小结节。 B. T₂WI 上多发小结节为等信号。

C. 增强门脉期示再生结节为边界清楚的低信号灶。

性,因此 MRI 更具价值,而且可在 MRI 的指导下进行穿刺。

再生结节还需和结节状增生(nodular regenerative hyperplasia(NRH))进行鉴别。NRH 为少见的良性病变,常发生在无肝硬化的基础上,为肝细胞增生所致的弥漫性结节,常常和慢性系统性病变如类风关、Felty 综合征、Crest 综合征、骨髓增殖异常等有关。50% 的病例也可见到门静脉高压。肝细胞的增生可使肝三联(动脉、静脉、胆管)包裹在结节内。但结节的增生不伴有纤维反应,因此可以和肝硬化鉴别。结节内 Kupffer 细胞可吸收 ⁹⁹ᵐTc 胶体硫,吸

收是弥漫性的、片状的,因 NRH 是弥漫性的过程,出血结节可出现缺损,有关 MR 的报道极少,US 和 CT 的诊断困难。

(三)影像学方法比较

肝硬化在 US 上的典型表现为增粗的、不均匀的回声,实质回声增强且肝表面呈结节状。另外也可观察到肝叶比例失调、门静脉高压、腹水等征象。多普勒超声可观察血供和血流情况,门静脉高压时可见到门静脉主干扩张,侧支血管开放,晚期肝硬化可见到门静脉粗大及离肝血流,了解有无血栓形成和血液流速的改变,但对肝硬化结节的诊断较困难。

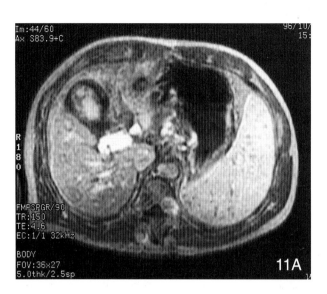

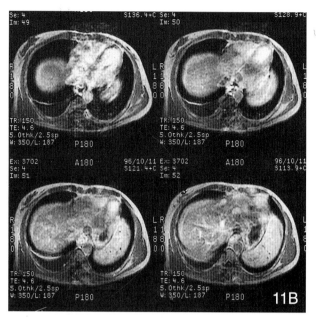

图 24-7-11　肝硬化伴胃底食管静脉曲张
A. 增强门脉期示食管周围扭曲成团的血管影。　B. 示曲张的胃底冠状静脉。

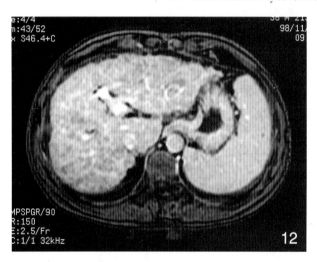

图 24-7-12　肝硬化
增强门脉期示肝实质强化不均匀。

特别是伴有脂肪浸润和弥漫性肝硬化结节,定性准确率不高。

　　CT 上也可直观显示肝脏的形态和轮廓改变,增强扫描可观察肝脏密度变化和血管情况,肝硬化时肝内门静脉血流分布和量的改变,加上间以脂肪浸润,整个肝脏强化不均匀,而且强化程度也下降。典型的肝硬化结节在平扫上为高密度,增强后成为等密度,和少血供的 HCC 难以鉴别。特别是弥漫性肝硬化和弥漫性肝癌的鉴别有一定困难,门静脉有无癌栓有助于鉴别,因后者几乎 100% 伴有门静脉癌栓,但肝硬化伴门静脉血栓形成时则难以鉴别。另外 CT 对退变结节的诊断无能为力。CTA 也可

全方位显示肝内血管,为 TIPSS 手术的操作进行导向,但需要注射造影剂。门腔静脉分流术后的 CT 和 CTA 随访可清楚显示吻合口及分流道的通畅情况,这方面优于 MRI。因置放的内支架为金属物质,MRI 检查会带来潜在的危害。

　　(四)铁质沉着症

　　1. 原发性血红蛋白沉着症以铁质在体内过量蓄积为特征,肝、胰、心脏为常见的受累器官,可引起肝硬化、皮肤色素沉着、糖尿病、性腺萎缩等。肝血红蛋白沉着症多为原发性,为一种罕见的常染色体隐性遗传病,发病率约为每 2 500 人中有一个。长期的血红蛋白沉着可发生肝硬化,许多病例就诊时已有肝硬化,而且肝癌的发病率也增加。肝组织活检和转铁蛋白的饱和度检查有助于诊断。在未发生肝硬化和 HCC 之前,采用静脉切开放血术可治疗原发性血红蛋白沉着症,可多次重复,直至血清铁水平恢复正常。

　　正常人每克肝组织的含铁量 < 25 μg,当含铁量增加较多时,因铁质的顺磁性效应使肝组织的 T_1 和 T_2 弛豫时间缩短,T_2 时间的缩短是 T_1 的 15 倍。其结果为肝脏信号下降,特别是在 SE T_2WI 和 GRE T_2WI 信号强度明显下降,有时也可见到胰腺和心肌的信号下降,表明有系统性的铁质沉着。正常情况下肝脏的信号强度略高于骨骼肌,而后者不受血红蛋白沉着的影响,因此可以骨骼肌作为参照物来

定量分析肝脏的信号强度。大多数病例铁质沉着是弥漫性的,均匀的、片状的沉积也可见到,可能由于门静脉血流的异常增加所致。

动物实验表明,在高场强的 MRI,肝脏的 T_2 值以及其和肌肉的相对信号强度与含铁量相关。但早期采用 SE 技术定量测定肝内的含铁量是失败的,因为含铁量 >2 mg 时,所有肝脏的信号强度同含铁量为 2 mg 时相仿。0.6 T 及以下的 MRI 对轻度的铁质沉着不能发现,当含铁量 >1 mg 时才能显示肝脏信号的变化。即使是 1.5 T MRI,轻度的铁质沉着在梯度回波序列上也无异常发现。

MRI 也可发现血红蛋白沉着导致的肝硬化的纤维分隔,采用短 TE 观察更佳。在场强均匀度高的 MRI 上可以看到肝脏的信号下降,而纤维分隔的信号仍较高,形成"花瓣状"。有时肝硬化是小结节型伴有细的纤维分隔,MRI 则不易显示。

有些病例在发现血红蛋白沉着之前先发现 HCC,因肿瘤内不含过量的铁,在肝脏背景信号下降的基础上仍为高信号,两者对比明显。另外血红蛋白沉着时,所有的肝内病灶均为高信号,无需采用重 T_2WI 即可检出,因采用重 T_2WI 时反而会降低病灶的检出率。

血红蛋白沉着症经治疗后含铁量可恢复正常,MRI 可取代肝活检用于观察和随访。

2. 其他原因的铁质沉着:输血所致的血红蛋白沉着和原发性血红蛋白沉着不同之处为前者脾脏受累后信号下降,而胰腺和心肌则不受影响。输血性的血红蛋白沉着主要位于网状内皮系统,少量沉积时仅在 T_2WI 和 T_2^*WI 上可以看到,T_1WI 基本正常。中到大量的沉积时在 T_2WI 上肝脏信号的改变更加明显,而且 T_1WI 上肝脏的信号也有下降(图 24-7-13)。大量的血红蛋白沉着(输入的红细胞 >100 个单

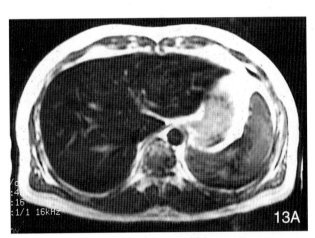

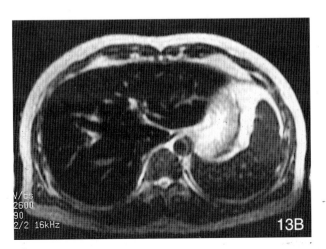

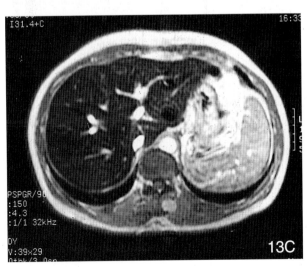

图 24-7-13 输血性含铁血红蛋白沉着

A. T_1WI 示肝脏信号明显下降。 B. T_2WI 上肝脏及脾脏信号均明显下降。

C. 增强门脉期示肝脏仍为明显的低信号,脾脏强化程度也下降。

位)时,其他的组织和细胞内也可见到沉积。输血性和原发性的血红蛋白沉着可以通过胰腺、脾脏和心肌的改变进行鉴别。原发性的血红蛋白沉着,胰腺和心肌可有改变,而脾脏无变化。继发性的血红蛋白沉着脾脏改变明显而胰腺和心肌变化不大。另外,横纹肌溶解时也可有血红蛋白沉着,因肌红蛋白的降解释放出的铁也可被网状内皮系统吸收。

骨髓增殖性的贫血如地中海贫血,也可导致过量铁的沉积。这些病例同时伴有多次输血,两者因素都可导致铁的过度沉积,但其病理结果和原发性的相同,也称为红细胞生成性的血红蛋白沉着症。

过度酗酒导致肝硬化时肝细胞内的含铁量也可增加,但其在T_1WI上信号的下降不如原发性的和输血性的血红蛋白沉着明显。

血管内溶血也可导致肝细胞血红蛋白沉着。溶血时释放的血红蛋白和血浆结合珠蛋白结合被肝细胞吸收,如血清结合珠蛋白被血红蛋白饱和,自由的血红蛋白则可通过肾小球过滤再吸收,贮藏在远端的管状上皮细胞内,因此选择性地引起肝和肾皮质的铁质沉积,而脾脏无铁质沉积。

(五)布-查综合征

Chiari(1899)和Budd(1945)分别报道了肝静脉血栓形成病例的临床病理特点,以后将肝静脉阻塞引起的症状群称为布-查综合征(Budd-Chiari syndrome)。

1.病因:肝静脉阻塞或下腔静脉肝段阻塞的原因主要有:①肝静脉血栓形成,欧美国家多见;②下腔静脉肝段阻塞,多为先天性,亚洲国家多见;③肿瘤压迫肝静脉或下腔静脉。因肝静脉回流障碍可致肝硬化和门静脉高压。

2.临床表现:病程较长,同时存在下腔静脉阻塞和门静脉高压的表现。如下肢水肿、静脉曲张、小腿及踝部色素沉着、腹壁静脉曲张、肝脾肿大、腹水等症状。

3.MRI表现:肝脏形态改变:MRI和CT一样可反映其形态变化,如急性期表现为肝脏肿大,呈弥漫性。亚急性或慢性期,尾叶肿大明显,其他叶萎缩。急性期因肝脏充血,实质内含水量增加,在T_2WI上呈弥漫性高信号。亚急性及慢性期因肝淤血、中央小叶坏死、肝细胞内铁质及脂肪含量的改变导致肝脏信号不均匀,其中尾叶信号低于其他肝叶,因为其静脉回流直接入下腔静脉,当肝静脉回流受阻时,尾叶受累较轻或不受累。不用对比剂即可显

示血管为MRI最大的优势。其特征性改变为肝内侧支血管呈"逗点状",肝静脉管径变细或闭塞,肝内下腔静脉变窄,另外,还可见到门脉高压和腹水的征象。MRA显示血管情况更准确、直观。增强扫描肝脏强化延迟且不均匀,尾叶强化明显,侧支血管的显示更加清晰(图24-7-14)。

另外,MRI还有助于病因的诊断,为临床治疗提供可靠信息。

(六)肝淤血

充血性心力衰竭或缩窄性心包炎可以导致肝淤血(hepatic congestion)。中央静脉长期高压可影响肝窦,引起肝窦或小叶中心性充血,最终导致肝萎缩、坏死及纤维化。

MRI上肝脏的变化和布-查综合征相似,增强以后肝实质的强化延迟且不均匀,呈"网状镶嵌征",1 min后逐渐均匀。和布-查综合征不同的是肝静脉和下腔静脉是扩张的,其"网状镶嵌征"是弥漫性的而布-查综合征是局限性的。而且增强以后可见肝静脉和下腔静脉提早显影,反映了因回心血流受阻,对比剂从心脏反流至肝静脉和下腔静脉。

(七)肝脏一过性灌注异常

肝脏一过性灌注异常(transient hepatic attenuation difference, THAD)可分两种情况:

1.高灌注异常:Gd-DTPA增强扫描时可见到肝内异常强化的区域,可持续30 s~30 min,直至和肝实质成为等信号。有生理性和病理性的,生理性的常见于膈顶、胆囊窝附近及肝左叶,早期强化明显,呈楔形或三角形,常位于肝周边,可能和膈下动脉、胆囊动脉及其他寄生血管参与供血有关(图24-7-15)。另外门脉早期也可出现之,可能是由于经脾、胃肠道回流的门静脉血流未和对比剂充分均匀混合,其到达左叶和右叶的时间有差异,随后可均匀一致。无病理意义。

病理性的高灌注异常发生于肿瘤性病变和感染性病变。肿瘤附近或受其侵犯的肝段、亚段可出现此种改变,其增强程度和肿瘤以及周围正常肝实质之间的血流分配有关。血供丰富的肿瘤,有动静脉瘘形成时,对邻近组织形成"盗血"现象。门静脉受阻塞后,肝动脉的血流异常增加,均可出现高灌注异常。发生感染性病变时,周围肝实质出现充血,血供异常增加,一般在门脉期时强化趋于均匀(图24-6-4)。

2.低灌注异常:增强扫描实质期肝内出现的局部低信号区,呈楔形或片状(图24-7-16)。常见于镰

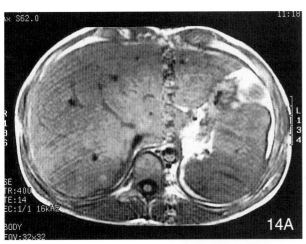
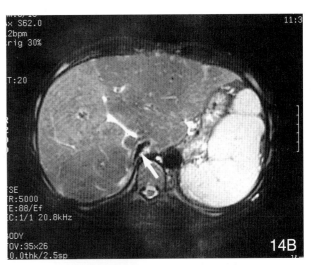

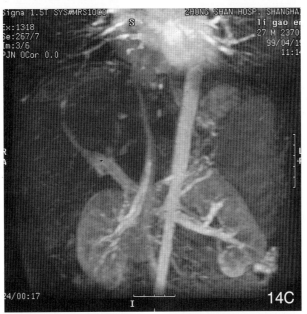

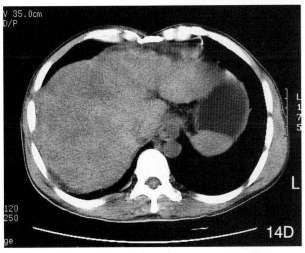
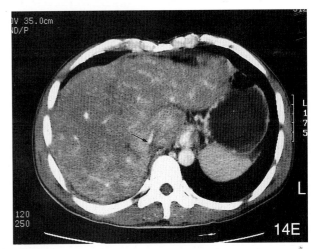

图 24-7-14 布-查综合征

A. T_1WI 示肝脏肿大,信号不均匀。尾叶增大明显,脾脏增大。 B. T_2WI 上肝脏信号尚均匀,肝中静脉变细,肝左和肝右静脉未见显示,下腔静脉变细(箭)。 C. 增强 MRA 示肝段下腔静脉明显狭窄(箭),肝内静脉未见显影。 D. CT 平扫示肝内密度不均匀,尾叶增大且密度增高。 E. CT 增强扫描示肝脏强化不均匀,下腔静脉变细呈裂隙状(箭),肝内静脉未见显示。

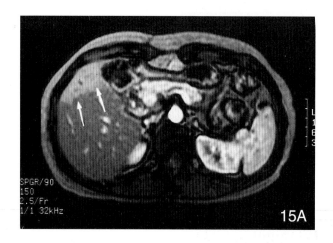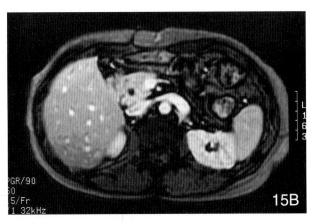

图 24-7-15　高灌注异常

A. 增强动脉期示右前叶胆囊窝旁三角形高密度区(箭)。

B. 门脉期肝实质信号趋向均匀。

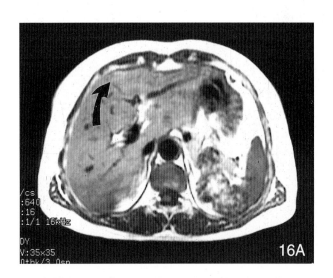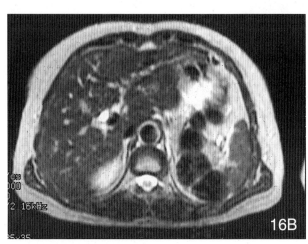

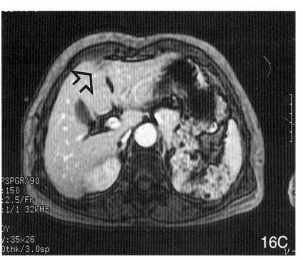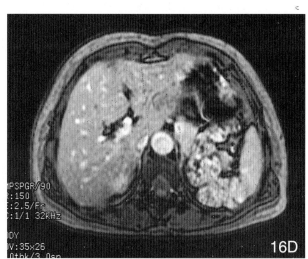

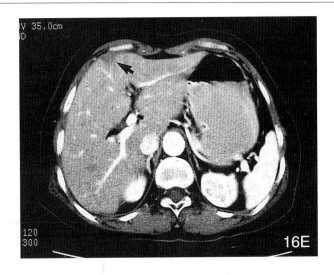

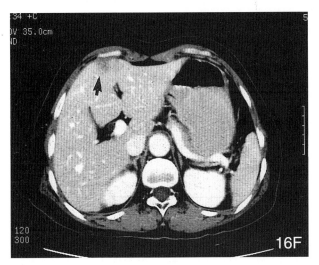
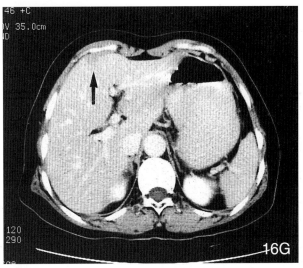

图 24-7-16　低灌注异常

A. T$_1$WI 示肝左内叶近镰状韧带处小片状略高信号(箭)。　B. T$_2$WI 上肝内未见异常信号。　C. 增强门脉期示病灶为低信号,边界不清(箭)。　D. 延迟期示病灶为略低信号,边界不清。　E. CT 增强动脉晚期示病灶为低密度呈楔形,边界不清(箭)。　F. 增强门脉期示病灶仍为低密度,边界不清(箭)。　G. 延迟期示病灶有缩小,密度趋向均匀(箭)。

状韧带附近,SE 序列上一般无信号改变。病理性的低灌注异常中,因肝动脉狭窄或阻塞而血流量降低的情况极少出现,常见于门静脉血供的减少或中断。肿瘤压迫、门静脉受侵或癌栓形成时,使其局部肝组织灌注下降,呈楔形分布,边界清楚。和生理性不同的是其持续存在,但增强晚期可有缩小,可能和有侧支血管参与供血有关。

肝脏为双重供血器官,其肝动脉和门静脉的血供复杂,两者间通过血窦存在交通。门静脉血流下降时,肝动脉血供增加,但肝动脉血供下降时,门静脉血供并不增加,可能和其之间的压力差有关。只有充分了解肝脏正常的生理和病理情况下的血流动力学机制,才能对异常灌注有准确的判断。近年来的文献报道,通过肝脏的灌注和弥散成像,有助于了

解肝内血流情况的变化,对肝硬化及肿瘤性病变的早期诊断有一定的帮助。

(严福华　周康荣)

参 考 文 献

1. 王劲武.磁共振成像(MRI)靶向造影剂的发展现状.影像诊断与介入放射学,1997,6:47

2. 肖江喜,蒋学祥,赵　涛,等.常规 SE 序列和动态增强 MRI 诊断局灶性病变的比较.中华放射学杂志,1998,32:611

3. 韩国宏.肝腺瘤性增生的病理和影像诊断.国外医学·临床放射学分册,1998,4:211

4. 韩国宏.肝脏分段的解剖基础及其变异研究进展.国外医学·临床放射学分册,1998,6:344—347

5. Bartolozzi C, Lencioni R, Caramella D, et al. Treatment of hepatocellular carcinoma with percutaneous ethanol injection: evaluation with contrast-enhanced MR imaging. AJR, 1994, 162:827

6. Beers BEV, Gallez B, Pringot J. Contrast-enhanced MR imaging of the liver. Radiology, 1997, 203:297

7. Beers BEV, Lancrosse M, Jamart J, et al. Detection and segmental location of malignant hepatic tumors: comparison of ferumoxides-enhanced gradient-echo and T_2-weighted spin-echo MR imaging. AJR, 1997, 168:713

8. Buetow PC, Buck JL, Pantongrag-Brown L, et al. Bilitary cystadenoma and cystadenocarcinoma: clinical-imaging-pathologic correlation with emohasis on the importance of ovarian stroma. Radiology, 1995, 196:805

9. Buetow PC, Pantongrag-Brown L, Buck JL, et al. Focal nodular hyperplasia of the liver: imaging-pathologic correlation. Radiographics, 1996, 16:369

10. Carpenter KD, Macaulay SE, Schulte SJ, et al. MR of focal liver lesions: Comparison of breath-hold and non-breath-hold hybrid RARE and conventional spin-echo T_2-weighted pulse sequences. J Magn Reson Imaging, 1996, 6:596

11. Castrucci M, Sironi S, Cobelli FD, et al. Plain and gadolinium-DTPA-enhanced MR imaging of hepatocellular carcinoma treated with transarterial chemoembolization. Abdom Imaging, 1996, 21:488

12. Catasca JV, Mirowitz SA. T_2-weighted MR imaging of the abdomen: fast spin-echo vs conventional spin-echo sequences. Am J Roentgenol, 1994, 162:61

13. Choi BI, Takayasu K, Han MC. Small hapatocellular carcinoma and associated nodular lesions of the liver: pathology, pathogenesis, and imaging findings. AJR, 1993, 160:1 177

14. Chung KY, Mayo-Smith WW, Saini S, et al. Hepatocellular adenoma: MR imaging features with pathologic correlation. AJR, 1995, 165:303

15. de Lange EE, Mugler JP, Bertolina JA, et al. Magnetization prepared rapid gradient-echo(MP-RAGE) MR imaging of the liver: comparison with spin-echo imaging. Magn Reson Imaging, 1991, 9:469

16. Denys A, Arrive L, Servois V, et al. Hepatic tumors: detection and characterization at 1-T MR imaging enhanced with AMI-25. Radiology, 1994, 193:665

17. Dodd GD. An American's guide to couinaud's numbering system. AJR, 1993, 161:574

18. Earls JP, Theise ND, Weinbreb JC, et al. Dyslastic nodules and hepatocellular carcinoma: thin-section MR imaging of explanted cirrhotic livers with pathologic correlation. Radiology, 1996, 200:207

19. Ernst O, Sergent G, Bonvariet P, et al. Hepatic iron overload: diagnosis and quantification with MR imaging. Am J Roentgenol, 1997, 168:1 205

20. Hagspiel K, Neidl KFW, Eichenberger AC, et al. Detection of liver metastases: comparison of superparamagnetic iron oxide-enhanced and unenhanced MR imaging at 1.5 T with dynamic CT, intraoperative US, and percutaneous US. Radiology, 1995, 196:471

21. Hahn PF, Saini S. Liver-specific MR imaging contrast agents. Radiol Clin North Am, 1998, 36:287

22. Heilen JP, Weyman PJ, Lee JKT, et al. Detection of focal hepatic masses: prospective evaluation with CT, delayed CT, CT during arterial portography, and MR imaging. Radiology, 1989, 171:47

23. Higuchi T, Kikuchi M, Okazaki M. Hepatocellular carcinoma after transcatheter hepatic arterial embolization, a histopathologic study of 84 resected cases. Cancer, 1994, 73:2 259

24. Hsu HC, Tsang YM. Histologic assessment of resected hepatocellular carcinoma after transcatheter hepatic arterial embolization. Cancer, 1986, 57:1 184

25. Ito K, Mitchell DG, Outwater EK, et al. Hepatic lesions: discrimination of nonsolid, benign lesions from solid, malignant lesions with heavily T_2-weighted fast spin-echo MR imaging. Radiology, 1997, 204:729

26. Kaji K, Terada T, Nakanuma Y. Frequent occurrence of hepatocellular carcinoma in atypical adenomatous hyperplasia (borderine hepatocellular lesion): a follow-up study. AJR, 1994, 89:903

27. Kanematsu M, Hoshi H, Murakami T, et al. Focal hepatic lesion detection: comparison of four T_2W MR imaging pulse sequences. Radioilogy, 1998, 206:167

28. Kim T, Murakami T, Oi H, et al. Detection of hypervascular hepatocellular carcinoma by dynamic MRI and dynamic spiral CT. JCAT, 1995, 19(6):948

29. Knollmann FD, Böck JC, Teltenöktter S, et al. Evaluation of portal MR angiography using superoparamagnetic iron oxide. JMRI, 1997, 7:191

30. Laing ADP, Gibson RN. MRI of the liver. JMRI, 1998, 8:337

31. Low RN, Alzate GD, Shionakawa A. Motion suppression in MR imaging of the liver: comparision of respiratory-triggered and nontriggered FSE. AJR, 1997, 168:225

32. Low RN. Contrast agents for MR imaging of the liver. JMRI, 1997, 7:56

33. Meakem IIITJ, Unger EC, Pond GD, et al. CT findings after hepatic chemoembolization. JCAT, 1992, 16(6):916

34. Mergo PJ, Ros PR. Benign lesions of the liver. RCNA, 1998, 36:319

35. Mergo PJ, Ros PR. Imaging of diffuse liver disease. RCNA, 1998, 36:365

36. Monzawa S, Ohtomo K, Oba H, et al. Septa in the liver of patients with chronic hepatic schitosomiasis japonica: MR appearance. AJR, 1994, 162:1 347

37. Muralami T, Baron RL, Peterson M, et al. Hepatocellular carcinoma: MR imaging with mangafodipir tridodium(Mn-DPDP). Radiology, 1996, 200:69

38. Muralami T, Kim T, Noakamura H. Hepatitis, cirrhosis, and hepatoma. JMRI, 1998, 8:346

39. Muralami T, Kim T, Oi H, et al. Detectability of hypervascular hepatocellular carcinoma by arterial phase images of MR and spiral CT. Acta Radiology, 1995, 36:372

40. Oi H, Murakami T, Kim T, et al. Dynamic MR imaging and early-phase helical CT for detecting small intrahepatic metastases of hepatocellular carcinoma. AJR, 1996, 166:369

41. Oudkerk M, Heuvel AGVD, Wielopolski P, et al. Hepatic lesions: detection with ferumoxide-enhanced T_1-weighted MR imaging. Radiology, 1997,203:449

42. Ros PR, Freeny PC, Harms SE, et al. Hepatic MR imaging with ferumoxides: a multicenter clinical trial of the safety and efficacy in the detection of focal hepatic lesions. Radiology, 1995,196:481

43. Schima W, Petersein J, Hahn PM, et al. Contrast-enhanced MR imaging of the liver: comparison between Gd-BOPTA and mangafodipir. JMRI, 1997, 7:130

44. Schmitz SA, Häberle JH, Balzer T, et al. Detection of Focal Liver Lesions: CT of the hepatobiliary system with gadoxetic acid disodium, or Gd-EOB-DTPA. Radiology, 1997, 202:399

45. Schmitz SA, Wagner S, Schuhmann-Giampieri G, et al. A prototype liver-specific contrast medium for CT: preclinical evaluation of gadoxetic acid disodium, or Gd-EOB-DTPA. Radiology, 1997, 202:407

46. Schmitz SA, Wagner S, Schuhmann-Giampieri G, et al. Gd-EOB-DTPA and Yb-EOB-DTPA: two prototypic contrast media for CT detection of liver lesions in dogs. Radiology, 1997,205:361

47. Senétrre E, Taourel P, Bouvier Y, et al. Detection of hepatic metastases: ferumoxides-enhanced MR imaging versus unennanced MR imaging and CT during Arterial portography. Radiology, 1996, 200:785

48. Shamsi K, Balzer T, Saini S, et al. Superparamagnetic iron oxide particles (SH U 555 A): evaluation of efficacy in three doses for hepatic MR imaging. Radiology, 1998,206:365

49. Shiina S, Tagawa K, Unuma T, et al. Percutaneous ethanol injection therapy for hepatocellular carcinoma. Cancer, 1991,68:1 524

50. Siegelman ES, Outwater EK. MR imaging techniques of the liver. Radiol Clin North Am, 1998,36(2):263

51. Soyer P, Will ferumoxides-enhanced MR imaging replace CT during arterial portography in the detection of hepatic metastases? Prologue to a promising future. Radiology, 1996, 201:610

52. Soyer P. Segmental anatomy of the liver: utility of a nomenclature accepted worldwide. AJR, 1993,161:572

53. Spritzer CE, Keogan MT, Delong DM, et al. Optimizing fast spin echo acquisitions for hepatic imaging in normal subjects. J Magn Reson Imaging, 1996,6:128

54. Tang Y, Yamashita Y, Namimoto T, et al. Liver T_2-weighted MR imaging: comparison of fast and conventional half-Fourier single-shot turbo SE, breath-hold turbo SE, and respiratory-triggered turbo SE sequences. Radiology, 1997,203:766

55. Taupitz M, Speidel A, Hamm B, et al. T2-weighted breath-hold MR imaging of the liver at 1.5 T: results with a three-dimensional steady-state free precession sequence in 87 patients. Radiology, 1995, 194:439

56. Vogl TJ, Kummel S, Hammerstingl R, et al. Liver tumors: comparison of MR imaging with Gd-EOB-DTPA and Gd-DTPA. Radiology, 1996,200:59

57. Vogl TJ, Stupavsky A, Pegios W, et al. Hepatocellular carcinoma: evaluation with dynamic and static gadobenate dimeglumine-enhanced MR imaging and histopathologic correlation. Radiology, 1997,205:721

58. Weissleder R. Liver MR imaging with iron oxides: toward consensus and clinical practice. Radiology, 1994,193:593

59. Wu TT, Boitnott J. Dysplastic nodules: a new term for premalignant hepatic nodular lesions. Radiology, 1996, 201:21

60. Yamashita Y, Mitsuzaki K, Yi tang, et al. Small hepatocellular carcinoma in patients with chronic liver damage: prospective comparison of detection with dynamic NR imaging and helical CT of the whole liver. Radiology, 1996,200:79

61. Yamashita Y, Tang Y, Mitsuzaki K, et al. MR imaging of the liver: comparison between single-shot echoplanar and half-Fourier rapid acquisition with relaxation enhancement sequences. Radiology, 1998, 207:331

62. Yamashita Y, Yoshimatsu S, Sumi M, et al. Dynamic MR imaging of hepatoma treated by transcatheter arterial embolization therapy. Acta Radiology, 1993,(34):303

第一节　检查技术

脾脏位于左上腹,为实质性脏器,检查技术与右上腹的肝脏相仿。通常采用体线圈,自旋回波(SE)T$_1$WI、T$_2$WI和质子加权成像(NPWI)。少数病人可加用反转恢复序列(IR)或SE序列去脂肪T$_1$WI或T$_2$WI。对于需通过增强扫描进一步了解脾脏内病灶性质的病例,可采用快速梯度回波(GRE)序列作屏气动态扫描。增强前常规需平扫,以比较强化情况。

SE序列T$_1$WI是腹部实质性脏器检查的常规序列。它的优点为扫描时间短,运动伪影少,图像较清晰,对腹部实质性脏器的解剖结构显示较好。这是由于腹部脂肪组织较多,环绕在脾脏的周围,脂肪组织在T$_1$WI上表现为高信号,借以衬托出中、低信号的脾脏轮廓。SE序列对血管结构较敏感,故对脾脏周围血管可显示其有流空效应,并能与实质性结构相区别,如增大的淋巴结、胰尾或肾上腺区域的肿块。T$_1$WI主要显示解剖结构,对脾脏内病灶的显示有时敏感性较差,这主要是正常脾脏与病灶的信号差异较小。质子WI和T$_2$WI对脾脏内病灶的显示较T$_1$WI敏感,但T$_2$WI扫描时间较长,运动伪影较多,图像质量较差。腹腔内脂肪组织的高信号也影响图像质量。所以快速去脂肪SE序列T$_2$WI已被广泛运用于腹部检查。其优点主要为扫描时间明显缩短,运动伪影减少,对比增强,有利于脾内病灶的显示及定性。

反转恢复序列和SE序列去脂肪T$_1$WI对鉴别脾脏内病灶是脂肪结构还是出血是有帮助的,但这两个检查序列一般不作为常规检查。对于脾脏转移瘤或脾脏淋巴瘤病例,冠状位的反转恢复序列对显示后腹膜增大的淋巴结是有帮助的。但此序列信噪比较差,图像质量也较差。

屏气快速梯度回波序列是腹部实质性脏器增强扫描的常用序列,脾脏病变的增强检查也用此序列。

首先作常规平扫,然后静脉注入10～15ml Gd-DTPA,即刻扫描,然后30 s及90 s分别进行扫描。对于怀疑血管瘤的病例也可以延迟2～3 min后再次扫描。增强扫描最大的特点是能够显示病灶的血供情况,对脾脏内病变的定性很有帮助。一般情况下只要病情允许,对脾内占位病灶通常需作增强扫描。

第二节　正常解剖和MRI表现

一、正常解剖

脾脏位于左上腹,其长轴与第10后肋平行,上缘凸面正好与膈肌的凹面相吻合,因此左侧后肋膈角和左肺底部与脾脏紧密相邻。脾脏的下缘与左肾上腺和左肾相毗邻,前缘与结肠脾曲相邻,并由脾结肠韧带相连接。此外脾膈韧带,脾肾韧带及脾胃韧带将脾脏的位置固定在左上腹。脾脏的内缘除了与左肾和结肠脾曲相邻近,还与胃和胰腺相邻。脾脏由脏层腹膜包绕,为膜腔内脏器结构,脏层腹膜在脾门处返折而形成脾胃韧带和脾肾韧带。胰尾位于脾肾韧带内,脾血管、淋巴管和神经在其内行走。脾动脉由腹腔动脉发出,然后向左横行,沿着胰腺的上方曲折行走到达脾门,再分成3～5支进入脾内。而脾静脉在脾门处形成,在左肾、腹主动脉的前方以及胰腺后方行走在脾肾韧带中。先与肠系膜下静脉汇合,然后再与肠系膜上静脉在胰头区汇合形成门静脉。

正常成人脾脏平均长度为12 cm,宽度为7 cm,厚度为3.5 cm,重量平均为150 g。

二、MRI表现

脾脏MRI检查通常采用横断位,故脾脏的形态因层面不同而有差异,上部和下部呈新月形,中部相当于脾门,呈内缘凹陷的半圆形或椭圆形。脾脏的长轴约为12 cm,但是不是所有的患者都能清楚地显示脾脏的长轴。只有当脾脏的下缘超过肝脏的下缘,或脾脏的前缘越过中线才能判定为脾脏增大(图

25-2-1）。脾脏的轮廓可以呈分叶状，或有切迹，明显的分叶可以凸入到胰尾和肾脏之间，有时可误认为是脾脏增大或者误认为左肾、左肾上腺和胰尾部的肿瘤。脾脏的下缘有时也可有切迹，横断位上可表现为脾脏的裂口，不要把这些表现误认为脾梗死或瘢痕的形成。

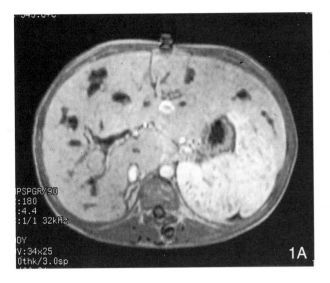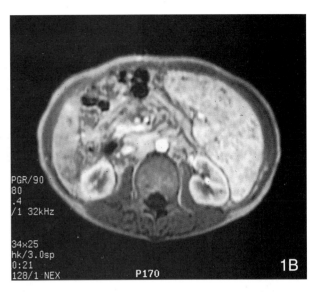

图 25-2-1　脾脏增大伴脾分叶

A. 增强后扫描，脾脏呈分叶状，脾内见广泛针尖样低信号。　B. 为不同层面的增强扫描，脾脏下缘超过肝脏下缘。

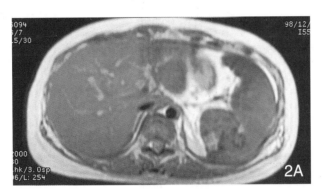

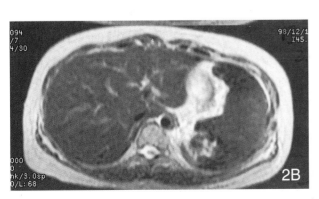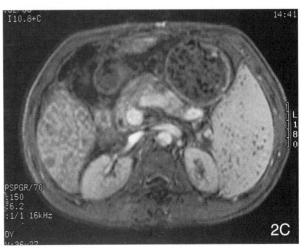

图 25-2-2　脾脏增大伴含铁血黄素沉着

A. T$_1$WI，脾脏增大，脾内见散在高信号。　B. T$_2$WI，脾内见砂粒状低信号。

C. 增强后扫描，脾脏增大下缘超过肝脏。脾内多发针尖样低信号。

SE 序列 T_1WI 上,脾脏信号是均匀的。它比肝脏的信号略低,这是由于脾脏内的血窦较肝脏更为丰富。在腹腔内脂肪的衬托下脾脏的轮廓能清晰显示,并能显示与周围脏器的关系。

SE 序列质子 WI 与 T_2WI 上,脾脏信号均较 T_1WI 为高。T_2WI 又比质子 WI 信号高,其信号高低个体差异颇大,但与肝脏信号相比可有明显增高,通常信号较均匀。注意以往有反复输血的病人,由于含铁血黄素的沉积,T_2WI 信号可明显降低(图25-2-2)。

屏气快速梯度回波序列增强扫描,在早期脾脏内信号极不均匀,这是由于造影剂在脾血窦内分布不均,然后间隔 30 s 扫描,脾脏内的信号可以趋于均匀。90 s 扫描脾脏内的信号可以完全均匀。上述表现不要误认为脾脏内多发占位。因此对增强扫描,通常需进行 2～3 个回合扫描,此时得到的图像才有实际意义(图 25-2-3)。

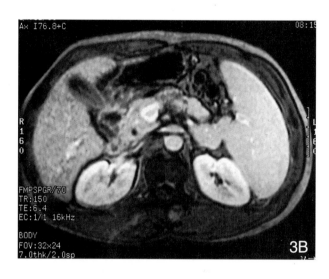

图 25-2-3　脾脏增强后的不同时期表现
A. 增强早期,脾内表现为不均匀性高信号。　B. 1 min 后脾脏信号即趋于均匀。

第三节　先天性异常和病变

一、副脾

脾脏先天性异常主要为副脾、多脾和无脾综合征。

副脾(accessory spleen)是先天性异常中最常见的一种,多数无临床症状。绝大多数为影像学检查中偶尔发现。副脾为先天性异位脾组织,可能是由于背侧胃系膜内胚胎脾芽的某部分融合失败所致。它与创伤性引起的异位脾组织种植不同。在系列尸解中,副脾的发生率为 10%～13%。表现为轮廓光整的圆形或椭圆形结节,大小不等,直径一般在2.0 cm 左右。副脾多为单个,少数情况下也可多发,但很少超过 6 个。副脾仍由脾动脉供血,有包膜。常常位于脾门或沿脾血管分布,也可沿脾脏的悬吊韧带分布。据统计有 20% 的副脾可以发生在腹腔或后腹膜腔的任何地方,包括胰尾周围、肾门上

方、胃壁、小肠壁、大网膜、小肠系膜、横膈,甚至盆腔或阴囊内。在患有脾功能亢进而行主脾切除后,副脾可以增大,直径可达 3～5 cm。淋巴瘤患者主脾和副脾可以同时累及。

【MRI 表现】　SE 序列 T_1WI 和 T_2WI 是脾脏病变检查的常规序列。在 T_1WI 上,副脾表现为脾门区域的圆形或椭圆形肿块,轮廓光整,副脾的信号与主脾相似,呈等、低信号,且较均匀,它与脾门区肿块或增大的淋巴结在 T_1WI 上是不能区分的。T_2WI 上对确定是否为副脾较为可靠,副脾表现为与主脾相似的高信号,且较为均匀。若 T_2WI 上脾门区肿块信号与主脾不一致,则应行动态 Gd-DTPA增强以明确性质。屏气快速梯度回波增强扫描,副脾在第一回合时表现为不均匀强化,与主脾形式相似,第二回合和第三回合则可表现为均匀一致高信号,同样与主脾形式相仿。

脾门区扭曲血管或脾动脉瘤在 CT 平扫时常表现为脾门区的圆形肿块,MRI 的 SE 序列对血管较

敏感,表现为无信号结构,与副脾实质性结构是很易区别的。

二、多脾和无脾综合征

多脾和无脾可以是独立的表现,但常可伴有先天性心脏和血管的异常,也可伴有内脏位置的异常。分别称为多脾综合征和无脾综合征。

（一）多脾综合征

【病理和临床表现】　在1788年Baillie首先描述第一例多脾(polysplenia)综合征,这是一种十分少见的先天性多系统畸形组成的综合征。多见为左房异构,内脏位置不定。多脾综合征的特征为多个小脾而没有主脾,且数目多个不等。通常位于右侧,偶尔在双侧。58%为双侧左肺和双侧左主支气管形态。42%～60%伴先天性心脏病,如房间隔缺损、室间隔缺损等;65%伴下腔静脉肝段缺如和奇静脉连接;57%伴腹部内脏异位,如对称肝、右位胃、肠旋转不良、胆囊中位或缺如、缺胰等。1岁以内死亡率为50%～60%。

【MRI表现】　常规采用SE序列T_1WI和T_2WI横断位和冠状位。横断位上多脾综合征患者表现为膈下脊柱一侧或两侧多发大小不等软组织影,T_1WI表现为等信号或低信号,信号较均匀,T_2WI表现为均匀高信号。此外有时能发现下腔静脉肝段缺如。在冠状位T_1WI或T_2WI上能显示心脏或内脏的转位。冠状位对下腔静脉的肝段缺如能显示全貌和范围。MRI对先天性心脏病间隔缺损的显示也较为敏感,详见心血管章节。

（二）无脾综合征

【临床和病理表现】　无脾(asplenia)综合征是一种十分少见的先天性多系统畸形组合的综合征。多见为右房异构,脾脏可完全缺如或有少量脾脏残迹。可合并复杂性心脏病,特别是紫绀型肺动脉狭窄类复杂畸形。双侧右房耳为右房异构的特征表现,多见于无脾综合征。肺部畸形表现为双侧肺呈三叶形,双侧肺动脉上支气管。并可见内脏位置不定、对称肝、胃肠道和泌尿道畸形等。

【MRI表现】　常规腹部作SE序列横断位和冠状位T_1WI和T_2WI扫描。T_1WI和T_2WI脾脏区域见不到脾脏阴影,肝脏左叶明显增大,呈对称肝,少数病例内脏可反位。冠状位上最特征表现为下腔静脉和腹主动脉同时位于右侧,可以前后重叠。必要时可采用矢状位扫描。血管因有流动血液,表现为无信号的管状结构。一般情况不必进行增强扫描。无脾综合征患者绝大多数合并复杂性心脏畸形,故MRI的心脏扫描检查尤为重要。详细适用序列及MRI表现请参阅有关章节。

第四节　脾梗死和脾脏囊肿性病变

一、脾梗死

脾梗死(infarction)是指脾内动脉的分支阻塞,造成局部组织的缺血坏死。相对而言脾梗死的发生率较其他实质性脏器为高。造成梗死的原因甚多,主要是血栓形成和动脉粥样硬化斑块脱落。其他如微循环的阻塞见于镰状细胞性贫血、心脏内附壁血栓的脱落如风湿性瓣膜病变或亚急性细菌性心内膜炎,以及肝癌病例碘油栓塞治疗过程中由于导管位置不当或因门静脉高压而使碘油栓子逆流到脾动脉内,这些都是造成脾梗死的原因。对于巨脾伴有脾功能亢进患者,目前临床也可采用碘油或明胶海绵栓塞部分脾动脉,造成脾梗死而达到治疗目的。脾梗死大小各异,但很少累及整个脾脏。脾梗死愈合后由于纤维化和瘢痕形成,脾脏轮廓可不规则而形成分叶状轮廓。

【病理和临床表现】　脾梗死大多数发生在脾脏的前缘,近脾切迹处。梗死灶大小不等,常有数个病灶同时存在,或几个梗死灶相互融成大片状。梗死灶形态多数呈锥形,底部位于被膜面,尖端指向脾门。有时可呈不规则形。肉眼上梗死分为贫血性梗死和出血性梗死两类,后者在梗死区周围有充血或出血带。梗死区常有大量含铁血黄素沉着。梗死后坏死脾组织被纤维化组织所取代。由于纤维瘢痕收缩,使脾脏局部轮廓凹陷。如果梗死灶较大,不能完全纤维化,其中央可形成液化灶,形成纤维结缔组织包裹的囊腔。

大多数脾梗死无症状,有时可出现左上腹痛,左膈抬高,左侧胸腔积液及发热。少数在左上腹可听到摩擦音。如果左上腹痛较剧烈,则应与脾破裂、脾脓肿以及腹主动脉瘤破裂相鉴别,脾梗死一般情况下不需要进行任何治疗。

【MRI表现】　一般行常规腹部横断位SE序列T_1WI和T_2WI,不能定性时,可行屏气快速梯度回波Gd-DTPA增强扫描。横断位T_1WI上,脾梗死因时期不同而有不同的表现。早期梗死灶信号尚均匀,呈与肌肉相等或低于肌肉的等信号、低信号。当脾梗死伴有组织液化坏死时,则可表现为低于正常脾组织信号,且边缘不清,形态呈锥形(图25-4-1)。若为慢性陈旧梗死时则可表现为边缘清晰,形态不规则的低信号病灶区。少数脾梗死可以合伴出血,表现为在病灶中央或边缘斑片或斑点状高信号。脾脏轮廓只有发生明显纤维化及瘢痕形成时可表现分叶状不规则形。T₁WI在脾梗死早期表现为脾内淡薄的高信号,无明确境界。当脾梗死发生液化坏死时则可表现为病灶内明显高信号,此时一般境界较清。若为出血性梗死时则可在病灶周围有小片状高信号。当脾梗死为慢性陈旧性病灶时则可表现为病灶信号明显增高,且较均匀,此时需与脾脏囊肿相鉴别。少数脾梗死可伴有包膜下积液,表现为 T_1WI 呈新月形低信号,T_2WI 为新月形高信号,且信号均匀(图25-4-2)。脾梗死后在形成液化坏死早期,通常界线不清,此时需于脾脏内占位病灶相鉴别,屏气快速动态梯度回波 Gd-DTPA 增强对鉴别较有帮助。早期脾脏强化不均匀,呈斑片状,难以确定梗死区,延迟期可有轻度强化而中心区则无强化,此表现与 CT 动态增强大致相仿(图25-4-3)。

二、脾脏囊肿

脾脏囊肿(cysts)分为寄生虫性和非寄生虫性,后者又可分为真性囊肿和假性囊肿。真性囊肿囊壁内衬有上皮细胞层,而假性囊肿囊壁不含上皮细胞层。假性囊肿大多与外伤、感染和梗死有关。就病因而论,外伤为首位,其次为胰腺炎的并发症。男女发病率之比为 2:1,80% 为单发,多见于 40 岁以下年龄组。

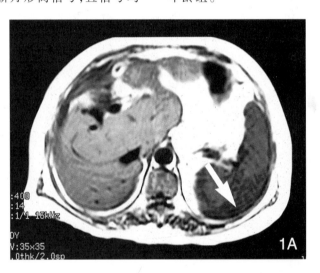

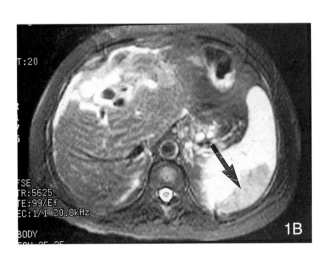

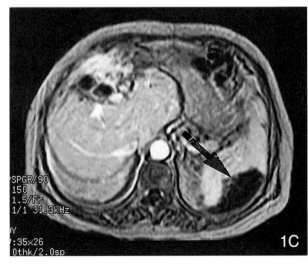

图 25-4-1 脾梗死

A. T_1WI,脾脏内见楔形低信号,境界不清(箭)。 B. T_2WI 示脾脏信号明显增高,后方见楔形等信号、低信号。

C. 增强后扫描,脾实质强化后信号增高,后方见楔形无强化的低信号区,境界清(箭)。

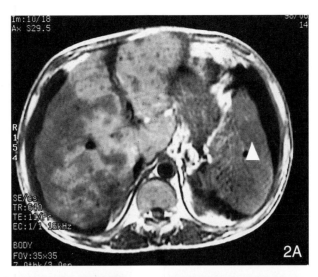

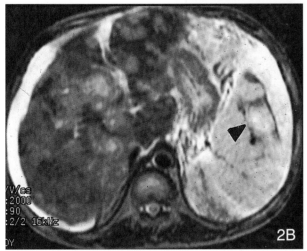
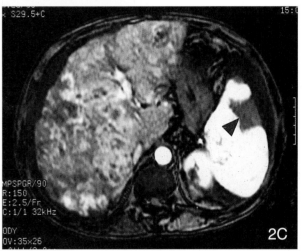

图 25-4-2　肝癌介入治疗后脾梗死

A. T_1WI,肝内见广泛低信号区。脾脏增大,脾内见略低信号区(箭)。　B. T_2WI,肝内见广泛不均匀性高信号,脾脏内见不规则形等、高信号(箭)。　C. 增强扫描,脾内见类方形低信号区(箭),境界清。肝内肿瘤病灶不规则强化,伴散在强化的卫星灶。

较小的囊肿为影像学检查时偶尔发现,多数无症状。只有巨大囊肿可产生相应的压迫症状,或在左上腹可触及肿块。脾脏囊肿主要压迫胃、左肾及左侧输尿管。

【MRI 表现】　T_1WI 上脾脏囊肿表现为单发或多发圆形的低信号病灶,信号较均匀,病灶轮廓清晰。脾脏大小在正常范围,靠近脾脏边缘的病灶可使局部轮廓突出。NPWI 上脾脏囊肿表现为略高于正常脾脏的高信号区,同样信号均匀,轮廓光整。NPWI 对区别是囊肿还是血管瘤帮助很大,后者表现为明显高信号。T_2WI 上脾脏囊肿呈明显高信号,囊壁几乎看不出(图 25-4-4)。部分外伤性假性囊肿内可含有机化或钙化物质,在 T_1WI 上则可表现为不均匀性低信号,若含有出血则可表现为高、低混合不均匀信号,T_2WI 上表现为以高信号为主的高、低混合信号。屏气快速梯度回波 Gd-DTPA 增强对外伤性复杂囊肿的诊断帮助很大,它可表现为囊内成分无强化,囊壁可增厚及晚期强化。MRI 对囊内及囊壁的钙化的显示敏感性不如 CT,故必要时可行 CT 平扫以确定有无钙化(图 25-4-5)。

脾脏寄生虫性囊肿如包虫病极为少见,可以表现为典型的脾脏囊性占位,与单纯性囊肿相似,但囊壁可轻度增厚,或有轻度强化,此时又不易与复杂囊肿区别。若囊腔内有子灶则在 T_1WI 表现为不均匀性低信号,T_2WI 表现为不均匀性高信号,或囊内见分隔,代表子囊的壁。部分病例可伴有钙化,多为囊壁的钙化,呈蛋壳状,T_1WI 和 T_2WI 表现为弧形更低信号。对钙化的显示 CT 较 MRI 敏感。上述表

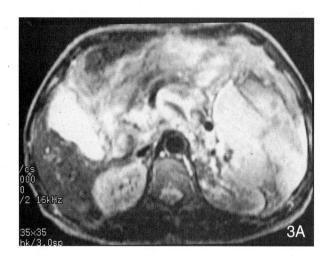

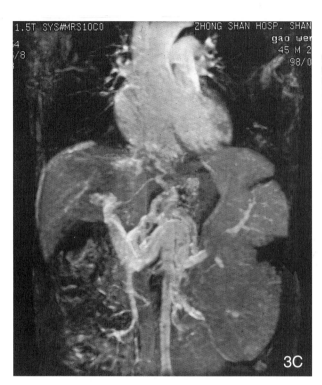

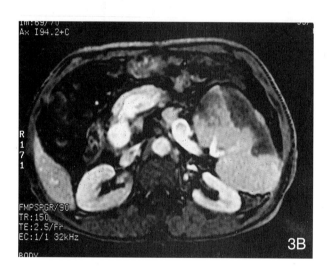

图 25-4-3 肝癌介入治疗后脾梗死

A. T₂WI 示脾脏轮廓不规则, 脾内信号不均匀。 B. 增强扫描, 脾脏内见不规则形低信号区。

C. 冠状位增强扫描, 脾脏外侧缘见楔形低信号区。

现提示诊断。

【鉴别诊断】 脾脏内的囊性占位病变的鉴别诊断包括单纯囊肿、感染性囊肿、外伤性复杂囊肿、囊性转移瘤、淋巴管瘤以及寄生虫囊肿。单纯囊肿难以与单纯的外伤性假性囊肿相区别, 因为它们的囊壁都很菲薄, 囊内的液体表现为均匀一致的信号(图25-4-6)。而外伤性复杂囊肿因含有纤维化和钙化组织、液体或出血, 故信号极不均匀, 此外这类病变都有明确的外伤病史, 所以鉴别较为容易。囊性转移瘤大多来源于消化道或泌尿生殖系统, 可以表现

为囊样占位病灶。主要特点为囊肿壁较厚, 常不规则, 境界不清, Gd-DTPA 增强后, 囊壁可以强化。这类病例可有肿瘤病史, 但也可无病史。若无病史则应进一步寻找原发灶, 以明确诊断。脾脏淋巴管瘤是较少见的脾脏良性肿瘤, 它也是以囊性占位形式存在, T₁WI 可以表现为低信号、等信号或高信号, 这取决于囊性病灶的内容物成分, T₂WI 表现为高信号。一般此类肿瘤常有纤维间隔, 故信号通常不很均匀。对于 T₁WI 表现为低信号的病例可行 Gd-DTPA 增强, 增强后脾脏淋巴管瘤的囊壁及病灶内

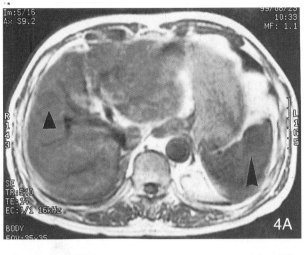
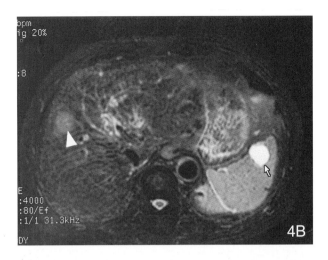
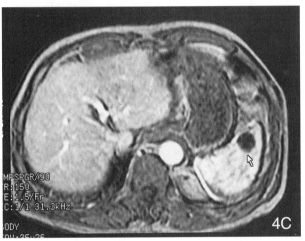
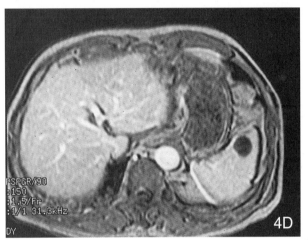

图 25-4-4　肝癌合并脾脏单纯囊肿

A. T₁WI,脾脏前方见圆形低信号病灶(黑箭),肝右前叶见局限性略低信号病灶(黑箭)。　B. T₂WI 示脾内病灶呈明显均匀性高信号(箭),肝内病灶呈略高信号(箭)。　C. 增强扫描示脾内病灶无强化(箭)。　D. 延迟扫描示脾内病灶仍无强化,病灶境界清。

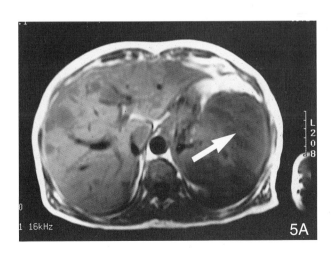
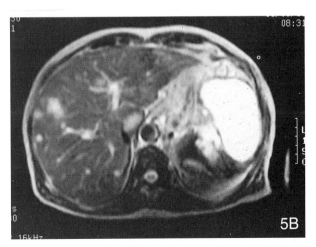

图 25-4-5　肝内多发转移瘤,脾脏囊肿

A. T₁WI 示肝内多发低信号病灶。脾脏内占位灶信号略低(箭)。

B. T₂WI,脾内见轮廓光整椭圆形高信号,且信号均匀。肝内见散在高信号病灶。

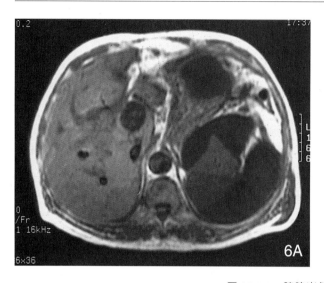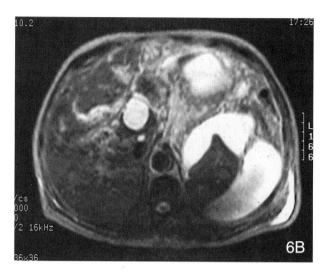

图 25-4-6　胰腺炎伴脾周假性囊肿形成

A. T$_1$WI 示脾脏无增大,脾内信号均匀,脾脏周围见低信号病灶环绕。

B. T$_2$WI 示脾脏信号较低,脾脏周围见不均匀性高信号环绕。

的纤维间隔可有轻度强化,借此可与单纯囊肿相鉴别。寄生虫性脾脏囊肿在流行区并不少见,而在非流行区极为少见。寄生虫性囊肿若无子灶或钙化存在则与单纯囊肿较难鉴别。含有子灶和钙化的寄生虫性囊肿,CT 和 MRI 尤其是前者表现颇具特征性,此外包囊虫病抗原抗体结合试验检查对诊断有极大的帮助。

第五节　脾脏炎症性病变

脾脏炎症分为非特异性炎症和特异性炎症,前者指革兰阴性菌和阳性菌的感染,后者主要指结核。

一、脾脓肿

脾脓肿(abscess)可由多种细菌引起,常见的致病菌为链球菌、葡萄球菌和沙门菌,少见为革兰阴性菌,常常是败血症脓栓的结果,常见的病因是亚急性细菌性心内膜炎。腹部脏器的严重感染也可侵犯脾脏。20 世纪初脾脓肿的发现率为 0.14%~0.7%,死亡率较高。自从抗生素广泛应用以来,发病率已明显降低,近年来由于先进的影像学技术发展,早期诊断已成为可能。

【病理和临床表现】　脾脓肿的病理变化随病期而异,早期以急性炎症反应为主,随后炎症反应趋于局限化,在滤泡中心发生组织变性和坏死,并形成以毛细血管、成纤维细胞以及炎性细胞组成的脓肿壁,壁外有反应性的毛细血管扩张和水肿。脓肿可以是单房或多房,也可以是孤立性或多发性。脓肿大小不等,形态多为圆形或椭圆形。

脾脓肿病人的症状是非特异性的,故临床诊断常不明确。95% 的病人表现为寒战、高热、恶心、呕吐和白细胞计数升高,这与败血症有关。60% 的病人有腹痛,少数病人可以出现局限于左上腹或左肩胛区的疼痛,临床检查可有左上腹触痛和摩擦音、左侧胸腔积液和脾脏增大,血培养可以阳性。

【MRI 表现】　脓肿因病期和病理不同而表现也可不同。在病变早期,脾脏可轻度增大,T$_1$WI 上脾脏信号均匀,略低于肝脏信号,T$_2$WI 上脾脏信号与正常相仿。当有液化坏死形成时,T$_1$WI 上可表现为形态不规则或类圆形低于正常脾的低信号,T$_2$WI 上表现为高信号、等信号或略低信号,通常不很均匀,境界清或不清。脾脓肿只有当脓肿壁形成时在 MRI 上表现才较典型,T$_1$WI 上表现为圆形或椭圆形低信号区,周围环有稍高信号的脓肿壁,脓肿多为单房,也可为多房。T$_2$WI 上病灶表现为均匀性高信号,脓肿壁表现为略低信号,周围可以伴有宽窄不一的略高于正常脾脏信号的水肿区。少数脾脓肿内可含有少量气体,一般 T$_2$WI 上不能显示,除非气体量较多。Gd-DTPA 屏气快速梯度回波扫描对脾脓肿的诊断是有价值的,增强早期脓肿内无强化,延迟扫描常能发现脓肿壁或脓肿内间隔可以有轻度至中度强化。脓肿壁厚度不等,一般病程较长者脓肿壁较厚。少数脾脓肿可合并有包膜下积液,其形态呈新月状,增强后无强化,显示更为清楚(图25-5-1)。

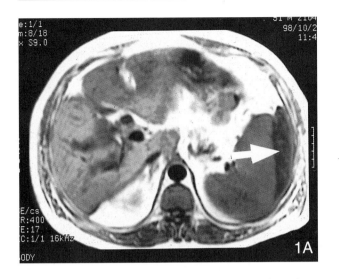

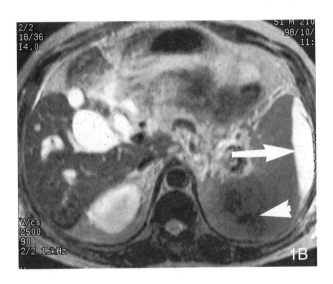

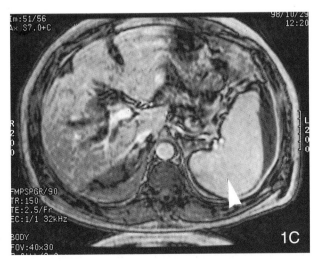

图 25-5-1 脾脏炎性病变伴脾包膜下积液

A. T₁WI 示脾脏无增大,脾内见不均匀性低信号(箭头)。脾外侧缘见新月状低信号(箭)。 B. T₂WI,脾脏内见不均匀性等、低信号。脾脏外侧缘见新月状高信号(箭)。 C. 增强后扫描,脾内见斑驳样轻度强化(箭头),新月形包膜下积液无强化。

二、脾脏结核

脾脏结核(tuberculosis)一般由肺部结核通过血液循环散播到脾脏而引起。只有少数病人因抵抗力低下或由于治疗不及时而形成结核结节或结核性脓肿。脾脏结核患者可伴有腹腔其他脏器的累及。

【临床和病理表现】 脾脏结核患者多数为多脏器累及,故临床表现常缺乏特异性,主要症状为低热、盗汗、乏力、消瘦和血沉增快。少数病人可有脾功能亢进。OT 试验可呈阳性反应。

病理表现与病期相关,急性期如果病变在脾脏内分布较广泛,可表现为脾脏轻-中度的增大。切面可见大小均匀一致的灰白和黄色的圆形小结节。少数病例以结核球形式存在,形态与肿瘤相似,病灶中央为干酪样坏死物质,周围环以结核性肉芽肿。陈旧性结核球周围有结缔组织包绕,与正常组织境界清楚。愈合期形成纤维瘢痕和钙化。

【MRI 表现】 脾脏结核在 MRI 上的表现与病期有关。在急性粟粒样病灶时,T₁WI 和 T₂WI 上脾脏信号可无明显变化,少数病例仅显示脾脏有轻至中度的增大。当脾脏病灶较大且伴有干酪坏死灶形成时,在 T₁WI 上表现为圆形或椭圆形低信号病灶,少数可为等信号或略高信号;T₂WI 可表现为高信号,信号可以均匀或不均匀。有时可合并有斑点状或弧形低信号,提示有钙化存在。脾脏结核性脓肿的壁主要由结核性肉芽肿形成,在 T₂WI 上表现为环状的略低信号。Gd-DTPA 增强对显示病灶的壁帮助较大,表现为环状强化,通常在延迟期较明显。病灶中央多为坏死物质,无强化。脾脏结核可伴有后腹膜淋巴结增大,故仔细寻找对鉴别诊断有帮助。当脾脏结核以纤维包裹形成的结核球形式存在时,T₁WI 上表现为不均匀性低信号,T₂WI 上则表现为不均匀性高、低混合信号,由于 MRI 对钙化的显示不甚敏感,故对这类病例应该运用 CT 进一步检查。同样急性粟粒性脾脏结核愈合可留有针尖样钙化,也需通过 CT 扫描检查。脾脏结核愈合可以造成脾脏轮廓收缩变形,有时需与较广泛的脾梗死相鉴别(图 25-5-2)。

【鉴别诊断】 脾脏的炎性病变中的脾脓肿、脾脏结核性脓肿以及较广泛的脾梗死后形成的纤维包裹性囊肿,在 MRI 上表现有相似之处,如在 T₁WI 上均可表现为低信号的占位病变,T₂WI 则可表现为均匀性或不均匀性高信号。Gd-DTPA 屏气快速

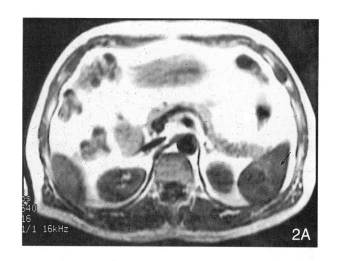
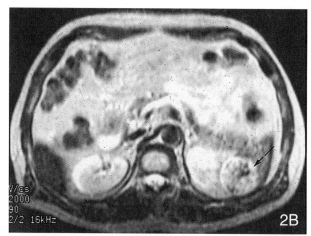
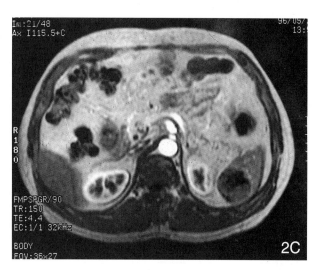
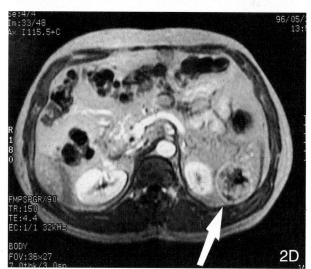

图 25-5-2　脾脏结核

A. T₁WI 示脾脏无增大,脾内见不均匀性低信号灶,境界不清(箭)。B. T₂WI 示脾内病灶呈不均匀性高、低混合信号,
境界较清(箭)。　C. 增强扫描动脉期示病灶无强化。　D. 门脉期示病灶有轻度强化,但信号不均匀,包膜强化明显(箭)。

动态梯度回波增强扫描均可发现壁的环样强化,一般病灶中央无强化,但当病灶内有肉芽肿性纤维间隔形成时可见有条状或点状强化。如脾脏结核常可合并有钙化存在,形态可为斑点状或弧线状。因此当病灶内或周边在 T₁WI 和 T₂WI 上均见有低信号,提示有钙化存在则应首先考虑为脾脏结核。但当病灶区域内有气体存在,T₁WI 和 T₂WI 上在病灶区域内见圆形的明显低信号,MRI 难以区分气体抑或钙化时若辅以 CT 检查则可明确诊断。伴有脾脏轮廓改变的囊性占位病灶,则多见于脾梗死的后遗改变。主要是纤维瘢痕形成脾脏轮廓的畸形。脓肿、结核以及梗死后的纤维包裹囊肿形成有时鉴别较为困难,但有价值的临床表现及实验室检查结果可以帮助区分。一般而言,CT 检查优于 MRI,因其对钙化和少量气体的显示更为敏感。

第六节　脾脏肿瘤

脾脏肿瘤极为少见,分为恶性肿瘤和良性肿瘤。前者又可分为原发性恶性肿瘤、转移性肿瘤和淋巴瘤。而后者常见的为血管瘤、错构瘤以及淋巴管瘤。以下将比较常见的肿瘤类型作一介绍。

一、原发性脾脏血管肉瘤

原发于脾脏的恶性肿瘤很少见,主要为血管肉瘤(hemangiosarcoma)。由 Langhans 在 1879 年首先报道,至今文献报道仅 64 例。它主要表现为脾脏的孤立或多发占位,多数病人还伴有肝脏的转移。脾脏血管肉瘤有作者认为可能与放射性钍的过度照射或乙酰氯的作用有关。多发性先天性血管瘤可以恶变成血管肉瘤。

【病理和临床表现】　脾脏血管肉瘤可使脾脏增大，多发者脾内病灶大小不等，内有实质和囊性混合成分，无包膜，内皮细胞不典型增生。核异常，细胞排列紊乱。

临床上主要表现为腹痛、左上腹块、发热、不适、消瘦、贫血和血小板较少等。较大的病灶可以破裂出血。多数病人有早期转移，转移部位主要是肝脏、骨骼和淋巴结。本病预后较差，6个月生存率仅为20%左右。

【MRI表现】　作为肿瘤病例，除MRI常规序列外，增强扫描是必需的。在T_1WI上脾内病灶表现为不均匀性低信号，信号低于正常脾组织，病灶境界仅部分清楚。NPWI和T_2WI病灶呈不均匀性高信号。当病灶内合并出血时，在T_1WI和T_2WI均可见有斑片状高信号，而T_2WI上往往较难分辨。脾脏血管肉瘤常可合并囊变，在NPWI上表现为略高于正常脾脏信号，与脾脏内囊肿信号较相似。Gd-DTPA屏气快速梯度回波增强扫描对脾脏血管肉瘤定性诊断较有帮助。在增强早期可见病灶边缘轻度至中度强化，延迟扫描可见造影剂向中央逐渐充填，病灶可以缩小。但脾脏肉瘤常可合并囊变，囊变区无造影剂填充，一般病灶边缘不很清楚。由于此病转移较早，故仔细寻找肝内有无结节病灶，后腹膜有无增大的淋巴结对诊断定性很有帮助。

二、脾脏转移性肿瘤

脾脏转移性肿瘤远较肝脏少见，但个别作者统计50%以上的有广泛播散的病例，可以发现脾脏内转移。恶性黑色素瘤、乳腺癌、肺癌是最常见的转移至脾脏的原发性肿瘤。脾脏转移性肿瘤多数为血行转移，少数为邻近脏器肿瘤直接侵犯所致。

【病理和临床表现】　脾脏转移性肿瘤可发生在脾脏的静脉窦、红髓、白髓和小梁血管等处。巨检时可呈结节型或弥漫型，大小不等，境界清楚。大的结节可以伴有液化坏死。脾脏转移性肿瘤可导致脾脏均匀性增大，脾脏的轮廓尚能保存。

脾脏转移性肿瘤患者临床上大多数有原发肿瘤病史。常常伴有消瘦、乏力、低热、贫血等恶性肿瘤的晚期表现。少数病人可有左上腹疼痛。体检可发现脾脏轻至中度增大。

【MRI表现】　在T_1WI上，多发脾脏转移瘤患者脾脏可呈轻至中度的均匀性增大，脾脏可呈等信

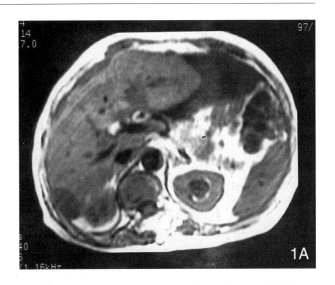

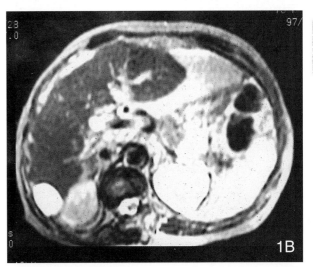

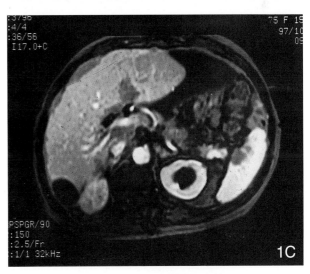

图25-6-1　子宫内膜癌肝脾转移

A. T_1WI示脾脏无增大。脾内信号不均匀。　B. T_2WI示脾内信号明显增高。未能发现脾内占位病灶。　C. 增强扫描，脾脏内见多发略低信号病灶，境界清。肝脏尾叶可见占位灶，肝右叶包膜下见积液。

号或等、低混合信号,病灶轮廓不清。病灶往往为多发性,极少数可为单发。由于原发肿瘤来源不同,故在 T_2WI 上可表现为不同的高信号,以实质占位为主则表现轻度高信号,若以厚壁囊肿为主的转移瘤则表现为明显的高信号,肿瘤壁为略高信号(图25-6-1)。黑色素瘤较为特别,因含顺磁性物质,在 T_1WI 上为高信号,T_2WI 上为低信号。若合并出血,则在 T_1WI 和 T_2WI 上均表现为高信号(图25-6-2)。若要鉴别出血还是脂肪成分,可以用 T_1WI 去脂肪序列加以明确,若肿块内出血仍表现为高信号,反之,是脂肪成分则变成等信号或低信号。Gd-DTPA 屏气快速梯度回波增强扫描对脾脏转移性肿瘤的显示及定性很有价值。大多数转移瘤在增强早期强化不明显,增强后期或延迟期肿瘤边缘有轻至中度强化,此时肿块的境界较清晰。典型的转移瘤可呈"牛眼"状或"靶心"状。中央有坏死或厚壁囊肿样转移瘤,肿块边缘表现为环状强化,而中央无强化。转移性脾脏肿瘤患者往往同时有肝内的转移,故仔细寻找肝内有无病灶对病变的定性很有价值(图25-6-3)。

三、脾脏淋巴瘤

脾脏淋巴瘤(lymphoma)可以是全身性淋巴瘤脾脏的累及,也可以是原发于脾脏器官的淋巴瘤,两者表现相似。

【病理和临床表现】　淋巴瘤病理分型十分复

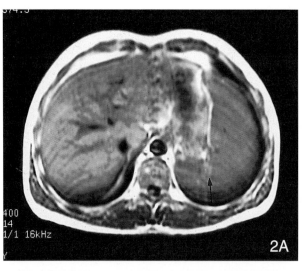

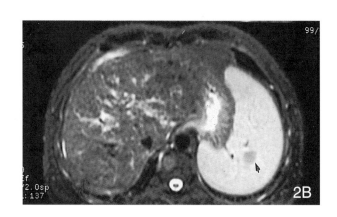

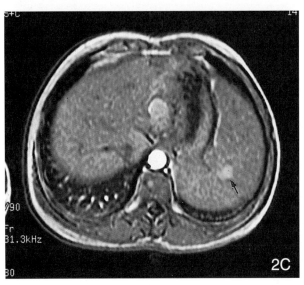

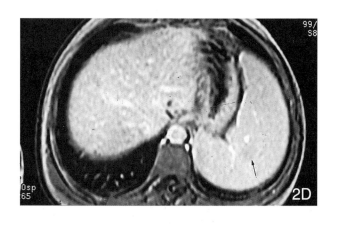

图 25-6-2　黑色素瘤脾转移

A. T_1WI,脾内见圆形高信号病灶(箭)。　B. T_2WI 示脾内病灶呈低信号(箭),轮廓光整。
C. 增强扫描动脉期,脾内病灶早期明显均匀强化(箭)。　D. 增强扫描门脉期,脾内病灶呈略低信号(箭)。

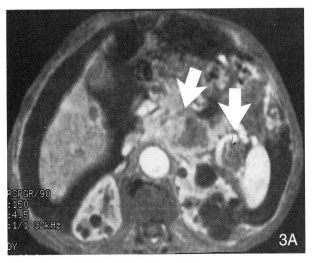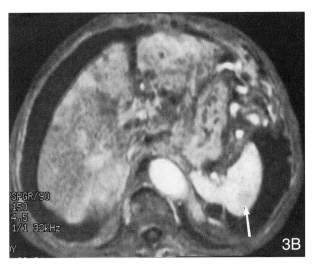

图 25-6-3 胰腺癌肝脏和脾脏内转移

A. 增强扫描示胰腺癌广泛侵及邻近结构,脾门区也见肿瘤累及,另见双肾多发囊肿(箭)。

B. 不同层面,脾脏内见低信号转移灶(箭)。肝内多发不规则转移灶,肝脏及脾脏周围见有腹水。

杂,大体分为 Hodgkin 病(HD)和非 Hodgkin 淋巴瘤(NHL)两大类。在病理上最特征性区别为 Reed-Sternberg 细胞,一种含大的深染色核巨网状细胞,在 HD 中可找到,在 NHL 中却不存在。原发性脾脏淋巴瘤从大体形态上分为几种类型,即均匀弥漫型、粟粒结节型、巨块型和多肿块型。

主要的临床表现为脾脏增大和因脾脏增大造成的压迫症状,如上腹不适、食欲不振、贫血和低热等。

【MRI 表现】 MRI 表现与脾脏淋巴瘤的病理改变相关。一般情况下,均匀弥漫型和粟粒结节型由于病灶较小,在 MRI 上无法显示,仅表现为脾脏弥漫性增大。而脾脏巨块型和多肿块型淋巴瘤除了脾脏增大以外还可见到病灶的信号改变。

在 T_1WI 上脾内肿块表现为等信号或等、低混合信号,肿块轮廓不能清晰显示。未经治疗的淋巴瘤很少发生囊变和纤维化。T_2WI 上脾内肿块信号可轻度高于正常脾脏,且不均匀。或者脾内肿块信号可略低于正常脾实质(图 25-6-4)。此时对病变的定性较困难。Gd-DTPA 屏气快速梯度回波增强扫描对脾脏淋巴瘤的诊断较有价值。在增强早期由于脾脏处于皮髓交界期,脾内病变范围往往显示不清。60 s 后扫描,正常脾脏内信号明显增高,而病灶往往仅轻度强化,故信号较正常脾脏为低,病灶边缘强化不明显。脾脏淋巴瘤典型的可呈"地图"样分布。患者往往可伴有后腹膜淋巴结增大,故扫描范围应扩大至中下腹部(图 25-6-5)。

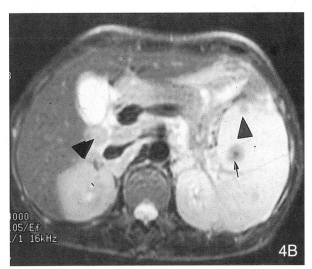

图 25-6-4 NHL 脾脏累及

A. T_1WI 示脾脏增大,脾内信号均匀。 B. T_2WI 示肝门区下方异常高信号(箭头)。脾内见多个圆形低信号,呈靶心样表现(箭和箭头)。

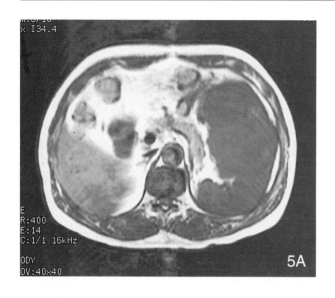

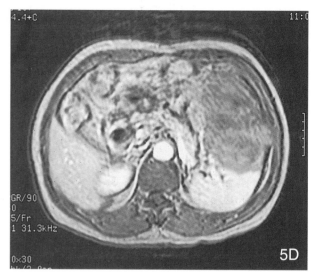

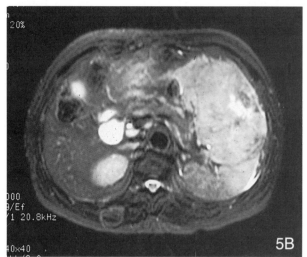

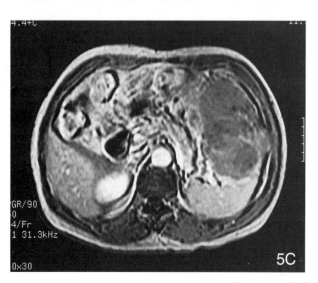

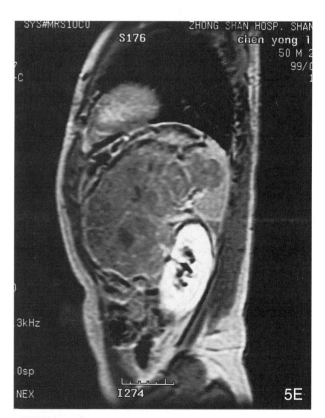

图 25-6-5　脾脏 NHL 侵及结肠脾曲

A. T₁WI 示脾脏不规则增大, 脾内信号略不均匀。　　B. T₂WI 示脾内病灶信号呈不均匀性高信号。　　C. 增强扫描动脉期示脾内病灶呈不均匀性轻度强化, 与正常脾脏交界清。　　D. 门脉期扫描示脾内病灶强化较明显, 但仍低于正常脾脏。　　E. 矢状位增强延迟期扫描示脾内病灶全貌。

【鉴别诊断】　脾脏转移瘤和脾脏淋巴瘤以脾内多发占位为特征。两者之间的鉴别有时较为困难。转移性脾脏肿瘤患者多数有原发肿瘤病史，而脾脏淋巴瘤患者则常无肿瘤史。此外脾脏淋巴瘤患者可有长期的发热及浅表淋巴结的增大，而转移瘤虽可有发热，但较淋巴瘤患者为轻。MRI 表现上转移瘤为不同病理成分的圆形或椭圆形占位病灶，相互之间很少融合，而淋巴瘤则表现为不规则形或多个病灶相互融合。Gd-DTPA 增强后转移瘤边缘常可有轻至中度强化，而淋巴瘤病灶边缘常无强化。转移瘤和淋巴瘤都可有后腹膜淋巴结增大，但转移瘤远不如淋巴瘤那样明显，且淋巴瘤的淋巴结可以相互融合成团。因两者的影像学改变常有重叠，必须结合临床病史，必要时可作病理活检（图25-6-6）。

四、脾脏血管瘤

脾脏血管瘤（hemangioma）是脾脏最常见的良性肿瘤，多数病人发病年龄为 20～50 岁，男性多于女性，有报道儿童也可发病。

【病理和临床表现】　脾脏血管瘤类似身体其他部位的血管瘤，常为海绵状血管瘤。血管瘤体与正常脾脏实质境界不清，镜下见血管内皮细胞层增生，病灶大小不等，形态多为圆形或椭圆形，偶尔可有钙化。大的血管瘤中央可有纤维瘢痕形成，呈星芒状或不规则形。

大部分病人无症状，多为体检时偶尔发现，少数

较大的血管瘤可以伴有脾脏增大而压迫周围脏器产生相应的临床症状。约 5% 的病人由于脾脏血管瘤破裂出血而出现急腹症，如突然腹痛、血压下降和休克等。也有患者由于脾功能亢进而产生贫血、乏力、心悸等症状。

【MRI 表现】　T_1WI 上较小的血管瘤一般不引起脾脏轮廓的改变，一般较大的直径在 3.0 cm 以上的病灶常可引起脾脏轮廓局限性突出（图 25-6-7）。在 T_1WI 上血管瘤表现为境界清晰的低信号区域，圆形或椭圆形，较大的血管瘤在低信号中央能见到更低信号，提示有瘢痕形成。在 NPWI 上病灶呈高信号，且较均匀，其表现与脾内囊肿的等、高信号有明显区别。T_2WI 上病灶信号较 NPWI 信号更高。在多回波系列图上，信号强度随 TE 时间延长而增高（图 25-6-8）。除非病灶中央有纤维瘢痕形成，一般较均匀。纤维疤瘢则表现为等信号或低信号，形态可呈星芒状。Gd-DTPA 屏气快速梯度回波增强扫描对血管瘤的诊断较有价值（图 25-6-9）。在增强早期往往在肿瘤的边缘开始强化，典型的呈结节状；在脾脏实质强化时，造影剂可逐渐向中央充填；在延迟扫描时可见到肿块被造影剂完全充填，与正常脾实质信号均等。少数血管瘤即使延迟很长时间仍不能被造影剂完全充填，这主要是由于毛细血管内皮增生较明显，血管腔变小或闭塞，或者由于纤维瘢痕形成，后者表现为星芒状或不规则状无强化的低信号区（图 25-6-10）。

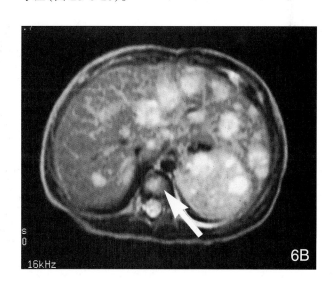

图 25-6-6　HD 肝脾累及

A. T_1WI，肝脏和脾脏内隐约可见多个略低信号病灶。脾脏无明显增大。

B. T_2WI，肝脏和脾脏内见多个圆形大小不等高信号。另外，腰椎体也见高信号灶（箭）。

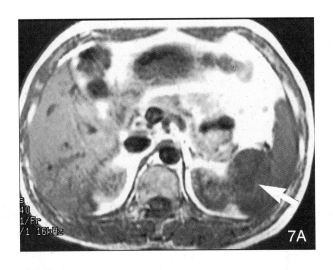
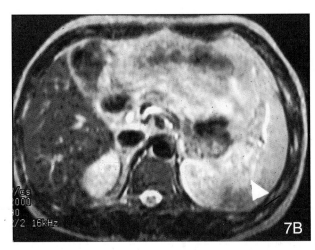
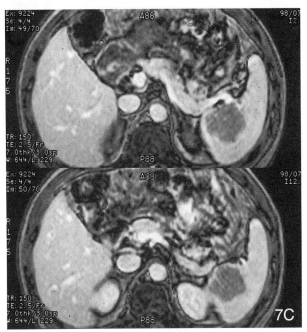
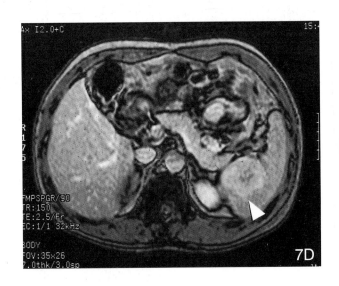

图 25-6-7 脾脏血管瘤

A. T₁WI 示脾脏无增大,内缘轮廓突出,局部见不均匀性低信号(箭)。 B. T₂WI,脾内见圆形不均质性高信号(箭),中央似有更低信号。 C. 增强扫描门脉期示病灶有轻至中度强化,轮廓清,略呈分叶状。 D. 延迟期示病灶信号高于正常脾脏(箭),病灶中央仍可见低信号区域。

五、脾脏错构瘤

脾脏错构瘤(hamartoma)是少见的良性肿瘤,由多种正常组织异常混合而构成。女性略多于男性,成人较多见,以往文献报道较少,近年来由于影像学技术的不断发展和广泛应用,有关脾脏错构瘤的报道有所增多。

【病理和临床表现】 脾脏错构瘤常为孤立性病灶,少数可为多发性。它有两种病理类型,即白髓型和红髓型。白髓型含有淋巴组织,红髓型含有血窦和类似红髓的组织结构。通常是两种类型的混合型。病灶大小不等,呈圆形或不规则形,没有包膜,可压迫周围正常脾组织,故境界较清楚。病灶内成分多样化,如扩大的血管腔、淋巴网织样细胞、纤维组织、钙化组织、脂肪组织,偶尔可见含铁血黄素沉着。

脾脏错构瘤较小时常无症状,而大的或多个融合而成的错构瘤可产生压迫症状,但无特征性。少数脾脏错构瘤患者可伴有脾脏功能亢进。

【MRI 表现】 除采用常规序列扫描外,若

T_1WI 示病灶内有高信号应加扫 T_1WI 去脂肪序列，明确是脂肪组织还是出血。此外 Gd-DTPA 屏气快速梯度回波增强扫描对鉴别病灶较有价值。T_1WI 上脾脏轮廓多不增大，病灶表现为低信号或低、等混合信号，若含有脂肪可见高信号，若含有钙化则表现为在低信号内有更低信号，较小的钙化灶往往不能

显示。病灶内脂肪成分的有无对定性帮助很大，故常规 T_1WI 发现病灶内有高信号，必须加扫 T_1WI 去脂肪序列加以明确。T_2WI 上肿块一般表现为高信号，且境界清晰，但病灶内信号不很均匀，可有更高信号、等信号或低信号。Gd-DTPA 增强早期即在皮髓交界期肿块境界显示不清，随后脾实质强化，肿

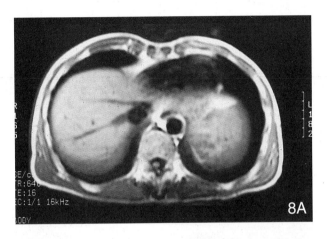 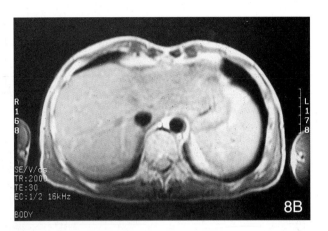

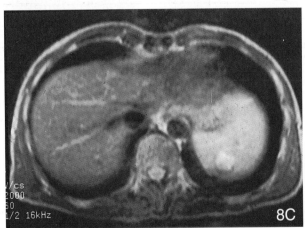

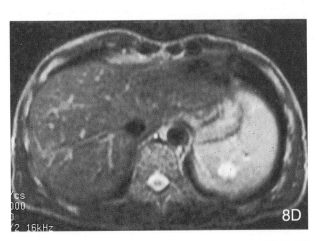 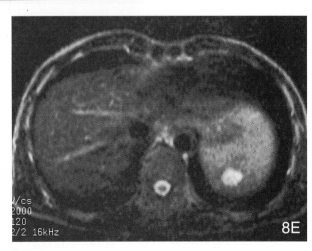

图 25-6-8　脾脏血管瘤

A. T_1WI 示脾脏无增大，脾内见等、低混杂信号。B～E. 分别为 T_2WI 多回波序列

（TE 分别为 30、60、90、120 ms），病灶信号逐步升高。

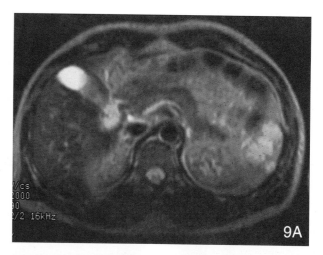

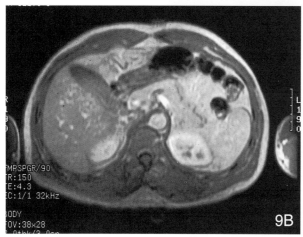

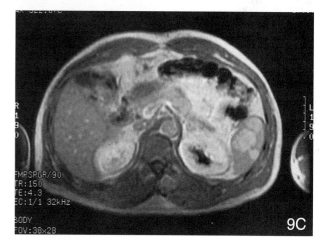

图 25-6-9 脾脏多发海绵状血管瘤
A. T₂WI,脾内见多个圆形高信号病灶。 B. 增强扫描门脉期示脾内病灶信号与脾脏相同,无法辨别。
C. 延迟期扫描示脾内多发病灶信号高于正常脾实质。

块边缘首先强化,然后可向中央逐渐轻度充填,这是由于肿块与正常脾实质之间无包膜。肿块中央有时也能强化,取决于组织成分的构成,如含有较多的血管或平滑肌类组织,强化较明显,如以脂肪组织、钙化组织为主则无强化。有些脾脏错构瘤可为囊性占位表现,囊样部分无强化。而周边和中间少许纤维间隔可有轻度强化。总之脾脏错构瘤是以多种组织成分构成的肿块,其中以脂肪组织和钙化最具特征性。同时增强后边缘强化及部分充填表现也较常见(图 25-6-11)。

六、脾脏淋巴管瘤

脾脏淋巴管瘤(lymphangioma)又称淋巴水瘤,较少见。由 Fink 在 1885 年首先报道,可以单发或多发,形成的原因为局部淋巴液引流受阻,使淋巴液积聚而形成囊样扩张。所以该病实为良性淋巴管畸形。

【病理和临床表现】 淋巴管瘤属发育畸形而非真正肿瘤,淋巴管瘤较血管瘤少见,大体标本上肿瘤大小不等,通常无包膜,呈浸润性生长,切面呈海绵状,有的区域呈密集的薄壁小管或小囊,有的区域则形成相互沟通的大囊,形成多房性囊状结构,囊内含有黄色液体。病理上分为毛细淋巴管型、海绵状及囊性淋巴管瘤三型。三者常混合存在,但以后两者多见,淋巴管扩张或极度扩张成囊样。囊壁内衬以扁平的内皮细胞,囊内含有淋巴液。较大的淋巴管囊壁增厚,且可见少许平滑肌组织,囊内有纤维间隔,厚薄不等。

脾脏淋巴管瘤患者一般无症状,除非肿块较大压迫邻近脏器。

【MRI 表现】 在 T₁WI 上脾脏较大的淋巴管瘤可使脾脏呈不均匀性增大。病灶的信号与其病理

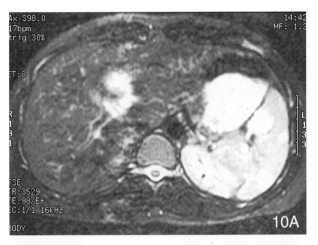
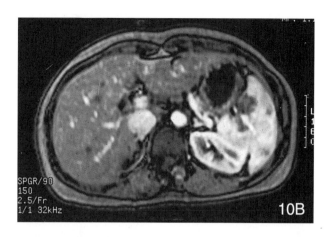
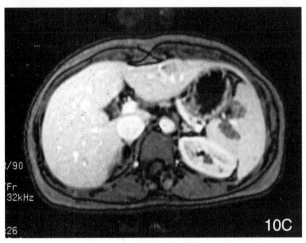
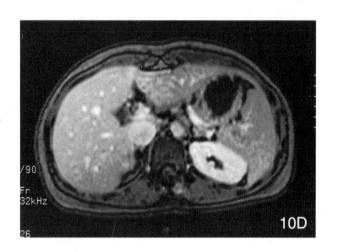

图 25-6-10 脾脏多发血管瘤

A. 去脂肪 T_2WI 示脾脏轻度增大,脾内见多个高于脾实质的异常信号。   B. 增强扫描动脉期示脾内病灶呈斑驳样强化,境界不清。
C. 门脉期扫描示造影剂部分充填于病灶内。   D. 延迟期扫描示病灶范围较前进一步缩小,造影剂基本充填病灶。

略低信号。在 Gd-DTPA 屏气快速梯度回波增强扫描时,淋巴管瘤边缘可有轻度强化。延迟扫描有时能见到中央的纤维间隔,而中央囊样扩张的区域则无强化。大部分淋巴管瘤表现为多房性,可显示囊壁和分隔(图 25-6-12)。

【鉴别诊断】   脾脏单发性占位病灶相互之间鉴别较为困难,但多种病灶具有一定的特征表现,利用 MRI 多序列和增强扫描有助于区别,而缺乏特征性表现的则定性诊断十分困难。

脾脏血管瘤的典型表现是 T_1WI 为低信号,NPWI 和 T_2WI 为逐渐增高的高信号。质子的高信号可与囊肿的等、高信号相鉴别。增强后其强化形式是从周边开始,逐渐向中央充填,中央可形成纤维瘢痕。较小的血管瘤增强早期即有明显强化,并充填整个病灶,延迟扫描病灶与脾实质信号均匀一致或仍高于脾实质。而转移瘤早期可有明显强化,但延迟后造影剂退出较快,病灶表现为低于脾脏实质的占位病灶。

脾脏错构瘤典型表现是含有脂肪和钙化成分。在 T_1WI 上脂肪表现为高信号,钙化表现为低信号,此时加扫 T_1WI 去脂肪序列对确定脂肪成分的有无帮助很大。增强扫描错构瘤边缘可强化并有造影剂填充趋势,但其一般不能完全填充。错构瘤可以合并囊变,囊变区无强化。其强化表现有别于血管瘤。

脾脏淋巴管瘤的典型表现是囊样病灶中央可有纤维间隔形成,常以多房性病变存在,故其表现有别于脾脏囊肿。在 T_1WI 上表现为等、低信号,且不很均匀,T_2WI 为不均匀性高信号,增强后边缘和中央纤维间隔可有轻度强化,有囊壁的显示,而脾囊肿一般信号均匀,增强后无囊肿壁的显示。

脾脏的单发转移性病灶是脾脏单发占位病灶中

最难鉴别的一类。这是由于原发肿瘤的病理性质不一,可表现为囊样、实质性或囊样实质混合性。典型的转移瘤表现为 T_1WI 为境界不清的低信号,T_2WI 为不均匀性高信号,增强后病灶呈"牛眼"状或"靶心"状表现。其他增强表现特征性较差,因此应结合临床病史及表现进行综合考虑。

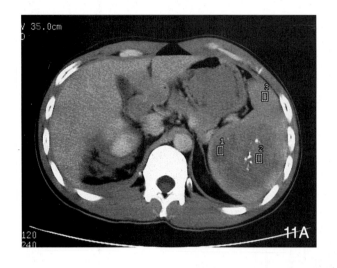

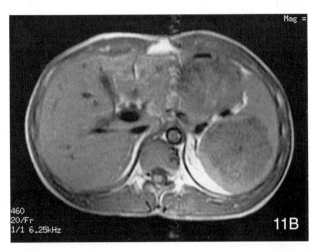

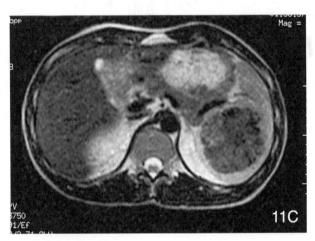

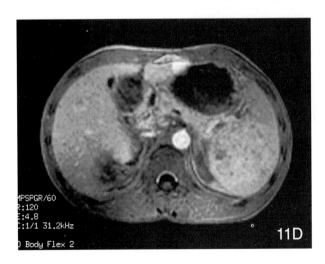

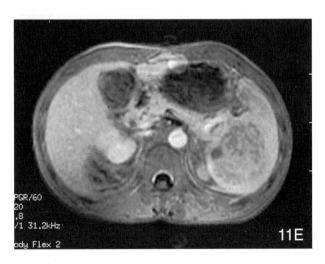

图 25-6-11 脾脏错构瘤

A. CT 平扫示脾脏局限性增大,内见低密度病灶,境界较清,病灶内有散在砂粒样钙化。 B. T_1WI 示脾内占位病灶呈等、低信号,境界清晰。 C. T_2WI 示脾内病灶呈高、低混合信号。 D. 增强扫描动脉期示脾内病灶有轻度强化。 E. 延迟期示脾内病灶进一步强化,与正常脾脏交界不清。

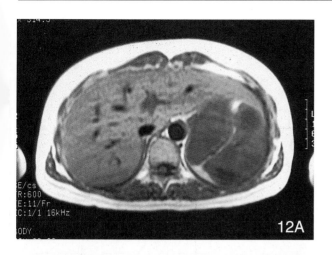
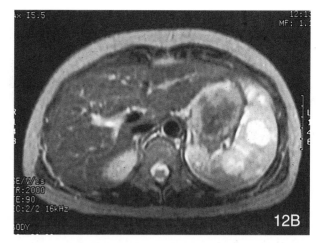
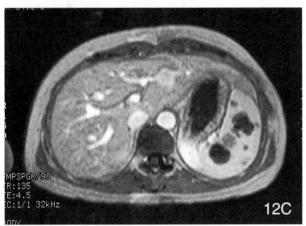
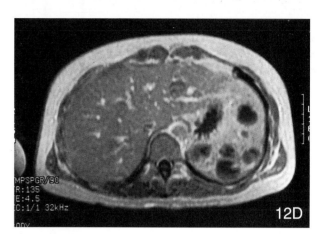

图 25-6-12　脾脏多发性淋巴瘤

A. T_1WI,脾内见多个圆形低信号病灶。　B. T_2WI,脾内见多个大小不等圆形高信号病灶。　C. 增强扫描门脉期示脾内病灶边缘有轻度强化,病灶内可见纤维间隔。　D. 延迟期扫描示病灶内无造影剂充填,病灶内纤维间隔更明显。

第七节　影像学方法比较

脾脏病变的检查以 B 超检查最为方便简单,且无损伤,费用低,对发现病变较为敏感,尤其对囊肿性病变和实质性占位分辨较为有利。但定性诊断有时较为困难,彩色多普勒超声对肿块的血流指数判断较为准确。但超声的检查很大程度上取决于检查者的手法和经验。在脾脏病变的检查中CT 较 MRI 应用普遍,尤其是螺旋 CT 对病灶的增强形式的显示较好,有利于对病灶血供的了解。CT 对显示少量钙化和脂肪组织的有无很敏感。但增强早期脾实质强化很不均匀,妨碍病灶强化的观察。CT 检查均需作含碘剂造影剂的增强,方显示病灶的形态以及强化形式,因此对碘过敏者一般不适宜。MRI 对脾脏病变的显示较敏感,但对确定有无钙化和脂肪组织时有时不如 CT 那样简便。如需确定脂肪组织的有无需加扫 T_1WI 去脂肪序列。增强的作用与CT 大致相仿。MRI 检查较适宜碘过敏者,因为 SE 序列 T_1WI 和 T_2WI 往往能发现病变并能较准确定性。MRI 的最大不足是检查时间比较长,检查费用较高。因此我们认为对脾脏病变的检查首先应选择 B 超(包括彩超),然后选择 CT,特别是螺旋 CT,上述检查依然不能确定病灶有无或定性困难的,MRI 不失为重要的补充手段。MRI 可发挥多序列多参数扫描的优势,其冠状位和(或)矢状位扫描更有利于病灶的准确定位。

(蒋亚平　周康荣)

参 考 文 献

1. 周康荣.腹部 CT.上海:上海医科大学出版社,1993,82

2. Ferrozzi F, Bova D, Draghi F, et al. CT findings in primary vascular tumors of the spleen. AJR,1996,166:1 097

3. Hahn PF, Weissieder R, Stark D, et al. MR imaging of focal splenic tumors AJR,1988,150:823

4. Irie H, Monda H, Kaneko K, et al. Inflammatory pseudotumors of the spleen: CT and MRI findings. JCAT,1996,20:244

5. Meer PVD, Cossi A, Tsao JI. Splenic arteriovenous fistula in a patient with lymphoma. AJR,1998,171:1 377

6. Minami M, Itai Y, Ohtomok, et al. Siderotic nodules in the spleen: MR imaging of portal hypertention. Radiology,1989,172: 681

7. Mirowitz SA, Brown JJ, Lee JKT, et al. Dynamic gadolinium-enhanced MR imaging of the normal spleen: normal enhancement patterns and evaluation of splenic lesions. Radiology, 1991,179:681

8. Ohlomok, Fukuda H, Morik, et al. CT and MR appearances of splenic hamartoma. JCAT,1992,16:425

9. Pinto Po, Avidago P, Garcia H, et al. splenic hamartoma: a case report. EUR Radiology,1995,5:451

10. Ramani M, Reinholel C, Semelka RC, et al. Splenic hemanginomas and hamartomas: MR imaging characteristics of 28 lesions. Radiology,1997,202:166

11. Senturk H, Kocer N, Papila G, et al. Primary macronodular hepalosplenic tuberculosis: two cases with US, CT and MR findings. Eur Radiol,1995,5:451

12. Siegelman ES, Mitchel DG, Semelka BC. Abdominal iron deposition: metabolism, MR findings, and clinical importance. Radiology, 1996,199:13

13. Urrutia M, Mergo PJ, Ros LH, et al. Cystic masses of the spleen radiology-pathologic correlation. Radiography,1996,16:107

14. Vilanova JC, Capdevila A, Aldoma J, et al. Splenic epithelioid hemangioma: MR findings. AJR,1994,163:747

第二十六章

胆　　道

胆囊和胆道病变是临床上较常见的疾病。超声波检查(US)由于它的简便易行，可重复性和较高的准确性，在胆道疾病的诊断方面起着非常重要的作用，一直是首选的检查方法。常规 X 线检查由于分辨率低，部分病例胆囊、胆道不能显影，现已很少运用。CT 分辨率高，为 US 检查的补充手段，尤其对胆总管内结石和肿瘤的显示明显高于 US。近年来开展的 CT 胆道造影(CT cholangiography, CTC)为无创性新技术，为胆道梗阻性疾病的检查增加了新的内容。20 世纪 80 年代初，由于 MRI 受空间分辨率低、成像速度慢以及胆系结石在 MRI 上呈低信号或无信号的影响，限制其在胆道系统疾病中的应用。近年来，随着 MRI 技术的发展，空间分辨率和成像速度的提高，动态增强扫描的运用，磁共振胆道造影(magnetic resonance cholangiography, MRC)新技术的开展，在临床和影像学两方面引起广泛的重视。特别是 MRC 技术，由于它无需使用造影剂，不受操作者技术水平的限制，在胆道多种疾病的诊断准确性方面与常规有创性的成像技术，如经皮肝胆管造影术(PTC)内镜逆行胰胆管造影术(ERCP)等接近，成为近年来快速发展的一项无创性胆道成像新技术，使得 MRI 在胆道方面的应用得以广泛开展。

第一节　检　查　技　术

一、检查前准备

胆道的 MRI 检查一般不需要口服胃肠道造影剂，为了使胆道特别是胆囊显示良好，应常规禁食 8~12 h，禁食有利用胆囊的良好显示，同时胃的排空可以减少伪影。此外，对于没有禁忌证的病人，可考虑使用低张药，如静脉或肌注山莨菪碱 20 mg，以减少胃肠道的运动伪影。

二、常规扫描序列

使用较多的为 SE 或 GRE T_1W 序列及 SE 或 FSE T_2W 序列。由于腹部脂肪较多，于 T_1WI 上呈高信号，T_2WI 上呈略高信号，因此加脂肪抑制技术有利于解剖结构和脏器轮廓的显示，及提高图像的 SNR。为充分显示胆管壁和胆囊壁，以及胆管腔和胆囊腔，可采用不同的技术和序列。在 T_1WI 上因胆汁含水量很高，一般呈低或无信号。若胆囊内胆汁经过浓缩，水分减少，视胆汁内脂肪成分的高低，可呈较高信号。如胆管腔和胆囊腔呈低或无信号表现，胆管壁和胆囊壁可以显示之。加脂肪抑制技术，显示更清楚。扩张的肝内胆管在 T_1WI 上呈较低信号，较肝内血管的信号更低，一般可以区分。但胆囊壁与肝实质之间缺乏对比而不能很好显示。在 T_2WI 上胆囊和胆管内胆汁呈明显的高信号，在横断面上胆总管的显示非常清楚，在加脂肪抑制的 T_2WI 上周围背景的脂肪被抑制，胆总管显示更为清楚。但肝内扩张胆管的高信号与肝内血管内缓慢血流信号有时不易区分。

三、增强方法

根据造影剂种类和扫描方法的不同，胆道 MRI 增强检查有两种方式：一种是 Gd-DTPA 动态增强，经静脉内注射 Gd-DTPA，采用快速扫描序列，主要为快速多平面扰相梯度回波(fast multiplanar spoiled phase gradient-recalled, FMPSGR)序列，对肝胆区行多回合扫描，使胆管壁和胆囊壁呈高信号，胆囊和胆管腔呈低信号；另一种为胆道特异性造影剂增强扫描，经静脉注射由肝分泌经胆道排泄的造影剂，使胆管和胆囊腔呈明显高信号。

1. Gd-DTPA 动态增强：Gd-DTPA 为血管内细胞外间隙顺磁性造影剂，由肾脏排泄。主要缩短 T_1 时间，在 T_1WI 上胆管壁和胆囊壁可强化，而腔内胆汁不强化。而且胆管和胆囊内肿瘤性病变同样可强化，在胆汁低信号的衬托下，对比十分清楚。另外，肝内血管显影信号很强，而肝内胆管不显影，呈低或无信号，两者很易区别。弥补了常规 T_1WI 和 T_2WI 上肝内血管和胆管信号相近似难以区分的缺点。在胆管和胆囊内肿瘤性病变的检查中，Gd-DTPA 动态增强扫描十分重要,一般列为常规检查。上海医科大学中山医院放射科使用 GE Signa 1.5T 超导扫描仪,采用 FMPSPGR 扫描序列,各扫描参数同肝脏动态增强扫描,注射造影剂前,先行一回合平扫。静脉注射 Gd-DTPA 15～20 ml,速率 2 ml/s,于注射后 2 min 内行三个回合动态扫描。每个回合扫描在病人屏气 20 s 内完成,扫描范围包括自十二指肠水平部至膈顶的全部层面。而后,病人呼吸 10 s 左右后,开始下一个回合的屏气扫描。必要时 3 min 后,再作一次延迟扫描。FMPSPGR 为快速屏气扫描,可避免运动伪影。

2. Mn-DPDP 和 Gd-EOB-DTPA 增强检查:Mn-DPDP 和 Gd-EOB-DTPA 为肝特异性造影剂,由肝细胞分泌经胆道排泄,部分由肾脏排泄。该增强检查同样缩短 T_1 时间,在 T_1WI 上胆道呈明亮的高信号,特别适合三维重建和作 MR 静脉胆道造影。其临床应用价值有待进一步探讨,因目前该造影剂尚处于临床实验阶段,主要用于肝脏病变的检查。

四、磁共振胆道造影

US 采集组织的声学衰减和界面反射综合的回声强度,CT 采集组织对 X 线的衰减,都是单一参数成像。MRI 则不同,是多参数成像,采集的虽然是组织的质子密度、纵向弛豫(T_1)和横向弛豫(T_2)等多项参数综合反映的信号强度,但操作者可以通过改变成像参数,如脉冲序列时间、数据采集顺序、辅助磁场的强度和变化速度,从而调整图像分辨率、对比度、成像速度,获得满足临床需要的多种图像。MRC 就是基于 MRI 的这一特征,选择较长的有效回波时间(effect TE),使含有大量活动质子具有较长 T_2 的胆汁在获得的重 T_2WI 上呈高信号,肝实质和周围软组织由于 T_2 较短,呈低信号,血液由于流空现象亦呈低信号或无信号。通过对原始图像经最大强度投影(maximum intensity project,MIP)及表面遮盖显示(surface shade display,SSD)等技术后处理,便可以获得不同方位,不同角度,与 ERCP 相似的二维投影(MIP)及三维 SSD 像,并可以在监视器上多角度、多方位旋转显示。扫描序列多采用 FSE 序列,TR/TE = 2 000～10 000 ms/140～330 ms,ETL:16～54,矩阵(128～256)×(256～512),1～6 次平均。采用或不采用呼吸门控触发采集数据,总成像时间 4～11 min。近年来,由于扫描技术的完善,发展了 SS-FSE(single-shot fast spin echo)和

HASTE(half Fourier single-shot turbo spin echo),一次激励采集重建一层图像填充 K 空间所需的全部或半数数据,因此扫描一层只需 1～2 s,能在极短的一次屏气时间(18 s)内完成全部扫描,获得 9 幅 5 mm 连续图像,或屏气 2 s 获得 20 mm 单层图像,显示胆管树的全貌,从而克服呼吸运动伪影。最近有作者报道应用 EPI 行磁共振胆道造影(MRC)检查,大大提高了扫描速度和空间分辨率。

扫描体位多采用冠状位或 10°～40° 右前斜非标准冠状位。脂肪抑制和空间预置饱和技术常被用来消除脂肪信号和伪影,以提高图像的质量。

第二节 正常解剖和 MRI 表现

一、正常解剖结构

1. 胆囊和胆囊管:在 T_2WI 上,胆囊壁往往不能显示,在 T_1WI 上,胆囊壁常常表现为中等信号强度,其显示情况主要取决于胆囊内胆汁的信号强度。如为水样低信号,则胆囊壁可以显示之;如为中、低混合信号则难以显示。在增强扫描中,特别是动态增强扫描序列,胆囊壁显示较清楚。胆囊的内容物在 T_2WI 上表现为高信号,而在 T_1WI 上,胆囊的信号改变随胆囊内容物的成分不同而改变。没有浓缩的胆汁因含较多的水,在 T_1WI 上呈低信号,随着胆汁的浓缩,胆固醇和胆盐的成分浓聚,与邻近的肝实质相比,胆囊的内容物多表现为较高的信号。在横断位图像上,胆囊管较难分辨,在 MRC 图像上,胆囊管的形态和走行容易观察。

2. 胆管:肝外胆管在 T_2WI 上表现为点状的高信号,显示率可达 100%(图 26-2-1)。没有扩张的肝内胆管在横断位较难分辨,而 MRC 图像,可显示亚段级肝内肝管,显示率约 90%(图 26-2-2),T_1WI 上肝内胆管为低信号,而肝外胆管其信号改变根据胆囊内胆汁成分的不同而改变,胆囊内浓缩的胆汁进入胆总管内则信号升高,值得注意(图 26-2-3)。

二、正常变异

迷走肝管或胆囊管与肝管的异常连接是可以遇到的正常变异,前者如肝右后叶肝管直接引流入胆总管(图 26-2-4),后者如胆囊管于肝总管低位汇合。这种变异使胆管在行胆囊腹腔镜或胆囊手术切除时极易被损伤。MRC 可识别这种变异,明显降低术中胆管损伤的机会(图 26-2-5)。

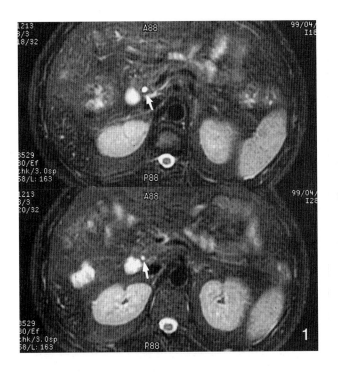

图 26-2-1　肝外胆管

相邻两幅连续加脂肪抑制的 T_2WI，
肝外胆管（箭）清晰显示，为点状高信号。

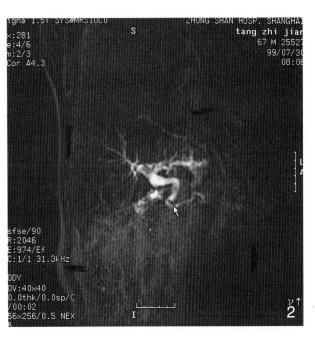

图 26-2-2　肝内胆管

MRC 显示肝内胆管直至亚肝段支，
胰管（箭）也显示良好。

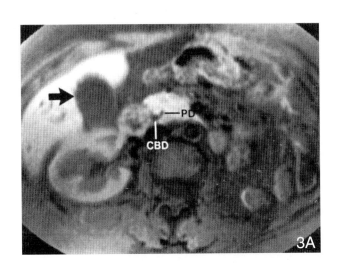

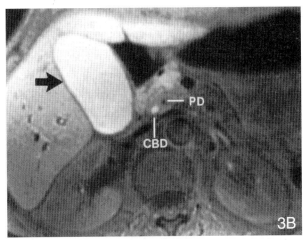

图 26-2-3　正常胆汁信号差异

A. T_1WI 示胆囊（箭）、胆总管（CBD）和胰腺管（PD）均为低信号。

B. 另一病例，在 T_1WI 上胆囊（箭）、胆总管（CBD）呈高信号，胰腺管（PD）呈低信号。

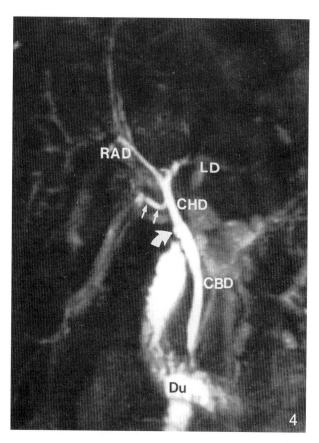

图 26-2-4　迷走右肝管

MRC 示肝右后肝管(直箭)直接汇于肝总管(CHD)。弯箭:
胆囊管开口;RAD:肝右叶肝管;LD:肝左叶肝管;CBD:胆
总管;DU:十二指肠。

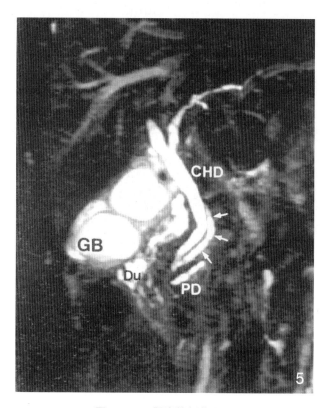

图 26-2-5　胆囊管低位开口

MRC 示胆囊管低位会合于肝总管(箭)。
DU:十二指肠;PD:胰腺管;CHD:肝总管;GB:胆囊。

第三节　胆囊疾病

一、胆囊结石

胆囊结石是胆道最常见的疾病,多见于 30 岁以上的成年人。结石以胆固醇结石最为常见,其次为混合性结石。超声波检测胆囊结石的敏感性和准确性很高,为首选方法,一般不需要作其他检查。在作上腹部 CT 或 MRI 检查时,偶尔发现胆结石的机会很多,故必须熟悉其表现。另外,CT 和 MRI 可大致估计胆结石的成分,对结石的治疗有一定的参考价值。

胆囊结石的临床表现与结石的大小、位置和胆囊有无梗阻及并发症的轻重有密切关系。间歇期主要表现为右上腹不适、消化不良等胃肠道症状,无特异性。急性期多表现为胆绞痛、呕吐和轻度的黄疸。伴发急性胆囊炎时,可表现为高热、寒战等。

【MRI 表现】　使用高场强的 MRI 机,胆囊结石通常在 T_1WI 和 T_2WI 上均表现为信号缺失,呈低信号或无信号(图 26-3-1),偶然情况下,胆囊结石表现为混杂信号,部分区域在 T_1WI 和 T_2WI 上均表现为高信号(图 26-3-2)。有个别的文献报道,胆囊结石在 T_1WI 上表现为明显的高信号。目前的研究认为,胆囊结石的信号改变除与结石中的脂质成分有关,也和结石中的大分子蛋白有密切关系。目前,MRI 诊断胆囊结石的总准确性达 80%。在 T_1WI 上,无信号的结石与低信号的胆汁之间对比不明显,极易漏诊,仅混杂信号和高信号可以识别。在重 T_2WI 上,胆囊内容物为明显高信号、低信号或无信号的结石呈充盈缺损,易于显示(图 26-3-3)。

二、急性胆囊炎

梗阻、感染及缺血是急性胆囊炎的主要病因。梗阻的主要原因是结石嵌顿,多见于胆囊颈部。急性单纯性胆囊炎病理上主要表现为胆囊粘膜的充血和水肿,如炎症累积整个胆囊,胆囊内充满大量的脓

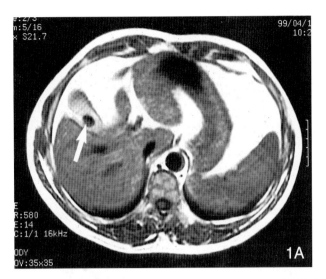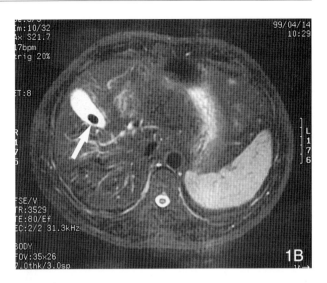

图 26-3-1　胆结石

A. T$_1$WI 示胆汁呈中等强度略高信号,胆囊壁显示不清,胆囊内胆石(箭)在略高信号的胆汁衬托下呈椭圆形低信号影。　B. 加脂肪抑制的 T$_2$WI,高信号胆汁内显示一边缘清晰无信号类似充盈缺损的结石(箭),腹壁和腹腔内脂肪被抑制呈低信号,更利于脏器轮廓的显示和病灶的检出;肝脏由于富含脂肪信号强度亦有所下降,明显低有于脾脏信号。

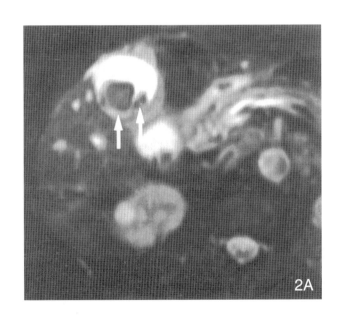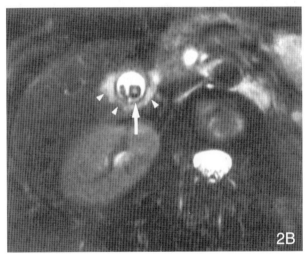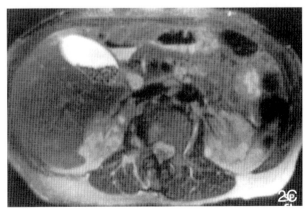

图 26-3-2　胆囊结石

A. T$_2$WI 示结石呈低信号(箭),周围胆汁呈高信号。　B. T$_2$WI 示结石中心呈高信号,周边呈环状低信号(箭),胆汁呈高信号,箭头所示为胆囊的炎性改变。　C. T$_1$WI 示胆囊结石呈均匀的高信号(箭),周边可见低信号环。

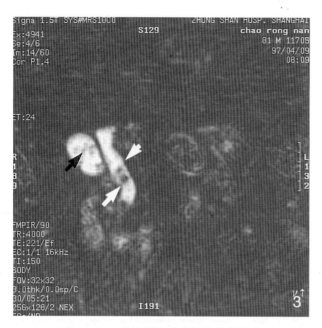

图 26-3-3 胆囊结石和胆总管多发结石
重 T₂WI(MRC 原始图像)显示胆囊和
胆总管内多个低信号结石影(箭)。

液,浆膜面纤维渗出,称为急性化脓性胆囊炎;急性坏疽性胆囊炎见于少数严重细菌感染、损伤及极度虚弱的病人,病理上表现为胆囊积脓、胆囊壁的缺血坏死,常并发胆囊穿孔。

临床上,急性胆囊炎多见于 45 岁以下的女性,既往多有胆绞痛发作史,典型症状为右上腹痛,向右肩背部放射,可伴有发热、畏寒、黄疸。查体有右上腹压痛、肌紧张和 Murphy 征阳性。

急性胆囊炎的 MRI 表现和超声波、CT 相似,主要表现为胆囊腔增大、胆囊壁增厚和胆囊周围积液,部分病人可见胆囊结石和胆囊周围脓肿。胆囊壁增厚是主要的 MRI 表现,增厚的胆囊壁多较均匀,特别是腔内面较光整,浆膜面往往因为炎症反应和粘连可以不光整,境界不清。总之,在影像学上确定急性胆囊炎诊断的主要标准为胆囊增大和胆囊颈部结石,以及胆囊壁的增厚。胆囊壁的增厚可从轻度到重度不等。轻度增厚的标准不明确,在无结石发现的情况下,诊断难以确立。文献报道,快速动态增强的 MRI 上,急性胆囊炎可见一些较有诊断和鉴别诊断的征象。如在动态增强的动脉相,肝胆交界区的肝实质可见一过性不规则散在的强化,反映了邻近肝实质的炎性充血。胆囊壁的强化也具有一定的特点,动脉相时胆囊壁的内层强化,随扫描时间的延长,增厚的胆囊壁全层逐渐出现强化。有作者认为这两个征象在胆囊急、慢性炎症以及胆囊癌鉴别方

面有重要价值。典型病例显著增厚的胆囊壁呈三层结构,内层(粘膜层)和外层(浆膜层)因充血而显著强化,中间层为水肿区,强化不明显呈低信号(图 26-3-4)。急性单纯性胆囊炎如临床症状典型,一般无需作 MRI 检查,而急性化脓性胆囊炎病情严重,并发症多,CT 和 MRI 不失为超声波之外的重要检查手段。可发现胆囊周围积脓和扩散,邻近肝脏脓肿形成,以及肝总管、胆总管周围因粘连水肿而受压,产生胆管梗阻扩张,即 Mirizzi 综合征。

三、慢性胆囊炎

慢性胆囊炎可以是急性胆囊炎反复发作的结果,也可开始即为慢性,它往往和胆结石并存。病因一般认为是细菌感染、代谢失常和胆道不通畅的结果。女性多见,好发年龄 35～50 岁间。主要病理表现为胆囊壁的增厚和纤维组织增生,粘膜萎缩。因慢性胆囊炎多并发胆囊结石,其临床表现与胆石症基本相同。

MRI 诊断慢性胆囊炎,其准确性是有限的,主要的表现是胆囊结石、胆囊壁的增厚和(或)胆囊壁的钙化。胆囊壁的增厚是慢性胆囊炎的重要表现,但很少超过 4 mm,增厚的壁较均匀(图 26-3-5)。MRI 显示胆囊壁的钙化较 CT 敏感性差,对细小的钙化不能显示,明显的胆囊壁钙化表现为胆囊壁的信号缺失。从理论上讲,慢性胆囊炎的形态不规则,体积缩小,由于胆囊大小和形态与胆囊的充盈程度有密切关系,实际上,该征象的价值非常有限。增强扫描增厚的胆囊壁中度强化,周围肝实质的改变无强化或程度较轻。慢性胆囊炎合并穿孔时,周围肝实质受炎症浸润,动态增强可表现为胆囊窝周围肝实质内不均匀强化,很难与胆囊癌相鉴别,但慢性胆囊炎增厚的胆囊壁的内壁多较光滑,有一定的鉴别诊断价值(图 26-3-6)。总之伴结石的慢性胆囊炎的诊断较容易,而非结石性慢性胆囊炎的诊断须慎重。需注意临床上除了急、慢性胆囊炎和胆囊癌可造成胆囊壁增厚外,其他原因也可造成胆囊壁的增厚,如急性肝炎、肝硬化腹水、胰腺炎等。这些原因造成的胆囊壁增厚多呈一过性,增厚的胆囊壁均匀,往往合并胆囊窝的积液。以上原因造成的胆囊壁增厚,常常误诊为急性胆囊炎,结合临床病史不难鉴别诊断。

四、胆囊息肉和腺瘤

胆囊息肉和腺瘤在 CT 和 MRI 上难以截然分

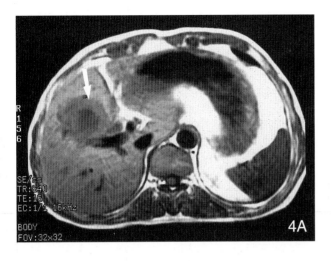
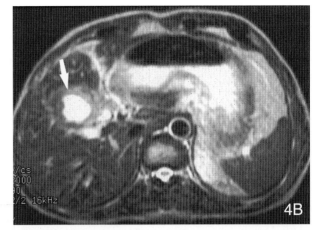
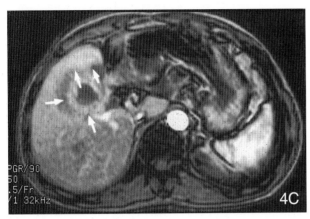
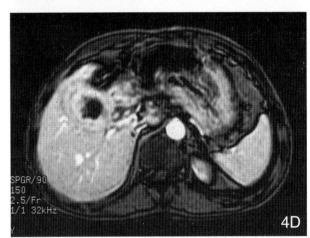

图 26-3-4 急性胆囊炎
A、B. 分别为 T$_1$WI 和 T$_2$WI,示胆囊壁环形增厚,与周围肝实质境界不清(箭)。 C. 动态增强扫描动脉相示
粘膜层环形强化(黑箭),肝实质一过性不规则强化(白箭)。 D. 平衡相示胆囊壁典型三层结构。

清,表现相似,对于直径小于 1 cm 的这类病变,无论高分辨 CT 和 MRI 检出率都很低,即使超声波发现胆囊的息肉或小腺瘤,CT 和 MRI 的检查往往阴性,超声波的检出率明显高于前两者。因此,编者认为用 CT 和 MRI 检查这类病变价值不大。息肉、腺瘤与胆固醇结晶的区别为前者注射造影剂后可以强化。

五、胆囊腺肌瘤

胆囊腺肌瘤(adenomyomatosis of the gallbladder)是胆囊上皮及肌层增生,粘膜向增厚的肌层内突出或穿过肌层形成罗-阿氏窦(Rokitansky-Aschoff sinuses),是胆囊的一种常见疾病,发病率为 2.8% ~ 5% 或更高。常表现为胆囊壁的局限性或弥漫性增厚,因此必须和胆囊癌相鉴别。病理学上以肿块或增厚的胆囊壁内罗-阿氏窦形成为特征。

【MRI 表现】 MRI 可发现胆囊壁的局限性或弥漫性增厚,以及病变处粘膜层的的早期强化和浆膜层的延迟强化,很难与胆囊炎和胆囊癌相鉴别,因此,发现罗-阿氏窦是建立胆囊腺肌瘤诊断的关键。罗-阿氏窦内含胆汁,在 T$_2$WI 上表现为胆囊壁肿块内或增厚的胆囊壁内直径为 4~7 mm 的类圆形高信号灶;于动态增强扫描图像上,表现为增强的肿块内或增厚的胆囊壁内不强化的低或无信号灶。从扫描技术上讲,以屏气半傅立叶快速采集弛豫对比增强扫描序列最有利于罗-阿氏窦的检出,其次为动态增强扫描。

六、胆囊癌

胆囊癌是胆道系统最常见的恶性肿瘤。女性发病明显多于男性,男女之比为 1∶3。其病因不明,一般认为胆囊癌的发生与胆囊结石及所伴发的慢性炎症有关。

病理上胆囊癌多发生在胆囊的颈部和底部。组

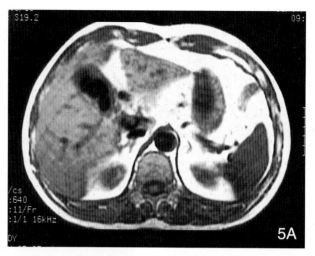

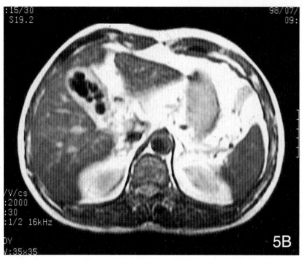

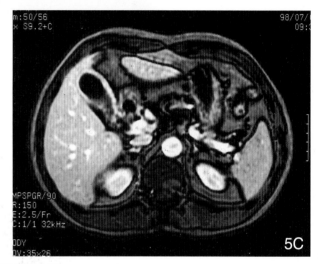

图 26-3-5 慢性胆囊炎,胆结石

A、B. 分别为 T_1WI 和 T_2WI,示胆囊内多个圆形低信号结石,在 T_2WI 上显示更为清楚。 C. 动态增强扫描示增厚的胆囊壁强化,腔内面光整。

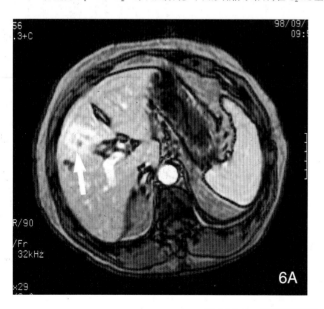

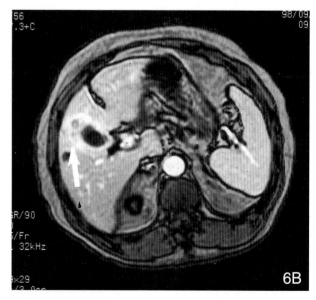

图 26-3-6 慢性胆囊炎,伴溃疡穿孔(手术证实)

A、B. 分别为动态增强相邻层面,示胆囊壁增厚,内壁光滑,肝胆界限不清,胆囊窝周围肝实质内可见片状不均匀强化灶,内可见小的低信号区,系胆囊周围和肝内小脓疡(箭)。

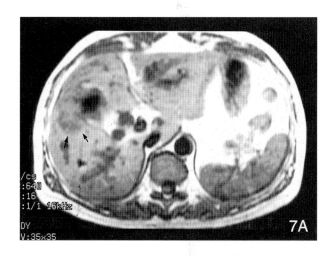

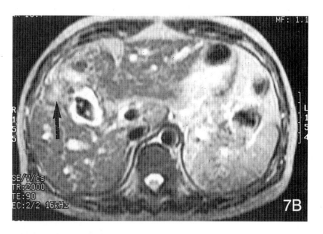

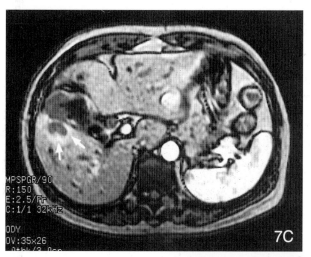

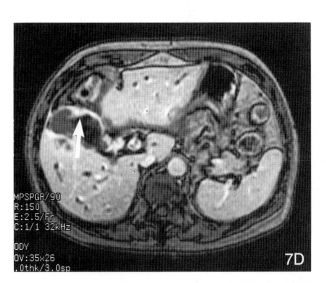

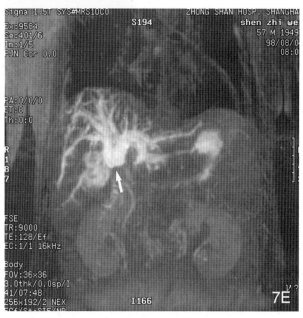

图 26-3-7 胆囊癌累及肝实质和肝总管

A. T₁WI 示胆囊壁不均匀增厚,以底部显著,肝右叶内可见片状低信号灶(箭)。 B. T₂WI 示胆囊底部肿块呈略高信号(箭),胆囊腔内见一菱形结石。 C. 动态增强扫描动脉相示增厚的胆囊壁不规则强化,肝内病灶呈环形强化(箭)。平衡相示胆囊壁出现延迟强化,肝内胆管扩张。 E. MRC 示肝内胆管扩张,胆道于肝门部梗阻(箭)。

织类型以腺癌最常见,占 70%～90%,鳞癌和其他类型的恶性肿瘤非常少见。腺癌根据肿瘤的生长方式又可分为浸润型、粘液型、乳头型和混合型,其中以浸润型较多见。

胆囊癌早期的临床症状无特异性,多系伴发的结石引起的上腹不适等。后期有进行性消瘦、右上腹痛,甚至黄疸,少数病人可扪及右上腹肿块。总之,临床无特异性表现,肿瘤转移出现早,预后差。

【MRI 表现】 胆囊癌的表现根据其形态改变分 3 种类型:胆囊壁浸润增厚型、腔内型和肿块型。壁的增厚多为局限性不规则性(图 26-3-7),少数可表现为胆囊壁的均匀增厚,与炎性胆囊壁增厚改变难以或不能区别,但胆囊壁厚度超过 1 cm 者,高度提示胆囊癌可能。腔内型主要表现为突向腔内的肿块,可以有较宽的不规则的基底或呈草莓样,蒂难以观察到,胆囊壁正常。肿块型表现为胆囊区的不规则肿块,胆囊的基本形态往往消失,晚期胆囊癌病例多呈这种表现。因胆囊腔明显缩小变形,甚至完全被肿块填塞,尤其是邻近肝脏受侵犯时,和肝癌侵犯胆囊不易区分。如肿块中发现结石,则支持胆囊癌的诊断。另外在动态增强图上,两者的增强类型对鉴别诊断有一定帮助。其他表现有肝门淋巴结肿大压迫胆管或胆管受侵犯造成肝内胆管的扩张,邻近肝脏的侵犯和肝内的转移灶。周围其他脏器如胃窦、十二指肠、胰腺和结肠也可受侵犯。胆囊癌病灶在 T_1WI 多表现稍低或等信号、T_2WI 表现为中等度的高信号。胆囊癌强化较明显,且持续时间较长,与典型的肝细胞癌"速升速降"型强化有别(图 26-3-8)。增强后胆囊壁的局部不规则增厚和壁结节的显示往往大于平扫且明显,病灶局部粘膜层破坏,理论上不会出现急性胆囊炎时可见到的早期强化。胆囊癌和胆囊炎合并存在时,MRI 表现交叉重叠,造成诊断困难。T_2WI 上胆囊周围脂肪层的改变值得注意,局部脂肪层消失提示侵犯。增强扫描

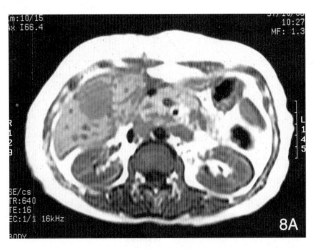

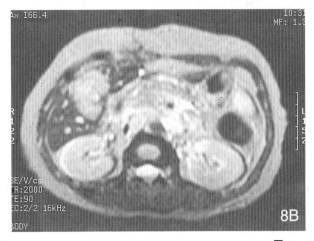
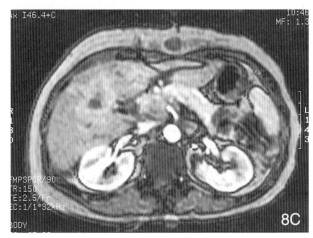

图 26-3-8 胆囊癌

A、B. 分别为 T_1WI 和 T_2WI,示胆囊窝区不规则肿块,正常胆囊影消失,肿块在 T_1WI 上呈低信号、T_2WI 上呈高信号。 C. 动态增强扫描动脉相示肿块不均匀环形强化。

也有利于判断周围脏器的受侵情况。

第四节　胆管疾病

一、胆总管囊肿

胆管的囊肿传统称为胆总管囊肿，实际上为胆管的囊状扩张，系先天性的胆管壁发育不良所致。本病根据囊肿的位置和形态分5型：Ⅰ型(80%～90%)，胆总管呈囊状、纺锤状或柱状；Ⅱ型(2%)，胆总管的单发憩室；Ⅲ型(1.4%～5%)，十二指肠壁内段胆总管呈囊状膨出；Ⅳ型(19%)，多发胆管囊肿，位于肝内和肝外，或肝外多发；Ⅴ型，又称Caroli病，为肝内胆管多发囊状扩张。总之，胆管囊肿可发生于胆管系统的任何部位，以单发为主，也可多发，形态、范围和大小多异。

胆总管囊肿多见于女性，男女之比为1:3～1:4，多见于婴幼儿，占本病的50%～80%。临床上多表现为黄疸、腹痛、上腹部包块。婴幼儿以黄疸最常见。成年患者部分从幼儿起出现间歇性的发热、黄疸，部分于体检时发现或因其他疾病行US或CT检查时发现。值得注意的是成年人胆总管囊肿易恶变，或合并其他消化道肿瘤。

【MRI表现】　MRI可清楚显示肝内、外胆管的解剖结构和囊肿形态，扩张的胆管可呈囊状、柱状或憩室状，边缘清晰。由于其内含胆汁，在T_1WI上呈低信号，在T_2WI上呈高信号(图26-4-1)，部分病例，其内胆汁淤积，呈胆泥样改变，或合并结石，在T_2WI上呈不均匀的混杂信号或在高信号的背景中见多个低信号的充盈缺损。冠、矢状位扫描有利于显示囊肿与胆管树的解剖关系(图26-4-2)，特别是MRC能反映胆管树的全貌，准确地对胆管囊肿进行分型，比CT、ERCP提供更多的信息，而且无损伤，不需造影剂，已成为先天性胆管扩张的首选检查方法。Caroli病是肝内胆管的节段性扩张，特点是扩张的肝内胆管沿胆管树分布，胆总管和左右肝管正常。胆总管的囊肿表现各异，但多表现为肝外胆管的囊状或梭状扩张，肝内胆管轻度扩张或不扩张。胆总管下端壶腹部囊肿呈水母头样。成人的胆总管囊肿发现局部胆总管壁增厚，要高度怀疑合并胆管癌。

二、胆管炎症

(一)急性化脓性胆管炎

急性化脓性胆管炎的病因主要是胆道的梗阻和感染。常见的原因有胆管结石、胆道蛔虫症、胆管的狭窄、肿瘤和胆道术后的胃肠道返流。临床上表现为上腹痛、高热寒战，多数有轻重不一的黄疸。

【MRI表现】　主要表现有胆管扩张和胆管壁增厚，增厚的胆管壁一般小于4 mm。增强扫描胆管壁强化，持续时间较长。部分病例可见肝内多发的脓肿形成，大小不一。50%～60%的病例可见胆管内结石。急性化脓性胆管炎的病人往往不宜行ERCP检查，在这种情况下，MRC在了解梗阻的原因和狭窄的程度和范围方面，可以提供有价值的信息。

(二)慢性胆管炎

慢性胆管炎多为急性胆管炎遗留的结果。病理上表现为胆管壁的增厚和管腔狭窄，狭窄近端的胆管扩张。临床上多无特异性体征，多表现为上腹不适，偶有发热和间歇性的轻度黄疸。

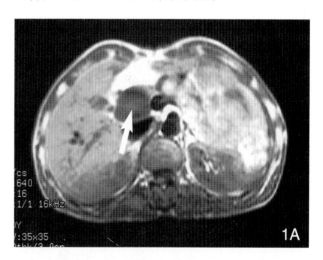

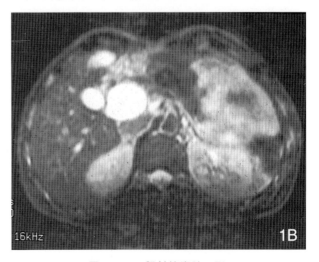

图26-4-1　胆总管囊肿Ⅰ型

A、B. 分别为T_1WI和T_2WI，示胆总管呈圆形扩张。
在T_1WI上呈低信号，在T_2WI上呈高信号。

on

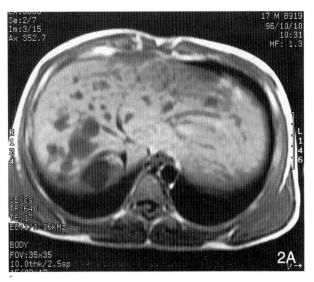
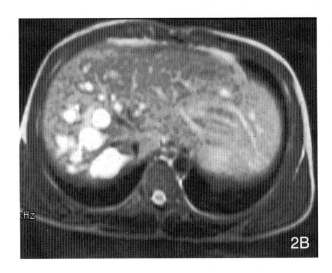

图 26-4-2 Caroli 病

A、B. 分别为 T_1WI 和 T_2WI,示肝内胆管多发囊状扩张。在 T_1WI 上呈低信号,在 T_2WI 上呈高信号。

【MRI 表现】 胆管明显扩张、胆道结石和胆管壁的增厚是常见的表现。胆管的扩张往往呈枯树状,少数呈软藤状,个别呈囊状。胆管的结石可呈多种形态,在 MRI 上表现为条状和不规则状信号缺失区。胆管壁厚 2～4 mm,个别超过 5 mm,壁的增厚往往欠均匀。增强扫描胆管壁可表现为中等度的强化。与急性化脓性胆管炎的鉴别主要根据临床表现。

(三) 硬化性胆管炎

硬化性胆管炎分为原发和继发两种。原发硬化性胆管炎又名狭窄性胆管炎,病因不明,往往合并溃疡性结肠炎。主要病理过程为肝和胆管进行性感染和纤维化,以肝内外胆管的慢性纤维化引起胆管狭窄和闭塞为特征。胆管壁增厚,管腔明显变窄或闭塞,外径无明显增大。临床上表现为慢性进行性阻塞性黄疸。继发性硬化性胆管炎往往是胆道损伤的结果,可见于胆道手术、胆道结石、感染、肝动脉内化疗等。

【MRI 表现】 典型的 MRI 表现为肝内外胆管节段性不连续的、散在分布的不规则扩张和狭窄。部分胆管树呈串珠状。狭窄区的胆管壁厚 3～4 mm。除 T_1WI 和 T_2WI 外,MRC 三维图像显示多发胆管的狭窄和扩张更为清楚。由于 ERCP、PTC 难以良好显示多发的,特别是近端中度和重度的胆管狭窄后的扩张,故 MRC 在硬化性胆管炎的诊断上有独到之处,值得临床推广应用。同样,硬化性胆管炎和感染性胆管炎的区别主要依赖临床表现,影像学上前者胆管壁的强化不及后者(图 26-4-3)。

三、胆管损伤

随着腹腔镜胆囊切除术的开展,胆道损伤明显增加。胆管损伤包括胆管狭窄、闭塞和胆漏。MRI 可以显示胆汁聚积的部位、范围,量的多少,鉴别单纯胆漏和合并出血,但不能显示胆漏的准确部位。MRC 在显示胆管树的同时,可以了解胆管狭窄或闭塞的部位,尤其是异位的肝内胆管,如肝右后叶胆管,阻塞后的该胆管与胆总管不连接,ERCP 无法显示。

四、胆管结石

胆管的结石分为原发和继发两种,原发者指结石生成在胆管内,继发者指结石从胆囊内迁移到胆管内所致。胆管结石引起的病理和临床表现取决于结石造成的梗阻程度和有无继发感染。

【MRI 表现】 胆管结石的 MRI 特征性表现为在 T_1WI 和 T_2WI 上信号缺失区,圆形、椭圆形或不规则形(图 26-4-4),但少数结石可呈混杂信号,甚至高信号,这与结石的成分有关。伴发的改变有胆管扩张、局部胆管壁的增厚等。此外,我们也观察到胆管结石常常合并胆囊结石、胆囊炎。文献报道 MRC 诊断胆管结石定性准确性在 64%～98%。对胆总管结石和胆管内的低信号结石诊断准确性较高。Reihold 等对 110 例 ERCP 证实的胆道梗阻的病人行 MRCP 检查,MRCP 诊断胆总管结石的准确性 97%,敏感性 90%,特异性 100%,与 ERCP 结果相似。我们一组 30 个病例,MRC 诊断胆管结石总的准确性为 94%,特异性为 98%。值得注意的是

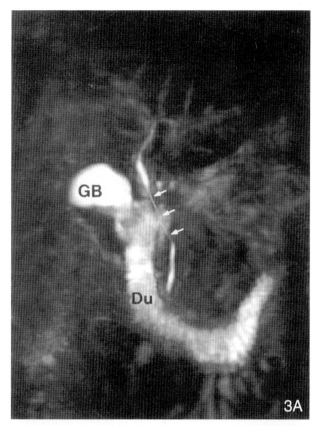

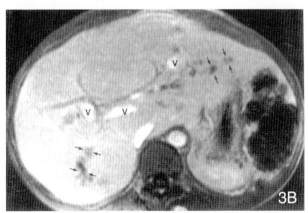

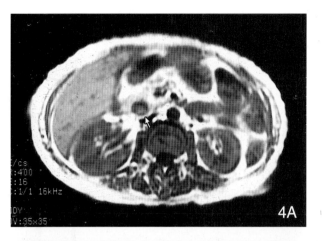

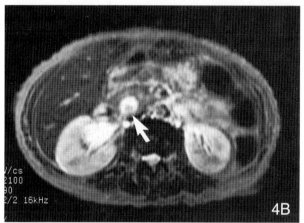

图 26-4-3 硬化性胆管炎

A. MRC 示胆总管较广泛的不规则狭窄(箭),狭窄以上胆管扩张。GB:胆囊;DU:十二指肠。 B. 另一病例,增强扫描示肝内胆管呈串珠状改变(箭)。V:强化的门静脉分支影。

MRI 诊断胆管结石应该综合多方面的信息分析,如横断位和重建前的原始图像,不能单凭三维的 MRC 图像,因为图像重建过程中,胆汁的高信号往往掩盖细小的结石,造成结石在 MRC 图像上丢失(图 26-4-5)。胆管结石的鉴别诊断包括胆管内的小血块、息肉、乳头状腺瘤等。

  根据文献报道及作者的经验,胆管结石的检查应首先采用 US、常规 CT 和 MRI,在不能诊断的情况下,进一步选择非损伤性的 CT 胆管造影(CTC)

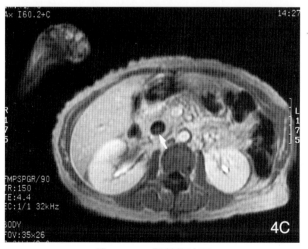

图 26-4-4 胆总管结石

A. T_1WI 示胆总管轻度扩张,其内可见较胆汁信号略高的信号影(箭)。 B. 在 T_2WI 上结石呈低信号,而胆汁呈高信号(箭)。 C. 动态增强扫描示结石无强化(箭)。

和 MR 胆管造影(MRC)。CTC 和 MRC 对胆管结石诊断的敏感性和特异性相仿,都接近 ERCP。在考虑经内镜胆道取石的病例,术前行 ERCP 是必要的。在下列情况下,ERCP 有一定的危险性,如胆道吻合术后等。应注意 ERCP 和胆道内取石术有将近

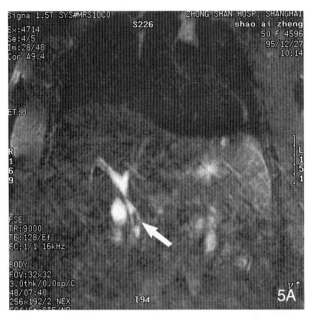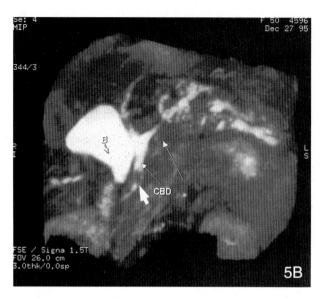

图 26-4-5　胆总管下端结石

A. MRC 原始图像清晰显示胆总管下端类圆形低信号灶(箭)。

B. MRC 重建图像显示胆总管下端结石(箭)。　B:胆囊;CBD:胆总管。

10%的并发症,1.5%的死亡率,以及有 5% ~ 10% 的失败率。

五、胆管癌

胆管癌的发病率居胆道恶性肿瘤的第二位。与胆囊癌相反,胆管癌以男性多见,男女之比为 2 ~ 2.5:1,好发年龄在 50~70 岁。病因不明,可能与慢性溃疡性结肠炎、原发性硬化性胆管炎、Caroli 病、胆总管囊肿、肝胆管结石有关。大体病理分 3 型,即结节型、浸润型和乳头型,其中以浸润型多见。浸润型致胆管壁增厚而且僵硬,常累及整个胆管壁周径,使管腔狭窄,粘膜呈灰白色,致密,结构模糊,并伴有多量纤维组织增生;结节型向腔内生长,形成硬质结节,直径小于 2 cm;乳头型可长成灰白色质脆的乳头状肿块,早期即可阻塞管腔。胆管癌根据发生的部位分为 4 型:①周围型,肿瘤位于肝内较小的胆管,又称胆管细胞性肝癌;②肝门型,肿瘤位于肝门附近较大的肝管;③肝外胆管型,即胆总管癌;④壶腹型,肿瘤位于胆总管下端近壶腹区。其中肝门型最常见,占 50% ~ 70%,Klatskin 于 1965 年首先描述,因此又名 Klatskin 瘤,是临床上高位梗阻性黄疸的主要原因。

胆管癌起病隐匿,发病的早期主要表现为右上腹或上腹部的不适。随病情的进展,患者出现黄疸,大部分病人的黄疸呈进行性加重,个别患者可呈间歇型,这类病人有时反而延误诊断和治疗。

【MRI 表现】　MRI 的主要表现为不同程度和范围的胆管扩张,胆管壁的增厚和(或)肿块。肿瘤由于生长缓慢,瘤体往往较小,分化较好的或乳头型者,有时可见大小不一的肿块位于梗阻区。浸润型胆管癌以胆管壁增厚和狭窄为主要表现,肿块往往不明显,如见肿块则表明肝脏也受侵犯。胆管癌在 T_1WI 上多表现为低信号或等信号,T_2WI 表现为稍高信号,动态增强扫描,动脉相少部分病例肿瘤早期不规则中等度强化,多数在门脉相和延迟相强化(图 26-4-6)。胆管癌延迟相趋向于持续强化,可能与造影剂滞留于肿瘤丰富密集的纤维间质成分有关,有许多的作者认为该征象是胆管癌的特点(图 26-4-7)。因此,动态增强在胆管癌的诊断和鉴别诊断上有较大的帮助。对于无肿块病例,显示胆管壁的增强是建立胆管癌诊断的主要依据,增强 MRI 优于 CT 和 US。扩张的胆管有时在 T_1WI 和 T_2WI 上均与血管信号对比不明显,增强扫描图像上两者可明确区分。MRC 可良好显示胆管扩张的程度和范围及梗阻的形态特点。胆管癌的胆管扩张多表现为中度和重度胆管扩张,扩张的胆管呈软藤状,个别呈囊状,截断区呈残根状。

肝门型胆管癌由于肝门区胆管内径较小,左、右肝管内径约 0.3 cm,肝总管内径约 0.4 cm,因此,早期即可造成胆管的完全梗阻,出现肝内胆管扩张和

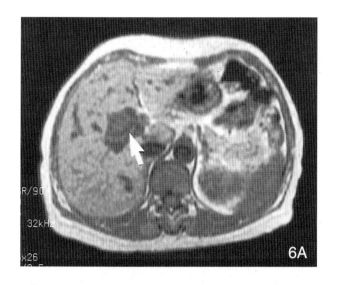

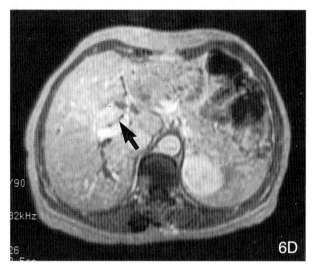

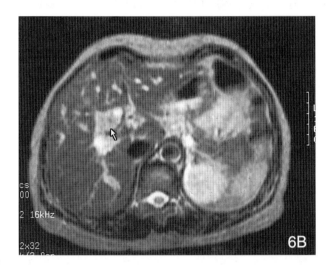

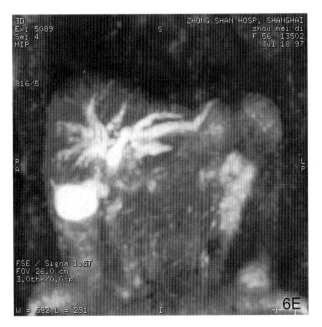

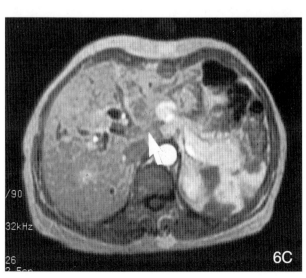

图 26-4-6　肝门胆管癌

A. T₁WI 示肝门区不规则形低信号肿块,大小约 2.0 cm × 3.0 cm(箭)。　B. T₂WI 示肿块呈略高信号(箭)。　C. 动态
增强动脉相示肿块强化不明显。　D. 门脉相示肿块呈不规则片状强化(箭)。　E. MRC 示肝门处梗阻。

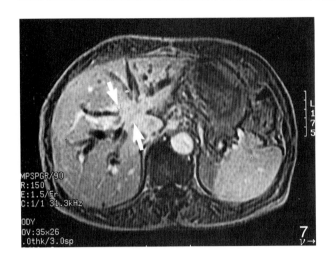

图 26-4-7 肝门胆管癌

肝门区不规则肿块,动态增强扫描后期肿瘤显著强化(箭),
远端胆管明显扩张,近肝门区中断。

黄疸。而肿块往往较小,常规 MRI 虽可显示,但不及增强扫描。一侧的肝门胆管癌除了以上表现外,较有特征的征象是该侧的胆管明显扩张和肝叶的萎缩(图 26-4-8)。胆囊常常缩小,如果增大,则提示肿瘤累及胆囊管或肿大的淋巴结压迫胆囊管。值得注意的是,一侧的肝叶萎缩在胆管结石合并反复的慢性炎症时也往往可见。肝门型胆管癌患者发现较早,但手术切除率很低,主要原因是肿瘤早期侵犯肝门结构,如肝门区血管、肝脏以及局部和远处淋巴结转移。由于肝门区结构复杂,MRI 的空间分辨率还较低,因此,MRI 在评价胆管癌周围侵犯方面仍有不少限度。上海医科大学中山医院放射科收集临床和病理资料齐全的 18 例肝门型胆管癌,MRI 检查均可发现肝内胆管不同程度的扩张。15 例肝门区存在肿块的病例,平扫检出 11 例,与周围肝实质比较,T_1WI 呈略低信号、T_2WI 呈稍高信号的结节形或不规则形的肿块,大小均在 5 cm 以下(图 26-4-9),动态增强 8 例出现早期强化,13 例发现延迟强化,1 例早期及延迟扫描均未见强化,1 例未行增强扫描。3 例 MRI 未显示肿块的病例中 2 例显示胆管不规则增厚的环形强化。5 例手术证实门静脉受侵的病例中,动态增强 2 例显示门静脉受侵(图 26-4-10)。近年来,随着胆道内支架介入治疗的开

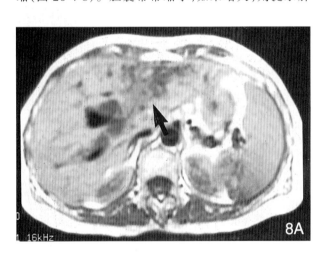

8A

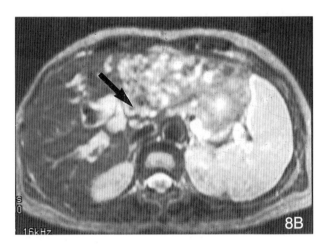

8B

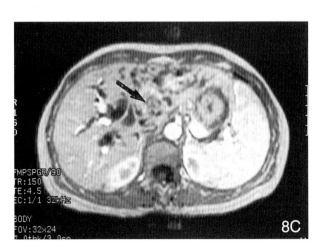

8C

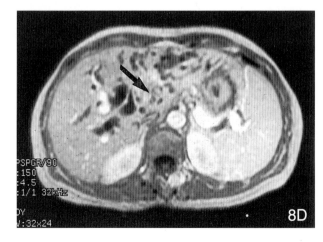

8D

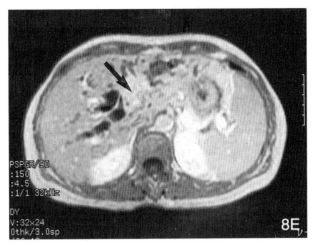

图 26-4-8 肝门胆管癌

A、B. 分别为 T_1WI 和 T_2WI,示肝门处不规则肿块(箭),在 T_1WI 上呈低信号,在 T_2WI 上呈高信号,肝内胆管扩张以左叶显著,伴左叶萎缩。
C~E.动增强扫描,动脉相(C)示肿块不规则强化,门脉相(D)和延迟相(E)示肿块延迟强化(箭)。

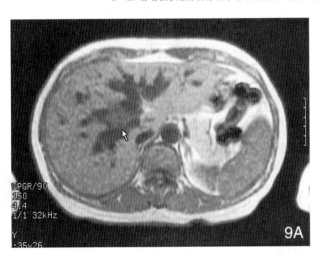 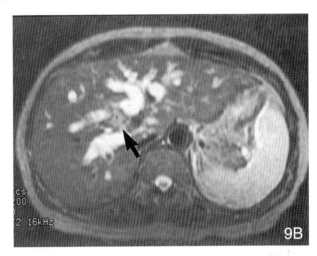

图 26-4-9 肝门胆管癌

A、B 分别为 T_1WI 和 T_2WI,示肝门区肿块,T_1WI 为低信号(箭),T_2WI 呈稍高信号(箭)。

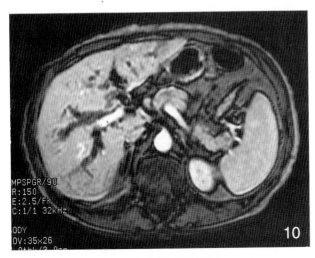

图 26-4-10 肝门胆管癌

肝门处环形强化肿块(箭)与门静脉前壁分界不清。
手术证实肝门胆管癌门静脉受侵,未切除。

展,大大提高患者的生活质量,对不能手术切除的肝门型胆管癌不失为一个有效的姑息治疗方案。采用综合影像学手段对肝门型胆管癌进行分期及评价手术可切除性,可避免一些不必要的剖腹探查,有十分重要的临床意义,是一个有待进一步研究的课题。

周围型胆管癌浸润周围肝实质,形成境界不清的肿块,但部分肿块于 T_1WI 和 T_2WI 均与肝实质信号相似,平扫很难发现。因此,动态增强扫描不仅可以帮助发现平扫不能发现的肿块,而且可以判断肿块对周围肝实质的浸润情况(图26-4-11)。

胆总管癌主要沿胆管内壁浸润性生长,胆管壁增厚造成胆总管不规则狭窄或完全梗阻,动态增强扫描增厚的胆管壁可强化,可和其他原因如胆总管结石造成的胆管梗阻相鉴别。MRC 可显示肝内、

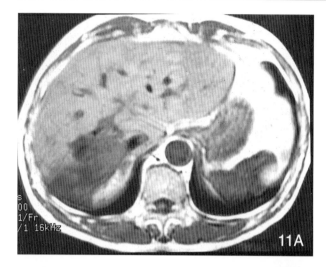

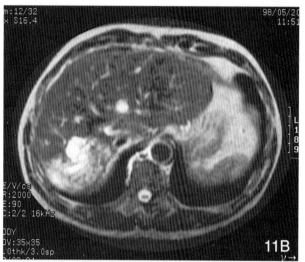

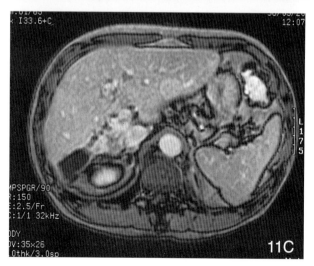

图 26-4-11 肝内胆管癌

平扫肝右后叶约 2.0cm×3.0cm 肿块,A. T₁WI 为低信号。
B. T₂WI 为稍高信号,其远侧肝内胆管扩张。 C. 动态
增强后期呈不均匀强化。

外胆管扩张以及狭窄段或梗阻端胆管的形态,胆总
管癌所致胆道梗阻肝内、外胆管多成比例扩张,梗阻

端呈突然截断或不规则狭窄,对鉴别诊断也有一定
的帮助。壶腹型胆管癌是壶腹周围癌中最少见的一
种,50% 呈乳头状,大多数分化良好,半数扩散至胰
腺、十二指肠及局部淋巴结,可造成胆总管和胰管扩
张。MRC 和动态增强均能发现这一征象,动态增强
扫描部分可发现扩张胆管腔内乳头状强化肿块(图
26-4-12)。

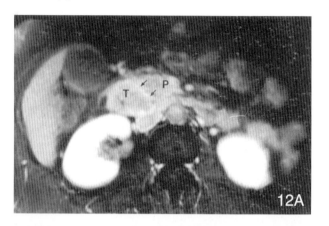

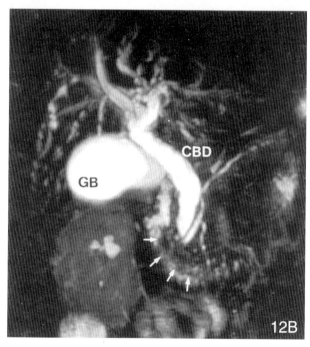

图 26-4-12 壶腹癌

A. T₁WI 增强扫描示肿块(T)不规则强化,周边强化明显(箭)。P
示胰腺。 B. MRC 示肝内胆管和胆总管明显扩张,扩张的胆总管
于壶腹区中断,局部可见肿块影(箭)。

总之,MRI 结合 MRC 除了在胆管癌的诊断方
面有重要作用外,对不能手术的患者制定姑息手术
的方案有很大的帮助。与 PTC 或 ERCP 相比,MRI
有以下优点:3D 的图像提供详细的胆道树解剖图
像,对肝内多发狭窄的胆管显示特别有效;肝门结构

复杂,对行胆道手术肝肠吻合的患者,显示梗阻的部位和与周围肝实质的关系,帮助制定非手术的引流方案有独特的作用。

(彭卫军　周康荣　龚静山　黄鸿源)

参 考 文 献

1. 江绍基.临床肝胆系病学.上海:上海科学技术出版社.1992,406

2. 陈忠年,沈铭昌,郭慕依.实用外科病理学.上海:上海医科大学出版社,1997,397~410

3. 周康荣.腹部CT.上海:上海医科大学出版社,1993,69—81

4. Asselah T, Ernst O, Sergent G, et al. Caroli's disease: a magnetic resonance cholangiopancreatography diagnosis. Am J Gastroenterol, 1998,93(1):109

5. Campbell WL, Ferris JV, Holbert BL, et al. Biliary tract carcinoma complicating primary sclerosing cholangitis: evaluation with CT, cholangiography, US and MR imaging. Radiology,1998,207(1):41

6. Camus C, Taourel P, Calvet C, et al. Differentiating stones from tumors of the biliary tree: a new challenge for MR cholangiography? AJR,1998,170(2):511

7. Coakley FV, Schwartz LH. Magnetic resonance cholangiopancreatography. Magn Reson Imaging,1999,9(2):157

8. David V, Reinhold C, Hochman M, et al. Pitfalls in the interpretation of MR cholangiopancreatography. AJR,1998,170(4):1 055

9. Demachi H, Matsui O, Hoshiba K, et al. Dynamic MRI using a surface coil in chronic cholecystitis and gallbladder carcinoma: radiologic and histopathologic correlation. J Comput Assist Tomogr, 1997,21(4):643

10. Ferrucci JT. Advances in abdominal MR imaging. Radiographics, 1998,18(6):1569

11. Flickinger FW, Allison JD, Sherry RM, et al. Differentiation of benign from malignant breast masses by time-intensity evaluation of contrast enhanced MRI. Magn Reson Imaging,1993,11(5):617

12. Fulcher AS, Turner MA, Zfass AM, et al. Magnetic resonance cholangiopancreatography: A new technique for evaluating the biliary tract and pancreatic duct. Gastroenterologist,1998,6(1):82

13. Jesudason SR, Govil S, Mathai V, et al. Choledochal cysts in adults. Ann R Coll Surg Engl,1997,79(6):410

14. Govil S, Justus A, Korah I, et al. Choledochal cysts: evaluation with MR cholangiography. Abdom Imaging,1998,23(6):616

15. Irie H, Honda H, Jimi M, et al. Value of MR cholangiopancreatography in evaluating choledochal cysts. AJR,1998,171(5):1 381

16. Kelekis NL, Semelka RC. MR imaging of the gallbladder. Top Magn Reson Imaging,1996,8(5):312

17. Lefevre F, Crouzet P, Gaucher H, et al. Single shot fast spin echo sequence MRI cholangiopancreatography. J Radiol,1998,79(5):415

18. Lomanto D, Pavone P, Laghi A, et al. Magnetic resonance-cholangiopancreatography in the diagnosis of biliopancreatic diseases. Am J Surg,1997,174(1):33

19. Masui T, Takehara Y, Fujiwara T, et al. MR and CT cholangiography in evaluation of the biliary tract. Acta Radiol,1998,39(5):557

20. Matos C, Nicaise N, Deviere J, et al. Choledochal cysts: comparison of findings at MR cholangiopancreatography and endoscopic retrograde cholangiopancreatography in eight patients. Radiology, 1998,209(2):443

21. Mendler MH, Bouillet P, Sautereau D, et al. Value of MR cholangiography in the diagnosis of obstructive diseases of the biliary tree: A study of 58 cases. Am J Gastroenterol,1998,93(12):2 482

22. Mennecier D, Savoye G, Ait Ameur AA, et al. Value of magnetic resonance cholangiography in the diagnosis of common bile duct cystic dilation. Presse Med,1998,27(8):354

23. Miyazaki T, Yamashita Y, Tang Y, et al. Single-shot MR cholangiopancreatography of neonates, infants, and young children. AJR, 1998,170(1):33

第二十七章

胰　　腺

20世纪80年代初期,MRI开始进入临床实际应用,由于其扫描时间长,空间分辨率低,有化学位移伪影,自主或不自主产生生理性运动伪影以及肠道存在气体等诸多因素影响,对胰腺实质的显示率很差,极大地限制了MRI在胰腺疾病诊断方面的临床应用。在一段时间内,诸多学者认为MRI在胰腺疾病方面的临床应用无实际价值。然而,近年来,由于计算机技术软、硬件的飞速发展,使得MRI的磁场强度增加和扫描速度明显提高,同时各种MRI快速扫描序列相继开发和临床应用等,不仅可以避免或降低各种生理性运动伪影的干扰,而且MRI增强扫描与螺旋CT一样可以进行多期相的任意扫描。此外,各种脂肪抑制技术的进一步完善与水成像技术的开发应用等,已经使MRI在胰腺疾病方面的诊断和临床应用发生根本性的转变。

值得一提的是,目前高磁场强度的MRI(T>1.0)设备基本具备快速扫描序列,因此,大多数单位已将MRI增强扫描列为常规扫描序列中的一部分,犹如螺旋CT增强扫描在胰腺疾病方面的临床应用。缺乏MRI增强序列扫描的胰腺检查,将是不完善的检查,这是由于快速动态MRI增强扫描能够反映胰腺病变供血的情况,因此,能够提高病变和正常胰腺间的对比度(对比噪声比),从而可以提高小病灶的检出率。另外,在增强早期(动脉期)胰腺实质信号强度可大大提高,信噪比和图像质量优于常规SE序列,胰腺轮廓显示十分清楚。加上多轴位成像和不用造影剂即能显示血管的优点,使胰腺MRI检查的临床应用指征非常广泛。就目前而言,MRI主要在以下一些情况下应用。

1. 了解胰腺的解剖结构和变异,尤其当超声或CT偶然发现胰腺局部或全部胰腺增大,而不能明确正常或异常时,MRI可进一步证实胰腺上述改变为正常情况或变异。

2. 进一步评价复发性胰腺炎以及胰周积液的定位。

3. 胰腺癌的诊断及分期,特别当B超和CT不能明确诊断时。

4. 胰岛细胞瘤的检出和定位。

5. 明确是否有过多铁沉积在胰腺、肝、脾或其他腹部脏器的组织中。

第一节　检　查　技　术

新的MRI技术,如屏气快速多层动态增强梯度回波扫描(如GE公司的FMPSPGR序列,Siemens公司的FLASH序列)、单次激发的快速自旋回波序列(如GE公司的SS-FSE序列,Siemens公司的HASTE和RARE序列)和脂肪抑制(fat suppress,FS)成像等的应用,极大地改善了MRI胰腺检查的图像质量,特别是消除生理性伪影的干扰等,从而有可能检出直径小于1.0 cm的胰腺占位病灶,以及能够全面了解弥漫性胰腺病变(胰腺炎)的病变范围、程度和并发症等。新近出现的胆道MRI技术(MR-CP),可以全面立体地了解梗阻性黄疸胆道梗阻的平面、程度和胰腺管扩张的情况,对梗阻性黄疸的定位甚为有利和更直观,同时根据文献和我们的资料,MRCP结合常规MRI技术,对梗阻性黄疸的定性诊断也有明显提高,单纯从诊断角度考虑,MRCP已经基本能够替代侵袭性的ERCP技术。

在日常工作中我们采用的胰腺MRI扫描序列基本包括:横断位SE序列T_1WI、FSE序列T_2WI、GRE序列T_1WI以及动态增强GRE序列T_1WI(包括动脉期、门脉期和实质期等多期GRE序列的扫描)。国外许多单位更主张在上述各种序列中(包括T_1WI和T_2WI)均增加抑脂肪技术,以此可以抑制胰腺内部分脂肪组织,从而更加有利于显示胰腺的轮廓、解剖结构和病灶等。T_1WI加脂肪抑制技术,由于脂肪信号受到抑制,而胰腺腺泡组织内的水溶性蛋白成分高,胰腺呈高信号,轮廓十分清楚(图27-1-1)。

T_2WI脂肪抑制技术,由于胰腺内及周围脂肪受抑制,背景信号明显下降,病灶高信号对比良好,

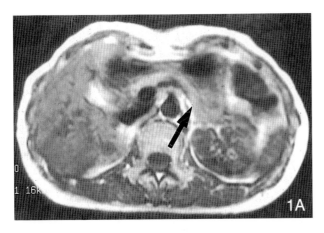
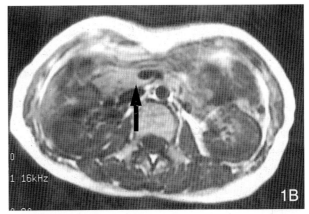
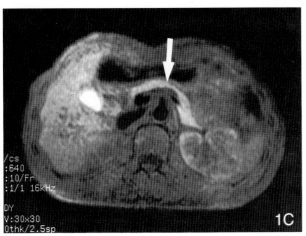
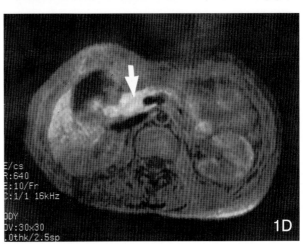

图 27-1-1　正常胰腺

A、B. SE 序列 T$_1$WI 示正常胰头、体、尾(箭)呈均匀的稍高信号影。

C、D. SE 序列 T$_1$WI 加脂肪抑制示正常胰头、体、尾(箭)呈明显均匀高信号影,轮廓更加清晰。

有利于小病灶的检出。有时为避免或降低运动伪影,或年老体弱及婴幼儿不能很好配合检查的,可采用单次激发的自旋回波序列代替 FSE 序列完成 T$_2$WI,但其缺点是信噪比降低,图像质量较 FSE 序列稍差。一般情况下,单次激发的自旋回波序列常用作冠状位的定位成像或单纯显示胆总管和胰腺管为主的 MRCP 的成像。以上所有序列具体参数的选择,根据不同的机型和场强等而有所不同,各单位酌情选择。上海医科大学中山医院采用 GE1.5 T Singa Advantage 机型的具体参数见表 27-1-1。

如果在 T$_1$WI 和 T$_2$WI 上增加脂肪抑制技术,在所有参数不变的情况下,T$_1$W 成像时间将会适当延长,同样,如果附加其他技术(如呼吸补偿、流动补偿等)T$_1$W 成像时间也会相应延长。一般而言,增加脂肪抑制、呼吸补偿和流动补偿技术,对 T$_2$W 成像时间不延长,这是由于 TR 较长的缘故。

动态增强 GRE 序列(如 FMPSPGR)除要求病人在扫描期间屏气外,更重要的是强调和调整注射

表 27-1-1　胰腺 MRI 参数表

参　数	SE T$_1$WI (+FS)	FSE T$_2$WI (+FS)	FMPSPGR
层数(No. of section)	15	15	13
层厚(mm) (section thickness)	5～7	5～7	5～7
间隔(mm) (intersection gap)	1～3	1～3	1～3
矩阵(matrix)	128×256	128×256	128×256
显示视野(mm) (field of view)	350×350	350×350	350×260
重复时间(ms) (repetition time)	640	2 000	150
回波时间(ms) (echo time)	16	90	4.3
频带宽度(kHz) (bandwidth)	16	32	32
反转角(degree) (flip angle)	90	90	80
激励次数(No. of acquisition)	2	2	1
回波链长度(echo train length)		8～16	
空间预饱和 (spatial saturation)	上、下	上、下	

造影剂的量、速率和扫描时间等因素。上海医科大学中山医院的方法是:经肘静脉用手均匀推注15～20 ml的Gd-DTPA(或根据0.1～0.2 mmol/kg体重计算造影剂的总量),整个推注时间约10 s,推注结束后即刻启动扫描程序进行动态扫描,共重复3～4个回合(30 s、60 s、90 s、180 s),这样基本可以涵盖整个动脉期、门脉期和实质期等一系列的强化过程(图27-1-2)。每次扫描间歇时间为10 s左右,以便让病人换气呼吸。如果能够使用注射器精确确定注射速率和扫描时间则更理想。国外文献报道采用注射速

率为1.5～2 ml/s,注射后15 s、60 s、120 s分别扫描整个胰腺,取得良好的效果。根据文献和我们的体会:正确使用快速动态增强扫描序列,不但可以提高胰腺病变检测的敏感性和诊断的特异性,而且可以正确地对胰腺肿瘤手术切除的可行性进行术前评价,是胰腺检查中应广泛推广和应用的一种序列,或者说是胰腺检查中必不可少的一种扫描技术。增加脂肪抑制技术的T_1WI和T_2WI对胰腺病变的检出较单纯的T_1WI和T_2WI更为敏感,特别是脂肪抑制技术的T_2WI能敏感地显示胰腺肿瘤的局部浸

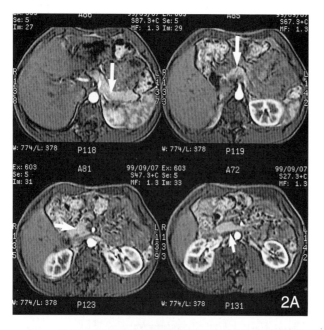

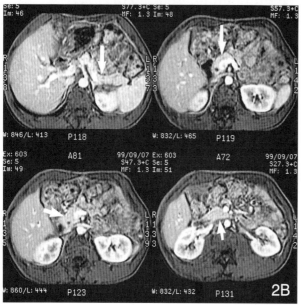

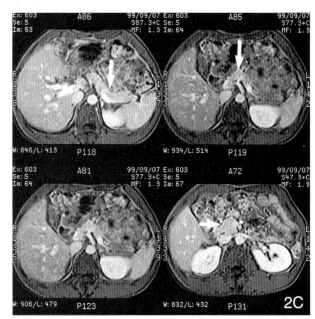

图27-1-2　正常胰腺GRE序列动态增强扫描胰腺强化过程

A、B、C分别为动脉期、门脉期、实质期,显示胰体尾(白长箭)、胰颈(黑长箭)、胰头(黑短箭)和胰钩突(白短箭)等结构。

润,从而更有助于恶性肿瘤的分期;而脂肪抑制技术的 T_1WI 在显示正常胰腺和毗邻关系方面较为有利。因此有条件的单位,应积极提倡或选择性地附加该序列。另外,MR 动态增强的扫描范围除胰腺外,应尽量包括肝脏部位的扫描,尤其对胰腺恶性肿瘤,可以进一步提高肝脏和(或)肝门区淋巴结转移病灶检出的敏感性。

除了上面横断位扫描序列外,有些作者建议用斜横断位扫描技术,即扫描层面平行于胰腺的长轴,这样有可能在同一层面上显示整个胰腺或胰腺的大部,有利于对胰腺病变与周围邻近结构关系的整体判断和了解。或者利用冠状位动态增强的 GRE 序列进行胰腺部位的扫描,其目的主要是可以排除因横断位扫描时主动脉和(或)下腔静脉在相位方向上产生伪影的干扰,同时对胰腺与其周围脏器间关系的显示更加直观,特别对胰腺周围血管(如腹腔动脉、肠系膜上动静脉、门静脉和下腔静脉等)的显示有助于胰腺癌术前能否切除的判断(图 27-1-3)。近年来,日本学者在纤维内镜的头端安装 10 mm×30 mm 的微型 MRI 线圈,进行内镜的胰腺 MR 成像。该项工作尚处研究阶段。但是随着 MRI 技术的不断发展,成像速度和图像质量将会极大提高和改善。经内镜的胰腺 MRI 和内镜胰腺超声波检查

能否成为发展方向,有待进一步观察和研究,因为它们操作繁杂,有一定的创伤性和依赖操作者的经验与熟练程度等。

为避免肠道及其内容物的干扰,有些学者主张采用口服各类肠道磁造影剂,以提高胰腺和胰腺病变的显示率,避免与肠道及其内容物混淆。许多文献均报道了这方面内容。概括起来可大致分为阳性和阴性磁造影剂两大类。阳性造影剂为各类油剂、脂肪乳剂、Gd-DTPA 水剂、正铁枸橼酸胺(ferric ammonium citrate)物质等;阴性造影剂为超顺磁氧化铁(superparamagnetic iron oxide, SPIO)、硫酸钡剂、高岭土和 CO_2 等。尽管作了许多研究,但目前尚未找到一种非常理想的磁肠道造影剂,即能够满足以下条件:既均匀分布于肠道,又安全有效而无不良反应,同时价格低,口感好,易被病人接受。有些学者推荐用 255%(w/v)的硫酸钡,文献报道在胰腺检查中收到较好的效果。具体方法为:病人检查前禁食 4~6 h,检查前 15 min 和 30 min 分别服用钡剂150 ml 左右,总量为 300~400 ml,同时可在检查前15 min 酌情肌肉注射抗胆碱能药物(山莨菪碱)或胰高血糖素(glucagon)以降低肠道的蠕动。病人上台后右侧卧位 3~5 min,以利钡剂充分充盈十二指肠各段,然后再作检查。文献报道,钡剂为阴性磁造

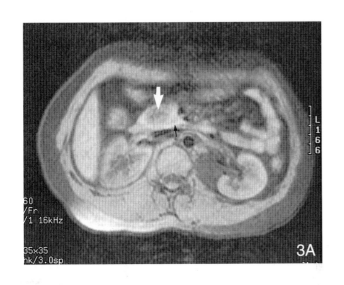
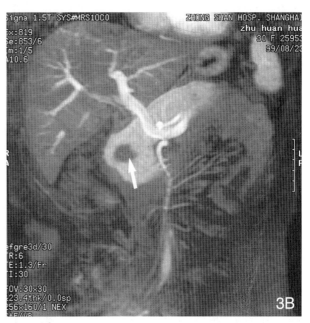

图 27-1-3 胰头腺癌

A. SE 序列 T_1WI 加脂肪抑制示胰头外上方 2 cm×2.5 cm 大小不均匀低信号影(粗箭)。内侧方部分正常胰头组织(细箭)呈较高信号,两者对比明显。   B. 冠状位 3D GRE 序列动态增强扫描显示胰头低信号病灶(箭),同时胰体尾及其周围动脉血管和门静脉等显示比较清晰。

影剂,有利于分辨胰腺和肠道的关系,尤其对胰腺肿瘤性病变侵犯周围肠道的情况的判断更可靠和准确。此外,钡剂为胃肠道检查常用的X线造影剂,制备简易方便,病人易接受,无不良反应,即使病人已作过胃肠道钡剂检查也不妨碍即刻作MRI检查。上海医科大学中山医院用此方法作了数十例病人,收到良好效果(图27-1-4)。

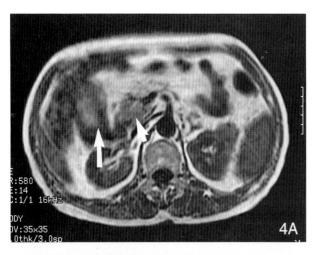

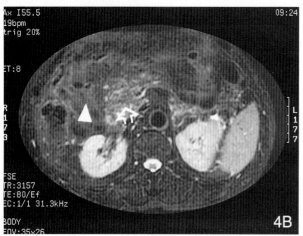

图27-1-4　胃肠道服钡后显示胰头和十二指肠

A. SE序列T₁WI示胰头(短箭)和十二指肠垂直段(长箭)。

B. SE序列T₂WI示胰头(箭)和十二指肠垂直段(箭头)。

第二节　正常解剖和MRI表现

一、胰腺正常解剖

胰腺分为胰头、钩突、胰颈、胰体和胰尾。整个胰腺似棒球拍横卧在后腹膜内,胰尾近邻脾门处,胰体呈斜行走向横卧在脊柱前方,胰颈在门静脉根部前方向右后下呈斜行走向移行于胰头,钩突是胰头下方向内延伸的三角形或楔形突出部分。钩突紧贴

肠系膜上静脉的后方。胰头外侧方是十二指肠圈的第二段,前方是胃十二指肠动脉,后侧方是下腔静脉,十二指肠第三段在胰头后下方,肠系膜上动静脉在胰头内侧方。胰头形态变异较多,可呈分叶状。

脾静脉沿着胰体尾后方表面走行,因此是鉴别胰体的一重要标志,左肾上腺在脾静脉的后方。胰尾起自左肾上腺水平,终止于脾门。胰尾有时向胰体前方卷曲,易与胰腺体尾增大混淆。胰体前方为胃的后壁,它们之间是腹腔脂肪和小网膜囊。横结肠系膜形成小网膜囊的下界,并和腹膜后脂肪融合覆盖胰腺前方表面。小网膜囊和横结肠系膜间隙是急性胰腺炎液体的通路和积聚的常见部位。

胰腺表面可以光滑规则,也可呈分叶状,年老者,由于胰腺组织脂肪浸润,其可以表现为羽毛状。由于胰腺缺乏浆膜层,胰腺炎时胰液容易播散以及早期胰腺导管癌可以侵犯腹膜后脂肪组织。胰腺主导管正常情况下直径为1~2mm,胰头部导管直径为2~2.5mm,胰体尾导管直径为1~2mm。主胰管从胰尾至胰头。然后与胆总管汇合形成肝胰壶腹,共同经Oddi括约肌开口于十二指肠第二段。

胰腺组织内主要有胰体腺细胞和胰岛细胞两大组织,它们分别司职外分泌和内分泌功能。外分泌物中主要是胰蛋白酶,内分泌物中主要为胰岛素和胰高血糖素等。

二、正常胰腺的MRI表现

由于胰腺腺体内含有丰富的水样蛋白成分以及一定量的脂肪组织沉积在胰腺间质中,因此在T₁WI上,与肝脏相比,正常胰腺常呈略高信号的改变,即使应用脂肪抑制技术,其仍然呈较高信号。这是由于脂肪组织虽被抑制,但胰腺组织中含有大量的水样蛋白,故在T₁WI上呈高信号(图27-2-1)。但在低磁场强(<0.35 T)的MRI机上,正常胰腺信号常与肝脏信号一致。在年老者,由于年龄增长,胰腺逐步纤维化,T₁WI或加脂肪抑制技术的图像上,胰腺信号会降低甚至低于肝脏信号。SE序列T₁WI是检查胰腺最基本的图像,由于胰腺周围脂肪组织的衬托可以清楚显示胰腺的轮廓和解剖结构。有时为了更清楚显示胰腺和胰腺病变及与周围脏器的关系,可以增加脂肪抑制技术,以此增加正常胰腺和病变间的对比度,有利于发现胰腺的微小病变。同时对区别正常变异也有非常大的帮助,如胰头分叶状改变和胰尾的局限性膨大等(图27-2-3)。为改善

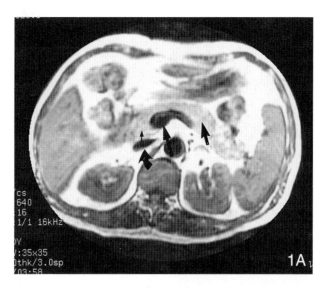

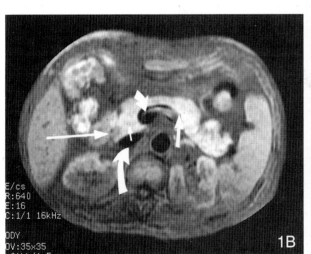

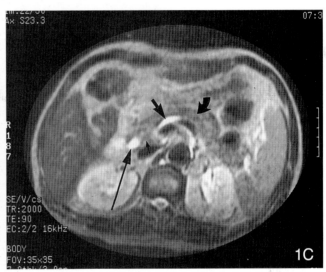

图 27-2-1 正常胰腺

A. SE 序列 T₁WI 示胰头(小箭)和胰体尾(中箭)较之肝脏呈稍高信号影,信号基本均匀一致,门静脉根部(大箭)和下腔静脉(弯箭)由于流空效应呈无信号暗区。 B. SE 序列 T₁WI 加脂肪抑制示胰头(小箭)和胰体尾(中箭)呈均匀的高信号,胆总管(长箭)呈点状低信号影。脾静脉与门静脉交汇处内弯条状高信号(弯箭)由于部分血液流速稍缓而呈高信号,下腔静脉(大弯箭)仍呈无信号暗区。 C. SE 序列 T₂WI 示胰头(小箭)和胰体尾(弯箭)信号与肝脏信号相似,胆总管(长箭)呈明显点状高信号影,脾静脉和门静脉交汇处长条状高信号影(中箭)同样与血液流速有关。

因呼吸或运动所致的伪影,SE 序列可以配合呼吸门控和胰腺上下增加空间预饱带等技术来降低伪影,同时也可增加脉冲激励次数和缩短 TE 等来提高图像质量。针对肠道蠕动引起的伪影,可以注射抗胆碱能药物和口服钡剂以充盈胃肠道来消除伪影的干扰。对于需屏气的 GRE 序列,如果使用特殊的表面线圈(如阵列相控表面线圈),图像质量更加理想。我们在增强扫描前,先作 GRE 序列的非增强扫描作为基础图像,以便和增强扫描后的图像进行比较,从而比较客观地评价胰腺病变是否具有强化的表现。非增强 GRE 序列胰腺基本仍呈均匀一致的稍高信号的表现。

T₂WI 上,正常胰腺信号的变化较大。在常规 SE 序列上,常表现为和肝脏信号相似的低信号(图 27-2-1C),有时也表现为和脂肪一样的高信号。故有时在 SE 序列 T₂WI 上区别正常和异常病灶不太容易。但 SE 序列 T₂WI 对显示积液、肠道的分泌物比较理想,尤其显示胆道(包括胆总管)和胰腺管甚佳,由于它们均为非流动液体成分,故表现为高信号。因在常规 SE T₂WI 序列上 TR 和 TE 受到极大的限制,故有扫描时间长以及有运动伪影的干扰等,致使图像的信噪比和分辨率均不理想,目前高场强

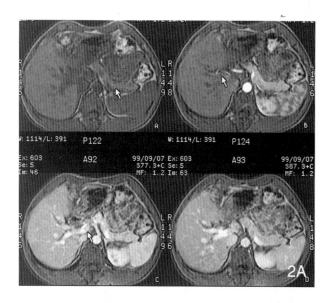
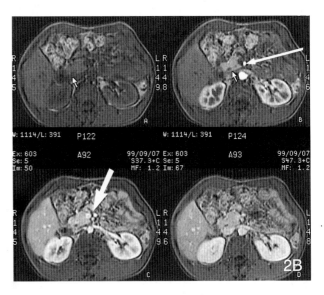
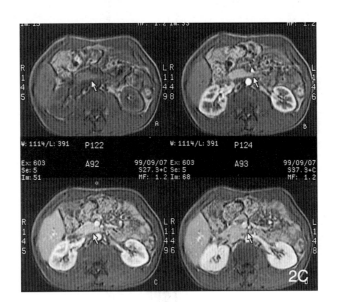

图 27-2-2 正常胰腺 GRE 序列动态增强扫描

A. 胰体尾水平图像。左上图为平扫 GRE 序列;右上图为动脉期扫描,胰腺强化较明显,同时见肝动脉(箭);左下图为门脉期扫描,胰腺强化仍然较明显,并见门静脉(箭)强化显影;右下图为实质期扫描,胰腺强化减退。 B. 胰头水平图像。左上图为平扫 GRE 序列,可见胆总管影(箭);右上图为动脉期扫描,肠系膜上动脉(长箭)强化明显;左下图为门脉期扫描,可见肠系膜上动静脉(箭)同时强化显影;右下图为实质期扫描。C.钩突水平图像,左上图、右上图、左下图和右下图分别代表平扫、动脉、门脉和实质期扫描所见。

MRI 机均具备快速扫描序列,故利用 FSE 或 SSSE 序列能够弥补上面的不足,我们常用 FSE 进行 T₁WI 的采集,必要时用 2～4 个激励次数,图像质量更佳。如果病人呼吸比较急促,可以用呼吸触发门控,图像质量有所改善,或者直接用 SSSE 序列,但图像质量稍逊色于 FSE 序列。

在 GRE 序列采用前,增强扫描一般用 SE 序列进行 T₁WI 采集,然后与未增强前的图像进行比较,但是,由于 SE 序列 T₁WI 采集时间较长,一般 1.5

min 左右后才能完成扫描,仅仅反映造影剂从血管腔渗透入细胞间质的情况,不能作动态扫描,以致无法真正反映造影剂在动脉和门脉或实质期时胰腺增强的情况。目前,已普遍用 GRE 序列代替 SE 序列进行胰腺的动态增强扫描,这是由于 GRE 序列扫描时间快,仅十几秒就能完成胰腺甚至整个上腹部的扫描。特别是 3D 的 GRE 序列在同一时间内完成全胰腺的扫描。正常胰腺由于动脉血供非常丰富,在动脉期其表现为均匀一致的显著增强,而在门脉期和实质期(平衡期)其强化程度逐渐减退,从而可更加全面动态地显示正常胰腺和病变的增强差异和强化变化的规律等,有利于得到准确的诊断。同时,动态增强扫描对显示胰腺周围的血管十分有利(如肠系膜上动静脉、脾动静脉、腹腔动脉、门静脉和下腔静脉等)(图27-2-2),特别在 SE 序列和平扫的 FMPSPGR 序列上,由于血管内血液流速的变动(层流和涡流等),可在 T_1WI 和 T_2WI 上产生流入强化效应的高信号改变,利用动态增强扫描可以与血管内血栓或癌栓进行鉴别(图27-2-4)。需注意的是偶尔由于门静脉和下腔静脉内造影剂和血液的不均匀混合,可产生点状、椭圆形和条状或不规则低信号影,不要误为血栓或癌栓(图27-2-5)。

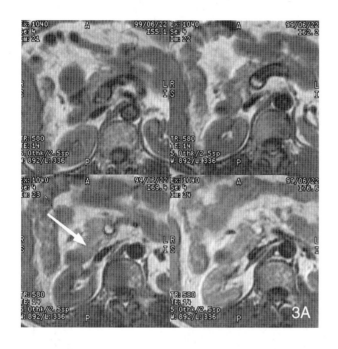

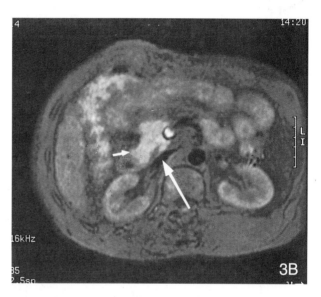

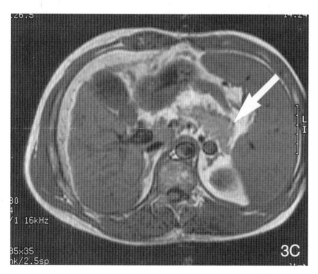

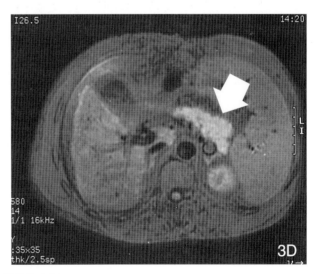

图 27-2-3　正常胰腺变异

A. SE 序列 T_1WI 见胰头后外方局限性突出(箭)。　B. SE 序列 T_1WI 加脂肪抑制见局限性突出部分与胰头其他部分胰腺组织呈一致性高信号。C 和 D 为另一病例。　C. SE 序列 T_1WI 示胰尾局限性膨大改变(箭)。　D. SE 序列 T_1WI 加脂肪抑制,见胰尾局限性膨大部分仍呈均匀一致正常胰腺的高信号改变。

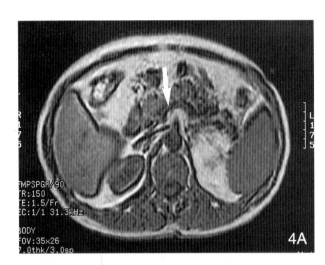
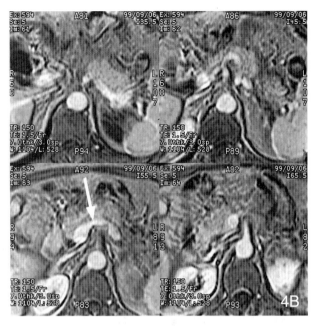

图 27-2-4　脾静脉内血液流速不同产生线条状高信号影

A. 平扫 GRE 序列示脾静脉内线条状高信号影(箭)。　　B. 动态增强扫描见脾静脉强化显影均匀一致(箭)。

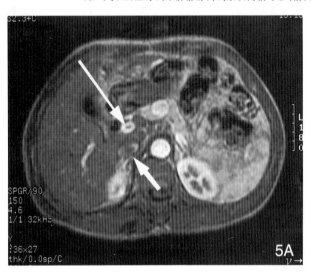
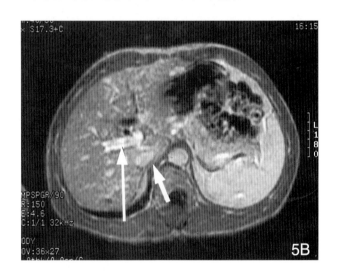

图 27-2-5　血管内血液和造影剂混合不均

A. 动态增强 GRE 序列扫描,门静脉(长箭)和下腔静脉(短箭)中央见点状和椭圆状低信号区。

B. 门静脉(箭)内见条状不规则低信号影,下腔静脉内中央见点状稍低信号影。

第三节　胰腺解剖变异和先天性疾病

一、胰腺解剖变异

1. 分裂胰腺(pancreas divisum):是临床比较常见的胰腺解剖变异,具十分重要的临床的意义。这种解剖变异是在胚胎 6~8 周时,原始胰背和胰腹融合发生障碍,致使胰头和胰体有各自独立分开的胰腺导管系统。胰头分泌的胰导管为 Wirsung 导管,而胰体的分泌胰导管为 Santorini 导管,它们分别开口于十二指肠第二段,Wirsung 导管通常与胆总管共同开口于肝胰壶腹,而 Santorini 导管则开口于肝胰壶腹的上方 1 cm 范围内的副肝胰壶腹,绝大多数情况下,胰腺的胰液分泌大部通过 Santorini 导管分泌进行的。这种解剖变异发生率在尸检中占 4%~14%,在 ERCP 检查中的发生率为 2%~8%。大多数情况下,分裂胰腺是完全的,即在 Wirsung 导管和 Santorini 导管间无其他小管相通;如果它们间有小管沟通,则为不完全的分裂胰腺。最近文献报道一组 108 病例的 ERCP 和 MRCP 的对照研究表明:

MRCP 能够分别清晰显示 Wirsung 导管和 Santorini 导管呈线条状高信号管状影,同时也能显示分裂胰腺组织,分裂胰腺显示分叶状增大的胰头,其在 T_1WI 和 T_2WI 上信号均匀一致,或者有时见胰背和胰腹由高信号的脂肪组织将其分开(图 27-3-1)。ERCP 或 MRCP 诊断分裂胰腺的标准为:①胰背导管(Santorini 导管)直接与主胰腺管连续,并且其管径与主胰腺管一致大小;②胰背导管管径大于胰腹导管;③胰背导管有时不易显示或萎缩。分裂胰腺偶尔能导致复发性急性胰腺炎,这是由于部分胰体部导管至十二指肠圈开口(Santorini 导管)范围内狭窄阻塞,导致胰蛋白酶外漏至胰腺组织而发生胰腺

炎。由于复发性急性胰腺炎常常并不严重,故胰腺在 T_1WI 加脂肪抑制像上呈高信号的正常表现,在增强 T_1WI 上强化均匀明显而表现为高信号。这种情况常不易发展为慢性胰腺炎。

2. 环状胰腺(annular pancreas):为罕见的先天变异,胰腺组织可全部或部分呈环状包绕十二指肠的第二段。有一半以上的患者为新生儿,生后出现上消化道梗阻症状。一般根据腹部 X 线平片有上消化道梗阻的征象,如"双泡征",即会联想到环状胰腺的诊断,加之新生儿不能配合作 MRI 检查,故无需也不可能作 MRI 检查。对于另一半的病人往往至儿童期或成年后发病,其常常是环状胰腺部分包

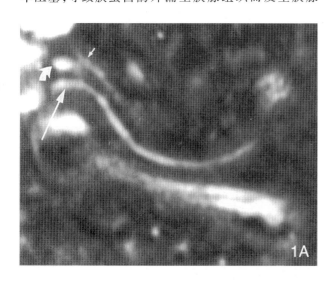
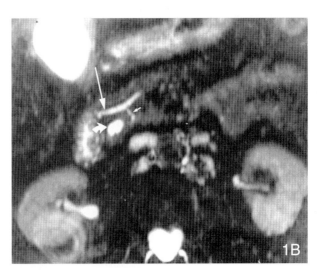
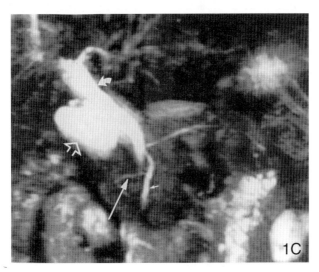

图 27-3-1 分裂胰腺

A. MRCP 斜横段位显示较粗的 Santorini 导管(长箭)和较细的 Wirsung 导管(短箭),它们完全分开,没有小管沟通。Wirsung 导管直接与胆总管(弯箭)相通开口于十二指肠。 B. MRCP 显示较粗的 Santorini 导管(长箭)和其沟通的细小 Wirsung 导管、胆总管(弯箭)。 C. 斜冠状位 MRCP 显示细小的 Wirsung 导管(长箭)和较粗的 Santorini 导管(短箭),同时可见胆囊(空箭)和胆总管(弯箭)。

绕十二指肠。其上消化道的梗阻征象不明显或者仅不完全性梗阻。常常由于环状胰腺压迫肝胰壶腹，造成其开口通而不畅，进而导致反复的胆汁和胰液分泌受阻，或者引起胰头局限性炎症。病人往往因出现梗阻性黄疸和上消化道梗阻的症状而就医，也有部分病人终身不发病，仅在尸检时发现。目前根据文献报道，进行 MRI 检查发现的环状胰腺病例不足 20 例，这是由于大部分病例通过上消化道钡餐、超声、CT 和 ERCP 等的检查即能明确诊断，很少再作 MRI 检查。但是由于 MRI 具有良好的组织对比，对于疑难病例可帮助进一步明确诊断。T$_1$WI 加脂肪抑制像上见包绕十二指肠的环状胰腺组织呈高信号，而周围组织和十二指肠为低信号区域，这样有助于鉴别和诊断环状胰腺。如果行动态增强扫描，则包绕十二指肠的环状胰腺组织和其他胰体尾部的组织一样呈均匀强化的表现，更有利于环状胰腺的诊断。

3. 异位胰腺（ectopic pancreas）：指发生在胰腺正常解剖以外的胰腺组织，较少见。最常发生在胃和十二指肠的粘膜下层或肌层，偶可发生在空肠、回肠、Meckel 室、胆囊、肝、脾和肠系膜，极少数发生在纵隔。单靠影像学检查（包括 MRI）诊断比较困难，最后的确诊依赖手术病理结果。但是对于消化道的异位胰腺，当发现胃、十二指肠溃疡，尤其是胃窦或十二指肠部位出现的脐凹样细小溃疡，应想到异位胰腺的可能，如果结合肠道充盈钡剂的 MRI 检查，发现粘膜下肿物，并与其正常部位的胰腺组织的信号类似者，则更提示异位胰腺的可能。但是，有时与胃肠道平滑肌瘤的鉴别甚为困难。

二、先天性胰腺疾病

1. 胰腺囊性纤维性变（cystic fibrosis）：好发于幼儿和青少年的一种罕见的遗传性疾病，预后不良。是胰腺外分泌腺功能障碍的一种疾病。其临床主要表现为胰腺功能不全和慢性肺部疾病，汗液中含异常高浓度的电解质（Na$^+$），有时还有肝硬化等。根据文献报道，其 MRI 的表现有三种类型：①胰腺增大伴完全胰腺组织的脂肪化；②胰腺萎缩伴部分胰腺组织脂肪化；③胰腺弥漫性萎缩变小。脂肪浸润在 T$_1$WI 上呈明显高信号，在 T$_1$WI 加脂肪抑制技术图像上则为低信号（图 27-3-2）。

2. 原发性血红蛋白病（primary hemochromatosis）：原发性血红蛋白病是一种遗传性疾病，导致铁质在实质性脏器中的沉积，肝、胰和心脏最易受累。铁质沉积在实质性脏器组织中引起 MRI 信号的丧失，尤其在 T$_2$WI 或 T$_2^*$WI 更为明显。如果铁质沉积严重也可导致 T$_1$WI 上 MRI 信号的明显减弱（图 27-3-3）。铁质沉积首先累及肝脏，随着病程进展，特别是肝脏损害成为不可逆改变时，胰腺才逐步受累。如果为继发性含铁血黄素沉着症（多次反复输血引起的铁负荷过重），铁的贮积通常主要在单核-巨噬细胞系统中，临床常引起肝脾肿大和皮肤色素沉着，而 MRI 表现除肝脾肿大外，主要是肝脾的 MRI 信号明显减弱，而胰腺因常常不受累或受累较晚，故胰腺的信号基本不改变或改变不显著。相反原发性血红蛋白病脾脏受累不明显或受累较晚，因而 MRI 信号可无改变或改变较不明显。这是有时鉴别原发性血红蛋白病和继发性含铁血黄素沉着症

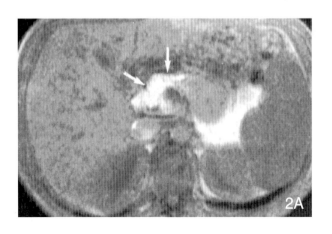
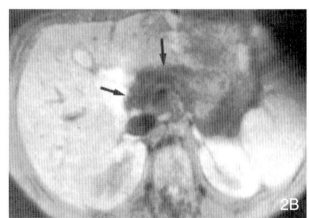

图 27-3-2　胰腺囊性纤维性变
A. GRE 序列 T$_1$WI 示胰腺脂肪化呈明显高信号改变（箭）。　B. SE 序列 T$_1$WI 加脂肪抑制呈低信号的改变。

的区别要点(图 27-3-4)。

3. von Hipple-Lindau 病:本病是一种常染色体疾病,临床表现复杂。主要为中枢神经系统的血管母细胞瘤和视网膜血管瘤,其他脏器也可发生肿瘤。

胰腺可发生囊肿、胰岛细胞瘤和囊性微腺瘤等(图 27-3-5)。一组 52 个病例中,19 例有胰腺囊肿,未发现胰腺其他病变。

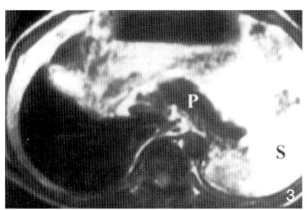

图 27-3-3　原发性血红蛋白病
SE 序列 T_1WI 示胰腺和肝脏信号明显减弱,
呈低信号,但脾脏信号几无改变。

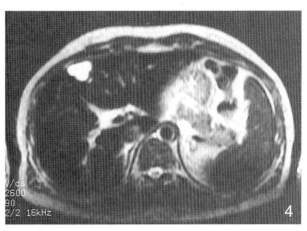

图 27-3-4　继发性含铁血黄素沉着症
SE 序列 T_2WI 示肝脏和脾脏信号均
明显减低,胰腺信号尚未改变。

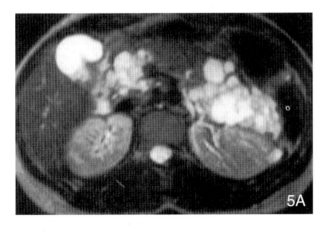

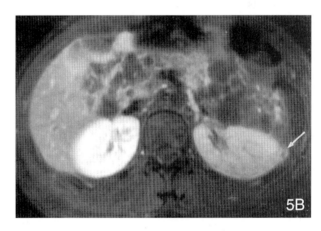

图 27-3-5　von Hipple-Lindau 病
A. SE 序列 T_2WI 见整个胰腺弥散着多个高信号的囊肿影。　B. SE 序列增强扫描 T_1WI 加脂肪抑制见胰腺囊肿影呈低信号,
没有增强,并见囊肿间有较厚的分隔,同时在左肾上极见小肾癌(箭)。

第四节　胰　腺　肿　瘤

一、胰腺癌

(一)病理和临床表现

胰腺导管细胞腺癌(简称胰腺癌)占整个胰腺恶性肿瘤的 95%。在美国占肿瘤死亡的第四位,仅次于肺癌、大肠癌和乳腺癌,多见于男性和黑人中。在国内尚无全国性发病资料的统计结果,但据上海和北京等几大医院住院病例的统计,胰腺癌的好发年龄段为 40~80 岁,发病率随年龄增高而增高,高峰

段为 80 岁,总的男女之比约为 1.5:1。胰腺癌的发生率有逐渐上升的趋势,究其原因可能很多,但人们平均寿命的增长和诊断技术的提高可以成为解释的因素之一。胰腺癌预后差,5 年生存率仅约为 5%。有 60%~70% 的胰腺癌发生在胰头、15%~20% 在胰体、7%~10% 在胰尾、5%~15% 为弥漫性的胰腺癌。胰腺癌在病理上依细胞分化程度分为高、中、低三类,但多数为高分化腺癌,间质有大量纤维组织。有的癌性腺管分化良好,很难在光镜下与慢性胰腺炎增生的导管相鉴别。胰腺癌在病理上还分为粘液腺癌、腺鳞癌和多形性癌等亚型;除了胰腺导管细胞

癌外,实际上胰腺癌还包括腺泡细胞癌、胰胚细胞癌、小细胞癌等罕见的病理类型。胰头癌常侵犯胆总管,导致临床上病人出现无痛性进行性加重的黄疸。胰体、尾癌主要为持续性腹痛和(或)腰背痛。因此,胰头癌发现时常较胰体、尾癌为小,这是由于胰头癌导致黄疸促使病人较早就诊。胰腺癌较易出现其他脏器或淋巴结的转移,依次为肝、胰周局部淋巴结,后腹膜和肺等。由于胰腺淋巴引流丰富和缺乏胰周包膜,故胰腺癌较早出现局部淋巴转移,如胰周,主动脉、腔静脉旁和门静脉、腹腔动脉干旁淋巴结最易受累。胰腺癌肿瘤内出现钙化的概率不高,即使出现,常为细小的点状钙化。

(二) MRI 表现

胰腺癌的 MRI 表现分为直接和间接征象两大类。直接征象为见到肿块影;而间接征象是由肿块导致胰腺本身的一系列变化,即肿块远端的胰腺萎缩、胰腺管扩张和假性囊肿形成等。如果胰头癌除见胰头区肿块外,常可见肝内胆管、肝总管、胆总管和胰腺管不同程度的扩张以及胆囊的增大等,胆总管和胰腺管的扩张谓之"双管征",并可见胆总管在胰头壶腹区呈截然中断的特征,同时常伴有胰体、尾的萎缩。当然,局限性的胰头炎症也可见上述征象。如见肝、淋巴结转移以及胰腺周围血管被肿瘤包绕和侵犯的间接征象,则对明确胰头癌的诊断十分重要,但是,血管受累偶尔也见于慢性胰腺炎。

T_1WI 上胰腺癌呈低信号或等信号的改变,偶尔也可呈高信号(图 27-4-1)。如果肿块较大(>5 cm)时,常为低信号,并可见中央更低信号的不规则液化坏死区,胰腺癌瘤内出血的发生率低,一旦瘤内出血,可见点状、斑片状和不规则的高信号区。如果肿瘤内有明显的液化坏死和出血灶,则在 T_2WI 上可见高信号(图 27-4-2)。大的胰腺癌形态和轮廓常

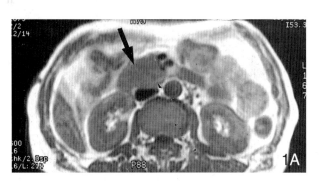
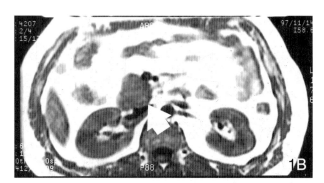

图 27-4-1 胰头癌
A. SE T_1WI 示胰头部低信号肿块(箭)。 B. 另一例胰头癌,SE 序列 T_1WI 示胰头部等信号肿块(箭)。

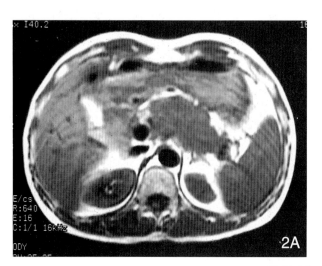
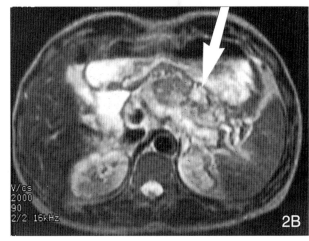

图 27-4-2 胰体、尾癌
A. SE T_1WI 见胰体、尾等低信号巨大肿块影。
B. SE T_2WI 见肿块呈稍低信号混合影,肿瘤中央坏死液化区呈明显高信号影(箭)。

不规则,边缘模糊;胰腺癌较小(<2 cm)时未能引起胰腺本身轮廓的改变,其肿块往往和正常胰腺间的信号差别不大或呈等信号的改变,因此 T₁WI 显示胰腺小肿瘤尚有限。许多学者主张用 T₁WI 加脂肪抑制技术显示胰腺癌,特别是小胰腺癌,则其肿瘤的形态、轮廓和大小等的显示更清晰,因为在 SE T₁W 脂肪抑制像上,正常胰腺组织仍为明显的高信号,而胰腺癌仍呈低信号,所以更容易发现肿瘤(图27-4-3)。

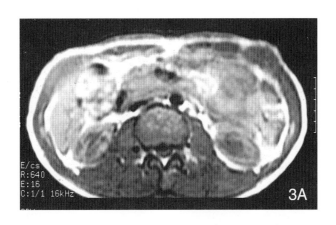

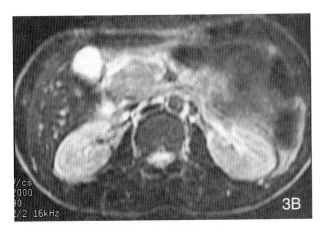

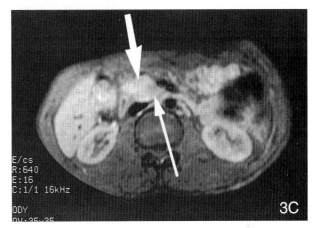

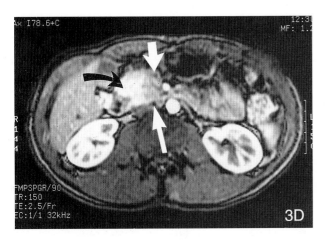

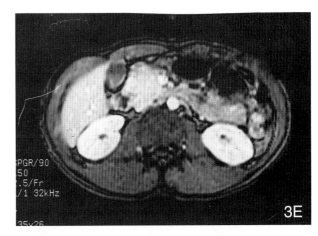

图 27-4-3 胰头小钩突癌

A. SE T₁WI 示胰头钩突水平胰腺轮廓信号基本一致。 B. SE T₂WI 示胰头钩突呈稍高信号改变,轮廓仍规则。 C. SE T₁WI 加脂肪抑制见胰头钩突呈明显低信号肿块影(细箭),约 1.0 cm 大小,而胰头其余部分仍呈明显均匀的高信号(粗箭)。

D. 动态增强 GRE 序列动脉期示肿瘤没有强化,呈低信号区(长箭),肠系膜上静脉尚未明显均匀增强(短箭),而胰腺其余部分强化明显(弯箭)。 E. 门脉期示钩突肿瘤强化,与正常胰头间无信号差异,同时肠系膜上静脉强化均匀一致。该病例充分说明动态增强动脉期扫描的重要性。

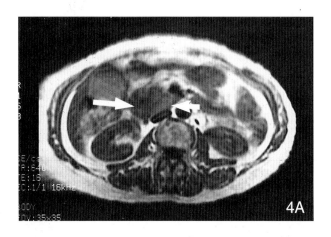
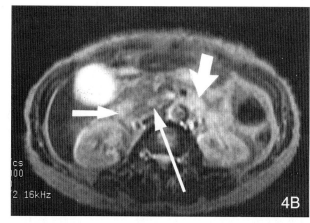
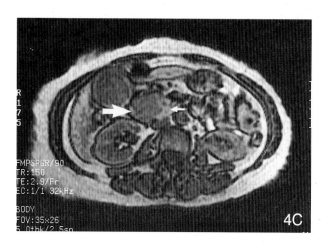
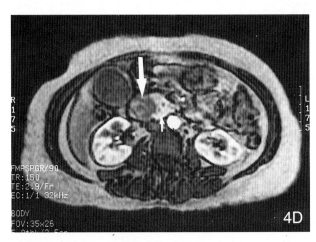
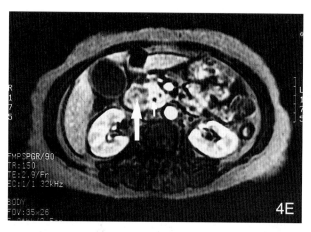
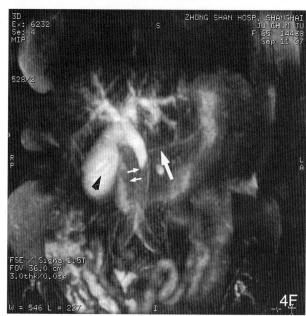

图 27-4-4　胰头癌

A. SE T₁WI 示胰头部 3 cm×4 cm 低信号肿块(长箭),胰头残留正常胰腺组织仍呈略高信号(短箭)。　B. SE T₂WI 示肿块影呈低信号,胆总管呈高信号(长箭),胰体、尾组织萎缩,但仍呈高信号(短箭),肿块外侧方十二指肠内容物呈高信号(中箭)。　C. GRE 序列平扫示胰头肿块呈低信号(粗箭),胰头残留正常组织仍呈高信号(细箭)。　D. 动态增强 GRE 序列动脉期扫描示胰头肿块无强化,呈明显低信号(长箭)。　E. 门脉期示胰头肿块边缘有环状部分强化(长箭)。　F. MRCP 示胆总管明显扩张,下端呈鸟嘴状狭窄改变(小箭),胰腺管呈细线状(大箭)和胆囊增大(箭头)。

对于胰腺管、胆总管和肝内胆管的扩张以及胆囊的增大等，T₂WI 上表现为高信号，较之它们在 T₁WI 上的低信号的显示更加清晰，特别利用 MRCP 技术可以立体地显示胆管和胰管系统，对梗阻性黄疸的梗阻平面的确定具有极大的帮助（图 27-4-4）。

T₂WI 上胰腺癌信号变化较大，相对正常胰腺的信号可呈稍低信号、高信号和等信号的改变（图 27-4-5），因此较之 T₁WI 和 T₁WI 脂肪抑制，加之 T₂WI 分辨率差，则肿瘤的显示有时较困难。

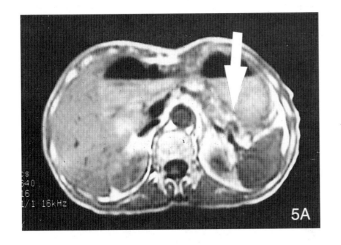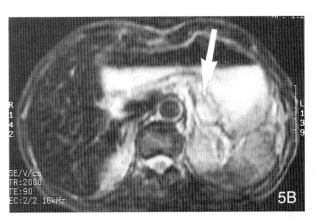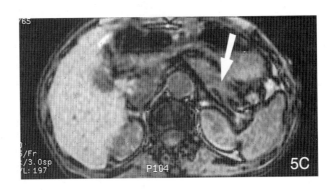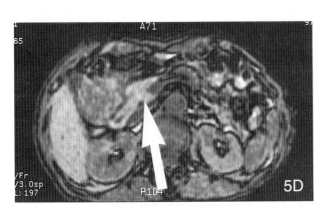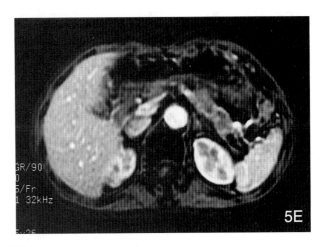

图 27-4-5 胰体尾癌

A. SE 序列 T₁WI 示整个胰体、尾呈不均匀高信号改变（箭），中间夹杂小点状低信号区。 B. SE 序列 T₂WI 示胰体、尾病灶仍呈高信号影（箭）。 C、D. 均为平扫 GRE 序列，C 图示胰体、尾呈低信号改变（箭），D 图为较低层面，胰头仍呈正常高信号（箭）。 E. 动态增强 GRE 序列，动脉期扫描示胰体、尾肿块强化不明显，呈低信号，远端胰尾部胰管扩张。

最近 Irie 等研究单期增强螺旋 CT 与 T_1WI 脂肪抑制像和动态增强 GRE 序列检测胰腺肿瘤敏感性的比较,结果认为增强 GRE 序列检测胰腺肿瘤的敏感性最强,尤其对胰头的小肿瘤(<2 cm),结合 T_1WI 脂肪抑制像明显优于螺旋 CT,同时对肿瘤诊断的特异性也十分高(图 27-4-6)。类似的结果也见于 Gabata 的报道。

上海医科大学中山医院曾统计本院 18 例胰腺癌病例,其中胰头癌 12 例(包括 3 例钩突癌),胰体、尾癌 4 例、胰尾癌 1 例和胰颈癌 1 例,肿瘤范围

(cm)为(1.1~1.5)×(2~5)×(6~8)。结果在 SE 序列 T_1WI 上呈低信号 10 例,等信号 6 例,高信号 2 例;T_1WI 加脂肪抑制全部 18 例均呈低信号;而 SE 序列 T_2WI 呈高信号者 8 例,低信号 4 例,等信号 6 例。因此单凭 T_1WI 和 T_2WI 上信号的变化来诊断胰腺癌,其特异性不高,而以 T_1WI 加脂肪抑制上胰腺癌呈低信号的改变特异性较高,但动态增强 GRE 序列对诊断胰腺癌的特异性则更可靠。

由于胰腺癌相对正常胰腺组织为少血供的肿瘤,因此在增强 GRE 序列的动脉和毛细血管期显示

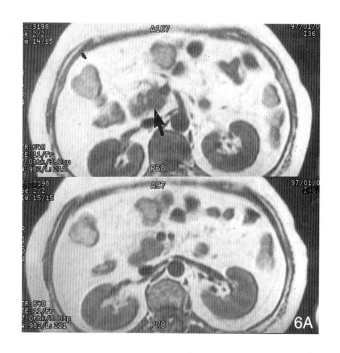

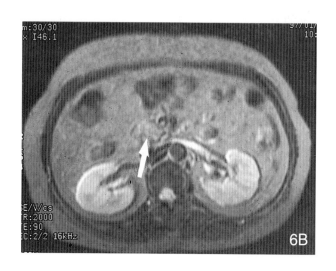

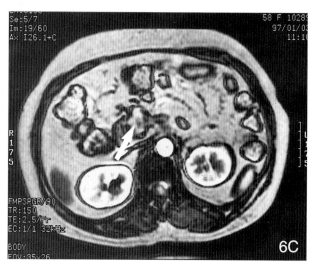

图 27-4-6 小胰头癌

A. SE T_1WI 示胰头呈稍低信号(箭)。 B. SE T_2WI 示胰头呈稍高信号(箭)。

C. 动态增强 GRE 序列扫描动脉期示胰头 1.0 cm 大小无强化的低信号区(箭)。

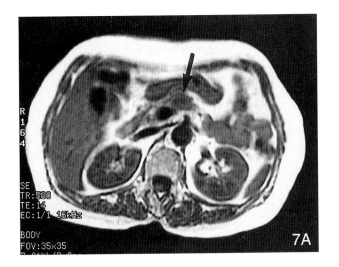
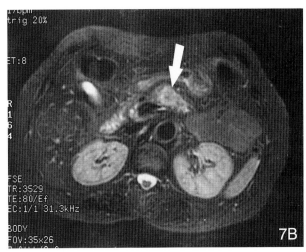

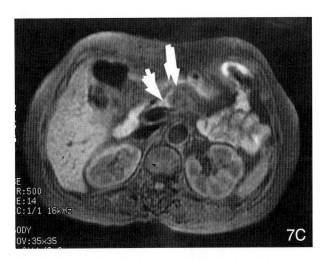

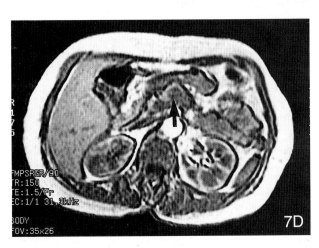
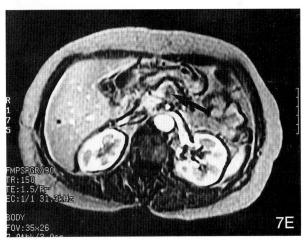

图 27-4-7　小胰颈部癌

A. SE 序列 T_1WI 示胰颈部 1.5 cm 大小稍低信号肿块影(箭)。　　B. SE T_2WI 加脂肪抑制示胰颈部肿块呈明显高信号(箭)。　　C. SE T_1WI 加脂肪抑制示胰颈部肿块呈明显低信号(长箭),部分正常胰腺(短箭)仍呈高信号,因此肿瘤和正常胰腺组织间境界清楚,肿瘤显示更明显。　　D、E. 动态增强 GRE 序列扫描,胰颈部肿块动脉期(D 图)明显呈低信号影(小箭),而门脉期(E 图)肿块仅轻度强化。

肿瘤最理想,表现为低信号。利用层厚 8 mm 足以能够显示直径小于 1.0 cm 的肿瘤。在 GRE 序列上如果需降低层厚,则信噪比降低而影响图像质量。如用阵列相控表面线圈则能够改善信噪比,即使用 3～4 mm 层厚,用 3D GRE 序列技术仍能够保持合适的信噪比,图像质量不会有所下降。虽说在动态增强 GRE 序列动脉和毛细血管期,胰腺癌表现为低信号,但当注射磁造影剂后 1 min,即门脉期和间质期后,肿瘤信号有时可以呈高信号,这是由于造影剂渗入肿瘤细胞外间质而使肿瘤强化而呈高信号(图 27-4-8)。一般来讲,较大的胰腺肿瘤,即使注射磁造影剂后期扫描的图像,肿瘤基本仍为低信号,但当胰腺肿瘤较小时,其信号可能仍保持低信号,或为高信号。这取决于磁造影剂渗入肿瘤细胞外间质的量以及肿瘤静脉回流的通畅与否和速度等。

根据文献与我们的经验:胰腺的 MRI 检查 T_1WI 加脂肪抑制和增强 GRE 是显示胰腺癌最为理想的序列,胰腺肿瘤轮廓和正常胰腺组织可清晰显示。常规 SE 序列显示胰腺肿瘤有限度,而且肿瘤在 T_1WI 和 T_2WI 上信号变化多样,因此,不仅显示肿瘤较困难,而且对病灶的定性也存在较大的难度。

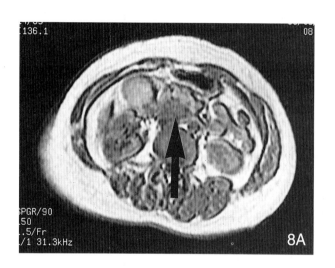

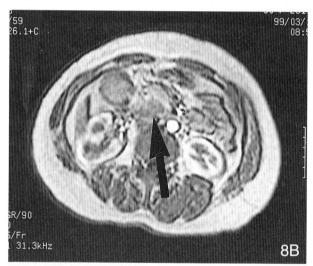

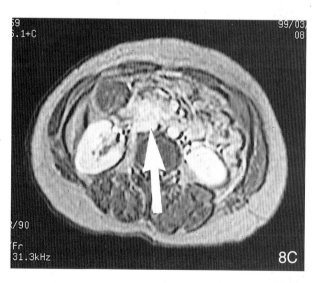

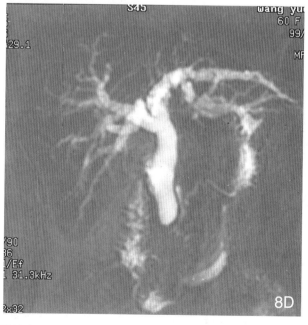

图 27-4-8 胰头癌

A. 平扫 GRE 序列示胰头 2.5 cm×3 cm 低信号肿块(箭)。 B. 动态增强 GRE 序列动脉期示肿块不强化,呈低信号区(箭)。
C. 实质期示肿块强化明显而呈高信号(箭)。 D. MRCP 显示扩张的胆总管下端呈截断状。

在 SE T_1W 脂肪抑制像上，胰腺癌表现为低信号，正常胰腺组织为高信号，因此容易区分（图 27-4-9）。胰腺癌导致胰腺管阻塞而可能继发慢性胰腺炎，使得胰腺癌远端的胰腺组织中蛋白成分降低，而使这一部分胰腺组织可表现低于正常胰腺的信号改变，因此，在这种情况下，在 SE T_1W 脂肪抑制像上显示肿瘤轮廓和大小相对难度高些，不过，在快速动态增强 GRE 序列上，仍能基本清晰显示肿瘤的大小、轮廓和范围等，尤其对胰头癌来讲，动态增强 GRE 序列有益于提高鉴别诊断（图 27-4-10）。肿瘤远端引起的胰腺慢性炎症，胰腺肿瘤本身常较大，动态增强 GRE 序列时即便肿瘤远端胰腺组织强化不明显，不至于影响肿瘤本身的检出。胰体或胰尾肿瘤者，其他胰腺绝大部分为正常组织，而在 SE T_1W 脂肪抑制像上呈高信号，肿瘤本身呈低信号，容易区别。

胰腺肿瘤常向周围局部浸润、血管受累和淋巴结转移，这些改变在 SE T_1WI 上能够很好显示。在高信号背景脂肪组织下，受累或侵犯的结构和淋巴结转移呈低信号改变。在动态增强 GRE 序列配合脂肪抑制成像技术，增强扫描门脉期或实质期（相当于注射造影剂后 1～10 min），这些受肿瘤累及的结构和淋巴结表现为中等信号强度的强化（图 27-4-11）。相反，在 SE T_1W 脂肪抑制像上，由于脂肪背景受抑制，因此，这些受肿瘤累及的结构和脂肪背景间的信号差别不大，不利于显示周围结构受肿瘤累及和侵犯的情况。结合使用 SE T_1W 非脂肪抑制像和动态增强间质期扫描脂肪抑制像，能够理想显示周围结构或脏器受累的情况。

胰腺侵犯周围血管（主要为腹腔动脉、肠系膜上动静脉、门静脉和下腔静脉等）可用各种序列来显示，有文献报道 SE T_1W 像优于动态增强 CT 扫描。血管受累的程度可用 2D 或 3D TOF MRA 技术和 2D 或 3D 动态增强 GRE 序列，动态增强 GRE 序列显示血管清晰真实，比较真实反映血管的情况，特别是三维技术能够在同一时间内显示一定范围的血

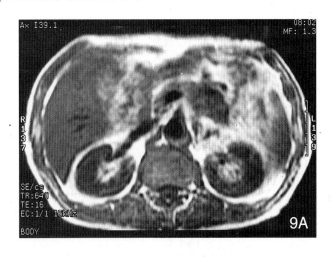

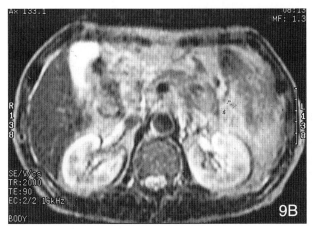
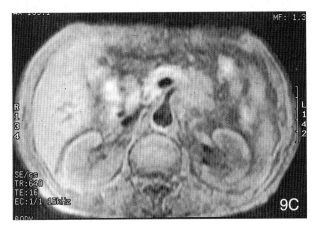

图 27-4-9　胰尾癌

A、B. 分别为 SE T_1WI 和 T_2WI，示胰尾轮廓增大呈低信号。　C. SE 序列 T_1WI 加脂肪抑制示胰尾肿瘤低信号，显示更加清晰。

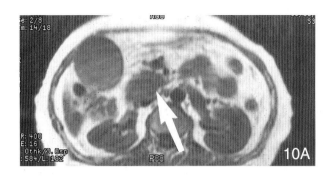

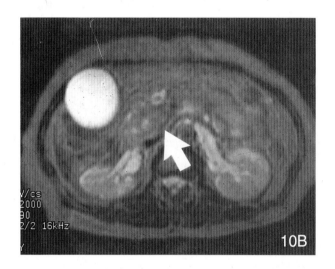

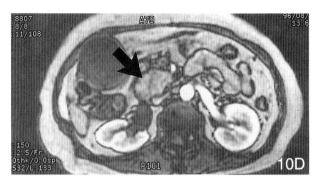

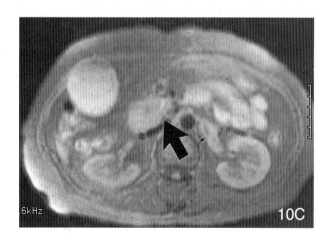

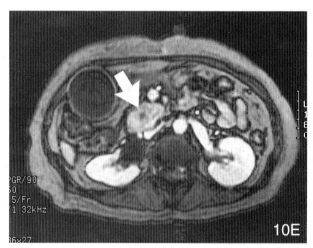

图 27-4-10　胰头癌

A、B. 分别为 SE T₁WI 和 T₂WI,示胰头增大(箭)。　C. SE T₁WI 加脂肪抑制示胰头肿块仍呈稍高信号,肿块影似不明显。
D、E 分别为动态增强 GRE 序列动脉期和门脉期扫描,胰头肿瘤清晰显示,呈强化不明显的低信号区。

管,因此在注射造影剂后动脉期扫描有利于了解动脉受累的情况,注射造影剂后 4～5 min 有利于了解静脉的受累情况(图 27-4-12)。

　　SE T₂W 脂肪抑制像和动态增强间质期 T₁W

脂肪抑制像能够清晰显示淋巴结转移的情况,其表现为中等程度的高信号。由于在 T₂W 脂肪抑制像上,肝脏呈中等程度的低信号改变,这样有助于显示紧贴肝脏的淋巴结,同时,在 SET₁WI 上,由于脂肪组织呈高信号,因此容易显示呈明显低信号的淋巴结。

　　胰腺癌肝转移一般为圆形或椭圆形规则的病灶,在 T_1WI 上呈低信号,T_2WI 上为略高信号,动态增强扫描 GRE 序列,表现肿瘤周缘的环状增强,转移灶中心的低信号反映了肿瘤组织中央结缔组织纤维化形成。胰腺癌肝转移属乏血管肿瘤,因此在 MRI 上有别于囊肿、血管瘤等。

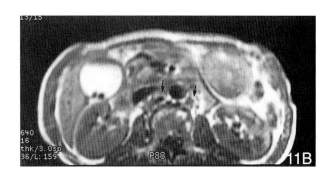

图 27-4-11　胰头癌伴主动脉旁淋巴结转移

A. 动态增强 GRE 序列门脉期扫描,主动脉周围见数个环状强化淋巴结(细箭),胰头肿瘤强化不明显,
仅见边缘环状强化(粗箭)。　B. SE T_1WI 见主动脉旁肿大淋巴结呈低信号改变(箭)。

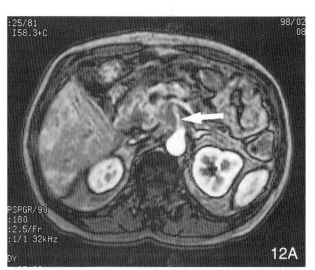

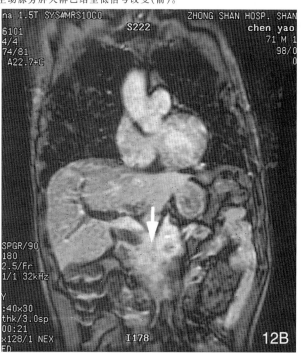

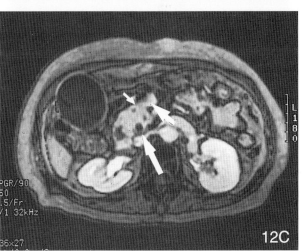

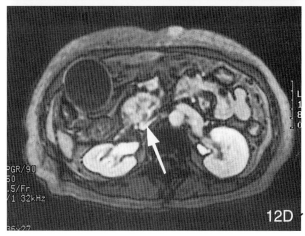

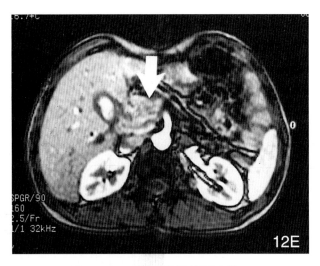

图 27-4-12　胰腺癌侵犯胰周血管
A、B、C、E 为不同病例(C 和 D 为同一病例)。　A. 动态增强 GRE 序列门脉期扫描示胰头颈部肿瘤侵犯包绕腹腔动脉干(箭)。　B.
动态增强 GRE 序列冠状位扫描示胰头肿瘤侵犯门静脉主干(箭)。　C、D. 动态增强 GRE 序列扫描示胰头癌分别侵犯肠系膜上静脉
根部(中箭)和下腔静脉(箭)。　E. 胰头癌侵犯肠系膜上血管(箭)。

二、胰岛细胞肿瘤

胰岛细胞肿瘤属神经内分泌性肿瘤,罕见,发生率不足 $1/10^6$,依据其是否分泌激素,分为功能性和非功能性两类。主要包括胰岛素瘤、胃泌素瘤、胰高血糖素瘤、VIP 瘤、生长激素释放抑制因子瘤和 ACTH 瘤。在这几种肿瘤中,胰岛素瘤较为多见,胃泌素瘤也不少见,而其他性质的肿瘤非常少见。功能性肿瘤因出现一系列临床症状,病人就诊时间早,故发现的肿瘤常常较小;非功能性肿瘤不分泌激素,没有相应的临床症状,故肿瘤长得较大时,才出现相应的肿瘤压迫症状或恶性肿瘤转移的症状。非功能性肿瘤中胰岛素瘤相对多见,除非出现肝转移或其他脏器转移与淋巴结转移等,仅凭影像学判断肿瘤的良、恶性甚难。据欧美文献报道胃泌素瘤并不少见,约 50% 的胃泌素瘤为恶性。肝脏是恶性胰腺神经内分泌肿瘤转移最常见的部位,偶尔同时有脾转移。

在 MRI 检查中,仍常规使用 SE T_1W 脂肪抑制像、SE T_2W 脂肪抑制像或单次激发的 FSE T_2WI、GRE T_1W 脂肪抑制像和快速动态增强扫描等序列,基本能满足诊断的要求,特别是快速动态增强扫描不仅能够观察肿瘤血供的变化过程,并且对肿瘤的定性也十分有帮助。SE T_1W 像上,肿瘤呈等信号或低信号,如果加上脂肪抑制技术,则肿瘤呈低信号的改变更加明显。最具特征性的表现为快速动态增强扫描动脉期,肿瘤表现为均匀的环状强化,或者

不均匀弥散性强化,并且强化时间较长,在门脉期仍呈较明显的增强。在 SE T_2WI 上,尤其脂肪抑制像上,肿瘤呈现高信号。偶尔由于肿瘤内纤维结缔组织形成明显,在 T_2WI 上也可呈低信号改变,并且增强扫描强化不明显,这些特征可类似于胰腺导管癌的表现。大的胰岛细胞瘤在肿瘤内常出现坏死区域,无论增强前或增强后扫描,肿瘤内部信号很不均匀,坏死区域在 T_2WI 上呈高信号,而增强后无强化呈低信号。胰岛细胞瘤有别于胰腺导管细胞癌的 MRI 表现为:①在 T_2WI 上肿瘤呈高信号;②动态增强扫描早期肿瘤强化明显,高于胰腺实质,而胰腺癌为少血供肿瘤,强化不及胰腺实质,呈相对低信号;③如果为恶性者,出现富血供的肝转移病灶;④胰岛细胞瘤极少引起胰腺主导管的阻塞,侵犯血管的概率较低;⑤绝大多数病例 T_1W 脂肪抑制像上呈境界清楚的低信号区域。下面分别叙述有关这些肿瘤的具体 MRI 特点。

(一) 胃泌素瘤

胃泌素瘤产生胃泌素引起胃粘膜分泌胃酸增多,结果导致多发消化性溃疡的病变,临床上称为 Zollinger-Ellison 综合征,溃疡常见于胃、十二指肠球后部和空肠。胃肠道存在多个溃疡,提示胃泌素瘤,常伴发食管炎。瘤体直径常介于 1~15 cm 不等,好发于胰头、十二指肠第一段和第二段,胃泌素瘤也可发生在胰腺和十二指肠以外的部位,如胃、肝、骨骼、卵巢和淋巴结等,不过发生在这些部位的胃泌素瘤不到全部患者的 10%,据统计分析,90% 以上的胃

泌素瘤发生在称之为胃泌素瘤三角区(gastrinoma triangle)。所谓胃泌素瘤三角区指上起自胆囊管和胆总管的上部,下至十二指肠的第三部,内至胰腺颈部的交界处这一解剖区域。虽然胃泌素瘤单发多见,但多发者也并不少见。多发者往往在三角区以外,还包括胰腺体和尾部等。胃泌素瘤的血供不如胰岛素瘤丰富,临床上肿瘤平均直径为 4 cm。常规 SE 序列 MRI 发现胃泌素瘤的能力有限,但是利用快速动态增强扫描等技术能够检测到直径 1 cm 以下的肿瘤。

SE T_1W 脂肪抑制像上,胃泌素瘤呈低信号,T_2W 脂肪抑制像上为高信号(图 27-4-13),但小的肿瘤不一定能显示信号差异。快速动态增强序列的早期,肿瘤呈环状强化,中心强化不明显乃由于中央区血供不丰富,肿瘤周边强化环较厚时,反映肿瘤周边血供十分丰富(图 27-4-14);如周边强化不明显或较薄,往往由于肿瘤周边正常胰腺组织的强化而不易观察到这种变化,偶尔整个肿瘤呈囊性变。由于

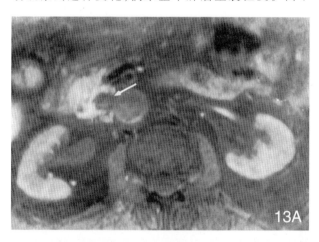

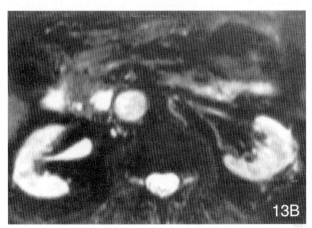

图 27-4-13　胃泌素瘤

A. SE T_1WI 加脂肪抑制示钩突部低信号病灶(箭)。
B. SE T_2WI 加脂肪抑制示该病灶呈高信号改变。

胃泌素瘤常可发生在胰腺之外,因此常利用 T_2W 脂肪抑制像进行检查,而有利于发现肿瘤,有时整个胰腺可发现散在多个胃泌素瘤灶。肿瘤较小时,如小于 1 cm,常常不易发现,甚至手术探查时也常不易发现而致漏诊。T_2WI 单次激励的 SE 技术扫描时间短,仅几秒钟,病人屏气扫描能避免运动伪影,图像质量有所改善,有助于检出胃泌素瘤灶。另外,胃泌素瘤的肠道表现,如胃泌素导致溃疡的肠道炎性反应和肠壁增厚等,在 MRI 快速动态增强扫描图上,可表现为病变部肠道的异常不规则强化。

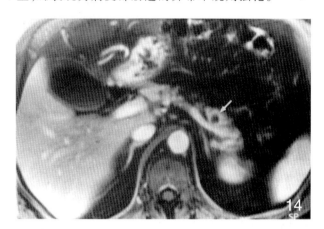

图 27-4-14　胃泌素瘤

动态增强 GRE 序列加脂肪抑制门脉期示胰尾
1.0 cm 左右的低信号病灶,呈明显的环状强化(箭)。

一般来说,MRI 能够很好地显示恶性胰岛细胞瘤的肝转移灶。胃泌素瘤的肝转移灶形态和大小较一致,病灶血供丰富,强化扫描病灶边缘均匀的环状强化十分明显。典型病灶在 T_2W 脂肪抑制像上呈高信号,边缘规则清晰,类似于血管瘤 T_2WI 表现,但通过强化扫描,不同的强化方式可进行鉴别。胰岛细胞瘤在增强早期呈环状均匀强化,并随时间而消退;而血管瘤增强早期,边缘呈结节状强化,并随时间推移,强化从周边向中央逐渐过渡。由于 MRI 敏感性高,因此这种增强方式较 CT 显示为佳。胰岛细胞瘤周边强化环可厚可薄,这取决于血供的程度,偶尔周边环状强化可呈"车轮辐"状。在系列动态强化扫描图上,胃泌素瘤的肝转移灶早期呈边缘增强,随时间推移,边缘强化消退,而中央区呈逐渐强化的改变。

(二)胰岛素瘤

是胰岛细胞瘤中最常见的一种肿瘤,通常为功能性肿瘤,由于临床有明显低血糖症状,早期引起注意,故肿瘤发现时常较小(<2 cm)。胰岛素瘤血供

丰富,文献报道血管造影(DSA)检出肿瘤优于 CT。T_1W 像呈低信号,T_2W 像呈高信号。如果加脂肪抑制技术,显示肿瘤则更佳。如果肿瘤较小,常规序列图像上信号差异不大,可导致漏诊。动态增强扫描敏感性最高,尤其是动脉期扫描,与胃泌素瘤的强化方式类似,早期呈均匀一致且明显的强化,直径为 2 cm的肿瘤,常呈周边环状强化(图 27-4-15)。恶性者出现肝转移呈典型的整个病灶的明显强化或周边环状增强(图 27-4-16)。如果转移灶较小,趋向于整个病灶的均匀性增强。小转移灶常在扫描早期呈一

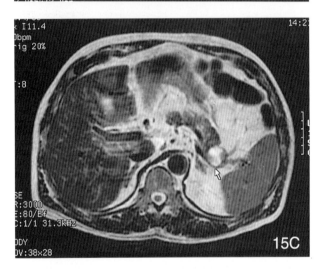

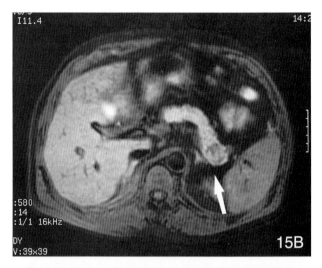

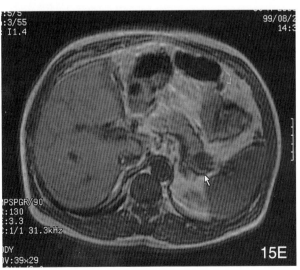

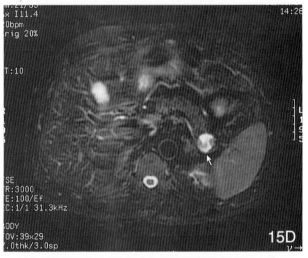

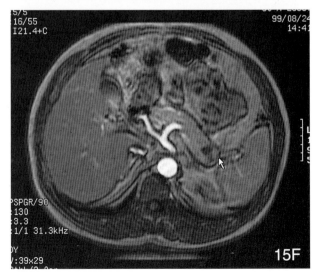

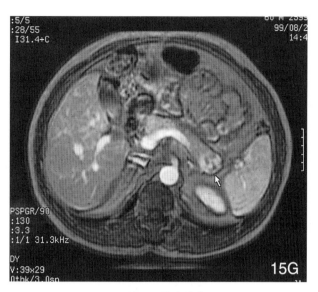

图 27-4-15　胰岛素瘤

A、B. 分别为 SE T_1WI 和 T_1WI 加脂肪抑制,示胰尾直径为 2.0 cm 的低信号病灶(箭)。　C、D. 分别为 SE T_2WI 和 T_2WI 加脂肪抑制,示该病灶均为高信号(箭)。　E. 平扫 GRE 序列显示该病灶仍为低信号(箭)。　F、G. 分别为动态增强 GRE 序列动脉期和门脉期,示病灶血供丰富,强化形式从边缘逐渐至中央的增强,并且增强时间长。

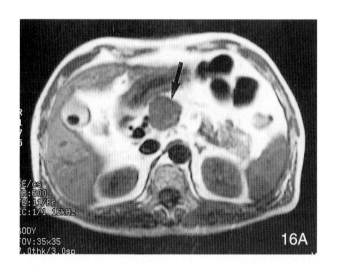

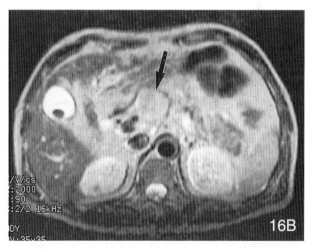

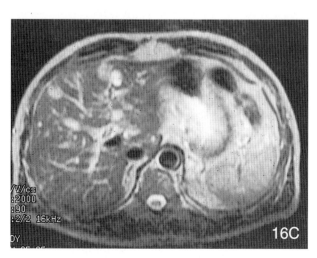

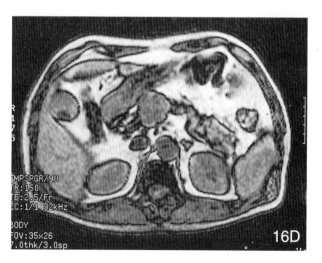

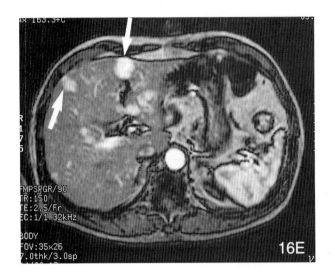
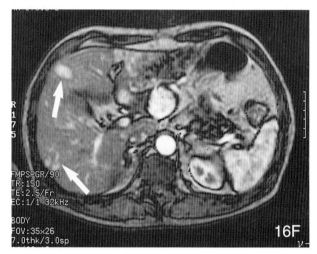

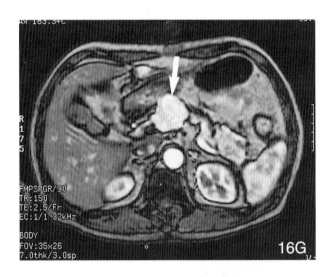

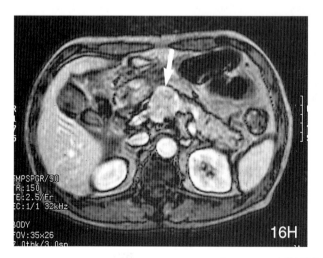
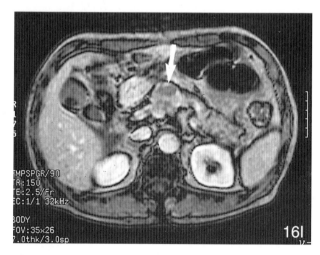

图 27-4-16 恶性胰颈部胰岛素瘤伴肝转移

A. SE T₁WI 示胰颈部直径为 3.0 cm 的低信号病灶(箭)。 B、C. SE T₂WI 示胰颈部病灶呈稍高信号(箭),
同时 C 图见肝内多发高信号的转移灶。D～I.平扫和动态增强 GRE 序列示胰颈部病灶呈明显强化,并且持续
时间较长。肝内转移灶在动脉期也明显强化(E、F)。

过性的强化，并在注射造影剂 1 min 后，增强逐渐消退，故无论 SCT 或 MRI 动脉期扫描十分重要。

（三）胰高血糖素瘤、VIP 瘤、生长激素释放抑制因子瘤和 ACTH 瘤

这些肿瘤甚罕见，它们几乎总是为恶性肿瘤，当临床确定诊断时，常发现肝有转移病灶。通常肿瘤较大和不规则，T_1W 脂肪抑制像上呈低信号，T_2W 脂肪抑制像上呈高信号，强化扫描呈不均匀增强。肝转移灶常大小和形态不一，增强图上周边常呈不规则环状强化，偶尔可见周边"车轮辐"状强化，显示转移灶的周边强化 MRI 优于 CT，此外，常可见脾脏转移。

三、胰腺囊腺瘤和囊腺癌

胰腺囊性肿瘤是一种少见的肿瘤。Remine 于 1987 年根据文献报道统计共计 500 余例，其中囊腺癌为少数，1984～1990 年综合国外文献统计胰腺囊腺癌共约 137 例。1992 年钟守先统计北京协和医院外科 30 年间共收治胰腺囊腺瘤和癌各 10 例，是国内文献中病例最多的一组报道。病理上胰腺囊腺瘤进一步分为浆液性囊腺瘤、粘液性囊腺瘤和乳头状囊腺瘤。

（一）浆液性囊腺瘤

又称小囊性腺瘤（microcystic adenoma），是常见的胰腺囊腺肿瘤，约有 20% 患者合并有肝、肾及中枢神经系统的囊肿。肿瘤为良性，无恶变趋向，囊内含有无色清亮的液体，呈多房型小囊，偶尔肿瘤中心有瘢痕形成。大小为 1～12 cm 不等，平均 5 cm 大小，肿瘤边缘常规则光滑，囊内壁可见壁结节。

MRI 表现：肿瘤在 T_1W 像上为低信号，轮廓光滑规则，不侵犯周围脏器；T_2W 像上似蜂窝状的高信号，其内多个小囊腔和间隔清晰可见，尤其在单次激励的 SE 序列 T_2W 像上，由于是屏气扫描，图像质量更清晰。胰腺囊腺肿瘤的多个小囊性成分聚集在一起，其小囊直径往往小于 1 cm，常常提示为小囊性肿瘤。小囊直径在 1～2 cm 者，既可见于小囊性腺瘤，也可见于大囊性腺瘤；如果子囊的直径大于 2 cm 往往提示为大囊性腺瘤或囊腺癌。一般而言，小囊性腺瘤的子囊直径偶尔也可达或超过 2.0 cm，但相当薄的间隔和没有邻近脏器的侵犯，常是小囊性腺瘤区别于大囊性腺瘤的特征；肿瘤间隔常常有轻度增强，延迟增强扫描中心的瘢痕偶尔可观察到。囊内分隔和壁结节以 T_2WI 和动态增强图像上显示最佳（图 27-4-17）。

（二）粘液性囊腺瘤（囊腺癌）

粘液性囊性瘤也称大囊性腺癌（macrocystic adenoma），肿瘤内含粘液，具有高度潜在恶性，瘤体愈大，癌的可能性也愈大。50% 患者年龄在 40～60 岁，肿瘤常在胰体、尾处，直径常超过 10 cm。由于粘液产生，故肿瘤在 T_1W 像上呈混合的高、低信号，T_2W 像上均表现为高信号。囊内分隔在 T_2W 像上可清楚显示，增强后囊壁和分隔可强化，一般 T_1W 增强像上肿瘤内壁不规则，外壁规则。在影像学上判断良、恶性困难，如果有周围脏器的侵犯，提示为恶性。如果出现肝转移，则肯定为恶性。其肝转移病灶也含粘液，故在 T_2W 像上呈高信号，在 T_1W 像上可呈混合的高、低信号；或者由于肝转移病灶血供丰富，在增强图上，呈边缘环状强化表现。囊壁不规则，分隔厚而不均匀，出现壁结节，强化较明显者，从影像学上提示恶性可能。由于 MRI 较 CT 能更好地显示肿瘤囊性成分的形态和大小，所以 MRI 更容易鉴别小囊性腺瘤和（或）大囊性腺瘤，小囊性腺瘤子囊的直径常不超过 2 cm，这是鉴别的要点（图 27-4-18）。

四、乳头状囊性肿瘤

乳头状囊性肿瘤（papillary cystic tumor）是胰腺囊性肿瘤中比较罕见的一种类型，肿瘤直径为 2.5～17 cm，平均 10.8 cm。肿瘤可呈局部浸润性生长，恶性变后也少有转移。在 MRI 上主要表现为囊性肿物内壁上见多个结节，也可见分隔，外壁较光整，尤其在增强图像上，壁结节强化甚明显，提示为乳头状囊性肿瘤。

五、胰腺实质性和乳头状上皮肿瘤

为罕见肿瘤，属低度恶性或有恶性倾向，好发于 20～30 岁的女性。目前 MRI 文献报道：肿瘤轮廓规则，尤其 T_1W 像上呈中央高信号区，提示诊断，否则手术前很难鉴别。中央高信号区常代表肿瘤出血坏死，如果肿瘤较大，出血常呈圆形，相反肿瘤不大时，这种出血区不易见到，仅见到肿瘤呈混合信号的改变。

六、淋巴瘤

原发性胰腺淋巴瘤非常罕见。常为全身性非霍奇金淋巴瘤胰周淋巴结的受累或者极少数直接侵犯

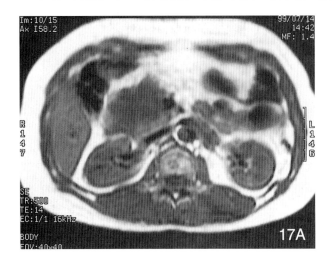
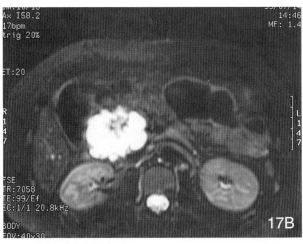
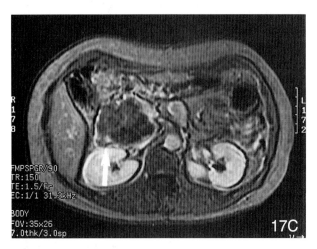
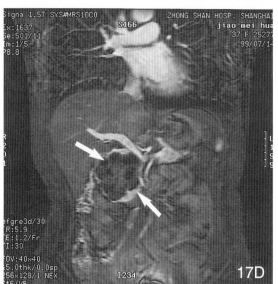

图 27-4-17　胰头部浆液性囊腺瘤

A. SE T$_1$WI 见胰头部约 4.5 cm 的低信号病灶,无肝内胆管、胆总管和胰腺管的扩张。　B. SE T$_2$WI 加脂肪抑制见该病灶呈多个小囊肿状高信号影融合在一起,边缘轮廓清晰,中心见星芒状瘢痕。　C. 动态增强 GRE 序列扫描见病灶边缘有强化,同时见小的强化壁结节(箭),中心瘢痕区有轻度强化。　D. 动态增强 GRE 序列冠状位扫描示肿瘤(箭)没有侵犯周围血管,仅见推移和受压改变。

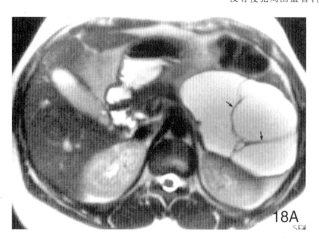
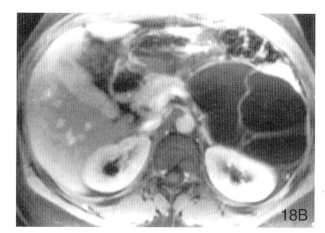

图 27-4-18　胰体、尾粘液性囊腺瘤

A. SS-SE 序列 T$_2$WI 见胰体、尾部巨大囊性高信号病灶,其内见低信号条状分隔(箭),每个子囊直径均大于 2.0 cm。
B. 动态增强 GRE 序列见该病灶分隔有强化,并且分隔呈粗细不等状,病灶没有侵犯邻近结构和血管,无肝转移。

胰腺组织。在 T_1W 脂肪抑制像上,胰周受累的淋巴结呈中、等信号的改变,较易与呈高信号的正常胰腺组织区别。T_2W 像呈稍高信号或混合信号的改变,增强扫描淋巴结有轻、中度不规则强化或均匀强化。如果胰腺受累,则失去其原有的高信号改变。最后诊断需结合临床表现、实验室检查及淋巴结活检的结果(图 27-4-19)。

七、胰腺转移癌

胰腺转移癌较为少见,常为胰周淋巴结转移而累及胰腺,原发癌常见为乳腺癌、肺癌、肾癌、前列腺癌、胃癌和黑色素瘤。典型的胰腺转移癌表现为多发的单个圆形小结节。在 T_1WI 上呈低信号,在 T_2WI 上呈高信号。直径小于 1 cm 的转移灶,强化图上常为均匀增强,较大转移灶,常为环状周边强化,尤其肾癌转移致胰腺者,其表现类似于胰岛细胞瘤的 MRI 表现。一般转移灶强化不明显,与原发胰腺癌不易区分。临床病史,即原发恶性肿瘤的病史,对确定诊断十分重要。由于黑色素瘤的转移灶内含有顺磁性的黑色素物质,故胰腺转移灶可在 T_1WI 上为高信号,往往是单发灶,边缘规则,常提示诊断(图 27-4-20)。

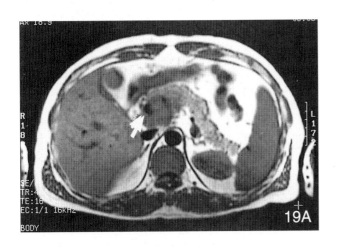
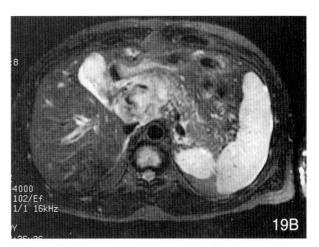
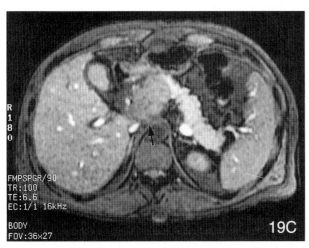
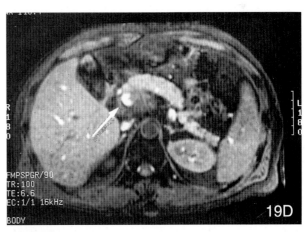

图 27-4-19 胰周淋巴瘤

A. SE T_1WI 见胰头上后方稍低信号肿块影,其外侧方见无信号的门静脉根部(箭)被肿块包绕。 B. SE T_2WI 见肿块呈高、低混合信号。 C、D. 动态增强 GRE 序列示肿块中度均匀强化,胰腺本身强化明显呈高信号,D 图见肿块包绕的门静脉强化明显(箭)。

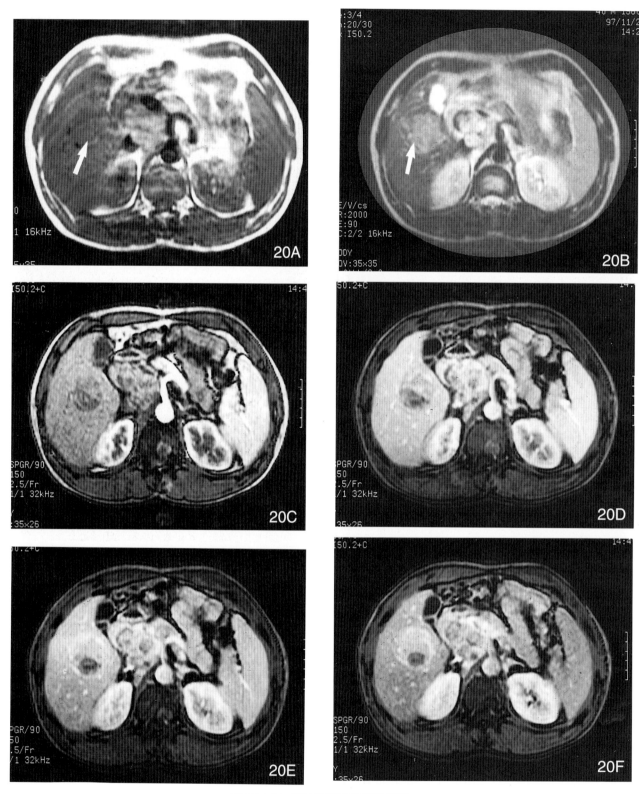

图 27-4-20 肝癌伴胰周淋巴结转移

A. SE T₁WI 见胰头周围多个小结节融合的高低混杂信号影,同时见肝内低信号病灶(箭)。 B. SE T₂WI 见胰头周围多个高信号结节融合成块,小结节影更加清晰显示,肝内病灶呈稍高信号影(箭)。 C～F. 动态增强 GRE 序列,见胰头周围肿块呈多个环状强化,E 图显示特别清晰,C 图为肝内病灶早期强化,门脉期扫描见肝内病灶周边有不完整的假包膜呈环状强化(F 图)。

第五节　胰腺炎性病变

胰腺炎的病因很复杂,目前认为与下列因素有关:①长期酗酒;②胆石症;③高脂血症;④高血钙症;⑤穿透性消化性溃疡;⑥外伤;⑦病毒感染;⑧药物;⑨遗传等;⑤医源性损伤(如 ERCP 检查、活检和手术等)。

一、急性胰腺炎

急性胰腺炎发病绝大多数是由于过量饮酒或者胆石症所致。饮酒所致的急性胰腺炎往往导致复发性急性胰腺炎,相反胆石症引起的胰腺炎常是单纯急性发作,胆道泥沙样结石也可引起急性胰腺炎。95%患者有中上腹疼痛,并向背部放射,75%～80%的患者同时有恶心呕吐,约一半病人有发热等症状。

急性胰腺炎由于胰蛋白酶原溢出至胰腺间质和胰周组织内而被激活成胰蛋白酶,胰蛋白酶具有消化自身组织的作用,故而引起急性胰腺炎。急性胰腺炎是一种急腹症,80%～90%以上病情较轻,属急性水肿性胰腺炎,可经非手术内科治疗;10%～20%左右属于重症胰腺炎,即急性出血性坏死性胰腺炎。20%左右急性水肿性胰腺炎在 MRI 上胰腺的形态和信号等没有改变,包括动态增强扫描,其形态与增强方式与正常胰腺没有区别。

MRI 诊断急性胰腺炎主要取决于有无胰腺形态的改变以及胰周的渗液等。可表现为局部或全胰的增大,有时其增大的变化是很轻微的。胰周积液在 T_1WI 上呈低信号,在 T_2WI 呈高信号。MRI 显示胰腺形态轻微改变较之 CT 敏感,特别对胰周炎性渗出的变化更为敏感,所以 MRI 的临床应用可以针对临床不能明确诊断的病例以及 CT 检查为阴性者。随着胰腺炎的进一步发展,MRI T_1W 脂肪抑制像上表现为不均匀信号影,尤其在增强扫描图上表现为不均匀强化(图 27-5-1)。特别对于急出血性坏死性胰腺炎,判断胰腺坏死的范围和程度,MRI 动态增强是非常有帮助的,胰腺坏死的区域没有强化改变,而表现为低信号区。MRI 对于胰腺炎的并发症如假性囊肿、胰腺出血、脓肿形成的定位和大小形态的判断优于 CT。

出血在 T_1W 脂肪抑制像表现为高信号影,其显示率较 CT 为优。假性囊肿在 T_1W 像表现为低信号,在 T_2W 像上表现为均匀的高信号影(图 27-5-

2),如为复杂性囊肿,即合并出血、感染及坏死物质形成则表现为不均匀的混合信号影。如果病人因呼吸困难不容易屏气时,可利用 HASTE 或 SS-FSE 技术,有利于显示病变程度和范围。

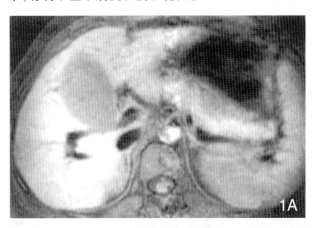

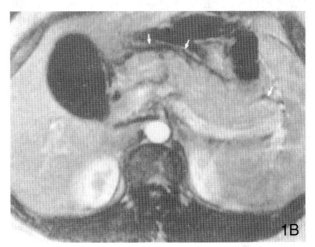

图 27-5-1　急性胰腺炎

A. SE T_1WI 加脂肪抑制示胰体、尾明显增大,信号不均匀,夹杂低信号区代表胰腺腺泡内水样蛋白含量减少。　B. 动态增强 GRE 序列扫描见增大胰腺强化不明显,尤其在胰周可见低信号的渗液(箭)。

二、慢性胰腺炎

慢性胰腺炎是指由各种因素造成胰腺局部、节段性或弥漫性的慢性进展性炎症,导致胰腺实质和胰管组织的不可逆性损害,并伴有不同程度的胰腺外分泌和(或)内分泌功能障碍。虽然慢性胰腺炎的首发症状可表现为急性炎症,也可呈反复急性发作(慢性复发性胰腺炎),急性胰腺炎亦可呈反复发作(复发性急性胰腺炎)。但两者不同,前者是指在胰腺组织结构和功能损害的慢性炎症基础上的急性发作,后者指胰腺炎症的急性发作,但在急性发作期后,胰腺组织和功能都可恢复正常,不致造成不可逆的组织损害或永久性的外分泌和(或)内分泌的功能

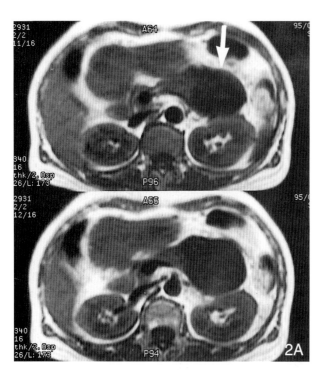
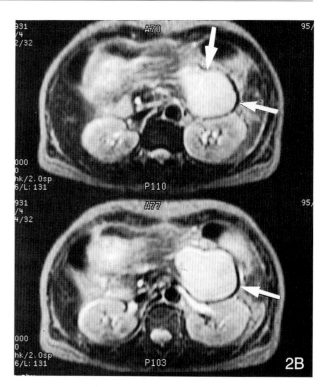

图 27-5-2　胰尾部假性囊肿

A. SE T_1WI 示胰尾部 4 cm×5 cm 低信号均匀区,边缘规则光滑。

B. SE T_2WI 示该病灶呈明显均匀高信号,纤维包裹囊壁呈低信号环影(箭)。

障碍。

慢性胰腺炎的一个主要致病因素是长期酗酒,另外各种原因引起的胰腺管的阻塞(如胰腺结石、胰腺癌等)也可引起慢性胰腺炎。但是由胆石症所致的急性胰腺炎很少发展为慢性胰腺炎。慢性胰腺炎发展为胰腺癌的概率明显提高。

根据有关 CT 文献报道,慢性胰腺炎的特征为:66%的患者有胰腺管扩张,54%有胰腺萎缩,50%有胰腺的钙化形成,34%有假性囊肿形成,29%有胆道扩张,16%有胰周脂肪密度增高或胰周筋膜增厚,7%患者未发现胰腺和(或)胰周的异常改变。

胰腺的钙化是慢性胰腺炎的病理特征,是由于胰腺的纤维化和后期的表现,但仅 50%的患者能够见到胰腺的钙化。因此,发现早期的慢性胰腺炎的改变 CT 不是一个敏感或理想的影像学诊断手段。MRI 不仅能够显示慢性胰腺炎的形态改变,而且能够了解胰腺纤维化的程度,故 MRI 在显示慢性胰腺炎方面较 CT 为佳。由于纤维化是引起胰腺钙化的前期表现,故 MRI 能够较 CT 更早期显示慢性胰腺炎的情况。纤维化在 T_1W 脂肪抑制像和 T_2W 像上均表现为低信号区,这反映了胰腺腺泡中水蛋白的消失。在动态增强 MRI 上,纤维化区没有强化或强化不明显,这反映了胰腺的正常毛细血管床损害而代之以乏血管的纤维肉芽组织(图 27-5-3,4)。

慢性胰腺炎可产生假性囊肿,假性囊肿在 T_1WI 上呈低信号,在 T_2WI 上呈高信号区域。但信号的高低还取决于假性囊肿内有无出血、蛋白成分、感染和坏死物质的残留等。在增强图上假性囊肿可清楚显示,表现为无强化的低信号区。对小的假性囊肿的显示 MRI 较 CT 敏感且特异性高(图 27-5-5),因部分容积效应对 CT 的影响较大,同时囊内成分的改变也使 CT 值升高而影响对假性囊肿的判断。

MRI 可显示慢性胰腺炎的形态改变,如胰腺萎缩、胰腺管的串珠状扩张以及胰腺周围筋膜增厚等,有助于慢性胰腺炎诊断。但是,对于慢性胰腺炎所致的胰头局限性增大和胰头癌鉴别仍十分困难。因为两者均可导致胆总管和胰腺管的扩张,胰体、尾的萎缩以及胰腺周围血管脂肪层的消失等。即使手术时有时也很难对两者进行鉴别,偶尔病理学也会发生鉴别困难,这是因为慢性胰腺炎可诱发胰腺癌变以及胰腺癌也可在肿瘤表面产生广泛的纤维化组织。因此,目前对于疑难病例仍主张采用多种影像学检查的综合判断。目前比较一致公认的看法为:

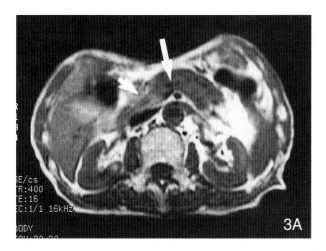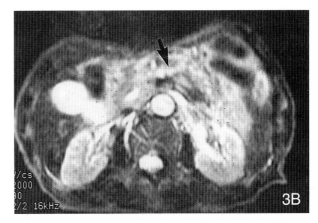

图 27-5-3 胰体、尾部慢性胰腺炎

A. SE T_1WI 示胰体、尾稍膨大，并且呈明显低信号区(长箭)，而胰头区仍保持稍高信号(短箭)。

B. SE T_2WI 示胰体、尾仍明显呈低信号，长条状不规则的高信号影(箭)代表扩张的胰腺管。

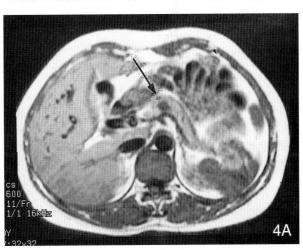

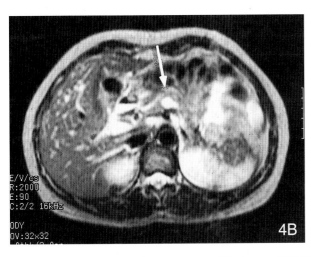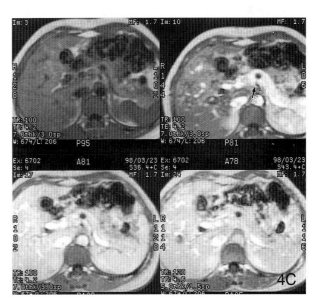

图 27-5-4 慢性胰腺炎伴胰颈部小囊肿

A. SE T_1WI 显示胰颈部 1.0 cm 的均匀低信号(箭)。 B. SE T_2WI 示该病灶呈明显均匀的高信号(箭)。

C. 平扫左上图和动态增强(右上图和下图)GRE 序列显示该病灶没有强化，仍呈明显低信号的改变。

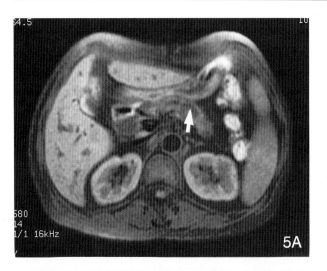

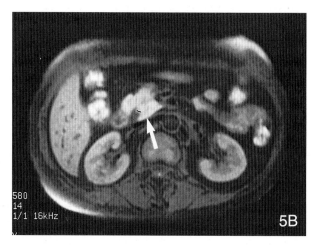

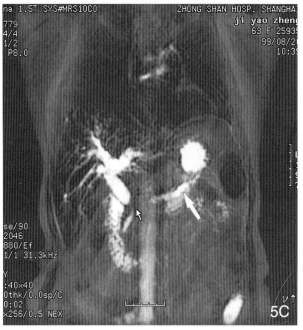

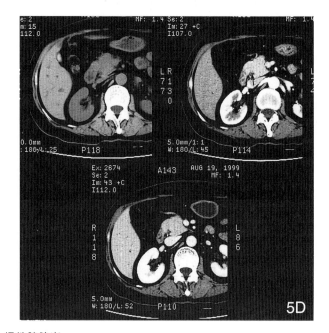

图 27-5-5　慢性胰腺炎

A. SE T₁WI 加脂肪抑制示胰体、尾明显低信号,胰腺管扩张明显(箭)。　B. SE T₁WI 加脂肪抑制示胰头仍呈均匀一致的高信号,仅轮廓增大(箭)。　C. MRCP 显示肝内胆管、胆总管和胰腺管(长箭)均明显扩张,并且胆总管下端呈环状狭窄(箭),但仍通畅。　D. 螺旋 CT 示胰头轮廓稍大,但平扫、动脉期和门脉期增强扫描,胰头密度基本均匀一致,进一步提示为胰头慢性炎症。

　　1. 如果在肿块内见到较大的斑片状钙化影或假性囊肿影,则提示胰头慢性炎症的机会大。为此 CT 对发现钙化敏感,而 MRI 对发现小的假性囊肿的敏感性高,故提倡 CT 和 MRI 技术的相结合。

　　2. 在以往的经验中,对于疑难病例,十分强调 CT 和 ERCP 的相结合,由于 MRCP 技术的发展,目前提倡 MRI 和 MRCP 相结合的应用,这是 MRI 技术的一大优势。

　　3. 慢性胰头炎性肿块以纤维化改变为主,在 T₁WI 和 T₂WI 上均呈低信号的改变,如果再加之动态增强扫描,肿块无论在动脉期,还是在门脉期和延迟期扫描,其强化的变化趋势基本与正常部位胰腺的强化一致,同时结合螺旋 CT 的动态增强扫描有类似的表现,则提示慢性胰头炎性肿块;相反,胰头肿块在动脉期主要为低信号,没有强化的表现,或仅肿块边缘有轻度的强化,且肿块边缘较清楚,则提示为胰腺癌。

　　4. 胰头局限性增大伴胆总管和胰腺管扩张,以及周围血管脂肪层模糊或消失,应考虑胰头癌较胰头慢性炎症的机会大。如果仍有怀疑之处,可作

MRCP 以观察胆总管的形态,特别是在胰头肿块区呈截然中断者,提示为胰头癌;如果胆总管呈逐渐变细的尖嘴样的改变,提示胰头慢性炎症。同时,可作 MRA 或作增强 MRA 以观察胰头周围血管的形态改变,如果有血管的明显狭窄和扭曲等,则考虑胰头癌的机会为大。尽管如此,尚有极少数的病例,需依靠活检穿刺或随访来明确诊断。

第六节　影像学方法比较

胰腺的影像学检查主要包括胃十二指肠钡餐低张造影、选择性 X 线数字减影血管造影、超声、CT、MRI 和 ERCP 等技术。由于胃十二指肠钡餐低张造影是间接判断胰腺局部有无增大和肿物,因此,其只能用于诊断一些晚期的肿瘤病例,并且其诊断的特异性很低。由于近年来影像学技术的迅速发展,该方法已多被其余的影像学技术所替代。超声检查因费用低廉、操作方便、重复性好和可靠性大而得到广泛应用,目前已作为腹部(包括胰腺)脏器检查的首选影像学技术。但是由于胰腺深藏于后腹膜,前面有肠道气体干扰,同时超声诊断的准确性更多依赖于检查者的经验和技能等,因此,在超声上发现胰腺有病变的情况下,则进一步推荐作 CT 或螺旋 CT 检查。CT 检查不受气体干扰的影响,伪影少,较少依赖操作者的经验和技能等,故更客观地反映胰腺病变的情况。特别是螺旋 CT 扫描速度快,能够克服部分容积效应和消除呼吸运动的伪影等,有利于发现胰腺小的肿瘤(<2 cm)。如果运用螺旋 CT 动脉期、门脉期和延迟期增强扫描技术,对胰腺癌诊断的可靠性达 95%,结合螺旋 CT 血管造影,对肿瘤的分期和手术切除性判断的准确性均十分理想。选择性 X 线血管造影是 20 世纪 80 年代初期胰腺癌诊断的主要影像学检查手段之一,但选择性插管难度相对大,有创伤性,有时会出现一定的并发症,检查费用高以及病人需要住院检查等因素,极大地限制了在临床的应用。即使以后出现的选择性 X 线数字减影血管造影技术(DSA),虽然在图像的分辨率方面得到极大的提高,但仍然存在上面的不足,其临床应用仍很有限,目前主要用于胰腺癌的分期和了解血管侵犯的情况,对于急性胰腺炎,可了解是否有假性动脉瘤的并发症的存在。螺旋 CT 血管成像和 MR 血管成像已广泛用于临床实践,并积累了一定的经验,因此 DSA 技术基本上已被它们所替代。逆行胰胆管造影术(endoscopic retrograde cholangiopancreatography, ERCP)是一种胰胆系统的直接造影研究方法,对于涉及胰胆系统疾病的诊断非常有用,它优于间接的胆道造影术(即口服和静脉胆管造影),尤其在梗阻性黄疸时,因为 ERCP 不依赖于肝脏功能以及与排泄有关的压力,能清楚地显示出肝内外胆管和胰管的病变情况。与经皮肝胆管造影术(percutaneous transhepatic cholangiography, PTC)比较,ERCP 创伤小,还具有十二指肠镜和胰管造影术的优点,而这些在诊断壶腹肿瘤和胰腺疾病时是至关重要的。尽管如此,单从作为诊断的意义来讲,目前比较公认的看法是,无创性的 MRCP 基本能够替代 ERCP 的作用。但是,ERCP 既有诊断作用,又有治疗和组织学诊断作用。如在 ERCP 检查过程中,能收集胆汁和胰液进行细胞学检查,或者进行 ERCP 下的胰腺组织穿刺活检。此外,ERCP 还能进行壶腹部括约肌切开术、胆总管的取石术和恶性胆管和(或)胰腺管梗阻的内支架放置引流等。总而言之,ERCP 技术目前更多地趋向于向内镜治疗学上的发展,因此,仍有广泛应用和发展的前景。

MRI 在评价胰腺疾病方面具有较高的敏感性和特异性。在敏感性方面表现为:①T_1W 脂肪抑制像和动态增强扫描图上有助于检测慢性胰腺炎;②T_2W 脂肪抑制像和 T_2W 屏气扫描有助于检出胰岛细胞瘤;③屏气的动态扫描有助于检出急性胰腺炎。另外相对特征性胰腺形态和信号改变,有助于急性胰腺炎、慢性胰腺炎、胰腺导管癌、胰岛素瘤、胃泌素瘤、胰高血糖素瘤、小囊腺瘤和大囊腺瘤以及实质性乳头状上皮细胞癌变等的诊断和鉴别诊断。在绝大多数情况下,MRI 能够鉴别慢性胰腺炎和正常胰腺,局限性慢性胰腺炎和胰腺癌。

CT 检查仍然是检查胰腺疾病的首选检查手段,但遇下列情况时,可考虑推荐作 MRI 检查:①碘过敏患者;②CT 检查显示局限性胰腺增大,但没有明确界限,CT 不能明确诊断;③临床和 CT 表现有矛盾或不能明确诊断者;④临床高度怀疑胰岛细胞瘤患者,作 MRI 可发现肿瘤的部位以及是否有肝转移灶。

(曾蒙苏　周康荣)

参 考 文 献

1. Brailsford J, Ward J, Chalmers AG, et al. Dynamic MRI of the pancreas-Gadolinium enhancement in normal tissue. Clin Radiol,

1994,49:104

2. Bret PM, Reinhold C, Taourel P, et al. Pancreas divisum: evaluation with MR cholangiopancreatography. Radiology,1996,199:99

3. Carlson B, Johnson CD, Stephens DH, et al. MRI of pancreatic islet cell carcinoma. J Comput Assist Tomogr,1993,17:735

4. Gabata T, Matsui O, Kadoya M, et al. Small pancreatic adenocarcinoma: efficacy of MR imaging with fat suppression and gadolinium enhancement. Radiology,1994,193:683

5. Gohde SC, Toth J, Krestin GP, et al. Dynamic contrast-enhancement FMPSPGR of the pancreas: impact on diagnostic performance. AJR,1997,168:689

6. Helmberger T, Mergo PJ, Stoupis C, et al. Improved technique for pancreatic MRI: value of oblique fat suppression imaging with oral barium administration. J Comput Assist Tomogr,1998,22:391

7. Ichikawa T, Haradome H, Hachiya J, et al. Perfusion-weighted MR imaging in the upper abdomen: preliminary clinical experience in 61 patients. AJR, 1997,1 691 061

8. Inui K, Nakazawa S, Yoshino J, et al. Endoscopic MRI. Pancrease,1998,16:413

9. Irie H, Honda H, Kaneko K, et al. Comparison of helical CT and MRI imaging in detecting and staging small pancreatic adenocarcinoma. Abdom Imaging,1997,22:429

10. Li KCP, Ang PGP, Tart RP, et al. Paramagnetic oil emulsions as oral magnetic resonance imaging contrast agents. Magnet Reson Imaging,1990,8:589

11. Marti-Bonmati L, Vilar J, Paniagua JC, et al. High density barium sulphate as an MRI oral contrast. Magnet Reson Imaging,1991,9:259

12. Mirowitz SA, Susman N. Use of nutritional support formula as a gastrointestinal contrast agent for MRI. J Comput Assist Tomogr,1992,16:908

13. Nishihara K, Kawabata A, Ueno T, et al. The differential diagnosis of pancreatic cysts by MR imaging. Hepto Gastroen,1996,43:714

14. Oi T. ERCP imaging. Pancreas,1998,16:402

15. Procacci C, Graziani R, Bicego E, et al. Serious cystadenoma of the pancreas: report of 30 cases with emphasis on the imaging findings. J Comput Assist Tomogr,1997,21:375

16. Reimer P, Saini S, Hahn PF, et al. Clinical application of abdominal echoplanar imaging (EPI): optimization using a retrofitted EPI system. J Comput Assist Tomogr,1994,18:673

17. Reinhart RD, Brown JJ, Foglia RP, et al. MR imaging of annular pancreas. Abdom Imaging, 1994,19:301

18. Reinhold C, Bret PM. Current status of MR cholangiopancreatography. AJR,1996,166:1 285

19. Reuther G, Kiefer B, Tuchmann A, et al. Imaging findings of pancreaticobiliary duct diseases with single-shot MR cholangiopancreatography. AJR,1997,168:453

20. Semelka R, Cumming MJ, Shoenut JP, et al. Islet cell tumors: comparison of dynamic contrast-enhancement CT and MRI imaging with dynamic gadolinium enhancement and fat suppression. Radiology,1993,186:799

21. Semelka R, Kroeker MA, Shoenut JP, et al. Pancreatic disease: prospective comparison of CT, ERCP, and 1. 5-T MR imaging with dynamic gadolinium enhancement and fat suppression. Radiology,1991,181:785

22. Semelka RC, Ascher SM. MR imaging of the pancreas. Radiology, 1993,188:593

23. Sironi S, Cobelli FD, Zerbi A, et al. Pancreatic carcinoma: MR assessment of tumor invasion of the peripancreatic vessels. J Comput Assist Tomogr,1995,19:739

24. Tajiri H, Kobayashi M, Ohtsu A, et al. Peroral pancreatoscopy for the diagnosis of pancreatic diseases. Pancreas,1998,16:408

25. Tart RP, Li KCP, Storm BL, et al. Enteric MRI contrast agents: comparative study of five potential agents in humans. Magnet Reson Imaging,1991,9:559

MRI 在胃肠道的应用相对迟后于其他脏器,近年来,随着 MRI 技术的发展,如快速扫描、脂肪抑制、屏息快速动态增强技术的应用,MRI 在胃肠道肿瘤的诊断和分期上发挥重要的作用。直肠位于盆腔,由于位置固定,没有蠕动,加上盆腔良好的脂肪衬托和天然的管道与外界相通,是消化道中 MRI 应用最早、检查效果最理想的器官。MRI 的多平面成像清晰显示直肠和周围脏器的关系,为盆腔疾病的诊断和鉴别诊断,直肠肿瘤的分期,外科手术方式的选择,放疗计划的制定,术后随访提供了良好的影像学资料,这是其他影像学检查方法所不及的。近年来,直肠腔内线圈的应用,使图像空间分辨率及信噪比大大提高,理想地显示了直肠壁的多层解剖结构,提高了直肠癌分期的准确性,使 MRI 在直肠的应用更显示出其独到的优越性。此外,MRI 在检查肠漏、腹腔脓肿、鉴别肿瘤起源等方面的应用也逐渐开展起来。相信随着 MRI 胃肠道口服对比剂和静脉对比剂的不断完善,新的检查技术的发展,如实时动态 MRI 胃肠道造影、胃肠道内镜、胃肠道功能的研究等,将使 MRI 在胃肠道疾病诊断方面发挥越来越大的作用。

第一节 检 查 技 术

一、胃、小肠检查技术

（一）口服对比剂

胃肠道 MRI 检查和胃的 CT 检查一样,胃肠道口服对比剂非常重要,其目的为将胃肠道与其他结构区分开来,并能很好将胃肠道壁的轮廓予以显示。尽管目前对胃肠道的口服对比剂有较多的研究,但至今尚未有公认的、广泛应用于临床的胃肠道特别是胃的专用对比剂面市。理想的口服对比剂应符合下列要求:①乐于被受检者接收;②稳定,不被人体吸收,能完全排除体外;③无伪影;④能使胃肠道良好充盈,提高诊断的敏感性和特异性;⑤安全;⑥低成本;⑦适合于多种序列检查的要求。目前,应用于

胃肠道的口服对比剂主要有两类,归纳如下:

1. 阴性对比剂:阴性对比剂主要是缩短 T_2 值,降低 MRI 信号强度。气体由于不含氢质子成分,故不产生信号,也属于阴性类对比剂。目前应用较多的有 Perfluorooctylbromide(PFOB)、粘土混合物、气体、硫酸钡混悬液、超顺磁微粒（OMP）、AMI-121 等。有关胃的 MRI 检查的文献中,应用气体和硫酸钡混悬液的较多,我们认为主要原因是简便、易行、有效。我们一组 25 例胃疾病的 MRI 检查,均采用气体对比剂,取得了较好的检查效果,但于气体肠壁交界面可能产生磁易感伪影(图 28-1-1)。AMI-121 目前在美国使用较多,它具有耐受性好、不良反应低的优点。PFOB 属乳剂类,较为理想,但价格很高,且有恶心、呕吐等不良反应。相对而言,水或水类对比剂不具任何不良反应,但只适合 T_1WI 尤其是 T_1WI 增强检查,在增强图上,胃内容物呈低信号而胃壁呈高信号,两者对比十分显著,与服水 CT 增强扫描检查效果相似或更好(图 28-1-2)。

2. 阳性对比剂:阳性对比剂缩短 T_1 和 T_2,而主要为 T_2WI 对比剂,增强信号强度。如用于腹腔、盆腔脏器检查一般加甘露醇作为添加剂,以减少肠道内水分的吸收,保持对比剂浓度的稳定性。否则,随水分被肠道吸收,对比剂浓度不断增高,超过一定浓度时其信号反而下降,以致整个肠道内信号强度变得不均匀。阳性对比剂中应用较多的是 Gd-DTPA、Mn-chloride、Mn-DPDP,其他有铁口服剂(Ferric oral agent),如正铁柠檬酸胺(ferric ammoninum citrate)(FAC)。

（二）检查前的准备

胃及小肠的 MRI 检查必须口服胃肠道对比剂,服用不同的对比剂有不同的操作步骤,这样可以减少胃肠道蠕动。方法及要求:为了使胃和十二指肠特别是胃显示良好,均应常规禁食 4～5 h。此外,对于没有禁忌证的病人,建议使用低张药,如静脉或肌肉注射山莨菪碱 20 mg,以减少胃肠道的运动伪影。

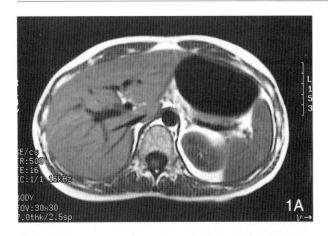

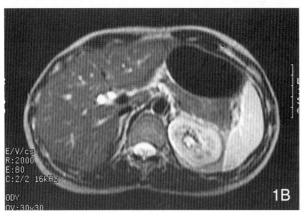

图 28-1-1　正常胃服气体对比剂 MRI

A. T$_1$WI 示胃腔扩张良好,胃壁菲薄,较肌肉信号稍高(箭),和胰及肝交界区胃壁难以显示。　B. T$_2$WI 示胃壁呈稍高信号(箭)。

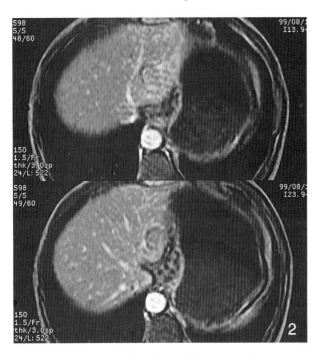

图 28-1-2　正常胃口服水对比剂 MRI 增强扫描

Gd-DTPA 增强后胃壁中度强化,
呈高信号,肝胃和胰胃界限清楚。

（三）扫描序列

胃的 MRI 检查常规采用 T$_1$W 和 T$_2$W 序列。T$_1$W 序列可采用常规 SE 或快速 SE 序列加脂肪抑制技术,常规轴位。胃癌的分期、胃及肝胃间肿瘤的诊断和鉴别诊断可补充使用冠状面和矢状面。屏息的快速动态增强扫描技术对胃肠道疾病的诊断和鉴别诊断很有帮助,应该常规使用。T$_2$WI 常规使用 SE 和快速 SE 序列或 Turbo spin-echo。层厚 2～5 mm,间隔 2 mm。胃肠道空腔脏器的 MRI 检查和实质脏器的 MRI 检查一样,建议使用 torso 线圈,应用呼吸门控、流动补偿、脂肪抑制和图像预饱和技术,以提高图像质量。

二、结肠、直肠检查技术

（一）对比剂

结肠、直肠的 MRI 检查必须使用对比剂,使用不同的对比剂有不同的操作步骤、方法及要求。对比剂也分为阳性和阴性对比剂两类,与胃及小肠对比剂相同。对比剂的引入可经口服,但量大且充盈不好,主要是经肛门插管导入。目前应用较多的是气体对比剂,价廉、操作方便、病人易于接受。直肠、结肠内对比剂的应用使得直肠、结肠充分扩张,对粘膜病变的检出十分有利。

（二）检查前的准备

检查前病人常规禁食 6 h,采用口服泻药清洁肠道,检查前清洁灌肠。为了使结肠、直肠显示良好,对于没有禁忌证的病人,建议使用低张药,如静脉或肌肉注射山莨菪碱 20 mg,减少结肠、直肠的张力。经肛门插管注入对比剂,至直肠、结肠充分扩张,插管可暂时保留,行定位像扫描观察结肠充盈情况,充盈满意可拔管,若不满意,还可继续注入对比剂(图 28-1-3)。

（三）扫描序列

结肠、直肠的 MRI 检查常规采用 T$_1$W 和 T$_2$W 序列及 T$_1$W 增强扫描。增强扫描建议采用团注动态增强扫描,可采用快速 SE T$_1$WI 脂肪抑制技术,可清晰显示直肠壁各层解剖结构。T$_2$WI 对直肠壁结构的显示、与盆腔内其他脏器及骶骨之间的关系、直肠癌术前分期及术后复发与纤维瘢痕鉴别方面有一定帮助。常规轴位、矢状位和冠状位 T$_2$WI 常规使用 SE 和 FSE 或 Turbo spin-echo,层厚 2～5 mm,间隔 2 mm。结肠、直肠疾病的 MRI 检查和实质脏器的 MRI 检查一样建议使用 torso 线圈,应用脂肪抑制和图像预饱和技术,提高图像质量。肿瘤分期的病例,肿瘤区建议薄层动态扫描,有条件的情况下,建议使用表面线圈或直肠腔内表面线圈。

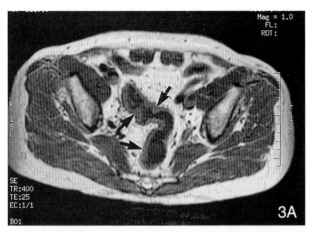

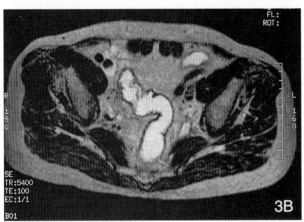

图 28-1-3 乙状结肠癌,导入水对比剂

A. T_1WI 示乙状结肠壁广泛不规则增厚,肠腔不规则狭窄(箭)。 B. T_2WI 示乙状结肠内水对比剂呈明显高信号,肿瘤组织呈略高信号,不易显示。

第二节 正常解剖和 MRI 表现

一、胃的正常解剖和 MRI 表现

(一)胃的大体解剖

胃的形态和大小与体形、位置和充盈程度关系密切,分贲门、胃底、胃体和胃窦四个部分。胃的大弯、小弯和前、后壁在横断面上可清楚显示。在水平部(胃角切迹)胃呈一长椭圆形,稍上平面,胃体和胃窦呈两个分开的水平椭圆形结构,更上方平面为胃体和胃底,表现为垂直椭圆形。胃壁由粘膜、粘膜下层、肌层和浆膜构成,在 MRI 上呈现不同的信号。胃的周围脏器有肝脏、胆囊、十二指肠、脾脏、胰腺、结肠肝曲、脾曲和横结肠等,当胃和上述脏器出现肿瘤或增大时,可以相互推压和侵犯。

(二)正常胃的 MRI 表现

在胃切除标本的扫描图上,胃壁结构随胃膨胀的程度不同而有差异。一般在 T_1WI 上可以辨认 2～3 层,内层为较高信号,外层为中等信号,中间层为低信号;T_2WI 上内、外层为高信号,中间层为低信号。胃壁的内、外层厚度较恒定,中间层随胃膨胀的程度不同而变化。一般认为 MRI 所见到的胃壁三层结构可能对应于胃的粘膜层、粘膜下层、肌层和浆膜层。在活体的胃检查中,胃壁结构多为 1～2 层,少数病例胃壁在胃窦尤其贲门区可以看到三层结构。增强扫描胃的粘膜层明显强化,且持续时间较长。和 CT 所见一样,胃窦和贲门区的胃壁较厚,正常情况下,该部位的胃壁厚度小于 8 mm。体部明显较薄,扩张良好的胃壁,厚度应该小于 5 mm。在胃壁和腹腔脂肪间可见一低信号带,对判断和观察胃癌的周围侵犯提供了天然的对比。

二、十二指肠和小肠的正常解剖和 MRI 表现

十二指肠为小肠第一部分,起自幽门至十二指肠空肠曲,全长 25～30 cm,多呈"C"形。胰头被包绕其中。十二指肠可分为球部、降部、水平部及升部四段。其中球部位于腹膜腔,位置固定,易被 CT 及 MRI 检查识别。此段右侧为右肾内缘,前方为横结肠、结肠肝曲、胆囊及右肝。后方有右肾动静脉和下腔静脉。左侧为胰头,胆总管跨过十二指肠球后面沿降部内缘下降到壶腹部。水平部及升部亦位于腹膜后。成人小肠总长度可达 5～6 m,是消化道中最长的器官。空肠多位于左上腹,回肠位于右下腹。

小肠壁厚度在适度扩张时不超过 3 mm。肠腔宽度不超过 3 cm,一般无液平存在。在胃肠道阴性造影剂充盈良好情况下,小肠粘膜皱襞可显示,服用阳性造影剂时显示不清。

三、结肠、直肠的正常解剖和 MRI 表现

(一)结肠、直肠的大体解剖

结肠一般分为盲肠、升结肠、横结肠、降结肠、乙状结肠和直肠部分。整个结肠长约 150 cm,宽 5～8 cm,在腹腔内形成框形,近端肠腔比远端肠腔宽。盲肠位于右髂窝部,有部分系膜,有一定活动度。升结肠和降结肠前面及两侧有腹膜覆盖,位置相对固定。降结肠管腔为结肠中较细部分。横结肠系膜较长,活动度较大。乙状结肠位于盆腔,具有肠系膜,

活动度较大。乙状结肠变异也较多。直肠近端约在第三骶椎处与乙状结肠相连,远端在会阴处终于肛门,直肠中较宽大部是直肠壶腹,当直肠内充满对比剂时壶腹部的直肠后壁与骶骨前的间隙一般不超过1.5 cm。直肠上部位于腹膜内,下部位于腹膜外,位置固定。结肠壁由粘膜、粘膜下层、肌层和浆膜层构成。结肠的血供主要来源于肠系膜上动脉和下动脉的分支。

（二）正常结肠、直肠的 MRI 表现

正常的直肠壁在扩张良好的情况下,肠壁的厚度一般<3 mm,3～5 mm 可疑异常,>5 mm 属于病理状况。活体 MRI 检查 T_1WI 在结肠充盈良好的情况下,可看到 2～3 层结构,内层高信号,中层低信号,外层为中等信号;T_2WI 内、外层为高信号,中层为低信号,对应于粘膜层、粘膜下层和肌层、浆膜层。在 T_1WI 脂肪抑制增强扫描上,直肠壁各层显示更清楚,从内到外依次为高信号的粘膜层、低信号的粘膜下肌层和固有肌层、高信号的浆膜。矢状位成像上,女性直肠前方为子宫,之间有脂肪层分开,男性直肠前方为精囊、前列腺,也有脂肪层相隔,再前面为膀胱。直肠后方骶前间隙也有脂肪将两者分开。

第三节　胃肿瘤性病变

一、胃平滑肌类肿瘤

（一）病理和临床

胃平滑肌瘤或肉瘤是胃非上皮来源的肿瘤。以40～60 岁者多见,男女发病相仿。胃平滑肌瘤和肉瘤的大体形态相似,直径通常 2～5 cm,个别可达 15～20 cm。根据肿瘤生长的方式分为三型:①胃内型,肿瘤主要位于粘膜下,向腔内生长。②胃外型,肿瘤位于浆膜下,主要向腔外生长,个别有蒂挂在胃壁上。③胃壁型,肿瘤发生于胃壁的肌层,向胃腔内外生长。胃平滑肌瘤以单发常见,病理上良、恶性的区别在于有无核分裂,异形性是否明显。有时候分化良好的肉瘤和良性的平滑肌瘤光镜下也不易鉴别。平滑肌瘤临床上多表现为消化道的出血,长期慢性失血可造成贫血,个别病人表现为消瘦和消化道梗阻。

（二）MRI 表现

在胃平滑肌瘤的诊断和鉴别诊断方面,MRI 多平面成像和较高的软组织分辨能力,配合屏息的动态扫描对判断肿瘤的起源和定性有独到之处,和

CT 一样,不但弥补了胃镜和 GI 的不足,而且在复杂部位的肿瘤起源鉴别方面,甚至优于 CT。平滑肌瘤多呈圆形、椭圆形,个别呈不规则形。肿块直径大多数在 2～5 cm,光整或有分叶,小的肿块多信号均匀,与正常胃壁相比,T_1WI 呈低信号或等信号,T_2WI 为中等度高信号。有囊变和坏死者,信号不均。细小的钙化 MRI 不如 CT 敏感,大的钙化不常见,在 MRI 上表现为信号缺失。肿块内出血可致肿瘤短期迅速增大,MRI 在判断瘤内出血方面优于CT。MRI 显示胃腔内面的小溃疡不如 CT 敏感,大的溃疡和窦道的显示,MRI 和 CT 一样准确,多平面的成像可以观察到窦道的走行。平滑肌瘤多为富血供肿瘤,动态增强显示肿块明显强化,且具有延迟强化的特点,肿瘤囊变和坏死区不强化,表现为不规则低信号区。胃外型的平滑肌瘤常常可以生长很大,位于脏器间,如肝胃间、胃胰间、胃和后腹膜间、胃与腹腔间,给鉴别诊断带来困难。多平面成像,结合动态增强扫描所反映的不同类型肿瘤的血供特点,对鉴别肿瘤起源非常有帮助,应列为常规。下列征象和特点提示胃平滑肌肉瘤可能:①肿瘤≥5 cm 直径。②坏死和囊变形成,表明肿瘤生长较快,因血供相对不足而出现肿瘤内坏死。如囊腔与胃腔沟通,对比剂可进入其内,肿瘤内见到口服对比剂,也是胃平滑肌瘤的强有力证据。③侵犯邻近脏器。④肝内转移灶,一般也具有富血供的特点。在增强早期或延迟期,有明显强化,以环形强化多见。第 3、4 两项为平滑肌肉瘤的可靠征象和直接证据(图 28-3-1)。

平滑肌类肿瘤与粘液上皮起源的胃癌鉴别比较容易,前者肿块轮廓清晰,邻近胃壁不受侵犯,分界清楚而截然;肿块较小时,表面隆起和抬高的粘膜完整,可以显示,尤其在增强图上呈高信号的粘膜线。

二、胃癌

胃癌是威胁人类健康的主要恶性肿瘤之一,国内男性患者中,胃癌居各器官恶性肿瘤的首位,女性者为第三位。男性明显多于女性,男女之比为 3:1。多见于 40～60 岁年龄组。

（一）病理和临床

胃癌可发生在胃的任何部位,但以胃窦幽门区最多见,占 55%～70%。大体病理可分 4 型:①蕈伞型;②浸润型;③溃疡型;④混合型。组织类型主要有以下 4 类:腺癌、粘液癌、低分化癌和未分化癌。胃癌早往往没有明显症状,中晚期胃癌的临床表

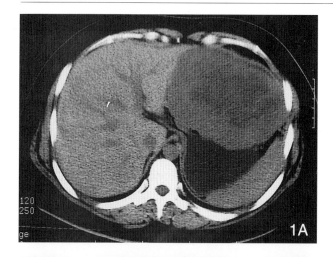

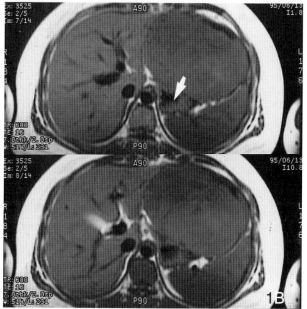

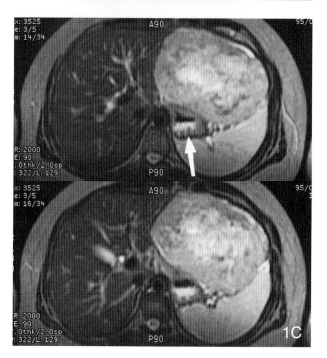

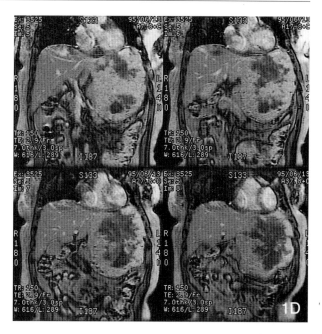

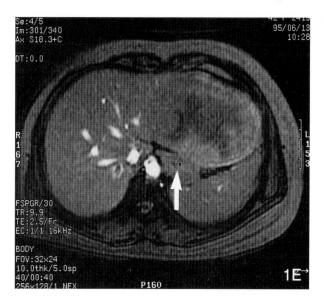

图 28-3-1 胃底部平滑肌肉瘤

A. CT 平扫示肝胃间巨大软组织肿块,中心不规则坏死囊变。 B. T₁WI 示肿块较肝脏信号低,内见片状不规则略高信号区。 C. T₂WI 示肿块呈高信号,边缘较清楚,中心可见不规则更高信号区。

D. 横断位动态增强扫描示肿块于动脉早期不规则强化,呈略高信号,中心坏死区无强化。 E. 冠状位延迟扫描示肿块不规则延迟强化,中心坏死区无强化。B、C、D 图中箭所指为胃所在部位。

现又表现为多样化,但无特异性。主要有上腹不适、消瘦和乏力、食欲不振,其他有呕吐,咽下不畅、呕血、黑便和疼痛等。

（二）MRI 表现

胃癌的 MRI 表现和 CT 相似,早期癌由于胃壁不增厚或增厚不明显,MRI 显示能力有限。一般如果肿瘤小于 2 cm,MRI 的检出率明显下降。进展期胃癌表现为胃壁的不规则增厚、肿块和胃腔的变形和狭窄（图 28-3-2～5）。文献报道,胃癌的 MRI 表现和使用设备的场强有关,T_1WI 一般为低信号或等信号,T_2WI 呈中等的高信号,少数广泛浸润性的胃癌,不规则增厚的胃壁在 T_1WI 和 T_2WI 均表现为较低信号,可能与肿瘤组织中纤维成分增生有关。快速动态增强扫描胃癌病灶多数早期不规则强化,且在延迟期持续强化。肿大的淋巴结在 T_1WI 和 T_2WI 上均表现为中等度的低信号。从现有的资料看,MRI 对进展期胃癌的检出率达 95%～98%。我们一组 25 例进展期胃癌,MRI 病灶检出率为 98%。

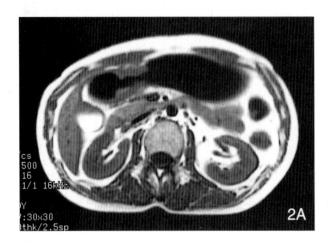

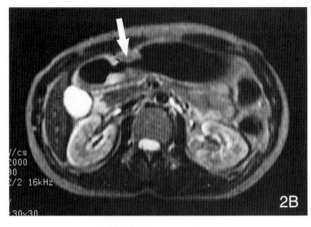

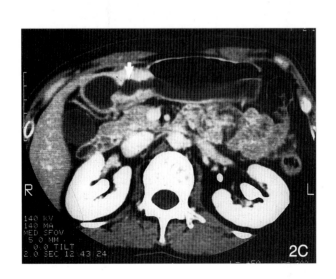

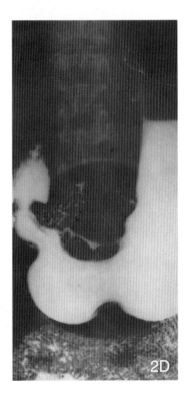

图 28-3-2　胃角区溃疡型胃癌,口服气体对比剂

A. T_1WI 示胃小弯角切迹处胃壁不规则增厚,胃腔变窄。　B. T_2WI 示增厚的胃壁呈不均匀高信号,腔内面可见不规则浅溃疡(箭)。　C. 动态增强 CT 扫描示小弯角切迹处胃壁不规则增厚,呈明显不均匀强化,胃腔狭窄,腔内面溃疡(箭)。　D. GI 示胃角区不规则腔内龛影,周围可见环堤及指压迹。

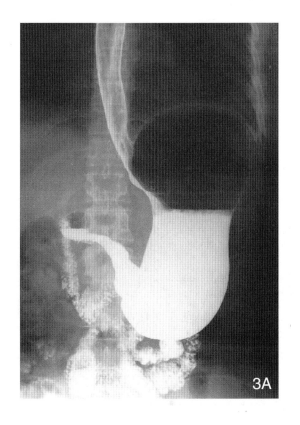

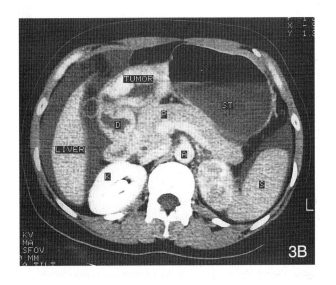

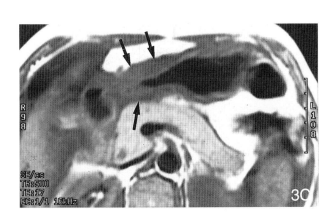

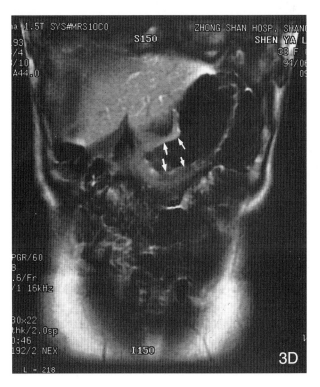

图 28-3-3　胃窦部浸润型胃癌，口服气体对比剂

A. GI 示胃窦部狭窄、僵硬。　B. CT 增强扫描示胃窦部胃壁不规则增厚，胃腔狭窄，肿瘤强化明显。　C. MR 横断面 T_1WI 示胃窦部胃壁增厚，胃腔狭窄(箭)。　D. 冠状位 FMPSPGR 扫描示胃体及窦部广泛胃壁增厚(箭)，胃腔狭窄。显示的胃壁受累范围较 GI 明显。

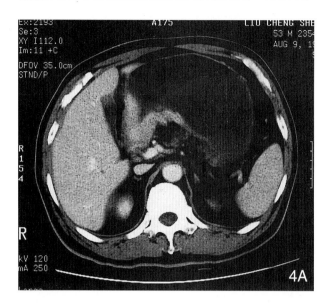

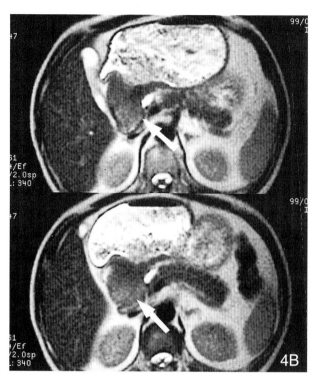

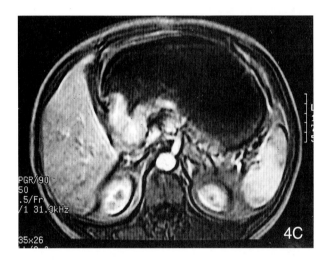

图 28-3-4　胃窦部浸润型胃癌,口服水对比剂

A. CT 增强扫描示胃窦及部分胃体小弯侧胃壁明显不规则增厚,胃腔明显狭窄。　B. MREPI 序列示胃窦部不规则肿块,
信号较肝脏略高(箭)。　C. 动态增强扫描示肿块明显不规则强化。

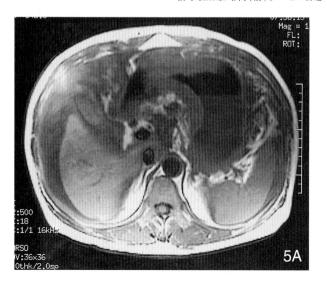

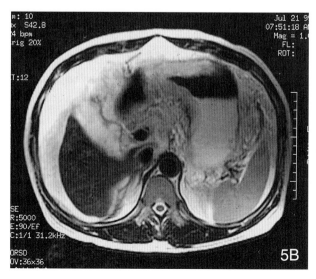

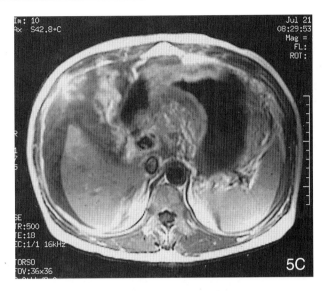

图 28-3-5 胃底、体部浸润型胃癌,口服水对比剂

A. T$_1$WI 示胃底、体部胃壁广泛增厚,肿瘤与肌肉信号相似,胃腔狭窄,腹腔内大量腹水。 B. T$_2$WI 示肿瘤呈高信号(但低于水)。

C. 增强扫描示肿瘤不均匀强化,呈高信号,肿瘤组织沿粘膜下生长浸润。

MRI 对胃癌 T 分期的准确性为 44%~88%,Oib 报道 MRI 判断周围侵犯的准确性为 93%。在 SE T$_2$ 或 FSE T$_2$WI 加脂肪抑制图像上,尤其在脂肪抑制快速动态增强图上,胃癌壁外浸润和侵犯易于显示,表现为条索状高信号影伸向胃周脂肪(呈低信号)和脏器。MRI 对于正常大小的转移淋巴结同样不能分辨,Costanzi 报道一组病例,MRI 对淋巴结的检出敏感性为 40.6%,特异性为 93.8%,准确性为 42.08%。目前公认,MRI SE 序列 T$_1$WI、T$_2$WI 与动态增强扫描联合应用对胃癌肝转移的检出有较高的敏感性和准确性。

第四节 小 肠 病 变

一、小肠非肿瘤性病变

(一)憩室及憩室炎

十二指肠憩室(diverticulum)位于十二指肠圈内,憩室突向腔外,其内含口服对比剂和(或)气体,有时可见食物残渣和液平。并发炎症时,其壁增厚、毛糙、排空差,囊内信号不均匀,应注意和肿瘤鉴别。

Meckel 憩室为先天性卵黄管未闭所形成的盲管,发生于肠系膜附着的对侧缘,多在距回盲瓣 100 cm 以内的回肠,呈大小不等的囊袋样突出,有报道最长可超过 15 cm。有 1/5 以上的病人可有症状,如憩室内有异位的胃粘膜可发生溃疡和出血,合并炎症及肠套叠时可出现肠梗阻。若憩室向肠腔内突出,可形成息肉样充盈缺损,易误诊为良性肿瘤。MRI 增强扫描对伴有胃粘膜异位的美克尔憩室的诊断有帮助,增强后美克尔憩室粘膜较相邻小肠及粘膜强化更加明显。

(二)克隆氏病

克隆(Crohn)病是一种原因不明的疾病,属非特异性炎症,常发生于十岁至三十几岁青年人,可累及胃肠道任何部位,以末端回肠和右半结肠最常见,多节段发病和跳跃式分布为其特征。大多数患者临床上出现腹痛腹泻、发热和消瘦症状。据报道 40%患者病变同时累及末端回肠及回盲部,单独侵犯末端回肠者占 30%,20% 左右患者为结肠单独受侵犯,与溃疡性结肠炎易混淆。与溃疡性结肠炎相似,克隆氏病亦与结肠癌发病有关。

病理上,早期表现为粘膜充血水肿、溃疡和肉节肿结节形成,后期为肠壁纤维化,可伴肠腔狭窄。

【MRI 表现】 动态增强脂肪抑制技术可以较好显示克隆氏病多节段发病、跳跃式分布及系膜炎性改变的特征。常见 MRI 表现为:①末端回肠肠壁增厚伴回盲部受累,肠壁增厚往往是不对称性的,伴肠腔狭窄或消失(图 28-4-1),部分病例增厚肠壁呈"双晕征"。②出现直肠痉挛、窦道瘘管形成、腹腔及腹壁脓肿及肠梗阻等。③晚期病例合并系膜改变,可见炎性索条影及增大淋巴结,病变肠襻附近系膜脂肪增厚,在 T$_1$WI 上形成肿块样高信号灶。结肠克隆氏病改变与小肠相同,矢状位成像可以较好显示直肠痉挛现象。

过去克隆氏病的诊断主要依据钡餐及钡剂灌肠检查,其与临床症状的相关性较差。近年来的研究表明克隆氏病的 MRI 表现与该病的活动性有密切关系,依据病变累及长度、病变肠壁厚度及病变增强情况可将克隆氏病分为轻、中、重度,对该病的分级和临床评价有重要意义。

在判断急、慢性克隆氏病方面 MRI 亦有独到之处,急性期主要表现为粘膜显著强化,而慢性期以肠壁增厚为主,肠壁往往厚度超过 1 cm,且外层几乎无强化改变。

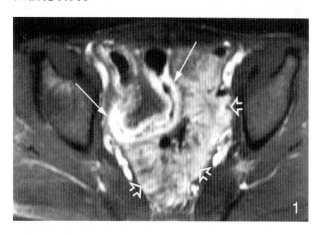

图 28-4-1　克隆氏病

脂肪抑制 T_1WI Gd-DTPA 增强扫描示回肠壁不规则增厚,肠腔狭窄,病变的肠壁明显强化(长箭),伴周围网膜的炎性改变(空箭)。

(三) 放射性肠炎

放射性肠炎(radiation enteritis)主要见于腹盆腔恶性肿瘤放射治疗患者。病理改变主要为肠壁及肠系膜小动脉闭塞引起的局部缺血,肠粘膜及粘膜下层充血水肿伴炎性浸润。早期粘膜坏死脱落形成溃疡,引起出血、穿孔、脓肿及瘘管形成;后期肠壁因纤维组织增生而增厚,致肠腔狭窄、肠曲固定、扭曲,并可引起不同程度的肠梗阻。

【MRI 表现】 放射治疗早期出现局部缺血水肿和炎性改变,后期出现肠壁弥漫性对称性增厚,增厚肠壁强化明显。多方位成像利于显示后期由于纤维化而引起的肠腔狭窄、肠曲固定和扭曲,对于肠梗阻的显示也有帮助。

二、小肠肿瘤性病变

传统的小肠疾病诊断主要依靠小肠钡剂灌肠和纤维小肠镜,由于小肠较长,走行迂曲、重叠,钡剂通过快,纤维小肠镜操作复杂且只能到达空肠近端,无法广泛应用,加之较小的小肠肿瘤临床一般无症状,即使出现某些症状也无特异性,给小肠肿瘤的诊断带来困难。近年来由于 CT 和 MRI 检查的优越性,使其在小肠疾病诊断的应用上发挥着重要作用。

(一) 良性肿瘤

小肠良性肿瘤中最常见的为平滑肌瘤,其次为腺瘤和血管瘤。国外脂肪瘤较多见,仅次于平滑肌瘤。

1. 平滑肌瘤:平滑肌瘤(leiomyomas)是一种壁间肿瘤,根据其在肠壁的位置可分为腔内、壁间和腔外三型,以腔内型多见,也可同时向腔外生长。肿瘤常为椭圆形,少有分叶,较大的平滑肌瘤易出现中心坏死囊变,形成溃疡,引起肠道出血甚至穿孔。除食管外,平滑肌瘤一般多为单发。

【MRI 表现】 平滑肌瘤表现为由肠壁向腔内或腔外凸出的圆形或类圆形肿块,边缘光滑锐利,信号均匀。较大者中心可出现坏死囊变区,若与肠腔相通,可见口服造影剂或肠道内容物进入瘤腔内,据此可确定平滑肌瘤的诊断。壁间及腔内型肿块体积较小。MRI 脂肪抑制 T_1W 增强扫描上显示最佳,肿瘤强化明显且持续时间较长。

2. 腺瘤:腺瘤(adenoma)是仅次于平滑肌瘤居第二位的小肠良性肿瘤,有恶变倾向,易引起出血和肠套叠。Gardner 综合征及家族性息肉病患者腺瘤往往多发,多位于十二指肠,而回肠的腺瘤多单发且少有症状。小肠绒毛结节腺瘤多见于 Peutz-Jeghers 综合征和青少年息肉病患者。

【MRI 表现】 肿瘤向腔内生长,可分带蒂和广基两种,表现为肠腔内或肠壁上小的圆形软组织肿块,信号相对均匀,边缘光滑,增强扫描肿块均匀强化。相邻肠壁无增厚,绒毛结节腺瘤由于瘤内粘液积聚,信号不均匀,增强扫描肿块不均匀强化,瘤内可见不规则无强化区存在。如相邻肠壁有增厚不规则改变,提示恶变可能。

3. 脂肪瘤:脂肪瘤(lipoma)起源于粘膜下层,膨胀性生长,最多发生于回盲瓣,也可发生于远端小肠及升结肠。肿块多凸向腔内,轮廓清晰,MRI 因能显示其脂肪成分而明确诊断。T_1WI 上脂肪瘤呈明显高信号,脂肪抑制图像较具特征性,表现为信号抑制,如检查方法得当,较小的脂肪瘤也可检出。

(二) 小肠恶性肿瘤

小肠恶性肿瘤少见,仅占胃肠道恶性肿瘤的 1% 左右,以腺癌、类癌、平滑肌肉瘤为多见,其他肿瘤少见。

1. 腺癌：45%的腺癌(adenocarcinoma)发生于十二指肠，尤以降段壶腹部多见，易致梗阻性黄疸。其次为空肠。小肠腺癌易引起慢性出血和肠梗阻。部分病例也可临床无症状而首先出现转移。组织学上分为腺癌、粘液癌和未分化癌。

【MRI表现】　对小肠腺癌的诊断MRI并无明显的优越性，表现为局灶性肿块伴相邻肠壁不规则增厚，肠腔狭窄，T_1WI脂肪抑制增强扫描可见肿块中等度强化。MRI对显示肝转移及淋巴结转移较敏感(图28-4-2,3)。

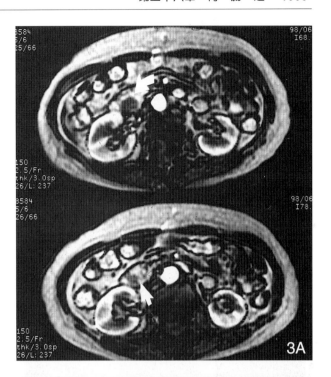

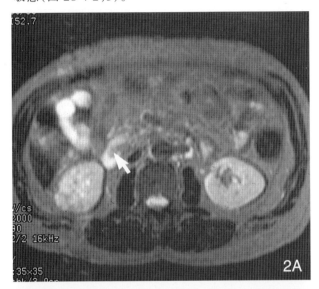

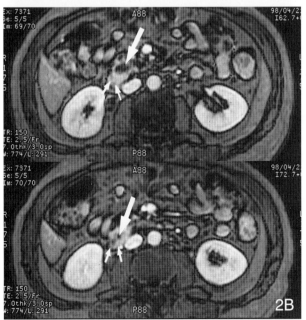

图28-4-2　十二指肠乳头腺癌

A. T_2WI示十二指肠壶腹部软组织肿块影(箭)。　B. 上图为动态增强扫，示胆总管扩张(长箭)，局部肠壁不规则增厚，呈不均匀强化(短箭)；下图为相邻层面，示胆总管明显狭窄(长箭)，胰腺管扩张(短箭)。

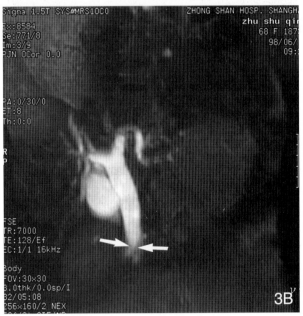

图28-4-3　十二指肠乳头腺癌

A. 上图为动态增强扫描，示胆总管扩张(弯箭)；下图为相邻层面，示胆总管于十二指肠壶腹部截断，局部可见不规则肿块，动脉早期不规则强化(箭)。　B. MRC示肝内胆管扩张，胆囊张力高，扩张的胆总管于壶腹部截断呈残根状(箭)。

2. 平滑肌肉瘤：平滑肌肉瘤(leiomyosarcoma)常见于回肠，空肠及十二指肠次之。由于肿瘤血供丰富，常向外生长的很大，随肿瘤增大中心出现坏死囊变，这些特征有别于腺癌和淋巴瘤。

【MRI表现】　由于平滑肌肉瘤血供丰富，动态增强扫描较具特征。增强早期肿瘤明显强化，实质

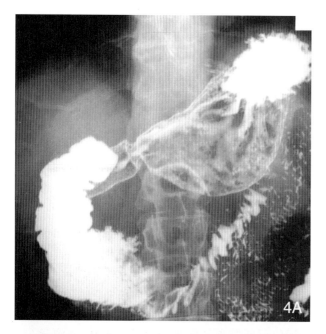
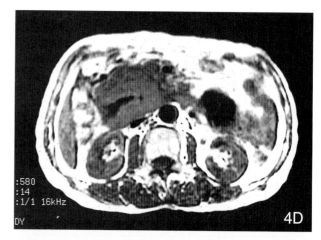
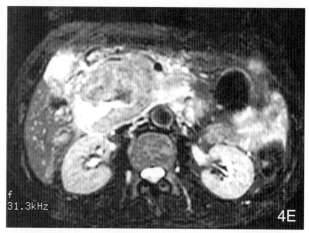
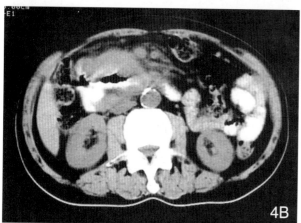
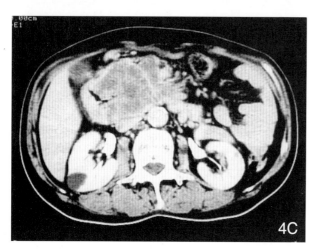
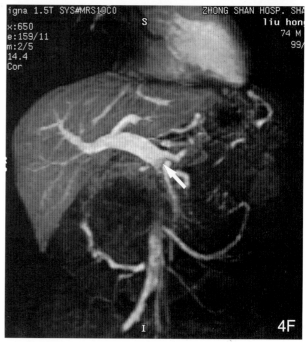

图 28-4-4　十二指肠平滑肌肉瘤

A. GI 示十二指肠降部局部狭窄,粘膜破坏,十二指肠圈扩大。　B. CT 平扫示降部内侧不规则肿块,腔内面可见巨大的溃疡,肿瘤中心坏死区和十二指肠相通,可见气体和口服造影剂进入瘤体内。　C. 增强扫描示肿瘤不均匀强化,边界不清,肠系膜上静脉内可见瘤栓。　D. MRI T_1WI 示十二指肠降部不规则低信号肿块　E. T_2WI 示肿块呈混杂的高信号,肿块坏死腔内因充盈胃肠道内容物,呈明显高信号。　F. 门静脉系统 MRA 示肠系膜上静脉于门静脉汇入处呈杯口状缺损(箭)。

期肿瘤仍明显强化,持续强化时间较长。采用脂肪抑制技术,在脂肪抑制的背景上,肿瘤强化更清晰更明显。肿瘤中心坏死区无强化,仍为低信号。平滑肌肉瘤肝转移非常多见,所以此类病例 MRI 检查应包括肝脏(图 28-4-4)。

3. 转移性肿瘤:小肠转移性肿瘤(metastases)较常见,包括腹腔其他脏器恶性肿瘤直接侵犯小肠,腹膜和网膜种植性转移累及小肠,以及较少见的血行转移。胰腺癌小肠转移多为沿肠系膜侵犯,而胃及卵巢癌侵犯小肠多为腹膜种植的结果。

【MRI 表现】　脂肪抑制增强扫描对小肠转移性肿瘤的诊断较有帮助。尤其对某些有网膜转移病例的显示优于 CT,在小肠周围低信号系膜脂肪的衬托下,即使是较小的转移结节由于强化呈高信号而较易发现。

小肠血行转移性肿瘤多见于乳腺癌、肺癌、恶性黑色素瘤,转移灶多位于小肠系膜缘,转移瘤较小时可无症状,较大时可引起肠套叠。

第五节　直　肠　病　变

一、直肠肿瘤性病变

(一) 良性肿瘤

【临床及病理】　直肠、结肠最常见的良性肿瘤为腺瘤样息肉,包括直肠、结肠腺瘤和绒毛结节腺瘤,易恶变。其危险因素与肿块大小密切相关。据报道,直径小于 5 mm 的腺瘤无恶变危险,而 46% 的 2 cm 以上肿块恶变为腺癌,因此,对于大于 1 cm 的腺瘤主张手术切除。多发结肠直肠腺瘤样息肉见于 Gardner 综合征及家族性多发性结肠息肉病,几乎所有病例均会恶变。多发绒毛结节腺瘤见于 Peutz-Jeghers 综合征和青少年息肉病。

【MRI 表现】　结肠直肠腺瘤可分带蒂及广基两种,表现为突入肠腔内或肠壁上小的结节肿块,相对肠壁而言 T_1WI 呈低信号或等信号,T_2WI 呈高信号,信号相对均匀,边缘光滑,无相邻肠壁增厚,动态增强脂肪抑制 MRI 可见肿块均匀强化。绒毛结节腺瘤表现为肠腔内不均匀信号肿块,由于瘤内大量粘液积聚,T_1WI 及 T_2WI 均可见瘤内偏心性分布高信号区,增强扫描见瘤内不规则,无强化腔隙存在,恶变可能较大。如果腔内肿块向深层侵入肠壁引起肠壁增厚,要考虑恶变。

(二) 直肠癌

直肠癌是常见的肿瘤之一,好发于 40 岁以上的男性,发病率仅次于胃癌,在国内占大肠癌的半数,较欧美国家高。大多数直肠癌发生于直肠下段距肛缘 10 cm 内。直肠癌发病原因尚不清楚,一部分直肠癌发生于直肠息肉或血吸虫病的基础上;慢性直肠炎症有可能诱发癌变;另外,高脂肪、高蛋白饮食而食物纤维不足也为直肠癌发病因素之一。

【病理】　直肠癌一般为腺癌,少数是鳞癌,见于直肠肛管,也有一部分是粘液腺癌,含大量粘液细胞和粘液,恶性程度比较高。按其形态可分为:①缩窄型(浸润型、硬癌);②增殖型(软癌);③溃疡型;④粘液型。

直肠癌转移途径包括:①直接蔓延:包括在粘膜下层向四周扩散,并向深部浸润肠壁各层,向上下蔓延很少超过肿瘤边缘以外 2～3 cm,晚期可蔓延到邻近组织或脏器如膀胱、前列腺、子宫、阴道等处。②淋巴转移:主要沿淋巴引流方向向上转移,先转移至痔上淋巴结,再到肠系膜下动脉周围淋巴结,继而腹主动脉旁淋巴结。直肠癌向下或向两侧淋巴结转移较少,只有在上方淋巴结被转移癌阻塞时才会出现。③血行播散:少见,多发生于晚期,癌栓可经直肠上静脉、肠系膜下静脉以及门静脉转移至肝脏,也可经体循环转移至肺、脑、肾、肾上腺、皮肤等处。

【临床表现】　病变早期仅局限于粘膜或粘膜下层,没有明显异常感觉;当肿瘤表面溃烂、出血和继发感染时才出现症状。较早出现的是大便习惯改变,大便次数增多或便秘,有排便不尽或肛门内下坠感。患者可伴有贫血或恶液质。随着肠腔的狭窄,粪便也逐渐变细、变扁,并可有腹痛、腹胀、肠鸣等不完全肠梗阻表现。一般肿瘤长满直肠一周需 1～2 年。晚期肿瘤侵犯骶神经丛时,可致肛门直肠、会阴部、骶尾部剧烈疼痛,向腰及下肢放射;侵及膀胱、尿道可出现泌尿系症状;侵犯阴道子宫则有脓样分泌物从阴道流出;侵犯肛门括约肌出现肛门松弛失禁;转移至腹腔可有腹水。

【MRI 表现】　直肠癌主要表现为直肠壁的局限性或弥漫性增厚和息肉样肿块。在肠腔气体(无信号)或液体(低信号)和肠道周围脂肪(高信号)的衬托下,T_1WI 上肿瘤表现为低信号或较骨骼肌稍高的信号,T_1WI 上显示肿瘤的范围良好。T_2WI 上肿瘤呈高信号,由于肠道周围脂肪呈明显的高信号,肿瘤和周围的对比不如 T_1WI 上明显(图 28-5-1,2)。动态增强脂肪抑制扫描,肿瘤明显不规则强化,

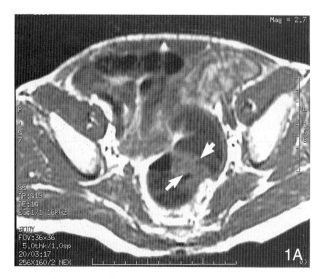

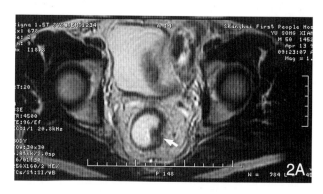

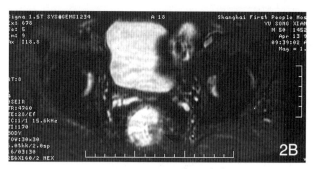

图 28-5-2 直肠癌

A. 直肠灌水后 MRI 扫描，T_2WI 示直肠左侧壁不规则增厚，肠腔变形、狭窄(箭)。 B. T_2WI 脂肪抑制序列示肿块呈混杂稍高信号，边界不清，浆膜面毛糙(箭)。

图 28-5-1 直肠癌

A. 直肠灌水后 MRI 扫描示直肠乙状结肠交界区腔内肿块，T_1WI 示肿块呈稍低信号(箭)。 B. T_2WI 示肠道内的水对比剂呈明显高信号，肿块呈稍高信号(箭)。

肿瘤的边界显示更加清楚。少数直肠的粘液腺癌，在 T_2WI 表现为斑点或弥散状明显高信号，病理上是由于肿瘤组织分泌大量的粘液，形成粘液湖所致。肠周的浸润 T_1WI 较 T_2WI 显示满意，表现为肠周脂肪部分模糊、消失，出现不规则的条索影。由于 MRI 可行多方位成像，尤其是可以直接矢状位和冠状位成像，在显示周围脏器如子宫、膀胱、前列腺和盆壁等的侵犯方面较 CT 优越。T_2WI 较 T_1WI 显示良好。淋巴结在 T_1WI 表现为稍高信号，在 T_2WI 脂肪抑制序列淋巴结呈高信号。和 CT 一样，MRI 同样不能鉴别炎性反应增大的淋巴结与转移性淋巴

【直肠癌的分期】 肿瘤的分期关系到治疗方案的制定，手术方式的选择，预后的判断，一直是临床和影像学关心的课题。直肠癌浸润的范围和复发有着非常密切的关系。文献报道，肿瘤局限于粘膜或粘膜下(T_1)，术后复发的可能性为 5%，侵犯肌层(T_2)和浆膜(T_3)时，复发率分别为 10% 和 25%，累及周围脏器时，复发率高达 50%。直肠癌的分期过去多采用 Dukers 分期标准。近年来，外科多采用 TNM 分期法，因 TNM 分期能更客观地反映肿瘤浸润的深度，目前 CT 和 MRI 亦采用 TNM 分期标准或改良的 Dukers 分期法：病灶局限于粘膜者为 A 期；已达肌层无淋巴结转移而能整体切除者为 B 期；累及浆膜或未出肠壁但有淋巴结转移者为 C 期；有远处转移或局部浸润无法切除者为 D 期。

近年来，有关直肠癌分期的研究工作国内外开展较多，但是，采用不同的检查技术和不同场强的设备，结果差异较大。根据使用的线圈不同，其结果为：采用体线圈和常规 MRI 技术，T 分期的准确性为 75%；采用 Helmholtz 表面线圈者为 80% ～ 90%；直肠腔内表面线圈者为 81% ～ 92%。阳性淋巴结的判断准确性为 60% ～ 72%(图 28-5-3,4)。

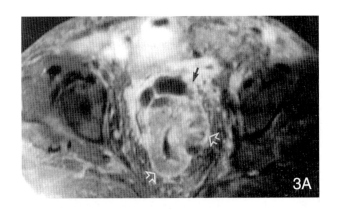

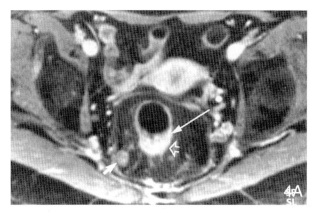

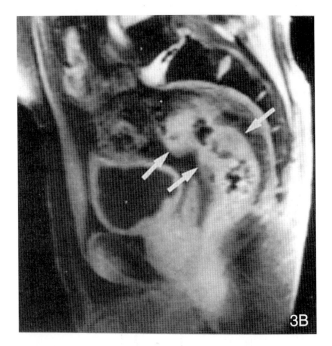

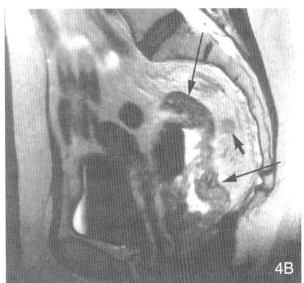

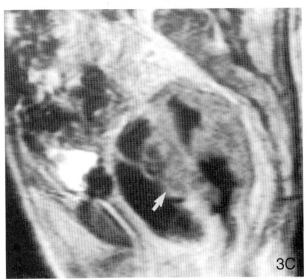

图 28-5-3 直肠癌

A. 横断位增强扫描示直肠巨大不规则肿块(空箭),周围可见肿大的
淋巴结(箭)。　B. 矢状位显示肿瘤的范围(箭)。　C. 矢状位
显示肿瘤侵犯邻近的小肠(箭)。

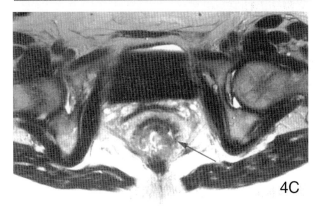

图 28-5-4 直肠癌

T₂WI 脂肪抑制 GRE 序列横断位像示直肠后壁不规则肿块(空箭),
与正常直肠分界较清(长箭),局部可见肿大的淋巴结(短箭)。　B.
矢状位示肿瘤沿直肠的纵轴发展,范围广泛(箭),局部见肿大的淋巴
结。　C. 肿瘤向下浸润,侵犯肛管(箭)。

在直肠癌的分期方面,MRI 与 CT 均有一定的
局限性,都难以真正地显示肿瘤肠壁浸润的准确深
度,尽管有文献报道采用腔内表面线圈提高了 MRI
对 T 分期的准确性,但该线圈价格较贵,且给患者
造成一定痛苦,故该工作尚难广泛开展。MRI 在判

断阳性淋巴结方面也没有显示出优越性,敏感性和准确性都较低。但 MRI 的多平面成像,特别是 T₁WI 在显示肿瘤的范围,肿瘤侵犯肌肉、神经和骨骼方面优于 CT。由于 MRI 不能准确地判断肿瘤的浸润深度,特别是区分 T₂ 和 T₃ 期肿瘤方面,体线圈不及相控阵线圈和直肠腔内线圈,加之判断阳性淋巴结的敏感性和准确性均较低,许多作者认为 MRI 尚不能常规作为直肠癌术前分期的可信手段。

【直肠癌复发的 MRI 诊断和鉴别诊断】 直肠癌术后复发占直肠癌病例的 25%～55%。因此,术后复发与纤维瘢痕的鉴别一直是放射诊断和临床关注的问题,判断复发或纤维瘢痕在肿瘤治疗和估计预后方面非常重要。直肠癌复发灶在 T₁WI 上趋向于低信号,T₂WI 上呈高信号,增强扫描则病灶强化。相反,直肠癌术后 1 年以上的纤维瘢痕多表现为 T₁WI 和 T₂WI 上的低信号,增强扫描病灶强化不明显。但是,少数病例,特别是术后 1 年内的病例,肉芽组织和炎性改变可以和肿瘤复发有相似的表现,少数病例,3 年以上的肉芽组织仍然可以表现为 T₂WI 上高信号,增强扫描出现强化。值得提及的是,少数复发肿瘤,T₂WI 上可以呈低信号,增强扫描强化不明显,给鉴别诊断带来困难。直肠癌复发的诊断,除了依据病灶信号改变外,病灶的形态对鉴别诊断有重要帮助,一般认为,纤维瘢痕多呈不规则斑块状,纤维条索向内收缩,复发的肿块多呈圆形或椭圆形,向外膨隆。临床体征和症状同样非常重要,直肠癌病人如果临床上癌胚抗原(CEA)在短期明显升高,出现骶骨前疼痛,即使 MRI 表现不典型,也要高度怀疑复发,穿刺活检是必要的。此外,目前多主张直肠癌术后的病例每 6 个月左右定期进行 MRI 检查,系列的 MRI 资料更有利于准确判断和鉴别肿瘤的复发与瘢痕组织。近来的对照研究表明,MRI 在判断复发与纤维瘢痕方面优于 CT 和腔内超声,采用 T₁WI、T₂WI 和动态增加脂肪抑制技术,MRI 检测肿瘤复发总的准确性在 83.2%～93.3%。MRI 内镜、薄层动态增强 MRI 技术与腔内直肠线圈相结合,将进一步提高 MRI 对直肠癌复发判断的准确性。目前认为判断复发较可信的标准是:病灶呈圆形的边界、T₂WI 上呈高信号、动态增强扫描病灶强化区占病灶的 40%。Markus 采用以上标准前瞻性研究一组病例,区别瘢痕与肿瘤复发,准确性达 92%,敏感性为 100%,特异性为 85%(图 28-5-5)。

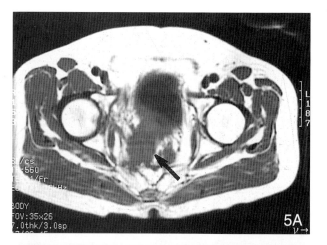
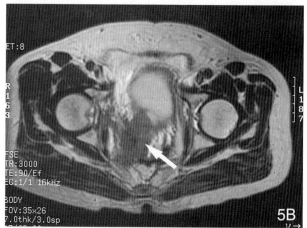
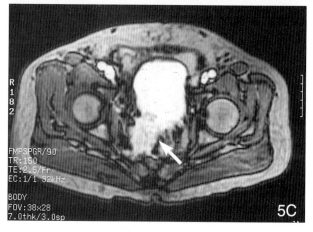

图 28-5-5 直肠癌术后复发

A. T₁WI 示骶前部偏右一不规则占位灶,接近肌肉信号(箭)。 B. T₂WI 示肿块较肌肉信号稍高(箭)。 C. 增强扫描示肿块明显强化(箭),膀胱后壁局限性增厚,欠光整,肿块与膀胱及邻近组织界限不清。

二、结肠、直肠其他病变

(一)溃疡性结肠炎

溃疡性结肠炎(ulcerative colitis)为结肠非特异性炎症,病因不明。可能与感染、遗传、精神因素及免疫因素有关。本病不多见,常发生于青壮年,临床上以粘液血便、腹痛、里急后重、腹泻为主要症状。起病缓慢,活动期与缓解期相互交替。

本病主要发生于结肠粘膜层,常从直肠开始,逐渐向上发展,可累及整个结肠。病变早期,局部结肠粘膜广泛充血水肿,肠腺淋巴滤泡微小脓肿形成。小的脓肿融合,形成粘膜溃疡,溃疡间粘膜面呈颗粒状,残存未破坏的粘膜大量增生,形成较大的炎性息肉。病变愈合时,粘膜下层大量纤维组织增生,形成瘢痕,肠壁增厚,肠腔狭窄,肠管短缩,结肠带消失呈桶状。

【MRI表现】 溃疡性结肠炎的MRI表现与病理改变相对应。T_1WI脂肪抑制增强扫描可见粘膜明显强化,粘膜下层呈低信号区,横断位上形成环形低密度改变,呈"靶征"。这种表现具特征性,认为是粘膜下层水肿和淋巴管扩张所致。这些表现在直肠较明显,提示病变处于急性期。

(二)放射性直肠炎

放射性直肠炎的发生机制及病理改变同放射性小肠炎。临床表现主要为腹泻、便血、腹痛和腹胀等,MRI表现与放射剂量、放射野大小、放射源性质和检查时间有关。急性期闭塞性动脉炎导致组织缺血产生急性直肠炎,表现为直肠痉挛狭窄伴轻度肠壁增厚,有时可见到类似于溃疡性结肠炎中的"靶征",代表粘膜下层的水肿。慢性期由于直肠壁增厚致肠腔狭窄伴肠周异常,包括:①直肠周围脂肪增生伴骶前间隙增宽,矢状位T_1WI最易显示;②直肠周围筋膜增厚,直肠旁间隙纤维组织增多,横断位及冠状位最易显示。当直肠壁或直肠周围间隙内发生边界清晰的软组织肿块时,应提示复发可能。穿刺活检为鉴别的主要手段。

(张 蓓 周康荣 彭卫军 杨岳松)

第六节 MR仿真结肠内镜技术及其临床应用

结、直肠癌是一种常见的消化道肿瘤,大部分病变起源于原先存在的息肉或腺瘤。如果息肉或腺瘤能在早期发现并加以切除,就可减少或控制此肿瘤的发生。遗憾的是目前所使用的检查方法如大便隐血试验、气钡灌肠检查(DCBE)和常规结肠镜检查(conventional colonoscopy, CC)在安全性、受检者承受力和检查结果方面都不完全令人满意。DCBE高度依赖于适当的技术和操作者的经验,病人不易耐受,对小息肉和癌灶的检出敏感性低于CC。CC亦有诸多缺点,包括病人不舒适感和腹部疼痛,少数有肠穿孔的危险;并受肠道冗长、扭曲、粘连、痉挛以及较大病变的阻塞和操作者技术等因素的影响,约10%的病例不能完成整个结肠检查;如果检查不仔细或经验不足,漏检约15%的病变。当然,CC能在直视下观察病变的大小和形态,对小病灶的敏感性很高,并能活检作病理诊断和摘除小的息肉,仍然是目前最理想的检查方法。

MR仿真结肠镜检查(MR virtual colonoscopy, MRVC)是一种令人鼓舞的高科技医学影像学新技术,它将MR技术和先进的影像软件技术相结合,产生出结肠的3D和2D图像。3D图像以冠状面薄层MR扫描数据为资源,采用特殊的计算机软件,对结直肠内表面具有相同像素值的部分进行立体重建,以CC效果的方式显示其腔内结构。2D图像即将结直肠沿纵轴切开后,从横轴面、矢状面、冠状面观察的外部图像。3D内部图像和2D外部图像相结合,互相补充,为结、直肠病变提供多方位的诊断信息。该方法相对简单、安全,病人无痛苦、易耐受。

一、检查方法

MRVC检查的全过程包括病人的准备、冠状面薄层扫描和工作站图像后处理三个方面。

(一)病人的准备

MRVC需要清洁结肠,因为残留的粪便和液体会导致检查困难、检查结果不佳,甚至诊断错误。清洁结肠的方法同DCBE、CC和CT仿真结肠镜检查(CTVC),即检查前两天进食少渣食物,前一天进流汁饮食,检查前晚或提前6 h口服20%甘露醇500 ml,配加5%GNS 1 000 ml;或番泻叶泡茶饮服两天,并于检查前2 h清洁洗肠。

扫描前10 min肌注山莨菪碱10 mg,以降低结直肠张力、减轻肠痉挛、减少肠蠕动伪影。病人侧卧位于检查床上,经直肠导管注气,然后仰卧位或俯卧位继续注气。根据病人的耐受程度,大约注气1 000～1 500 ml。MRVC也可在DCBE、CC、CTVC前,或CTVC后,或CC后1.5～3.0 h内进行。

下列情况不宜进行此检查:体内有金属装置者,结直肠造瘘术后,结直肠活检1.5 h内,肠道急性炎性疾病(包括急性憩室炎),结直肠息肉切除6周内,有肠穿孔迹象者,青光眼和前列腺增生排尿困难者,有脑、心血管严重病变者,严重的幽闭恐怖症。

（二）冠状面薄层扫描

病人取仰卧位或俯卧位,先定位扫描观察结直肠充气情况是否满意,如不满意再追加注气。使用体部线圈,冠状面扫描,层厚 5.0 mm,间隔 0.0 mm,SS-FSE 序列,TE 100 ms 左右,TR 10 000 ms～5 000 ms,EC 1/1,62.5 kHz,矩阵 256×192,FOV 35～40 cm。扫描范围包括整个结直肠。

如以水作对比剂,可用重 T_2 快速自旋回波序列(HT_2-FSE),TE198 ms～256 ms,TR 15 000 ms～24 000 ms,层厚 5.0 mm,间隔 0.0 mm,矩阵 256×192,FOV 35～40 cm,激励次数 1,回波链长度 16～22。另加化学位移脂肪抑制,流动补偿,可变带宽,呼吸触发等技术,扫描时间 4 min 左右。

国外以 1 500～2 000 ml 水,配加 15～20 ml Gd-DTPA 作对比剂,3D Fourier 转换扰相梯度重聚,TE 2 ms,TR 4.7 ms,翻转角 40°,矩阵 256×160,FOV 38～46 cm,层厚 2.2～3.6 mm,间隔 0.0 mm,RF 激励,3 kHz 带宽,采集带宽 62.5 kHz。一次屏气扫描。仰卧位或俯卧位冠状面采集 3D 数据,使用 1/2K-空间相位编码方向。

如发现病变受到少量肠液遮盖时,可根据情况变换体位。肠液较多时延长 2～4 h,让病人解完大便后再扫描。

（三）工作站图像后处理

将冠状面薄层扫描图像数据传至工作站,应用 Navigator 软件获取 MRVC 图像,阈值 200 Hu 左右,视角 45°。同时伴随产生 3 幅 2D 图像（横轴面、冠状面、矢状面）,调整 Navigator 观察光标至所需检查的肠管,旋转方向光标获得所需观察方向,应用 Fly Through 子程序半自动沿管腔轴向观察以发现病变。对可疑病变进行多方向观察,包括病变近侧面、远侧面、正面和斜面。

二、正常结肠 MRVC 表现

结肠袋的粘膜皱襞大多呈半月状较薄突起,但其形态在各肠段不完全相同（图 28-6-1）。

（一）直肠

长 12～18 cm,通常扩张良好,易于观察。壶腹部肠腔明显扩张,粘膜形成三条横形皱襞,即左下、右中、左上直肠瓣（Houston 瓣）。应注意每个瓣的后面,以保证不漏掉病变。肛门部又称肛管,为消化管的最下端,长 2～3 cm。肛管与直肠交界处下部,

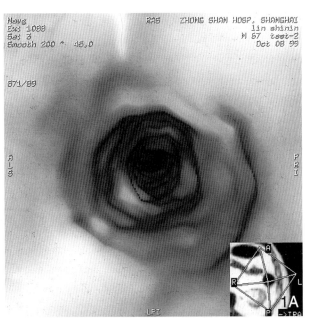

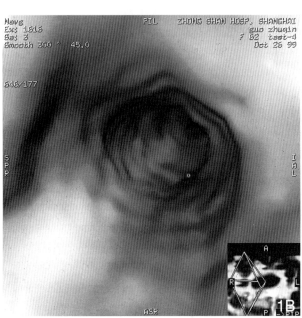

图 28-6-1　MRVC 正常表现
结肠腔呈圆形(A)和椭圆形(B),粘膜皱襞
呈半月状较薄突起,与传统结肠镜所见相似。

可见纵形皱襞形成的直肠柱。肛管与直肠柱连接的部位,常有三角形的乳头状隆起,即肛乳头,勿误为息肉,特别是肛乳头肥大时。

（二）乙状结肠

长 40～50 cm,"乙"形弯曲,长度变化较大。肠腔形态不一,可呈圆形、椭圆形、新月形或不规则形。肠腔较其他肠段细小,粘膜皱襞呈环状,突起较低。距肛缘 15～20 cm 处,即第 3 骶椎水平,可见到直肠乙状结肠连接部位,该处有一个急转弯,肠腔呈向右转向。乙状结肠末端约 2.5 cm 处是结肠腔最小的

部位。肠道弯曲、高张力和憩室可使观察困难;扩张不佳可似狭窄,但俯卧位往往扩张较好。

（三）降结肠

长约 20 cm,肠腔较直,张力较低,肠袋不明显,呈顶角向上的正三角形肠腔,有时可呈圆筒状。

（四）脾曲

即横结肠和降结肠移行部位,可有脾脏压迹。长度和走向变化大,显示最佳时呈逐渐 90°转弯,有时呈多个平面、多个弯曲。可高达膈顶。

（五）横结肠

长约 50 cm,但长度变化大,女性横结肠比男性略长,少数病人可达脐下。有较厚隆起的半月状粘膜皱襞。因三条结肠带的原因,横结肠和升结肠往往表现出典型的顶角向上的正三角形肠腔,有时可隐约显示突向腔内的三条纵行的结肠带。

（六）肝曲

即横结肠和升结肠移行部位,较脾曲长度和走向变化少,易于观察。可有肝脏压迹。

（七）升结肠

长约 15 cm,表现似横结肠,呈顶角向上的正三角形肠腔,半月状粘膜皱襞较密集。

（八）盲肠

长 6~8 cm,呈一盲袋状。粘膜皱襞隆起形成"Y"形或"V"形。识别盲肠是保证完整检查的关键,此盲袋借助三条结肠带在底部汇集。参考 2D 图像可确认阑尾开口和回盲瓣。回盲瓣位于盲肠内侧,形态有多种表现,可呈扁平唇状、乳头状、崎状、息肉状,或不能显示。回盲瓣表现为息肉状时,应注意其叶片状形态和瓣叶开口。阑尾开口位于回盲瓣后下方约 3 cm 处,显示为盲肠底部边界清晰的凹陷,形态各异,可呈圆形、椭圆形、新月形、裂隙状形或乳头状形等。

肠袋皱襞在横轴面图像上可能类似息肉。复杂的或不对称的皱襞常见于肠段转弯部位和盲肠,可能类似息肉。应注意相对盲区的每个袋状皱襞后面,避免遗漏病变。

萎陷的肠段可能误认为环状生长的肿瘤,但与肿瘤比较而言,萎陷的肠段肠壁增厚仅为轻、中度,厚薄较一致。

结肠七个生理性缩窄环,即盲升结肠交界处外侧缘的 Busi 环,升结肠中段稍偏近端的 Hirsch 环,横结肠中段或右 1/3 或稍偏左的 Cannon 环,降结肠近段的 Payr-Strauss 环,降结肠、乙状结肠移行部的

Balli 环,乙状结肠中段的 Moultier 环,乙状结肠、直肠结合部的 Rossi 环,在低张效果良好时消失或不明显;低张效果不佳时可似肿瘤或炎性病变引起的器质性狭窄,此时应注意其特定的发生部位和形态特点,粘膜皱襞无异常。

三、结肠病变 MRVC 表现

结直肠的常见病变有息肉、癌、憩室、溃疡性结肠炎,少见病变有脂肪瘤、恶性淋巴瘤、类癌等。下面仅对息肉和癌进行讨论。

（一）结肠息肉

从粘膜表面突向肠腔内的息肉状病变,不论其大小、形状和组织学基础,在未确定其病理性质前,统称为息肉(polyp)。息肉多见于乙状结肠和直肠。病理上大多数是腺瘤,与癌的发生有一定的关系。临床表现主要为间断性便血,多呈鲜红色,引起大出血的并不少见;如果继发感染,可出现粘液脓血便。个别情况下,可引起肠套叠。息肉在 MRVC 上的表现与 DCBE、CC、CTVC 所见相似,大多为圆形或卵圆形的腔内突起,边界清晰,形态大多光滑整齐。在 MRVC 图像上,息肉在侧面观察显示最佳,因为其突向腔内的基底部代表其边界(图 28-6-2)。带蒂息肉的蒂在 MRVC 图像上可能因为检查体位、观察方向、蒂的长度和部分容积效应而不能显示,表现为无蒂息肉。

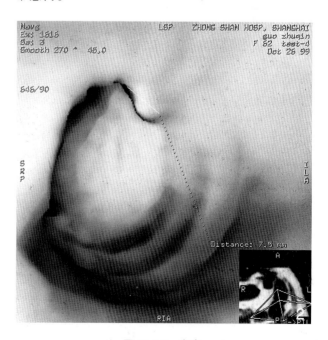

图 28-6-2　息肉

MRVC 之侧面观显示息肉呈宽基底,最大直径 7.5 mm。

目前国内外多采用 Morson 组织学分类法,分为肿瘤性息肉、炎性息肉、错构性息肉、化生性息肉和其他息肉。肿瘤性息肉体积较大,形态各异,可无蒂、短蒂或长蒂。炎性息肉为继发于各种肠道炎性疾病之后的假性息肉,最多见于溃疡性结肠炎,肠阿米巴病、血吸虫病、肠结核、非特异性回结肠炎也可引起;体积较小,形态不规则,可散在多发。错构性息肉多见于 12 岁以下儿童,多数为单发,约 75% 发生于直肠乙状结肠交界部,多数呈球状,有蒂或无蒂。化生性息肉呈半球形隆起,形态规则,无蒂,体积较小,大多数直径小于 5 mm。

(二)结肠癌

大多数结肠癌有一个从腺瘤到异型性增生到癌的发展过程。约 70% 发生于远端结肠的 40 cm 区域内(直肠和乙状结肠)。随着生活习惯的改变,结肠癌的发病率逐年增加,约占全身恶性肿瘤的 8%。组织学分为乳头状腺癌、管状腺癌、粘液腺癌、印戒细胞癌、未分化癌、腺鳞癌、鳞癌。病变表现为持续性的肠腔狭窄,并有不对称性的或环状肠壁增厚,或表现为较大的息肉样肿块;肠壁增厚的边界变化突然,肠袋变形;结直肠周围的脂肪组织受累时肿块的腔外边界可不规则,继而肿瘤直接侵犯肠外组织、器官和腹盆壁、淋巴结,肝转移和腹水也较常见。MRVC 不能可靠地鉴别萎陷的肠段和肿瘤,必须参考横轴面图像和 2D 图像。

1. 肿块型:大小不一,可呈扁平状,典型者呈菜花状(图 28-6-3)。溃疡型:肿块内有不规则溃疡形成,边缘呈不光滑的结节状改变,与正常组织分界较清(图 28-6-4)。

2. 浸润型:病灶环绕结肠壁生长,边界不清,表面可有糜烂和溃疡形成,易致肠腔狭窄、梗阻(图 28-6-5)。

3. 溃疡浸润型:环绕结肠壁生长的肿块内有不规则溃疡形成,病变范围大,可浸润大部分结肠壁,可致肠腔狭窄、梗阻。

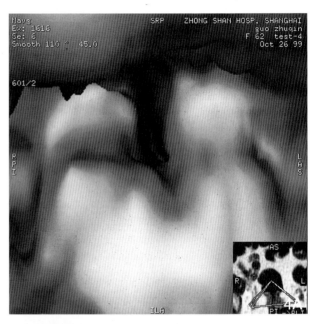

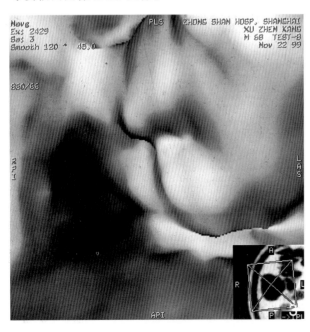

图 28-6-3　肿块型结肠癌

MRVC 示菜花状肿块突向腔内,肠腔偏心性狭窄。

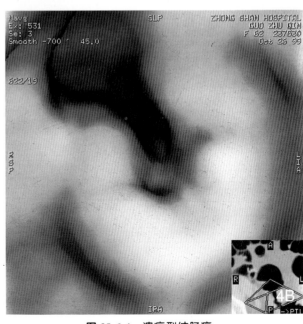

图 28-6-4　溃疡型结肠癌

A. MRVC 示肿块内有不规则溃疡形成。

B. 相应的 CTVC 表现,病灶显示较 A 图佳。

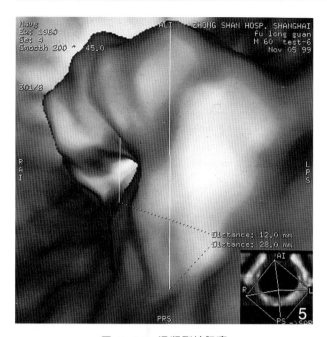

图 28-6-5　浸润型结肠癌
MRVC 示病灶环绕结肠壁生长，
从一端突向肠腔内，中央为狭窄的肠腔。

因为部分容积效应，病灶的表面情况如小分叶、小结节、小溃疡可显示不佳，扁平病变可能难以发现。有必要综合观察横轴面图像、2D 图像和 MRVC 图像，以发现不明显的结直肠病变。

结直肠癌可同时伴有息肉。约 3％ 的结直肠癌病人有第二癌灶，两癌灶之间的距离可远可近，但其间的粘膜完全正常。MRVC 检查时，不能满足于单一病灶的检出而漏检多发的癌灶和（或）息肉。

四、图像伪影

MRVC 的图像伪影可因肠道准备不佳、不适当的扫描参数、呼吸运动等因素引起。大多数伪影不会引起诊断困难，但有些伪影可能类似结直肠病变。

粪便是最常见的假病灶原因，必须同息肉、癌鉴别。下列方法有助于区别：①横轴面图像和（或）2D 图像可能显示粪便内的气体无信号区，或信号不均；或显示其未紧贴肠壁，两者之间有一低信号间隙。②同时使用仰卧位、俯卧位扫描，即改变患者体位时，粪便可以移动，而息肉等病变位置固定不变。肠液可能表现为沿着和依附肠壁的、边界不清的"河流"，或为分散的气液平面。

无信号的钡剂、外科钳夹、金属假体产生条纹状伪影。残留的钡剂可能类似息肉，但表现为均匀无信号或与粪便混杂而信号不均。臀部假体伪影不利于评价直肠、乙状结肠的情况。

运动伪影可因病人移动、呼吸运动或肠蠕动所致，大大降低图像质量。

五、MRVC 与其他影像学方法比较

（一）与 DCBE、CC、CTVC 比较

1. 与 DCBE 比较：MRVC 对肿瘤两侧面显示满意，可以完整显示憩室内口，不因为肠腔狭窄而难以检测病变近端；参考辅助的 2D 横轴面、矢状面、冠状面图像，尤其参考 SSD 结肠表面成像，定位准确率可达 100％。不能像 DCBE 那样显示结肠粘膜改变。

2. 与 CC 比较：MRVC 克服了 CC 由于结肠冗长、扭曲、粘连和痉挛而检查不完整，及因为肠腔狭窄而难以检测病变近端的缺点，可更全面了解结肠病变情况；对病变采取多角度观察，较 CC 更灵活；不受入路限制，可任意到达所需观察的部位；病变定位准确率达 100％。MRVC 不能区别病变粘膜色泽，对粘膜水肿、浅表隆起和凹陷病变不如 CC 敏感，不能进行活检和治疗。对大于 5 mm 的病变两者敏感性相仿，对病变细节的显示不如 CC。

3. 与 CTVC 比较：扫描矩阵小于 CTVC，故图像空间分辨率低于 CTVC，显示结肠内腔、病变表面细节和定性诊断不如 CTVC。但可连续监视结直肠的充盈过程，保证在 3D 数据采集时结直肠处于最佳充盈状态，有利于图像后处理；可在更有效的冠状面获得较薄的层厚；没有电离辐射。CTVC 的优点是较好的图像空间分辨率。缺点是电离辐射；多次屏气造成的图像伪影和数据缺失；因使用螺旋横轴面扫描导致的空间对称性的中断。两者均处于研究之中，尚不能作出最后的结论。

（二）MRVC 的优缺点

1. MRVC 的优点：准备工作同 DCBE、CC、CTVC，但只需要从直肠注入一定量的空气，病人安全、相对舒适、非损伤性，尤其适用于不能耐受 DCBE、CC 者。空气易于通过常规结肠镜、钡剂不易通过的病变狭窄部位，可了解狭窄近端的情况。不因结肠冗长、扭曲、粘连和痉挛而检查不完整。可多角度显示结直肠，病变定位准确。帮助引导 CC 活检和治疗，数据采集相对较快，没有电离辐射。

2. MRVC 的缺点：不能显示病变的质地和颜色，不能发现充血水肿类炎性病变。不易发现浅表隆起、凹陷病变。对病变不能活检，定性诊断有一定困难。不能进行治疗。体内有金属装置者不宜检

查。图像空间分辨率低。图像质量受清洁肠道不彻底,结直肠充气扩张不佳、肠蠕动、呼吸运动等因素的影响。

(罗明月　周康荣)

参 考 文 献

1. Anders WS, Peter B, Gabriel PK, et al. Virtual colonoscopy with magnetic resonance imaging: in vitro evaluation of a new concept. Gastroenterology, 1997,1 132:1863

2. Ballinger R, Magin RL, Webb AG. Sucrose polyester: A new oral contrast agent for gastrointestinal tract. MRI. Magn Reson Med, 1991,19(1):199

3. Burton SS, Liebig T, Frazier SD, et al. High-density oral barium sulfate in abdominal MRI: Efficacy and tolerance in a clinical setting. Magn Reson Imaging, 1997,15(2):147

4. Brown G, Richards CJ, Newcombe RG, et al. Rectal carcinoma: thin-section MR imaging for staging in 28 patients. Radiology, 1999,211(1):215

5. Chou CK, Chen LT, Sheu RS, et al. MRI manifestations of gastrointestinal wall thickening. Abdom Imaging, 1994,19(5):389

6. Costanzi A, Di Cesare E, Cuadagni S, et al. Gastric adenocarcinoma: magnetic resonance versus surgical staging. Radiol Med (Torino), 1996,92(6):726

7. Debatin JF, Luboldt W, Bauerfeind P. Virtual colonoscopy in 1999:computed tomography or magnetic resonance imaging? Endoscopy 1999,31:174

8. Dux M, Roeren T, Kuntz C, et al. MRI for staging of gastric carcinoma: First results of an experimental prospective study. J Comput Assist Tomogr, 1997,21(1):66

9. Ernst O, Sergent G, L'Hermine C. Oral administration of a low-cost negative contrast agent: a three-year experience in routine practice. J Magn Reson Imaging, 1997,7(3):495

10. Ferrucci JT. Imaging of the gastrointestinal tract. Acta Radiol, 1995, 2(2):157

11. Geoffrey DB, Christopher FB, Vincent A, et al. Perspective volume rendering of CT and MR images: Applications for endoscopic imaging. Radiology, 1996,199:321

12. Halvorsen RA Jr, Yee J, McCormick VD. Diagnosis and staging of gastric cancer. Semin Oncol, 1996,23(3):325

13. Halvorsen RA Jr, Thompson WM. Primary neoplasms of the hollow organs of the gastrointestinal tract. Staging and follow-up. Cancer, 1991,67(4):1181

14. Johnson WK, Stoupis C, Torres GM, et al. Superparamagnetic iron oxide (SPIO) as an oral contrast agent in gastrointestinal (GI) magnetic resonance imaging (MRI): Comparison with state-of-the-art computed tomography (CT). Magn Reson Imaging, 1996,14 (1):43

15. Joosten FB, Jansen JB, Joosten HJ, et al. Staging of rectal carcinoma using MR double surface coil, MR endorectal coil, and intrarectal ultrasound: correlation with histopathologic findings. J Comput Assist Tomogr, 1995,19(5):752

16. Johnson WK, Stoupis C, Torres GM, et al. Superparamagnetic iron oxide (SPIO) as an oral contrast agent in gastrointestinal (GI) magnetic resonance imaging (MRI): comparison with state-of-the-art computed tomography (CT). Magn Reson Imaging, 1996,14 (1):43

17. Johnson CD, Hara AK, Reed JE. Computed tomographic colonography (virtual colonoscopy): a new method for detecting colorectal neoplasm. Endoscopy, 1997,29:454

18. Joosten FB, Jansen JB, Joosten HJ, et al. Staging of rectal carcinoma using MR double surface coil, MR endorectal coil, and intrarectal ultrasound: correlation with histopathologic findings. J Comput Assist Tomogr, 1995,19(5):752

19. Jorg FD, Anders WS, Wolfgang L, et al. In vivo exoscopic and endoscopic MR imaging of the colon. AJR, 1997,169:1 085

20. Kay CL, Evangelou HA. A review of the technical and clinical aspects of virtual endoscopy. Endoscopy, 1996,28:768

21. Kettritz U, Shoenut JP, Semelka RC. MR imaging of the gastrointestinal tract. Magn Reson Imaging Clin North Am, 1995,3(1):87

22. Kim MJ, Huh YM, Park YN, et al. Colorectal mucinous carcinoma: findings on MRI. J Comput Assist Tomogr, 1999,23(2):291

23. Krestin GP. Is magnetic resonance imaging the method of choice in the diagnosis of recurrent rectal carcinoma. Abdom Imaging, 1997, 22(3):343

24. Luboldt W, Debatin JF. Virtual endoscopic colonography based on 3D MRI. Abdom Imaging, 1998,23:568

25. Matsushita M, Oi H, Murakami T, et al. Extraserosal invasion in advanced gastric cancer: evaluation with MR imaging. Radiology, 1994,192(1):87

26. Markus J, Morrissey B, deGara C, et al. MRI of recurrent rectosigmoid carcinoma. Abdom Imaging, 1997,22(3):338

27. Murano A, Sasaki F, Kido C, et al. Endoscopic MRI using 3D-spoiled GRASS (SPGR) sequence for local staging of rectal carcinoma. J Comput Assist Tomogr, 1995,19(4):586

28. Oi H, Matsushita M, Murakami T, et al. Dynamic MR imaging for extraserosal invasion of advanced gastric cancer. Abdom Imaging, 1997,22(1):35

29. Paley MR, Nicolas AI, Mergo PJ, et al. Low density barium and bentonite mixture versus high density barium: a comparative study to optimize negative gastrointestinal contrast agents for MRI. Magn Reson Imaging, 1997,15(9):1033

30. Paley MR, Ros PR. MRI of the gastrointestinal tract. Eur Radiol, 1997,7(9):1387

31. Paley MR, Ros PR. MRI of the rectum: Non-neoplastic disease. Eur Radiol, 1998,8(1):3

32. Pegios W, Vogl J, Mack MG, et al. MRI diagnosis and staging of rectal carcinoma. Abdom Imaging, 1996,21(3):211

33. Pema PJ, Bennett WF, Bova JG, et al. CT vs MRI in diagnosis of recurrent rectosigmoid carcinoma. J Comput Assist Tomogr, 1994, 18(2):256

34. Rodriguez M. Computed tomography, magnetic resonance imaging and positron emission tomography in non-Hodgkin's lymphoma. Acta Radiol Suppl, 1998,417:1

35. Rubin DL, Muller HH, Young SW. Methods for the systematic investigation of gastrointestinal contrast media for MRI: Evaluation of intestinal distribution by radiographic monitoring. Magn Reson Imaging, 1991,9(3):285

36. Vogl TJ, Pegios W, Mack MG, et al. Accuracy of staging rectal tumors with contrast-enhanced transrectal MR imaging. AJR, 1997,168(6):1427

37. Wolfgang L, Peter B, Paul S, et al. Preliminary assessment of three-dimensional magnetic resonance imaging for various colonic disorders. Lancet, 1997,349:1288

38. Wolfgang L, Paul S, Peter B, et al. Detection of mass lesions with MR colonography: Preliminar report. Radiology, 1998,207:59

39. Winkler ML, Hricak H, Higgins CB. MR imaging of diffusely infiltrating gastric carcinoma. J Comput Assist Tomogr, 1987,11(2):337

40. Wallengren NO, Holtas S, Andren-Sandberg A. Preoperative staging of rectal carcinoma using double-contrast MR imaging. Technical aspects and early clinical experiences. Acta Radiol, 1996, 37(5):791

41. Zerhouni EA, Rutter C, Hamilton SR, et al. CT and MR imaging in the staging of colorectal carcinoma: report of the Radiology Diagnostic Oncology Group Ⅱ. Radiology, 1996,200(2):443

第二十九章

腹膜腔及腹膜后腔

第一节　腹膜腔正常解剖和检查技术

一、正常解剖

腹膜腔也称腹腔，范围自膈顶至小骨盆入口。腹壁及腹盆腔内各脏器表面均由腹膜覆盖，腹膜从腹、盆壁移行于脏器和从某一脏器移行于另一脏器处，形成了许多腹膜皱褶结构，包括网膜、系膜、韧带等。网膜是连于胃的腹膜结构，分小网膜和大网膜。小网膜由肝门移行至胃小弯和十二指肠上部，连接肝和胃小弯左侧的网膜部分为肝胃韧带；而连接肝与十二指肠上部的右侧部分为肝十二指肠韧带，它构成小网膜的游离右缘，内有门静脉、肝动脉及胆总管。大网膜上缘附着于胃大弯，呈围裙状遮盖在小肠、结肠等脏器前方，并包绕横结肠，与横结肠系膜相连。大网膜含有多少不等的脂肪及吞噬细胞，具有防御功能。系膜主要有小肠系膜与结肠系膜，分别将小肠与结肠连于后腹壁。网膜囊是位于小网膜后方一个扁窄间隙，属于腹膜腔的一部分，也称小腹膜腔。这样，除网膜囊以外的腹膜腔主要部分则称为大腹膜腔，二者借网膜孔（Winslow孔）相连通（线图29-1-1）。另外腹膜腔内还有一些较为恒定的间隙，如肝肾隐窝（Morison fossa）位于肝右叶与右肾

之间，网膜孔与此窝相通，仰卧位时，此处为腹膜腔最低处，是腹腔内液体易于积聚的部位。盆腔内男性有直肠膀胱陷凹，女性有直肠子宫陷凹（Douglas腔），是直立时腹腔的最低处，也是积液的常见部位（线图29-1-2）。

腹膜腔由横结肠系膜分为结肠系膜上腔和结肠系膜下腔，结肠系膜下腔由斜行的小肠系膜根部进

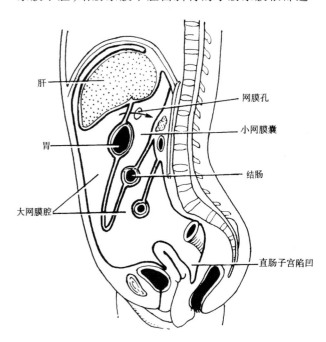

线图 29-1-1　正常腹腔正中矢状切面

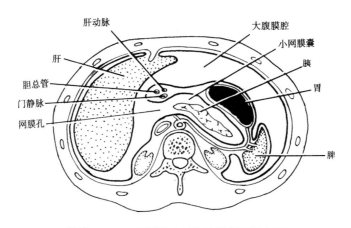

线图 29-1-2　网膜孔水平腹腔横断面示意图

一步分为右侧结肠系膜下腔和左侧结肠系膜下腔；结肠系膜上腔又被韧带分隔成膈下间隙、肝下间隙和小网膜囊等多个小间隙，腹膜腔的各个腔彼此相通（线图29-1-3）。

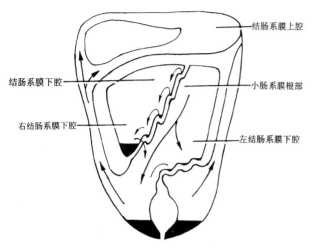

线图 29-1-3　腹膜腔分区

二、检查技术

腹膜腔的 MRI 检查方法与腹腔内实质器官肝、肾、胰等基本相同。为尽量减少运动伪影以获得尽可能高的空间分辨率和对比分辨率，现多采用快速自旋回波技术和呼吸补偿方法，病人在屏气状态下进行扫描，除常规 SE 序列 T_1 和 T_2 加权以外，必要时可注射造影剂后采用脂肪抑制 GRE 序列扫描。早期增强扫描有利于脏器病变的显示，而延迟期则有利于腹腔病变的显示。

第二节　腹　腔　积　液

腹腔积液（intraperitoneal fluid）指腹膜腔内游离液体异常增多聚积，临床常称为腹水。全身和局部原因均可导致腹水。常见病因为肝硬化、腹腔内炎症、肿瘤、血管和淋巴管阻塞以及低蛋白血症等。按腹水的性质可分为漏出液和渗出液；还可分为乳糜性、血性、胆汁性、尿液性腹水等。腹水常常是各种疾病的共同表现，而非一种独立的疾病。

【临床表现】　少量腹水可无明显症状。中等量腹水时出现腹胀，腹围增大呈蛙腹，叩诊出现移动性浊音等。

【MRI 表现】　腹水的信号强度与蛋白质含量有关，结合腹水的分布可以提示腹水发生的原因。

腹水最早期的征象是腹膜反折增厚，以侧锥筋膜最常见，少量腹水多位于右侧。漏出液在 T_1WI 上为低信号，在 T_2WI 上为极高信号，而渗出性、血性腹水则在 T_1WI 上呈高信号，在 T_2WI 上信号变化较大。良性病变的腹水多位于大腹膜腔，而恶性腹水则同时累及大、小腹膜腔。大量腹水时结肠及小肠多向腹中心、向前漂浮。MRI 的多平面成像对于腹水的分布及来源可提供准确的定位。现就常见的几种腹腔积液略述如下。

1. 肝硬化腹水：肝硬化门脉高压症引起的腹水是漏出液，病人多为低蛋白血症状态，腹水内蛋白含量较低，在 T_1WI 上为低信号，在 T_2WI 上为高信号（图29-2-1）。

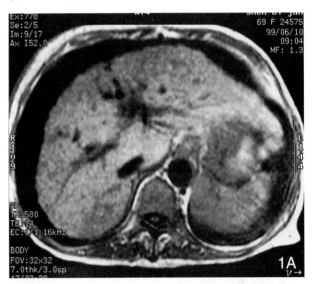

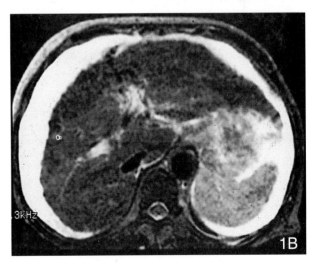

图 29-2-1　门脉高压症合并腹水

A. SE T_1WI 横断位，示沿肝脏及脾脏边缘分布的弧形带状均匀低信号区。　B. T_2WI 呈均匀高信号。

2. 胰腺炎：急性胰腺炎的胰腺外积液有一定规

律,以小网膜囊和左肾旁前间隙积液最常见,并逐渐向腹膜后腔蔓延,MRI有助于判别积液内的成分。对于出血性坏死性胰腺炎,T_1WI脂肪抑制GRE序列对出血较为敏感,在T_1WI上呈高信号。

3. 胆汁性腹膜炎:胆汁外漏多为肝胆手术、穿刺或外伤所致,多发生在右结肠系膜下区。胆汁的MRI信号变化较多,且常与胆囊信号相一致,通常在T_1WI上呈低信号或等信号,而在T_2WI上呈高信号。

4. 尿液聚集:尿液外漏多由于外伤、手术意外所致膀胱破裂引起,膀胱穹窿部损伤常引起尿液进入腹腔。尿液与一般积液信号一致,但Gd-DTPA增强后可见腹腔内尿液聚集区信号升高。

第三节 腹腔肿瘤

一、原发性肿瘤

腹膜腔的原发性肿瘤比较少见,良性肿瘤主要有脂肪瘤、硬纤维瘤、纤维组织细胞瘤等。恶性肿瘤以间皮瘤较多见。肠系膜囊肿不属于真正的肿瘤范围,在此一并叙述。

1. 脂肪瘤(lipoma):腹膜腔内脂肪瘤与体内其他部位脂肪瘤的影像学表现相近,病变在未抑制脂肪的T_1WI上为高信号,T_2WI则因所采用的扫描序列不同而有变化,一般与病变邻近部位的脂肪信号变化一致。当怀疑为脂肪瘤时,可采用T_1加权脂肪抑制GRE序列扫描,以明确诊断。

2. 肠系膜硬纤维瘤(desmoids):肿瘤一般较大,病理主要为纤维组织,质地硬,切除后易于复发。MRI表现上形态较多样化:边界清晰或不规则,由于含有大量纤维组织,在T_1WI及T_2WI上均为低信号,一般仅有较度或无强化。

3. 肠系膜囊肿(mesenteric cyst):肠系膜囊肿多发生于空回肠系膜根部,病因不明。临床上多数为偶然发现,少数患者诉腹胀、腹痛或腹部可触及肿块。并发症可以有破裂、出血,挤压肠管而致肠梗阻。囊肿多数为单囊,薄壁,可以有分隔,囊内含浆液,粘液,偶有出血。囊内容物的成分决定了MRI的表现,单纯囊肿MRI表现为T_1WI圆形边界呈清晰的低信号,在T_2WI上为高信号。当囊内有出血以及含蛋白质成分较多时,在T_1WI上为高信号,在T_2WI上为不均匀高信号,增强后可见囊壁及其分

隔强化。

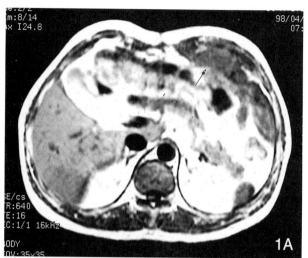

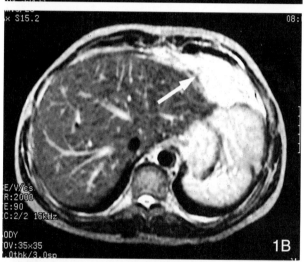

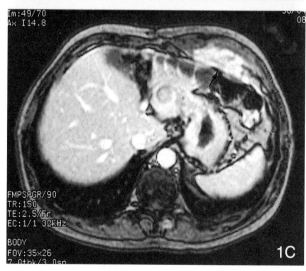

图 29-3-1　胃癌直接蔓延

A、B. 分别为 SE T_1WI 和 T_2WI 横断位,示左前上腹一不规则肿块影,与前腹壁相连,在 T_1WI 上为不均匀略低信号(箭),在 T_2WI 上为较高信号(箭)。　C. 增强后病灶明显强化(箭),肿块与腹壁肌肉分界不清。

4．腹膜间皮瘤（peritoneal mesothelioma）：腹膜间皮瘤均为恶性，胸膜、腹膜均可发生，腹膜发生近40%。肿瘤沿腹膜表面生长，并有大量纤维增生反应，使得系膜增厚、卷曲，呈块状，称"网膜糕饼"征。系膜血管僵硬，呈星状放射排列，为腹膜间皮瘤的常见特征，MRI信号对病变的显示缺少特异性。

二、转移性肿瘤

腹膜腔转移性肿瘤较原发恶性肿瘤远为多见，生殖系、消化道的原发瘤常累及腹膜和系膜。播散的途径主要有直接蔓延、腹腔内种植、血道和淋巴道转移。

1．沿腹膜表面直接扩散：当消化系统和生殖系统的原发肿瘤浸润脏器全层后，可沿脏器表面脏层腹膜、系膜、韧带侵犯邻近结构，如胃癌和胰腺癌以及肾癌和横结肠癌常可通过腹膜或系膜邻近侵犯（图29-3-1,2）。

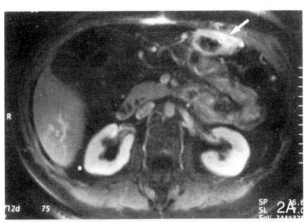

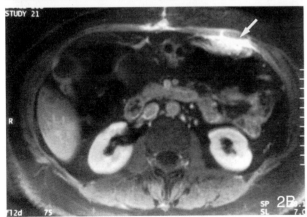

图 29-3-2　胰腺癌沿横结肠系膜蔓延

A. Gd-DTPA增强脂肪抑制，见肿瘤沿横结肠系膜向下侵犯横结肠（箭）。　B. 示大网膜和邻近腹膜受侵犯（箭），病灶均有明显强化。

2．腹膜腔内种植：肿瘤的腹腔种植多位于膀胱/直肠子宫陷凹、乙状结肠系膜、右结肠旁沟及近

回盲瓣的小肠系膜处，其中以卵巢癌、结肠癌和胃癌最常以该种方式播散。除腹膜及系膜上可见大小不一的散在种植结节外，常伴大量腹水，以血性多见，也可含大量粘液（粘液癌转移）（图29-3-3）。

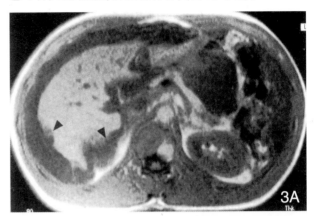

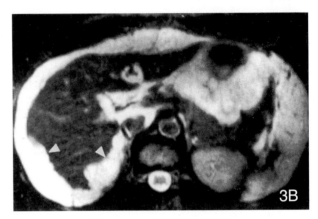

图 29-3-3　腹膜假性粘液瘤

A、B. 分别为 GRE T_1WI 和 GRE T_2WI 加脂肪抑制，均可见类似于腹水信号的粘液样物质环绕肝脏外缘，但肝脏边缘呈特征性花边状改变（箭）。

增强后 T_1 加权脂肪抑制技术是检测腹膜内种植转移的较好方法，腹膜腔内低信号的脂肪背景下（被抑制）可见高信号的种植灶与弥漫性的腹膜增厚呈块状（图29-3-4,5）。近年来，随着 MR 扫描技术的不断发展，如屏气 T_1 加权脂肪抑制 GRE 序列，特别是增强后 HASTE 成像可明显清除羽毛状运动伪影，清晰显示小转移灶，对于检出腹膜腔内的转移病灶甚至优于 CT 增强扫描。

3．癌栓血行播散：癌栓经肠系膜动脉到小肠系膜游离缘，并种植生长，增强后 T_1WI 脂肪抑制 GRE 序列像呈高信号结节，原发瘤以黑色素瘤、乳腺癌、肺癌较多见。

4．淋巴播散：主要见于淋巴瘤。非何杰金氏淋巴瘤的肠系膜淋巴结播散较有特征性，融合的结节状块影包绕肠系膜血管，呈所谓"三明治"征，在

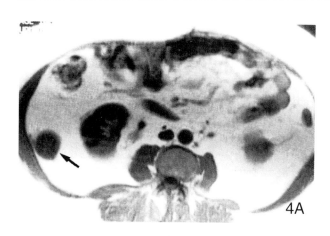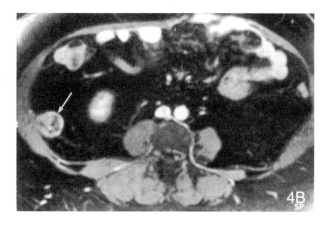

图 29-3-4 卵巢癌腹膜转移

A. GRE T₁WI 见一低信号腹膜转移结节(箭),与高信号脂肪对比清晰。

B. Gd-DTPA 增强脂肪抑制 GRE 见该转移结节不均匀,斑点状及环状强化(箭)。

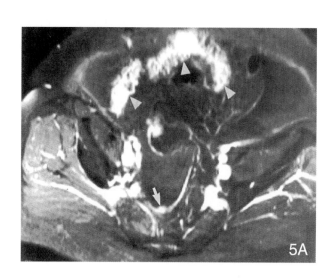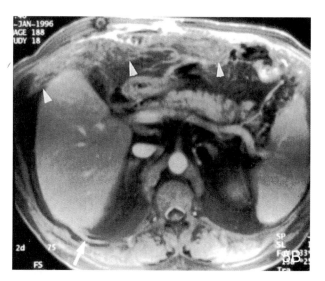

图 29-3-5 腹膜种植转移

A、B. SE T₁WI 增强加脂肪抑制,分别为卵巢转移癌和平滑肌肉瘤转移。

除显示"网膜糕饼"征(箭头)外,在脂肪被抑制的背景下,可见强化的腹膜种植灶(箭)。

MRI 的 T₂WI 上淋巴结信号变化可反映淋巴结病变的生物学特征。

第四节 腹膜后腔正常解剖和检查技术

腹膜后腔为腹膜壁层与腹内筋膜之间的腔隙,范围自膈肌顶至骨盆入口,主要包括的器官和结构有肾、肾上腺、输尿管、胰腺、十二指肠降部、部分升结肠、降结肠和直肠,以及腹主动脉及其分支、下腔静脉及其分支、淋巴管、淋巴结和神经等。腹膜后腔的病变种类较多,来源于后腹膜固有器官及血管的病变已在专门章节中讨论,本章只叙述脏器以外的位于腹膜后腔的病变。

一、正常解剖

腹膜后腔前界为壁层腹膜,后界为腹横筋膜,侧界为侧锥筋膜,由肾前、后筋膜分为三个间隙:肾旁前间隙、肾周间隙及肾旁后间隙。肾旁前间隙位于壁层腹膜与肾前筋膜之间,内含胰腺、十二指肠、部分升结肠和降结肠等;肾周间隙为肾前后筋膜包绕的间隙,内有肾、肾上腺、脂肪等,两侧肾周间隙正常无交通;肾旁后间隙位于肾后筋膜与腹膜筋膜之间,是一薄的脂肪层,内含脂肪、血管、淋巴结、淋巴管等,无脏器结构(线图 29-4-1)。

腹膜后腔有丰富的脂肪与邻近正常结构在影像

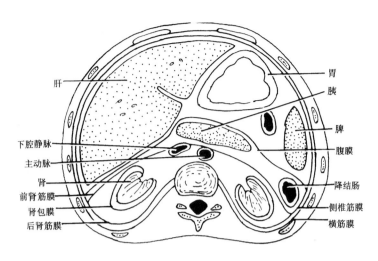

线图 29-4-1　腹膜后腔正常解剖图

学上形成信号或密度差异,因而 CT 的横截面成像可较清晰显示腹膜后腔结构;而随着 MRI 的应用和成像技术的不断进展,尤其是 MR 脂肪抑制技术的应用,可在低信号的脂肪背景下更清晰地显示病变及腹膜后腔结构,增加了对比分辨率,即使是消瘦者也可以获得清晰、满意的诊断图像。

二、检查技术

1. 一般准备:腹膜后腔检查一般不需禁食、禁水,进扫描室前应将身体上的金属物取下,已婚妇女有金属节育环者不宜,禁忌证与其他部位相同。

2. 扫描方法:目前常规采用 SE 序列 T_1 加权、T_2 加权及快速 SE 序列横断面成像。选择性应用冠状面及矢状面成像有利于显示病变本身及定位。腹膜后腔含丰富脂肪组织,采用脂肪抑制技术可明显提高病变与背景组织的信号差异,对于估计病变范围,确定病变边界与周围结构的关系均有重要诊断价值。

第五节　腹膜后纤维化

腹膜后纤维化(retroperitoneal fibrosis)较少见,可分为良性与恶性两类。通常意义上所指的腹膜后纤维化多为良性,病因不清,可能是一种特发性病变,或继发于服某类药物、炎性动脉瘤、后腹膜出血、感染、外科手术或放疗等。特发性腹膜后纤维化多数局限于腹膜后大血管周围,也可能是一广泛系统性纤维化病变的一部分,与纵隔纤维化、硬化性胆管炎、Riedel 甲状腺炎、眼眶及鼻窦假性肿瘤、肺透明样变性肉芽肿有一定联系。

【病理】　病变好发于大血管周围,表现为灰白色肿块包绕主动脉和下腔静脉。肿块多位于肾动脉以下平面主动脉,并可沿主动脉向下延伸至髂总动脉处。组织学上典型表现为纤维母细胞、急性炎细胞及毛细血管增生,周围环绕胶原纤维。腹膜后纤维化的早期含水量较高,随后,细胞成分逐渐减少,因胶原透明样变而致肿块更致密,液体含量减少。

【临床表现】　早期症状与体征多较隐匿,表现为非特异性腹痛、背痛、疲劳和体重下降。后期症状与体征多与腹膜后结构压迫有关,输尿管最常受累,可有尿路梗阻症状和血尿,下腔静脉狭窄可引起下肢水肿以及深静脉血栓形成。

【MRI 表现】　肿块多位于腹主动脉、下腔静脉和输尿管周围,将上述结构包绕而非推移,与肿大融合的淋巴结病变推移血管有别。尤其好发于肾动脉水平以下的腹主动脉,向下可延伸到髂总动脉水平。在常规 SE 序列上,腹膜后纤维化的 MRI 信号强度变化视其所含液体、纤维化成分及细胞多少而有不同,即 T_1WI 及 T_2WI 信号强度与纤维化肿块的成熟程度有关。急性期肉芽肿组织内含毛细血管、细胞成分较多,在 T_2WI 上信号较高,增强较明显,与腹膜后肿瘤转移引起的细胞浸润和纤维化反应所致肿块很难鉴别(图 29-5-1)。

慢性期由于成熟纤维组织含有较多胶原纤维,细胞成分和含水量均少,因而该阶段腹膜后纤维化多在 T_1WI 和 T_2WI 上呈低信号,早期增强不明显,延迟期可有轻度强化(图 29-5-2)。MRI 血管流空效应可将肿块与血管的关系观察得较 CT 更为清晰,MR 的多平面成像使得在冠状面和矢状面上了解病变范围更准确。

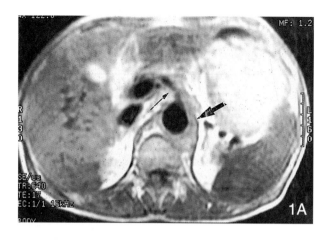

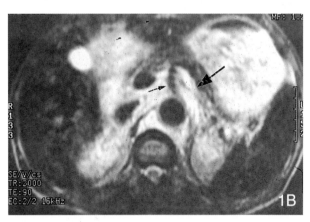

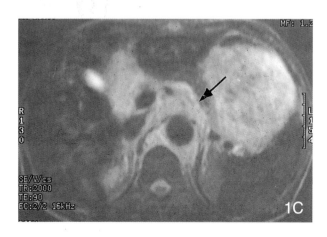

图 29-5-1 肾移植术后腹膜后纤维化

A、B. 分别为 SE T_1WI 及 T_2WI 横断位,示肾上极水平腹主动脉周围环绕片状异常信号影,在 T_1WI 上为等、略高信号(粗箭),在 T_2WI 上为高信号(粗箭)。 C. 在 SE T_2WI 加脂肪抑制图上仍为高信号(粗箭)。腹主动脉未见移位,腹腔动脉未受累(细箭)。

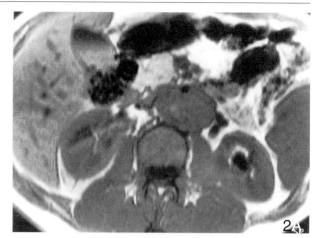

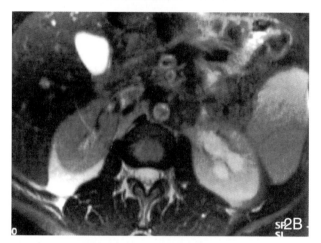

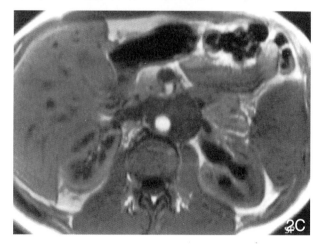

图 29-5-2 良性腹膜后纤维化

A、B. 分别为 GRE T_1WI 及 T_2WI 横断位,示一卵圆形、边界清晰的块影包绕主动脉,主动脉未见明显前移。T_1WI 上呈低信号,T_2WI 上以低信号为主,内见散在斑片状略高信号。 C. 增强后未见强化。

第六节 肿 瘤

后腹膜肿瘤(retroperitoneal tumors)种类繁多,绝大多数的后膜膜肿瘤起源于腹膜后脏器,如肾上腺、肾、胰腺等,只有0.2%的肿瘤是原发性的,起源于后腹膜间充质细胞、神经源性细胞或胚胎残余。由于腹膜后间隙的存在,只有当肿瘤长到相当大小时才会压迫影响邻近脏器,因此,原发性腹膜后肿瘤通常在发现时已相当大。据Lane的一组资料显示,恶性肿瘤的直径平均为11～20 cm,良性肿瘤直径平均为4～7 cm。

原发性腹膜后肿瘤组织来源较复杂,其中60%～90%为恶性。腹膜后肿瘤除极少数外,绝大多数一开始即为恶性,而不是由良性肿瘤恶变而来。一般认为原始未分化的间叶细胞有向多种间叶组织分化的潜能,可分化为纤维组织、肌肉组织、血管、淋巴管等,因此原始未分化间叶组织可能是多种腹膜后恶性肿瘤、特别是低分化肉瘤的组织来源。

原发性腹膜后肿瘤以组成肿瘤的细胞类型为基础进行分类。腹膜后恶性肿瘤主要包括脂肪肉瘤、平滑肌肉瘤、恶性纤维组织细胞瘤、恶性畸胎瘤、纤维肉瘤、神经纤维肉瘤、横纹肌肉瘤和血管肉瘤等。腹膜后良性肿瘤主要包括脂肪瘤、平滑肌瘤、畸胎瘤、异位嗜铬细胞瘤、神经鞘瘤、神经纤维瘤、血管瘤以及淋巴管瘤等。病理分类详见表29-6-1。

表 29-6-1　原发性腹膜后肿瘤的病理分类

组织来源	良　性	恶　性
间叶组织	脂肪瘤,纤维瘤,平滑肌瘤,横纹肌瘤,血管瘤,血管外皮瘤,淋巴管瘤,间叶瘤	脂肪肉瘤,纤维肉瘤,纤维组织细胞肉瘤,平滑肌肉瘤,横纹肌肉瘤,血管内皮肉瘤,血管外皮肉瘤,淋巴管肉瘤,间叶肉瘤
淋巴组织	假性淋巴瘤	恶性淋巴瘤
神经组织	神经鞘瘤,神经纤维瘤,神经节细胞瘤,异位嗜铬细胞瘤,非嗜铬性副神经节瘤	恶性神经鞘瘤,神经纤维肉瘤,神经母细胞瘤,恶性嗜铬细胞瘤,恶性非嗜铬性副神经节瘤
生殖细胞源性	囊性畸胎瘤	恶性畸胎瘤,内胚窦瘤,绒毛膜上皮细胞瘤
组织来源不明	囊肿腺瘤	未分化瘤,异位组织瘤,未分化肉瘤

腹膜后肿瘤的临床表现少特异性,一般最常见的症状为腹痛、腹部包块、体重减轻以及后期邻近脏器受累所产生的相应症状。

一、脂肪肉瘤

【病理】　腹膜后肿瘤以脂肪肉瘤(liposarcoma)发生率最高,男性多见。肿瘤发现时多较大,根据瘤内脂肪细胞的分化程度以及纤维或粘液组织的多少分为三种组织学类型:①分化良好的脂肪肉瘤;②粘液样脂肪肉瘤;③混合型脂肪肉瘤。

【MRI表现】　根据肿瘤内含有的脂肪成分及分化程度的不同,MRI诊断脂肪肉瘤有一定特异性。分化良好的脂肪肉瘤,在SE序列上表现为与成熟脂肪相似的信号特征,即T_1WI为高信号,T_2WI为高信号或等信号,在脂肪抑制图像上信号被抑制。因脂肪肉瘤内多伴有其他成分,在脂肪信号内可见有低信号的分隔,增强后脂肪肉瘤可强化。分化良好的脂肪肉瘤与单纯脂肪瘤从影像学上不易区别,边界情况、强化表现以及是否伴其他成分可作为判断良、恶性之参考。对于含有粘液样及纤维成分较多的实体型脂肪肉瘤,MRI信号缺少特征性,有时与纤维肉瘤不易区分。总之,脂肪肉瘤的组织学分化程度,是决定MRI信号的关键(图29-6-1,2)。

二、平滑肌肉瘤

平滑肌肉瘤(leiomysarcoma)在原发性后腹膜肿瘤的发病中占第二位,女性多见,多为不均匀性肿块,肿瘤直径一般在10 cm以上,内部常含坏死及囊变区。MRI上多表现为SE序列T_1WI低、高混合信号,T_2WI上高、等混合信号。平滑肌肉瘤多为富血管肿瘤,因此,增强后强化明显,强化常不均匀,常见低信号无强化的坏死出现。当坏死区有出血时,MRI较敏感,可见T_1WI上呈高信号,T_1WI上呈低信号环。

三、神经鞘瘤和神经纤维瘤

神经鞘瘤(neurilemoma)和神经纤维瘤(neurofibroma)均属于周围神经肿瘤。神经鞘瘤也称许旺细胞瘤(Schwannoma),多数为良性,主要由神经鞘细胞组成,仅有少量胶原组织,生长过程中对神经干主要为推压移位,肿瘤中常见继发性改变,包括透明变性、出血、灶性纤维化等;本病好发于中青年,一般多见于颈胸部,偶尔发生于腹膜后腔。神经纤维瘤主要由神经外衣、神经束衣和神经鞘细胞组成;含胶原组织丰富,生长过程中与受累神经无界限,腹膜后腔是其好发部位之一,主要沿脊柱中线分布,在全身多部位发生时称为神经纤维瘤病。

神经鞘瘤T_1WI信号高低不定,多为稍低或等信号,信号较均匀;T_2WI为不甚均匀高信号,有时中心可见更高信号,与神经鞘瘤的囊变坏死有关;增

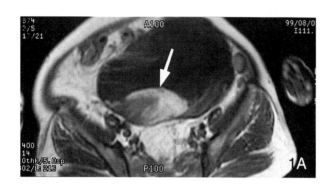

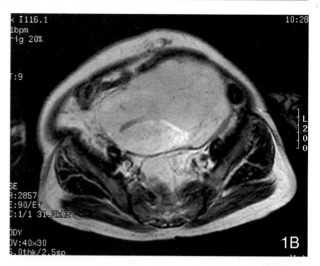

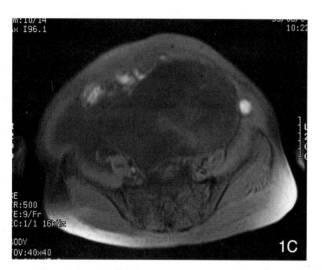

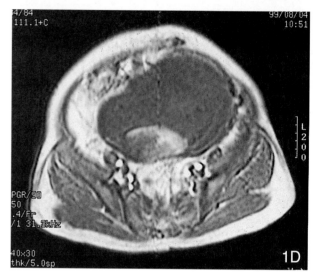

图 29-6-1　后腹膜粘液样脂肪肉瘤

A、B. 分别为 SE T₁WI 和 T₂WI 横断位,示腹膜后腔异常信号肿块影,T₁WI 呈均匀低信号,内含片状高信号(箭),
在 T₂WI 上呈中等偏高信号。　　C. SE T₁WI 加脂肪抑制,A 中 T₁WI 上片状高信号被抑制,代表粘液样物质中
含有脂肪成分。　　D. 增强扫描横断位,示肿块有轻度强化。

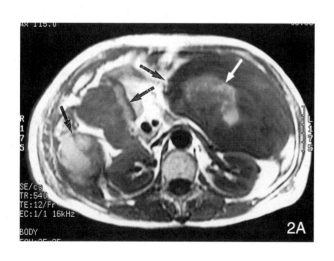

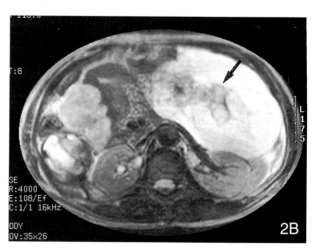

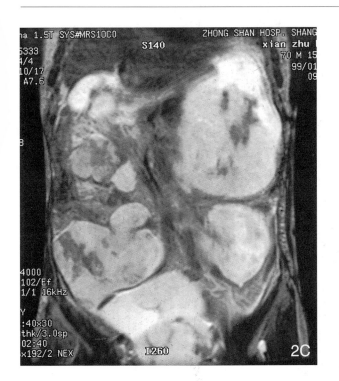

图 29-6-2　腹膜后腔脂肪肉瘤

A. SE T₁WI 横断位,示腹内多个大小不一肿块影(箭),在 T₁WI 上以均匀低信号为主,内含少量高信号区(箭),代表脂肪成分。B、C. 分别为 SE T₂WI 横断位及冠状位,示肿块在 T₂WI 上呈高信号,原 T₁WI 上高信号区信号略低(箭)。

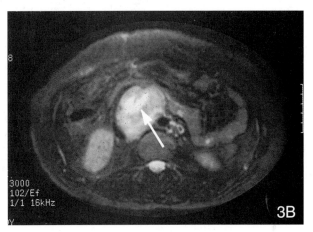

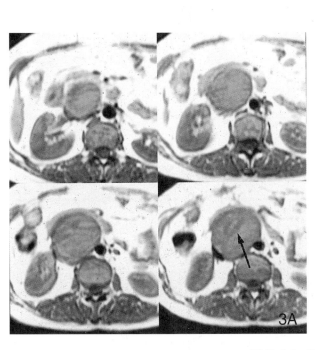

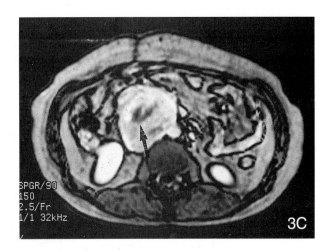

图 29-6-3　后腹膜神经鞘瘤

脊柱右前方类圆形肿块影,边界清晰。A. SE T₁WI 呈略低信号,内见更低信号区(箭)。　B. T₂WI 呈不均匀高信号,内见更高信号区(箭)。　C. 增强后不均匀强化,中心坏死区无强化(箭)。

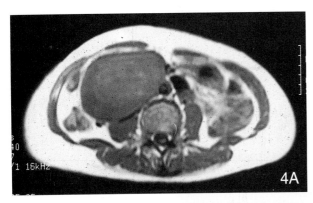
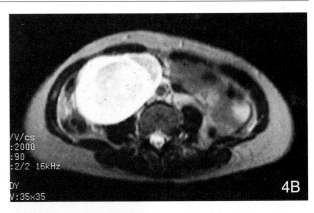
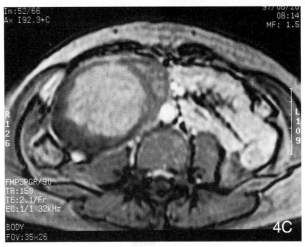

图 29-6-4 后腹膜神经鞘瘤

A、B. 分别为 SE T_1WI 及 T_2WI 横断位,示腹主动脉右侧椭圆形肿块影,边界清晰,T_1WI 上以等信号为主,中心区为稍偏高信号;
T_2WI 外周呈均匀高信号,中心区呈不甚均匀略高信号。 C. 增强后强化明显,边缘略有强化。

强后多有明显强化(图 29-6-3,4)。神经纤维瘤通常为双侧性,T_1WI 较肌肉组织信号略高,T_2WI 为高信号。

四、恶性纤维组织细胞瘤

恶性纤维组织细胞瘤(malignant fibrous histio-cytoma)好发于中老年,男性稍多,肿瘤发生部位以四肢多见,腹膜后腔也是其好发部位,据 Lane 统计发生率在原发性后腹膜肿瘤中居第三位。MRI 表现为 SE 序列 T_1WI 为略低信号,T_2WI 呈高信号,T_1WI 和 T_2WI 信号多不均匀,增强后有明显强化(图 29-6-5,6)。约有 1/4 的恶性纤维组织细胞瘤内含有钙化,但 MRI 不敏感。

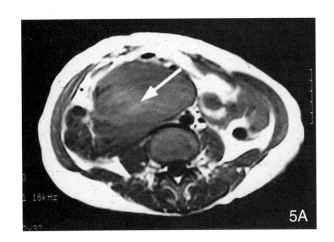
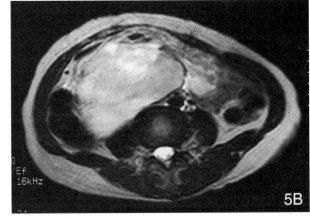

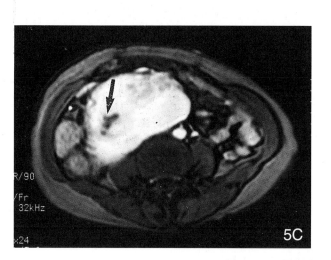

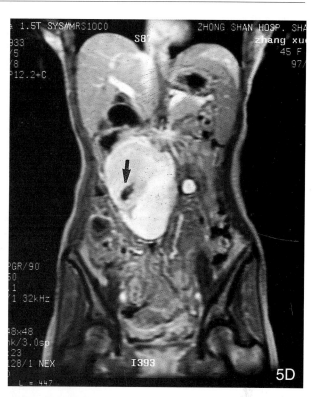

图 29-6-5　后腹膜恶性纤维组织细胞瘤

A、B. 分别为 SE T_1WI 和 T_2WI 横断位,示右中下腹巨大占位病灶,在 T_1WI 上以等信号为主,中间稍高信号(箭),
代表病灶内出血,在 T_2WI 上呈不均匀高信号(B)。　C、D. 分别为增强早期横断位和冠状位,病灶显著强化,小
片状未强化区与 T_1WI 上略高信号区一致(箭)。下腔静脉因受压而未显示。

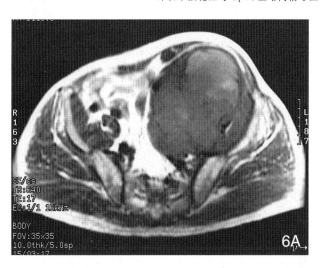

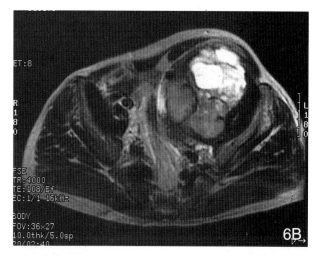

图 29-6-6　后腹膜恶性纤维组织细胞瘤

A. SE T_1WI 横断位,示脊柱左前方巨大分叶状肿块影,边界清晰,呈低、等混杂信号,前部见偏高信号区。

B. T_2WI 横断位,示肿块呈混杂信号,前部可见片状极高不均匀信号影,提示病灶内出血、囊性变。

五、脂肪瘤

脂肪瘤(lipoma)MRI 信号很有特征,在各种序列中,病变信号与腹部皮下脂肪信号一致,T_1WI 为高信号,T_2WI 为中等略高信号,信号均匀,边界清晰,偶尔可见低信号分隔(图 28-6-7)。

六、畸胎瘤

畸胎瘤(teratoma)多为良性,少数为恶性畸胎瘤。畸胎瘤好发于盆腔女性卵巢,偶尔发生于腹膜后腔。病理上畸胎瘤多由三个胚层组织组成,也可以由一个胚层组织为主。囊性多见,少数为实性,良、恶性改变与组织分化程度有关。畸胎瘤常因含有骨骼、牙齿、皮脂等成分而在 CT 上有特征性表现。MRI 对钙化不敏感,较大的骨性或钙化成分在 T_1WI 及 T_2WI 上均为低信号。脂类成分及囊性区域在 SE 序列上均有典型表现,并可见液体-脂肪交界面形成的不同信号平面(图 29-6-8)。

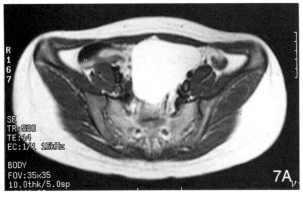

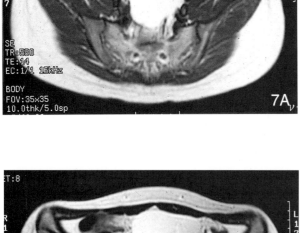

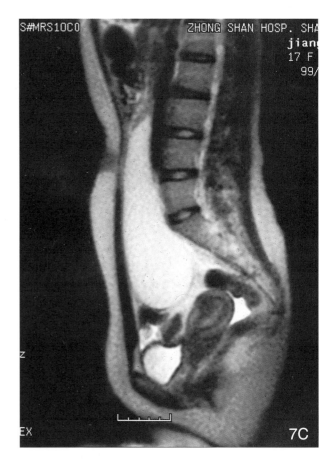

图 29-6-7 后腹膜脂肪瘤

后腹膜脊柱前方长圆形异常信号肿块影,边界清晰。A. SE T_1WI 横断位示肿块呈均匀高信号。

B、C. 分别为 T_2WI 横断位及冠状位,呈均匀略高信号,肿块信号强度始终与皮下脂肪信号强度相关一致。

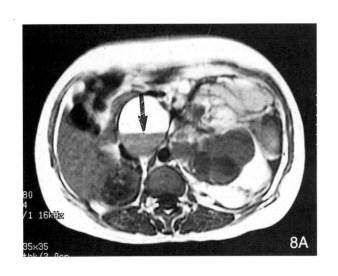

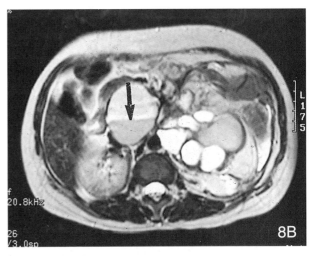

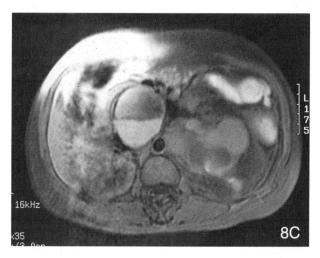
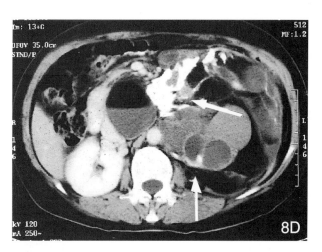

图 29-6-8　后腹膜畸胎瘤

A、B. 分别为 SE T_1WI 及 T_2WI 横断位,示脊柱前方腹主动脉周围巨大不规则肿块影,在 T_1WI 及 T_2WI 上均呈高、等、低混杂信号,其中含有脂肪信号,于脊柱左前方可见脂肪-液体信号平面(箭)。　C. SE T_1WI 脂肪抑制横断位,示 T_1WI 上高信号脂肪成分的信号被抑制。　D. CT 平扫,除显示低、等密度脂肪-液体平面外,其左侧可见斑片及斑点状钙化(箭)。

七、鉴别诊断

腹膜后腔原发性肿瘤虽然少见,但种类繁多,来源复杂,MRI 上信号多种多样,缺少特异性,且由于腹膜后腔解剖结构的特殊性,使得肿瘤的定位与定性均有一定困难。

一般腹膜后肿瘤多推压腹膜后脏器致肾脏向前移位及肾轴旋转,主动脉及腔静脉移位较明显,胰腺亦常因受压前移,根据腹膜后器官的移位情况有助于对腹膜后肿瘤的定位。

另外,从肿瘤在腹膜后生长的部位、血供丰富程度及 MRI 上的一些信号特征上,有助于鉴别诊断。

1. 神经源性肿瘤偏向于沿中线脊柱生长,双侧发生较多,尤其是神经纤维瘤。

2. 增强后有显著强化表现的,以平滑肌肉瘤、神经鞘瘤、异位嗜铬细胞瘤多见。平滑肌肉瘤多有大片坏死区;神经鞘瘤囊变较多,信号较均匀。

3. 脂肪肉瘤具有侵袭性生长方式,常可伸入各组织间隙,是其特征;另外,脂肪肉瘤的分化程度是决定 MRI 上信号变化的关键,对一些低分化脂肪肉瘤,见到条索状或局灶脂肪信号有助于诊断。

4. 神经母细胞瘤多见于婴幼儿患者。

5. MRI 对钙化不敏感,因此对于伴有钙化的一些肿瘤,如恶性纤维组织细胞瘤、神经母细胞瘤等发现钙化的机会较低,有时需与 CT 相结合,以做出诊断。

6. 腹腔内及腹膜后淋巴瘤一般多为信号均匀的肿块,这一点在后腹膜肿块的鉴别诊断上较有帮助(图 29-6-9)。

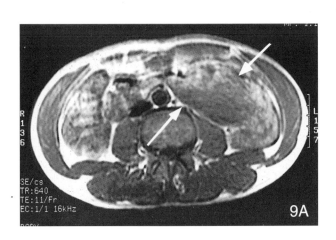
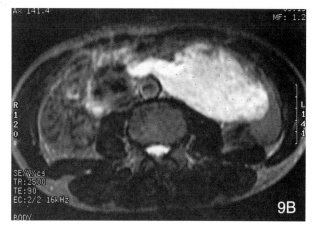

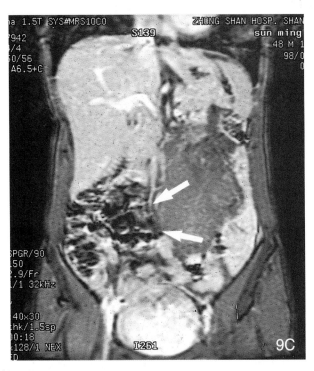
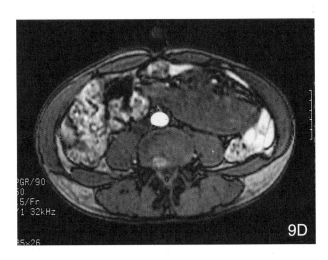

图 29-6-9　小肠系膜淋巴瘤

A、B. 分别为 SE T_1WI 和 T_2WI 横断位,示左中腹巨大肿块影,在 T_1WI 上呈较均匀低信号(箭),在 T_2WI 上呈均匀高信号。
C、D. 分别为增强扫描冠状位和横断位,肿块位于中腹部偏前,周围肠曲受压推移(箭)。

（笪仍容　周康荣）

参 考 文 献

1. 周康荣. 腹部 CT. 上海:上海医科大学出版社,1993.227～266

2. Arai K, Makino H, Morioka T, et al. Enhancement of ascites on MRI following intravenous administration of Gd-DTPA. J Comput Assist Tomogr, 1993,17:617

3. Arrive L, Hricak H, Tavares NJ, et al. Malignant versus nonmalignant retroperitoneal fibrosis: differentiation with MR imaging. Radiology, 1989,172:139

4. Bass JC, Korobkin M, Francis IR, et al. Retroperitoneal plxiform neurofibromas: CT findings. AJR, 1994,163:617

5. Bellin MF, Duron JJ, Curet P, et al. Primary retroperitoneal teratoma in the adult: correlation of MRI features with CT and pathology. Magn Reson Imaging, 1991,9:263

6. Chou CK, Liu GC, Chen LT, et al. MRI demonstration of peritoneal implants. Abdom Imaging, 1994,19:95

7. Chun HJ, Byun JY, Jung SE, et al. Benign solitary fibrous tumour of the pre-sacral space: MRI findings. Br J Radiol, 1998,71:677

8. Cyran KM, Kenney PJ. Leiomyosarcoma of abdominal veins: Value of MRI with gadolinium DTPA. Abdom Imaging, 1994,19:335

9. Cretella JP, Rafal RB, McCarron JP Jr, et al. MR imaging in the diagnosis of a retroperitoneal schwannoma. Comput Med Imaging Graph, 1994,18:209

10. Kim SH, Choi BI, Han MC, et al. Retroperitoneal neurilemoma: CT and MR findings. AJR, 1992,159:1 023

11. Kurachi H, Murakani T, Nakamura H, et al. Imaging of peritoneal pseudocysts: value of MR imaging compared with sonography and CT. AJR, 1993,160:589

12. Lane RH, Stephen DH, Reiman HM, et al. Primary retroperitoneal neoplasm: CT findings in 90 cases with clinical and pathologic correlation. AJR, 1989,152:83

13. Low RN, Sigeti JS. MR imaging of peritoneal disease: comparison of contrast-enhanced fast multiplanar spoiled gradient-recalled and spin-echo imaging. AJR, 1994,163:1 131

14. Meyers MA, Oliphant M, Berne AS, et al. The peritoneal ligaments and mesenteries: Pathway of intra-abdominal spread of disease. Radiology, 1987,163:593

15. Molmenti EP, Balfe DM, Kanterman RY, et al. Anatomy of the retroperitoneum: observations of the distribution of pathologic fluid collections. Radiology, 1996, 200:95

16. Rahmouni A, Tempany C, Jones R, et al. Monitoring tumor size and signal intensity with MR imaging. Radiology, 1993,188:445

17. Semelka RC, Ascher SM, Reinhold C. MRI of the abdomen and pelvis: a text-atlas. New York: Wiley-liss, 1997

18. Smith TR. Malignant peritoneal mesothelioma: marked variability of CT findings. Abdom Imaging, 1994,19:27

第三十章

肾　　脏

肾脏是维持人体生理平衡最重要的器官,有关肾脏病变的影像学检查,目前主要依赖于常规 X 线尿路造影、CT 和超声,以往由于 MRI 的图像分辨率不及 CT 和检查费用相对昂贵的特点,通常不作为肾脏病变的首选检查方法。近几年来,随着 MRI 各种新技术的开发和应用,MRI 的图像分辨率以及成像速度有了明显的提高。同时 MRI 具有多平面成像和对病变组织显示较为敏感的特点,MR 水成像技术及 MR 尿路造影(MRU)趋于成熟,尤其是 MR 造影剂无肾毒性,可适用于肾功能不良和对碘过敏者的检查。这些优点大大提高了 MRI 在肾脏影像学检查中的作用和应用范围。

第一节　检查技术

肾脏的 MRI 可采用体线圈或表面线圈。大部分体线圈的矩阵为 256×(128～192)(频率编码×相位编码),而表面线圈矩阵常规用 256×192,有助于改善信噪比。如采用 512×256 的矩阵,虽可获得较高的分辨率,但因相应的运动伪影亦增多,故不应常规使用。

因为运动伪影在腹部 MRI 时难以避免,应努力减弱其影响,最简单的方法是在病人的前腹部置压迫带以减弱腹部呼吸运动。若有可能应尽量采用呼吸补偿(RC)和呼吸门控技术。在前腹壁设定脂肪饱和区能减弱脂肪信号,以减少呼吸运动时信号的误差,可大大改进图像质量。梯度场重聚或运动补偿(gradient moment nulling)也有利于调整血流信号,同时也减弱肠蠕动和肠壁运动引起的信号异常。因为运动补偿需要采用较长的 TE 值,故实际上不适用于 T_1WI,主要用于 T_2WI 以改进图像质量。空间预饱和可减弱由腹部大血管内流动血液引起的伪影。高血糖素有助于减弱胃肠道的蠕动,如无禁忌证,可常规用于腹部 MRI 检查,药物应在检查前即刻给予,也可使用山莨菪碱等其他解痉药。

MR 扫描时应先摄取冠状位定位片,通常用梯度回波序列(GRE),根据定位片,确定横轴位扫描范围。SE 序列扫描参数为:T_1WI:TR = 400 ～ 700 ms, TE = 16 ～ 25 ms, 2 ～ 3NEX;T_2WI:TR = 4 000 ～ 5 000 ms, TE = 90 ～ 120 ms, 2 ～ 4NEX, 采用脂肪抑制。层厚和间隔为 7 mm/3 mm 或 8 mm/2 mm,部分较小的病灶可采用 5 mm/1.5 ～2.5 mm。

增强扫描可采用 SE 序列 T_1WI 脂肪抑制或快速多层(FMP)SPGR 序列。两种序列对病变的显示大致相仿。T_1WI 分辨率较好,而 FMP SPGR 则扫描速度快,适宜于对病灶的血供特点进行动态观察。我们常规采用 FMP SPGR 序列,在增强扫描前,先作平扫 FMP SPGR,以和增强后对照,增强扫描时间从注入造影剂即刻开始计算,分别延迟 10 s、40 s、70 s、110 s 在肾脏层面作四回合扫描,扫描周期为 20 s。扫描参数:TR = 80 ～ 130 ms, TE = Minimum,层厚和间隔 5 ～ 8 mm/0 ～ 2 mm,翻转角 = 70°, 1NEX。也可采用 SE 序列 T_1WI 脂肪抑制增强扫描。

在大部分情况下,横轴位成像能满足诊断要求,但有时需增加矢状位和(或)冠状位成像,如:①病灶位于肾的上下极,横断位难以明确肾内或肾外;②有利于显示肾先天性异常的解剖关系,如肾重复畸形、异位肾等;③显示肾脏肿块和毗邻脏器的关系;④显示肾脏血管和下腔静脉。

MR 水成像技术常用于因各种原因导致的尿路梗阻积水,它根据液体具有长 T_2 值,可利用重 T_2WI 成像,一般用无间距薄层冠状位 FSE 扫描,原始图像经计算机重建后可获得类似 IVP 效果的尿路成像图。常规 FSE 成像时间长,尿路成像质量容易受腹部呼吸运动、肠蠕动等因素影响。目前高级 MRI 仪可用单次激励法完成尿路成像,成像时间缩短至 20 s 以下,使用该法即便在不屏气的情况下也能获得高质量的尿路成像图。

有关肾动脉的 MRA 检查技术见有关章节。

第二节 正常解剖和 MRI 表现

一、肾脏的正常解剖

肾脏属于后腹膜器官,位于脊柱两侧的肾周间隙内,肾实质表面有一层纤维膜覆盖。肾周间隙内充满脂肪,外面由肾周筋膜包绕,肾周筋膜分为肾旁前筋膜和肾旁后筋膜,前后肾旁筋膜在外侧融合于侧锥筋膜,内侧和主动脉、下腔静脉周围的结缔组织相汇合。肾周筋膜的上方闭合,部分病例下方在髂窝和肾旁间隙内有一个潜在的交通。肾旁前筋膜和腹膜壁层之间的间隙称为肾旁前间隙,内有升结肠、降结肠、十二指肠降部和水平部以及胰腺等。肾旁后筋膜和腹横筋膜之间的间隙为肾旁后间隙,内仅含脂肪、淋巴管和血管,腹横筋膜亦于外侧和侧锥筋膜汇合。

肾脏是实质性器官,表面光滑,外形略似大豆,成人肾脏的正常长度为 9～14 cm。肾实质分为外层的皮质和内层的髓质,皮质伸入髓质的部分称为肾柱。肾脏中部内侧凹陷,称为肾门,是肾盂和肾动静脉进出之处。肾门周围的腔隙称为肾窦,内有肾盂、肾盏、血管、淋巴管和脂肪。

二、正常肾脏的 MRI 表现

肾脏的 MRI 表现部分取决于所采用的成像序列和参数,以及 MRI 仪场强的高低。

在 SE 序列 T_1WI,肾实质大致可分为两部分:外围稍高信号的肾皮质与肝脏信号强度相仿,内围的肾髓质信号稍低,但两者分界欠清楚,如采用脂肪抑制技术,皮髓交界相显示则较清晰,但如为脱水患者或病理情况则显示不清。在 T_2WI 上整个肾实质信号均增高,皮髓交界相通常难以分辨(图 30-2-1)。

肾内集合系统正常情况下不显示,但如轻度扩张,可显示其管状结构。肾盂可呈囊状,此时需和肾

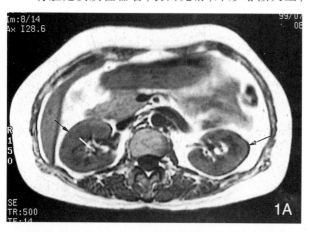

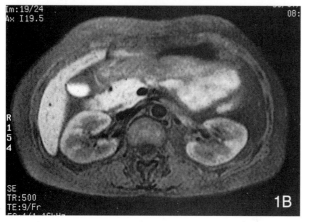

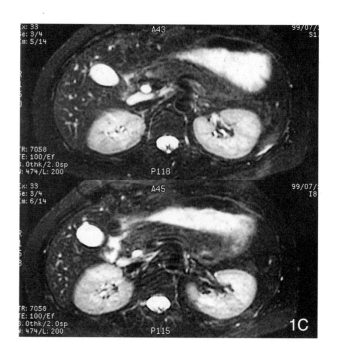

图 30-2-1 正常肾脏 MRI 表现

A. T_1WI 示双肾信号低,欠均匀,肾皮质信号稍高,中央肾窦脂肪呈高信号,肾旁筋膜低信号(箭)常在肾周脂肪衬托下清晰显示。

B. T_1WI 脂肪抑制示肾皮髓交界相较清晰,肾窦脂肪抑制呈低信号。C. T_2WI 脂肪抑制,示双肾呈较均匀高信号。

外肾盂鉴别,采用 T_2WI 显示较好(图 30-2-2)。肾盂肾盏内的尿液在 T_1WI 上呈低信号,在 T_2WI 上呈高信号。肾动脉、静脉、主动脉和下腔静脉内血液因流空而呈低信号,在 SE 序列上可见到血流相关伪影。但在 T_2WI 上,肾静脉可呈高信号。

肾脏轮廓由于肾周高信号的脂肪囊包绕而显示良好,在 T_2WI 脂肪抑制图像上肾脏轮廓显示更加清楚。肾筋膜正常时不显示。化学位移伪影可根据频率编码梯度的方向排列,形成肾脏一侧缘的低信号带和另一侧的高信号带(图 30-2-3)。化学位移容易识别,但如果明显妨碍了肾轮廓的显示,应改变相位频率和梯度编码,即颠倒频率编码梯度。

右肾和肝右叶的交界缘在 T_1WI 时因肾皮质和肝呈等信号,故显示欠清。在 T_2WI 上由于肾脏呈高信号,和毗邻的肝、胰尾和腰大肌(均呈中等信号)容易鉴别。如采用脂肪抑制,肾脏和周围的脂肪以及相邻的肝、胰和腰大肌之间的信号对比更为明显。

肾脏的 MR 增强扫描时信号的高低可随造影剂注入后扫描时间的长短而变化,其信号强度-时间曲线反映肾脏血供和功能情况。MR 顺磁性造影剂(Gd-DTPA 或 Gd-DOTA)缩短 T_1 和 T_2 值的程度,主要取决于浓度,一定浓度范围内主要缩短 T_1 值,在 SE 或 SPGR T_1WI 上呈高信号。

快速多层梯度回波 T_1WI(FMPSPGR)增强扫描能显示正常肾脏功能的动态变化,常规可分为四期:①动脉早期,10～30 s,此期肾皮质明显强化,肾皮髓分界相显示清晰;②动脉晚期,40～60 s,此期肾皮质仍明显强化,但由于髓质也有强化,皮髓分界相趋模糊;③实质期,70～100 s,肾实质呈均匀强化,皮髓质信号大致相等,部分造影剂进入肾盂肾盏呈高信号;④肾盂期,约 2 min 左右,肾实质信号稍降低,肾盂肾盏内造影剂趋浓缩而呈低信号(图30-2-4)。

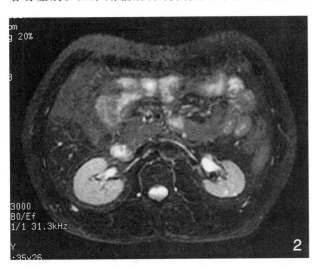

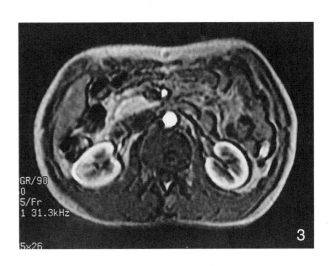

图 30-2-2　左肾肾外肾盂

FSE T_2WI 示左肾盂呈囊状扩张,部分位于肾外,信号均匀增高。

图 30-2-3　化学位移伪影

T_2WI 示双肾右侧缘呈高信号,左侧缘呈低信号。

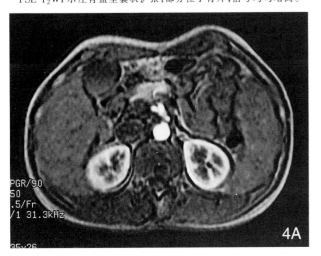

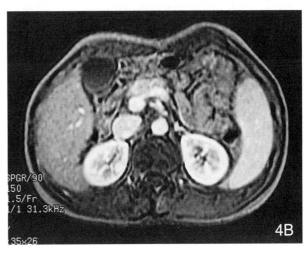

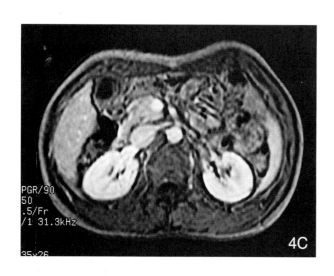

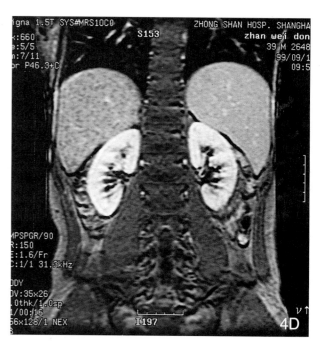

图 30-2-4 快速多层 SPGR 动态增强扫描(扫描周期 20 s)

A. 动脉早期,肾皮质明显强化呈高信号,与低信号的髓质分界明显。B. 动脉晚期,肾皮质信号仍很高,但皮髓交界相趋模糊。 C. 实质期,肾皮髓质呈均匀高信号,肾盂内造影剂进入呈高信号。 D. 肾盂期,肾盂肾盏内造影剂因浓缩反呈低信号。

以上注入造影剂后肾皮髓质信号强度的时间变化过程,仅限于肾功能正常者,同时受造影剂注入方式(团注和滴注)以及患者脱水状态的影响,如某些肾功能基本正常者在增强后 2 min 后肾盂肾盏仍可呈高信号(图 30-2-5)。Alaggappan 采用 GRE 增强扫描发现肾实质期时髓质的信号低于皮质,使皮髓交界相重新显示,而在我们的增强过程中,似难以发现这一变化。此外,也可采用 SE 序列 T_1WI 脂肪抑制进行增强扫描,由于扫描时间相对较长,强化后的

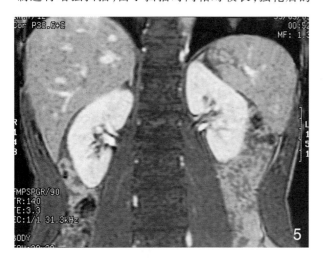

图 30-2-5 肾功能无明显异常者,注造影剂后 2 min
扫描,肾盂内造影剂仍呈高信号

动态显示有一定局限性,但清晰度较高,总体效果无明显差异。

第三节 肾脏的正常变异和
先天性异常

肾脏的正常变异通常包括 Bertin 柱增生、胚胎分叶和驼峰样隆起,各种影像图上亦不少见。需正确加以认识,以免和病变混淆。Bertin 柱增生为肾柱的明显增粗肥大,可和肾肿瘤混淆,MR 动态增强扫描显示增生的 Bertin 柱始终和肾皮质同步强化,信号均匀;肾胚胎分叶使肾轮廓呈分叶状,大小为正常范围,以冠状位显示较好;肾驼峰症多见于左肾上极前外侧呈局限性弧状隆起。这三种变异均为肾轮廓的改变,在 T_1WI 上或动态增强早期可显示正常的皮髓质交界,不至于造成误诊。

1. 肾未发育和肾发育不良:肾未发育通常为单侧,发病率为 $0.01\% \sim 0.02\%$,而双侧者不可能存活。检查时主要与孤立肾鉴别。肾发育不良则是肾单位数量的减少和形态的变异以及肾实质为大小不一的囊肿取代,其程度差异很大,严重者同样难以生存。

2. 孤立肾:一侧肾缺如即孤立肾,可合并同侧

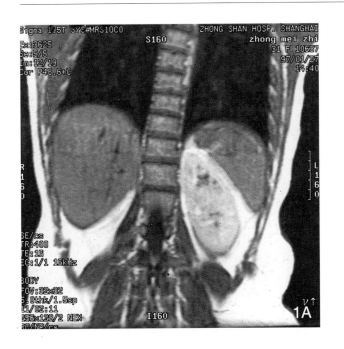

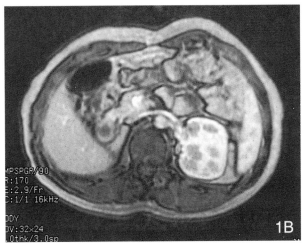

图 30-3-1　孤立肾

A. SE T₁WI 冠状位延迟增强像,示右肾缺如,左肾形态大致正常。

B. 增强扫描示左肾皮质柱肥大,右侧未见肾影。

肾上腺、输尿管等的缺如和变异,诊断不难,但需除外一侧肾未发育、异位肾和游离肾(图 30-3-1)。

3. 异位肾:异位肾常位于盆腔,也可位于膈下和胸腔,如位于对侧称交叉异位肾。异位肾的输尿管膀胱开口正常,显示异位肾的关键是保证腹部扫描范围(图 30-3-2)。

4. 游离肾:游离肾位于腹腔内,为活动性腹部肿块,临床上可发生肾动静脉和输尿管的绞窄,诊断需结合临床。

5. 融合肾:通常称马蹄肾,即双肾的下极或上极在中央融合相连,亦可不对称融合。融合肾易发生结石、炎症和囊肿(图 30-3-3),亦可合并其他畸形(图 30-3-4)。

6. 额外肾:额外肾少见,通常为 3 个,大多位于下腹部盆腔内,偶可有 4 个。

7. 肾输尿管重复畸形:其种类繁多,程度不一,MRI 的冠状位成像较 CT 的横断位有明显的优势,复合肾的上方部分易发生囊变、感染和肿瘤,而静脉尿路造影常难以显示。MRI 或 CT 结合静脉尿路造影应该是理想的检查方法。如复合肾和输尿管扩张积水,采用 MRU 是最佳的选择(图 30-3-5)。

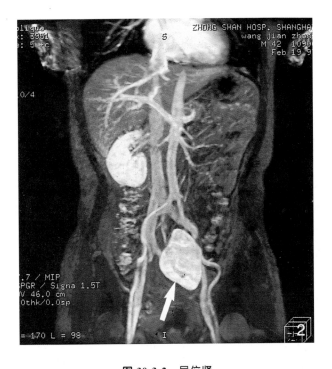

图 30-3-2　异位肾

3D DCE MRA 显示右肾位置正常,左肾位于盆腔内(箭),异位肾动静脉均来源于髂动静脉。

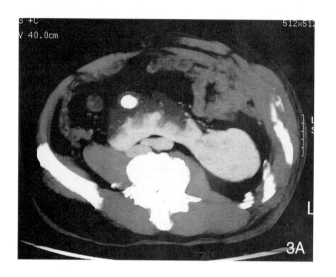

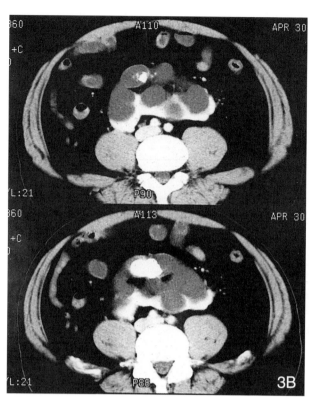

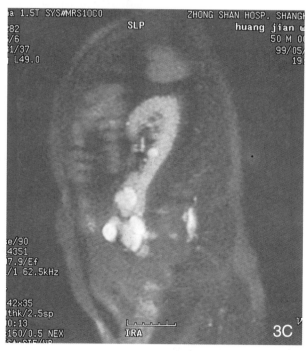

图 30-3-3 融合肾合并多发囊肿和结石

A. CT 倾斜横轴位重建图,示双肾融合,右侧及中部多发囊肿伴结石。 B. 增强 CT 横断位显示囊肿和结石更为清晰。

C. MR FSE 单次激励倾斜矢状位扫描,右肾多发囊肿呈高信号,其上极和左肾下极融合。

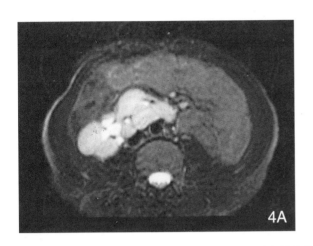

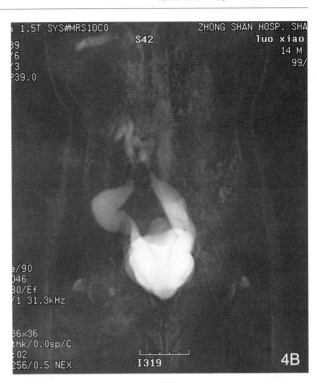

图 30-3-4　融合肾合并双输尿管下端异位开口伴狭窄

A. T$_2$WI 示双肾融合,右移。　　B. MRU 显示
双输尿管开口于膀胱后尿道处,下段明显扩张。

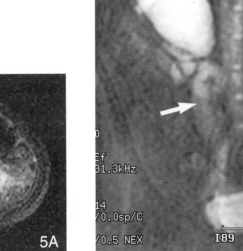

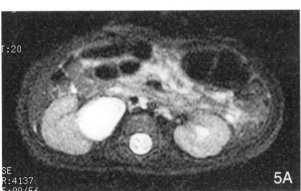

图 30-3-5　右侧重复肾畸形

A. 重 T$_2$WI 示右肾内侧囊状高信号,但右肾集合系统无扩张。

B. MRU(ssfse/90)示右肾区椭圆形囊状影伴右输尿管明显扩张(箭),提示合并输尿管下端开口狭窄。

第四节 肾囊性病变

肾囊性病变很常见,尤以单纯性肾囊肿最多见,病理上由肾小管和集合管发育异常进而扩张而成,部分由后天因素和退行性变所致。某些肾囊性病变的组织形态学十分复杂,以致影像学诊断乃至病理分析均难以明确。

一、单纯性肾囊肿

单纯性肾囊肿(simple cysts)是一种常见的位于肾皮质内的良性囊性病变。据一组检查结果报道,在 55 岁以上的人中约 50% 以上患肾囊肿,且随年龄增长患病率不断增高。肾囊肿常多发,大小不一,囊肿增大可推移肾包膜致腰部疼痛,如合并出血或感染可致血尿或脓尿。肾囊肿呈圆形,囊壁菲薄光整,内衬单层上皮,内含清亮透明浆液,囊肿常突出于肾轮廓外。在 MRI SE 序列 T_1WI 上呈均匀低信号,在 T_2WI 上呈高信号,增强扫描无强化,但由于增强后肾实质信号明显升高使囊肿显示更清晰,囊壁菲薄不能显示(图 30-4-1)。

二、复杂性肾囊肿

肾囊肿内含有血液、脓液、间隔或钙化等可称为复杂性肾囊肿(complicated cysts)或不典型囊肿。

(一)出血性肾囊肿

在 MRI 检查时较常见,而在同期的 CT 扫描时常不能显示。这反映了 MRI 对出血性病变的高度敏感性。由于大部分出血性囊肿在检查时常处于出血的亚急性期,因而在 T_1WI 和 T_2WI 上呈高信号

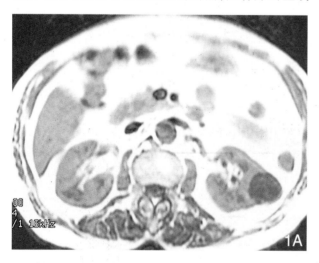

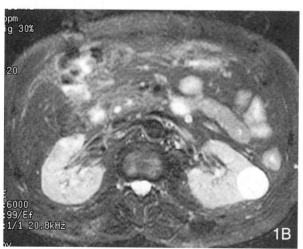

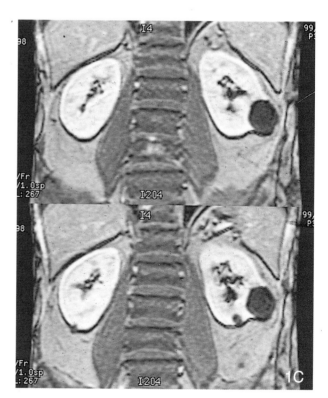

图 30-4-1 单纯性肾囊肿

A. T_1WI 示左肾囊状占位呈均匀低信号。　B. 重 T_2WI(6000/99)示左肾占位呈均匀高信号。

C. 冠状位增强扫描病灶无强化,呈明显低信号,轮廓光滑。

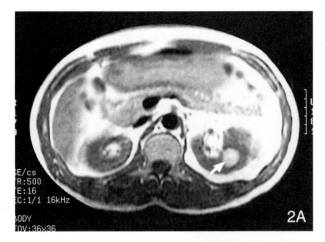

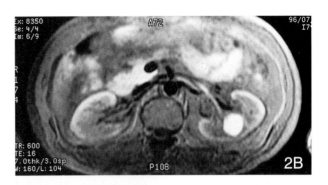

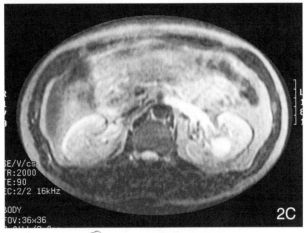

图 30-4-2　出血性肾囊肿

A. T_1WI 示左肾内结节状占位呈均匀高信号(箭)。

B. T_1WI 加脂肪抑制示左肾内占位信号增高。　C. T_2WI 示左肾占位仍呈高信号。

(图 30-4-2),此时血液的主要成分是细胞外的正铁血红蛋白。部分出血性囊肿可显示液液平面。机化性出血可形成囊肿内纤维带,易误诊为实质性肿瘤。相对急性的出血,因含有细胞内脱氧血红蛋白或细胞内正铁血红蛋白,在 T_2WI 呈低信号,类似于实质性肿瘤,亦可能造成诊断上的困难。急性出血性囊肿($< 7\ d$)通常在 T_1WI 上呈等信号或略低信号,T_2WI 呈低信号,和肾实质性肿瘤难以区别。此时需在注造影剂后反复延迟扫描,直至确定无强化方可诊断囊肿,但仍需结合临床病史并随访 3～6 月。新鲜出血在 CT 上呈高密度,而陈旧出血则为低密度,CT 和 MRI 相结合有助于正确诊断(图30-4-3)。

（二）感染性囊肿

感染性囊肿壁增厚,边缘常欠清晰,囊肿内含炎性和少许血性成分。在 T_1WI 上一般呈等信号或稍高信号,如含蛋白成分则信号明显升高;在 T_2WI 上不论囊液成分如何,均呈高信号,不均匀。增强后囊肿壁可有轻～中度强化,有时颇似囊性肾癌,因而难以确切地鉴别感染性囊肿和囊性肾癌,诊断时尚需结合临床病史、超声和 CT 检查,高度可疑者,需手术探查,否则应密切随访。

（三）钙化性囊肿

出血和感染是囊肿钙化的主要原因,最常见的钙化为周边钙化,其次是中央和周边并存钙化,单纯中央钙化最少见。在所有 MRI 序列,钙化通常无信号,虽然钙化在 MRI 上难以确切地评解,但信号缺失这一特征有助于和周围组织鉴别。毫无疑问,CT 对钙化性囊肿的显示更直观,应作为首选的检查,但 MRI 的优点是在显示钙化的同时不妨碍相邻病灶的显示,因而,MRI 对钙化性囊肿的诊断仍是有价值的。

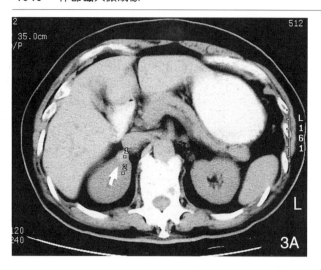
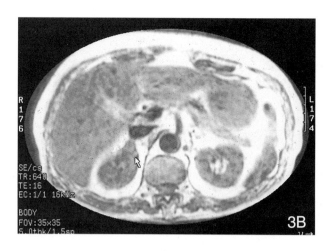
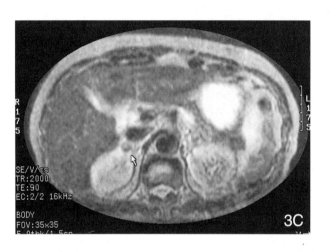
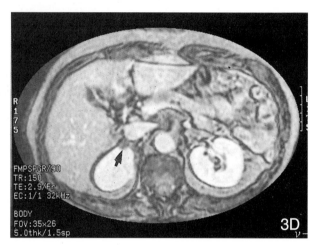

图 30-4-3 出血性肾囊肿(急性期)

A. CT 平扫示右肾前缘结节状高密度灶(箭),边缘光,密度均匀。 B. MRI T₁WI 示病灶(箭)呈等信号。
C. T₂WI 示病灶呈稍低信号(箭),欠均匀。 D. 延迟增强扫描,病灶无强化(箭)。

(四)分隔囊肿

囊肿内分隔的形成可有多种原因,包括囊肿内出血和炎症引起的纤维条索和相邻囊肿间的交界缘,囊肿内的间隔较薄,无强化结节存在,这些有助于确定囊肿的良性特征。

三、肾盂旁囊肿

肾盂旁囊肿(parapelvic cysts)或肾窦囊肿是一种含清亮尿液或淋巴液体的假性囊肿,不与集合系统相通,多见于 50～70 岁的患者,约占肾囊肿的5%。病因可能为淋巴管的扩张,也可能继发于以前的梗阻或尿液渗漏。肾盂旁囊肿呈圆形,位于肾窦旁,可单发,也可双侧多发,在 MRI 上呈典型的液性信号特征(图 30-4-4)。多发病灶可能难以和肾集合系统的扩张鉴别,因而需要延迟增强扫描予以鉴别,此时造影剂进入集合系统被稀释,使尿液呈高信号,而肾盂旁囊肿则呈低信号,囊肿常压迫肾盂肾盏。多平面成像有助于准确定位并和集合系统鉴别。

四、成人多囊肾

成人多囊肾为常染色体显性遗传性肾发育异常,初期常保留大部分肾组织,随着囊肿的逐渐增多和增大,继发感染或囊肿内出血的加重,正常肾组织逐渐减少,患者常在 40～50 岁出现肾功能衰竭。病变多呈双侧性,肾轮廓明显增大变形,肾实质为多个大小不一的囊肿所取代。囊性病变也可同时发生于肝(30%)、胰(15%)以及其他脏器。这些囊肿的大部分为单纯性,但囊肿内的出血和感染并不少见,导致囊肿内液性成分不同引起信号差异。

典型多囊肾的 MRI 表现为双侧肾脏轮廓的增大变形伴多发大小不一的肾囊肿,在病程的早期,囊肿较小较少,肾脏总体上仍保持肾形(图 30-4-5)。

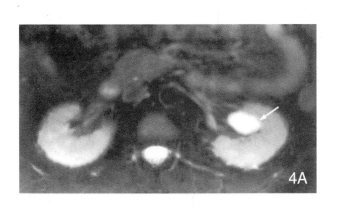 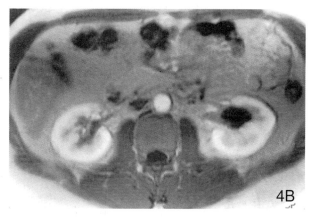

图 30-4-4 肾盂旁囊肿

A. T_2WI 脂肪抑制示左肾窦旁椭圆形囊肿,呈均匀高信号。 B. 增强后扫描无强化,提示和集合系统无相通。

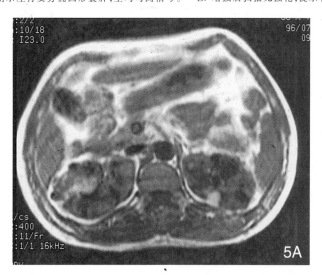

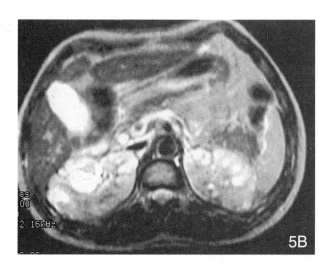 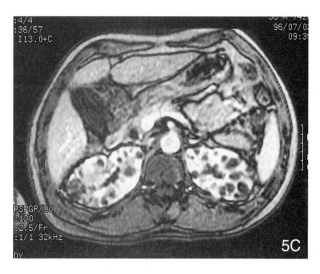

图 30-4-5 成人多囊肾

A. T_1WI 示双肾轮廓略大,信号不均,双肾区均见囊状高信号影。 B. T_2WI 示双肾多发小囊状影,大小不一,以高信号为主,但左肾原 T_1 高信号囊肿信号减低,提示有囊肿内出血。 C. 增强扫描,双肾多发小囊肿显示清晰。

随着肾囊肿的增多增大,肾轮廓亦相应不规则增大。大部分囊肿在 T_1WI 上呈低信号,在 T_2WI 上呈高信号,但部分出血和感染性囊肿在 T_1WI 和 T_2WI 上可有不同的信号强度,主要取决于出血的时间和囊液成分(图 30-4-6)。与 CT 和超声一样,MRI 对复杂性囊肿与隐匿性癌之间的关系仍难以确定,任何 MRI 序列包括增强扫描均不能明确地在多囊肾患者鉴别炎症和肿瘤。然而,和普通人群相比,多囊肾患者发生肾癌的危险性并不高。

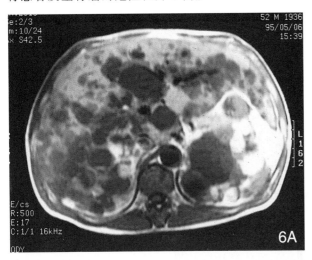

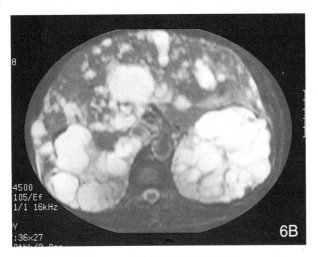

图 30-4-6　成人多囊肾伴多囊肝

A. T_1WI 示双肾轮廓增大,欠清,由多个小囊肿密集而成,信号高低不等。同时显示肝内多发囊状低信号灶。　B. T_2WI 示双肾小囊肿均呈高信号,未能显示正常肾实质。

五、髓质海绵肾

髓质海绵肾(medullary sponge kidney)是一种非遗传性的以肾集合管囊状扩张为特征的肾髓质发育异常,常见于 40～50 岁患者,女性多于男性,大多数无症状,但易合并炎症和结石。临床上可出现肾

绞痛、间歇性血尿和脓尿,晚期可导致肾功能衰竭。

诊断髓质海绵肾的前提是显示集合管的扩张以及集合管内多发小结石的存在。通常为双侧,也可单侧或局限于肾脏的上极或下极。静脉肾盂造影或 CT 增强扫描可显示造影剂充盈扩张的集合管,并呈放射状从肾盏进入肾乳头,类似的表现可见于 MRI 增强扫描的集合管期。在肾乳头区显示明显增强扩张的放射状集合管结构,并可显示低信号的小结石。

六、髓质囊肿病

髓质囊肿病(medullary cystic disease)以肾髓质集合管扩张为主要特点,临床症状重,预后差。临床上可分为三型:①儿童型,属常染色体隐性遗传,表现为多尿、生长发育障碍及进行性肾功能衰竭;②成年型,属常染色体显性遗传,表现为贫血、低盐综合征和尿浓缩功能下降,3～5 年内发展成肾功能衰竭;③遗传性肾及视网膜发育不良,属常染色体隐性遗传。青少年期发病,除肾功能障碍及肾衰竭外,尚伴有色素性视网膜炎及脉络膜视网膜变性。上述三型的肾脏病变特征相仿,为肾髓质集合管的多发囊状扩张,囊肿直径 1～2 cm,伴进行性的肾功能衰竭和肾皮质萎缩,肾外形光整。囊肿在 T_1WI 上为低信号,在 T_2WI 上为高信号,增强扫描显示肾髓质呈多囊状扩张,无强化,肾皮质增强,明显萎缩。

七、von Hippel-Lindau 病

本病和结节硬化症同属常染色体显性遗传性疾病所致的皮神经综合征,为多系统病变。Lindau 综合征包括中枢神经系统和腹部多发的肿瘤和囊肿,如合并视网膜血管母细胞瘤即称为 von Hippel-Lindau 病,以成人多见。

本病患者肾囊肿、肾腺瘤和肾腺癌的发病率很高,倾向于双侧和多中心。采用 T_1WI 脂肪抑制增强扫描对多发肿瘤的检出是最为敏感的技术。

八、结节硬化症

结节硬化症(tuberous sclerosis)是一种皮神经综合征,属常染色体显性遗传性病变。临床上以发育迟缓、癫痫和皮肤病变为特征。本病肾囊肿和错构瘤的发病率极高,且均为多发性,肾囊肿通常较小,但程度范围变化相当大,部分广泛分布者可类似于多囊肾。错构瘤的发生率约80%,病灶的大小常

随患者的年龄增大而增大。MRI 无论对肾囊肿和错构瘤的显示均很敏感。

九、长期透析引起的继发囊肿

在大约 50% 接受长期血液透析的患者中会形成多发性肾囊肿,其原因不明,很可能和缺血及纤维化有关。在囊性病变形成的过程中,肾脏通常是萎缩的。和多囊肾时囊肿广泛分布于肾实质不一样,此类囊肿倾向位于肾皮质表面。最主要的并发症是肾细胞癌。和普通人群相比,长期透析者患肾癌的可能性高达 50 倍,男性多见,总体发病年龄较普通人群早 20 年。因而,对这部分患者应作常规的影像学定期检查。以往一般认为,在继发囊肿合并肾细胞癌患者的检查方面,CT 优于超声和 MRI。但随着 MRI 检查技术和性能的不断提高,目前 MRI 对肿瘤尤其是囊肿的敏感性和特异性已大大提高,特别是对肾功能较差和碘过敏者,MRI 是最佳的检查方法。

十、多房囊性肾瘤

多房囊性肾瘤(multilocular cystic nephroma)是一种非遗传性的少见囊性病变,囊壁包膜完整,互不交通,囊肿内伴增厚的、相对均匀的纤维间隔,边缘光整。此病常见于 2 月～4 岁的男性和 40 岁以上的女性,最近有报道在 20～40 岁年龄组男女发病率无显著差异。临床上,儿童常表现为无症状的腹部肿块,偶尔出现疼痛、血尿、高血压或尿路感染等症状,成人常有腹痛和血尿。在组织学分类上,有人把发生于儿童的称为囊性的部分分化的肾母细胞瘤,在成人则称为囊性肾瘤。

多房囊性肾瘤的 MRI 表现为多房囊性肿块突入肾盂,囊肿在 T_1WI 上呈低信号,但部分囊腔可呈高信号(含蛋白或出血)。在 T_2WI 上,病灶呈高信号,纤维间隔在高信号的囊肿衬托下呈相对偏低信号,增强扫描可显示囊肿内的纤维分隔呈明显强化,囊腔分隔完整,互不交通。为更好地显示囊性肾瘤和肾盂的关系,除横轴位外,需补充冠状位或矢状位(图 30-4-7)。

十一、多囊性肾发育不良

多囊性肾发育不良(multicystic dysplastic kidney)属先天性发育异常,由胚胎发育过程中,肾和输尿管芽融合不良导致无功能性的囊性肾肿块,输尿管通常闭锁,病变通常局限于一侧,罕见节段性和双侧性,后者常早年夭折。

多囊性肾发育不良在婴儿期肾形通常增大,由大小不等的薄壁囊肿组成,如不治疗,将逐渐萎缩,囊壁常钙化。在儿童期表现为巨大的多囊肿块,集合系统内无实质性成分,囊肿内的正常肾实质亦无法辨别。

十二、囊性肾肿瘤

肾实质内的良、恶性肿瘤均可能因坏死液化而囊变,通常表现为壁厚薄不规则的囊实质性占位,MR 常规序列结合动态增强扫描检查,一般不至于和肾囊肿混淆(图 30-4-8)。但少数肿瘤液化坏死囊变在形态上酷似囊肿,以致无论在超声、CT 或 MRI 检查时均难以作出明确的诊断,多种影像学方法的结合以及密切的随访是必要的,高度怀疑者应手术探查。

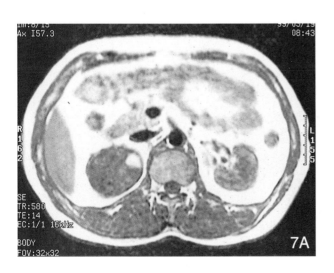

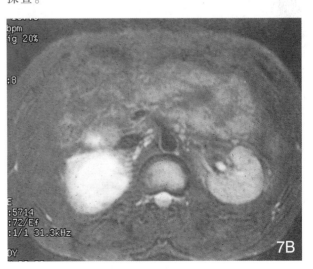

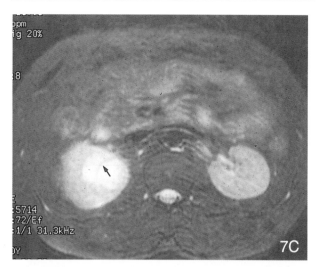

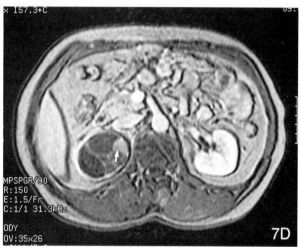

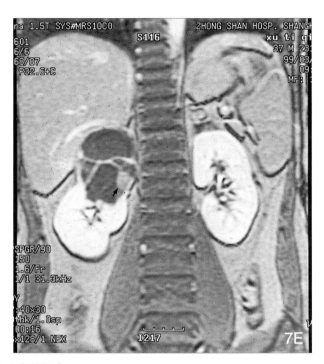

图 30-4-7　多房囊性肾瘤

A. T₁WI 示右肾上极占位,边缘光,病灶内侧见类三角形高信号区。　B、C. 两者为相邻层面 T₂WI,病灶呈高信号,其内隐约见分隔影,呈略低信号(箭);　D、E. 横轴位及冠状位增强扫描,病灶呈多囊性,内分隔显示光整,有强化,病灶内侧高信号区无强化,为分隔完整的出血性囊腔(箭)。

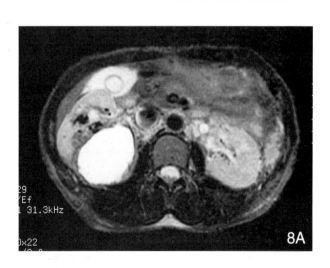

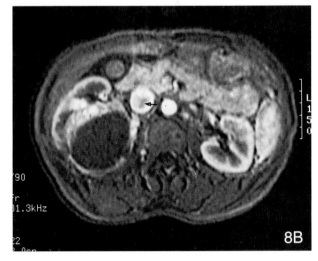

图 30-4-8　肾癌伴坏死囊变

A. T₂WI 显示右肾病灶基本上呈囊状均匀高信号区,边缘不甚规则。　B. 增强扫描示囊壁厚薄不均,呈中等不均匀强化,囊性坏死区无强化。腔静脉内显示癌栓(箭)。

第五节 肾良性肿瘤

肾脏良性肿瘤中以血管平滑肌脂肪瘤最为常见，肾腺瘤和纤维瘤较少见，而单纯血管瘤和脂肪瘤为罕见。

一、肾血管平滑肌脂肪瘤(angioleiomyolipoma, ALL)

由血管、平滑肌和脂肪三种成分构成，其比例差异很大，通常以脂肪成分为主。临床上多见于 40～60 岁的女性。由于 ALL 在成分和性质上的差异，可分成两种主要类型：①病灶较大，以单发、单侧为主，不伴结节性硬化。②以多发、双侧为主，常伴结节性硬化，一般无临床症状，可发生于任何年龄，以中青年为多，此型发病率较低。

虽然 ALL 是良性的，但可逐渐增大，尤其在多发病例，肿瘤增大到一定程度易合并出血，病人常有腰痛和血尿。

【MRI 表现】 ALL 的 MRI 表现取决于三种组织成分的比例差异，大部分肿瘤以脂肪成分为主，在 T_1WI 上呈高信号，T_2WI 上呈稍高信号，但在 T_1WI 和 T_2WI 脂肪抑制像上均呈低信号，据此不难和出血性囊肿鉴别(图 30-5-1,2)。部分 ALL 内各种组织混合存在，在 T_1WI 和 T_2WI 上均呈高、低混杂信号，而在脂肪抑制后则呈低信号，增强扫描后肿瘤内实质部分有强化，呈高、低混杂信号(图 30-5-3)。少数 ALL 可无明显的脂肪成分，在 CT 扫描像上呈实质性肿块，但强化程度不一，难以和肾细胞癌鉴别。在 MRI 上同样存在鉴别诊断问题，国内有作者提及肾实质性 ALL 在 T_2WI 上呈低信号，我们收集经手术证实的实质性 ALL 8 例，在 T_2WI 上均呈低信号，而在其他序列包括增强扫描像上，ALL 和肾癌无特异性差别。与此相对照，在 15 例经手术证实的肾细胞癌的 T_2WI 上，除 1 例呈等信号外，余 14 例均呈程度不等的高信号。因此，我们认为，对肾脏的实质占位，MRI T_2WI 具有重要的鉴别诊断意义。

肾 ALL 主要需和肾髓质纤维瘤、乳头状肾细胞癌鉴别，这些肿瘤共同的 MRI 特征为在 T_1WI 和 T_2WI 上均呈低信号，难以鉴别。其中前者系良性肿瘤，鉴别意义不大；后者则为低度恶性肿瘤，需结合临床予以鉴别。此外还有作者报道恶性纤维组织细胞瘤和恶性黑色素瘤可在 T_2WI 上呈低信号，但

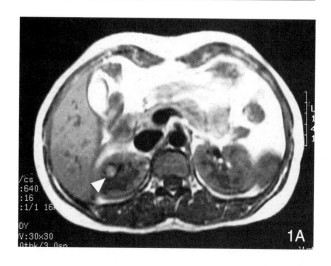

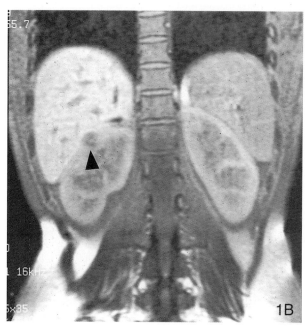

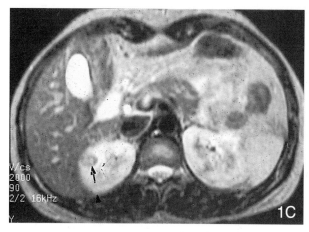

图 30-5-1 右肾错构瘤

A. T_1WI 示右肾区小结节状高信号影(箭)。 B. 冠状位加脂肪抑制 T_1WI，病灶(箭头)呈明显低信号。 C. T_2WI 示右肾占位信号不均匀，边缘光整，以低信号为主(箭)。

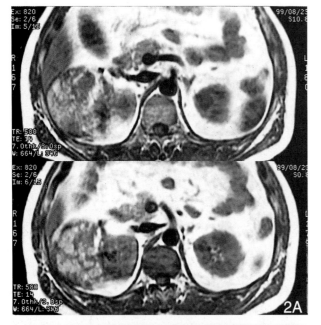
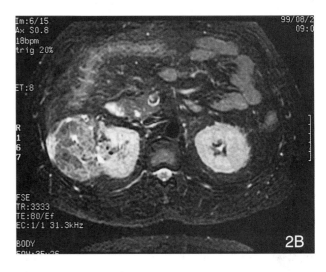
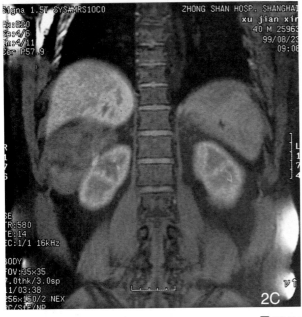
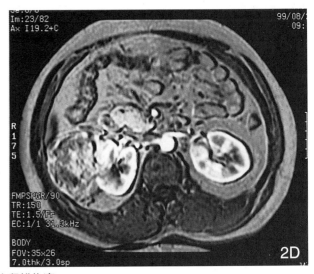

图 30-5-2 右肾错构瘤

A. T₁WI 示右肾外侧占位,呈以高信号为主的混杂信号。 B. FSE T₂WI 示病灶总体信号略低于肾实质,内见不规则条索状高信号,T₁WI 上所见病灶偏外侧高信号区域信号下降。 C. T₁WI 加脂肪抑制,右肾占位以低信号为主。 D. 增强扫描,肿块部分强化,信号不均匀。

发病率极低。肾癌内急性(< 7 d)或慢性出血(> 49 d)在 T₂WI 可呈低信号,但通常信号不均匀,需注意鉴别。

二、肾腺瘤

肾腺瘤(renal adenoma)是起源于近端肾小管上皮的良性肿瘤。在组织学上,分为肾皮层小管腺瘤和嗜酸性细胞瘤。前者又可分为乳头状型、腺管状型和腺泡型三种类型。肾腺瘤和腺癌的关系尚未明了,通常所称的肾腺瘤是一种潜在恶性的肿瘤或癌前期病变,肿瘤小而多发,如乳头状腺瘤可转化成乳头状腺癌,腺泡型腺瘤可发展成透明细胞癌。因而,对肾内的实质性小结节,需定期密切随访。一旦发现结节有增大趋势,应考虑为肿瘤恶变或肾细胞癌。

在 MRI 上,腺瘤通常为小于 5 cm 的圆形肿块。在 T₁WI 上呈等信号或稍低信号,在 T₂WI 上为稍

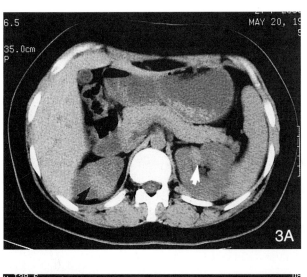
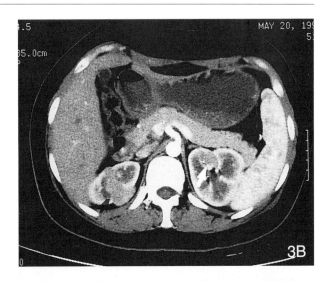
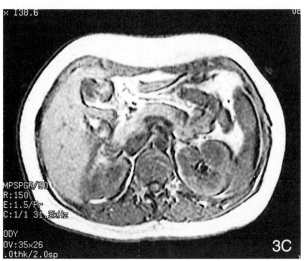
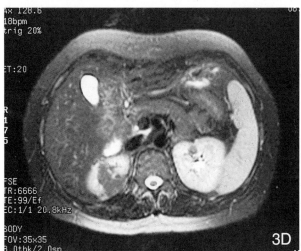
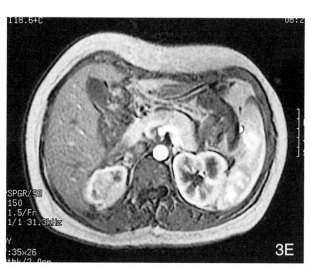
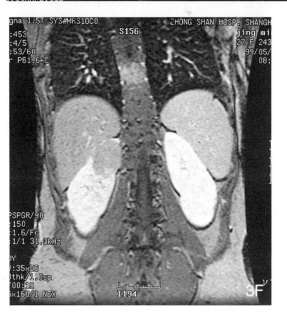

图 30-5-3　双肾实质性错构瘤

A. CT 平扫示双肾较高密度病灶(箭)。　B. CT 增强动脉期示右肾上极占位呈不均匀强化,左肾也见类似小结节(箭)。　C. 同层面 T_1WI,病灶几乎呈等信号。　D. T_2WI 示病灶呈低信号。　E. SPGR 早期增强示肿块不均匀强化。　F. 冠状位延迟增强扫描示右侧肿块仍有轻度强化。

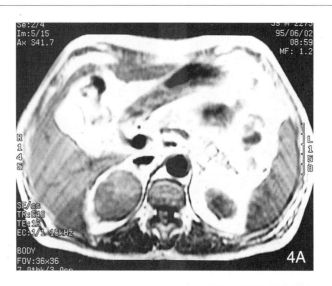

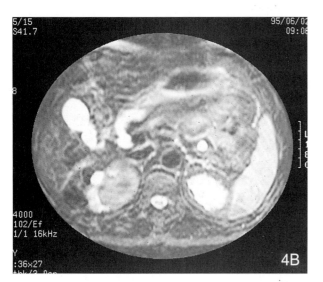

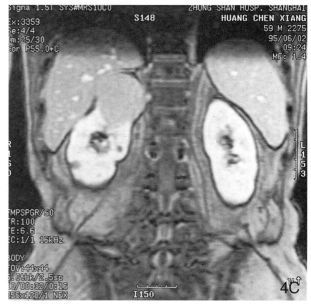

图 30-5-4　肾腺瘤

A. T₁WI 示右肾上极占位，和肾实质呈等信号。　B. T₂WI 示右肾占位灶相对肾实质呈稍低信号。
C. 冠状位增强延迟扫描显示肿块轻度强化，信号均匀，轮廓光整。

高信号，但相对于肾实质仍可呈低信号。实质期增强扫描有轻度均匀强化（图 30-5-4），部分可有囊变。

肾嗜酸性细胞瘤在 T₁WI 上呈低信号，在 T₂WI 上呈低信号或高信号，增强扫描病灶有明显强化（图 30-5-5）。较大肿瘤可呈车辐状强化，并可显示中央的瘢痕，此种征象同样可见于超声和 CT。然而，不管是增强后的车辐状强化还是中央的瘢痕，均非嗜酸性细胞瘤的特异性改变，尚难以除外肾细胞癌。

三、肾髓质纤维瘤

肾髓质纤维瘤（renal medullary fibroma）是起源于肾髓质间质细胞的良性肿瘤，肿瘤轮廓光整，但无包膜，主要成分为密实的胶原纤维。病灶通常较小且无临床症状，极少数大的肿瘤可因占位效应引起相应的临床症状，也可能由于肿瘤的根部扭转引起静脉淤血、梗死、血管破裂出血等。肿瘤通常单发，也可双侧多发，男女发病率相等，且随年龄增长而增大。

肾髓质纤维瘤的术前诊断是困难的，肾盂内的纤维瘤酷似乳头状移行细胞癌或肾细胞癌。无论是 X 线平片还是 CT 上显示的钙化，肾盂造影时显示的充盈缺损以及动脉造影时显示的肿瘤血管相均类似于恶性肿瘤。

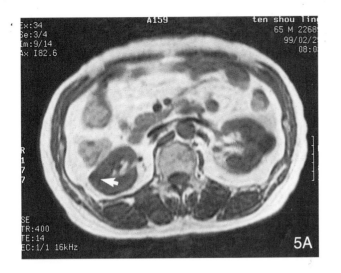
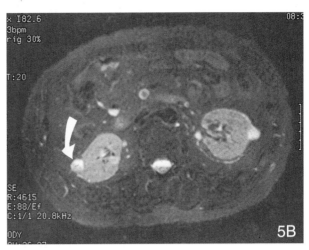
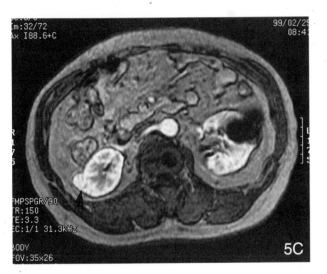
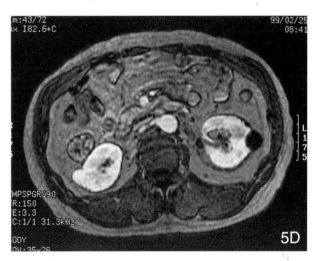

图 30-5-5 肾嗜酸性细胞瘤

A. T_1WI 示右肾外侧缘局限性隆起,信号略低(箭),左肾外侧缘囊肿呈低信号。 B. T_2WI 示右肾病灶呈高、低混杂信号(箭),左肾囊肿呈高信号。 C. 动脉期增强扫描示右肾病灶明显强化(箭),内见条状平行排列之低信号。 D. 实质期扫描示病灶强化趋均匀,左肾囊肿无强化。

肾髓质纤维瘤的 MRI 表现颇具特征性:肿瘤轮廓光整,在 T_1WI 和 T_2WI 上均呈低信号,通常无液化坏死。这种特征性的 MRI 表现和肿瘤的病理成分相符合。鉴于类似 MRI 表现的肾脏肿瘤极少,因而在 T_1WI 和 T_2WI 上呈低信号伴轮廓光整的肾肿块可作为诊断肾髓质纤维瘤的主要依据。Shinmoto以及 Kulrar 等分别报道肾乳头状细胞癌在 T_1WI 和 T_2WI 上均呈低信号,并证实主要由于肿瘤内坏死出血致含铁血黄素沉积引起。Sundaram 等也报道 1例肾恶性纤维组织细胞瘤在 T_1WI 和 T_2WI 上呈低信号。这两种肿瘤的 MRI 信号和髓质纤维瘤大致相仿,需在诊断时注意鉴别。此外,肾髓质纤维瘤需和实质性错构瘤鉴别,两者的 MRI 表现大致相仿,

仅仅在增强的程度上错构瘤稍强于纤维瘤。

第六节 肾 细 胞 癌

肾细胞癌(renal cell carcinoma)又称肾腺癌、透明细胞癌、肾上腺样肾瘤和肾癌等。目前较为统一的名称为肾细胞癌和肾癌。肾细胞癌是最常见的肾肿瘤,约占肾恶性肿瘤的 75%,男女发病率之比约 2 ～ 3 : 1,发病高峰年龄为 50～70 岁。

一、病理表现

肾细胞癌起源于肾小管上皮细胞,由于在组织病理上的多样化,其类型不尽统一,大体上可分为透

明细胞型、颗粒细胞型和肉瘤样细胞型,这些细胞可为实质性或囊性,或呈乳头状、柱状及管状结构。此外同一肿瘤内可含有两种或两种以上的肿瘤细胞。但一般小肾癌组织病理较单一,排列一致。肿瘤内颗粒细胞较多的,恶性程度亦高。乳头状肾癌生长较慢,恶性程度和浸润性均低,呈有纤维性包膜的球形或类圆形肿块,切面有出血坏死和钙化,并可呈多囊结构。由于此种肿瘤的病理形态较特殊,亦有人将其单独分出,称为乳头状肾细胞癌。

肾透明细胞癌是肾细胞癌中最常见的类型,大多为单发,多发者不足5%。肿瘤通常呈大小不一的圆形或椭圆形,大部分血供丰富,和相邻肾实质分界清晰,有假包膜,肿瘤中央有纤维条索,将其分成不规则小叶。瘤内可有坏死、出血、囊变和钙化。

肾细胞癌增大至一定程度可向内侵犯肾盂肾盏,向外可突破肾纤维膜和肾旁筋膜浸润相邻组织和脏器,晚期可有淋巴和血行转移,并依次形成肾静脉、腔静脉和右心房癌栓。肾细胞癌常见的血行转移部位是肺、骨和肝。

二、临床表现

早期肾癌常无症状,有些肿瘤虽较大,但未压迫或侵犯肾盂肾盏,临床上亦可无症状。肾细胞癌典型的临床三联症为间歇性血尿、腰部疼痛和局部肿块,但仅见于约20%的病例。间歇性血尿是最常见的初发症状,表明肿瘤已侵及肾盂肾盏。腰痛是一个重要的晚期症状。产生疼痛的原因可能为增大的肿瘤使肾包膜张力增高,或由于肿瘤侵入肾盂肾盏引起肾积水,也可能因为肿瘤向外侵犯或压迫相邻组织和神经所致。此外,某些肾细胞癌可引起内分泌症状,包括红细胞增多症、发热、甲状旁腺功能亢进、高血压和神经系统症状等。

三、MRI 表现

肾细胞癌由于组织病理学方面的差异,在 MRI 上可呈不同的信号特征,主要取决于肿瘤内有无出血、坏死、囊变、钙化或含铁血黄素沉积,以及肿瘤的血供差异。在通常情况下,肾细胞癌在 T_1WI 和 T_2WI 上与相邻肾实质信号相差不大,在 T_1WI 上为等信号或稍低信号,T_2WI 为稍高信号(图 30-6-1)。如肿瘤内有坏死、囊变、出血,在 T_1WI 上可呈等信号或高信号(图 30-6-2),而陈旧性出血常导致含铁血黄素沉积而在 T_1WI 和 T_2WI 上均呈低信号。当

然这种征象亦非特异性。日本学者 Shinmoto 回顾分析 24 例小肾癌的组织病理学特征和 MRI T_1WI 和 T_2WI 信号之间的关系,小肾癌在病理上被分成小泡状、乳头状、囊状和管状四类,大部分在 T_1WI 上呈低至等信号,在 T_2WI 上呈高信号,但 6 例乳头状肾癌则呈低信号,其中 4 例肿瘤内有出血致含铁血黄素沉积,2 例则无含铁血黄素沉积。

采用 MRI 增强扫描可提高图像的信噪比和病灶与肾实质的对比度,有利于病灶的检出,更有助于显示病灶的血供特征并确定肿瘤的性质。FMP SP-GR 屏气动态增强扫描和 T_1WI 脂肪抑制增强扫描是两种常用的扫描方法。Narumi 认为,直径小于 3 cm 的肾癌以采用 T_1WI 增强扫描加脂肪抑制为宜,其敏感性和准确性均略高于 SPGR。但就较大的肾癌而言,由于 FMP SPGR 增强扫描能更好地显示肾静脉和腔静脉癌栓而更为适宜,因而这两种增强扫描方法总体上无明显差异,两种扫描方法的合并使用亦毫无必要。

由于大部分肾细胞癌是富血供肿瘤,考虑到肾脏实质性占位的动脉期强化在鉴别诊断中的价值,在实际工作中,我们通常采用 FMPSPGR 序列作为常规增强扫描,扫描周期 20 s。通常直径小于 3 cm 的肾癌在动脉早期和中期呈明显的均匀或不均匀的强化(图 30-6-3),而较大的肿瘤则呈不均匀或边缘性强化(图 30-6-4)。肾癌的峰值强化时间存在着较大的个体差异,取决于肿瘤的病理类型、大小、血供以及技术操作因素,但通常在 1 min 内达到峰值,之后强化逐渐减弱,相对于持续强化的肾实质渐呈低信号。究竟增强的动脉期还是实质期容易检出小病灶,文献报道观点不一。根据我们的经验,虽然大部分富血供肾癌动脉期强化显著,与肾实质对比明显,但考虑到部分少血供病灶,肾实质期扫描显然很重要,故我们推荐多回合动态扫描,对病灶的检出和定性都有帮助。

肾细胞癌的假包膜是早期肾癌最常见的病理特征,由纤维组织和受压的肾实质构成。一组资料显示,直径 < 4 cm 的肾癌假包膜的发生率约 66%,直径 > 4 cm 者为 28%,所有伴假包膜的肾癌恶性程度均偏低,常可行肾局部切除。肾癌假包膜在 T_1WI 和 T_2WI 均为围绕肿块的低信号带,尤以 T_2WI 显示清晰(图 30-6-5),其敏感性为 68%,特异性为 91%。在增强后扫描,假包膜的强化导致和周围肾实质分界不清。日本学者 Yamashita 认为除嗜酸性

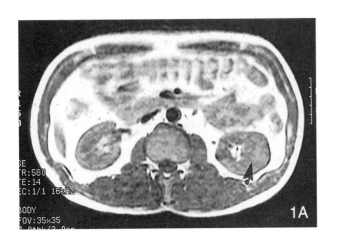
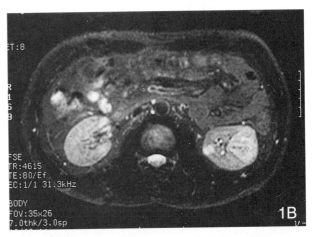
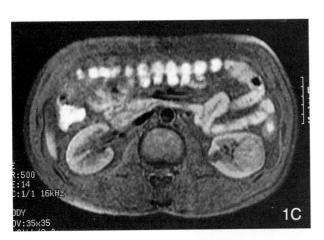
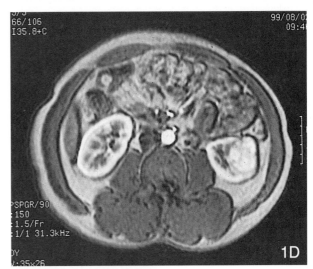
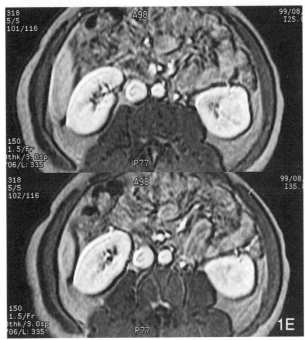

图 30-6-1　肾细胞癌

A. T_1WI 示左肾外侧肾实质增厚(箭),无信号差异。　B. T_2WI 示左肾外侧病灶呈高信号,内侧见高信号小囊肿。　C. T_1WI 加脂肪抑制,示肾实质信号略高,病灶呈相对低信号,轮廓显示清晰。　D. 动脉期增强示病灶明显强化。　E. 延迟期示病灶和肾实质趋等信号。

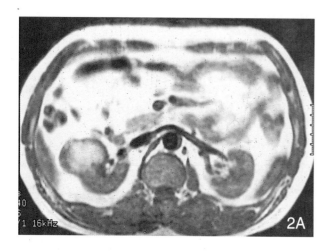
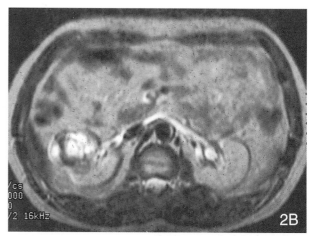
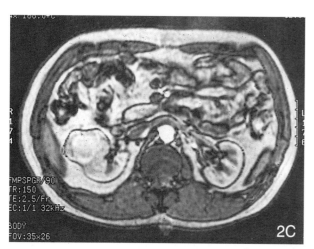
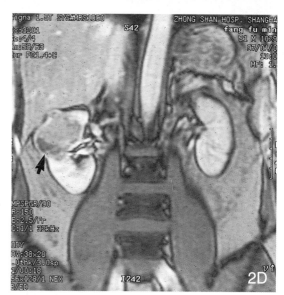

图30-6-2 肾细胞癌伴出血坏死

A. T₁WI示右肾占位中央呈边缘不清的高信号。 B. T₂WI示病灶呈以高信号为主的混杂信号。 C. 动脉期增强,右肾占位呈高信号,难以确定肿块内出血和强化的差异。 D. 延迟增强冠状位扫描示肿块仍有轻度强化,下缘的低信号区为坏死区(箭)。

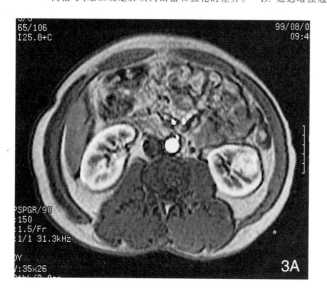
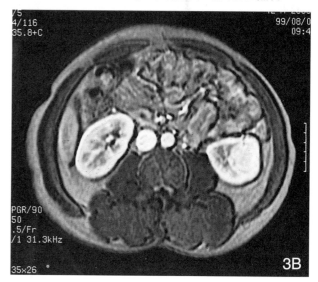

图30-6-3 肾细胞癌

A. 左肾癌直径约3 cm,动脉早期增强呈不均匀强化。 B. 动脉后期增强病灶强化仍很明显,并趋均匀。

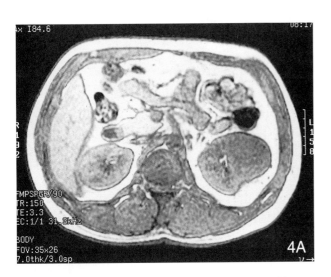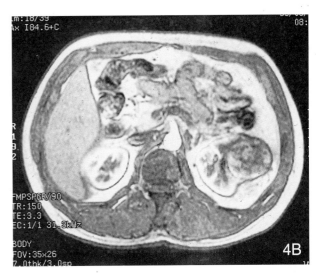

图 30-6-4 肾细胞癌

A. FMPSPGR 平扫示左肾占位呈等信号。 B. 增强扫描示病

灶轮廓光整,约 5 cm × 5 cm,呈不规则边缘性强化。肾旁筋膜完整。

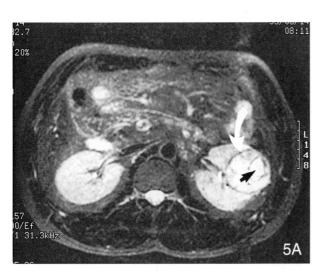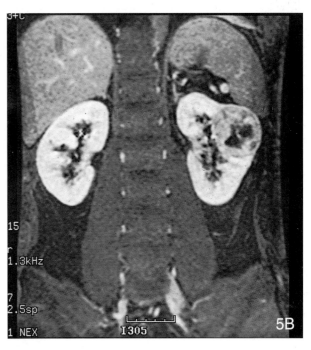

图 30-6-5 肾细胞癌

A. T$_2$WI 示左肾占位灶周边"假包膜"清晰完整(箭),中央部分更高信号为坏死囊变(箭)。

B. 冠状位增强扫描示病灶不均匀强化,与正常肾实质分界清楚,但周围"假包膜"显示不清。

细胞瘤外,尚未在其他肾肿瘤发现假包膜。

四、肾癌的 MRI 分期

准确的肾癌分期对临床上选择恰当的治疗方案和估计病人的预后有重要价值。目前临床上主要采用 Robson 或 TNM 分期标准。影像学分期包括 MRI 也参照这一标准(表 30-6-1)。

Ⅰ期肾癌位于肾包膜内,边缘光整,如位于肾包

膜下,可呈局限性隆起(图 30-6-6)。

Ⅱ期肾癌浸润或穿越肾包膜,边缘常不规则,肿瘤可浸润肾周脂肪或肾上腺,但不累及肾周筋膜(图 30-6-7)。因肾筋膜在 MRI 不能显示,有时难以确定肾筋膜的浸润与否。病理分型发现较大的外生型肾癌可能是Ⅰ期,而较小的可能是Ⅱ期,但由于Ⅰ~Ⅱ期的肾癌在手术处理时无区别,故精确鉴别也无必要。肾癌侵及肾周脂肪在 T$_1$WI 显示最佳,肿瘤

表 30-6-1 肾细胞癌的 MRI 分期标准

Robson	TNM		MRI 分期标准
Ⅰ期	T_1	肿瘤 ≤ 2.5 cm, 局限于肾内	肿瘤位于肾内,可部分突出,边缘光整
	T_2	肿瘤 > 2.5 cm, 局限于肾内	
Ⅱ期	T_{3a}	侵犯肾上腺或肾周组织,但未超越肾筋膜	肿瘤侵入肾周间隙,但局限于肾周筋膜内
Ⅲ_a期	T_{3b}	明显侵及肾静脉或下腔静脉	在肾静脉或下腔静脉腔内见到异常
	T_{3c}	明显侵及肾静脉或膈上下腔静脉	信号,静脉的直径可正常或增粗
Ⅲ_b期	N_1	单个淋巴结 ≤ 2 cm	淋巴结肿大,横径 > 1 cm
	N_2	单个淋巴结 > 2 cm, 但 ≤ 5 cm;或多个淋巴结均不超过 5 cm	
	N_3	淋巴结 > 5 cm	
Ⅲ_c期			Ⅲ_a期和Ⅲ_b期各种征象混合存在
Ⅳ_a期	T_4	肿瘤浸润超越肾筋膜	肿瘤紧贴毗邻脏器和软组织,分界不清楚
Ⅳ_b期	M	远处转移	

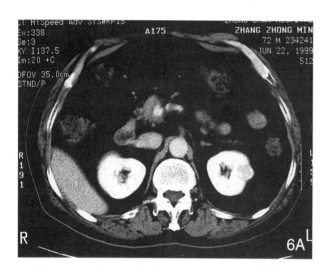
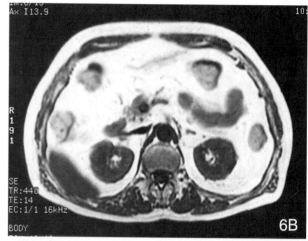
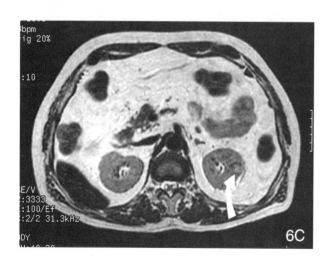
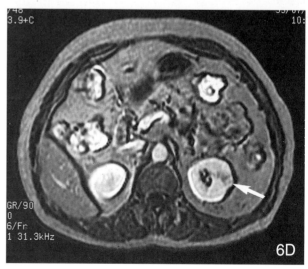

图 30-6-6 肾细胞癌 Ⅰ 期

A. CT 延迟增强扫描示左肾实质性强化结节,边缘光滑(箭)。 B. T_1WI 示左肾占位结节呈等信号。

C. T_2WI 示左肾结节呈稍高信号(箭)。 D. 实质期增强扫描示左肾结节呈中度强化。病灶突出于肾轮廓外,但局限于肾包膜内。

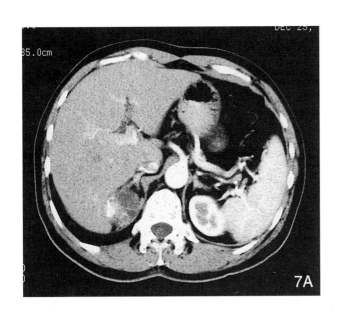

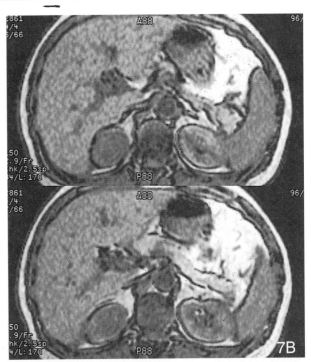

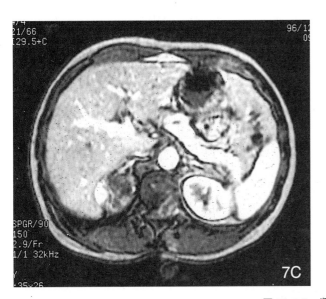

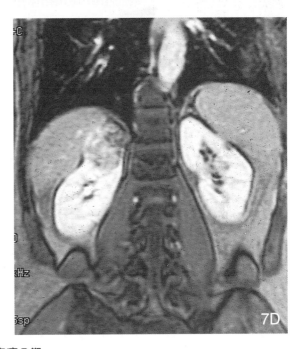

图 30-6-7 肾细胞癌Ⅱ期

A. CT 增强扫描示右肾上极肿块呈不均匀强化,侵及右肾上腺外侧支。　B. FMPSPGR 平扫示肿块呈略低信号,肾上腺轮廓不清。

C. 增强扫描示肿块不均匀强化,肾上腺内侧支形态不规则。　D. 延迟强化冠状位扫描较好地显示肾癌和周围组织的浸润程度。

缘的浸润在高信号的脂肪内呈低信号,肾周筋膜亦常增厚,但这些征象无特异性,可类似于继发性的肾周炎症。

Ⅲ期肾癌又可分为三种类型:Ⅲₐ期有肾静脉和(或)腔静脉癌栓(图 30-6-8);Ⅲ_b 有局部淋巴结转移(图 30-6-9);Ⅲ_c 期既有静脉内癌栓又有局部淋巴结转移(图 30-6-10)。在肾肿瘤的 MRI 检查方面,

最主要的适应证是显示肾静脉内的癌栓。MRI 能准确地判断癌栓的存在和程度。Roubidoux 报道 26 例肾癌,18 例有肾静脉癌栓,13 例有下腔静脉癌栓,5 例有右心房癌栓,所有病例均采用 3D 动态增强 MR 血管成像技术,结果 13 例腔静脉癌栓显示准确率达 100%,18 例肾静脉癌栓准确率为 80%,明显高于 CT 和超声。目前认为采用增强后 MR 血管成

像是显示肾静脉癌栓的最佳方法,其准确率类似于血管造影(DSA),癌栓表现为充盈缺损影,且可多方向显示。在常规序列上虽然也可观察癌栓,但可能与慢血流混淆。

正常的淋巴结在 T_1WI 呈中等信号,T_2WI 呈高信号。淋巴结转移的诊断取决于显示肿大的淋巴结,直径常大于 1 cm。有作者统计,60% 以上的肾癌淋巴结转移直径在 1～2.2 cm 之间,但事实上无特异性,炎性和转移性淋巴结肿大之间在影像学上无特征性的差异,为准确分期起见,肿大淋巴结的穿

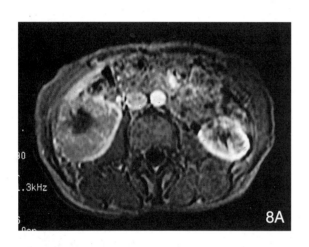

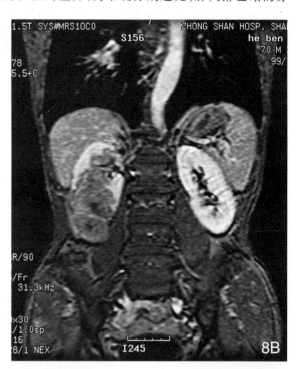

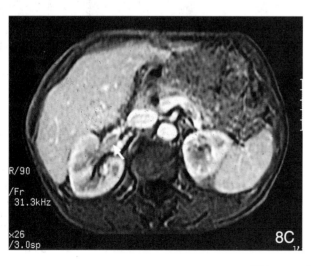

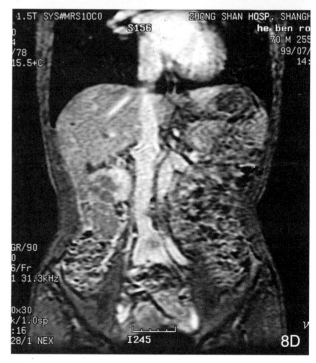

图 30-6-8　肾细胞癌Ⅲ_a 期

A、B. 分别为动脉后期增强横断位和实质期冠状位增强扫描,示右肾癌浸润范围大,强化显著,内见坏死区域。　C. 肾静脉水平增强扫描示右肾静脉癌栓(箭)(手术证实),下腔静脉内信号不均,系层流现象。
D. 冠状位延迟增强扫描示腔静脉无癌栓形状。

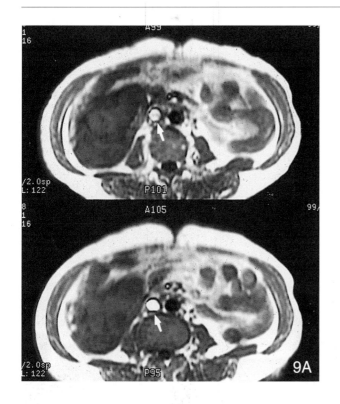

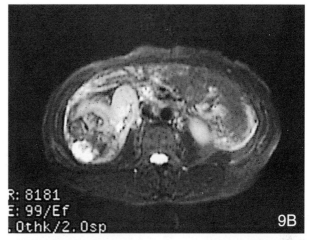

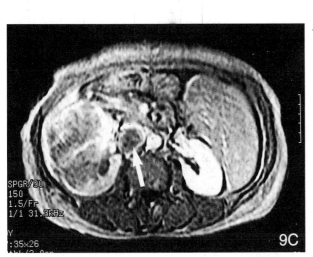

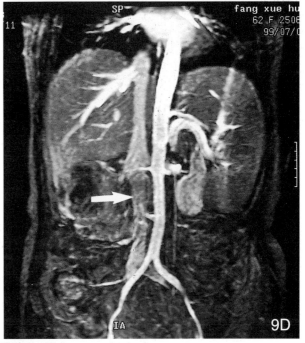

图 30-6-9 肾细胞癌Ⅲ_b期

A. T_1WI示右肾占位呈低信号,下腔静脉内见高信号影(箭)。 B. T_2WI示病灶呈混杂信号,腔静脉内
见偏高信号影(箭)。 C. 增强扫描示巨大右肾癌呈不均匀强化,腔静脉旁淋巴结肿大,推移腔静脉。
D. SPGR增强血管造影(3D)显示主动脉和下腔静脉,局部腔静脉信号稍弱,考虑为肿大淋巴结压迫
所致。手术证实无腔静脉癌栓。

刺活检可能是必要的。

Ⅳ期肾癌可分成两种类型:肾癌如突破肾筋膜
侵犯相邻脏器即是Ⅳ_a型;如发生远处转移则为Ⅳ_b
型。因为肾癌在T_2WI较周围正常的肝、胰和肌肉

信号高,因而在T_2WI显示肾癌侵犯相邻脏器最为
明显。但肾癌和脾脏在T_2WI上信号强度大致相
似,故显示脾脏的侵犯需同时采用T_1WI和T_2WI。
肾癌的转移最常见为肺、肾上腺、纵隔、中轴骨和肝,

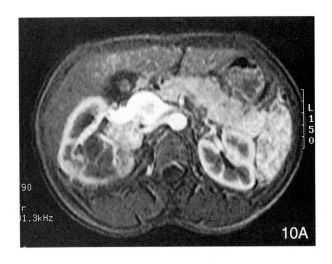

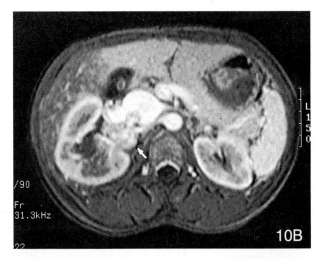

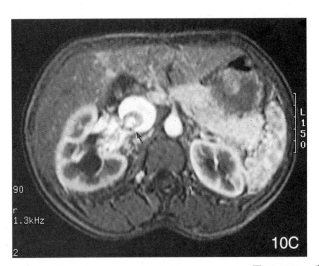

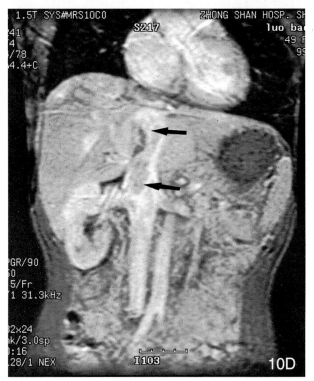

图 30-6-10 肾细胞癌Ⅲ。期

A. 增强扫描示右肾肿瘤坏死囊变,壁厚不规则伴中度强化。 B、C. 肾门水平连续增强扫描,
分别显示肾门淋巴结肿大(箭)和腔静脉癌栓(箭)。 D. 延迟增强冠状位扫描,显示下腔静脉内癌栓范围长约 7 cm(箭)。

以肺最为常见。

一些文献资料的回顾性研究表明,在肾细胞癌的影像学分期评估方面,MRI 总的准确率为 80% ～94%。这一比例类似或略高于 CT。如对各期的肾癌分别进行比较,在Ⅰ、Ⅱ期肾癌,两者的准确率基本相似,而对Ⅲ、Ⅳ期肾癌,MRI 则优于 CT。

五、不典型肾细胞癌的 MRI 表现

(一) 乳头状肾细胞癌

占肾肿瘤的 7% ～14%,肿瘤具纤维包膜,预后较好,在 T_1WI 和 T_2WI 上肿瘤呈特征性的低信号,增强扫描显示轻度的均匀强化(图 30-6-11)。部分乳头状肾细胞癌可坏死、出血和钙化。在 MR 各成像序列显示相应的信号改变,少数肿瘤同样可有肾静脉癌栓形成。

乳头状肾细胞癌主要需和实质性错构瘤、髓质纤维瘤等良性肿瘤鉴别(详见第五节)。

(二) 囊性肾癌

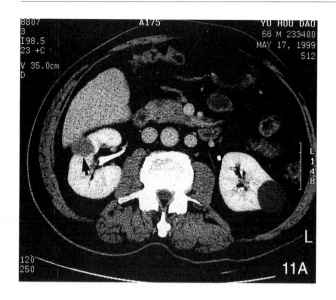

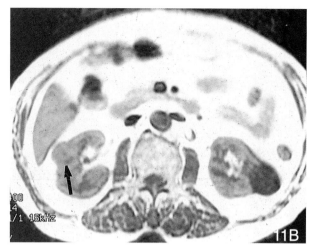

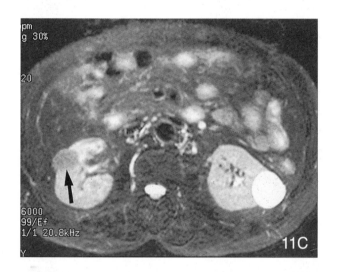

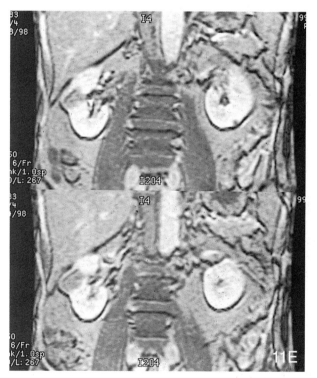

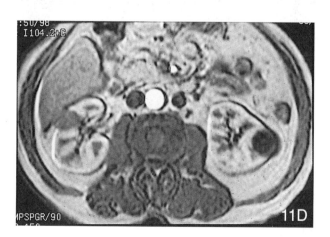

图 30-6-11 乳头状肾细胞癌

A. CT 增强扫描示右肾实质占位轻微均匀强化(箭),左肾为囊肿无强化。 B. SE T₁WI 示右肾占位呈等信号(箭)。
C. FSE T₂WI 示右肾占位呈稍低信号(箭),而左肾占位呈显著均匀高信号。 D、E. MRI 增强扫描动脉期和延迟
期,示右肾占位呈轻度均匀强化,边界尚清。

肾癌可部分坏死、液化、囊变或基本上完全囊变,尤其在双侧多发肾癌的病例,坏死、囊变的可能性更大(图30-6-12)。此外,肾癌也可能起源于肾囊肿壁,导致肾囊肿壁的局限性增厚或隆起。大部分囊性肾癌为部分性囊变,囊壁的不规则增厚和实质性部分的明显强化是囊性肾癌较为可靠的诊断依据。但极少数囊性肾癌可颇似肾囊肿,肿瘤壁均匀变薄,边缘尚光整,以致无论在超声、CT或MRI时均可能难以作出明确的诊断。因而,对一些不典型的肾囊性病变,如囊壁偏厚,边缘欠清,增强扫描有强化,或囊内容物在 T_1WI 信号稍高者,应想到囊性肾癌的可能性。

(三)钙化性肾癌

肾癌的钙化并不少见,钙化的程度不一,极少数肾癌可几乎完全钙化。在CT扫描时呈钙化性肿块,甚至难以显示增强后肿瘤的强化程度,故无从确定病灶的性质。而病灶在 T_1WI 和 T_2WI 上均可呈低信号,肿瘤内的未钙化组织在增强扫描后不难显示其强化特征,并以此和其他钙化性病变相鉴别。至于钙化的细节和分布则以CT显示最佳。

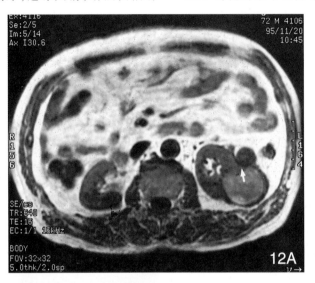

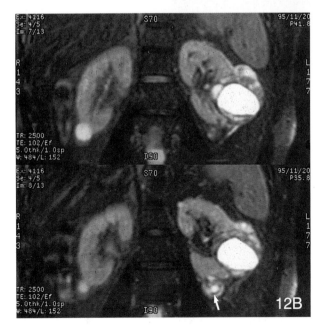

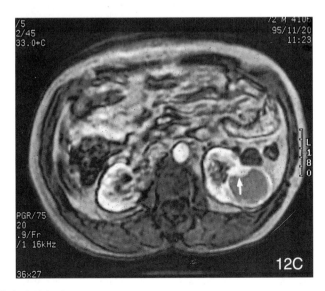

图30-6-12　多发囊性肾癌

A. SE T_1WI 示左肾略高信号囊性占位,前缘局限性增厚(箭)。　B. SE T_2WI 冠状位示左肾多发囊实性占位,病灶内高信号区为囊变部分,下极小肾癌少许囊变(箭),右肾下极占位信号高而均匀,为单纯囊肿。　C. 延迟增强横断位示左肾厚壁囊性占位,前壁局限性结节样增厚,明显强化(箭)。

（四）慢性肾衰患者的肾癌

慢性肾衰患者患肾癌的可能性远高于肾功能正常者,有报道发病率约为7%。与通常情况下富血供的肾癌不同,慢性肾衰患者的肾癌大部分是少血供的。在CT增强扫描时,由于肾功能的明显下降以及少血供的肾癌均无明显的强化,使诊断结果往往不理想。MRI的强化效果则明显得多,常能显示肾癌的不均匀强化与肾实质强化间的差异(图30-7-13),加上MR造影剂对肾功能基本上无损伤。因而更适用于慢性肾衰患者的检查。

肿瘤内出血是慢性肾衰患者最常见的征象,John报道13例肾癌在组织学上发现有出血,其中12例在T_1WI病灶内有高信号,4例呈囊状,颇似出血性囊肿。因而,对慢性肾衰患者出血性囊肿的诊断应特别慎重,这种情况在后期的多囊患者中较为常见。

六、影像学方法比较

1. 静脉肾盂造影(IVP):IVP仍是泌尿系统最常用的影像学检查,能从整体上显示肾脏的功能状况并确定肾癌的部位,缺点是不能显示较小的肾实质内肿块,甚至直径达5～6 cm的肾癌,如未侵及肾盂肾盏,也可造成假阴性。通常情况下也无从判断肿瘤的性质。因此,笔者认为,对Ⅰ～Ⅱ期的肾癌,如CT和MRI已诊断明确,可避免作静脉肾盂造影。

2. 超声:肾脏的超声检查简便易行,费用低廉,对临床上可疑肾脏病变者,应作为首选的检查,但对肾癌的显示不及CT和MRI清晰,也难以作为手术前的诊断依据和参照。

3. CT:是肾癌及其他各类病变最常用和有效的检查方法,对各期肾癌及相应的淋巴结转移显示清晰,但对静脉内癌栓的显示不及MRI,且不能用

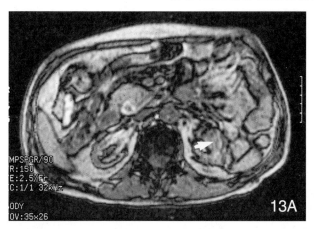

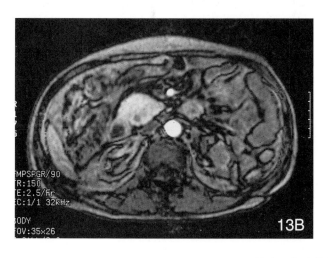

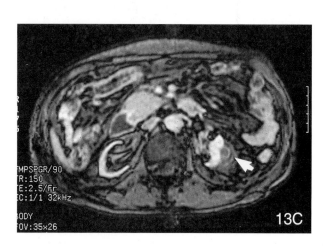

图30-6-13　终末期肾合并肾细胞癌(肾移植术后患者)

A. SPGR平扫示双肾实质萎缩变薄,左肾后外侧不规则增厚(箭)。B. 动脉期增强扫描病灶无明显强化。

C. 延迟期增强示双肾实质强化,左肾外侧缘肾癌呈轻度强化(箭),与肾实质对比明显。

于碘过敏者。

4. MRI:尚未成为肾肿瘤首选的检查,在总体效果方面和 CT 相比无明显差异,但在某些情况下适宜作 MRI 检查,如:①对碘造影剂过敏者;②难以明确性质的肾肿块;③肾功能不良患者。随着 MRI 性能和技术的不断提高,其在肾肿瘤影像检查方面的作用将显得日益重要。

第七节　肾脏其他恶性肿瘤

一、肾盂癌

肾盂癌是起源于尿路上皮的恶性肿瘤,90% 为移行细胞癌,8% 为鳞状上皮癌,而腺癌不到 1%。肾盂移行细胞癌占所有肾肿瘤的 8%,多见于中老年,男性和女性发病率之比为 3∶1。肾盂癌病因不明,长期服用镇痛剂、香烟、咖啡因以及肾结石和慢性炎症的长期刺激是重要的致病因素。典型的临床表现为间歇性无痛性全程肉眼血尿,也可有腰痛、尿路刺激症状和腹部包块。

【病理表现】　大多为单侧,双侧同时发生占 2%～4%,肿瘤有沿粘膜表面浸润播散种植的倾向,有文献报道多发占位可达 30%～50%。肾盂癌可呈乳头状、菜花状或广基浸润状,以移行细胞乳头状癌最常见,其恶性程度低,生长慢,可和输尿管癌、膀胱癌同时或先后发生。病理学上分为四期:Ⅰ～Ⅱ期为早期,Ⅲ～Ⅳ期为晚期。Ⅰ期肿瘤局限于粘膜上皮和固有层;Ⅱ期侵犯粘膜下,但不超过肌层;Ⅲ期侵犯肾实质和肾固有脂肪;Ⅳ期有肾外侵犯,伴淋巴和血行转移。常见的淋巴转移为主动脉旁、纵隔和锁骨上淋巴结,血行转移常见于肺、肝和骨,其次为肾上腺、对侧肾、胰和脾。

【MRI 表现】　肾盂癌的 MRI 表现同样取决于肿瘤的病理形态特征。乳头状和菜花状移行细胞癌表现为肾盂肾盏内的低信号充盈缺损影,周围环绕高信号的肾窦脂肪,肾盂内缺损常为偏心性,也可增大致占据整个肾盂,形成肾脏中央的实质性占位,肾盂脂肪受压移位。肾盏肿瘤常较小,尤其在动脉期如不注意观察可遗漏(图 30-7-1)。肾盂癌可侵犯肾实质,但在 MRI 上可能难以确定,有时很难和肾细胞癌鉴别。一般情况下,肾盂癌很少引起肾轮廓改变。肾盂癌是少血供肿瘤,通常边缘光整,信号强度均匀,在 T_1WI 和 T_2WI 上与肾实质信号大致相等,偶尔在 T_1WI 时,在肾盂内呈低信号的尿液内显示中等信号的充盈缺损。在 MRI 增强扫描后,肾盂癌呈轻至中度强化(图 30-7-2),少数较大肿瘤内有坏死、液化和钙化,导致在各 MRI 序列相应的信号改变(图 30-7-3)。广基浸润型肾移行细胞癌为肾盂肾盏粘膜局限性或较为弥漫性的浸润增厚,常为偏心性,偶尔可呈同心圆状,在 T_1WI 或 SPGR 增强扫描时显示清晰。广基浸润型移行细胞癌更易浸润肾实质,导致局部肾皮髓交界相模糊甚至消失,晚期可有肾门旁淋巴结转移(图 30-7-4)。

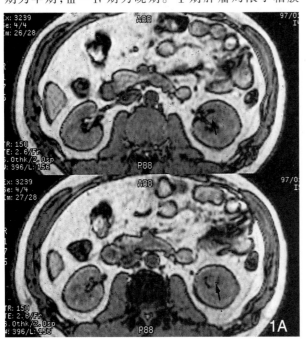

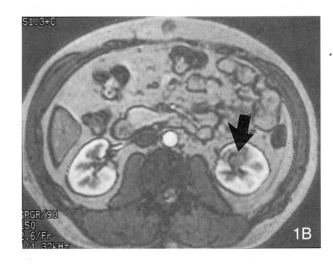

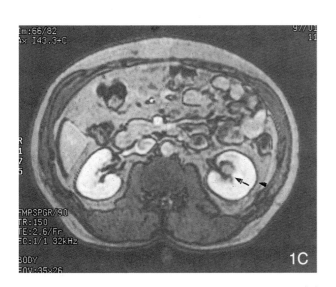

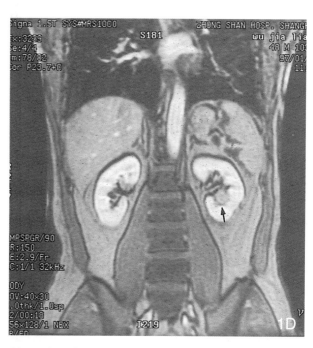

图 30-7-1 左肾乳头状移行细胞癌

A. SPGR 平扫示左肾内可疑环形小结节影(箭)。 B. 动脉期增强扫描示结节灶强化不明显,约 1 cm 大小(箭)。

C、D. 延迟期增强扫描示左肾结节轻至中度强化(箭)。冠状位(D)示病灶位于左肾下盏。

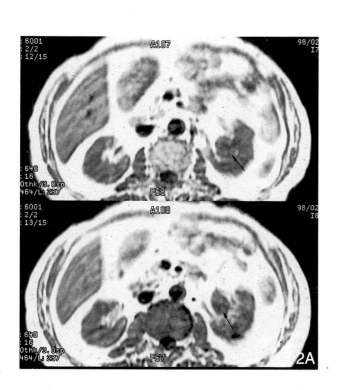

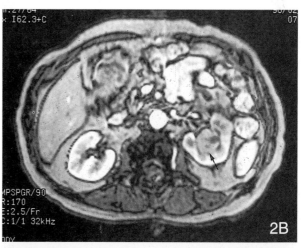

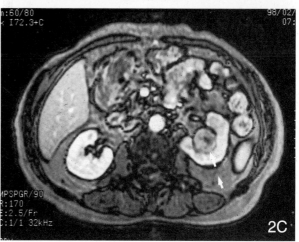

图 30-7-2 左肾盂乳头状移行细胞癌

A. T_1WI 示左肾盂内占位(箭)和肾实质呈等信号。 B、C. 增强扫描动脉期和实质期示肿瘤中度强化(箭),中央有小灶坏死。同侧肾皮质强化不及对侧。

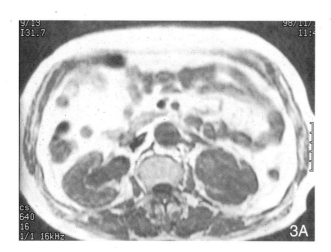
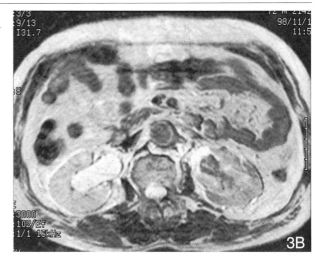
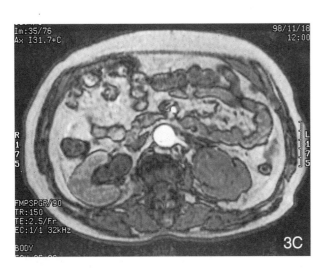
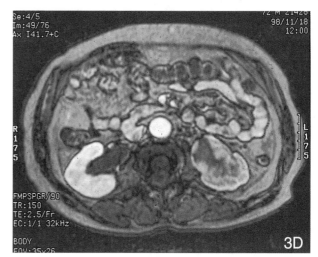

图 30-7-3 左肾盂癌

A. T₁WI 示左肾盂占位约 5 cm × 5.5 cm,与肾实质呈等信号,肾实质萎缩。 B. T₂WI 示左肾占位信号略高,
但中央呈低信号。 C. 动脉期增强扫描示左肾及肿瘤无明显强化。 D. 增强实质期示肾盂肿瘤呈中度强
化,中央坏死区显示清楚,左肾实质明显萎缩,功能减退。

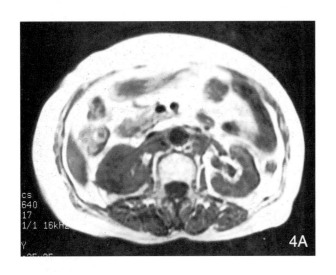
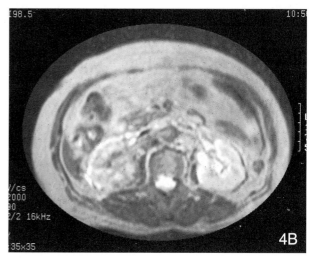

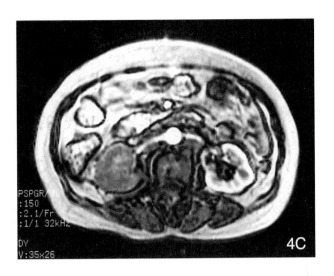

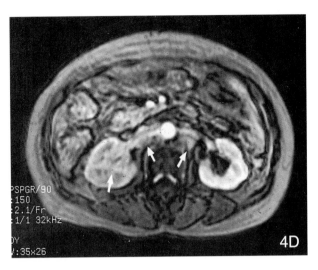

图 30-7-4　广基浸润型移行细胞癌

A. T₁WI 示右肾呈均一低信号,肾窦脂肪基本消失。　B. T₂WI 示右肾病灶呈高低混杂信号,境界不清。　C. 动脉期增强扫描示右肾呈轻度强化。　D. 实质期增强扫描示中央的肿瘤部分强化较明显,但和正常肾实质均无明显分界(箭),周围肾皮质完整。后腹膜多个淋巴结肿大,包绕双肾动脉(箭)。

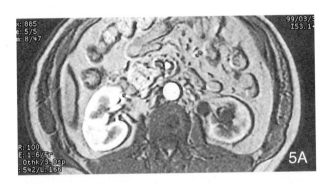

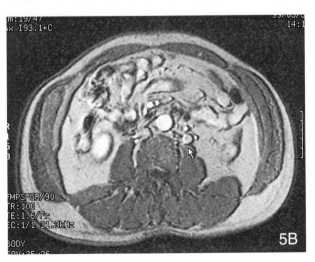

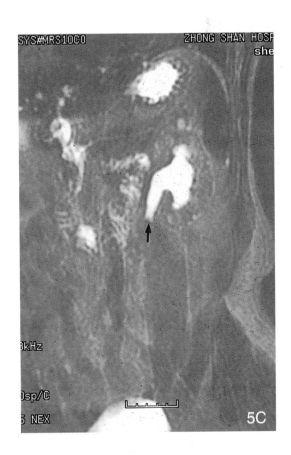

图 30-7-5　左输尿管上端移行细胞癌

A. 动脉后期增强扫描示左肾实质稍萎缩,肾皮髓相延迟,肾盂、输尿管扩张。　B. 增强后期示肿瘤位于左输尿管上段,见管壁环状强化(箭)。　C. MRU 示左肾积水,输尿管上段呈杯口状狭窄(箭)。

肿瘤侵及肾输尿管交界处可引起肾积水,并导致肾功能减退或肾实质的萎缩,增强扫描可见肾皮髓质交界相显示(图30-7-5)。

【影像学方法比较】 静脉或逆行尿路造影在肾盂肿瘤诊断中的作用远较肾细胞癌重要,乳头状移行细胞癌在肾盂肾盏内呈明显的充盈缺损,而在CT和MRI时常难以显示较小的肿瘤。由于肾盂癌有沿粘膜表面播散种植的倾向,尿路造影的全程显示更为重要,但对于广基浸润型和梗阻型积水病例则显示欠佳,更不能显示淋巴结转移。

CT对肾盂肿瘤显示清晰,采用动态增强能显示广基浸润型肾盂癌病灶的浸润增厚,对肿瘤内的钙化、坏死和液化显示明确,尤适用于显示肾实质的受累和局部及远处淋巴结的转移。

MRI无疑是一种很有价值的影像学检查方法,在很多方面和尿路造影及CT有互补性。但目前积累的临床病例资料尚不多,相信随着新的MRI软件的开发,在肾盂肿瘤影像学检查方面的应用范围将扩大。MRI水成像技术可部分取代尿路造影,尤其在尿路梗阻引起肾输尿管扩张积水和肾功能减退时更显其重要性。

二、肾母细胞瘤

肾母细胞瘤(nephroblastoma)又称Wilms瘤、肾胚胎瘤、肾肌肉瘤等,是小儿腹部最常见的恶性肿瘤,发病高峰期在2岁左右,75%发生于5岁以前,男女发病率相近。

【病理表现】 肾母细胞瘤起源于未分化的中胚叶组织,组织学上由原生质、上皮和基质成分构成。肿瘤生长迅速,体积可很大,切面灰白,富含水分和粘液样物质,常伴出血、坏死和囊变,钙化相对较少。肿瘤通常单发,多发者5%~10%有血行转移,以肺和肝较常见,淋巴转移亦不少见,可有静脉癌栓形成。目前肾母细胞瘤分为五期:Ⅰ期局限于肾内,可完全切除;Ⅱ期突出于肾外,但仍可完全切除;Ⅲ期为手术后局限于腹部的残留肿瘤;Ⅳ期有血行转移;Ⅴ期为双肾累及。

【临床表现】 早期无症状,腹部肿块是最早的特征,半数以上有高血压,多数有低热,血尿则少见。15%的肾母细胞瘤伴先天性畸形,如虹膜缺如、偏侧性增生肥大以及Beckuith-Wiedeman综合征和Di-ash综合征。

【MRI表现】 肾母细胞瘤在T_1WI呈略低信号,T_2WI呈稍高信号,大的肿瘤信号常不均匀,肿瘤内出血导致T_1WI呈局灶性的高信号(图30-7-6)。和肾细胞瘤相比,肾母细胞瘤的强化相对较弱,在增强早期强化尚均匀些,后期则不均匀。肾母细胞瘤静脉癌栓的显示亦以MRI较CT为好,但癌栓的发病率较肾细胞癌低。同时,肿瘤内发生高度囊性变的可能性亦较低。

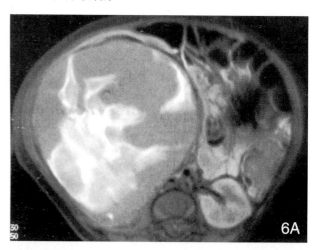

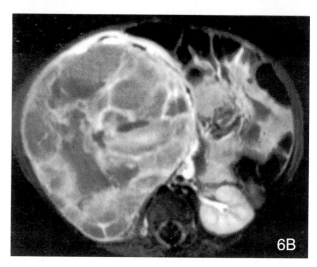

图30-7-6 肾母细胞瘤

A. T_1WI加脂肪抑制,示右肾巨大占位,部分区域呈不均匀斑片状和条状高信号,为肿瘤内出血所致。 B. T_1WI加脂肪抑制增强扫描,显示肿瘤内散在不规则的条纹状强化,无明确的肿瘤内坏死囊变征象。

【鉴别诊断】

1. 肾细胞癌:尽管肾母细胞瘤和肾癌在形态上有部分相似,但年龄结构的明确差异可作为主要的鉴别诊断依据,一般不致混淆。

2. 神经母细胞瘤:好发部位为肾上腺髓质和腹膜后,肿瘤巨大者常推移浸润肾脏,可和肾母细胞瘤混淆。两者均可有出血、坏死和钙化,但肾母细胞瘤钙化的发生率约 5%,而神经母细胞瘤约 50%,应有助于鉴别。

三、肾淋巴瘤

由于肾脏缺乏淋巴组织,原发性肾淋巴瘤通常起源于肾窦的淋巴组织,故极少见。临床上肾淋巴瘤基本上属于继发性,由淋巴瘤细胞随血行播散或通过后腹膜淋巴瘤直接侵犯所致。

【病理表现】 临床上淋巴瘤以非霍奇金淋巴瘤居多,占恶性淋巴瘤的 2/3 以上。Semslka 报道 12 例肾淋巴瘤均为非霍奇金淋巴瘤,其中 11 例为 B 细胞型,1 例为 T 细胞型。淋巴瘤的组织病理学分类繁杂,不予赘述。目前,肾淋巴瘤在大体形态上可分成 3 种类型:①结节型,可单发或多发,主要位于肾皮质;②弥漫浸润型,主要累及肾髓质,肾外形明显增大;③后腹膜淋巴瘤直接侵犯,通常经由肾窦蔓延,肾髓质较皮质更易浸润。

【MRI 表现】 在 T_1WI 上淋巴瘤的信号强度略低于肾皮质;在 T_2WI 上肿瘤的信号强度可略低于或等同于肾皮质,肿瘤内信号强度可欠均匀;在增强扫描时,淋巴瘤呈轻度的不均匀强化;在动态增强早期,强化常不明显,延迟扫描呈轻度进行性强化,其中以结节状淋巴瘤增强稍明显。弥漫型肾淋巴瘤浸润主要累及肾髓质。在 FMPSPGR 增强早期肾皮质相对正常,延迟扫描显示肾皮髓交界相延迟,后期肾皮髓交界相消失,肾轮廓增大,部分肾淋巴瘤和后腹膜肿块可融为一体(图 30-7-7)。肾淋巴瘤经治疗后,在 MRI 信号强度上有所改变,Semelka 报道有少数淋巴瘤在 T_1WI 和 T_2WI 上信号均可略高于肾皮质。

肾淋巴瘤一般无静脉内癌栓形成,但也有作者提及淋巴瘤致肾静脉癌栓形成。因而,即便发现肾静脉或腔静脉癌栓,也不可因此否定淋巴瘤的诊断。

【鉴别诊断】 单个病灶的肾淋巴瘤主要需和肾细胞癌鉴别,主要的鉴别特征包括:①增强的程度。淋巴瘤呈轻微的、不均匀的弥漫性强化,而肾细胞癌则以早期明显的不均匀强化为主。②有无肿瘤内的坏死。淋巴瘤通常无坏死,即使在大的肿瘤内亦未见坏死,而肾癌的坏死则很常见。③静脉内瘤栓,淋巴瘤罕见有静脉内瘤栓,而肾癌晚期则常见。④肾动脉被包绕致肾静脉期强化的减弱。此征象在肾淋巴瘤常见,而肾癌少见。⑤腰大肌的直接侵犯。淋巴瘤常见而肾癌极少见。当然单发的肾淋巴瘤可类似于肾细胞癌,明确诊断需借助于临床病史。

四、肾转移性肿瘤

肾的转移性肿瘤是恶性肿瘤的晚期表现,许多原发性肿瘤均可转移到肾,包括乳腺癌、胃癌、结肠癌、肺癌、黑色素瘤以及淋巴瘤和白血病。肾转移性肿瘤一般较小,临床上常无相应的症状,故通常在尸检中发现。在一组恶性肿瘤的尸检结果中,12% 有肾转移。

肾转移性肿瘤通常为多发,偶尔单发,以致难以和肾细胞癌鉴别。在 CT 和 MRI 扫描图上,均无明确的特征性的鉴别征象。肾转移性肿瘤一般不导致肾轮廓的明显改变,但淋巴瘤、白血病和未分化腺癌可引起肾弥漫浸润转移,引起肾外形的明显增大以及皮髓交界相的模糊、消失。

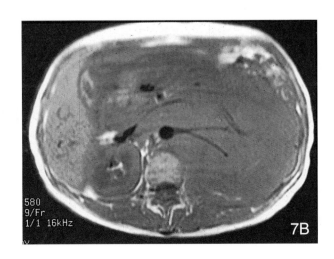

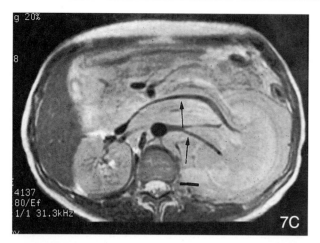

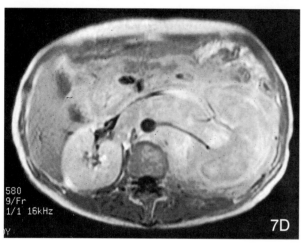

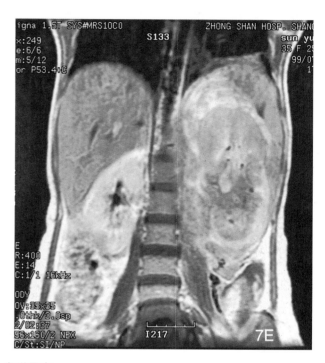

图 30-7-7　肾淋巴瘤

A. CT 增强扫描示左肾轮廓增大,结构欠清,和巨大后腹膜肿块融合,肾动静脉(箭)被包绕其间。　　B. T$_1$WI 示左肾区和后腹膜肿块相融合,信号较右肾略高。　　C. T$_2$WI 示左肾轮廓隐约显示,但和后腹膜肿块无信号差异,肾动静脉呈流空信号(箭)。　　D. T$_1$WI 增强扫描示左肾和后腹膜肿块不均匀强化。　　E. 冠状位增强扫描示左肾明显增大受累,且和脊柱旁肿块融合。

第八节　肾炎症性病变

肾炎症性病变涉及范围较广,除临床上常见的急、慢性感染之外,循环血流中的抗原抗体复合物也能激发肾实质内的炎症反应,引起肾脏形态和功能上不同程度的损害,如狼疮性肾炎和急、慢性肾小球肾炎等,本章节主要讨论肾感染性病变。

一、肾急性炎症性病变

肾急性炎症性病变主要由细菌经尿路逆行感染所致,部分为血行或淋巴感染。大肠杆菌是主要的致病菌,少数可为葡萄球菌、肠球菌及绿色链球菌等。

（一）急性肾盂肾炎

急性肾盂肾炎(acute pyelonephritis)可分为弥漫型和局灶型两类,临床上多见于 15～40 岁女性,常有发热、白细胞增高、尿频、尿急、脓尿、血尿和腰区叩痛,部分患者可仅仅表现为无痛性肉眼血尿。

【病理表现】　炎性病灶源于肾髓质乳头部,然后波及皮质,病灶可单发、多发或弥漫性分布。病变区渗出水肿,常伴有出血。病灶常累及肾周脂肪囊及肾周组织,部分病灶可液化坏死,进展为肾脓肿。

【MRI 表现】　急性肾盂肾炎的影像学诊断在 CT 方面已积累了相当的经验,但 MRI 方面的报道极少。在 T$_1$WI 上局灶性急性肾盂肾炎改变一般不明显,病灶和相邻肾实质可呈等信号,部分可呈略低信号,如伴出血则呈高信号,相邻肾周脂肪囊常受累,呈边缘不清的低信号;在 T$_2$WI 上病灶和周围肾实质呈等信号或略高信号(图 30-8-1)。弥漫性肾盂

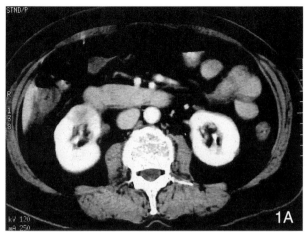
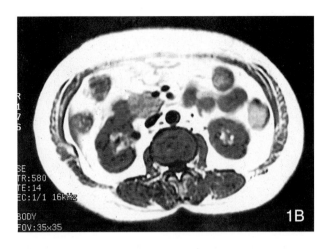
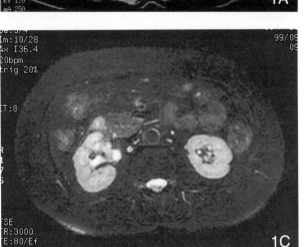
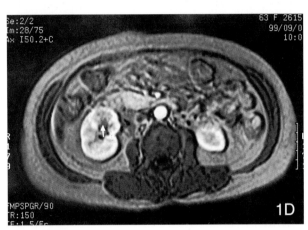

图 30-8-1　局灶性急性肾盂肾炎

A. CT 增强扫描示右肾局灶性楔形低密度区,无占位征象。　B. T_1WI 示右肾病变呈等信号。　C. T_2WI 示右肾病变呈楔形稍高混合信号。　D. 动脉后期增强扫描示病灶部分轻度强化,呈相对低信号(箭)。

肾炎表现为肾轮廓的增大,在 T_1WI 加脂肪抑制上显示肾皮髓交界缘不清。

MRI 增强扫描有助于炎性病灶的显示,和正常肾实质的明显强化相比,炎性病灶信号明显减弱。在增强后肾实质期,局灶性肾盂肾炎通常呈楔形的低信号区,边缘清晰,但如属炎症吸收期则边缘欠清范围缩小。弥漫性肾盂肾炎显示肾脏增大,轮廓欠光整,和正常侧肾脏相比较,肾皮髓交界相则明显延迟。但在 CT 增强扫描时显示的特征性的车辐状低密度带,尚未见于 MRI 报道。

【鉴别诊断】

1. 肾梗死:局灶性急性肾盂肾炎在增强扫描的肾实质期显示的楔形低信号改变,一般容易和肾肿瘤性病变鉴别,但易和肾梗死混淆,两者的主要区别为:①临床症状,前者常伴尿路感染和发热,而后者则无明显症状;②肾周改变,局灶性肾盂肾炎常浸润肾周脂肪囊及肾周组织,而肾梗死无肾周浸润;③增

强后改变,肾梗死灶可在局部肾皮质缘形成侧支循环,即所谓"皮质边缘征",而炎性病灶则无此征象。

2. 肾肿瘤:部分局灶性肾盂肾炎可坏死液化形成脓肿,少数甚至可机化成实质性炎性肿块,此时需和肾肿瘤鉴别。炎性病灶的特点是边缘模糊和特征性的延迟强化,尤以均匀的边缘强化为主。明确诊断尚需结合临床,并注意治疗后随访。

(二) 肾脓肿

肾脓肿为肾实质内局灶性炎症液化坏死所致的脓液积聚,通常因局灶性肾盂肾炎未及时治疗或细菌毒力强发展而来且两者可相互转化。肾脓肿在临床和病理上可分为急性和慢性。急性期症状较明显,常伴发热、脓尿甚至脓毒血症,肾脓肿侵及肾周结构,可引起肾周、腰大肌和腰背部脓肿。慢性期脓肿壁增厚,趋光整,临床症状常较轻。

【MRI 表现】　肾脓肿呈肾实质内单发或多发的液性占位性病灶,在 T_1WI 上呈等信号或略低信

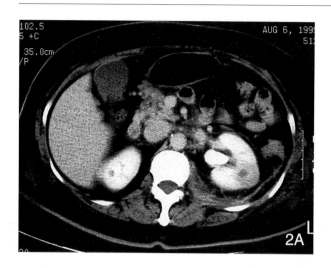

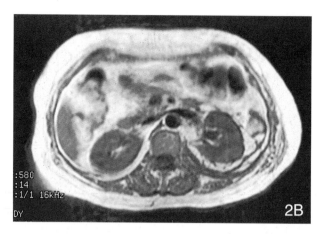

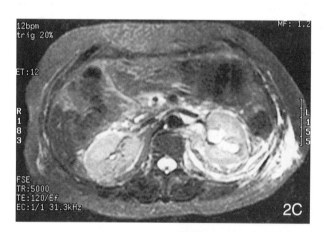

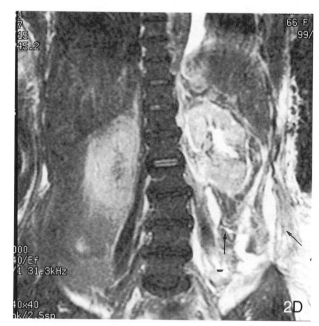

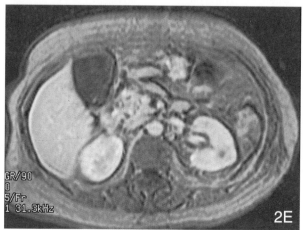

图 30-8-2 愈合期肾脓肿

A. CT 扫描示左肾局灶性低密度灶,中央有更低密度坏死区,肾周渗出粘连伴肾旁后筋膜增厚。　B. T₁WI 示左
肾病灶呈等信号,肾周脂肪囊内见条状低信号影。　C、D. T₂WI 横断位和冠状位示病灶中央坏死液化灶呈高信
号,肾周渗出粘连伴腹壁炎症呈不均匀高信号,冠状位(D)显示肾周脓肿沿后腹膜间隙蔓延(箭)。　E. 延迟增强
扫描示愈合期病灶有强化,但中央液化灶仍存在。

号,如伴病灶内出血可呈高信号,病灶边缘欠清,肾轮廓局限性隆起。在 T_2WI 上呈高信号。增强扫描脓肿边缘呈环状延迟性强化,部分可呈"同心圆"状改变,脓肿中央的液化部分则无增强。肾脓肿常波及肾周组织,可在肾周、腰大肌、后腹膜和腰背肌群形成脓肿。较小的肾脓肿经治疗后可转化为局灶性肾盂肾炎,但肾周围组织的炎症和脓肿吸收较慢(图30-8-2)。

肾脓肿需和肾癌坏死液化及肾囊肿继发感染鉴别,肾癌的坏死液化可侵犯肾周组织,但浸润范围相对较局限。肾囊肿继发感染一般程度较轻,很少波及肾周组织,且边缘较光整,结合病史,鉴别一般不难。

(三)肾念珠菌病

肾念珠菌病(renal candidiasis)由全身性念珠菌血症引起,常伴有肝脾念珠菌病。临床病程长短不一,急性期影像学检查无特征性,典型改变为肾实质内 < 5 cm 的多发结节,在增强后显示较清晰,呈低信号结节。部分患者可形成真菌球,表现为肾盂内充盈缺损,常见于糖尿病患者,此时需和肾盂源性肿瘤鉴别。

(四)化脓性肾盂肾炎

化脓性肾盂肾炎即肾盂积脓,是在输尿管梗阻积水基础上引起的化脓性感染,梗阻原因可为肿瘤、结石等。临床表现无特征性,可有发热、败血症和腰痛。

化脓性肾盂肾炎的 MRI 表现亦无特征性。肾盂肾盏及输尿管扩张积水,肾周可有炎性渗出粘连,肾盂肾盏边缘稍模糊。和通常的肾积水相比,化脓性肾盂肾炎时积液的信号在 T_1WI 上要略高些(图30-8-3)。在扩张肾盂内液液平面的显示是诊断化脓性肾盂肾炎可靠的征象,通常以 T_1WI 和 T_2WI 显示为好。在严重病例,可显示肾盂肾盏内及肾周气体的存在,即急性气肿性肾盂肾炎。

鉴于相当部分的化脓性肾盂肾炎在 MRI 以及 CT 扫描时难以和肾积水鉴别,诊断部分依赖于临床表现和梗阻段病变的显示,MRU 能满意地显示肾盂和输尿管的扩张积水,明确梗阻的部位。但显示梗阻的性质尚需局部的薄层扫描,增强扫描对肿瘤性病变的显示是必不可少的。

二、慢性炎症性疾病

(一)黄色肉芽肿性肾盂肾炎

黄色肉芽肿性肾盂肾炎(xanthogranulomatous

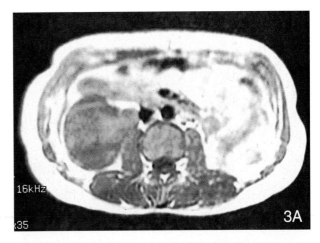

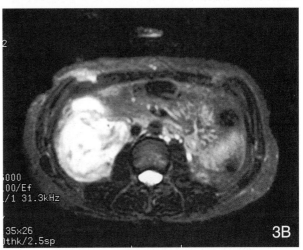

图 30-8-3 右侧孤立肾伴化脓性肾盂肾炎

患者持续高热伴尿频2周。A. T_1WI 示左肾缺如,右肾轮廓增大,呈不均匀偏高信号。 B. T_2WI 示右肾呈高信号,内见条纹状低信号,提示感染性积液,肾盂边缘模糊,肾周前缘局限积液呈高信号。

pyelonephritis, XGPN)是一种少见的肾慢性炎症,主要病因为:①肾盂肾盏或输尿管上端梗阻,通常由结石引起;②非特异性细菌感染,60% 为变形杆菌族;③局部免疫力低下。

【病理表现】 肾盂或肾盏梗阻积水伴感染,炎症和细菌的代谢产物积聚形成脓肿,内含大量以巨噬细胞为主的脂类物质,这一病理过程始于肾盂并延及髓质和皮质,进而累及肾周间隙和后腹膜,甚至引起腰大肌脓肿、皮肤瘘和结肠瘘。

【MRI 表现】 患肾通常增大,或呈局限性隆起。在 T_1WI 和 T_2WI 上,如病理改变以肉芽肿组织为主,则病灶和周围肾实质信号改变不明显,如以积脓为主并含较多脂质,则信号较高。增强扫描示患肾或局部肾功能明显减退或无肾功能,扩张的肾盂肾盏壁增厚伴延迟强化。肾周的炎性改变常很明显(图30-8-4),腰大肌脓肿的信号改变和肾内脓肿

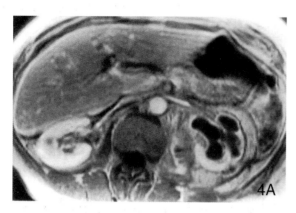

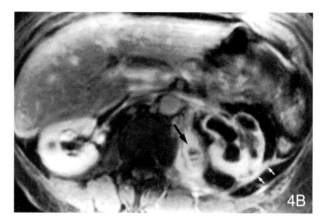

图 30-8-4 黄色肉芽肿性肾盂肾炎

A. 增强后 90 s 扫描。 B. 增强后延迟 4 min 脂肪抑制扫描,显示左肾盂肾盏明显扩张,边缘尚光。
肾实质变薄,信号减低,左肾后缘信号不均匀,肾旁后筋膜增厚和左肾粘连(箭),左腰大肌炎性肿胀伴延迟强化(箭)。

信号相仿,梗阻部位常显示低信号的结石影。

【鉴别诊断】

1. 肾结核:肾结核通常表现为单个或多个肾盏颈部的狭窄伴肾盏的囊状扩张,肾内钙化亦较常见,这些征象和 XGPN 相仿,主要区别为:①占位效应。肾结核一般无占位征象,而 XGPN 常呈局部隆起或肾轮廓明显增大;②内容物信号差异。肾结核内含尿液或结核性脓液,呈 T_1 低信号,T_2 高信号,而 XGPN 如以肉芽肿组织为主,在 T_1WI 和 T_2WI 上信号差异较小。

2. 化脓性肾盂肾炎:和 XGPN 同为梗阻性肾盂肾盏积液,而病理过程不同。本病为急性感染,梗阻部位较低。

(二) 慢性肾盂肾炎

慢性肾盂肾炎(chronic pyelonephritis)是一种因慢性感染引起的间质性肾炎,临床上亦称为慢性萎缩性肾盂肾炎或反流性肾病。

大部分患者症状可不明显,尿检可正常。起病常可追溯到儿童期,也可由急性肾盂肾炎反复发作所致,病理改变为不规则分布的慢性炎症纤维化伴部分残留的肾组织增生,导致肾实质萎缩变形。病变可累及双侧或单侧,常累及整个肾脏或仅累及肾脏的上极或下极,肾窦脂肪增生。

【MRI 表现】 肾外形不规则萎缩,在 T_1WI 和 T_2WI 上显示肾实质信号不均匀,尤以 T_2WI 明显。T_1WI 或 SPGR 增强扫描可显示肾皮质强化,明显不规则变薄(图 30-8-5),相邻肾盏可呈囊状扩张。

(三) 肾结核

肾结核是全身结核病变的一部分,绝大部分继发于肺结核,好发于青壮年男性。

【病理表现】 结核杆菌在肾内常引起肾盏颈部粘膜的水肿、糜烂和纤维化,导致肾盏梗阻性扩张、积水或积脓。也可广泛浸润粘膜或粘膜下淋巴管,导致肾盂肾盏、输尿管及膀胱壁增厚,并引起输尿管不规则狭窄和肾盂扩张。肾结核常合并肾内多发斑点或斑块状钙化。肾结核晚期进展为结核性脓肾,部分破溃入肾周形成脓肿,合并腰大肌和脊柱结核者并不少见。肾结核最终形成以弥漫性钙化为特征的自截肾。

【MRI 表现】 典型肾结核以单个或多个由肾盏扩张形成的囊状病灶为特征。早期病灶常较小,边缘模糊;后期病灶扩张,张力高,边缘清晰,囊内容物信号可略不一致,但总体上均为 T_1WI 低信号,T_2WI 高信号。病变可限于一到数个肾盏,或累及肾脏的上极或下极,也可累及整个肾脏。扩张的囊状肾盏围绕肾盂排列,可紧密相邻,也可分散排列。如系整个肾脏累及则呈多个囊状病灶紧密依次相邻。肾盂通常不扩张(图 30-8-6)。肾结核如累及输尿管导致狭窄,可进而引起肾盂扩张。增强后扫描囊性病灶边缘轻度强化,囊内容物无强化,相邻正常肾实质可显示正常。

肾结核钙化常见,多为散在分布的小斑片状,在 T_1WI 和 T_2WI 上均呈低信号,后期可形成弥漫性钙化,即自截肾,在 T_1WI 和 T_2WI 上均呈以低信号为主的混杂信号。

【鉴别诊断】

1. 肾积水:通常由输尿管梗阻引起,肾盂肾盏均等扩张,和弥漫型肾结核最大的差异是肾盂是否扩张以及肾盏扩张的程度。少数肾积水可由肾盂结石引起,同样表现为扩张的肾盏围绕肾盂排列。少数肾结核可合并输尿管狭窄导致肾盂扩张积水,但通常程度较轻。

　　2. 多囊肾:多囊肾的囊肿在肾内分布一般无规律性且大小不一,鉴别不难,但偶尔可出现大小类似的囊肿围绕肾盂排列,此时肾盂不扩张,可和肾结核混淆,需结合临床病史和症状综合分析。

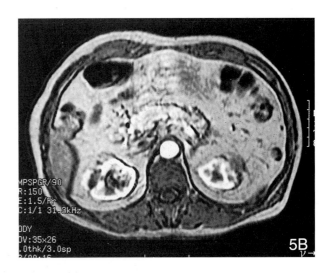

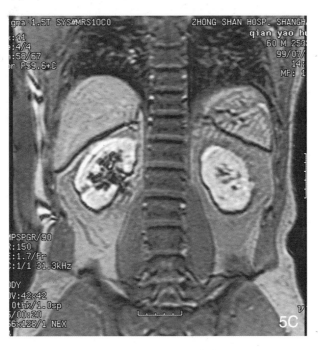

图 30-8-5　慢性肾盂肾炎

A. CT 动脉期增强扫描,右肾轮廓不规则,肾实质厚薄不均。　B. MRI 增强扫描示右肾前外侧实质不规则,
和 CT 所见相仿。　C. 延迟增强冠状位扫描,示右肾外下侧肾实质内低信号,纤维瘢痕伴局部凹陷。
CT 和 MRI 增强表现示双肾功能基本正常。

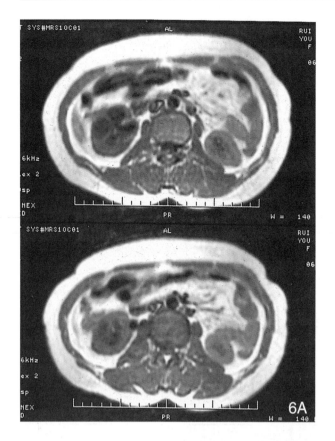

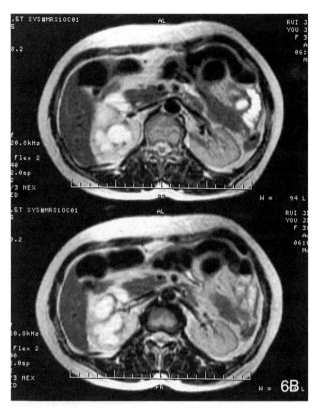

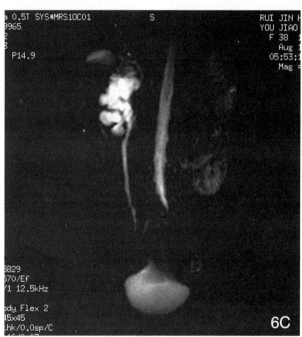

图 30-8-6 肾结核

A. T_1WI 示右肾多个囊状低信号占位呈环状排列。 B. 不规则囊状占位呈高信号。 C. FSE 重 T_2WI(15829/1570) 水成像尿路造影示右肾盏均扩张呈囊状,部分边缘不规则,肾盂和输尿管扩张不明显,肾盂形态不规则。

第九节 肾脏其他病变

一、肾梗死

肾梗死(renal infarction)是肾动脉及其分支阻塞导致肾的缺血坏死改变。细菌性心内膜炎、动脉粥样硬化、外伤和免疫性病变引起的血管炎等均可引起。

肾梗死本身的临床表现取决于梗死的程度和范围,病人可有腹痛和腰痛、低热、恶心、呕吐等症状,少数病人症状可不明显。

【MRI 表现】 肾梗死通常为局灶性,在 SE 序列 T_1WI 和 T_2WI 上与正常肾实质相比无明显信号异常,局部肾轮廓光整,在急性期可稍隆起,但无特

征性。在快速增强动态扫描早期梗死灶无强化,通常呈边缘光整的楔形低信号区,类似于局灶性肾盂肾炎,但较大的病变区亦可呈圆形。在延迟扫描时,可显示局部肾皮质边缘的明显强化,即"皮质边缘征",这是肾梗死最典型的特征,其病理基础是皮质缘侧支循环的形成。肾梗死后期病灶坏死纤维化,致局部肾实质明显萎缩,肾轮廓不规则缺损(图30-9-1)。

【鉴别诊断】 急性期肾梗死和局灶性肾盂肾炎无论在 CT 和 MRI 时均易混淆,在增强扫描时呈类似的局灶性楔形低密度或低信号区,两者主要的区别在于:①临床表现。肾梗死通常无症状,尤其无尿路感染症状,而局灶性肾盂肾炎则较明显。②肾周改变。肾梗死一般无肾周改变,而局灶性肾盂肾炎

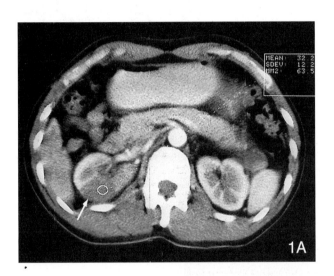

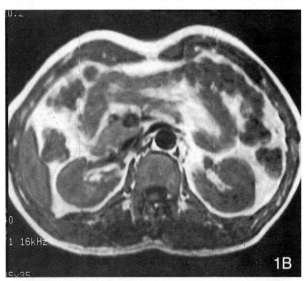

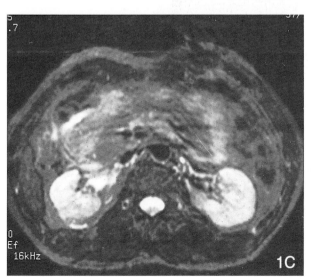

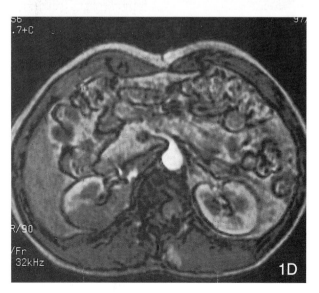

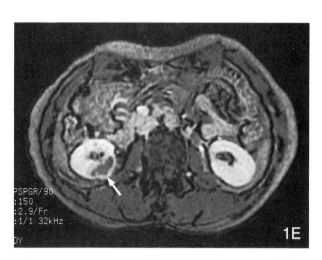
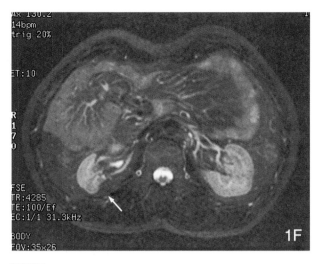

图 30-9-1 肾梗死

A. CT 动脉期扫描示右肾楔形低密度灶(箭),肾轮廓光滑。　B、C. SE T₁WI 和 T₂WI 显示右肾病灶大致和肾实质呈等信号,但不均匀。　D. MR 动脉期增强扫描示病灶区无强化,呈均匀低信号。　E. 延迟期增强扫描示病灶仍无强化,但肾皮质缘示弧形强化带即特征性的皮质边缘征(箭)。　F. 18 个月后复查,T₂WI 示右肾梗死区缩小,局部纤维化而呈低信号(箭)。

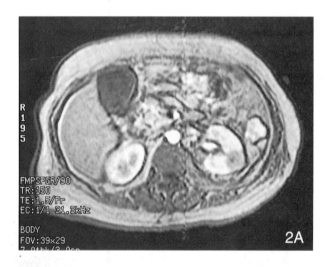

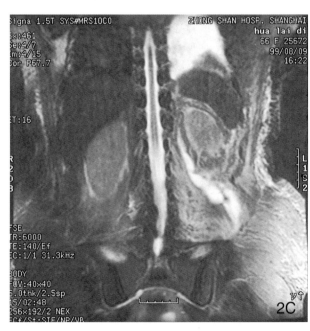

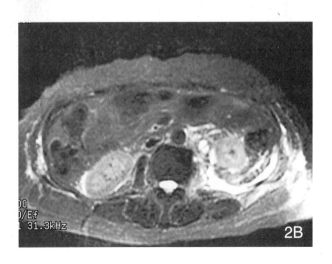

图 30-9-2 肾周脓肿

A. 增强扫描示左肾结节样低信号病灶为愈合期脓肿,肾周后间隙及侧腹壁炎性渗出粘连。　B. T₂WI 示肾周后外间隙脓液积聚伴侧腹壁蜂窝织炎。　C. T₂WI 冠状位示肾周脓肿进入后腹膜间隙。

常有局部渗出。③"皮质边缘征"。这是肾梗死的典型特征,在肾实质期显示清晰,而局灶性肾盂肾炎无此征象。④愈合期改变。肾梗死因明显萎缩而局部变形,而局灶性肾盂肾炎常无改变,或轻微收缩凹陷。

二、肾周积液

肾周积液通常由脓液、血液或尿液组成,积液可位于肾包膜下,也可位于肾周间隙及后腹膜。

（一）肾周脓肿

肾周脓肿多数由肾内的炎性病变蔓延到肾周引起,部分可波及肾旁间隙、后腹膜或腰大肌等,肾周围组织的炎症和急性胰腺炎等也可导致肾周积液或脓肿的形成。

【MRI 表现】 肾源性肾周脓肿通常和肾脓肿同时存在,一般较局限,部分范围较广,主要取决于肾脓肿的程度和范围。脓液在 T_1WI 上为低信号,在 T_2WI 上为高信号,如脓液较稠厚或合并有出血,则在 T_1WI 上信号可增高。严重的感染可突破肾筋膜并侵及邻近间隙和器官,使肾筋膜明显增厚并可伴腰大肌和腹壁炎症形成(图 30-9-2)。中后期脓肿常形成厚薄不等的脓肿壁,在增强扫描时有明显的延迟强化。

（二）肾周血肿

肾周血肿以肾包膜下血肿居多,通常为自发性,肾周间隙的血肿可发生于外伤后、手术或局部穿刺术后,以及因肾结石行震波碎石术后。此外,较大的肾错构瘤波及肾周亦是常见的出血原因。

【MRI 表现】 肾包膜下血肿一般呈新月形,也可呈双面凸形,而肾周血肿常位于肾周间隙内,部分包裹或完全包绕肾脏。肾周血肿的 MRI 信号变化取决于出血的时间和磁场的强度,在 1.5 T T_1WI 时,急性血肿（< 7 d）的信号强度和肌肉相比呈等或略低信号,在 T_2WI 上则为明显低信号;亚急性血肿（7～49 d）在 T_1WI 和 T_2WI 上均呈高信号(图 30-9-3),在后期阶段,血肿中央的信号趋不均匀增高,尤以 T_1WI 明显;在慢性血肿期（> 49 d）,由于含铁血黄素沉积和周围纤维化的结果,形成中央的高信号和周围的相对低信号,在 T_2WI 上周围的低信号更为明显。

（三）尿性囊肿

尿性囊肿(urinoma)为肾周尿液渗漏积聚而成,可由外伤或急性梗阻性肾盏破裂引起。尿液渗漏可局限于肾包膜下或进入肾周间隙,小的尿性囊肿可

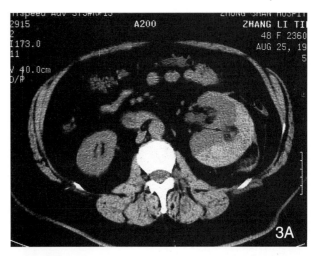

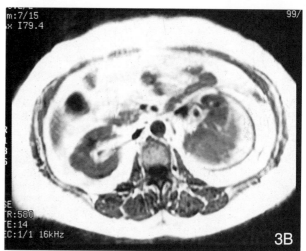

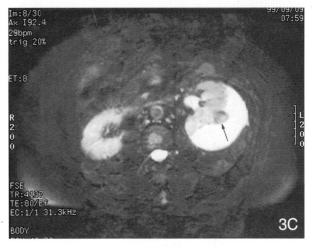

图 30-9-3 肾错构瘤伴包膜下血肿

A. CT 平扫示左肾包膜下血肿呈张形高密度,肾实质缘见含低密度脂肪结节灶(箭),符合错构瘤诊断。 B、C 分别为 SE T_1WI 和 T_2WI,示左肾包膜下血肿均呈高信号,肾包膜增厚。肾错构瘤在 T_2WI 上呈不均匀低信号(箭)。

在 3～4 d 内自行吸收,而大的尿性囊肿可能需行手术分离切除。尿性囊肿内含尿液成分,在 T_1WI 上

呈低信号,在 T_2WI 上呈高信号(图 30-9-4),如渗漏至肾周间隙则以 T_1WI 显示最佳,因此时肾周脂肪的高信号和尿液的低信号对比最明显。部分尿液渗漏无明确边界,可类似炎性渗出性改变,MR 增强扫描或采用静脉肾盂造影和 CT 增强扫描可显示造影剂进入肾周间隙。

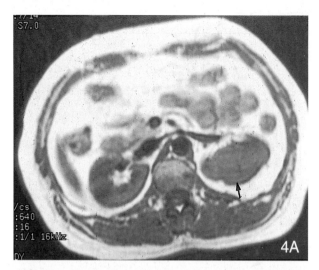

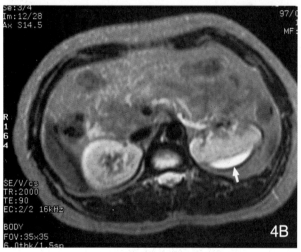

图 30-9-4　肾周尿性囊肿

A. T_1WI 示左肾后缘稍隆,信号略低(箭)。　B. T_2WI 示左肾后缘新月形高信号影,局限于肾包膜下(箭)。

三、肾移植

　　肾移植后患者需经常采用影像学检查评估移植肾的功能情况。目前临床上使用的影像学检查方法有 B 超、放射性核素扫描、CT 和 MRI。因 CT 检查必须用含碘造影剂,这种即便是极轻微的造影剂毒副作用均可造成某些功能不良的移植肾的功能损害,故需慎重使用。在其余各种检查中,一组对检查肾移植排异反应敏感性的统计数字分别为:MRI

97%,放射性核素 80%,超声 70%。毫无疑问,MRI 是目前检查肾排异反应最理想的方法。

　　肾移植后的排斥反应和并发症包括:①非机械性原因,包括急性排异反应、急性肾小管坏死和感染等。②机械性原因,如肾动脉狭窄或栓塞、肾静脉栓塞和肾积水。③其他血管性并发症,如假性动脉瘤形成和肾梗死。④肾周积液,如尿性囊肿、淋巴囊肿、脓肿和血肿。⑤淋巴增生性病变。以上这些病变可单独发生或合并发生。

　　【MRI 表现】　移植肾位于骨盆内,受呼吸运动伪影少,正常情况下和正常肾大小、形态相仿,在 T_1WI 脂肪抑制图像上可显示皮髓分界相(皮质信号略高于髓质)。如采用 T_1WI 或 FMP SPGR 增强扫描,皮髓分界相显示更清晰。在移植肾周围有少许脂肪,偶可有少量液体,不应视为异常。

　　肾皮髓交界相模糊乃至消失是移植肾功能不良最典型的特征,但就具体的病因而言,尚无特异性的鉴别征象,因急性肾排异、急性肾小管坏死和细胞内中毒症均可引起肾皮髓交界相模糊。有作者提出,急性肾排异可造成移植肾不同程度的增大,而其余病变肾形态大致保持正常。

　　肾积水是肾移植的并发症之一,MRI 平扫即可明确地显示肾盂输尿管梗阻的部位和程度,采用 MR 水成像技术则效果更好。

　　肾动脉狭窄(图 30-9-5)和血栓形成,肾静脉血栓形成也是肾移植患者常见的并发症,MR 各种血管成像技术已日趋完善,已能准确地显示肾动静脉的狭窄和栓塞。

　　移植肾肾周的液性积聚很常见,MRI 对积液显示的敏感性极高,但特异性相对较低,如肾周淋巴囊肿和尿性囊肿在 T_1WI 上呈低信号,在 T_2WI 呈高信号,而肾周脓肿的 T_1WI 信号较前者略高。部分肾周积液可合并程度不等的出血,在 T_1WI 上可呈中至高信号。

四、肾结石

　　肾结石是泌尿系统的常见病,可引起尿路梗阻积水,严重者可导致肾功能丧失。临床上常伴有肾绞痛、尿路感染和血尿等症状。

　　根据常规 X 线诊断标准,肾结石的 90% 以上为阳性结石,诊断主要依赖于常规 X 线平片和尿路造影。CT 的作用在于对微小结石和阴性结石的检出,在 CT 扫描图上,所有的结石均呈高密度,这一

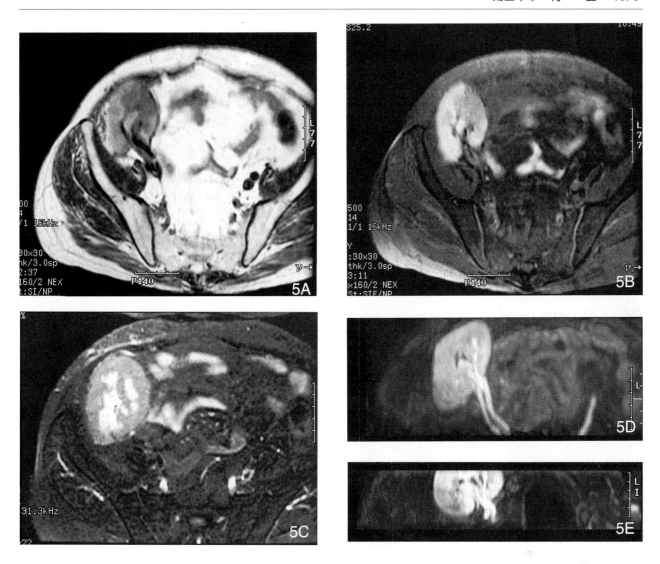

图 30-9-5 移植肾排异反应

A. T_1WI 示移植肾信号不均,前内部分呈低信号。 B. T_1WI 加脂肪抑制示前内部分低信号区更明显,但无占位征象。 C. T_2WI 示肾盏轻度扩张积水。 D. efgre 3 d/DCE MRA 显示肾动静脉正常,但肾内分支显示欠清。 E. 冠状位重建(MPVR)显示肾下方楔形低信号区,符合肾梗死。

特征有助于鉴别肾集合系统内充盈缺损或梗阻是结石抑或肿瘤。

MRI 一般不用于肾结石的检查,不管结石的成分如何,在 MRI 上均呈低信号,因而在 T_1WI 时结石和尿液均为低信号,难以显示。在 T_2WI 上尿液呈高信号,低信号的结石可呈充盈缺损状(图 30-9-6)。同样,在 T_1WI 增强后,由于造影剂在尿液内的稀释作用可使尿液呈高信号,10~30 min 的延迟增强扫描,结石也呈充盈缺损改变,文献报道可显示 1~2 mm 的结石。

肾结石需和肾盂内的血凝块或真菌球鉴别,这些病变在 T_2WI 上可呈类似的充盈缺损,在 MRI 延迟增强扫描时亦可有一定程度的强化。如鉴别有困难,可结合 CT 或 X 线平片检查。相对而言,肾集合系统内的气体影较易鉴别,因气体易产生伪影,并可因体位改变而移动。

五、肾和输尿管积水

肾和输尿管积水很常见,通常由肾盂、肾盏和输尿管内的结石、肿瘤和炎症等引起,少数亦可由正常变异、先天性发育异常、神经源性膀胱以及相邻后腹膜的病变浸润压迫所致。

肾和输尿管积水作为梗阻性病变的结果,临床表现差异很大,取决于病变本身的性质,梗阻的部位以及梗阻时间的长短。如结石,尤其是位于输尿管的结石常可引起肾绞痛,肿瘤性病变常引起无痛性

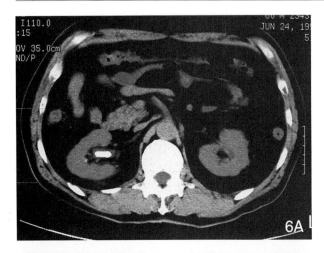

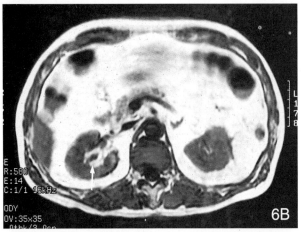

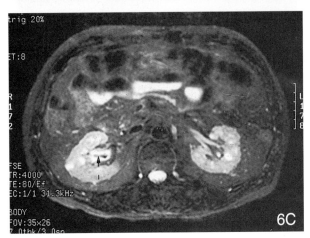

图 30-9-6　右肾结石

A. CT 平扫示右肾盂内高密度结石呈条状。　B. SE T₁WI 示肾窦脂肪呈高信号,结石和肾盂内尿液均呈低信号,不能区分。　C. T₂WI 示右肾盂扩张积水呈高信号,其内结石呈低信号。

血尿,而肾积水本身一般无特征性的临床表现。

　　急性期肾积水或反复慢性的梗阻性积水通常引起肾外形的增大,而慢性的进行性梗阻性肾积水后期常引起肾实质的萎缩,后者大部分由肿瘤性病变所致。

【MRI 表现】　肾盂肾盏和输尿管的扩张积水均可在 T₁WI 和 T₂WI 上显示,呈典型的 T₁ 低信号和 T₂ 高信号。连续的横轴位扫描易显示梗阻的部位,增强扫描有助于明确梗阻性病变的血供特征,病灶和相邻组织的关系,以确定病变的性质(图 30-9-7)。MRI 的冠状位成像能显示整个泌尿系统,重 T₂WI 水成像技术无需注造影剂即可获得尿路造影的效果,但检查时间较长。近几年开发的 MRU 新技术即单次激励法(haste 或 single shot),使扫描时间大大缩短(图 30-9-8),尤其适用于体质较差或难以忍受较长时间检查的老人和儿童,肾功能不全或碘过敏者也不受限制。

【影像学方法比较】　常规静脉尿路或逆行尿路造影目前仍是肾和输尿管积水最常用的首选检查方法,能完整地显示整个泌尿系统,对肾盂肾盏和输尿管梗阻扩张的定位较明确。但前者往往受肾功能限制,且定性困难;后者检查过程有一定痛苦,对外来压迫及部分发育异常者同样难以显示。而且,两者均难以直接显示梗阻性病灶的形态特征。

　　CT 扫描相对不受肾功能限制,易于显示梗阻的部位和病变的性质。缺点是扫描范围较局限,常难以显示积水全貌,尤其不能用于碘过敏及严重肾功能不良者。

　　超声对肾积水显示敏感,但可能难以区别轻度肾积水和肾外肾盂,对输尿管病变的显示易受肠道气体干扰。

　　MRI 同时具有尿路造影和 CT 扫描的优点,不受肾功能的限制,在肾和输尿管积水的影像学检查中具有明显的优势。

六、终末期肾脏

　　许多肾脏病变的晚期导致肾功能丧失,即称终末期肾脏(end-stage kidney)。主要原因有:①长期慢性的肾积水;②慢性肾脏炎症和结核;③先天性肾发育不良和多囊肾;④肾血供障碍(包括外伤性);⑤免疫性肾脏病变,如各种肾小球肾炎或肾病。

　　鉴于终末期肾脏病因的复杂性和多样性,其病理形态也各异,影像学诊断主要依赖超声、CT 和 MRI。而静脉肾盂造影时肾脏的不显影尚不足以判断是否属终末期。CT 和 MRI 不仅能显示肾脏的轮廓大小和内部结构,尤其是通过增强扫描来确定肾功能丧失的程度,同时根据终末肾的形态特征,可初步判断其病因。

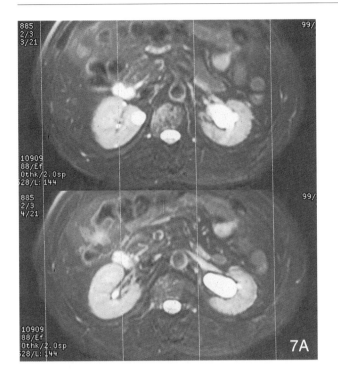

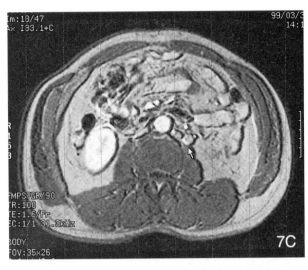

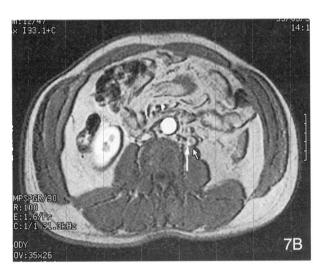

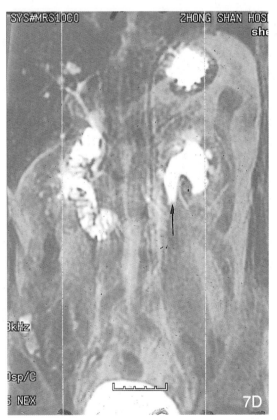

图 30-9-7 左输尿管癌伴肾积水
A. T₂WI 示左肾盂扩张积水,肾实质稍萎缩。 B、C. FMPSPGR 增强扫描示左输尿管
上段腔内占位(箭)。 D. MRU 示左肾盂及输尿管上段扩张,梗阻段呈杯口状改变(箭)。

终末期肾脏通常呈萎缩性小肾,少数可增大,在 MR 增强扫描期可有极轻微的强化,常见病因的诊断和鉴别诊断为:

1. 肾脏均匀萎缩变小,边缘光整,信号均匀,通常可由先天性肾发育不良、肾血供障碍(包括外伤性原因)以及慢性肾小球肾炎等引起,后者为双侧性。肾功能完全丧失,故临床病史具有特征性。

2. 肾脏不规则萎缩变小伴肾窦脂肪增生,通常由慢性肾盂肾炎引起,肾实质厚薄不均。

3. 肾脏内弥漫性钙化,部分钙化可呈蛋壳样,即为肾结核所致的"自截肾"。以常规 X 线平片和 CT 显示为宜。肾脏大部分不规则萎缩,但部分可增大,尤见于蛋壳状钙化者。MRI 显示肾脏信号不均匀降低,以 T₂WI 显示明显,部分病例常合并椎体

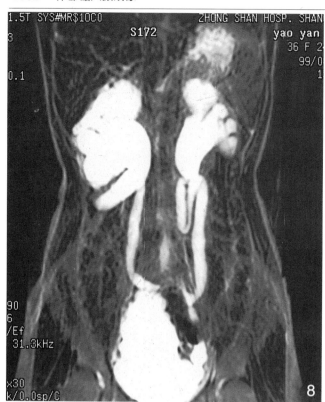

图 30-9-8 神经源性膀胱
MRU 示膀胱轮廓不规则,呈假性憩室状突出,右侧向上隆起。
双侧肾盂、肾盏及输尿管均扩张。本病例 IVP 未显影。

和腰大肌脓肿。

4. 肾盂输尿管扩张,而肾实质明显萎缩变薄。通常为慢性进行性尿路梗阻所致,常见原因为输尿管或后腹膜肿瘤以及淋巴结浸润压迫所致。因而,在检查时一旦发现伴肾实质萎缩的肾积水,应显示梗阻段的情况,MRI 平扫和增强扫描以及 MRI 尿路造影水成像技术的应用是目前理想的影像学检查。

(丁建国 周康荣)

参 考 文 献

1. 李 涛,高元桂,高育嗷,等.肾癌假包膜征高场 MRI 表现特征.病理基础及意义.中华放射学杂志,1995,29:781

2. 常时新,苏学曾,孟 涛,等.肾脏血管平滑肌脂肪瘤的 MRI(附20 例病理报告).实用放射学杂志,1995,11:325

3. Cormier P, Patel SK, Turner DA, et al. MR imaging findings in renal medullary fibroma. AJR, 1989,153:83

4. Gylys-Morin V, Hoffer FA, Kozakewich H, et al. Wilms tumor and nephroblastomatosis: imaging characteristics at gadolinium-enhanced MR imaging. Radiology, 1993,188:517

5. Hauser M, Krestin GP, Hagspiel KD. Bilateral solid multifocal and perirenal lesions: differentiation with ultrasonography, computed tomography and magnetic resonance Imaging. Clin Radiol, 1995, 50:288

6. John G, Semelka RC, Burdeny DA, et al. Renal cell cancer: incidence of hemorrhage on MR images in patients with chronic renal insufficiency. J Magn Reson Imaging, 1997,7:157

7. Kramer LA. Magnetic resonance imaging of renal masses. World J Urol, 1998,16:22

8. Kreft BP, Muller-Miny H, Sommer T, et al. Diagnostic value of MR imaging in comparison to CT in the detection and differential diagnosis of renal masses: ROC analysis. Eur Radiol, 1997,7:542

9. Levine E, Huntrakoon M, Wetzel LH. Small renal neoplasms: clinical, pathologic, and imaging features. AJR, 1989,153:69

10. Narumi Y, Hricak H, Presti JC, et al. MR imaging evaluation of renal cell carcinoma. Abdom Imaging, 1997,22:216

11. Rofsky NM, Weinreb JC, Bosniak MA, et al. Renal lesion characterization with gadolinium-enhanced MR imaging: efficacy and safety in patients with renal insufficiency. Radiology, 1991,180:85

12. Rohrschneider WK, Weirich A, Rieden K, et al. US, CT and MR imaging characteristics of nephroblastomatosis. Pediatr Radiol, 1998,28:435

13. Roubidoux MA, Dunnick NR, Sostman HD, et al. Renal carcinoma: detection of venous extension with gradient-echo MR imaging. Radiology, 1992,182:269

14. Semelka RC, Kelekis NL, Burdeny DA, et al. Renal lymphoma: demonstration by MR imaging. AJR, 1996,166:823

15. Semelka RC, Shoenut JP, Kroeker MA, et al. Renal lesions: controlled comparison between CT and 1.5-T MR imaging with nonenhanced and gadolinium-enhanced fat-suppressed spin-echo and breath-hold FLASH techniques. Radiology, 1992,182:425

16. Shimnoto H, Yuasa Y, Tanimoto A, et al. Small renal cell carcinoma: MRI with pathologic correlation. J Magn Reson Imaging, 1998,8:690

17. White KS, Kirks DR, Bove KE. Imaging of nephroflastomatosis: an overview. Radiology, 1992,182:1

18. Yamashita Y, Honda S. Nishiharu T, et al. Detection of pseudocapsule of renal cell carcinoma with MR imaging and CT. AJR, 1996,166:1 151

第三十一章

肾 上 腺

肾上腺是人体重要的内分泌器官,其功能状态正常与否直接影响人体正常代谢和功能。临床上,肾上腺病变按其功能状态分为功能亢进性、功能低下性及非功能性;按起源分为皮质性和髓质性;还可分为良性和恶性。肾上腺功能性疾病通常由临床表现和实验室检查作出诊断,但定位诊断尚有赖于影像学检查;非功能性肾上腺病变往往于腹部影像学检查时偶尔发现,据文献报道,这种"偶发瘤"约占腹部影像学检查病例的 1%,占尸检病例的 2% ~ 10%;此外,对伴发于恶性肿瘤患者的肾上腺肿块进行活检,结果证实为转移性肿瘤者不超过 50%,另有资料显示患有其他恶性肿瘤的病例中 8% ~ 27% 于尸检时发现有肾上腺转移。因此,肾上腺 MRI 检查的主要目的是:①评价和确定偶发瘤的性质,虽然绝大多数偶发瘤为非功能性腺瘤,但与恶性肿瘤的鉴别十分重要,对正确制定临床治疗方案具有重要的指导意义。②检查恶性肿瘤患者的肾上腺以明确是否存在转移性肿瘤抑或原发性肿瘤,并作出鉴别。③对肾上腺功能异常的患者,MRI 检查的目的为定位,并尽可能对其良、恶性作出判断。④随访肾上腺肿瘤病例的术后情况。

迄今,MRI 以其组织分辨率高和多方位成像的优点,早已被医学界认可,并为肾上腺影像学检查开辟了一条崭新的途径,尤其是 MRI 领域新技术层出不穷,如化学位移成像等已在肾上腺肿瘤良、恶性的鉴别方面发挥着重要的作用。

第一节 检 查 技 术

肾上腺与肾脏均位于肾筋膜囊内,其周围有丰富的脂肪组织,天然对比较佳,但由于肾上腺体积较小,如何正确运用检查方法(如选择适当的 MRI 序列等)对肾上腺病变的检测起决定性作用。

患者检查前准备与腹部常规 MRI 检查无异。肾上腺 MRI 检查的常规步骤为先平扫,后增强。当然,对肾上腺而言,若平扫无异常发现或能确定病变性质,则不必行增强扫描。常规使用体线圈。平扫常用序列包括:0.5 T 及其以下磁场强度的机器:SE 序列 T_1WI、T_2WI、T_1WI 加脂肪抑制技术,行横断位和冠状位扫描,必要时加扫矢状位。1~1.5 T 常用序列:SE T_1WI 横断位、冠状位,FSE T_2WI 横断位加脂肪抑制技术;增强扫描多采用快速多层扰相梯度回波技术(fast multiplanar spoiled gradient recalled, FMSPGR)对肾上腺及其病变进行横断位及冠状位快速动态三期扫描,以获得动态系列图像。矩阵 256×192,层厚为 4~5 mm,间隔为 1~2 mm,FOV 随患者个体而定。

近年来,化学位移成像技术广泛应用于肾上腺良、恶性肿块的鉴别。通常,良性腺瘤含有较多的脂肪组织,肿瘤的信号强度在相位一致与反相位图像上有明显差异,即于反相位像信号明显下降;而恶性肿瘤和嗜铬细胞瘤等均无明显脂肪组织,无反相位信号下降。由于 MRI 设备梯度场强不等,所用层厚和 TE 亦可有差异。我们采用 4~5 mm 层厚,TE 为 1.5~2.1 ms(去相位)和 4.2 ms(同相位),TR 为 100~150 ms。

Mitchell 等首先报道将化学位移成像应用于肾上腺良、恶性肿块的鉴别。这种技术常应用于 SE 序列和梯度回波序列中。其原理是当 RF 停止后片刻(如 TE = 0)时,水与脂肪横向弛豫矢量进动频率一致,即同相位,在这种情况下,水和脂肪的信号强度在图像中呈叠加式,但是由于水质子较脂肪质子进动快,经过一段时间后水与脂肪进动矢量的相位正好相反,即呈 180°(反相位)。在 1.0 T 机器时,这个时间为 ΔTE = 3.4 ms,因此 TE = 3.4 ms 时为反相位,TE = 6.8 ms 时为同相位。1.5 T 机器常用 TE 分别为 2 ms 和 4.5 ms 左右。综上所述,只要 TE 等于 ΔTE 的偶倍数时,MRI 为正相位(或称为同相位)图像,若 TE 等于 ΔTE 的奇倍数则为反相位(或称为去相位)。

第二节　正常解剖和 MRI 表现

一、肾上腺正常解剖

双侧肾上腺位于腹膜后间隙,分别居于左右肾脏上极的前上方,其周围为丰富的脂肪组织,外包被膜,与肾脏同位于肾筋膜囊内,相当于第一腰椎水平。右侧肾上腺稍高于左侧,位于肝右后叶内下缘、右膈脚及下腔静脉之间,呈"人"字型;左侧肾上腺呈半月型,位于左肾上极前内方,其前外侧分别为胰体尾、脾动静脉,其内侧为左膈脚。

肾上腺实质分为外层的皮质和内层的髓质,分别起源于中胚层和外胚层。肾上腺皮质的组织结构可分三层:由外而内分别为球状带、束状带和网状带。肾上腺皮质约占肾上腺总量的 90%。球状带紧贴包膜下方,较薄,占皮质的 15%,分泌盐皮质激素,调节电解质和水盐的代谢;束状带最厚,约占皮质的 78%,分泌调节糖代谢和蛋白质代谢的糖皮质激素,如氢化可的松;网状带居最内侧,约占皮质的 7%,分泌性激素,如脱氢异雄酮和雌激素。

肾上腺髓质起源于外胚层,与交感神经同源。肾上腺髓质与皮质交界参差不齐,约占肾上腺的 10%。肾上腺髓质主要由高度分化的嗜铬细胞组成。嗜铬细胞群由毛细血管将其分割成格子状。人类肾上腺髓质分泌的儿茶酚胺主要为肾上腺素,绝大多数嗜铬细胞和组织位于肾上腺髓质内,但如果胚胎期分布于交感神经丛区域的嗜铬组织没有退化,即可能成为异位嗜铬细胞瘤的起源。在少数人有一种肾上腺正常变异,即在肾上腺和肾脏周围尚有肾上腺组织,可既含皮质又含髓质。肾上腺血供极为丰富,约占心输出量的 1%。肾上腺上面有来自膈下动脉的终末分支,内侧面由上而下依次为肾上腺上、中、下动脉,分别起源于膈下动脉、主动脉和肾动脉。肾上腺诸供血动脉于被膜下形成动脉丛,并由此丛发出丰富的放射状排列的毛细血管,形成环绕网状带的静脉窦,汇成髓质静脉性毛细血管窦,再引流入中央静脉。被膜下动脉环发出的髓质动脉穿过皮质,达到髓质,分支成毛细血管供血给髓质,一部分引入髓质静脉窦,一部分直接引入中央静脉,最后中央静脉汇入左右肾上腺静脉。右肾上腺静脉直接引入下腔静脉,左侧则先与膈下静脉汇合,尔后注入左肾静脉。肾上腺髓质受交感神经节前纤维支配,这些纤维由胸$_{10}$~腰$_2$水平脊髓神经元发出,经腹腔神经丛到达肾上腺,在包膜处形成神经丛,然后进入腺体。节前纤维末梢与嗜铬细胞形成突触。近年来的研究发现肾上腺皮质亦接受神经纤维支配。

二、正常肾上腺 MRI 表现

肾上腺周围有非常丰富的脂肪组织,由于脂肪组织于 T_1WI、T_2WI 均为高信号,因此在常规 SE 序列中,在脂肪组织衬托下,肾上腺可以清晰地显示出来。肾上腺在任何序列上均为均匀的中等信号,比脂肪信号低,但其信号强度高于膈肌脚,与肝脏信号大致相仿(图 31-2-1)。肾上腺体积很小,目前 MRI 尚难以分辨皮质区与髓质区界限。肾上腺大体可分为体部、外侧肢和内侧肢,这三部分共同构成肾上腺的外形,右侧为"人"字形或倒"Y"形,左侧为三角形或倒"V"形。有时两个肢体在横断面图像上不在同一层面出现,单一肢体呈线条状表现,右侧较多见,因为右侧肾上腺外肢较短时易重叠于肝内缘而难以显示。肢体长度为 2~4 cm,内、外肢及左、右侧具体长度略有不同。肢体厚度为 3~6 mm,宽 2~3 cm。肾上腺的内、外侧肢厚度均匀,和体部一样其外缘弧度均呈平直或凹陷状形,如向外膨隆,可提示异常。在正常情况下,肢体厚度不超过同侧同层膈肌脚的厚度。

一般而言,左侧肾上腺与左肾上极几乎同层显示,而右侧肾上腺通常在右肾上极的上一层面即开始出现。据文献统计,左侧肾上腺显示率较右侧高。常规 SE T_1WI 显示最佳,T_2WI 噪声多,图像分辨率下降,但对病变较敏感。肾上腺周围脂肪组织丰富与否亦影响其显示率,脂肪少时显示欠佳,脊柱畸形的患者肾上腺亦呈低显示率。摄片时要注意窗宽、窗位,尤其窗位应高一些。除了横断位外,冠状位亦为常规体位,在冠状位上可观察肾上腺宽度,以及肾上腺病变的毗邻关系和周围结构的改变,包括右肾上腺肿块与右肾、肝脏、下腔静脉的关系,左肾上腺肿块与左肾、脾静脉及胰腺的关系。正常情况下,左肾上腺亦需与脾动、静脉相鉴别。增强扫描易于作出判断(图 31-2-2)。此外,应避免误将胰尾后缘部位当做肾上腺肿块。少数情况下若肝肾隐窝肿块体积较大,或左肾上极、胰腺后方有巨大占位肿块,若横断位判断巨大肿块起源有困难,矢状位亦不可少。由于肾上腺血供丰富,肾上腺组织强化均较显著,文献报道,约 17% 的正常肾上腺可出现动脉期均匀一致的强化(图 31-2-3)。

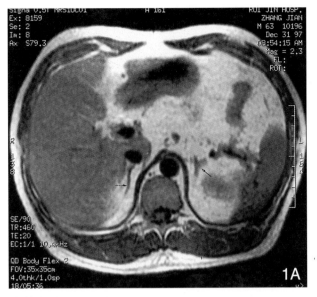
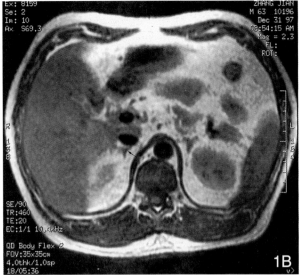
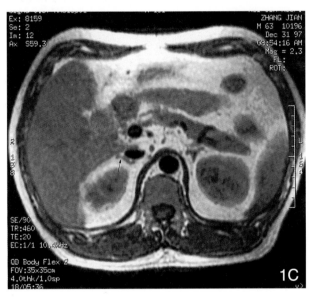
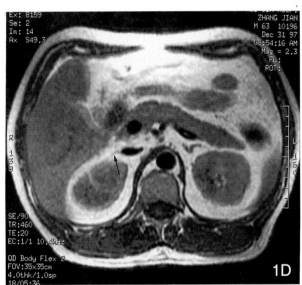

图 31-2-1　正常肾上腺

SE T₁WI 横断位,A~D 为由上而下连续扫描。　A. 右侧肾上腺呈线条影(箭),为内侧肢。左侧肾上腺呈三角形(箭),边缘凹陷。双侧肾上腺与肝脏信号相仿。　B. 显示右侧肾上腺体部(箭),左侧肾上腺更清晰。其周围为脂肪组织高信号影。　C. 显示右侧肾上腺外侧肢(箭),左侧同 B。　D. 显示右侧肾上腺外侧肢体外下部(箭),紧贴下腔静脉外后方。

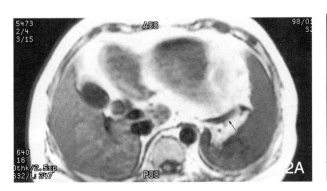
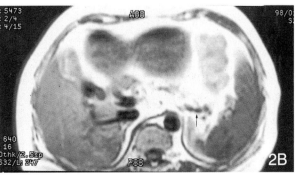

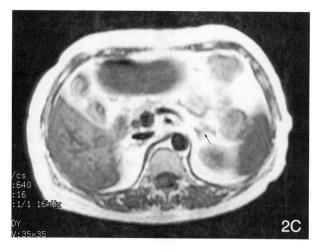

图 31-2-2 正常肾上腺

SE T$_1$WI 横断位,A～C 为连续层面。 A. 显示脾静脉(箭)。 B. 显示左侧肾上腺前方稍扭曲的脾静脉(箭)。
C. 显示左侧肾上腺呈倒"Y"形(箭)。

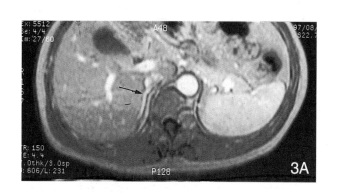
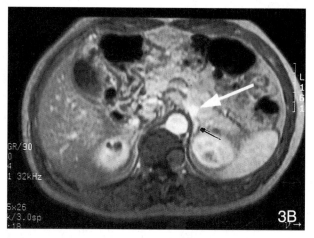

图 31-2-3 正常肾上腺强化表现

FMPSPGR 横断位增强扫描。 A. 右侧肾上腺内侧肢呈线条状高信号影(箭),为强化表现。
B. 左侧肾上腺强化(短箭),其前方可见脾静脉强化,呈高信号影(长箭)。

第三节 肾上腺皮质功能亢进

肾上腺皮质功能亢进按发病机制和临床表现可分为皮质醇增多症、原发性醛固酮增多症和先天性肾上腺皮质增生症。

一、皮质醇增多症

皮质醇增多症(hypercotisolism)又称库欣综合征(Cushing syndrome),由 Cushing 于 1932 年首次报道,主要临床表现为糖皮质激素分泌增多所致的一系列症候群。病因主要包括肾上腺皮质增生、原发性或继发性肾上腺皮质腺瘤和肾上腺皮质腺癌,其他情况包括异位 ACTH 分泌过多、医源性皮质醇增多症等。本节主要讨论前三种原因引起的皮质醇增多症。

(一)病理

1.肾上腺皮质增生:约占皮质醇增多症的70%,可分为原发性和继发性,后者为由垂体疾病导致 ACTH 分泌过多从而引起的肾上腺皮质增生。继发性皮质增生多于原发性,文献报道皮质醇增多症患者90%有垂体微腺瘤,但原发性和继发性的病理改变无差异。肾上腺皮质增生通常呈双侧弥漫性增生,轮廓饱满,重量增加可达76 g,切面皮质增厚达2～3 mm,镜下见束状带明显增宽,弥漫性增生伴灶性增生微结节。电镜下见有典型的分泌类固醇的超微结构:丰富的线粒体,光面内质网及脂滴。在弥漫性增生基础上有大、小不等的结节形成,称结节型皮质增生,无包膜,较大者与腺瘤难以鉴别,可能是增生向腺瘤过渡的阶段性表现。

2. 肾上腺皮质腺瘤:腺瘤呈圆形或卵圆形,包膜完整,直径≥2 cm。切面黄褐相间,呈花斑状。镜下见透明细胞和颗粒细胞,细胞内富含类脂质,细胞大小不一,呈片状排列。电镜结果与增生相似。

3. 肾上腺皮质腺癌:肿块体积大,直径常大于5 cm,可伴有出血、坏死和囊性变等。镜下见细胞多有间变,若肿块体积小,无包膜浸润,有时难以与腺瘤鉴别。癌细胞侵犯包膜和(或)血管是其特征。

(二)临床表现

多见于生育期女性,上海市瑞金医院组病例,男女之比约为1:2.64,20～40岁多见,平均年龄33.4岁。起病慢,平均病程3.6年,增生病例3.8年,腺瘤1.6年。肾上腺皮质癌发展快,就诊时多为晚期。上腹可触及肿块,部分病例可有腰腹痛。功能性皮质腺癌多为儿童或青年人。主要临床表现为满月脸、向心性肥胖(水牛背)、鲤鱼嘴、皮肤紫纹、高血压和骨质疏松等。女性病人常伴有月经失调等。

(三)MRI表现

1. 肾上腺皮质增生:通常为双侧性,肾上腺肢体增粗、延长,轮廓饱满,边缘膨隆,若为弥漫性增生,肾上腺基本形态无明显改变(图31-3-1)。结节型增生中微细结节在MRI上难以显示,而较大结节

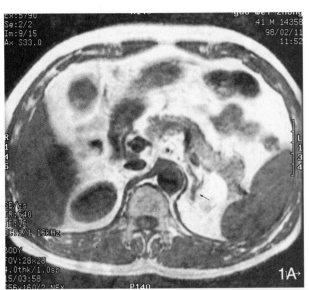
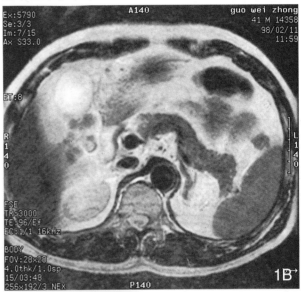
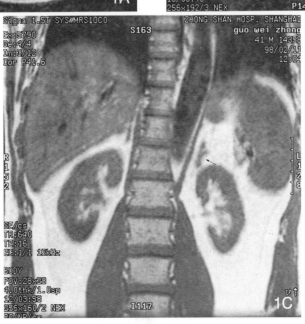

图 31-3-1 左侧肾上腺弥漫性增生

A. SE T₁WI横断位,示左侧肾上腺内、外侧肢体增粗,并见扭曲(箭),明显超过同侧膈肌脚的厚度。信号与肝脏相仿。

B. FSE T₂WI横断位,示左侧肾上腺弥漫性增生,信号与肝脏相仿。 C. SE T₁WI冠状位,示左侧肾上腺增粗,以内侧肢体尤为明显(箭)。

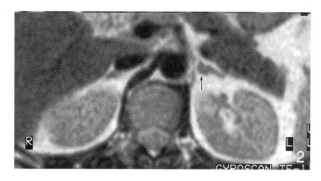

图 31-3-2　左侧肾上腺结节状增生

SE T₂WI 横断位，示左侧肾上腺结节性
增生（箭），信号与正常肾上腺信号一致。

与腺瘤则难以区别（图 31-3-2）。若为单侧单一皮质结节，以腺瘤居多，而双侧多个小结节多为皮质增生。在所有序列上肾上腺皮质增生均与正常肾上腺信号一致，在 T₁WI、T₂WI 上与肝脏信号相仿，即呈等信号或偏低信号。在肾上腺周围的脂肪组织高信号的衬托下，在 T₁WI 上增粗的肾上腺肢体显示较佳，呈等信号。注射 Gd-DTPA 后，明显强化，其信号强度改变与正常肾上腺一致。

2. 肾上腺皮质腺瘤：高功能腺瘤通常较小即被检出，直径 2～3 cm 以下较多见，呈圆形或椭圆形，

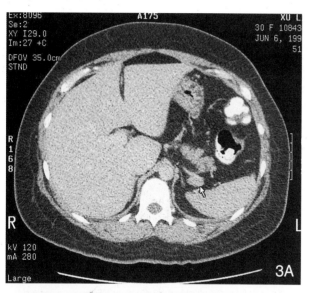

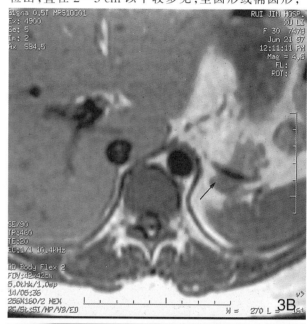

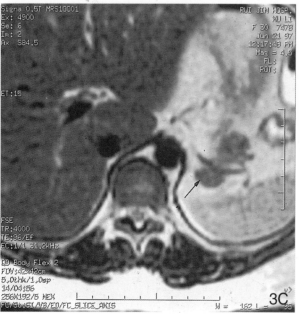

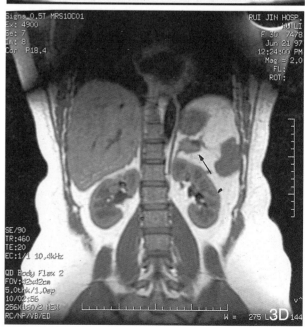

图 31-3-3　左侧肾上腺皮质醇腺瘤

A. CT 增强延迟扫描横断位，左侧肾上腺外侧肢可见一 1.6 cm × 1.2 cm 大小结节（箭）。B、C、D 分别为 SE T₁WI 横断位、
FSE T₂WI 横断位、SE T₁WI 冠状位，均显示左肾上腺肿块（箭）与肝为等信号。结节前方条状信号为脾血管影。

边缘光整,在 T_1WI 上瘤体信号接近肝脏,且较均匀,在 T_2WI 上肿瘤信号略高于肝脏。有完整包膜,在 T_1WI、T_2WI 上均为环形低信号影(图31-3-3)。若肿块内脂肪含量高,则出现 T_1WI 上信号高于肝脏,而 T_2WI 上信号与肝脏相近(图 31-3-4)。注射 Gd-DTPA 后,在早期大部分腺瘤呈中等程度均匀强化,信号强度下降亦较快。Ichikawa 采用动态增强 MRI 技术,对多种肾上腺肿块进行研究,认为这是腺瘤特征性的强化模式。Krestin 等报道肾上腺皮质腺瘤的这种强化方式可与非腺瘤性肿块相鉴别,后者强化极显著,而且高信号可维持到延迟期。但是,Korobkin 等经过研究没有得出肯定的结论,并认为他们与其他学者的研究结论不同可能是由于研究方法的差异所致。目前,少数学者认为强化模式有利于鉴别良、恶性,而多数学者认为无显著价值。我们认为这些模式之间存在较多交叉重叠,仅具有参考价值,在此基础上结合病灶大小、形态特征和临床资料可以作出较正确的诊断。

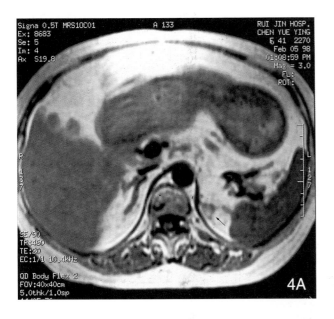
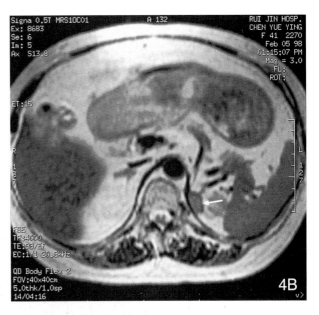
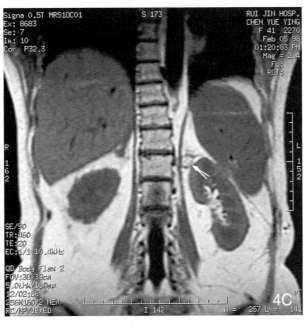

图 31-3-4 左侧肾上腺皮质醇腺瘤,伴右侧肾上腺增生

A、B、C 分别为 SE T_1WI 横断位、FSE T_2WI 横断位、SE T_1WI 冠状位,显示左侧肾上腺有一 1 cm × 1.5 cm 左右肿块,
信号稍高于肝脏(箭)。右侧肾上腺明显增大,以内侧肢为明显(图 A)。

肾上腺皮质腺瘤与恶性肿瘤如何鉴别一直是肾上腺 MRI 研究的热点。近年来,化学位移成像在肾上腺肿块良、恶性鉴别方面的研究结果令人鼓舞。其结果表明,由于皮质腺瘤内含有较多脂肪组织,在同相位和反相位图像上的脂肪信号与水的信号分别呈叠加和抵消,即反相位图像上皮质腺瘤信号显著下降,与同相位时相比有明显差异,而嗜铬细胞瘤、肾上腺癌和转移性肿瘤无此表现,以此可鉴别,其研究方法将于后文叙及。

3. 皮质腺癌:少见,单侧居多,一般瘤体较大,直径常超过 5 cm。其内可有出血、坏死,因此在 MRI 图像上其信号不均匀,在 T_2WI 上可见到大片高信号或高低混杂信号区域,在 T_1WI 上为低信号。若肿瘤内部有出血,在 T_1WI 亦可见到高信号影,均明显高于肝实质信号。可有完整包膜(图 31-3-5)。MRI 和 MRA 能显示肾静脉、下腔静脉受侵情况及肿块的累及范围。病理上,皮质腺癌内可有钙化,但 MRI 上难以明确分辨。注射造影剂后,强化较显著,以边缘为甚,常不均匀,无强化区提示可能有坏死、出血、液化。周围脂肪组织信号于平扫时可见降低。晚期肿瘤突破包膜,同侧肾、肝右后叶及下腔静脉均可能受侵犯,肝、肺和后腹膜淋巴结可出现转移。此外,肿瘤细胞浸润包膜和侵犯血管是病理学上皮质腺癌的主要特征(图 31-3-6)。若肿瘤较小,无外部侵犯征象时,无论是大体标本还是镜下判断良、恶性均有一定困难。影像学分析对定性和分期有非常重要的价值。一般来说,如有以下特征,应高度怀疑肾上腺皮质腺癌:①肿瘤体积大,直径大于或等于 5 cm;②除分泌糖皮质激素外,尚分泌盐皮质激素等多种激素;③临床表现极为严重;④肿瘤切除后复发;⑤周围结构侵犯,或出现淋巴结和远处转移;⑥化学位移成像的反相位上无信号降低,不同于腺瘤。

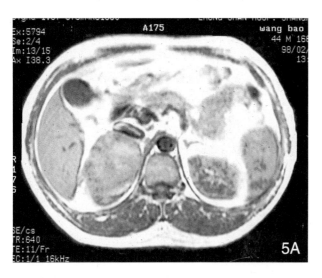

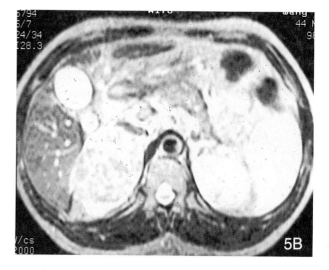

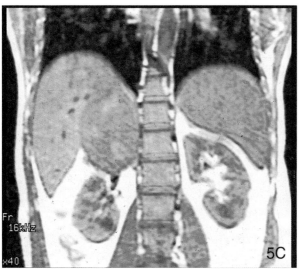

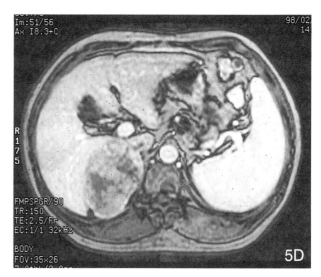

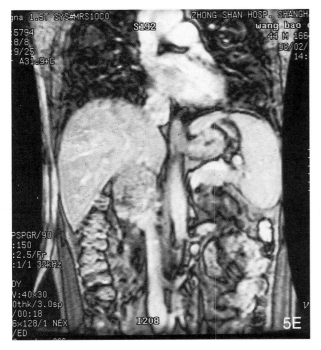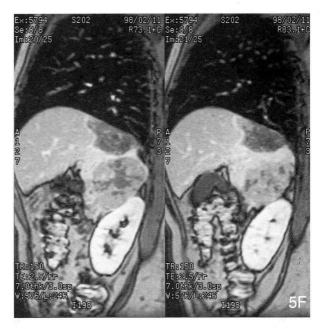

图 31-3-5　右侧肾上腺皮质腺癌

A. SE T_1WI,示右侧肾上腺巨大肿块,5 cm×8 cm 左右,呈不均匀信号,其内可见较高信号,提示出血。　B. SE T_2WI 横断位,示肿块呈不均匀高信号。下腔静脉明显受推压、变形。　C. SE T_1WI 冠状位,示右侧肾上腺肿块侵犯肝脏右后叶内侧部。　D、E、F. 分别为 FMPSPGR 动态增强横断位(D)和冠状位(E、F)。示增强后,病灶明显强化(D),并见下腔静脉受累,信号不均匀(E)。延迟期可见包膜强化征象(F)。

二、原发性醛固酮增多症

原发性醛固酮增多症(primary aldosteronism)简称原醛(又称 Conn 综合征),是指肾上腺皮质分泌过多醛固酮而导致钠水潴留、血容量增多、肾素-血管紧张素系统的活性受抑制,临床表现为高血压、低血钾的综合征。醛固酮增多症分为原发性和继发性,两者区别在于前者为肾上腺本身病变所致,实验室检查血浆肾素下降,而后者由肾上腺外疾患引起,血浆肾素升高。

原醛的主要类型是分泌醛固酮的肾上腺皮质腺瘤即醛固酮瘤、双侧肾上腺皮质增生和特发性醛固酮增多症。

（一）病理

肾上腺醛固酮瘤占原醛的 80%～90%,以单一腺瘤最多见,双侧和多发性腺瘤仅占 10%。醛固酮瘤体积一般较小,直径大多小于 3 cm,平均 1.8 cm 左右,呈圆形或卵圆形,肿瘤有完整包膜,切面呈金黄色。于镜下瘤体内含大量透明细胞和泡沫细胞,富含脂质颗粒,瘤细胞排列成团,由毛细血管分隔,间质、结缔组织甚少。与库欣病皮质腺瘤相比,后者肿瘤以外的同侧或对侧肾上腺皮质萎缩,而醛固酮瘤同侧或对侧球状带则可正常,亦可见对侧皮质萎缩。特发性醛固酮增多症占原醛的 20% 左右,多见于儿童,主要病理改变为双侧球状带增生,可为弥漫性或结节性,镜下见增生的细胞内充满脂质,类似于正常束状带细胞,近年来的研究提示本病为下丘脑-垂体系统功能紊乱所导致的肾上腺皮质球状带增生。引起原醛的原发性肾上腺增生和皮质腺癌少见,分别约占原醛的 1%,皮质增生病理改变与特发性者无异。皮质腺癌已于前节叙及,在此不再赘言。

（二）临床表现

笔者单位 1957～1985 年收治原醛病例 201 例,1986～1992 年又收治 108 例,男女比为 1:1.3,好发年龄 30～50 岁。原醛患者由于肾上腺醛固酮分泌增多而出现低肾素型高血压、低肾素、低血管紧张素血症。由于在大量醛固酮作用下,钾从尿中严重丢失,使血钾降低,并由此引起周期性软瘫、低钾性肾病及心脏损害。其中高血压是原醛最早出现的最重要症状,随着病程进展,血压逐渐升高,但一般呈良性过程。有些患者还出现代谢性碱中毒,患者有手足抽搐。实验室检查:血浆醛固酮升高,大于 112～277 mmol/L(4～10 ng/dl),尿钾增多,血钾下降及血浆低肾素、低血管紧张素。腺瘤手术治愈率高,

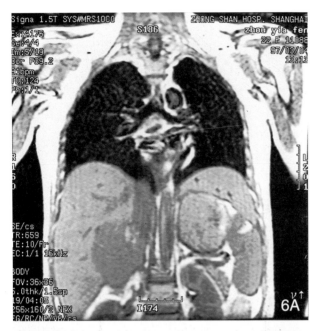
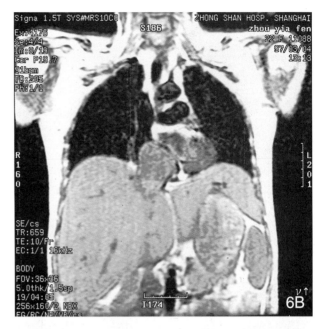

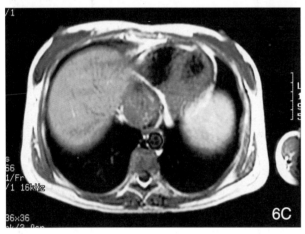
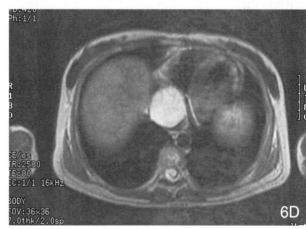

图 31-3-6　右侧肾上腺皮质腺癌（腺瘤癌变），
肿瘤长入右心房

A. T_1WI 冠状位示右肾上腺区巨大肿块，大小为 5 cm × 6 cm，信号稍低于肝脏且不均匀。下腔静脉信号不均。
B. 冠状位示肿块沿下腔静脉侵入右心房内。　C、D 为右心房层面 T_1WI 和 T_2WI 横断位，显示右心房内肿块，
在 T_1WI 上呈稍低信号，在 T_2WI 上呈高信号。

而增生则要内科治疗。若重要脏器出现严重损害可危及生命，因此，早期诊断和治疗尤为关键。

（三）MRI 表现

由于原醛皮质腺瘤体积常较小，直径 ≤ 2 cm 较多见，且其脂肪含量高于皮质醇腺瘤，而且受其周围脂肪组织高信号和部分容积效应的影响，在常规 SE T_1WI、T_2WI 或 FSE 图像上，肾上腺较小的腺瘤（< 1 cm）的显示不如 CT，但是在 T_1WI 加脂肪抑制像上显示较佳。腺瘤可位于肾上腺内肢、外肢或交连的体部，边缘光整，呈圆形或卵圆形。信号较均匀，在 T_1WI 上呈低于或等于肝信号，在 T_2WI 上呈

高于肝信号，注射造影剂后可出现中等程度强化。在化学位移图像上，反相位时，腺瘤信号显著下降，与皮质醇腺瘤改变一致（图 31-3-7）。皮质增生（图 31-3-8）和皮质腺癌的 MRI 表现与皮质醇性者无异，在此不详述。

三、先天性肾上腺皮质增生症

先天性肾上腺皮质增生症（congenital adrenal hyperplasia）是一组常染色体隐性遗传的先天性疾病。由于皮质激素合成酶缺乏，皮质醇合成部分或完全受阻，使下丘脑-垂体的 CRH-ACTH 分泌增加，

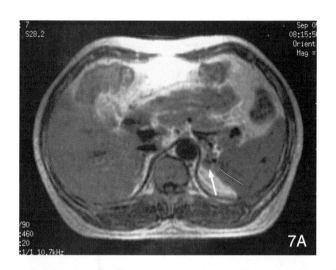

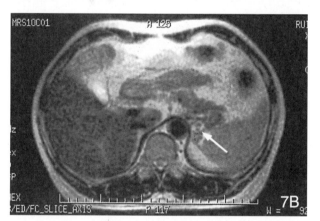

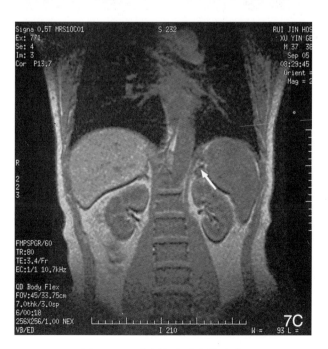

图 31-3-7　左侧肾上腺原醛腺瘤

A. SE T_1WI 示左侧肾上腺可见一直径 1 cm 左右等信号结节（箭），与肝脏信号相一致。　B. T_2WI 肿块呈稍高信号（箭），高于肝实质。　C. 于化学位移反相位图像上肿块呈明显低信号（箭）。

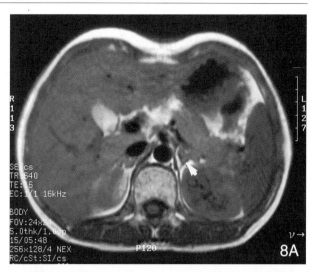

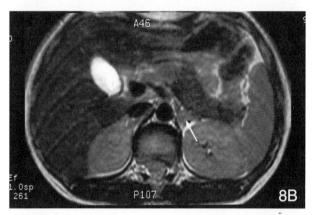

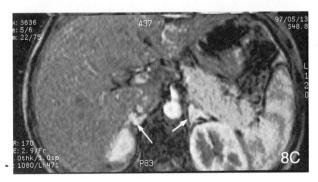

图 31-3-8　双侧肾上腺增生

A. SE T_1WI，肾上腺增生左侧以体部为明显，呈等信号（箭头）。

B. FSE T_2WI 上肾上腺增生信号明显高于肝实质（箭）。

C. 注射 Gd-DTPA 增强后双侧肾上腺明显强化，且较均匀，显示十分清楚（箭）。

导致肾上腺皮质增生，其中以 P450 C21 缺陷较多见，占 95%。本症属于肾上腺性异常增生症。

（一）病理和临床表现

失盐型与单纯男性化型均见肾上腺体积明显增大，比正常大 4～10 倍，肉眼呈浅棕色或金黄色，表面不规则，年龄较大的病例可见单个或多个结节形成，有时在影像学上易误认为腺瘤。显微镜下见网状带明显增生,占皮质的 90%,同时,有束状带增生,两者之间界限不清。有些增生细胞质内富含脂质。

临床上,男女之比为 2∶1,先天性肾上腺皮质增生的共同特征是由于糖皮质激素低下所引起的一系列症状,同时,多种类固醇激素合成酶又作用于肾上腺和性腺,因此往往伴有性征异常。不同酶缺乏其临床表现各异,同一酶缺乏又因缺乏的程度不同而有不同症状。P450 C21 缺陷为本症的最常见类型,占总数的 90%～95%。按酶缺乏程度将其分为重型(失盐型)、中型(单纯男性化型)、轻型(迟发型),主要表现为女性男性化、男性性早熟的症状、体

征和实验室检查的异常。

（二）MRI 表现

T_1WI、T_2WI 均显示双侧肾上腺结节状增生,肢体肥大,其信号强度与普通肾上腺皮质增生无明显差异,但体积增大常较一般的皮质增生显著,大小可达正常肾上腺的 4～10 倍。

四、鉴别诊断

就肾上腺功能性疾患的鉴别而言,必须将形态学的改变和临床表现、实验室检查结合起来,综合分析,才能作出正确诊断。影像学主要起定位作用。

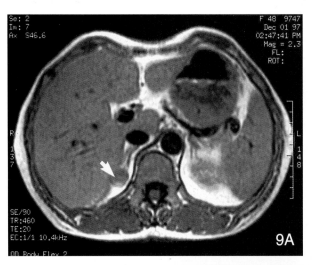 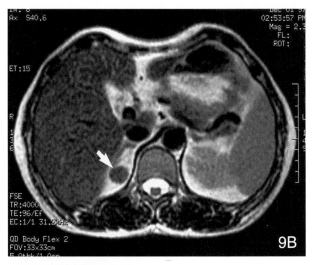

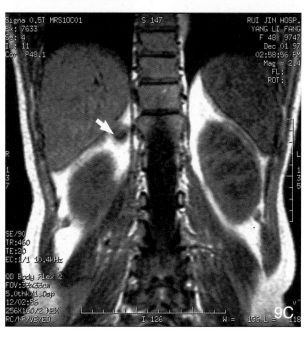

图 31-3-9 右侧肾上腺原发性醛固酮腺瘤
A. T_1WI 示右侧肾上腺区有一圆形肿块(箭),边缘光整,直径为 1.8 cm,信号稍高于肝脏。 B. T_2WI 上肿块信号与肝脏相仿。
C. T_1WI 冠状位,示右肾上腺肿块信号与肝脏相仿。

1. 皮质醇腺瘤和原醛腺瘤:从形态上讲,有以下不同点:①皮质醇腺瘤通常大于原醛腺瘤,前者直径通常为 2～3 cm 以上,后者则为 2 cm 以下。②皮质醇腺瘤其肿瘤以外的同侧或对侧肾上腺皮质萎缩;而原醛腺瘤常无此表现,同侧、对侧皮质可以正常或增生,少数情况下亦可有对侧皮质萎缩。

从 MRI 信号上分析,特点如下:①T_1WI 上原醛腺瘤信号稍高,因为其脂肪含量通常要高于皮质醇腺瘤,但只见于部分病例(图 31-3-9)。②增强后,原醛腺瘤往往出现明显环形强化,而肿瘤中央区强化较弱,信号强度低,在 FMPSPGR 图像上尤为明显,因为脂肪组织含量高,信号被抑制,而强化又不明显,故信号强度低。由于两者部分表现可交叉重叠,因此,仅仅从 MRI 上尚不能完全作出鉴别,应结合临床资料与实验室检查结果进行综合分析。2. 功能性腺瘤与嗜铬细胞瘤:两者容易鉴别,后者肿块常较大,直径在 3～5 cm 以上,在 T_1WI 上呈低信号,在 T_2WI 上呈极高信号,且不均匀,中心区由于坏死液化而呈更高信号。增强图像上呈早期显著边缘区强化,延迟期有持续强化,中心坏死区常无明显强化。嗜铬细胞瘤较小时强化十分显著且均匀,强化持续时间较长。在化学位移图像上无明显反相位信号丧失现象。

3. 功能性腺瘤与皮质腺癌:两者鉴别比较重要,由于皮质腺癌体积较大,生长迅速,较易出现坏死,故在 T_2WI 上信号不均匀增高,增强后呈不均匀强化。更重要的是局部侵犯征象,如突破包膜侵犯周围脂肪时,在 T_1WI 上脂肪信号下降。此外,若肝、肾受侵,下腔静脉、肾静脉癌栓形成,后腹膜淋巴结增大,以及远处转移灶等的出现都可确定为皮质腺癌。在化学位移图像上,反相位上信号无明显丧失。临床症状极为严重应高度警惕皮质腺癌的可能。

4. 库欣病皮质增生与原醛性皮质增生:两者从形态上难以鉴别,主要依靠临床资料。

5. 结节性皮质增生与皮质腺瘤:两者的鉴别极为关键,因为腺瘤需要手术治疗,而增生只需药物治疗。虽然皮质增生结节常较小,但也可伴有直径小于 1 cm 的腺瘤。皮质醇增多症患者,若其血清 ACTH 浓度很高则常提示为皮质增生,因为在腺瘤患者血清中 ACTH 则较低或测不到,借此可以鉴别。此外,前者常有垂体微腺瘤,故完整的检查应包括垂体。

第四节　肾上腺皮质功能减退

肾上腺皮质功能减退(adrenocortical hypofunction)按病程进展分为急性和慢性,按发病机制分为原发性和继发性。原发性又称 Addison 病,是由于自身免疫、结核等原因,破坏了 90% 以上的肾上腺而引起皮质激素分泌不足所致的疾病。继发性则为垂体分泌促肾上腺皮质激素不足所致,主要临床表现为体重减轻、皮肤发黑等。本节主要讨论肾上腺结核。

肾上腺结核可导致慢性肾上腺皮质功能减退,多为双侧性。早期双侧肾上腺肢体及体部均明显增粗、肿胀。MRI 显示双侧肾上腺体积增大,信号在 T_2WI 上可见增高。病变继续演变破坏肾上腺皮、髓质,形成典型的干酪样坏死或结核性肉芽肿,病理上可见钙化灶。此期,病灶可呈结节状或小圆形,肢体增粗亦明显,肾上腺仍保持正常形态,在 T_1WI 上信号可不均匀,以低信号为主,而在 T_2WI 上病灶信号增高较明显,无信号区域为钙化灶。注射造影剂后在延迟期可见少许强化,以边缘强化为主,中央坏死区无明显强化。晚期,钙化灶增多甚至遍及整个肾上腺,其余未钙化的肾上腺也支离破碎,失去正常形态。至此,整个肾上腺体积显著缩小。上述改变以螺旋 CT 薄层扫描显示最佳。化学位移图像上无明显反相位信号丢失征象。

除结核外,肾上腺皮质功能低下绝大多数由自身免疫性疾病引起自发性肾上腺萎缩,MRI 显示肾上腺体积明显缩小,有时小到难以显示。

第五节　肾上腺髓质源性肿瘤

肾上腺髓质来源于胚胎期神经嵴,其原始细胞称为交感神经母细胞,以后向两个方向分化,一方面分化成神经节细胞,另一方面分化成嗜铬细胞。所形成的肿瘤亦分为三类,即嗜铬细胞瘤、神经母细胞瘤和神经节细胞瘤。

一、嗜铬细胞瘤

嗜铬细胞瘤(pheochromocytoma)起源于肾上腺髓质和副神经节。由于肿瘤组织产生过多的儿茶酚胺,临床上出现高血压和高代谢等症候群。嗜铬细胞瘤 80% 来源于肾上腺髓质,肾上腺外占 20% 左右,分布于椎旁交感神经丛区域未退化的嗜铬组织。自颅底至盆腔均有嗜铬组织分布。

（一）病理

嗜铬细胞瘤 80% 位于肾上腺,大多数为单侧,右侧稍多于左侧。大体观肿瘤大小不一,平均直径约为 5 cm,呈圆形或椭圆形,有完整包膜,切面灰红或褐色,常见到出血、囊变或钙化。组织学上,嗜铬细胞瘤为大型多角细胞,形成细胞束或细胞巢,瘤细胞有不同程度的多形性。间质主要是血窦。嗜铬细胞瘤组织中儿茶酚胺的含量是正常肾上腺髓质中的 4～80 倍。

起源于肾上腺外的嗜铬细胞瘤又称异位嗜铬细胞瘤或副神经节瘤,其与肾上腺髓质源性嗜铬细胞瘤具有同样的功能特征,但在青少年呈轻度优势分布,且更具恶性倾向(29%～40%)及多发倾向。笔者报道的一组 31 例异位嗜铬细胞瘤恶性比率为 13%,分布区域以腹主动脉周围和肾门附近较多见,本组占 71%。嗜铬细胞瘤的整体恶性比例为 10% 左右。病理上以包膜浸润、血管内癌栓形成以及远处转移为特征。

（二）临床表现

好发于 30～50 岁中年人,由于嗜铬细胞瘤持续和(或)脉冲式释放大量儿茶酚胺,患者常出现持续性高血压(33%)、阵发性高血压(16%)、持续性高血压伴阵发性加剧(38%)、高低血压交替出现(10%)等高血压症候群,极少数患者就诊时为低血压休克或血压正常(3%)。血压波动幅度大,发作间歇期血压可正常。另一主要症候群为高代谢,患者出现体温升高,多在 1～2℃ 之间,呈弛张热,偶有高热,文献中曾有高达 39℃ 的报道,无寒战;有些患者多汗,而体温上升不显著;尿糖呈糖尿病样曲线;另外有高血钾、高血钙,个别患者可因肿瘤内出血性坏死而出现剧烈腹痛。笔者遇到一例膀胱异位嗜铬细胞瘤患者,因排尿时血压升高而晕倒。还有一例腹主动脉旁异位瘤于手术中当外科医生触及肿块时,患者出现血压骤然升高。实验室检查有尿儿茶酚胺升高。在正常情况下,尿去甲肾上腺素为 < 150 $\mu g/24$ h,肾上腺素 50 $\mu g/24$ h,一般超过正常值的 2 倍即具有诊断意义,非发作期可以正常。儿茶酚胺的代谢产物尿 3-甲氧-4 羟苦杏仁酸(VMA)亦升高。血浆儿茶酚胺正常基础值为 100～500 pg/ml,500～1 500 pg/ml 为可疑诊断,> 2 000 pg/ml,或基础状态偏高而发作时明显升高,或每 30 min 一次持续升

高均具有高度诊断意义。少数嗜铬细胞瘤儿茶酚胺的释放量与瘤体大小不成比例,巨大肿瘤的儿茶酚胺可于瘤体内降能,致使释放量小而症状轻或缺如,有时血浆儿茶酚胺虽高,而血压升高与之不成比例。更有罕见的无分泌功能的肿瘤,这些肿瘤常因局部症状、影像学检查或尸检才发现,分别称为无症状性和无功能性嗜铬细胞瘤。

（三）MRI 表现

肾上腺嗜铬细胞瘤呈圆形或类圆形,直径多为 3 cm 以上,我们的病例肿块直径平均为 4.7 cm,文献报道平均达 5 cm,边缘光整。在 T_1WI 上呈低信号,常不均匀,在 T_2WI 上呈高信号。其中央区常因坏死、囊变而呈更高信号,在 T_2WI 脂肪抑制像上尤为明显。包膜呈低信号弧形影(图 31-5-1)。

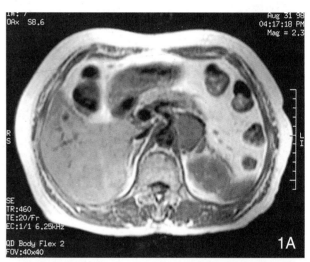

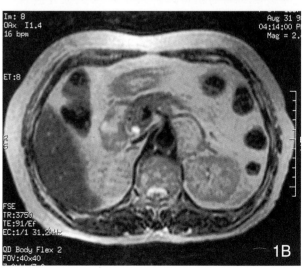

图 31-5-1 左侧肾上腺嗜铬细胞瘤

A. SE T_1WI,左侧肾上腺可见一 4 cm × 3 cm 肿块,可见低信号的弧形包膜影,低信号较均匀。 B. 在 FSE T_2WI 上肿块呈较高信号,边缘光整,同样可见低信号的弧形包膜影。

双侧发病约占 10%，亦有肾上腺嗜铬瘤和异位瘤同时存在。注射对比剂增强后，嗜铬细胞瘤血供十分丰富，强化显著。早期即可见到肿瘤呈网格状信号增高；延迟扫描时，肿块信号趋于均匀，但信号强度仍较高。有时，肿瘤中央区无明显强化，这是由于肿瘤中央区出血、坏死、液化甚至囊变所致。这时，肿瘤边缘区强化尤为显著。一般认为，这种强化模式是嗜铬细胞瘤的特征之一（图 31-5-2）。文献报道，注射对比剂会诱发血压增高，但笔者认为只要注射速度稍慢即可，况且 MRI 增强所用造影剂量小，仅为 10～20 ml，我们在工作中亦从未遇到过此类情况。

最近文献报道的异位嗜铬细胞瘤的发病率为 20% 左右，笔者的一组病例为 22%（31/138）。病灶分布区域：降主动脉和腹主动脉旁 11 例（图31-5-3），肾门附近 6 例，下腔静脉旁 4 例，肠系膜根部及肠系膜上动脉旁 4 例，膀胱内 3 例，胰腺 1 例，另外 2 例为多发灶，其中 1 例 3 个病灶分别位于膈脚、脾静脉后方及肾门附近，另 1 例 2 个病灶位于下腔静脉内和下腔静脉与腹主动脉之间。绝大部分表现与肾上腺内者相仿，但有少数病例强化不明显，与病理上脂肪含量较高有关。

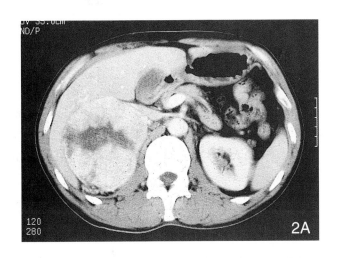
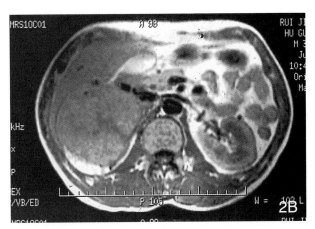
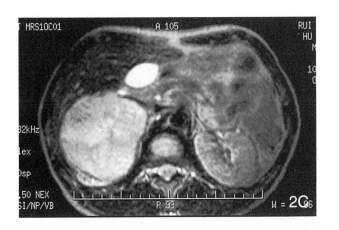
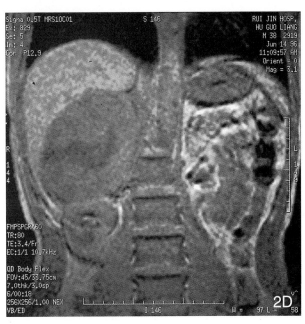

图 31-5-2　右侧肾上腺嗜铬细胞瘤

A. CT 增强扫描显示右侧肾上腺显著强化的肿块。大小为 10 cm×11 cm，中心区可见无强化坏死区。　B. SE T₁WI 示肿块呈等信号，其中心为低信号。　C. T₂WI 上肿瘤呈显著高信号，不均匀。　D. GRE 冠状位图像上肿块呈较低信号，中心区更低。

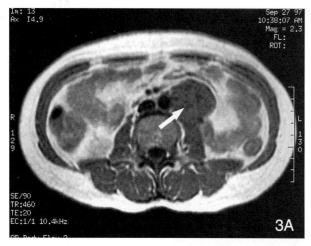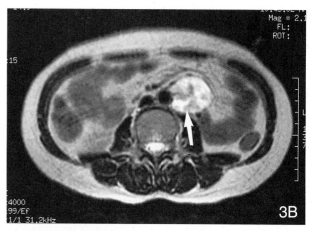

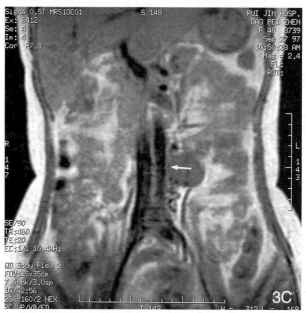

图 31-5-3 功能性异位嗜铬细胞瘤

A. SE T₁WI,腹主动脉左侧可见一低信号、边缘光整的类圆形肿块,为 4 cm × 4 cm 左右(箭)。

B. FSE T₂WI 上肿块呈极高信号且不均匀(箭)。 C. T₁WI 冠状位显示肿块与腹主动脉之间的脂肪信号(箭)。

恶性嗜铬细胞瘤约占 10%,但肾上腺外者恶性比率较高,本组为 13%,文献报道为 29%～40%。恶性肿瘤的主要特征是肿块常较大,直径大多超过 5 cm,我们的资料为 7.2 cm(平均直径),最小者为 4.6 cm,最大者达 15 cm。出血、坏死、囊变概率甚高,生长迅速,并对周围组织浸润,与之分界不清。通常转移至肝脏、肺、脊柱、肋骨及腹膜后淋巴结。转移灶常为无功能性。

无功能性肿瘤罕见,就诊时即较大(图 31-5-4,5),而且有时其中有一部分已恶变。一部分嗜铬细胞瘤有家族性,还可以发生于神经纤维瘤病及糖尿病患者,可以合并其他内分泌腺瘤,分为两型:Ⅰ型,伴发于垂体、甲状旁腺腺瘤,胰岛细胞瘤以及支气

管、消化道类癌;Ⅱ型,合并甲状腺、甲状旁腺腺瘤,常有家族史。

因此,临床上怀疑存在嗜铬细胞瘤时,MRI 检查若肾上腺区无明显占位,应向膈下至膀胱区进行搜索性扫描。若无异常发现,尚需扫描胸部、后纵隔及颅底,以期发现异位瘤。

二、神经母细胞瘤

神经母细胞瘤(neuroblastoma)为起源于未成熟的神经母细胞(交感神经母细胞或嗜铬母细胞)的肿瘤。除发生于肾上腺外,颈、胸及下腹部交感节亦可发生,是一种恶性程度较高的肿瘤。也是儿童期最常见的恶性肿瘤之一。

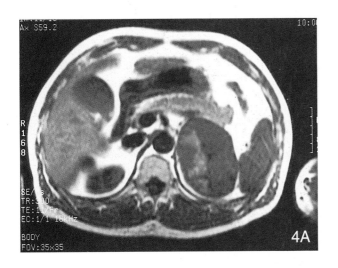
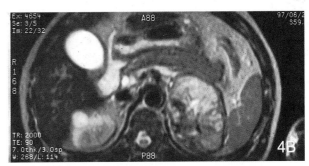

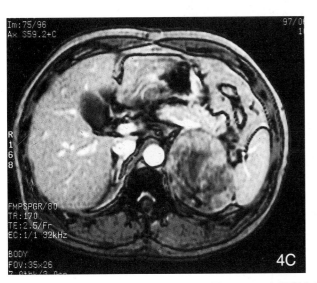
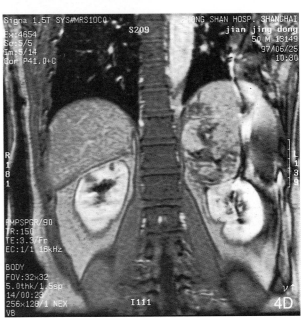

图 31-5-4　左侧肾上腺无功能性嗜铬细胞瘤

A. SE T₁WI 左肾上腺可见一 7 cm × 10 cm 大小不均匀信号肿块,内见较高信号区域。　B. T₂WI 上肿块呈不均匀高信号。

C. GRE 序列横断位增强,肿瘤呈显著不均匀强化。　D. GRE 序列冠状位增强后,肿瘤呈延迟强化更为明显,其中央区可见

无强化低信号区,提示为坏死。

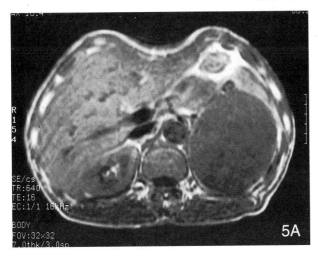
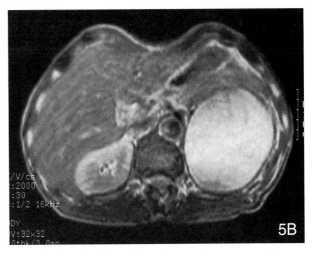

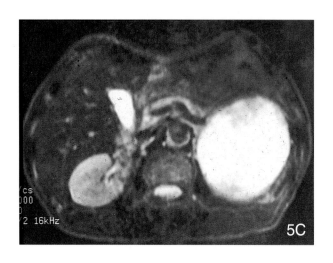

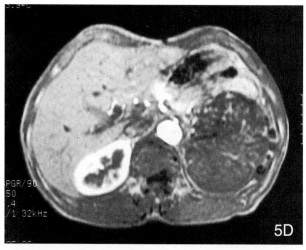

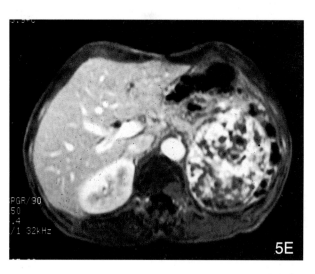

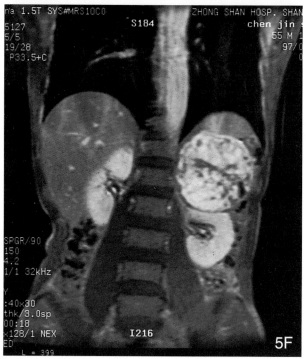

图 31-5-5　左侧肾上腺无功能性嗜铬细胞瘤

A. SE T_1WI,左侧肾上腺区域见一巨大低信号肿块,大小为 10 cm×8 cm。　B. SE 质子相横断位,左侧肾上腺肿块为较均匀高信号,边缘较光整。　C. T_2WI 示肿块呈极高信号,欠均匀。　D. FMPSPGR 增强扫描,动脉期可见肿块少许强化,呈斑点状和网格状,为早期间质血窦的强化。　E、F. 增强延迟期可见肿块显著强化,并由早期网格状强化变为较均匀强化。E 为横断位,F 为冠状位。

（一）病理与临床表现

神经母细胞瘤最常见的部位是肾上腺,约占50%,其次为腹部,约占20%,其他少见部位有胸腔、骨盆和颈部的交感神经节。可为多发性,亦可为原发性肿瘤伴其他部位转移,家族性则多为原发多中心性肿瘤。肿瘤常较大,直径 6~8 cm,最大可达10~20 cm。境界不明确,质软,灰色,有明显出血、坏死,常见颗粒状钙化,镜下肿瘤细胞类似小淋巴细胞,富于染色质,胞质少,电镜下可见内含神经内分泌颗粒。若生长迅速,很快突破包膜,侵入周围组织。镜下瘤组织分化程度低,若神经母细胞向神经节细胞分化形成神经节母细胞瘤,则属于一种低度恶性肿瘤。神经母细胞瘤早期即可向淋巴结、肝、骨、肺、脑等处转移。

临床上,患儿常以腹块就诊,肿块多位于上腹部两侧。患儿在肿块出现之前,常有皮肤苍白、多汗、食欲不振、腹泻、消瘦、易疲劳,长期低热或关节痛等症状,这与儿茶酚胺及其代谢产物增加有关。肿瘤最常见转移部位为骨髓,当发现腹块时,50%以上病例已有骨髓转移,有贫血及乏力。

（二）MRI 表现

肿块较大,边界欠清,包膜常被突破,且跨越中线较多见,有包绕大血管的倾向。在 T_1WI 上,肿瘤信号常低于或类似于肝实质,亦可见高信号区,在 T_2WI 上肿瘤信号较高,且不均匀。在 T_1WI、T_2WI 上信号均较低的区域提示为钙化形成,呈点状或环形,MRI 显示不如 CT。这种钙化是神经母细胞瘤的重要特征。本病另一特征是向椎管内侵犯扩散,MRI 的优点是通过高的组织分辨率和多方位成像使肾上腺区神经母细胞瘤巨大肿块借脂肪信号与肝肾肿瘤区分开来。注射 Gd-DTPA 后,肿瘤强化明显,常不均匀,包膜欠光整,中央坏死区无明显强化,

肿块包绕大血管并使之变形,肿块与大血管之间的脂肪信号消失,邻近结构和组织亦受侵并可见异常强化。

三、神经节细胞瘤

神经节细胞瘤(ganglioneuroma)是由较为成熟的交感神经节细胞和神经纤维、神经鞘细胞及胶原纤维等构成的良性肿瘤。发病率远低于神经母细胞瘤,发病年龄较神经母细胞瘤晚,多见于青少年,临床上个别神经母细胞瘤可进一步分化成良性的神经节细胞瘤。后纵隔比肾上腺髓质(10%)更为多见,女性多于男性。肿瘤呈分叶状,稍硬,组织学上在神经鞘细胞和神经纤维束之间散在着较大的神经节细胞。

临床上,患者主诉常为肿瘤的局部压迫症状,其

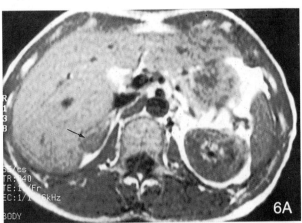
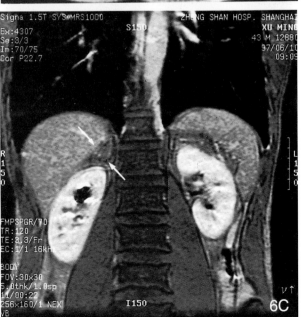
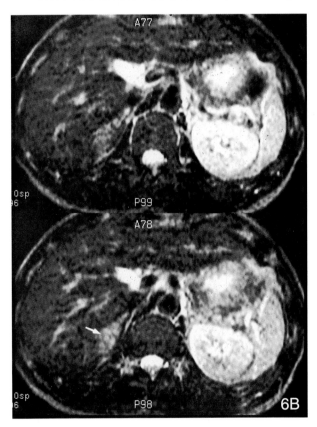

图 31-5-6　右侧肾上腺神经节细胞瘤
A. SE T_1WI,右侧肾上腺可见一近似三角形肿块,为 2.5 cm × 1.5 cm 左右,呈稍低信号(箭)。
B. T_2WI 示肿块呈较高信号(箭)。　C. 冠状位增强后肿块轻度强化,边缘较光整,周围结构清晰(箭)。

他症状包括多汗、心悸、高血压,腹泻也较常见。

　　MRI上,神经节细胞瘤与神经母细胞瘤相似,但是不侵犯和包绕血管,坏死囊变较少见,强化程度可较轻(图31-5-6)。个别患者若为恶性神经节细胞瘤,由于其生长迅速,出现一系列恶性征象,坏死囊变多见,并和神经母细胞瘤一样出现肿瘤侵犯和包绕血管的征象。

四、鉴别诊断

　　肾上腺髓质肿瘤以儿童的神经母细胞瘤及成人的嗜铬细胞瘤较为多见,神经节细胞瘤相对少见,因此,根据发病年龄可大致进行区别。当然,临床资料、实验室检查的作用非常关键,加上形态学特征,作出正确诊断应无困难。

　　从MRI角度出发,大致可从以下几个方面进行鉴别:

　　1. 肿瘤大小:神经母细胞瘤最大,直径常为6~8 cm,甚至占据腹部大部分。嗜铬细胞瘤平均直径为3~5 cm,神经节细胞瘤亦在此范围。

　　2. 肿瘤的形态:神经母细胞瘤常突破包膜向周围侵犯,神经节细胞瘤、嗜铬细胞瘤包膜常完整,与周围组织分界清晰。

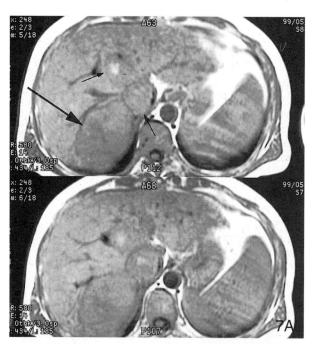

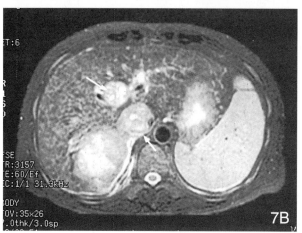

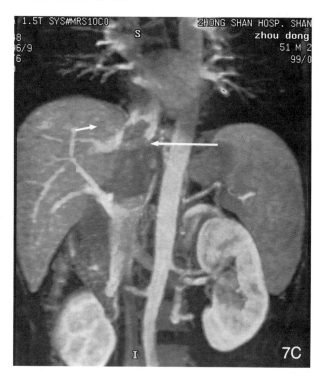

图 31-5-7　右侧肾上腺无功能性腺癌伴肝脏转移和血管侵犯

A. SE T$_1$WI,右侧肾上腺可见5 cm×6 cm肿块(长箭),呈等及稍低信号,另见肝右叶有一直径2 cm左右结节(短箭),其内可见小片状高信号,为出血所致。下腔静脉内可见类似信号的肿块影,其直径为1.5 cm左右,为癌栓(箭)。　B. T$_2$WI示右肾上腺及肝内肿块呈不均匀高信号(箭),下腔静脉内癌栓呈高信号(箭)。　C. 增强 3D MRA 示肿块不均匀强化,并见肝内转移灶(短箭)、肝静脉及下腔静脉受侵,形成癌栓(长箭)。

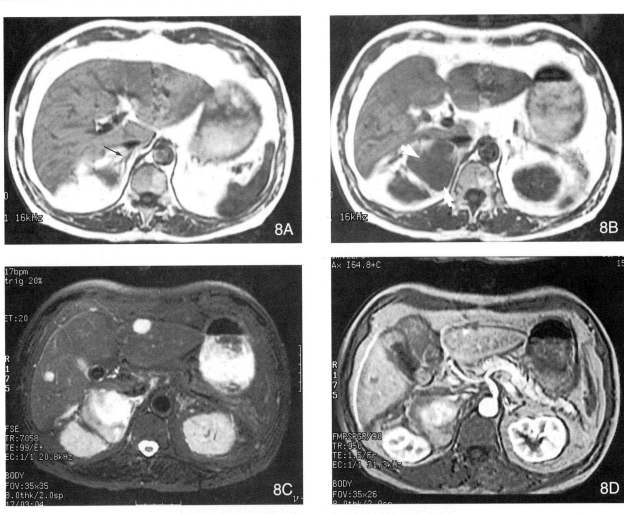

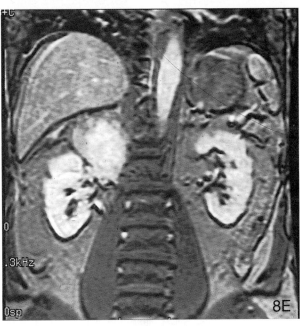

图 31-5-8　后腹膜脂肪肉瘤

A、B 为相邻层面　A. T_1WI 横断位右侧肾上方,正常肾上腺清晰显示(箭),形态与信号均正常。　B. T_1WI 示右侧肾上腺后外侧方一稍低信号的肿块(箭),边缘尚清晰。　C. T_2WI 上肿块呈不均匀高信号,正常肾上腺呈稍低信号。　D、E. 分别为横断位和冠状位,示增强后肿块强化显著,延迟期尤为明显。

3. MRI信号的改变:嗜铬细胞具有较典型的T_1WI低信号、T_2WI高信号,中心坏死区信号更高,增强后具有早期强化,延迟期持续强化的特点。神经母细胞瘤坏死囊变更甚,而且50%的病例有钙化,虽然MRI对钙化不够敏感,但在T_1WI、T_2WI上均为低信号区,有可能提示为钙化灶。神经节细胞瘤呈相当均匀的强化,但部分病例纤维成分较多,常无明显强化。

4. 与血管的关系:神经母细胞瘤常跨越中线,包绕大血管,并使之变形,血管癌栓比较多见,神经节细胞瘤和嗜铬细胞无此征象。

综上所述,较典型的病例结合临床及实验室资料鉴别诊断无甚困难,但是若均为恶性病例时,且神经母细胞瘤尚未跨越中线及包绕大血管,单靠MRI甚难鉴别。嗜铬细胞瘤与神经节细胞瘤的影像学特征不同,故结合临床资料,鉴别诊断亦不困难。

鉴别诊断的另一关键是与皮质腺癌和腺瘤的鉴别。髓质源性肿瘤与功能性腺瘤、腺癌可以依靠临床资料来鉴别。若为无功能性,则只能从形态上来分析异同。一般来说,肾上腺皮质腺瘤常较小,直径以≤3 cm为多见,化学位移图像有反相位信号丧失,而肾上腺髓质的肿瘤均无此征象,而且在T_2WI上信号常较腺瘤高。无功能性皮质腺癌常出现转移,如血管内癌栓形成,常侵入引流静脉并延伸至下腔静脉和右心房(图31-5-7),但无绕大血管的倾向,与神经母细胞瘤有别,与无功能性嗜铬细胞瘤的鉴别要点在T_2WI上后者信号显著升高。无功能性嗜铬细胞瘤与后腹膜其他恶性肿瘤如分化程度低的脂肪肉瘤(图31-5-8)等的鉴别,有时比较困难。

第六节　非功能性肾上腺肿瘤

一、非功能性肾上腺皮质腺瘤与腺癌

皮质腺瘤是肾上腺最常见的良性肿瘤。非功能性皮质腺瘤(nonfunctioning adrenocortical adenoma)占腺瘤的90%左右,占肾上腺偶发瘤的60%~75%,且随着年龄增大,其发病率亦增高,平均发病年龄为40岁。皮质腺癌少见,其中50%为非功能性,患者无明显临床症状,常于体检时发现,且多为老年人。一部分无功能性皮质腺癌则先出现转移灶,或检测到肾上腺肿块。肿块较大时可扪及肿块及肿瘤坏死而引起的发热。

【MRI表现】　绝大多数腺瘤在T_1WI、T_2WI上均与肝脏信号相仿或略高。此类腺瘤常较功能性腺瘤大,直径为2~4 cm,边缘光整,周围结构仅被推移,无侵犯现象。在T_2WI上,有些腺瘤信号较高,化学位移图像上均有反相位信号降低。皮质腺癌肿块较大,直径4~5 cm以上多见,在T_2WI上信号较高,坏死囊变发生率高,化学位移图像上无反相位信号降低(图31-6-1),其他征象与功能性腺癌相似。

二、髓样脂肪瘤

髓样脂肪瘤(myelolipoma)少见,由脂肪组织和骨髓成分按不同比例混合而成,可起源于皮质或髓质。本病通常无症状,一旦肿瘤出现继发性改变,如坏死、出血等,才出现腹胀、腹痛而就诊。在T_1WI及T_2WI上均为高信号,直径为4~6 cm,脂肪抑制图像上肿块信号显著下降,呈低信号。增强后,可见

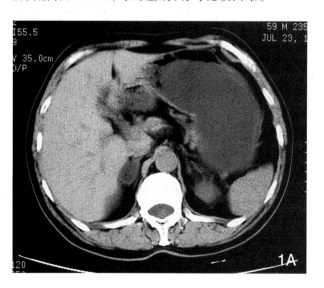

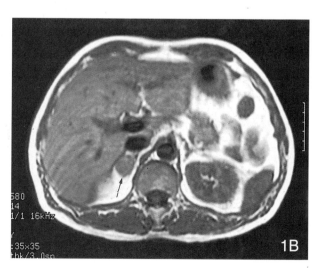

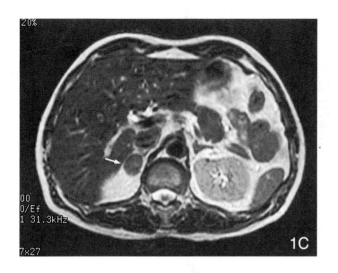

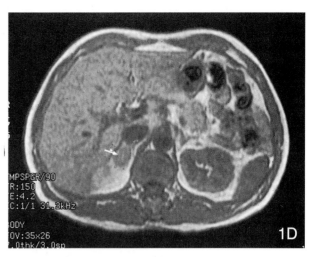

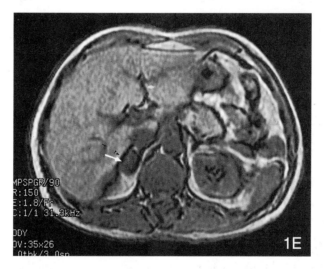

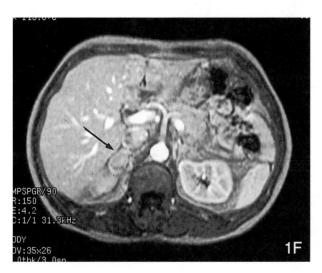

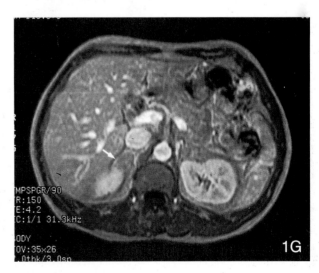

图 31-6-1 A-D 右侧肾上腺无功能性腺瘤

A. CT 平扫,右侧肾上腺可见一 2 cm×1.5 cm 大小低密度占位。 B. SE T_1WI 示肿块呈均匀等信号,边缘光滑(箭)。 C. FSE T_2WI 示肿块为稍高信号,包膜呈低信号弧形影(箭)。 D. SPGR 同相位上示肿块呈等信号,与肝脏相仿(箭)。 E. SPGR 反相位图像上肿块信号显著下降,呈极低信号,显著低于肝脏(箭)。 F、G. 增强扫描,早期(F)肿块呈中度强化,包膜强化较明显(箭),于延迟期(G)肿块信号有所下降(箭)。

少许强化,绝大部分呈无强化区。在化学位移图像上,无反相位信号丢失,因为只有水和脂肪比例大致相等时才丢失信号,而髓样脂肪瘤中脂肪太多(图31-6-2)。髓样脂肪瘤亦有异位病例,病灶可位于盆腔等处。

三、转移性肿瘤

肾上腺转移性肿瘤(metastases)较常见,转移的途径可以是血行(肺癌、乳腺癌)、淋巴道(肾、胰腺、胃癌),也可以是直接侵犯(肾癌、肝癌),其中以肺癌、乳腺癌最多见。Abrams 等于 1950 年报道了1 000例肿瘤转移的尸检结果,其中肾上腺转移占

27%,即 270 例。大部分肾上腺转移瘤患者无明显症状,常于为原发癌灶作分期检查时发现,也有存在别处转移瘤为寻找原发灶而发现。

【MRI 表现】 肿瘤在影像学上无明显特异性,大小不等。双侧居多,较小的肿瘤信号较均匀,边界清晰光滑。而较大者,由于继发出血,肿瘤中央区坏死而出现信号不均匀,在 T_2WI 上信号有明显升高。肿瘤边缘不规则,轮廓可呈分叶状,大多数情况不能见到正常肾上腺结构,在 T_1WI 上信号等于肝或稍低于肝,在 T_2WI 上信号较高。增强后,早期强化较少见,一般于动脉后期病灶强化较明显,并于延迟期持续时间较长(图 31-6-3)。少数病例也有较快退去

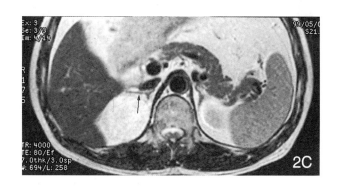

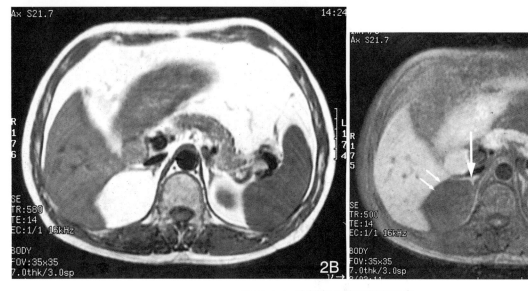

图 31-6-2 右侧肾上腺髓样脂肪瘤

A. CT 增强扫描,右侧肾上腺可见一低密度影,CT 值为 − 96 Hu,平扫(未选图)和增强像上均未见明显密度差异,较均匀。
  B. SE T_1WI 示肿块呈极高信号,且较均匀。 C. SE T_2WI 示肿块信号亦较高,边缘光整,且可见到部分正常肾上腺
(箭)。肿块在 T_1WI 和 T_2WI 上信号与皮下脂肪一致。 D. SE T_1WI 脂肪抑制像,肿块高信号被抑制呈低信号(双箭)。
右肾上腺体部及外侧肢基本正常(箭)。

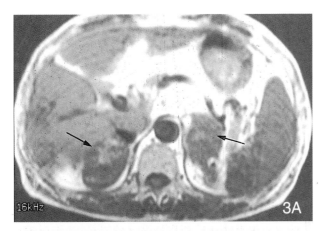
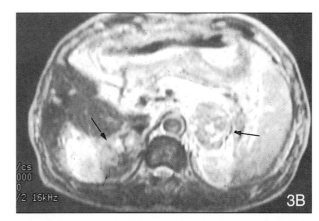
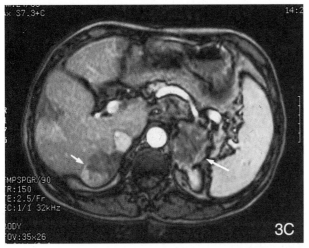
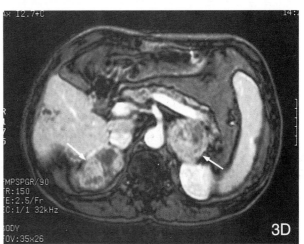

图 31-6-3　肝癌术后双侧肾上腺转移

A. SE T_1WI，双侧肾上腺均可见稍低信号的肿块影，且信号欠均匀，其内可见少许高信号（箭），肿块 4 cm × 3 cm 左右。

B. SE T_2WI，两肿块均呈不均匀略高信号，其内可见高信号（箭）。　C、D. FMPSPGR 动态增强扫描，早期（C）肿块边缘部强化，延迟期（D）肿块显著强化，但欠均匀（箭）。

的现象，与肾上腺腺瘤相似，但皮质腺瘤早期强化显著，且化学位移图像有利于鉴别。

四、淋巴瘤

肾上腺淋巴瘤（lymphoma）罕见，累及肾上腺的淋巴瘤以非霍奇金淋巴瘤较多见，通常为双侧受累，且多为弥漫性，结节性少见，肾上腺可以保持原来的形态。MRI 无特异性，在 T_1WI 上病灶信号低或等于肝实质，在 T_2WI 上信号稍高，增强后可有轻至中度强化，化学位移成像无反相位信号降低征象。此外，除肾上腺外，淋巴瘤常同时侵犯其他部位，可以与肾上腺腺瘤相鉴别。

五、鉴别诊断

非功能性肾上腺肿瘤的鉴别甚为重要，主要是非功能性腺瘤与恶性肿瘤的鉴别诊断。能否鉴别恶性肿瘤患者的肾上腺肿块的性质对原发恶性肿瘤的临床分期有很大价值。

非功能性腺瘤与无功能恶性嗜铬细胞瘤及神经母细胞瘤的鉴别见前述。非功能性腺瘤在低中场强的 T_2WI 上信号与肝脏相仿，而转移瘤信号通常高于肝脏。在中高场强的 MR 机的 T_1WI 上，转移瘤呈较低信号，常低于肝脏。增强后，大部分腺瘤仅轻度强化，且对比剂很快廓清（10 min 时增强小于 30%），而绝大多数恶性肿瘤显示明显强化，且持续时间较长。嗜铬细胞瘤亦具有类似特点。大多数学者认为，强化程度及强化模式尚不足以鉴别腺瘤与恶性肿瘤，因为两者之间有 20% ~ 30% 的交叉重叠。

近年来的研究表明，化学位移成像能准确地鉴别腺瘤与恶性肿瘤及嗜铬细胞瘤。常用方法是：第一步，测定并计算反相位肾上腺肿块与参照物（脾脏、肝脏、肌肉或脂肪)的信号强度之比;第二步,测定并计算同相位肾上腺肿块与参照物的信号强度之比,再用第一步的比值除以第二步的比值。若为腺瘤,由于反相位信号明显下降,故最后的比值较小,而恶性肿瘤无反相位信号丧失,最后比值较大。不同作者报道的具体数据不尽相同。其他采用的公式与本法类似,其目的均为检测肾上腺肿瘤内脂质含量和由此引起的双相位信号差别。由于脂质含量高的肿瘤并有反相位信号降低者最可能是腺瘤,本法特异性极高(100%),敏感性亦达80%以上,可以减少活检率。常用序列 FMPSPGR,目前参照物多选脾脏,因为肝脏有时存在脂肪浸润,使比值不准确。最近有报道,嗜铬细胞瘤与转移瘤亦有一定脂肪含量,若含量较高,并足以引起反相位信号明显下降,

那么两者与腺瘤之间存在交叉重叠的现象。因此,有时活检难以避免。综上所述,在已知存在原发性恶性肿瘤的患者,当发现双侧肾上腺肿块时,转移瘤的可能性很大,若仅为单侧肾上腺占位,必须与非功能性肾上腺肿瘤鉴别。目前,化学位移成像技术是最佳方法。

第七节 其 他 病 变

一、肾上腺出血

肾上腺出血(hemorrhage)大多数为双侧性,新生儿肾上腺出血常由缺氧、产伤、败血症和凝血病引起,其他年龄组患者少见,病因主要为创伤和凝血病变。信号改变较为复杂,主要与出血时间长短有关。

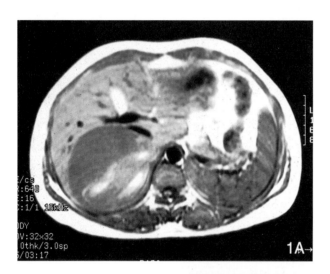
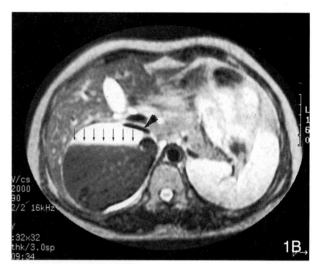
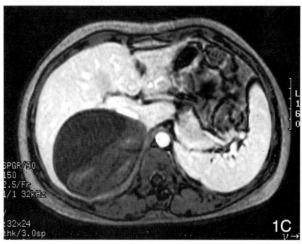

图 31-7-1 右侧肾上腺假性囊肿伴出血

A. SE T₁WI,右侧肾上腺见一低信号圆形肿块,约10 cm×10 cm,其内有条片状高信号影。 B. SE T₂WI 示液-液平面(箭),上部为高信号,下部为高、低不均匀信号(为出血所致)。下腔静脉明显受压、变扁,且前移(箭)。 C. FMPSPGR 增强后示囊壁强化,其内容物无明显强化。

在 T_1WI、T_2WI 上均为较高信号,脂肪抑制像无明显信号下降。而且即便血肿已开始液化,CT 上呈低密度,MRI 仍呈较高信号,以 T_1WI 为甚,于 T_2WI 上可见高信号区被黑色低信号环包绕,提示为血肿周围含铁血黄素沉着成分,通常无明显强化。

二、囊肿

很少见,肾上腺囊肿(cyst)按其囊壁的成分分为真性和假性。真性囊肿又分为内皮型和上皮型。内皮型囊肿较多见,占肾上腺囊肿的 45%,一般无症状,若伴有出血,可有上腹痛。在 T_1WI 上为水样低信号,T_2WI 上为均匀的高信号,呈圆形或卵圆形,边缘光滑。继发出血和(或)感染后信号可不均匀,或出现等信号。上皮型极少见。

假性囊肿占肾上腺囊肿的 39%,其壁为纤维组织,无细胞成分,通常继发于肾上腺出血。MRI 上信号常不均匀,可见分隔样改变,有时可见较长液平,肿块周围可见环形低信号,提示为钙化。肾上腺假性囊肿出现钙化的概率仅次于神经母细胞瘤。注射造影剂后,无明显强化,若伴有感染、出血等继发改变时可见囊壁强化(图 31-7-1)。

第八节 影像学方法比较

肾上腺作为内分泌器官,其病变常引起一系列临床表现和实验室检查的异常,影像学检查的任务是病变的定位,并对肾上腺偶发瘤或占位进行定性以及鉴别功能性肾上腺肿块的良性或恶性。此外,对已知有其他部位恶性肿瘤的患者行分期检查时发现肾上腺肿块,应与非功能性腺瘤相鉴别。

1. X 线检查:平片能显示肾上腺区的钙化灶,若肿块较大,亦可显示局部密度增高。静脉尿路造影加体层摄片有一定帮助,但不敏感,也不能定性。

2. 血管造影因有创伤性,目前很少使用,有时在判断巨大肾上腺区肿块的来源时采用,多为选择性血管造影。

3. 下腔静脉及肾上腺静脉采样,仅在 CT 扫描为阴性的隐匿型和实验室阳性病例,尤其适用于异位嗜铬细胞瘤,准确率较高,达 75%。

4. ^{131}I-MIBG 闪烁摄影对嗜铬细胞瘤检测的准确率达 90%,但有 4%~10% 的假阴性,多为恶性或无功能性嗜铬细胞瘤。

5. ^{131}I-NP-59 对鉴别肾上腺良、恶性具有一定

的特异性,腺瘤出现放射性核素浓集,而转移瘤、囊肿等为少浓集,但若为临界亦无法作出准确诊断。

6. 超声因其无辐射损害及实时的优点,已广泛作为人体许多部位首选的检查方法,同样,对于肾上腺也可首先进行超声检查,尤其适合于儿童和孕妇。但其空间分辨率低,阳性率不高,作者单位对肾上腺肿块的诊断敏感性为 67.7%,而且不能可靠地鉴别肿瘤的良、恶性。

7. CT 是目前最常用的肾上腺肿块定位和定性的方法。CT 平扫时,肾上腺肿块的 CT 值可用以鉴别良、恶性。文献报道平扫时,腺瘤尤其是原醛性腺瘤的密度较低,多为 0~10 Hu,若以此作为阈值,其特异性可达 100%,但其敏感性不高。Outwater 等报道,良性病变平扫 CT 值为 (4 ± 18)Hu,而恶性者为 (30 ± 6)Hu。增强 CT 扫描亦具有一定价值,尤其是较大的肿块,强化方式对鉴别诊断较有意义。腺瘤强化较早,但程度较轻,恶性肿瘤强化显著,持续时间长。这一点与嗜铬细胞瘤相仿。腺瘤强化较均匀,而恶性肿瘤常有出血坏死及囊变,故极不均匀。另外,在检查肾上腺时,CT 常规扫描范围包括肝、肾及腹膜后腔,这些部位正常与否也可为肾上腺肿块的定性提供帮助。但是腺瘤的 CT 值及其强化模式与恶性肿瘤有交叉重叠,故此法不及 MR 化学位移成像,对细小的腺瘤与肾上腺增生亦难以鉴别。嗜铬细胞瘤与恶性肿瘤的鉴别有时亦存在一定难度。

8. MRI 具有很高的组织分辨率和任意平面成像的特点,而且随着硬件、软件的发展其空间分辨率亦有很大提高,已能显示直径为 1 cm 的腺瘤。近年来的动态 MRI 研究、EPI 图像中 T_2 值的测定、肾上腺肿块与参照物的信号比值等对肾上腺肿块的定性均具有一定的价值。尤其是化学位移成像对于鉴别肾上腺肿块良、恶性具有很高的特异性和敏感性。有文献报道,只要比较同相位与反相位图像,若肿块出现肉眼可见到的信号下降,即为腺瘤。

因此,目前 MRI 是鉴别肾上腺良、恶性肿瘤最有效的方法。

(汪登斌 江 浩 周康荣)

参 考 文 献

1. 王 东,熊明辉,俞 敏,等.肾上腺腺瘤与转移瘤的 CT 鉴别诊断.中华放射学杂志,1998,32:402

2. 汪登斌,张 华,何国祥,等.异位嗜铬细胞瘤的 CT 诊断.中华

放射学杂志,1998,32:108

3. 罗邦尧,崔贤德. 肾上腺疾病诊断与治疗学. 上海:上海科技教育出版社.1995

4. 高元桂,蔡幼铨,蔡祖龙. 磁共振成像诊断学. 北京:人民军医出版社,1993

5. 周康荣. 腹部 CT. 上海:上海医科大学出版社,1993

6. Bilbey JH, McLoughlin RF, Kurkjian PS, et al. MR imaging of adrenal inasses: value of chemical-shift imaging for distinguishing adenomas from other tumors. AJR, 1995,164:637

7. Boland GWL, Lee MJ, Gazelle GS, et al. Characterization of adrenal masses using unenhanced CT: an analysis of the CT literature. AJR, 1998, 171:201

8. Boraschi P, Braccini G, Grassi L, et al. Incidentally discovered adrenal masses: evaluation with gadolinium enhancement and fat-suppressed MR imaging at 0.5 T. EJR, 1997,24:245

9. Cirillo RL JR, Bennett WF, Vitellas KM, et al. Pathology of the adrenal gland: imaging features. AJR, 1998,170:429

10. Dunick NR, Korobkin M, Francis I. Adrenal radiology: distinguishing benign from malignant adrenal masses. AJR, 1996,167:861

11. Francis IR, Gross MD, Shaprio B, et al. Integrated imaging of adrenal disease. Radiology, 1992,184

12. Goldfarb DA, Novick AC, Bravo EL, et al. Experience with extreadrenal pheochromocytoma. J Urol, 1989,142:931

13. Ichikawa T, Ohtomo K, Uchiyama G, et al. Contrast-enhanced dynamic MRI of adrenal masses: classification of characteristic enhancement patterns. Clin Radiol, 1995,50:295

14. Kenney PJ, Wagner BJ, Rao P, et al. Myelolipoma: CT and pathologic features. Radiology, 1998,208:87

15. Korobin M, Lombardi TJ, Aisen AM, et al. Characterisation of adrenal masses with chemical shift and gadolinium-enhanced MR imaging. Radiology, 1995,197:411

16. Mitchell DG, Grorello M, Matteucci T, et al. Benign adrenocortical masses: diagnosis with chemical shift MR imaging Radiology, 1992,185:345

17. Newhouse JH, Heffes CS, Wagner BJ, et al. Large degenerated adrenal adenomas: radiologic-pathologic correlation. Rodiology, 1999,210:385

18. Outwater EK, Siegelman ES, Huang AB, et al. Adrenal masses: correlation between CT attanuation value and chemical shift ratio at MR imaging with in-phase and opposed-phase sequences. Radiology, 1996,200:749

19. Outwater EK, Siegelman ES, Radecki PD, et al. Distinction between benign and malignant adrenal masses: value of T1-weighted chemical-shift MR imaging. AJR, 1995,165:579

20. Radin R, David CL, Goldfarb H, et al. Adrenal and extra-adrenal retroperitoneal ganglioneuroma: imaging findings in 13 adults. Radiology, 1997,202:703

21. Reinig JW, Stutley JE, Leonhardt CM, et al. Differentiation of adrenal masses with MR imaging :comparison of techniques. Radiology, 1994,192:41

22. Schwartz LH, Panicek DM, Koutcher JA, et al. Adrenal masses in patients with malignancy: prospective comparison of echo-plannar, fast spin-echo, and chemical-shift MR imaging. Radiology, 1995, 197:421

第一节　检查技术

一、检查前准备

1. 一般准备和注意事情与其他部位检查相同。

2. 检查前使膀胱适度充盈，非膀胱肿瘤患者使膀胱呈半充盈状态，这样容易区分盆腔脏器，同时肠襻上移，不致与盆腔脏器或病灶相混淆。膀胱肿瘤检查者以膀胱充盈 150~200 ml 为佳，膀胱过度充盈致膀胱壁较薄不易显示膀胱壁受累程度，另外充盈过度，患者难以耐受，容易产生运动伪影，也不利于膀胱肿瘤的显示。如充盈过少，膀胱逼尿肌处于收缩状态，与膀胱壁的病理性增厚不易鉴别，也不利于膀胱小肿瘤的观察。一般尿液排空后 2 h 检查多符合上述要求。必要时可静注平滑肌松弛剂胰高血糖素或山莨菪碱，以减轻肠道收舒造成的伪影响。

3. 前列腺检查使用直肠内表面线圈时可常规清洁灌肠。因直肠线圈插入注气后相对较粗并有一定张力，检查前需确定有无直肠肛门区病变如痔疮、肛裂，有无直肠手术史，尤其直肠放疗后狭窄及直肠肿瘤患者禁忌用直肠表面线圈。检查时可常规直肠指检进一步确定直肠情况。肌注胰高血糖素可减弱直肠收缩，减少移动伪影。

4. 阴囊检查时可将阴囊垫高，使两侧睾丸位于同一水平，长轴呈纵向，此时冠状面显示较好。层面选择以冠状面和横断面为主，使用表面线圈效果较好，在表面线圈和阴囊间使用填充物可减少伪影。

二、MRI 检查序列及参数

常规使用 SE 序列，主要为 SE T_1W、FSE T_2W成像，SE T_2W 因成像时间长、易产生伪影已较少应用。FSE 成像时间短，图像质量高，运动伪影少，已取代 SE T_2WI。观察骨骼病变除常规序列外，还可采用梯度回波准 T_2WI 序列或 T_2WI 脂肪抑制序列，其敏感性相对较高。一般检查层厚取 5~10 mm，病灶较小时可用 4~5 mm，过薄层厚致信噪比下降，不利于病灶的显示。采集矩阵 256 × 192 左右，2 次信号平均。检查时可采用腹部压迫带减轻呼吸移动的影响。

常规使用仰卧位，一般横轴位为基本体位，再结合矢状位和(或)冠状位，膀胱肿瘤必要时加作倾斜切线位，这样观察病灶本身及膀胱壁浸润程度较好。阴囊检查以冠状位较理想，对重要的解剖结构显示完整。目前多数单位常规使用体线圈，而以相控阵线圈尤其盆腔相控阵线圈效果较好。阴囊检查以表面线圈较好。

前列腺检查使用直肠内表面线圈时，层厚取 3~4 mm，层间距 1~1.5 mm，显示野 10~14 cm，相位编码为左右方向。常规扫描取横轴位，根据矢状位定位图决定加作倾斜冠状位和(或)矢状位。检查前常规直肠指检后再侧卧位插入直肠线圈并注气，扫描前肌注胰高血糖素，使用腹部压迫带减小呼吸影响。先扫描矢状位定位图像，了解直肠线圈的位置，确定未插入过深，并为前列腺确定扫描范围，还可观察骶骨有无骨破坏灶(线图 32-1-1)。

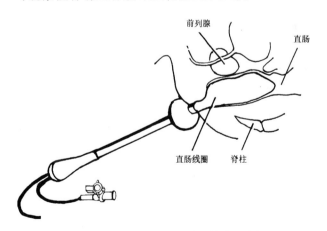

线图 32-1-1　直肠内表面线圈检查示意图

三、MRI 增强检查

MRI 增强扫描可进一步显示病灶，尤其观察病灶在注射对比剂前后的变化，有助于病灶的进一步显示和定性。

常规增强扫描采用注射对比剂后 SE T_1W 序列扫描,可观察一般的病灶强化情况,图像质量较好。但 T_1WI 扫描速度相对较慢,检查时间较长,增强扫描不能反映病灶增强的动态变化。

动态增强 MRI 检查使用快速成像序列如 SPGR、FLASH 等。快速序列团注动态增强可显示病灶的时间强度变化,反映其血供状况。对肿瘤而言,若血供相对丰富,早期动脉供血较周围组织高,则早期增强图像易于显示肿瘤的强化。理论上,动态增强图像一方面可借助病灶的动态增强特征验证常规图像的发现,也有助于其定性;另一方面,对常规平扫病灶显示不明显病例,动态增强后可能有明显强化或与周围组织对比出来,有助于病灶检出。再者因为局灶性病变的血供不同,动态增强有助于鉴别诊断。动态增强扫描因时间限制,其图像分辨率相对偏低。

作者采用快速多层面干扰梯度回波(FMPSP-GR)序列扫描,此为 GE 公司开发的快速扫描技术,由快速 SPGR 发展而来。在原 SPGR 基础上采用多层面间隔式扫描、间隔式采集信号的方式,使 TR、TE 明显缩短,产生类似 SE T_1WI 的图像。成像速度达到每秒 1 层,可在屏气下完成扫描,降低运动伪影。应用顺磁性造影剂缩短 T_1 时间,增加 T_1 对比,大大提高了增强后图像的对比噪声比(CNR)及信号噪声比(SNR),在增强图像上可达到相对高的分辨率。技术参数:TR/TE/偏转角取 150 ms/1.3～3.5 ms/90°,1 次信号平均,1 个回合 16～22 s,得到 15 层左右图像。屏气扫描以减少运动伪影。增强前先作 1 组基础扫描,然后以注射器或手推方式快速由肘前静脉团注马根维显,用量按 0.3 ml/kg 计算,总量为 18～22 ml,10 s 内注完后再行多个回合及延迟扫描,可动态观察病灶强化情况。

第二节　正常解剖和 MRI 表现

一、盆壁

盆壁主要由骨性结构和肌肉组成。盆壁骨骼因含较多骨髓,故在 T_1WI、T_2WI 上均呈高信号,以 T_1WI 更为明显,骨皮质为明显低信号,故盆壁骨在 MRI 上能够清楚显示。肌肉组织在大部分脉冲序列上为中等信号或低信号,其周围间隙因有高信号脂肪组织衬托故易于分辨。脂肪组织在 T_1WI 上信

号最高。

二、膀胱

膀胱位于盆腔下部前方,其前缘接近耻骨联合,膀胱分为顶、体和底三部分,底部与前列腺相接,底后部与精囊相邻,膀胱底部两侧输尿管开口和尿道内口组成膀胱三角区,为膀胱病变的好发部位。成人膀胱容积平均为 350～500 ml,其体积随尿液充盈程度而定。

1. 膀胱壁　由粘膜、粘膜下层、肌层和浆膜构成,在 MRI 上为长 T_1、短 T_2 信号,与肌肉相近。膀胱壁在 T_1WI 上比尿液信号高,在 T_2WI 上明显比尿液信号低,高信号的尿液与周围高信号的盆腔脂肪衬托出环形低信号的膀胱壁。在 T_2WI 上部分正常的膀胱壁肌层可显示三层结构,内外的低信号层及中间的中等信号层,三层结构均为逼尿肌,因其结构不同而有信号差异,内外层为纵行肌,中层为较厚的环状肌(图 32-2-1)。应用直肠内表面线圈则易于显示膀胱壁的三层结构。正常粘膜及粘膜下层无法显示,当有水肿时粘膜下层可在 T_2WI 上呈高信号影,并衬托出线状的粘膜影。膀胱周围为耻骨后间隙的脂肪组织形成的高信号影。快速动态增强早期,因粘膜血供较肌层丰富,故粘膜信号高于肌层,延迟后两者信号趋于一致。

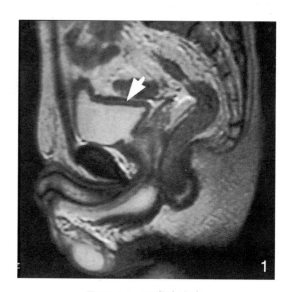

图 32-2-1　正常膀胱壁

矢状面 T_2WI 显示膀胱壁顶肌层结构,内外层稍低信号为纵行肌,中层稍高信号为环状肌(箭)。

2. 尿液:为液体信号,在 T_1WI 上呈低信号,在 T_2WI 上呈高信号。注射对比剂后早期造影剂尚未

进入膀胱,仍表现为尿液低信号,随后造影剂充盈膀胱而表现为高信号,依造影剂与膀胱内尿液混合的程度表现为不同强度的信号。归纳起来,在 T_1WI 及 T_1WI 增强早期,膀胱内尿液呈低信号;在 T_2WI 上及增强后中后期呈高信号。

3. 伪影:因膀胱内尿液与膀胱周围脂肪对比产生化学位移,在高场强检查仪更为明显。伪影出现在频率编码方向上,表现为一侧膀胱壁出现一条高信号带,另一侧为低信号带。横断面图像伪影一般出现在膀胱两侧,矢状位图像出现在膀胱上下方向(图32-2-2)。化学位移伪影常影响对膀胱壁的观察,观察时注意勿将伪影误为膀胱壁增厚。若伪影与病灶重叠时,可改变频率编码方向减小影响。另外,多轴位扫描可从不同方位观察膀胱壁,如冠状位对膀胱两侧壁以及矢状位对膀胱前后壁的观察更有利。另一种伪影为尿液振动引起的伪影,一般影响不大,若较明显时主要影响 T_2WI 及增强扫描,降低图像质量。

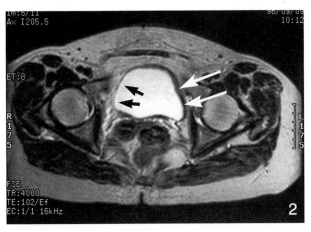

图32-2-2 膀胱周围化学位移伪影

膀胱内尿液与周围脂肪产生化学位移伪影,位于频率编码方向,横断面图像伪影出现在膀胱两侧,一侧膀胱壁出现一条高信号带(黑箭),另一侧为低信号带(白箭)。

三、前列腺

前列腺位于膀胱下方,耻骨联合与直肠之间,呈倒置的栗形,底部在上方,尖部在下方,余为体部。年轻成人前列腺大小一般底部横径为 3.5～4 cm、纵径为 2.5～3 cm、前后径为 2～2.5 cm,老年人可分别为 4.8 cm、4.3 cm、5.0 cm。MRI上前列腺可分为 4 个部分:前方的纤维基质部,前列腺本身的外周带、中央带和移行带。MRI 检查 T_2WI 主要显示前列腺的内部结构,T_1WI 主要显示前列腺周围脂

肪、静脉丛、神经血管束以及盆壁肌肉、血管束和淋巴结等(线图 32-2-1)。

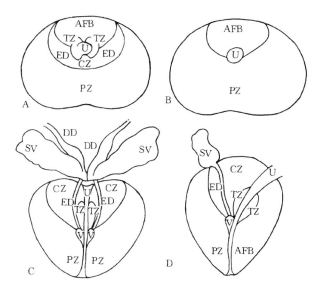

线图 32-2-1 正常前列腺分区结构示意图

A. 横轴位基底部; B. 横轴位尖部; C. 冠状面:前列腺中部和精囊; D. 中线矢状面(PZ:外周带;CZ:中央带;TZ:移行带;U:尿道;AFB:纤维肌质带;ED:射精管;DD:输精管;SV:精囊)。

(一)前列腺本身结构

1. 纤维基质带:位于前列腺的前方,主要由平滑肌和少量横纹肌构成,本身不属于前列腺腺体组织。年轻人该部体积较大,约占整个前列腺体积的 1/3,老年人该部体积逐渐缩小。MRI 上信号较低。

2. 外周带(peripheral zone):占据前列腺后外侧部,约占前列腺体积的 75%。前列腺增生时一般该带体积减小,主要由腺体组织构成。故在 T_2WI 上因含水量较高而信号较高,在横轴位及冠状位上表现为两侧对称的新月形高信号区。外周带在前列腺尖部较宽,基底部最薄。大多数前列腺癌起源于外周带(图 32-2-3)。

3. 中央带(central zone):位于两侧外周带的前内侧,约占前列腺体积的 20%,含腺体较少,而含基质较多故 T_2WI 信号较外周带为低,为中等信号强度。

4. 移行带(transitional zone):为一较小区带,约占前列腺体积的 5%,由前列腺尿道周围的腺体及纤维基质构成。常规 MRI 检查一般无法显示。

成年人 MRI 上中央带和移行带常无法区分,一般皆有程度不等的前列腺增生,故将中央带与移行带统称为中央腺(central gland)。正常前列腺中央尿道不能显示,远端前列腺尿道呈圆形低信号结构。

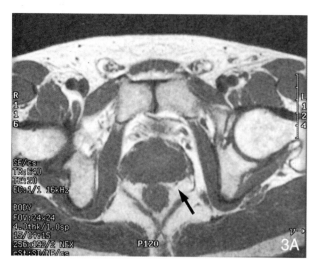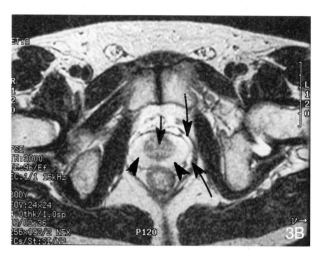

图 32-2-3　正常前列腺

A. T₁WI示前列腺呈低信号,外周带与中央带信号相同,前列腺外后缘点状结构为神经血管束(箭)。　　B. T₂WI示正常前列腺外
周带呈均匀高信号(箭头),与中央腺低信号区(短箭)不同,前列腺两侧见高信号周围静脉丛(长箭)。

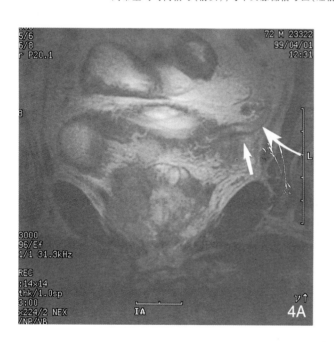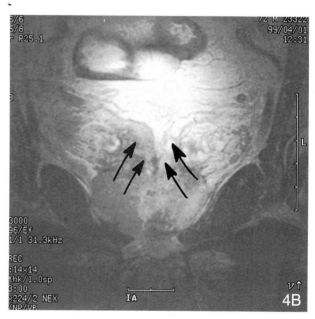

图 32-2-4　输精管和射精管结构

前列腺癌病例,直肠线圈倾斜冠状面T₂W图像。　　A. 显示左侧弯曲走行的输精管(箭)。　　B. 同一病例相邻前方层面图像。
可见两侧走行至前列腺中央的输精管壶腹移行为射精管(左黑箭),右侧射精管区低信号灶为肿瘤侵犯所致(右黑箭)。

射精管在直肠线圈图像上可以显示,横断面 T₂WI 上为一对圆形高信号影,倾斜冠状面可显示其走行影,位于周围带与中央腺交界的中央带(图 32-2-4)。

5. 前列腺包膜:为前列腺周边一薄层纤维肌肉性组织,连接周围筋膜。以 T₂WI 显示较好,但常仅部分显示。直肠表面线圈显示包膜较好,呈线状稍低信号影。因前列腺呈栗形,故包膜以横断面前列腺中部显示最好,尖部因部分容积效应不易显示。正常的前列腺包膜也可不完整,故局部包膜缺失并不代表病变(图 32-2-5)。

前列腺外科包膜或假包膜,是指因前列腺中央带增生结节压迫外周带致其变薄萎缩呈"包膜"样,前列腺摘除术时沿此"包膜"剥离前列腺。与前列腺解剖包膜的概念不同,勿将两者混淆。

(二) 前列腺周围结构

1. 神经血管束:位于两侧直肠前列腺角,包括动静脉和神经分支,横断面上相当于 5 点和 7 点的位置。在前列腺根治性手术时,至少一侧保留才能

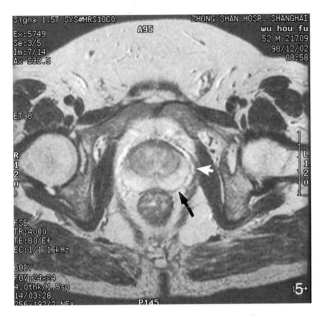

图 32-2-5　前列腺包膜

T₂WI 前列腺周边低信号线状影为前列腺包膜(箭),中央腺见轻度增生结节,前列腺周围带状高信号影为周围静脉丛(箭头)。

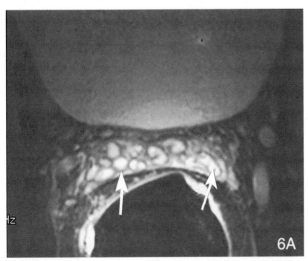

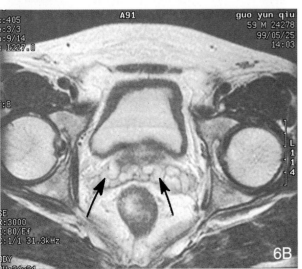

有阴茎勃起功能。因此术前判断神经血管束受侵相当重要。神经血管束主要由 T₁W 和直肠线圈图像显示,表现为局部低信号结构,位于周围高信号的脂肪中。

2. 周围静脉丛:前列腺周围有较丰富的静脉血管,位于前列腺的前方及侧方,紧贴前列腺包膜。由于其内血流缓慢,故 MRI 表现为很高信号,以 T₂WI 更为明显(图 32-2-3)。

四、精囊

两侧精囊分别位于前列腺的侧后方,呈分叶状棱锥形,以倒八字排列于膀胱底和直肠之间,前缘和膀胱形成精囊膀胱三角,精囊排泄管与输精管末端壶腹部连接成为射精管。MRI 以横断面和冠状面显示较佳。精囊实质为卷曲的管道及其分支。T₁WI 为低中信号,T₂WI 为高信号,直肠表面线圈 T₂WI 呈蜂窝状高信号。高信号为精囊管道内精囊

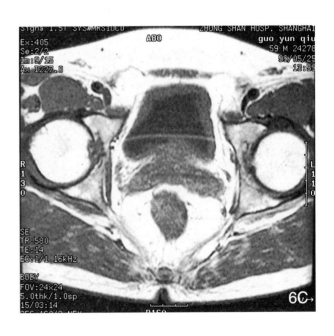

图 32-2-6　正常精囊

A. 横轴位直肠线圈 T₂WI 上可见正常高信号的精囊腺管道(左白箭),管道壁呈低信号(右白箭)。　B. 另一病例,常规体线圈 T₂WI 也显示精囊腺管道结构(箭)。　C. T₁WI 示精囊呈两侧对称的中等信号。

液所致,低信号为精囊管道壁。横断面及倾斜的冠状面图像有时可显示输精管及射精管。增强扫描在直肠线圈图像上可见管道壁于稍晚期明显强化(图32-2-6)。

五、睾丸

两侧睾丸呈卵圆形,边缘光滑,分别由精索悬吊于两侧阴囊内,在 T_1WI 上呈中等信号,在 T_2WI 上呈均匀高信号。睾丸由致密纤维包膜即白膜紧密包绕, T_1WI 、 T_2WI 均为薄层低信号带,为睾丸白膜及鞘膜信号所致。

六、附睾

位于睾丸后外侧,分头部及体尾部,呈"逗号"形结构,上端膨大而钝圆称附睾头。 T_1WI 与睾丸信号相仿, T_2WI 信号不均匀,低于睾丸。

第三节　膀胱病变

膀胱病变一般表现为膀胱壁的异常,病变到一定程度 MRI 均可以显示, T_1WI 和 PDW 图像主要显示病变整体和解剖情况, T_2WI 主要显示膀胱壁受侵情况。

一、膀胱肿瘤

(一)膀胱癌

泌尿系肿瘤中以膀胱肿瘤最常见,多起源于膀胱粘膜上皮,绝大多数为移行上皮,其次为鳞状上皮及腺上皮。恶性肿瘤以移行细胞癌为主,其他恶性肿瘤如腺癌、肉瘤、淋巴瘤均较少见。影像学表现多数相仿,MRI 不易区分。

膀胱癌(bladder carcinoma)为泌尿系最常见的恶性肿瘤,男性发病率明显高于女性,好发年龄为 $50\sim70$ 岁,临床表现主要为无痛性肉眼血尿,少数为镜下血尿,多为间歇出现的全程血尿。位于膀胱颈部的肿瘤有时可引起排尿困难、尿频、尿急和尿潴留等症状。有淋巴结转移时,肿大淋巴结压迫髂静脉和淋巴管后可引起下肢水肿,腰椎骨盆转移引起腰骶部疼痛。

膀胱镜检查是诊断膀胱癌的主要方法,可直接观察肿瘤的部位、大小、数目和形态,并可活检确诊及治疗。影像学方法主要包括超声、CT 和 MRI。MRI 一般难以区分膀胱癌的细胞学类型,主要应用

于肿瘤的分期。 T_1WI 及 PDWI 主要显示肿瘤及膀胱解剖结构以及肿瘤突破膀胱壁对膀胱周围脂肪的侵犯。 T_2WI 主要显示肿瘤膀胱壁本身的浸润程度及邻近脏器的受累。

1. 膀胱癌 MRI 表现:MRI 上膀胱癌表现为膀胱壁局限性增厚并向膀胱内突入形成肿块,原位癌及直径 1 cm 以下肿瘤不易显示, T_1WI 肿瘤信号等于或略高于膀胱壁信号, T_2WI 肿瘤信号高于肌肉信号。肿瘤好发于膀胱底部三角区及侧后壁,较小肿块可呈乳头状,轮廓尚光整,偶可有蒂,较大病灶边缘不规则,呈菜花状,病灶有液化坏死时则信号不均匀。注射对比剂后肿瘤明显强化,平扫时未能显示的直径 $7\sim8$ mm 的较小肿瘤也可显示(图32-3-1)。

病灶浸润膀胱壁深肌层时,表现为 T_2WI 上线状低信号的膀胱壁影出现中断;病灶侵犯周围脂肪时,在周围脂肪中形成软组织肿块, T_1WI 上脂肪高信号内出现异常病灶,信号与原发灶一致;进而侵犯周围器官,累及前列腺和精囊时,使膀胱精囊三角闭塞,精囊 T_2WI 高信号区内出现低信号病灶。前列腺内出现病灶时,前列腺与膀胱正常分界消失;病变进一步发展蔓延到盆壁,致盆壁肌肉受累,其正常形态和信号均有改变, T_2WI 信号增高,肿瘤侵犯灶信号与膀胱主灶相同。周围肌肉可有水肿,常规序列有时不易区分肿瘤区与水肿区,增强扫描有助于区分,后者无明显强化;骨骼受累 T_2WI 易于诊断,表现为高信号的骨髓为低信号的病灶代替。膀胱癌盆腔淋巴结转移也为常见表现,淋巴结肿大无特异性,正常大小也可有转移,一般以 10 nm 大小作为判断标准, T_1WI 较易判断。

当膀胱癌术后复发,或肿瘤合并瘢痕组织,或因膀胱造瘘等原因导致膀胱内纤维瘢痕形成时,CT 等检查常不易区分瘢痕与肿瘤组织。一般而言陈旧瘢痕组织 T_2WI 上表现为低信号,与中、高信号的膀胱癌不同。另外瘢痕组织增强后无明显强化,也与肿瘤不同。需注意的是,肉芽肿性瘢痕组织与肿瘤复发有时不易区分。

2. 膀胱癌的 MRI 分期(表 32-3-1)。膀胱癌的分期决定其治疗方案,一般治疗原则如下: $T_a\sim T_1$ 期,局部处理,保留膀胱; $T_2\sim T_{3b}$ 期,采用根治性膀胱切除术; T_4 期及有转移时则采用放疗、化疗措施。MRI 检查的主要作用为分期,其重点为显示膀胱壁的浸润程度。主要根据 T_2WI 及增强图像进行判

断,若行病灶切线位层面扫描则评估更为准确(线图
32-3-1)。

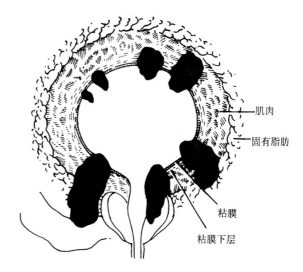

线图 32-3-1　膀胱癌分期示意图

表 32-3-1　膀胱癌的 TNM 分期

分　期	病　理
T_{is}	原位癌
T_a	乳头状、无浸润
T_1	固有层受侵
T_2	浅层肌受侵
T_{3a}	深层肌受侵
T_{3b}	膀胱周围脂肪受侵
T_{4a}	邻近结构(前列腺、尿道、精囊、阴道或直肠)受侵
T_{4b}	盆壁或腹壁受侵
N	淋巴结转移
M	远处转移

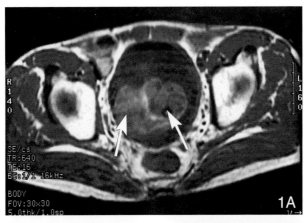

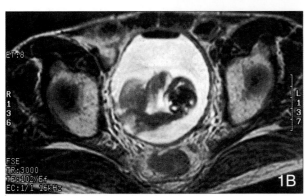
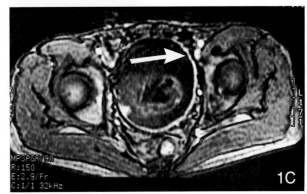

图 32-3-1　膀胱癌

A. T_1WI 显示膀胱腔内菜花状巨大团块灶(箭),起源于右侧后壁,横断面约 6 cm × 5 cm。　B. T_2WI 示肿瘤信号较高但不均匀,
中央液化坏死区呈明显高信号(箭)。　C. SPGR 增强后示膀胱壁明显强化(箭),肿瘤轻、中度强化,而中央坏死区无强化。

(1) T_{is}、T_a 与 T_1 期膀胱癌:MRI 无法显示 T_{is}
期原位癌,也不能区分 T_a 与 T_1 期膀胱癌。当检出
膀胱壁肿块,而膀胱壁肌层仍保持完整时,则未到
T_2 期。MRI 常规序列 T_2WI 上主要表现为低信号
的肌层保持完整,动态增强时早期肿瘤明显强化,而

肌层未见强化。延迟后肌层逐步强化,与肿瘤信号
相仿,此时仅根据增强图像不易判断肌层受累情况
(图 32-3-2)。

(2) T_2、T_3 期膀胱癌:T_2 期肿瘤病灶累及浅肌
层,仅根据 T_2WI 常常不易判断。增强早期当肿瘤

明显强化,而低信号的肌层内缘不规则时,此时病灶为 T_2 期。T_{3a} 期肿瘤累及膀胱壁深肌层,主要表现为 T_2WI 上低信号线状的膀胱壁中断,局部为稍高信号的肿瘤代替,而膀胱壁外缘光滑,T_1WI 膀胱外脂肪信号正常(图 32-3-3)。

T_{3b} 期肿瘤侵犯膀胱外脂肪,表现为膀胱壁与周围脂肪的界限模糊,或局部线状化学位移伪影出现中断,膀胱周围高信号的脂肪影中出现低信号病灶,与膀胱内肿瘤病灶相延续,以 T_1WI 显示较好。有时 T_{3a} 期病灶因水肿、纤维增生等反应性改变产生膀胱周围低信号影,此时易误为 T_{3b} 期。

(3)T_4 期膀胱癌及转移:肿瘤侵犯邻近脏器,累及盆腔和腹部结构及淋巴结肿大。主要表现为膀胱肿块侵犯周围器官,致使其内出现异常信号,并有形态异常。但早期邻近脏器侵犯与粘连不易区分。

3. 膀胱癌的鉴别诊断

(1)膀胱结石:一般 X 线平片及超声即可诊断。因多为含钙结石,MRI 上 T_1WI、T_2WI 均表现为低信号病灶,其边界较光滑,增强后无强化(图 32-3-4)。

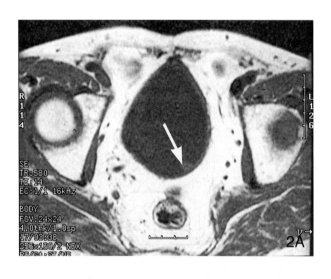

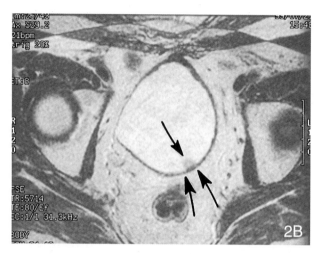

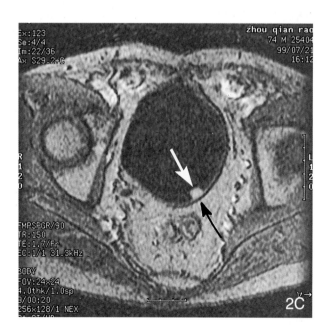

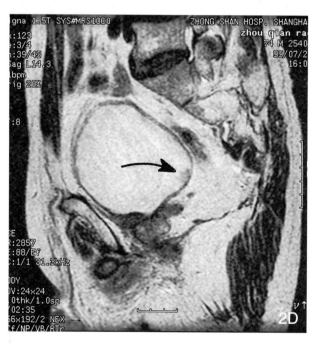

图 32-3-2　T_1 期膀胱癌

A. T_1WI 隐约可见膀胱左侧后壁直径近 1 cm 结节(箭),扫描层厚为 4 mm。　B. T_2WI 示病灶呈较高信号,中心区更高(箭)。
C. FMPSPGR 增强后较早期示病灶明显均匀强化(白箭),持续时间较长,局部肌层未见强化(箭)。　D. 倾斜矢状面示病灶切线位情况。T_2WI(D)及增强图像(C)显示膀胱壁肌层清楚,未见异常信号,表明病灶为 T_1 期。

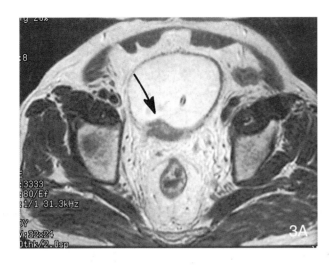

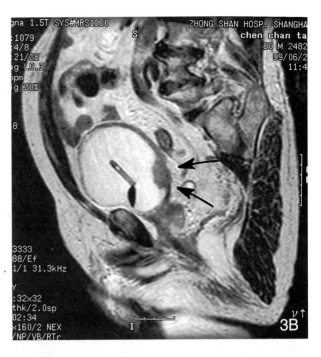

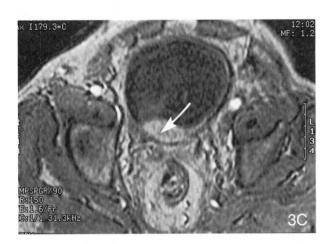

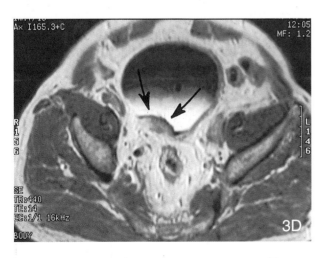

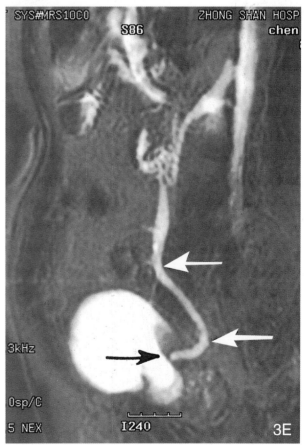

图 32-3-3 T₃ 期膀胱癌

A. T₂WI 横轴位显示右侧后壁膀胱癌,位于右输尿管开口处(箭)。 B. T₂WI 倾斜矢状面进一步显示病灶及膀胱壁改变。膀胱壁正常信号中断,周围脂肪信号正常(箭),表明病灶为 T₃ₐ期。 C. 增强后病灶明显强化(箭)。 D. T₁WI 示延迟后膀胱内充盈高信号造影剂,病灶显示为充盈缺损(箭)。 E. MR 尿路水成像显示病灶位于右输尿管开口处 (黑箭),右输尿管扩张积水(白箭)。

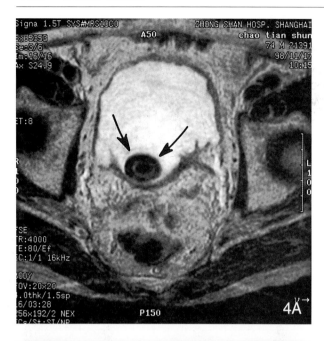

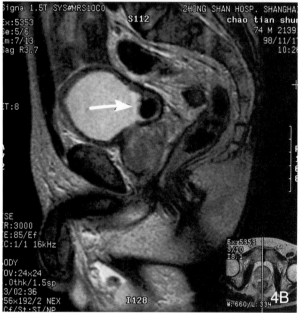

图 32-3-4　膀胱结石

A、B. 分别为横断面和矢状面。膀胱下方后部见椭圆形异常信号（箭），T₂WI 呈低信号，内有环形高信号改变，患者同时有前列腺增生。

（2）膀胱结核：膀胱多明显缩小，轮廓毛糙，一般均有肾脏、输尿管的相应病变，MRI 表现及临床均易鉴别。

（3）神经源性膀胱：膀胱多呈宝塔状，膀胱壁普遍增厚，但信号与正常膀胱壁相仿。多伴输尿管积水反流。T₂WI 和增强后膀胱粘膜可呈高信号线状影。与膀胱癌不难鉴别。

（4）输尿管囊肿：囊肿位于膀胱内，为液体信号，常呈梭形或圆形，与输尿管相延续，T₂WI 可见

低信号线状轮廓影，代表囊肿壁（图 32-3-5）。

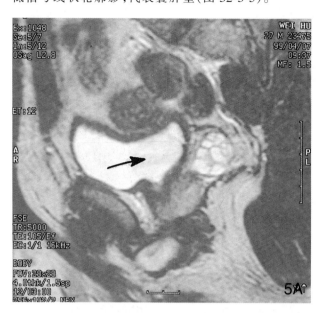

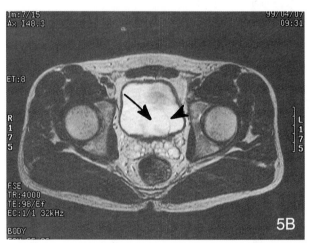

图 32-3-5　输尿管囊肿

A、B. 分别为矢状面和横断面。膀胱内左侧输尿管开口区见囊性病灶，呈圆形，内部信号与膀胱内尿液相同（箭）。T₂WI 见低信号线状囊肿壁（箭头）。

（5）转移性膀胱癌：前列腺癌、直肠乙状结肠癌和宫颈癌等可直接侵犯膀胱，需和原发膀胱癌区分。前列腺癌侵犯膀胱时有时不易与膀胱癌区分。注意前列腺内的主体瘤灶，膀胱侵犯灶与前列腺内主灶信号相同且相延续，以矢状面和冠状面较易观察。一般精囊可见同时受累，增强后膀胱侵犯灶与主灶强化一致。膀胱癌的主灶多不与前列腺相延续，膀胱壁增厚明显，侵犯精囊时其方向和推移均与前列腺癌不同。同样，矢状位增强扫描有利于和宫颈癌、直肠乙状结肠癌侵犯鉴别。

（6）前列腺增生：增生结节向上方常突入膀胱，可呈分叶结节状，横断面有时受部分容积效应影响

不易判断,MRI 矢状位及冠状位可显示前列腺增生的完整形态,可见增生结节突入膀胱部分及与前列腺的从属关系,且膀胱壁未见异常,容易与膀胱癌鉴别。

(7)膀胱局部炎症:轻度炎症时 MRI 一般不易发现,局部膀胱壁增厚可与膀胱癌混淆,主要根据病灶形态和强化方式并结合病史鉴别,炎性增厚的膀胱壁改变相对广泛,膀胱常有痉挛或容量变小,必要时膀胱镜检确定。

(8)膀胱其他肿瘤:均表现为膀胱腔内的充盈缺损,形态信号相似,MRI 常难以鉴别。多需膀胱镜活检区分,有时需术后病理才能确诊。

(9)脐尿管肿瘤:由脐尿管残存引起,多数为腺癌,病灶位于中线部位,为由膀胱前上方至膀胱顶部的软组织肿块,一般侵犯膀胱顶部前壁,肿瘤与膀胱顶部粘膜间有明显分界。膀胱顶部粘膜无肿块样影。膀胱癌则以腔内肿块和膀胱壁增厚改变为主,腔外改变较少,且膀胱顶部前壁非好发部位。

(10)膀胱憩室:表现为膀胱侧壁或后壁囊袋状或圆球状影,多发者常伴膀胱壁毛糙、小梁形成。MRI 可多平面成像,较 CT 易于判断憩室与膀胱的解剖关系和憩室本身的情况。憩室本身不易误诊,注意观察勿遗漏其内合并的肿瘤和结石。

(11)膀胱瘢痕:由手术后或造瘘等原因所致,与膀胱癌术后复发常不易区分,尤其 CT 仅有横断面常不易判断。MRI 可多平面成像,较易观察,T_2WI 瘢痕组织为低信号,而肿瘤为中高信号。增强后肿瘤强化明显。术后水肿或肉芽肿炎症也可造成 T_2WI 上较高信号影,需定期随访或穿刺活检加以区分。

4.膀胱癌检查的影像学方法比较

(1)静脉尿路造影:为基本检查方法,在观察膀胱病变的同时可观察整个尿路情况,整体观好,可发现其他部位可能存在的病灶,但对小病灶容易漏诊。仍需其他影像学方法进一步确认或显示。

(2)逆行膀胱造影:多选用较低浓度的造影剂,以减少浓密造影剂对小病灶的掩盖,但仍可遗漏早期病灶,双重造影显示较好。但检查有一定痛苦,不能判断腔外情况,目前应用较少。

(3)膀胱镜:直接观察病变,并可活检获得病理诊断,同时可以治疗,为诊断膀胱癌尤其早期膀胱癌最准确和重要的方法。但不能判断膀胱壁外病灶,为创伤性检查方法,膀胱出血或膀胱壁肿胀时有时难以检查。

(4)B超:检查方便价廉,为首选影像学方法。有常规和尿道探头腔内超声两种方法,以后者显示较好,尤其对表浅肿瘤显示最佳。有报道与 MRI 比较其缺陷为定性相对困难,难以区分恶性肿瘤、炎症、局部膀胱壁肥大及血块,有时也不易区分表浅和深层肌的侵犯。目前因探头插入困难尚未普遍应用。常规经腹部 B超一般难以显示 5 mm 以下的病灶,不易评价肿瘤侵犯膀胱壁肌层的深度,也难以显示膀胱颈部的病灶,对周围结构侵犯显示较差,也无法观察显示盆壁淋巴结增大情况。

(5)CT:常规 CT 检查不易判断膀胱壁侵犯程度,主要显示膀胱腔外邻近结构的受累情况。显示钙化和结石清楚。螺旋 CT 动态增强对判断壁的浸润程度有一定作用。CT 因横轴位扫描受部分容积效应影响,不易显示膀胱颈部和顶部病灶,螺旋 CT 薄层扫描及三维重建可提高显示能力。

(6)MRI:对膀胱癌的分期一般认为与 CT 相仿或略优于 CT。随检查技术的发展,快速增强及其他序列的应用,切线位层面的扫描,特别是切线位层面增强扫描,使膀胱癌浸润深度获得更好的显示。据报道其总的分期准确性达 78% 左右,优于 T_2WI。MRI 显示表浅肿瘤不如腔内超声,不适合早期病变检查。静脉注射对比剂后增强扫描可提高小病灶的显示率,高场快速动态扫描对分期的作用稍优于 CT。MRI 的多维成像能力易于显示膀胱颈部底部病灶,对膀胱前列腺交界处的病灶显示好于 CT,而膀胱底部三角区为膀胱癌好发部位。直肠表面线圈也可应用于膀胱颈部,其图像的分辨率明显提高。对膀胱术后、瘢痕形成后的病变与肿瘤复发的鉴别,MRI 明显优于 CT。MRI 不足之处为常有伪影,检查时间较长,部分检查显示不满意。

(二)膀胱良性肿瘤

膀胱良性肿瘤远较恶性肿瘤少见,主要包括乳头状瘤、平滑肌瘤和嗜铬细胞瘤等,均好发于膀胱三角区。

1.乳头状瘤(papilloma):表现为膀胱壁乳头状突起病灶,占所有膀胱肿瘤的 2% ~3%,病理上属良性,但易复发和恶变。影像学表现与膀胱移行细胞癌难以区分。动态增强扫描为最佳显示技术。

2.平滑肌瘤(leiomyoma):好发于女性,以膀胱三角区多发,可表现为腔内、腔外及壁内病灶。MRI 上肿瘤呈圆形或椭圆形,边界清楚光滑,与膀胱癌表现不同,病灶较大时坏死囊变致信号不均匀。

3. 嗜铬细胞瘤(pheochromocytoma)：为肾上腺外异位病灶，发生率很低，约占 1%。排尿时血压升高为特征性的临床征象。T_2WI 呈显著高信号，与膀胱癌不同，有时易与尿液混淆，可作多回波成像，病灶增强后强化显著。

4. 血管瘤(hemangioma)：通常为海绵状血管瘤，儿童相对多见。MRI 表现为膀胱壁分叶状团块或膀胱壁较广泛不规则增厚，T_2WI 呈明显高信号，增强后强化显著。

5. 神经纤维瘤病(neurofibromatosis)：累及膀胱者非常罕见。

二、膀胱炎

1. 急性膀胱炎(acute cystitis)：主要根据临床诊断，MRI 不能显示轻度的膀胱炎症，若炎症较重，MRI 可以显示充血水肿的膀胱壁，T_2WI 信号变高。局部炎症如活检后炎症水肿，MRI 可显示局部膀胱壁尤其粘膜、粘膜下层的水肿信号，与较早期膀胱癌难以鉴别，动态增强扫描有一定帮助。

2. 慢性膀胱炎(chronic cystitis)：病理上主要为纤维结缔组织增生和浆细胞浸润，致膀胱壁增厚，容量变小。MRI 主要表现为膀胱壁普遍增厚，T_2WI 膀胱壁由低信号变为不均匀的较高信号(图32-3-6)。增厚较局限时与肿瘤有时难以区分，增强后膀胱粘膜层呈线状强化与膀胱癌不同。膀胱癌合并炎症时判断病灶分期容易夸大。

3. 放射性膀胱炎(postradiation cystitis)：为膀胱或邻近其他部位病变放疗后所致，一般在放疗后 2 年内出现，根据其程度表现为膀胱壁不同程度的增厚和膀胱萎缩。MRI 依病变程度和时间而不同。早期表现为粘膜病变，在 T_2WI 上呈高信号。病变进展后膀胱壁增厚，T_2WI 信号增高，严重者可有瘘管形成。慢性期病灶常有改善。膀胱瘢痕形成和纤维化可致膀胱挛缩。当有活动性炎症时，增强扫描后膀胱壁可有强化。

三、神经源性膀胱

神经源性膀胱(neurogenic bladder)由于长期的尿路梗阻，膀胱壁明显增厚。

MRI 表现为膀胱壁普遍增厚毛糙，多超过 5 mm，但信号与正常膀胱壁相仿。膀胱多呈宝塔状，小梁很粗，可有多发假性憩室形成，多伴输尿管扩张反流。T_2WI 和增强后膀胱粘膜可呈高信号线

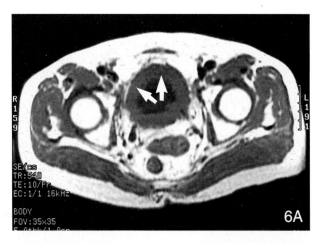

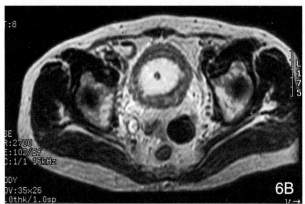

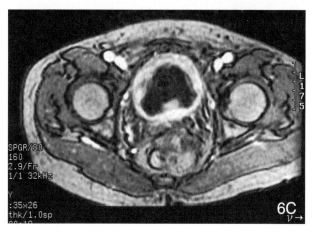

图 32-3-6　慢性膀胱炎

A. T_1WI 显示膀胱壁明显增厚呈低信号(箭)。　B. T_2WI 显示膀胱壁厚薄不一致，信号不均匀，但病变对称。　C. 增强后膀胱壁明显强化。

状影(图 32-3-7)。

四、膀胱憩室

膀胱憩室(bladder diverticulum)可为先天性或后天性，均主要发生于膀胱侧后壁邻近输尿管开口处，为局部肌层薄弱向外方突出所致。

MRI 表现为膀胱侧壁或后壁囊袋状或圆球状

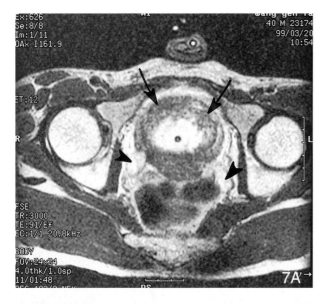

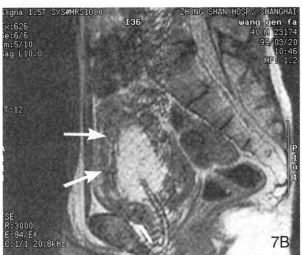

图 32-3-7 神经源性膀胱

脊髓病变患者。A、B. 分别为横断面和矢状面。T_2WI 示膀胱壁明显增厚毛糙,信号不均匀(箭)。膀胱内见导尿管。后外侧见输尿管下端增粗积水(箭头)。

影,壁薄,多发者常伴膀胱壁毛糙、小梁形成。MR 多平面成像较 CT 易于判断憩室与膀胱的解剖关系,并易于观察憩室本身的情况,以 T_2WI 观察较好。注射造影剂后延迟扫描,憩室内可见造影剂充盈。当与正常膀胱壁比较,憩室壁增厚或粘膜信号异常时,可能有感染、炎症、结石甚至肿瘤合并发生,注意观察憩室内情况。

第四节 前列腺病变

一、慢性前列腺炎

慢性前列腺炎(chronic prostatis)为泌尿科男性

中青年常见病,可由急性前列腺炎发展而来。MRI 主要表现为前列腺内的信号杂乱不均匀,T_2WI 可见外周带不均匀低信号,信号无特异性,有时与前列腺癌不易区分。部分病例有钙化,以 CT 和超声显示较好,MRI 不易显示,偶尔较大钙化灶 MRI 上为低信号(图 32-4-1)。

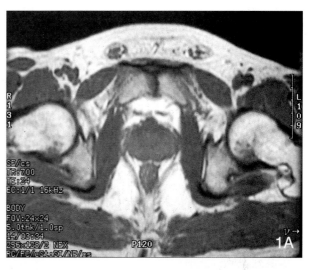

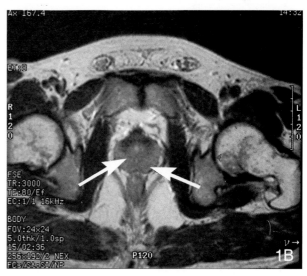

图 32-4-1 慢性前列腺炎

A. T_1WI 见前列腺信号不甚均匀。 B. T_2WI 显示前列腺信号较广泛降低,外周带呈偏低信号(箭)。

二、前列腺囊肿

前列腺囊肿(prostatic cyst)包括真性前列腺囊肿、苗勒管囊肿、前列腺潴留囊肿和输精管囊肿。真性囊肿为先天性,以儿童青少年多见,病灶多位于中线,呈椭圆形或圆形。苗勒管囊肿位于中线精阜水平以上,可超过前列腺以外位其后上方,矢状面呈"泪滴"形,可压迫邻近结构。潴留性囊肿及其他继发囊肿多位于前列腺的后外侧部,由腺管阻塞造成前列腺液潴留所致。囊肿均呈液性信号,即在 T_1WI 上为低信号而在 T_2WI 上为高信号。病灶边界清楚,部分较小囊肿边界不甚清楚,可能为部分容积效应所致(图 32-4-2)。苗勒管囊肿可有出血等信号。

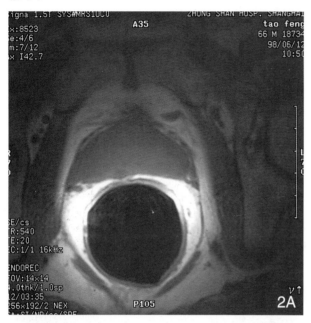

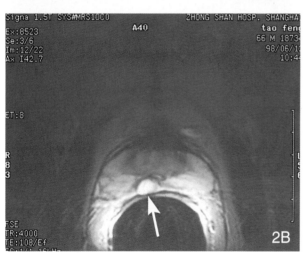

图 32-4-2　前列腺潴留小囊肿

前列腺后部小囊肿。A. 直肠线圈 T_1WI 见低信号小病灶,而体线圈 T_1WI 一般不能分辨小囊肿灶,前列腺后方圆形低信号区为直肠表面线圈所致。　B. T_2WI 清晰显示高信号小囊肿(箭),中央腺增生结节的边界及前列腺包膜均显示清楚。

三、良性前列腺增生

良性前列腺增生(benign prostatic hyperplasia, BPH)好发于中老年,发病率高,近年来年轻患者也逐渐增多。病灶一般起源于精阜以上的前列腺尿道

周围的移行带,逐渐增大占据中央带,结节明显增大融合使中央带体积增大,外周带受压萎缩,逐渐变薄至仅呈薄层包膜样改变,也即前列腺外科包膜,前列腺摘除术即沿此包膜剥离前列腺。病灶增大突向膀胱,压迫膀胱颈部和后尿道形成尿路梗阻。

临床表现为膀胱刺激症状和梗阻症状,前者主要为尿频、尿急、夜尿和尿失禁,后者主要为排尿困难、尿线变细和尿流无力等,病变加重可致急性尿潴留。前列腺特异抗原(PSA)可升高,一般 $<10\sim20$ μg/L。

1. 前列腺增生的 MRI 表现:MRI 上增生结节表现为中央带不同程度的增大,前列腺体积也相应增大,其上界明显超过耻骨联合上缘。在 T_1WI 上增生结节呈稍低信号,与前列腺其他部位信号相仿,在 T_2WI 上中央腺见增生结节,可多发性或单发性,随组织成分不同而表现为低信号、等信号、高信号。若以肌纤维成分为主则为低信号,以腺体成分为主则为高信号,两种成分混杂则为不均匀中等信号。临床最常见的类型为混合型增生,其 T_2WI 信号取决于腺体内含水量的多少。增生结节周围可见光滑的低信号环,为纤维组织构成的假包膜,结节间可相互融合(图 32-4-3,4)。病灶较大时向上突向膀胱,冠状位及矢状位可清楚显示增大的前列腺突入膀胱呈宽基底改变,并可显示膀胱出口及尿道受压情况。

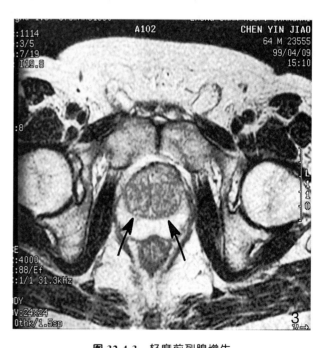

图 32-4-3　轻度前列腺增生

T_2WI 显示中央腺增生结节相对较小,呈混杂信号,周围有等信号包膜(箭)。

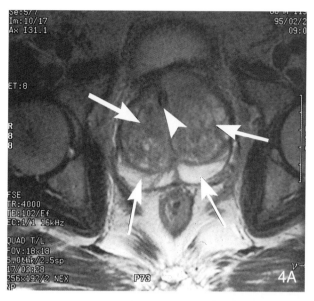

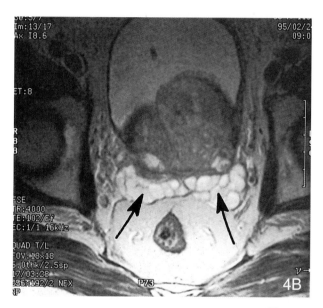

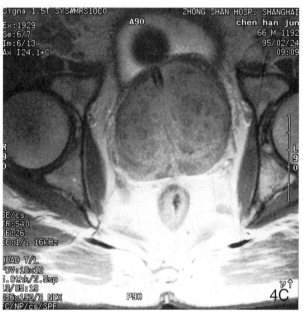

图 32-4-4　前列腺增生

A. 横断面 T_2WI 显示中央腺增生结节呈不均匀偏高信号(白箭)，周围有等信号包膜，高信号的外周带受压变薄
(后方白箭)。中央腺内扁环形低信号区为导尿管影(箭头)。　B. 增生结节突入膀胱，推移精囊，但精囊信号正
常，腺管影也清晰显示(箭)。　C. T_1WI 增强后显示增生结节不均匀强化。

病灶向周围压迫外周带致外周带变薄，严重者外周
带呈"包膜"样，也即前列腺外科包膜(图 32-4-5)。直
肠表面线圈图像分辨率较高，显示前列腺解剖结构
和增生结节更为清楚。前列腺增生突向膀胱时膀胱
壁多无不规则增厚，精囊受压其内一般无低信号等
异常病灶，与前列腺癌侵犯精囊不同。

　　增强扫描时因增生结节血供相对丰富故强化较
显著，但多不均匀。动态增强时显示病灶的时间信
号变化，增强早期不均匀强化更为明显，延迟时信号
较早、中期趋于均匀，若有囊变坏死则局部无强化

(图 32-4-6)。

　　T_2WI 上增生结节周围低信号包膜影在接近精
囊层面，因部分容积效应可在外周带显示带状低信
号影，尤其因体位原因两侧不对称时可表现为一侧
低信号影，注意勿误为肿瘤，其特点为仅一个层面可
见，在矢状面更易判断(图 32-4-6)。

　　前列腺摘除术或经尿道切除术后，MRI 上表现
为部分或大部前列腺缺如，尿道可见，常不甚规则，
内呈液性信号。

　　2. 前列腺增生与前列腺癌的鉴别：MRI 对前列

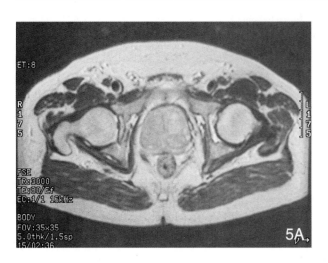 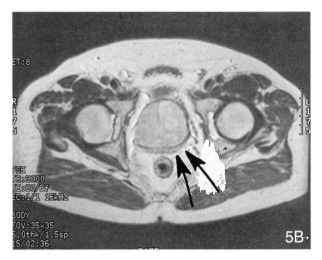

图 32-4-5　前列腺假包膜

A、B. 横断面 T_2WI 显示中央腺明显增生,其纤维包膜呈低信号,病灶压迫外周带致其明显萎缩变薄,呈包膜样改变(箭)。

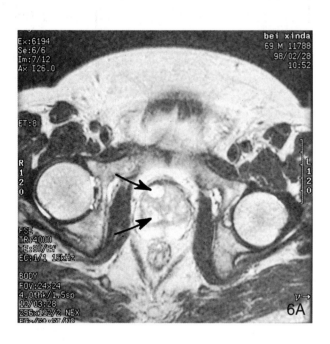

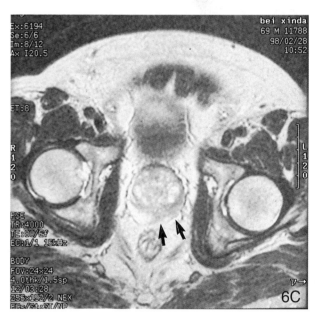

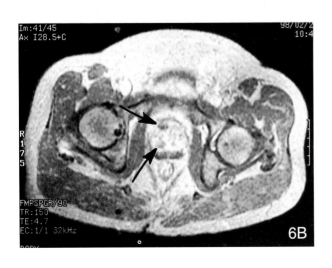

图 32-4-6　前列腺增生

A. T_2WI 增生结节稍突入外周带,局部有囊变,呈液性信号(箭)。

B. SPGR 增强后中央腺强化明显,囊变区未见强化(箭)。　C. 左侧外周带低信号影(箭)为部分容积效应所致,勿误为病灶。

腺增生诊断无特异性,大多数前列腺癌起源于外周带与发生在中央带的增生结节因部位不同容易区分。少数前列腺癌起源于中央带,当病灶较小时无法显示,表现为结节样时往往无法与前列腺增生结节区分;当发生在中央带的肿瘤增大突出轮廓外,或有明显的坏死,病灶较大累及外周带时可提示诊断,但不一定可靠。若精囊内出现异常病灶而非出血改变时,前列腺癌侵犯可能较大。当前列腺增生显著,压迫外周带并突入膀胱,若精囊受压而未见肿瘤侵犯表现时则肿瘤可能较小。

我们认为,在下述情况下需考虑中央带前列腺癌可能:①中央腺病灶较早期稍弥漫较均匀强化与增生结节的不均匀强化不同,可以推测肿瘤可能,或增强扫描后较晚期与增生结节信号差别趋于明显可能提示诊断,但需排除其他如囊变炎症等情况;②中央腺病灶明显累及一侧外周带且强化较明显;③前列腺外周带未见病灶,而患者 PSA 值持续升高在 $15\sim20\ \mu g/L$ 以上,排除指检等因素所致;④中央带病灶向膀胱内明显不规则隆起,精囊内在 T_2WI 上出现低信号灶呈肿瘤侵犯表现。在上述情况下需注意随访或穿刺活检。

3. 前列腺增生的影像学方法比较:静脉尿路造影可见膀胱底部抬高,形态光整,也可呈宽基底的充盈缺损。可显示整个尿路,观察尿路梗阻情况。但不能直接显示前列腺,对较小的前列腺增生不易判断,也不易与其他病变鉴别。

超声可经腹、尿道或直肠途径进行。经腹部 B 超可较清楚显示前列腺增生,尤其是突入膀胱部分,还可估计膀胱残余尿量。经腹部超声对前列腺内部结构分辨不佳。经尿道超声可准确分辨前列腺内部结构,但为创伤性检查,对设备要求高,故未被普遍采用。经直肠超声也可显示前列腺的内部结构,无创伤,可引导穿刺活检,目前正在普遍被采用。

常规 CT 不能区分前列腺的内部结构,仅根据大小来诊断,对前列腺增生和肿瘤的鉴别有很大的限度。CT 能清楚显示前列腺内钙化灶。增强扫描尤其动态增强对解剖分区的显示较常规扫描为佳,因此时中央腺强化较外周带明显。螺旋 CT 薄层扫描可小间隔重组及三维成像,可提高分辨率及鉴别诊断能力(图 32-4-7)。

MRI 可显示前列腺的内部各区带的结构,判断增生结节的发生部位,多平面成像整体观好。对前列腺增生和肿瘤的鉴别明显优于 CT,对突向膀胱

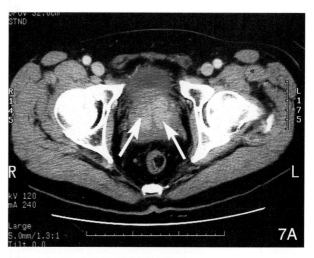

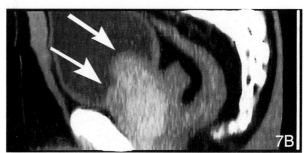

图 32-4-7　良性前列腺增生

A. CT 横断面增强扫描显示前列腺增生结节强化明显(箭)。　B. 螺旋扫描三维重建矢状面图像,显示增生结节突入膀胱内稍呈分叶状(箭),邻近膀胱壁正常。

的增生结节显示较好,与膀胱病变较易区分,对中央腺的较小肿瘤仍难以判断。

四、前列腺癌

前列腺癌(prostate carcinoma)在欧美国家为男性最常见的恶性肿瘤,中国等亚洲国家发病率较低。前列腺癌除临床癌外,尚应包括潜伏癌和偶发癌。前者指临床无症状而于尸检或其他原因发现,后者指于良性前列腺增生手术时偶然发现。据统计,存活至 84 岁的人患前列腺癌的可能性为 15%,但尸检前列腺潜伏癌在 80 岁以上人群中超过 40%;所以,虽然组织学上显示有前列腺癌,有相当数量的人群并不发展为临床癌。国内前列腺癌发病率近年呈显著增长趋势,早期诊治是提高疗效的关键,而准确的分期是合理治疗方案和预后判断的基础。MRI 为前列腺检查主要的影像学方法之一。

1. 前列腺癌的临床表现和临床诊断:早期前列腺癌常无症状,当肿瘤增大压迫阻塞尿路时,出现与前列腺增生相似的症状,表现为逐渐加重的尿频、尿急、排尿困难等症状。晚期出现腰腿痛、贫血、骨性

疼痛等,系病灶进展及转移所致。

直肠指检为诊断前列腺癌的重要方法,常可触及很硬的结节。但指检常低估肿瘤大小,与检查者经验关系密切,也不能评价盆腔淋巴结情况。仅凭指诊决定治疗方案往往并不可靠。前列腺穿刺活检为确诊前列腺癌的主要方法,经超声引导准确性更高。

前列腺特异抗原(PSA)检测为前列腺癌重要的临床血清学指标,正常值 < 4.0 μg/L,但对前列腺癌无特异性。各种良性病变如前列腺增生(BPH)也可表现 PSA 增高,故前列腺增生合并前列腺癌时可能产生混淆。PSA 在直肠指检后可增加 1 倍,膀胱镜检查后可提高 4 倍,穿刺活检后更高。PSA 在直肠指检后 1 周,穿刺活检后至少 6 周才降至基础值。因此在参考 PSA 值时需具体分析。若 PSA 值在 15 ~20 μg/L 以上并除外上述因素,前列腺癌的可能相对较大。

2. 前列腺癌 MRI 检查技术的发展:低、中场强磁共振机在较小显示野及薄层扫描中常无法得到高的信噪比,以致成像质量不佳。高场强(≥1.5 T)磁共振机成像质量高,检查效果好。直肠表面线圈的应用,明显提高了前列腺图像的分辨率。直肠线圈专为检查前列腺而设计,为局部表面接收线圈,使图像质量明显提高,可进一步观察前列腺包膜等情况。因其显示较小范围,故还需体线圈检查盆腔腹部以显示骨盆淋巴结等病变。盆腔相控阵线圈的使用较体线圈进一步提高了图像质量。

在脉冲序列方面,近年来快速 SE T₂WI 序列已逐步代替常规 SE T₂WI 序列,因前者缩短扫描时间,提高图像质量,降低运动伪影。T₂WI 主要显示前列腺的内部结构,T₁WI 主要显示前列腺周围脂肪、静脉丛、神经血管束。脂肪抑制技术可提高前列腺周边信号对比,易于显示包膜外病变。

3. 前列腺癌的 MRI 表现:T₂WI 为检出前列腺癌的主要序列。正常前列腺的后外部为外周带,T₂WI 上为新月形对称均匀高信号。前列腺癌多发生于外周带,表现为周边高信号区内出现低信号病灶,但无特异性,其他病灶也可有同样表现,偶因病灶分泌粘液为高信号(图 32-4-8),病灶以后外侧方向居多。少数前列腺癌病灶发生在中央带,常与前列腺增生灶无法区分,当其侵犯外周带时则在外周带内出现低信号病灶。此种情况有时无法断定是否为另一病灶,因前列腺癌常可多中心起源,故外周带

与中央带可同时发生病灶。

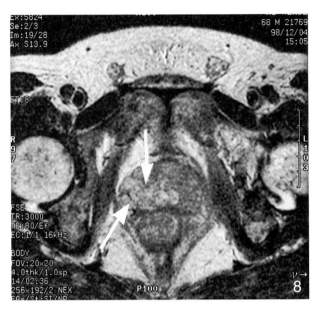

图 32-4-8 前列腺癌
FSE T₂WI 示病灶呈高信号(箭),为病灶内较多粘液所致。

T₁WI 上前列腺癌一般为等信号,穿刺后因出血可出现高信号区(图 32-4-9)。前列腺癌活检明确后,若 MRI 检查主要目的为分期时,一般以活检后 3 周检查较好,此时病灶不易与活检后出血等改变混淆。前列腺癌活检后偶尔 T₂WI 可见周围脂肪区更高信号影,可能为活检后水肿,观察时需考虑活检后因素,有时易高估病变分期。

直肠表面线圈明显提高图像分辨率,易于显示前列腺包膜等结构(图 32-4-10)。肿瘤局限在前列腺内时,前列腺外缘完整,与周围静脉丛界限清晰。病灶进一步进展,可见病灶增大突向包膜,致包膜增厚、中断、局部隆起。光滑隆起多提示病灶位于包膜内,而不规则隆起病灶多已穿破到包膜外,常见于后外侧方向。病灶进展可致周围脂肪内出现低信号病灶,前列腺直肠角消失,两侧神经血管束不对称,主要见于 T₁WI。周围静脉丛受侵犯时,在 T₂WI 上呈高信号的静脉丛为肿瘤占据并呈低信号,两侧往往不对称。这几种情况均可以肯定病灶位于包膜外。

精囊受侵表现为 T₂WI 上高信号的精囊内出现低信号,精囊角不对称,直肠表面线圈可观察细微的病变。早期侵犯主要表现为管道壁增厚,可单侧或双侧,T₂WI 显示佳,冠状面、矢状面图像判断更为可靠。前列腺癌可直接侵犯精囊,也可沿射精管、神经血管束侵犯,另外还可为转移所致。精囊受累轻微时,仅有镜下转移或管壁未增厚,此时不能发现精

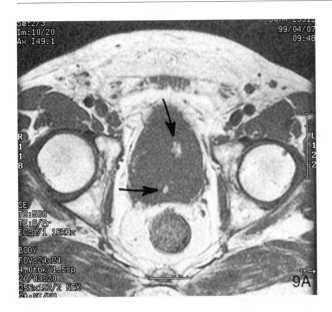 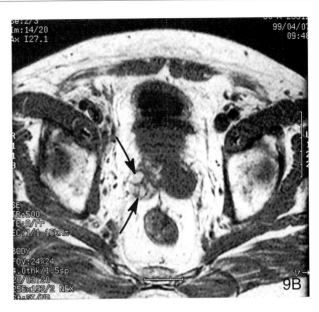

图 32-4-9 前列腺内活检后出血

A. SE T₁WI 示前列腺内高信号影,为活检后出血所致(箭)。 B. T₁WI 示右侧精囊腺管内充盈高信号影,为出血所致(箭)。

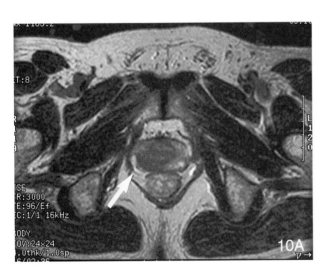 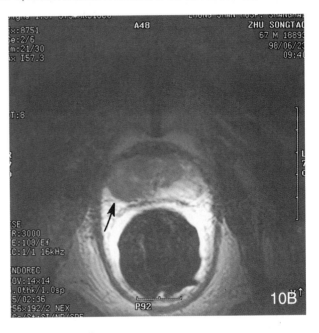

图 32-4-10 前列腺癌,位于右侧外周带

A. 体线圈 T₂WI 示右侧外周带肿瘤局部包膜区模糊(箭),不易判断病灶是否侵犯包膜外。

B. 直肠线圈 T₂WI 显示局部包膜完整(箭),提示病灶局限于包膜内。

囊受累。还要注意勿与正常位于中线的射精管混淆(图 32-4-11)。

前列腺癌还可侵犯膀胱及周边其他结构。膀胱受累表现为膀胱颈部出现结节状不规则的增厚或软组织肿块影,病灶明显时可占据部分膀胱腔,也可向下方侵犯后尿道致狭窄变形。因有膀胱直肠筋膜的阻拦作用,直肠受累较少,晚期侵犯直肠的前壁首先受累。前列腺癌向两侧侵犯闭孔内肌、提肛肌时,表

现为两侧肌肉不对称,T₂WI 出现异常高信号病灶与前列腺癌主灶相连。

盆腔及腹部可见淋巴结肿大,一般首先累及闭孔和髂内淋巴结,然后可以累及髂外、髂总、腹主动脉旁等淋巴结(图 32-4-12),甚至转移到胸部淋巴结。淋巴结肿大无特异性,正常大小也可有转移,一般以直径大于 1 cm 或多个淋巴结成串为阳性,与CT 判断标准相似,以 T₁WI 显示较好。前列腺癌骨

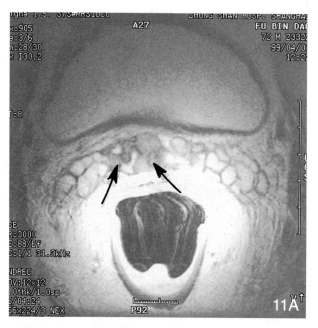

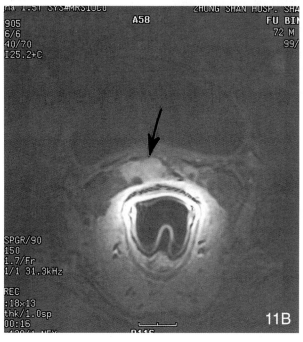

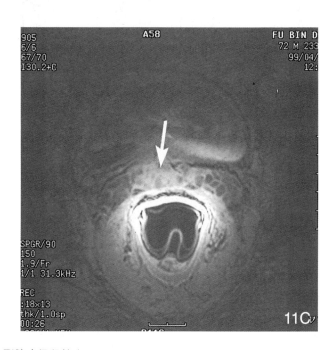

图 32-4-11　前列腺癌侵犯精囊

A. 直肠线圈 T_2WI 横轴位清晰显示精囊偏右侧低信号,系肿瘤侵犯灶(箭)。周围正常精囊腺管道也获清晰显示。

B. 增强较早期图像示精囊内肿瘤侵犯病灶明显强化(箭)。　C. 延迟后扫描示病灶信号下降(箭),周围精囊管道壁强化。

转移以骨盆和脊柱最多见,病灶常为多发性,为长 T_1 长 T_2 信号,常规序列以 T_1WI 较易发现病灶,为低信号,在脂肪抑制序列图像上呈高信号影。

4. 前列腺癌的 MRI 增强表现:一般多用 T_1WI 序列作增强扫描,静脉注射 Gd-DTPA 后,因中央腺多有前列腺增生,表现为显著的不均匀增强,外周带增强较均匀但不如中央腺明显,故增强后 T_1WI 更易判断前列腺分区,但仍不如 T_2WI。过去认为前列腺癌血供不丰富,强化不很显著,一般较增生结节强化少,而较外周区正常组织强化明显,故增强后有时容易发现病灶或观察其大小。前列腺增强并未常规应用,因与 T_2WI 相比,增强常常未提供更多的病灶情况。周围静脉丛、包膜区及前纤维基质区常规增强后更易观察。在部分病例,增强扫描有助于区别精囊的肿瘤侵犯与重叠的前列腺增生,直肠表面线圈可显示精囊腺管管壁明显增强,而正常时不增

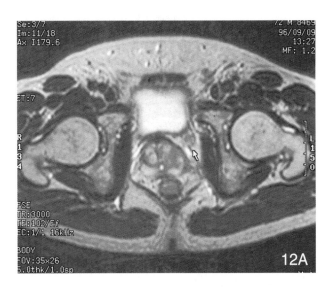

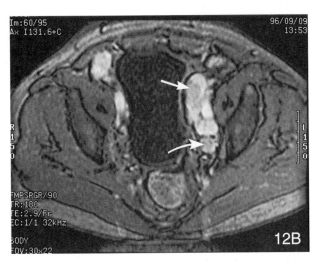

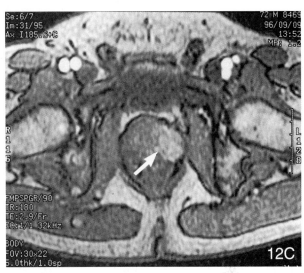

图 32-4-12　前列腺癌伴淋巴结肿大

A. T₂WI 显示左侧盆壁淋巴结肿大(箭)。　　　B. 增强后显示左侧髂血管区多枚淋巴结肿大,

其信号较强化的血管低(箭)。　　　C. 左侧前列腺癌增强后强化(箭)。

强,部分病例 T₁W 增强图像判断优于 T₂WI。
Brown 应用早期团注增强发现腺内的前列腺肿瘤更
易确定。Jager 应用动态 Turbo Flash 减影技术研
究,增强对部分病例判断包膜穿破有一定作用。

作者应用快速梯度回波序列团注动态增强研究
1 组 31 例前列腺癌病例,发现前列腺癌多数有较早
期强化,有助于病灶的检出、定性和分期。动态增强
对病灶的检出率为 87% ,T₂WI 检出率为 80% ,动
态增强检出率与 T₂WI 相仿或略高,可弥补部分常
规序列检出的不足并有利于定性。

外周带前列腺癌其周围为正常前列腺组织,动
态增强时其信号强度差别容易显示,多数有早期强
化,部分强化显著,边界较清楚,信号较均匀;增强中

期时病灶强化仍较明显,但此时中央腺强化趋向弥
散及正常组织强化较显著,因而病灶与周围组织对
比下降;晚期及延迟扫描对比进一步下降,部分病灶
呈低信号(图 32-4-13,14)。中央腺起源的前列腺癌
病灶或多中心起源病灶较难判断,因中央腺多有程
度不等的前列腺增生结节,其血供一般也相对丰富,
因含腺体间质和平滑肌比例不同,其强化常不均匀,
肿瘤与增生结节难以对比出来。中央腺发生的前列
腺癌较小时一般无法显示,当突出轮廓外或有明显
的坏死、病灶较大累及外周带时可予以判断。其强
化后对比度不及外周带病灶明显,常为稍高较均匀
信号(图 32-4-15)。

T₂WI 上前列腺外周带的低信号灶无特异性,

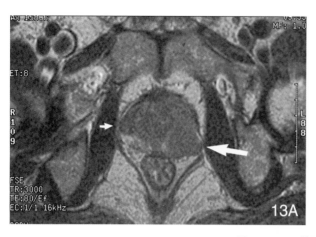
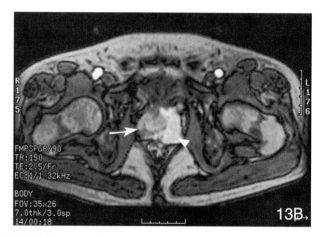

图 32-4-13 前列腺癌侵犯包膜外

A. T₂WI 见前列腺左后方低信号肿瘤灶局部隆起,左侧线状高信号静脉丛影于病灶处中断(长箭),右侧也见小结节灶向外侧突出(短箭)。

B. FMPSPGR 动态增强早期图像显示肿瘤灶明显强化呈很高信号(箭头),右侧小结节也见强化(箭),为同时发生的肿瘤。

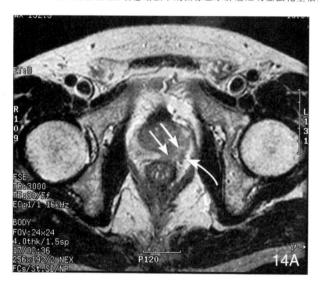
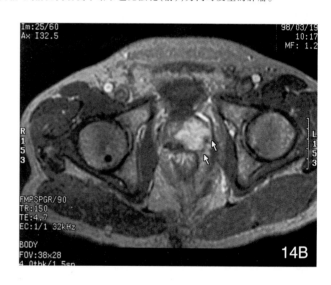

图 32-4-14 左侧外周带前列腺癌

A. T₂WI 病灶呈低信号(双箭),其包膜区较难确定有无穿破(弯箭)。

B. 增强早期图像显示病灶明显强化,局部见 2 处不规则隆起(箭),提示病灶侵犯包膜外。

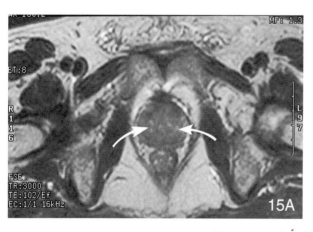
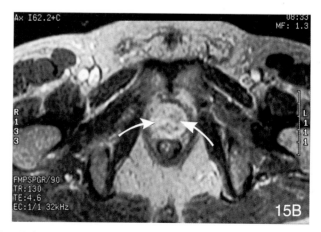

图 32-4-15 中央腺前列腺癌累及外周带

A. FSET₂WI 显示前列腺内肿瘤病灶呈较弥漫低信号(箭),未见正常外周带高信号区。

B. 动态增强病灶呈较弥漫强化,包括中央腺及外周带(箭)。

其他病变如局部炎症、肉芽肿性病变也可有相似改变,动态增强上述病变多无明显强化,尤其团注增强早期无明显强化,因此动态增强扫描对病灶定性有一定作用。T_2WI上精囊内低信号病变除前列腺癌累及精囊外,还可见于活检后出血(图 32-4-16)、放疗或激素治疗后,罕见情况有精囊淀粉样沉积和钙化等。精囊活检后出血可由于直接创伤或前列腺内出血产物通过射精管进入精囊,通常出血在 T_1WI上为高信号并有活检史可以鉴别,血精还可发生于泌尿生殖道感染等情况,大多为良性病变。动态增强有助于鉴别诊断。肿瘤侵犯表现为强化明显尤以较早期强化更有意义。

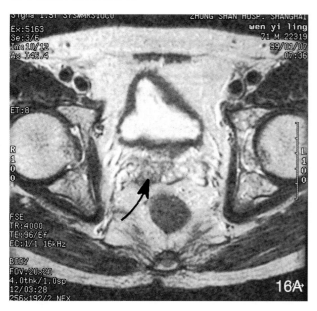

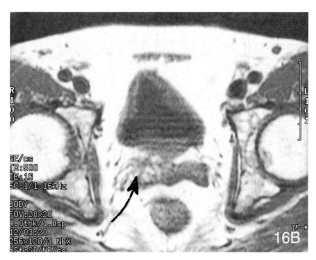

图 32-4-16　前列腺癌活检后精囊出血

A. FSE T_2WI 示右侧精囊内低信号影,疑为肿瘤侵犯(箭)。

B. SE T_1WI 显示精囊内高信号影与 T_2WI 低信号影对应,为活检后出血所致(箭)。

5. 前列腺癌的 MRI 分期:临床采用两种分期方法:Whitmore 法与 TNM 法(表 32-4-1),以前者更为常用,简述如下:A 期无临床表现;B 期肿瘤局限于包膜内,累及一叶或两叶;C 期病灶侵犯包膜外,累及精囊、膀胱等;D 期为盆腔淋巴结或远处转移。临床上区别 B、C 期相当重要,因 B 期可行前列腺根治术,C 期多行其他治疗。直肠表面线圈 MRI 对分期的判断有较大作用,主要在于判断包膜是否穿破及精囊是否受累。

表 32-4-1　前列腺癌的临床分期

Whitmore-Jewett 分期		TNM 分期	
A	不能触及肿块,偶然发现	T_0	未触及肿物、穿刺等发现
A_1	局灶性		
A_2	弥漫性		
B	直肠指检触及肿瘤,局限于包膜内	T_1	可触及肿瘤结节
B_1	结节≤1.5cm 或一叶的 25%	T_{1a}	肿瘤≤1cm
		T_{1b}	肿瘤>1cm
B_2	结节>1.5cm	T_{1c}	两侧叶均有
C	肿瘤穿破前列腺包膜	T_2	肿瘤侵犯包膜但未穿破
C_1	包膜外小病灶	T_3	肿瘤穿破包膜,可有精囊受累
C_2	侵犯精囊、膀胱、直肠、盆壁等	T_4	肿瘤固定,侵犯周围组织
		N	淋巴结转移
D	转移	N_1	单个一侧转移
D_1	盆腔淋巴结转移	N_2	多个和(或)两侧转移
D_2	骨、远处淋巴、器官、软组织转移	N_3	团块转移
		N_4	广泛转移
D_3	内分泌治疗无反应	M	远处转移

包膜侵犯指包膜内有病灶细胞但未超过包膜,包膜穿破指包膜外有病灶组织,两者概念不同。前列腺癌突向包膜致包膜隆起,当包膜为光滑隆起时一般无包膜穿破,此时为 B 期,文献报道这种情况下包膜穿破的可能性多小于 25%。当包膜不规则隆起时多提示包膜穿破,文献报道其可能性一般大于 70%。两侧周围静脉丛不对称,信号异常,前列腺直肠角消失,神经血管束不对称均较肯定病灶已侵犯包膜外。MRI 不能显示包膜本身的受累,包膜本身也往往并不完整。也不能显示包膜穿破、直径局限于 1mm 之内的病灶,甚至直径 3mm 内病灶也不易判断,即难以判断轻微的 C 期病灶。但临床研究认为将包膜穿破、直径 1mm 内的病灶归于 B 期并不影响其预后,故 MRI 仍被认为是多数病灶分期的较准确方法。

MRI 判断分期的另一个重要方面为精囊侵犯。前列腺癌可直接侵犯精囊,也可沿射精管、神经血管束侵犯。使用直肠表面线圈可显示早期侵犯,表现为精囊腺管道壁的增厚,可单侧或双侧,T_2WI 显示佳,冠状面、矢状面图像判断更为可靠。精囊受累轻微时,仅有镜下转移或管壁未增厚,此时不能发现精囊受累。还要注意勿与正常位于中线的射精管混淆。

前期文献大多报道应用直肠表面线圈进行前列腺癌分期,敏感性及特异性均较高,准确性可高达90%。近年部分文献报道其准确性降低,较有影响的为 Tempany 报道美国放射诊断肿瘤学组的多中心研究,认为 MRI 分期并不准确。有作者分析其原因可能与检查技术、观察者水平、镜下包膜穿破的判断及样本身等因素有关。总的来说多数作者均认为 MRI 对分期有较高的准确性。

6. 前列腺癌的鉴别诊断

(1) 良性前列腺增生:MRI 可区分前列腺各带的结构,观察前列腺增生的起源部位,增生灶位于中央腺,较大时压迫周围带致其变薄萎缩,但当前列腺癌起源于中央区或多中心起源时常无法根据影像诊断。因中央腺增生结节与肿瘤信号无特异性,其信号与中央叶前列腺癌难以区分。只有当中央腺肿瘤侵犯外周带或精囊时,才能根据其表现诊断。临床 PSA 测定明显高于正常患者,而 MRI 未发现外周带病灶者,可行穿刺活检或密切随访。良性前列腺增生精囊可受压推移,但无肿瘤侵犯表现。

(2) 膀胱癌侵犯前列腺:因膀胱底部与前列腺底部相贴,而膀胱底部为膀胱癌好发部位,前列腺增生及肿瘤也为常见病变,甚至可与膀胱癌合并发生。膀胱癌侵犯前列腺其 MRI 主要表现为瘤灶位膀胱内较明显,周围膀胱壁增厚,前列腺与膀胱间分界消失,矢状面及冠状面观察其整体表现有利于判断其中心位置。动态增强有助于进一步判断。

(3) 外周带 T_2WI 低信号良性病灶:外周带信号主要与组织密度有关,而与特别的组织类型关系不大。外周带 T_2WI 低信号无特异性,局部前列腺炎、肉芽肿性病变均可有同样信号,但较少见,前者通常为片状,后者继发于结核或膀胱癌腔内化疗后,表现为很低的信号,与前列腺癌相仿。动态增强在增强早期前列腺癌常有强化,而炎性病灶强化多较晚,与肝癌和炎性假瘤的增强表现相似。肝癌以早期强化为特征,而炎性假瘤以延迟强化为主要表现。活检后出血可类似前列腺癌 T_2WI 低信号,与 T_1WI 仔细对比可以鉴别。

(4) 精囊内 T_2WI 低信号良性病变:当前列腺癌诊断已经明确,同时精囊内有信号异常时,提示精囊受侵犯;但若前列腺内病灶不明显而精囊出现信号异常时,此时偶可有鉴别问题。精囊 T_2WI 低信号有三种情况:肿瘤侵犯、放疗或激素治疗、活检后出血。出血 T_1WI 为高信号可以鉴别;罕见情况为精囊淀粉样沉积和钙化也为 T_2WI 低信号。动态增强有助于鉴别诊断,必要时经超声引导穿刺活检确诊。

7. 前列腺癌检查的影像学方法比较:静脉尿路造影仅能显示晚期前列腺癌侵犯膀胱、阻塞尿路的改变。不能显示前列腺癌本身的具体情况。平片对致密性骨转移也较为敏感。

直肠探头超声(TRUS)为检查前列腺癌的一个重要的影像学方法,一般认为优于 CT,能够显示前列腺的内部结构。但近年来研究发现,24%～40%的前列腺癌 TRUS 不能发现病灶所在;分期方面也不理想,其精确性、敏感性和特异性分别为 58%、66% 和 56%。视野较小,无法评价盆腔淋巴结增大情况。但可用来引导穿刺活检,可明显提高阳性率。检查方便,费用低。

CT 尤其常规 CT 在前列腺癌的显示和分期方面也有一定的局限性。因前列腺癌病灶本身密度与正常腺体相似,因此常规 CT 往往无法显示局限在腺体内的病灶。只有当病灶足够大引起前列腺形态明显异常才能发现。一般用来显示进展期肿瘤及周围侵犯情况,而不能显示前列腺内部较小病灶本身。研究还认为,CT 评价前列腺局部浸润的准确性也较低。Platt 报道其对 C 期和 D 期前列腺癌的敏感性仅为 35%～55%。螺旋 CT 能够快速扫描病灶,应用螺旋 CT 薄层动态增强扫描,能够提高前列腺癌的显示率。CT 可以显示前列腺内的钙化及骨骼转移的增生骨情况,弥补 MRI 在钙化显示方面的不足(图 32-4-17)。

MRI 是目前前列腺癌最佳的影像学检查方法,尤其运用直肠表面线圈、相控阵线圈时,其显示率及分期准确性均明显高于经直肠超声和 CT,多数文献均有类似结论,其敏感性可达 70%～90%。可多方位显示病灶,兼顾骨盆骨骼的观察。易于显示精囊侵犯,直肠线圈可显示精囊的轻微侵犯,对活检后出血的显示较好。比较而言,MRI 优于直肠超声,后者又优于 CT。MRI 检查也有其局限性,病灶的显示与肿瘤发生部位有关,中央腺病灶在侵犯至外周带及周围结构之前难以与增生结节区别,外周带 T_2WI 低信号也无特异性,难以判断轻微的包膜穿

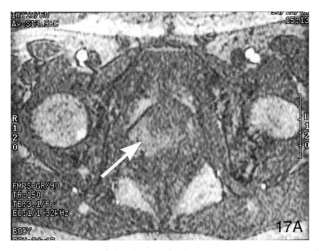

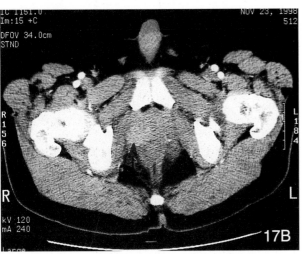

图 32-4-17　前列腺癌螺旋 CT 与 MRI 强化对照

A. MRI增强扫描显示前列腺右侧肿瘤强化(箭)。　B. 同一病例螺旋 CT 动态增强亦显示肿瘤明显早期强化(箭)。

破。有时向膀胱轻度侵犯与前列腺增生突入膀胱难以区分。多中心起源肿瘤,瘤体出血,伴发前列腺增生及较重前列腺炎时有时不易诊断。直肠表面线圈检查费用较高,检查时间长,检查时有一定不适,易受伪影影响。

放射性核素骨扫描有助于全身骨转移灶的显示,敏感性高,检查方便,较 X 线平片更早发现骨转移。但放射性核素骨扫描特异性低,对单发病变无法区分良、恶性。

第五节　精囊病变

MRI的多平面成像能力及高组织对比性使其对精囊结构和病变的显示和判断优于 CT 和经直肠超声。应用直肠表面线圈可进一步提高分辨率。

1. 精囊炎:单纯精囊炎(seminal vesiculitis)少

见,主要伴随前列腺炎发生。急性精囊炎有时伴有精液潴留,病人感胀痛,有血精。直肠指检可能发现精囊肿大,有波动和压痛,临床处理需经会阴穿刺抽吸减压。MRI 表现为精囊增大、出血。慢性精囊炎症状与慢性前列腺炎相似,可阻塞射精管致精囊内发生囊性变化。MR T_2WI 直肠线圈图像还可见腺管壁广泛增厚,腺管信号降低。可有血精,表现为 T_1WI 上高信号影位精囊腺管内(图 32-5-1)。

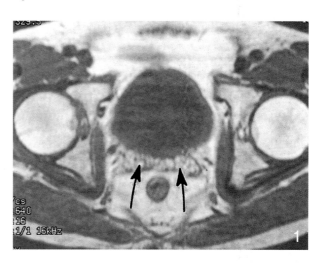

图 32-5-1　精囊炎

T_1WI 精囊内高信号为出血所致(箭),
精囊腺管壁因高信号出血衬托得以显示。

2. 精囊囊肿:精囊囊肿(seminal vesicle cyst)较少见,可为先天或后天性。继发性囊肿偏一侧,病因与前列腺潴留囊肿相同,由前列腺炎症及增生所致。MRI 表现为典型的囊性病灶,为液体信号,当囊肿内有出血或蛋白类物质时 T_1WI 上可呈高信号。T_2WI 上均为高信号。

3. 精囊肿瘤:精囊肿瘤(seminal vesicle tumor)原发恶性罕见,主要为腺癌,因就诊时多已晚期,以致临床甚至病理难以确定肿瘤是否起自精囊。MRI 表现为精囊肿块,向周围侵犯盆壁、膀胱、前列腺或直肠,可见淋巴结肿大。精囊继发肿瘤多为前列腺癌侵犯或转移所致,还可见于膀胱癌和直肠癌侵犯。MRI 可显示肿块大小、范围及周围侵犯情况。

第六节　睾丸和附睾病变

一、睾丸肿瘤

原发睾丸肿瘤绝大多数为生殖细胞源性,为恶性肿瘤,约占 95%,包括精原细胞瘤、胚胎瘤、畸胎瘤、绒毛膜上皮癌。以精原细胞瘤最常见，约占40%。非生殖细胞源性的睾丸肿瘤较少，约为睾丸肿瘤的4%。包括纤维肉瘤、平滑肌瘤、横纹肌肉瘤等。隐睾或异位睾丸肿瘤发生率明显提高。MRI对病灶分期并不准确，但对治疗没有影响。MRI主要作用为观察局部病灶及后腹膜区有无淋巴结肿大。

1. 精原细胞瘤：精原细胞瘤(semimoma)T_1WI和T_2WI上肿瘤信号均匀，在T_1WI上信号与正常睾丸相仿，T_2WI上较正常睾丸信号低。出血及坏死较少。瘤周有时可见低信号的纤维假包膜，T_2WI显示清楚。肿瘤增大侵犯邻近组织并引起睾丸鞘膜积液。肿瘤转移至腹部时可形成软组织团块影，与原发灶信号相仿。可随静脉及淋巴系统播散，右侧睾丸肿瘤首先播散至低位主动脉旁和腔静脉前淋巴结，左侧睾丸肿瘤首先播散至左肾门水平的主动脉旁淋巴结。

2. 非精原细胞瘤：非精原细胞瘤(nonseminomatous tomor)易发生出血坏死，故在T_1WI和T_2WI上信号很不均匀，呈高低混杂信号，与精原细胞瘤表现不同。鉴别诊断有较重要价值，因临床治疗精原细胞瘤以放疗为主，而非精原细胞瘤以化疗为主。

二、睾丸附睾炎

睾丸附睾炎(epididymo-orchitis)常见感染部位为附睾，炎症发展可累及睾丸。急性炎症表现为附睾增大，T_2WI信号增高，精索增粗。慢性炎症由于纤维增生使整个附睾硬化。附睾结核主要病变为干酪样变和纤维化，在T_1WI上一般为低信号，在T_2WI上呈混杂信号，取决于纤维肉芽干酪组织的构成(图32-5-2)。

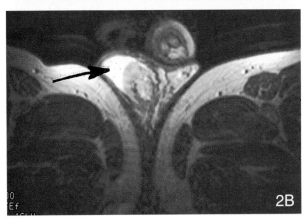

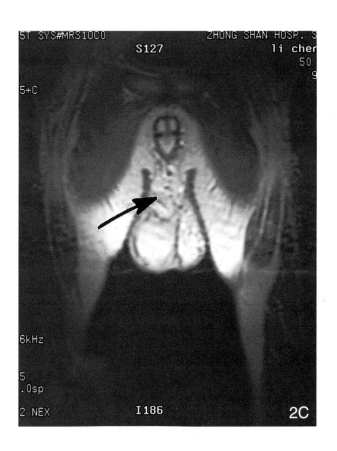

图 32-5-2　睾丸附睾炎症伴少量鞘膜积液

A. T_1WI示右侧睾丸附睾稍增大，境界不清(箭)。　B. T_2WI见少量高信号睾丸鞘膜积液(箭)。
C. 增强后右侧增大的附睾延迟强化较明显(箭)。

三、睾丸鞘膜积液

本症一般无需 MRI 检查。当积液程度严重,超声检查困难时可采用 MRI 检查。MRI 可仔细检查睾丸附睾以寻找潜在的病变。约 20% 睾丸肿瘤在就诊时合并鞘膜积液。单纯鞘膜积液在 T_1WI 上表现为低信号,在 T_2WI 上表现为高信号,与睾丸高信号相似,但睾丸白膜仍为低信号带,可以清楚分辨睾丸内和睾丸外病变。MRI 可较超声提供更多的信息鉴别睾丸内外病变(图 32-5-3)。增强扫描则更易鉴别积液和睾丸肿瘤,特别当两者合并存在时。当积液为感染性或脓性时,信号不均匀,出血性积液其信号往往多样化。

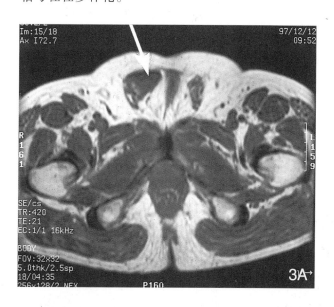

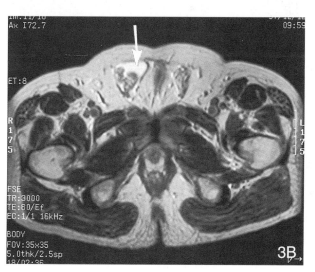

图 32-5-3　睾丸鞘膜积液

右侧鞘膜腔内局部液性信号(箭)。

A. T_1WI 呈低信号。　　B. T_2WI 呈高信号。

四、睾丸扭转

睾丸或精索发生扭转(torsion),造成睾丸急性缺血坏死,多见于青少年。临床表现主要为阴囊疼痛。因与附睾炎症状相似易误诊,延误手术致睾丸坏死。临床诊断常较困难。MRI 对睾丸扭转较易诊断,主要用于亚急性扭转。

MRI 首先表现为扭转点的形成,呈低信号结节状,由此扭转点可见旋涡状结构,包括血管、淋巴管、输精管和脂肪组织扭转形成。通常位于阴囊后上部附近,T_2WI 呈混杂信号。扭转点和旋涡征为睾丸精索扭转的特征性改变。另外附睾常明显增厚肿胀,并有位置异常。近端精索增粗但无精索内血管的增多增宽,与附睾炎不同。

五、精索静脉曲张

精索静脉曲张(varicocele)MRI 可清楚显示自腹股沟管内环至睾丸的精索结构,静脉曲张表现为精索增粗,较多曲张血管因血流缓慢在 T_2WI 上呈高信号表现,增强后曲张的血管结构更易辨认。

六、隐睾

隐睾(cryptorchidism)为出生后睾丸未降至阴囊内,隐睾可位于肾门至阴囊的任何部位,以腹股沟管内尤其内环处最常见。隐睾应尽早诊断及治疗,否则易恶变,时间过长睾丸发生萎缩致显示困难。术前睾丸定位可以为手术提供重要信息。

隐睾检查时,若不知隐睾位置,因其可位于肾门至阴囊的任何位置,故首先使用横断面,重点在腹股沟管内环处,5 mm 层厚连续扫描,若在上述范围均未发现病灶,则隐睾有异位可能,包括前腹壁、股三角、会阴等处,需注意观察。

一般隐睾呈椭圆形,与腹股沟管长轴一致,MRI 以冠状位显示较好。隐睾无萎缩时,信号与正常睾丸相同,发生萎缩后有纤维化改变,T_2WI 为低信号。腹腔内隐睾往往不易显示,以位于近腹股沟管内环处最多,使用表面线圈于此处重点观察可提高检出率。

隐睾需与腹股沟增大淋巴结鉴别,其形态信号均不同于隐睾,淋巴结为圆形(图 32-5-4),隐睾为椭圆形,淋巴结在 T_2WI 上信号明显低于周围脂肪,而隐睾常高于脂肪。腹股沟斜疝一般体积较大,临床表现典型,T_1WI 上因内含肠道脂肪而为高信号,与隐睾不同(图 32-5-5)。

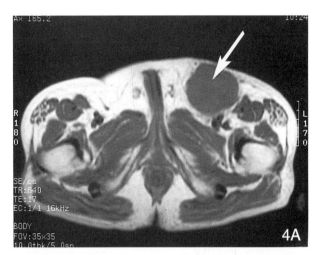

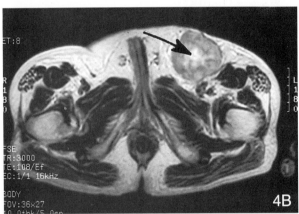

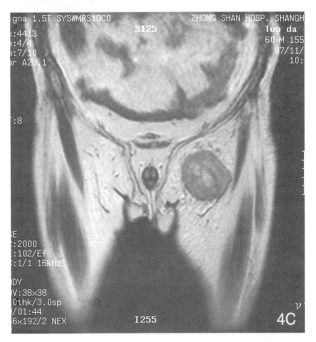

图 32-5-4 腹股沟淋巴结肿大

肺癌淋巴结转移。左侧腹股沟见较大肿块,中央为坏死区。A. T₁WI 病灶呈低信号。 B. T₂WI 病灶呈高信号,中央坏死区信号更高(箭)。 C. T₂WI 冠状位进一步显示病灶情况。

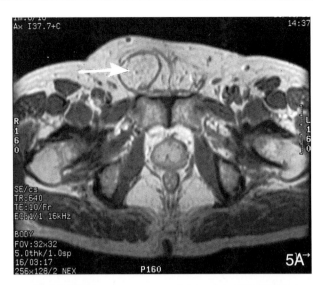

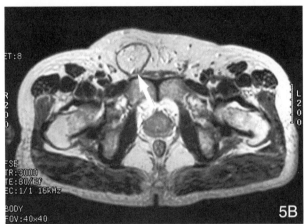

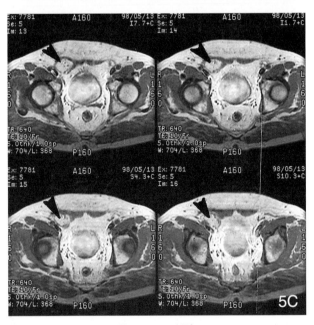

图 32-5-5 斜疝

A、B. 右侧腹股沟管增宽,见异常信号区自腹股沟内环至腹股沟管延伸至阴囊,T₁WI(A)和 T₂WI(B)均呈脂肪组织高信号(黑箭),为疝入的肠道和系膜脂肪所致。内后方局部低信号影(白箭)为移至一侧的精索。 C. 示疝入肠道的移行过程(箭头)。

七、睾丸和附睾病变的影像学方法评价

总的来说，MRI 在显示睾丸和附睾的结构方面优于 B 超和 CT，尤其应用高场强 MR 机及表面线圈；在显示病变方面优于或等于 B 超和 CT，对病变的判断更为可靠；在多平面成像、无辐射损伤方面明显优于 CT，尤其适合于隐睾的检查。超声具有检查方便、费用低的优点。但超声视野小，难以显示腹部转移性病灶，患者较肥胖时不易区分腹股沟区的隐睾与淋巴结。CT 有辐射性，软组织分辨率不如MRI，显示钙化优于 MRI。MRI 检查时间长，幼儿不易合作。

（张兴伟　周康荣）

参 考 文 献

1. 吴阶平主编.泌尿外科.济南:山东科学技术出版社,1993,525~526

2. 郭应禄主编.前列腺增生及前列腺癌.北京:人民卫生出版社,1998,131~134

3. 周康荣主编.腹部 CT.上海:上海医科大学出版社,1993,306~307

4. Brown G, Macvicar DA, Ayton V, et al. The role of intravenous contrast enhanment in magnetic resonance imaging of prostatic carcinoma. Clin Radiol, 1995,50:601

5. Chen M, Lipson SA, Hricak H. MR evaluation of benign mesenchymal tumors of thr urinary bladder. AJR, 1997,168:399

6. Jajer GJ, Ruijter ETC, de Kaa CA, et al. Local staging of prostate cancer with endorectal MR imaging: correlation with histopathology. AJR, 1996,166:845

7. Kler R, Wain S. Fast spin-echo MR imaging of the pelvis obtained with a phase-arrey coil: value in localizing and staging prostatic carcinoma. AJR, 1993,150:391

8. Mcneal JE, Villers K, Redwine E, et al. Capsular penetration in prostate cancer: significance for natural history and treatment. Am J Surg Patho, 1990,14:240

9. Meyer L. Tumor-associated angiogenesis in prostate cancer. Anticer-Res, 1993,13:2 377

10. Mirowitz SA, Brown JJ, Heiken LP. Evluation of the prostate and prostatic carcinoma with gadolinium-enhanced endorectal coil MR imaging. Radiology, 1993,186:153

11. Mirowitz SA. Seminal vesicle: biopsy-related hemorrhage simulating tumor invasion at endorectal MR imaging. Radiology, 1992, 185:373

12. ML, Yankaskas BC, Tempany CMC, et al. MR imaging in adenocarcinoma of the prostate: interobserver variation and efficacy for determing state C disease. AJR, 1992,158:559

13. Narumi Y, Kadota T, Inoue E, et al. Bladder tumors: stage with gadolinium-enhanced oblique MR imaging. Radiology, 1993,187: 145

14. Outwater E, Petersen RO, Siegelman ES, et al. Prostate carcinoma: assessment of diagnosis criteria for capsular penetration on endorectal coil MR imaging. Radiology, 1994,193:333

15. Platt JF, Bree RL, Schwab RE. The accuracy of CT in the staging of prostatic carcinoma. AJR, 1987,149:315

16. Quinn SF, Franzini DA, Demlow TA, et al. MR imaging of prostate cancer with an endorectal surface coil technique: correlation with whole-mount specimens. Radiology, 1994,190:323

17. Reingnant MH, Kaiser WA, Miersch WD, et al. Dynamic magnetic resonance imaging of the contralateral testis in patients with malignant tumor of the testis. Urology, 1994, 44:540

18. Schall MD, Imai Y, Tomaszewski J, et al. Prostate cancer: local staging with endorectal surface coil MR imaging. Radiology, 1991, 178:797

19. Schiebler ML, Schnall MD, Pollak HK, et al. Current role of MR imaging in the staging of adenocarcinoma of the prostate. Radiology, 1993,189:339

20. Sommer FG, Nghiem HV, Herlkens R, et al. Determining the volume of prostatic carcinoma: value of MR imaging with an external-array coil. AJR, 1993,161:81

21. Tanimoto A, Yuasa Y, Imai Y, et al. Bladder tumor stage: comparison of conventional and gadolinium-enhanced dynamic MR imaging and CT. Radiology, 1992,185:741

22. Tempany CMC, Zhou X, Zerhouni EA, et al. Staging of prostate cancer: results of radiology diagnostic oncology group project comparison of three MR imaging technique. Radiology, 1994,192:47

第三十三章

女 性 盆 腔

应用 MRI 诊断女性盆腔病变有很多的优势。首先盆腔区脏器受呼吸和心脏搏动影响小、移动伪影少;另外 MRI 有很好的软组织分辨率,能通过扫描序列和参数的改变获得理想的图像;MRI 有多平面成像的能力,其直接矢状面和冠状面成像对病变的定位和性质的研究起重要的作用;MRI 又无放射性损伤,是生育期妇女理想的检查方法之一。

第一节　检查技术

检查盆腔时膀胱宜适度充盈,一方面能使膀胱与其他结构形成良好对比,而且可使肠襻向上推移,有利于盆腔区病变的显示。但膀胱充盈不应过度,否则由于 MRI 检查时间较长,膀胱较长时间的过度充盈会使病人不适,而造成移动,影响图像质量。检查前禁食 4～6 h,为减少肠蠕动的影响,检查前即刻肌肉注射山莨菪碱或胰高血糖素。检查通常取仰卧位,也有人主张采用俯卧位以减少腹部呼吸幅度,提高图像质量,但多数病人不愿意接受长时间的俯卧位检查。

检查通常使用体线圈、自旋回波序列。扫描范围至少应包括耻骨联合到髂动脉分叉。常规 T_1W (TR = 400～600 ms, TE 10～20 ms)、T_2W(TR = 2 000～2 500 ms, TE 20/80 ms)成像,FOV 24～30 mm,层厚 5～10 mm。

随着 MRI 技术的发展,获得高分辨率图像已成为可能。采用相控阵线圈,再配合较小的 FOV 和较大的 Matrix(矩阵)能明显改善图像质量,快速自旋回波(FSE),能明显缩短采集时间,减少移动伪影和提高图像分辨率。一般采用 SE T_1WI 和 FSE T_2WI,也可采用快速 GRE 屏气采样。T_1W 化学位移成像能区别病变内出血与含脂类物质,有助于皮样囊肿和出血性疾病的鉴别。如采用快速化学位移正相位和反相位成像,则它有利于对含脂质病变的识别。

对肿瘤病例,Gd-DTPA 快速梯度回波动态增强对分期有益,最好能包括肝脏区域。

扫描位置以横断面作为常规,子宫和宫颈检查矢状面也很重要,冠状位视情况而定。

对带有金属节育环的妇女,应取环后检查,否则会产生伪影,影响诊断。对非金属性节育环可照常进行检查。

第二节　正常解剖和 MRI 表现

一、应用解剖

女性内生殖器包括阴道、子宫、输卵管和卵巢。在盆底部,阴道、尿道和直肠的下部由两侧的肛提肌所包绕,阴道周围有少量脂肪把三者分隔。子宫位于骨盆中央,由宫体、峡部和宫颈组成,成人子宫的大小约 8 cm × 5 cm × 3 cm,呈倒梨状。宫腔内覆盖的子宫内膜为柱状上皮,它受卵巢激素的影响,内膜的厚度有周期性变化,峡部的内膜也为柱状上皮,但无周期性厚度变化,能分泌粘液,两者间逐步过度,无明确的分界。子宫肌层由平滑肌束和弹力纤维组成,子宫的外层为浆膜层。子宫颈由致密结缔组织和少量平滑肌组织组成,分阴道部和颈管部。阴道部的粘膜为复层鳞状上皮,颈管部为柱状上皮,两者的连接处是宫颈癌好发部位。子宫两侧为输卵管、卵巢,子宫由圆韧带、阔韧带、主韧带和宫骶韧带四对韧带固定和支托。子宫前方为膀胱,后方为直肠,分别形成子宫膀胱隐窝和子宫直肠隐窝(线图 33-2-1)。

二、正常 MRI 表现

1. 子宫肌层:在 T_1WI 上,子宫肌呈均匀的偏低信号,近似或略高于横纹肌,在 T_2WI 上,信号高于横纹肌。子宫肌层的信号强度在不同时期的月经周期有一定的变化,在 T_2WI 上,分泌期的子宫肌信号高于增生期。子宫肌层厚度约 1～3 cm,厚度测量从高信号的内膜到子宫的外缘。

2. 子宫内膜:在 T_1WI 上,子宫内膜的信号与

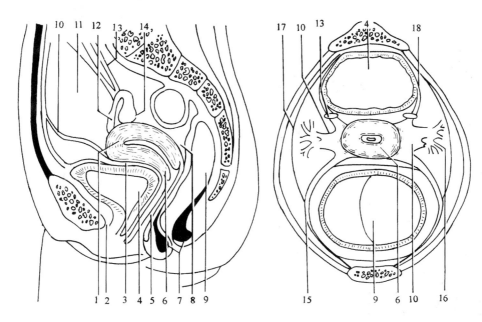

线图 33-2-1　女性盆腔矢状面、冠状面解剖示意图

1. 子宫；2. 尿生殖膈；3. 子宫膀胱隐窝；4. 膀胱；5. 阴道；6. 子宫颈；7. 肛门括约肌；8. 子宫直肠隐窝；9. 直肠；10. 子宫圆韧带；11. 腹腔；12. 输卵管；13. 输尿管；14. 卵巢；15. 骶骨子宫韧；16. 子宫旁血管丛；17. 脐膀胱筋膜；18. 子宫膀胱韧带。

子宫肌相近或稍高,两者区分不明显,在 T_2WI 上呈显著高信号。它的厚度随着月经周期而变化,可从 4 mm 到 13 mm,增生期为 2～4 mm,分泌期为 4～7 mm。

3. 结合带:结合带位于子宫内膜与子宫肌层之间,在 T_2WI 上呈低信号的暗区,厚度为 5～6 mm,为子宫肌肌层。对结合带低信号形成的解剖基础有不同的解释:有人认为是细胞核增多区;有作者在解剖学上发现该区血管丰富,由子宫动脉终末分支形成的致密血管网和快速的血流形成信号丢失;有人发现结合带的含水量(79.2%)低于子宫肌层(81.2%)和子宫内膜(82.8%),形成 T_2WI 上呈低信号区;也有认为是子宫肌内层的肌纤维方向排列的不同。

4. 子宫颈:在 T_2WI 上,宫颈同样有 3 个信号带。宫颈内管呈高信号;周边的宫颈纤维基质因含丰富的结缔组织和弹性纤维,无论是在 T_1WI 或 T_2WI 上都呈低信号;外带为子宫肌的延续,信号与子宫肌相同。在 T_2WI 横断面上,低信号的宫颈和中央高信号的宫颈管形成"靶心"状。在高分辨率 MRI T_2WI 上宫颈有 4 个信号带,在高信号的宫颈内管和低信号的宫颈纤维基质间,有一中等信号带,可能为宫颈粘膜(图 33-2-1)。

5. 子宫峡部:子宫峡部位于宫颈的末端与宫体交界的狭窄处,在 T_2WI 上呈低信号区。由于它是宫体和宫颈的分界线,它的显示对病变的定位至关重要,但只有 50% 左右病例能显示。

6. 阴道:阴道在矢状面或冠状面上显示最佳。阴道壁信号低于子宫肌信号,与横纹肌信号相近,在 T_2WI 上它能与周围结构清晰区分。阴道内粘液和上皮在 T_2WI 上呈高信号。阴道周围有丰富的静脉丛,在 T_2WI 上呈高信号,分隔直肠与膀胱(图 33-2-2)。

7. 卵巢:卵巢由纤维基质和卵泡组成,卵巢随月经周期而成熟增大。在 T_1WI 上,卵巢基质呈均匀低信号,与子宫肌信号相近。在 T_2WI 上,纤维基质呈偏低信号,卵泡呈高信号。卵泡初期的卵巢在 T_2WI 上以低信号的纤维基质为主,而卵泡成熟期的卵巢在 T_2WI 上可见 1 cm 左右的高信号卵泡。在排卵前期卵泡检出率较高,而排卵初期的卵泡常不易显示。除卵泡外,偶尔可见到黄体囊肿,属功能性卵巢囊肿,其随月经周期而变化,见于生育期妇女。在高分辨率 MRI 的 T_2WI 上,大部分卵巢可见一低信号的环形皮层带和下面高信号的卵巢髓质。

8. 动态增强表现:静脉注射 Gd-DTPA 后,高血供的子宫肌层增强明显,早期强化往往从外层开始,也有从内层开始的,以后整个肌层信号强度趋向均匀。子宫及阴道两侧静脉丛也显著强化,易于识别。

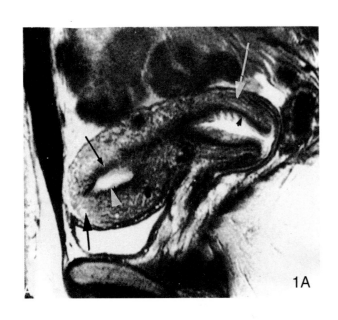

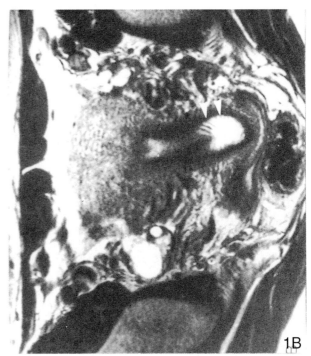

图 33-2-1 正常子宫 FSE T₂WI

A. 矢状面正常子宫和子宫颈的信号带。子宫内膜(白箭头)结合带(小黑箭)子宫肌(大黑箭)子宫颈(白箭)
子宫颈基质(黑箭头)。 B. 横断面可见宫颈粘膜皱襞(箭头)。

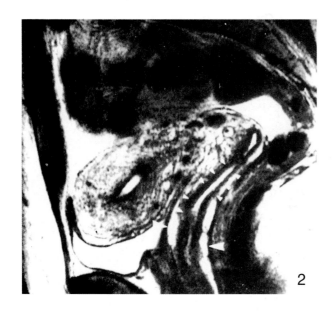

图 33-2-2 正常阴道 FSE T₂WI

示正常阴道壁呈低信号(小箭头),以及中央高信号的粘液
和阴道周围高信号的血管丛(大箭头)。

第三节 子宫病变

一、子宫肌瘤

子宫肌瘤(uterine leiomyoma)又称子宫平滑肌瘤,是子宫最常见的良性肿瘤,30 岁以上妇女发病率约为 20% 以上,随着年龄增长,发病率也上升。

(一)临床和病理

一般无临床症状,常因其他疾病做盆腔检查而发现子宫肌瘤。常见症状有月经过多、失调或不规则阴道流血,较大的肌瘤可有压迫症状或扪及腹部肿块。

病理上子宫肌瘤主要由致密的梭形平滑肌细胞和纤维结缔组织组成,肌瘤与正常组织分界清晰,有完整的包膜或假包膜。肌瘤直径可从几毫米到十几厘米,呈单发或多发。肿瘤内常有玻璃样变,亦可有出血、坏死、囊性变和钙化,尤其多见于大年龄患者。绝经期后肌瘤可萎缩,恶变很少见。

按生长部位子宫肌瘤分三型:①壁间型肌瘤:最常见,占子宫肌瘤的 60%~70%,病变位于肌壁间;②浆膜下型肌瘤:约占 20%,病变位于子宫表面,与浆膜贴近,向外突出;③粘膜下型:占 10%,肌瘤位于子宫内膜下,常向宫腔内突入。位于子宫侧壁的浆膜下肌瘤可沿阔韧带生长延伸,又称阔韧带肌瘤,较少见。

（二）MRI 表现

子宫肌瘤 MRI 表现取决于肌瘤的部位、大小和有无变性。由于子宫的位置受膀胱及直肠充盈程度的影响,CT 或单纯横断面 MRI 检查常高估子宫大小,尤其是前屈或后屈的子宫,MRI 矢状面检查能真实地反映子宫的大小和形态。小的肌瘤时子宫的

大小可无变化,大的肌瘤时表现为子宫增大,轮廓变形,局部隆起。壁间肌瘤,子宫常呈分叶状增大(图33-3-1);浆膜下肌瘤表现为自子宫向外突出的肿块

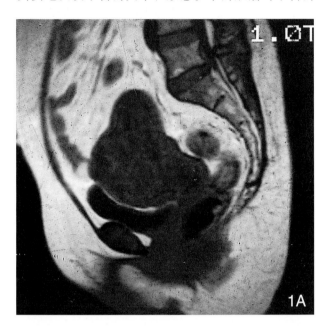

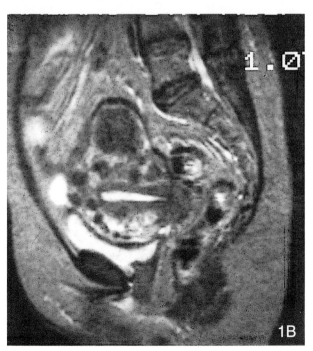

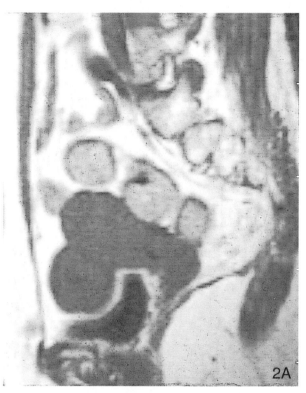

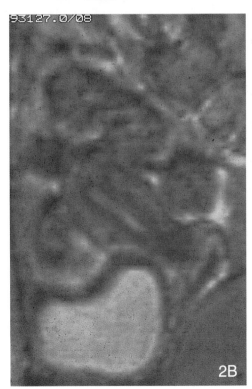

图 33-3-1　多发性壁间型子宫肌瘤

A. T$_1$WI 示子宫增大,轮廓变形,呈多个局限性隆起。

B. T$_2$WI 示子宫肌层内多个大小不等境界清晰的圆形低信号。

图 33-3-2　浆膜下子宫肌瘤

A. 矢状面 T$_1$WI 示子宫前壁结节样突起肌瘤。

B. T$_2$WI 示肌瘤中央呈不均偏高信号。

（图 33-3-2）；粘膜下肌瘤常可见宫腔受压变形（图
33-3-3）；阔韧带肌瘤在冠状面或横断面上可见子宫
侧旁的实质性肿块，有的可游离于子宫，酷似盆腔其
他肿瘤。

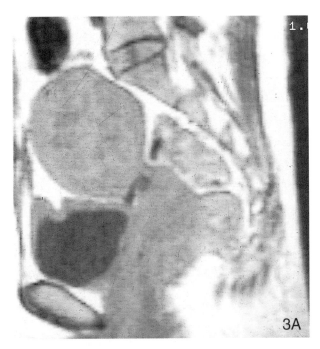

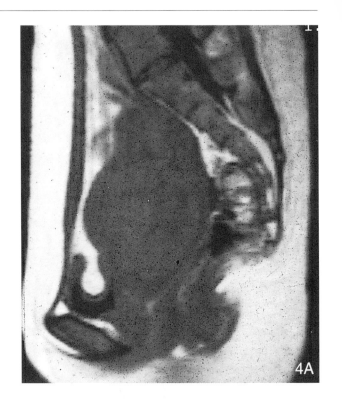

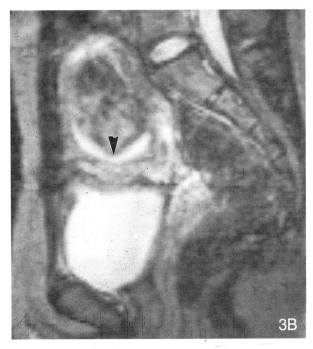

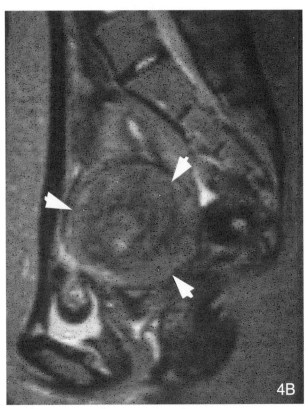

图 33-3-3　粘膜下型子宫肌瘤
A. T_1WI 示子宫明显增大，信号欠均匀。　B. T_2WI 示宫体
上方巨大肌瘤呈不均匀等高信号，压迫宫腔呈弧形下陷（箭）。

　　子宫肌瘤在 T_1WI 和 T_2WI 上一般呈低信号，在
T_2WI 上信号更低，信号均匀或不均匀，边缘光整，境
界清晰。肿瘤变性信号也随之改变（图 33-3-4），

图 33-3-4　巨大子宫肌瘤伴红色玻璃样变性
A. T_1WI 示子宫体前下方近宫颈处 7 cm × 6.5 cm × 5.6 cm
肌瘤。　B. T_2WI 示瘤体中央呈不均匀高信号（箭）。

肿瘤囊性退变，在 T_1WI 上呈低信号，在 T_2WI 上呈
高信号；肿瘤出血，信号强度取决于出血的时期和所

取的脉冲序列,信号的变化与颅内血肿的变化一样。小的钙化灶 MRI 不能检出,大的钙化灶无论在 T_1WI、T_2WI 上均呈无信号的暗区。MRI 对钙化的检出不如 CT 和 X 线平片敏感。

增强检查一般并不需要,鉴别诊断困难时可以考虑。实体肌瘤强化不及周围肌层明显,故病灶境界清晰。囊性出血区域无强化。

二、宫颈癌

宫颈癌(cervical carcinoma)是妇科最常见的恶性肿瘤。35~55 岁多见。宫颈癌的病因不十分清楚,可能与早婚、早育、多产和不洁性交有关。

（一）临床和病理

宫颈癌的临床症状早期主要表现为接触性出血,晚期则有阴道不规则出血、白带增多。肿瘤侵及邻近脏器可出现相关的症状,当肿瘤累及膀胱、直肠和盆壁时有血尿、便血和疼痛等症状。

绝大部分宫颈癌发生在阴道的鳞状上皮与宫颈的柱状上皮连接处。组织学上,宫颈癌分原位癌、早期浸润癌和浸润癌。宫颈上皮非典型增生属癌前期病变,约有 75% 的重度增生可发展为原位癌,两者的病变均局限在粘膜上皮,诊断主要依靠脱落细胞检查和阴道镜活检。宫颈癌以鳞癌多见,约占 90%,腺癌仅占 5%~10%,近来有证据表明有些鳞癌也含有腺癌的成分,被称为腺鳞癌(adenosquamous tumors)。肿瘤可向外生长,形成肿块,也向宫颈深部浸润使宫颈肥厚、质硬。肿瘤易坏死、脱落,形成溃疡,易继发感染。

宫颈癌播散途径为淋巴转移和直接侵犯为主。一旦肿瘤浸润到宫颈基质即可经淋巴管转移,首先累及髂内、外组淋巴结,以后到髂总、主动脉旁淋巴结和盆腔淋巴结。

（二）MRI 表现

阴道脱落细胞检查是宫颈癌早期诊断最常用的筛选方法,有报道它的敏感性为 85%,特异性为 99%。脱落细胞阳性者必须进一步作阴道镜宫颈组织活检,以明确诊断。

MRI 检查的主要作用是对肿瘤进行分期,观察肿瘤的范围和侵犯的程度。原位癌(0 期)和绝大部分早期镜下浸润癌(I_A 期)MRI 可无阳性发现。研究表明,正常 MRI 表现的浸润癌阴性预测值(真阴性/真阴性 + 真阳性)为 90%,有 10% 还不能除外早期浸润癌,需作进一步检查。只有当肿瘤发展到 I_B

期以后,MRI 才有阳性发现。主要表现为宫颈增大,不对称增厚或有结节突起;在 T_2WI 上,肿瘤呈不均高信号,有的在 T_1WI 及质子像上也呈偏高信号,在 T_2WI 横断面上低信号的宫颈基质环仍保持完整(图 33-3-5)。

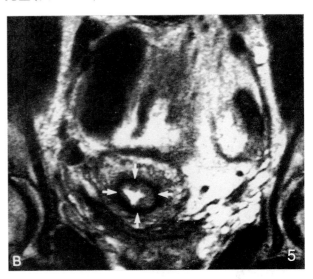

图 33-3-5 子宫颈癌 I 期
FSE T_2WI 冠状面示宫颈不规则增厚(箭),
低信号的宫颈基质完整包绕肿瘤。

宫颈基质的低信号环完整与否是宫颈癌 I 期和 II 期的分界标志。完整的低信号环说明癌灶局限在宫颈,属 I 期,可排除有宫旁组织的侵犯,阴性预测值为 100%(图 33-3-6)。如低信号的基质环被高信号的肿瘤破坏,出现中断甚至突破,提示肿瘤已侵犯

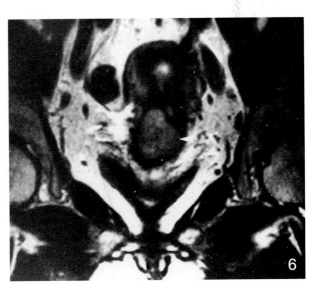

图 33-3-6 子宫颈癌 I 期
FSE T_1WI 冠状面示宫颈癌(箭)周围低信号
带完整,病理证实肿瘤周围无浸润。

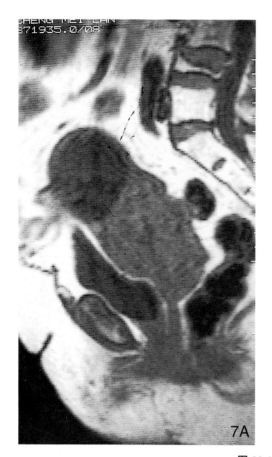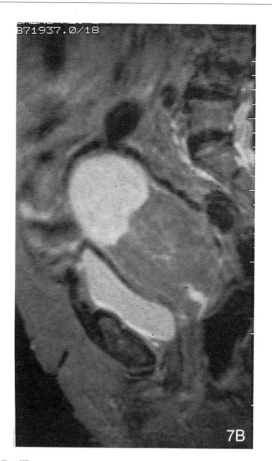

图 33-3-7　宫颈癌Ⅱ_A 期

A、B. 分别为 T_1WI 和 T_2WI，示宫颈肿块延伸到阴道上端，阴道穹隆消失，子宫与膀胱、直肠脂肪界面清晰，宫腔扩大积液。

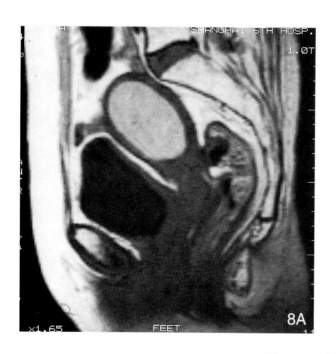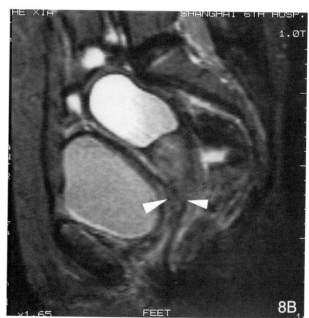

图 33-3-8　宫颈癌Ⅱ_A 期

A、B. 分别为 T_1WI 和 T_2WI，示宫颈呈异常高信号。

T_2WI 上异常信号延伸到阴道上端(箭)，宫腔内积血在 T_1WI、T_2WI 上均呈高信号。

宫旁组织,属Ⅱ期。阳性预测率(真阳性/真阳性+假阳性)虽高,但未达100%,有部分假阳性存在,由此可见完整的低信号环是Ⅰ期宫颈癌的可靠依据。

Ⅱ期宫颈癌已超越宫颈向阴道、子宫峡部及周围组织当浸润。观察阴道宜取矢状面和冠状面。当肿瘤侵犯阴道,在T_2WI上表现为正常低信号的阴道壁被高信号肿瘤所占据,肿瘤可向阴道穹隆生长,使穹隆隐窝消失,肿瘤大部分向下蔓延(图33-3-7)。肿瘤向周围侵犯,除宫颈低信号环消失外,可形成结节向外突起侵及周围,宫颈显著增厚,边缘不规则,宫颈周边可见局限或弥漫的异常信号灶。宫颈管闭塞常导致宫腔积水、积血(图33-3-8)。

肿瘤累及阴道下1/3、盆腔、直肠、膀胱等周围脏器为Ⅲ和Ⅳ期。MRI表现为肿瘤范围进一步扩大,侵犯膀胱、直肠时,这些器官的低信号管腔壁被肿瘤的异常信号所替代,并可向腔内突出累及粘膜。肿瘤侵犯盆壁,常累及肛提肌、梨状肌、闭孔内肌甚至可侵犯骨骼,MRI表现为盆壁肌内正常形态消失变形,在T_2WI上被高信号肿瘤侵及,肌肉间脂肪层消失。

MRI具有良好的软组织分辨率和可多方位成像,在T_2WI上高信号的肿瘤易与其他组织形成对照,对宫颈癌的诊断和分期,尤其对宫旁组织侵犯的评估优于CT和超声检查。T_2WI和脂肪抑制序列图像可提高对组织侵犯估计的准确性。Gd-DTPA增强扫描对基质的侵犯评估不及T_2WI,但对盆腔内侵犯的淋巴结转移显示有一定帮助。据Hricak报道,MRI对阴道、盆壁、膀胱和直肠侵犯的阴性预测值分别为100%、98%、100%和100%,阳性预测值分别为83%、75%、67%和100%。超声对宫旁侵犯的阴性预测值为92%,阳性预测值为62%。CT对宫颈癌分期诊断的正确性为60%~88%,均低于MRI。

宫颈癌分期是临床选择治疗方案和预后评估的重要依据。宫颈癌临床分期与MRI表现如表33-3-1:

表33-3-1 宫颈癌临床分期和MRI表现对照表

分　期	MRI　表　现
O期　(浸润前期癌)原位癌	宫颈无异常信号
Ⅰ期　癌灶局限在宫颈	宫颈异常信号,T_1WI偏高信号,T_2WI不匀高信号,低信号基质环完整
Ⅰ$_A$　镜下浸润基质深度小于5 mm	宫颈无或有异常信号,低信号基质环完整

(续表)

分　期	MRI　表　现
Ⅰ$_B$　临床期癌,基质浸润大于5 mm	宫颈增大伴异常信号,低信号基质环完整
Ⅱ期　癌灶超出宫颈,未侵犯盆壁或阴道上1/3	低信号基质环中断破坏,异常信号超出宫颈累及阴道上端、穹隆,或宫颈周围有异常信号
Ⅱ$_A$　无宫旁组织侵犯	异常信号延伸到阴道上1/3,阴道穹隆消失
Ⅱ$_B$　有宫旁组织侵犯	宫颈边缘不规则,周围弥漫性高信号
Ⅲ期　癌灶侵犯盆壁或侵犯阴道下1/3	阴道壁不规则增厚,边缘模糊,肿瘤与盆壁粘连
Ⅲ$_A$　侵犯阴道下1/3,未累及盆壁	
Ⅲ$_B$　侵犯盆壁	
Ⅳ期　肿瘤超出盆腔或侵犯膀胱直肠	
Ⅳ$_A$　肿瘤侵犯邻近脏器	膀胱、直肠壁增厚,与异常肿瘤信号相融而分界不清
Ⅳ$_B$　肿瘤超出骨盆	盆壁肌肉间脂肪层消失,肌肉形态异常,骨盆骨信号异常

(三)宫颈癌术后、放疗后复发和纤维化

宫颈癌放疗后1~3个月肿瘤体积缩小,T_2WI上肿瘤信号降低,逐渐恢复到正常宫颈信号,通常在6~9个月肿瘤消失,宫颈可基本恢复到原来形态。放疗后照射野内组织可产生纤维化。为有利于比较,应在放疗或手术后6~9个月做一次MRI检查,便于随访中以此为基础进行对照观察。

宫颈癌放疗后复发通常在2年内出现。据Motana对565例宫颈癌放疗后5年随访,32%病人有局部复发或远处转移。局部复发通常发生在原肿瘤处或阴道残端。MRI表现为膀胱、直肠间的软组织肿块,大小不等,边界不规则,中心可有液化或坏死,复发肿瘤的信号与放疗前肿瘤的信号相同,在T_2WI上呈不均匀高信号。复发肿瘤较原发肿瘤更易侵犯直肠、膀胱和盆壁肌肉,远处转移也较常见。

放疗后盆腔纤维化主要发生在照射野区,MRI表现为子宫及其周围脏器的边界不光整,直肠、膀胱及盆壁区小肠壁增厚,盆腔侧壁一般无改变。在T_2WI上纤维化一般无确切肿块界限,信号低于复发肿块。MRI诊断肿瘤残余及复发的准确率为96%,优于US及CT。根据放疗后肿瘤体积与信号的改变,MRI可作为肿瘤放疗后疗效评估和鉴别放疗后纤维化与肿瘤复发的理想检查方法。

三、子宫内膜癌

子宫内膜癌 endometrial carcinoma 又称为子宫体

癌,是女性生殖系统常见恶性肿瘤之一,好发于绝经期妇女,发病高峰年龄 55～65 岁,40 岁以下少见。

（一）临床和病理

大多数患者早期无症状,晚期有阴道出血,绝经期妇女的阴道流血约 10% 为子宫内膜癌所致。本病原因尚不清楚,大多数认为与内分泌紊乱和雌激素有关,其他因素包括肥胖、高血压、糖尿病、不育等。也有研究表明有遗传性或家族性倾向。

病理上,65%～75% 的子宫内膜癌为腺癌,10%～20% 为鳞癌,10%～15% 为腺鳞癌。按细胞分化程度,子宫内膜癌分为高分化（G_1）、中等分化（G_2）和低分化（G_3）,细胞分化程度与愈后相关。内膜非典型性增生中有 11%～23% 将发展为低度恶性癌。子宫内膜癌分局限型和弥漫型,前者癌灶局限,呈菜花或息肉状突入腔内,后者肿瘤可满布于大部分内膜。肿瘤表面呈息肉样改变,质脆,易出血坏死。

子宫内膜癌的恶性程度较低,发展较缓慢,转移晚。转移途径以直接蔓延和淋巴转移为主,血行播散少见。子宫内膜癌的浸润深度与淋巴结转移及预后密切相关。Creasman 报道,局限在子宫内膜的肿瘤约 1%、子宫浅肌层浸润约 5%、中 1/3 肌层浸润约 6% 和外 1/3 浸润约 25% 有淋巴结转移。肿瘤局限在内膜的 5 年生存率为 100%,肌层内 1/3、中1/3和外 1/3 的 5 年生存率分别为 97%、86% 和 83%。准确估计肿瘤的范围和浸润深度是决定治疗和预后的重要指标。根据 1989 FIGO 分期方法,各期子宫内膜癌相应的 MRI 表现如表 33-3-2。

表 33-3-2　子宫内膜癌临床分期和 MRI 表现

FIGO 分期		MRI 征象
I$_A$	局限子宫内膜	宫腔内缘光整
I$_B$	侵犯肌层小于 1/2	宫腔内膜毛糙,结合带中断并明显变薄
I$_C$	侵犯肌层大于 1/2	结合带中断,肌肉内出现异常肿瘤信号
II$_A$	侵犯宫颈颈管上皮	宫颈扩大,宫颈内见与宫体肿瘤连续的高信号
II$_B$	侵犯宫颈基质	
III$_A$	侵犯子宫浆膜、附件及邻近腹膜	浆膜面毛糙不规则,临近脂肪信号降低,腹水,阴道壁增厚,信号升高
III$_B$	阴道转移	
III$_C$	盆腔及主动脉旁淋巴结转移	
IV$_A$	膀胱、直肠粘膜侵犯	膀胱、直肠壁增厚,信号改变,膀胱、直肠与子宫外病灶分界不清
IV$_B$	远处淋巴结转移	

（二）MRI 表现

子宫内膜癌的早期诊断依赖于诊断性刮宫,MRI 在准确估计肿瘤侵犯的深度和合理的分期方面起着重要的作用。生育期妇女正常子宫内膜的厚度不超过 13 mm,绝经期不超过 8 mm。子宫内膜癌最常见的 MRI 表现为子宫内膜的增厚,宫腔增宽、撑大。大部分肿瘤在 T_1WI 上病灶的信号与子宫肌的信号相近,除非有出血致信号增高外常不易发现;T_2WI 上肿瘤呈中等信号或低信号,常介于正常内膜与子宫肌信号之间。使用 T_2WI 和（或）T_1WI 增强扫描对评估肿瘤侵及粘膜表层还是有深肌层浸润的准确率达 75%～95%。

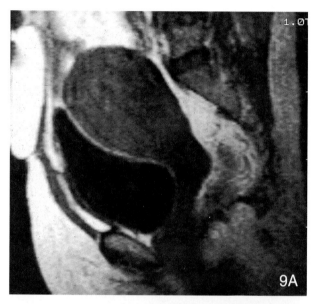

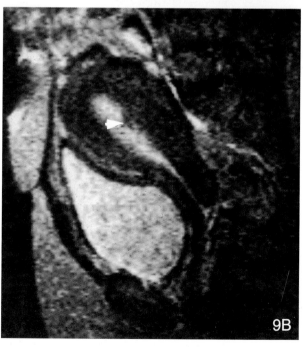

图 33-3-9　子宫内膜癌 I$_A$ 期

A、B. 分别为 T_1WI 和 T_2WI,示子宫增大,在 T_2WI 上子宫内膜明显增厚达 20 mm,伴局限性低密度灶（箭）。

结合带的完整性是评估肌层侵犯的重要标志。ⅠA 期，子宫内膜癌局限于子宫内膜，在 T₂WI 上，低信号的结合带完整（图 33-3-9）。结合带中断或被肿瘤跨越并在肌层内出现异常信号提示肿瘤已侵犯肌层，属ⅠB、ⅠC 期（图 33-3-10）。完整的结合带可排除有肌层的侵犯，阴性预测值为 100%。但由于绝经后妇女的结合带变薄，T₂WI 上显示常不十分清楚，影响观察和肿瘤的分期，这时可采用 T₁W 动态增强扫描观察子宫内膜与子宫肌之间的界面，来推测是否有肌层浸润，正常情况下，Gd-DTPA 增强在子宫内膜与肌层之间可见一完整的强化带（SEE），它的完整与否，可作为判断肌层浸润的另一个重要观察指标。

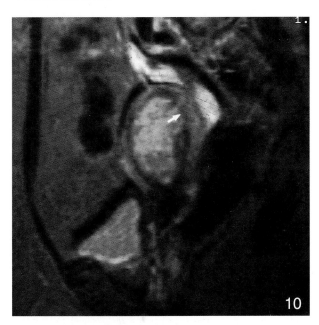

图 33-3-10 子宫内膜癌ⅠC 期

矢状面 T₂WI 示宫腔明显撑大，肿瘤呈不均等、高信号，前上及后上方结合带基本消失、（箭）中断，前壁肌层变薄。

Ⅱ期的诊断依据是子宫颈的侵犯。正常子宫颈为低信号，当有高信号的病变延伸到这里时，提示子宫颈已有侵犯，MRI 表现为宫颈信号异常和形态的变化。当宫颈管受侵引起狭窄或闭塞时，常伴宫腔积液和积血，宫腔积液在 T₁WI 上呈低信号，在 T₂WI 上呈高信号，宫腔积血的信号与颅内血肿一样，受积血的时期和脉冲序列的影响。

病变侵犯子宫浆膜、附件或阴道为临床Ⅲ期，MRI 表现为子宫不均匀增大，子宫浆膜面毛糙，边缘不规则，子宫周围的脂肪界面模糊，在 T₂WI 上，子宫的正常信号带消失，增大的子宫呈不均匀混杂

信号（图 33-3-11）。Ⅳ期肿瘤侵犯直肠、膀胱，MRI 表现为肿瘤与膀胱、直肠粘着，膀胱、直肠壁增厚，两者间的脂肪界面消失，或相互融合成一团块。

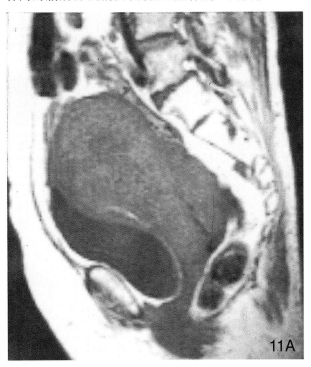

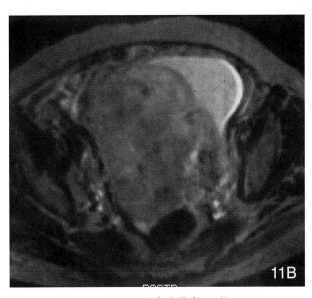

图 33-3-11 子宫内膜癌ⅣA 期

A、B. 分别为矢状面 T₁WI 和横断面 T₂WI，示子宫明显增大，宫颈增厚。在 T₂WI 上整个子宫呈不均匀混杂信号，浆膜面毛糙，子宫与膀胱间脂肪界面消失。

（三）影像学方法比较

我院资料表明 MRI 对子宫内膜癌的分期准确率为 83.3%，Ⅰ期的准确率为 90.9%，对Ⅲ期和Ⅳ期子宫内膜癌的分期诊断价值不是很高。一方面 MRI 对邻近脏器是粘连还是侵犯的区分有一定的

困难,另外对盆腔淋巴结的肿大是属于良性还是恶性有时也不易区别,而且两者均有一定的假阳性存在,影响准确分期。

超声检查是妇科疾病的首选检查方法。近年来经阴道超声技术的应用提高了子宫内膜癌的诊断准确性,尤其是能比较准确地估计侵犯肌层的深层,对临床治疗有一定的指导意义。但在对子宫颈的侵犯,Ⅲ、Ⅳ期的分期和淋巴结侵犯方面仍有一定的限度。

CT 对 Ⅰ 期子宫内膜癌肌层浸润的观察不如 MRI 和经阴道超声,同样对子宫颈侵犯的发现敏感性也不高,但 CT 对 Ⅲ、Ⅳ 期子宫内膜癌的宫外侵犯及远处转移的发现有很大的帮助。

从总体上来说,MRI 对子宫内膜癌的分期效果优于超声和 CT,为比较理想的影像学方法。国外文献报道采用阴道内表面线圈能提高分期的准确性,尤其对 Ⅰ、Ⅱ 期的区分很有帮助,但明显增加检查费用,无法推广。

四、子宫内膜增生症

子宫内膜增生症(endometrial hyperplasia)是无排卵性子宫功能性出血。主要见于青春期,其次为更年期。临床表现为经期不正常和不规则子宫出血。主要病理改变为子宫内膜普遍性增生、过长或呈囊腺样、腺瘤性增生,形成小息肉样突起。

MRI 表现在 T_2WI 上见子宫内膜广泛增厚,如息肉样增生的内膜呈结节样改变,增生的内膜信号与正常粘膜信号无区别。子宫内膜的显示以 T_2WI 矢状切面最佳。本病的诊断有赖于诊断性刮宫。

五、子宫内膜息肉

子宫内膜息肉(endometrial polyps)由子宫腺体和间质组成,大多数无功能,不受激素的影响。一般无临床症状,息肉常带蒂而突入宫腔,可单发或多发,大小不一。

小的子宫内膜息肉,MRI 不易发现,大的息肉可引起子宫腔的增宽,T_1WI 息肉与正常内膜的信号相仿或略高,T_2WI 可见与内膜信号相近或偏低的息肉突入宫腔,使子宫内膜轮廓改变。

第四节　卵巢及附件病变

一、卵巢良性肿瘤

卵巢良性肿瘤可发生在任何年龄,约 2/3 发生在生育期妇女。常见的有卵巢囊肿、浆液性囊腺瘤、粘液性囊腺瘤和畸胎瘤等。

卵巢良性肿瘤生长缓慢,早期一般无临床症状,很多病人是因腹部其他疾病或体检时偶尔发现,或是以无症状的腹部肿块来就诊。如肿瘤有分泌激素的功能,可有相应内分泌症状或月经周期的改变。巨大的肿块有腹部的坠胀感和压迫症状,如排便、排尿困难等。

（一）卵巢功能性囊肿

卵巢功能性囊肿(functional cysts)包括卵泡囊肿、黄体囊肿和黄素囊肿。卵泡囊肿为不成熟或成熟的卵泡,内有液体潴留。黄体囊肿为黄体的持续存在。黄素囊肿是绒毛促性腺激素刺激卵泡,引起双侧的卵泡增大,常见于葡萄胎或绒毛膜细胞癌患者,当原发病灶治愈后病变会自行消退。

功能性囊肿常为单侧和单发性,囊肿直径不超过 5 cm。一般而言,卵泡囊肿均偏小,在 1～1.5 cm 之间,大于 1 cm 的以黄体囊肿和黄素囊肿居多。黄素囊肿通常为双侧呈多发性,大小不一,大的囊肿直径可达 10 cm 以上。

卵巢功能性囊肿的 MRI 表现为单发或多发性小囊肿,呈圆形或卵圆形,直径一般小于 5 cm,绝大多数囊肿在 T_1WI 上呈低信号,在 T_2WI 上呈高信号,囊壁薄而均匀,边缘光整,无分房结构。黄体囊肿常有出血,因此 MRI 上信号多变。新鲜的出血,在 T_1WI 上呈中等信号,在 T_2WI 上呈偏高信号;陈旧性血液在 T_1WI 和 T_2WI 均可呈高信号。因黄体囊肿的囊壁由厚的黄体细胞组成,富于血管,Gd-DTPA 增强囊壁有强化。少数不典型的囊肿可表现为多房性结构,囊壁厚薄不均,甚至有结节样突起,这时容易与其他病变混淆。

（二）卵巢囊腺瘤

卵巢囊腺瘤(ovarian cystadenomas)分浆液性囊腺瘤和粘液性囊腺瘤两种,是卵巢最常见的良性肿瘤,约占卵巢肿瘤的 44.8%。

1. 浆液性囊腺瘤(serous cystadenomas):是卵巢上皮肿瘤中最常见的一种,好发于 30～40 岁,大多为单房,约 15% 为双侧性。浆液性囊腺瘤分单纯性和乳头状两种,前者为单房性,囊壁薄而光整,后者囊壁较厚,有乳头样突起。浆液性囊腺瘤有乳头状突起的少见,如有则应考虑交界性癌或囊腺瘤可能。囊壁可有钙化,少数可呈多房。若乳头穿破囊壁可向腹膜种植。有 30%～50% 浆液性囊腺瘤可恶变为浆液性囊腺癌。

浆液性囊腺瘤 MRI 常表现为较大的单房结构，大的直径可达 20 cm 以上，囊壁薄而均匀，边缘光整。囊液的信号与单纯性液体或尿液信号相近，在 T_1WI 上呈低信号，在 T_2WI 上呈高信号（图 33-4-1）。Granberg 等对卵巢上皮性肿瘤的研究表明，囊壁厚，而且有乳头状突起的囊性肿瘤有潜在恶性的可能，不能排除交界性癌。

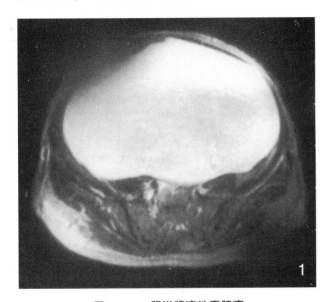

图 33-4-1 卵巢浆液性囊腺瘤

T_2WI 示盆腔内巨大囊性肿块
（ 25cm × 17cm × 20 cm ），囊壁薄而光整，周围境界清晰。

2. 粘液性囊腺瘤（mucinous cystadenomas）：好发于 25～40 岁，一般较大，常为单侧性多房结构，各房的大小不一，各房内液体的粘稠度也不一。囊肿的表面光滑，少数在囊壁上可有向内或向外生长的乳头状突起。囊肿破裂可引起腹膜和腹腔内广泛种植，产生大量粘液，称腹膜粘液瘤。粘液性囊腺瘤 85％ 为良性，15％ 为恶性或交界性，5％～10％ 的粘液性囊腺瘤可恶变为粘液性囊腺癌。

绝大多数粘液性囊腺瘤在 MRI 上表现为多房结构，肿瘤较浆液性囊腺瘤更大，直径一般大于 10 cm，囊壁薄但不均匀，较少有乳头样突起。由于粘液性囊腺瘤内的囊液蛋白含量较高，因而 T_1WI 和 T_2WI 上囊液的信号多高于浆液性囊腺瘤的信号，而且各囊之间的信号也不一致（图 33-4-2）。

（三）卵巢囊性畸胎瘤

卵巢囊性畸胎瘤（ovavran cystic teratoma）又称皮样囊肿，占所有卵巢肿瘤的 10％～20％。病理上畸胎瘤通常由 2～3 个胚层组织组成，以外胚层为

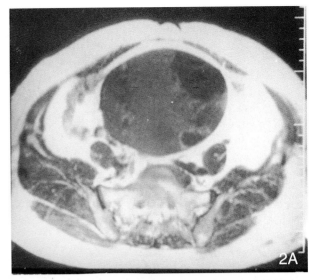

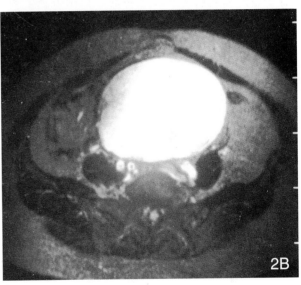

图 33-4-2 卵巢粘液性囊腺瘤

A、B. 分别为 T_1WI 和 T_2WI，示盆腔内肿块（ 13 cm × 12 cm × 9 cm），在 T_1WI 上呈高信号，表明囊液内蛋白成分很高。其中有低信号分隔，囊壁薄，周围境界清晰。

主。绝大多数畸胎瘤为囊性和囊实质性，实质性少见。肿瘤直径一般在 5～10 cm 左右，呈圆形或卵圆形，常为单房或分房状结构，表面光滑呈灰白色，囊壁较厚或厚薄不均，囊内含皮脂样物质、毛发、牙齿、骨、软骨和脂肪组织，各组织成分的含量不一。

典型的囊性畸胎瘤 MRI 表现为含脂肪或脂液平面的囊性肿块。肿块通常呈圆形或卵圆形，单房或多房，一般为单侧性，8％～15％ 为双侧性。肿瘤的边缘光整，囊壁厚薄不一，瘤体内大部分为囊性成分，呈短 T_1 长 T_2 信号，囊内实质部分呈圆形、卵圆形或不规则形（称 Rokitansky 结节），由骨、软骨、毛发和软组织组成，呈不均信号（图 34-4-3）。有的畸

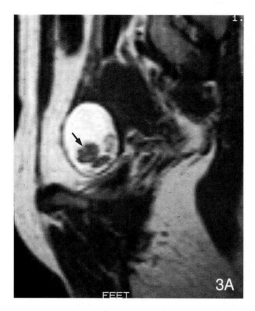
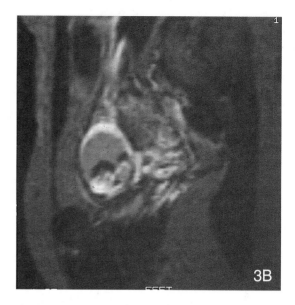

图 33-4-3 囊性畸胎瘤

A、B. 分别为矢状面 T_1WI 及 T_2WI,示子宫前方 4 cm × 5 cm × 4 cm 边缘光整、
与脂肪信号一致的卵圆形肿块,(箭示)肿块下方含多个低信号小圆形结节(Rokitansky 结节)。

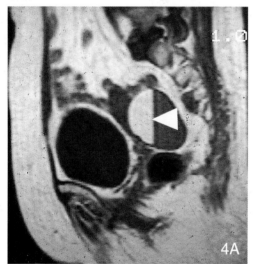

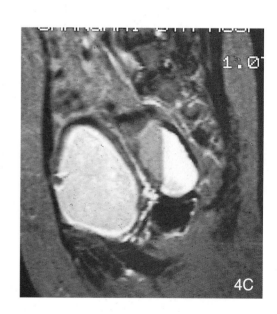

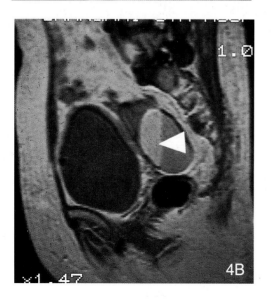

图 33-4-4 囊性畸胎瘤

A、B. 分别为 T_1WI 和 T_2WI,示子宫后方 5 cm × 5 cm × 8 cm 卵圆
形病灶,边缘光整,境界清晰。 C. T_1WI 见液面上方呈很高信号,
下方呈低信号,T_2WI 见液面上方呈偏高信号,下方呈略低信号,
代表脂液平面(箭头)。

胎瘤可见特征性的脂液平,脂液平是由于下沉的细胞碎屑和漂浮的脂类物质形成的界面,在 T_1WI 上,界面上方为高信号,下方为低信号,在 T_2WI 上整个病灶呈不均匀高信号,但上下方信号比则相反,下部的信号高于上部信号(图 33-4-4,5)。病人改变体

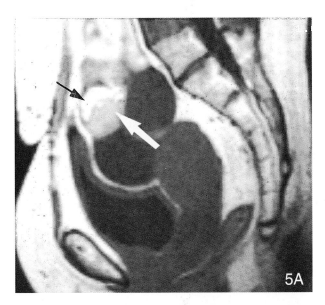

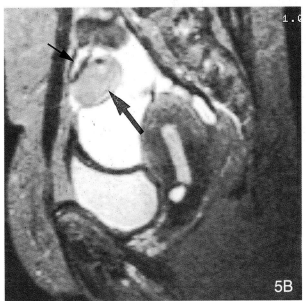

图 33-4-5 卵巢成熟性畸胎瘤

A、B. 分别为矢状面 T_1WI 和 T_2WI,示子宫前上方多房性囊实质性病灶。肿瘤实质部分(箭)T_1WI 呈等、高不均信号,T_2WI 呈偏低信号;囊性部分 T_1WI 呈低信号,T_2WI 呈高信号。

位,脂液面也会移动。这一征象虽仅占少数,但是畸胎瘤的特征性表现。病灶内脂肪、钙化和脂液平面为畸胎瘤的特征性征象,任一征象的显示都有助于确立诊断。常规 MRI 序列对少量脂肪并不敏感,下列的特殊技术对显示脂肪有益:由于肿瘤内脂肪与

水的共振频率不同,化学移位正相位成像,两者信号相加;而反相位成像时,信号相减。如病灶内不含脂肪成分,正相位和反相位时信号不变,这一技术对含脂类病灶的识别很有帮助。单纯脂肪抑制成像技术也能识别脂肪,能鉴别畸胎瘤及卵巢出血,但不及化学位移成像敏感。

B 超因其简便、经济被认为是妇科肿瘤的首选检查方法,但 B 超对脂肪显示不敏感,诊断的准确率在 60%~70%。CT 和 MRI 对脂肪检查的敏感性高,肿瘤内脂肪的信号给畸胎瘤的诊断提供可靠的依据,两者的诊断准确性都接近 100%。CT 对钙化、骨化的显示明显优于 MRI,对畸胎瘤的诊断有更大优势。

(四)多囊卵巢综合征

多囊卵巢综合征(polycystic ovary syndrome)确切原因不明,可能系丘脑功能紊乱,引起肾上腺及卵巢功能失调。临床表现主要为月经减少或闭经,多毛、肥胖、有男性化倾向和不孕。子宫正常大小或偏小,双侧卵巢增大。病理上两侧卵巢增大,多发性滤泡呈囊性发育,但不成熟,皮质下有不同发育阶段的卵泡,卵泡内膜细胞增生和黄素化。

MRI 表现为两侧卵巢增大,含多个圆形囊肿,囊液信号与尿液相近或稍高,SE 序列 T_1WI 和 T_2WI 表现较为显著,少数可表现为双侧卵巢增大的软组织肿块,不易与卵巢实质性肿瘤区别。小的囊性病变因容积效应而难以分辨,尤其是 T_1WI,T_2WI 增强则易于识别小的囊肿。Kimura 等认为卵巢多囊性改变不是多囊卵巢综合征的特异性改变,对本病的诊断需结合内分泌功能的测定。

二、卵巢恶性肿瘤

(一)病理和临床

卵巢恶性肿瘤的种类很多,其中以上皮原发性肿瘤最多见,占卵巢恶性肿瘤的 85%~90%。常见的细胞类型有浆液性囊腺癌(约占 50%)、粘液性囊腺癌(约占 40%)、子宫内膜样癌、透明细胞癌和未分化癌。另一类为起源于生殖细胞的恶性肿瘤,包括恶性畸胎瘤、无性细胞癌和绒毛膜癌等。

卵巢位于盆腔的深处,卵巢恶性肿瘤早期一般无特殊症状,临床检查不易发现,很多病人是因近期发现迅速增大的腹块或腹水、腹胀而就医,一旦发现往往已属肿瘤的晚期,给治疗带来一定难度。肿瘤压迫神经或血管可出现腰痛、坐骨神经痛和下肢水

肿等相关症状,晚期患者多半有恶病体质。卵巢恶性肿瘤的 5 年生存率很低,仅为 30% 左右。

浆液性囊腺癌(serous cystadenocarcinoma)多数为浆液性囊腺瘤恶变而来,约有 2/3 累及双侧卵巢。肿瘤由囊性和实质部分组成,呈单房结构,中等大小,囊壁有大小不一的乳突状或结节样突起,可伴坏死和出血,肿瘤穿透囊壁可向腹腔种植,产生腹水和粘连。

粘液性囊腺癌(mucinous cystadenocarcinoma)以单侧居多,肿瘤常呈多房性囊性或实质性结构,往往比浆液性囊腺癌大,有的可占据整个盆腔乃至腹腔。囊壁也有乳突状突起。囊壁一旦破裂,粘液溢入腹腔形成假性腹膜粘液瘤。卵巢内膜样癌和透明细胞癌少见,分别占 15% 和 5%,常累及一侧卵巢,两者也为囊性和实质性肿瘤,囊壁有乳突样突起。

(二)MRI 表现

卵巢恶性肿瘤的 MRI 表现包括卵巢原发性肿块和腹腔转移。

1. 卵巢肿块:小的肿块位于盆腔,大的可占据整个腹腔。上皮性卵巢恶性肿瘤可呈囊性、囊实质性和实质性,以后两种为主。肿瘤的囊性部分在 T_1WI 上呈低信号,在 T_2WI 上呈高信号。如有出血其信号强度随出血时间长短而变化(图 33-4-6)。囊壁乳头状突起是卵巢上皮性肿瘤的特征性表现。乳头状突起的多寡与肿瘤的恶性程度呈正相关。乳突状突起和肿瘤的实质部分在 T_1WI 上呈偏高信号,T_2WI 上呈等信号或等、高不均信号。大的乳突状突起可有纤维蒂与囊壁相连,常伴水肿,在 T_2WI 上呈高信号,与液体信号相近。Gd-DTPA 增强检查,肿瘤的实质部分及乳突状突起均有不同程度强化。

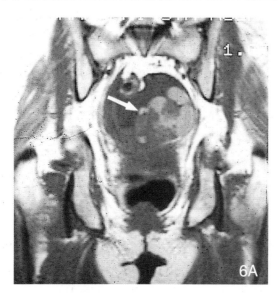

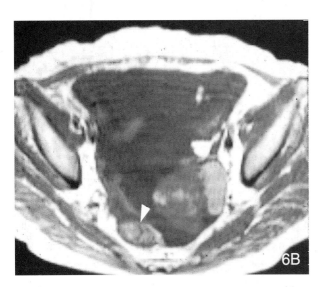

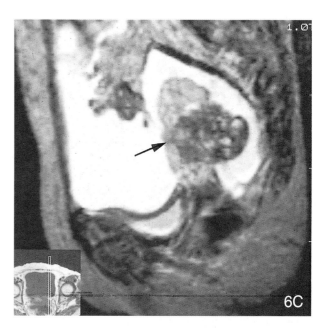

图 33-4-6 卵巢粘液性腺癌伴网膜转移和腹水

A、B、C. 分别为 T_1WI 冠状面、T_1WI 横断面和 T_2WI 矢状面,示盆腔左侧附件实质性肿块,7cm×6cm×5cm,肿块边缘不规则,箭示肿块信号不均匀,T_1WI 呈等、高信号,T_2WI 呈不均等、高信号。尾骨前方为盆腔内种植转移灶(箭头),盆腔内大量腹水形成。

通常,浆液性囊腺癌以单房居多,而粘液性囊腺癌呈多房性,且各房间的囊液信号强度不一。透明细胞癌主要呈囊性的,典型表现为壁上有单个或多发结节的单房性囊肿。动态增强扫描对卵巢肿瘤囊壁、壁结节的显示,血供情况的了解有重要意义,对良、恶性鉴别也有一定价值,凡是实质成分多且强化明显的,倾向于恶性。

肿块的边缘视周边浸润程度而定,可光整或不规则,境界模糊,巨大的肿块常推挤或浸润邻近脏器,如子宫、膀胱、直肠(图33-4-7)。

2. 转移:包括腹腔转移、淋巴转移和脏器转移。卵巢恶性肿瘤腹腔内转移发生率极高。主要途径为直接侵犯、腹腔种植和淋巴道转移,血行转移较少。肿瘤侵犯临近脏器,首先累及浆膜外的脂肪层,使之模糊消失,轮廓不清,肿瘤与临近脏器及网膜等组织可粘连成一片界模糊的巨大盆腔肿块,称冷冻骨盆。

肿瘤侵犯输尿管可引起肾盂积水。大网膜转移以癌细胞直接种植为主,表现为结肠前、腹壁后的网膜呈大饼状或结节状软组织肿块,称"网膜饼"。肝、脾等脏器和腹壁表面有细小的转移灶,但 MRI 不如 CT 敏感,容易遗漏。粘液性囊腺癌腹膜种植形成假性腹膜粘液囊肿,MRI 表现为盆腔或下腹部多个信号与原发灶相同的囊性粘液房。子宫直肠窝的种植转移并不少见,表现为直肠子宫隐窝闭锁,伴结节样肿块。腹水是卵巢恶性肿瘤腹腔转移的标志,多数为大量腹水。有的卵巢癌是以腹水为主要表现而原发灶很小(图33-4-8)。

卵巢恶性肿瘤的淋巴结转移发生率约为15%。主要累及髂内、外动脉和髂总动脉组淋巴结,通常淋巴结的长轴大于 1.5 cm 有诊断价值。但病理上也常发现正常大小的淋巴结中有转移灶存在。

肝脏转移表现为肝实质单发或多发的 T_1WI 上

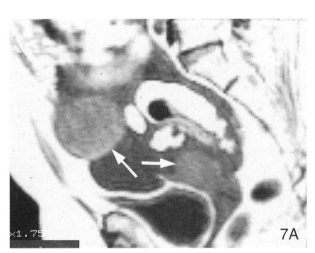

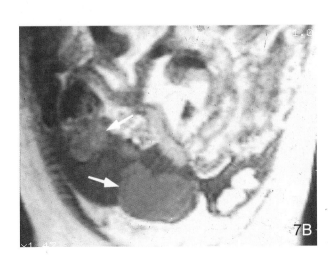

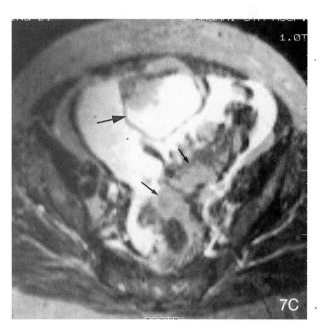

图 33-4-7 双侧卵巢内膜癌,盆腔内大网膜、子宫直肠、膀胱隐窝处广泛种植

A、B、C. 分别为 T_1WI 矢状面、T_1WI 冠状面和 T_2WI 横断面,示两侧卵巢增大(箭),下腹部子宫膀胱隐窝、盆壁及腹膜多数大小不等肿块,T_1WI 呈等信号,T_2WI 呈不均高信号,腹腔大量腹水。

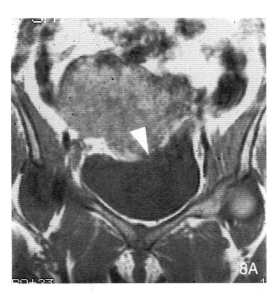

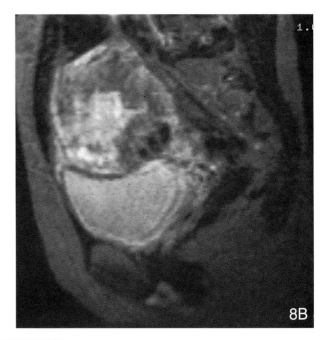

图 33-4-8　两侧卵巢腺癌

A、B. 分别为冠状面 T_1WI 和矢状面 T_2WI,示子宫前上方巨大肿块,边缘不规则。
T_1WI 呈等信号,T_2WI 呈不均高信号,膀胱周围部分脂肪界面消失为局部浸润(箭头)。

呈低信号、T_2WI 上呈偏高信号的圆形或卵圆形的异常信号灶。

MRI 对绝大多数的卵巢恶性肿瘤能做出诊断,但在对早期或缺乏浸润或转移证据的恶性肿瘤诊断及鉴别诊断有一定的难度,需与其他影像学检查(超声、CT)结合。

3. 临床分期:MRI 与 CT 一样,对确定囊性、实质性和囊实质性卵巢肿瘤很有价值,在判断肿瘤的范围、盆腔脏器的侵犯和淋巴结转移方面能提供更多的信息,作为临床分期的参考。但对邻近脏器的局限性浸润、腹膜后侵犯的早期发现仍有一定的困难,据 Aubel 报道,增强 MRI 的分期准确性仅为 75%。MRI 对卵巢肿瘤的分期仍有一定的限度,主要依赖外科分期(表 33-3)。

表 33-3　卵巢恶性肿瘤的临床分期

分　期	临　床　征　象
Ⅰ 期	肿瘤局限于卵巢
Ⅰa	局限于一侧卵巢,无腹水
Ⅰb	局限于两侧卵巢,无腹水
Ⅰc	一侧或两侧卵巢,出现腹水并找到恶性细胞
Ⅱ 期	一侧或两侧卵巢伴盆腔内侵犯
Ⅱa	仅侵犯或转移到子宫和(或)输卵管
Ⅱb	侵犯盆腔内其他组织
Ⅱc	Ⅱa、Ⅱb 伴腹水
Ⅲ 期	一侧或两侧卵巢伴腹腔转移和(或)腹膜后淋巴结转移
Ⅳ 期	一侧或两侧卵巢伴腹腔外的远处转移

第五节　子宫内膜异位症

卵巢子宫内膜异位症(adenomyosys)是指有功能的子宫内膜在正常位置以外的部位出现,是育龄期妇女的常见病,有报道在 30～40 岁妇女中的发病率达 25%。异位的子宫内膜可累及身体的任何器官,以卵巢最常见,可累及双侧卵巢并同时侵及子宫浆膜面、直肠子宫隐窝和膀胱子宫隐窝。

一、临床和病理表现

主要临床表现为继发性和渐进性痛经、月经失调和不孕。主要的病理变化为异位的内膜受卵巢激素的影响发生周期性出血,在卵巢内或表面因反复出血形成单个或多个含血囊肿,囊液为呈巧克力色或柏油样的陈旧血液,故又称巧克力囊肿。囊壁内由纤维组织形成。由于经期时内膜囊肿内的反复出血,囊腔内压力增高,内膜囊肿的囊壁破裂和渗血,导致与周围组织的粘连和腔外新的血液积聚,形成相互粘连的多房性囊肿。囊肿的大小差异可很大,与宫体、直肠等邻近组织有不同程度的粘连和纤维化。

二、MRI 表现

MRI 对内膜异位囊肿诊断的敏感性(90%)和

准确性（96%）很高，典型的 MRI 表现为一侧或两侧卵巢的单囊、多房或多发性含血的囊性肿块，由于囊肿的反复出血，囊肿穿破后新的出血又被包裹，在大的囊肿周围常伴多数小的囊肿，呈"卫星囊"样改变，是子宫内膜异位症特征表现（图 33-5-1）。囊内的血液在 T_1WI 和 T_2WI 上均可呈高信号。由于囊内或各囊腔间的血液出血时期的不同，囊肿的信号常呈多样性（图 33-5-2,3），有的为急性血肿的表现在 T_1WI 上呈高信号，在 T_2WI 上为低信号，有的为慢性血肿的特征，在 T_1WI 和 T_2WI 上均呈高信号，也有的在 T_1WI、T_2WI 上均呈混杂信号。由于粘稠的囊液中自由水分子含量的减少和蛋白质凝聚，在 T_2WI 上，高信号的阴影中有低信号暗影的存在，是内膜异位症的信号特点。囊肿的境界可光滑或毛糙不清，与周围结构常有粘连，与子宫、直肠的粘连尤

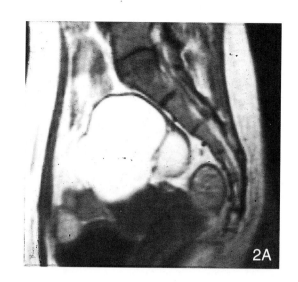

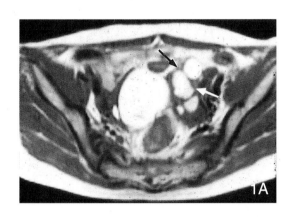

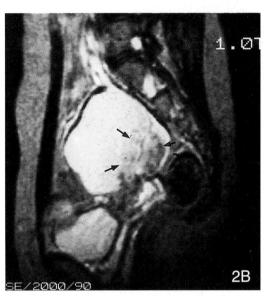

图 33-5-2　卵巢子宫内膜异位症

A、B. 分别为矢状面 T_1WI 和 T_2WI，示双侧卵巢肿块均呈显著高信号，T_2WI 上高信号阴影中伴低信号阴影（箭头）。

其多见。

临床上本病应与慢性盆腔炎、出血性卵巢肿瘤和卵巢畸胎瘤鉴别。慢性盆腔炎虽有广泛的盆腔粘连或有脓肿形成，但无出血的信号特征。出血性卵巢肿瘤，虽有类似的出血性肿块的信号改变，但它的 MRI 表现与内膜异位症的表现不完全一样，尤其是在 T_2WI 上的高信号中不会出现有暗影和"卫星囊"的改变。此外，恶性出血性肿瘤还有其他恶性表现的 MRI 征象，例如分叶状实质性肿块、腹水等表现。卵巢畸胎瘤含脂肪成分，在 T_1WI 和 T_2WI 上也呈高信号，与血肿的信号相仿，采用化学位移成像或脂肪抑制技术区别出血和脂肪，能做出明确的诊断。

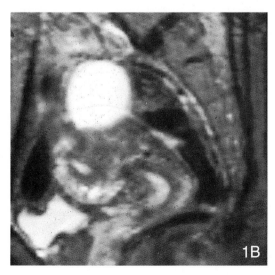

图 33-5-1　子宫内膜异位症

A、B. 分别为横断面 T_1WI 和 T_2WI，示盆腔内多个囊性肿块，大小不一，最大的 6cm×5 cm，周围有数个小囊包绕呈小卫星囊样改变（箭）。在 T_1WI 和 T_2WI 上均呈高信号，提示异位子宫内膜出血改变。

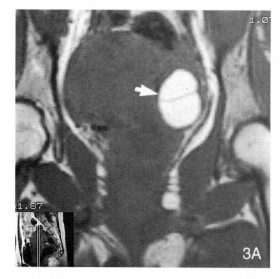

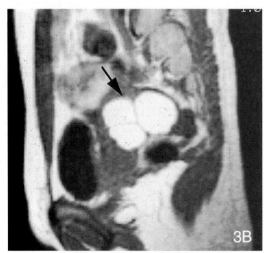

图 33-5-3　左侧卵巢子宫内膜异位症

A、B. 分别为冠状面 T_1WI 和矢状面 T_2WI 示左侧卵巢多房性囊样肿块(箭),均呈显著高信号,内见低信号分隔。

第六节　盆腔炎性病变

盆腔炎是指女性生殖器及其周围结缔组织和盆腔腹膜的炎症,常见有输卵管炎、输卵管-卵巢脓肿、盆腔结缔组织炎和盆腔脓肿等。

一、临床和病理

输卵管炎是最常见的女性内生殖器炎症,分急性、慢性和肉芽肿性三种。主要的感染途径是上行性感染和腹腔内其他脏器炎症的直接蔓延。病理上可见输卵管内膜肿胀、管壁增厚、内膜粘连,管腔和伞端闭塞,有脓性分泌物积聚则形成输卵管脓肿,如是浆液性渗出的积聚则形成输卵管积水。输卵管炎常同时累及卵巢,并引起卵巢与输卵管伞端粘连,形

成粘连性炎性肿块。炎症蔓延到盆腔腹膜及腹壁,使盆腔内脏之间粘连、固定,形成所谓的"冷冻骨盆"。

急性期有高热、下腹部疼痛,如脓肿形成可有下腹部柔软性包块。慢性期全身症状多不明显,有时有低热、下腹部坠胀、月经异常和白带增多等。

二、MRI 表现

输卵管积水 MRI 表现为在子宫角与卵巢之间,在 T_1WI 上呈低信号,在 T_2WI 上呈高信号的液性囊肿样肿物。输卵管-卵巢脓肿的 MRI 表现与其他部位脓肿相似,在 T_2WI 上呈高信号的肿块(图 33-6-1),在 T_1WI 上呈偏低或略高于肌肉信号,常有分房。脓液的信号均高于一般积液的信号,脓肿的

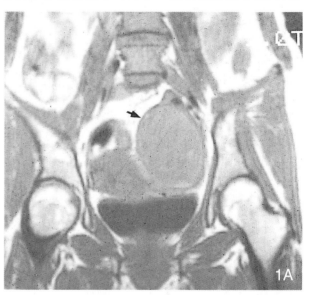

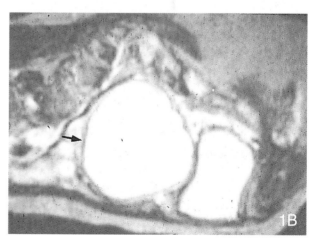

图 33-6-1　左侧卵巢脓肿

A、B. 分别为冠状面 T_1WI 和矢状面 T_2WI,示左侧卵巢增大 8 cm× 8 cm×10 cm(箭)。T_1WI 示病灶与子宫呈等信号,T_2WI 示病灶呈高信号,囊壁较厚(低信号),周边有多量渗液,与子宫、结肠粘连。

边缘不规则,囊壁较厚,在增强 T_1WI 上有环行壁强化。盆腔炎、盆腔囊肿以冠状面显示最佳,T_2WI 上表现为盆腔区弥漫性高信号,内伴多发脓肿(图

33-6-2),盆腔内脏器间的脂肪界面消失成炎性粘连性团块。腹腔内炎性渗液常积聚在子宫直肠窝,大量积液可播散呈多房包裹性充满盆腔(图 33-6-3)。

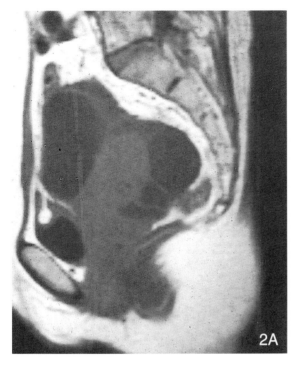
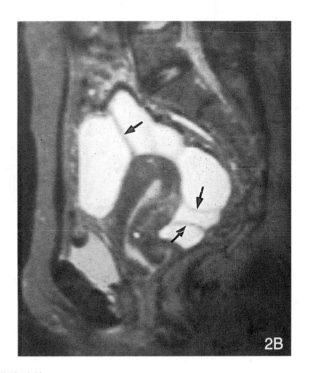

图 33-6-2 盆腔脓肿

A、B. 分别为矢状面 T_1WI 和 T_2WI,示盆腔区域数个囊性肿块(箭),
T_1WI 呈低信号,T_2WI 呈高信号。囊壁厚而不均,相互粘在一起,与周围粘连呈所谓"冷冻骨盆"状。

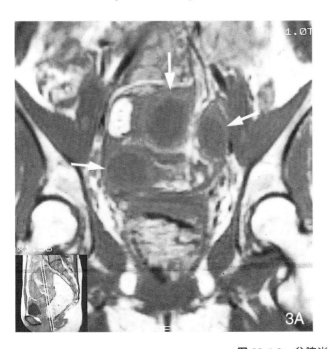
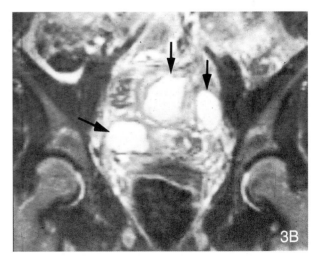

图 33-6-3 盆腔炎,盆腔包裹性积液

A、B. 分别为矢状面 T_1WI 和 T_2WI,子宫周围见大量积液,T_1WI
呈低信号,T_2WI 呈高信号。呈多房性,其内见多数间隔(箭)。

盆腔炎性肿块与Ⅲ、Ⅳ期卵巢恶性肿瘤的 MRI 表现相似,有时两者难以区分,需密切结合临床和穿刺检查。

(杨世埙)

参 考 文 献

1. 万卫平,施增儒.卵巢内膜移位性囊肿的 MRI 诊断.中国医学计算机成像杂志,1995,1:178

2. 许建荣,杨世埙,王　皖,等.子宫内膜癌磁共振成像诊断和分期.中国医学计算机成像杂志,1997,3:105

3. 许永华,吴春芳,郑得麟,等.卵巢囊性畸胎瘤的 CT 诊断.中国医学计算机成像杂志,1998,4:40

4. 刘　波,常　钢,魏光师,等.卵巢子宫内膜移位囊肿的 MRI 诊断.中华放射学杂志,1998,32:552

5. 陈星荣,沈天真,段承祥,等.全身 CT 和 MRI.上海:上海医科大学出版社,1994,729~743

6. 高晓鸣,杨世埙,许建荣,等.卵巢病变的 MRI 分析及其与 B 超的比较.上海医学影像,1992,1:26

7. 周康荣.腹部 CT.上海:上海医科大学出版社,1993,310~319

8. Cacciatore B, Lehtovirta P, et al. Contribution of vaginal scannning to sonographic evaluation of endomatical cancer invasion. Acta Oncol, 1989, 28:585

9. Flueckiger F, Ebner F, Poschauko H, et al. Cervical cancer, Serial MR imaging before and after primary radiation therapy: a 2 year follow-up study. Radioloiy, 1992, 184:89

10. Kimura I, Togashi K, Kawakamis, et al. Polycyclic ovaries: implication of diagnosis with MR imaging. Radiology, 1996,201:549

11. Nghiem HV, Herfkens RJ, Francis IR, et al. The pelvis: T_2 weighted fast spin-echo MR imaging. Radiology, 1992,185:213

12. Outer EK, Mifcholl DG. Normal ovaries and functional cycle: MR appearance. Radiology, 1996,198:397

13. Outwater EK, Dunton CJ. Imaging of the ovary and adenexa. Clinical issues and application of MR imaging. Radiology, 1995, 194:1

14. Outwater EK, Huang AB, et al. Papillary projections in ovarian neoplasms: appearance on MRI. J Magn Rson Imaging, 1997,7 (4):689

15. Outwater EK, Taleman A. Normal adnexa uteri specimens: anatomic basis of MR imaging features. Radiology, 1996,201:751

16. Scoutt LM, Flynn SD, Lutheringer DJ, et al. Junctional zone of the uterus: correlation of MR imaging and histologic examination of hysterectomy specimens. Radiology, 1991,179:403

17. Sironi S, Taccagni G, Garancini P, et al. Myometrial invasion by endometrial carcinoma: assessment by MR imaging. AJR, 1992, 158:565

18. Smith RC, Reinhold C, McCauley TR, et al. Multicoil high resolution fast spin-echo MR imaging of the female pelvis. Radiology, 1992,184:671

19. Smith RC, McCarthy, Magnetic. Resonance staging of neoplasm of the uterus. Radiol Clin North Am, 1994,31:109

20. Togashi K, Nishimura K, Sagoh T, et al. Carcinoma of the cervix staging with MR imaging. Radiology, 1986,171:245

21. Yamashita Y, Harada M, Sawadat T, et al. Radiology normal uterus and FIGO stage I endometrial carcinoma: dynamic gadolinium-enhanced MR imaging. Radiology, 1993,186:495

第三十四章

骨骼系统

骨骼含钙较高,在普通 X 线片上的显示和对比良好,故传统 X 线摄影一直为骨骼系统的重要检查方法。对于复杂解剖部位的骨骼,由于结构的相互重叠,显示往往不理想。早期和轻度的骨质破坏或改变,尤其骨髓腔的改变,X 线摄影不敏感,易造成早期漏诊,需依赖放射性核素骨扫描;软组织由于缺乏对比,在 X 线平片上也不敏感。CT 为轴位扫描,螺旋 CT 体积扫描资料且可作三维重建,加上 CT 对骨、骨髓腔及软组织的分辨率远高于 X 线平片,大大克服了后者的限度。而 MRI 对肌肉、骨骼系统疾病的敏感性及组织对比度比 CT 更高,其敏感性可与放射性核素骨扫描相媲美。MRI 可同时进行轴位、冠状面、矢状位等扫描,其多方位显示解剖结构及病灶的能力也胜于 CT。MRI 显示髓腔内肿瘤浸润的能力优于 CT。当然,MRI 显示骨皮质改变及钙化的能力逊于 CT。但总的来说,MRI 在肌肉、骨骼系统的优势是显而易见的,成为 X 线平片的重要的或首选的补充检查手段。广泛应用于炎症、肿瘤的早期检测以及肿瘤的分期、术前评估、治疗后的随访等方面。对于拟病灶大块切除,保存肢体的判断及提高病人生存质量方面起了不可估量的作用,故越来越引起人们的注意。

第一节 检查技术

MRI 的成像原理比 X 线平片和 CT 复杂得多,目前,MRI 是根据氢原子显示的信号进行成像,因为人体内含有大量水分及含氢物质,例如脂肪和蛋白等各种组织均含有大量的水和氢原子。不同的组织因其成分的化学结构差异,在不同的脉冲序列上产生不同的信号,这些特征表明了 MRI 对组织的分辨率比 CT 要高。影响 MRI 对比的因素不仅是体内氢原子的含量或密度及组织的化学结构,另外还有许多因素影响 MRI 中组织的信号,包括磁场的强度、激励的原子以及不同的脉冲序列和参数,故 MRI 最能反映组织的成分和变化。尽管新的技术

在不断发展,但自旋回波仍是最基本的序列,包括 T_1WI 和 T_2WI。在 T_1WI 上,脂肪呈白色的高信号,肌肉呈灰色的中等信号,水呈黑色的低信号;在 T_2WI 上,水呈白色高信号,肌肉仍呈灰色中等信号,脂肪仍为白色高信号。骨皮质含钙质成分最高,含氢原子极少,在 T_1WI 和 T_2WI 上均无信号而呈黑色。故在常规序列图像上,肌肉、脂肪、骨皮质和骨髓腔均有良好的组织对比度。

大多数的病变,包括良、恶性骨肿瘤,感染,积液和水肿等,都延长了 T_1 和 T_2 的弛豫时间。弛豫时间的延长是由于细胞通透性的改变导致自由水或积聚水的增加,故在 T_1WI 上一般呈低信号,在 T_2WI 上呈高信号。因此,不能单独用 MRI 的信号变化来判断肿瘤的性质。但是,由于 MRI 对组织的分辨率高于常规 X 线片和 CT,故对骨质的破坏、软组织的肿块较敏感,尤其对骨髓的肿瘤浸润更为敏感。因为正常骨髓内含有黄、红骨髓,它们具有短 T_1 和短 T_2,在 T_1WI 和 T_2WI 上均呈高信号,而红骨髓在 T_1WI 其信号低于黄骨髓,但仍高于肌肉的信号强度(图 34-1-1)。肿瘤组织延长了 T_1、T_2 弛豫时间,故在 T_1WI 上,肿瘤在骨髓内高信号背景下呈低信号,而在 T_2WI 上呈高信号。对于骨髓内较小的肿瘤,仅采用 T_2WI 系列,肿瘤很可能被遗漏,因为骨髓和肿瘤的 T_2 弛豫时间是相似的。

为了弥补骨骼常规 SE 序列的不足,常常要增加某些序列,如脂肪抑制技术,用此鉴别脂肪、出血和出血性病变。在 T_2WI 上,由于高信号的脂肪背景被抑制,肿瘤病变的高信号可由此衬托出来,使对比度更为明显。如上所述,在 T_1WI 和 T_2WI 上,不同病变之间的信号改变常有重叠,或者说特征性不大,故针对肿瘤病例,Gd-DTPA 动态增强扫描常常是有益的,不少单位将其引为常规技术。增强扫描有利于小病灶的显示,肿瘤范围的划定,明确周围组织结构的侵犯情况,也可根据肿瘤的血供和增强方式进一步作定性分析。对考虑作肿瘤大块切除的病例,MRA 有助于了解肿瘤与血管的解剖关系,以此

判断血管有否受侵犯。

MRI 信号强度与质子密度呈正比。因此,当一种组织含有质子较少时,在 MRI 上呈黑色的低信号。这种低信号在所有的序列中都是恒定的,这些高密度的组织包括骨皮质、钙化灶、纤维组织(韧带、肌腱、纤维化、瘢痕和细胞少的纤维肿瘤),以及空气和异物。只有少数病变在 T_2WI 上呈低信号,因为含有铁而使 T_2 缩短,如去氧血红蛋白(急性出血)或含铁血黄素(慢性出血)。

MR 波谱尽管有实验报道但尚未进入临床应用阶段,今后对肿瘤和骨代谢性病变的早期检测也许具有广阔前景。

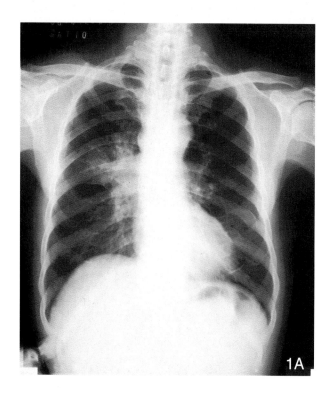

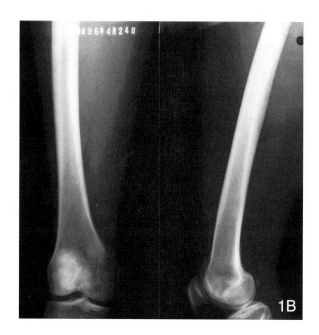

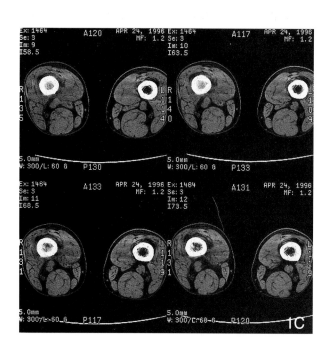

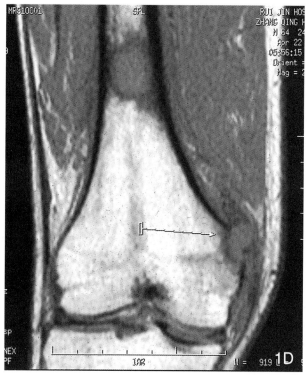

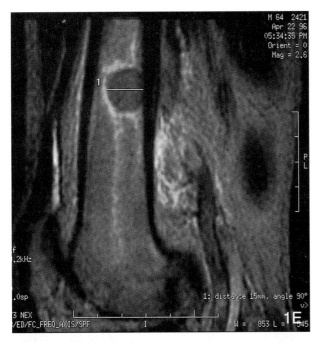 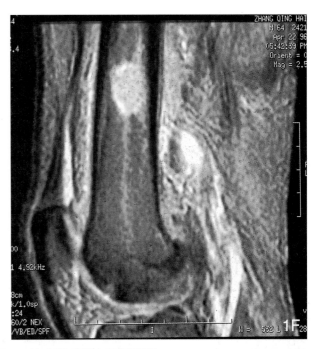

图 34-1-1　MRI 对骨病变较平片和 CT 敏感(肺癌伴右股骨转移)

A. 胸部平片示右上叶中央型肺癌。　B. 右股平片,无异常发现。　C. CT 示右股骨中下段骨皮质无破坏,骨髓腔密度增高。　D. MRI T_1WI 冠状位示右股骨下段及内上髁各可见一个直径为 2.0 cm 及 1.5 cm 圆形低信号灶,内髁病灶见骨皮质破坏及软组织肿块(箭)。　E. T_2WI 矢状位示病灶仍为低信号。　F. STIR 示上方病灶呈高信号。

第二节　正常解剖和 MRI 表现

一、长骨

(一)成人长骨

1. 骨皮质:为致密骨,长骨的骨干主要由管状的骨皮质构成,位于骨干中段的骨皮质最厚,向两端逐渐变薄。骨皮质在常规 X 线平片和 CT 中显示为均匀一致的高密度白色影。在长骨中段的骨皮质中,常可见一斜行的线状透亮影,边界光滑清楚,为骨滋养动脉。骨皮质在 T_1WI 和 T_2WI 上均呈低信号黑色影,在脂肪抑制图像中也呈低信号。

2. 骨松质:主要位于长骨两端,是由排列整齐、低密度的骨小梁构成的。骨小梁的排列和走向与局部骨骼的承重等功能有关。骨小梁内充满骨髓,成年人除股骨和肱骨的近端内为红骨髓外,其余长骨内均为黄骨髓。骨松质在常规 X 线片和 CT 显示灰色的中等密度,骨髓腔显示为黑色的低密度。骨松质和骨髓腔的黄骨髓为脂肪组织,故在 T_1WI 上高信号呈白色,在 T_2WI 上信号较 T_1WI 中略降低,但仍为灰白色略高信号。脂肪抑制图像中显示黑色低信号。红骨髓在 T_1WI 和 T_2WI 呈灰色中等信号。

3. 骨膜:为一层结缔组织膜,覆盖于骨关节囊外的骨表面。骨膜可分为骨内膜和骨外膜。组织学上骨膜由内外两层组成:外层为纤维母细胞的纤维层,内层为骨母细胞所组成的细胞层。正常骨膜在常规 X 线片和 CT 上不能显示。当骨膜发生病理改变时,成骨或破骨细胞增生、功能活跃,由此形成的各种形态可在常规 X 线片和 CT 片上中显示出来。骨内膜由一层间充质细胞组成,在受到病理刺激时也可转变成骨母细胞或破骨细胞。骨膜在 MRI 中显示为低信号,由于其与骨皮质紧密相连,故无法区别。

(二)小儿长骨

1. 骨干:由骨皮质与骨髓腔构成,X 线、CT 及 MRI 表现与成人骨干相似。但小儿骨髓腔内红骨髓较多,骨髓腔的信号不如成人骨髓腔信号高。

2. 干骺端:为骨干两端邻近骨骺较粗大的部分,与骨干无明确分界。干骺端主要由松质骨构成,骨小梁排列成网状。未愈合的骨骺线在骨干末端的部位,称为临时钙化带,系骨骺软骨靠干骺端侧的软骨基质钙化所致。在常规 X 线和 CT 片上显示为一线状黑色的低密度,在干骺端侧显示为白色高密度。干骺端于 T_1WI 上显示略高信号,呈浅白色,在 T_2WI 上其信号与之相似。临时钙化带于 T_1WI 显示低信号,近骨干侧其边缘模糊,T_2WI 与 T_1WI 相似,在脂肪抑制时临时钙化带显示低信号。

3. 骨骺:骨骺为发育未完全的长骨的一端,由骨骺软骨及二次骨化中心组成。骨骺软骨因密度与邻近的软组织相似,在常规 X 线和 CT 片上不能显示而呈黑色。骨骺由于脂肪含量多,在 T_1WI 和

T_2WI 上的信号比骨髓腔还高,骨骺于 STIR 图像上呈低信号。随着骨骺软骨的发育,骨骺内出现骨化中心并不断骨化增大,最后骺软骨完全骨化,与干骺端愈合而成为骨端(图 34-2-1)。

二次骨化中心与干骺端临时钙化带之间为骨骺

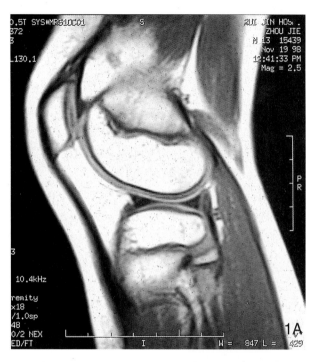
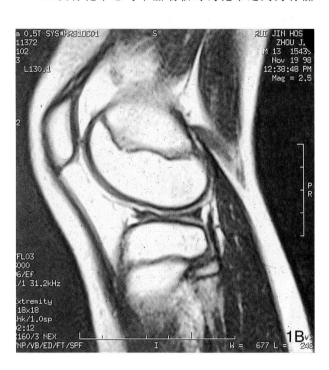
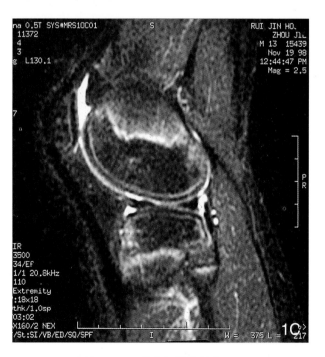

图 34-2-1　儿童长骨和关节

A~C. 为同一层面不同序列矢状位扫描。A. T_1WI 示骨皮质、骨骺线和肌腱呈低信号,骨骺和骨髓腔呈高信号,骨骺的信号比骨髓腔更高。肌肉呈中等信号。软骨呈中等信号。　B. T_2WI 示骨皮质、骨骺线和肌腱呈低信号,软骨呈低信号,骨骺和骨髓腔呈高信号。　C. STIR 示骨骺、骨皮质和软骨呈低信号,骨骺板呈高信号,骨髓腔呈中等信号。

板,系未骨化的骺软骨。临时钙化带不断向骺端推移,同时二次骨化中心也逐渐增大,骨骺板逐渐变薄而成为线状,又称骨骺线。至骨骺完全骨化形成骨端时,骨骺线即消失,或残留一线状的致密影。未愈合的骨骺,于 T_1WI 上其信号比干骺端高,在 T_2WI 上其信号略低于 T_1WI,脂肪抑制骨骺的信号比干骺端信号更低。骨骺板在 X 线和 CT 显示呈黑色的低密度,在 T_1WI 上呈灰色的中等信号,T_2WI 显示为略低信号,脂肪抑制显示高信号。骨骺线在 X 线和 CT 片中显示为线样高密度,在 T_1WI 上显示为低信号,T_2WI 也呈低信号。

4. 关节软骨:关节软骨在 X 线平片和 CT 图像中为透明的线条影,在 T_1WI 上呈中等信号,在 T_2WI 上呈低信号。

二、骨髓

骨髓是人体最重要的造血器官,其功能是不断产生红细胞、白细胞和血小板以满足机体对氧、免疫功能和凝血的需要。原发于骨髓的血液疾病或累及骨髓并伴发骨髓异常的全身其他疾病种类繁多。定性诊断主要依靠骨髓抽吸细胞涂片和组织活检。传统 X 线摄片虽是最早运用的成像技术,但它对骨髓的研究有很大限度。它仅在骨小梁或骨皮质发生异常时才能显示,其敏感性低,无法观察到骨髓细胞成分异常所发生的变化。放射性核素骨髓显像虽可间接地反映骨髓造血功能的状况,显示一些早期骨髓病变,有一定的辅助诊断作用。但它特异性低,无法完整地表现骨髓病变的解剖细节。CT 对显示骨小梁和皮质骨异常十分敏感,但对骨髓内恶性细胞浸润或骨髓增生无法准确全面地显示。MRI 主要根据骨髓内各种组织的不同质子数含量,产生不同信号强度的 MRI,从宏观上直接反映脂肪和细胞成分的变化,从而可区分并显示正常骨髓和骨髓内病变,并可弥补骨髓活组织检查的局限性,目前它已成为评价骨髓疾病的最佳影像学检查方法。

(一)骨髓的组织构成

骨髓封闭在骨髓腔中,肉眼观察呈海绵状并含有较多脂肪组织。成人骨髓体积约 1 400 ml,重量为 1 600～3 700 g(成人男性约 3 000 g,女性约 2 600 g),总重量占体重的 3.4%～5.9%,平均 4.6%。

骨髓的主要成分包括血管、神经、造血细胞、脂肪组织、骨性成分和结缔组织。骨髓中含有丰富的血液系统。骨髓的主要动脉血供来自营养动脉。它穿入骨髓腔后分出许多小动脉分支,然后形成毛细血管网,并与血窦相连。通常由 3～4 个血窦集结成一个网状结合体,最后汇入中央静脉,经营养孔穿出骨髓腔。

骨髓的神经主要包括支配血管运动的交感神经和传入神经纤维。交感神经有助于骨髓造血中的压力调节、细胞增殖及释放。

骨髓造血细胞广泛充填在血窦与血窦之间,主要包括幼红细胞、粒系细胞及巨核系细胞。其功能是生成红细胞、白细胞和血小板。

脂肪细胞是构成骨髓的主要成分,约占成人骨髓重量的 75%。脂肪细胞在骨髓造血中的作用尚不明了,但可为血细胞的生成提供营养和能量,是促进造血细胞再生的必要条件之一。当骨髓造血减少时,脂肪细胞的体积和数量增加,反之造血增加时,脂肪细胞萎缩。

骨髓的骨性成分是松质骨,它起着骨骼支撑和储积矿物质的作用。

(二)骨髓转换和逆转换

一般而言,骨髓依其功能分为红骨髓和黄骨髓。两者在功能、组织结构及化学成分上均有所不同。红骨髓具有造血功能,主要产生红细胞、白细胞和血小板。黄骨髓无造血活性,主要由脂肪细胞构成。红骨髓和黄骨髓各占骨髓总重量的一半。在红骨髓中,又有约 1/2 是脂肪组织,故成人骨髓的 3/4 是由脂肪组织构成。

在骨髓化学成分中,两种骨髓所含物质的比率不同。红骨髓含水 40%,脂肪 40%,蛋白质 20%。其中含脂肪的比率随年龄的增加而升高。如 70 岁时,红骨髓内约含脂肪 60%,而水和蛋白质含量则相应减少。黄骨髓含水 15%,脂肪 80%,蛋白质 5%。

在组织结构上两者也有不同,红骨髓中含有丰富的血窦系统,且血管网丰富,有良好的造血微环境。而黄骨髓中血窦甚少,且血管稀疏。

骨内红骨髓及黄骨髓的分布随年龄性别而不同。由婴儿至成人进行着生理性的转换。胎儿期骨髓全为红骨髓,出生后不久逐渐从外周骨向中轴骨以大致对称的形式向黄骨髓转换,约 25 岁时达到成人型骨髓。这时红骨髓主要分布于中轴骨(颅骨、脊柱、肋骨、骨盆、胸骨等)及四肢长骨近端(肱骨、股骨)。其余部位骨髓主要为黄骨髓。这是目前基本公认的全身性骨髓转换模式。红骨髓和黄骨髓在骨内无截然界限(图34-2-2)。

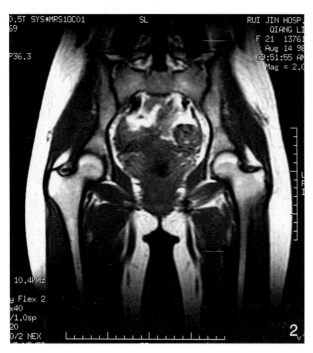

图 34-2-2　青年女性(21岁)盆骨和股骨MRI表现

SE T₁WI冠状面示股骨头及大转子骨骺因仅含黄骨髓而显示明显高信号;骶骨、髂骨及股骨干骺端因含有红骨髓而呈中、高信号;股骨干呈高信号,骨皮质为低信号,肌肉为中等信号。它们彼此之间都有较为明显的信号差异,易于辨认。

当人体需要的成血量超过现有红骨髓的造血能力时,黄骨髓即向红骨髓逆转换。其逆转过程与生理性转换恰恰相反,由中轴骨向外周骨逆转。它先由脊柱开始,其次为胸骨、骨盆、肋骨、股骨,最后可能胫骨也发生逆转。很多疾病可引起骨髓逆转换,例如慢性贫血、全身转移性肿瘤、骨髓纤维化、骨髓瘤等。

骨髓中脂肪、水、蛋白质和矿物质等成分是形成MRI信号的重要基础。它们之间的含量变化,尤其是脂肪与水的含量比例变化决定着骨髓组织MRI信号的强弱。这些化学成分在红骨髓和黄骨髓中所含比例各不相同,这就使红、黄骨髓分别表现出不同的MRI信号特征。而正常骨髓组织的MRI表现正是红、黄骨髓两者信号特征的综合体现,它具有一个显著特点,即在不同的年龄阶段,骨髓组织具有不同的MRI表现(线图34-2-1)。

(三)黄骨髓和红骨髓的MRI表现

1. 骨髓化学成分的MRI信号特点:骨髓中脂肪组织含量最高,它具有很短的T₁弛豫时间,其T₂弛豫时间相对延长,在T₁WI上表现为高信号,

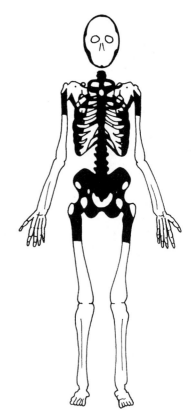

线图 34-2-1　成人型骨髓分布模式

红骨髓位于中轴骨(脊柱、肋骨、颅骨、骨盆、胸骨)和长骨近端(股骨、肱骨)。黄骨髓主要分布于外周骨。

T₂WI呈中等偏高信号强度。存在于组织中的自由水具有长T₁、长T₂,结合水为短T₁、短T₂,但它们在骨髓整体信号的构成中所起的作用尚不明了。一般而言,当骨髓内水含量明显增加时,T₁WI骨髓表现为低信号,T₂WI呈高信号。

2. 黄骨髓和红骨髓的MRI信号特点:黄骨髓是随着年龄的增长由红骨髓逐渐转换而来。成人体内的黄骨髓MRI信号特点最具有代表性。黄骨髓含有80%的脂肪细胞,在T₁WI上呈高信号;T₂WI上黄骨髓呈中高信号。STIR像上由于脂肪信号被完全或大部分抑制,黄骨髓表现为很低的信号,形成黑色的骨髓像(图34-2-3)。

红骨髓的信号强度可随着红、黄骨髓的生理性转换而发生变化。自婴儿出生到青春期的这段年龄能较好地体现红骨髓的信号特征(图34-2-4)。由于红骨髓内含有较多的水分(约40%),而脂肪细胞含量相对较少,在婴儿出生1年内,红骨髓在T₁WI表现为较低的信号,其信号强度与肌肉相当。

(四)不同年龄和部位的骨髓MRI表现

1. 中轴骨的MRI信号特点:红骨髓向黄骨髓

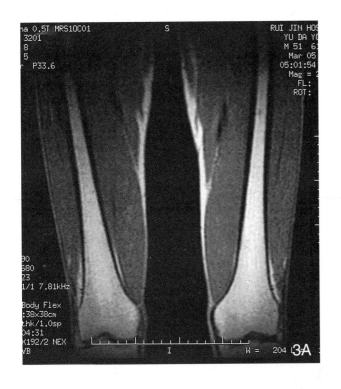
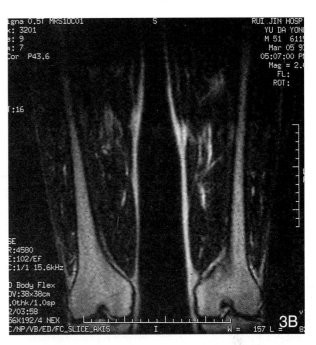
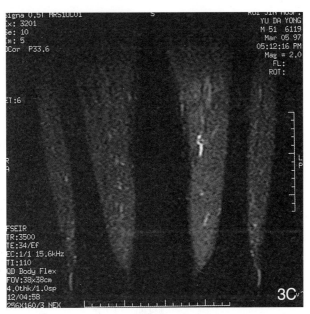

图 34-2-3　成人(男,51 岁)股骨骨髓腔 MRI 表现

A~C 为不同序列股骨冠状面成像。　A. T_1WI 示黄骨髓呈高信号。　B. T_2WI 示黄骨髓呈中、高信号。
C. STIR 示黄骨髓呈明显低信号。

的转换是从外周骨向中轴骨进行的。中轴骨因为在不同的年龄阶段其红、黄骨髓的含量不同,因此具有不同的 MRI 表现特点。Ricci 等在 T_1WI 上,将颅骨、脊柱、骨盆等中轴骨及股骨近端的 MRI 表现和它们在不同年龄中的分布状况作了全面分型,以便于进一步了解正常骨髓的 MRI 特点,更好地辨别骨髓病变。颅骨的红、黄骨髓转换发生较早,一般 20 岁以前即可完成。黄骨髓在前额骨和枕骨较多,而部分人顶骨内也有红骨髓分布(图 34-2-5)。

脊柱椎体是成人红骨髓含量分布最多的部位之一,因此在 T_1WI 上椎体信号要比外周骨低,其 T_1WI 的 MR 总体信号变化有两个特点:①在宏观上,椎体的总体信号强度随着年龄的增长而逐渐升高(图 34-2-6)。这是因为伴随着年龄增长,红骨髓逐渐向黄骨髓转换;40 岁以后,尤其是女性,矿物质逐渐丢失,使椎体骨质开始疏松,椎体中脂肪细胞逐渐充填,使椎体脂肪含量增加,进而使其信号逐渐升高。②在微观上,椎体的局部信号具有不均匀性和局灶性升高的特点。具体表现为椎体出现带状、斑片或三角状脂肪性高信号影,造成椎体信号不均匀。

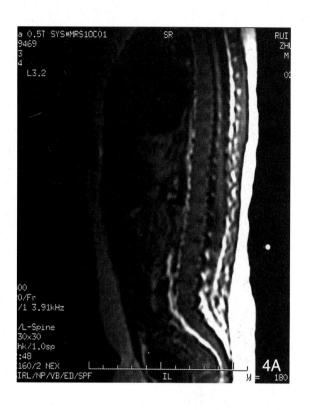

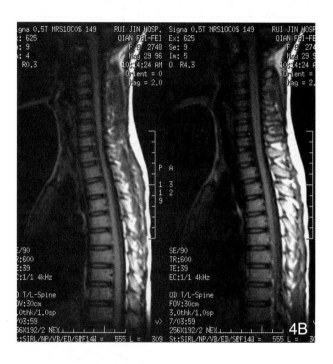

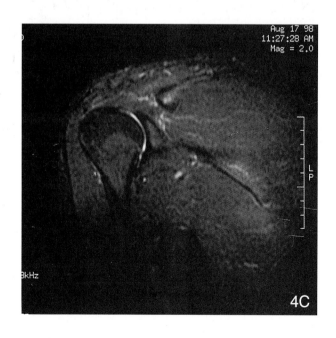

图 34-2-4　不同年龄青少年红骨髓 MRI 表现

A. 男,6 个月。脊柱矢状面 T_1WI,腰椎椎体的红骨髓信号强度与肌肉相当。　　B. 女,9 岁。脊柱矢状面 T_1WI,椎体信号高于肌肉。

C. 男,19 岁。STIR 显示肱骨干骺端呈灰色中等信号,其强度类似于肌肉,高于近侧骨骺。

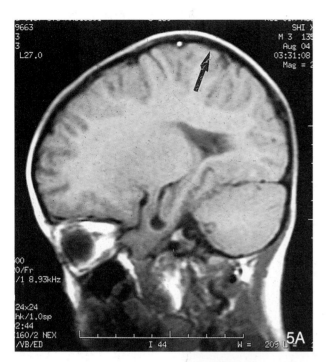
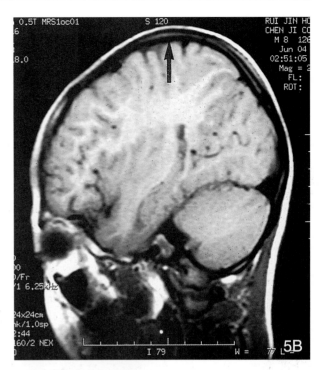
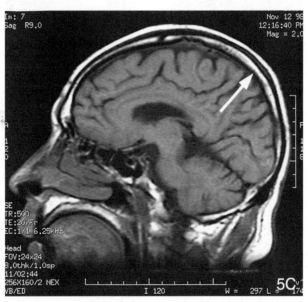

图 34-2-5　不同年龄和类型颅骨骨髓 MRI 表现(箭)

A. Ⅰ型,男,3 岁。矢状面 T_1WI,颅骨骨髓呈均一低信号。　B. Ⅱ型,男,8 岁。矢状面 T_1WI,颅骨额、
枕及顶部骨髓呈高信号。　C. Ⅲ型,男,64 岁。矢状面 T_1WI,颅骨骨髓全部呈均一高信号。

　　骨盆 T_1WI 信号除髋臼外也随年龄增加而逐渐
增高。髋臼区在 2 岁以后均显示局部高信号,并不
随年龄而变化。在 T_1WI 上,1 岁内幼儿的骨盆表
现均匀性低至中等信号,其强度随年龄的增加而变
化。先是低于肌肉,以后与肌肉信号相等。在接近
1 岁时高于肌肉信号,但低于皮下脂肪。儿童期
(2~10 岁)阶段,髋臼和髂前上嵴处开始出现高信
号影,但骨盆其余区域呈中等信号,其强度高于肌

肉,低于皮下脂肪。这以后随着年龄的增加,成人骨
盆的 T_1WI 总体 MR 信号是以不均匀性分布为表现
特征的。

　　骨盆在 T_2WI 上呈较均匀的中等信号;在 STIR
上,小儿及成人也表现为中等信号,其信号强度与肌
肉相当。此外,骶骨内的脂肪含量较高,在矢状面观
察,其 T_1WI 信号较其他椎体高。

　　胸骨内的红骨髓含量一直较高。从出生至 5 岁

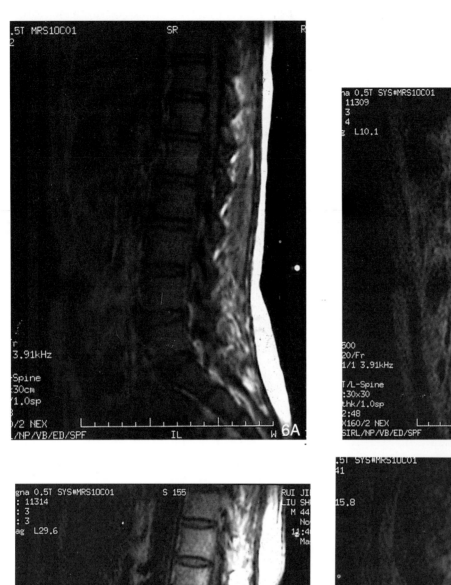
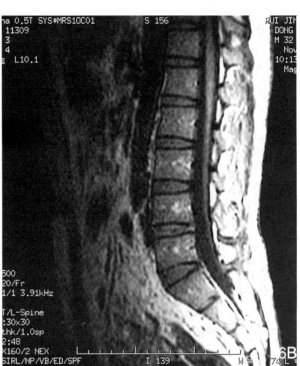
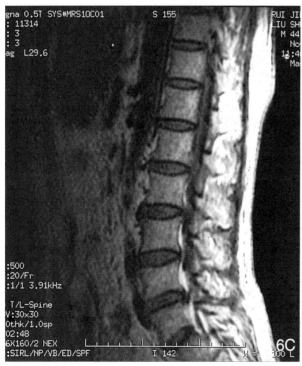
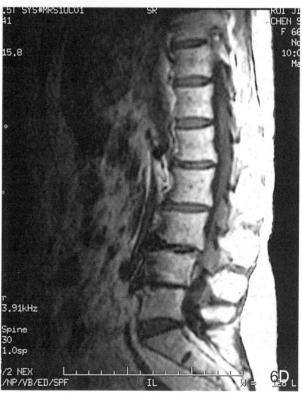

图 34-2-6　椎体总体信号在不同年龄中的表现

A、B、C、D 分别为 14(男)、32(男)、44(男)、66 岁(女)病例,腰椎矢状面 T_1WI,示随年龄增长,椎体信号逐渐升高。

以内,在 T_1WI 上胸骨表现为均匀一致的低信号,其信号强度低于或接近于肌肉;6~15 岁这段年龄中,由于骨髓转换,胸骨 T_1WI 信号有所升高,呈中等信号,可以是均匀也可以不均匀;15 岁以后,胸骨表现中等信号,开始具有成人型骨髓特征。胸骨在 T_2WI 及 STIR 上一般表现为较为均匀的中等信号。

2. 外周骨的 MRI 信号特点:一般而言,红骨髓向黄骨髓的转换始于末梢指趾骨骨骺,长骨的骨髓转换由骨干向干骺端进行。骨骺一般在骨化前不含骨髓,其红、黄髓转换过程非常之快,当出现骨化中心时骨骺内即含有了黄骨髓。肱骨和股骨是骨髓成像中较为重要的外周骨。肱骨和股骨在不同年龄阶段中其骨干、骨骺和干骺端等处都表现出不同的 MRI 特点。但其共同特征是在大多数成人肱骨和股骨的干骺端都保留着一定数量的红骨髓。

在股骨,随着红、黄骨髓的转换,T_1WI 上骨骺和大转子的信号最早升高(一般在出生后 6~12 个月),以后按骨干和远侧干骺端的顺序信号逐渐升高,最后在近侧干骺端也可见到散在的高信号影。在 T_1WI 上,骨干在 5 岁时因骨髓转换缘故信号开始升高,10 岁时其骨髓转换基本完成,呈均匀高信号;远侧干骺端在 10~20 岁年龄中信号升高较为明显,且分布不均匀;20 岁以后,整个股骨的骨髓转换已基本完成,股骨已具备了成人型骨髓的特点。这时除近侧干骺端可残留红骨髓而表现中高信号外,其余区域表现为均匀高信号(图 34-2-7,线图 34-2-2)。

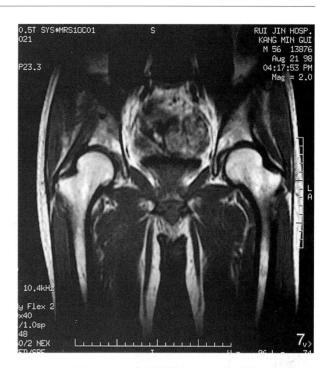

图 34-2-7 成人股骨在 T_1WI 上表现

男,56 岁。T_1WI 冠状位示股骨头、骨干、
大转子呈高信号,干骺端为中高信号。

三、关节软骨

位于关节表面的关节软骨是一种独特的组织。具有巨大负重能力,且摩擦系数很低,关节运动时,具缓冲和保护作用。

关节软骨同样具有生物活性,其代谢受到力学和体液因素的双重调节。软骨还能引起免疫反应,软骨的免疫反应可能是关节炎软骨损害的重要原因。由于血供不足,软骨损伤后很难修复。MRI 的出现为关节软骨及其病变的显示和研究提供了重要工具,与关节镜相比,具有无损伤、无痛苦等优点,且同时能显示关节周围病变及软组织改变。

鉴于关节软骨的特殊性,以及各关节软骨的共同性,有必要单独列为一节。下面以膝关节关节软骨为例,从正常解剖和结构、MRI 检查方法、MRI 正常表现分别予以叙述。

(一)关节软骨解剖和组织学结构

软骨由两种物理形态的物质构成,一种是固态物质,包括软骨细胞、胶原、蛋白多糖和其他的糖蛋白;另一种是液态物质,包括水和离子。

软骨内的胶原主要是由 Ⅱ 型胶原组成。胶原是软骨的支架结构,约占软骨湿重的 15.5%,干重的 50%,但在浅层软骨中占软骨的绝大部分。胶原的

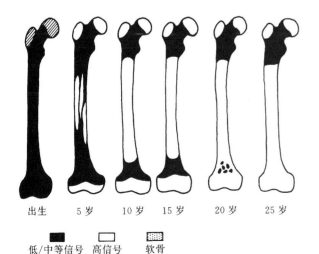

出生	5 岁	10 岁	15 岁	20 岁	25 岁

■ 低/中等信号　□ 高信号　▦ 软骨

线图 34-2-2 不同年龄阶段中股骨各部
在 T_1WI 上的信号表现

浓度随深度而下降,而蛋白多糖的浓度随深度而上升。蛋白多糖占软骨干重的25%。

软骨表面的胶原呈平行、致密排列,胶原纤维间的有效孔隙很小,约6 nm,相当于一个血红蛋白的直径。这样的滤过口径,防止了基质大分子的移出和关节滑液中大分子(如免疫球蛋白)的进入,同时又给水、电解质等物质提供了自由出入的通道。软骨表面致密胶原结构对软骨有保护作用,它的结构紊乱常常是关节炎的前奏。软骨中层近表层和深层近钙化层的胶原排列方向较不规则,大致可认为呈拱形。

浅层的胶原直径较细,互相平行排列,方向与关节面平行。这一层基本上对水是不透过的,是关节产生液压负重机制的根本所在。中层,又称中间层或过渡层,胶原纤维排列不规则,具有较多斜行方向的纤维可以抵抗关节表面的剪切力。深层,又称辐射层或辐散层,该层的胶原纤维多呈垂直平行状的排列,较少交叉,软骨细胞常聚成团。最深层,又称钙化层,胶原纤维通过钙化层牢固地锚定于软骨下骨(线图34-2-3)。大量折叠的糖蛋白分子嵌在复杂的胶原网内。

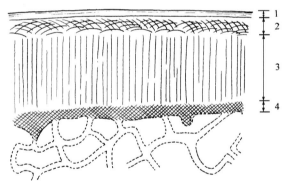

线图34-2-3　透明关节软骨胶原的分布特点

形成网络的胶原纤维构成了关节软骨的支架。在软骨的不同深度其排列方法不一样,正是这种结构的差异,导致了关节软骨内T_2弛豫的差异,并形成了分带表现。①表层带,其胶原直径较细,互相平行致密排列,方向与关节面平行。②过渡层,胶原纤维排列方向不规则,斜行的纤维较多。③辐射层,胶原纤维多呈垂直平行排列,较少交叉。④钙化层,辐射层的胶原纤维通过这层钙化区牢固地锚定于软骨下骨。

(二) 正常关节软骨的 MRI

关节软骨的 MRI 信号特征反映了软骨的结构和生物化学特征。水化的糖蛋白和多方向排列的胶原的含量和分布的不同,不仅影响软骨内水的含量(质子密度),而且还影响其运动状态(T_2弛豫),并且在 MRI 上呈特征性区带状表现。

在短 TE 像上正常的关节软骨最多能显示四层,由浅入深呈低信号与中等信号交替排列。这些层次特征可与软骨的组织学结构大致地对应起来。①低信号的浅层带对应表层正切带;②浅层带下的中等信号带对应表层正切带深部、过渡带全层和辐射带最上部分;③在辐射带中出现一条低信号带;④最下部的中等信号带对应辐射带的深部和钙化带。磁敏感效应和化学位移伪影可以过度夸大软骨下皮质的厚度(图34-2-8)。

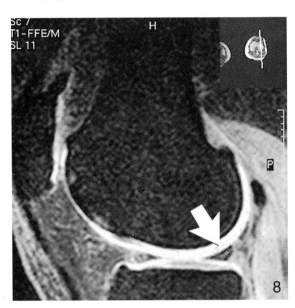

图 34-2-8　在短 TE 像上关节软骨的四层改变

在矢状面 SPIR/3D/FFE T_1WI 上,软骨的表层正切带呈薄的低信号带。表层正切带下为一信号较高的层带,包括:过渡带全层、辐射带的上部。在辐射带的中部可见一条低信号的薄带(箭)。该低信号的薄带下部的高信号带包括辐射带的深部和钙化带。

随着 TE 的延长,软骨信号从深部辐射带开始衰减。软骨表现为三层结构:第一层,低信号的表层带;第二层,中等信号的过渡带和上部辐射带;第三层,深层低信号带,包括辐射带的残余部分和深部钙化带。用重度的 T_2WI,过渡带的信号也可降低,使关节软骨基本上表现为均匀一致的低信号。

第三节　骨骼系统肿瘤诊断的一般原则

骨肿瘤的诊断历来强调临床、X 线和病理三结合的原则,尽管现代影像学技术取得了惊人的进步,但这一原则仍然是不变的,而当年的 X 线目前应理解为广义的影像学方法,包括 X 线平片、CT、MRI 和放射性核素骨扫描。在这种影像学技术中,X 线平片仍然是最基本和重要的检查方法,也是一条不变的原则。CT 尤其是 MRI 对骨皮质的破坏、骨髓腔的浸润和周围软组织侵犯的显示远较平片敏感,加上轴位扫描的优点,所以在发现小病灶以及复杂解剖区域病灶定位,帮助病灶定性方面无疑是平片的重要补充。更为重要的是 CT、MRI 和放射性核素骨扫描对骨肿瘤分期的作用,远非 X 线平片可以比拟。总之,影像学方法在骨肿瘤的诊断中是互为补充的,必须合理加以选择。下面对骨肿瘤良、恶性定性诊断中和肿瘤分期的一般原则作一概要介绍。

一、肿瘤定性

常规 X 线片是骨骼肿瘤的首选检查方法,可以发现炎症性、创伤性或肿瘤性的病变。X 线平片能够评价病变的部位、骨质破坏的类型、骨膜反应的类型、肿瘤的基质、病变边缘以及软组织肿块的情况。这些特征必须结合病人的年龄、症状、体征和病史等临床情况,大多数病例通常能做出良或恶性病变的鉴别诊断。良性骨肿瘤往往具有以下特征,包括肿瘤边缘光滑或有硬化的边缘、无骨膜反应及不伴有软组织肿块的形成。侵袭性恶性肿瘤的 X 线特征,包括浸润性骨破坏、广基或病变边缘不清,侵袭性的骨膜反应及伴有软组织肿块。根据 Massengill 可将 X 线平片显示的病变分为四类:

Ⅰ类:病变确定是良性的,不需要作进一步评价和监测,这些病变常常是良性纤维骨性病变,尚不足以引起病理性骨折。

Ⅱ类:病变考虑是良性的,经临床和 X 线随访证实是良性的,例如骨软骨瘤、内生软骨瘤等。

Ⅲ类:病变是良性的,但需要进行选择性手术治疗,因为它们有发生病理骨折和潜在恶变的危险。包括前者如单纯性骨囊肿、动脉瘤样骨囊肿,后者如巨细胞瘤、软骨瘤等。

Ⅳ类:恶性侵袭性骨病变,也包括高度怀疑恶性而最后证实不是恶性的病变,后一组包括良性病变例如嗜酸性肉芽肿、骨肌炎。而原发性骨肉瘤则在弥漫性和破坏性表现的同时缺乏基质钙化,例如 Ewing 瘤、恶性纤维组织细胞瘤,这些病变最后由活检来分期和确定治疗方案。

病理资料是肿瘤定性的可靠依据,但对骨肿瘤而言,应该贯彻临床资料、病理和影像学表现三结合的原则进行最终判断。影像学上的大体病理特点是由多种不同成像方法所决定的。X 线片对骨肿瘤定

性能提供许多有价值的特征性表现的资料,如骨质破坏类型、病变的边缘及骨膜反应的类型,典型的借此能做出正确的诊断,但不是所有病变都能做到的。微小的或早期恶性病变在 X 线片上可以表现为正常。另外,许多良、恶性病变的图像表现是混合重叠的,因此,仅有 X 线片标准尚不能决定组织学性质。诊断不明确或模棱两可的病例必须进一步进行 CT、MRI 检查或活检来判断。

MRI 具有多方位扫描和软组织分辨率高的特征,并且对骨髓的病变特别敏感。当肿瘤浸润骨髓组织时,T_1 和 T_2 弛豫时间均延长,在 T_1WI 上呈低信号,肿瘤与骨髓之间的界限区分清楚。T_2WI 肿瘤组织信号升高。因此,单用 T_2WI 而不采用 T_1WI 和脂肪抑制技术,会使肿瘤遗漏。正常骨皮质表现为均匀的低信号区,当肿瘤组织浸润或破坏时,在 T_1WI 和 T_2WI 上信号升高,显示为骨皮质变薄或中断。

骨肿瘤的定性诊断中,MRI 能显示出骨肿瘤的形态及活动性质,尤其对骨髓和软组织的侵犯或浸润的显示较为敏感。X 线片诊断骨肿瘤的标准同样适用于 MRI 的诊断,特别是骨皮质破坏和软组织出现肿块对肿瘤定性起到重要作用。本文有 3 例患者,常规 X 线片和 CT 均未显示有骨皮质破坏及软组织肿块而诊断为良性肿瘤,而 MRI 显示有骨皮质的破坏和软组织肿块而确定为恶性肿瘤,且经手术证实(图 34-3-1)。由于 MRI 对骨髓的改变很敏感,在 MRI 恶性骨肿瘤显示的骨髓浸润一般要比 X 线和 CT 所显示的范围大得多,这对骨科医生制定手术方案有着重要价值。

二、肿瘤分期

骨肿瘤的定性对治疗方案起着决定性作用。当临床和 X 线片显示为良性病变,治疗方案可以是观察、活检或病灶局部切除;而临床和 X 线片显示是恶性病变,需要进一步完善检查。恶性肿瘤术前要求准确定位,明确浸润或转移的范围及全身情况,因此必须行 CT、MRI 及放射性核素骨扫描。随着术前辅助化疗和局部介入治疗水平的进步、肿瘤生物学及重建外科学的发展,通过术前化疗可避免截肢而进行肿瘤切除及保肢人工假体置换术,因此,准确的肿瘤分期是保肢手术的关键。

MRI 是骨肿瘤局部分期最准确可靠的方法。恶性骨肿瘤出现骨皮质的破坏有着重要意义,在 X

线片上就可准确显示,而 CT 显示得更为清楚,MRI 也能清晰地显示骨皮质改变。骨皮质的肿瘤增生或破坏在 T₂WI 上表现为信号的升高。

如上所述,MRI 对肿瘤的骨髓内浸润比 X 线片和 CT 敏感得多,MRI 显示的骨肿瘤骨髓内浸润的范围一般要远超过 X 线片和 CT 显示的范围。因为骨肿瘤延长了 T_1 和 T_2 弛豫时间,而骨髓内的黄骨髓具有短的 T_1 弛豫时间,所以在 T_1WI 上,在正常骨髓高信号的衬托下,能清楚地显示出呈低信号的骨髓浸润。MRI 中骨髓浸润的表现、范围与骨肿瘤切除后标本中的情况是一致的(图 34-3-2)。MRI 也能较好地显示肿瘤对骨皮质外软组织及邻近的关节、神经及血管的侵犯,因为受侵犯的软组织具有较长 T_2,而所正常围绕的肌肉为短 T_2,所以在 T_2WI 中能清楚显示被侵犯的软组织。

总之,MRI 对恶性骨肿瘤的纵向扩展(骨内)和横向侵犯(软组织内)的评估较 X 线平片和 CT 准确。正如 Anderson 指出的,MRI 对恶性骨肿瘤的术前评价及肿瘤分期是有帮助的,在 MRI 的报告中应包括下列几点:

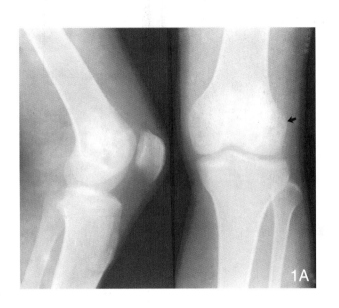

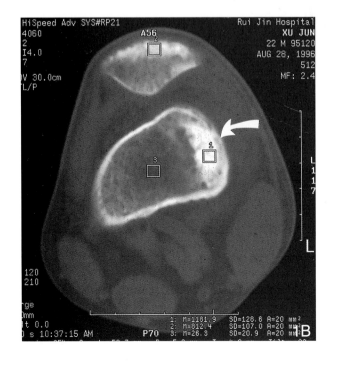

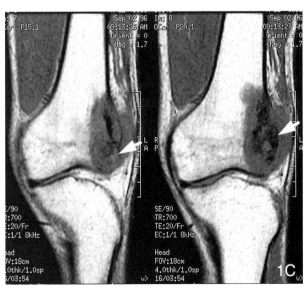

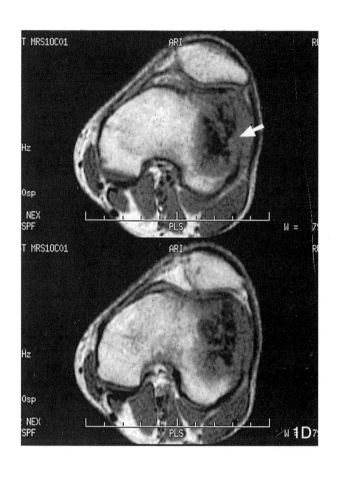

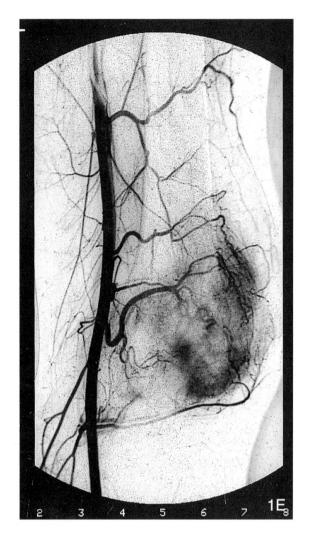

图 34-3-1 平片和 CT 诊断为良性肿瘤，MRI 确定为
恶性病变，手术病理证实为成骨型骨肉瘤。

A. 平片：左股骨下端外上髁可见团状高密度灶，局部骨皮质未见破坏（箭）。 B. CT：表现与 X 线片相似（箭）。 C. MRI T_1WI 冠状面：左股骨下端外上髁可见椭圆形低信号区，其中可见更低信号区，局部骨皮质破坏且见软组织肿块（箭）。 D. T_1WI 横断面所见与 C 相同，低信号中更低信号区代表肿瘤骨化或钙化。
E. DSA：肿瘤内可见肿瘤血管。

1. 骨肿瘤纵向（骨内）累及的范围：T_1WI 显示较佳，并能发现跳跃性病变。

2. 骨肿瘤横向侵犯（骨外）的范围：用 T_2WI 评价最佳。虽然在 T_2WI 和 STIR 都是高信号，肿瘤和邻近水肿也能区分开来。有些特征可以帮助鉴别水肿，其中包括羽毛状边缘，无肿瘤占位效应，肌肉面无变形。

3. 是否累及神经血管和关节：MRA 可用来评价供血动脉，当肿瘤的边缘和关节能分开可排除累及关节。

4. 局部有否淋巴结转移：淋巴节的受累影响肿瘤的分期，用其他方法来寻找远处转移。

如何判断骨肿瘤术后是否复发，以及鉴别复发与术后改变，X 线平片和 CT 尚有一定困难。恶性骨肿瘤术后和化疗后，可引起组织的缺损、水肿和瘢痕形成、液体积聚、脓肿及血肿的出现，这些变化使判断变得更加困难。复发性肿瘤具有长 T_1 和长 T_2，而纤维瘢痕为低质子密度，在所有序列上均表现为低信号。注射 Gd-DTPA 行增强扫描，复发性肿瘤常强化，而瘢痕不强化，再结合临床表现，MRI 通常能够鉴别是肿瘤的复发还是瘢痕组织的形成。

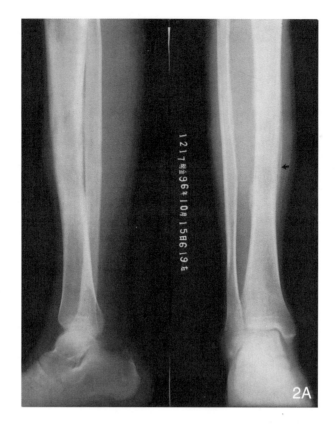

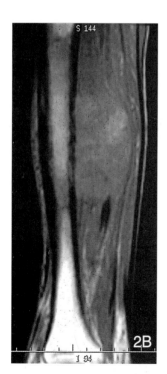
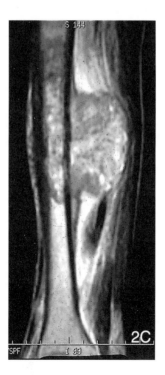
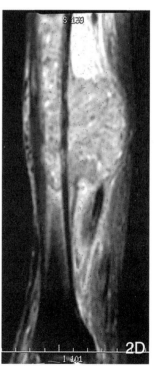

图 34-3-2　骨肿瘤、骨髓内浸润的显示，MRI 远较平片敏感

A. X线平片：右胫骨中段可见葱皮样骨膜反应，未见明显软组织肿块（箭）。　B. MRI T₁WI 冠状面：右胫骨中段偏低信号，长约11 cm，可见骨皮质破坏及巨大的软组织肿块。　C、D. MRI T₂WI 及 STIR 冠状面：病灶呈高低混合信号，软组织肿块和水肿区较骨肿瘤范围大。该例手术病理证实为原发性骨网状细胞肉瘤。

第四节 恶性骨肿瘤

一、骨肉瘤

骨肉瘤(osteosarcoma)也称为成骨肉瘤,起源于未分化的成骨样组织。骨肉瘤是最常见的原发性恶性骨肿瘤。

【病理和临床表现】 发生于长骨的骨肉瘤,常见于干骺端,少数发生于骨干。肿瘤起源于骨髓腔,向周围骨质扩散,并在髓腔内蔓延。有人曾认为在骨骺板未愈合前,骺板可阻止肿瘤的蔓延,骺板愈合后,肿瘤可蔓延至关节软骨。目前多数作者认为,骨肉瘤也常侵及骺板及关节软骨。肿瘤向骨外发展时,首先侵入骨皮质的哈氏系统,沿血管周围向外浸润软组织。

骨肉瘤常见于20岁以下的青少年,男性多于女性。96%的病例肿瘤发生于四肢的长骨。主要症状是疼痛、肿胀和跛行(运动障碍)。肿块边界不清,压痛明显,肿瘤局部皮肤温度增高,晚期可见静脉怒张。病情发展快,病程短,多有消瘦和恶病质。

骨肉瘤有骨质的破坏及瘤骨形成,两者交错进行。可根据肿瘤内钙化和骨化的程度分为溶骨型和成骨型,但实际以混合型居多。

骨皮质和松质骨的破坏呈虫噬样缺损,与正常组织分界不清。过去曾认为骨肉瘤较少侵及骺板和关节软骨,近年来文献报道,骨肉瘤侵犯骺板及关节软骨的情况可达34.1%,但X线平片显示远不及MRI敏感和准确。

肿瘤的成骨和破坏活动伴骨膜反应。增生的骨膜呈线样、葱皮样或放射状排列。当增生骨膜被突破、中断和掀起时,形成Codman三角。

骨肉瘤常侵入周围软组织,表现为边缘清楚的圆形或椭圆形高密度块影。有时弥漫肿胀而边界模糊,软组织肿块内可出现多种形态的瘤骨及钙化。平片难以显示软组织改变。

血管造影现已很少应用,主要目的为显示肿瘤的侵犯范围,对定性也有一定帮助。CT显示肿瘤的髓腔内浸润及软组织侵犯明显优于X线平片,可作为一种补充手段。

【MRI表现】 MRI为X线平片的重要补充检查方法,对显示肿瘤髓腔内浸润,周围软组织侵犯以及骺板、关节软骨的穿破方面发挥特殊的作用。

1. 骨质破坏:按肿瘤的类型,骨肉瘤的MRI表现多异,大量肿瘤骨和类骨骨质沉积,硬化型骨肉瘤在T_1WI和T_2WI上均呈低信号,但肿瘤周围水肿或非硬化区域在T_2^*和STIR上呈高信号(图34-4-1);溶骨性病变在T_1WI上呈偏低至中等信号,在T_2WI上呈中等至偏高信号,于STIR上呈高信

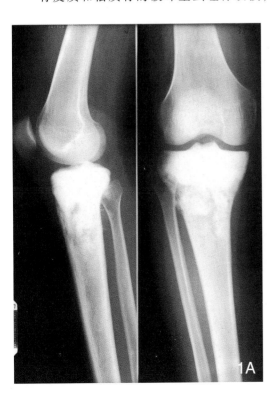

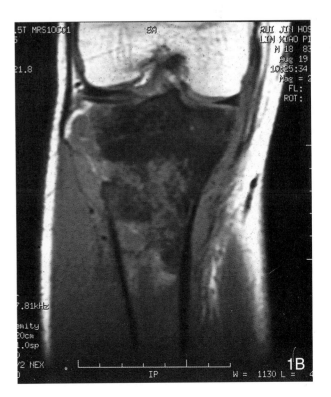

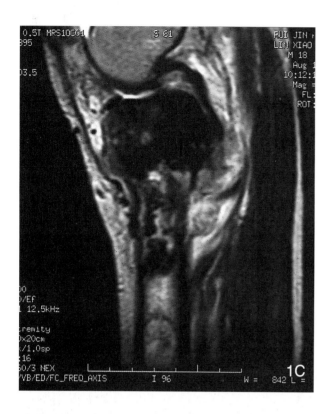
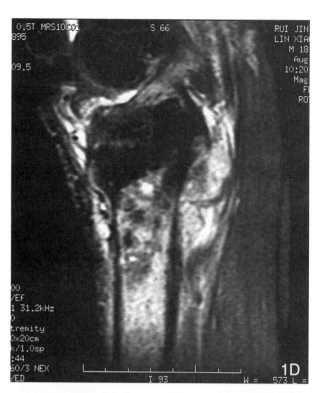
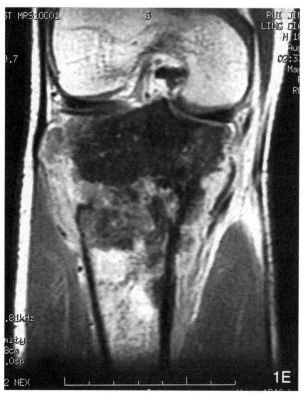
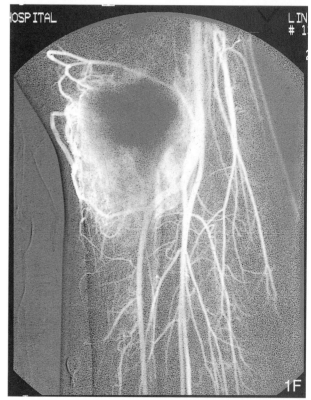

图 34-4-1　成骨性骨肉瘤

A. X 线平片:右胫骨近端长 8 cm 致密高密度影,未见明显软组织块影。　B. T$_1$WI:右胫骨近端可见偏低和更低的混合信号,骨皮质破坏,软组织肿块。　C、D. T$_2$WI 及 STIR:病灶内可见以低信号为主的混合信号,胫骨后明显的软组织块影。E. T$_1$WI 增强:低信号区(坏死)周围及软组织明显强化。　F. DSA:病灶部位可见血管包绕及肿瘤血管。

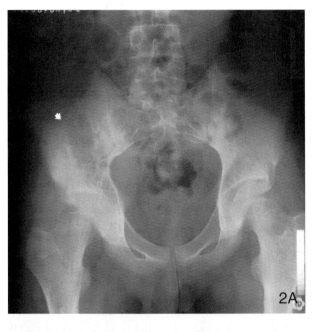
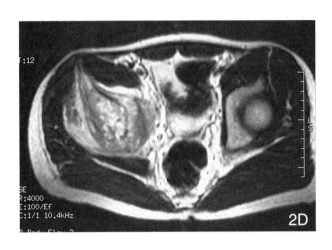
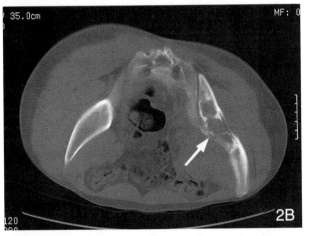
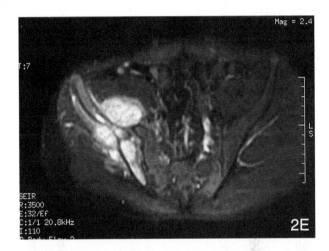
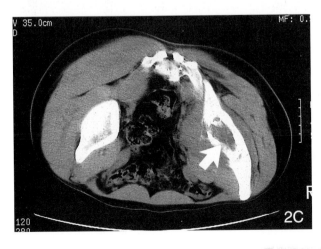
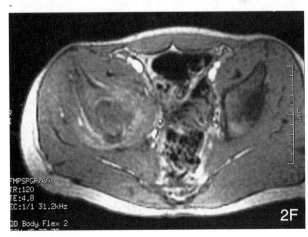

图 34-4-2 溶骨性骨肉瘤

A. X线平片示右髂骨可见不规则的低密度区(箭)。 B、C. CT扫描示骨窗和软组织窗:右髂骨可见骨皮质、髓质破坏区且见软组织肿块(箭) D. T₂WI示右髋可见呈低信号骨质破坏及软组织肿块。 E. STIR示病灶及软组织肿块呈高信号,显示更清楚。 F. 增强:病灶边缘及软组织块影不均匀强化。

号(图 34-4-2)。混合型病灶在 T_1WI 和 T_2WI 上呈斑块状不均匀信号。

2. 肿瘤髓腔内播散：肿瘤的髓腔内播散难以在 X 线片上显示，但 T_1WI 及 STIR 对骨髓异常的敏感性远较 X 线片为高，也较 CT 为高。

因为骨髓含有脂肪，在 T_1WI 和 T_2WI 上均呈高信号，而骨髓受肿瘤浸润后呈低信号，所以肿瘤组织和正常的骨髓分界清楚。骨肉瘤具有跳跃转移倾向，MRI 对跳跃病变是一种十分理想的检查方法，虽然跳跃病变仅占 2% 或更少些，但是在临床治疗中必须将其和原发病灶同时切除(图 34-4-3)。

3. 骨皮质破坏：正常骨皮质在 T_1WI 和 T_2WI 上均呈低信号。当骨皮质被肿瘤组织浸润或破坏时，在 T_1WI 和 T_2WI 上其信号均升高，可显示出骨皮质的变薄、连续性中断或破坏。肿瘤性病变，显示

骨质破坏区因有软组织肿块，MRI 较 X 线平片及 CT 敏感；但外伤性皮质中断，CT 较 MRI 敏感。本组有 3 例，在 X 线平片和 CT 中均未显示有骨皮质破坏，而 MRI 上则可清楚显示出骨皮质的破坏(图 34-4-4)。

4. 骨膜反应：MRI 显示骨肿瘤骨膜反应的敏感性较常规 X 线和 CT 为差。轻微的骨膜反应 MRI 很难显示。

5. 软组织肿块：肿瘤组织突破骨皮质侵犯肌肉形成软组织肿块时，在 T_1WI 上呈偏低信号，在 T_2WI 上表现为中、高混合性肿块影。边界一般较清楚，有时出现片状高信号的出血，或伴液平的坏死区。MRI 对软组织敏感较 X 线片和 CT 片为高。肿瘤侵犯软组织以及软组织水肿的范围，较骨肿瘤在骨内局部浸润的范围为大(图 34-4-5)。

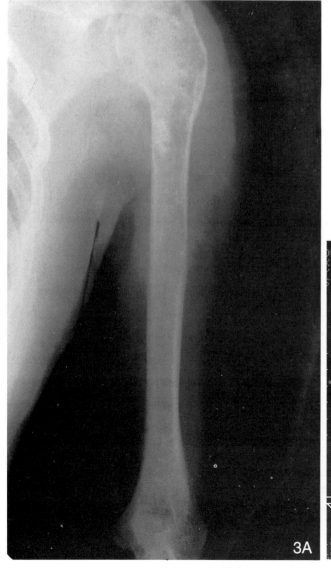

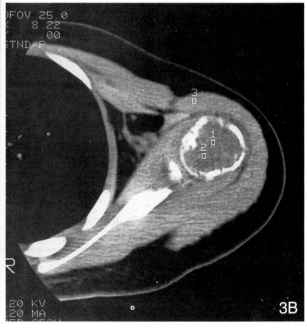

3A　　　　3B

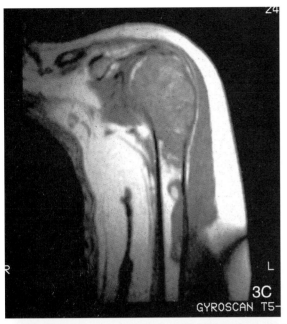

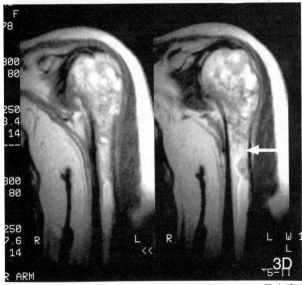

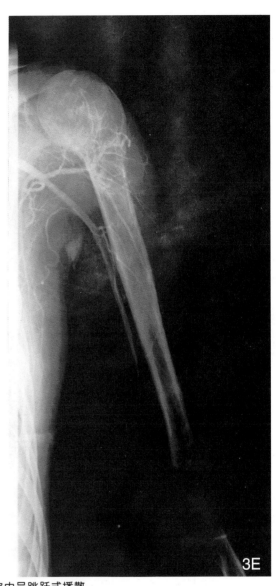

图 34-4-3　骨肉瘤在骨髓腔内呈跳跃式播散

　　A. X 线平片示左肱骨近端病灶呈高低混合密度,长约 8 cm,与正常骨界限不清。　B. CT 扫描示骨皮质内缘呈锯齿状破坏。　C. T_1WI 冠状面示骨髓内浸润呈跳跃性的,长度约 16 cm。　D. T_2WI 示病灶呈不均匀高信号,浸润灶之间见正常髓腔(箭)。　E. DSA 示肿瘤血管。

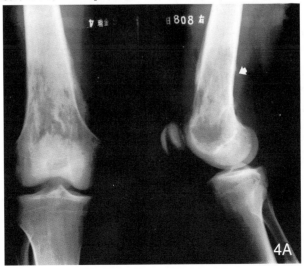

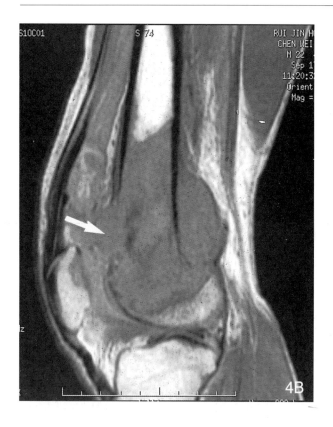

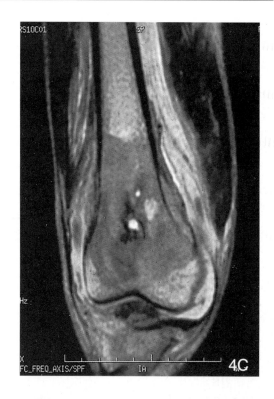

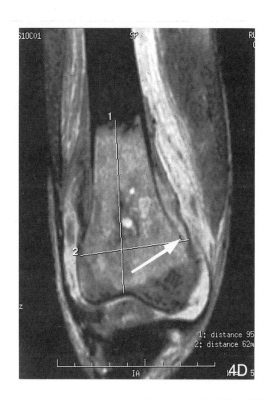

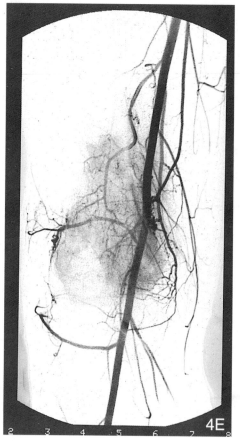

图 34-4-4　显示骨肉瘤的骨皮质破坏，MRI 敏感性较 X 线平片高

A. X 线平片示右股骨远端干骺端骨膜反应和掀起(箭)，未见明显骨皮质破坏。　B. T₁WI 矢状面示骨皮质破坏和软组织块影(箭)。

C. T₂WI 冠状面同样显示骨皮质破坏和软组织块影。　D. STIR 示病灶呈高信号(箭)。　E. DSA 示肿瘤血管及血管湖。

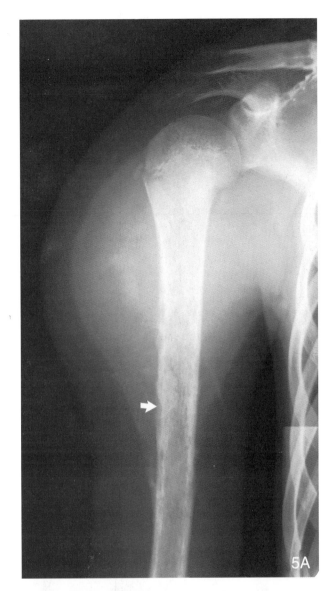

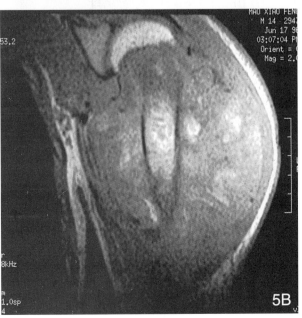

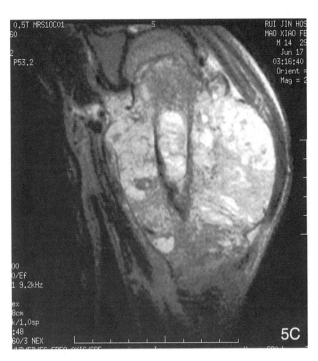

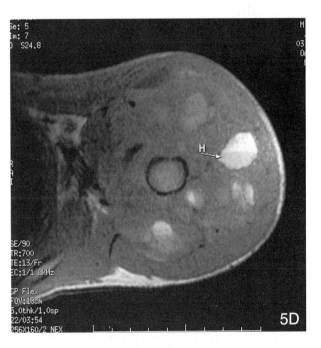

**图 34-4-5 MRI 对软组织肿块影的
敏感性较 X 线高**

A. X 线平片示左肱骨近端骨皮质虫蚀样破坏(箭),可见巨大边
界不清的软组织块影。B. 冠状面 T₁WI 示巨大软组织块影内
见高信号影和周围组织边界不清。 C. T₂WI 示肿块呈斑点状
高信号影,且边界清楚。 D. 横断面 T₁WI 示软组织肿块内见
高、中信号的液平,系为出血。

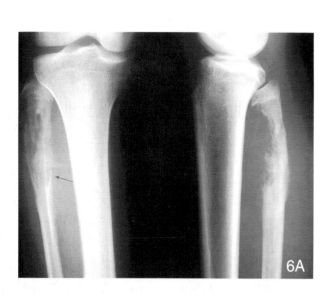

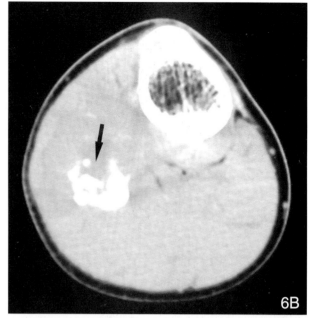

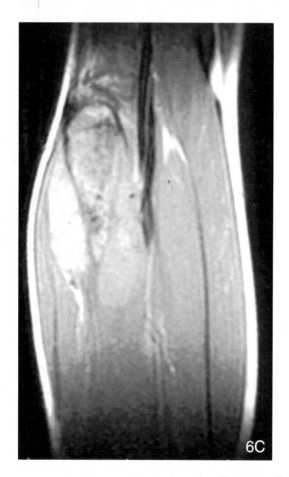

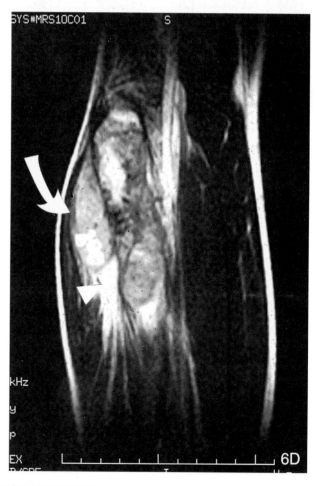

图 34-4-6　骨肉瘤软组织影和水肿区别

A. X 线平片示右腓骨骨肉瘤,致腓骨不规则破坏,伴骨膜反应和软组织肿块(箭)。　B. CT 扫描示骨质破坏(箭)和软组织块影。　C. T₁WI 冠状面示肿瘤及软组织块影均呈中等信号。　D. T₂WI 冠状面示肿瘤和软组织呈不均匀混合信号(箭),且有低信号包膜包绕,邻近水肿区呈均匀高信号(箭头)。

恶性病变均可发生软组织的水肿,因为恶性病变常发生骨皮质的破坏和软组织内的扩散,而大多数良性病变仅局限于局部骨骼而无软组织的受累。由于肿瘤和骨髓水肿具有相似信号,故肿瘤和水肿在 T_1WI 上很难区别,均表现为均匀中偏低信号;虽然 T_2WI 也常难于区分肿瘤和骨内水肿,但肿瘤的不均质性和水肿的均匀性这两点,将有助于两者的鉴别,即肿瘤区表现为不均匀的高信号,而水肿区呈均匀性高信号。但当水肿与肿瘤浸润混合存在时,则难以分辨(图 34-4-6)。在 MRI 增强扫描图像中,

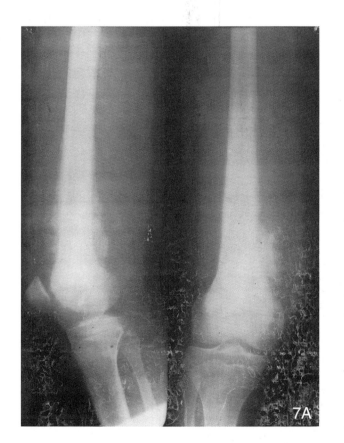

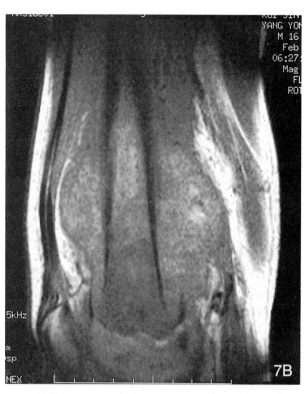

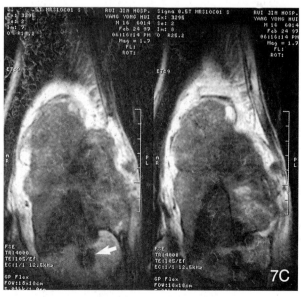

图 34-4-7　骨肉瘤侵犯骨骺

A. X 线平片示右股骨下端骨肉瘤。　B. T_1WI 矢状面示右股骨下端见骨肿瘤和巨大软组织肿块。

C. T_2WI 矢状面示骨骺内可见圆形低信号影(箭)。

肿瘤组织常为不均匀增强,而水肿区无强化,因此大多数病例可由此来区别肿瘤的边界和周围水肿。

6. 骨肉瘤侵犯骨骺:过去曾认为骺板可以阻止肿瘤组织向关节方向侵犯,但由 MRI 显示骨肉瘤侵犯骨骺板的病例明显增多。Spina 报道的 41 例骨肉瘤患者中,有 70% 累及骺板。MRI 对发现骨肉瘤累及骺板的敏感性明显高于 X 线平片和 CT。Horman 报道 X 线平片的敏感性为 77.2%,而 MRI 的敏感性为 100%,两者的特异性均为 94%(图34-5-7)。

7. 骨肉瘤增强后表现:骨肿瘤增强检查是目前研究的热点。由于高磁场强度及静脉团注动态快速扫描序列(GRASS、SPGR)的应用,10~48 s 内就能获得一套图像。在增强早期 MR 扫描图像中,骨肉瘤显示为早期边缘强化和中心充盈延迟,这种特殊强化未见于良性肿瘤。恶性肿瘤增生迅速,由于肿瘤血管生长因子的作用和对邻近组织正常血管的侵蚀作用而形成了肿瘤血管丰富的边缘带。因此,从

边缘到中心不同强化比率、强化过程可作为 MRI 鉴别良、恶性肿瘤的一个征象(图 34-4-8)。

8. 化疗后的骨肉瘤的表现:原发性骨肉瘤的术前处理已经广泛采用了辅助化疗。术前化疗的作用是减轻疼痛和缩小肿瘤,其 5 年生存率从 25% 升至目前的 75%。化疗后通过测定肿瘤的坏死量来帮助明确化疗的效果。截肢的标本由病理学医师进一步确定化疗后肿瘤坏死的百分比,如果坏死大于 90%,5 年生存率可达 85%~90%,而常规的手术治疗仅为 50%~60%。近年来应用无损伤的 MRI 检查来评估化疗的效果,一般常用方法为:MRI 平扫、MRI 增强和 ^{31}P 波谱分析。

MRI 平扫:肿瘤体积缩小,瘤周水肿减轻,肿瘤的轮廓变得清楚,表明化疗对肿瘤治疗是有效的。

Gd-DTPA MRI 动态增强扫描:由于肿瘤有存活的部分早期增强,而无活性肿瘤组织无此征象,故增强后扫描对坏死区的显示更为清楚(图 34-4-9)。

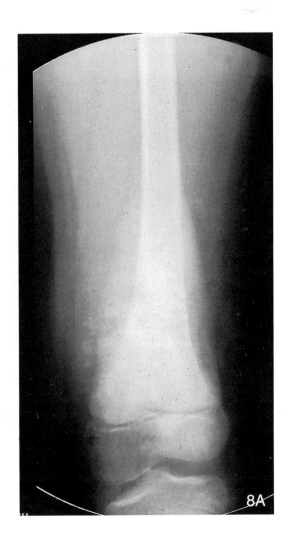

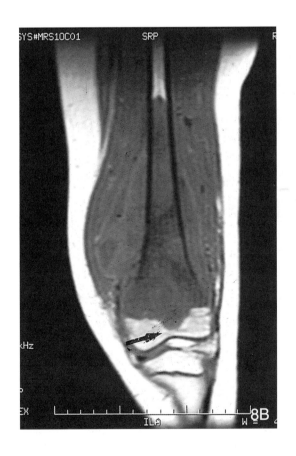

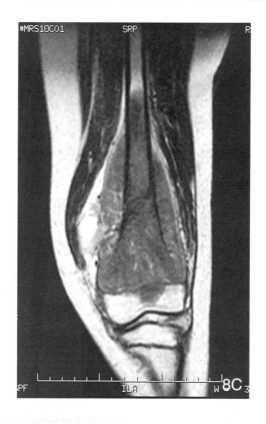

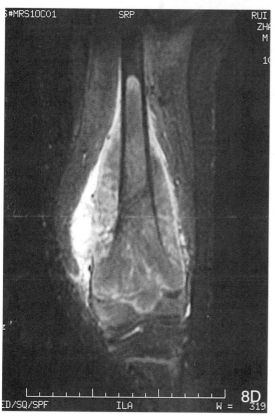

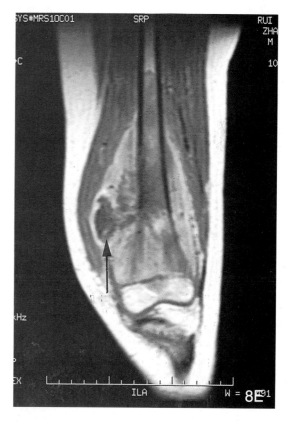

图 34-4-8　骨肉瘤的增强后改变

A. X 线平片示左股骨下端可见日光状骨膜反应及软组织块影。　B. 左股骨冠状面 T₁WI 示左胫骨下端骨髓与肌肉信号相似,呈低信号,骨膜反应呈略低信号,软组织块影呈不均高信号,肿瘤侵及骨骺(箭)。　C、D. 冠状面 T₂WI 及 STIR 示骨髓腔和骨膜反应呈低信号,软组织呈明显高信号,肿瘤侵及骨骺。　E. 注射 Gd-DTPA 后示软组织的边缘明显呈环形增强,并见坏死区域(箭)。

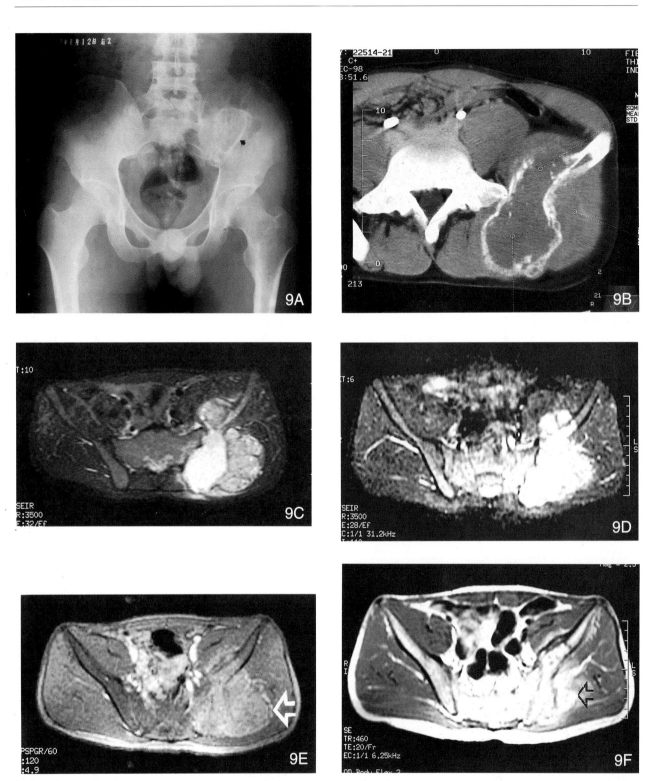

图 34-4-9　骨肉瘤化疗后改变

A. 平片示左髂骨可见骨质破坏,边缘可见硬化(箭)。　B. CT 示左髂骨可见膨胀性骨质破坏,伴软组织块影。　C. 化疗前,横断位 STIR:左髂骨病灶呈高信号,盆腔内外均见软组织块影。　D. 化疗后:软组织块影明显缩小。　E. 化疗前增强:髂骨病灶和盆腔内外巨大软组织块影明显强化(箭)。　F. 化疗后增强:软组织块影明显缩小(箭)。

^{31}P 波谱分析:Ross 指出具有活性的肿瘤组织的 ATP 和无机磷酸盐的峰值均升高,磷酸-酯的峰值也表现异常,而治疗后无活性的肿瘤组织的这些改变可恢复到正常水平,当肿瘤复发时又表现出异常。

Pan 将骨肉瘤的化疗后的 MRI 表现分为四种类型:

（1）T_1WI 和 T_2WI 示低、中等信号，它们代表的是钙化的骨样骨组织、软骨基质、致密肉芽组织和含铁血黄素。

（2）T_1WI 示中等信号，T_2WI 示高信号的斑点状或小点状，代表为肿瘤基质、水肿的肉芽组织，含铁血黄素呈低信号。

（3）T_1WI 示中、高信号，而 T_2WI 也呈高信号的多发性囊状或泡状的异常信号，对应为各种肿瘤的充满血液的囊肿或是肿瘤基质混有水肿性的肉芽组织。

（4）能准确证实跳跃转移以及能减轻肿瘤周围的水肿，显示出胶质膜、骨梗死和骨髓内的血管管道呈低信号。

9. 术后复发：MRI对恶性肿瘤术后评价是有价值的，术后的水肿和炎性改变，表现为在 T_1WI 上呈低信号，在 T_2WI 上为高信号，其形态和肌肉轮廓是相一致的。术后数周或数月后外科手术野被纤维组织取代，在 T_1WI 和 T_2WI 上均显示为低、中等信号，术后的血肿有明确的边缘，在 T_2WI 上信号均匀增高。含铁血黄素沉着的慢性出血，在 T_1WI 和 T_2WI 上均呈低信号，因为是顺磁性铁的作用。Stoller指出有下列改变时，强烈提示肿瘤复发：

（1）重现水肿，T_1WI 为低信号，T_2WI 为高信号。

（2）在 T_1WI 呈中等信号区，T_2WI 信号增高。

（3）肌肉与术后手术野轮廓的改变，原来凹陷的轮廓向外凸出。

（4）注射 Gd-DTPA 增强后，复发的肿瘤常常增强，瘢痕组织不增强，增强有助于肿瘤复发的诊断（图 34-4-10）。

10. 多灶性骨肉瘤：多发性骨肉瘤称为多灶性骨肉瘤，又称为骨肉瘤病。多灶性骨肉瘤是极少见的髓内骨肉瘤，可分为同时发生和非同时发生两型，并有着明显不同的生物学表现。Mirra 提出，多发性的病变在 6 个月内出现可考虑为同时发生的，其又可分为儿童-少年型和成人型，其特征包括快速、同时发生的病变，大小相同而没有哪个病灶占优势。而典型骨肉瘤的骨转移是罕见的，一般在临床早期即有肺转移。

儿童型同期发生的多灶性骨肉瘤，典型的为长骨同时发生病变（图 34-4-11），年龄从 7～17 岁，平均 10 岁。病变以成骨细胞为主，常局限于骨髓腔内，伴有小的或无骨外扩散。预后不佳，平均生存期为 6～8 个月。成人型同期发生多灶性骨肉瘤比儿童型少见，年龄 23～51 岁，平均生存 5～7 个月。

非同期发生的多灶性骨肉瘤较同时发生型的更少见，Mahoney 指出病灶的发现必须在最初病灶出现后的 24 个月才能称为非同时发生型的骨肉瘤。

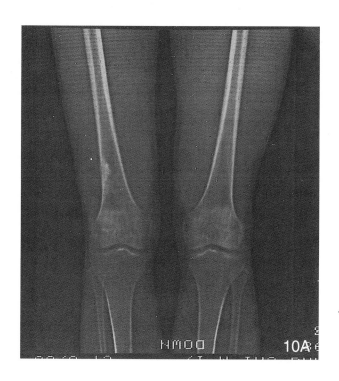

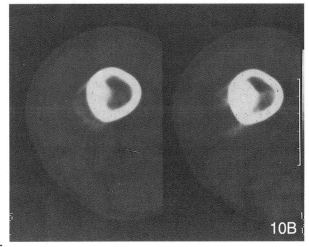

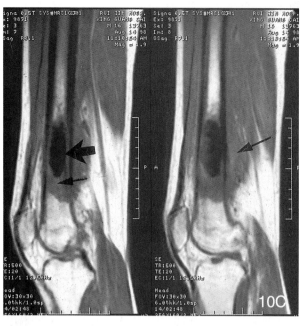

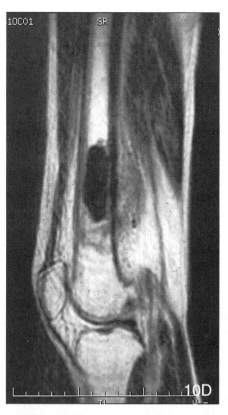

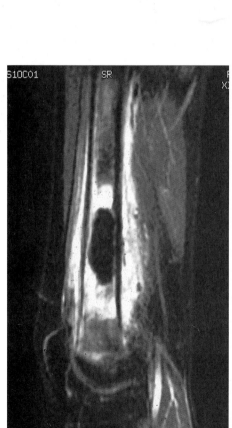

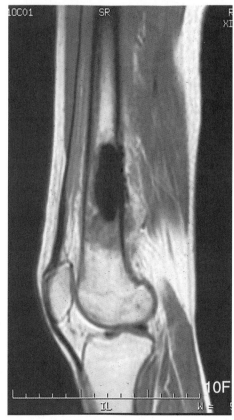

图 34-4-10 骨肉瘤复发

A、B 为术前检查,C～F 为病灶清除和骨水泥修补术后 MRI 检查。 A. X 线平片示左股骨骨肉瘤位股上端。 B. CT 扫描示局部骨膜反应和髓腔内浸润。 C. T_1WI 示骨水泥无信号区(黑箭)周围及软组织内出现低信号(细黑箭)。 D. T_2WI 示病灶呈不均匀混合信号,且见软组织块影。 E. STIR 示病灶显示更清楚。 F. 增强:病灶和软组织块影 呈不均匀增强。骨水泥修补区域在各个序列上均无信号。

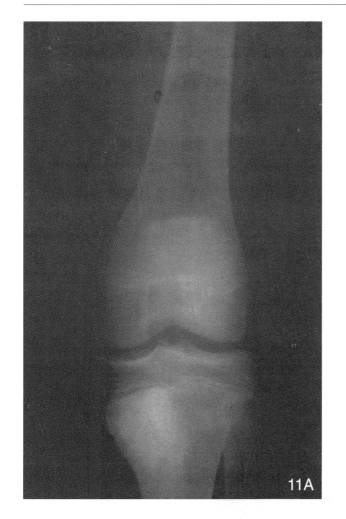

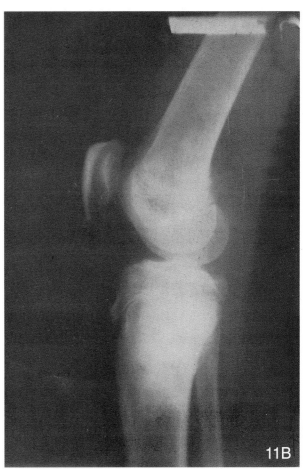

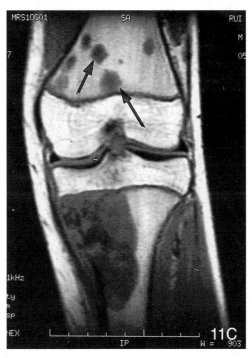

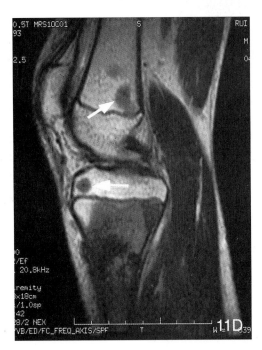
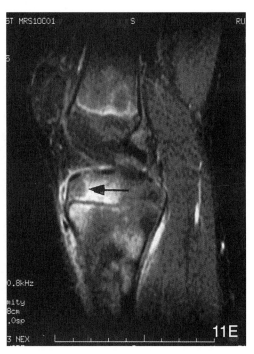

图 34-4-11　多灶性骨肉瘤

A、B. X 线平片，A 正位，B 侧位示左胫骨内侧及股骨下端高密度影。　C. MRI T_1WI 示左胫骨近端内侧骨皮质和髓质破坏，另外，股骨下端见数个圆形、直径为 1 cm 的低信号区。　D、E. MRI T_2WI 和 STIR 示病灶显示更清楚（箭），此外，胫骨骨骺内也可见圆形低信号（箭）。

11. 继发性骨肉瘤：老年人的骨肉瘤发生于以前存在的骨病变基础上（如 Paget 病、骨梗死或放射治疗后）。Paget 病的骨肉瘤多累及骨盆、颅骨、面骨和肩胛骨，其预后比原发性的骨肉瘤更差。

二、皮质旁骨肉瘤

皮质旁骨肉瘤（periosteal osteosarcoma）是一种较少见的恶性骨肿瘤，起源于骨膜及皮质旁成骨性结缔组织。瘤组织分化高，生长慢，预后较好。

【病理和临床表现】

1. 肉眼所见：瘤体呈球形，贴近骨干者可如梭形。瘤体位于骨旁，以较宽的基底附着于骨皮质表面。肿瘤表面呈分叶状，常浸润周围软组织。发病年龄较髓内骨肉瘤者平均大 5～10 年，31～40 岁占 21.4%。最常见的部位为股骨下段后部，其次为胫骨上部，两处共占 70%。

2. 症状和体征：常见症状为硬性肿块，且逐渐增大。在 X 线及 CT 图像上颇具特征性，无论其 X 线分类是硬化型、团块型或骨块型，都是以致密瘤骨和钙化为主。表现为软组织内的骨性肿块，呈均匀高密度影。肿瘤以宽基附着于骨皮质上，但与骨皮质间有一线状透亮阴影，为其特征性的表现。局部骨膜反应不明显，很少见软组织肿块，相应的骨髓无

肿瘤浸润。

【MRI 表现】　约 50% 的病人发生于股骨下端的腘窝部，其次为胫骨、肱骨等。肿瘤于 T_1WI 矢状位图像中，股骨下端可见一个紧贴腘窝部的椭圆形中等信号块影，其块影的边缘有一低信号薄膜包绕，局部相应部位的骨皮质部分中断，骨松质呈半圆形、边缘较清楚低信号区，但周围的骨髓和软组织无明显浸润，也不见有骨膜反应。T_2WI 上，肿块的信号略有增高，块影内可见小点状的散在高信号区，肿瘤边缘仍可见一低信号薄膜包绕，薄膜外有一条高信号带，代表被推移的筋膜间脂肪，局部的骨髓和软组织未见明显信号改变（图 34-4-12）。注射 Gd-DTPA 后肿瘤轻度强化。

三、软骨肉瘤

软骨肉瘤（chondrosarcoma）起源于软骨或成软骨结缔组织，是一种常见的恶性骨肿瘤，发病率仅次于骨肉瘤，占恶性骨肿瘤的 14.2%。

【病理和临床表现】　软骨肉瘤常含软骨。肿瘤常呈半透明、分叶状，实质内可有不规则的钙化和骨化，高度恶性的软骨肉瘤钙化不明显。只有发现骨皮质破坏才是诊断软骨肉瘤的可靠依据。早期中央型软骨肉瘤常局限于骨内，以后经哈氏管向皮质外

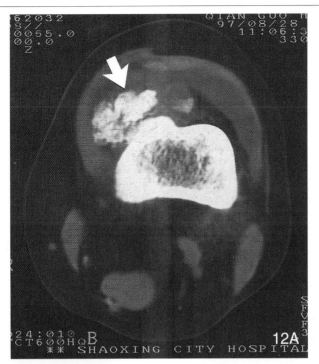

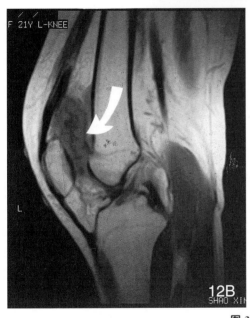

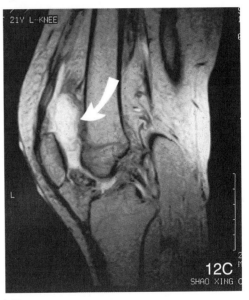

图 34-4-12　皮质旁骨肉瘤

A. CT 扫描示左股骨下端外侧呈菜花状的斑点状骨性肿块,有一条低密度带与骨皮质分开。　　B. MRI T₁WI 示
在股骨和髌骨之间见一个分叶状低信号区,髌骨前移(箭)。　　C. MRI 梯度回波示病灶呈高信号,块影内可见散在
点状低信号区,见一线状低信号带包绕(箭)。MRI 清晰显示皮质旁有肿块尚未累及骨皮质和髓腔。

浸润,引起骨皮质破坏并形成软组织肿块。边缘型
软骨肉瘤由于继发于软骨瘤,所以体积较大。软骨
肉瘤起源于软骨细胞,所以凡是经软骨内化骨的骨
骼均可发生。发病多见于成人和老年人(40～60
岁),男性多于女性。早期可无任何症状,以后逐渐
加重转为持续性的剧痛。

　　中央型在 X 线和 CT 上均能在骨髓内见到一个
厚壁的低密度透明区,有时其间夹杂不规则斑点状

钙化影。如果早期骨皮质尚未破坏,与内生软骨瘤
较难鉴别,而晚期骨皮质被穿破,诊断相对比较容
易。边缘型在软组织内可见散在斑块状钙化,也可
见粗而长的骨针。若软骨帽厚度大于2 cm,且软骨
帽有不规则钙化,则提示为恶变,当其周围出现软组
织肿块时则恶变的可能性更大。CT 对评价钙化及
软骨肿瘤的骨化比 X 线和 MRI 敏感。

　　【MRI 表现】　原发性中央型软骨肉瘤的中心

位于长骨的干骺端或骨干。Ⅰ、Ⅱ级分化较好的软骨肉瘤含有真正的透明软骨，表现为中度退行性改变和细胞增殖，骨皮质呈不规则变薄（图 34-4-13）。Ⅲ级的软骨肉瘤具有较强的侵袭性，表现为病变组织生长迅速，穿破或破坏骨皮质并于骨外的软组织内形成肿块。T_2WI 对基质钙化和软组织肿块比较敏感，在 T_2WI 和 T_2^*WI 上钙化呈低信号而肿瘤呈高信号。均匀的高信号透明软骨被低信号的纤维间隔分隔成分叶状改变，或信号不均匀，提示恶性程度较高。

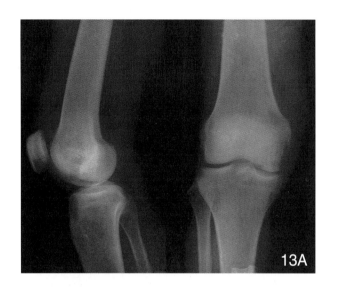

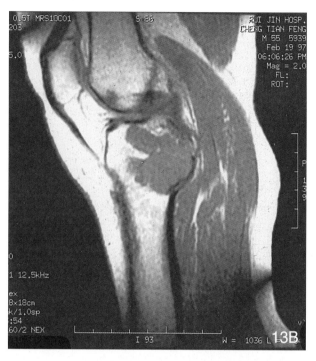

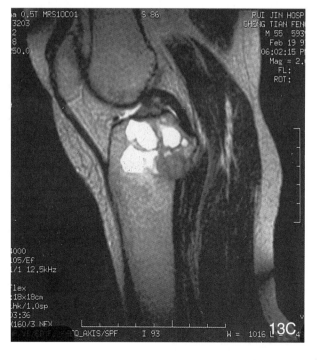

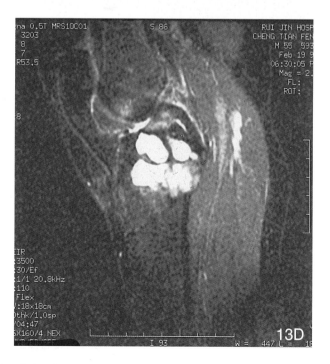

图 34-4-13　软骨肉瘤Ⅱ级

A. X 线平片示无异常发现。　B. MRI T_1WI 示右胫骨上端骨皮质不规则变薄,见分叶状低信号区。
C、D. MRI T_2WI 及 STIR 示病灶呈不均匀高信号,显示更清楚。

继发型软骨肉瘤常继发于内生软骨瘤、骨软骨瘤及软骨粘液样纤维瘤等(图34-4-14),虽在儿童极为少见,但 Olliers 病、Mafucei 综合征、多发性遗传型外生骨疣的患者,恶变为软骨肉瘤的危险性较大。如果软骨帽的厚度大于 2 cm,软骨肉瘤可能性更大。T_2WI 上,恶变部分的信号比附近的内生软骨瘤更高。明显的骨皮质破坏、软组织肿块形成、骨膜反应以及病变的大小和周围内生软骨瘤不成比例,则提示为内生软骨瘤的恶变。内生软骨瘤和中央型软骨肉瘤,两者均可在骨内显示为软骨基质的扇贝、点状或丛状的钙化和透明区。边缘型的骨软骨瘤也同样存在诊断上的困难。但是病变部位的疼痛以及

病变明显增大,可怀疑恶变,应考虑作活检。

注射 Gd-DTPA 增强后,可以显示环状和弓形、隔膜状的增强,然而利用造影剂增强成像的临床意义和应用价值需进一步研究。

软骨肉瘤于 T_2WI 中显示为分叶状高信号影,瘤内小的钙化呈低信号,MRI 和 X 线片对小的钙化不及 CT 敏感;对于病变本身,MRI 和 CT 均较敏感,也常能显示软骨病变的软骨帽。

四、尤因肉瘤(Ewing 肉瘤)

尤因肉瘤,又称尤文瘤,是累及骨骼的恶性圆形细胞肿瘤的一种,起源于骨髓间充质性结缔组织。

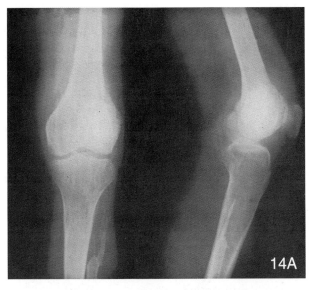

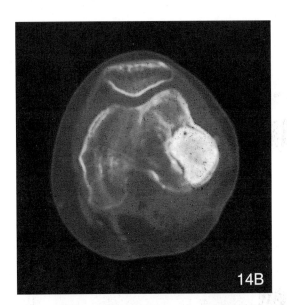

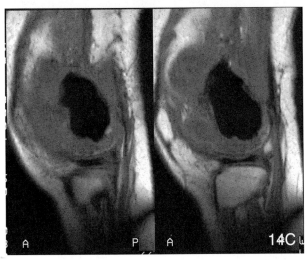

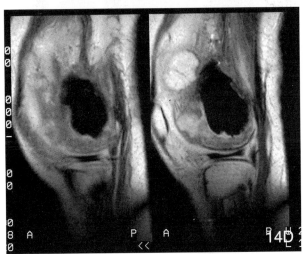

图 34-4-14 软骨粘液样纤维瘤恶变为软骨肉瘤(病变第四次复发)

A. X 线平片示左股骨下端异常高密度(骨水泥修补区)前缘骨皮质毛糙。 B. CT 横断面,仅见骨水泥所致高密度,未见明显软组织块影。 C. T_1WI 矢状面示骨皮质破坏,骨水泥周围可见广泛的低信号,股骨前后均出现软组织肿块。 D. T_2WI 示骨肿瘤和软组织肿块影均为结节状高信号。骨水泥充填部位为无信号区(C、D)。

尤因肉瘤在最常见的原发性骨肿瘤中居第六位。

【病理和临床表现】 尤因肉瘤好发于青少年，多在骨干，少数也发生在干骺端和骨骺。症状通常为全身性，并有患肢温度升高，白细胞增多和血沉加快等。初为间歇性阵痛，后迅速发展为持续性剧痛。本病早期就可广泛转移到其他骨和脏器。尤因肉瘤对放疗相当敏感，在诊断困难时，有时也可采用放疗进行诊断性治疗。

尤因肉瘤的预后，自采用辅助化疗后有明显改善。MRI 能判断化疗后的效果，亦能帮助外科医生制定手术方案。如果肿瘤成功切除，不需做术后放疗，5 年生存率达 74%。无法切除的肿瘤，例如骨盆、股骨等大的肿瘤，可进行放疗而不必手术和化疗，但这种病例的预后很差。

尤因肉瘤的 X 线和 CT 表现为骨质破坏，骨干和干骺端的骨质呈虫蚀状破坏，蔓延的范围较广；骨膜反应，典型表现为葱皮样，也可呈日光放射状。软组织肿块：肿瘤穿破骨皮质侵犯软组织。若未能显示软组织肿块，与急性骨髓炎不易鉴别。

【MRI 表现】 尤因肉瘤好发于长骨的骨干（图34-4-15），干骺端也较常见。长骨多见于股骨、肱骨和胫骨等，也可发生于扁骨，包括髂骨、肩胛骨和肋骨等。尤因肉瘤通常表现为溶骨性，因此在 T_1WI 中病变呈低信号，于 T_2WI、T_2^*WI、STIR 其病变呈高信号。在尤因肉瘤中，软组织肿块的出现具有很重要的意义，而 MRI 对显示软组织肿块优于 X 线平片和 CT。MRI 也能评价尤因肉瘤累及骨外的肌肉和神经血管的情况。甚至在早期的尤因肉瘤，尚无骨皮质破坏和骨膜炎，MRI 就能显示骨髓腔内的信号变化。MRI 亦能显示葱皮样骨膜反应，非典型骨皮质的增厚和碟状的骨皮质破坏。化疗后进行MRI 随访也能准确地显示肿瘤的边缘和判断肿瘤周围水肿减轻的程度。

五、急性白血病

白血病（leukemia）系造血系统的恶性肿瘤，同时也是儿童和青少年发病率与死亡率最高的恶性肿瘤之一。它表现为造血系统血细胞（主要为白细胞）

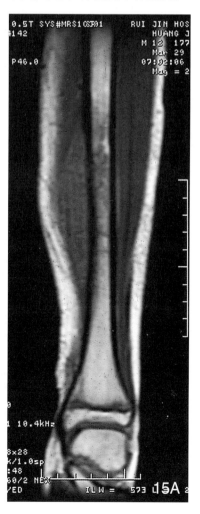

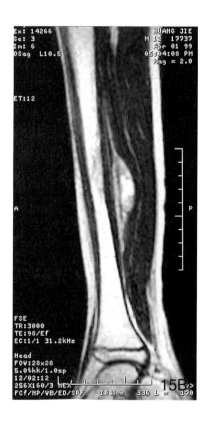

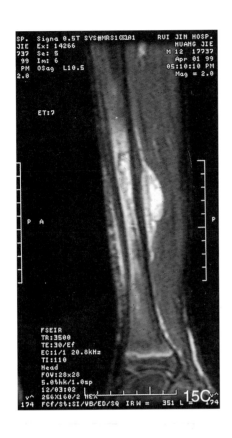
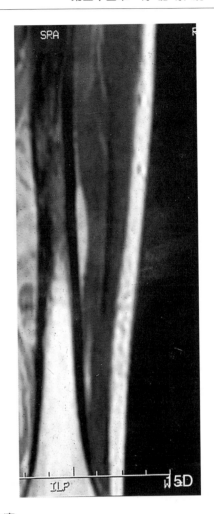

图 34-4-15 左胫骨尤因肉瘤

A. 小腿冠状位 T_1WI 示左胫骨中段骨干呈不均匀低信号,且见软组织块影,略高于肌肉信号。 B. 左小腿矢状位 T_2WI:其中段骨干及软组织块影的信号明显增高。 C. 左小腿矢状位 STIR 示病灶及软组织块影信号增高更明显,由于髓腔和软组织内脂肪信号被抑制,病灶范围显示更清楚。 D. 左小腿冠状位增强:骨干病灶信号无明显增高,但软组织块强化后信号明显增高。

的异常增生,其增生的血细胞在质和量上都表现异常,具有恶性肿瘤的特征。骨髓是其最主要的累及部位之一。病理上骨髓呈不同程度的增生,红骨髓被恶性细胞所替代,造血红细胞被白血病细胞严重挤压,有时尚可在少部分区域存有小而不规则的造血灶。骨髓腔内可有出血,偶尔出现纤维化现象。临床上常见发热、贫血、出血、肝脾及淋巴结肿大,血象中可有幼稚细胞出现。

急性白血病(AL)系造血干细胞异常所致。一般可分为急性淋巴细胞性白血病(ALL)和急性非淋巴细胞性白血病(ANLL)两大类。前者 80% 见于儿童,后者又称急性髓性白血病(AML),90% 见于成年人。急性白血病在病理上一般表现为骨髓内恶性细胞均匀弥漫性浸润。但也有部分患者或经治疗缓解后再次复发者,其骨髓浸润区呈灶性改变。少数

AML 的骨髓也可表现为增生低下,甚至于接近正常。慢性白血病其骨髓改变不明显,故不予讨论。

【MRI 表现】 急性白血病主要侵犯红骨髓。未经治疗的成人急性白血病中,中轴骨和肱、股骨近端是其异常表现最显著的部位。在 T_1WI 上,成人中轴骨及肱、股骨近端大多表现为均匀、对称性的广泛弥漫性低信号。其椎体信号强度等于或低于椎间盘;骨盆、胸骨和肱、股骨近端的信号强度低于邻近脂肪,可接近于肌肉或与肌肉相等。除此之外,未经化疗的成人患者在 T_1WI 上中轴骨或外周骨也可表现灶性的斑片状或非均匀的不规则低信号。这种表现主要见于 AML 病例。

由于白血病的骨髓呈明显增生状态以及恶性细胞的广泛浸润,在红骨髓受累的同时,骨髓内脂肪细胞也迅速减少并被广泛替代,因而成人急性白血病

患者其长骨骨干在 T_1WI 上也表现出不同程度的低信号。这种变化往往从干骺端开始再累及到骨干。

弥漫性低信号主要见于 ALL,其表现特点是长骨骨干、干骺端和骨骺三者同时受累,即这种均匀弥漫性的低信号同时在骨干、干骺端和骨骺处出现。

急性白血病在 T_2WI 上表现为病变处骨髓信号

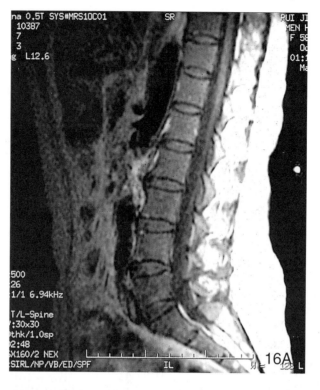

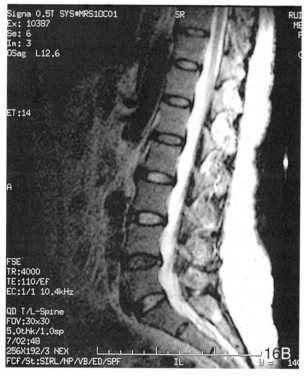

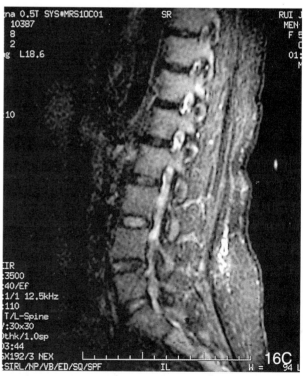

图 34-4-16　急性白血病

A～C 为腰椎矢状面不同序列扫描。　A. T_1WI 示椎体呈弥漫性低信号,其信号低于椎间盘。
B. T_2WI 示椎体呈弥漫性中高信号。　C. STIR 示椎体呈明显高信号,其信号强度高于背部肌肉。

升高。但升高的程度取决于白血病细胞的组织含水量高低。若含水量高则 T_2WI 信号升高较明显。但它与正常黄骨髓的信号反差并不十分显著。总之，常规 T_2WI 对急性白血病骨髓弥漫性或局灶性信号异常的显示均不如 T_1WI 及 STIR 敏感。

STIR 是显示白血病骨髓浸润最为敏感的方法。急性白血病弥漫性骨髓浸润的中轴骨和外周骨在 STIR 上一般呈明显的高信号，其信号强度高于或明显高于肌肉（图 34-4-16, 17），局灶性骨髓浸润在 STIR 上呈斑点状或小片状高信号。

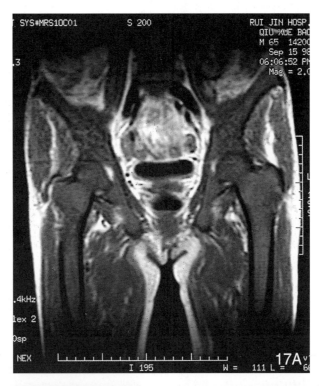

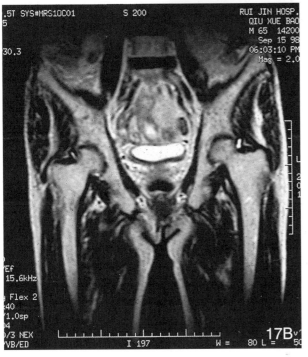

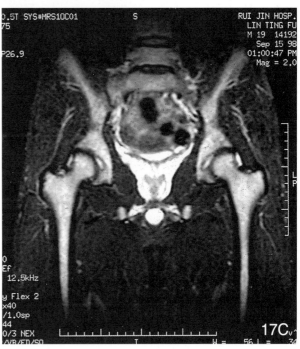

图 34-4-17 急性白血病

A. 骨盆冠状面 T_1WI 示髂骨、股骨干骺端及中上段骨干呈均匀弥漫性低信号，其强度与肌肉相同。

B. T_2WI 示骨髓呈中等信号。 C. STIR 示骨髓浸润灶未被抑制，呈均匀高信号。

六、淋巴瘤

淋巴瘤(lymphoma)系一组原发于淋巴结或其他淋巴组织的恶性肿瘤,发病率占恶性肿瘤的3%～8%。其病因和发病原理尚未完全明了,但普遍认为其诱发因素与机体免疫缺陷关系密切。淋巴瘤可分为霍奇金病(Hodgkin disease, HD)和非霍奇金淋巴瘤(non-Hodgkin lymphoma, NHL)两大类。

【病理和临床表现】 HD多见于青年人,儿童较为少见,欧美国家发病率高于我国。在其骨髓像中找到R-S(Reed-Sternberg)细胞有助于确诊。多数HD首先是以孤立的淋巴结(如颈部)受累为特征,而后通过淋巴管向邻近或躯体中线区淋巴结播散。晚期通过血行播散累及到骨髓及全身各个系统。

NHL见于各年龄组,但随年龄增长而发病增多。我国NHL的发病率较HD高2～3倍。NHL属于免疫系统的实体性肿瘤,可发生于任何器官,表现为不同组织的病变。它除侵犯淋巴结外,结外淋巴组织的原发病变较HD多。NHL有时可为多中心起源,且发展和播散均较迅速,故一经临床确诊,常有包括骨髓和血循环在内的全身播散。NHL具有多种组织病理类型,按病理组织结构可分为结节型和弥漫型两种。

【MRI表现】

1. 淋巴瘤骨髓浸润的MRI表现:淋巴瘤骨髓弥漫性浸润的MRI表现与白血病相同。T_1WI上中轴骨或外周骨表现为对称性的均匀弥漫性低信号,其椎体信号低于或等于椎间盘,骨盆诸骨或肱、股骨近端信号略高于或接近于肌肉。T_2WI信号有升高,其信号强度与黄骨髓相似。STIR表现为明显的广泛性高信号(图34-4-18)。淋巴瘤的骨髓灶性浸润表现为局灶性或多发性的髓内浸润,其病变大小不一,MRI上具有不对称性和分布不均的特点,T_1WI呈低信号,T_2WI为高信号,STIR呈明显高信号。

2. 淋巴瘤化疗后MRI表现:在淋巴瘤的综合治疗中,放疗具有重要地位。而MRI对放疗后骨髓变化的观察对疗效和预后判断有重要意义,也是淋巴瘤骨髓MRI检查的重要环节。淋巴瘤患者放疗时其脊柱或骨盆往往处于照射野之中。淋巴瘤放疗后其照射区骨髓的主要变化包括水肿和坏死、窦样间隙破坏,以及骨髓造血组织被纤维化和脂肪组织替代而消失。HD放疗后脊柱椎体的MRI信号变化具有代表性。应当指出的是,机体任何其他类别的肿瘤放疗后其照射区内骨髓的MRI信号变化与之相同。骨髓在接受治疗剂量的照射2周以后,椎体在T_1WI信号并无变化,但STIR信号可有升高,

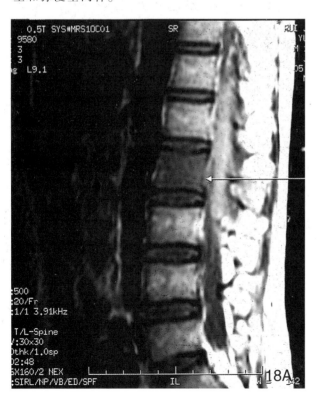

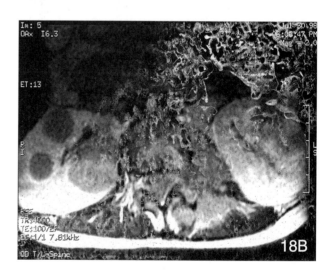

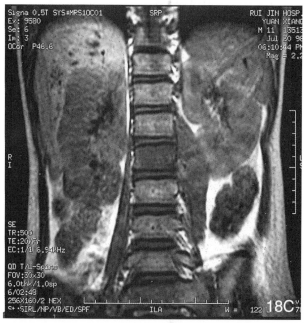

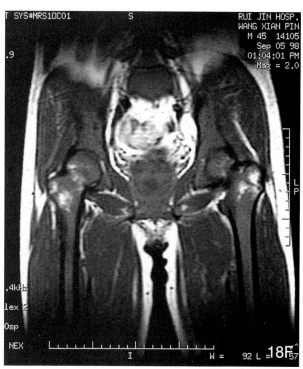

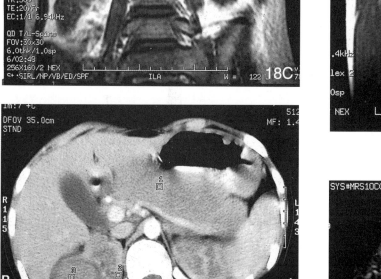

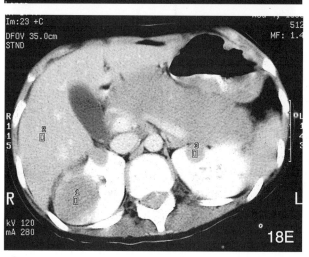

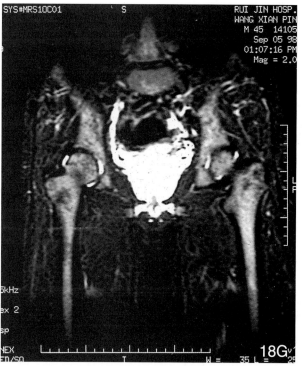

图 34-4-18 NHL MRI 及 CT 表现

男,11 岁。A. 腰椎矢状位 T_1W 示第二腰椎椎体呈低信号(箭)。   B. 腹部横断位 T_2WI 示双侧肾脏肿大,且见多发性低信号病灶,左侧腰大肌块影。   C. 腹部冠状位 T_1WI 示双侧肾脏、第二腰椎及左腰大肌浸润改变。   D、E. 腹部 CT 增强早期及延迟期示双肾及胰腺浸润病灶呈低密度,胰腺为弥漫性改变,双肾呈局灶性改变。   F 和 G 为另一病例,男,45 岁,NHL。
F. 骨盆冠状面 T_1WI 示髂骨、股骨呈广泛性低信号。   G. 骨盆冠状面 STIR 示髂骨、股骨呈明显高信号。

它反映的是骨髓充血水肿和坏死;3～6周期间,由于骨髓内纤维组织和脂肪组织开始再生,T_1WI信号以不均匀性升高为表现特点;6周～14个月期间,椎体中央在 T_1WI 表现为带状脂肪性高信号,其周围表现为红骨髓的中等信号;在这以后,由于椎体内造血组织大部分或完全被脂肪组织所替代,故 T_1WI 表现为均匀的高信号,并可保持相当长的时间,有时甚至数年后才恢复造血功能(图 34-4-19)。

七、多发性骨髓瘤

多发性骨髓瘤(multiple myeloma,MM)是以原发性恶性浆细胞在骨髓中无节制的增殖并伴有异常单克隆免疫球蛋白(即 M 球蛋白)的生成为特征的浆细胞恶性肿瘤。按 WHO 的统计,其发病率占原发性骨肿瘤的 9.63%,恶性骨肿瘤的 17.64%。我国骨髓瘤的发病率低于国外,发病平均年龄也较国外低 10 年。本病多见于 40～70 岁,平均 50 岁,男性多于女性。

【病理和临床表现】 多发性骨髓瘤早期可无临床症状。发病期主要的临床表现由三方面病理变化所致:①骨髓瘤细胞增殖、浸润和破坏骨髓及骨组织产生的症状:骨痛、贫血及病理性骨折;②骨髓瘤细胞产生大量免疫球蛋白所致的不良后果:感染、高钙血症及肾功能损害等;③骨髓瘤细胞髓外组织浸润产生的症状:肢体放射性疼痛和感觉运动障碍、骨髓瘤性脑膜炎、脑神经麻痹等。

多发性骨髓瘤患者的骨髓抽吸细胞涂片或活组织检查具有定性诊断意义。其骨髓像中浆细胞系呈增生性反应,当异型浆细胞数占 10% 以上时应怀疑到骨髓瘤的可能。血清中异常球蛋白显著增高及尿中多次出现 Bence-Jones 蛋白也有助于本病的诊断。

根据骨髓瘤细胞是否产生 M 蛋白可将多发性骨髓瘤分成分泌型及非分泌型两大类。其中分泌型占绝大部分,为 98% 以上;而非分泌型仅占 1% 以下,其血清中不能分离出 M 蛋白。

多发性骨髓瘤的临床分期是根据瘤细胞数的多寡而定的。其临床症状、治疗和预后均与瘤细胞数有密切关系。根据 Duric 等的标准作如下分期:

Ⅰ期:瘤细胞数低于 $0.6 \times 10^{12}/m^2$,血红蛋白 > 100 g/L,血清钙 ≤ 3 mmol/L(12 mg/dl),X 线骨

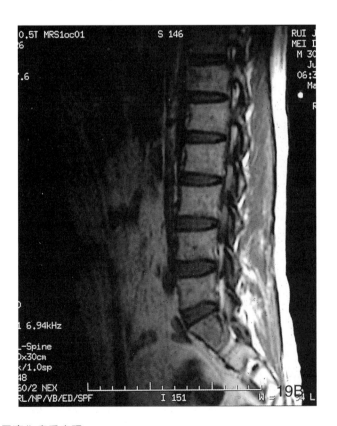

图 34-4-19 淋巴瘤化疗后表现

男,30 岁,NHL。A. 化疗前腰椎矢状面 T_1WI 示椎体呈广泛弥漫性低信号,其信号强度明显低于椎间盘。

B. 同一患者,经正规化疗 8 周后,腰椎矢状面 T_1WI 示椎体信号明显升高,信号强度高于椎间盘。提示病灶吸收好转。

结构正常或轻微异常;M 蛋白产生率低,如 IgG < 50 g/L,IgA < 30 g/L 和尿中轻链 M 成分 < 4 g/24h。

Ⅱ期:瘤细胞数为 $(0.6 \sim 1.2) \times 10^{12}/m^2$,其他条件介于Ⅰ、Ⅲ期之间。

Ⅲ期:瘤细胞数超过 $1.2 \times 10^{12}/m^2$,并符合下列一条或一条以上:血红蛋白 < 85g/L,血清钙 > 3 mmol/L(12 mg/dl),X 线显示明显溶骨破坏;M 蛋白产生率高,如 IgG > 70 g/L,IgA > 50 g/L 和尿中轻链 M 成分 > 12 g/24h。

多发性骨髓瘤在 X 线平片上可有多种表现。经临床确诊的病例 10% ~ 15% 可无阳性发现。中轴骨的骨质疏松是本病较常见的 X 线征象,它的形成可能与大量浆细胞刺激了破骨细胞使骨代谢加快、破骨作用增强以及骨髓瘤细胞在红骨髓内弥漫性浸润有关。骨质破坏是本病最重要的 X 线表现,它可和骨质疏松并存,约 60% 的病人在脊椎或肋骨等处可出现病理性骨折。骨质破坏的典型表现是在中轴骨及肱、股骨近端出现多发性小圆形边缘清楚的破坏灶,常被描述为"穿凿样"或"钻孔状"。这一典型征象具有定性诊断的价值。有时骨破坏灶边缘模糊并可融合成较大的破坏区。

【MRI 表现】 未经治疗的多发性骨髓瘤其中轴骨的 MRI 表现可归纳为下列几种类型:①骨髓信号正常,系骨髓内少量浆细胞(5% ~ 20%)散在性浸润。虽然它们可替代红骨髓,但骨髓脂肪细胞含量尚正常,脂肪/水比例不发生变化。②骨髓弥漫性浸润,系骨髓内大量异常浆细胞浸润,正常骨髓组织被广泛替代所致。其 MRI 表现与白血病的骨髓弥漫性浸润相同,即 T_1WI 呈广泛弥漫性均匀低信号,T_2WI 信号升高,STIR 信号明显升高。③骨髓灶性浸润,系骨髓内瘤细胞相互聚集形成瘤结节所致,伴有或不伴有骨小梁的破坏。骨髓在 T_1WI 上表现为斑状或结节状低信号,T_2WI 及 STIR 为高信号。病灶常为多发性且分布不对称(图 34-4-20)。但极少数结节灶 T_1WI 呈等信号或高信号,容易漏诊。④骨髓弥漫性局灶性浸润,系在骨髓广泛性浸润的基础上局部瘤细胞聚集成瘤结节所致。此种类型的骨髓异常往往在 T_1WI 的低信号背景及 T_2WI、STIR 上的中高信号背景中出现多发性的结节状更低/更高信号影,但彼此的信号对比都不十分明显(图 34-4-21)。⑤骨髓"盐-椒状"(salt-pepper pattern)浸润,系骨髓中正常脂肪细胞与弥漫不均的小颗粒状瘤细胞小灶及部分红骨髓混合而形成。它是多发性骨髓瘤较为常见的表现类型。

由于正常脂肪细胞和部分红骨髓混合于瘤细胞

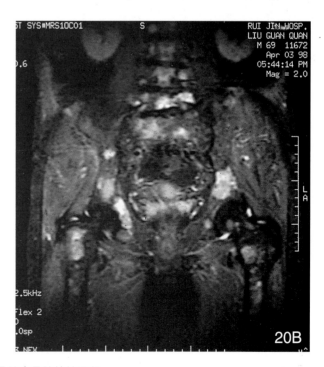

图 34-4-20 多发性骨髓瘤骨髓灶性浸润

男,69 岁。A. 骨盆冠状面 T_1WI 示两侧髂骨、股骨近端及骶骨右侧呈多个结节状低信号影,边缘清楚。

B. 骨盆冠状面 STIR 示两侧髂骨、股骨近端及骶骨和椎体呈多个明显结节状高信号影。

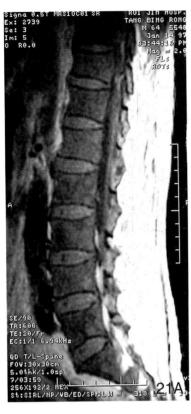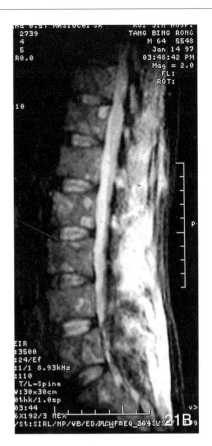

图 34-4-21　多发性骨髓瘤骨髓弥漫性和灶性浸润

男,64 岁。A. 腰椎矢状面 T₁WI 示椎体信号广泛性减低,在低信号背景中可见多个结节状或斑片状更低信号影。

B. 腰椎矢状面 STIR 示椎体信号不均匀性升高,并见多个结节状或斑片状更高信号影。

之中,因而骨髓活检往往显示其浸润程度并不严重。骨髓在 T₁WI 上呈弥漫性的黑白相间的点状或小颗粒状混杂信号影,其中点状高信号是正常脂肪组织,点状低信号代表细小浸润灶及部分正常红骨髓;T₂WI 及 STIR 表现为弥漫不均匀点状高信号影。此种 MRI 表现类型也被其他作者描述为"斑驳型"骨髓浸润。

多发性骨髓瘤的 MRI 表现类型与临床分期之间存在着一定的联系。在 Stabler 等的研究中,上述第①、⑤种表现类型见于Ⅰ期骨髓瘤,表示骨髓受累程度较轻;第②、③、④种表现类型多见于Ⅱ、Ⅲ期骨髓瘤,是病情严重的表现。

多发性骨髓瘤(尤其是Ⅰ期)的骨髓 MRI 表现对判断本病的预后也有一定的参考价值。在 Berg 等报道的Ⅰ期骨髓瘤中,有 29% 出现骨髓浸润(主要为灶性浸润),其中 86% 的患者以后发展为严重的侵袭型骨髓瘤,而骨髓 MRI 信号正常的Ⅰ期骨髓瘤却发展缓慢。

多发性骨髓瘤常可并发椎体压缩性骨折,其平均发生率为 60%,多见于Ⅲ期骨髓瘤。以胸腰椎多见,它是引起患者背部疼痛的主要原因。此类病变在 MRI 具有两种表现形式:①良性特征的压缩,包括病变椎体骨髓信号正常、椎体终板邻近区 T₁WI 呈带状低信号,T₂WI 及 STIR 为高信号以及 MRI 增强扫描无强化;②恶性特征的压缩,包括病变椎体本身呈弥漫性浸润或出现骨髓瘤病灶,附件及硬膜外受累以及 MRI 增强扫描出现强化。

多发性骨髓瘤是较多采用 MRI 增强检查的血液性疾病。Gd-DTPA 增强后受累骨髓呈弥漫性、不均匀性及灶性强化,这些强化表现与增强前骨髓浸润的表现类型相对应。然而,增强 MRI 与增强前各序列比较,它无法检出更多的骨髓浸润病灶。但多发性骨髓瘤经治疗后其增强扫描的信号变化对观察治疗后反应有一定帮助。

【骨髓 MRI 的价值与限度】　MRI 作为一种崭新的非创伤性影像学检查技术已广泛运用于正常骨髓和骨髓病变的研究之中。它是目前研究骨髓疾病的最佳影像学方法,具有其他成像技术所不能比拟的优势和价值。

MRI 能全面地观察和显示正常骨髓的生长发

育、在各个年龄阶段中的分布状况、MRI 表现特点及生理性转换和逆转换。由于 MRI 对显示骨髓中的脂肪组织极其敏感，因此它能直观地区分红骨髓和黄骨髓，对骨髓生理性转换的观察更为全面。MRI 在判断小儿长骨中黄骨髓出现的年龄方面甚至比组织解剖学的观察更为敏感。此外，骨髓 T_1 弛豫时间的测定也为进一步研究骨髓病变奠定了基础。

骨髓原发性或继发性病变种类繁多，它们侵犯骨髓后可引起骨髓解剖、生理及化学成分和含量发生异常，而 MRI 不但能显示骨质结构的异常，还可对骨髓的生理及解剖异常作出判断，尤其对骨髓病变导致的骨髓化学成分异常极其敏感，因此，MRI 可在宏观上全面显示骨髓病变的范围及其表现类型。众多研究表明，MRI 对骨髓病变范围的显示和评价具有肯定的作用，它为临床提供了极有价值的资料，也为临床观察骨髓疾病治疗后的反应提供了客观依据。

MRI 可全面显示骨髓病变的部位和范围，为骨髓穿刺提供精确的活检部位，从而弥补了骨髓穿刺的局限性，对疾病诊断的确立和临床精确分期有很大帮助。

骨髓 MRI 与其他影像学检查方法一样也存在着不足之处，其局限性主要体现在以下几个方面：① MRI 对绝大多数血液性疾病不能作出定性诊断。这是因为 MRI 主要根据骨髓中脂肪/水比例的异常来反映病变的范围和程度，它不能反映骨髓病变的细胞类型，因而不能替代骨髓细胞学检查；而且多数血液性疾病的骨髓 MRI 表现极为相似，对确定诊断无特异性。② MRI 对绝大多数血液性疾病不能作出鉴别诊断。由于骨髓疾病在治疗前后表现出的病理过程较为复杂，与 MRI 信号表现有关的多种病理变化，例如骨髓逆转换、充血水肿、骨髓坏死、纤维组织沉积、红黄骨髓的再生、恶性细胞浸润及骨髓置换等彼此相互混合，并在许多疾病中可同时出现，使多种骨髓病变彼此之间的 MRI 表现缺乏特异性，因而 MRI 对绝大多数骨髓疾病的鉴别诊断价值不大。③很多血液性疾病其治疗前的骨髓 MRI 表现尚不能直接反映疾病的严重程度。形成骨髓 MRI 信号异常的基础主要是骨髓内化学成分的异常，尤其是脂肪/水成分比例的异常变化起着重要作用，它反映着骨髓 MRI 信号异常的程度。因此，就目前而言，MRI 在这方面的作用并不肯定，仍需通过更多的病例进行病理对照研究来进一步探讨。

总而言之，MRI 是研究骨髓的最理想影像学方法，它对正常骨髓的研究已处于成熟阶段；MRI 作为一种非创伤性的辅助性手段，在骨髓疾病的运用中其最大的价值在于显示病变的范围和观察疾病治疗后的反应。但 MRI 对多数血液性疾病不具有定性诊断和鉴别诊断价值，它无法替代骨髓细胞学检查。若将两者相互结合，可弥补相互之间的不足之处，为临床提供更丰富和精确的资料。随着 MRI 技术的完善和发展，化学位移成像、MRI 波谱分析、MRI 增强扫描等新技术更广泛地应用到骨髓疾病的检查中，MRI 必将使骨髓疾病的研究取得更大的突破，具发展潜能和广阔的前景。

八、脊索瘤

脊索瘤（chordoma）是和胚胎发育有关的肿瘤，发生于残余的脊索组织，在骨肿瘤分类中列为低度恶性肿瘤。世界卫生组织（WHO）对脊索瘤的定义是：脊索瘤是一种恶性肿瘤，特点是组织学上呈分叶状排列，由富含粘液的空泡细胞与粘液样间质构成。

【病理和临床表现】 肿瘤在骨内呈膨胀性结节状生长，边界清楚，切面呈灰色或蓝白色，半透明有光泽。该肿瘤术后易复发，故多数作者将脊索瘤列为恶性肿瘤。

脊索瘤好发于脊柱两端，即颅底和骶椎。年龄大多为 41～60 岁之间，约占 53%，男性多于女性。主要症状：患部持续隐痛，病程 0.5～1 年。位于骶椎者产生骶前肿块，压迫直肠、膀胱，造成两便困难或失禁，两下肢行走不便。蝶枕部肿瘤产生头痛、脑神经及垂体功能障碍症状。

脊索瘤 X 线主要表现为骶椎膨胀性或溶骨性破坏，内有残留骨质或小点状钙化灶，侧位像可见骶椎前方破坏，病灶边缘稍有硬化。位于蝶枕部者初期破坏鞍背后床突，造成斜坡、岩骨尖等处广泛骨质破坏。

【MRI 表现】 肿瘤延长了 T_1 和 T_2 的弛豫时间，故在 T_1WI 上呈低信号，在 T_2WI 和 STIR 上呈高信号。其信号常较均匀，有些病例因残留骨片和钙化而信号表现为不均匀。位于骶尾部的肿瘤发生的骨质破坏，显示一个以骶尾为中心的圆形块影，肿块的前半部分呈半圆形，其边缘光滑，肿块的后半部分的边缘常以骶尾部为界，很少超出此界限。由于 MRI 对骨髓显示敏感，故常可见其肿块的后半部向骨髓腔内浸润。肿块向前推移至直肠、膀胱及女性的子宫等。MRI 显示肿块、肿块的范围及与周围的关系较 CT 更清楚（图 34-4-22）。注射 Gd-DTPA后，肿块常均匀强化。

由于 MRI 不但能作横断面，还能作矢状面和冠状面扫描，而矢状面 MRI 对显示位于斜坡区域的脊索瘤更清楚，可明确肿瘤的范围、生长的方向及与邻近组织结构的关系。在 T_1WI 上肿瘤呈低于脑组织的信号，在 T_2WI 上呈高信号。肿瘤内的钙化和血管常表现为不规则低信号影。

九、转移性骨肿瘤

任何恶性肿瘤，不论癌或肉瘤都可转移至骨内，以癌多见，占 80%～90%，肉瘤仅占 10%～15%。根据肿瘤发生骨内转移的频率，可分为两大类：亲骨性肿瘤，常发生骨内转移，如前列腺癌、甲状腺癌、乳腺癌、肾癌或肺癌等；厌骨性肿瘤，很少发生骨内转移，如皮肤癌、口腔癌、食管癌、胃癌和结肠癌等。

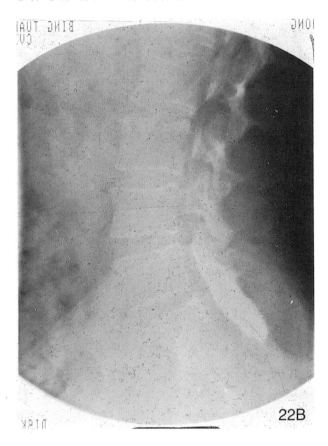

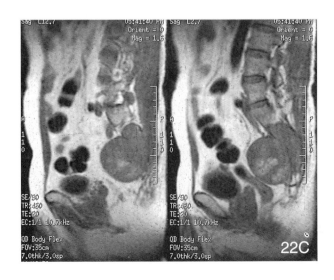

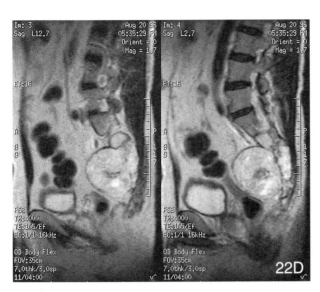

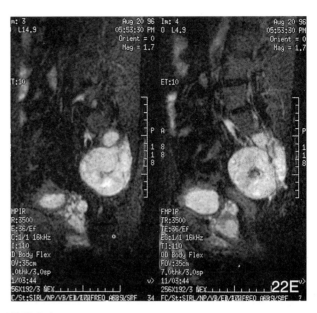

图 34-4-22 骶椎脊索瘤

A. 正位 X 线平片:第二、三、四骶椎骨质广泛破坏。   B. 椎管造影未见椎管狭窄和占位性病变。   C. T₁WI
矢状面示第二、三骶椎可见直径约 4 cm 的圆形低信号区,软组织肿块主要向骶前扩展。   D、E. T₂WI 及
STIR 示病灶呈不均匀高信号显示更清楚。

【病理和临床表现】 肿瘤转移至骨有以下三种途径:直接侵犯、血行转移、淋巴转移。肿瘤恶性程度越高,患者年龄越小,发生转移越早。疼痛为转移瘤的主要临床症状。实验室检查,碱性磷酸酶明显升高,血清钙、磷轻度增高。

1. 溶骨型:溶骨型骨转移最常见,常为多发,单发少见。发生于骨干及干骺端的松质骨内呈虫蚀状破坏,以后融合成大片,骨皮质也可发生破坏。病变区很少出现骨膨胀及骨膜反应,周围软组织很少累及(图 34-4-23)。但也有例外,如肾癌和甲状腺癌骨转移,病灶区骨膨胀常较明显。

少数肱骨或股骨的骨干骨破坏呈囊状扩张、骨皮质膨胀变薄,有时破坏区内出现骨性间隔而呈多房状,同时伴有骨膜增生并形成骨壳,酷似骨巨细胞瘤或动脉瘤样骨囊肿的表现(图 34-4-24)。

2. 成骨型:成骨型转移较少见,绝大多数来自前列腺癌,占 80%～90%,少数为乳腺癌、鼻咽癌及肺癌等。

3. 混合型:混合型转移较少见,溶骨性破坏和成骨性破坏并存。

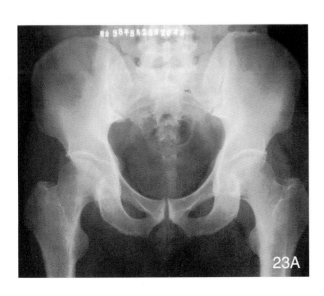

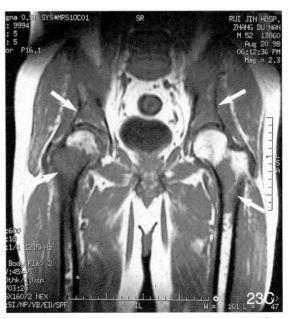

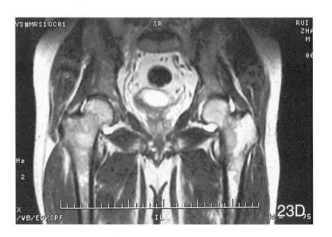

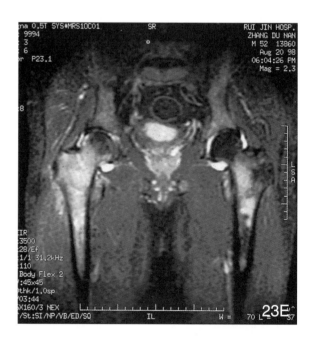

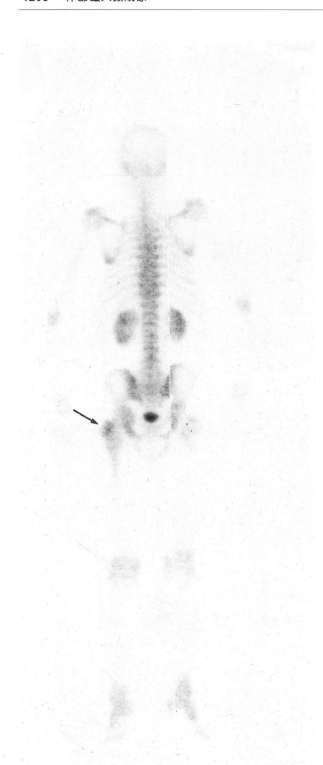

23B

图 34-4-23　鼻咽癌转移至双侧股骨

A. X 线平片示两股骨上端无异常发现。　B. ECT 骨扫描示左股骨粗隆放射性核素浓聚（箭）。　C. ECT 检查后 1
周，T₁WI 骨盆及两股骨冠状面示骨盆及两股骨近端 2/3 广泛多发性病灶（箭）。　D. T₂WI 示病灶呈高低混合信号。
E. STIR 示高信号病灶显示更清楚。该例说明 MRI 对骨转移灶的检出十分敏感。

【MRI 表现】 MRI 对评价转移性病变是很敏感的。常规 X 线片为阴性的病人,MRI 却能证实有转移病灶,可表现为多发性局灶性病变,并累及骨皮质和骨髓。大多数为溶骨性转移,其溶骨性病灶于 T_1WI 呈低信号、在 T_2WI 呈高信号。骨转移性病灶累及周围软组织较少。成骨性转移瘤较少见,在 T_1WI 和 T_2WI 上呈低信号。Schweitzer 回顾分析 47 例怀疑骨转移的骨盆作 MRI 检查,显示所谓“牛眼征”,即 T_1WI 呈环形低信号,中央为高信号,采用脂肪抑制技术则呈低信号,是指正常造血骨髓岛,在 30 例正常病例中均发现此征象。所谓“晕”,即 T_1WI 呈圆形的低信号,在 T_2WI 上信号明显增强,17 例转移瘤中均有此征象。因此,“牛眼征”是良性征象,而“晕征”对怀疑骨髓转移是有帮助的。

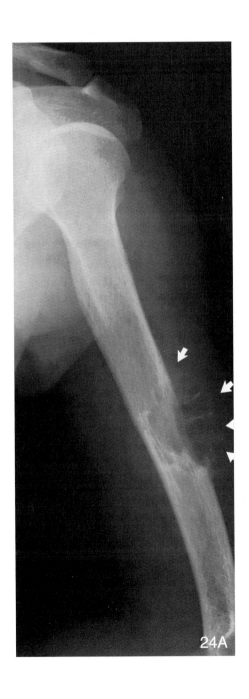

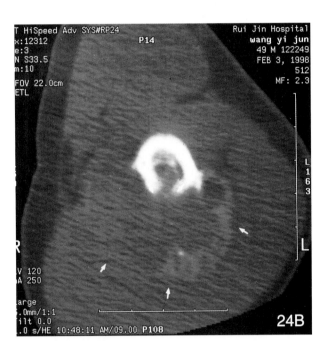

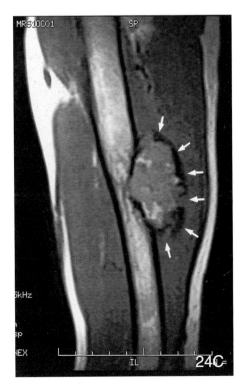

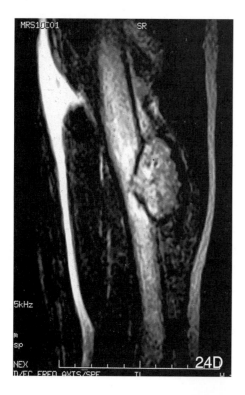

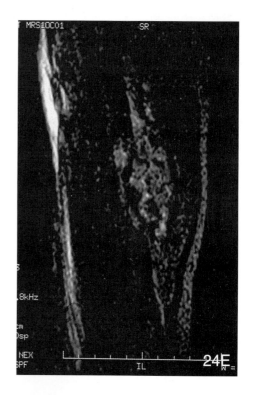

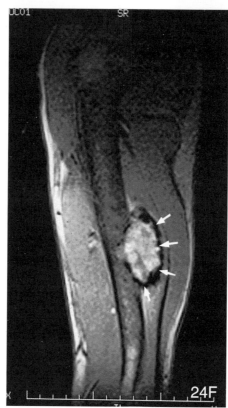

图 34-4-24　甲状腺癌转移至左肱骨

A. X 线平片示左肱骨骨干多房囊样扩张,骨皮质膨胀变薄(箭)。　B. CT 扫描示分叶状膨胀性、菜花状改变(箭),皮质部分中断(箭)。　C. T₁WI 示骨干见中等信号蜂窝状影,周围花边状影呈低信号(箭)。　D、E. T₂WI 及 STIR 示蜂窝状影呈高信号,花边状影呈低信号(箭)。　F. 增强示病灶明显强化(箭)。

少数发生于长骨的囊样膨胀性的骨转移,于长骨骨干可见呈马蜂窝状块影。在 T_1WI 上其信号与软组织相似,块影内夹有小点状高信号,周围有花边状低信号环绕,周围软组织无明显改变。在 T_2WI 上呈分叶状高信号,块影仍由低信号环绕。环状低信号外有一层薄的高信号,肿瘤两端的骨干软组织呈高信号,其肿瘤在 STIR 或 T_2^*WI 上呈团块结节状高信号影。注射 Gd-DTPA 能增加对骨与软组织转移病灶的敏感性。

第五节　良性骨肿瘤

一、巨细胞瘤

1940 年,Jaffe 和 Lichtenstein 首次明确骨巨细胞瘤(giant cell tumor, GCT)概念,并将它们从其他骨肿瘤中分离出来。

【病理和临床表现】　目前比较一致认为巨细胞瘤起源于骨髓支持组织的未分化细胞,瘤细胞主要为单核细胞,所谓巨细胞是由这些单核细胞融合而成。巨细胞瘤的临床病理变化较大,有复发、转移、恶变趋向,小部分肿瘤一开始即表现为恶性生物学行为,因此这是一类具特殊属性的肿瘤,不同于常见的良性或恶性肿瘤。

根据瘤细胞的组织学特点,分成四级:Ⅰ～Ⅱ级为良性,Ⅲ级为良、恶性之间,Ⅳ级为恶性。最终诊断必须结合影像、临床、病理三方面。

典型的巨细胞瘤可归纳为如下四个特征:

1. 地图样的溶骨性病变,边缘清楚,无硬化。

2. 病灶通常位于长骨的骨端,有毗邻关节下骨质扩展的趋向。

3. 股骨远端、胫骨近端及桡骨远端是最好发的部位。

4. 青壮年发病。手足骨及中轴骨发病者年龄相对轻于长管状骨发病患者。

【MRI 表现】　巨细胞瘤的 MRI 诊断必须结合平片,与平片及 CT 相比,MRI 的优势主要在于显示肿瘤周围的软组织、与周围神经和血管的关系、关节软骨下骨质穿破、关节腔的受累、骨髓组织的侵犯、治疗后有无复发等,这些信息对于肿瘤的范围、分期及鉴别诊断具重要参考意义。MRI 显示骨质破坏、皮质或骨壳改变的敏感性优于平片及 CT。

多数巨细胞瘤在 MRI 上边界清楚,少数病灶边缘有低信号的环圈,相当于轻度的硬化边缘。瘤体信号无明显特征性,在 T_1WI 上多数呈均匀的低信号或中等信号,如出现明显高信号区提示亚急性出血(高铁血红蛋白);在 T_2WI 上常信号不均,呈低信号、等信号或高信号混杂。正常的瘤组织一般呈相对高信号,陈旧出血形成明显高信号的囊变区,含铁血黄素沉着则为低信号。有报道后者的发生率高达 63%,与瘤细胞及外渗红细胞的吞噬功能有关,在不典型年龄、部位出现这种表现对巨细胞瘤的诊断有提示性意义(图 34-5-1,2)。

病灶穿破皮质在 T_2WI 显示最好,表现为低信号的皮质被相对高信号的瘤组织取代,同时可侵及周围软组织形成肿块。MRI 对肿块的敏感性及特异性分别为 92% 及 99%。对侵犯血管的敏感性及特异性分别为 92% 及 98%,明显高于 CT 及血管造影(图 34-5-3)。

病灶在 Gd-DTPA 增强后的表现也多变,取决于病灶的血供,可呈轻度强化到明显不规则强化等形式。在强化瘤组织对比下,出血坏死区显示更清楚。

二、成骨细胞瘤

成骨细胞瘤(osteoblastoma)又称骨母细胞瘤,瘤组织由大量成骨细胞构成,可形成骨样组织及骨组织,内部血供丰富,组织学颇像骨样骨瘤,故有"巨大骨样骨瘤"之称。当组织学诊断困难时,病灶直径大于 1.5 cm 应优先考虑成骨细胞瘤。肿瘤内骨质形成的不同阶段,组织学也易误诊为血管性病变、骨肉瘤等。

【病理和临床表现】　成骨细胞瘤约占良性骨肿瘤的 1%～2%,男女之比为 2:1,平均发病年龄 16 岁,70% 为 10～20 岁。大多数患者以疼痛为主诉,多为隐痛,服阿司匹林不缓解;局部有肿胀及压痛。病灶位于脊柱者,可出现胸背痛、神经功能受损、脊柱侧弯等。

成骨细胞瘤手术后复发率是 10%～15%,多次复发易恶性变。成骨细胞瘤以脊柱发生率最高(30%～44%),其次为四肢长骨,特别是股骨和胫骨(29%),手足骨好发于距骨颈部(18%),其他部位有颅骨、肩胛骨、肋骨、髌骨、颌骨及骨盆等。

发生于脊柱的病灶多位于附件,可扩展至椎体,以 CT 显示较好,病变附件往往扩张增大,多数病灶边界尚清,内部成骨倾向明显,在骨质破坏区内见云絮状、不规则的骨化。部分病灶可穿破局部皮质,据统计有一半扩展至硬膜外间隙。

长骨病灶多位于干骺端,少数位于骨干。典型表现为长椭圆形骨质破坏,内有斑点状、索条状的骨化或钙化高密度影是相对特征,CT的显示率高于X线平片,随病变发展,钙化及骨化可逐渐增多。病灶边缘清楚并有薄层硬化环,偶见周围广泛的骨质增生。46%的病灶位于偏心的髓腔,12%位于髓腔中央,42%位于一侧皮质。膨胀性生长引起皮质变薄、破坏,少数可见层状骨膜反应。

总之,肿瘤的X线表现随病程的进展而发生一定的变化,相对缺少特征性。

【MRI表现】　成骨细胞瘤的MRI信号无特征,必须对照平片分析。病灶内部的骨样组织及成骨细胞在T_1WI上呈低到中等信号,在T_2WI上为高信号。多数病灶内存有斑点、索条状、不规则的钙化或骨化区,在各扫描序列上均为低信号,需要仔细辨认。病灶周围的骨髓或软组织可出现反应性充血水肿,在T_1WI及T_2WI上分别呈低信号及较明显高信号,有时范围广泛,以脂肪抑制的T_2WI显示水肿最好。脊柱附件的病灶在MRI上多数为边界清

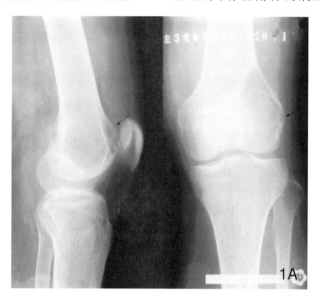

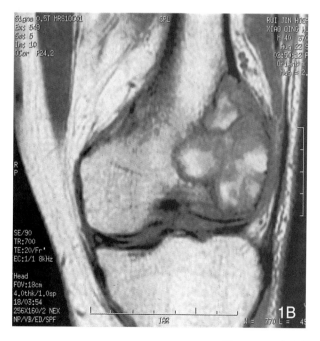
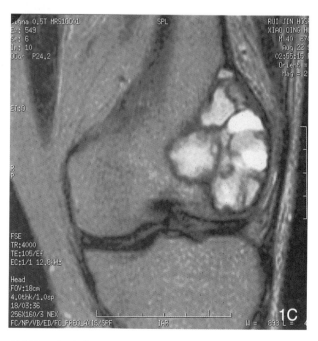

图 34-5-1　左股骨下端外侧髁巨细胞瘤

A. 平片示左股骨外侧髁溶骨性破坏,边缘清楚无硬化,骨皮质膨胀变薄(箭)。　B. SE序列冠状面T_1WI示大片低信号区内有多结节状高信号,提示有亚急性出血。　C. 同B层面FSE T_2WI示病灶呈多结节状,明显高信号,外侧皮质明显变薄。

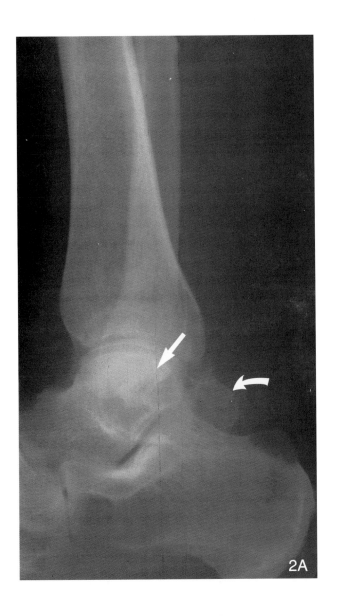

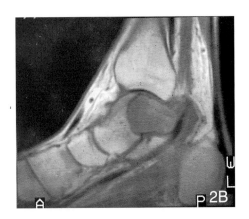

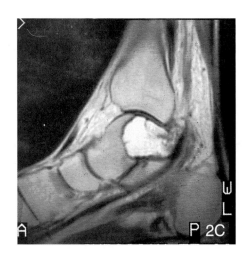

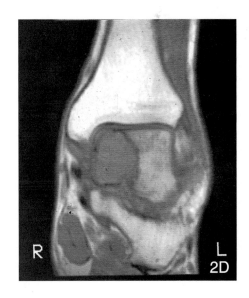

图 34-5-2　左距骨巨细胞瘤

A. 平片示距骨溶骨性破坏病灶(白箭),边缘有硬化,后方有骨赘凸出(白箭),病灶性质难定。　B. SE T₁WI 显示边缘清楚,与肌肉相似的中等信号区。　C. FSE T₂WI 示病灶表现为明显高信号,并与一流空动脉血管紧贴。　D. 冠状面 T₁WI 示病灶位于距骨内侧。

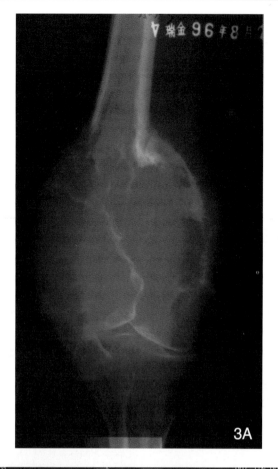

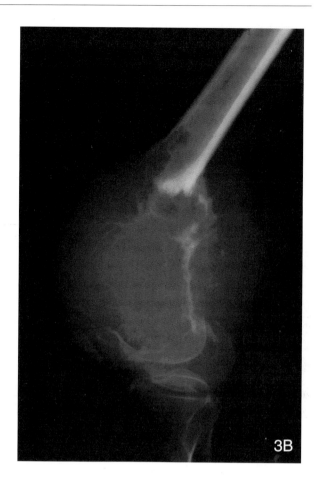

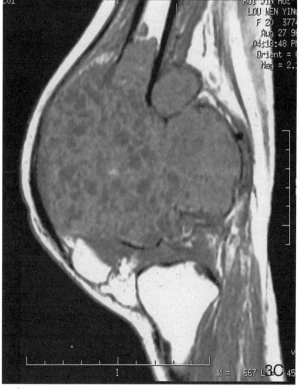

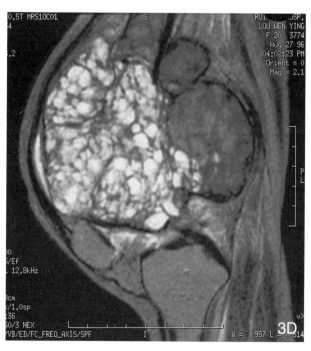

图 34-5-3 左股骨下端恶性巨细胞瘤

A、B. 侧位和正位平片示广泛膨胀性骨质破坏,并呈多房状,皮质破坏,周围有明显软组织肿块。 C. 矢状面 T_1WI 示病灶范围较平片更大,呈低或中等信号,广泛侵及周围肌肉和血管。 D. T_2WI 示蜂房状高信号,后部软组织块呈相对高信号,皮质破坏中断。

楚、膨胀性的肿块,如向椎管内扩展,可清楚显示硬膜外肿块,甚至压迫脊髓。长管状骨的病灶多表现为沿骨骼长轴的长椭圆形、边界清楚的膨胀性肿块,可显示皮质变薄、骨膜反应甚至皮质破坏形成软组织肿块(图 34-5-4)。

当病灶周围广泛骨质增生硬化及骨膜反应时,在 T_2WI 上表现为低信号环圈,中央为高信号,与骨样骨瘤的区别只能依据大小作判断。并发动脉瘤样骨囊肿时,内部呈蜂房状改变,含有囊状陈旧或新鲜出血信号,增强后出现网状分隔强化,MRI 可显示 X 线平片不敏感的动脉瘤样骨囊肿。

大多数病灶无需增强扫描即可确诊为良性,注射 Gd-DTPA 增强扫描显示血供丰富的骨样组织呈明显强化,与无强化的钙化、囊变、出血区形成鲜明对比。尤其是联用脂肪抑制,病灶强化显示最理想。呈轻度强化的周围充血水肿区,不要误认为为侵袭性病变。

【鉴别诊断】

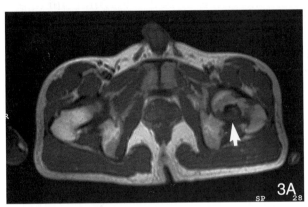

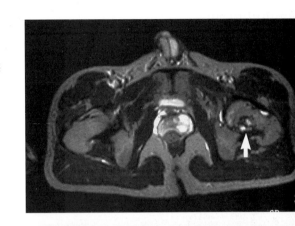

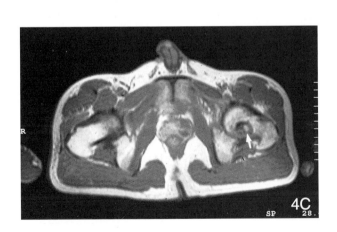

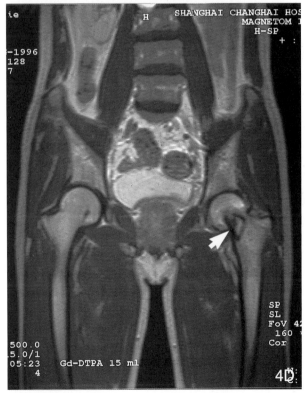

图 34-5-4　左股骨颈成骨细胞瘤

A. SE 轴位 T_1WI 显示病灶位于左股骨颈骨髓腔内偏后侧,边缘有骨质硬化的低信号环及中央相对低信号的骨样组织,病灶周围骨质内低信号为水肿带(箭)。　B. SE T_2WI 上病灶内部信号混杂不均,有斑点状明显高信号区,周围骨质水肿因脂肪信号显示不清(箭)。　C. Gd-DTPA 增强后有不均匀强化,其中有斑点状明显强化,与 T_2WI 上的明显高信号区相对应(箭)。　D. 增强后冠状面显示强化特征及外周骨质硬化环更清楚,病灶直径为 2.2 cm(箭)。

1. 骨样骨瘤:成骨细胞瘤与骨样骨瘤同属于良性骨肿瘤,关系密切,组织学也难以区分。后者通常有夜间疼痛,直径小于 1.5 cm,周边骨质硬化明显,但膨胀不如前者,可资鉴别。薄层 CT 及增强 MRI 显示瘤巢清楚,有助于鉴别诊断。

2. 动脉瘤样骨囊肿:脊柱及不规则骨的成骨细胞瘤,如以囊性破坏为主,不易与单纯动脉瘤样骨囊肿区别,而且后者也可并发动脉瘤样骨囊肿。

3. 骨肉瘤:个别成骨细胞瘤组织学相似于骨肉瘤,而影像学表现为普通的成骨细胞瘤,称之为假肉瘤样成骨细胞瘤。若个别有转移、侵袭性倾向者,称之为侵袭性成骨细胞瘤、恶性成骨细胞瘤或成骨细胞瘤样骨肉瘤,大多位于肱骨近端,与骨肉瘤难以区别。

三、骨样骨瘤

【病理和临床表现】 骨样骨瘤(osteoid osteoma)是一种原因不明的成骨性肿瘤,无明显生长趋势,组织学难与骨母细胞瘤区别。占全部骨肿瘤的 1% 左右,良性骨肿瘤的 10% 左右。90% 患者的年龄为 10~25 岁。男女发病比率为 2~3:1。

病灶内含有一个骨样组织的巢,其内血管丰富,含有放射状骨小梁和不同程度的钙化或骨化,小梁边缘部有成骨细胞或少数破骨细胞。瘤周可见粗大的、不规则的硬化性骨小梁或骨密质。

典型症状发生率为 75%,表现为病灶区疼痛,夜间或休息时为甚,服水杨酸类药物可缓解,有人认为疼痛与病灶产生的前列腺素有关。骨骺未愈合者会出现局部骨发育紊乱、肌肉萎缩甚至明显畸形;病灶位于脊柱者可伴有脊柱侧弯;位于关节囊内骨质者可出现关节肿胀积液而误认为是滑膜炎。

半数以上骨样骨瘤发生于股骨及胫骨,其他部位有脊柱(10%~13%,主要在附件)、肱骨、手足骨(特别是距骨)。长管状骨的病灶一半以上位于骨干,根据发病部位可分为皮质型、骨膜下型、髓腔型、关节囊内骨质型,以皮质型或接近皮质的骨膜下型最多见(80%)。

X 线及 CT 上特征表现为瘤巢,直径小于 1.5 cm,多为单巢,偶见两个或多个巢。半数以上巢内含有钙化或骨化,根据病程不同则钙化或骨化量不同,从明显的透亮区到几乎塞满的高密度区。瘤巢的显示是诊断的关键,小巢常被周边骨质增生硬化而掩盖,薄层 CT 是目前显示瘤巢的最佳方法。

瘤巢周边的骨质增生、骨膜反应程度因部位及个体不同而有差异。皮质型病灶多有明显的高密度增生环,伴有成熟的层状或葱皮状骨膜反应;髓腔内、骨膜下及关节囊内骨质型的瘤巢,周边增生、硬化,骨膜反应相对较轻,甚至完全没有,有时骨质增生硬化与髓腔内病灶有一定距离。

CT 是骨样骨瘤的首选影像学检查,不仅能清楚显示瘤巢及周边硬化;而且对不规则骨如脊柱、距骨等处的病灶,CT 显示也明显优于 X 线平片。

【MRI 表现】 MRI 只能是 X 线平片及 CT 的补充,离开平片及 CT 通常难以解释及诊断。发病部位及形态、大小具重要诊断意义,同样也适用于 MRI 分析。瘤巢在 T_1WI 上呈低到中等信号,在 T_2WI 上信号可呈低、等信号或高信号,骨样组织为主者一般为高信号,内部钙化或骨化明显者则大部分为低信号。增强后多数瘤巢强化明显,尤其是骨样组织为主、血管丰富的病灶,少数瘤巢可呈环状强化,相当于除钙化或骨化区外剩余的骨样组织部分(图 34-5-5)。MRI 的瘤巢显示率为 66%,不如 CT(100%)。

瘤周骨质增生、皮质增厚及骨膜反应,在各种序列上均为低信号,不如 X 线平片、CT 上的高密度影直观(图 34-5-6)。MRI 对病灶周围的骨髓及软组织充血水肿十分敏感,但无特异性。

四、骨软骨瘤

骨软骨瘤(osteochondroma)是最常见的良性骨肿瘤,占全部骨肿瘤的 10%~15%,占良性骨肿瘤的 20%~50%。多见于青少年。

【病理和临床表现】 骨软骨瘤又称外生骨疣,分单发及多发性两种,后者有遗传性,常引起骨骼发育障碍,并有较高的恶变倾向。骨软骨瘤仅发生于软骨内化骨的骨骼,常位于长骨干骺端,病灶在骨骺愈合后一般停止生长。

骨软骨瘤病理上有典型的三层组织,即由骨质(皮质及松质)构成的瘤体或基底、透明软骨构成的软骨帽和纤维组织的包膜。根据与患骨连接部的大小分成窄基底(蒂型)及宽基底两种。

肿瘤多数位于长骨的干骺端,随骨骼生长逐渐移行至骨干,病灶大小不一,呈分叶状或菜花状,瘤体的皮质及松质骨成蒂状或宽基底与患骨连续,这是诊断的要点。CT 显示较好,特别是中轴不规则骨的病灶显示更好。瘤顶部有圆形或菜花状不规则的高密度影,为软骨帽内的钙化所致,无钙化的软骨帽平片显示困难。

如果瘤体部出现皮质骨或边缘部骨质破坏,突然生长加快,软骨帽骤然增生(厚度大于 2 cm),若钙化呈棉花团,或原来的钙化灶吸收,与周围软组织界限模糊甚至侵入软组织时,强烈提示恶变。

骨软骨瘤的 X 线平片诊断简单准确,一般无需作 CT、MRI 检查。但发生在复杂解剖部位的病灶,或疑有恶变时,CT 和 MRI 的价值不容忽视。

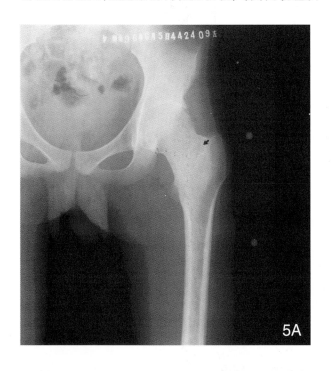

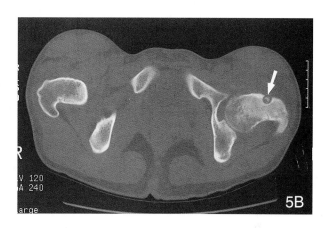

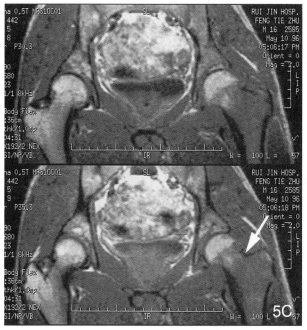

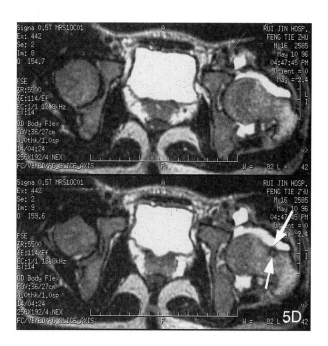

图 34-5-5　左股骨颈骨样骨瘤

A. X 线平片显示小囊样骨质破坏,内有斑点略高密度,周边无明显硬化(箭)。　B. CT 平扫骨窗位显示病灶位于前侧皮质内,有薄层硬化缘,中央瘤巢呈斑点状高密度,病灶周围松质骨内大片絮状密度增高(箭)。　C. SE 序列冠状面 T_1WI 示病灶显示不清,关节囊内积液的信号与肌肉相似(箭)。　D. FSE 序列横断面 T_2WI 上(箭)病灶表现为低信号环,中央点状高信号,直径为 0.8 cm,周围骨松质内似有絮状高信号的水肿区。

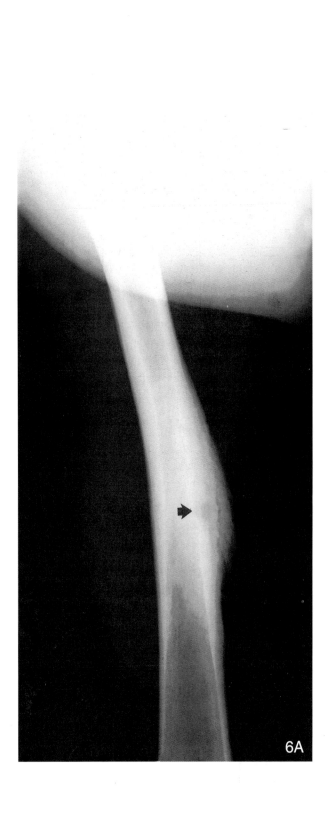

6A

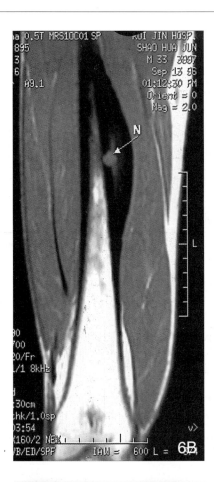

6B

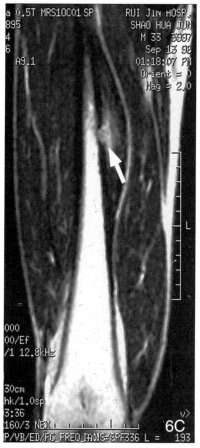

6C

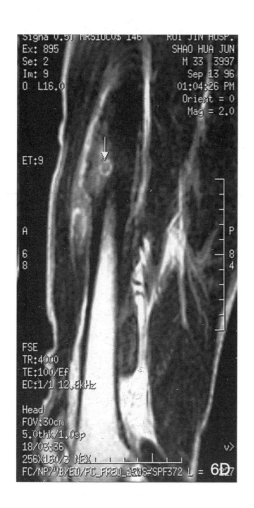
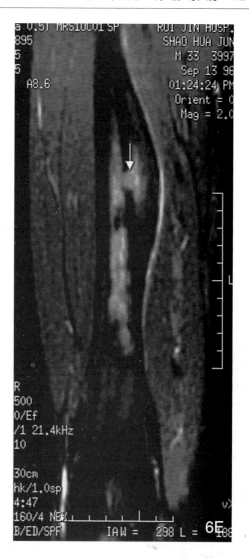

图 34-5-6　左股骨中段骨样骨瘤

A. 平片显示股骨中段皮质广泛增厚,最明显处的皮质内有小囊状低密度灶(箭)。　B. SE 序列冠状面 T_1WI 显示增厚的皮质呈低信号,其内有一小巢,与肌肉信号相似(箭),其上下骨髓腔内有片絮状相对低信号。　C. FSE T_2WI 示病灶呈相对较高信号(箭)。　D. 矢状面 T_2WI 示瘤巢更清楚(箭)。　E. STIR 像除清楚显示瘤巢(箭)外,还可见增生骨皮质内及股骨中段髓腔内有高信号的水肿区。

【MRI 表现】　MRI 能独立诊断骨软骨瘤,多方向切面能从多个角度显示瘤体与患骨的连接,特殊的软骨信号能直接显示软骨帽,后者的变化常常是恶变的重要征象,此外还可显示病灶周边的滑囊改变,这些优点是 MRI 的独到之处。

瘤体的形态特点 MRI 与 X 线平片及 CT 相似,构成瘤体的皮质及松质骨与患骨信号相似,呈窄基或宽基相连。软骨帽的典型表现在 T_1WI 上呈低信号,与肌肉相似,在脂肪抑制的 T_2WI 上为明显的高信号,信号特点与关节透明软骨相似。覆盖在瘤体上软骨帽的厚薄随年龄大小而变化,青少年患者厚度可达 3 cm,而成年人则一般小于 1 cm。每个病灶的软骨帽厚薄不一定均匀,但应过渡自然(图 34-5-7)。

了解有无恶变主要是通过动态随访观察。如肿块生长加速,有侵袭性倾向,短期内软骨帽明显增厚(厚度大于 2 cm),不规则,弥散钙化,则恶变可能大。当 MRI 显示病体周围出现明显软组织肿块时,则恶变诊断可以确定。

五、软骨瘤

软骨瘤(chondroma)占良性骨肿瘤的 12%,全部骨肿瘤的 3% 左右。统计报道发生率相对低于骨软骨瘤,但明显高于成软骨细胞瘤及软骨粘液纤维瘤。80% 在 50 岁前发现病灶,30 岁是高峰。单发者男女发病率相近,多发者男略多于女。根据解剖

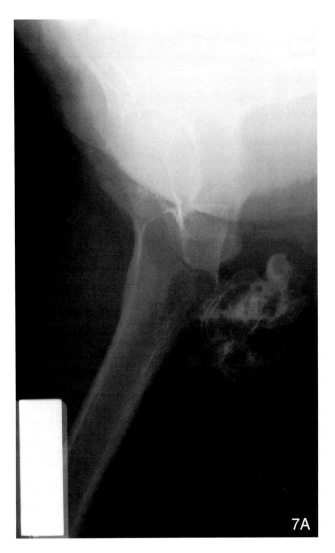

7A

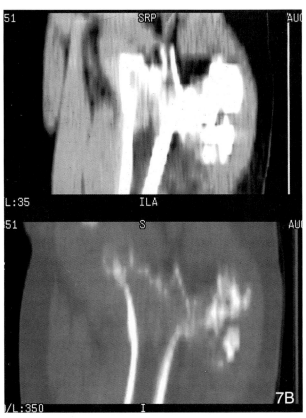

7B

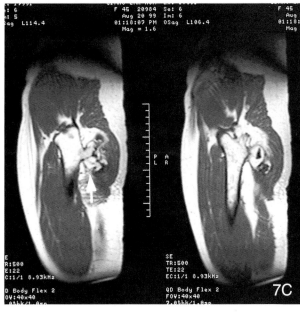

7C

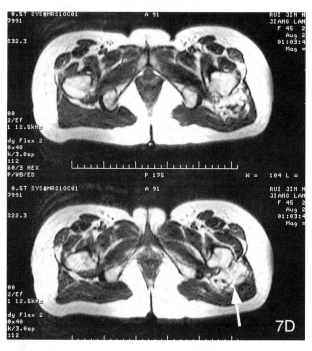
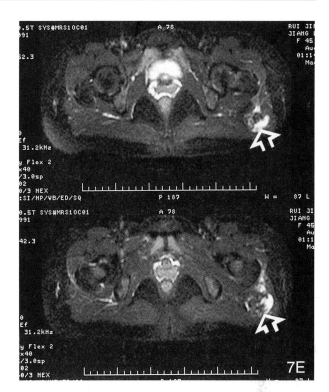

图 34-5-7　骨软骨瘤

A. 平片:左股骨切线位示巨大菜花状骨软骨瘤。　B. CT 股骨重建示与股骨相连的菜花状高密度影。　C. 左股骨矢状位 T_1WI 示左股骨粗隆见与股骨相连的菜花状高信号影(箭)。　D. 横断位 T_2WI 示左股骨粗隆菜花状高信号影(箭)。　E. 横断位 STIR 示该病灶部分呈高信号(箭)。

部位及病灶多少,可将软骨瘤分为单发性内生软骨瘤、多发性内生软骨瘤(Ollier 病),伴软组织多发血管瘤时称为 Maffucci 综合征及皮质旁软骨瘤。

【病理和临床表现】　软骨瘤主要由透明软骨构成,可呈分叶状,软骨基质内有程度不一的钙化,偶见液化坏死及囊变。病理学对良性软骨瘤有无肉瘤变的诊断有一定难度。

单发性软骨瘤最好发于手足的短管状骨,以近节指骨更多见,其次为膝关节周围的股骨下段及胫腓骨的上段。

短管状骨的病灶多数同时累及干骺端及骨干,在骨骺愈合前一般不侵犯骨骺。病变位于髓腔中央,呈圆形、卵圆形或分叶状的低密度区,内部的砂粒状小钙化点是其特征。病灶边界清楚,多有硬化带。局部骨皮质膨胀变薄。

发生于长管状骨的病灶范围相对广泛,位于干骺端为主,多数可见程度不等的内部钙化,呈斑点、条状或环弧形。多数有边缘硬化带,有时很显著。患骨的膨胀程度相对较轻,当出现病理骨折时,要警惕恶性变的可能。

病灶位于肋骨者,患骨呈囊状或喇叭状膨胀,皮质变薄;髂骨部位的病灶内,可见从髂骨中心向髂嵴扇形放射的低密度软骨条阴影,伴有形状不一的高密度的钙化。发生于骨皮质旁的软骨瘤以软组织肿块影为主,内部有钙化点,对邻骨造成浅表压迹或缺损,病变较大者压迹加深,但可见一明显的硬化缘相隔。

多发性软骨瘤的恶变发生率明显高于单发性,动态观察或随访十分重要。当出现皮质破坏伴或不伴软组织肿块,围绕病灶的边界变得模糊,以前的钙化影被溶解吸收,无明显外伤的病理骨折,提示恶性变。

【MRI 表现】　X 线平片足以诊断绝大部分软骨瘤,CT 仅用于内部无明显钙化、皮质的完整性不明确或不规则骨病灶的进一步估价。MRI 的作用主要在于显示病灶内部的非钙化软骨,估价病灶真正的范围、皮质有无穿破、周围有无软组织肿块,进一步提供有关软骨瘤的生物学行为方面的资料。

软骨瘤的 MRI 信号颇具特征性,在 T_1WI 上呈低信号,在 T_2WI 上为明显的高信号,与透明软骨信号相似。内部的钙化均为低信号,大小范围在各个病灶内比例不一。病灶呈长圆形或卵圆形的多房

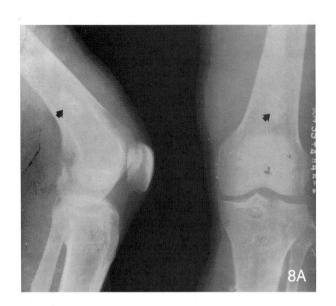

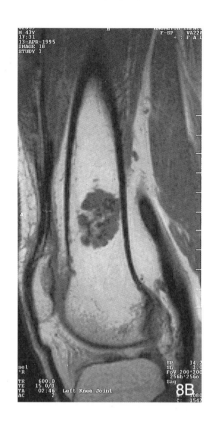

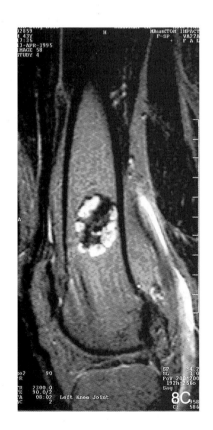

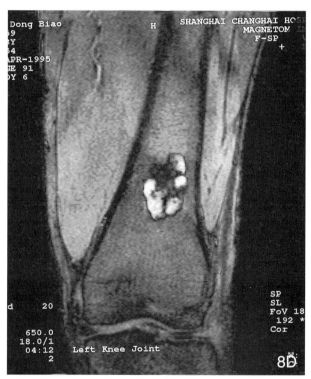

图 34-5-8   左股骨内生软骨瘤

A. 正位及侧位 X 线平片示股骨远端的干骺端区髓腔内棉花团状高密度影(黑箭)。   B. 矢状面 SE T₁WI 示病灶呈棉花团状低信号,内见散在略高信号影,边缘清楚。   C. SE T₂WI 示内部信号不均匀,中央为低信号的钙化灶,周边主要为小囊状高信号的软骨。   D. 冠状面 T₂*WI 示与 C 相似的特征。

状,边界清楚,长骨内较大病灶的骨内膜呈扇形改变(图 34-5-8)。

注射 Gd-DTPA 增强后的表现可呈环状或不规则的强化,多数作者认为增强检查能进一步描述病灶,提高诊断的准确率。也有人试图通过动态增强来总结良、恶性骨肿瘤的血流动力学特征,帮助鉴别诊断。但骨肿瘤的特殊性,尤其是那些介于良、恶性之间的肿瘤,可能很难显示鲜明的血流动力学特征,归属于良性或恶性。

伴发的血管瘤与其他部位的血管信号相似,在 T_1WI 及 T_2WI 上呈边界清楚的低信号及明显高信号,特征表现为质子像上的相对高信号、增强后边缘部结节状强化并逐渐向病灶内扩散充填。

当病灶内部明显信号不均匀,并有纤维条带走行其间时,结合病灶短时间内的快速生长,低信号骨皮质中断破坏,周围软组织肿块形成,则可明确诊断为恶变。对于那些无明显侵袭性的Ⅰ级软骨肉瘤,MRI 能否准确地预测,尚需进一步的研究。

六、软骨粘液纤维瘤

软骨粘液纤维瘤(chondromyxoid fibroma, CMF)是含软骨性肿瘤中最少见的良性肿瘤,亦称纤维粘液样软骨瘤。发病率占原发骨肿瘤的 0.5% 左右,男女之比为 1.8～2:1,多见于 10～30 岁,80% 小于 36 岁。

【病理和临床表现】　病理上肿瘤略呈分叶状,含有软骨样、粘液样及纤维组织三种成分,在各个病灶内比例不同。组织学上软骨细胞有显著的变异,细胞核有明显的多形性及染色质增多,如果没有 X 线、临床表现作参考,单纯病理学很难与软骨肉瘤相鉴别。

病程进展缓慢,从出现症状至就诊一般为数月或数年。临床症状无特异性,有轻度疼痛、肿胀、局部触及肿块等。71% 的病灶发生于下肢,其中最常见于胫骨上端,其他依次为腓骨上端、股骨下端、胫骨下端、跟骨及距骨、跖骨等,也可发生于肋骨、肩胛骨、骨盆等。

病变多数位于干骺端,偶可侵犯骨骺;直径一般大于 3 cm。典型表现为偏心性长椭圆形骨质破坏区,常呈大小不等的多囊性低密度改变。内部似有粗糙的梁状分隔,但并非真正穿过整个病灶,而是分叶状的病灶向各方向不均匀生长,引起皮质膨胀不均、高低不等的结果。病灶长轴与骨干平行;边缘清

晰并有硬化,患骨皮质膨胀变薄。

比较其他良性软骨性肿瘤,该病灶内钙化少见(2%),5% 可伴有病理骨折(主要是较大病灶),局部皮质可显著膨胀、变薄破裂,向软组织内凸出,但边界仍清楚。恶变率不到 3%,中轴骨多见。

CT 检查的作用是明确病灶内有无矿物盐沉积、皮质的完整性、分叶状轮廓、周边呈扇形、缺少真正的分隔等特征。

【MRI 表现】　与其他良性软骨性肿瘤相似,该肿瘤的形态特点、发病部位、年龄是诊断的要点,也是 MRI 诊断的重要依据。病灶在 T_1WI 上呈低信号或中等信号,在 T_2WI 上信号取决于内部的组织成分,多数信号混杂不均,内部的软骨、粘液及陈旧性出血为明显高信号,纤维组织为等信号或低信号,也有少数病灶内部信号均匀。Gd-DTPA 增强后病灶可呈全部的异常明显强化,也可呈部分不规则强化,缺少特异性。

X 线平片和 CT 对绝大多数病灶能准确诊断,MRI 的作用仅用于估价病变的侵袭性,特别是软组织的侵犯。该肿瘤的皮质破坏及周围轻度的软组织肿块并不少见,但并非一定提示恶性,因此估价良、恶性的尺度确实仍需要进一步研究。

软骨粘液样纤维瘤尚与下列肿瘤或肿瘤样病变相鉴别:

1. 骨巨细胞瘤:发生于长骨的巨细胞瘤多位于骨端,并向关节方向扩展,边缘硬化少见,不难鉴别。而发生于扁骨及较小骨骼的病灶,与内部无钙化的软骨粘液纤维瘤甚难区别。

2. 单纯性骨囊肿:多位于干骺端中央,对称性膨胀,内缘光滑,分叶征象不明显,多无硬化缘,囊内以液体成分为主,在 T_2WI 中信号明显升高,可资鉴别。

3. 内生软骨:好发于手足短骨,其中常有钙化点,多数借此可鉴别。部分长骨病灶不易与含有钙化的软骨粘液纤维瘤区别。

4. 成软骨细胞瘤:病灶多位于骨骺或跨越骨骺线,内部常有钙化、一般无粗厚骨嵴形成的假分隔。

七、纤维骨皮质缺损和非骨化纤维瘤

纤维骨皮质缺损(fibrous cortical defect)的发病率很高,达正常儿童的 1/3,常见于 10～20 岁的年龄段。非骨化纤维瘤(nonossifying fibroma)占原发性骨肿瘤的 3%,75% 以上发病于 10～20 岁。两者均无明显性别倾向。

【病理和临床表现】　纤维骨皮质缺损与非骨化纤维瘤的病理性质相似,均为梭形纤维母细胞组成,编织成漩涡状,可有少量出血及含铁血黄素沉着。前者的病灶范围较小,后者是指扩展至髓腔的较大病灶。

前者常无临床症状,无需治疗常可自愈。后者症状也轻微,有局部酸痛肿胀,较大病灶才考虑刮除术;约25%的病例因外伤而偶然发现,但很少伴发骨折。

病灶多位于长骨干骺端,离骺板3~4cm处,随患骨生长发育逐渐向骨干方向移动。好发于股骨、胫骨、腓骨,其他有尺桡骨、肱骨、肋骨等。典型表现

为皮质内偏心生长的卵圆形、分叶状的透光区,皮质膨胀变薄或毛糙,边缘清晰硬化,多与骨干长轴平行。前者病灶较小,很少超过4cm,后者相对较大,甚至巨大,成单囊或多囊改变。

【MRI表现】　大多数病灶因其他原因作MRI检查时意外发现。信号有一定特征,多数病灶在T_1WI及T_2WI上均为低信号,反映了内部成熟的纤维组织;如细胞成分明显多于胶原纤维,则可在T_2WI上表现为高信号。含铁血黄素在T_2WI上表现为低信号。硬化边缘的信号与皮质骨相似。病灶的部位、年龄对诊断具绝对意义,MRI的信号仅作为参考,必须结合平片才能作诊断(图34-5-9)。

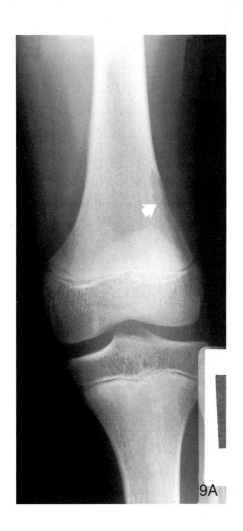

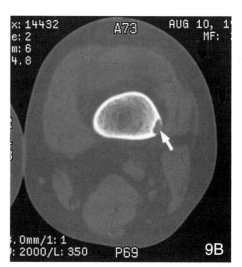

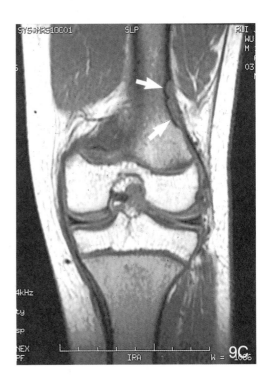

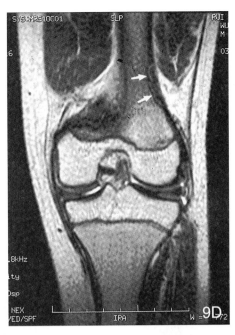

图 34-5-9　左股骨下端纤维骨皮质缺损

A. 正位平片示左股骨干骺端外侧皮质区偏心性的长椭圆形骨质缺损,边缘清楚(箭)。　B. CT 平扫示病灶特点更清楚,边缘有薄层硬化(箭)。　C. 冠状面 SE T_1WI 示皮质缺损区的信号与肌肉相似,为相对低信号,周围有低信号的薄层硬化缘(箭)。　D. T_2WI 示病灶仍为低信号,提示为纤维组织(箭)。

八、骨肿瘤样病变及其他

(一)骨纤维结构不良

骨纤维结构不良(fibrous dysplasia)是一种并非少见的生长发育性病变,占良性骨病变的 12%。临床上分单发和多发,两者的发病率之比为 3~6:1,男女发病率大致相等。虽然骨纤维结构不良可发生于任何年龄,但通常较年轻,75% 的患者年龄不超过30 岁。多发性病例发病通常更早些,平均年龄约8 岁。

【病理和临床表现】　单发和多发性骨纤维结构不良的病理特征基本类似,正常骨被纤维组织或纤维骨样组织取代,受累骨皮质常常是膨胀性的,边缘光整可有硬化,病灶内缘可有嵴样隆起。部分多发性骨纤维结构不良可有液化、囊变、出血和小的透明软骨结节,软骨结节内可有骨化。

通常无临床症状,局部可畸形隆起并引起相应的症状,如病灶累及承重部位可致跛行,甚至病理性骨折。部分多发性骨纤维结构不良可合并内分泌异常,尤其是女孩性早熟和皮肤色素沉着,称为 Albright 综合征。

全身骨骼均可累及。单发者以股骨、胫骨和肋骨常见,脊柱和骨盆相对少见,30% 累及颅面骨,但主要累及上下颌短骨。多发者累及双侧或以一侧为主,通常先累及下肢,股骨、胫骨和骨盆较常见。所有病人的一半左右有肋骨和颅骨侵犯,颅骨病变可累及颅底。

骨纤维结构不良的 X 线平片表现差异很大,病变发生于髓腔内,病骨通常膨胀增粗变形,皮质稍变薄,边缘光整,可有硬化。国内学者总结本病的各类 X 线表现,按其大体形态分为四种类型:

1. 囊状改变:分单囊和多囊,边缘硬化,外缘光整,内缘呈波浪状或稍粗糙,囊内常见条状骨纹和斑点状致密影,常见于管状骨及肋骨。

2. 毛玻璃样改变:髓腔囊状膨胀呈毛玻璃状密度,内可有条状骨纹和斑点状钙化。

3. 丝瓜筋状改变:骨小梁粗大扭曲,颇似丝瓜筋状,严重者如蛛网状,在长管状骨粗大骨纹一般和纵轴平行。

4. 虫蚀状改变:单发或多发的溶骨性改变,边缘锐利如虫蚀样,可类似溶骨性转移性破坏。

此外,在同一病例不同部位有不同的 X 线征象。脊柱和长骨常伴病理性骨折。

CT 图像的密度分辨率高于 X 线平片,对病骨内的囊变、破坏、钙化和骨化显示较 X 线平片敏感准确,CT 横轴位成像的优势克服了常规平片前后重叠的缺点,可用于头颅、脊柱和骨盆等重叠较多的部位。

【MRI 表现】 MRI 对骨纤维结构不良的各种病理成分的显示无疑较常规 X 线平片或 CT 更敏感,能显示大部分在平片或 CT 片上不能显示的病灶(图 34-5-10)。骨纤维结构不良的病理成分是纤维或纤维骨样组织,因而病灶在 T_1WI 和 T_2WI 等常规 MR 序列上均呈低信号。但由于骨纤维结构不良在病变的不同阶段可有不同的病理改变,如病灶内的坏死液化在 T_1WI 上呈低信号,T_2WI 呈高信号。如坏死组织合并出血在 T_1WI 上呈高信号(图 34-5-11)。病灶内的钙化和周缘的硬化在 T_1WI 和 T_2WI 则呈明显的低信号。某些病灶在 T_1WI 上呈

不均匀的中低信号,而 T_2WI 病灶内则呈弥漫分布的小斑片状高信号,结合平片所见应属典型的所谓"丝瓜筋"样纤维结构不良(图 34-5-12)。

(二) 单纯性骨囊肿

单纯性骨囊肿(simple bone cyst)亦称骨囊肿,病因不明,多数意见认为和外伤有关。最近有作者认为系局部血供紊乱,导致静脉回流受阻,骨内压增高导致骨质吸收及细胞外液充填所致。

【病理和临床表现】 囊内含有酱黄色浆液,骨皮质明显变薄,并可见骨嵴伸入囊腔。镜下囊肿由一层含有多核巨细胞的结缔组织薄膜包绕,囊内有巨细胞、胆固醇结晶和含铁血黄素沉着。同时还沉淀有骨样组织。

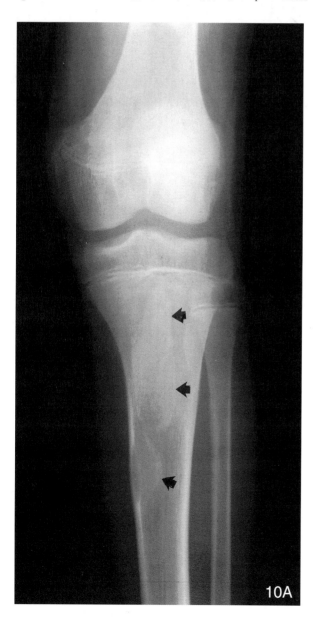

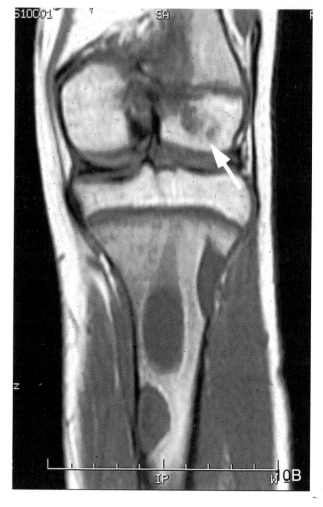

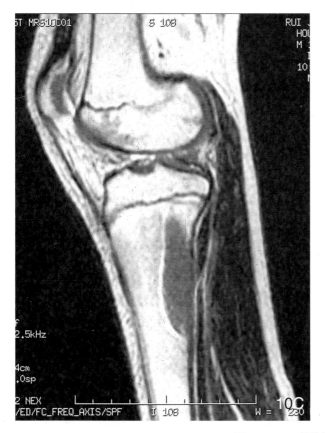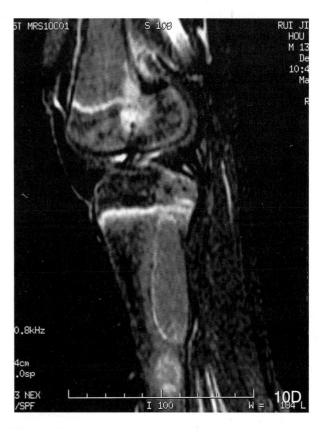

图 34-5-10 多发性骨纤维结构不良
A. 正位平片示左胫骨上段多处病灶,呈毛玻璃样改变(箭),股骨下端无异常。 B. SE 冠状面 T_1WI 示左胫骨上
段低信号病灶部位和平片相符,但左股骨外侧骨髁内低信号病灶(箭),平片未显示。 C. 矢状位 T_2WI 示病灶
仍为低信号,边缘呈高信号。 D. 矢状位 STIR 示病灶信号略高于骨骺。

骨囊肿好发于长骨,绝大多数位于肱骨和股骨
近段,少见部位包括跟骨和骨盆。囊肿的发病部位
和年龄有明确的联系,儿童主要发生于长骨,跟骨和
骨盆通常见于 17 岁以上患者。

临床上通常无症状,大部分患者因病理性骨折
或体检时偶然才发现。

长骨骨囊肿在常规平片上较典型,表现为边缘
光整的椭圆形透亮区,位于干骺端,一般不超过骺
板。囊肿长轴和骨干平行,骨皮质膨胀变薄,但宽度
不超过骺板宽度,囊肿边缘常硬化,部分囊肿壁骨嵴
隆起致囊腔呈分层状改变。骨囊肿合并病理性骨折
时,可有骨膜反应,但无软组织肿块。愈合期骨囊肿
可偏离干骺端,且密度增高,边缘显得模糊。

骨盆的骨囊肿膨胀较明显,常有分叶状或分房
状改变,加之局部重叠较多,平片显示欠满意。而
CT 的横轴位成像避免了重叠因素,并以其高的密
度分辨率显示病变的某些形态特征,作出较准确的
鉴别诊断。

【MRI 表现】 单纯性骨囊肿内含液性成分,因
而在 MRI 上呈特征性的改变,T_1WI 为中低信号,
T_2WI 为均匀高信号,如边缘有硬化则呈低信号。
如囊内液蛋白增高,在 T_1WI 上信号可升高。合并
骨嵴隆起和分房状结构,在 MRI 上显示可能不及平
片或 CT(图 34-5-13)。偶尔单纯性骨囊肿无膨胀性
改变,在平片上可能难以和纤维结构不良鉴别,但
T_2WI 特有的高信号,使之易于和骨纤维结构不良
鉴别。单纯性骨囊肿易合并病理性骨折,并导致囊
肿内出血,MRI 可显示骨折碎片和骨膜反应,尤其
能显示囊肿内出血引起的液-液平面。

单纯性骨囊肿在平片上易和许多良性骨肿瘤混
淆,但在 MRI 上其特征性的液性信号可和大部分良
性实质性骨肿瘤相鉴别,如合并囊肿内出血,主要需
和动脉瘤样骨囊肿鉴别。但有时鉴别诊断有难度,
通常骨囊肿轮廓光整,病程也较长,而动脉瘤样骨囊
肿轮廓常呈分叶状,且以偏心性居多,X 线平片和
MRI 结合分析有助于诊断。

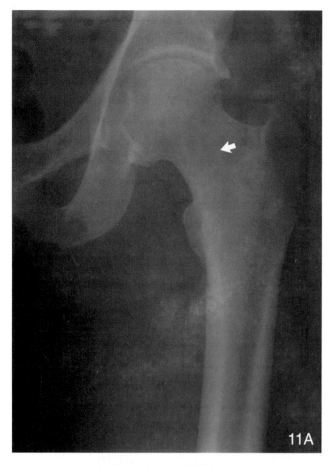

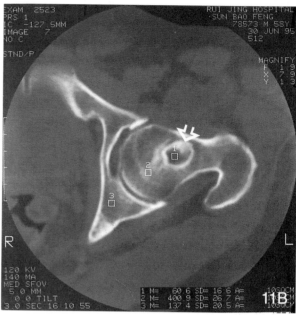

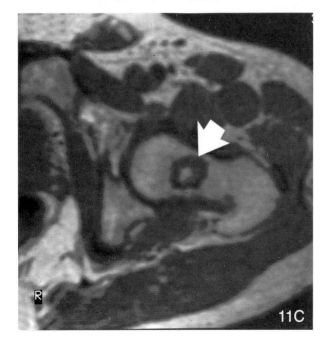

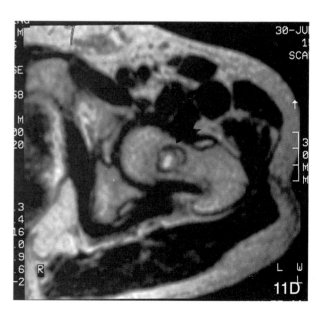

图 34-5-11　左股骨颈囊状纤维结构不良伴出血

A. 正位 X 线平片示左股骨颈内侧骨小梁模糊,病灶边缘密度稍高(箭)。　B. CT 片示局部囊状骨质破坏,边缘致密硬化(箭)。　C. 横断面 SE　T_1WI 示病灶中央呈斑片状稍高信号,周缘呈低信号(箭)。　D. FSE　T_2WI 示中央部分病灶呈高信号,周缘仍呈低信号(箭)。

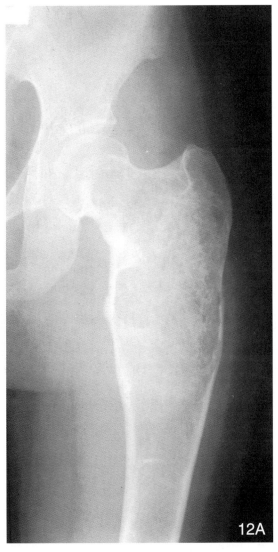

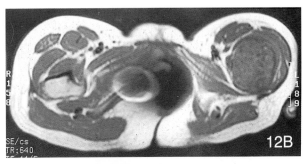

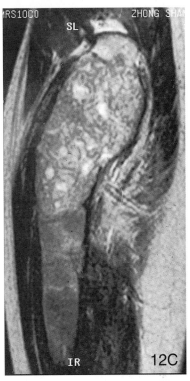

图 34-5-12 股骨上段骨纤维结构不良

A. 平片示股骨上段膨胀增粗,皮质变薄,内骨小梁粗乱呈"丝瓜筋"状。 B. SE 横轴位 T_1WI 示病灶呈不均匀中低信号。

C. FSE 矢状位 T_2WI 示病灶范围与平片一致,内见散在小斑点状高信号,为多发坏死液化灶。

(三) 动脉瘤样骨囊肿

动脉瘤样骨囊肿(aneurysmal bone cyst, ABC)是一种高度膨胀性的溶骨性病变,其病因不明,分原发性和继发性两种类型。

【病理和临床表现】 受累骨骼呈动脉瘤样扩张而明显变形,边缘为壳状的骨膜骨或无钙化的骨膜,切面呈大小不一的蜂窝状囊腔,内含新鲜或陈旧血液。内部间隔由骨小梁和纤维组织构成。

80% 发生于 5~20 岁的青少年,女性患者略多于男性。常有外伤史。长骨受累时,以局部疼痛和肿块为主。

动脉瘤样骨囊肿实际上可发生于任何骨骼,以长骨和脊柱较常见。其显著特征为气泡样膨胀性改变,多见于干骺端,有时侵犯毗邻骨骺板。病灶轮廓不规则,常呈分叶状,可突入周围软组织,病灶边缘呈薄的蛋壳状。

CT 对证实病灶的内部特征和显示解剖关系很有帮助,尤其在脊柱和骨盆等重叠较多部位。对囊腔内容物的密度、周围软组织的侵犯以及病灶周缘的钙化均较平片敏感,同时,也能显示动脉瘤样骨囊肿特征性的液-液平面。

【MRI 表现】 MRI 易于显示动脉瘤样骨囊肿的特征。所有的病灶均有显著膨胀性改变,大部分呈不规则的分叶状。所有囊肿的边缘在 T_1WI 和 T_2WI 上均呈薄而光整的低信号,囊肿内由残留骨小梁和纤维组织构成的分隔显示清楚或不清楚。动

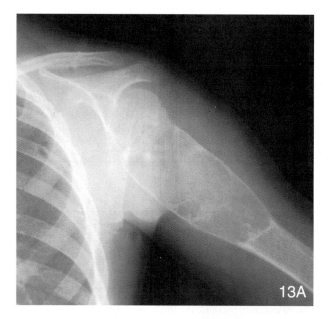

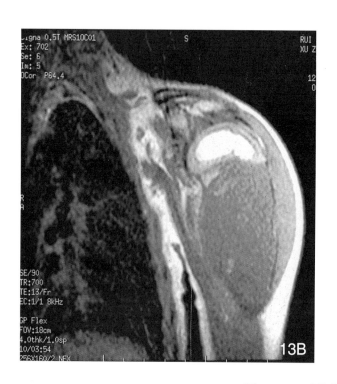

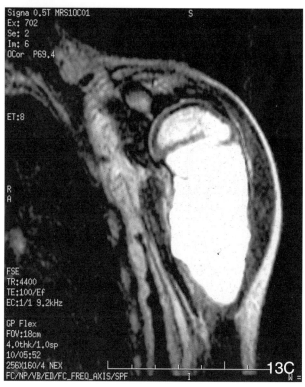

图 34-5-13　左肱骨干骺端骨囊肿

A. 平片示肱骨上段膨胀性骨质破坏,皮质薄,内见骨嵴凸起。　B. SE 冠状面 T_1WI 示病灶呈低信号,内伴小斑片状高信号。

C. FSE 冠状位 T_2WI 示病灶呈明显高信号。

脉瘤样骨囊肿在 SE 序列上的信号强度无规律性,同一病灶内相邻囊腔内的信号强度也可不一致,这很可能反映了各个囊腔内血液的分解处于不同的时间,囊腔内液-液平面的显示代表血液分解后形成不同内容物。在 T_1WI 上,上下层面信号强度不同,而在 T_2WI 上通常均呈高信号,但相对而言,上层的信号要高些(图 34-5-14)。此外,部分动脉瘤样骨囊肿的信号改变在 T_1WI 上可呈低信号,在 T_2WI 上可呈高信号,和单纯性骨囊肿相类似。此时,不规则的分叶状轮廓可能是主要的鉴别点。动脉瘤样骨囊肿由高度扩张的血窦组成,故在增强扫描的延迟期可明显强化,可资与单纯性骨囊肿鉴别,但其强化类型

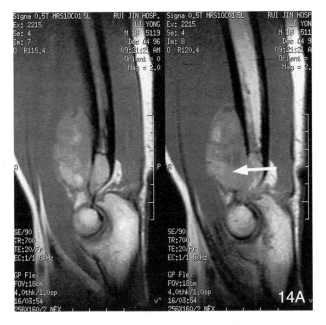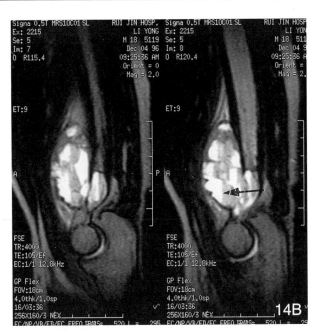

图 34-5-14 肱骨远端动脉瘤样骨囊肿

A. SE 矢状位 T₁WI 示肿块明显膨胀,大部凸于骨外,呈不均匀中等信号,隐约见液面(箭)。

B. FSE 矢状位 T₂WI 示肿块内信号差异明显,液面右侧(即上方)信号明显增高(箭)。肿块边缘光整。

并无特征性。动脉瘤样骨囊肿的鉴别诊断除单纯性骨囊肿外,尚需包括其他分叶状膨胀性骨骼病变,如巨细胞瘤、骨母细胞瘤、软骨粘液样纤维瘤和毛细血管扩张型骨肉瘤。

(四)色素沉着绒毛结节性滑膜炎

色素沉着绒毛结节性滑膜炎(pigmented villonodular synovitis, PVNS)是一种关节滑膜的良性增生性病变,本病病因不明。

【病理和临床表现】 病理上以受累关节的滑膜组织增生和含铁血黄素沉积为特征,关节抽出液为血性或黄色液体,内含大量胆固醇。滑膜增生呈绒毛状突起,绒毛长短不一,可从数毫米到数厘米不等。多数小的绒毛结节相互融合形成肿块。增大的滑膜结节可压迫侵蚀相邻骨质,形成大小不等的囊状骨质破坏。

本病好发于青少年,女性多见,病程缓慢,往往至 30~40 岁时始被发现。半数以上患者有局部外伤史,关节周围可触及局限性肿块,症状较轻,但当出现关节积液甚至关节面破坏时,可有关节活动障碍。

X 线平片可无明显骨骼异常,局部可显示较高密度的软组织肿块。约 50% 的病例局部可见骨质缺损,早期边界可模糊,后期趋于清晰伴硬化。

CT 检查在显示骨质的破坏、滑膜的增厚以及关节周围软组织肿块方面较 X 线平片有一定优势,如辅以增强扫描,可显示增厚的滑膜组织及相邻肿块的强化。

【MRI 表现】 本病的 MRI 表现具一定的特征性,滑膜呈结节状增厚,见关节腔积液及关节间隙周围的软组织肿块。由于病变滑膜组织内含铁血黄素的沉积,故在 T₁WI 和 T₂WI 均呈低信号(图34-5-15)。这是 MRI 诊断本病的特异性征象。骨骼侵蚀表现为边缘骨质缺损(图34-5-16)。

(五)滑膜软骨瘤病(滑膜骨软骨瘤病)

滑膜软骨瘤病或称滑膜骨软骨瘤病,是一种由滑膜结缔组织化生引起的滑膜病变。原因不明,多见于男性,好发年龄是 30~50 岁。50% 累及髋关节,其余主要累及肘、膝、腕、踝和肩关节。通常单发,偶尔对称性发生于双膝。

【病理和临床表现】 病理改变为关节滑膜组织增厚,滑膜面形成大小不等的黄色软骨结节,直径为 3~5 mm。大的结节可有蒂和滑膜相连,也可脱落于关节腔内而成为游离体,并逐渐增大。大部分软骨结节可钙化或骨化。

病程缓慢,早期无症状,常持续多年,渐出现关节肿胀、疼痛和功能障碍。

典型 X 线表现为关节内、外大小不一的钙化或骨化结节,而关节间隙和关节面常保持正常。但由于在此病的早中期可无关节游离体或无游离体的钙化,常规 X 线片可显示正常,病变的晚期可伴发骨

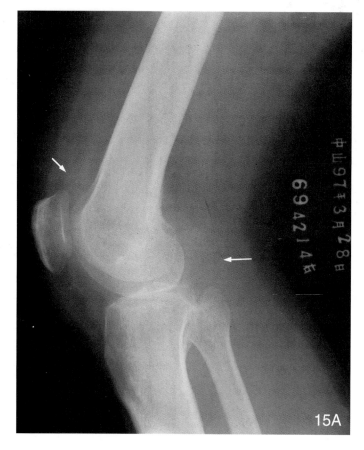

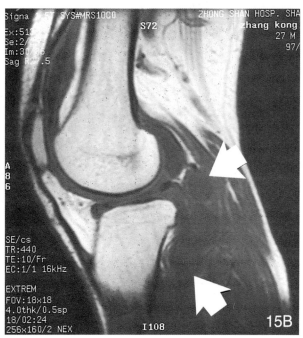

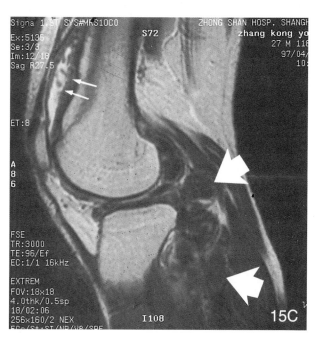

图 34-5-15 右膝关节色素沉着绒毛结节性滑膜炎

A. 侧位平片示骨结构正常,局部软组织稍肿胀(箭)。 B. SE 矢状位 T$_1$WI 示右膝关节滑膜组织明显增厚,后下方见软组织肿块,均呈低信号(箭)。 C. FSE 矢状位 T$_2$WI 示髌上囊积液呈高信号,内可见增厚滑膜绒毛状突起(细箭),呈低信号。关节后方软组织肿块呈低信号为主的混杂信号(粗箭)。

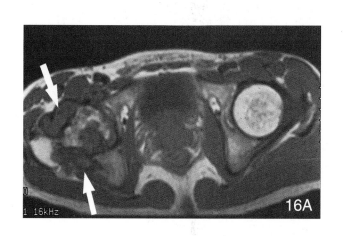
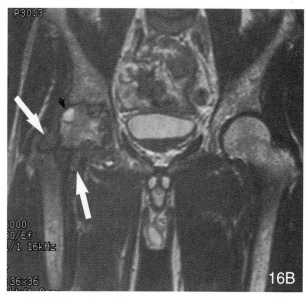

图 34-5-16　右髋色素沉着绒毛结节性滑膜炎

A. SE 横轴位 T_1WI 示右髋关节滑膜不规则结节样增厚呈低信号，侵蚀股骨头，边缘清晰(箭)。　　B. FSE 冠状位 T_2WI 示结节样
增厚的滑膜组织波及大粗隆，仍呈较低信号(黑箭)，股骨头右上缘结节状高信号，提示局部坏死囊变(箭头)。

关节病或关节畸形。

【MRI 表现】　尽管 MRI 对各种软组织的分辨率较高，但可能难以显示早期轻度的滑膜病变，即使显示滑膜的增厚和积液，亦难以和慢性滑膜炎相鉴别。但一旦出现关节及关节周围游离体，包括在 X 线平片不能显示的软骨性游离体，在 T_1WI 和 T_2WI 通常显示为低信号结节，尤其在 T_2WI 上易于和滑囊内高信号的液体形成对照，如此则高度提示诊断。结合 CT 则更容易诊断某些骨化的游离体中央形成的脂肪髓，在 T_1WI 上呈高信号，而易于显示(图 34-5-17)。

滑膜软骨瘤病在早中期可能难以和慢性滑膜炎以及色素沉着绒毛结节性滑膜炎相鉴别。如出现关节内、外游离体，则诊断应不难。

（六）骨嗜酸性肉芽肿

本病属炎性肉芽肿性病变，致骨质局限性破坏。由于常伴有大量骨嗜酸性粒细胞浸润，故命名为嗜酸性肉芽肿。

【病理和临床表现】　病灶质软，呈灰红色或棕色，常见出血灶，或见成片的黄色区，中央可囊变，但无脓肿形成。镜下主要为条索状或片状分布的组织细胞增生，伴数量较多的嗜酸性粒细胞浸润，但病程后期无嗜酸性细胞存在，往往伴有不同程度的纤维组织增生及纤维化。

本病好发于儿童和青少年，可为单发或多发，男女之比约 2.5:1。多见于颅骨、肋骨、下颌骨、脊柱、骨盆和长骨等。

临床症状差异很大，可以没有任何症状，也可视发病部位和病灶的大小而有不同程度的疼痛、肿胀和功能障碍。白细胞总数略高，嗜酸粒细胞多在 4%～12% 之间。碱性磷酸酶正常或略高。

骨嗜酸性肉芽肿的 X 线表现以溶骨性损害为主。急性期边缘欠清晰，慢性期边界光整并可硬化，而各个部位的 X 线征象又有所差异。如颅骨呈穿凿样或地图状骨质缺损，脊柱通常累及椎体而很少单独累及附件，常导致椎体的压缩性骨折。长骨病变累及骨干和干骺端病灶以髓腔为中心，其 X 线表现复杂多样，有明显的骨膜反应，常可和良、恶性肿瘤和骨髓炎混淆。

【MRI 表现】　骨嗜酸性肉芽肿的 MRI 报道不多。在显示病变范围、关节间隙及有无软组织改变方面较平片较优。病灶在 T_1WI 上通常呈低信号，在 T_2WI 上略呈高信号(图 34-4-18)。但由于病灶发生的部位、时间及病理方面的差异较大，可导致 MRI 表现不一致。定性诊断要结合 X 线平片和临床表现。

（江　浩　陆建平　陈克敏
丁建国　张　华　姜　前）

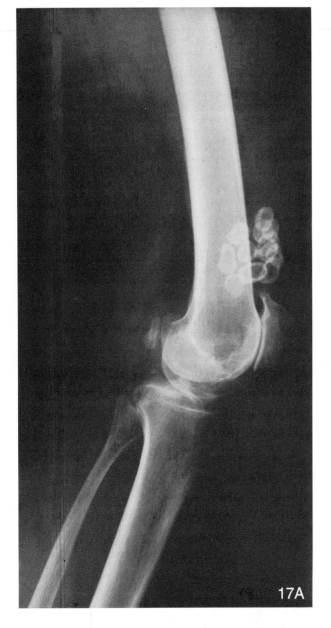

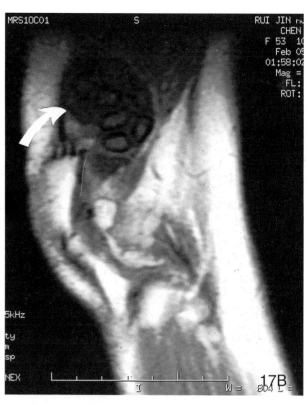

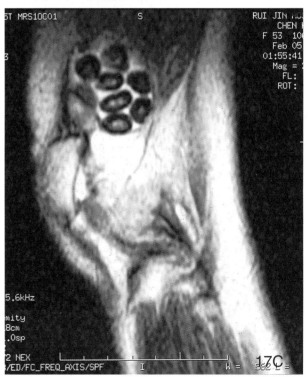

图 34-5-17　左膝滑膜软骨瘤病

A. 侧位平片示髌骨上方 10 余枚黄豆大致密影,中央稍透亮。　B. SE 矢状位 T_1WI 示左髌骨上方多个结节影,边缘光滑,信号低,中央信号稍高(箭)。　C. FSE 矢状位 T_2WI 示髌骨上方结节影信号和 T_1WI 大致相似,周围高信号为髌上囊积液肿胀。

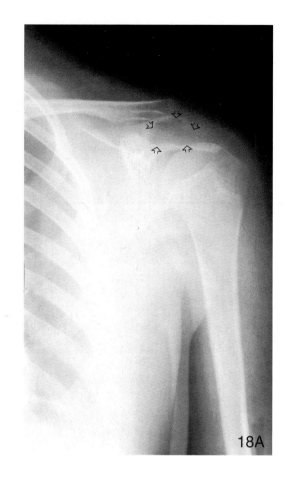

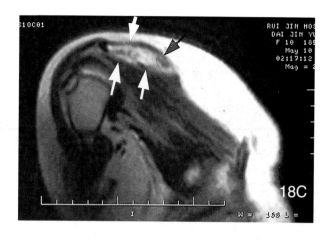

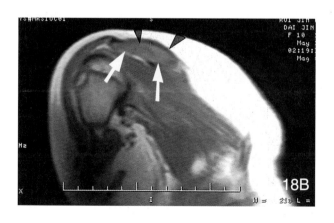

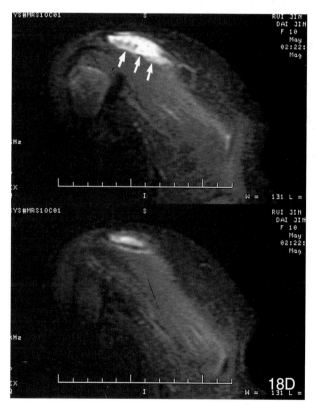

图 34-5-18 左肩峰嗜酸性肉芽肿

A. 平片(正位)示左肩峰可见椭圆形的骨质缺损(箭)。 B. 左肩冠状位 T_1WI 示左肩峰可见椭圆形病灶,信号较肌肉略高信

(箭)。 C. T_2WI 示该病灶信号较高(箭)。 D. STIR 示该病灶呈明显高信号(箭)。

参 考 文 献

1. 王玉凯.骨肿瘤X线诊断学.北京:人民卫生出版社,1995

2. 王霞,郎志谨,韩玉成,等.脂肪抑制技术在骨骼肌肉疾病MRI诊断中的作用.中华放射学杂志,1996,30:269

3. 刘子君.骨关节病理学.北京:人民卫生出版社,1992

4. 施庭芳.磁共振骨髓成像的临床应用.中华放射学杂志,1993,27:871

5. Adam G, Dammer M, Bohndarf K, et al. Rheumatoid arthritis of the knee: value of gadopentetate dimeglumine-enhanced MR imaging. AJR, 1991,156:125

6. Aoki J, Sone S, Fujioka F, et al. MR of enchondroma and chondrosarcoma: rings and arcs of Gd-DTPA enhancement. JCAT, 1991, 15:1 011

7. Ben AN, Sarrazin JL, Soulie D, et al. Spinal osteoid osteoma, neuralgia and MRI. J Radiol, 1996,77(2):133

8. Berg BCV, Lecouvet FE, Michaux L, et al. Stage I multiple myeloma: value of MR imaging of the bone marrow in the determination of prognosis. Radiology, 1996,201:243
Berquist TH. MRI of the musculoskeletal system. 3rd ed. Philadelphia: Lippincott-Ravenm, 1996,733,863 910

9. Blomlie V, Rofstad EK, Skjonsberg A, et al. Female pelvic bone marrow: serial MR imaging before, during, and after radiation therapy. Radiology, 1995,194:537

10. Carlson K, Astrom G, Nyman R, et al. MR imaging of multiple myeloma in tumor mass measurement at diagnosis and during treatment. Acta Radiol, 1995,36:9

11. Conway WF, Hayes CW. Miscellaneous lesions of bone. Radiol Clin North Am, 1993,31:339

12. Cremin GJ, Davey H, Goldblatt J. Skeletal complication of I type gaucher disease: the magnetic resonance features. Clin Radiol, 1990,41:204

13. Dangman Bc, Hoffer FA, Rand FF, et al. Osteomyelitis in children: Gadolinium-enhanced MR imaging. Radiology, 1992,184:743~747

14. Dawson K, Moor SG, Rowland JM. Age-related marrow changes in the pelvis: MR and anatomic findings. Radiology, 1992,183:47

15. De Beuckeleer LHL, De Schepper AMA, Ramon F, et al. Magnetic resonance imaging in cartilaginous tumors: is it useful or necessary? Skeletal Radiol, 1996,25(1):137

16. De Schepper AM, Degryse HR, Ramon FA, et al. Magnetic resonance imaging of extraabdominal desmoid tumors. JBR BTR, 1992,75:91

17. DE Schepper AM, Ramon FA, Degryse HR. Magnetic resonance imaging of soft tissue tumors. JBR BTR, 1992,75:286

18. De Smet AA, Norris MA, Fisher DR. Magnetic resonance imaging of myositis ossificans: analysis of seven case. Skeletal Radiol, 1992,21:503

19. Disler DG, Alexander AA, Mankin HJ, et al. Multicentric fibromatosis with metaphyseal dysplasia. Radiology, 1993,187:489

20. Duda SH, Laniado M, Schick F, et al. Normal bone marrow in the sacrum of young adults: differences between the sexes seen on chemical-shift MR imaging. AJR, 1995,164:935

21. Edelman RR, Hesselink JR, Zlatkin MB. Clinical magnetic resonance imaging, 2nd ed. Philadelphia: W. B. Sauners Company, 1997,773,910

22. Ehara S, Some M, Tamakawa Y, et al. Fluid-fluid levels in cavernous hemangioma of soft-tissue. Skeletal Radiol, 1994,23:107

23. Erickson SJ. High-resolution imaging of the musculoskeletal system. Radiology, 1997,205:593

24. Geirnaerdt MJA, Hermans J, Bloem J, et al. Usefulness of radiography in differentiating enchondroma from central grade I chondrosarcoma. AJR, 1997,169(10):1 097

25. Giudici M, Moser R, Kransdorf M. Cartilaginous bone turnors. Radiol Clin North Am, 1993,31(2):237

26. Greenfield GB, Arrington JA, Kudryk BT. MRI of soft tissue tumors. Skeletal Radiol, 1993,22:77

27. Greenspan A. Benign bone foming lesions: osteoma, osteoid osteoma, and osteoblastoma: clinical, imaging, pathologic, and differential considerations. Skeletal Radiol, 1993,22:485

28. Hachem K, Haddad S, Aoun N, et al. MRI in the diagnosis of osteoid osteoma. J Radiol, 1997,78(9):635

29. Harison TR. Principles of internal medicine. 12th ed. New York: McGraw-Hill, 1991

30. Higgins CB, Hricak H, Helms. CA. Magnetic resonance imaging of the body. 3rd ed, Philadelphia: Lippincott-Raven, 1996

31. Hoane BR, Shields AF, Porter BA, et al. Detection of lymphomatosis bone marrow involvement with magnetic resonance imaging. Blood, 1991,78:728

32. Hodler J, Berthiaume M, Schweeitzer ME. Knee joint hyaline cartilage defects: A comarative study of MR and anatomic sections. J Comput Assist Tomogr Imaging, 1992,16:597

33. Hudson TM, Stiles RG, Monson DK. Fibrous lesions of bone. Radiol Clin North Am, 1993,31:279

34. Hudson TM, Stiles RG, Monson DK. Fibrous lesions of bone. Radiol Clin North Am, 1993,31:279

35. Kransdorf MJ, Mies JM, Montgomery E. Elastofibroma: MR and CT appearance with radiologic-pathologic correlation. AJR, 1992, 159:575

36. Kransdorf MK, Jelinek JS, Moser RP. Imaging of soft tissue tumors. Radiol Clin North Am, 1993,31:359

37. Kroon HH, Bloem JL, Holscheer HC. MR imaging of edema accompanying benign and malignant bone tumors. Skeletal Radiology, 1994,23:261

38. Lecouvet FE, Berg BCV, Maldague BE, et al. Vertebral compression fractures in multiple myeloma—part I. distribution and appearance at MR imaging. Radiology, 1997, 204:195

39. Lecouvet FE, Malghem J, Michaux L, et al. Vertebral compression fractures in multiple myeloma—part II. Assessment of fracture risk with MR imaging of spinal bone marrow. Radiology, 1997, 204:201

40. Lewis S, Wainscoat JS, Moore NR, et al. Magnetic resonance

imaging in myelodysplastic syndromes. Br J Radiol, 1995,68:121

41. Lieberman J, Mazzucco J, Kwasnik-E, et al. Popliteal pseudoaneurysm as a complication of an adjacent osteochondroma. Ann Vasc Surg, 1994,8:198

42. Liesse G, Tregraghi A. Elastofibroma: CT and MR findings. JBR BTR, 1991,74:37
    Ma LD, Frassica FJ, McCarthy EF, et al. Benign and malignant musculoskeletal masses: MR imaging differetial enhancement ratios. Radiology, 1997,202:739

43. Manaster BJ, Doyle AJ. Giant cell tumors of bone. Radiol Clin North Am, 1993,31:299

44. Manaster BJ, Poyle AJ. Giant cell tumors of bone. Radiol Clin North Am, 1993,31:279

45. Massengill AD, Sundaram M, Kathol MH, et al. Elastofibroma dorsi: a radiological diagnosis. Skeletal Radiol, 1993,22:121

46. Mercuri M, Picci P. Dedifferentiated chondrosarcoma. Skeletal Radiol, 1995,24:409

47. Miller TT, Potter HG, McCormack RR Jr, et al. Benign soft-tissue masses of the wrist and hand: MRI appearance. Skeletal Radiol, 1994,23:327

48. Mirowitz SA, Apicella P, Reinus WR, et al. MR imaging of bone marrow lesions: relative conspicuousness on T_1-weighted, fat-suppressed T_2-weighted and STIR images. AJR, 1994,162:215

49. Mirowitz SA. Hematopoietic bone marrow within the proximal humeral epiphysis in normal adults: investigation with MR imaging. Radiology, 1993,188:689

50. Mlinarik V, Degrassi A, Toffanin R, et al. Inestigation of laminarance of magnetic resonace microscopy. Magn Reson Imaging, 1996,14:435

51. Modl JM, Sether LA, Haughton VM, et al. Articular cartilage: correlation of histologic zones with signal intensity at MR imaging. Radiology, 1991,181:853

52. Monson N, Haughton VM, Modl IM. Normal and degenerrating articular cartilage: in vitro correlation of MR imaging and histologic findings. J Magn Reson Imaging, 1992,2:41

53. Morrison WB, Schweitzer ME, Wapner KL, et al. Plantar fibromatosis: a benign aggressive neoplasm with a characteristic appearance on MR images. Radiology, 1994,193:841

54. Morton MJ, Berquist TH, McLeod RA, et al. MR imaging of synovial sarcoma. AJR, 1991,156:337

55. Moulopoulos LA, Dimopoulos MA, Alexanian R, et al. Multiple myeloma: MR patterns of response to treatment. Radiology, 1994, 193:441

56. Moulopoulos LA, Dimopoulos MA, Smith TL, et al. Prognostic significance of magnetic resonance imaging in patients with asymptomatic multiple myeloma. J Clin Oncol, 1995,13:251

57. Moulopoulos LA, Varma DGK, Dimopoulos M, et al. Multiple myeloma: spinal MR imaging in patients untreated newly diagnosed disease. Radiology, 1992,185:833

58. Murakami DM, Bassett LW, Seeger LL: advances in imaging of rheumatoid arthritis. Clin Orthop, 1991,265:83

59. Negendank W, Weissman D, Bey TM, et al. Evidence for clonal disease by MRI in patients with hypoplastic marrow disorders. Blood, 1991,78:2 872

60. Nogues P, Marti BL, Aparisi F, et al. MR imaging assessment of juxta cortical edema in osteoid osteoma in 28 patients. Eur Radiol, 1998,8:236

61. Onikul E, Fletcher BD, Panham DM. Accuracy of MRI for estimating intraosseous extent of osteosarcoma. AJR, 1996,167:1 211

62. Oxtoby JW, Davies AM. MRI characteristics of chondroblastoma. Clin Radiol, 1996,51:22

63. Palma LD, Cova M. MRI appearance of the articular cartilage in the knee according to age. Radiol Med, 1996,92:171

64. Paul PK, Jasani MK, Sebok D, et al. Variation in MR signal intensity across normal human knee cartilage. J Magn Reson Imaging, 1993,3:569

65. Quinn SF, Erickson SJ, Dee PM, et al. MR imaging in fibromatosis: results in 26 patients with pathologic correlation. AJR, 1991, 156:539

66. Rahmouni A, Divine M, Mathieu D, et al. Detection of multiple myeloma involving the spine: efficacy of fat-suppression and contrast-enhanced MR imaging. AJR, 1993,160:1 049

67. Rahmouni A, Divine M, Mathieu D, et al. MR appearance of multiple myeloma of the spine before and after treatment. AJR, 1993, 160:1 053

68. Recht MP, Kramer J, Marcelis S, et al. Abnormalities of articular cartilage in the knee: analysis of available MR techniques. Radiology, 1993,187:378

69. Richardson ML, Patten RM. Age-related changes in marrow distribution in the shoulder: MR imaging findings. Radiology, 1994, 192:209

70. Roth D, Widelec J, Ramon F, et al. Adipose tumors of soft tissues. JBR BTR, 1992,75:321

71. Rubenstein JD, Kim JK, Morava-Protzner L, et al. Effects of collagen orientation on MR imaging characteristics of bovine articular cartilage. Radiology, 1993,188:219

72. Sato K, Kodera T, Kitai-R, et al. Osteochondroma of the skull base:MRI and histological correlation. Neuroradiology, 1996, 38:41

73. Schweitger ME, Levine C, Mitchell DE. Bull's Eyes and Halos: Useful MR Discriminators of Osseous Metastases. Radiology, 1993,188:249

74. Stabler A, Baur A, Bartl R, et al. Contrast enhancement and quantitative signal analysis in MR imaging of multiple myeloma: assessment of focal and diffuse growth patterns in marrow correlated with biopsies and survial rates. AJR, 1996,167:1 029

75. Steiner RM, Mitchell DG, Rao VM, et al. MRI of diffuse bone marrow disease. Radiol Clin North Am, 1993,31:383

76. Stevens SK, Moore SG, Kaplan ID. Early and late bone marrow changes after irradiation: MR evaluation. AJR, 1990,154:745

77. Stoller DW. MRI in orthopaedics and sports medicine. 2nd ed. Philadelphia: Lippincott-Raven Publishers, 1997

78. Suh JS, Hwang GJ, Hahn SB. Soft tissue hemangioma: MR manifestations in 23 patients. Skeletal Radiol, 1994,23:621

79. Sundaram M, Baran G, Merenda G, et al. Myxoid Liposarcoma: magnetic resonance imaging appearances with chinical and Histolgical correlation. Skeletal Radiol, 1990,19:359

80. Swan JS, Grist TM, Sproat JA. Musculoskeletal neoplasms: preoperative evaluation with MR angiography. Radiology, 1995,194:519

81. Takagi S, Tanaka O, Miura Y. Magnetic resonance imaging of femoral marrow in patients with myelodysplastic syndromes or leukemia. Blood, 1995,86:316

82. Tervonen O, Dietz MJ, Carmichael SW, et al. MR imaging of knee hyaline cartilage: evalution of two-and three-dimensional sequences. J Magn Reson Imaging, 1993,3,663

83.

84. Vahlensieck M, Dombrowski F, Leutner C, et al. Magnetization transfer contrast and MTC-sutraction: enhancement of cartilage lesions and intracartilaginous degeneration in vitro. Skeletal Radiol, 1994, 23:535

85. Vaidya S, Saika S, Sirohi B, et al. Avascular necrosis of bone: a complication of aggressive therapy for acute lymphoblastic leukemia. Acta Oncol, 1998,37:175

86. Verstraele KL, Vangieleqhem B, De Deene Y, et al. Static, dynamic and first-pass MR imaging of musculoskeletal lesions using gadolinium injection. Acta Radiol, 1995,36:27

87. Waitches G, Zawin JK, Poznanski AK. Sequence and rate of bone marrow conversion in the femora of children as seen on MR imaging: are accepted standards accurate? Radiology, 1993,188:689

88. Waldman BJ, Zerhouni EA, Frassica FJ. Recurrence of giant cell tumor of bone: the role of MRI in diagnosis. Orthopedics, 1997, 20:67

89. Weatherall P, Maale G, Mendelsohn D, et al. Chondroblastoma: classic and confusing apparance at MR imaging. Radiology, 1994, 190:467

90. Yacoe ME, Bergman AG, Ladd AL, et al. Dupuytren's contracture: MR imaging findings and correlation between MR signal intensity and cellularity of lesions. AJR, 1993,160:813

91. Yamamura S, Sato K, Sugiura H, et al. Prostaglandin levels of primary bone tumor tissues correlate with peritumoral edema demonstrated by magnetic resonance imaging. Cancer, 1997,79:255

92. Yamamura S, Sato K, Sugiura H, et al. Prostaglandin levels of primary bone tumor tissues correlate with peritumoral edema demonstrated by magnetic resonance imaging. Cancer, 1997,79:255

93. Youssef BA, Haddad MC, Zahrani-A, et al. Osteoid osteoma and osteoblastoma: MRI appearances and the significance of ring enhancement. Eur Radiol, 1996,6:291

94. Zawin JK, Jaramillo D. Conversion of bone marrow in the humerus, sternum, and clavicle: changes with age on MR imaging. Radiology, 1993,188:159

第三十五章

软组织

由于 MRI 具有很高的软组织分辨率和任意平面成像等优点，使之在评价软组织疾患方面明显优于 X 线摄片和 CT 检查。MRI 可进行多种参数和多种序列成像，为疾病检测和定性提供了丰富的信息，而且 MRI 信号的差异基本上反映了病变的组织学特点。因此，MRI 检测软组织疾患的敏感性很高。对绝大多数良性软组织肿瘤 MRI 能判断其组织来源，为定性诊断提供有力依据。部分恶性肿瘤，尤其是分化极低者，由于其组织学改变复杂，细胞分化幼稚及组织排列显著异常，与正常组织相去甚远，故有时难以明确判断其组织来源，此时，活检仍无法避免。MRI 多方位成像的特点使其在准确地显示病变范围方面具有无可替代的作用。Gd-DTPA 增强 MRI 检查对病变的定性有一定的价值，此外，对肿瘤术后复发的判断尤其有意义。当然，MRI 亦有一定的局限性，如对钙化的显示不敏感，体内有普通金属移植物以及心脏起搏器者，均不能进入具有强大磁场的 MRI 检查室，无法进行 MRI 检查。但是，目前 MRI 仍是软组织疾患最有价值的影像学检查手段，对临床治疗方案的制定具有极其重要的价值。

第一节 检查技术和正常 MRI 表现

一、软组织 MRI 检查技术

软组织的 MRI 检查方法中，如何选择脉冲序列、线圈和扫描体位以及是否进行增强检查等对病变的显示至关重要。这些措施和参数若选择得当，将最有效地增大病变与正常组织的对比度。

软组织 MRI 检查常选用 SE 序列 T_1WI 和 T_2WI 或 FSE 序列 T_2WI。必要时选用 STIR 或 GRE 等序列。譬如，病变在 T_1WI、T_2WI 上均为高信号时，若在 STIR 上为低信号，即信号强度被抑制，那么，便可确认为脂肪瘤。此外，为了判断病变的侵犯范围，STIR 亦较常用，在 STIR 图像上病变尤其是恶性病变通常呈较高信号。而正常软组织呈

等信号或较低信号，正常骨髓、松质骨为低信号。梯度回波技术中 FMSPGRE 在增强 MRI 检查中较常用。成像矩阵多为 256×192，层厚 $5 \sim 7$ mm，间隔 $1 \sim 2$ mm，FOV 因个体而不同。

除了关节附近软组织、乳腺等处外，其他部位的软组织 MRI 检查多采用体线圈。关节则采用专用的表面线圈。临床上，膝关节以远及上肢亦常采用相应的表面线圈以增强信号采集。患者多采用仰卧位，少数情况应根据具体病情及发病部位而采用相应有利于检查和诊断的体位。如患者病变位于臀部，MRI 检查宜采用俯卧位以免仰卧位臀部受压变形，影响病变客观形态的显示，还有，患处位于前臂和手时，亦应采用俯卧位。

成像体位通常为横断位及冠状位，必要时加矢状位，这样将有利于综合分析，客观地判断病变的范围。同时应注意成像体位与成像序列的有机配合，如行 T_1W 横断位成像，应有 T_2W 横断位相对应，以便同层的 T_1WI 与 T_2WI 比较。一般而言，整个检查中至少有一组这样的图像可供比较。此外，增强扫描前的平扫应与增强扫描时的序列和成像体位一致，以便准确观察病灶是否强化及强化的程度。

当然，在选择成像序列和技术参数时还应考虑到成像时间的长短等其他因素。

二、软组织正常 MRI 表现

人体软组织所占比例较大，一般包括皮肤、脂肪、筋膜、肌肉、肌腱、滑膜、韧带、神经等。由于 MRI 具有极高的软组织分辨率，因此这些软组织结构通常在 MRI 上能清晰显示出来，当然，MRI 所采用的 TR、TE 不同，或所用序列不同，这些结构的信号亦有差异。

SE 序列 T_1WI 和 T_2WI 上，皮下脂肪、肌间脂肪等脂肪组织均为高信号，尤以 T_1WI 上信号最高，肌肉在 T_1WI 上为中等信号，呈束状，其内稍见细小高信号间隔，肌间有脂肪高信号分隔。在 T_2WI 上肌肉呈较低信号，其内见细线状高信号脂肪间隔，肌

肉之间的脂肪组织亦呈明显高信号,故在 T_1WI、T_2WI 上肌肉组织的边界均较清晰。韧带及肌腱内纤维成分多,在 T_1WI 上为灰色信号或稍低信号,在 T_2WI 上则为明显低信号。在 STIR 上,肌肉信号亦下降,但与髓腔、松质骨低信号相比,肌肉为中等信号强度。肌肉形态依成像体位而异。肌肉之间隔内除了脂肪组织外,较大的神经呈中等信号,血管多呈低信号(流空),偶回波和梯度回波图像中,血管可呈高信号,这些结构在脂肪组织高信号衬托下常能清晰地显示出来。

第二节　良　性　肿　瘤

由于 MRI 具有很高的软组织分辨率,而且不同软组织的信号差异较明显,因此,软组织肿瘤的 MRI 诊断的基本步骤是根据肿瘤的信号特点来推测其组织属性,然后综合分析病灶的信号特点、部位、边缘、大小及邻近结构的情况等,以便作出较准确、全面的诊断。病理学上,软组织肿瘤可分为以下几类:脂肪类、脉管类、纤维类、神经类、滑膜类。本节主要叙述前四类良性软组织肿瘤的 MRI 诊断要点,滑膜类肿瘤将于另节详述。

一、脂肪类肿瘤

脂肪类肿瘤中以脂肪瘤(lipoma)最多见。脂肪瘤是最常见的间叶组织来源的软组织肿瘤,好发年龄为 50～60 岁,这与运动少、脂肪堆积有一定关系。脂肪瘤按部位可分为浅表型和深部型两种;还可分为皮下型、骨旁型、肌间型、肌内型和关节腱鞘型。按其成分还可分为神经纤维脂肪瘤、血管脂肪瘤等。脂肪瘤绝大多数为单发病灶,极少数为家族性多发性脂肪瘤。一般而言,脂肪瘤不会因为饥饿而缩小。组织学上,脂肪瘤组织与正常脂肪组织无明显差异。临床上,较小的脂肪瘤通常不引起任何症状,直径超过 3 cm 以后,表浅者可使局部皮肤隆起,患者可感到不适,如发胀等。触诊时,肿块较软,边界清晰,无痛。

【MRI 表现】　典型的脂肪瘤即单纯性脂肪瘤,其 MRI 表现为边界较清楚的肿块,在所有序列上与皮下脂肪信号一致,在脂肪抑制图像上肿瘤高信号消失。注射 Gd-DTPA 后,肿瘤无明显强化。不典型的脂肪瘤内可含有其他间充质成分,如纤维结缔组织等,因此,肿瘤内可出现低信号间隔;若纤维组

织成分所占比例较大,此时肿瘤可称为纤维脂肪瘤。若肿瘤内所含的高信号脂肪成分较少,尤其是病灶边缘不清时应警惕脂肪肉瘤的可能性。邻近骨骼的脂肪瘤可引起骨皮质增厚或变薄,还可引起先天性骨畸形(图 35-2-1, 2)。浅表型脂肪瘤,有时只表现为局部脂肪层增厚,故行 MRI 检查时常在肿块表面皮肤上放置标记以便阅片时定位之用。肌内脂肪瘤可呈浸润状分布,且边界不清,有时具有一定的侵袭性。

二、脉管类肿瘤

脉管类肿瘤可分为血管瘤、动静脉畸形、淋巴管瘤和混合型脉管瘤。

(一)血管瘤

血管瘤(hemangioma)相当多见,占良性软组织肿瘤的 7%,绝大多数发生于青年时期,80%～90% 见于 30 岁左右,多数学者认为这是一种先天性疾病,发病率无性别差异。软组织血管瘤按照血管腔的大小及血管内皮细胞的类型分为四型,即毛细血管型、海绵型、静脉型和混合型;按发生部位可分为皮肤、皮下、肌肉和滑膜等类型。无论从临床上还是影像学上鉴别血管瘤与血管畸形均有一定困难。皮肤血管瘤较深部者多见,但大多数为混合型,即皮肤、皮下、肌间及肌内均有病灶存在,呈广泛弥漫性生长。组织学上血管瘤不仅含有血管结构,尚有较多的脂肪、纤维和肌肉成分。血管瘤的病史通常较长,患者常诉肿块时大时小,难以诉清肿块的确切边界。表浅的肿瘤皮肤呈紫红或蓝色,有时可扣及搏动。临床上,进行影像学检查的血管瘤病例中以海绵状血管瘤和静脉型的蔓状血管瘤较多见。

【MRI 表现】　血管瘤的典型 MRI 表现为在 T_2WI 上肿块为高信号,在 T_1WI 上呈不均匀信号(图 35-2-3)。有时肿瘤的粗大供应动脉和引流静脉可呈条状低信号,为流空效应(图 35-2-4, 5)。若血管瘤在 T_1WI 呈高信号时,需与脂肪瘤相鉴别。鉴别要点有二:①血管瘤的 T_1WI 高信号常不甚均匀,因为除了脂肪组织外,血管瘤内尚有血管成分及纤维等结构。②在 T_2^*WI 上血管瘤可呈高信号,而脂肪瘤则为低信号。有时,少数血管瘤在 T_1WI、T_2WI 上均为低信号,但导致低信号的因素有数种,如高速流动的血流,或血栓、静脉石,或肿瘤内纤维结缔组织含量较高等,若要鉴别,可采用梯度回波(GRE)技术。梯度回波图像上高速的血流呈高信

号。几乎所有血管瘤在 T_2WI 上均为高信号,由于血管瘤的管腔内会有停滞的血液,故瘤体可分成许多小囊状,有时似一串串的葡萄(图 35-2-6)。囊状高信号之间的分隔大多为纤维脂肪类组织构成。一般而言,T_2WI 显示血管瘤的范围及边界的能力优

于 T_1WI。有时,海绵状血管瘤内可见液-液平面,这提示瘤内有出血。血管瘤的 Gd-DTPA 增强检查的价值尚无统一认识。肿瘤强化的表现常较复杂,强化的程度取决于含有造影剂的血流进入肿瘤"血管"的流速和流量,并与之成正比。大多数血管瘤可见

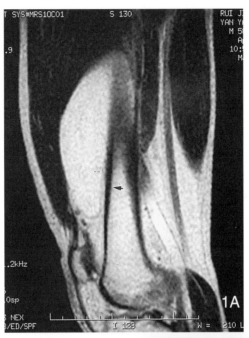

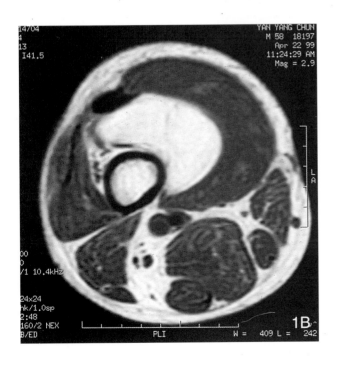

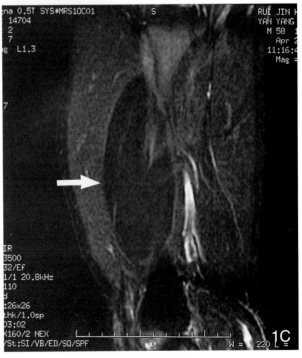

图 35-2-1　右大腿骨旁脂肪瘤

A. FSE T_2WI 示右股骨下段内前方 5cm×12cm 大小的高信号肿块,周围肌肉被推移,肿块与股骨前侧皮质紧邻,骨皮质信号及厚度均属正常(黑箭)。　B. SE T_1WI 示肿块呈极高信号,并包绕于股骨前内侧,骨皮质正常。　C. STIR矢状位,肿块呈均匀低信号,边缘光整(白箭)。

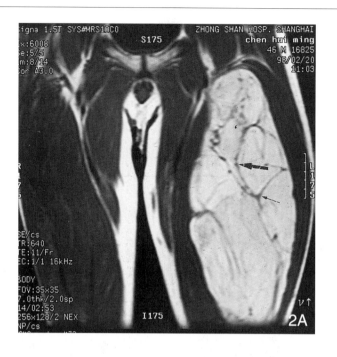

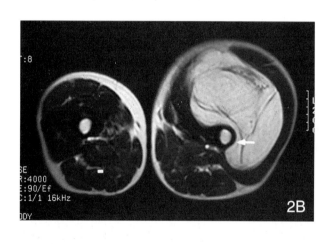

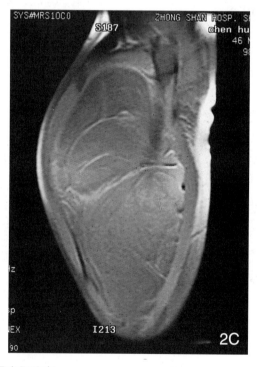

图 35-2-2   左大腿前外侧骨旁脂肪瘤

A. SE T$_1$WI 冠状位,左大腿前侧肌群内见 12 cm×28 cm 大小的高信号肿块,其内有较多低信号纤维间隔(箭)。   B. FSE T$_2$WI 横断位,左大腿明显较对侧增粗,T$_2$WI 上高信号肿块包绕于左股骨的前外侧,左股骨皮质明显增厚(箭)。 C. T$_1$WI 加脂肪抑制矢状位,肿块高信号被抑制,呈较低信号。

条状及管状强化。但是,增强 T$_1$WI 加脂肪抑制技术有助于鉴别强化的血管成分和无强化的脂肪成分,故临床上,这两种方法颇为常用。病变广泛时可累及整个肢体,并致骨骼发育畸形(图 35-2-7)。在 X 线和 CT 图像上,有些血管瘤可见散在的圆形钙化,而 MRI 难以明确分辨。此外,较典型的血管瘤在螺旋 CT 检查时,可出现相对特征性强化表现。而 MRI 不作增强检查,一般也能作出准确诊断,仅少数不典型病例需进一步行增强检查。

(二)动静脉血管畸形

　　顾名思义,动静脉畸形(arterio-venous malformation)是一种含有动脉和静脉血管成分的血管病变。按畸形血管内通过的血流可分为两类:快速(动静脉畸形)和慢速(静脉、毛细血管畸形)。动静脉畸形拥有粗大的供血动脉和引流静脉,出现动、静脉短路。患者常出现肿块压迫邻近结构而引发的症状,如疼痛,邻近肌肉和骨质等可出现过盛发育。体检时,局部皮温升高。

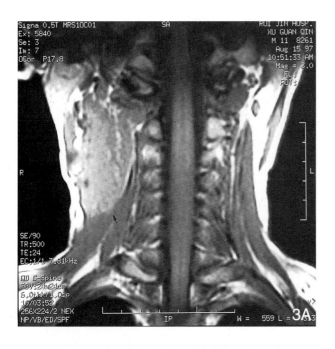

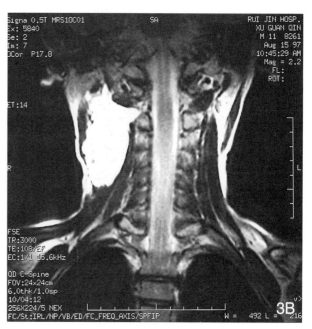

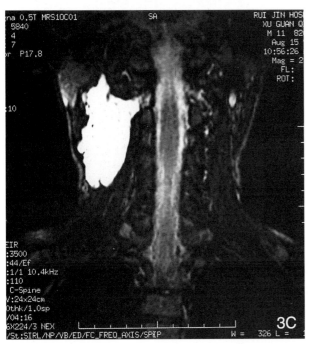

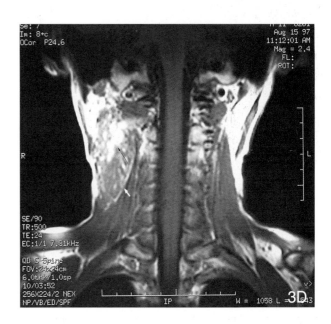

图 35-2-3　右颈部海绵状血管瘤

A. SE T₁WI 冠状位,右侧颈部肌间隙内可见 4 cm×7 cm 大小的不均匀稍高信号肿块。　B. FSE T₂WI 冠状位,肿块呈极高信号。　C. STIR 冠状位,肿块呈极高信号,而皮下脂肪被抑制。　D. SE T₁WI 冠状位,Gd-DTPA 增强后,肿块呈不均匀强化,边界较清晰(箭)。

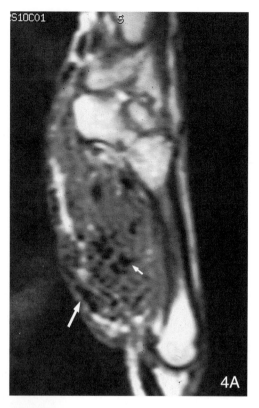

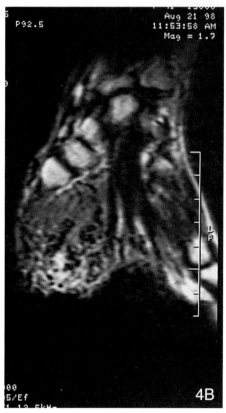

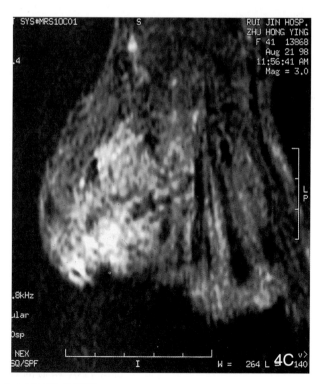

图 35-2-4 右手掌肌肉内海绵状血管瘤

A. SE T₁WI 矢状位,右手掌大鱼际肌内可见多个类圆形及条状低信号影,为血管流空效应(箭)。 B. FSE T₂WI 冠状位,
病灶呈不均匀高信号,并见多个低信号管状结构,亦为流空现象。 C. STIR 冠状位,病灶呈较高信号,且不均匀。

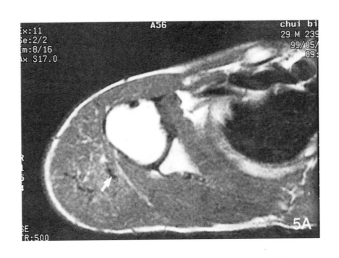

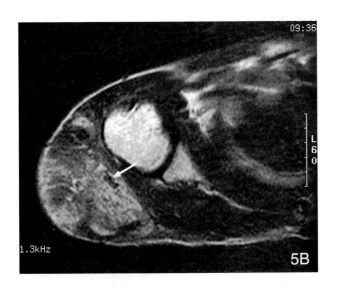

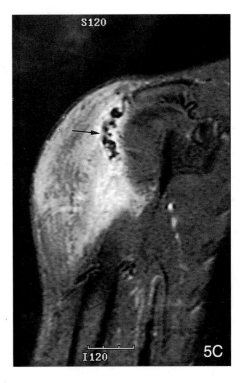

图 35-2-5 右肩部血管瘤

A. SE T_1WI 横断位，右三角肌后部可见信号稍增高之病灶，其内可见低信号血管影（箭）。 B. FSE T_2WI，病灶呈较高信号，范围为 5 cm×10 cm 左右，亦可见低信号血管断面（箭）。 C. SE T_1WI 增强加脂肪抑制冠状位，示病灶显著强化，其内仍可见扭曲的条状低信号影，为流空血管（箭）。

【MRI 表现】 在 T_1WI、T_2WI 上病灶呈粗大的条状流空影，GRE 图像上快速流动的血液呈高信号。粗大静脉内血流较慢，在 T_1WI 上为中等信号强度，在 T_2WI 上为较高信号（图 35-2-8）。快速动态增强加三维血管重建可以达到与 DSA 相似的效果，能显示粗大的供应动脉、瘤体血管和早期显影及回流的静脉血管（图 35-2-9），而海绵状血管瘤不出现静脉早期回流征象。

（三）淋巴管瘤

淋巴管瘤（lymphangioma）多见于儿童，组织结构类似正常的淋巴管；含有内皮细胞及其支持性结缔组织，其他的成分还有脂肪、纤维组织和平滑肌等。病因尚不明了，一般认为这是一种发育畸形或先天性淋巴管引流梗阻的继发性表现，可逐渐增大。根据瘤内淋巴管的大小可将其分为单纯性（毛细管性）淋巴管瘤、海绵状淋巴管瘤和囊性淋巴管瘤（又称囊性水瘤）。①单纯性淋巴管瘤比较少见，其毛细淋巴管内面覆以扁平或立方上皮，由于病灶较表浅，体积小，单纯性淋巴管瘤较少进行影像学检查。②海绵状淋巴管瘤位于皮下，由扩张的淋巴管构成，大小介于囊性与单纯性两者之间；海绵状淋巴管瘤通常位于结构紧密、难以扩展的区域，如口底、唇、舌、

颜面、涎腺和肌间隔。③囊性淋巴管瘤是最多见的一种类型，组织学特征是瘤体由一个大囊或多个小囊组成，囊壁内衬淋巴管内皮细胞，囊内含有浆液或乳糜液。囊性淋巴管瘤多位于颈、腋部和上臂等处的疏松结缔组织间隙内，其中前两部位发病率分别为75%和20%，而且往往多个部位同时受累。发病

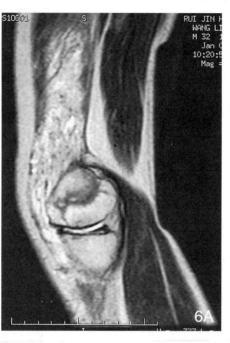

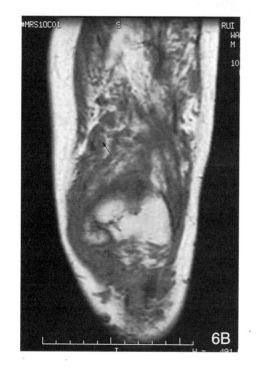

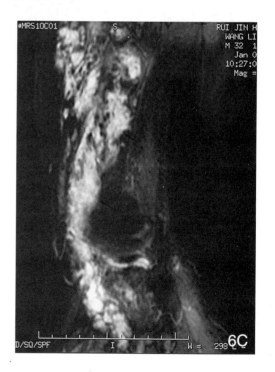

图 35-2-6 左下肢海绵状血管瘤

A. FSE T₂WI 矢状位，左大腿及胫前软组织内可见不均匀片状高信号影，较广泛。 B. SE T₁WI 冠状位，病灶呈不均匀混杂信号，其内可见多个囊状等信号影(箭)。 C. STIR，病灶呈囊状高信号，并相连成串。

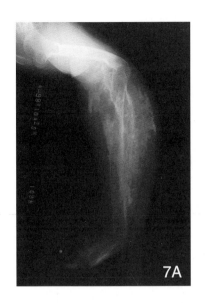

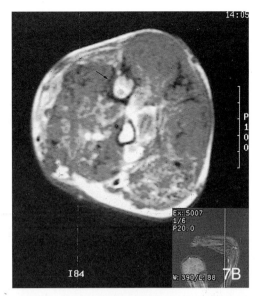

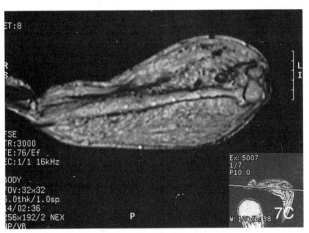

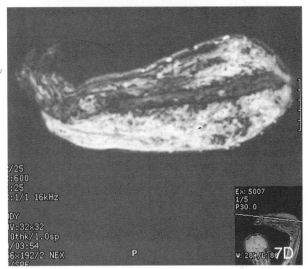

图 35-2-7　左前臂血管瘤

A. X线平片,左前臂软组织内可见大片状钙化,尺桡骨皮质及髓腔均不规整(箭)。皮质不规则增生,骨骼明
显畸形,肱骨较短。　B. SE T₁WI横断位,示尺桡骨皮质不规则(箭),软组织结构紊乱,信号不均匀,肌肉明
显增粗肿大。　C. FSE T₂WI矢状位,示病灶累及整个前臂,可见无数细小的低信号影,为钙化灶。　D.
T₂*WI,病灶信号不均匀增高。

机制可能是这些部位常有与正常淋巴管相隔离的淋巴管原基发育成管道,由于缺乏适当的引流而形成囊袋状扩张。其他发病部位包括内脏、纵隔、后腹膜、网膜和肠系膜。另外,10%的颈部病例肿块向下延伸至纵隔内。上述部位有一共同特点,那就是含有较多脂肪及疏松结缔组织,肿块拥有较大的增长空间。此型淋巴管瘤多见于幼儿,其中一半以上于出生时即有,90%左右在2岁时到医院就诊。本病一旦出现某些继发性改变如感染、出血、破裂或压迫邻近重要结构时,常急诊就医。

【MRI 表现】　典型的表现为 T₁WI 上呈不均匀低信号,部分近似水,其他部分可近似肌肉信号,T₂WI 上常呈多个囊袋样近似水的高信号,信号明显高于脂肪,但信号亦不甚均匀(图 35-2-10)。有时,于 T₁WI 上亦可呈高信号可能与囊液成分有关,如蛋白含量较高或伴有出血等,尚可见到纤维间隔。淋巴管瘤继发感染或出血等改变时,肿块会于短时间内增大,MRI 图像显示病灶呈囊袋状,张力较高。若同时含有较多血管成分,此时无论病理学还是影像学均难以作出明确判断,故通常诊断为脉管瘤。注射 Gd-DTPA 后,大部分病例可见轻度强化呈弧形或环形,其中央区为无强化的低信号影,有些病例

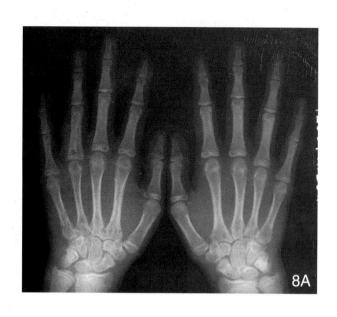

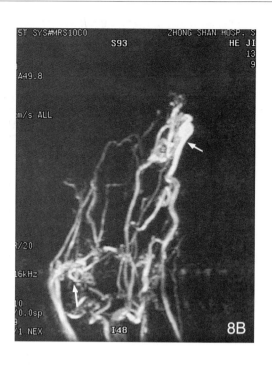

图 35-2-8 左环指及四、五指蹼间蔓状血管瘤

A. 双手 X 线平片, 左手 2～5 掌骨近端及左环指近节指骨可见明显小囊状骨皮质吸收, 邻近软组织增厚, 右手无明显异常。

B. 3D PC MRA, 示左环指及四、五指蹼间血管增粗、扭曲, 并相连通, 左手背粗大血管扭曲成团(箭)。

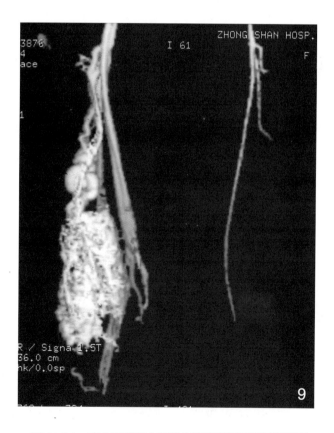

图 35-2-9 右大腿肌腱内蔓状血管瘤(静脉型血管畸形)

3D DCE MRA, 右大腿外侧软组织内可见粗大、扭曲的静脉(箭),
其下方尚可见扭曲的血管形成肿块, 为 8 cm × 15 cm 左右。

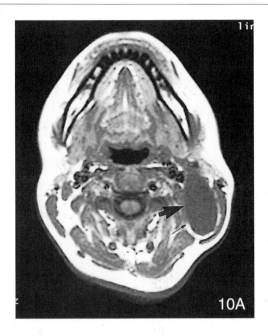 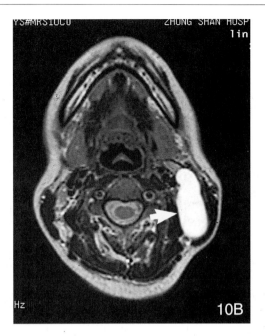

图 35-2-10 左颈部淋巴管瘤

A. SE T₁WI,左侧颈动脉间隙外侧可见一囊状低信号影,大小为 3 cm×5 cm,张力较高,边缘光整(箭)。

B. FSE T₂WI,病灶呈极高信号,且较均匀(箭)。

含有较多其他成分,如血管成分,强化时常较明显,但不均匀,即有些区域仍无强化,信号与水相近,提示血管成分与淋巴管同时存在。此时,应与淋巴管瘤继发感染相鉴别。

三、纤维类肿瘤

纤维类肿瘤(fibrous tumors)种类繁多,病理学上分为纤维瘤、弹力纤维瘤、钙化性肌腱膜纤维瘤、腱鞘纤维瘤、鼻咽血管纤维瘤和纤维瘤病。限于篇幅,本节仅介绍弹力纤维瘤和硬纤维瘤。

(一)弹力纤维瘤

弹力纤维瘤(elastofibroma)是一种生长缓慢的成纤维性假肿瘤。发病机制不甚明确,一般认为是机械摩擦使然。因此,弹力纤维瘤本质上是一种对摩擦所作出的反应性改变而非真正的肿瘤。患者一般有做体力活的经历,或外伤史等。此外,慢性刺激和营养不良也可引起本病。Barr 曾推测,本病是摩擦或外伤后胶原的弹力变性,且此病患者先天性缺乏某些参与结缔组织代谢的酶。但是,最近的文献报道表明,弹力纤维瘤内弹力蛋白合成增多,即弹力纤维合成异常而非退行性改变。临床统计显示,1/3的患者具有本病的基因易感性。本病自 1959 年命名以来,常被认为是一种罕见病,但是科研人员对一组 55 岁以上的对象进行尸检发现,24% 的女性和11% 的男性生前患有本病,但是病灶直径常为 3 cm

以内居多,故临床上常无症状而呈隐匿性。

患者平均年龄为 70 岁左右,其他年龄组少见。男女之比为 1:2,肩胛骨下角与胸壁之间是弹力纤维瘤的最常见发病部位,约占 99%,其中 10% ～ 60% 为双侧性。少数患者有多发病灶,其他较多见的部位有手、足、三角肌区、颈硬膜外及大转子和坐骨结节区的软组织内。

【MRI 表现】 病灶直径为 3～6 cm,最大者可达 20 cm 以上。病灶在 T₁WI、T₂WI 上常为中等或偏低信号、边界清楚的梭形软组织肿块,信号与骨骼肌大致相仿。有时,病灶内可见较高的信号,其组织学基础可能为正常脂肪成分被包入病灶;更多的是较低的信号,这是由致密结缔组织所构成的影像。注射 Gd-DTPA 后,病灶强化不明显。因此,弹力纤维瘤的 MRI 信号具有相对特征性,即在 T₁WI、T₂WI 上均呈等信号或较低信号,发病部位亦较特殊,多位于肩胛下角区,确诊较容易。

(二)硬纤维瘤

硬纤维瘤(fibroma durum)以中年人较多见,直径为 3 cm 左右,亦可达到 5 cm 以上。病理学上肿瘤有完整的包膜,呈圆形或卵圆形,有时可见分叶。质地硬韧。组织学上,肿瘤由纤维母细胞、纤维细胞和胶原纤维构成。临床上,患者常自觉较硬肿块而就诊,一般无明显疼痛。

【MRI 表现】 典型病例在 T₁WI、T₂WI 上均为较低信号。增强 MRI 上无明显强化征象。肿瘤内有时可见呈编织状的束状结构(图 35-2-11)。

四、周围性神经源性肿瘤

周围性神经源性肿瘤以良性者居多,常分为两大组,即神经纤维瘤和神经鞘瘤或称许旺瘤。

(一)神经纤维瘤

神经纤维瘤(neurofibroma)的好发年龄为 20～40 岁,肿块生长较缓慢,常发生于皮肤神经,极少累及较大的神经。此类肿瘤 90% 左右为单发,肿块较大时临床症状较明显,否则,可无明确症状。若肿块出现疼痛或增大,尤其存在多发病灶(神经纤维瘤

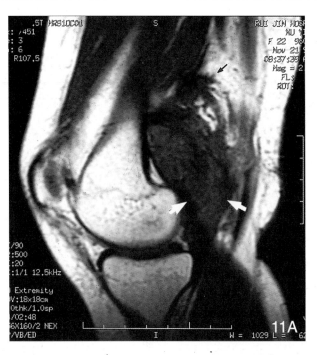

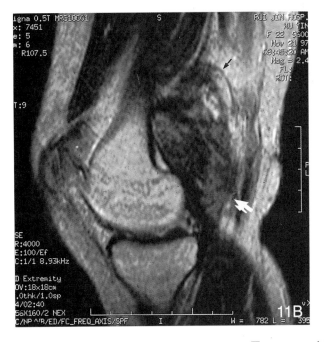

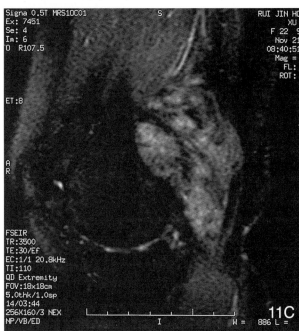

图 35-2-11　右腘窝硬纤维瘤

A. T_1WI 矢状位,右腘窝见一不规则等信号肿块(箭),大小为 4 cm×8 cm,其内尚见低信号分隔,与邻近肌肉分界不甚清晰。　B. T_2WI,肿块呈条索状和团块状稍高信号(箭),且不均匀,其内可见条状低信号。　C. STIR 像上,肿块呈大小不等的结节状和团块状高信号,其内见低信号条索状影。

病),有时要考虑是否有恶性变的可能。

【MRI 表现】 神经纤维瘤在 T_2WI 上呈中心稍低信号,周围高信号,称为"靶征"。两区域交界面呈曲线状或结节状低信号。在 T_1WI 上肿瘤信号与骨骼肌相仿。注射 Gd-DTPA 后,中心区可强化。组织学上靶缘区为结构较疏松的粘液样基质,靶心则为肿瘤实质区,含有大量紧密排列的瘤细胞成分及一些纤维和脂肪组织(图 35-2-12)。据文献报道,

靶征虽可见于神经鞘瘤,但极少见于恶性病例。此外,神经纤维瘤术后复发亦不少见,病理上大多数属于侵袭性或低度恶性肿瘤(图 35-2-13)。

(二)神经鞘瘤

神经鞘瘤(neurolemmoma)好发年龄为 20～50 岁,好发部位包括头、颈、四肢屈侧面、躯干、纵隔和后腹膜的软组织。较典型的病例为发生于脊神经后根的神经鞘瘤,产生一系列感觉功能异常。位于四

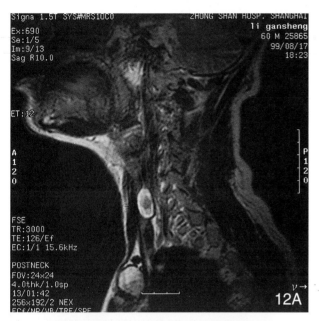
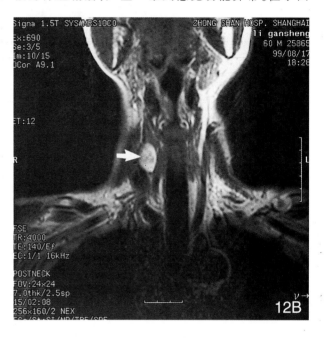
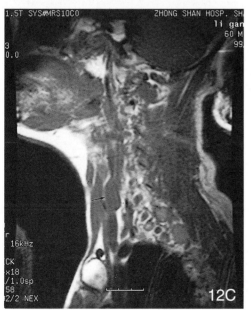
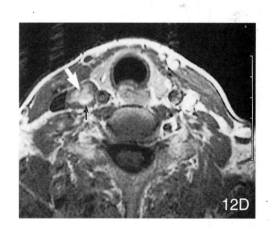

图 35-2-12 右侧颈部神经纤维瘤

A、B. 分别为 FSE T_2WI 矢状位和冠状位右侧颈动脉鞘内可见一直径为 2 cm 的卵圆形肿块,周围呈环状高信号,中央区信号与肌肉相仿(箭),构成"靶征"。 C. T_1WI 上,肿块呈等信号(箭)。 D. SE T_1WI Gd-DTPA 增强横断位,病灶中心区显著强化(箭)。

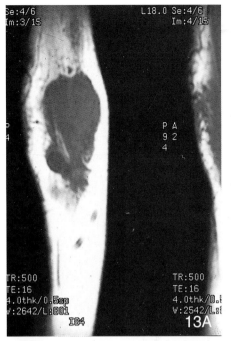

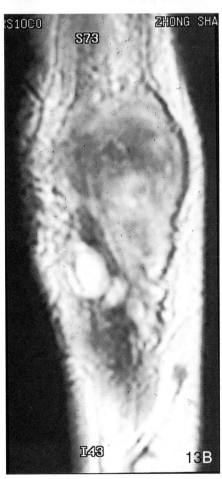

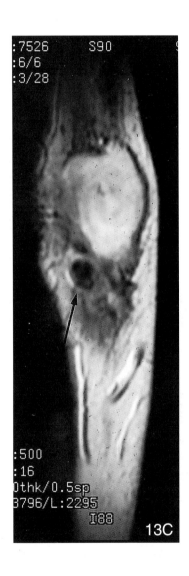

图 35-2-13　左前臂神经纤维瘤术后复发

A. SE T$_1$WI,左侧前臂外侧部可见一较大肿块,大小为 5 cm × 12 cm 左右,其前下方尚可见一直径为 1.5 cm 左右的结节,信号低于肌肉。　B. FSE T$_2$WI,较大的肿块呈不均匀高信号,小结节信号极高。　C. Gd-DTPA 增强矢状位,大肿块显著强化,且较均匀,其前下方小结节未见明显强化,呈较低信号圆形影(箭)。

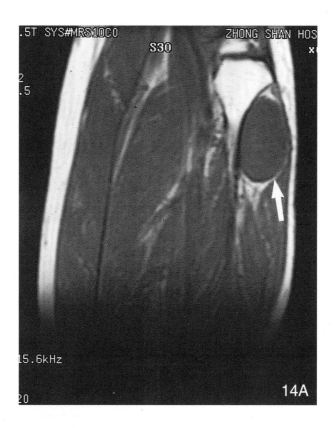

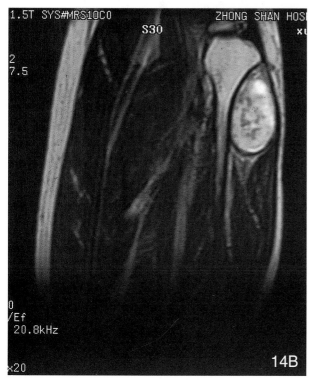

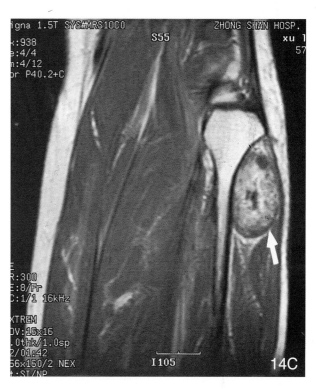

图 35-2-14　左腓骨外侧软组织神经鞘瘤

A. SE T₁WI,肿瘤呈卵圆形,大小为 2.5 cm×4.5 cm,周围可见脂肪间隔影,肿块信号稍低于肌肉。　B. FSE T₂WI, 肿块呈不均匀高信号,中心区呈稍低信号。　C. 注射 Gd-DTPA 后,肿块呈不均匀强化,肿块内可见小囊状无明显强化区。

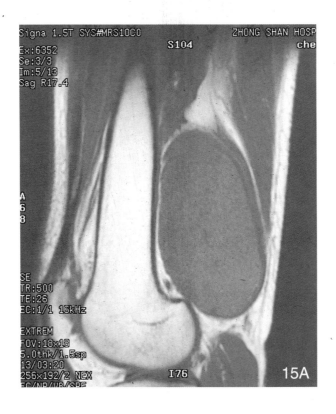

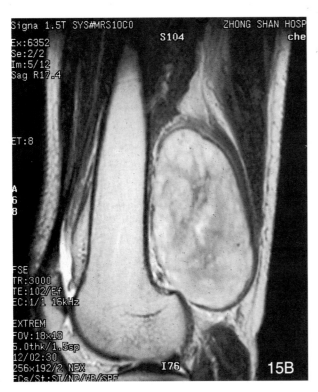

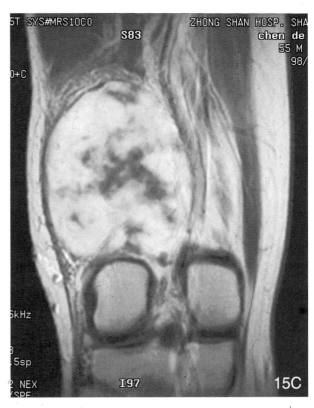

图 35-2-15 右侧大腿后部神经鞘瘤

A. SE T₁WI,肿块呈较均匀等信号的卵圆形肿块,大小为 6 cm×15 cm 左右,边缘光滑。 B. FSE T₂WI,肿块呈较高信号不甚均匀,其中央区可见更高信号。肿块包膜完整,在 T₁WI 和 T₂WI 上(A、B)均呈低信号带。 C. SE T₁WI 增强冠状位,病灶显著强化,以周围部为明显,中央区可见不规则低信号,周围结构明显被推移。

肢的神经鞘瘤常与较粗大的神经相伴行。肿瘤生长缓慢,直径约为 5 cm,当然,纵隔和后腹膜的神经鞘瘤常会更大。较大的瘤体内可出现出血、坏死和囊变等继发改变。通常,神经鞘瘤具有完整的包膜,即神经外膜,因此术中分离切除较容易,且极少造成术中神经损伤。组织学上,神经鞘瘤包括排列整齐且紧密的细胞区即 Antoni A 区和排列疏松的粘液样基质区即 Antoni B 区,但其实质与基质的分布不如神经纤维瘤那样规则。

【MRI 表现】　神经鞘瘤在 T_1WI 上呈低信号或等信号,在 T_2WI 上则呈不均匀的高信号,即 Antoni A 与 Antoni B 区的分布不规则。若在 T_2WI 上肿瘤内可见很高信号区,且超过脂肪信号,通常提示肿瘤内有坏死及囊性变等继发性改变。注射 Gd-DTPA 后,病灶强化显著,而出血和囊变区无明显强化(图 35-2-14,15)。据文献报道,约 90% 的神经鞘瘤可于肿块一侧发现相伴行的神经,而神经纤维瘤则无此征象。此外,部分神经鞘瘤病例常可见相邻肌肉沿长轴萎缩,约占 25%。

第三节　恶　性　肿　瘤

临床上较常见的恶性软组织肿瘤包括脂肪肉瘤、平滑肌肉瘤、神经纤维肉瘤、滑膜肉瘤、恶性纤维组织细胞瘤、纤维肉瘤等。

一、脂肪肉瘤

脂肪肉瘤(liposarcoma)比较常见,占全部软组织肉瘤的 21.4%。脂肪肉瘤起源于原始间质细胞,好发年龄为 40~60 岁,男性略多见于女性。脂肪肉瘤常侵犯深部软组织,常见部位为四肢和后腹膜间隙。脂肪肉瘤体积通常较大,直径多为 5 cm 以上,大者达数十厘米。一般无包膜,可浸润周围组织。肿瘤质软或稍硬,大体切面可呈黄色(脂肪瘤样型)、胶冻样(粘液样型)、脑髓样(圆形细胞型)、鱼肉样(多形性),可见出血、坏死和囊变。下肢脂肪肉瘤以粘液型较常见,大多发生于大腿和腘窝部,此型亦最为常见,占脂肪肉瘤的 50% 以上。

多数为无痛性肿块,边界不甚清楚,或部分固定于周围软组织内。到晚期,患者可有疼痛或功能障碍,尤以体积大的肿瘤明显。圆形细胞型和多形性脂肪肉瘤不仅复发率高,且大多数发生转移。

【MRI 表现】　脂肪肉瘤的 MRI 表现与肿瘤的分化程度有关。分化良好的脂肪肉瘤含脂肪成分较多,其边界清楚,形态较规则,在 T_1WI 上呈高信号,在 T_2WI 上亦为较高信号,信号强度与皮下脂肪类似。通常在 T_2WI 上信号欠均匀,可见更高信号的间隔。分化不良、恶性程度高的脂肪肉瘤,其形态不规则,并可向周围组织浸润。含有极少甚至无分化成熟的脂肪组织,肿瘤在 T_1WI 上呈低信号或等信号,在 T_2WI 上呈高信号,病灶内信号不均匀,可伴有出血、坏死和囊变。STIR 图像上仍为高信号(图 35-3-1)。注射 Gd-DTPA 增强后脂肪肉瘤呈不均匀强化,其中心坏死区和囊变区无明显强化。通常,分化程度低的肿瘤,信号极不均匀,且形态不规则,MRI 能做出"恶性肿瘤"的诊断,但难以判别其组织学来源,可能是脂肪肉瘤也可能是含脂肪成分的混合性肉瘤。对于分化程度较良好的脂肪肉瘤,MRI 有时仅将其诊断为良性脂肪瘤。因此,即使病灶形态较规则,若信号改变较不均匀,应建议行组织学活检。

二、平滑肌肉瘤

平滑肌肉瘤(leiomyosarcoma)在软组织肉瘤中比较少见。好发于中年和老年,男女比例相近。平滑肌肉瘤以腹膜后和肠系膜较为多见,软组织的平滑肌肉瘤多发生于四肢伸侧,以大腿和膝部较常见。软组织的平滑肌肉瘤体积较大,直径多在 5 cm 以上,呈圆形或结节状。多数肿瘤界限较清楚,似有假包膜。肿瘤质地较硬,其切面灰白色或灰红色,呈鱼肉状,可见出血、坏死和囊变。软组织平滑肌肉瘤常表现为疼痛性肿块,生长较快,术后可复发,转移较少见,预后优于腹膜后平滑肌肉瘤。

【MRI 表现】　软组织平滑肌肉瘤边界较清楚,形态也较规则,呈圆形或类圆形,肿瘤在 T_1WI 上表现为等信号(与肌肉信号强度一致),在 T_2WI 上则表现为高信号,信号可较均匀。当瘤内出现出血、坏死和囊变,肿瘤信号不均匀,以 T_2WI 尤为明显(图 35-3-2)。注射 Gd-DTPA 增强后肿瘤内出血、坏死和囊变区不强化,肿瘤的实质区强化常较显著,而且强化持续时间较长。软组织平滑肌肉瘤常侵犯邻近骨骼,在 T_1WI 上骨髓腔呈明显低信号,骨皮质破坏,低信号线状影消失。

三、神经纤维肉瘤

神经纤维肉瘤(neurofibrosarcoma)常由神经纤

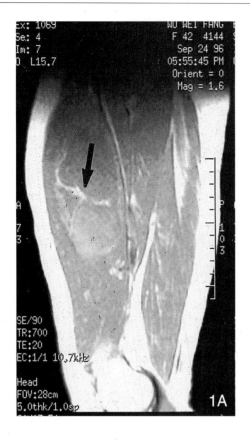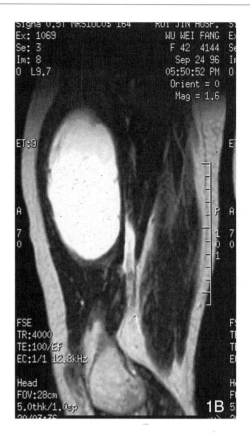

图 35-3-1　右大腿前部肌群内粘液型脂肪肉瘤

A. T₁WI,右大腿前部肌肉内可见一5 cm×10 cm大小的不均匀肿块,其上部信号稍低,下部信号稍高,中央可见横行高信号间隔(箭)。肿块边界较清晰。　B. 于 T₂WI 矢状位,肿块呈极高信号,且不均匀,其下部信号高于上部,提示粘液成分很多。肿块边缘稍呈波浪状改变,肿块与附近肌肉分界较清晰。

维瘤恶变而来,比较罕见。发病年龄为 14～62 岁,以青年和中年多见。男女无性别差异。好发部位为头颈部、臀部、四肢及腹膜后等。肿瘤常较大,最大径可达 20～30 cm;呈结节状、分叶状或不规则形,肿块境界清楚,常有假包膜,常有出血和坏死。组织学上可分为 5 个亚型:①梭形细胞型;②上皮样型;③腺型;④黑色素型;⑤异质化生型。临床上多表现为无痛性肿块,少数患者可先有患肢疼痛,而后出现肿块及受累神经的功能障碍。病程较长,切除后易复发。恶性程度高的神经纤维肉瘤易出现破溃出血。

【MRI 表现】　肿瘤较大,呈类圆形,可见分叶,或呈不规则形态,边界可较清晰,在 T₂WI 上呈不均匀高信号(图 35-3-3)。随着肿瘤不断地长大,可在 T₁WI 和 T₂WI 上出现不均匀信号,即在 T₁WI 上可见中央较明显的低信号,而于 T₂WI 上则为极高信号。肿瘤内也可有出血,此时在 T₁WI 上可见明显的高信号,于 T₂WI 对应区域亦可见高信号,但常不均匀,并可见由含铁血黄素沉着形成的极低信号。

注射 Gd-DTPA 后肿瘤常呈不均匀强化。邻近骨质可受侵,对此,MRI 极为敏感。

四、滑膜肉瘤

滑膜肉瘤(synoviosarcoma)起源于具有向滑膜细胞分化潜能的间叶细胞,与关节囊内的滑膜组织无直接关系,通常与肌腱和腱鞘有关。滑膜肉瘤约占软组织肉瘤的 8%～10%,多见于青壮年,好发年龄为 20～40 岁,男性多于女性。滑膜肉瘤好发于四肢(以下肢多见)关节周围,通常临近腱鞘、滑膜、关节囊,在关节腔内罕见。肢体深部的滑膜肉瘤恶性程度高,包膜不完整,周围组织有明显水肿。肿瘤呈结节状或分叶状,直径在 10 cm 左右。肿瘤质地较软,切面呈鱼肉状,灰白色,约15%的病例因钙化而出现砂砾样改变,可见出血、坏死区。肿瘤生长迅速,可引起骨膜反应和骨质破坏。组织学上主要由梭形及上皮样滑膜细胞组成,可分为纤维型、上皮型和混合型。起病隐匿,表现为软组织内无痛或有痛性肿块,也可先出现疼痛后扪及肿块。滑膜肉瘤易

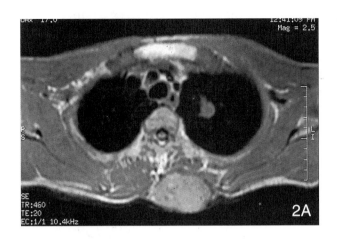

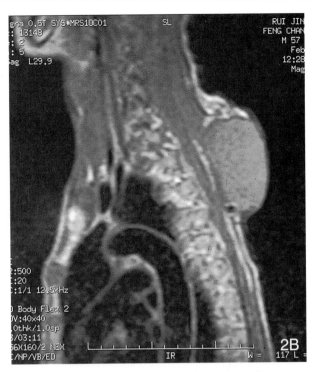

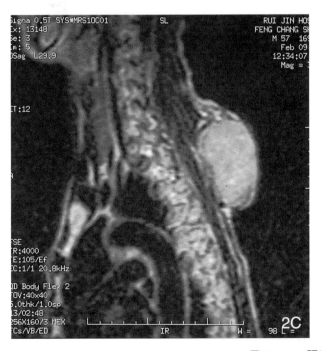

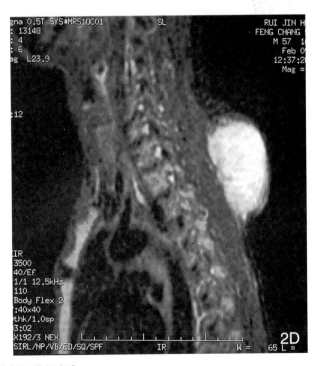

图 35-3-2　颈背部平滑肌肉瘤

A、B. 横断位和矢状位，T₁WI 显示肿块呈稍高信号，较均匀，边界清晰，大小为 4 cm × 5 cm。

C. T₂WI 肿块呈较高信号，肿块纵径为 7 cm 左右。　　D. STIR 像上，肿块呈显著高信号。

发生血行和淋巴结转移。肿瘤切除后易复发。

【MRI 表现】　MRI 不仅可以显示滑膜肉瘤及其范围，还有助于判断滑膜肉瘤侵犯关节的程度。滑膜肉瘤在 T₁WI 上呈低至中等信号（低于或等于肌肉的信号强度），在 T₂WI 上呈中等或高信号（信

号强度与皮下脂肪相似），肿瘤信号常不均匀（图 35-3-4，5）。病灶内钙化在 T₁WI、T₂WI 上均呈低信号，亚急性出血在 T₁WI、T₂WI 上呈高信号，小片状中心坏死在 T₂WI 上呈高信号。注射 Gd-DTPA 增强，肿瘤呈不均匀强化或强化不明显，出血、坏死

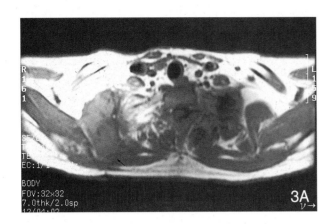
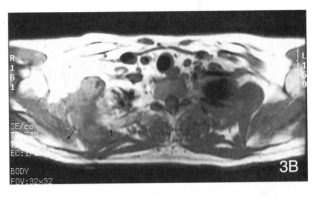
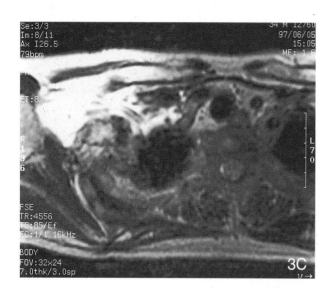
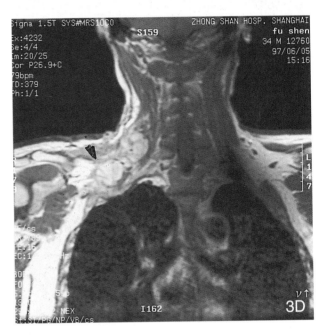

图 35-3-3　右侧颈背部神经纤维肉瘤

A、B. 分别为 SE T_1WI 横断位,右侧颈背部可见 4 cm×8 cm 大小的稍高信号肿块,信号欠均匀,右侧第一肋骨及肩胛骨受累。　C. FSE T_2WI,肿块呈不均匀高信号,其内可见分隔,边界不清。　D. SE T_1WI 冠状位,注射 Gd-DTPA 增强,肿块呈中等程度强化(箭头),侵及周围软组织。

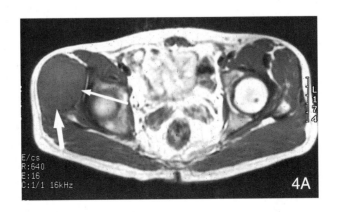

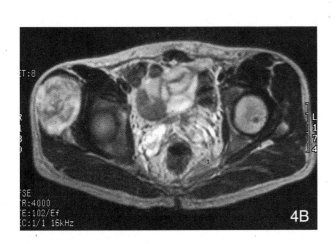

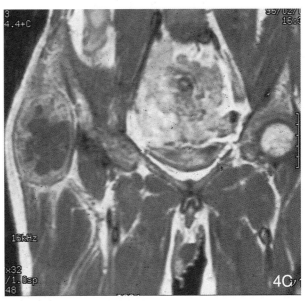

图 35-3-4 滑膜肉瘤

A. SE T_1WI,右侧髋关节外侧可见直径为 5 cm 大小的等信号肿块,类圆形,边界清晰(箭)。 B. FSE T_2WI,肿块呈较高信号,不甚均匀。 C. 注射 Gd-DTPA 后,肿块强化显著,以边缘部为明显,其内可见无明显强化的区域。

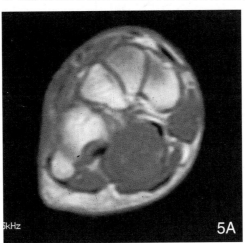

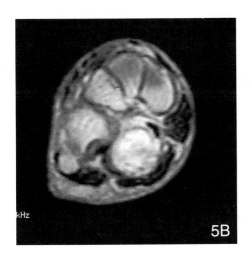

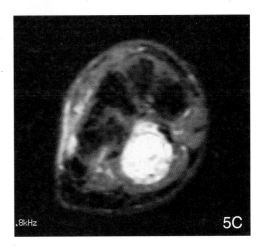

图 35-3-5 足底滑膜肉瘤

A. T_1WI,足底可见一 4 cm × 4 cm 大小的类圆形肿块,呈等信号。 B. FSE T_2WI,肿块呈较高信号,欠均匀,边界较清晰。 C. STIR 像上,肿块呈显著高信号。

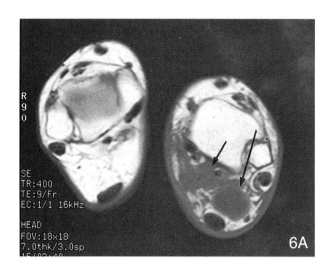

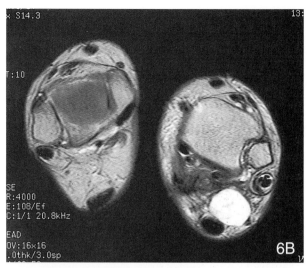

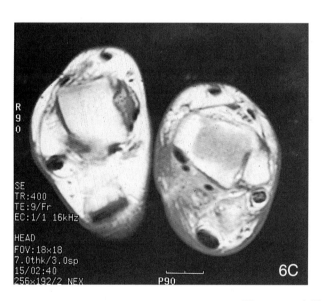

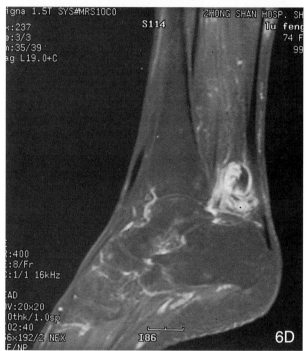

图 35-3-6 左踝恶性组织细胞瘤

A. SE T₁WI 横断位,肿块呈等信号,类圆形,大小为 2.5 cm×2.5 cm 左右(长箭),尚见其内前方有一不规则等信号
肿块,正常脂肪信号消失(箭)。 B. FSE T₂WI 横断位,类圆形肿块呈极高信号,其内前方不规则肿块呈低信号。
C. SE T₁WI 横断位,注射 Gd-DTPA 后,类圆形肿块明显强化。 D. SE T₁WI 抑制脂肪矢状位,类圆形肿块显
著强化,中央可见坏死无强化区,肿块周围结构亦见显著强化。

和钙化不强化。滑膜肉瘤常沿着腱鞘浸润,破坏邻
近骨骼,骨质信号出现异常改变。病变部位血管受
侵犯,表现为血管受压部位管壁不规则。Mortor 认
为,肿瘤信号不均匀、瘤内有间隔、瘤周有浸润是滑
膜肉瘤的特征性 MRI 表现。若于肿瘤术后随访中,
病变部位出现 T₂WI 信号增高,应考虑肿瘤复发,注
射 Gd-DTPA 后行增强扫描,复发肿瘤常有显著强
化。X 线及 CT 检查显示钙化的敏感性明显优于

MRI,对滑膜肉瘤的定性有较大价值,此外,这两种
方法亦能显示骨质受侵的征象。

五、恶性纤维组织细胞瘤

恶性纤维组织细胞瘤(malignant fibrous histio-
cytoma)是一种常见的软组织肉瘤,其成分多样,包
括组织细胞、纤维母细胞、巨细胞和黄色瘤细胞。由
于过去对它认识不足,导致名称繁多,如恶性纤维黄

色瘤、恶性黄色肉芽肿、纤维性组织细胞瘤等,并常与纤维肉瘤、滑膜肉瘤等相混淆。恶性纤维组织细胞瘤好发于50~70岁中老年人。男性略多于女性。肿瘤好发部位为肢体的骨骼肌或临近深筋膜处,亦可发生于骨组织。肿瘤通常较大,富含血管,瘤内可见出血或坏死灶,偶见钙化灶。肿瘤可以侵犯邻近的血管和神经,也可侵犯邻近骨骼,引起骨质破坏。组织学上肿瘤可有假包膜,质地多较软,少数肿瘤内胶原纤维含量较多,质地较硬。肿瘤细胞具有多形性,主要由纤维母细胞样细胞、组织细胞样细胞、巨细胞和黄色瘤细胞等组成。临床上常表现为软组织肿块和局部疼痛。恶性纤维组织细胞瘤术后复发率较高,可达44%,转移率约为42%。

【MRI表现】 大多数恶性纤维组织细胞瘤呈边界清楚的类圆形肿块,少数呈浸润性生长,其边界往往不甚清晰。肿瘤在 T_1WI 上呈中等信号,在 T_2WI 上呈高信号;当肿瘤内胶原纤维含量较多时,在 T_2WI 上可呈低信号(图35-3-6)。由于病灶内常有出血和坏死,其信号常不均匀。注射 Gd-DTPA 增强后,病灶可明显强化,但常不均匀。尽管恶性纤维组织细胞瘤的 MRI 表现缺乏特征性,但 MRI 对明确肿瘤范围及是否侵犯邻近血管等具有较大意义,明显优于 CT。MRI 还能观察恶性纤维组织细胞瘤术后有无残留和复发。

六、纤维肉瘤

纤维肉瘤(fibrosarcoma)是一种少见的软组织恶性肿瘤,起源于成纤维细胞,基质中不含软骨、骨或骨样成分。纤维肉瘤可发生于任何年龄,但多见于30~55岁,女性略多于男性。纤维肉瘤可发生于身体各个部位,但以大腿与膝部最为多见,其次是躯干与四肢的末端。纤维肉瘤呈圆形或分叶状,直径

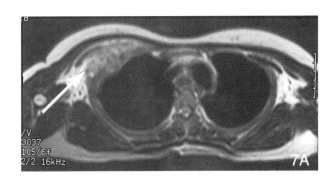

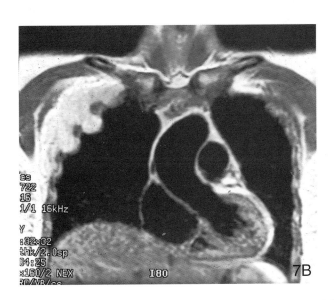

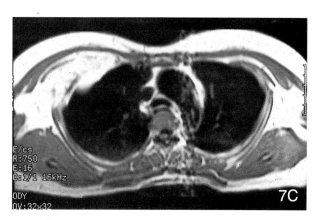

图 35-3-7 右胸壁纤维肉瘤

A. FSE T_2WI,肿块为稍高信号(箭)。B、C. 注射 Gd-DTPA 后,肿块显著强化,呈极高信号,且较均匀。

为 3～10 cm,可有假包膜,较大的肿瘤边界模糊不清。肿瘤质软,切面呈灰白色或红黄色。组织学上可分为分化良好与分化不良两型。病程发展较缓慢,主要症状为单发性肿块和患处疼痛。恶性程度高者,常发生肺部转移。纤维肉瘤的术后复发率较高,可达 56%～75%。

【MRI 表现】 肿瘤呈圆形或分叶状,在 T_1WI 上呈低信号,T_2WI 上呈高信号,病灶信号不甚均匀。注射 Gd-DTPA 增强后肿瘤可显著强化,常不均匀(图 35-3-7)。MRI 表现无特异性,但可以显示肿瘤的范围以及肿瘤与神经血管束的关系。此外,MRA 尚可显示邻近血管受侵的情况。

第四节 炎　症

软组织炎症大多由细菌引起,且多为化脓性炎症,常见的致病菌为金黄色葡萄球菌、溶血性链球菌等。按病程分为急性和慢性。急性炎症起病急骤,临床上出现典型的红、肿、热、痛和功能障碍,一般无须行影像学检查。若患者主诉中无明确的急性炎症病史,慢性化脓性炎症需与软组织肿瘤相鉴别。影像学检查非常必要。

急性期软组织炎症通常表现为蜂窝织炎,病理学特点为疏松组织中大量中性粒细胞浸润,以皮肤、皮下脂肪和肌肉等处多见,常由溶血性链球菌引起,其分泌物降解结缔组织基质、溶解纤维素等结构。因此,容易形成弥漫性浸润。在 MRI 上,病变范围较广,界限不清。在 T_1WI 上病变区组织信号显著降低,组织肿胀极为明显,在 T_2WI 上信号明显升高,呈大片状,在脂肪抑制图像上尤为明显。邻近皮下脂肪在 T_1WI 上信号低于正常,在 T_2WI 上则高于正常脂肪信号。此外,邻近的骨骼亦常出现改变,如在 T_1WI 上髓腔及松质骨信号明显降低。由于急性炎症病史较明确,确立诊断较为容易。

慢性期软组织炎症常为慢性脓肿,是炎症局限化的表现。其特征为组织发生坏死、溶解,形成充满脓液的腔,其壁由肉芽组织和纤维组织构成。脓肿在 T_1WI 上呈较低信号,在 T_2WI 上呈高信号,边界常较清楚;其周围结构尚存在细条状及网格状高信号影,并见组织肿胀。脓肿壁在 T_2WI 上有时呈较低信号,提示其壁的成分中含有较多的纤维组织。增强 MRI 检查,脓肿壁可见环形强化,在延迟期较为明显,中央坏死区无明显强化。

第五节　鉴别诊断和影像学方法比较

一、鉴别诊断

目前,虽然 MRI 具有较高的软组织分辨率,并能为病变诊断提供丰富的信息,但它在病变的定性方面除了某些特殊肿瘤外,价值并不十分显著。因此,其在鉴别诊断方面仅具有一定的参考价值。通常,鉴别软组织肿瘤良、恶性需从如下几个方面着手:

1. 病变的大小:良性肿瘤直径在 5 cm 以下较为多见,而恶性者多为 5 cm 以上,甚至达数十厘米。但本规则仅适应于成年患者,小儿的软组织肿瘤不能以此为依据来判断,即使直径小于 5 cm 亦可能是恶性肿瘤。

2. 病变的轮廓:良性肿瘤边缘多较光整,呈圆形或卵圆形;而恶性肿瘤则多呈不规则形态,边缘清楚或不清楚;高度恶性者呈浸润性改变,边缘模糊不清。

3. 邻近结构的改变:良性肿瘤仅推移邻近结构,而恶性肿瘤常侵犯邻近肌肉、筋膜及脂肪组织,有时会出现包绕血管和神经的征象。

4. 信号的均匀度:较小的肿瘤,如直径为 3 cm 以下,其信号常较均匀,病理学上以良性居多;较大的肿瘤由于出现坏死、液化概率极高,于是信号常不均匀,而恶性肿瘤生长迅速,就诊时即较大,其信号亦常不均匀。因此,信号均匀度在鉴别诊断方面有一定的参考价值。

5. 组织特异性征象:从影像学角度分析,肿瘤的信号强度、形态和发病部位有时能提示肿瘤的组织学特性,如在 T_1WI、T_2WI 上均为高信号,于 STIR 上为低信号,边界较清晰,即可确诊为脂肪瘤。但由于恶性肿瘤组织排列与正常组织相差甚远,故其信号表现难以准确地提示组织属性,如脂肪肉瘤可表现为 T_1WI 低信号,T_2WI 高信号。弹力纤维瘤在 T_1WI、T_2WI 上均为较低信号,且其生长部位较特殊,多位于肩胛下角区,这些特点对诊断亦有较大的帮助。此外,神经鞘瘤常位于粗大神经附近,此征象对诊断亦有一定的提示作用。又如肿瘤内见到流空血管影,则提示为血管瘤或动静脉血管畸形。

6. 强化特点:一般来说,血管瘤、神经鞘瘤和良性纤维瘤可出现相对特异性的强化特征。血管瘤强化常较显著,有时可见粗大的供应及引流血管。神经鞘瘤容易坏死,故中心无明显强化,周边区可见明显强化,且肿块边界常较清晰。反之,良性纤维瘤常于平扫时在 T_1WI、T_2WI 上呈较低信号,增强后无明显强化。一般而言,显著的不均匀强化以恶性可能大。

7. 远处转移:若发现远处组织和脏器存在转移性病灶,则可确定恶性诊断。

8. 术后复发:若手术后出现复发,尤其是短期内复发,应考虑恶性或恶变可能。当然,良性肿瘤切除不彻底,术后亦可出现复发。

二、影像学方法比较

在 CT 和 MRI 诞生之前,软组织疾患的影像学检查以 X 线及血管造影为主,自 20 世纪 70 年代后,超声广泛用于临床,随后,CT 和 MRI 相继问世,软组织影像学检查进入了一个崭新的时代,尤其是螺旋 CT 和高场强 MRI 设备的快速发展,使其在判断软组织疾患的范围、指导临床制定治疗方案和病变随访等方面具有较显著的价值。

1. X 线摄片检查:由于组织分辨率很低,对绝大多数软组织肿瘤无诊断价值,钼靶 X 线摄片虽优于常规摄片,但远不如 CT 和 MRI。极少数病例如伴有广泛钙化的血管瘤和体积巨大的良性脂肪瘤等,凭借 X 线平片基本上能作出诊断,但病变的范围仍不十分明确。

2. 血管造影检查:虽对血管瘤和其他血供丰富肿瘤的诊断具有较大的价值,但这是一种创伤性检查,操作烦琐,且需要一定的技术。此外,对其他性质的肿瘤在显示病变大小和范围方面有一定价值,但定性诊断的价值是有限的。

3. B 型超声:能大致显示软组织肿块的部位及大小,但由于组织和空间分辨率不高,成像体位难以标准化等,常难以判断肿瘤的范围及其对周围组织的侵犯程度。

4. CT:是当前最常用的影像学方法之一。CT 能进行组织密度的测定,且对钙化的显示率很高。因此,对某些软组织疾患能做出较准确的诊断,如脂肪瘤、骨化性肌炎及某些血管瘤;尤其在螺旋 CT 应用于临床以后,不仅能定性而且能较准确地判断病变范围和大小。当然,螺旋 CT 增强检查必不可少。CT 能较清晰地显示邻近骨质是否受侵,尤其是骨皮质的破坏情况。但其显示病变的敏感性明显较

MRI 低,且 CT 不能直接进行冠状位和矢状位成像,这些不足将影响其对病变范围的客观判断。

5. MRI:具有组织分辨率高、任意方位成像的特点,目前已成为最有价值的软组织影像学检查方法。根据 MRI 的信号特点可以对典型的脂肪瘤、纤维瘤、某些脉管瘤及急性炎症等疾患作出准确的诊断。由于可以进行冠状位和矢状位成像,因此,MRI 能准确地显示病变的范围及其对周围组织结构的侵犯情况,MRI 对此极为敏感,于早期即出现信号异常,明显优于 CT 检查。增强 MRI 检查对判断肿瘤组织抑或瘤周水肿具有较大的价值。一般肿瘤实质常有较显著的强化,而瘤周水肿仅于延迟期见轻度强化。此外,MRI 在随访术后病例中亦具有重要价值,复发的肿瘤在 T_2WI 上常呈高信号,增强后常见显著强化。近年来,软组织肿瘤 MR 波谱分析的研究亦倍受关注,目前对此尚无统一认识,但一般认为 ^{31}P MR 波谱分析有助于软组织肿瘤良、恶性的鉴别。

(汪登斌 方文强 江 浩)

参 考 文 献

1. 李 澍,等.179 例滑膜肉瘤临床分析.肿瘤,1985,5:109

2. Brennan MF. Presentation, demographics and prognosis. In: Shiu MH, et al. Surgical management of soft tissue sarcoma. Philadelphia. Lea Febiger Publishers, 1989,45

3. Cohen EK, Kressel HY, Perosio T, et al. MR imaging of soft tissue hemangiomas: correlation with pathologic findings. AJR, 1988,150:1079

4. DE Schepper AM, Ramon FA, Degryse HR. Magnetic resonance imaging of soft tissue tumors. JBR-BTR, 1992,75:286

5. Disler DG, Alexander AA, Mankin HJ, et al. Multicentric fibromatosis with metaphyseal dysplasia. Radiology, 1993,187:489

6. Ehara S, Some M, Tamakawa Y, et al. Fluid-fluid levels in cavernous hemangioma of soft-tissue. Skeletal Radiol, 1994,23:107

7. Erickson SJ. High-resolution imaging of the musculoskeletal system. Radiology, 1997,205:593

8. Gould ES, Javors BR, Morisson J, et al. MR appearance of bilateral elastofibroma. J Comput Assist Tomogr, 1989,13:701

9. Greenfield GB, Arrington JA, Kudryk BT. MRI of soft tissue tumors. Skeletal Radiol,1993,22:77

10. Greenspan A, Michel Azowz E, Matthews Ⅱ J, et al. Synovial hemangioma: imaging features in eight histologically proven cases: review of the literature, and defferetial diagnosis. Skeletal Radiol, 1995,24:583

11. Ha TV, Kleinman PK, Fraire A, et al. MR imaging of benign fatty tumors in children: report of four cases and review of the literature. Skeletal Radiol, 1994,23:361

12. Horato TE. Histopathology of sarcoma. Semin Oncol, 1981,8:133

13. Kransdorf MJ, Jelinek JS, Moser RP. Imaging of soft tissue tumors. Radiol Clin North Am, 1993,31:359

14. Kransdorf MJ, Mies JM, Montgomery E. Elastofibroma: MR and CT appearance with radiologic-pathologic correlation. AJR, 1992, 159:575

15. Kransdorf MJ, Moser RP, Meis JM, et al. Fat-containing soft tissue masses of the extremities. Radiographics, 1991,11:81

16. Lagae P, Harth S, Dierick A. Elastofibroma dorsi: CT, MR and pathologic study in a new case. JBR-BTR, 1992,75:197

17. Liesse G, Tregraghi A. Elastofibroma: CT and MR findings. JBR-BTR, 1991,74:37

18. London J, Kim EE, Wallace S, et al. MR imaging of liposarcomas, correlation of MR features and histology. J Comput Assist Tomogr, 1989,13:832

19. Mahajan H, Kim EE, Wallace S, et al. Magnetic resonance imaging of malignant fibrous histiocytoma. Magnetic Resonance Imaging, 1989,7:283

20. Massengill AD, Sundaram M, Kathol MH, et al. Elastofibroma dorsi: a radiological diagnosis. Skeletal Radiol, 1993,22:121

21. Miller TT, Potter HG, McCormack RR JR, et al. Benign soft-tissue masses of the wrist and hand: MRI appearance. Skeletal Radiol, 1994,23:327

22. Morton MJ, Berquist TH, McLeod RA, et al. MR imaging of synovial sarcoma. AJR, 1991,156:337

23. Petasnick JP, Turner DA, Charters JR, et al. Soft-tissue masses of the locomotor system: comparison of MR imaging with CT. Radiology, 1986,160:125

24. Roth D, Widelec J, Ramon F, et al. Adipose tumors of soft tissues. JBR-BTR, 1992,75:321

25. Suh JS, Hwang GJ, Hahn SB. Soft tissue hemangioma: MR manifestations in 23 patients. Skeletal Radiol, 1994,23:621

26. Sundaram M, Baran G, Merenda G, et al. Myxoid liposarcoma: magnetic resonance imaging appearances with clinical and Histological correlation. Skeletal Radiol, 1990,19:359

27. Sundram M, McLeod RA. MR imaging of tumor and tumor-like lesions of bone and soft tissue. AJR, 1990,155:817

28. Weiss SW, Malignant fibrous histiocytoma. Cancer, 1978,41: 2250

29. Wetzel LH, Levine R. Soft-tissue tumors of the value of MR imaging for specific diagnosis. AJR, 1990,155:1030

第三十六章

脊柱

第一节 检查技术

一、胸腰椎 MRI 检查方法

胸腰椎 MRI 检查一般采用表面线圈,但往往不能覆盖整个脊柱,可分次扫描。胸腰椎的成像平面包括矢状面和兴趣区横断面,必要时加冠状面。矢状面成像包括自旋回波(SE)T_1WI 和快速自旋回波(FSE)T_2WI。T_1WI 采用 4~5 mm 层厚,1 mm 间距,FOV 30 cm,矩阵 256×256 或 256×192,TR 500 ms,TE 20 ms,2 次激励或信号采集(2NEX)。FSE T_2WI 采用 TR 3 000~5 000 ms,TE 90~110 ms。胸腰椎横断面成像一般采用 FSE T_2WI,FOV 18 cm,其他参数同矢状面成像。STIR 序列常用的参数为 TR 3 500 ms,TE 35 ms,TI 110 ms。

二、颈椎 MRI 检查方法

颈椎 MRI 检查采用颈部表面线圈。矢状面通常采用 SE T_1WI 和 FSE T_2WI,层厚 4~5 mm,间距 1 mm,FOV 20 cm,矩阵 256×192,4 NEX。T_1WI(TR 600 ms TE 30 ms),可在 Gd-DTPA 增强前后使用。FSE T_2WI(TR 3 000 ms TE 100 ms)颈椎横断位扫描通常采用 T_2^* 成像(TR 700 ms TE 20 ms,翻转角 30°),FOV 16 cm。SE T_1WI 可在增强前后使用。

第二节 正常解剖和 MRI 表现

一、正常胸腰椎的 MRI 表现

(一) 矢状面

胸腰椎椎体矢状面呈方形或长方形。胸椎椎体从上至下逐渐增大。骨松质由薄的骨皮质包绕,椎体主要由骨松质组成,在 T_1WI 上呈中等信号,边缘骨皮质呈低信号(图 36-2-1)。正常椎体内信号强度较均匀,随年龄增长骨髓内脂肪含量增多,T_1WI

呈局灶或弥漫骨髓高信号,而在 T_2WI 则呈中等信号。胸椎椎体后方有一对肋凹和肋骨头形成肋椎关节。椎管是由前方的椎体和椎间盘、外侧的椎弓根、后方的棘突和椎板组成。椎弓根由椎体上方向后突的骨柱构成,组成椎间孔的上下缘,椎弓根在 T_1WI 与椎体信号强度相似。椎板自关节柱走向内后,两侧相结合延伸到棘突基底部,棘突从椎弓向后凸,胸椎的棘突比腰椎细长,伸向后下。关节柱是指椎板和椎弓根汇合处骨质,从关节柱发出上下关节突。下位椎体的上关节突位于前外侧,面向后内,与上位椎体的下关节突对应,形成关节。椎小关节面由透明软骨覆盖,弹性纤维包绕着关节,内面有黄韧带加固。矢状面可以显示小关节面,T_1WI 和 T_2WI 关节软骨呈中等信号。

后纵韧带附着于纤维环和椎体后上下缘,而在椎体后方中间部位附着不牢固,血管结构可以从此进出。前纵韧带广泛覆盖在椎体和椎间盘前面,在颈段较窄,胸腰段宽。前纵、后纵韧带在 MRI 上均呈低信号,难以与骨皮质、椎间盘之外纤维环分开。

椎间盘由髓核、纤维环构成。纤维环分内纤维环及外纤维环即 Sharpey 纤维。椎间盘在 T_1WI 呈较低信号,分不清髓核与纤维环,T_2WI 上髓核及内纤维环呈高信号,Sharpey 纤维在 T_1WI 和 T_2WI 上均呈低信号,这反映了椎间盘内含水量较高。正常椎间盘髓核、内外纤维环之间移行可清楚显示。随着椎间盘退变,含水量减少,则移行部变得不明显。在成人椎间盘中央可见到一横行低信号带,认为是凹入或折入的纤维组织造成,属正常表现。椎体后方中部可见水平走向条状凹陷,为正常椎基底静脉所致,在 T_1WI 上呈低信号,在 T_2WI 上呈高信号。

硬膜外腔为硬膜外面与椎管壁之间的腔隙,其内富含脂肪、韧带、神经和血管,硬膜外脂肪在 T_1WI 上呈高信号,在 T_2WI 上呈中等信号,胸段硬膜外脂肪比腰骶段要少些。在盲囊扩大的 L_5~S_1 平面,硬膜外前方脂肪较多,而后方由于与黄韧带和棘间韧带直接相贴,看不到硬膜外脂肪。

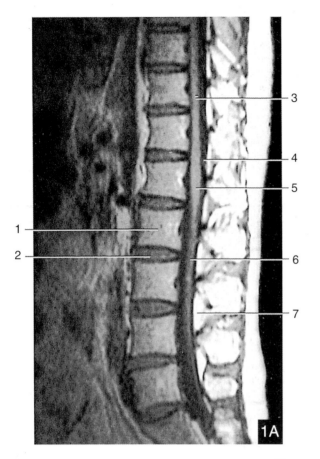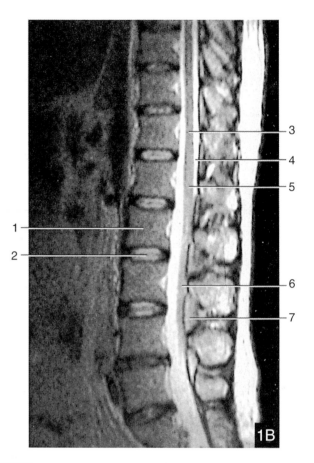

图 36-2-1　正常腰椎

A. 矢状位 T_1WI。　B. T_2WI。1. 椎体；2. 椎间盘；3. 脊髓；4. 脑脊液；5. 脊髓圆锥；6. 马尾神经；7. 硬膜外脂肪

硬脊膜为致密纤维组织,其末端可至 S_2 水平,它在神经根平面外凸,其内含有蛛网膜,共同形成神经根鞘。蛛网膜附着于硬脊膜内面,其间潜在一菲薄腔隙为硬膜下腔,MRI 上硬脊膜常难与蛛网膜分辨,统称鞘膜。脊髓表面包绕着软脑膜,软脑膜与蛛网膜之间的腔隙为蛛网膜下腔,其内为流动的脑脊液。MRI 上显示的鞘膜囊内脑脊液实际上是位于蛛网膜下腔内的。在胸段,脊髓后方蛛网膜下腔比前方宽,在 T_1WI 上脑脊液呈低信号,较脊髓信号为低,在 T_2WI 上脑脊液呈高信号,较脊髓信号高,两者可以很好区别。鞘膜将硬膜外腔和蛛网膜下腔分开,但通常在 T_1WI 和 T_2WI 上由于脂肪和脑脊液信号的影响,鞘膜不易显示,而在 T_2^* 图像上鞘膜可呈中等信号,T_1WI Gd-DTPA 增强扫描时鞘膜可强化呈高信号。

脊髓位于蛛网膜下腔内,T_1WI 脊髓与脑脊液及硬膜外脂肪相比呈中等信号,信号较均匀,类似椎间盘信号。脊髓圆锥在 T_{11}、T_{12} 水平,圆锥逐渐变细,其末端在 L_1、L_2 水平,偏后方。马尾神经与脊髓圆锥相比呈低信号。5% 的正常人群终丝纤维可见脂肪成分,可以局限于某部位,也可沿终丝至盲囊。在 T_2WI 及 T_2^* 图像上,与脑脊液相比,脊髓呈均匀的中等信号或低信号(图 36-2-2)。脊髓中央管一般难以显示。

椎间孔在旁矢状位可以很好显示。椎间孔内神经在周围高信号脂肪衬托下呈中等信号。在腰椎水平,T_1WI 上低信号的根静脉及中等信号的背侧神经根在椎间孔内丰富高信号脂肪组织衬托下较易区分。

(二)横断面

在横断面上,椎体及附件(包括椎弓、椎板、横突、棘突等)的黄骨髓 T_1WI 呈高信号,在 T_2WI 上呈中等信号。横突由椎弓根与椎板向两侧并稍向后突出,主要由松质骨组成。在胸椎,横突上每侧有一个横突肋凹与肋骨构成肋横突关节。黄韧带位于椎管内面的后部,平行于两侧椎板内缘,参与椎小关节囊的组成。黄韧带不同于其他韧带,由于其含有大量弹性纤维在 T_1WI 上呈中等信号强度,T_2WI 亦为

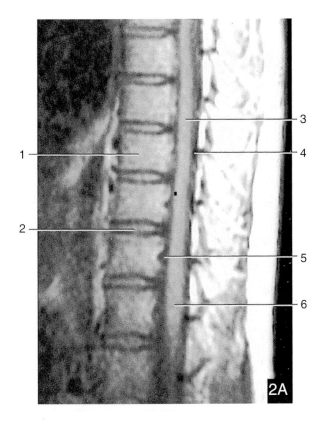

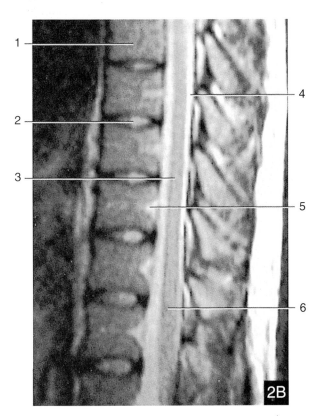

图 36-2-2　正常胸椎

A. 矢状位 T_1WI。　B. T_2WI。1. 椎体；2. 椎间盘；

3. 脊髓；4. 脑脊液；5. 椎基底静脉；6. 圆锥

中等信号,而在 T_2^* 上可呈高信号。

侧隐窝前面为椎体后缘及椎间盘,后面为上关节突前面,外面为椎弓根内面。

关节突的关节间隙、关节软骨及关节内液体在横断位可以显示。关节软骨厚 $2\sim4$ mm,关节软骨及关节滑液在 T_1WI 上呈低至中等信号,关节软骨在 T_2WI 亦为低至中等信号,而液体为高信号,在 T_2^* 上关节软骨及液体均呈高信号(图 36-2-3)。

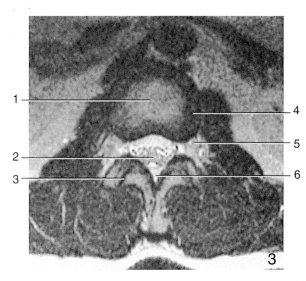

图 36-2-3　正常椎体

L_2、L_3 椎间盘平面横断位 FSE T_2WI。1. 髓核；2. 马尾神经；

3. 小关节软骨；4. 纤维环；5. L_2 神经根；6. 硬膜外脂肪

胸髓及马尾神经在横断面 T_1WI 上呈中等信号,周围脑脊液呈低信号,而 T_2WI 胸髓及马尾神经与呈高信号的脑脊液相比呈中等信号至低信号。圆锥末端在横断面上位于椎管中线稍靠后,周围可见许多神经根围绕,这些神经根在蛛网膜下腔内围绕圆锥及终丝,前部的腹侧神经根常呈"V"形,后部的背侧神经根多呈"W"形,越到下腰椎层面,神经根越少且越分散。

二、正常颈椎的 MRI 表现

(一)矢状面

在矢状面图像上,颈椎生理屈度是前凸的。第一颈椎(C_1)由于没有椎体,可根据它的前弓和后弓断面来辨认。在 T_1WI 上,颈椎松质骨黄骨髓呈中等偏高信号,脂肪沉积呈高信号,在 T_2WI 呈中等信号。枢椎齿状突与基底部结合处软骨呈一条状低信号带,C_2 椎体信号强度较齿状突高,且齿状突上方有高信号脂肪托。在颈椎,连接椎体与关节柱的椎弓较短,从关节柱后正中板形成棘突。与胸腰椎相同,下一椎体的上关节突与上一椎体的下关节突形成关节突关节。关节面软骨在 T_1WI 和 T_2WI 均呈中等信号,而 T_2^* 上呈高信号。$C_2 \sim C_6$ 横突的横突孔内走行着椎动脉和小的静脉。椎管的前后径从 $C_1 \sim C_3$ 逐渐变细,$C_3 \sim C_7$ 相对较均匀一致,前纵、后纵韧带在矢状位可以显示(图36-2-4)。

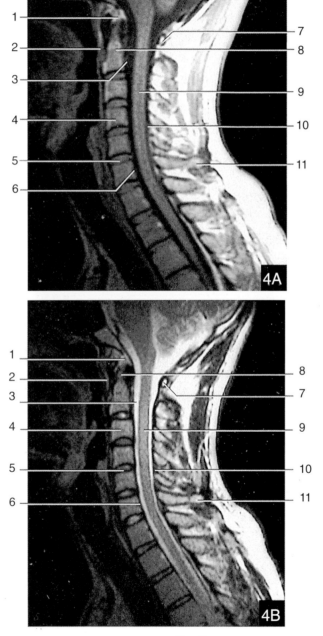

图 36-2-4 正常颈椎

A. 矢状位 T_1WI。B. 矢状位 T_2WI。 1. 脂肪托;2. C_1 椎体前弓;
3. 脑脊液;4. 椎体;5. 椎间盘;6. 后纵韧带;7. C_1 椎体后弓;
8. 齿状突;9. 脊髓;10. 黄韧带;11. 棘突

T_1WI 上颈椎椎间盘与低信号的脑脊液相比呈中等信号,脊髓相对呈高信号。

椎基底静脉穿过椎体后部的中部,和硬膜外静脉系统汇合。

颈椎的脊髓前后方蛛网膜下腔的宽度大小基本相等。

FSE T_2WI 可很好显示脊髓—脑脊液之间对比度,一般用 FSE T_2WI 取代 SE T_2WI。STIR 序列可 100% 抑制脂肪组织,对于评价骨髓和软组织病变、脊柱转移性病变的诊断和鉴别诊断也非常有帮助。

(二)横断面

颈椎横断面 T_1WI 上椎间盘呈中等信号,呈低信号的钩突位于椎间盘侧方,髓核与纤维环不易区分。脑脊液呈低信号,脊髓相对呈略高信号,而在 T_2^* 像上,椎间盘髓核呈高信号,周围纤维环呈低信号。在颈椎椎体平面,T_1WI 上椎间孔内高信号脂肪衬托出呈中等信号的神经根及根鞘,而在 T_2WI 上因脂肪亦为中等信号而难以区分。$C_1 \sim C_7$ 的神经根从相应椎体上方水平椎间孔离开。

椎动脉位于背侧神经根节的前方,在 T_1WI 上呈低信号,在 T_2WI 上呈高信号。硬膜外静脉位于椎体后方,以静脉丛的形式包绕椎动脉,在 T_1WI 上呈低信号,T_2^* 呈明显高信号。注射 Gd-DTPA 增强扫描时硬膜外静脉丛可明显强化,尤其是沿椎管前

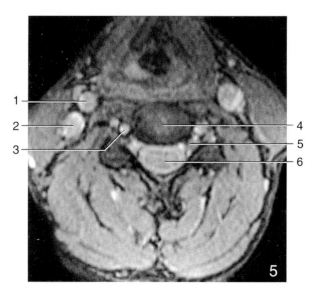

图 36-2-5 经颈 4,5 椎间隙平面横断位 T_2^* 加权像

1. 颈总动脉;2. 颈静脉;3. 椎动脉;4. 椎间盘;
5. 神经根;6. 颈髓

侧方及椎间孔。T_2^*WI 颈总动脉和颈静脉两者均呈高信号,各居前正中和后外侧方。骨皮质和骨髓均呈低信号,脑脊液呈高信号(图 36-2-5)。

第三节　脊柱和脊髓创伤

一、脊柱创伤的类型和机制

由于脊柱各部分结构具有不同的特点,即使受到同样的外力,造成的损伤亦不尽相同,通常按损伤的机制分为下列四种类型:

1. 屈曲性损伤:由轴向承重和由前向后的水平推力所造成。过屈性创伤通常引起椎体前部楔形变或椎体粉碎性骨折。严重的过屈性损伤中,椎骨后部韧带复合体(后纵韧带、黄韧带、棘间及棘上韧带和囊韧带)将断裂,并由此导致关节突关节半脱位和(或)椎体骨折。若以水平方向推力为主时,损伤常较轻,而关节突可出现骨折及关节脱位、绞锁等,而且颈椎关节突关节半脱位明显多于胸腰椎。过屈性损伤使脊柱呈后凸畸形。

2. 过伸性创伤:主要受力为自前上向后下的推压力,可导致前纵韧带的断裂和椎骨后部骨折,如棘突骨折等。前纵韧带断裂时,可引起椎体前缘撕脱性骨折,此时常形成椎旁血肿,上方椎体向后移位。当合并较大的轴向压力时,可导致椎弓根骨折,损伤的椎体便出现向前移位,与其后部附件出现距离,如 Hangman 骨折。此类创伤多见于颈椎,而胸椎最少见,这与各段椎骨的生理弧度和关节突关节的牢固程度有关。

3. 轴向压缩性骨折:此类创伤主要受力为垂直的上、下冲力,常见于颈、腰椎。前者多见于跳水、体操事故,后者则多见于高处坠地的患者。椎体的创伤常较严重,可形成粉碎性骨折。若合并屈曲受力,可导致椎体前部的横形压缩及椎骨半脱位,即椎体压缩的同时可伴有创伤性脊柱前移,此时关节突关节的骨折亦常见,且多见于腰椎。若相邻上、下关节突关节脱位即上关节突直达上一椎体的后缘,使椎间孔缩小,导致脊神经根明显受压或损伤。

4. 旋转性创伤:脊柱旋转时伴有过屈或过伸的应力,可致单侧椎弓根骨折。与单纯性过屈或过伸创伤相比,此类创伤易引起韧带损伤,韧带断裂后常引起关节突关节单侧或双侧半脱位而形成不稳定性骨折。

在日常工作中,这些因素通常联合作用,故创伤

以复合性居多。几乎所有严重的脊柱损伤均可导致脊髓创伤。

二、脊柱创伤的 MRI 表现

影像学检查是脊柱、脊髓创伤的重要检查手段。X 线平片及 CT 均能较明确地显示骨性脊柱创伤的情况,而且 CT 能发现细小的骨折及关节突的异常。近年来,螺旋 CT 扫描的三维重组图像对脊柱骨性创伤的检测亦具有较大的临床价值。但是,这些方法均不能直观地显示椎旁软组织及椎管内脊髓损伤与否,而 MRI 具有多平面成像及很高的软组织分辨率,能非常明确地显示脊髓和椎旁软组织是否损伤及损伤的具体细节。MRI 亦能较准确地显示椎骨的创伤。当然,在检测关节突和椎板较细小的骨折方面 MRI 不如 CT。

1. 椎骨创伤:在 T_1WI 上椎骨骨折处呈低信号,与骨折旁的骨质水肿区相连成片,但骨折线依稀可见。在 T_2WI 上则呈高信号,信号通常不均匀。病理改变包括骨折后出血及骨质水肿(图 36-3-1)。若椎骨骨折后向椎管方向移位,常导致或加重脊髓创伤,预后较差,爆裂性骨折通常出现上述情况。骨

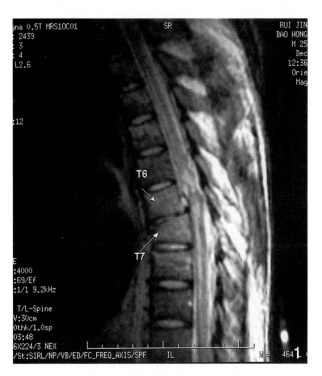

图 36-3-1　椎体急性创伤(T_6、T_7)

矢状位 T_2WI 示 T_6、T_7 椎体信号增高,T_7 椎体前上缘压缩呈楔形,椎间盘信号异常。后纵韧带撕裂,连续性中断,信号增高。T_6 水平脊髓连续性部分中断,脊髓水肿呈高信号。

折片向后移位直接损伤韧带、硬脊膜、蛛网膜等,进而损伤脊髓。

2. 椎旁软组织创伤:最常见者为韧带损伤,其他情况包括硬膜外积血、硬膜外静脉淤血肿胀、椎前软组织血肿等。韧带损伤常伴发于椎骨骨折。棘间及棘上韧带损伤,于 T_2WI 上呈片状或条状高信号。慢性期高信号变为不均匀或消失。前、后纵韧带损伤,表现为椎体前后低信号纵形线中断、掀起或增厚,并伴有 T_1WI、T_2WI 上信号升高(图 36-3-2)。若同时伴有椎间盘损伤时,此高信号与相邻椎间盘的高信号相连。T_1WI 上损伤的椎骨附近软组织厚度增加,信号不均匀性增高,提示存在出血。脊髓通常受压,硬膜外静脉丛淤血、肿胀。T_2WI 上断裂的后纵韧带在脑脊液高信号的衬托下,显示黑色低信号连续线条中断或偏移。前纵韧带损伤时,椎前软组织内信号升高,软组织增厚,韧带连续性中断,严重的病例可出现椎前血肿。棘间、棘上韧带及黄韧带损伤时,椎骨后方软组织间出现不均匀高信号,提示存在出血,常以棘突间为明显。

3. 椎间盘损伤:过屈性损伤中,后纵韧带断裂,使椎间盘随负压进入椎管硬膜外空间;过伸性损伤中,前纵韧带撕裂,椎间盘向前突出。在 T_1WI 上受损椎间盘仍呈低信号,但体积增大,形态变扁,呈前突和(或)后突以致脊髓受压,在 T_2WI 上受损的椎间盘呈高信号。若受损椎间盘除体积增大外,尚见信号不均匀,脊髓受压,常提示椎间盘撕裂。

4. 脊髓创伤:包括损伤后脊髓的形态和信号异常。急性期(24 h 内)MRI 表现可概括为:脊髓水肿、脊髓出血、脊髓挫伤、脊髓横形断裂和脊髓受压。慢性期 MRI 表现为:脊髓萎缩、脊髓软化、脊髓创伤性瘘管形成、创伤性脊髓空洞、椎管狭窄和骨质增生等。

(一)颈椎创伤

车祸是造成颈椎创伤的重要因素。据统计,车祸中 20% 的丧生者为致命颈椎创伤所致。颈椎创伤的主要特点有:①颈椎寰椎、枢椎与下段的 C_3~

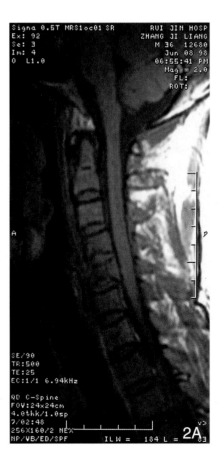
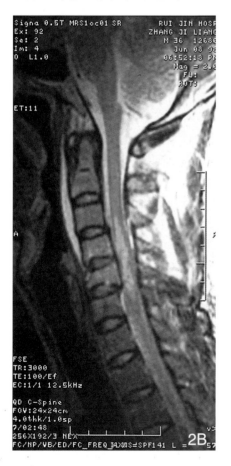

图 36-3-2 椎体急性创伤(C_4、C_5)

A. 矢状位 T_1WI 示 C_4、C_5 椎体压缩变形,呈略低信号,椎间盘增宽。C_2~C_5 椎前软组织影增厚,呈略高信号。前纵韧带连续性中断。

B. 矢状位 T_2WI 示 C_4、C_5 椎体呈高信号,椎前软组织影呈高信号,C_4、C_5 水平脊髓受压水肿,呈略高信号。

C_7 无论在解剖上还是功能上都存在着显著的差异。其损伤机制及所导致的创伤亦大相径庭。椎板和(或)椎弓根骨折至少占颈椎骨折的 50%。上段颈椎创伤很少与下段颈椎创伤并存。②临床上,下段颈椎创伤引起的神经系统功能障碍较颅椎结合处创伤多见。原因是较多的颅椎结合处创伤常导致极严重的脊髓损伤,而致患者死亡。③头部创伤可合并上颈段脊柱创伤。

1. 上颈段:上颈段创伤主要包括:创伤性寰枕关节脱位、创伤性寰枢关节半脱位、寰椎及枢椎骨折。

(1) 创伤性脱位

1) 寰枕关节脱位:此类创伤非常严重,可因脊髓横断而导致死亡,故临床上此类创伤进行影像学检查者很少。儿童由于寰枕、寰枢段较薄弱,易出现此类创伤,发生机制是连接齿突和枕骨髁的覆膜和翼状韧带破裂,使头前移而形成寰枕脱位。T_1WI、T_2WI 均显示咽后软组织肿胀增厚,比较特异性的征象为颅底点(枕大孔前缘中点)前移;寰枕关节间隙增宽(大于 5 mm),齿突顶韧带断裂等,这些征象于 T_1WI 较易显示。

2) 寰枢关节脱位:单纯的创伤性寰枢关节脱位多伴有椎骨及韧带创伤,即齿突骨折和(或)限制齿突后移的横韧带撕裂。寰椎与枢椎可发生脱位或半脱位,齿突与环前弓后缘间距增大,儿童超过 4 mm,成人超过 3 mm 即为脱位,颈椎呈屈曲位时,T_1WI、T_2WI 均显示此征。

3) 寰枢旋转固定或寰枢旋转性半脱位,俗称斜颈,常发生于较轻的创伤。寰枕关节只能作屈、伸运动,头和脊柱间的旋转主要由寰枢关节来实现。齿突张口位 X 线摄片可以观察齿突与寰椎两侧块之间的距离是否对称,但由于患者受伤后常不能完成张口位摄片,故难以拍摄体位精确的张口位片。MRI 冠状位扫描,在冠状位 T_1WI 上可以准确地测量枢椎齿突与寰椎两侧块之间的距离是否对称。

上述三种创伤性脱位常合并枕骨髁、寰椎、枢椎齿突骨折(图 36-3-3)。

(2) 寰枢椎骨折

1) 寰椎骨折:可单独发生,亦可合并枢椎骨折,寰椎骨折的最常见部位为后弓,如由于过度伸展,后弓与枕骨相碰撞,出现压缩性骨折,这种单纯性后弓骨折临床上属于稳定性骨折,并且无软组织肿胀,双侧后弓受累占寰椎后弓骨折的 50%。寰椎骨折分

为三类:①后弓骨折;②侧块骨折;③Jefferson 骨折,即寰椎粉碎性骨折,可同时伴有枢椎骨折。

2) 枢椎骨折:枢椎骨折大约占整个颈椎创伤的 27%。枢椎骨折中最多见的是齿突骨折。在 MRI 应用于临床前,齿突骨折通常采用张口位 X 线平片来显示,近年来,螺旋 CT 的重建图像亦可较清晰地显示齿突是否异常,而 MRI 不仅可显示齿突的异常,而且还可以观察椎骨附件及椎旁软组织损伤的情况(通常采用冠状位、矢状位),更重要的是能观察脊髓创伤的情况。Hangman 骨折表现为椎弓根撕脱性骨折,引起创伤性椎体前移,椎板后移,有时骨折线经过椎板而不是椎弓根,造成半脱位。前纵韧带撕裂时,可形成枢椎过伸性泪滴样骨折。

2. 下颈段:最常见的是过屈性创伤。

1) 过屈性创伤:单纯椎体前部压缩及铲土工骨折(clayshoveler 骨折)属于稳定性骨折,不影响椎管。因为椎体前部楔形压缩性骨折是椎体前部上终板粉碎性骨折,但椎体后部及椎弓、附件并未受累。Clayshoveler 骨折是肩胛肌剧烈收缩,并且与斜方肌收缩不协调,累及棘上韧带,从而形成 C_6 或 C_7 棘突撕脱性骨折。不稳定的过屈性颈椎创伤主要有:过屈性扭伤、单侧或双侧关节突关节脱位、过屈性泪滴样骨折等(图 36-3-4)。

2) 过伸性创伤:部分病例一般影像学检查可为阴性。下颈段过伸性创伤包括:过伸性泪滴样骨折和单纯过伸性韧带扭伤,前者常伴有神经系统的损伤、撕脱性小骨折,位于椎体前下缘。在 MRI 应用于临床之前,单纯性过伸性韧带损伤难以明确显示出来。形成折叠的黄韧带与椎体后缘之间的距离缩小,导致椎管狭窄,脊髓受压引起神经功能障碍。前纵韧带和椎间盘撕裂可以引起椎旁血肿及椎间隙前部增宽,MRI 显示前纵韧带低信号线状影掀起或中断,椎前软组织肿胀增厚,有时椎前形成血肿,且与撕裂的椎间盘相连(图 36-3-5)。

Whiplash 损伤即鞭损伤,指颈椎损伤时,既有过屈性又有过伸性的超范围运动,常使下三个颈椎似鞭柄,而上四个颈椎好似皮鞭抖动,故常损伤 C_4、C_5,最多见于两车相撞事故中。此类损伤在脊椎创伤中相当多见,因为绝大多数引起创伤的外力是复合性的。

(二) 胸椎创伤

1. 上胸椎:上中段胸椎创伤性骨折,比颈椎和腰椎段少见。只有在所承受的外力特别大,而且是

复合性外力时,才会造成上、中段胸椎骨折,常同时伴有颈、腰段骨折。

上胸段创伤绝大多数是由过屈和轴向承重所致,造成后部韧带复合体撕裂,椎体前部压缩骨折,常见的表现有关节突关节骨折和(或)脱位,上方椎体前移,下方椎体上终板压缩性骨折,若伴有旋转时,小关节突骨折,亦可见到上方椎体压缩。除此之外,MRI 上常见椎间盘损伤,T_2WI 信号升高。此类创伤常见于车祸中"安全带伤",安全带以上椎体承受过屈力而损伤,造成脊髓损伤(占 50%),并可致患者截瘫。此外,由于上胸段旋转运动较少,骨折性脱位多于一般的压缩性和爆裂性骨折。上胸段椎骨创伤较常引起椎旁血肿,致纵隔增宽和血胸等(图 36-3-6)。

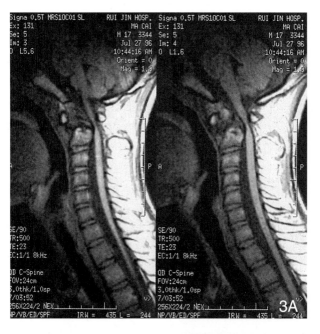

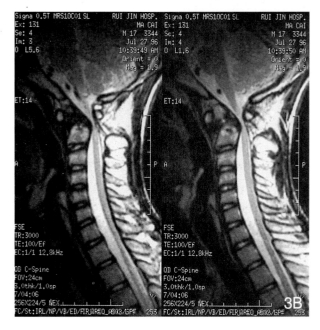

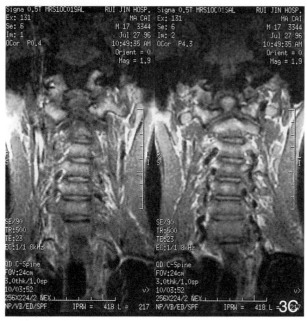

图 36-3-3　椎体骨折(C_2)

A. 矢状位 T_1WI 示 C_2 齿突骨折伴脱位,颈前软组织增厚,脊髓受压变细,蛛网膜下腔扩大。　　B. 矢状位 T_2WI,所见与 A 相似。
C. 冠状位 T_1WI 示齿突骨折移位,双侧块与齿突间距明显不对称。

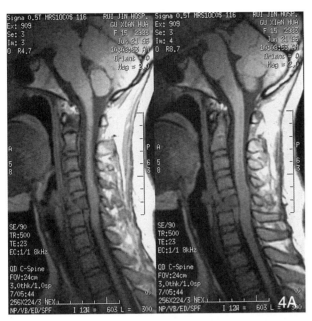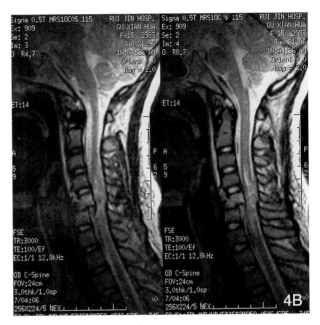

图 36-3-4　椎体骨折(C₅)

A. 矢状位 T_1WI 示 C_5 椎体骨折,椎体前上缘撕脱,椎前软组织增厚,信号增高。

B. 矢状位 T_2WI 示 C_5 椎体变形,椎体及椎前血肿呈高信号,硬膜外椎静脉淤血,$C_3 \sim C_5$ 水平脊髓受压水肿,呈高信号。

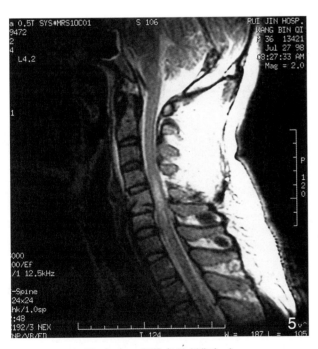

图 36-3-5　颈椎急性创伤(C₅)

矢状位 T_2WI 示 C_5 椎体压缩楔形变,呈高信号,C_5、C_6 椎间盘增宽,信号增高。前纵韧带损伤,$C_2 \sim C_4$ 椎前血肿,C_5 水平脊髓水肿,呈高信号。

2. 胸腰段:胸腰段脊柱不如胸椎上、中段稳固,易于受伤,所以胸腰段是脊柱创伤的好发部位之一,其中 40% 伴有神经系统功能障碍,该段损伤几乎全由过度屈曲和轴向压力所引起。胸腰段骨折大致可分为以下四类:①压缩性骨折;②爆裂性骨折;③安

全带伤(包括 Chance 骨折);④骨折性脱位。

(1) 压缩性骨折:此类创伤是胸腰段最常见的骨折类型,椎体前部被压缩变扁,而椎体后部及其他部位椎管纵行韧带均无损伤。严重者可出现后纵韧带撕裂,骨折片突入椎管引起硬膜外血肿和(或)脊髓损伤(图 36-3-7)。

(2) 爆裂性骨折:胸腰段是脊柱爆裂性骨折最好发部位。此类骨折一般在轴向承重基础上伴有过屈性损伤,大部分伴有骨折片突入椎管所致的神经功能障碍。MRI 上见椎体前部呈楔形,后部向椎管方向移位,是一种不稳定型骨折(图 36-3-8)。与其他压缩性骨折不同的是受损椎间盘疝入粉碎的椎体,椎体的前后径明显增大,其椎体的后上部常突入椎管,爆裂性骨折还可以导致椎弓根、椎板骨折和关节脱位。

(3) 安全带损伤:当突然发生严重的车辆相撞时,受害者身体向前冲,但腰以下被安全带固定,此时,固定点即为受力之支点。此平面以上的脊柱被牵曳、过度屈曲和压缩。若仅有单纯性椎骨损伤,称为 Chance 骨折;当然,典型的 Chance 骨折常累及多个椎体。

(4) 骨折性脱位:60% 的关节突脱位发生于 $T_{12} \sim L_1$ 之间,常伴有神经系统损害,关节突关节的半脱位、固定(Perching)或绞锁与骨折常并存。

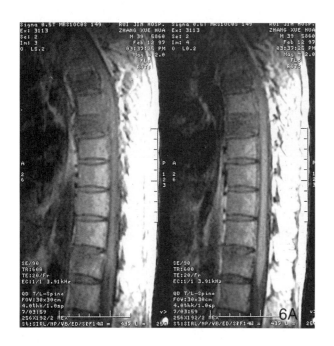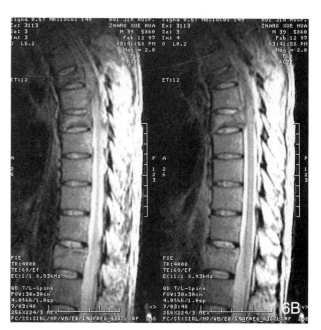

图 36-3-6 椎体多发性骨折

A. 矢状位 T_1WI 示 T_4、T_5、T_6、T_{11}椎体信号明显降低,椎体压缩变形,椎管内硬膜外静脉淤血。 B. 矢状位 T_2WI 示 T_4、
T_5、T_6、T_{11}椎体信号不均匀,T_4、T_5水平椎管内信号不均匀,正常脑脊液信号不连续。

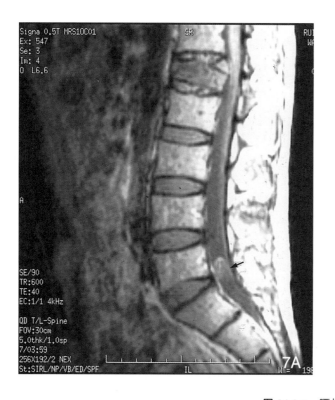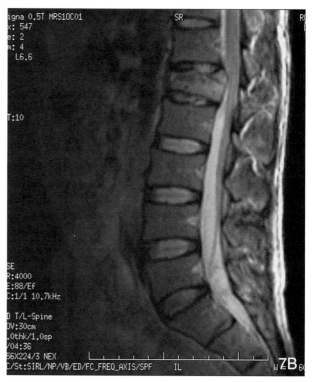

图 36-3-7 腰椎骨折(L_1)

A. 矢状位 T_1WI 示 L_1 椎体压缩骨折,呈相对低信号,椎体后缘可见撕脱骨片,向后呈角压迫脊髓圆锥。L_1、
S_5 水平蛛网膜下腔内可见片状高信号灶,系出血所致(箭)。 B. 矢状位 L_1 椎体呈相对略高信号,
上下方椎间盘形态及信号改变示椎间盘损伤。

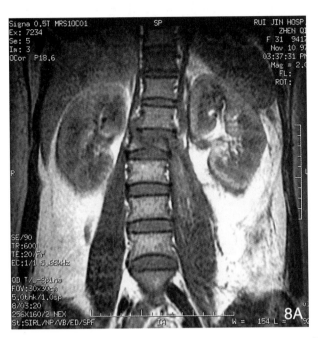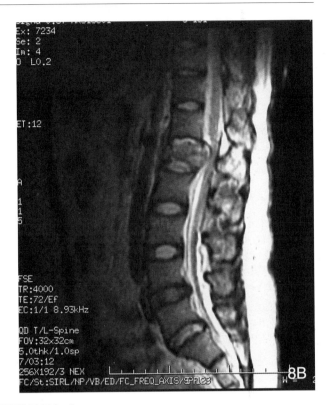

图 36-3-8　爆裂性骨折(L$_1$)

A. 冠状位 T$_1$WI 示 L$_1$ 椎体压缩变扁,上下方椎间盘体积增大,T$_{12}$椎体轻度左移,左侧腰大肌影增宽并可见不规则高信号影。

B. 矢状位 T$_2$WI 示 L$_1$ 椎体压缩楔形变,后方骨折片突向椎管致椎管狭窄,脊髓明显受压变细。

(三)腰椎及骶尾骨

腰骶尾部创伤相对于颈和胸、腰交界区要少。腰骶部创伤时常合并其他椎骨的创伤。尾骨骨折常为臀部着地所致,在尾骨损伤中,尾骨脱位稍多于骨折。MRI 上可以观察腰骶尾骨创伤时周围软组织及神经系统受伤情况,以及蛛网膜下腔及硬膜囊是否有出血。

(四)脊髓及其被膜损伤

MRI 不仅可以观察脊髓创伤的形态改变,而且可以通过观察其内部信号是否异常以及椎管内其他结构的创伤情况来判断脊髓损伤的程度,对治疗和预后有较大的指导意义。

1. 脊髓损伤急性期的病理改变与 MRI 表现

(1)水肿:是急性脊髓创伤的早期表现,可以单独存在,也可位于血肿、坏死组织周围或与其混杂。在一段时间以后可以消退,故为可逆性损伤。在 T$_1$WI 呈稍低或等信号,在 T$_2$WI 上为高信号,较均匀。

(2)出血:脊髓受到创伤后,脊髓的微循环随即出现改变而致出血。出血灶周围常伴有较广泛的水肿,呈"彗星尾"状。急性髓内出血于 24 h 内在高场

强 MRI 自旋回波序列上,在 T$_1$WI 上呈等信号或不均匀信号。在 T$_2$WI 上呈中央低信号(代表出血灶),周围为高信号水肿区。3 d 内 T$_1$WI 病灶中央信号逐渐升高,T$_2$WI 仍为低信号。5～8 d,在 T$_1$WI、T$_2$WI 上病灶均为高信号,但是,周围水肿区的高信号仍高于中央的高信号区。髓内出血为不可逆性损伤。

(3)挫伤:为局灶性出血伴水肿,较小的出血往往被水肿区掩盖。

(4)脊髓被膜损伤:包括硬脊膜撕裂、硬膜外血肿、硬膜下腔及蛛网膜下腔出血等。MRI 上显示椎管内脊髓外软组织增厚。软组织增厚在 T$_1$WI 上呈不均匀低信号,在 T$_2$WI 上呈高信号,局部硬膜外静脉从包括椎内静脉丛出现肿胀、淤血等表现。蛛网膜下腔出血时,在 T$_1$WI 上见脊髓周围脑脊液信号极不均匀,偶见少许高信号影,在 T$_2$WI 上脑脊液的高信号影内见不均匀低信号或等信号影,常伴有脊髓本身的创伤。

2. 脊柱脊髓创伤的慢性期改变:创伤性椎管狭窄是脊柱创伤中最常见的并发症。创伤性骨质增生发生率很高,而且椎间盘的破裂、韧带断裂等使脊柱

的活动度增大,势必引起或加重椎管狭窄。硬膜撕裂后的修复及蛛网膜撕裂和出血后均可引起椎管内粘连和(或)蛛网膜下腔的粘连和纤维化,是患者神经功能障碍的主要原因之一。在 T_1WI、T_2WI 上椎管及蛛网膜下腔的信号极不均匀。

脊髓创伤的慢性期表现包括创伤性脊髓软化、瘘管形成、脊髓空洞、脊髓萎缩等。脊髓软化自创伤(多为出血)后 48 h 后即开始,最终形成脊髓软化或空洞。

另一多见的慢性期表现为创伤性脊髓内瘘管形成。脊髓内病灶软化后形成的空洞与相邻的蛛网膜下腔相通,在 T_2WI 上显示高信号连于脊髓中央与蛛网膜下腔。

目前,MRI 是脊柱脊髓创伤的重要检查手段,尤其能显示有关脊髓本身的创伤和椎管及椎旁软组织的改变,MRA 对椎动脉损伤的检出率亦较高。当然,MRI 对椎骨特别是椎管后部的骨性部分如椎板及小关节突创伤的显示能力尚不如 CT 检查。CT和 MRI 联合应用将能最科学地评价脊柱脊髓创伤。

第四节 脊柱的病变

一、椎间盘突出

椎间盘突出症(disc herniation)的诊断除了依靠病史、体征外,影像学检查为诊断的重要手段。

正常椎间盘是由软骨终板、纤维环和髓核三部分构成。软骨终板在椎体上、下各有一个。其平均厚度为 1 mm。它的作用是承受压力、保护椎体。纤维环分为内、外两层。外层由胶原纤维组成,内层由纤维软骨组成,纤维环甚为坚固,紧密附着于软骨终板上,保持脊椎的稳定性。髓核为脊索的残留物。儿童的髓核几乎完全由疏松的纤维软骨和大量的胶原物质构成,胶原物质具有与水结合的能力,随着年龄的增长,胶原物质逐渐被纤维软骨所取代。髓核具有可塑性,在压力下变为扁平,加于其上方的力可以平均向纤维环及椎体软骨终板各个方向传布。椎间盘可以向各方突出,由于前纵韧带坚强,前方及双侧纤维环均较厚,在此不易突出。最常见的突出部位是垂直向椎体内突出(Schmorl 结节),其次是向后外侧及后方突出。真正的后正中方向突出较后外侧突出少,这是因为后纵韧带在此加强了后正中部分的纤维环的缘故。后外侧型突出往往在椎间盘偏上或偏下缘突出,而不在椎间隙中央。双侧后外侧

突出是由于纤维环后部中线两侧的退变,使髓核物质的碎块在不同时间内向两侧突出,患者可呈现双下肢痛或先一侧痛而后对侧亦受累;单侧后外侧突出,突出髓核由小变大,最终在偏中线侧出现。后外侧突出容易压迫刺激神经根引起坐骨神经痛,向后偏中央突出的突出物往往较大,易压迫马尾神经产生马尾综合征。临床上的腰椎间盘突出症,以这两类最多见。髓核还可沿椎体软骨终板和椎体骨之间的通道突出,造成侧位 X 线及椎体边缘的游离骨块,称为经骨突出。

胸腰部椎间盘突出症的主要症状为腰背部疼痛和坐骨神经痛。95%的椎间盘突出症发生于 L_4、L_5 及 L_5、S_1 椎间隙。

根据北美脊柱协会(North American Spine Society)的规定,对椎间盘突出作如下分类:

1. 椎间盘膨出(annuler bulge):是指椎间盘组织向周边广泛鼓出并超过了相应椎体的边缘。

2. 椎间盘凸出(protrusion):指髓核进入外层纤维环,造成局部纤维环突出椎体边缘,但外层纤维环和后纵韧带保持完整。

3. 椎间盘脱出(extrusion):为髓核突破外层纤维环和后纵韧带进入硬膜外间隙。由于凸出和椎间盘脱出在影像学表现上难于区别,临床中常将两者合二为一称为突出。

4. 髓核游离(free fragment disk):脱出的髓核与纤维环分离,离开椎间盘平面进入上下椎管。

(一)胸腰椎间盘突出的 MRI 表现

1. 椎间盘膨出:矢状面上变性的椎间盘向后膨出,后方条状低信号呈凸面向后的弧形改变,此现象在 T_1WI 上比 T_2WI 更为明显。横断面显示椎间盘对称性膨出,边缘光滑,无局部突出(图 36-4-1)。硬膜囊前缘和两侧椎间见脂肪可有轻度光滑压迹。

2. 椎间盘突出:根据椎间盘突出的部位将椎间盘突出症分为三型,即中央型、侧旁型及侧后型突出。

(1)中央型突出:为髓核通过纤维环后部中央突出,到达后纵韧带下(图 36-4-2)。由于后纵韧带在此部位加强了后方纤维环,因此纤维环外层完全破裂者罕见。

(2)侧旁型突出:亦称椎间孔突出。突出物可压迫椎间孔内的神经根,引发下肢放射痛。

(3)侧后型突出:纤维环后部最薄弱部位在椎间盘中线两侧,且缺乏后纵韧带的加强,因此为椎间

盘突出最常见的部位。在 T_1WI 上,椎间盘突出表现为局部性后突。信号强度常与无变性的椎间盘中央部分相同。在 T_2WI 及质子密度加权像上,突出的椎间盘为中等偏高信号(图 36-4-3),当伴有椎间盘变性时,则可能表现为等信号或低信号。矢状面

T_2WI 对显示硬膜囊受压变形较为敏感。椎间盘突出最易发生在受力最大的部位,以 L_4、L_5 和 L_5、S_1 最多见而胸椎间盘突出较少见。胸椎椎间盘突出占椎间盘突出的 $0.15\% \sim 1.8\%$,突出常见于中下段胸椎。

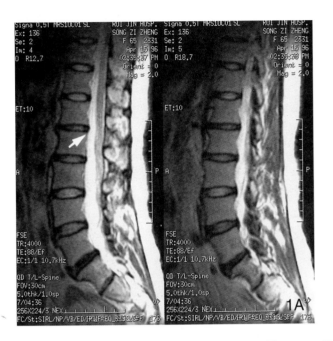

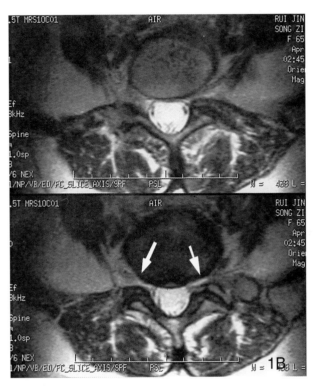

图 36-4-1 腰椎间盘膨出

A. 矢状面 T_1WI 示 L_1、L_2 椎间盘后缘膨出(箭)。 B. 横断面 T_2WI 示椎间盘后缘膨出,边缘光滑,无局部隆起(箭)。

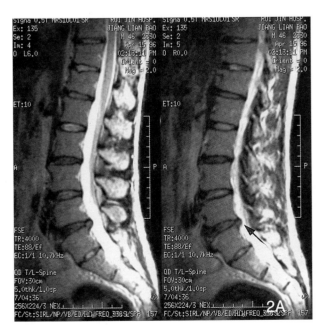

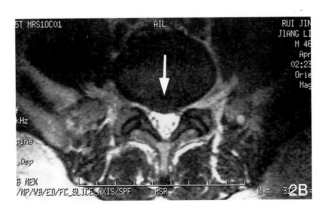

图 36-4-2 椎间盘中央型突出

A. 矢状面 T_2WI 示 L_1、S_1 椎间盘变性,信号减低,向后方突出(箭)。 B. 横断面 T_2WI 示椎间盘后正中突出,硬膜囊受压(箭)。

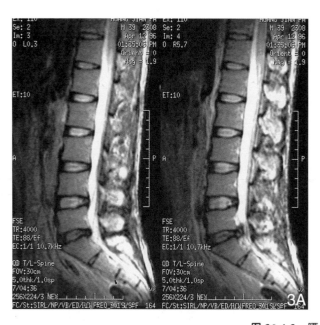
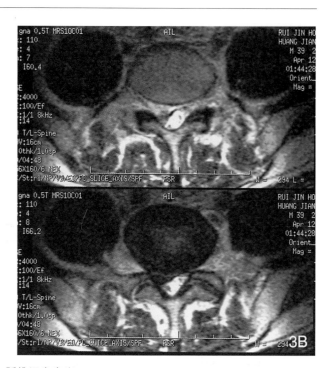

图 36-4-3　腰、骶椎间盘突出

A、B 分别为矢状面 T_2WI 和横断面 T_2WI，显示 L_5、S_1 椎间盘向右后方局部突出。

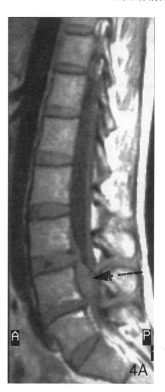
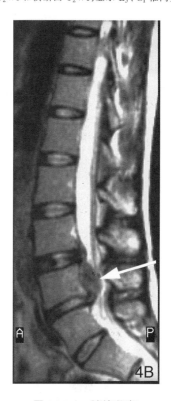
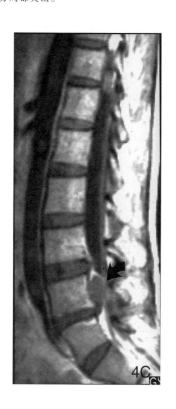

图 36-4-4　髓核游离

A、B 分别为矢状面 T_1WI 和矢状面 T_2WI，示 L_4、L_5 椎间盘髓核突出并离开 L_4、L_5 平面进入上方椎管内（箭）。

C. 矢状面 Gd-DTPA 增强扫描示游离髓核呈"牛眼"样强化（箭）。

　　髓核组织的高信号可能与继发性炎症或髓核组织水分增多有关。突出的髓核与未突出的髓核之间有窄颈相连。此征象于矢状面显示清晰。横断面MRI 能有效显示椎间盘向后侧方及侧方突出，并清晰观察椎间孔和神经根受压的情况。

　　突出的髓核在 T_1WI 和 T_2WI 上表现为低信

号,而在梯度回波序列及 T_2^* 图像上呈高信号。

3.髓核游离:游离髓核在 T_1WI 上呈等信号到低信号,但比脑脊液信号稍高。在 T_2WI 上和质子密度加权像上呈中等信号(图 36-4-4)。有时,在游离髓核与椎间盘之间可见一低信号带,同时后纵韧带破裂处亦表现为低信号带。两者共存,形成"双线征"。游离髓核可超出同一椎间隙上下软骨板平面。Schellinger 报道突出的髓核 42% 上移,40% 下移,其中 94% 存留于前硬膜外间隙。游离髓核因有炎性肉芽组织包绕,注射 Gd-DTPA 后呈环形强化而其中央部分仍为低信号,从而产生"牛眼征"表现。此征象有助于鉴别神经纤维瘤、被膜外纤维化等疾患。此外,应注意与椎管前侧方因水肿而增粗的神经根相鉴别。

髓核经终板突入椎体松质骨内称作椎体内突出,即所谓 Schmorl 结节。矢状面 T_2WI 扫描有利于显示 Schmorl 结节的存在,表现为比椎体终板软骨更高的信号强度。注射 Gd-DTPA 后有强化表现。

(二) 颈椎椎间盘突出 MRI 表现

颈椎间盘突出好发于 C_5、C_6 和 C_6、C_7 节段,主要是向后及侧后方突出。由于颈椎钩突关节的存在,它们阻止椎间盘向侧方突出。MRI 矢状面能直观地显示椎间盘和颈髓的轮廓以及它们的对应关系。旁矢状位和横断面有助于显示椎间盘侧突的情况。矢状面能发现椎间盘膨出时向后方鼓出的征象,但横断面更清晰地显示髓核以及它突出的路径(图 36-4-5)。当突出的椎间盘体积较大时,受压的脊髓可出现水肿,在 T_1WI 上呈低信号,在 T_2WI 呈高信号。

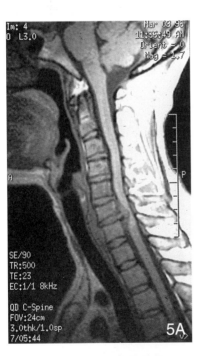
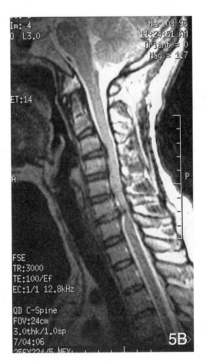
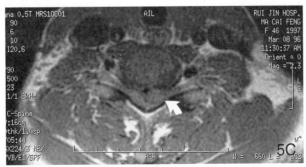

图 36-4-5　颈椎间盘突出

A、B、C 分别为矢状面 T_1WI、矢状面 T_2WI、横断面 T_2WI,显示 C_5、C_6 椎间盘向右后侧突出,后方硬膜囊受压(箭),右侧隐窝狭窄。

（三）椎间盘术后的 MRI 表现

椎间盘术后的最初一个星期内，局部血肿或早期瘢痕的 MRI 信号与突出的椎间盘信号相似，容易混淆。术后 2 周至半年后，血肿或瘢痕逐渐吸收变小。硬膜外纤维化组织可与椎间盘粘连，从而产生压迫效应。但硬膜外纤维化组织的边缘带不规则，据此可与复发的椎间盘突出相鉴别。MRI 增强检查可显示手术区原椎间盘部位有环形强化。此征象在术后 3 周发生率为 38%，至术后 3 个月降到 12%。同时，随术后时间的延长，强化形式由环状变为弥漫性。

Boden 等报道，62% 椎间盘手术病人术后 3 周有神经根强化，到术后 6 个月完全消失。这种神经根强化可不伴蛛网膜炎而独立存在。手术后椎间盘炎表现为相邻椎体骨髓组织 T_1WI 低信号，T_2WI 高信号。注射 Gd-DTPA 造影剂有强化，同时椎体终板皮质模糊或破坏。临床上，鉴别椎间盘炎和手术后改变常常要借助血沉检查。一般而言，手术后 4 个月内血沉恢复至正常水平。有些病人需作经皮椎间盘髓核抽吸活检，同时进行组织培养以明确致病细菌和种类，采取有效的抗菌治疗。

对于椎间盘突出复发和瘢痕组织的鉴别，MRI 增强检查及快速自旋回波重 T_2WI 较有帮助。注射 Gd-DTPA 后，瘢痕组织强化较复发突出的椎间盘强化明显且范围要广。据报道，快速自旋回波重 T_2WI 对区别瘢痕和复发性突出较好，在此序列上纤维瘢痕呈高信号，而椎间盘突出部分呈低信号。

二、脊柱滑脱

脊柱滑脱（spondylolisthesis）是指因椎管间骨性连接异常而发生的上椎体于下椎体表面部分或全部的滑移。

1976 年，Willse 和 Coll 等人根据其病因将脊椎滑脱分为五种类型并得到国际腰椎学会的认可。①先天发育不良性脊椎滑脱；②峡部病变；③创伤性滑脱；④退行性腰椎滑脱；⑤病理性骨折。

脊椎滑脱好发于 L_5 及 L_4 椎体，约占 95%，其中 L_5 椎体的发生率达 90% 左右，其他腰椎少见，颈椎和胸椎滑脱更少见。一些外伤性滑脱和退行性滑脱可多节段同时发生，甚至出现向后移位滑脱。

【MRI 表现】　MRI 矢状面可显示椎弓峡部缺损，表现为椎弓根后下方、上下关节突之间斜行异常信号影。其走向由后上至前下，如有椎体滑脱可见椎体前移，相邻两个椎体后缘连线失去连贯性。Meyeiding 将 S_1 椎体上缘平均分为四等分，L_5 椎体每向前移动 1/4 为 I 度，此法简便易行，为常用的估价滑脱程度方法。MRI 对于发现椎弓完全断裂的敏感度比 CT 低。当椎弓峡部断裂造成椎体滑脱时，椎管的直径显示增大。此征象较有特异性，有助于与退行性腰椎滑脱相鉴别。横断面 MRI 可显示在椎弓缺损处有低信号的硬化组织，形态为节段性或连续性，有时这种组织生长过度可造成侧隐窝甚至中央椎管狭窄。一些严重外伤常会合并急性椎弓崩裂，椎体前移（图 36-4-6），MRI 脂肪抑制成像（STIR）可用来发现急性骨折病灶。

退行性腰椎滑脱由下关节突内上面磨损而引发的，此时，MRI 矢状面结合横断面显示上下关节面走向垂直，椎间盘变性突出，椎管狭窄变形（图 36-4-7），有时还伴有小关节滑膜囊肿，在 T_2WI 上表现为高信号。虽然椎弓峡部完好无损，但由于小关节退行性变，关节囊增生，导致椎体不稳加上椎间盘变性塌陷，椎间隙变窄，椎体失去有效的制约而向前滑移。

三、椎管狭窄

椎管狭窄是指脊椎椎管、神经根管或椎间孔因先天性或后天各种因素（退变、外伤、失稳等），导致单一平面或多平面的椎管管径变小而压迫硬膜囊、脊髓或神经根，引起相关的神经压迫综合征。

（一）椎管狭窄的分型

1. 根据病因分为：①先天性发育性椎管狭窄：特发性；软骨发育不全。②获得性腰椎管狭窄：退变性；脊椎滑脱（峡部崩裂）；医源性；创伤后（晚期改变）。③混合性椎管狭窄：即先天性异常基础上并有获得性病变。

2. 根据病变部位可分为：①中央型狭窄，指构成椎管中央部分的骨性结构及软组织因退变而增生肥厚所致。②侧方型狭窄，是指位于侧隐窝、椎间孔的狭窄。

MRI 能提供有关椎管形态的三维测量资料。临床中最常用的是测量椎管中央前后径。一般认为腰椎椎管矢状径 ≤ 15 mm，应考虑狭窄，≤ 12 mm 应视为比较狭窄，当矢状径减小到 10 mm 为绝对狭窄。在颈段，椎管矢状径 ≤ 10 mm 为绝对狭窄。正常侧隐窝的矢状径为 5～7 mm，当 ≤ 3 mm 时肯定为狭窄；神经根管直径小于 4 mm 为神经根通道狭窄。

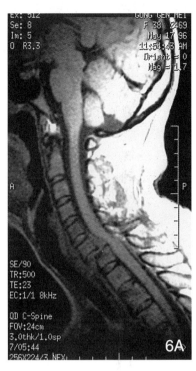
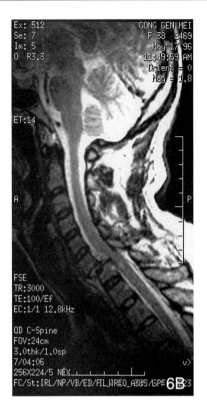

图 36-4-6　外伤后椎管狭窄

A、B 分别为矢状面 T_1WI 和矢状面 T_2WI，显示严重颈椎外伤后 C_6、C_7 滑脱，C_7 椎体后移压迫颈髓。

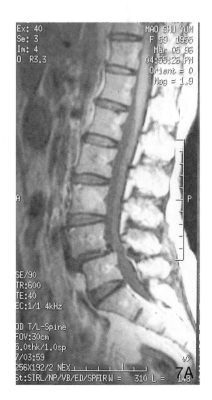
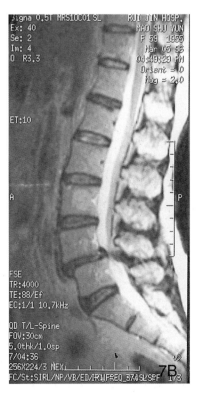

图 36-4-7　退行性椎体滑脱

A、B 分别为矢状面 T_1WI 和矢状面 T_2WI，显示 L_4 椎体退行性滑脱，Ⅰ度前移伴局部椎管狭窄。

（二）椎管狭窄的 MRI 表现

先天性椎管狭窄可累及一个或多个平面的骨性椎管。MRI 矢状面和冠状面的可显示广泛对称性的小椎管，主要表现为椎管向心性狭窄。横断面上，椎弓根短小，走行趋向平行。椎管的矢状径狭窄，在 T_1WI 上局部硬膜外脂肪的高信号消失，表明脂肪间隙受压，硬膜囊由圆形变为椭圆形。

后天获得性椎管狭窄常见于椎体小关节病变、椎间盘病变、椎体后缘骨质增生、后纵韧带骨化、黄韧带肥厚、脊椎滑脱和椎管内骨片及血肿。

腰椎椎管狭窄可由骨性或者软组织（如椎间盘）异常造成。中央型腰椎椎管狭窄，常见于 $L_2 \sim L_5$ 节段，尤以 L_4、L_5 间隙平面最常见。椎间盘脱出或膨出、椎体和椎小关节骨赘增生、韧带增厚都可导致中央型狭窄。MRI 能很好地显示椎管中央型狭窄并有助于判定病因。在横断面 T_1WI 和 T_2WI 上黄韧带的信号比后纵韧带和棘间韧带略高，形态为尖端向后的"V"形线条影，增厚时宽度超过 5 mm。如狭窄累及多个平面，可于椎间隙水平面见硬膜囊前后缘受压变形。矢状面 T_2WI 可显示硬膜囊于多个平面狭窄，其后方脑脊髓液呈搓板样改变（图 36-4-8）。

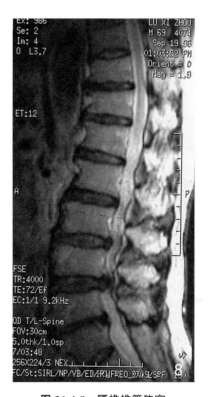

图 36-4-8　腰椎椎管狭窄

矢状面 T_2WI 示腰椎多个平面黄韧带肥厚，
硬膜囊后缘受压呈搓板样改变。

椎管中央型狭窄还可使马尾神经丛移位扭曲，甚至相互挤靠形成中等信号强度的"假团块"。当上下关节突肥大引起中央型椎管横径狭窄时，成像平面内的部分容积效应常造成硬膜囊后方假性切迹征象。

侧方型腰椎椎管狭窄多由侧隐窝狭窄所致。此时横断面 MRI 检查宜用 3 mm 层厚连续扫描，以减少部分容积效应，准确观察侧隐窝大小。若 ≤ 4 mm，提示侧隐窝狭窄。矢状面 MRI 有助于检查上下关节突增生，并能发现神经根鞘脂肪组织消失，同时还可以了解有否椎间盘侧方突出的可能。

椎间孔型椎管狭窄主要靠 MRI 矢状面成像，这种切面能有效地了解椎间孔的情况，发现各种导致椎间孔狭窄的致病因素，如椎间盘局部嵌顿、上下关节突肥大、椎弓短小、椎体骨质增生、椎弓横裂伴 Gill 小体等。

胸椎椎管狭窄的分类与原因以及 MRI 表现与腰椎相似（图 36-4-9），但由于胸髓相对细小，胸椎椎管相对宽大，椎管狭窄的发生率相应较低。一般胸椎椎管狭窄多因脊椎外伤引起。

颈椎椎管狭窄症的发生率仅次于腰椎。退行性变和损伤是导致临床发病的主要原因。退行性颈椎椎管狭窄常由两种病因所致，一组系由于椎体、钩突或小关节骨赘形成，后纵韧带肥厚或骨化以及黄韧带肥厚所致，另一组则主要为椎间盘脱出所引起。前一组病因所致的颈椎椎管狭窄常多处受累，好发节段依次为 $C_4 \sim C_5$、$C_5 \sim C_6$、$C_6 \sim C_7$ 和 $C_3 \sim C_4$。MRI 矢状面 T_2WI 示椎间隙平面硬膜囊和脊髓前后缘均有受压，外观呈蜂腰状（图 36-4-10）。在矢状面和横断面图像上骨质增生、韧带肥厚和骨化均表现为低信号。椎间盘脱出所致的颈椎椎管狭窄通常仅累及 1~2 个椎间隙层面。

中央型脱出者和侧方型脱出者 MRI 分别于矢状位和患侧旁矢状位见硬膜囊和脊髓前方有弧形压迹，严重者，受压脊髓可发生水肿、软化和囊变，在 T_1WI 上为低信号，在 T_2WI 上为高信号（图36-4-11）。神经根管型狭窄可由小关节面和钩突退行性变而引起，导致椎体后移，椎管前后径狭窄。

四、脊柱结核

脊柱结核是骨结核最常见疾病，以往认为好发于儿童及青年。发病部位以腰椎为最多，胸椎次之，颈椎较少见，骶尾部很少见。但近年的国内文献以及我们的资料表明 60 岁以上老年人脊柱结核的比

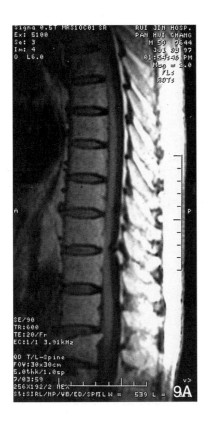

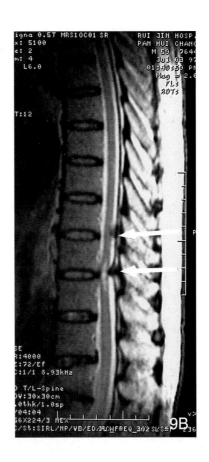

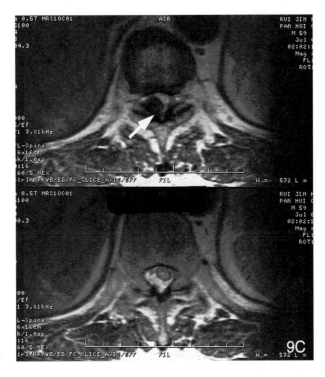

图 36-4-9　胸椎椎管狭窄

A、B、C 分别为矢状面 T_1WI、矢状面 T_2WI 和横断面 T_2WI。显示 T_{10}、T_{11} 水平右侧黄韧带肥厚，

压迫前方脊膜囊，导致椎管狭窄，$T_2WI(B, C)$ 显示黄韧带与脊膜囊关系较清楚(箭)。

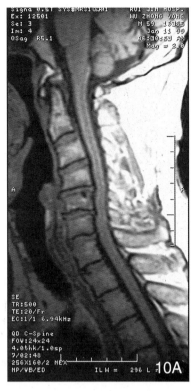
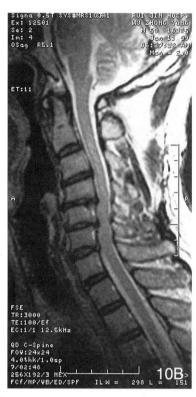

图 36-4-10 颈椎椎管狭窄

A、B 分别为矢状面 T_1WI 和 T_2WI。示 C_4、C_6 平面硬膜囊前后受压,外观呈蜂腰状改变,以 T_2WI 显示更清楚。

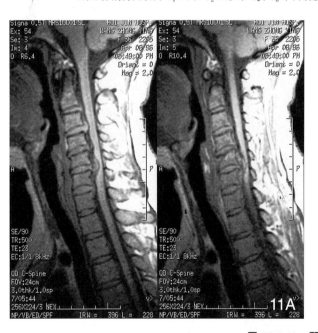
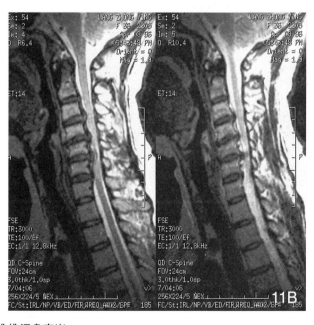

图 36-4-11 颈椎椎间盘突出

A、B 分别为矢状面 T_1WI 和 T_2WI,示 $C_3 \sim C_5$ 及 C_5、C_6 椎间盘突出压迫后方脊髓。

例呈明显上升趋势,为另一发病高峰,可能与此期患者经幼年及青年期结核后获得的免疫力减弱有关。典型的结核不难诊断,早期和不典型脊柱结核的正确诊断仍然是较困难的问题。

本病起病缓慢,常至晚期才被发现。往往有或多或少的全身症状,如疲乏无力、消瘦、食欲不振、低热等。以后可有明显的局部症状,主要有疼痛、脊柱变形、脓肿或窦道形成及脊髓受累的症状。约 90% 的脊柱结核病变均在椎体,附件结核占 1% ~ 2%。

（一）MRI 表现

一般认为相邻椎体骨破坏、椎间盘破坏、椎间隙狭窄或消失及椎旁脓肿形成是脊柱结核的特征。MRI由于对水含量和蛋白含量多少的变化非常敏感,可在病变的早期,在其他影像学检查结果阴性的情况下发现病变并确定病变范围。多平面成像有利于观察脊柱和椎间盘细微的病理改变和病变的范围,特别是矢状位有利于观察病变向椎管内侵犯的情况,多参数成像对于脊柱病变的鉴别诊断也很有帮助。

1. 椎体及附件受累情况:脊柱结核以多椎体受

累为特征,且以相邻的椎体受累为特点。少数病例在椎体破坏的同时可累及附件(椎弓根、椎小关节、横突及棘突)。单独累及附件的结核灶甚少见,应与转移瘤相鉴别。椎体的破坏可累及整个椎体,也可表现为椎体部分的受累,其中以前中部多见。

2. 椎体信号改变:脊柱结核的椎体信号改变是多样性的,大多数在 T_1WI 上呈均匀的低信号,少数呈混杂低信号,极少为等信号和高信号;在 T_2WI 上多呈混杂高信号,部分病例呈均匀高信号,极少呈等信号和低信号(图 36-4-12)。受累的椎体增强扫描

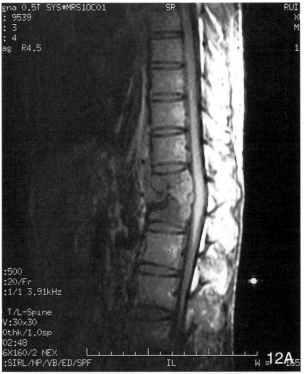

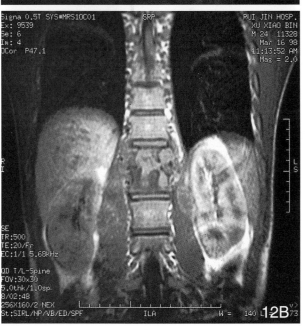

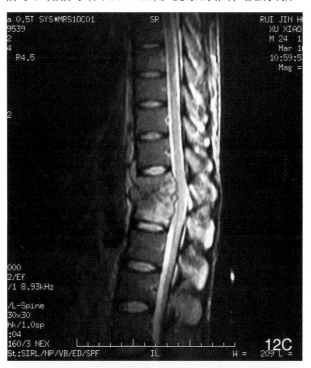

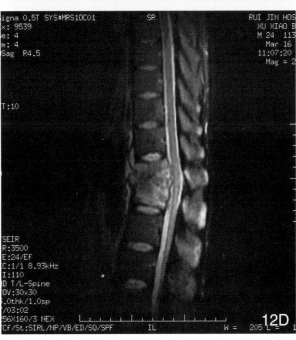

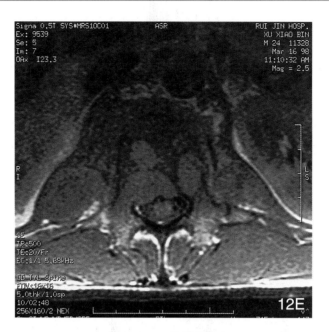

图 36-4-12　胸椎结核

A. 矢状位 T_1WI，T_{11}、T_{12}椎体骨质破坏，变扁，呈不均匀低信号椎间隙狭窄消失。　B. 冠状位 T_1WI，T_{11}、T_{12}椎体破坏变形，两侧可见椎旁脓肿累及腰大肌。　C. 矢状位 T_2WI，T_{11}、T_{12}椎体后方脓肿向后推压硬膜囊及脊髓，破坏之椎体呈高、低混杂信号，椎间盘破坏消失。　D. STIR，病变表现与C相同，但显示更加清楚。　E. 横断位 T_1WI，椎体破坏，椎旁脓肿，破坏的椎体和脓液向后推压硬膜囊和脊髓。

可见强化，以不均匀轻度强化较常见，少数可见均匀强化。

3. 椎间盘改变：脊柱结核的椎间盘改变包括椎间盘破坏、间隙消失及间隙狭窄。受累椎间盘在 T_1WI 上多呈低信号，在 T_2WI 上常为不均匀混杂高信号，少数为均匀高信号，我们尚未见到均匀低信号改变者，少数病例椎体受累破坏而椎间盘信号未见明显异常改变。受累的椎间盘增强扫描显示不均匀强化。

4. 脊柱和椎体形态改变：结核的脊柱形态改变包括脊柱后突、侧弯及椎体变形。椎体变形包括变扁、楔形和不规则形。

5. 椎旁软组织影：椎旁软组织影包括脓肿和肉芽肿，椎旁软组织影在 T_1WI 上呈低信号，少数呈等信号，在 T_2WI 上多呈混杂信号，部分为均匀高信号。椎旁软组织影增强扫描以环状较多见。椎旁软组织影的范围变化很大，可累及椎体前后及两侧，或仅位于前方，或两侧及后方。冠状位扫描易于显示椎旁脓肿及腰大肌脓肿的范围，矢状位及横断位有利于显示椎体后方脓液和变形破坏的椎体共同压迫硬膜囊和脊髓情况(图 36-4-13，14)。

6. 硬膜囊和脊髓改变：硬膜囊和脊髓受压在脊柱结核中较常见，包括脓肿和(或)变形的椎体压迫，

脊髓受压水肿在 T_2WI 上脊髓内出现异常高信号。

7. 附件结核：单纯附件结核较少见。附件结核破坏在 T_1WI 和 T_2WI 上由于椎体后方脂肪信号的影响不易清晰显示，STIR 扫描由于脂肪抑制，可清晰显示附件结构的破坏，呈明显高信号灶。

8. 不典型脊柱结核的 MRI 表现：不典型脊柱结核一般包括：单椎体结核，仅累及椎体后部的结核，多椎体破坏而椎间盘完好者，多椎体跳跃式受累以及棘突单独受累等形式。造成脊柱结核表现不典型的原因是多方面的，与病原入侵椎体的途径，椎体血供的方式，结核的病程，患者的年龄等有关。单椎体结核 MRI 表现缺乏特征，往往导致误诊，国外作者主张及早穿刺活检。结核侵犯椎体后部已有不少文献报道，一般而言，转移性肿瘤常首先破坏椎弓根和椎体后部，而脊柱结核极少单独累及椎体后部，多为椎体广泛破坏累及之。多椎体破坏而椎间盘完好也是脊柱结核中较少见的情形，相邻的多个椎体出现程度不等的骨质破坏，而椎间盘未见异常信号，此类病例虽然椎间盘信号改变不明显，但往往可见明显的椎旁和(或)椎前韧带下的脓肿，在冠状位和矢状位上易于观察，脓肿增强扫描可见环状强化，此类结核多见于韧带下型(图 36-4-15)。椎体跳跃式骨破坏被认为是椎体转移瘤的特征，极少见于椎体结

核。我们1例脊柱结核累及 $T_8 \sim T_9$、$L_1 \sim L_2$、$L_4 \sim$ L_5，呈跳跃式骨破坏，椎体破坏范围不大，伴椎间盘破坏，间隙狭窄，软组织脓肿不明显，经手术病理证实(图36-4-16)。

9. 老年人脊柱结核的 MRI 表现：以往文献报道脊柱结核多见于 40 岁左右的中青年人，但近年的国内文献和我们的资料表明老年人脊柱结核的比例明显上升，为另一个发病的高峰。而且老年人脊柱结核有一定特点，常为边缘型，椎体的骨破坏多见于颈椎和胸椎，由于椎体的血供与不同儿童，老年人的椎体骨破坏以椎体中后部骨破坏多见，椎旁脓肿无或往往较小。尽管有文献报道椎旁脓肿的大小和范围与病程有关，我们认为可能与老年人的机体反应也有关，老年人机体反应较儿童和青年为弱。

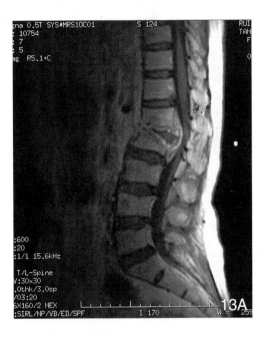

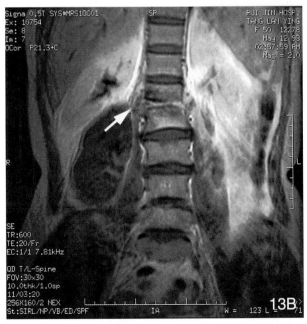
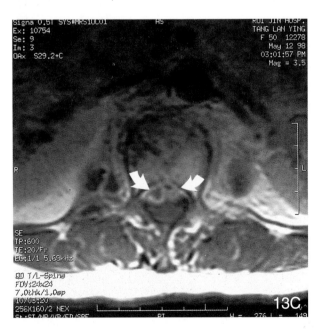

图 36-4-13　腰椎结核

Gd-DTPA T_1WI 增强扫描。A. 矢状位，L_1、L_2 椎体相邻缘骨质破坏，椎间隙狭窄，破坏的椎间盘及椎体后方脓肿呈环状蜂窝样强化。

B. 冠状位示右侧腰大肌脓肿边缘轻度强化(箭)。　　C. 横断位示椎体后方脓肿蜂窝状强化，向后推压硬膜囊和脊髓(箭)。

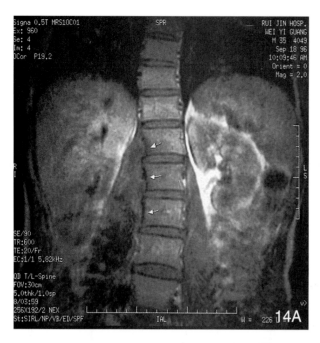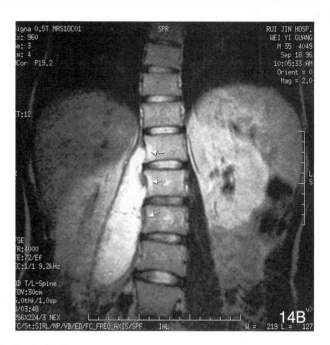

图 36-4-14　韧带下型结核

A. T_1WI 冠状位示右腰大肌脓肿信号不均，其内可见更低的信号，$L_1 \sim L_3$ 椎体右侧缘邻近脓肿处可见局限性的低信号灶（箭），
左侧腰大肌影清晰。　B. T_2WI 示腰大肌脓肿呈高信号，信号不均，边缘尚清，$L_1 \sim L_3$ 椎体右侧缘小片状高信号（箭）。

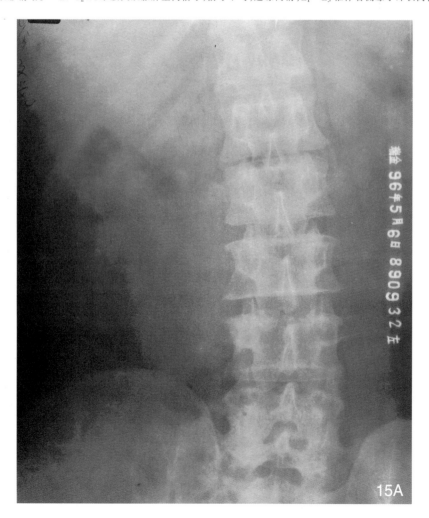

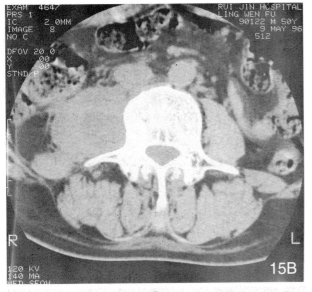

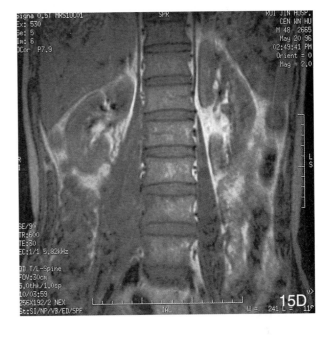

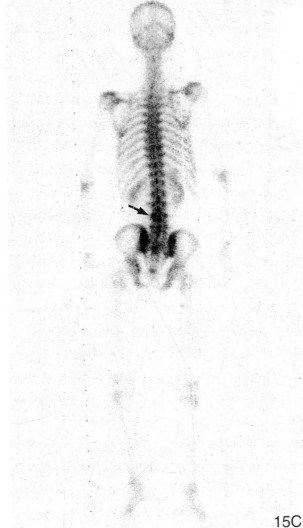

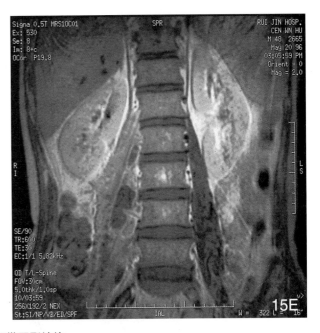

图 36-4-15 韧带下型结核

A. 腰椎正位片,示各椎体及附件未见明显骨质异常。 B. L₄椎体平面CT平扫示椎体右侧缘骨质致密,伴右侧腰大肌肿胀,内见低密度区。 C. 放射性核素扫描示 L₄椎体右上缘有浓聚(箭)。 D. 腰椎冠状位 T₁WI 示右腰大肌肿胀,其内侧缘模糊不清,L₄、L₅椎体右侧缘可见局限骨质破坏,呈低信号。 E. Gd-DTPA增强扫描示右腰大肌脓肿呈分房状环行强化,中心低信号无强化区为坏死液化。

（二）鉴别诊断

脊柱结核主要应与化脓性脊柱炎、转移瘤等鉴别。脊柱病变的鉴别诊断结合临床固然十分必要，采用合适的检查技术也非常重要。目前，除 SE 序列外，采用较多的检查技术像脂肪抑制技术、梯度回波 T_2^*、动态增强扫描等都对鉴别诊断有帮助。除临床表现不同外，化脓性脊柱炎累及的椎体一般较结核性的少，椎旁软组织较小，病灶的 MRI 信号较结核性的均匀。注射 Gd-DTPA 增强扫描，化脓性脊柱炎病灶以均匀强化居多，与结核灶周边环状强化不同。化脓性病变椎体旁软组织增强表现为广泛的斑片状强化而无脓肿形成。与化脓性病变相比，结核易造成脊柱畸形，韧带下播散，连续的多椎体的侵犯，而髓内的水肿范围相对较小。不典型的结核需与转移瘤鉴别，一般而言，转移瘤不侵犯椎间盘，常首先侵犯椎体的后部及椎弓根，表现为多个不相邻的或不同部位的椎体受侵，信号较结核稍均匀，病灶边界较清楚，软组织肿块呈分叶状，增强扫描肿块呈不规则强化。晕征或靶征被认为是较典型转移瘤征象。

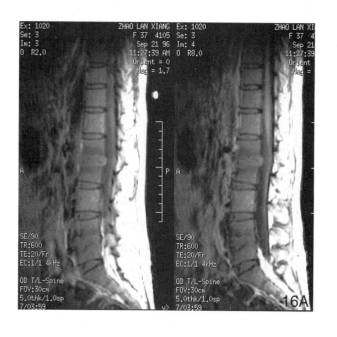

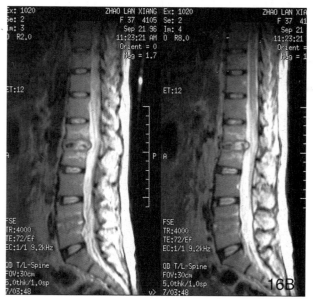

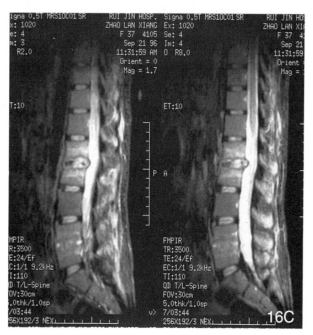

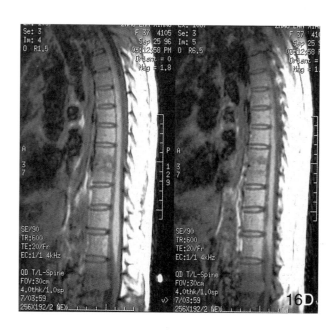

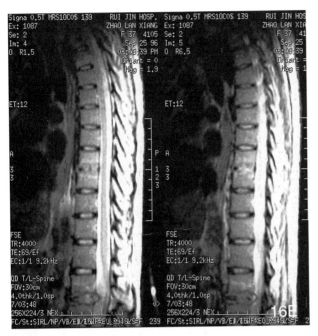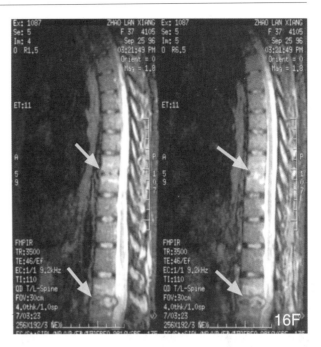

图 36-4-16　脊柱结核跳跃式骨破坏

患者女性,37 岁。诉低热、盗汗、腰背部疼痛 4 月余。A、B、C 为腰椎矢状位 T_1WI、T_2WI 及 STIR 扫描。D、E、F 为同一患者胸椎矢状位 T_1WI、T_2WI 及 STIR 扫描。$T_8 \sim T_9$ 椎体、$L_1 \sim L_2$ 椎体及 $L_4 \sim L_5$ 椎体及椎间盘信号异常,在 T_1WI 上呈低信号,在 T_2WI 上呈高低混杂信号,椎间隙有狭窄,其中 $L_1 \sim L_2$ 椎间隙后方脓肿向后压迫硬膜囊及马尾神经,STIR 扫描病灶显示更加清楚。

五、化脓性脊柱炎

化脓性脊柱炎比较少见,致病菌多为金黄色葡萄球菌,主要为血行感染,常继发于身体其他部位化脓性感染。非血行感染大多为局部感染所致。如外伤、椎间盘手术或腰椎穿刺等。可发生于任何年龄,以青壮年男性多见。好发生于腰椎,胸椎次之,颈椎、骶椎少见。

化脓性脊柱炎在抗生素广泛应用前是非常凶险的疾病,病人往往死于败血症。现在,典型的化脓性脊柱炎已不多见,多数病例临床表现不典型,给诊断和临床治疗带来新的问题。MRI 是早期准确诊断化脓性脊柱炎较敏感、较准确的方法之一,不但能观察病变的范围和部位,而且可以观察髓内的改变如脊髓炎,MRI 在监测病情的转归方面也有重要的价值。

化脓性脊柱炎有急性和慢性两种。急性化脓性脊柱炎起病突然,持续性高热,甚至可有神志模糊、谵妄,同时常有腰背部或颈部剧痛,脊椎活动受限,颈项强直。血常规白细胞升高,血沉加快。慢性者全身症状不明显,仅偶有低热,局部疼痛,活动受限,不易与结核相区别,易误诊。本病的病程约 1 年,症状逐渐消失,常遗留脊柱强直、活动受限等,这也是和脊柱结核的区别点。

（一）MRI 表现

1. 化脓性脊柱炎典型的 MRI 表现为受累的椎间盘和相邻的椎体在 T_1WI 上呈较广泛融合的低信号,椎间盘和椎体界限不清。在 T_2WI 上高低混杂信号,异常的椎间盘或隐约可见轮廓,或呈不均匀的线状,或表现为正常椎间盘形态的改变,即 T_2WI 椎间盘中央的低信号裂隙影未消失(图 36-4-17),这种改变在结核中是不多见的。受累的椎体和椎间盘增强扫描显示明显强化,可呈均匀强化和不均匀强化两种,不均匀的强化常表现为病灶中央的均匀性强化和周边的环状强化,强化持续时间较长。

2. 椎旁的软组织肿块在化脓性脊柱炎中也较常见,软组织肿块往往以病灶为中心,软组织肿块较弥散,界限不清,增强扫描软组织块呈斑片状强化,很少伴脓肿形成。

3. 脊髓改变,化脓性脊柱炎常合并脊髓炎,表现为 T_2WI 脊髓内的异常高信号,范围往往较广,大于椎体病变的范围,这种改变在结核不常见。

4. 硬膜感染和脓肿的形成,文献报道 $35\% \sim 50\%$ 的病例合并硬膜感染,部分病例形成硬膜脓肿,硬膜脓肿是造成患者神经症状和截瘫的原因。硬膜脓肿在矢状位 T_1WI 特别是 T_2WI 和 STIR 序列较

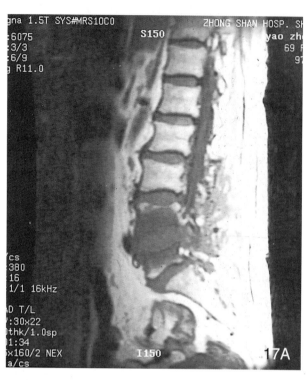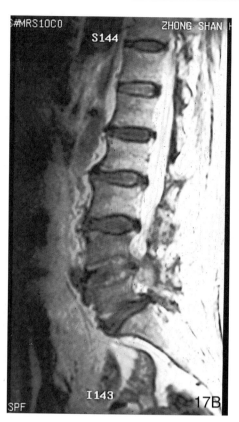

图 36-4-17　椎间盘术后并发化脓性脊柱炎

A. 矢状 T_1WI 示 L_4、L_5 椎体及椎间盘呈广泛低信号,椎间盘隐约可见,相应椎体终板模糊不清。

B. T_2WI 示受累椎体及椎间盘呈混杂信号,椎间盘中心低信号裂隙影隐约可见。

易显示。MRI是目前显示硬膜脓肿的范围和大小的最佳方法。硬膜脓肿往往位于前硬膜腔,脓肿的中心部位往往是感染的椎间盘,高信号的病灶以感染的椎间盘为中心向头或尾侧扩展,脓肿的边界往往较清,在 T_2WI 上可以清晰地显示硬膜囊受压的情况。

（二）鉴别诊断

不典型的化脓性脊柱炎需要与结核、退行性变及椎体转移性病变鉴别。一般而言,MRI对化脓性脊柱炎与退行性变和转移性病变的鉴别优于放射性核素和X线平片。转移性病变一般不累及椎间盘,尽管偶有文献报道转移性病变累及椎盘,我们仍然认为前者是关键点,也是良、恶性病变的鉴别点。需要注意的是早期化脓性脊柱炎一般不累及椎间盘,对这类病例,MRI结合其他试验室检查和密切随访是必要的。在X线平片和放射性核素骨扫描上,部分脊柱退行性病变的表现可相似于化脓性脊柱炎。MRI椎间盘信号改变的特点在鉴别诊断方面起重要作用,在 T_1WI 上退行性病变的椎间盘与椎体的终板界限清晰,在 T_2WI 上呈低信号,这两点和化脓性脊柱炎截然不同。与结核的鉴别见脊柱结核部分。

六、脊柱肿瘤

（一）脊椎血管瘤

脊柱肿瘤和肿瘤样病变种类颇多,大部分病变如骨髓瘤、淋巴瘤、血液病浸润、肉芽肿和骨巨细胞瘤等已在骨肿瘤章节中讨论过,在此仅介绍脊柱血管瘤和转移瘤等。

骨血管瘤为起源于血管的良性骨肿瘤,脊柱是骨血管瘤好发部位,在脊柱肿瘤中占 2%～3%,发病部位以胸椎多见,腰椎次之,颈椎及骶椎最少。病例中以中年女性多见。

肿瘤大小不一,直径可小至几毫米,也可大至充满整个椎体,以单发多见,无包膜,侵犯骨皮质时使其膨胀变薄,肿瘤处骨松质被大部吸收,肿瘤组织穿插于骨小梁之间,残余的骨小梁代偿增粗,呈纵形排列。肿瘤易出血。椎体血管瘤多为海绵状血管瘤。

小的脊椎血管瘤多无症状。随着肿瘤的增大,疼痛为最早出现的症状。发生压缩骨折或向椎管扩张的血管瘤,由于造成对脊髓或神经根的压迫,可表

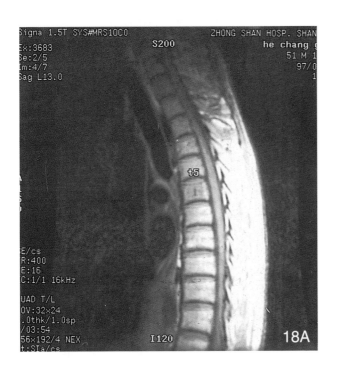
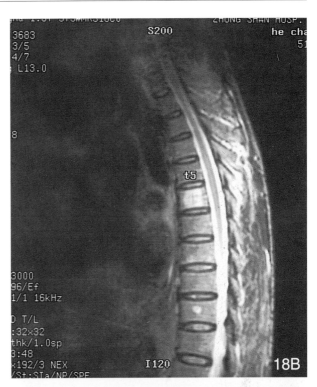
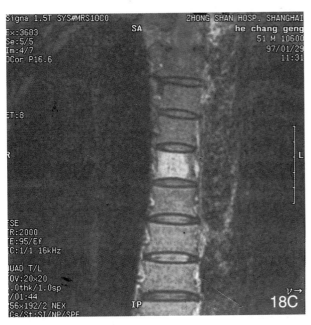
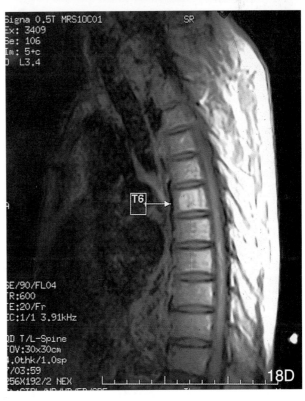

图 36-4-18　椎体血管瘤

A. 矢状位 T_1WI 示 T_6 椎体信号异常,呈高、低信号平行间隔的"栅栏状"改变,以低信号为主。　B. 矢状位 T_2WI 示 T_6 椎体呈高信号为主的"栅栏状"改变。　C. 冠状位 T_2WI 示椎体外形正常。　D. Gd-DTPA增强扫描病灶明显强化呈高信号,其内仍可见低信号的间隔。

现有轻至重度的脊髓神经功能障碍,包括神经根疼痛、感觉运动障碍、大小便失禁,甚至截瘫等。

【MRI 表现】　MRI 不仅能显示较大的和典型的脊柱血管瘤,对 X 线平片难以发现的较小血管瘤和难以鉴别的非典型血管瘤均可明确显示和准确诊断。MRI 矢状位扫描易于发现多发椎体血管瘤。

横断位 T_1WI 上血管瘤表现为累及椎体一侧或整个椎体的不均匀占位,椎体外形正常或轻度膨胀。低信号区内可见代表增粗骨小梁的多个更低的点状信号,在横断面上成网格状,代表增粗骨小梁;矢状位扫描可见受累椎体有纵形排列的栅栏状异常信号

区,为低信号的残留增粗骨小梁与高信号的脂肪平行相隔(图 36-4-18)。非典型血管瘤可占据整个椎体,受累椎体因重力而压缩变扁,无典型的栅栏状,信号相对均匀,肿瘤边缘模糊不清。受累椎体前后径变宽,可突入椎管而压迫脊髓或马尾(图36-4-19)。在 T_2WI 上椎体占位的信号随回波时间的延长而逐渐增高。增强扫描尤其在延迟期上可见病灶明显强化。

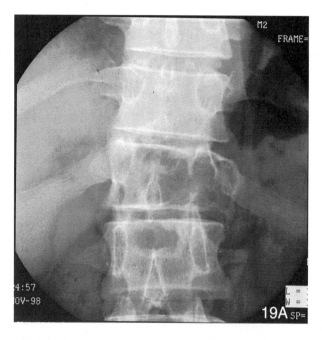

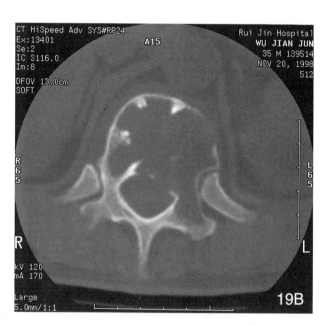

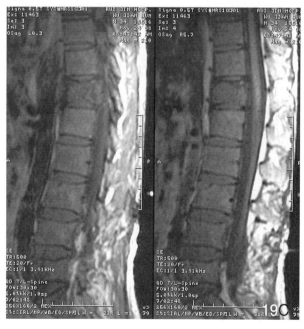

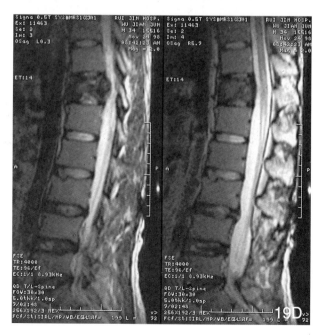

图 36-4-19　椎体血管瘤伴病理性骨折

A. 腰椎 X 线平片示 L_1 椎体偏右侧骨质破坏,椎体变扁,左侧缘骨皮质不完整。　B. CT 扫描示 L_1 椎体骨质破坏,其内可见分隔,累及左侧附件,椎体后缘不完整。　C. 矢状位 T_1WI 示 L_1 椎体呈低信号,形态不规则。　D. T_2WI 示 L_1 椎体压缩呈哑铃状,呈低信号,未见明显"栅栏状"改变,破坏椎体向后突出推压硬膜囊和脊髓。

【鉴别诊断】　脊椎血管瘤应与较常发生在脊椎的结核和转移瘤鉴别，脊椎结核为不规则椎体破坏，椎间隙变窄或消失，伴椎旁脓肿形成，均有别于血管瘤。转移性脊柱肿瘤一般有原发灶，其瘤体形态不规则，边缘亦不清。在 T_2WI 上瘤体信号无随 TE 时间延长信号渐变亮的特点。多发的脊椎血管瘤还需和骨髓瘤鉴别，骨髓瘤为全身性病变，检查头颅或肋骨、盆腔往往能发现类似改变。单发脊椎血管瘤还需和椎体嗜酸性肉芽肿、淋巴肉瘤、骨母细胞瘤等鉴别。

（二）终丝脂肪瘤

椎管内脂肪瘤少见，约占椎管内肿瘤的 1%，多见于儿童及青少年；而发生于腰骶管终丝的脂肪瘤更少。

单纯腰骶管内脂肪瘤，如不伴终丝马尾浸润、牵拉，一般无明显临床症状。大多数位于腰骶管内的脂肪瘤，瘤组织容易包绕脊髓圆锥或终丝。终丝受脂肪浸润者，91% 产生脊髓栓系综合征，并常伴有隐性脊柱裂。由于终丝的脂肪团块束缚了脊髓端的正常回缩，致使圆锥部处于低位，脊髓发生病理改变而引起了一系列临床症状，如尿便失禁、足部畸形、脊柱侧弯等。终丝脂肪瘤可通过隐形脊柱裂与腰背部皮下脂肪相通，腰背部皮肤可见凹陷，并可生长出毛发。

【MRI 表现】　MRI 是显示终丝脂肪瘤及其合并症的主要方法。在 MRI T_1WI 及 T_2WI 上均表现为腰椎管内均匀高信号的占位，并通过椎板裂与腰骶部皮下脂肪瘤形成瘤柄连接。椎管内脂肪瘤组织分别包绕圆锥或马尾终丝。脂肪瘤与脊髓和马尾之间无明确界线。MRI 矢状位 T_1WI 可清晰显示脂肪瘤引起的脊髓低位（图 36-4-20），横断位病变层面，可显示通过椎板裂的脂肪瘤柄连接椎管内和腰骶部皮肤下的脂肪。

七、脊柱转移

转移性骨肿瘤在恶性骨肿瘤中甚为常见，有时由于原发性肿瘤非常隐蔽，转移性骨肿瘤可能是唯一的临床表现。绝大多数转移灶呈多发性，占 80%～90%，少数为单发。以前列腺癌（84%）、乳腺癌（73%）、甲状腺癌（50%）及肺癌（32%）骨转移最常见。

肿瘤转移至骨有以下三个途径：直接侵犯、血行转移和淋巴转移。脊柱转移以脊柱静脉型转移为

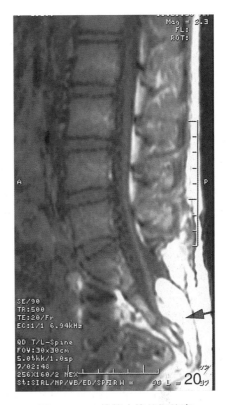

图 36-4-20　椎管内终丝脂肪瘤
矢状位 T_1WI 示腰、骶椎管内均匀高信号占位（箭），圆锥位置下降明显。

主。脊柱静脉丛无静脉瓣，胸腹腔、盆腔及静脉瓣少的四肢静脉与脊柱静脉丛相交通，此静脉系统内血流缓慢，有时甚至发生逆流。由于咳嗽、喷嚏、举重及肌肉牵拉等因素使胸腹腔压力增高，可使胸腹腔内静脉中的癌栓不进入肺、肝而进入椎静脉系统，直接转移至脊柱。

转移灶出现的时间与原发肿瘤的性质有关，肿瘤恶性程度越高，年龄越小，发生转移越早。

脊柱转移的主要临床表现为疼痛，病初多为局部间歇灶胸背痛，断而逐渐变为持续性剧痛，夜间尤甚。

（一）MRI 表现

MRI 对发现脊柱转移非常敏感。脊柱转移可分为三种类型：溶骨型、硬化型和混合型，以混合型为多见。

1. 椎体信号改变。溶骨型脊柱转移，在 T_1WI 上呈低信号，质子和在 T_2WI 上呈高信号，在脂肪抑制（STIR）序列呈高信号（图 36-4-21）。硬化型脊柱转移，在 T_1WI 和 T_2WI 均呈低信号，在脂肪抑制（STIR）像呈低信号（图 36-4-22）。混合型的脊柱转移常呈不均匀或弥漫性高信号。

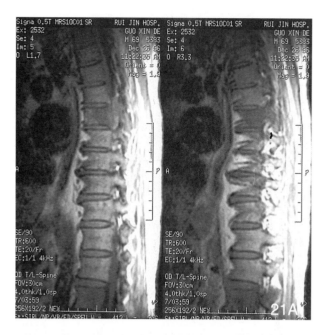
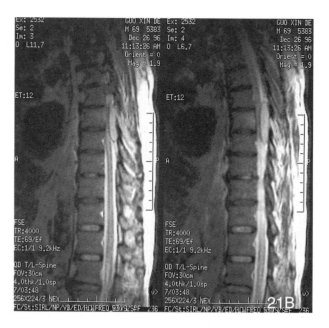
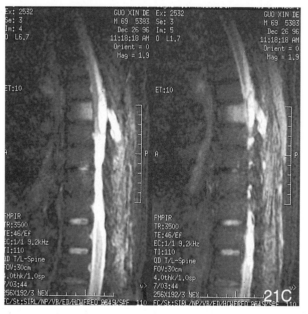
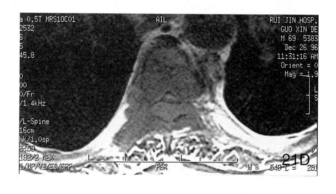

图 36-4-21　胸椎转移伴附件破坏、硬膜外转移

A. 矢状位 T_1WI 示 T_5 椎体呈低信号。　B. 矢状位 T_2WI 示 T_5 椎体呈略高信号。椎管后方硬膜外可见条形软组织影，脊髓明显受压。C. 矢状位 STIR 示 T_5 椎体呈高信号，附件受累呈明显高信号(黑箭)，后方硬膜外腔内软组织影也呈高信号，脊髓受压(箭头)。　D. 横断位 T_1WI 示 T_5 椎体破坏，后方附件受累呈低信号，后方硬膜外腔软组织肿块压迫硬膜囊和脊髓。

2. 伴附件骨质破坏相当多见,也是转移灶的特点之一。正常的附件骨在 T_1WI 和 T_2WI 呈高信号。Sapir 指出椎体破坏伴有附件破坏,约 83% 是转移引起的,Yuh 也指出脊柱转移 MRI 常显示附件破坏(88%)。上海第二医科大学瑞金医院一组资料表明,约 91% 的脊椎转移伴附件破坏,而良性的病变一般不侵及附件,因此,附件破坏对鉴别脊柱良、恶性压缩性骨折是有很大帮助的。附件骨脂肪量比椎体更多,正常的附件骨在 T_1WI 和 T_2WI 呈高信号。转移灶 T_1WI 呈低信号,T_2WI 呈高信号,而脂肪抑制(STIR)显示骨转移的轮廓比 T_1WI 更清楚,所以 STIR 对发现脊柱转移和 T_1WI 同样敏感,因为 T_2WI 转移呈高信号,和周围正常骨髓融合在一起,难以区别转移灶和正常骨髓(图 36-4-22)。

3. 椎旁肿块。Willian 指出脊椎转移可以侵犯椎旁软组织,例如侵犯腰大肌等形成椎旁肿块。大多数椎体转移不发生压缩性骨折,直到椎体完全或大部分被肿瘤替代,骨小梁和骨皮质严重破坏才引起压缩性骨折。相反,骨质疏松症常引起压缩性骨折。椎旁肿块和附件破坏常能帮助区别脊柱转移和良性脊柱压缩性骨折。

4. 脊柱转移不侵及椎间盘。正常椎间盘的纤维环在 T_1WI 和 T_2WI 呈黑色低信号,椎间盘的髓核在 T_1WI 和质子加权像显示中等信号。许多病变的椎体信号改变差异不大,如骨髓炎、结核、嗜酸性肉芽肿、转移灶等,但脊柱转移常不侵及椎间盘,椎体后的附件受累更提示为恶性肿瘤。

5. 脊柱转移常引起脊髓压迫。MRI 对发现硬膜外转移非常敏感,约 10% 的病例脊髓呈多水平的侵犯,MRI 能直接作矢状面、冠状面及横断面检查来评价椎体、椎旁和椎管内的软组织,发现硬膜外转移压迫脊髓。早期发现脊髓压迫对治疗是非常重要

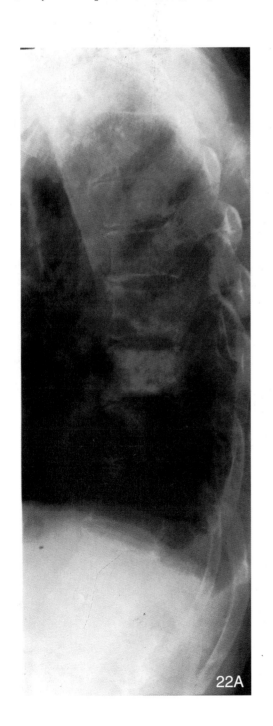

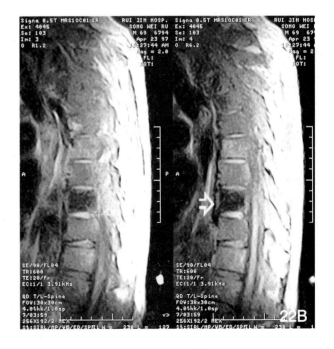

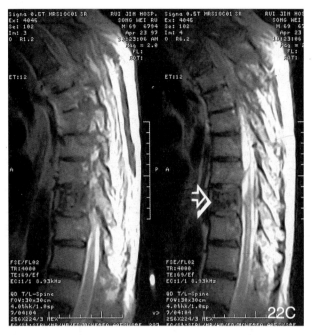
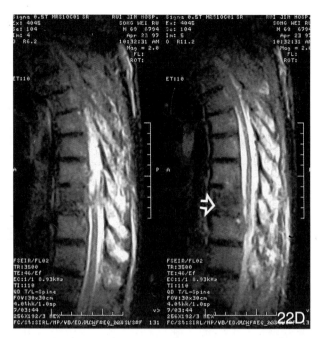

图 36-4-22 肾癌胸椎体和附件转移

A. 平片示 T_9 整个椎体密度增高(箭)。 B、C. 分别为矢状位 T_1WI 和矢状位 T_2WI,示 T_9 椎体均呈低信号(箭)。

D. STIR 示 T_9 椎体仍为低信号(箭)。此外,可见椎板和崤突受累(B、C)。

的。当广泛转移引起椎管狭窄,难以确定脊髓压迫确切的部位时,注射 Gd-DTPA 可以进一步显示肿瘤轮廓及脊髓压迫的部位。

6. 伴发髓内转移。髓内转移是相当少见的,有时伴脊膜转移。脊髓转移常伴脊髓空洞症,MRI 显示脊髓内局限性肿块较敏感,但在鉴别原发性和继发性肿瘤方面无特异性(图 36-4-24)。

(二)鉴别诊断

脊柱转移应与骨髓内局灶脂肪浸润、良性椎体压缩性骨折及脊柱结核等相鉴别。

1. 与椎体内局灶脂肪浸润鉴别:椎体常见局灶性脂肪堆积,在 T_1WI 上呈高信号,不要误认是转移,在 STIR 序列该信号被抑制。正常人椎体内红骨髓随年龄增长逐渐由黄骨髓替代,老年女性椎体发生脂肪局灶堆积更多见。局灶脂肪浸润在 T_1WI、T_2WI 上均呈高信号,采用 STIR 序列脂肪被抑制而呈明显低信号。

2. 与良性椎体压缩性骨折鉴别:骨质疏松病理特征表现为骨皮质变薄,骨小梁的直径和数量减少,由于绝经期后骨骼矿物质丧失更加迅速,所以骨质疏松引起椎体压缩性骨折老年女性居多。椎体慢性良性压缩性骨折,所有 MRI 序列示正常骨髓信号,在 STIR 上呈低信号,而大多数椎体转移不发生压缩性骨折,直至椎体完全被肿瘤所替代,才会发生骨

折。更重要是转移性病变常侵及附件,而前者附件是正常的。

3. 与结核的鉴别:典型的脊柱结核与脊柱转移鉴别一般不难,结核有以下特点:①可以有发热等全身中毒症状;②常发生于相邻两椎体;③椎体发生楔形变;④冷浓肿形成;⑤常伴椎间盘破坏;⑥常可见破坏之椎体和冷脓肿共同压迫硬膜囊。

鉴别诊断除应结合临床病史、体征外,正确选择 MRI 检查序列也是非常重要的。T_1WI 对显示脊柱转移较敏感,脂肪抑制技术(STIR)使正常骨髓脂肪抑制,而转移病灶成为高信号,且病灶的轮廓显示更清楚,Traill 认为 T_1WI 和 STIR 联合使用来评价骨转移更有效。

(二)各种影像学方法比较

常规 X 线平片对诊断脊柱转移是相当不敏感的,上海第二医科大学瑞金医院一组 25 例脊柱转移病例,仅 5 例 X 线平片显示骨转移征象。Traill 指出,丧失 30%～50% 骨结构才能在 X 线平片上观察到。放射性核素扫描是一种全身骨骼检查,一次检查即可了解全身骨骼情况,且敏感性很高,但缺乏特异性。可以和 MRI 相互补充。

CT 对检查骨转移不是首选方法,因为辐射的关系不允许对全身骨骼广泛检查,但对怀疑骨皮质破坏是敏感的。MRI 对发现骨转移更敏感,转移的

信号不同于正常骨髓,当病变直径大于 3 mm 在 MRI 即能发现,况且 MRI 可以行多方位扫描,所以 MRI 在诊断脊柱转移方面比其他影像学方法更敏

感,更具特异性。

（张　蓓　汪登斌　凌华威　袁明远　江　浩）

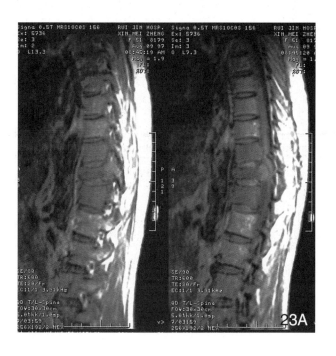

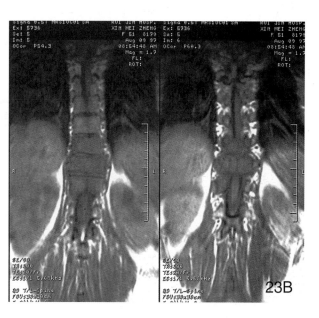

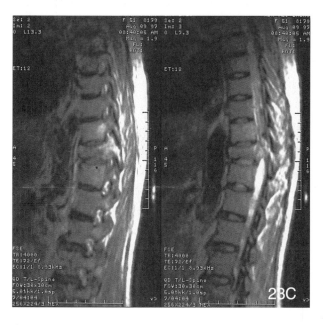

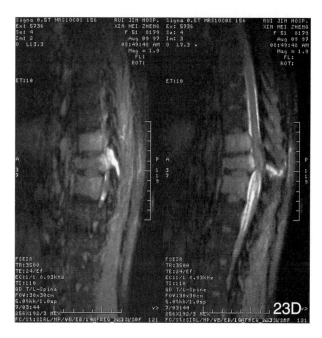

图 36-4-23　乳腺癌脊柱转移伴附件破坏

A. 矢状位 T_1WI 示 $T_{10} \sim T_{12}$ 椎体信号异常,呈低信号。T_{11} 椎体变扁,附件形态及信号异常。　B. 冠状位 T_1WI 示 $T_{10} \sim T_{12}$ 椎弓根破坏,被软组织肿块代替,脊髓受压。　C. 矢状位 T_2WI 示椎体呈相对高信号,后方硬膜囊受压,受累附件呈高信号。　D. 矢状位 STIR 示 $T_{10} \sim T_{12}$ 椎体呈明显高信号,T_{11} 椎体后方附件受累,呈明显高信号。

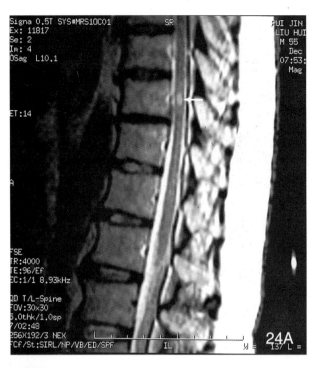

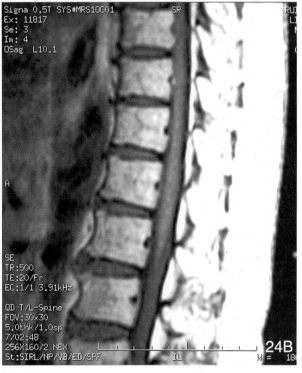

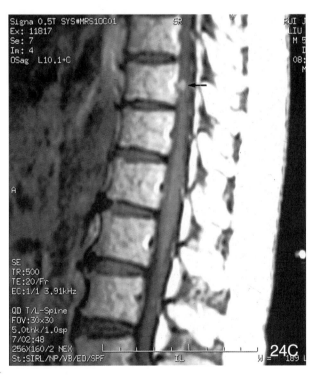

图 36-4-24 肺小细胞癌脊髓转移

A. 矢状位 T_2WI 示 T_{10} 水平髓内椭圆形高信号灶(箭)。 B. 矢状位 T_1WI 示病灶呈等信号,显示不清。

C. Gd-DTPA 增强扫描见髓内病灶呈中等度强化(箭)。

参 考 文 献

1. 李家顺,贾连顺.当代颈椎外科学.上海:上海科学技术文献出版社,1997

2. 陈星荣,沈天真,段承祥,等.全身 CT 和 MRI.上海:上海医科大学出版社,1994

3. 吴振华,潘诗农,扬本强,等.脊柱结核的 MRI 表现.中华放射学杂志,1996,30:159

4. 高元桂,等.磁共振成像诊断学.北京:人民军医出版社,1993

5. 贾连顺,李家顺.现代腰椎外科学.上海:远东出版社,1995

6. 袁明远,肖湘生,洪庆坚,等.脊椎血管瘤的影像论断(附 30 例分析).临床放射学杂志,1997;16(6):363

7. 袁明远,肖湘生,刘光华,等.栓系综合征的 MRI 研究.上海医学,1997;20(10):575

8. 詹松华,戴 勇,扬振燕.脊柱结核的 MRI 评价.中国医学计算机成像杂志,1996,2:252

9. Bell GR, Stearn KL, Bonutti PM, et al. MRI diagnosis of tuberculousvertebral osteomyelitis. Spine, 1990,15:362

10. Benzel EL, Hart BL, Ball PA, et al. Fractures of C_2 vertebral body. J Neurosurg, 1994,81:206

11. Blacksin MF, Lee HJ. Frequency and signigicance of fractures of the upper cervical spine detected by CT in patients with severe neck trauma. AJR, 1995,165:1201

12. Boden SD, Davis DO, Dina TS, et al. Contrast-enhanced MR imaging performed after successful lumbar disc surgery: prospective study. Radiology, 1992,182:59

13. Boden SD. The use of radiographic imaging studies in the evaluation of patients who have degenerative disorders of the lumbar spine. J Bone Joint Surg, 1996,78A:114

14. Bohn D, Armstrong D, Becker L, et al. Cervical spine injuries in children. J Trauma, 1990,30:463

15. Bolesta MJ, Bohlman HH. Mediastinal widening associated with fractures of the upper thoracic spine. J Bone Joint Surg, 1991,73:447

16. Brandser EA, Khourg GY. Thoracic and lumbar spine trauma. Radiol Clin North Am, 1997,35(3):533

17. Brodiu H. Path of nutrition in articular cartilage and intervertebral discs. Acta Orthp Scoud, 1995,24:177

18. Connolly E S, Winfree C J, Mecormick PC. Intramedullary spinsl cord metastasis report of three cases and review of the lliterature. Surg neurol, 1996,46:329

19. Cotten A, Flipo RM, Drouot MH, et al. Spinal tuberculosis: study of clinical and radiological aspects from a series of 82 cases. J Radiol, 1996,77:419

20. Czervionke LF, et al. Degenerative disease of the spine. In: Atlas SW, ed. MRI of the brain and spine. New York: Raven Press, 1991,795

21. Davis SJ, Khangure MS. A review of magnetic resonance imaging in spinal trauma. Australasian Radiol, 1994,38:241

22. Davis SJ, Terest LM, Bradley WG Jr, et al. Cervical spine hyperextension injuries: MR findings. Radiology, 1991,180:245

23. Dina TS, Boden SD, Davis DO. Lumbar spine after surgery for herniated disk: imaging finding in the early postoperative period. AJR, 1995,164:665

24. Einat ES, Robert H M, David CB. Role of SPECT in differentiating malignant from benign lesions in the lower thoracic and lunbar vertebrae. Radiology, 1993,187:193

25. El-Khourg GY, Whitten CG. Trauma to the upper thoracic spine: anatomy, biomechanics, and unique imaging features. AJR, 1993, 160:95

26. El-Khoury GY, Kathol MH, Daniel WW. Imaging of acute injuries of the cervical spine: value of plain radiography, CT, and MR imaging. AJR, 1995,164:43

27. Flipo RM, Cotten A, Chastanet P, et al. Evaluation of destructive spondyloarthropathies inhemodialysis by computerized tomographic scan and magnetic resonanceimaging. J Rheumatol, 1996,23:869

28. Foster BB, Koopmans RA. Magnetic resonance imaging of acute trauma of the cervical spine: spectrum of findings. Can Assoc Radiol J, 1995,46:168

29. Fujii H, Yone K, Sakou T. Magnetic resonance imaging study of experimental acute spinal cord injury. Spine, 1993,18:2 030

30. Gillams AR, Chaddha B, Carter AP. MR appearances of the temporal evolution and resolution of infectious spondylitis. AJR, 1996, 166:903

31. Greene KA, Dickman CA, Marcino FF, et al. Transverse atlantal ligament disruption associated with odontoid fractures. Spine, 1994, 19:2 307

32. Griffiths HJ, Olson PN, Everson LI, et al. Hyperextension strain or "whiplash injuries" to the cervical spine. Skeletal Radiol, 1995, 24:263

33. Gupta RK, Agarwal P, Rastogi H, et al. Problems in distinguishing spinal tuberculosis from neoplasia on MRI. Neuroradiology, 1996,38:97

34. Hajnal JV, Kasuboski L, De Souza NM, et al. Magnetic resonance imaging: spinal cord imaging with the turbo-fluid attenuated inversion recovery (flair) pulse sequence. Clin Radiol: 1995,50:1

35. Hall AJ, Wagle VG, Raycroft J, et al. Magnetic resonance imaging in cervical spine trauma. J Trauma, 1995,34:21

36. Hanigan WC, Rowell FC, Elwood PW, et al. Odontoid fractures in elderly patients. J Neurosurg, 1993,78:32

37. Heindel W, Lanfermann H, Mesnil R,et al. Infections of the cervical spine. Aktuelle Radiol, 1996,6:308

38. Hida K, Iwasaki Y, Imamura H, et al. Posttraumatic syringomyelia: its characteristic magnetic resonance imaging fingings and surgical management. Neurosurgery, 1994,35:886

39. Higgings CB, Hricak H, Helmsl CA. Magnetic resonance. imaging of the body. 3rd ed. Philadelphia: Lippincott-Raven, 1997,987

40. Hitoshi TA, Barkovich AJ, Edwards BS, et al. Evolution of high-intensity basal ganglia lesions on T1-weighted MR in neurofibromatosis type I. AJNR, 1996,17:755

41. Hoek TV, Propp D. Cervicothoracic junction injury. Am J Med, 1990,8:30

42. Huang YC, Shih TT, Huang KM, et al. Infectious spondylitis: MRI characteristics. J Formos Med Assoc, 1996,95:458

43. Jassen ME, Bertrand SL, Joe C, et al. Lumbar herniated disc disease: comparision of MRI, myelography, and post-myelographic CT scan with surgical findings. Orthopedics, 1994,17:121

44. Jevtic V, Rozman B, Kos Golja M, et al. MR imaging in eronegativespondyloarthritis. Radiol, 1996,36:624

45. Kapeller P, Fazekas F, Krametter D, et al. Pyogenic infectious spondylitis: clinical, laboratory and MRI features. Eur Neurol, 1997,38:94

46. Kathol MH. Cervical spine trauma. Radiol Clin North Am, 1997, 35:507

47. Kathol MH, El-Khoury GY. Diagnostic imaging of cervical spine injuries. Semin Spine Surg, 1996,8:2

48. Keung YK, Cobos E, white head RP. Seeondary syringomyelia due to intramedullary spinal cord metastasis. Case report and review of literature. Am J Clin Oncol, 1997,20:577

49. Kim NH, Lee HM, Suh JS. Magnetic resonance imaging for the diagnosis of tuberculous. Spine, 1994,19:2 451

50. Lui T, Lee S, Wong C. C_1-C_2 fractures-dislocations in children and adolescents. J Trauma, 1996,40:408

51. Maiuri F, Laconetta G, Gallicchio B, et al. Spondylodiscitis: clinic and magnetic resonance diagnosis. Spine, 1997,22:1 741

52. Mallmin MP, Nordsrom B, Andreasson I. MR imaging with histopathological correlation in vertebral metastase of breast cancer. Acta Radiol, 1992,33:213

53. Martin RH, Barnes DC, Pringle CR. Role of SPECT in differentiating malignant from begign lesion in the lower thoracic and lunbar vertebrae. Radiology, 1993,187:193

54. Mautner VF, Lindenau M, Baser ME, et al. The neuroimaging and clinical spectrum of neurofibromatosis 2. Neurosurgery, 1996, 38:880

55. Maves CK, Souza A, Preger EC, et al. Traumatic atlanto-occipital disruption in children. Pediatr Radiol, 1991,21:504

56. Miller AW, Guille JT, Bowen JR. Evaluation and treatment of diastematomyelia. J Bone Joint Surg, 1993.75,1 308

57. Modic MT, Ross JS, Obuchowski NA, et al. Contrast-inhanced MR imaging in the acute lumbar radiculopathy: pilot study of the natral history. Radiology, 1995,195:429

58. Murayama S, et al. Diagnosis of herniated intervertebral discs with MR imaging: a comparision of gradient-refocused-echo and spin-echo pules sequences. AJNR, 1990,11:17

59. Pang D. Split cord malformation. Part II : clinical syndrome. Neurosurgery, 1992,31:481

60. Parry DM, Eldrige R, Kaiser-Kupfer MJ, et al. Neurofibromatosis 2(NF2): clinical characteristics of 63 affected individuals and evidence for heterogeneity. Am J Med Genet, 1994,52:450

61. Pathria MN, Petersilge CA. Spinal Trauma. Radiol Clin North Am, 1991,29(4):847

62. Phuphanich S, Zacharish S, Zachariah B. Magnetic resonance imaging of syrinx associated with intramedullary metastases and leptomentingeal disease. J Neuroimaging, 1996,6:115

63. Sapir EE, Martin RH, Barnei DC. Role of SPECT in differentiating malignant from benign lesions in the lower thoracic and lumbar vertebrae. Radiology, 1993,187:193

64. Schaefer DM, Flanders A, Osterholm JL, et al. Prognostic significance of magnetic imaging in the acute phase of cervical spine imaging. J Neurosurg, 1992,76:218

65. Scott W. Atlas: magnetic resonance imaging of the brain and spine. 2nd ed. Pildelphia: Lippincott-Raven Rublishers, 1996,1 290

66. Shanmuganathan K, Mirvis SE, Dowe M, et al. Traumatic isolation of cervical articular pillar: imaging observations in 21 patients. AJR, 1996,166:897

67. Stäbler A, Baur A, Krüger A, et al. Differential diagnosis of erosive osteochondrosis and bacterial spondylitis: magnetic resonance tomography (MRT). Rofo Fortschr Geb Rontgenstr Neuen Bildgeb Verfahr, 1998,168:417

68. Stoller DW. MRI in the orthopedics and sports medicine. 2nd ed. Philadelphia: Lippincott-Raven, 1997

69. Thajeb P, Huang KM, Jeng CM, et al. MRI appearance of spinal lesions: metastatic tumors or infections. Chin Med J, 1995,108: 839

70. Toussirot E, Dupond JL, Wendling D. Spondylodiscitis in SAPHO syndrome. A series of eight cases. Ann Rheum Dis, 1997,56:52

71. Traill Z, Richards MA, Moore NR. Magnetic resonance imaging of metastatic bone disease. Clin Orthop Relat Res, 1995,312:76

72. Uchida N, Sugimura K, Kaijitani A. MR imaging of vertebral metastases: evaluatin of fat saturation imaging. EJR, 1993,17:91

73. Ulmer JL, Elster AD, Mathews VP, et al. Distinction between degenerative and isthmic spondylokisthsis on sagittal MR images: impotance of increased anteroposterior diameter of the spinal canal. AJR, 1994,163:411

74. Vandertop WP, Asai A, Hoffman HJ, et al. Surgical decompression for symptomatic Chiari II malformation in neonates with myelomengocele. J Neursurg, 1992,77:541

75. Wood KB, Garvey TA, Gundry C, et al. MR imaging of the thoracic spine: evaluation of asymptomatic individuals. J Bond Joint Surg, 1995,77:1 631

76. Yamashita K, Aoki Y, Hiroshima K. Metastatic epidural bony tumor causing spinal cord compression: a case report. Clin Orthop, 1996,328:231

77. Yessen PS, Swartz JD, Semin US. Acute lumbar disc herniation: imaging diagnosis. CT MR, 1993,14:1 379

第三十七章

四肢关节

传统 X 线和 CT 只能显示关节的骨结构,而 MRI 可很好地显示关节及各种软组织,包括肌肉、韧带、关节软骨等,并可显示骨髓腔的早期病变,极大地拓宽了医学影像学方法对关节病变的检查价值。目前,骨关节放射学已成为医学影像学内一门有丰富内涵的亚学科。随着 MRI 技术的飞速发展,骨关节放射学涉及的内容亦日益增多,检查范围可包括人体所有的骨骼、关节、肌肉。因本书篇幅所限,本章仅讨论肩关节、腕关节、髋关节、膝关节中常见病变的 MRI 表现,有兴趣的读者可进一步阅读有关骨关节 MRI 的专著。另外,各关节的局部解剖和功能解剖颇为复杂,本章主要以图例说明横断面解剖,有关局部解剖和功能解剖请参阅有关解剖学及骨科专著。

第一节 检 查 技 术

检查关节病变需多切面成像,一般至少两个切面成像。常规用三个切面(横断面、冠状面、矢状面)成像,在显示关节病变最佳的切面(如髋关节的冠状面、膝关节的矢状面)作多序列扫描,常规包括 SE T_1WI、快速 SE T_2WI 及脂肪抑制序列(STIR),必要时做动态增强(可用 FMPSPGR 序列),其他切面仅作 SE T_1WI 或加快速 SE T_2WI。但在具体检查时可根据病变需要灵活选择扫描切面(如斜向切面)及序列。

SE 序列 T_1WI 能很好显示正常骨髓及骨皮质,SE 序列 T_2WI 及脂肪抑制(STIR)序列对骨缺血性坏死、关节积液、骨髓病变及肌肉出血水肿等较敏感。显示韧带 T_2 或 T_2^* 加权为最佳选择。着重观察软骨时应首选 GRE(梯度回波)序列。快速自旋回波序列 T_2WI 可很好地显示关节积液,但显示关节软骨(包括半月板及肩腱袖)不佳。为缩短扫描时间,一般 T_2WI 常规采用快速自旋回波序列,但 T_1WI 采用常规自旋回波序列,以提高图像清晰度。脂肪抑制序列加静脉内注射造影剂(Gd-DTPA)增强扫描是显示新生血管及肿瘤组织的最好方法。

肩关节、腕关节、髋关节、膝关节 MRI 检查的常规注意事项分别简述如下,但具体临床应用时应根据 MRI 机器条件及临床要求个体化地选择扫描体位、扫描线圈、扫描序列及成像条件。

一、肩关节

成像时,患者取仰卧位,上肢紧贴身体两侧,呈中立位或有轻度外旋。中立位是指其上肢相应拇指位于前方。上肢内旋会使前部关节囊更加松弛,成像效果差,造成影像学分析上的困难。用表面线圈可提高图像质量。

肩关节成像常规作横断面(T_1WI)、冠状面(T_1WI、T_2WI、脂肪抑制 T_2WI)和矢状面(T_1WI)。盂肱关节检查的常规初始定位平面为经肩锁关节的横断面图像。肩关节 MRI 的冠状面要求平行于冈上肌腱(斜向冠状面)。斜向冠状面为观察肩关节的重要层面,需作多种序列,层厚 3~4 mm。斜向矢状面成像的定位一般要求平行于肩胛盂平面。除上述常规成像方法外尚可根据临床需要增加其他序列或层面。脂肪抑制 FSE T_2WI 能增加对肩峰下液体成像的敏感性,有助于诊断关节盂旁囊肿和肌肉的病变。需注意正常的关节唇和与其变性或撕裂在 FSE 序列成像中的信号强度几乎均等。

MRI 肩关节造影成像(MR arthrography)一般用于无关节积液时,通过关节腔内注入顺磁性造影剂 Gd-DTPA(1.0 ml Gd-DTPA + 250 ml 生理盐水)或单纯生理盐水,以更好地显示关节盂的形态结构及肩腱袖的内表面,明确肩腱袖部分或全层撕裂,并且使关节囊和盂肱韧带在关节扩张时成像更好,对诊断肩关节不稳、肩关节术后改变及关节内游离体亦有较大价值。关节腔内注射入稀释 Gd-DTPA 或生理盐水的量取决于关节腔的容量,一般为 12~15 ml。注射造影剂需在透视下完成,先注入少量碘造影剂以证实穿刺针位于肩关节腔内,再注入稀释 Gd-DTPA(或生理盐水)。肩关节造影一般不用

T_2WI,脂肪抑制序列可提高造影显示效果,为显示肩腱袖撕裂,亦取外展外旋位。

二、腕关节

一般采用俯卧位,前臂向前方伸直,手掌面向下。应注意保持腕部处于中立位。桡侧或尺侧的偏斜均会导致腕骨的相应移位而造成某些病理性假象。在不具备小直径表面线圈的情况下,也可采用膝关节线圈。有条件者应用表面线圈,因腕部病变以腹侧为多见,故线圈应置于掌侧,与手、腕保持良好接触。应根据所要诊断的病种及所要检查的解剖结构选择序列和断面。以冠状面和横断面为常规,在某些情况下,还应根据韧带的走向选用斜切面。通常冠状面包括 T_1WI、T_2WI、脂肪抑制 T_2WI,其他切面根据需要选择序列。扫描层厚一般不大于3 mm。

三、髋关节

髋关节 MRI 检查时,病人仰卧位,双腿略内旋,踇趾相触以确保双侧对称,一般使用体线圈包绕双侧有利于作对比。一般进行冠状面和横断面检查,包括冠状面 T_1WI、T_2WI 和脂肪抑制及横断面 T_1WI、T_2WI。矢状面在儿童先天性髋关节脱位的诊断中较有价值。

四、膝关节

患者膝关节多取自然伸直位,也可将膝关节常规置于 $10°\sim15°$ 的外旋位(使前交叉韧带的纤维排列方向和矢状面扫描的方向平行)。相应的另一种替代方法是进行斜行的矢状面扫描,使扫描方向和前交叉韧带平行。具体的步骤是用一个通过股骨髁间窝的横断面图像作为定位像,在内、外髁后缘画切线,自髁间窝的中心点作切线的垂直线,斜矢状面方向为垂直线的内侧,和垂直线呈 $10°\sim15°$ 角(图37-1-1)。用膝关节线圈,成人膝关节 FOV 为 14 cm,儿童膝关节 FOV 为 12 cm 或更小。

膝关节损伤的 MRI 检查常规使用:横断面 T_1WI;矢状面质子密度加权、T_2WI 和 STIR 成像;冠状面质子密度加权、T_2WI。扫描层厚不应超过5 mm,一般横断面和冠状面采用 4 mm 层厚,矢状面采用 3~4 mm 层厚。关节内注射造影剂主要用于半月板修补术前、部分切除术或重建术后再撕裂的诊断。文献报道 GRE T_2^*WI 和 3D 傅立叶转换成像对半月板病变有较高的敏感性,但我们尚经验

有限。

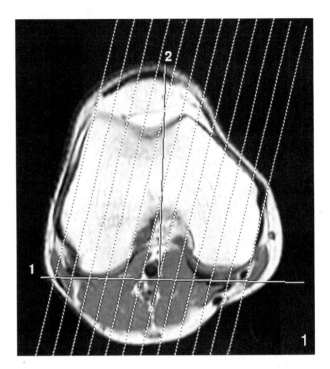

图 37-1-1　线 1 为连接内、外髁后缘的切线,线 2 为垂直线,斜线代表右膝的斜矢状面的扫描方向

第二节　肩　关　节

一、正常肩关节解剖和 MRI 表现

肩胛带的连接包括盂肱关节、肩锁关节、胸锁关节。盂肱关节为球窝关节,由肱骨头和肩胛骨的关节盂构成,是上肢最大的关节,可作多样运动。盂肱关节的稳定性依赖于其周围的肌肉、韧带和盂唇的完整性。肱骨头大,关节盂浅小而呈椭圆形,在关节头和关节窝的表面均有一层透明软骨,关节盂的周缘有盂唇附着。盂唇为纤维软骨环,上部与肱二头肌长头腱相移行。肩关节囊壁薄而松弛,向上附着于肩胛骨关节盂的边缘,向下主要附着于肱骨解剖颈,部分最低处可达外科颈。关节囊被一些韧带和肌腱所加强,上壁有喙肱韧带,上下部分别有冈上肌肌腱及肱三头肌长头腱,前后部分别有肩胛下肌及冈下肌肌腱和小圆肌肌腱,前下部有盂肱韧带的中部覆盖。肩峰下滑膜囊位于肩峰、喙肩韧带和肩腱袖之间,其外侧部位于冈上肌肌腱及冈下肌肌腱之上,并向肩峰的前外方延伸,直到三角肌下,使肩峰下滑膜囊在肩腱袖或喙肩弓之间成为一个滑润装置。

肩关节的正常 MRI 表现如图 37-2-1~3。

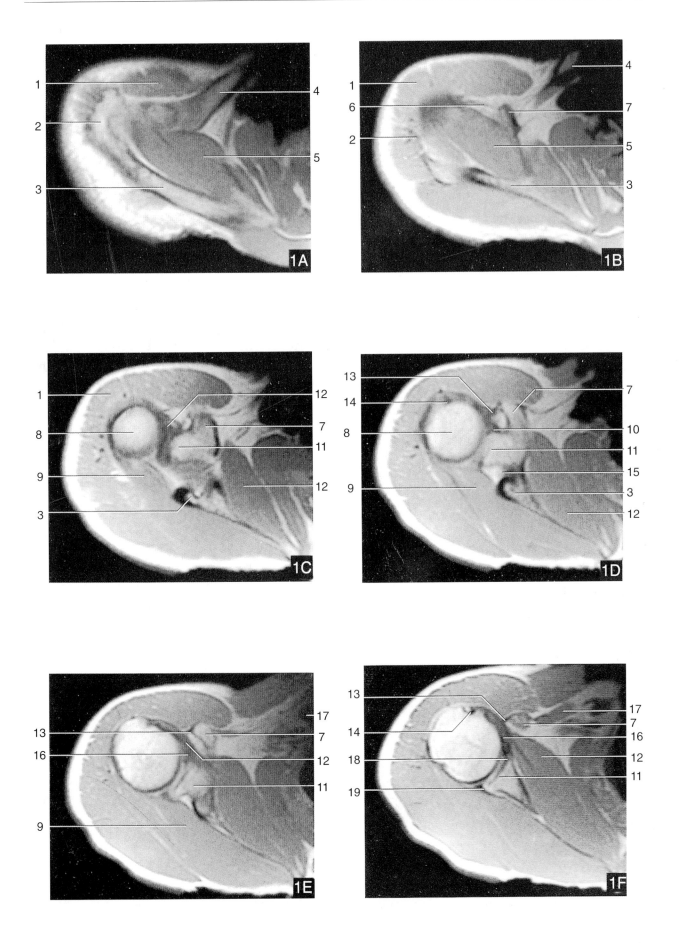

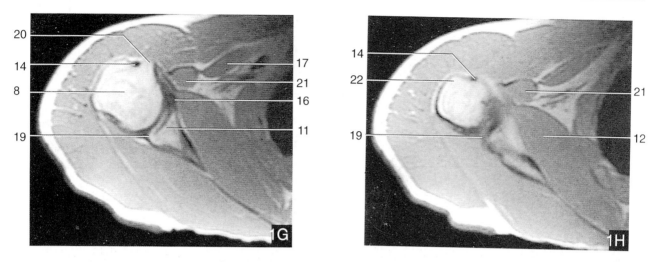

图 37-2-1　肩关节 T$_1$WI 横断面图像

A~H. 为连续层面图像,显示下列正常解剖结构:1.三角肌;2.肩峰;3.肩胛冈;4.锁骨;5.冈上肌;6.喙肩韧带;7.喙突;
8.肱骨头;9.冈下肌;10.盂肱上韧带;11.肩胛盂;12.肩胛下肌;13.喙肱韧带;14.肱二头肌长头腱;15.肩胛上切迹;
16.盂肱中韧带;17.胸小肌;18.前关节盂唇;19.后关节盂唇;20.肱骨小结节;21.喙肱肌;22.肱骨大结节。

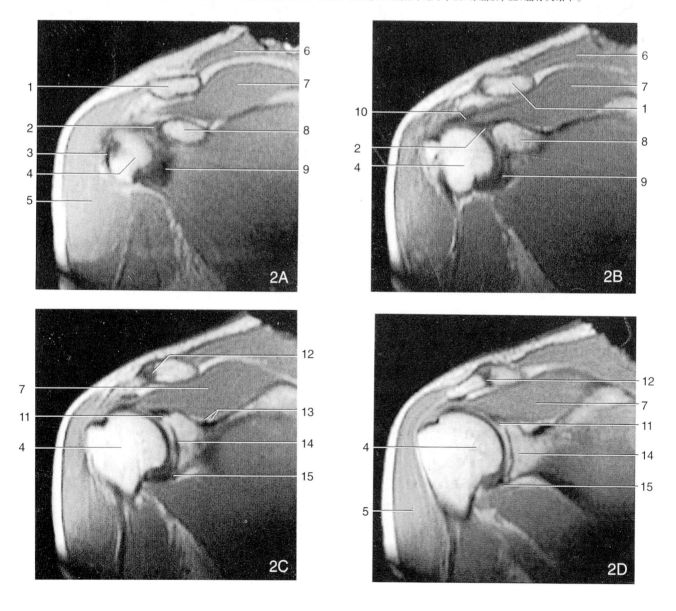

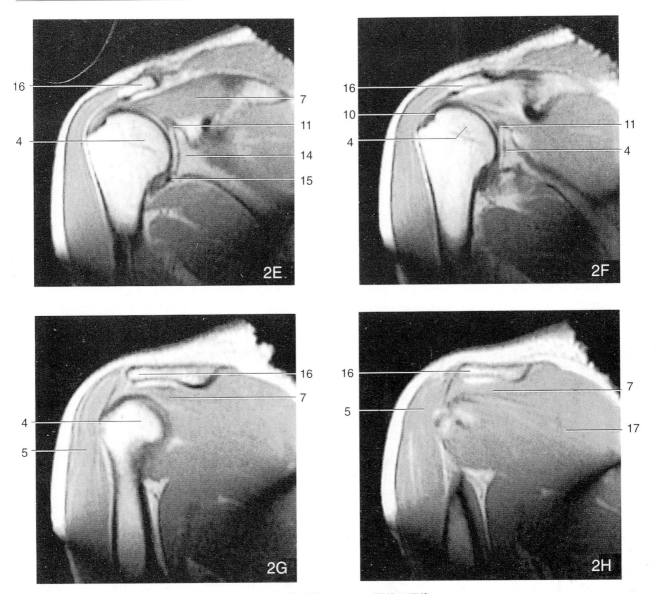

图 37-2-2 肩关节 SE T₁WI 冠状面图像

A~H. 为连续层面图像,显示下列正常解剖结构:1.锁骨;2.喙肱韧带;3.肱二头肌长头腱;4.肱骨头;5.三角肌;6.斜方肌;7.冈上肌;8.喙突;9.肩胛下肌腱;10.冈上肌腱和冈下肌腱;11.上关节盂唇;12.肩锁关节;13.肩胛上神经及动脉;14.肩胛盂;15.下关节盂唇;16.肩峰;17.冈下肌。

二、肩关节病变

(一)肩腱袖撕裂

肩腱袖又称旋转袖(rotator cuff),由冈上肌、冈下肌、小圆肌及肩胛下肌的肌腱在肩关节囊周围连成腱板,围绕肩关节的上、后、前方,分别止于肱骨大、小结节,并附着于关节囊,对肩关节起稳定作用。肩腱袖撕裂(rotator cuff tears)主要为冈上肌肌腱撕裂,单独的冈下肌肌腱撕裂少见,但严重的冈上肌肌腱撕裂可累及冈下肌或肩胛下肌肌腱,单独的肩胛下肌肌腱撕裂不常见,小圆肌撕裂极为罕见。大多

数冈上肌的撕裂累及肱骨大结节处附着的该肌腱,可伴有肱骨大结节撕脱。肩腱袖撕裂的病因包括急性外伤、慢性卡压,或两者同时都有。大多数的肩腱袖撕裂是一种进行性机械磨损过程,先导致肌腱退变及纤维化、肩腱袖滑膜表面部分性撕裂,乃致全层撕裂。因此,肩腱袖撕裂可分部分性和完全性两种,前者的发病率比后者高出 1 倍。部分性撕裂常位于肌腱内,与肌腱表面不相通。完全性肩腱袖撕裂(贯穿肩腱袖全层)时肩峰下滑膜囊和盂肱关节直接相通。一般而言,MRI 对检出冈上肌肌腱全层撕裂很敏感(图 37-2-4),而部分性撕裂检出相对困难。

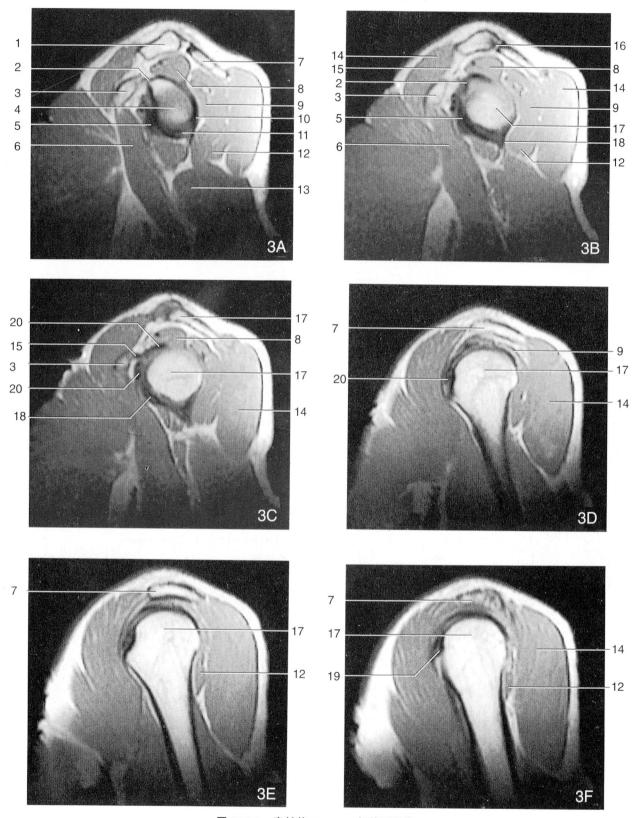

图 37-2-3 肩关节 SE T₁WI 矢状面图像

A~F. 为连续层面图像,显示下列正常解剖结构:1.锁骨;2.喙肱韧带;3.喙突;4.肩胛盂;5.前关节盂唇;6.喙
肱肌;7.肩峰;8.冈上肌;9.冈下肌;10.后关节盂唇;11.下关节盂唇;12.小圆肌;13.大圆肌;14.三角肌;
15.喙肩韧带;16.肩锁关节;17.肱骨头;18.盂肱下韧带;19.肱二头肌长头腱;20.肩胛下肌腱。

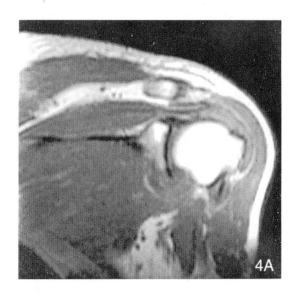

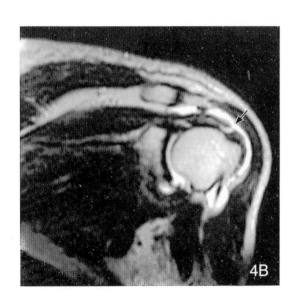

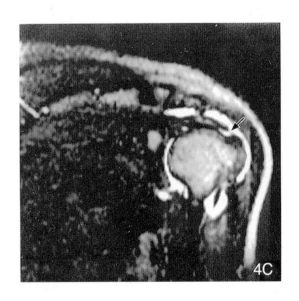

图 37-2-4 冈上肌肌腱撕裂

撕裂部位于 $T_1WI(A)$ 显示欠清，$T_2WI(B)$ 及脂肪抑制(C)像上均为高信号(箭)。

1.部分性肩腱袖撕裂:部分性肩腱袖撕裂由于撕裂区的液体渗出，在 T_1WI 上呈低到中等信号，在常规 T_2WI 脂肪抑制上呈高信号。T_2WI 上的边界清晰的肌腱内线样高信号，不累及关节面或滑膜囊面，提示肌腱内部分性撕裂。脂肪抑制技术对检出小的部分性肩腱袖撕裂比常规 T_2 加权图像更为敏感，同时脂肪抑制技术可避免将小条状脂肪误认为撕裂。关节内注射 Gd-DTPA 对显示部分性肩腱袖关节面小撕裂颇为有用。

2.完全性肩腱袖撕裂:完全性肩腱袖撕裂的 MRI 表现可分原发性(直接)和继发性征象(间接)两类。原发性征象是肌腱局部缺如与盂肱关节和肩峰下滑膜囊相交通(异常信号带贯穿肩腱袖肌腱，从盂肱关节囊延伸到肩峰下滑膜囊)。MRI 上显示肩腱袖完全缺如提示粗大肌腱断裂，肱骨头可直接和肩峰接触。严重肩腱袖撕裂时可同时累及冈上肌肌腱和冈下肌肌腱，并引起有关肌腱的回缩。

完全性肩腱袖撕裂的继发性征象包括:①肩峰下滑囊积液;②冈上肌肌肉肌腱结合处回缩(正常情况下肌肉肌腱结合处位于肱骨头上方)。③慢性完全性肩腱袖撕裂可伴有冈上肌脂肪变性(T_1WI 上可见与冈上肌长轴平行的条状脂肪信号)及肩峰下滑囊周围脂肪层被肉芽组织、瘢痕或液体渗出替代。

（二）肩卡压综合征

正常情况下冈上肌腱可在冈上肌出口内自由滑动（冈上肌出口为肱骨头上方和肩峰的下方间的一间隙）。由一些解剖结构病变引起冈上肌出口狭窄，压迫肩峰下滑囊和（或）冈上肌腱，并引起相应的临床表现，称肩卡压综合征（或称撞击综合征、肩痛弓综合征）。在年轻的病人，卡压常与使用过度或手臂上举过头的活动有关（尤其见于一些运动员）。在年龄较大的病人，卡压常与退行性病变或骨质增生有关。

卡压综合征的软组织病理改变以肩峰下滑膜囊炎和冈上肌腱退变最为常见。如果卡压严重或持续时间较长，冈上肌腱可被撕裂。肩部慢性创伤可导致软组织肿胀和炎症，当软组织水肿时，冈上肌出口的相对间隙进一步缩小。

肩卡压综合征的临床表现为盂肱关节外展至一定范围即有肩部和上臂疼痛，而在此幅度以外活动时则无疼痛。为明确卡压综合征的诊断，可在肩峰下间隙注入 1% 利多卡因 10 ml，如果局部麻醉后肩关节疼痛消失并可自由活动，肩卡压综合征的诊断即可成立。

肩卡压综合征的 MRI 异常表现可由肩部许多结构的病变引起，包括肩腱袖肌腱变性、肩峰下滑膜囊炎、肩峰和喙肩弓病变等。

正常肩腱袖肌腱在 T_1WI 和 T_2WI 及脂肪抑制像上均呈低信号。肩腱袖肌腱变性在组织学上为瘢痕、纤维化和粘液样变等，在 T_1WI 和质子加权图像上呈中等信号带，在重 T_2WI 上这些异常信号可减低或保持不变。肩腱袖肌腱变性和部分撕裂的 MRI 表现可类似。肩腱袖退变时，T_1WI 和质子加权、T_2WI 上均呈中等或稍高信号（图 37-2-5），而肩腱袖部分性撕裂时，上述序列图像上病变信号相对较高。区别较严重的肌腱退变和肩腱袖部分性撕裂时需仔细观察肩腱袖关节面和滑膜囊面的连续性及在各种序列中的信号改变。

在正常情况下，滑膜囊在 MRI 上不显影或表现为肩峰前端下方薄层脂肪信号（脂肪信号来自滑膜内的脂肪及滑膜周围的脂肪垫）。滑膜囊炎使滑膜囊增厚，在 T_1WI 呈低信号或滑膜周围的脂肪消失；因炎症渗出和滑膜增生 T_2WI 上呈高信号，或薄层脂肪信号增宽。肩峰下滑膜囊慢性增厚在 T_1WI 和 T_2WI 均显低信号。

肩卡压综合征亦可由一些骨性改变引起，主要

为肩峰退行性病变。肩峰前骨刺从肩峰的前下方向内、向下生长，骨刺的皮质在 MRI 上呈低信号而内部骨髓呈高信号。肩峰前 1/3 下表面可发生慢性骨质硬化，引起肩峰下表面的不平整。肩峰喙突弓的骨质增生、喙突和肱骨头间距的缩短等均可引起肩卡压综合征。

（三）肩关节盂唇病变

肩关节盂唇（labrum）增加关节盂的表面积及深度以更好地容纳肱骨头。盂唇的后部结构较粗，呈三角形。盂唇的上部因血供相对较差，随年龄增长易发生退变及前后向撕裂。

盂唇常规作矢状面、横断面和冠状面三个方位成像，以横断面提供信息最多。完整的纤维性盂唇在各种序列上均显低信号，环绕着关节盂关节表面，在横断面上常显示为三角形。当用 MRI 评价盂唇时应仔细观察其大小、形态和内部信号特征。盂唇变浅可能是由于磨损或撕脱。盂唇撕裂（labral tear）表现为低信号的盂唇内线样中等信号并累及关节表面。盂唇撕裂可分以下 4 种：①瓣状撕裂；②纵向撕裂；③前上部盂唇撕裂；④上盂唇前后向撕裂（SLAP 撕裂）。虽然盂唇撕裂可单独发生，临床上更常见盂唇从骨性关节盂上撕脱伴关节囊撕裂。盂唇退变表现为盂唇磨损，是肱骨关节盂关节退变的一部分。退变的盂唇表面不平整，导致关节摩擦增加及肱骨头软骨软化。如肱骨关节盂关节长期失稳或反复脱位，盂唇可被严重磨损，MRI 上表现为萎缩。

（四）肱二头肌肌腱病变

肱二头肌几乎参与肩部的所有活动，由于其解剖和功能的特点，容易受到损害。肱二头肌肌腱疾病是肩痛的常见原因之一。肱二头肌的常见病变包括肌腱滑膜炎、肌腱脱位及肌腱断裂。

1. 二头肌腱滑膜炎：二头肌腱滑膜炎（即二头肌腱炎症）通常是一种退行性病变，部分与外伤有关。其病理为腱鞘充血、水肿、纤维化增厚、鞘管内粘连形成，肌腱活动障碍甚至不能滑动。MRI 可显示非特异性的二头肌腱滑囊鞘内积液，T_1WI 为低信号，T_2WI 呈高信号，以及肌腱内部高信号和肌腱增厚。二头肌腱炎及二头肌腱滑膜炎是二头肌病变的早期阶段，严重者可导致二头肌腱断裂。

2. 二头肌腱脱位：退行性改变和肱骨头结节间沟先天性较浅为二头肌腱脱位的内因，损伤为外因，导致肌腱滑脱于腱沟外。二头肌腱脱位以内旋或外旋位的横断位 MRI 显示较好。

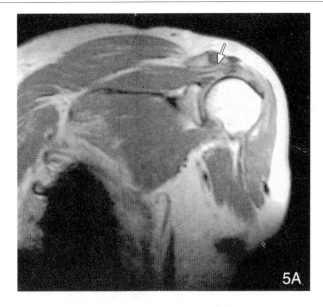

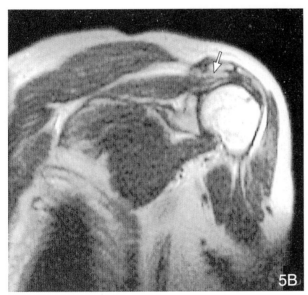

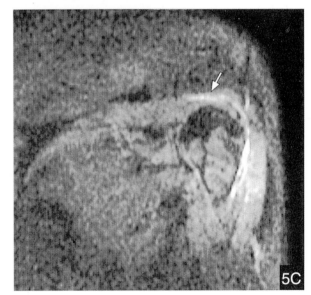

图 37-2-5 冈上肌肌腱损伤

肩关节冠状面 $T_1WI(A)$、$T_2WI(B)$ 及脂肪抑制(C)显示冈上肌肌腱呈稍高信号(箭)。B、C 显示较 A 清楚。

3. 二头肌腱断裂:正常的二头肌腱很少发生断裂，年轻人可在缺少准备而强力收缩时使二头肌腱发生断裂;中老年人则因原有不同程度的退行性改变,大结节、小结节及结节间沟有骨赘存在,或二头肌腱在结节间沟有粘连,一旦发生强烈收缩而发生撕裂。二头肌腱撕裂通常为完全性,偶见部分性撕裂。完全性撕裂时肌腱通常卷曲在结节间沟以下。在横断位 MRI 上二头肌腱长头应在肱骨头结节间沟中看到,如果结节间沟中不能发现二头肌腱长头应提示肌腱断裂或回缩。由于肌腱撕裂常是慢性卡压的结果,二头肌腱撕裂作 MRI 检查须同时检查冈上肌肌腱和喙突肱骨弓,观察有无其他卡压的征象和肩腱

袖撕裂。

第三节 腕 关 节

一、正常腕关节 MRI 表现

腕关节的骨结构由桡骨和尺骨远端、8 块腕骨(近侧列腕骨:舟状骨、月骨、三角骨、豆状骨;远侧列腕骨:大多角骨、小多角骨、头状骨、钩骨)和所有的掌骨基底部构成。这些骨结构构成了远侧桡尺关节、桡腕关节、腕骨间关节及腕掌关节,其中前三者之间关节腔互不相通。远侧桡尺关节由桡骨远端的尺切迹和尺骨头构成。桡腕关节由桡骨远端关节

面、舟状骨和月骨近端关节面加三角纤维软骨复合体构成。腕骨间关节包括同列腕骨之间的腕骨间关节和近侧、远侧列腕骨之间的中腕关节。近侧列腕骨除豆状骨外其余腕骨活动性大于远侧列腕骨，这尤其以桡侧为显著，此即大部分腕不稳定性与舟状骨和月骨有关的原因。腕关节关节囊松弛，有许多韧带加强，包括外周韧带、关节囊内韧带及腕骨间韧带。三角纤维软骨复合体即三角韧带，起于桡骨远端月关节面尺侧缘和尺切迹，经远侧桡尺关节后分为远、近两组纤维，止于尺骨茎突尖及基底部。腕关节可作屈、伸、展、收和环转等灵活运动。腕关节的正常 MRI 解剖如图 37-3-1～20。

（一）腕横断面解剖结构及 T₂WI MRI 表现

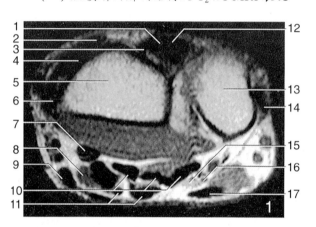

图 37-3-1　腕横断面解剖结构及 T₂WI MRI 表现（1）

1.指伸肌腱；2.桡侧腕短伸肌腱；3.拇长伸肌腱；4.桡侧腕长伸肌腱；5.桡骨；6.拇长展肌腱；7.拇长屈肌腱；8.正中神经；9.桡侧腕屈肌腱；10.指深屈肌腱；11.指浅屈肌腱；12.小指伸肌腱；13.尺骨；14.尺侧腕伸肌腱；15.尺动脉；16.尺神经；17.尺侧腕屈肌腱。

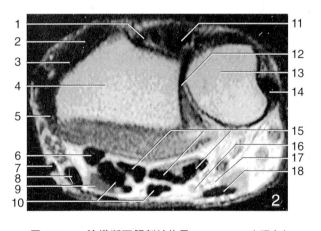

图 37-3-2　腕横断面解剖结构及 T₂WI MRI 表现（2）

1.拇长伸肌腱桡；2.桡侧腕短伸肌腱骨；3.桡侧腕长伸肌腱；4.桡骨；5.拇长展肌腱；6.拇长屈肌腱；7.桡动脉；8.桡侧腕屈肌腱；9.正中神经；10.指浅屈肌腱；11.小指伸肌腱；12.桡尺远侧关节；13.尺骨；14.尺侧腕伸肌腱；15.指深屈肌腱；16.尺动脉；17.尺神经；18.尺侧腕屈肌腱。

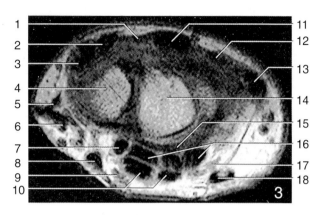

图 37-3-3　腕横断面解剖结构及 T₂WI MRI 表现（3）

1.伸肌支持带；2.桡侧腕短伸肌腱；3.桡侧腕长伸肌腱；4.桡骨；5.拇短伸肌腱；6.拇长展肌腱；7.拇长屈肌腱；8.桡侧腕屈肌腱；9.正中神经；10.指浅屈肌腱；11.指伸肌腱及示指伸肌腱；12.小指伸肌腱；13.尺侧腕伸肌腱；14.尺骨；15.尺月韧带；16.指深屈肌腱；17.尺神经；18.尺侧腕屈肌腱。

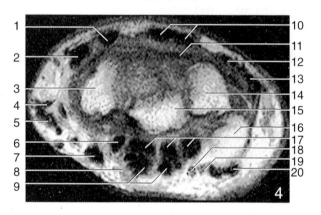

图 37-3-4　腕横断面解剖结构及 T₂WI MRI 表现（4）

1.桡侧腕短伸肌腱；2.桡侧腕长伸肌腱；3.手舟骨；4.拇短伸肌腱；5.拇长展肌腱；6.拇长屈肌腱；7.桡侧腕屈肌腱；8.正中神经；9.指浅屈肌腱；10.指伸肌腱及示指伸肌腱；11.背侧关节囊；12.小指伸肌腱；13.尺侧腕伸肌腱；14.三角骨；15.头状骨；16.豆状骨；17.指深屈肌腱；18.尺动脉；19.尺神经；20.尺侧腕屈肌腱。

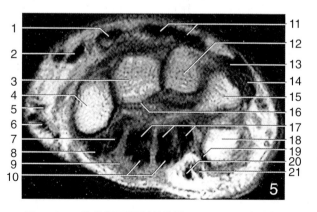

图 37-3-5　腕横断面解剖结构及 T₂WI MRI 表现（5）

1.桡侧腕短伸肌腱；2.桡侧腕长伸肌腱；3.头状骨；4.手舟骨；5.拇短伸肌腱；6.拇长展肌腱；7.拇长屈肌腱；8.桡侧腕屈肌腱；9.正中神经；10.指浅屈肌腱；11.指伸肌腱及示指伸肌腱；12.钩骨；13.小指伸肌腱；14.尺侧腕伸肌腱；15.三角骨；16.弓状韧带；17.指深屈肌腱；18.豆状骨；19.尺侧腕屈肌腱；20.尺动脉；21.尺神经。

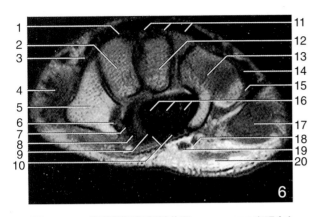

图 37-3-6 腕横断面解剖结构及 T₂WI MRI 表现(6)

1.桡侧腕短伸肌腱;2.小多角骨;3.桡侧腕长伸肌腱;4.拇短伸肌腱;5.大多角骨;6.桡侧腕屈肌腱;7.拇长屈肌腱;8.掌侧环状韧带;9.正中神经;10.指浅屈肌腱;11.指伸肌腱及示指伸肌腱;12.头状骨;13.钩骨;14.小指伸肌腱;15.尺侧腕伸肌腱;16.指深屈肌腱;17.小指收肌及小指短屈肌;18.尺神经;19.尺动脉;20.掌腱膜。

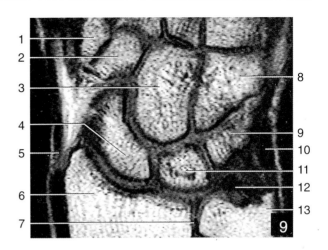

图 37-3-9 腕冠状面解剖结构及 T₂WI MRI 表现(3)

1.大多角骨;2.小多角骨;3.头状骨;4.手舟骨;5.桡侧腕长伸肌腱;6.桡骨;7.尺桡远端关节;8.钩骨;9.三角骨;10.尺侧腕伸肌腱;11.月骨;12.三角纤维软骨盘;13.尺骨茎突。

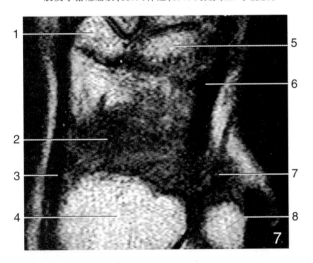

图 37-3-7 腕冠状面解剖结构及 T₂WI MRI 表现(1)

1.小多角骨;2.背侧环状韧带;3.桡侧腕长伸肌腱;4.桡骨;5.头状骨;6.尺侧腕伸肌腱;7.桡舟月韧带;8.尺骨。

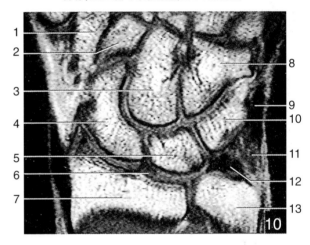

图 37-3-10 腕冠状面解剖结构及 T₂WI MRI 表现(4)

1.大多角骨;2.小多角骨;3.头状骨;4.手舟骨;5.月骨;6.舟月韧带;7.桡骨;8.钩骨;9.尺侧腕伸肌腱;10.三角骨;11.类半月板;12.三角纤维软骨盘;13.尺骨。

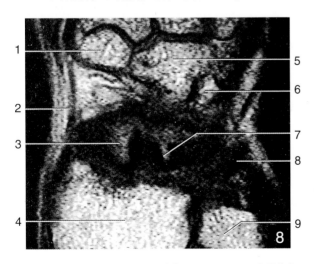

图 37-3-8 腕冠状面解剖结构及 T₂WI MRI 表现(2)

1.小多角骨;2.桡侧腕长伸肌腱;3.手舟骨;4.桡骨;5.头状骨;6.钩骨;7.月骨;8.桡舟月韧带;9.尺骨。

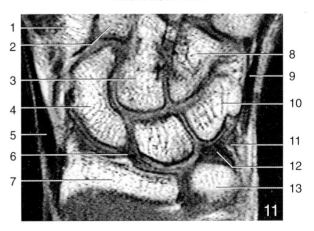

图 37-3-11 腕冠状面解剖结构及 T₂WI MRI 表现(5)

1.大多角骨;2.小多角骨;3.头状骨;4.手舟骨;5.拇短伸肌腱;6.舟月韧带;7.桡骨;8.钩骨;9.尺侧腕伸肌腱;10.三角骨;11.类半月板;12.三角纤维软骨盘;13.尺骨。

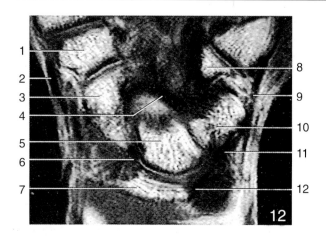

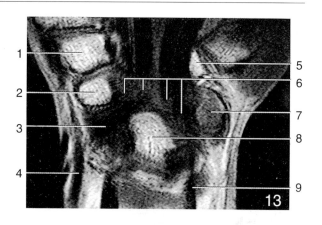

图 37-3-12 腕冠状面解剖结构及 T_2WI
MRI 表现(6)

1.大多角骨;2.拇短伸肌腱;3.手舟骨;4.弓状韧带;5.月骨;6.舟月
韧带;7.桡骨;8.钩骨;9.尺侧腕伸肌腱;10.三角骨;11.类半月板;
12.桡三角韧带。

图 37-3-13 腕冠状面解剖结构及 T_2WI
MRI 表现(7)

1.大多角骨;2.手舟骨;3.掌侧环状韧带;4.拇长展肌腱;
5.钩骨;6.指屈肌腱;7.豆状骨;8.月骨;9.尺侧腕屈肌腱。

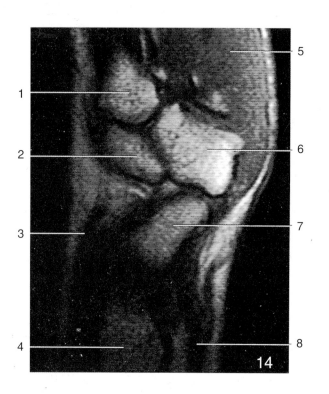

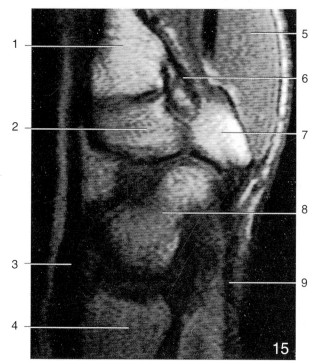

图 37-3-14 腕矢状面解剖结构及 T_2WI
MRI 表现(1)

1.第二掌骨;2.小多角骨;3.桡侧腕长伸肌腱;4.桡骨;
5.鱼际肌;6.大多角骨;7.手舟骨;8.桡侧腕屈肌腱。

图 37-3-15 腕矢状面解剖结构及 T_2WI
MRI 表现(2)

1.第二掌骨;2.小多角骨;3.拇长伸肌腱;4.桡骨;
5.鱼际肌;6.桡侧腕屈肌腱;7.大多角骨;8.拇长屈肌腱。

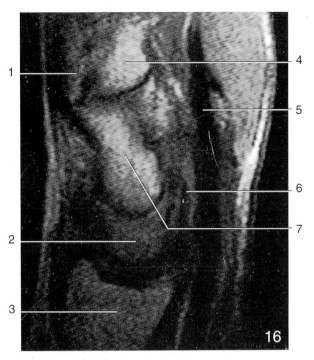

图 37-3-16 腕矢状面解剖结构及 T₂WI
MRI 表现(3)

1.小多角骨;2.月骨;3.桡骨;4.大多角骨;
5.拇长屈肌腱;6.桡舟头韧带;7.头状骨。

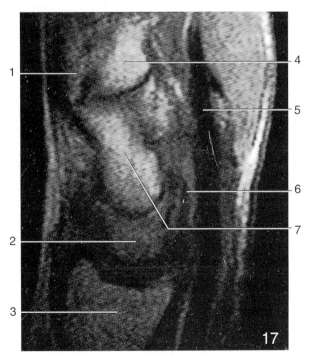

图 37-3-17 腕矢状面解剖结构及 T₂WI
MRI 表现(4)

1.第三掌骨;2.指伸肌腱;3.月骨;4.桡骨;
5.鱼际肌;6.头状骨;7.弓状韧带;8.头状骨腰部。

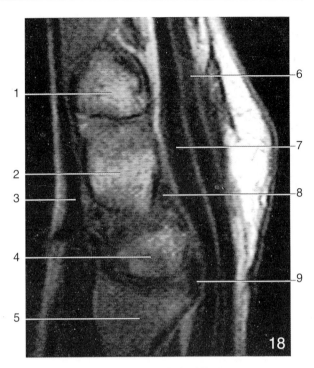

图 37-3-18 腕矢状面解剖结构及 T₂WI
MRI 表现(5)

1.第三掌骨;2.头状骨;3.指伸肌腱;4.月骨;5.桡骨;
6.指浅屈肌腱;7.指深屈肌腱;8.弓状韧带;9.桡月韧带。

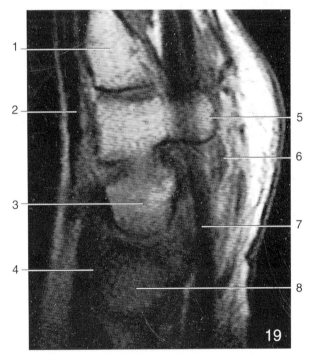

图 37-3-19 腕矢状面解剖结构及 T₂WI
MRI 表现(6)

1.第四掌骨;2.指伸肌腱;3.月骨;4.小指伸肌腱;
5.钩骨钩突;6.豆钩韧带;7.指深屈肌腱;8.尺骨。

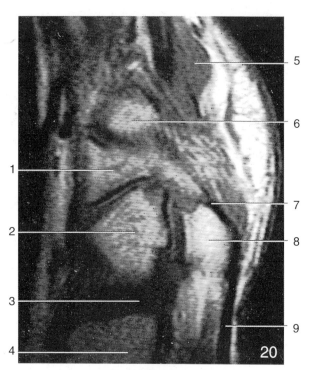

图 37-3-20　腕矢状面解剖结构及 T_2WI MRI 表现(7)

1.钩骨;2.三角骨;3.三角纤维软骨盘;4.尺骨;5.小鱼际肌;6.第五掌骨;7.豆钩韧带;8.豆状骨;9.尺侧腕屈肌腱。

二、腕关节病变

(一)腕不稳定症

腕关节的稳定性取决于腕骨在大小形状上的相互匹配以及腕部韧带的完整。腕不稳定指某一或几个腕骨脱离原来的正常解剖关系。不稳定现象分动态不稳定(在某些腕部活动之后出现)及静态不稳定症(腕骨脱位)。

1.舟月不稳定:舟月不稳定是最常见的不稳定类型。通常由舟月韧带撕裂造成。在 MRI 上可显示下列改变:①舟月韧带撕裂,形态变化包括舟月韧带变薄、边缘不规则等,完全撕裂时该韧带的正常三角形低信号影消失;②舟月关节间隙增大(正常时不超过 2 mm);③头、舟、月骨正常解剖关系改变;④局部关节间隙内积液。

2.月三角不稳定:月三角不稳定为月三角韧带撕裂时,月骨失去了三角骨的牵制,而随舟骨向腹侧倾斜,头骨滑入月骨在背侧留下的空隙,从而形成不稳定症。T_2WI 冠状面上可见月三角关节处有高信号积液影,正常低信号韧带图像消失,月三角关节间隙增大,矢状面上可见舟月角减小(舟骨长径与月骨轴线之夹角<30°)。

3.钩三角不稳定:钩三角不稳定由头三角韧带的损伤引起。此损伤在 T_2WI 矢状面上较易见到,头骨腹侧带状高信号影为典型表现。同时月骨向背侧倾斜,尤其在腕部从桡侧偏斜转为尺侧偏斜时更为明显。

(二)腕管综合征

腕管综合征常发生于 30~60 岁劳动群体,女性多于男性,50% 为双侧病变。主要症状有手、腕部疼痛、麻木。任何导致腕管容积缩小或腕管内结构体积增大的病变都可使从腕管内通过的正中神经受到压迫,导致其水肿及脱髓鞘变,造成其分布范围内的感觉、运动神经麻痹。其主要病因有:①造成腕管容积缩小的病变:包括 Coller 骨折、腕骨骨折移位、腕掌关节骨折脱位、月骨无菌性坏死等。②造成腕管内容体积增大的病变:有指屈肌腱腱鞘炎、滑膜囊肿、类风湿性关节炎及痛风造成的滑膜增生,创伤后或手术后瘢痕纤维形成,全身疾病引起腕管内软组织水肿。腕管综合征的临床诊断基于临床表现和肌电图。在临床和肌电图表现明显时无需作 MRI 检查,病因常可在手术中被发现。MRI 检查主要用于以下情况:①临床与肌电图结果不相符合;②确定巨大或多发滑膜囊肿之范围;③肿瘤可能;④术后症状继续存在(环状韧带切除不够,纤维瘢痕包绕正中神经等);⑤术中未发现病因。

MRI 检查以横断面 T_2WI 和 STIR 图像为佳。MRI 表现为:①因腕管内容物容积增加引起掌侧环状韧带膨出;②腱鞘炎,表现为腱鞘内未见液影,在 T_1WI 呈低信号,T_2WI 呈高信号,并有腱鞘膨大;③滑膜囊肿;④正中神经受挤压后引起水肿,在腕管近端常表现为体积增大,而在腕管远端则常被挤压成扁平状,同时在正中神经内有 T_2WI 高信号影;⑤全身性疾病所致的软组织水肿,表现为腕管内肌腱、神经结构以外的组织在 T_2WI 上呈高信号;⑥屈肌腱腱鞘的滑膜水肿(滑膜增厚超过 2 mm,T_2WI 呈高信号);⑦关节内积液(图 37-3-21,22)。

由于腕管综合征有很高的双侧发病率,在对某一 MRI 表现特别是正中神经的水肿有疑问时不应以对侧为正常参照物,而应结合临床和肌电图结果判断。

(三)三角纤维软骨复合体病变

三角纤维软骨复合体由三角纤维软骨盘(三角韧带)、尺桡韧带、类半月板、尺月韧带、尺三角韧带、尺侧侧副韧带及尺侧腕伸肌腱鞘组成。其穿孔与撕

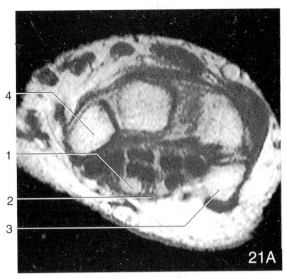
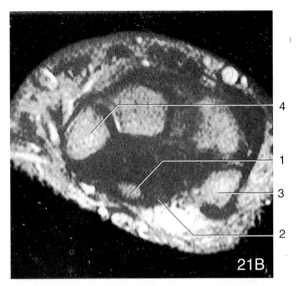

图 37-3-21　腕管综合征

A. 质子密度轴状面豆状骨水平。　B. T₂WI 轴状面豆状骨水平。正中神经(1)体积增大。在质子密度和 T₂WI 上均呈高信号影，
表示有水肿存在。掌侧环状韧带(2)膨出。(3)豆状骨。(4)舟骨。

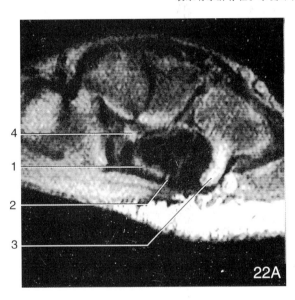
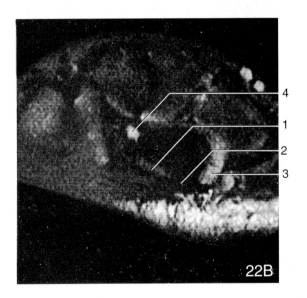

图 37-3-22　腕管综合征

A. 质子密度轴状面，钩骨水平。　B. T₂WI 加权横轴位，钩骨水平。正中神经(1)呈扁平状，高信号。掌侧环状韧带(2)
在此水平无明显膨出。在拇长屈肌腱深侧可见局灶性积液的高信号影(4)。(3)钩骨钩突。

裂是尺侧腕部疼痛的重要原因，主要病因为创伤与退行性变。三角纤维软骨盘穿孔与撕裂的 MRI 诊断标准与膝关节半月板撕裂的诊断标准类似。创伤性撕裂常位于软骨盘周边部分，而退行性变则导致中央部位穿孔。发现韧带中有高信号影并伴有形态改变时应考虑撕裂可能。尺桡韧带撕裂可伴有远侧尺桡关节脱位。

（四）舟骨骨折和无菌性坏死

舟骨骨折(scaphoid fracture)是最常见的腕骨骨折，骨折引起的血供不良是舟骨骨折不愈合、假关节

和坏死的主要原因。舟骨骨折时的韧带损伤主要涉及舟月韧带、桡舟头韧带和桡月三角韧带，韧带外形增粗，T₂WI 上信号增高。舟骨骨折线与周边的骨髓信号上形成反差。注射造影剂后，愈合过程中的骨折线有增强现象，表示有新生血管和成骨过程存在。而纤维性假关节的骨折线没有增强现象。

由于舟骨血供的特点，在舟骨骨折后易发生无菌性坏死，在 T₁WI 上可见坏死造成的局部或弥漫性低信号区，在 T₂WI 及 T₂WI 脂肪抑制序列表现为不规则高信号（图 37-3-23）。舟骨外形塌陷、破

碎。舟骨的无菌性坏死也可以在没有骨折的情况下发生,此时称其为Preiser病。

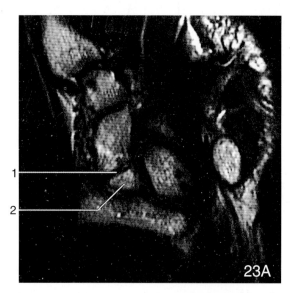

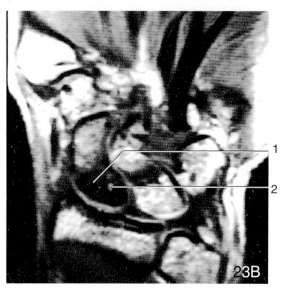

图37-3-23　舟骨骨折及无菌性坏死

A、B. 分别为T₂WI冠状面和T₁WI冠状面。骨折线(1)呈中等信号,表示有愈合可能。骨折线近端在T₁WI和T₂WI上呈高信号的坏死灶(2),骨折近端的舟骨在T₁WI上呈弥漫性低信号。在T₂WI上呈高信号,表示有骨髓充血、水肿的存在。

(五)月骨无菌性坏死

月骨无菌性坏死又称Kienbock病,是常见的腕骨无菌坏死。临床表现为月骨处压痛点、腕部僵硬和乏力。MRI表现包括月骨信号异常(在T₁WI上可见坏死造成的局部或弥漫性低信号区,T₂WI尤其在STIR图像上则呈高信号影),注射造影剂后若有增强现象表明有新生血管存在。月骨外形塌陷,有时完全破碎。

(六)类风湿性关节炎

MRI在类风湿性关节炎诊断中的作用在于检出X线平片尚无异常的早期病例。在检查技术方面,脂肪抑制T₁WI增强为最佳选择。若MRI检查阴性基本上可排除类风湿性关节炎的可能性。

MRI表现包括炎性血管翳、关节积液、滑膜增厚、囊性骨侵蚀、腱鞘内积液、肌腱撕裂等。炎性血管翳急性期T₂WI呈高信号,慢性期由于纤维化,T₂WI呈低信号,但可有造影增强。

(七)腱鞘囊肿

腱鞘囊肿是滑膜组织凸出造成的覆盖于关节腱鞘上的囊肿,表现为T₁WI呈低信号、T₂WI呈高信号的囊状影,内可有低信号的纤维间隔。囊肿可嵌入关节间隙内而呈哑铃状。

第四节　髋　关　节

一、正常髋关节解剖和MRI表现

髋关节由股骨头和髋臼组成,为杵臼关节,可沿三个运动轴作屈、伸、内受、外展、环转运动。髋臼由髂骨体、坐骨体及耻骨体构成,为髂骨外侧面中部的半球形深窝。股骨头的关节面占球面的1/3,除股骨头凹处外,股骨头的表面覆有一层透明软骨,其中部较厚,周边较薄。在髋臼内,除月状面覆有软骨外,其余部分由脂肪充填。髋臼的周缘有盂唇附着,从而增加了关节窝的深度。髋关节关节囊起自髋臼的周缘与髋臼横韧带,向下分别止于股骨大转子和小转子、转子间线与转子间嵴。股骨颈的前面完全在关节囊内,后面的外侧部分则在关节囊外。髋关节的韧带主要有髂股韧带、耻骨囊韧带、坐骨囊韧带、轮匝带、股骨头韧带和髋臼横韧带等。

髋关节股骨头内部信号强度取决于骨髓成分。幼儿股骨头内无骨髓,全部为软骨,SE序列上为中等信号。儿童股骨头内为红骨髓,T₁WI和T₂WI均为均匀中等信号。随年龄的增长,红骨髓逐渐变为黄骨髓。由于红黄骨髓之间的转换,髋臼、股骨头、坐骨和耻骨显示出不均匀的信号,切勿将此当做病理改变。骨骺愈合时骨骺闭合线呈低信号曲线,以后软骨板骨化,并被骨髓组织浸润,但成年后该部位仍可有线样低信号。骨骺线闭合方式与骨坏死有密切关系,特别是封闭型的骨骺线最易发生骨坏死。这主要是由于股骨头内的黄骨髓遇到刺激脂肪生成的因子后封闭型的骨骺线限制了脂肪体积的扩大，导致髓内压升高，血管受挤压，造成血供不足。

从股骨头至股骨颈冠状面像上可有一扇形低信号区，为负重区骨小梁，该区在横断面上可为星形低信号区，产生原因可能是小梁增厚，钙盐沉积增多。另外滋养血管穿入处 T_1WI 和 T_2WI 均为低信号。

正常髋关节的 T_1WI MRI 表现如图 37-4-1～7。

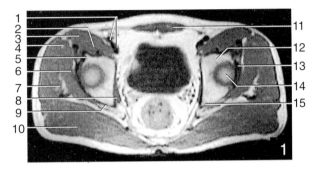

图 37-4-1 正常髋关节 T_1WI MRI 表现 横断面(1)

1.股动脉、股静脉；2.髂腰肌；3.缝匠肌；4.阔筋膜张肌；5.股直肌肌腱；6.臀小肌；7.臀中肌；8.闭孔内肌；9.梨状肌；10.臀大肌；11.腹直肌；12.耻骨；13.髂股韧带；14.股骨头；15.坐骨。

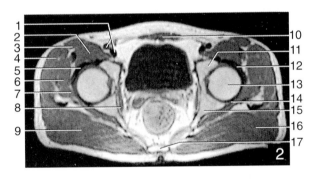

图 37-4-2 正常髋关节 T_1WI MRI 表现 横断面(2)

1.股动脉、股静脉；2.髂腰肌；3.缝匠肌；4.阔筋膜张肌；5.股直肌肌腱；6.臀小肌；7.臀中肌；8.闭孔内肌；9.上孖肌；10.股直肌；11.耻骨；12.髂股韧带；13.股骨头；14.坐股韧带；15.坐骨；16.臀大肌；17.骶骨。

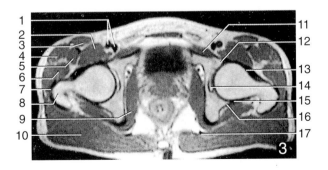

图 37-4-3 正常髋关节 T_1WI MRI 表现 横断面(3)

1.股动脉、股静脉；2.髂腰肌；3.缝匠肌；4.阔筋膜张肌；5.股直肌和肌腱；6.臀小肌；7.臀中肌；8.大转子；9.闭孔内肌；10.臀大肌；11.耻骨肌；12.前髋臼唇；13.髂股韧带；14.圆韧带；15.坐股韧带；16.后髋臼唇；17.骶结节韧带。

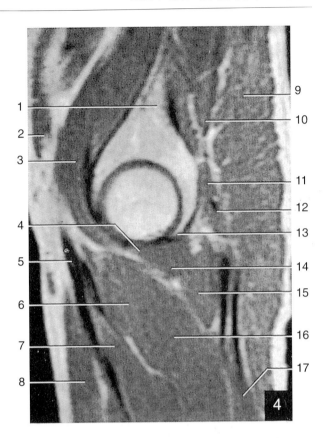

图 37-4-4 正常髋关节 T_1WI MRI 表现 矢状面

1.髂骨；2.腹直肌；3.髂腰肌；4.横韧带；5.股动脉、股静脉；6.耻骨肌；7.长收肌；8.缝匠肌；9.臀大肌；10.臀中肌；11.梨状肌；12.坐骨神经；13.后髋臼唇；14.闭孔外肌；15.股四方肌；16.大收肌；17.半膜肌。

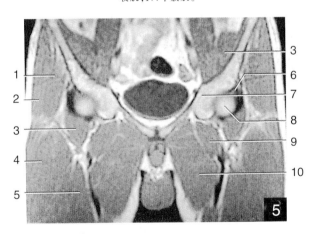

图 37-4-5 正常髋关节 T_1WI MRI 表现 冠状面(1)

1.臀小肌；2.臀中肌；3.髂腰肌；4.臀外侧肌；5.股直肌和肌腱；6.髂股韧带；7.耻骨；8.股骨头；9.耻骨肌；10.内收肌群。

二、髋关节病变

（一）股骨头缺血性坏死

股骨头缺血性坏死是由于股骨头部分性或完全性缺血导致骨和骨髓细胞成分坏死。主要临床症状

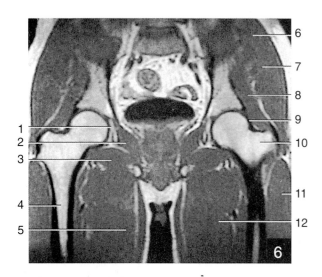

图 37-4-6　正常髋关节 T₁WI MRI 表现　冠状面(2)

1.髋臼窝内脂肪;2.闭孔内肌;3.闭孔外肌;4.股骨干;5.股薄肌;6.髂肌;7.臀中肌;8.臀小肌;9.髂股韧带;10.大转子;11.股外侧肌;12.股内侧肌。

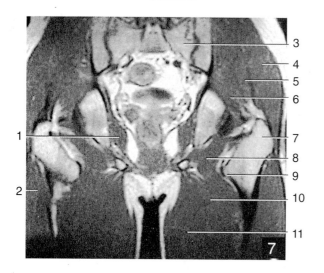

图 37-4-7　正常髋关节 T₁WI MRI 表现　冠状面(3)

1.闭孔内肌;2.股外侧肌;3.骶骨;4.臀大肌;5.臀中肌;6.臀小肌;7.大转子;8.闭孔外肌;9.小转子;10.股四方肌;11.内收肌群。

为髋部疼痛。股骨头缺血性坏死可发生于髋关节局部外伤后,也可在无外伤情况下发生。前者可由股骨颈骨折或髋关节脱位导致股骨头内血供中断或闭塞;非外伤性骨坏死病因甚多,诸如皮质醇治疗、血液病、某些代谢性疾病及非特异性关节炎症、出血导致髋关节内压增高、股骨头缺血。非外伤性的股骨头缺血性坏死最常见于 30～60 岁,70% 的病人为双侧性。

股骨头缺血性坏死的病理过程分四期:Ⅰ期为血供障碍和骨髓成分坏死的开始。骨髓腔造血细胞在血流中断后 6～12 h 最先死亡,12～48 h 后骨细胞开始死亡,脂肪细胞在血流中断后 5 d 才开始死亡。Ⅱ期在梗死区的周围出现反应性充血,与周围活骨交界处发生炎性反应,局部骨质吸收。Ⅲ期为修复期,大量新生血管和新生骨向坏死区生长,死骨被清除。此期易发生骨折。Ⅳ期出现关节间隙狭窄和退行性骨关节炎改变。

股骨头缺血性坏死早期患者可实施髓腔内中心减压等保守治疗,晚期患者需作关节置换术和关节融合术,临床上早期诊断十分重要。X 线平片和 CT 发现股骨头缺血性坏死需待出现骨结构的改变,早期的敏感性较低。放射性核素扫描可早期发现股骨头血供障碍,但特异性较低,且解剖分辨率不高。MRI 检查股骨头缺血性坏死敏感性和特异性、解剖分辨率均较高。一旦血供障碍导致股骨头骨髓脂肪细胞死亡,使正常骨髓脂肪减少,MRI 即可发现骨髓信号改变。由于股骨头缺血双侧发病率较高,X 线平片和 CT 发现一侧病变者可用 MRI 或放射性核素进一步检查对侧。MRI 可对尚未有自觉症状的病人作出早期诊断。

股骨头缺血性坏死在 T₁WI 上于高信号骨髓脂肪内出现信号减低区,T₂WI 上信号多变,可以出现信号减低区或信号增高区。低信号的病变中央可有高信号区,为脂肪成分或出血。股骨头缺血性坏死异常信号可均匀或不均匀,外形常不规则。脂肪抑制(STIR)是检出股骨头缺血性坏死的最敏感序列,病变表现为高信号。病变晚期明显的纤维化和骨质硬化可引起 T₁WI、T₂WI、STIR 上信号降低(图 37-4-8,9)。Gd-DTPA 增强扫描可见病变区部分强化和部分无强化,强化区为存活组织而无强化区为坏死组织。

大多数股骨头缺血性坏死病例有髋关节积液,早期渗出的原因可能与静脉回流障碍或局部充血有关,中晚期与滑膜血管翳增生而产生渗出有关。

曾经有作者报道早期股骨头缺血性坏死的 MRI 表现为股骨头和股骨颈的弥漫性信号异常,T₁WI 低信号,T₂WI 高信号,为骨髓水肿所致,而此时 X 线平片无局灶性改变。此种骨髓水肿对股骨头缺血性坏死的诊断虽不具特异性,但提示有发展为该病的可能,有一定的临床意义。

(二) 髋关节关节唇撕裂

髋关节关节唇撕裂多继发于外伤。患者主诉髋部疼痛,活动受限且有卡嗒声响,常规 X 线平片对此无法诊断。

正常髋关节关节唇在冠状面 T_1WI 和 T_2WI 上表现为髋臼外侧和股骨头之间的低信号三角，覆盖在髋臼周边的透明软骨之上。关节唇撕裂 MRI 表现为关节唇变钝、消失、移位，造影后关节唇实质内有造影剂停留。

（三）髋臼和股骨外伤

对于股骨和髋臼骨折 MRI 检查的意义在于显示不完全性骨折、疲劳骨折等无法为 X 线平片所显示的骨折类型，以及复杂类型的髋臼骨折和股骨头缺血性坏死等骨折后遗症。

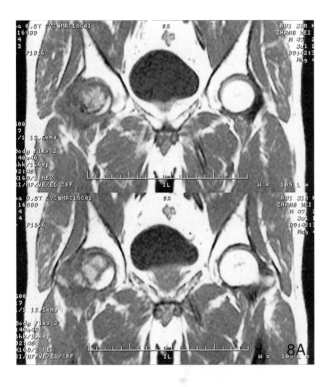
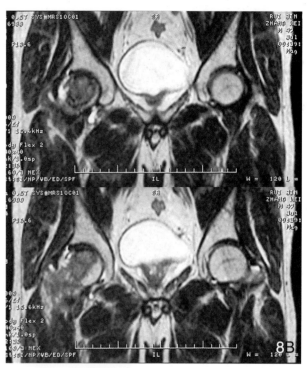
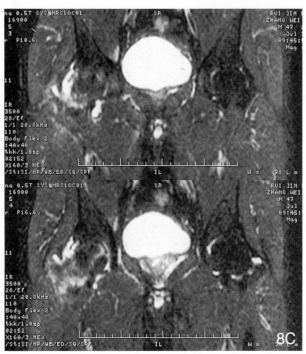

图 37-4-8　右侧股骨头缺血性坏死

A、B、C. 分别为 T_1WI、T_2WI 和 STIR 冠状面。右侧股骨头出现
异常信号，并在各序列上均以低信号为主，提示病变晚期。

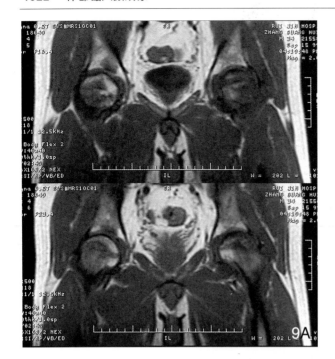
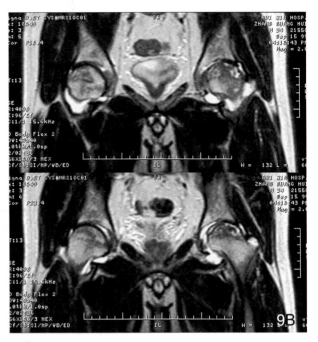
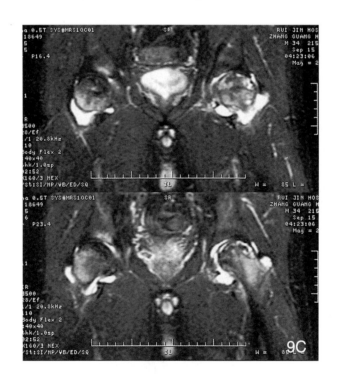

图 37-4-9　双侧股骨头缺血性坏死

A、B、C. 分别为 T_1WI、T_2WI 和 STIR 冠状面。双侧股骨头见广泛异常高低混杂信号，

关节积液在 T_1WI 上呈低信号，在 T_2WI 和 STIR 上呈高信号。

1. 髋臼骨折：髋臼骨折是一种严重的关节损伤，常合并有股骨头脱位，其损伤范围可涉及髋臼、髂骨、坐骨和耻骨。MRI 的诊断价值在于发现那些平片阴性或不明显的骨折，明确骨折小碎片位于关节囊内还是囊外，及发现骨折并发症（图 37-4-10）。

髋臼骨折后常见的并发症为深静脉栓塞，MRI 可较好地显示双侧下肢深、浅静脉中栓子。MRI 静脉成像在髋臼骨折后发生肺栓塞的高危人群中使用尤为必要。髋臼骨折另一常见并发症为坐骨神经损伤，受伤的坐骨神经的信号于 T_2WI 上呈高信号。

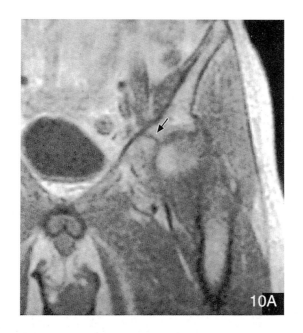
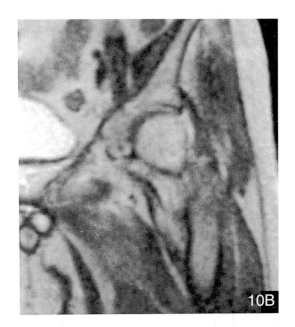
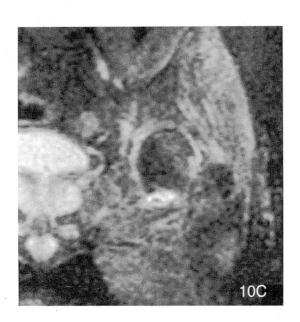

图 37-4-10 左侧髋臼骨折

A、B、C. 分别为 T_1WI、T_2WI 及 STIR 冠状面,左侧髋臼骨折(箭)后对位尚可,
低信号骨折线影在 T_1WI 上较清楚(箭头)。左侧关节关节积液,股骨头骨髓水肿。

2. 股骨颈骨折:一般股骨颈骨折平片可以明确诊断,MRI 的价值在于早期评价股骨颈骨折后股骨头的血供情况。如血供完全中断,应进行股骨头置换术。增强 MRI 可准确地反映外伤后股骨头血供情况。注意股骨头骨折后血流灌注的改变除血管损伤外还可能与关节腔内血肿的形成、骨内压增高而导致压迫血管有关,将血肿吸出可改善血供。

3. 股骨疲劳骨折:股骨疲劳骨折多发生于老年骨质疏松、大量服用激素、孕妇以及接受放射治疗的病人。在年龄增加和内分泌情况改变时,股骨头颈交界处应力集中处可以发生疲劳骨折。此疲劳骨折为反复发作过程,可不断加剧和缓解,其后轻微的外伤都会诱发完全骨折。

早期 T_1WI 上呈现斜形或不规则形骨折线低信号区,周围被出血和水肿包绕;T_2WI 上水肿与出血表现为高信号,而骨折线仍为低信号。脂肪抑制成像对提高骨折的诊断率有一定的帮助。

（四）髋关节退行性骨关节炎

髋关节退行性骨关节炎分为原发性和继发性的两种。原发性多见于 50 岁后;继发性常因先天性髋关节脱位、髋臼发育不良、骨折、脱位以及股骨头缺血性坏死等引起。发生退变后关节软骨相继变脆、变薄和出现虫蚀状缺损,并露出骨端,受摩擦的暴露骨面硬化。由于关节囊内高压,软骨破坏和骨质疏松,滑液穿透关节软骨形成许多小囊。退变增生产生的赘生物于骨端边缘形成骨刺。脱落的软骨和骨碎片游离于关节腔内,刺激滑膜渗出,加速关节囊的纤维化。

软骨的表面不光滑、局部变薄为软骨退变失水后的早期改变,关节软骨可见异常低信号。继而髋臼外侧缘出现低信号的骨质增生。股骨头和髋臼软骨下骨内出现低信号的硬化带（T_1WI 和 T_2WI）,进一步发展髋臼和股骨头内出现 T_1WI 低信号、T_2WI 高信号的软骨下囊肿,其中充填滑液（图 37-4-11）,关节腔内见游离体。髋关节腔逐渐变窄,甚至出现半脱位。

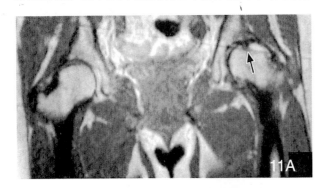
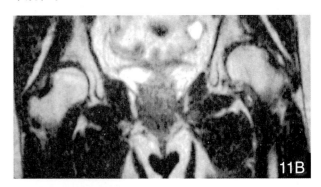
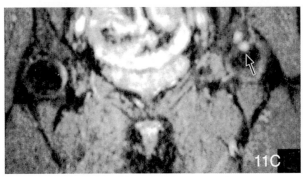

图 37-4-11　左侧髋关节骨关节炎

A、B、C. 分别为 T_1WI、T_2WI 及 STIR 冠状面,左侧股骨头及髋臼内见软骨下囊肿,为关节内液体通过破坏的软骨进入所致。在 T_1WI 上呈低信号,在 T_2WI 及 STIR 上呈高信号,以 C 显示最清晰（三角箭）。左髋关节间隙狭窄,软骨破坏。

第五节　膝　关　节

一、正常膝关节解剖和 MRI 表现

膝关节连接大腿和小腿,以屈伸运动为主,还有部分旋转运动。膝关节是人体中最大而最复杂的关节,损伤最多。它由三个部分构成,分别是股骨内外髁和胫骨内外髁构成的内外胫股关节及髌骨和股骨构成的髌股关节。在胫骨外侧髁外下方还有一个关节面,和腓骨头构成近侧胫腓关节,该关节不与膝关节相通。

膝关节的关节囊和韧带是维持膝关节稳定性的重要结构。关节囊前方为股四头肌肌腱中份纤维经过髌骨前方延伸成的髌韧带,止于胫骨粗隆。在髌骨和髌韧带的两侧由股四头肌肌腱向两侧扩展部分所加强。关节囊后方则由半膜肌附着点之一向外上方的反折部分所加强,称为腘斜韧带。关节囊内侧中部较厚,即内侧副韧带的深层。内侧副韧带的深层内缘和内侧半月板体部外缘相连,其半月板水平以上部分称半月板-股骨韧带,半月板水平以下部分

称半月板-胫骨韧带,均较为松弛,以利于半月板活动。但一般意义上的内侧副韧带为其浅层,上起股骨内上髁,下至胫骨内侧髁,形态扁而宽,外侧副韧带起于股骨外上髁,下至腓骨头,在其位于关节间隙的水平有腘肌腱将其与外侧半月板分开。腘肌腱在外侧关节囊偏后方斜行穿入关节。

另一稳定膝关节的重要结构为前、后交叉韧带,属关节内、滑膜外结构。前交叉韧带起自胫骨髁间前窝,向外上后方斜行,呈散开状止于股骨外侧髁的内侧面后部。后交叉韧带起自胫骨髁间后窝,向内上方斜行,止于股骨内侧髁的外侧面。前、后交叉韧带之间互相交叉。膝关节的滑膜自后向前绕经交叉韧带下形成反折,将膝关节后部隔开,因此膝关节仅在前部相通。

股骨和胫骨之间有纤维软骨组成的内外侧半月板,其上面微凹,与股骨内外侧髁相适应,而其下面平坦,与胫骨平台适应。内侧半月板后角比前角宽,外侧半月板前角、体部、后角的宽度较为接近,且宽于内侧半月板。内外侧半月板前角有纤维在关节前方连接,为横韧带。

膝关节的正常 T_1WI MRI 表现如图37-5-1～19。

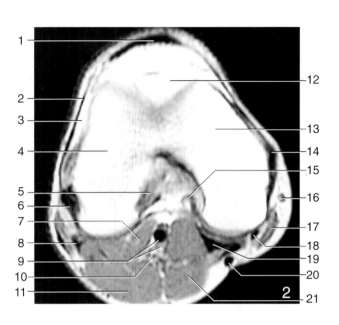

图 37-5-2　膝关节横断面图像(2)

1.髌韧带;2.股外侧肌腱;3.髂胫束;4.股骨外侧髁;5.前交叉韧带;6.腓侧副韧带;7.腘肌;8.股二头肌腱;9.腘动脉和腘静脉;10.胫神经;11.腓肠肌外侧头和肌腱;12.髌下脂肪垫;13.股骨内侧髁;14.胫侧副韧带;15.后交叉韧带;16.大隐静脉;17.缝匠肌;18.股薄肌;19.半膜肌肌腱;20.半腱肌肌腱;21.腓肠肌内侧头和肌腱。

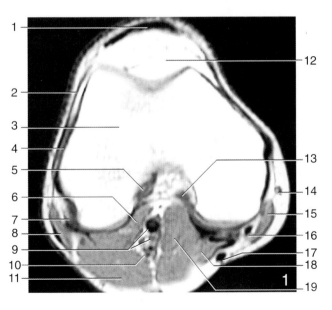

图 37-5-1　膝关节横断面图像(1)

1.髌韧带;2.股外侧肌腱;3.股骨;4.髂胫束;5.前交叉韧带;6.腘肌;7.腓侧副韧带;8.股二头肌腱;9.腘动脉和腘静脉;10.胫神经;11.腓肠肌外侧头和肌腱;12.髌下脂肪垫;13.后交叉韧带;14.大隐静脉;15.缝匠肌;16.股薄肌;17.半腱肌肌腱;18.半膜肌肌腱;19.腓肠肌内侧头和肌腱。

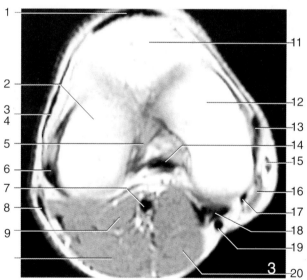

图 37-5-3　膝关节横断面图像(3)

1.髌韧带;2.股骨外侧髁;3.股外侧肌腱;4.髂胫束;5.前交叉韧带;6.腓侧副韧带;7.腘动脉和腘静脉;8.股二头肌腱;9.腘肌;10.腓肠肌外侧头和肌腱;11.髌下脂肪垫;12.股骨内侧髁;13.胫侧副韧带;14.后交叉韧带;15.大隐静脉;16.缝匠肌;17.股薄肌;18.半膜肌肌腱;19.半腱肌肌腱;20.腓肠肌内侧头和肌腱。

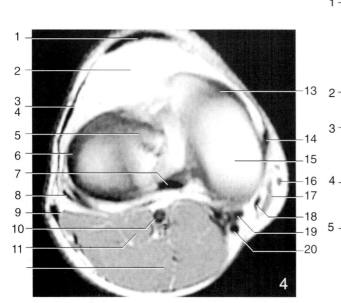

图 37-5-4　膝关节横断面图像(4)

1.髌韧带;2.髌下脂肪垫;3.股外侧肌腱;4.髂胫束;5.前交叉韧带;6.外侧半月板;7.后交叉韧带;8.腓侧副韧带;9.股二头肌腱;10.腘动脉和腘静脉;11.腘肌;12.腓肠肌;13.内侧半月板;14.胫侧副韧带;15.股骨内侧髁;16.大隐静脉;17.缝匠肌;18.股薄肌;19.半膜肌肌腱;20.半腱肌肌腱。

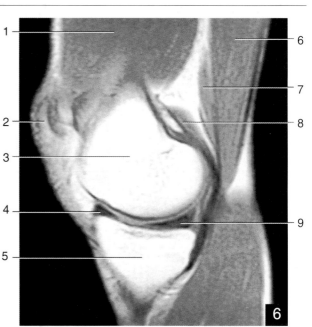

图 37-5-6　膝关节矢状面图像(2)

1.股内侧肌;2.髌骨外侧面;3.股骨内侧髁;4.内侧半月板;5.胫骨内侧平台;6.半膜肌腱;7.缝匠肌;8.腓肠肌内侧头和肌腱;9.内侧半月板。

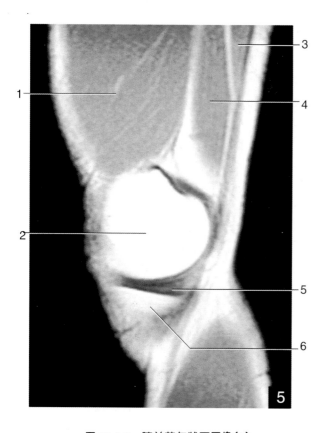

图 37-5-5　膝关节矢状面图像(1)

1.股内侧肌;2.股骨内侧髁;3.半腱肌腱;4.缝匠肌;5.内侧半月板;6.胫骨内侧平台。

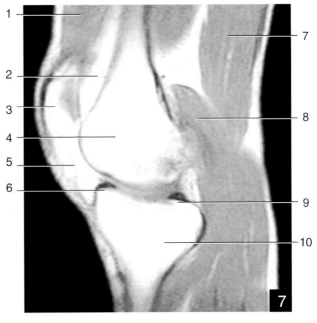

图 37-5-7　膝关节矢状面图像(3)

1.股四头肌腱;2.髌上脂肪垫;3.髌骨;4.股骨内侧髁;5.髌下脂肪垫;6.内侧半月板;7.半腱肌腱;8.腓肠肌内侧头和肌腱;9.内侧半月板;10.胫骨内侧平台。

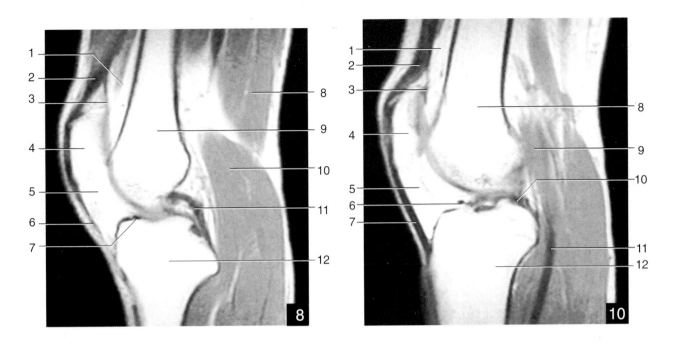

图 37-5-8　膝关节矢状面图像(4)

1.髌上脂肪垫;2.股四头肌腱;3.髌上囊;4.髌骨;5.髌下脂肪垫;6.髌韧带;7.内侧半月板;8.半腱肌腱;9.股骨;10.腓肠肌内侧头和肌腱;11.后交叉韧带;12.胫骨。

图 37-5-10　膝关节矢状面图像(6)

1.髌上脂肪垫;2.股四头肌腱;3.髌骨;4.髌骨;5.髌下脂肪垫;6.膝横韧带;7.髌韧带;8.股骨;9.腓肠肌外侧头和肌腱;10.外侧半月板;11.腘动脉和腘静脉;12.胫骨外侧平台。

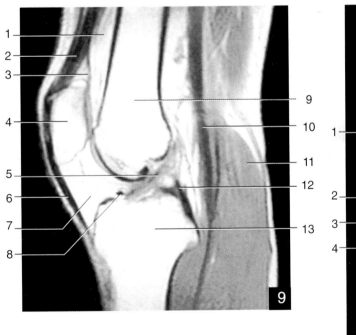

图 37-5-9　膝关节矢状面图像(5)

1.髌上脂肪垫;2.股四头肌腱;3.髌上囊;4.髌骨;5.前交叉韧带;6.髌韧带;7.髌下脂肪垫;8.膝横韧带;9.股骨;10.腘动脉和腘静脉;11.腓肠肌内侧头和肌腱;12.后交叉韧带;13.胫骨。

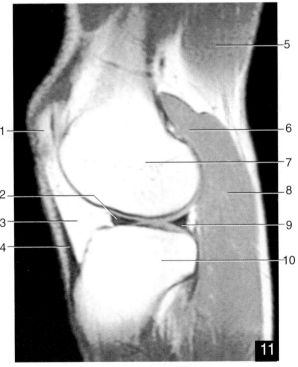

图 37-5-11　膝关节矢状面图像(7)

1.髌骨;2.外侧半月板;3.髌下脂肪垫;4.髌韧带;5.股二头肌腱;6.腓肠肌外侧头和肌腱;7.股骨外侧髁;8.腓肠肌内侧头和肌腱;9.外侧半月板;10.胫骨外侧平台。

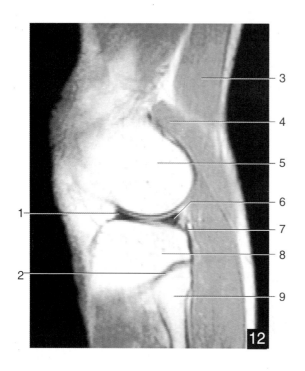

图 37-5-12 膝关节矢状面图像(8)

1.外侧半月板;2.胫腓关节;3.股二头肌腱;4.腓肠肌外侧头和肌腱;
5.股骨外侧髁;6 外侧半月板;7.腘肌腱;8.胫骨外侧平台;9.腓骨。

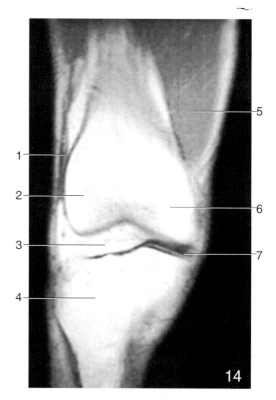

图 37-5-14 膝关节冠状面图像(2)

1.髂胫束;2.股骨外侧髁;3.髌下脂肪垫;4.胫骨;
5.股内侧肌;6.股骨内侧髁;7.内侧半月板。

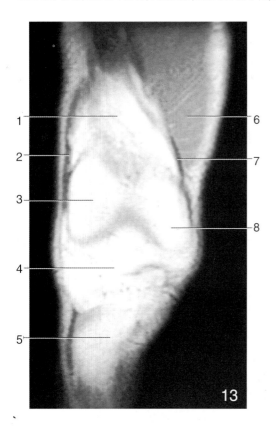

图 37-5-13 膝关节冠状面图像(1)

1.髌上脂肪垫;2.外侧支持带;3.股骨外侧髁;4.髌下脂肪垫;
5.胫骨;6.股内侧肌;7.内侧支持带;8.股骨内侧髁。

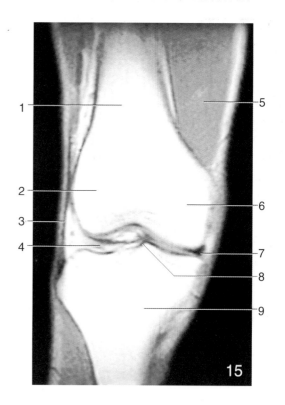

图 37-5-15 膝关节冠状面图像(3)

1.股骨;2.股骨外侧髁;3.髂胫束;4.外侧半月板;
5.股内侧肌;6.股骨内侧髁;7.内侧半月板;8.膝横韧带;9.胫骨。

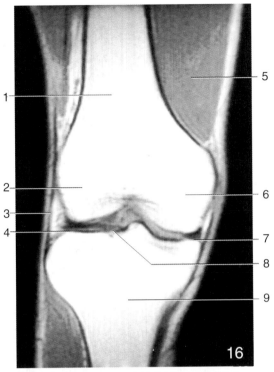

图 37-5-16 膝关节冠状面图像(4)

1.股骨;2.股骨外侧髁;3.髂胫束;4.外侧半月板;5.股内侧肌;6.股骨内侧髁;7.内侧半月板;8.膝横韧带;9.胫骨。

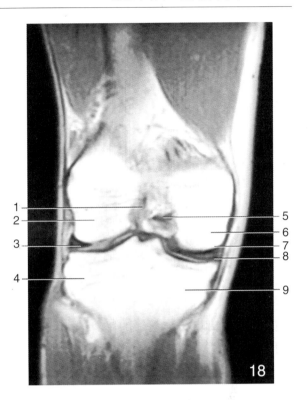

图 37-5-18 膝关节冠状面图像(6)

1.前交叉韧带;2.股骨外侧髁;3.外侧半月板;4.胫骨外侧平台;5.后交叉韧带;6.股骨内侧髁;7.胫侧副韧带;8.内侧半月板;9.胫骨内侧平台。

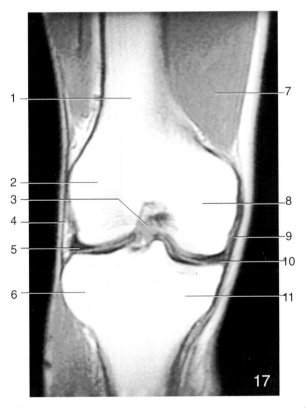

图 37-5-17 膝关节冠状面图像(5)

1.股骨;2.股骨外侧髁;3.前交叉韧带;4.髂胫束;5.外侧半月板;6.胫骨外侧平台;7.股内侧肌;8.股骨内侧髁;9.胫侧副韧带;10.内侧半月板;11.胫骨内侧平台。

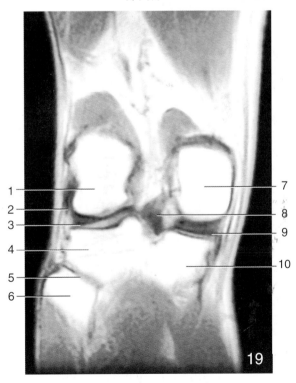

图 37-5-19 膝关节冠状面图像(7)

1.股骨外侧髁;2.腓侧副韧带;3.外侧半月板;4.胫骨外侧平台;5.胫腓关节;6.腓骨;7.股骨内侧髁;8.后交叉韧带;9.内侧半月板;10.胫骨内侧平台。

二、膝关节病变

(一) 半月板病变

1. 半月板退变和撕裂:半月板主要在矢状面和冠状面显示,T_1WI和质子密度加权图像对于半月板病变的显示较为敏感。虽然快速 SE T_2WI 可以缩短成像时间,但其显示半月板病变的敏感性要低于常规 SE T_2WI 序列。正常半月板在各个序列中均呈低信号。矢状位以 5 mm 层厚扫描时,在穿过前后角部的近髁间窝处可见半月板前后角分开成两个尖端相对的三角形,在半月板体部可见 1~2 层的蝶形改变。外侧半月板的前后角形态大小相近,而内侧半月板后角较前角宽大。在内侧半月板后角和低信号的关节囊之间有一线状的高信号影,为滑囊影。冠状位在前角和体部表现为一尖端指向髁间窝的三角形低信号影。在矢状位经后交叉韧带切面及冠状位后部切面有时可以看到自外侧半月板后角发出的一个低信号的小韧带,它附着在股内侧髁的外侧面,此韧带可以经过后交叉韧带的前面或后面,经过前面者称为 Humphry 韧带,经过后面者称为 Wrisberg 韧带。

Stoller 将半月板 MRI 的信号改变分为四级。0 级为正常的半月板,表现为均匀的低信号,且形态规则;Ⅰ级为不累及半月板关节面的椭圆形或球状的信号增高影(图 37-5-20);Ⅱ级为水平的、线性的半月板内信号增高,可延伸至半月板的关节囊缘,但未达到半月板的关节面缘(图 37-5-21);Ⅲ级为半月板内的异常高信号累及关节面(图 37-5-22,23)。Ⅰ级、Ⅱ级信号异常为半月板退变,而Ⅲ级信号为半月板撕裂。外侧半月板前角假性肥大亦为半月板撕裂的征象,因半月板后角撕裂后向前滑移,占据前角的位置,而半月板后角部位看不到半月板影。半月板病变多见于内侧半月板后角,这可能与膝关节活动时胫、股骨间扭转使内侧半月板后角所承受的作用力较大有关。

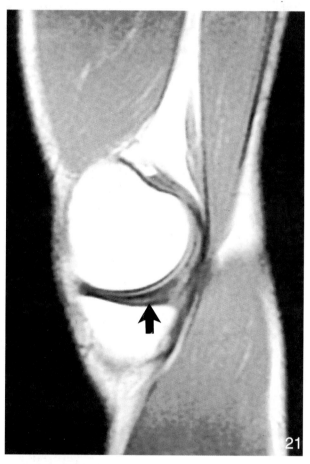

图 37-5-21　半月板Ⅱ级信号改变
T_1WI 矢状面,内侧半月板见线性的高信号,延伸至半月板的关节囊缘,但未达到半月板的关节面缘(箭)。

诊断半月板损伤时需注意以下几点:

(1) 连接内外侧半月板前角的膝关节横韧带可类似半月板前角撕裂,应注意观察系列图像加以区别,临床上单纯半月板前角撕裂较少见。

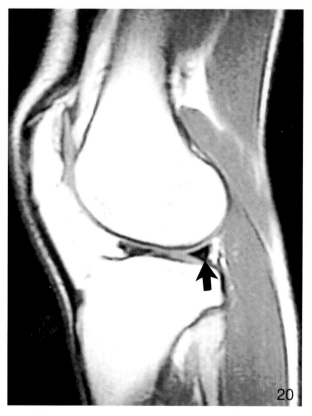

图 37-5-20　半月板Ⅰ级信号改变
T_1WI 矢状面,外侧半月板后角见有不与半月板关节面相接触的灶性球状高信号(箭)。

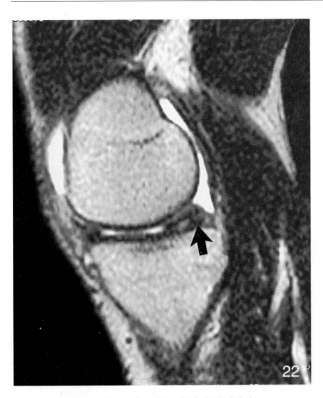

图 37-5-22　半月板Ⅲ级信号改变（1）

T₁WI 矢状面，内侧半月板后角内有一斜形
的高信号影，达半月板的下关节面缘。

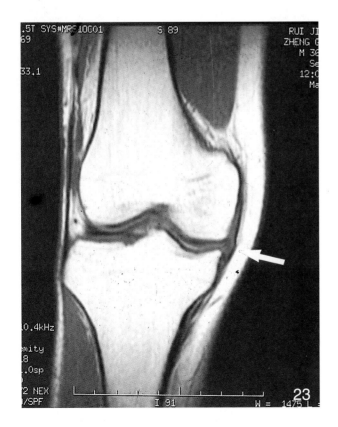

图 37-5-23　半月板Ⅲ级信号改变（2）

T₁WI 冠状面，内侧半月板前角显示欠清，被高信号替代（箭）。

（2）半月板面对胭间窝的游离缘纤维化可引起局部信号增高，不要误诊为半月板游离缘撕裂，但如同时有游离缘形态异常应考虑为撕裂。

（3）胭肌肌腱鞘可被误认为半月板后角撕裂。胭肌肌腱鞘从前上向后下斜行，宽度变异可较大。与半月板后角撕裂的鉴别在于其特有的走向。

（4）关节内少量气体及部分容积效应可引起半月板撕裂的假象。

（5）半月板后角的 Humphry 韧带和 Wrisberg 韧带的信号可被误认为半月板后角撕裂。

（6）Ⅱ级和Ⅲ级半月板信号异常有时较难区分，需仔细分辨半月板和异常信号的形态，增加成像矩阵有助于区分信号异常有无累及关节面。如同时有关节积液，在 T₂WI 上异常信号强度增加，提示病变累及关节面（关节积液渗入病变致信号强度增加）。病变接近关节面区信号强度下降提示病变可能未累及关节面。

以关节镜为参照，MRI 诊断半月板撕裂的准确率为 80%～100%。

2. 盘状半月板：盘状半月板呈一个宽盘状，其形态变异可较大。以外侧盘状半月板多见，且外侧盘状半月板常好发于双侧。因盘状半月板不利于膝关节负荷的传导，压力往往集中于较小的面积上，多在青少年阶段出现关节弹响、伸屈受限等临床症状。盘状半月板也可在较大年龄时出现症状，但此时往往合并盘状半月板的撕裂，可出现疼痛、腿无力及关节交锁等。

以 5 mm 层厚扫描，矢状位有三层或三个以上层面显示半月板前、后角相连，形成蝴蝶结样改变，仅在胭间窝附近层面见半月板前、后角。冠状位示半月板体部的中间层面即半月板体部最窄处的宽度大于 14～15 mm，约占整个胫骨平台宽度的 20% 以上（图 37-5-24）。

3. 半月板囊肿：半月板囊肿的发生与损伤、退变及半月板手术有关，多发生于外侧半月板（外侧半月板：内侧半月板 = 7∶1）。半月板的水平撕裂常伴有半月板囊肿。

典型半月板囊肿于 T₁WI 呈均匀的低信号、T₂WI 或 STIR 呈均匀的高信号（图 37-5-25），但半月板囊肿内可因有血性或凝胶状的含蛋白液体影响其 MRI 信号。半月板囊肿内可见有分房或分隔改变，分房或分隔尤其好发于较大的突向关节囊外的半月板囊肿。

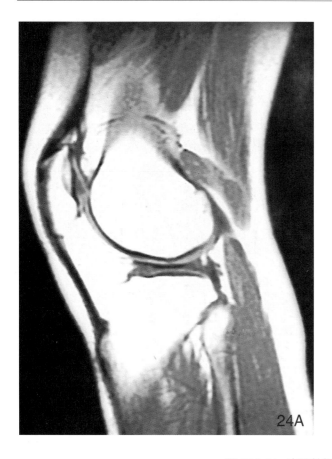
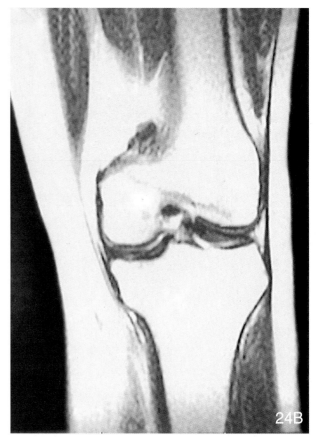

图 37-5-24 左膝外侧盘状半月板伴撕裂

T₁WI 矢状面(A)及冠状面(B)示外侧半月板体部增宽至外侧髁间隆起,信号异常增高。

（二）膝关节韧带损伤

1. 前交叉韧带损伤:矢状面是显示交叉韧带的最好层面,10°～15°外旋的斜矢状面有利于显示前交叉韧带。交叉韧带一般表现为带状的低信号影,在附着点部的 T₁WI 中,可见有线样、条纹状的中等至高信号影所分隔,代表脂肪和滑膜。在年老患者因交叉韧带纤维的退变,可在韧带内出现中等的信号区。正常的髌下皱襞(又称滑膜韧带)位于前交叉韧带的前方,在 MRI 上呈低信号,不要误为前交叉韧带。

前交叉韧带损伤分为部分撕裂和完全撕裂。MRI 显示前交叉韧带部分撕裂的敏感性和特异性要低于对完全性撕裂的显示。通过 MRI 来区分部分性或完全性前交叉韧带撕裂有时比较困难。MRI 诊断前交叉韧带损伤的准确率约为 95%。

前交叉韧带撕裂的 MRI 征象分直接征象和间接征象,其中直接征象包括:①前交叉韧带连续性中断;②前交叉韧带行程改变或扭曲,呈波浪状改变(提示前交叉韧带的紧张度改变);③前交叉韧带外

形异常增粗(图 37-5-26);④T₂WI 或 STIR 图像上前交叉韧带内呈弥漫性的高信号改变(图 37-5-26B)。提示前交叉韧带撕裂的间接征象包括:①外侧胫骨平台和股骨外侧髁的挫伤或骨、软骨骨折;②后交叉韧带弧度异常;③胫骨前移大于 7 mm。

以下 MRI 表现提示前交叉韧带部分撕裂:①韧带内的信号增高,在 T₁WI、T₂WI、STIR 序列中均见有信号增高改变,但仍然见到有完整连续性的纤维束;②前交叉韧带变细;③在某个 MRI 序列中见到前交叉韧带撕裂的间接征象而在另一个序列中看到完整的前交叉韧带。

另外需注意在前交叉韧带的股骨髁附着点,可因部分容积效应而呈中等信号,不应误认为撕裂。

2. 后交叉韧带损伤:和前交叉韧带不同,在常规的矢状面或斜矢状面上均可显示后交叉韧带。在矢状位图像中后交叉韧带为凸面向后的弓形,在膝后部的冠状位图像中后交叉韧带表现为较为垂直的走向。

后交叉韧带撕裂MRI征象亦分直接征象和间

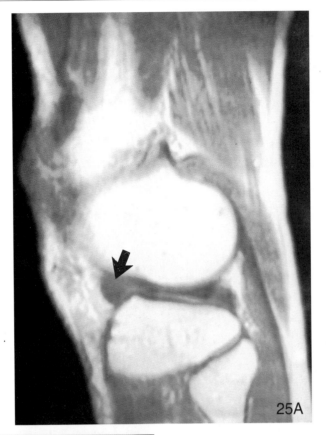

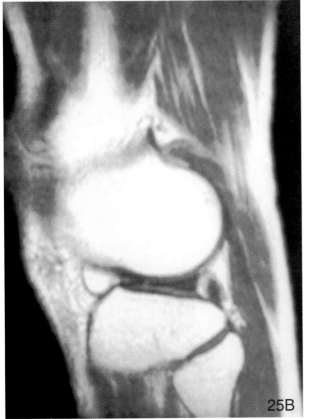

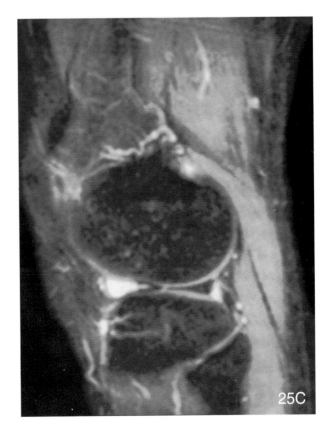

图 37-5-25 半月板囊肿

外侧半月板前角前缘见一异常圆形信号影(箭),在 T_1WI 上呈低信号(A),在 T_2WI(B)、STIR(C)上呈高信号,

为半月板囊肿。同时见合并有外侧半月板前角的水平状破裂。

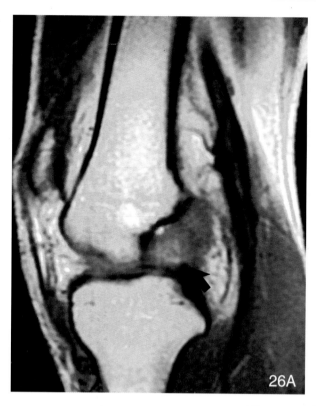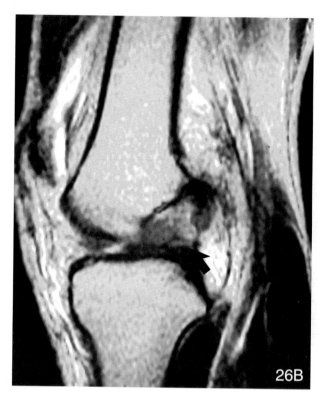

图 37-5-26 前交叉韧带撕裂

A、B. 分别为 T_1WI 和 T_2WI 矢状面,如箭所示,前交叉韧带撕裂处连续性中断,弥漫性信号增高。

接征象,其中直接征象包括:①后交叉韧带连续性中断,残余的交叉韧带退缩、扭曲(图 37-5-27);②MRI 上未显示后交叉韧带;③后交叉韧带在 T_1WI、T_2WI 或 SITR 呈不规则的高信号,其内未见有连续完整的纤维条索(图 37-5-28);④后交叉韧带胫骨附着点的撕脱表现为胫骨平台后部有线形骨折线,撕脱的碎片和后交叉韧带相连而韧带的连续性未见中断。后交叉韧带撕裂的间接征象为无上述完全撕裂的 MRI 表现,但后交叉韧带内有异常高信号,或者 MRI 示后交叉韧带部分纤维连续性中断而其余部分纤维完整。

3. 膝关节侧副韧带损伤:侧副韧带损伤的检查以冠状面为主。作为膝关节稳定成分的各韧带中内侧副韧带最为薄弱,最易受损伤。侧副韧带损伤可分以下三级:Ⅰ级:侧副韧带扭伤,可有水肿和出血;Ⅱ级:侧副韧带部分撕裂(图 37-5-29);Ⅲ级:侧副韧带完全撕裂。侧副韧带Ⅰ级损伤其 MRI T_1WI 表现为损伤区低信号,T_2WI、STIR 呈高信号,在亚急性出血时 T_1WI 可显示为高信号;而侧副韧带的形态未见改变,冠状面上表现为平行于骨皮质的带状低信号影。Ⅱ级撕裂,水肿和出血使韧带和周围脂肪分界不清,并且韧带可有移位,不再平行于骨皮

质,部分纤维断裂处韧带在 T_2WI(或 STIR)呈高信号。Ⅲ级撕裂表现为韧带的连续性中断,或韧带增粗、肿胀,在 T_2WI(或 STIR)上呈弥漫性高信号,断裂的韧带呈波浪状改变。伴侧副韧带附着点的撕脱骨折可表现为局部骨皮质连续性中断,有大小不一的骨片和韧带相连。

4. 髌韧带损伤:髌韧带损伤常位于韧带的髌骨下极附着处。急性损伤时,韧带撕裂表现为信号增高,纤维连续性可无中断或部分中断和中断,断端间在 T_1WI 上呈等信号,T_2WI 及 STIR 上呈弥漫性高信号,并见髌骨抬高,髌韧带呈波浪状改变。当髌韧带的近端或远端撕脱时,可见骨片和韧带相连,并见相应部位的骨质内有水肿表现。慢性损伤时,髌韧带变细或增粗肥大,在各个序列上均为低信号。

(三) 髌骨软骨软化

髌骨软骨软化的临床表现为髌股关节疼痛,在膝关节屈曲时疼痛加重,多见于青少年。髌骨软骨软化的常见原因有外伤、退行性变、高位髌骨等。各种原因使软骨营养供应受损,局部软骨质地变软、出现纤毛样变及深浅不一的溃疡,并可使软骨下骨质裸露、软骨下骨硬化。髌骨软骨软化可自愈或进一步发展为骨关节炎。

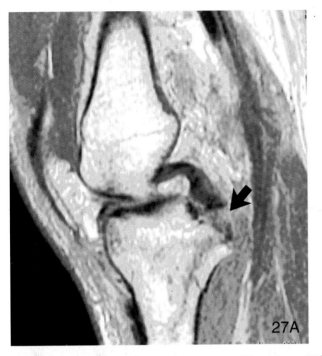
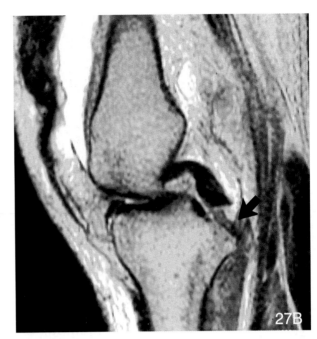

图 37-5-27　后交叉韧带撕裂(1)

A、B. 分别为 T_1WI 和 T_2WI 矢状面,箭示后交叉韧带连续性中断,其余的交叉韧带向上退缩并扭曲。

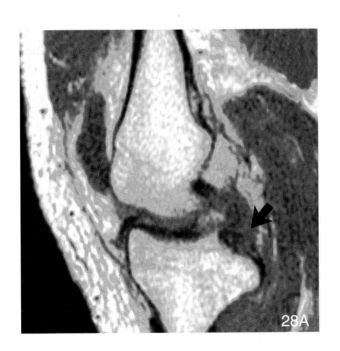
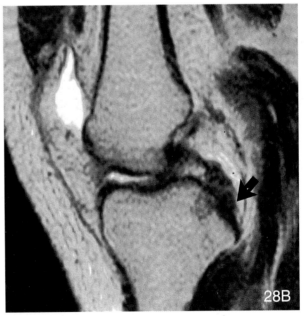

图 37-5-28　后交叉韧带撕裂(2)

A、B. 分别为 T_1WI 和 T_2WI 矢状面,箭示后交叉韧带下部在 T_1WI、T_2WI 上呈不规则的高信号,直径增粗。

　　正常的髌骨软骨在 T_1WI 上表现为带状的中等信号,其信号强度略高于水,表面光滑。T_2WI 上呈中等信号的带状影,其信号强度低于水。在 STIR图像中呈单层的均匀的中等偏低信号,快速梯度回波扫描图像上髌骨软骨由表及里分为高、中、高信号

三层。髌骨软骨软化结合关节镜表现可分为四级:Ⅰ级,通常软骨表面无皲裂或碎片脱落,仅局部软骨软化、肿胀、纤维化,直径不超过 0.5 cm。Ⅱ级,软骨表面皲裂、纤维化的深度达 1~2 mm,但病变范围小于 1.3 cm。Ⅲ级,软骨病变累及关节软骨厚度一

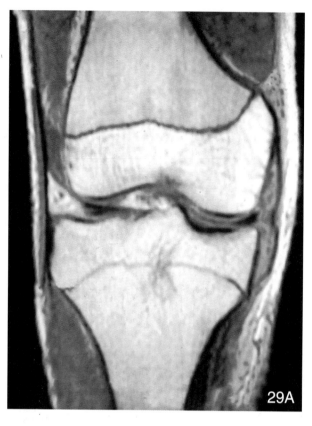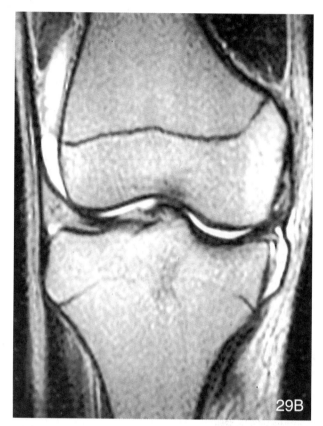

图 37-5-29　内侧副韧带损伤

A、B. 分别为冠状面 T_1WI 和 T_2WI,示侧副韧带损伤,有肿胀、移位,伴有信号异常。

半以上并其中一个病变的直径大于 1.3 cm,软骨下骨可出现囊性改变(图 37-5-30)。Ⅳ级,表现为软骨全层缺如,软骨下骨暴露。软骨下骨多有硬化和囊性变。有时相应的股骨关节软骨亦见类似的病变。

髌骨软骨软化 MRI 表现包括髌骨软骨关节面正常弧度消失、软骨关节表面不平整、软骨内低信号、软骨下骨硬化和囊性变、关节积液、软骨碎片脱落形成"关节鼠"等。

（四）髌腱炎

髌腱炎发生于髌骨下极和髌韧带的连接处,并可伴有该处的骨、软骨撕脱。临床上常有反复的运动损伤史及髌骨下方的局部疼痛,触诊时髌韧带上有触痛点。

髌腱炎的 MRI 检查以矢状面和横断面为主。在 MRI 的各个序列上,正常的髌韧带均呈低信号,与周围的软组织分界清楚。病变时表现为韧带增厚,边缘不清,在 T_1WI 为等信号或中等信号,T_2WI 为高信号。髌腱炎可伴有髌韧带部分性撕裂。

（五）髌下滑囊炎

髌下滑囊位于胫骨结节与髌韧带之间,当膝关节半屈位时,滑囊受到的压力最大。髌下滑囊炎多见于青少年和运动员,因机械磨擦而导致滑囊炎,临床主要表现为半蹲位疼痛,髌韧带深部压痛。

髌下滑囊炎的 MRI 表现为胫骨结节和髌韧带之间的囊性病变,呈 T_1WI 低信号、T_2WI 高信号改变,急性期其边缘不清,慢性期边缘较为清楚,可有分房、出血和蛋白积聚的表现。

（六）腘窝囊肿

腘窝囊肿为最多见的滑膜囊肿,是由于液体在腘窝周围的滑囊内积聚所致。囊肿增大可出现酸胀、不适、疼痛,较大的囊肿压迫腘窝内血管、神经而出现跛行。如果囊肿与关节腔相通,在持续压迫时可缩小。

腘窝囊肿在 T_1WI 中呈低信号,T_2WI、STIR 图像中呈高信号,边缘光滑(图 37-5-31),可有分叶及分房表现。在横断面上可显示囊肿有一狭颈与关节腔相通。MRI 有助于腘窝囊肿和其他腘窝肿块的鉴别。在增强扫描中,腘窝囊肿多表现囊壁强化。腘窝囊肿常伴内侧半月板后角撕裂。腘窝囊肿内有时可见游离体,并可破裂伴出血。

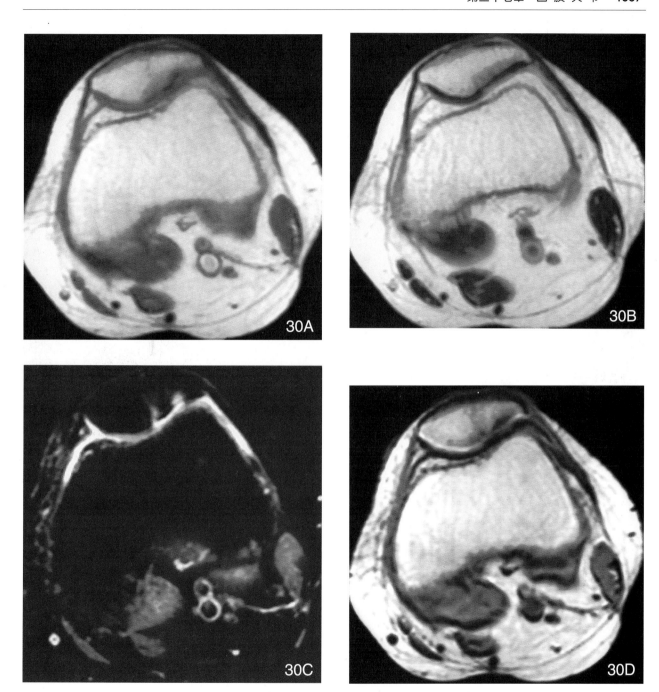

图 37-5-30 Ⅲ级髌骨软骨软化

A、B、C、D. 分别为横断面 SE T_1WI、T_2WI、STIR 和梯度回波 T_1WI,可见髌骨软骨轮廓不规则和囊变。

（七）膝关节骨外伤

组成膝关节的骨包括髌骨、股骨、胫骨,其中以胫骨平台最易损伤,尤其是外侧平台。根据损伤的成分和程度的不同分为:骨挫伤、软骨骨折、骨软骨骨折和骨折几种。常规的 X 线平片和 CT 扫描能够很好地显示骨折,但对于其他几种类型的损伤难以显示,而 MRI 可显示各种类型的损伤。

1. 骨挫伤:骨挫伤是指由于外伤所致的骨髓出

血、水肿和骨小梁微骨折,而相应的软骨和皮质骨正常,在 MRI T_1WI 上呈形态各异的、地图样的低信号,T_2WI、STIR 图像上呈高信号(图 37-5-32)。

1. 软骨骨折:软骨骨折是指外伤引起软骨连续性中断或软骨缺损。这在 X 线平片和 CT 上难以发现,在 MRI 上可见局部的软骨变薄或缺如,在 T_1WI、T_2WI 上显示软骨层内有局限性异常信号影,而软骨下骨及骨髓可见水肿表现。

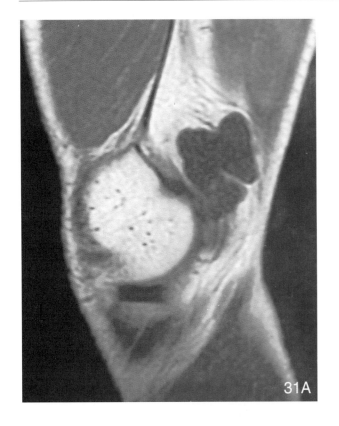

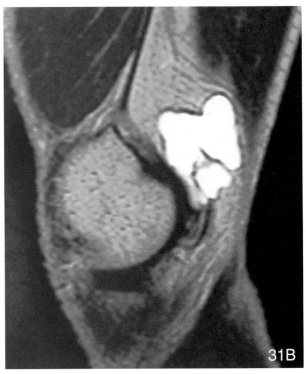

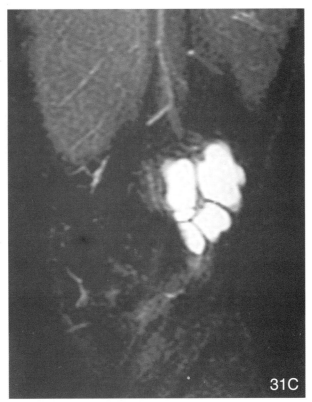

图 37-5-31　腘窝囊肿

腘窝内囊性病变,在矢状面 $T_1WI(A)$ 中呈低信号,$T_2WI(B)$、STIR(C)中呈高信号,边缘光滑。

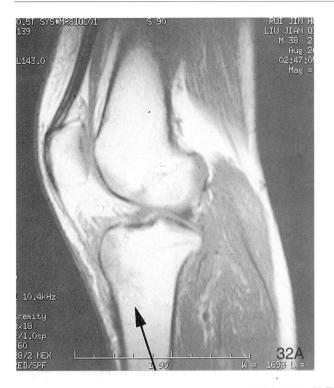 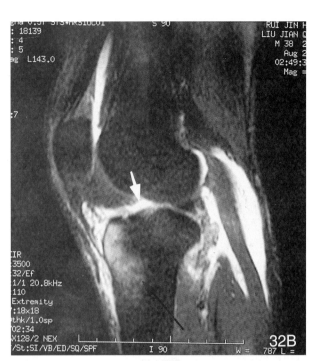

图 37-5-32 胫骨上端前部挫伤

挫伤部位 T_1WI 上(A)呈地图样的低信号(箭),STIR(B)呈高信号(箭)。

同时见关节积液,STIR 显示较清晰,表现为高信号(短白箭)。

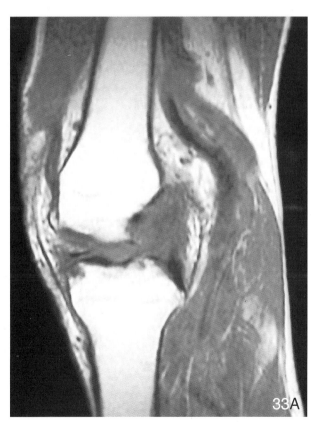

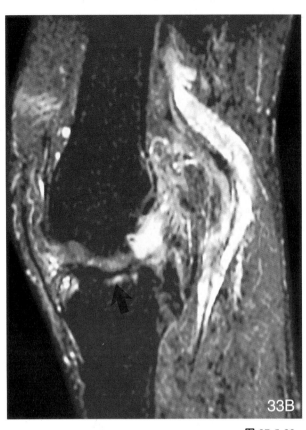
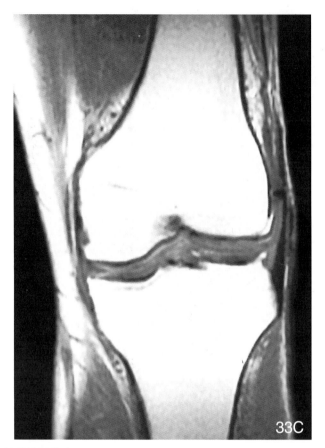

图 37-5-33 膝关节骨关节炎

A、B、C 分别为 T₁WI 冠状面、T₁WI 矢状面及 STIR 矢状面,表现为滑膜增厚、关节积液、半月板退变、
关节间隙狭窄、骨赘形成,股骨下端、胫骨上端及髌骨后缘见软骨下骨囊肿(箭)。

2. 骨折:膝关节的骨折包括三个组成骨的骨折,其中以外侧平台骨折最多见。骨折的急性期在 MRI 中显示为各种线性的骨折异常信号、骨髓水肿出血,以及组成骨的形态发生改变。

(八) 膝关节退行性骨关节炎

膝关节是退行性骨关节炎最好发的关节。退行性骨关节炎分为原发性和继发性两种类型。原发性者发病年龄为中老年,常多关节同时出现。继发性者常见的原因为创伤、关节先天或后天的畸形等。

膝关节退行性骨关节炎的主要 MRI 表现为滑膜增厚、关节积液、半月板退变、骨质增生及软骨下骨囊肿等(图 37-5-33)。积液量可多可少,一般在急性发作时和病情严重时积液量较多。半月板退变可表现为上述 Stoller 的 Ⅰ ~ Ⅲ级信号,并可出现半月板内弥漫性信号增高改变及形态异常。软骨下骨囊肿表现为 T₁WI 低信号、T₂WI 高信号的圆形影,边缘多见有环形的低信号影,有时可见其和关节腔相通。另外还可以看到继发的腘窝囊肿等滑膜囊肿改变,以及膝关节内游离体和交叉韧带的信号增高、股

骨髁边缘和平台边缘骨赘形成、股骨髁变扁、平台塌陷等改变。

(王毅翔 丁晓毅 张 欢
朱 桦 陈克敏 江 浩)

参 考 文 献

1. Allmann KH, Horch R, Uhl M, et a1. MR imaging of the carpal tunnel. Eur J Radiol, 1997,25:141

2. Araki Y, Yamamoto T, Nakamura H, et al. MR diagnosis of discoid lateral menisci of the knee. Eur J Radiol, 1994,18:92

3. Brander ER, Riley MA, Berbaum KS, et al. MR imaging of anterior cruciate ligament injury: independent value of primary and secondary signs. AJR, 1996,167:121

4. Breitenseher MJ, Metz VM, Gilula C, et al, Radiographically occult scaphoid fractures: value of MR imaging in detection. Radiology, 1997,203:245

5. Burk DL. Meniscal and ganglion cysts of the knee: MR evaluation. AJR, 1988,150:331

6. Callaghan JJ, Sikes RA. The accuracy of selective magnetic resonance imaging compared with the finding of arthroscopy of the knee. J Bone Joint Surg [Am], 1988,70:192

7. Crues JV. Meniscal tears of the knee: accuracy of MR imaging. Radiology, 1987,164:445

8. De Smet AA, Norris MA, Yandow DR, et al. MR dignosis of meniscal tears of the knee: importance of high signal in the meniscus that extends to the surface. AJR, 1993,161:101

9. Dillon EH, Pope CF, Jokle P, et al. The clinical significance of stage 2 meniscal abnormalities on magnetic resonance knee imagings. Magn Reson Imaging, 1990,8:411

10. Hunter JC, Escobedo EM, Wilson AJ, et al. MR imaging of clinically suspected scaphoid fractures. AJR, 1997,168:1 287

11. Imaeda T, Nakamura R, Miura T, et al, Magnetic resonance imaging in Kienbock's disease. J hand Surg (Br), 1992,17:12

12. Kaplan PA, Nelson NL, Brown DE. MR of the knee: the significance of high signal intensity in meniscal that dose not clearly extend to the surface. AJR, 1991,156:333

13. Kornick JK. Meniscal abnormalities in the asymptomatic population at MR imaging. Radiology, 1990,8:411

14. Lichtman D. Kienbock's disease-update on silicon replacement arthroplasty. J hand Surg (Am), 1983,7:343

15. Mandelbaum BR. Magnetic resonance imaging as a tool for evaluation of traumatic knee injuries: anatomical and pathoanatomical correlation. Am J Sports Med, 1986,14:361

16. Mesgarzadeh M, Triolo J, Schneck CD. Carpal tunnel syndrome: MR imaging diagnosis. MRI Clin North Am, 1995,3:249

17. Mitchell MD, Rao VM, Dalinka MK, et al. Femoral head avascular necrosis: correlation of MR imaging, radiographic staging, radionuclide imaging, and clinical findings. Radiology, 1987,162:709

18. Montgomery KD, Potter HG, Helfet DL. MR venography to evaluate the deep venous system of the pelvis in patients who have an acetabular fracture. J Bone Joint Surg, 1995,77:1 639

19. Neer CS. Impingement lesion. Clin Ortho, 1983,173:70

20. Oneson SR, Timins ME, Scales LM, et al. MR imaging diagnosis of triangular fibrocartilage pathology with arthroscopic correlation. AJR, 1997,168:1 513

21. Petersilge CA, Haque MA, Petersilge WJ, et al. Acetabular labral tears: evaluation with MR arthrography. Radiology, 1996,200:231

22. Seeger LL. Magnetic resonance imaging of the shoulder. In: Seeger LL eds. Diagnostic imaging of the shoulder. Baltimore: Williams & Wilkins, 1992

23. Silverman JM, Mink JH, Deutsh AL. Discoidmenscal of the knee: MR imaging appearance. Radiology, 1989,173:351

24. Sonin AH, Fitzgerald SW, Friedman H, et al. Posterior cruciate ligament injury: MR imaging diagnosis and patterns of injury. Radiology, 1994,190:455

25. Stoller DW. Meniscal tear: pathological correlation with MR imaging. Radiology, 1987,163:452

26. Stoller DW, eds. Magnetic resonance imaging in orthopaedics and sports medicine. 2nd ed. Philadelphia: Lippincott-Raven, 1997

27. Truong NP, Mann FA, Gilula LA, et al, Wrist instability series: increased yield with clinical-radiologic screening criteria. Radiology, 1994,192:481

28. Turner DA, Templeton AL, Selzer PM. Femoral capital ostenecrosis: MR finding of diffuse marrow abnormalities without focal lesions. Radiology, 1989,171:135

29. Umans H, Wimofheimer O, Haramati N, et al. Diagnosis of partial tears of the anterior cruciate ligament of the knee: value of MR imaging. AJR, 1995,165:893

30. Vande Berg B, Malghem J, Labaisse MA, et al. Avascular necrosis of the hip: comparison of contrast-enhanced and nonenhanced MR imaging with histologic correlation. Radiology, 1992,182:445

31. Zanetti M, Hodler J, Gilula LA. Assessment of dorsal or ventral intercalated segmental instability configurations of the wrist: reliability of sagittal MR imaging. Radiology, 1998,206:339

32. Zlatkins. Rotator cuff tears: diagnostic performance of MR imaging. Radiology, 1989,172:223

磁共振成像术语(英汉对照)

A

acquisition FOV	获取观察野
acquisition matrix	采集矩阵
acquisition number	采集次数,相当于 NEX
acquisition time	采集时间
active shielding	主动屏蔽
active shimming	主动匀场,有源匀场
adaptive Fourier transform-encoded MRI	适应式傅立叶变换编码 MRI
adaptive	适应式
adiabatic fast passage	绝热快速通过方法
aliasing artifacts	折叠伪影,反转伪影,包裹伪影
aliasing	采样频率叠加
alpha pulse	α 脉冲
amplitude image	模像
amplitude-modulated RF irradiation	幅度调制射频辐射法
analog-to-digital converters (ADC)	模数转换器
angular frequency	角频率
angular momentum	角动量
anisotropic	各向异性
antenna	天线
antiparallel proton	与主磁场呈反向排列的质子
anti-paralell	反平行
apparent diffusion coefficient (ADC)	表观弥散系数
array processor (AP)	阵列处理器
arterial spin labeling	动脉自旋标记法
artifacts	伪影
asymmetrical echo	不对称回波
attenuation	衰减
available imaging time	可用成像时间

B

B_0	符号,主磁场强度
B_1	符号,代表射频磁场强度
backfolding artifact	后折叠伪影,沿相位编码方向所见伪影
balanced gradient	平衡梯度

bandwidth	带宽
bioeffects of gradient magnetic fields	梯度磁场的生物效应
bioeffects of radiofrequency electromagnetic fields	射频电磁场生物效应
bioeffects of static magnetic fields	静磁场生物效应
bipolar flow-encoding gradient	双极性流动编码梯度
birdcage coil	鸟笼线圈
black blood technique	"黑血"技术
black boundaries artifacts	黑边界伪影
black-blood angiography	黑血磁共振血管成像技术
blipped phase encoding	相位编码拭去技术，EPI 中 K 空间处理模式之一
Bloch equations	Bloch 方程
blood oxygen level dependent (BOLD)	血氧水平依赖
blood tagging	血流标记技术
blood-pool agent	血池造影剂
blurring artifact	模糊伪影
Boltmann distribution	Boltmann 分布
bolus tracking	造影剂团注示踪技术
Brownian motion	布朗运动
bulk susceptibility agent	磁敏感性造影剂

C

cardiac electrical gating	心电门控
cardiac electrical triggering	心电触发技术
cardiac motion artifact	心脏运动伪影
cardiac trigger level	心电触发水平
Carr-Purcell-Meiboom-Gill sequence	CPMG 序列，多回波序列
central artifacts	中心线状伪影
central volume theorem	中心容积定理
centrally ordered phase encoding (COPE)	中心相位编码重排序技术
chelate	螯合
chemical saturation	频率选择预饱和法，化学饱和
chemical shift artifacts	化学位移伪影
chemical shift imaging (CSI)	化学位移成像
chemical shift selective (CHESS)	化学位移选择
chemical shift	化学位移
cine MRI	电影磁共振成像
cine PC	电影相位对比法
cine scan	电影磁共振扫描
circularly polarized coil	环形极性线圈
classic MEMP	经典多回波多层面技术
claustrophobia	幽闭恐怖
CM MR angiography	造影剂增强磁共振血管成像
coherence	一致性、相干性

coherent steady state technique	稳态一致性 MR 成像技术
coil	线圈
cold head	冷头
compartmentalization	隔室化效应
concurrent flow	同轴向流动,与多层面采集成像方向一致
constant phase encoding	恒定相位编码
contrast enhanced fast field echo (CE-FFE)	对比增强快速场回波技术
contrast enhanced Fourier acquired steady state (CE-FAST)	对比增强傅立叶稳态获取技术
contrast weighting	对比加权成像
contrast	对比度
contrast-to-noise (CNR 或 C/N)	对噪比(对比噪声比)
correlation imaging	相关成像
cross-excitation	交叉激励
cross-sectional studies	截面研究
cross-talk	交叉干扰
cryogens	制冷剂
cryostat	低温箱

D

dB/dt	磁场随时间的变化率
decoupling	频率饱和,发射接受线圈的去耦
demodulator	解调器
dephasing gradient	去相位梯度
dephasing	相位离散,或去相位
depth pulses	深度脉冲
depth-resolved surface spectroscopy (DRESS)	深度分辨表面波谱技术
detector	探测器
diamagnetic	逆磁体
diffusion anisotropy	弥散各向异性
diffusion gradient	弥散梯度
diffusion MR spectroscopy	弥散 MR 波谱技术
diffusion tensor (D)	弥散张量
diffusion	弥散
digital to analog converter (DAC)	数模转换器
dipole	偶极
dipole-dipole interactions	偶极-偶极相互作用
dispersion	分散
display FOV	显示观察野
display matrix	显示矩阵
doppler velocimetry	多普勒测速法
double fast spin echo (DFSE)	双快速自旋回波序列
downfield	低场,横坐标的左边,代表高频

driven equilibrium (DE)	稳态驱动法
driven equilibrium fast gradient recalled acquisition in the steady state (DEFGR)	稳态驱动快速梯度回波成像技术
dual echo in steady state (DESS)	稳态双回波序列
dynamic contrast enhanced MR angiography (DCE MRA)	动态增强磁共振血管成像
dynamic enhanced MRI	动态增强 MRI
dynamic imaging	动态成像
dysprosium-DTPA-BMA	一种 T_2 弛豫 MR 造影剂

E

echo planar imaging (EPI)	回波平面成像
echo space (ES)	回波间隔时间
echo time	回波时间
echo train length (ETL)	回波链长度
echo-planar imaging and signal targeting with alternating radiofrequency (EPISTAR)	回波平面成像和交变射频标定信号法技术
echo	回波
echo-planar MR angiography	回波平面 MR 血管成像
eddy current	涡流
effective spin-spin relaxation time ($T_2{}^*$)	有效自旋-自旋弛豫时间
effective TE	有效回波时间
electrical effects	电诱导效应
electromagnet	电磁体
electromotive force (EMF)	回流电动力,或电动势
electron spin resonance (ESR)	电子自旋共振
electronic shielding	电子屏蔽
entry phenomenon	流入效应
envelope feedback	包络线负反馈
equilibrium partition coefficient	稳态分割系数
equipment artifacts	装备伪影
even echo rephrasing	偶回波相位重聚
excitation pulse	激励脉冲
excitation	激励
extracellular contrast medium	细胞外间隙造影剂

F

fall time	下降时间
Faraday shield	法拉第屏蔽
fast field echo (FFE)	快速场回波技术
fast Fourier transform (FFT)	快速傅立叶变换
fast gradient recalled acquisition in the steady state (FGR)	稳态下快速梯度回复获取技术
fast GRASS (FGRASS)	快速稳态梯度回复采集序列
fast imaging with steady precession (FISP)	稳态进动快速成像

fast inversion recovery (FIR)	快速反转恢复序列
fast low angle shot (FLASH)	快速小倾倒角成像
fast scan (FS)	快速扫描序列
fast SPGR (FSPGR)	快速扰相稳态梯度回复采集序列
fast spin echo (FSE)	快速自旋回波
fastcard	心电触发分节段快速梯度回波采集技术
fat suppressing technique	脂肪抑制技术
fat/water discrimination	脂肪/水分离技术
Ferridex	菲立磁,一种氧化铁 MR 造影剂
ferromagnetic	铁磁体
field echo (FE)	场回波
field echo with echo time set for water and fat signals in opposition (FEDIF)	脂肪和水信号反相时的场回波序列
field echo with echo time set for water and fat signals in phase (FESUM)	水和脂肪同相时的场回波序列
field even echo by reversal (FEER)	场偶回波反转
field of view	观察野
field reversal echo (FRE)	场反转回波
field-specific alterations	磁场特异性变化
filling factor	填充因子
filtered back project	滤波反投影
first pass	首次通过法
flip angle	倾倒角,翻转角,偏转角
flow adjusted gradients (FLAG)	流动匹配梯度
flow analysis	流动分析
flow artifact	流动伪影
flow compensation (FC)	流动补偿技术
flow encoding	流动编码
flow quantification	流动定量
flow void	流空
flow-in effect	流入效应
flow-related enhancement	流动相关增强效应
flow-sensitive alternating inversion recovery (FAIR)	流动敏感交变反转恢复技术
fluid-attenuated inversion recovery (FLAIR)	自由水抑制反转恢复法,液体衰减反转恢复技术
focused ultrasound heating	超声聚焦加热技术
Fourier acquired steady state (FAST)	傅立叶稳态获取技术
Fourier transform (FT)	傅立叶变换
Fourier transform imaging	傅立叶变换成像
Fourier-encoded keyhole imaging	傅立叶编码匙孔成像
fractional echo	分数回波
fractional NEX	分数激励次数
fractional RF	分数射频
free induction decay (FID)	自由感应衰减

free respiratory selection of phase encoding steps FREEZE	相位编码步径呼吸选择法
freedom of navigation within the operational volume	操作容积内自由导航
frequency bandwidth	频带,宽度
frequency encoding	频率编码
frequency wrap-around	频率反转或叠加
frequency	频率
functional magnetic resonance imaging (FMRI)	磁共振功能成像
fundamental field frequency	基础场频率

G

gadolinium contrast agent	钆 MR 造影剂
gated window	门控窗
gating	门控
Gauss (G)	高斯
Gaussian	高斯型
Gd-BOPTA, Gd-DO3A, Gd-DOTA, Gd-DTPA, Gd-DTPA-BMA, Gd-EOB-DTPA	各种钆螯合物,MR 造影剂
ghost artifacts	鬼影(伪影)
Gibbs phenomenon	Gibbs 现象
golay coil	高笼线圈
gradient amplifier failure	梯度放大器障碍
gradient and spin-echo (GRASE)	梯度自旋回波序列
gradient coil	梯度线圈
gradient echo (GE)	梯度回波
gradient field echo (GFE)	梯度场回波
gradient field echo with contrast (GFEC)	有对比的梯度场回波
gradient magnetic field	梯度磁场
gradient moment nulling (GMN)	梯度动量消除技术
gradient polarity	梯度极性
gradient pulse	梯度脉冲
gradient recalled echo (GRE)	梯度回复回波
gradient recalled acquisition the steady state (GRASS)	稳态梯度回复采集序列
gradient	梯度
Gx, Gy, Gz	符号分别表示 x,y,z 方向的梯度场
gyromagnetic ratio (r)	旋磁比

H

Hahn echo	单个 90°和单个 180°脉冲形成的回波
half-Fourier single-shot turbo spin echo (HASTE)	半傅立叶单激发快速自旋回波
half-Fourier	半傅立叶
helium-3 MR imaging	氦[3] 超极化气体 MR 成像
Helmholz coil	Helmholz 线圈
Hertz (Hz)	赫(兹)

high field MR imaging	高场强 MR 成像
high sort	相位高排方式
high-velocity signal loss	高速血流信号丧失,流空
homogeneity	均匀性
hot spots	"热点"
hybrid magnet	混合型磁体
hybrid pulse sequence	混合脉冲序列
hyperpolarized gas MR imaging	超极化气体 MR 成像

I

image acquisition time	图像采集时间
image-selected in vivo spectroscopy (ISIS)	活体内图像选择波谱技术
imaging sequence	成像序列
in phase	相位相同,相位一致
induction	感应
inhomogeneity	不均匀性
interface	接口
interpulse time	脉冲间隔时间
interventional MRI	磁共振介入
intravascular MR contrast medium	血管内 MR 造影剂
intravascular MR imaging	血管内 MR 成像
intravoxel coherent motion (IVCM)	体素内相关运动
intravoxel incoherent motion (IVIM)	体素内非相关运动
inversion recovery (IR)	反转恢复序列
inversion recovery fast gradient recalled acquisition in the steady state (IR-FGR)	稳态下反转恢复快速梯度回波成像
inversion time(TI)	反转时间
inversion	反转
isotropic	各向同性

J

J-coupling	J 耦合,自旋-自旋耦合

K

keyhole imaging	匙孔成像
keyhole	匙孔
kilohertz (kHz)	千赫
K-space	K-空间

L

laminar flow	层流
Larmor equation	拉摩方程
Larmor frequency	拉摩频率

Larmor precession	拉摩进动
lattice	晶格
line width	谱线宽度
linear sampling	线性采样
linearly polarized coil	直流偏振线圈
localization	定位
localized magnetic resonance	局部定向磁共振
longitudinal magnetization	纵向磁化
longitudinal relaxation time	纵向弛豫时间
longitudinal relaxation	纵向弛豫
lorentzian line	洛伦兹线
Lorentzian	洛伦兹型
low sort	相位低排方式

M

macromolecular saturation	大分子饱和
M_0	符号，磁化强度
macroscopic magnetic moment	宏观磁矩
macroscopic magnetization vector	宏观磁化向量
magnetic dipole	磁偶极子
magnetic field	磁场
magnetic gradient	磁场梯度
magnetic homogeneity	磁场均匀度
magnetic moment	磁矩
magnetic resonance (MR)	磁共振
magnetic resonance angiography (MRA)	磁共振血管成像
magnetic resonance imaging (MRI)	磁共振成像
magnetic resonance spectroscopy (MRS)	磁共振波谱学
magnetic shielding	磁场屏蔽
magnetic source imaging (MSI)	磁源成像
magnetic susceptibility artifacts	磁化率伪影
magnetic susceptibility	磁化率
magnetic transfer contrast (MTC)	磁化传递对比
magnetization preparation	磁化准备
magnetoencephalography (MEG)	脑磁图
magnetohydrodynamic effect	磁流体动力效应
Magnevist	马根维显
magnitude image	模像
magnitude reconstruction	模重建
MAST：motion artifact suppression technique	运动伪影抑制技术
maximum hydrographic contrast	最大水对比
maximum intensity projection (MIP)	最大信号强度投影
Maxwell coil	麦克斯韦线圈

measurement gradient	测量梯度
medium	介质
megahertz（MHz）	兆赫
MEMP：multi echo multiplanar	多回波多平面序列
minimum intensity projection（MIN）	最小强度投影
Mn-DPDP	一种锰 MR 造影剂
modulus blipped echo-planar single pulse technique（MBEST）	模量消除回波平面单脉冲技术
motion artifacts	运动伪影
motion compensation	运动补偿技术
MP-RAGE：magnetization prepared rapid gradient echo	磁化准备快速梯度回波成像
MR arthrography	磁共振关节成像
MR cholangiopancreatography（MRCP）	磁共振胰胆管成像
MR colonography	磁共振结肠成像
MR elastography	磁共振弹性成像
MR endoscopy	磁共振虚拟内镜
MR fluoroscopy	MR 透视术
MR gastrography	磁共振胃成像
MR hydrography（MRH）	磁共振水成像
MR imaging	磁共振成像
MR lymphography	磁共振淋巴造影
MR mammography	磁共振乳腺成像
MR microscopy	MR 显微成像
MR myelography	磁共振脊髓造影
MR oximetry	磁共振氧测量技术
MR program parameters	磁共振程序参数
MR spectroscopic imaging（MRSI）	磁共振波谱成像
MR urography（MRU）	磁共振尿路水成像
MRS	磁共振波谱
MR-guided thermal therapy	MR 引导下热消融治疗
multiplanar gradient recalled（MPGR）	多平面梯度回波成像
multiplanar inversion recovery（MPIR）	多平面反转恢复法
multiplanar reconstruction（MPR）	多平面重建
multiple-phases/multiple slices	多相多层
myocardial tissue tagging	心肌组织标记技术

N

navigator echo technique	导航回波技术
negative contrast media	阴性造影剂
net magnetization	净磁化
NMR phenomenon	核磁共振现象
no phase wrap（NPW）	无相位反转（包绕）
nonadaptive	非适应方式

nonresonant gradient system	非共振梯度系统
non-sequential	非连续性方式
null point	零点值
number of excitations (NEX)	激励次数
number of signal averages (NSA)	信号平均次数

O

offset frequency	偏置频率
oscillating gradient system	振荡梯度系统
outer volume suppression pulses	容积外抑制脉冲
overflow	数据溢出
oversampling	过度采样
oxygen-17 MR	氧-17 磁共振

P

parallel	平行
paramagnetic contrast medium	顺磁性造影剂
partial flip imaging (PFI)	部分偏转成像
partial Fourier technique	部分傅立叶技术
partial saturation (PS)	部分饱和
parts per million (ppm)	百万分之一(10^{-6}),表示化学位移
passive shimming	被动匀场,无源匀场
PC MR angiography	相位对比磁共振血管成像
perfusion	灌注
peripheral gating	周围门控
permanent magnet	永磁体
permeability	导磁率
phantom	模型
phase angle	相位角
phase coherent (in-phase)	相位一致
phase contrast	相位对比
phase encoding artifact reduction (PEAR)	相位编码伪影抑制
phase encoding	相位编码
phase frequency swap	相位频率交换
phase image	相位图像
phase incoherent (out-of-phase)	失相位,相位不一致
phase offset multi-planar (POMP)	相位偏置多层采集技术
phase rewinder gradient	相位极性反转梯度
phase sensitive detector (PSD)	相敏探测器
phased-array coil	相阵控线圈
phase	相位
phase-encoded velocity mapping	相位编码速度标识技术
physiologic acquisition controller	生理信号采集控制仪

pixel	像素
planar imaging	平面成像
plethysmography	体积描记法
plug flow	塞流
POAST：resonant offset averaging in the steady state	稳态共振补偿平均序列
point-resolved spectroscopy（PRESS）	点分辨波谱
populations	布居数
precession angle	进动角
prepolarized MR imaging	预极化 MR 成像
prepulse sequence	预脉冲序列
presaturation	预饱和
prospective gating	前瞻性门控方法
PSIF：reverse fast imaging with steady precession	稳态进动快速反转成像

Q

quadrature coil	正交线圈
quadrature detection	正交探测
quadrature excitation	正交激励
quality factor	品质因子 Q
quench	失超

R

radiofrequency attenuation	射频衰减
radiofrequency coil	射频线圈
rapid acquisition matrix FAST（RAM FAST）	快速采集矩阵 FAST
Rapid acquisition spin echo（RASE）	快速获取自旋回波
rapid acquisition with relaxation enhancement（RARE）	弛豫增强快速获取
rapid scan（RS）	快速扫描
ray-sum method	透明法
real reconstruction	实数重建
real-time MR imaging	MR 实时成像
receivers	接收器
regional saturation technique（REST）	局部饱和技术
relaxation rate	弛豫率
relaxation	弛豫
rephase	相位重聚
resistive magnet	电阻型磁体
respiratory compensation（RC）	呼吸补偿技术
respiratory gating	呼吸门控
respiratory ordered phase encoding（ROPE）	呼吸相位编码重排技术
respiratory triggering（RT）	呼吸触发技术
restrictive diffusion	受限制的弥散
retrospective gating	回顾性门控方式

retrospective reconstruction	回顾性重建
RF spoiled Fourier acquired steady state（RF spoiled FAST）	射频扰相稳态傅立叶采集技术
ringing artifacts	环状伪影
rise time	爬升时间
rotating gating	旋转门控技术

S

saddle-shaped coil	鞍形线圈
saturation pulse	饱和脉冲
segmented data acquisition	分节段数据采集方法
segment	节段
selective excitation	选择性激励
sequential	连续性式
shaded surface display（SSD）	表面遮盖重建技术
shear effect	应力效应
shielded gradient coil	屏蔽梯度线圈
shimming	匀场
short minimum angle shot（SMASH）	最小倾倒角成像序列
short repetition technique（SHORT）	短重复时间扫描技术
short TI inversion recovery（STIR）	短恢复时间反转恢复法
signal averaging	信号平均
signal intensity	信号强度
single phase or multiple phase gating	单时相/多时相心电门控
single shot fast spin echo（SS-FSE）	单激发快速自旋回波
single shot fast inversion recovery（SS-FIR）	单激发快速反转回波
single shot echo-planar imaging	单激发回波平面成像
singular value decomposition-encoded MRI	单值分解式编码
slew rate	切换率
slice select gradient	层面选择梯度
small tip angle gradient echo（STAGE）	小顶角梯度回波序列
snapshot sequence	磁化准备梯度回波序列
sodium-23 MR imaging	钠-23 MR 成像
solenoid coil	螺线管线圈
source image	原始图像，源图像
spatial encoding	空间编码
spatial mapping	空间标记
spatial misregistration artifact	空间误编码伪影
spatial modulation of magnetization	空间磁化调制
spatial presaturation（SAT）	空间预饱和技术
specific absorption rate（SAR）	特殊吸收率
spectrally selective inversion recovery（SPIT）	波谱选择反转恢复法
spectroscopy imaging（SI）	波谱成像

spin density	自旋密度
spin echo（SE）	自旋回波
spin phase change	自旋相位变化
spin quantum number	自旋量子数
spin tagging	自旋标记
spin	自旋
spin-lattice relaxation	自旋-晶格弛豫
spin-spin coupling	自旋偶合
spin-spin relaxation	自旋-自旋弛豫
spiral MRI	螺旋 MRI
spoiled gradient recalled（SPGR）	扰相梯度回复回波序列
steady state free precession（SSFP）	稳态自由进动
steady state gradient echo based on free induction decay（F-SHORT）	稳态下自由感应衰减梯度回波序列
steady state technique with refocused FID（STERF）	全聚 FID 稳态技术
steady state	平衡态, 稳态
steady state gradient echo with spin echo sampling（E-SHORT）	稳态下运用自旋回波采样的梯度回波序列
stimulated echo（STE）	激励回波
stimulated echo acquisition mode（STEAM）	激励回波采样模式
stray or fringe field effect	边缘场效应
streak artifact	条形伪影
superconductive magnet	超导磁体
surface coil rotating experiments（SCRF）	表面线圈旋转坐标系技术
susceptibility contrast media	磁敏感性造影剂

T

T_1 relaxation	T_1 弛豫
T_1-weighted image	T_1 加权图像
T_2 decay	T_2 衰减
T_2 relaxation	T_2 弛豫
T_2-weighted image	T_2 加权图像
temperature effects	温度效应
temperature mapping	温度标记
temporal resolution	时间分辨率
thermal effects	热效应
tilted optimized nonsaturation excitation（TONE）	最佳倾斜非饱和激励技术
time of flight（TOF）	时间流逝法
topical magnetic resonance（TMR）	局部磁共振
transceivers	发射接收器
transmitters	发射器
transverse relaxation	横向弛豫

trigger delay	触发延迟时间
trigger type	触发类型
trigger window	触发窗宽
TRUE FISP：fast imaging with steady precession	稳态进动快速成像
truncation artifact	截断伪影
tuning	调谐
turbo fast low angle shot（TURBO FLASH）	快速小倾倒角成像
turbo field echo（TFE）	快速场回波序列
turbo spin echo（TSE）	快速自旋回波
turbo-FLASH，Turbo-STEAM	快速梯度回波序列
turbulence	湍流
two-dimensional Fourier transform（2DFT）imaging	二维傅立叶变换成像

U

ultrafast MR imging	超快速 MR 成像
ultrasmall particle iron oxide（USPIO）	超细颗粒氧化铁(MR 造影剂)
unsaturated spin	未饱和质子
update BPM	心率校正
upfield	高场,横坐标的右边,代表低频

V

variable bandwidth（VB）	可变带宽
varying magnetic field	可变磁场
velocity aliasing	速度叠加
velocity-encoded cine MRI	速度编码电影 MRI
variable echo multi planar（VEMP）	可变回波多平面序列
VENC	编码流速
views per segment	每节段采集野
virtual reality visualization	仿真内镜显示
volume of interest（VOI）	感兴趣容积
volume rendering	容积重建
volumetric reconstruction	容积重建
vortex flow	涡流

W

wash-in	流入,灌入
wash-out effect	流出或流空效应
water suppression	水抑制
wavelet transform-encoded MRI	子波变换式编码 MRI
white blood technique	"白血"技术
window level	窗位
window width	窗宽
wraparound artifacts	折叠伪影,反转、包裹伪影

wrapping phase-encoding and frequency encoding axes　　　　反转相位-频率编码方向

X

Xe MRI	超极化氙气 MR 成像
X	坐标符号
X-gradient	X 方向梯度

Y

Y	坐标符号
Y-gradient	Y 方向梯度

Z

zero crossing point	零交叉点
zeugmatography	磁共振成像（曾用语）
zipper artifact	拉链伪影
Z	坐标符号
Z-gradient	Z 方向梯度

（杨岳松　李建奇　彭振军　周康荣）

ISBN 978-7-309-05970-0

01>

定价：580.00元